Inhaltsverzeichnis

Altenpflege konkret

Gesundheits- und Krankheitslehre

Altenpflege konkret

Gesundheits- und Krankheitslehre

6. Auflage

Autoren: Dr. Gerald Gatterer, Neudorf (Kap.3); Siegfried Huhn, Berlin (Kap. 5);

Autoren der Vorauflage: Oliver Blankenheim, Aachen (Kap.6); Sigrid Fleischer, Germering (Kap. 4); Dr. Rosemarie Gehart, München (Kap. 1,2);

Mit Gutachten von: Dr. Marianne Schoppmeyer, Nordhorn (Kap. 1, 2);
Christian Keller, präklinischer Aus- Fort- und Weiterbildungsbereich, Klinikum Ernst von Bergmann gemeinnützige GmbH, Gesundheitsakademie, Potsdam (Kap. 6);
Sabrina Bort, Künzelsau (Kap. 4)

ELSEVIER

Elsevier GmbH, Hackerbrücke 6, 80335 München, Deutschland
Wir freuen uns über Ihr Feedback und Ihre Anregungen an books.cs.muc@elsevier.com

ISBN 978-3-437-27713-9
eISBN 978-3-437-05854-7

6. Auflage 2020

Wichtiger Hinweis für den Benutzer
Ärzte/Praktiker und Forscher müssen sich bei der Bewertung und Anwendung aller hier beschriebenen Informationen, Methoden, Wirkstoffe oder Experimente stets auf ihre eigenen Erfahrungen und Kenntnisse verlassen. Bedingt durch den schnellen Wissenszuwachs insbesondere in den medizinischen Wissenschaften sollte eine unabhängige Überprüfung von Diagnosen und Arzneimitteldosierungen erfolgen. Im größtmöglichen Umfang des Gesetzes wird von Elsevier, den Autoren, Redakteuren oder Beitragenden keinerlei Haftung in Bezug auf jegliche Verletzung und/oder Schäden an Personen oder Eigentum, im Rahmen von Produkthaftung, Fahrlässigkeit oder anderweitig, übernommen. Dies gilt gleichermaßen für jegliche Anwendung oder Bedienung der in diesem Werk aufgeführten Methoden, Produkte, Anweisungen oder Konzepte.

Für die Vollständigkeit und Auswahl der aufgeführten Medikamente übernimmt der Verlag keine Gewähr.
Geschützte Warennamen (Warenzeichen) werden in der Regel besonders kenntlich gemacht (®). Aus dem Fehlen eines solchen Hinweises kann jedoch nicht automatisch geschlossen werden, dass es sich um einen freien Warennamen handelt.

Bibliografische Information der Deutschen Nationalbibliothek
Die Deutsche Nationalbibliothek verzeichnet diese Publikation in der Deutschen Nationalbibliografie; detaillierte bibliografische Daten sind im Internet über https://www.dnb.de/abrufbar.

20 21 22 23 24 5 4 3 2 1

Um den Textfluss nicht zu stören, wurde bei Patienten und Berufsbezeichnungen die grammatikalisch maskuline Form gewählt. Selbstverständlich sind in diesen Fällen immer alle Geschlechter gemeint.

Planung: Regina Papadopoulos, München
Projektmanagement: Martina Gärtner, München
Redaktion: Dr. Marianne Schoppmeyer, Nordhorn
Bildrechteklärung: Andrea Ispan, München
Satz: Thomson Digital, Noida/Indien;
Druck und Bindung: Drukarnia Dimograf Sp. z o. o., Bielsko-Biała/Polen
Umschlaggestaltung: SpieszDesign, Neu-Ulm
Titelfotografie: Werner Krüper, Steinhagen

Aktuelle Informationen finden Sie im Internet unter **www.elsevier.de.**

Vorwort 5. Auflage

Die generalistische Ausbildung ist zurzeit in aller Munde. Es herrscht Aufbruchstimmung, vielerlei Aktionen, Initiativen und Arbeitsgemeinschaften formen die Grundlagen für die neuen Ausbildungsgänge, die mancherorts bereits beginnen. Der allgemeine Trend in der Politik und den maßgebenden Berufsverbänden tendiert zu dieser Form der Ausbildung und favorisiert den Abschluss Pflegefachfrau / Pflegefachmann. Gegenüber dem Berufsabschluss Altenpflegerin / Altenpfleger hat dieser Abschluss diverse Vorteile, wie zum Beispiel die europäische Anerkennung des Berufsabschlusses sowie die umfassenderen Einsatzmöglichkeiten in der Pflege der verschiedenen Lebensalter. Auf der anderen Seite gehen vermutlich spezifische Kompetenzen verloren, die die Altenpflege als eigenständigen Bereich innerhalb der Pflege von Menschen ausmacht.

In dieser Situation mag es verwundern, dass die Reihe **Altenpflege konkret** neu aufgelegt wird und in diesem Rahmen auch die 5. Auflage von **Altenpflege konkret – Gesundheits- und Krankheitslehre** erscheint. Dies rechtfertigt sich durch verschiedene Umstände. Angesichts der bereits bekannten demografischen Entwicklung (2030 wird mehr als ein Drittel der Bevölkerung 60 Jahre und älter sein bei gleichzeitigem Rückgang der 0- bis 20-Jährigen auf ca. 16 %) ist die Pflege alter Menschen nach wie vor eine gewichtige gesamtgesellschaftliche Aufgabe, die neben Laien- und Angehörigenpflege hochqualifizierte Fachleute benötigt. Zunehmende Multimorbidität alter Menschen und kürzere Verweildauer in Krankenhäusern führen dazu, dass die Pflege alter Menschen medizinisch und pflegerisch anspruchsvoller wird und sich in der Tendenz auf die stationäre und ambulante Langzeitversorgung verlagert. Im medizinisch-pflegerisch-therapeutischen Versorgungsnetz sind Altenpflegerinnen und Altenpfleger an der Schnittstelle der verschiedenen beteiligten Professionen die Koordinatoren für passende und effektive Hilfeleistungen. Sie sind befähigt für einen ganzheitlichen Blick auf den alten Menschen und fungieren als Garanten für bestmögliche Lebensqualität und Wohlergehen.

„Wenn wir nur das lehren, was wir sicher wissen, und nur das für Wissen halten, was in randomisierten Studien gezeigt werden kann, dann können wir nichts Relevantes über die Behandlung älterer Patienten sagen."

James S. Goodwin, The New England Journal of Medicine 2000

In der Gesundheits- und Krankheitslehre sind vermutlich weniger Änderungen zu erwarten als in der Pflege, dennoch müssen auch diese Lehrmaterialien laufend überprüft und verbessert werden. Die 5. Neuauflage von **Altenpflege konkret – Gesundheits- und Krankheitslehre** steht in der erfolgreichen Tradition der seit etlichen Jahren bewährten Reihe **Altenpflege konkret** und überzeugt durch spezifische Aufbereitung und pädagogische Transparenz der zu vermittelnden medizinisch-pflegerischen Sachverhalte. Auf dem Hintergrund von Gutachten und Rückmeldungen durch Lehrende und Lernende wurden diverse Anpassungen und Aktualisierungen vorgenommen, um das Werk neu zu optimieren und den Lernwert weiter zu erhöhen.

Altenpflegerinnen und Altenpfleger haben es mit Menschen zu tun, die aufgrund ihres Alters mit den einhergehenden altersspezifischen körperlichen, geistigen und seelischen Veränderungen eine andere Physiologie und Pathophysiologie aufweisen, wie Kinder oder Menschen im mittleren Lebensalter. Nicht umsonst gibt es Spezialdisziplinen wie Geriatrie, Gerontologie und Gerontopsychiatrie sowie Beschreibungen typischer geriatrischer Syndrome (die bekannten „Geriatrischen I" wie Immobilität, Instabilität, Inkontinenz oder Isolation). Auf diese Besonderheiten wird in dem Werk **Altenpflege konkret – Gesundheits- und Krankheitslehre** ein besonderes Augenmerk gelegt. Die Aufbereitung dieser Inhalte geschieht durch maximale Benutzerfreundlichkeit und soll dazu beitragen, dass auch schwierige Sachverhalte mit Effektivität und Spaß am Lernen bewältigt werden können.

Die Autorinnen und Autoren sowie der Verlag sind ausdrücklich am Dialog interessiert und freuen sich über jegliche Hinweise, Anregungen und gerne auch Kritik. Alle Rückmeldungen fließen in den bereits erwähnten kontinuierlichen Verbesserungsprozess ein.

Mit der Fertigstellung dieses Buchs ist ein herzlicher Dank an alle Beteiligten verbunden, die auf ihre Weise zum Gelingen des Werks beigetragen haben. Wir hoffen, dass dieses Buch fruchtbringend genutzt werden wird und zur Steigerung der Professionalität sowie der Pflegequalität beiträgt.

Ilshofen, im März 2020
Roland Böhmer-Breuer
für das Team der Autorinnen und Autoren und den Verlag Elsevier

Benutzerhinweise

Damit Sie das Buch optimal nutzen können, finden Sie hier seine Besonderheiten kurz erklärt.

Farbleitsystem

Im Buch wird bei den Textkästen ein durchgängiges Farbsystem verwendet. So lässt sich der jeweilige Informationsschwerpunkt des Kastentextes auf einen Blick erkennen. Dabei werden folgende Leitfarben verwendet:

DEFINITION
Leitfarbe Gelb: Kästen mit Definitionen

Leitfarbe Grün: Informationsschwerpunkt Pflege und speziell Altenpflege

VORSICHT
Leitfarbe Rot: Warnhinweise und Hinweise auf vermeidbare Fehler in der Altenpflege

SURFTIPP
Hilfreiche Internetadressen und Kontaktadressen

FALLBEISPIEL
Leitfarbe Lila: Typische Beispiele und Fallbeispiele. Die Fallbeispiele bestehen immer aus mehreren Teilen und sind entsprechend der Abfolge des Pflegeprozesses gegliedert. Zu jeder Pflegediagnose gibt es ein Fallbeispiel.

Leitfarbe Blau: Hervorgehobene Informationen zu gesundheitsfördernden Verhalten oder speziellen Anforderungen bei Demenz

Fremdwörterglossar

Am Ende des Buches vor dem allgemeinen Register ist ein Glossar, in dem alle im Text vorkommenden Fremdwörter und Fachbegriffe kurz erklärt sind. Leicht auffindbar können hier die notwendigen Informationen schnell nachgeschlagen werden.

Gliederung nach Kompetenzbereichen

Hinten im Buch findet sich eine Übersicht der Kompetenzen für die staatliche Prüfung nach § 28 zur Altenpflegerin oder zum Altenpfleger. Diese Tabelle ordnet die Kompetenzbereiche der Anlage 4 der Pflegeberufe-Ausbildungs- und Prüfungsverordnung und auch den Kapiteln in unserem Buch zu.

Geschlechteransprache

Lange und kontrovers wurde darüber nachgedacht, wie man auch in der Schreibweise der Tatsache gerecht werden kann, dass Pflegende, Ärzte und Angehörige anderer Berufsgruppen verschiedenen Geschlechts sein können.

Die konsequenteste Lösung, nämlich die durchgängige Verwendung der verschiedenen Schreibweisen, würde die Lesbarkeit der Texte jedoch erheblich erschweren.

Für eine bessere Lesbarkeit und Übersichtlichkeit haben wir uns auf die Verwendung der männlichen Schreibweise (zu Pflegender, Pflegender) geeinigt. Wir sind uns selbstverständlich der Tatsache bewusst, dass in der Altenpflege überwiegend Frauen arbeiten und auch die Pflegebedürftigen zu 80 % weiblich sind.

Abkürzungen

A., Aa.	Arterie, Arterien (lat. Arteria, Arteriae)
Abb.	Abbildung
Abk.	Abkürzung
ADP	Adenosindiphosphat
AIDS	Aquired Immune Deficiency Syndrome (erworbenes Immundefektsyndrom)
AM-RL	Arzneimittel-Richtlinie
Amp.	Ampulle
ATP	Adenosintriphosphat
AM-RL	Arzneimittel-Richtlinie
Aufl.	Auflage
AZ	Allgemeinzustand
BE	Broteinheit
BGB	Bürgerliches Gesetzbuch
BMI	Bodymass-Index
BSG	Blutsenkungsgeschwindigkeit
BtM	Betäubungsmittel
BZ	Blutzucker (korrekter: Blutglukosekonzentration)
bzw.	beziehungsweise
C	Kohlenstoff
°C	Grad auf der Celsius-Skala
ca.	circa (ungefähr)
Ch	Charrière (1 Ch = 1/3 mm Durchmesser)
cm	Zentimeter
CO_2	Kohlendioxid
CRP	C-reaktives Protein (Entzündungszeichen)
CT	Computertomografie
D-A-CH	Deutschland, Österreich, Schweiz
DGE	Deutsche Gesellschaft für Ernährung e.V.
d. h.	das heißt
DIN	Normen des Deutschen Instituts für Normung
DNS	Desoxyribonukleinsäure
DSM 5	Diagnostic Statistical Manual 5
EEG	Elektroenzephalografie
EG	Europäische Gemeinschaft
EKG	Elektrokardiografie
ERCP	endoskopisch retrograde Cholangiopankreatikographie
et al.	und andere (lat.: et alii oder et aliae)
e. V.	eingetragener Verein
EZ	Ernährungszustand
engl.	englisch
evtl.	eventuell
franz.	französisch
g	Gramm
ggf.	gegebenenfalls
GI	Glykämischer Index
gtt.	Tropfen (lat.: guttae)
griech.	Griechisch
H+	Wasserstoff
H_2CO_3	Kohlensäure
H_2O	Wasser
Hb	Hämoglobin
HCO_3-	Bikarbonat
HIV	Humanes Immundefizienz Virus
Hrsg.	Herausgeber
ICD-10	International Classification of Diseases-10
ICF	International Classification of Functioning, Disability and Health
IE	Internationale Einheit
IfSG	Gesetz zur Verhütung und Bekämpfung von Infektionskrankheiten beim Menschen
i. m.	intramuskulär
inkl.	inklusive (einschließlich)
i. v.	intravenös
kcal	Kilokalorie
kg	Kilogramm
KG	Körpergewicht
kHz	Kilohertz, Einheit der Frequenz, 1 Hz = 1 Schwingung pro Minute; 1 kHz = 1000 Schwingungen pro Minute
km	Kilometer
l	Liter
lat.	lateinisch
m	Meter
M., Mm.	Muskel, Muskeln (lat.: Musculus, Musculi)
max.	maximal
m^2	Quadratmeter
MDS	Medizinischer Dienst des Spitzenverbands Bund der Krankenkassen
Min.	Minute
mind.	mindestens
mm	Millimeter
MRT	Magnetresonanztomografie
µg	Mikrogramm (10^{-6} Gramm)
µl	Mikroliter (10^{-6} Liter)
mg	Milligramm
ml	Milliliter
MRT	Magnetresonanztomografie, Kernspintomografie
ms	Millisekunden
N	Stickstoff
N., Nn	Nerv, Nerven, (lat.: Nervus, Nervi)
ng	Nanogramm (10^{-9} Gramm)
nl	Nanoliter (10^{-9} Liter)
NSAR	Nichtsteroidale Antiphlogistika
O_2	Sauerstoff
OP	Operation
pCO_2	Kohlendioxidpartialdruck
PCR	Polymerase-Ketten Reaktion
PEG	perkutane endoskopische Gastrostomie
pO_2	Sauerstoffpartialdruck
REM	rapid eye movement (Schlafphase)
RKI	Robert Koch-Institut
RNS	Ribonukleinsäure
RR	Blutdruck (nach Riva-Rocci)
S.	Seite
s. c.	subkutan (unter die Haut)
Sek.	Sekunde
Std.	Stunde
STH	Somatropin, Wachstumshormon
STIKO	ständige Impfkommission
Tab.	Tabelle
Tabl.	Tablette(n)
TIA	transitorische ischämische Attacke

Tr.	Tropfen
u. a.	unter anderem
u. U.	unter Umständen
v. a.	vor allem
V., Vv.	Vene, Venen, (lat.: Vena, Venae)
Vit.	Vitamin(e)
WHO	Weltgesundheitsorganisation (World Health Organization)
z. B.	zum Beispiel
ZNS	zentrales Nervensystem (Gehirn und Rückenmark)
ZVD	zentraler Venendruck

Inhaltsverzeichnis

Beispiel: Sauerstoff, der im Periodensystem auf der rechten Seite steht, ist bestrebt, Elektronen aufzunehmen. Er ist sehr reaktionsfreudig und übt eine große Anziehungskraft auf fremde Elektronen aus, um sie auf seine äußere Elektronenschale zu ziehen. Wasserstoffatome werden z. B. in Verbindung mit Sauerstoff oxidiert, der Sauerstoff selbst wird reduziert.

1.1.2 Chemische Bindungen

DEFINITION

Chemische Bindung: Zusammenschluss von Atomen zu Molekülen.
Ion: Elektrisch geladenes Atom oder Molekül.
Anion: Ion oder Ionenkomplex mit negativer Ladung.
Kation: Ion oder Ionenkomplex mit positiver Ladung.

Leitende Kraft bei einer chemischen Bindung ist das Bestreben der Atome, durch Elektronenabgabe oder -aufnahme die chemisch stabile Edelgas-Anordnung mit zwei Elektronen auf der innersten Schale bzw. acht Elektronen auf den äußeren Schalen zu erreichen.

Elektronenabgabe

Elemente der ersten Gruppe (➤ Abb. 1.3) geben gewöhnlich Elektronen ab.

Beispiel: Das Wasserstoffion (H^+) ist positiv geladen (also ein Kation), weil durch die Abgabe eines Elektrons im Kern ein Proton mit positiver Ladung zu viel ist. Für einen neutralen Zustand muss die Zahl von Protonen und Elektronen gleich sein.

Elektronenaufnahme

Elemente der sechsten und siebten Gruppe nehmen allgemein Elektronen auf.

Beispiel: Sauerstoff in der sechsten Gruppe besitzt entsprechend dem Periodensystem acht Protonen (Ordnungszahl 8). Er kann aufgrund seiner Stellung (innere Schale komplett mit zwei Elektronen, äußere Schale inkomplett mit sechs Elektronen) zwei Elektronen aufnehmen, um eine stabile Edelgas-Anordnung mit acht Elektronen auf der Außenschale zu erreichen. Da nun eine erhöhte Zahl von Elektronen gegenüber den Protonen besteht, ist das Sauerstoffion ein Anion mit zweifach negativer Ladung (O^{2-}).

Verbindungen am Beispiel Natriumchlorid (*NaCl*):
Natrium steht in der ersten Hauptgruppe des Periodensystems und hat ein Elektron auf seiner äußeren Elektronenschale. **Chlor** steht in der siebten Hauptgruppe und hat sieben Elektronen auf seiner äußeren Schale. Natrium tritt in dieser Reaktion als Elektronenspender, das Chloratom als Elektronenempfänger auf. Dadurch haben beide Partner die Edelgaskonfiguration erreicht (➤ Abb. 1.4). Die entstandene Verbindung bezeichnet man als Natriumchlorid (NaCl, Kochsalz).

Weitere **Beispiele** sind die Bildung eines Wasserstoffmoleküls und eines Wassermoleküls: Wenn sich zwei Wasserstoffatome verbinden, besitzt jedes der beteiligten Wasserstoffatome (Ordnungszahl 1) nun zwei Elektronen auf seiner Schale. Der Edelgaszustand ist erreicht, weil es in der 1. Gruppe (➤ Abb. 1.3) nur zwei Elektronen für die erste / äußere Schale gibt. Das Teilchen H-H oder H_2 heißt Wasserstoffmolekül. Ebenso verhält es sich mit dem Wassermolekül H_2O (➤ Abb. 1.5).

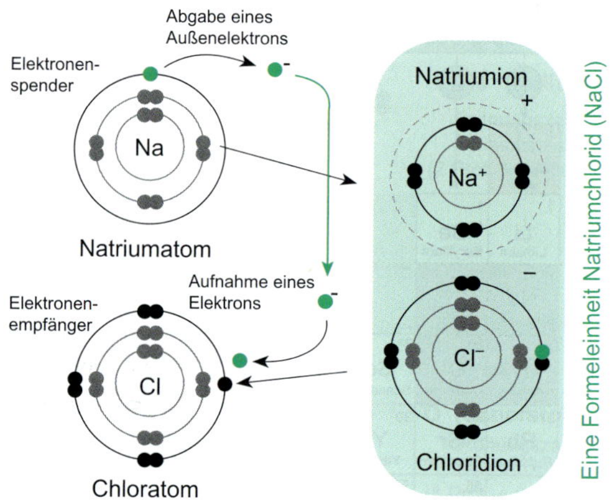

Abb. 1.4 Chemische Bindung am Beispiel des Ionenpaares Na^+- Cl^-. Natrium gibt sein Außenelektron ab, das Chlorion nimmt es auf. Dadurch erreichen beide Partner die stabile Edelgaskonfiguration. [L190]

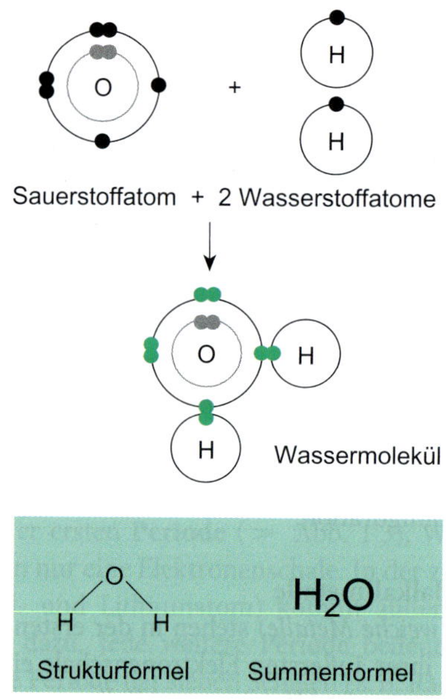

Abb. 1.5 H_2O (*Wasser*) – Bindung von zwei Wasserstoffatomen mit einem Sauerstoffatom. [L190]

1.1.3 Chemische Reaktionen

Bei chemischen Reaktionen werden neue Bindungen zwischen Atomen geknüpft oder bestehende chemische Bindungen aufgebrochen. Solche Reaktionen finden in jeder menschlichen Zelle ständig und in großem Ausmaß statt, weil der Organismus nur aufgrund von chemischen Reaktionen Stoffwechselprozesse ausführen kann.

Bei einer chemischen Reaktion bleibt die Gesamtzahl der Atome erhalten, während sich die Bindungen zwischen den Atomen ändern. Dadurch entstehen neue Moleküle mit anderen Eigenschaften.

Anabole Reaktionen

DEFINITION
Anabole Reaktion (*Aufbaureaktion*): Aufbauende Reaktionen des Stoffwechsels, die Energie verbrauchen.

Bei einer anabolen Reaktion findet die Neubildung (*Synthese*) eines Moleküls bzw. der Aufbau zu einem sehr großen Molekül statt. Alle Körpereiweiße (z. B. Hämoglobin, Muskeleiweiße) entstehen über anabole Reaktionen.

Katabole Reaktionen

DEFINITION
Katabole Reaktion (*Abbaureaktion*): Prozess, der komplexe Moleküle häufig unter Freisetzung von Energie spaltet.

Katabole Reaktionen sind das Gegenteil anaboler Reaktionen. Bestehende Verbindungen werden aufgebrochen, Atome, Ionen oder kleinere Moleküle aus dem Riesenmolekül abgespalten. Alle Lysevorgänge (*Lyse = Abbau, Auflösung*) gehören zu den katabolen Reaktionen: die Auflösung eines Blutgerinnsels, der Abbau alter Blutzellen und der Knochenabbau. Katabole Reaktionen spielen auch bei der Verdauung eine große Rolle, weil die meist großen Nährstoffmoleküle (Fette, Eiweiße, Kohlenhydrate) erst nach der Spaltung in Bruchstücke von der Darmschleimhaut ins Blut überführt werden können.

Anabole Reaktionen benötigen Energie, **katabole Reaktionen** setzen Energie frei.

1.1.4 Chemische Verbindungen

Die meisten chemischen Elemente liegen im Organismus nicht als Atome, sondern in Form von Verbindungen vor.

Anorganische Verbindungen

DEFINITION
Anorganische Verbindung: Chemische Verbindungen, die hauptsächlich in der unbelebten Natur vorkommen. Beispiele sind Wasser, Salze, Säuren und Laugen.

Wasser

Da der menschliche Körper überwiegend aus Wasser (H_2O) besteht, spielen sich Stoffwechselprozesse weitgehend in einem wässrigen Milieu ab (Wasserhaushalt ➤ 2.11.3). Wasser ist ein ausgezeichnetes Lösungsmittel und vielfältiger Reaktionspartner. Lebenswichtige Substanzen wie Sauerstoff- oder Nährstoffmoleküle können über die wässrige Lösung Blut alle Zellen erreichen, um von diesen verwertet zu werden. Andererseits können Stoffwechselprodukte auf umgekehrtem Wege abtransportiert werden.

Salze

DEFINITION
Salz: Verbindungen zwischen Anionen und Kationen, die in festem Zustand meist Kristalle bilden.

Salze werden mit den Endsilben -at, -it und -id versehen. Salze, die im Mineralstoffwechsel des menschlichen Organismus eine wichtige Rolle spielen, sind Magnesiumchlor**id,** Kalziumphosph**at** und Kalziumchlor**id.** Allgegenwärtig ist Natriumchlor**id** (NaCl).

Salzbildung
Zur Salzbildung kommt es,
- wenn ein oder mehrere Wasserstoffionen einer Säure durch ein anderes Kation ersetzt werden und
- als Produkt, das neben Wasser aus einer Reaktion zwischen Base und Säure entsteht.

Salze sind Stoffe, die sich in festem Zustand befinden. Über ihre ionischen Bindungen bilden sie dreidimensionale Kristallgitter, die unterschiedlich aussehen können. Beim Kochsalz (NaCl) liegen Na^+- und Cl^--Ionen in einem festen Mengenverhältnis von 1:1 in einem würfelförmigen Kristallgitter vor. Der Gitterverband ist elektrisch neutral (➤ Abb. 1.6).

Wasserlöslichkeit
Salze sind meist wasserlöslich. Versetzt man z. B. Kochsalzkristalle oder Kristalle anderer Salze mit einer ausreichenden Menge Wasser, dringen Wassermoleküle in das Kristallgitter ein und lösen es auf. Die Lösung wird als **Elektrolytlösung** (*wässrige Lösung*) bezeichnet, der Vorgang heißt **Dissoziation.**

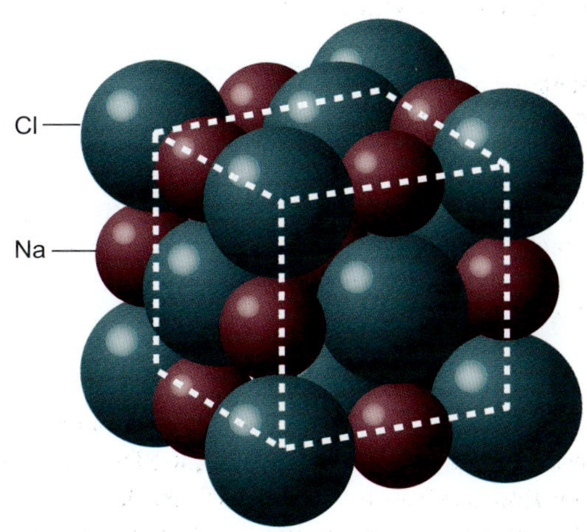

Abb. 1.6 Das NaCl-Kristallgitter. [L157]

Säuren und Laugen

DEFINITION

Säure: Chemische Verbindung, die in wässriger Lösung Wasserstoffionen (H^+) abgibt.
Base: Chemische Verbindung, die in wässriger Lösung Hydroxid-Ionen (OH^-) abgibt.
Lauge: Starke Basen in wässriger Lösung (z. B. Natriumhydroxid / NaOH, Kaliumhydroxid / KOH).

Beispiele für die Abgabe von Protonen (H^+) bzw. Hydroxid-Ionen (OH^-) in wässrigen Lösungen:

- **Chlorwasserstoff** (*HCl*) gibt in wässrigen Lösungen H^+-Ionen ab; das Wasser wird sauer, es entsteht Salzsäure.
- **Natriumhydroxid** (*NaOH*) setzt in wässrigen Lösungen Hydroxid-Ionen (OH^-) frei, das Wasser wird basisch, es entsteht Natronlauge.

Je mehr H^+-Ionen sich in einer Lösung befinden, desto **saurer** (*azider*) ist diese Lösung, je weniger H^+-Ionen sich darin befinden, desto **basischer** (*alkalischer*) ist sie.

pH-Wert

DEFINITION

pH-Wert: Maß für die Konzentration von Wasserstoffionen in Lösungen; bestimmt ihren sauren bzw. basischen Charakter.

In den meisten Lösungen liegen pH-Werte zwischen 0–14 vor. Der Säuregrad einer Lösung lässt sich laborchemisch messen. Dabei gilt:

- Saure Lösungen haben einen pH-Wert < 7.
- Neutrale Lösungen haben einen pH-Wert von 7,0.
- Alkalische Lösungen haben einen pH-Wert > 7.

Je kleiner der pH-Wert einer Flüssigkeit ist, desto saurer ist sie.

Beispiel: Magensaft hat einen pH-Wert von 1–2, ist also eine sehr saure Lösung. Der pH-Wert der Verdauungssaft der Bauchspeicheldrüse beträgt 8, liegt also im basischen Bereich (➤ Abb. 1.7).

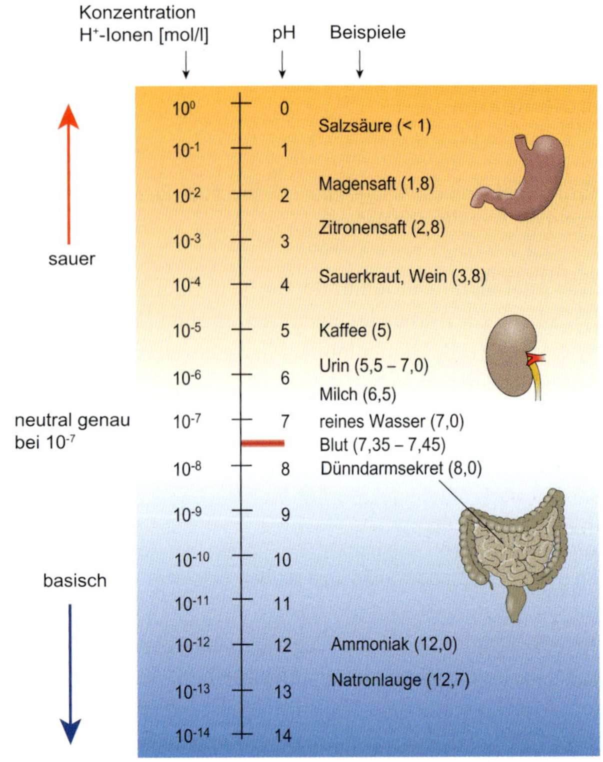

Abb. 1.7 pH-Werte einiger Flüssigkeiten. [L190]

Puffer

DEFINITION

Puffer: Substanzen, die den pH-Wert bei chemischen Reaktionen stabilisieren.

Körperflüssigkeiten weisen unterschiedliche pH-Werte auf (➤ Abb. 1.7). Innerhalb einer Flüssigkeit muss der pH-Wert aber konstant gehalten werden, um die darin ablaufenden Stoffwechselvorgänge nicht zu stören. Äußere Einflüsse, etwa die Aufnahme von Nährstoffen, körperliche Anstrengung oder Erkrankungen (z. B. Diabetes mellitus) verändern z. B. den pH-Wert des Blutes erheblich. In einem bestimmten Umfang sorgen die Puffer für einen stabilen pH-Wert, sie „federn" also pH-Schwankungen ab.

Kohlensäure-Bikarbonat-Puffer

Das wichtigste Puffersystem des menschlichen Körpers ist das Kohlensäure-Bikarbonat-System (➤ Abb. 1.8): Es besteht aus zwei Puffer-Bestandteilen:

- H_2CO_3 (Kohlensäure = Puffersäure)
- HCO_3^- (Bikarbonat = Pufferbase)

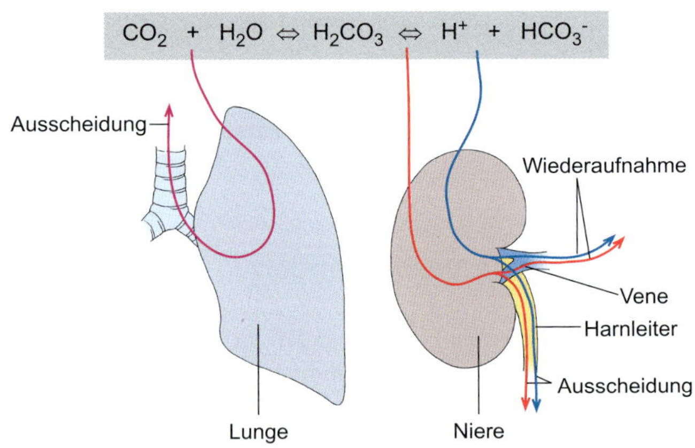

Abb. 1.8 Kohlensäure-Bikarbonat als lebenswichtiges Puffersystem. [L123]

Dadurch ist der Körper in der Lage, sowohl auf **Azidose** (*Säureüberladung*) als auch auf **Alkalose** (*Basenüberladung*) flexibel und sehr schnell zu reagieren. Dies geschieht folgendermaßen:

Bei Azidose, nimmt die Pufferbase (HCO_3^- = Bikarbonat) H^+ auf und wird dadurch zur Puffersäure (H_2CO_3 = Kohlensäure). Diese zerfällt in Wasser (*H_2O*) und Kohlendioxid (*CO_2*). Letzteres kann rasch über eine Steigerung der Atemtätigkeit abgeatmet werden. Bei Alkalose (*erhöhter Basenanteil*) dagegen kann – in begrenztem Maß – durch verminderte Atmung die Abgabe von CO_2 gedrosselt werden. Ferner reguliert die Niere die Ausscheidung von H^+- bzw. HCO_3^--Ionen (➤ 2.11.3).

Organische Verbindungen

DEFINITION

Organische Verbindung: Verbindung, die u. a. Kohlenstoff- und Wasserstoffatome enthält.

Alle Schlüsselmoleküle des Lebens wie Kohlenhydrate, Fette und Eiweiße gehören zur Gruppe der organischen Verbindungen.

Kohlenhydrate

Kohlenhydrate sind aus Kohlenstoff (*C*), Wasserstoff (*H*) und Sauerstoff (*O*) zusammengesetzt.

Im menschlichen Organismus spielen Kohlenhydrate als schnell verfügbare Energiequelle eine wichtige Rolle (➢ 5.1.3). Entsprechend ihrer Größe werden sie in drei Gruppen eingeteilt:

- **Monosaccharide** (mono = eins, Saccharide = Zucker): Der bekannteste Einfachzucker im menschlichen Organismus ist die **Glukose** (*Traubenzucker*)
- **Disaccharide** (di = zwei): Zweifachzucker, z. B. Milchzucker (*Laktose*)
- **Polysaccharide** (poly = viele): Vielfachzucker, z. B. die in Kartoffeln, Mais und Weizen enthaltene Stärke.

Fette und fettähnliche Stoffe

Fette braucht der menschliche Organismus zur Bildung von Nervenleitungsstrukturen, als Bestandteil von Zellmembranen, zur Bildung von Hormonen und als Depot zur Energiegewinnung. Die größte Gruppe der natürlich vorkommenden Fette sind Gemische von **Triglyceriden.**

Jedes Triglycerid ist aus einem Molekül **Glycerin** und drei **Fettsäuremolekülen** zusammengesetzt. Fettsäuren sind lange Kohlenwasserstoffketten mit meist 16 oder 18 Kohlenstoffatomen (*C-Atomen*). Ein Beispiel für eine Fettsäure ist die Palmitinsäure, die wichtigste Fettsäure zum Aufbau von Surfactant (*Antiatelektasefaktor*) (➢ Abb. 1.9, ➢ 2.9.5).

Zu den Fetten gehören auch die fettähnlichen Stoffe. Bekannte Vertreter sind **Cholesterin** und die Gruppe der **Phospholipide.** Cholesterin spielt im menschlichen Organismus als Grundbestandteil aller Kortikosteroide (*Hormone der Nebennierenrinde* ➢ 2.5.6) eine wichtige Rolle. Phospholipide braucht der Körper für die Synthese von Zellmembranen. Sie kommen auch in größeren Mengen im Nervengewebe vor.

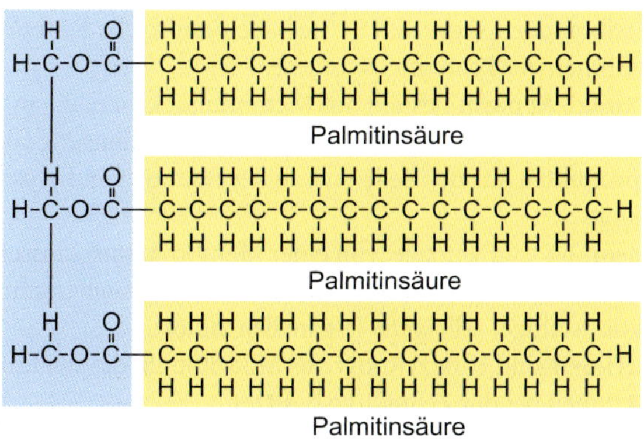

Abb. 1.9 Ein Triglycerid besteht aus einem Molekül Glycerin (blau) und drei Fettsäuremolekülen (gelb), z. B. Palmitinsäure. [L190]

Eiweiße

DEFINITION

Eiweiß (*Protein*): Großes Molekül, das aus Aminosäuren zusammengesetzt ist. Eiweiße bilden die wesentlichen Grundbausteine des Körpers.

Gliederung

Die große Zahl von Eiweißen kann prinzipiell in zwei Gruppen eingeteilt werden:

- **Peptide**: Kleine Eiweiße aus bis zu 100 Aminosäuren. Sie kommen im Organismus als Hormone vor. Beispiele sind: Wachstumshormon, Insulin sowie Hormone, die für den Knochenstoffwechsel von Bedeutung sind (➢ 2.5.5)
- **Proteine:** Makropeptide mit über 100 Aminosäuren. Sie bestimmen im Wesentlichen die Gestalt und Funktion eines Menschen, denn sie sind die entscheidenden Bestandteile aller Organe.

Aminosäuren

Proteine sind aus Aminosäuren zusammengesetzt. Alle Aminosäuren zeichnen sich durch einen prinzipiell gleichen Aufbau aus: Sie besitzen ein zentrales Kohlenstoffatom, das mit vier verschiedenen Gruppen bzw. Atomen verbunden ist (➢ Abb. 1.10):

- einer **Carboxylgruppe** (*COOH-Gruppe*),
- einer **Aminogruppe** (*NH_2 – Gruppe*),
- einem Wasserstoffatom,
- einem variablen Rest (*R*).

Die 20 Aminosäuren, die in menschlichen Proteinen vorkommen (➢ 5.1.5), unterscheiden sich durch den Rest.

Verkettung der Aminosäuren

Jedes Peptid besitzt an seinem freien Ende eine COOH-Gruppe oder eine NH_2-Gruppe, an die sich weitere Aminosäuren binden können. Die meisten menschlichen Proteine bestehen aus 100–500 Aminosäuren. Da 20 verschiedene Aminosäuren für den Aufbau von Proteinen verwendet werden und die Reihenfolge der einzelnen Aminosäuren veränderlich ist, ergibt sich eine riesige Zahl unterschiedlicher Proteine.

Faltung der Proteine

Für die Funktionsfähigkeit des Proteins ist entscheidend, dass sich diese lange Aminosäurekette zu einem dreidimensionalen Gebilde faltet. Man kann sich eine solche Struktur wie ein Wollknäuel vorstellen. Geht die dreidimensionale Struktur verloren, z. B. durch Hitzeeinwirkung, kann das Eiweiß seine biologische Funktion nicht mehr erfüllen. Deshalb lassen sich durch Hitze im Rahmen der Desinfektion und Sterilisation Bakterien- und Virusproteine un-

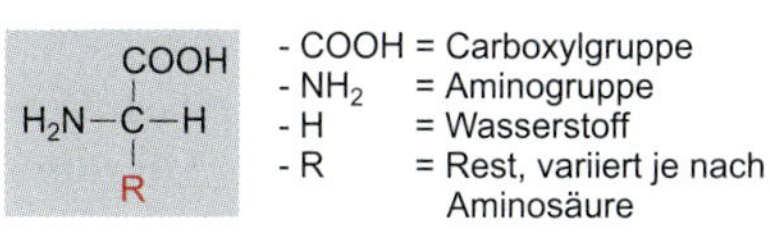

Abb. 1.10 Aufbau einer Aminosäure. [L190]

schädlich machen (➤ 4.3.2, ➤ 4.3.3). Man spricht von **Eiweißdenaturierung** durch Hitze. Auch Säuren, Laugen oder radioaktive Strahlung können Eiweiße denaturieren.

Enzyme

DEFINITION

Enzym (*Biokatalysator, Ferment*): Eiweißmolekül, das chemische Reaktionen beschleunigt.

Enzyme ermöglichen rasche chemische Reaktionen, indem sie die reagierenden Moleküle in geeigneter Weise zusammenbringen. Damit Enzyme ihre Funktion ausüben können, sind die meisten von ihnen auf einen „Helfer" angewiesen, den man **Coenzym** nennt.

Beispiele für Enzyme (die meist mit der Endung **-ase** belegt werden): Peptid**ase** zur Aufschlüsselung von kurzkettigen Eiweißen oder Amyl**ase** zur Spaltung von Stärke. Das Enzym **Cyklooxygenase** (*COX*) spielt bei der Bildung von Prostaglandin, einer Schlüsselsubstanz bei Entzündungsreaktionen, eine wichtige Rolle. COX-Hemmer sind bekannte Schmerzmittel (z. B. Ibuprofen, Celecoxib).

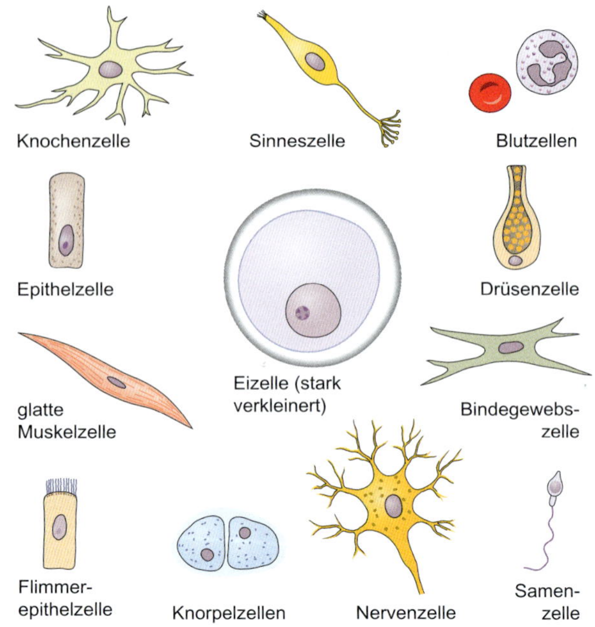

Abb. 1.11 Beispiele für die Differenzierung menschlicher Zellen. [L190]

1.2 Zelle

DEFINITION

Zelle: Kleinste Bau- und Funktionseinheit eines Organismus.

Der menschliche Körper ist aus ca. 70 Billionen Zellen aufgebaut.

Zellen nehmen Substanzen auf, verwerten sie und setzen Zellprodukte frei. Aufgrund der verschiedenen Funktionen von Körperzellen gibt es zahlreiche Unterschiede hinsichtlich Form, Gestalt und Größe (➤ Abb. 1.11). Die meisten Zellen des menschlichen Organismus bestehen aus:

- **Zellleib**
- **Zellkern** (*Nucleus*)
- **Zellmembran.**

1.2.1 Zellleib

Der Zellleib setzt sich aus **Zytosol, Zellskelett** (*Zytoskelett*) und **Zellorganellen** zusammen. Er ist von einer **Zellmembran** umgeben (➤ 1.2.3).

Zytosol

Das Zytosol enthält Wasser, Eiweiße, Fette, Kohlenhydrate, Mineralien und Spurenelemente. Die Hauptmasse des Körperwassers ist im Zytosol gespeichert. In dieser wässrigen Substanz befinden sich das Zytoskelett und die Zellorganellen.

Zytoskelett

Zum Zytoskelett (*Zellskelett*) zählen feine Proteinfäden, die **Mikrofilamente,** und röhrenförmige **Mikrotubuli.** Sie durchspannen und stabilisieren die Zelle und verleihen ihr so die jeweils charakteristische Gestalt. Die bekanntesten Mikrofilamente sind die Aktin- und Myosinfilamente in der Muskelzelle. Mikrotubuli spielen z. B. bei der Zellteilung eine wichtige Rolle, weil sie den Spindelapparat aufbauen.

Zellorganellen

Zu den Zellorganellen gehören das endoplasmatische Retikulum, Ribosomen, Golgi-Apparat, Lysosomen, Zentriolen und Mitochondrien (➤ Abb. 1.12).

- Das **endoplasmatische Retikulum** durchzieht die Zelle wie ein verzweigtes Kanalsystem, steuert ihren Stoff- und Flüssigkeitstransport, stellt Verbindungswege zwischen den Zellorganellen und dem Zellkern her und ist der Ort der Proteinbiosynthese (*Eiweißherstellung*) (➤ 1.2.4). Wenn die Membranen dieses Verbindungsnetzes mit zahlreichen Ribosomen besetzt sind, spricht man vom **rauen,** ansonsten vom **glatten** endoplasmatischen Retikulum.
- **Ribosomen** sind kleine, kugelige Enzymkomplexe aus Eiweiß und Ribonukleinsäure (*RNS*). Sie haben zahlreiche Funktionen im Rahmen der Proteinbiosynthese.
- Der **Golgi-Apparat** besteht aus Membransäckchen, die in Stapeln aufeinander liegen. Er ist an der Ausschleusung von Zellprodukten aus der Zelle und an der Bildung von Lysosomen beteiligt.
- **Lysosomen** sind winzige, von einer Membran umschlossene Bläschen, deren Enzyminhalt Fremdstoffe oder nicht mehr funktionsfähige, zelleigene Organellen auflöst.
- **Zentriolen** sind Hohlzylinder aus Mikrotubuli, die steuernde Funktionen bei der Zellteilung besitzen.
- **Mitochondrien** (➤ Abb. 1.13) besitzen eine charakteristische Eiform und sind aus einer inneren und äußeren Membran aufgebaut. Die Zahl der Mitochondrien spiegelt den Energiebedarf

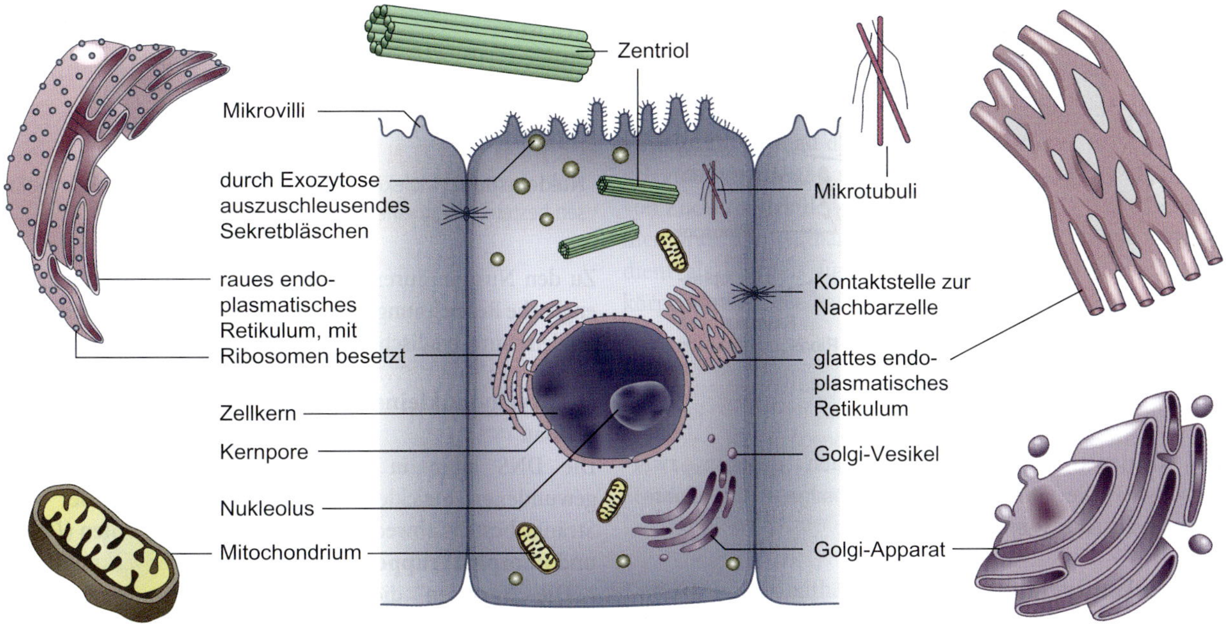

Abb. 1.12 Schnitt durch eine Zelle. Jede Zelle besteht aus kleinen Funktionseinheiten, den Organellen. [L157]

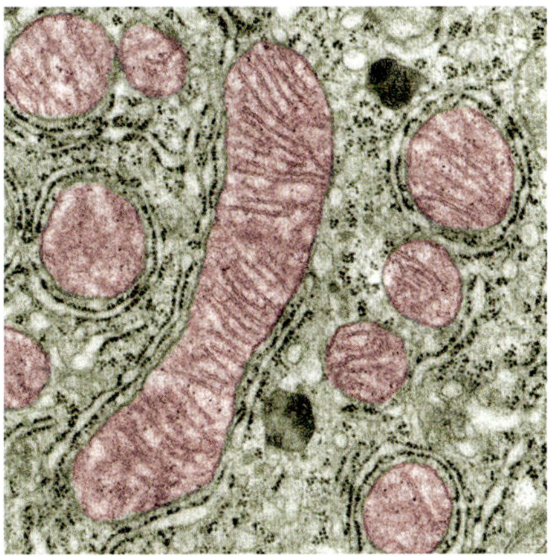

Abb. 1.13 Mitochondrium im Längsschnitt (elektronenmikroskopische Darstellung). Gut zu erkennen sind die äußere und innere Membran sowie die Auffaltungen der inneren Membran. [X243]

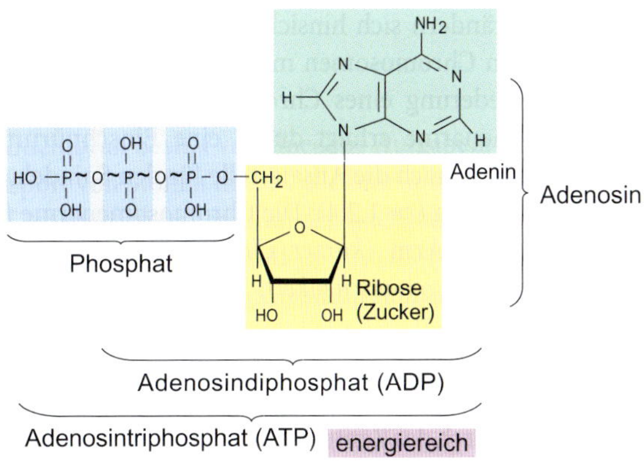

Abb. 1.14 Aufbau des ATP, bestehend aus Adenin und Ribose (die zusammen als Adenosin bezeichnet werden) sowie drei Phosphatgruppen. ADP (Adenosindiphosphat) besitzt dagegen nur zwei Phosphatgruppen. [L252]

einer Zelle, weil die für den Stoffwechsel notwendige Energie **Adenosintriphosphat** (*ATP*) unter Verbrauch von Sauerstoff und Grundnährstoffen in den Mitochondrien erzeugt wird. ATP besteht aus der stickstoffhaltigen Base **Adenin,** dem Zuckermolekül **Ribose** und drei **Phosphatgruppen.** Bindungen zwischen den Phosphatgruppen sind sehr energiereich. Spaltet sich eine Phosphatgruppe aus dem Molekül ATP ab, wird Energie verfügbar. Hauptaufgabe des ATP ist es, Energie zwischen zu speichern und bei Bedarf wieder abzugeben (➤ Abb. 1.14).

1.2.2 Zellkern

Der Zellkern (*Nukleus*) ist das Steuerzentrum der Zelle (➤ Abb. 1.15). Er ist von einer Kernmembran umgeben, die zahlreiche Poren aufweist. Im Zellkern befinden sich:

- Chromosomen (Ort der Erbinformation)
- Kernkörperchen (*Nukleolus*), dient der Synthese von RNS
- Kernplasma (*Karyoplasma*).

Chromosomen

In menschlichen Zellen liegt ein **diploider** (*doppelter*) **Chromosomensatz** mit 46 Chromosomen (➤ Abb. 1.16) vor, die in Paaren zusammenliegen. Ausnahmen sind reife Ei- und Samenzellen, die einen **haploiden** (*einfachen*) Chromosomensatz mit 23 Chromosomen besitzen.

Autosomen und Gonosomen

Zwei der 46 Chromosomen sind die **Geschlechtschromosomen** (*Gonosomen*). Dieses Chromosomenpaar unterscheidet sich bei Mann und Frau. Männer haben ein **X-Chromosom** und ein

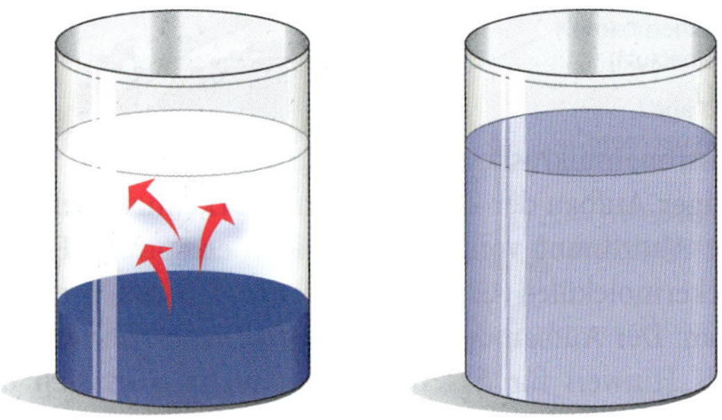

Abb. 1.18 Diffusion am Beispiel von Tintenpartikeln in einem Wasserglas. Die Tinte verteilt sich so lange, bis im ganzen Gefäß die Konzentration der Tinte gleich und damit die Flüssigkeit einheitlich blau ist. [L157]

Passive Transportprozesse

- **Diffusion**: Teilchenbewegung von Orten mit höherer Konzentration in Richtung der Orte mit niedrigerer Konzentration. Sie endet mit der gleichmäßigen Durchmischung der Lösungen (➤ Abb. 1.18). So diffundiert z. B. Sauerstoff (O_2) aus dem arteriellen Schenkel der Kapillaren entlang eines Konzentrationsgefälles in die Zellen hinein. Durch den ständigen O_2-Verbrauch innerhalb der Zellen bleibt hier die O_2-Konzentration immer niedriger als im arteriellen Schenkel, sodass ständig O_2 in die Zelle diffundiert.
- **Osmose**: Übergang eines Lösungsmittels (z. B. Wasser) aus einer Lösung in eine stärker konzentrierte Lösung durch eine **semipermeable** (*halbdurchlässige*) Membran. Voraussetzung ist, dass die semipermeable Membran zwar für das **Lösungsmittel** (z. B. Wasser), nicht aber für die Teilchen (z. B. Eiweiße), die sich in diesem Lösungsmittel befinden, **passierbar** ist. Weitere Bedingung ist, dass unterschiedliche Konzentrationen der **Teilchen** auf beiden Seiten der semipermeablen Membran vorhanden sind. Um einen Konzentrationsausgleich herzustellen, kommt es zu **Wasserverschiebungen** (➤ Abb. 1.19).
- **Filtration**: Transport von Flüssigkeiten durch eine Membran aufgrund eines Druckunterschieds. Im menschlichen Organismus sind die **Filtrationsvorgänge** in der Niere besonders wichtig. Die Menge der gefilterten Flüssigkeit (*Filtrat*) hängt u. a. von der Druckdifferenz zwischen beiden Seiten der Membran ab (➤ 2.11.1).

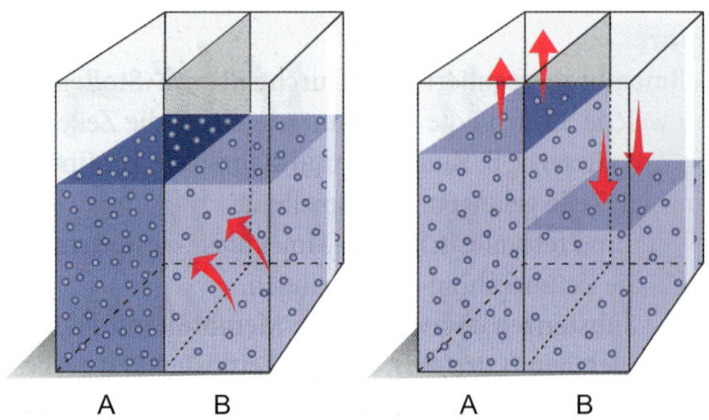

Abb. 1.19 Gefäß A und B sind durch eine semipermeable Membran getrennt. Die Teilchenkonzentration im Gefäß A ist höher als im Gefäß B. Um einen Konzentrationsausgleich herbeizuführen, fließt das Lösungsmittel vom Gefäß niederer Teilchenkonzentration zum Gefäß mit hoher Teilchenkonzentration. [L157]

Aktive Transportprozesse

- **Aktiver Transport**: Eine Substanz wird durch die Zellmembran mit Hilfe eines Transportsystems befördert, das Energie, z. B. in Form von ATP, verbraucht und auch *gegen* ein Konzentrationsgefälle arbeiten kann. Über aktive Transportmechanismen werden beispielsweise unterschiedliche Ionenkonzentrationen innerhalb und außerhalb der Zelle aufrechterhalten.
- **Pinozytose**: Gelöste Stoffe passieren die Zellmembran. Dabei wird das aufzunehmende Teilchen zunächst von Ausläufern des Zellleibs umflossen. Sobald das Teilchen vollständig umgeben ist, verschmilzt die äußere Zellmembran. Das aufgenommene Teilchen befindet sich in einem membranumschlossenen Bläschen. Die Membran dieses Bläschens kann von Enzymen aus den **Lysosomen** abgebaut werden. Der gelöste Stoff steht nun für den Zellstoffwechsel bereit.
- **Phagozytose** („*Zellfressen*"): Aufnahme extrazellulärer Partikel oder Mikroorganismen durch spezialisierte Zellen. Viele Abwehrzellen sind auf Phagozytose spezialisiert und können Fremdkörper oder Bakterien auf diese Weise vernichten (➤ Abb. 1.20).

1.2.4 Zellzyklus

Viele Körperzellen durchlaufen einen Zellzyklus. Dieser besteht aus der **Interphase** und der **Zellteilung** (*Mitose* ➤ Abb. 1.21).

Interphase

Die Interphase (inter = *zwischen zwei Zellteilungen*) setzt sich aus G_1-, S- und G_2-Phase (G von engl. growth = *Wachstum*) zusammen.

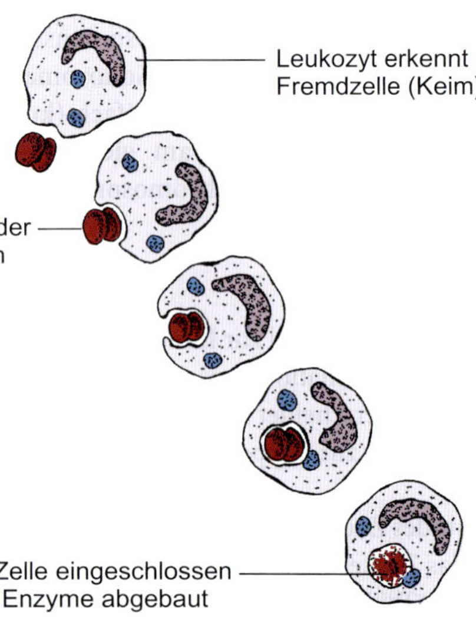

Abb. 1.20 Weiße Blutkörperchen sind im besonderen Maße zur Phagozytose fähig. Mit Hilfe der Phagozytose vernichten diese Abwehrzellen Krankheitserreger und Fremdkörper. [L190]

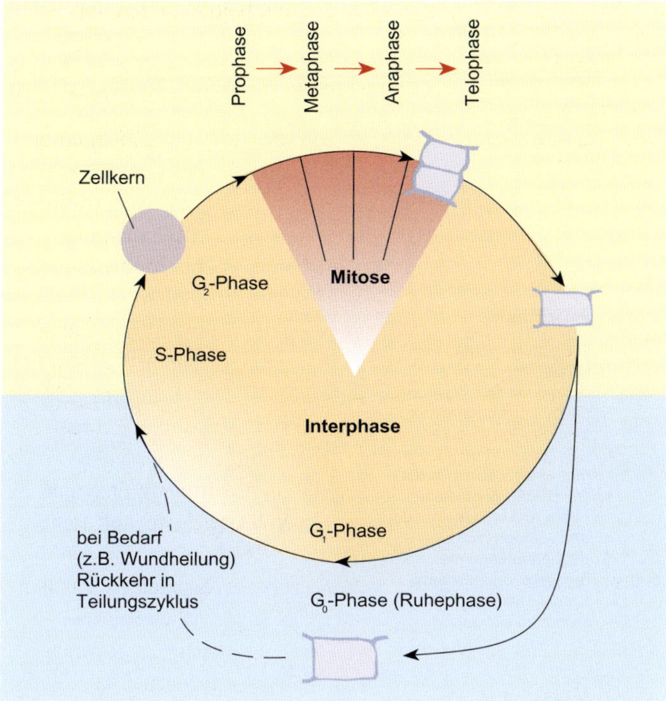

Abb. 1.21 Schematische Darstellung des Zellzyklus. Interphase = Zeitraum zwischen zwei Mitosen, G_1-Phase = Arbeitsphase, G_0-Phase = Arbeitsphase ohne neue Mitose, G_2-Phase = Phase unmittelbar vor der Mitose. [L190]

Eine G_1-Phase ohne folgende Synthesephase wird auch als G_0-Phase oder Ruhephase bezeichnet.

In der **G_1-Phase** ist die Herstellung von Proteinen, die Proteinbiosynthese, eine wesentliche Aufgabe aller Zellen. Proteine dienen u. a. dem Aufbau der Zelle, regulieren als Enzyme alle chemischen Reaktionen und sind Transportvehikel.

Proteinbiosynthese

Beim Menschen findet die Proteinbiosynthese (am rauen endoplasmatischen Retikulum statt, wobei der **genetische Code** für den Aufbau aller Proteine im Zellkern liegt. Aufgrund dieser räumlichen Trennung zwischen dem Sitz der genetischen Information (*Zellkern*) und dem Produktionsort am endoplasmatischen Retikulum ist eine „Zwischenkopie" von den entsprechenden Abschnitten des genetischen Codes erforderlich.

m-RNS, r-RNS, t-RNS

Eine solche Kopie ist die **m-RNS** (messenger-RNS = *Boten-Ribonukleinsäure*). Die „Abschrift" des betreffenden DNS-Abschnitts bezeichnet man als **Transkription.** Nach Ankunft der m-RNS im Zytoplasma beginnt die eigentliche Proteinbiosynthese, die **Translation.** Dazu wandern viele Ribosomen (*r-RNS*) den m-RNS-Strang entlang und bauen nach seiner Information das erforderliche Protein auf. Der Informationsfluss erfolgt jeweils über die entsprechenden Codons der m-RNS und der dafür passenden Anticodons (*kurzen RNS-Abschnitten der t-RNS*). Die hierfür benötigten Aminosäuren liefert die **t-RNS** (*transfer-Ribonukleinsäure* ➤ Abb. 1.22).

Die fertig gestellten Proteine werden anschließend ins Zytoplasma freigesetzt und stehen dann für vielfältige Aufgaben zur Verfügung.

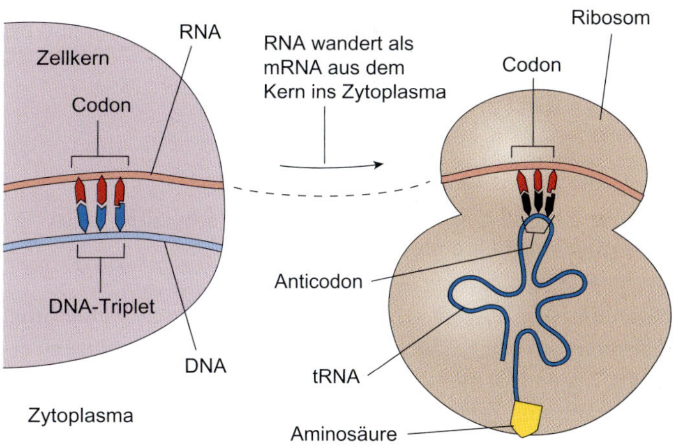

Abb. 1.22 Einzelne Schritte der Proteinbiosynthese. Die Transkription erfolgt im Zellkern. Die Translation findet am endoplasmatischen Retikulum statt. [L190]

In der **Synthesephase** findet die Verdoppelung der DNS im Zellkern statt. Dafür wird die doppelsträngige DNS wie ein Reißverschluss zwischen den Basen aufgetrennt (➤ Abb. 1.23). An die frei werdenden Basen beider Stränge lagern sich dann die jeweils korrespondierenden Basen so an, dass schließlich zwei neue Doppelstränge entstehen, die mit dem ursprünglichen Doppelstrang identisch sind.

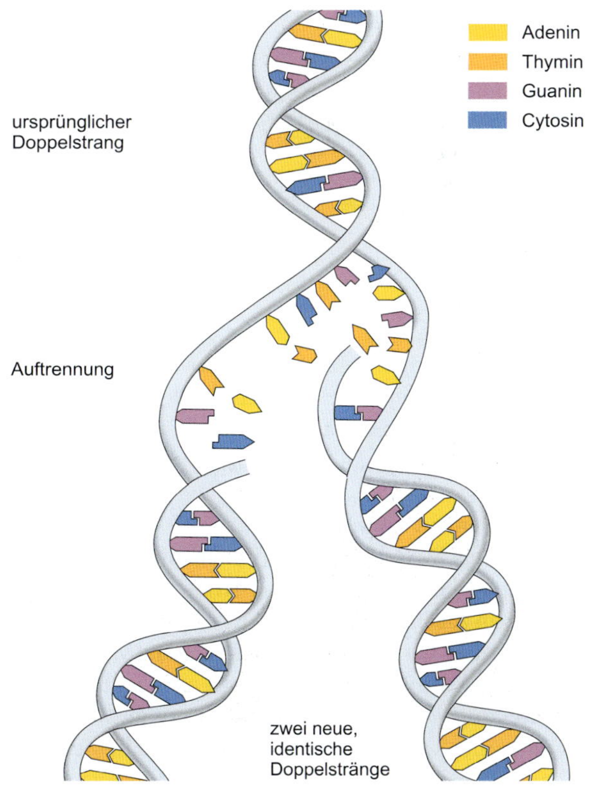

Abb. 1.23 Replikation der DNS. An die freien Basen lagern sich sofort korrespondierende Basen an, die zu einem neuen Strang verknüpft werden. [L190]

In der folgenden **G_2-Phase** wird vermehrt Energie für die Mitose gespeichert. Die Chromosomen werden auf Fehler geprüft und bei Bedarf repariert.

Mitose

DEFINITION

Mitose: Zellteilung, nach deren Abschluss **zwei erbgleiche** Zellen mit einem **diploiden Chromosomensatz** vorliegen.

Neue Körperzellen entstehen ausschließlich durch **Zellteilung.** Zellen müssen neu gebildet werden, um *Wachstumsvorgänge* zu ermöglichen und sie müssen ersetzt werden, weil ständig und überall im Organismus Zellen zugrunde gehen. Nicht teilungsfähig sind Muskel- und Nervenzellen.

Mitosephasen

Bei der Mitose, der häufigsten Form der Zellteilung, wird die gesamte genetische Information erbgleich an die Tochterzellen weitergegeben. Die Mitose verläuft in vier Phasen (➤ Abb. 1.24):

- **Prophase** (*Vorbereitungsphase*)
- **Metaphase** (*mittlere Phase,* in der die Chromosomen in einer Mittellinie = Äquatorialebene angeordnet werden)
- **Anaphase** (*Trennungsphase,* in der die Chromatiden getrennt und zu den Polen gezogen werden)
- **Telophase** (*Schlussphase*).

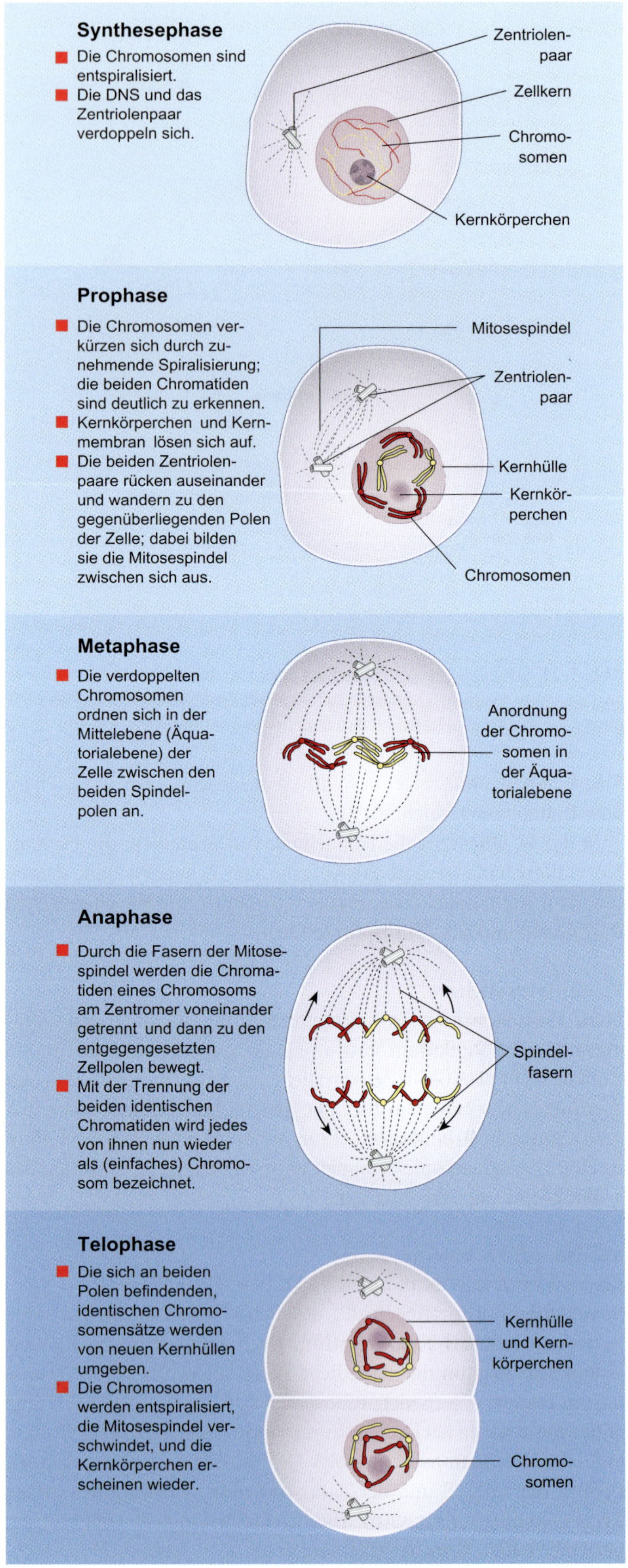

Abb. 1.24 Synthesephase und die vier Phasen der Mitose. [L190]

Meiose

DEFINITION

Meiose (*Reifeteilung, Reduktionsteilung*): Ausgehend von einem diploiden Chromosomensatz teilen sich Ei- bzw. Samenzellen so, dass in vier Zellen ein **haploider Chromosomensatz** vorliegt. Bedingt durch die Mischung väterlicher und mütterlicher Chromosomen ist das **Erbgut** der Tochterzellen **verändert.**

Ablauf der Meiose

Wenn Ei- und Samenzelle sich bei der Befruchtung vereinigen, muss der diploide (*doppelte*) Chromosomensatz auf einen haploiden (*einfachen*) Chromosomensatz reduziert werden. Die Reduktionsschritte der Meiose erfolgen während der Entwicklung unreifer Geschlechtszellen (*Ei- und Samenzellen*) zu reifen Formen (➤ Abb. 1.25).

Die Meiose verläuft in zwei Schritten:

- **1. Reifeteilung**: Ergebnis sind **zwei Zellen mit je 23 Chromosomen**. Die erste Reifeteilung mit Pro-, Meta-, Ana- und Telophase führt zur rein zufälligen **Verteilung** der Chromosomen auf zwei Tochterzellen. In der Prophase kann ein Austausch von Chromosomenteilen identischer Genorte erfolgen (*crossing over*).
- **2. Reifeteilung**: Ergebnis sind **vier Zellen mit je 23 Chromatiden.** Die zweite Reifeteilung gliedert sich erneut in Meta-, Ana- und Telophase. Der Ablauf ist mit der Mitose vergleichbar, es kommt zur **Auftrennung** der Chromosomen. Nach Abschluss der Meiose liegen vier Geschlechtszellen mit einfachem Chromosomensatz vor.

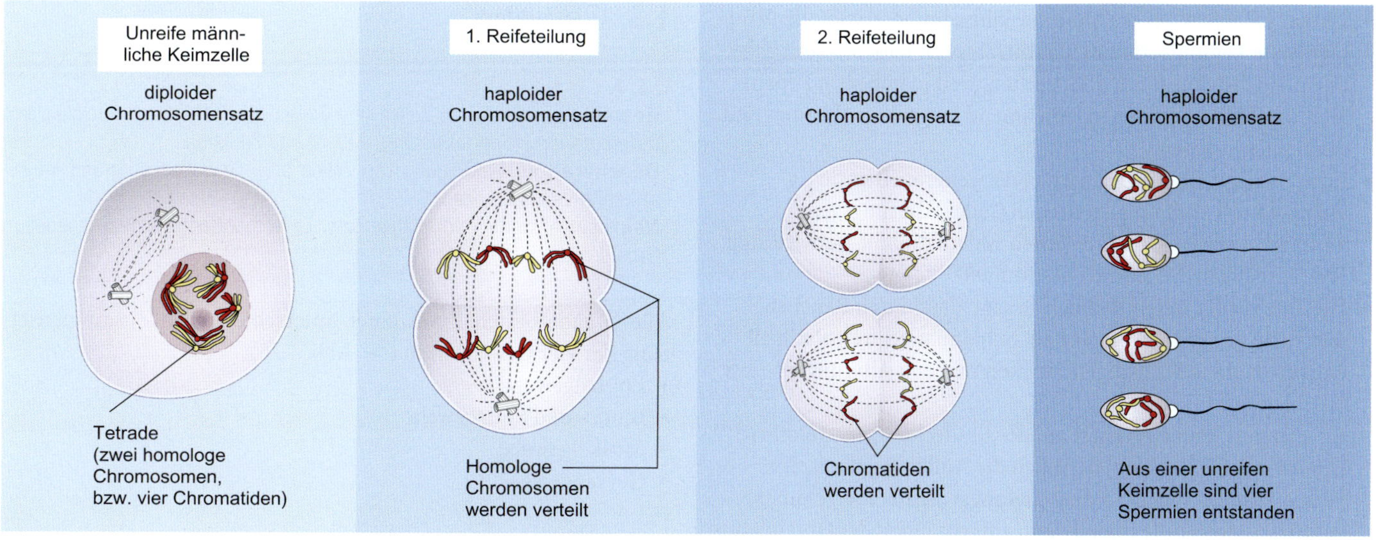

Abb. 1.25 Die Meiose am Beispiel der Spermienbildung (*Spermatogenese*) im Hoden. Aus einer einzigen unreifen männlichen Keimzelle mit diploidem Chromosomensatz entstehen vier Spermien mit einem jeweils haploiden Chromosomensatz. [L190]

Vererbung

Bei der Vererbung werden arteigene, anlagebedingte Merkmale und Eigenschaften (*Erbgut*) auf nachkommende Generationen übertragen.

Erbgänge

Von den geschätzten 23 000 Genen erhält ein Kind jeweils von Mutter und Vater ein **Allel.** Wenn beide geerbten Allele **identisch** sind, ist der Träger hinsichtlich dieses Gens **reinerbig** (*homozygot*). **Unterscheiden sich die Allele,** ist der Betreffende **mischerbig** (*heterozygot*).

Die heterozygote Ausprägung kann zu verschieden Formen des Genotyps führen:

- Ein **dominantes** Allel bewirkt immer das Auftreten des Gens.
- Ein **rezessives** Allel kommt nicht zur Ausprägung (autosomal rezessiver Erbgang).
- **Kodominantes** (*gleichberechtigtes*) Auftreten bedeutet, dass die beiden Allele in ihrer Ausprägung gleichrangig sind (z. B. die Blutgruppe AB, bei der das Kind von einem Elternteil das Allel für die Blutgruppe A, vom anderen Elternteil das Allel für die Blutgruppe B geerbt hat).

Beim **autosomal-dominanten Erbgang** liegt das dominante Allel auf den Autosomen. Falls dieses Gen an den Nachkommen weitergegeben wird, kommt es in jedem Fall zur Ausprägung der auf ihm verankerten Informationen.

Beim **autosomal-rezessiven Erbgang** kommt das Gen nur dann zum Ausdruck, wenn sowohl von der Mutter als auch vom Vater das rezessive Gen vererbt wurde, das auf den Autosomen (*Chromosomen 1–22*) liegt.

X-chromosomale Erbgänge: Die Geschlechtschromosomen beherbergen eine Reihe von Genen, darunter die Vorgaben für die Synthesen der Gerinnungsfaktoren VIII und IX. Wenn es zu Genveränderungen kommt, sind vor allem die männlichen Nachkommen betroffen. Sie erben nur eins der beiden X-Chromosomen von der Mutter und damit möglicherweise eben das veränderte Chromosom. Die Hämophilie (*Bluterkrankheit*), die Erkrankung an Muskeldystrophien und die Rot-Grün-Blindheit werden X-chromosomal vererbt. Die Gene auf dem kleinen Y-Chromosom des Vaters scheinen vor allem für die Ausprägung eines männlichen Phänotyps zu codieren.

Erbkrankheiten

Abweichungen der Chromosomenzahl

Abweichungen der Chromosomenzahl werden als **numerische Chromosomenaberrationen** bezeichnet. Das weitaus häufigste Beispiel ist die **Trisomie 21** mit einem Chromosomensatz von 47 Chromosomen. Das Chromosom Nr. 21 liegt also nicht zweifach, sondern dreifach vor. Das Krankheitsbild wird auch Down-Syndrom genannt.

Strukturelle Veränderungen der Chromosomenzahl

Wenn Stücke eines Chromosoms falsch verbunden werden oder verloren gehen, ändert sich die Struktur der betroffenen Chromosomen. **Strukturelle Chromosomenaberrationen** können vererbt oder erworben sein. Beispiel ist das Philadelphia-Chromosom, das im Lauf des Lebens auftreten kann und das sich gehäuft bei Leukämien findet (➢ 2.6.9).

Genmutationen

Genmutationen sind wesentlich häufiger als numerische oder strukturelle Chromosomenveränderungen. Sie betreffen ein einzelnes Gen und entstehen z. B. aufgrund von Umwelteinwirkungen (Strahlen-, Benzol-, Pestizidbelastung) oder durch die Einnahme von Zytostatika bei Tumorerkrankungen. Typische durch Genmutationen hervorgerufene Erkrankungen sind Mukoviszidose und Hämophilie.

Auswahl an Alternstheorien, basierend auf den Grundlagen der Zytologie

Der Vorgang des Alterns ist Gegenstand von Alternstherorien.

- Leonard Hayflick beobachtete vor Jahrzehnten, dass Zellen eine begrenzte Teilungs- und Reparaturfähigkeit haben. Somit gäbe es ein Höchstalter für den Menschen, weil in höherem Lebensalter die Zellerneuerungen zunehmend langsamer ablaufen und schließlich stoppen.
- Entsprechend den Grundlagen einer weiteren Theorie ist anzunehmen, dass im genetischen Code „Alterungsgene" vorhanden sind, die den zeitlichen Ablauf und die Entwicklung von Vorgängen des Alterns bestimmen.
- Die Theorie der freien Radikale besagt, dass durch Rauchen, fettreiche Ernährung, Stress bzw. Schlafmangel freie Radikale entstehen, die zellschädigend wirken und den Alterungsprozess beschleunigen.
- Eine weitere Theorie basiert auf der Entdeckung der Telomere (*Enden der DNS*). Telomere sollen die Auflösung der Helix verhindern. Da sich bei jedem Teilungsvorgang die Telomere verkürzen, wären sie irgendwann aufgebraucht; der Organismus stirbt.
- Ähnlich die Mutationstheorie, die sich darauf gründet, dass bei jeder Zellteilung Fehler vorkommen, die nicht repariert werden. Die Häufung von Mutationen löst den Zelluntergang und letztlich den Tod des Gesamtorganismus aus.

1.3 Gewebe

DEFINITION

Gewebe: Verbände von Zellen und Zwischenzellstrukturen mit gleicher Differenzierung (*Spezialisierung, Bauart*) und Funktion.
Degeneration: Schädigung von Zellen bzw. Geweben aufgrund intrazellulärer Veränderungen.
Nekrose: Absterben von Zellen bzw. Zellverbänden in einem lebenden Organismus.

Alle Organe bestehen aus einer unterschiedlichen Zusammensetzung der vier Gewebearten (> Abb. 1.26):

- Epithelgewebe
- Binde- und Stützgewebe
- Muskelgewebe
- Nervengewebe.

1.3.1 Epithelgewebe

DEFINITION

Epithelgewebe (*Deckgewebe*): Besteht aus dichten Zellverbänden. Da Epithelgewebe keine Blutgefäße besitzt, muss es über Diffusionsvorgänge versorgt werden.
Basalmembran (*Grundhäutchen*): Trennt die Epithelzellen vom darunter liegenden Bindegewebe.

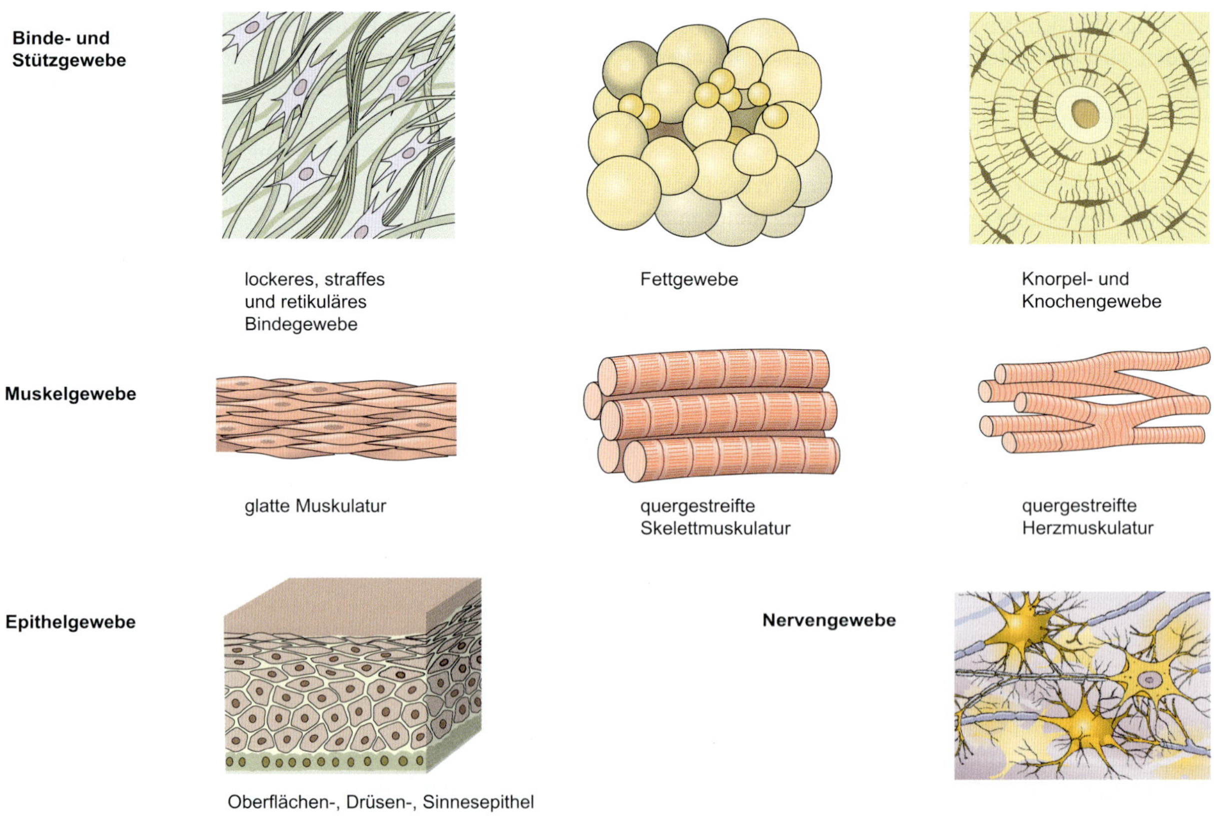

Abb. 1.26 Übersicht über die vier Gewebearten des menschlichen Körpers. [L190]

Epithelarten

Es gibt verschiedene Arten von Epithelgewebe (➤ Abb. 1.27):

- **Oberflächenepithel** bedeckt äußere und innere Körperoberflächen. Die Schichtenbildung, die Zellhöhe und das Aussehen der Zelloberfläche lassen Rückschlüsse auf die Funktion zu.
- **Drüsenepithel** (*Sekretionsepithel*) sondert Sekrete ab, etwa in den Schweißdrüsen den Schweiß, in der Schilddrüse die entsprechenden Hormone (z. B. Thyroxin).
- **Sinnesepithel** hat sich auf die Umsetzung von chemischen und physikalischen Reizen in elektrische Impulse spezialisiert. Dazu zählen z. B. die Stäbchen und Zapfen der Netzhaut im Auge, die Lichtreize aufnehmen und in elektrische Signale umwandeln.

Oberflächenepithel

Zellformen und Funktion

Es gibt **platte, kubische** und **zylindrische** Zellen. Die kubischen Epithelverbände werden auch **isoprismatisches,** die zylindrischen auch **hochprismatisches** Epithel genannt.

Bei platten Epithelzellen steht die Schutz- und Abtrennungsfunktion, bei prismatischen Epithelzellen die Stoffaufnahme (*Resorption*) oder -abgabe (*Sekretion*) im Vordergrund.

Zellschichten

Die Zellen in den Zellverbänden können einschichtig, mehrschichtig oder mehrreihig angeordnet sein: Beim **einschichtigen Epithel** haben alle Zellen Kontakt mit der Basalmembran. Gleiches gilt für die Zellen des **mehrreihigen Epithels,** bei dem jedoch nicht alle Zellen die Epitheloberfläche erreichen. Beim **mehrschichtigen Epithel** steht nur die unterste Zellschicht mit der Basalmembran in direkter Verbindung.

Eine Sonderform ist das **Übergangsepithel** (*Urothel*), das den Harntrakt auskleidet. Es kann sich den wechselnden Füllungszuständen der Harnwege anpassen. Bei Dehnung nimmt die Zahl der Zellreihen ab. Die oberflächlichen Deckzellen, die stets mehrere darunter liegende Zellen überdecken, werden flacher. Eine Verdichtung ihres Zytoplasmas schützt die Epitheloberfläche vor der Reizwirkung des Urins.

Oberflächenstrukturen

Das **Flimmerepithel** kommt zustande, weil eine Seite der Zellen überaus bewegliche Härchen (*Kinozilien*) trägt. Deren Funktion in den Atemwegen ist es, Partikel in der Einatemluft abzufangen und sie rachenwärts zu transportieren. Das schleimige Sekret der ebenfalls im Flimmerepithel vorhandenen Becherzellen erleichtert diese Reinigungsvorgänge.

Drüsenepithel

DEFINITION

Drüse (*Glandula*): Ansammlungen von Epithelzellen, die Sekrete oder Hormone bilden und abgeben (z. B. Tränen-, Schweißdrüsen, Insulin, Wachstumshormon).

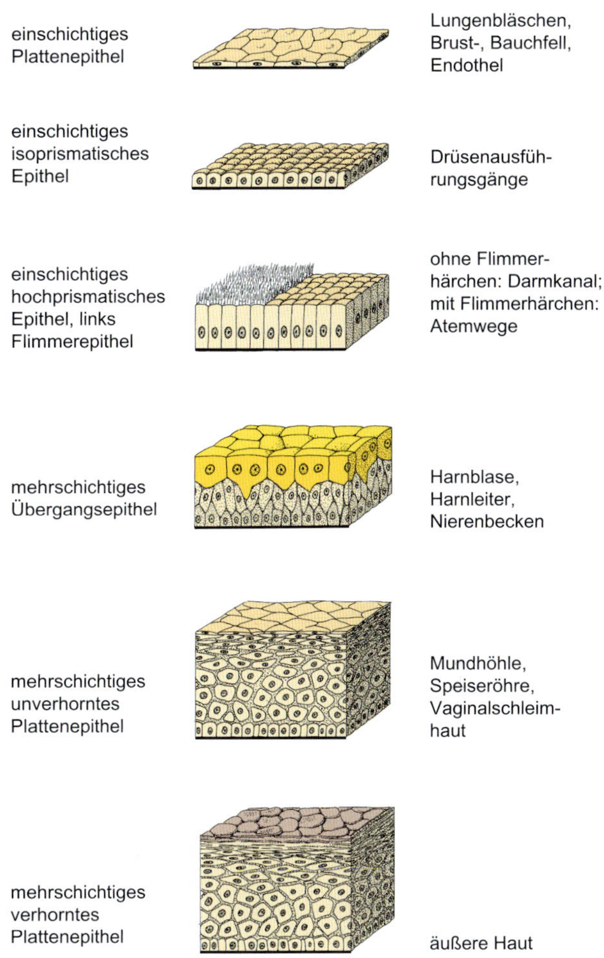

Abb. 1.27 Verschiedene Epithelarten. [L190]

Exokrine Drüsen (➤ Abb. 1.28) geben ihr Sekret über einen Ausführungsgang an die Oberfläche von Haut oder Schleimhäuten ab.

Wenn eine Drüse vornehmlich wässrige Sekrete abgibt, heißt sie **seröse Drüse,** sezerniert sie vor allem schleimige Sekrete, wird sie **muköse Drüse** genannt. Gemischte Drüsen können je nach Bedarf sowohl seröse als auch muköse Substanzen produzieren (z. B. Speicheldrüsen ➤ 2.10.2).

Endokrine Drüsen (➤ Abb. 1.28) sind hormonbildende Drüsen. Sie haben keinen Ausführungsgang, weil ihre Hormone direkt in die Blutkapillaren diffundieren und ihre Zielzellen über den Blutkreislauf erreichen (➤ 2.5.1).

1.3.2 Binde- und Stützgewebe

DEFINITION

Binde- und Stützgewebe: Gewebe, das aus Bindegewebszellen, Grundsubstanz und Fasern in unterschiedlicher Menge und Anordnung besteht.

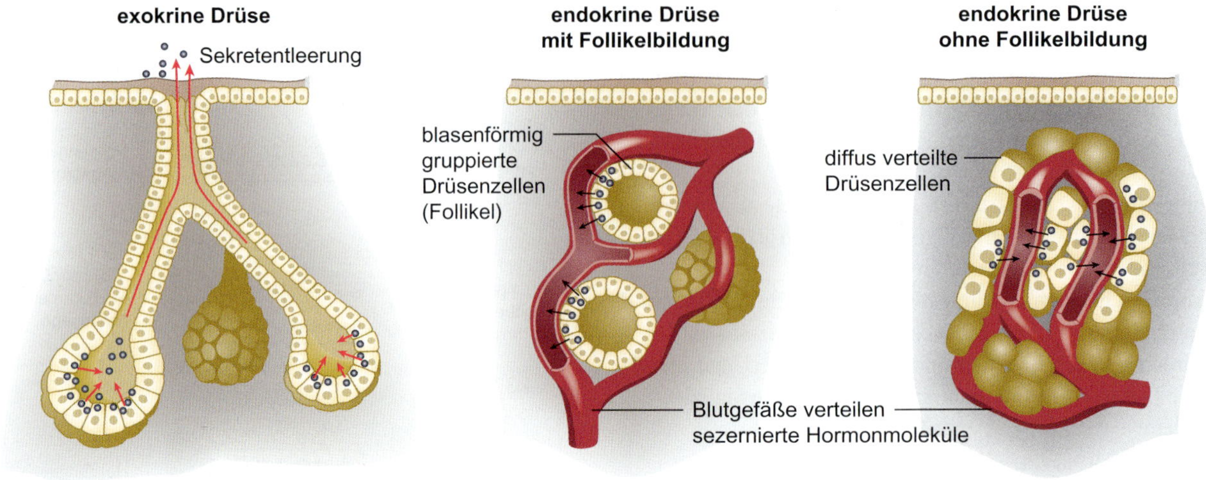

Abb. 1.28 Verschiedene Drüsen. **Links:** Exokrine Drüse mit Ausführungsgängen, über die das Drüsensekret auf die Gewebeoberfläche gelangt (Beispiel: Schweißbildung). **Mitte:** Endokrine Drüse mit Follikelbildung. Das Hormon sammelt sich in dem von den Drüsenzellen ausgebildeten Hohlraum (*Follikel*). Bei Bedarf wird es ins Blut abgegeben (z. B. Schilddrüse). **Rechts:** Endokrine Drüse ohne Follikelbildung, das Sekret wird direkt ins Blut abgegeben (z. B. Nebennierenrinde). [L157]

Bindegewebe

DEFINITION

Stroma: Bindegewebsgerüst, das Nerven und Gefäße innerhalb eines Organs umgibt.
Parenchym: Funktionsgewebe, das die eigentliche Aufgabe eines Organs erfüllt.

Aufbau

Bindegewebe verbindet verschiedene Gewebe miteinander, umhüllt Organe, baut das **Stroma** auf, verknüpft Blutgefäße und Nerven mit dem umgebenden Gewebe und ist an der Abwehr sowie am Wasserhaushalt und an Stoffwechselvorgängen beteiligt.

Zellen

Sternförmige Bindegewebszellen (*Fibrozyten*) bilden unterschiedliche Fasern sowie die Grundsubstanz.

Grundsubstanz

Die Grundsubstanz (*Interzellularsubstanz*) besteht hauptsächlich aus **Proteoglykanen** (*große Moleküle mit hohem Kohlenhydratanteil*). Proteoglykane speichern Wasser und beeinflussen durch den Wassergehalt die Elastizität und Belastbarkeit eines Gewebes.

Fasern

Kollagene Fasern (➤ Abb. 1.29) finden sich z. B. in den Sehnen und Gelenkbändern. Durch ihre große Zugfestigkeit sind sie für die Ausübung von Haltefunktionen besonders geeignet.

Elastische Fasern verleihen Arterien (➤ 2.8.1) ihre Elastizität und verhindern, dass die Gefäßwände reißen, wenn das Blut mit hohem Druck hineingepresst wird. Auch die Elastizität der Lunge und der Haut beruht auf einem beträchtlichen Anteil an elastischen Fasern.

Retikuläre Fasern (*Gitterfasern*) befinden sich als Stützgerüst vor allem im lymphatischen Gewebe und im Fettgewebe. Außerdem sind sie ein wichtiger Bestandteil der Basalmembranen.

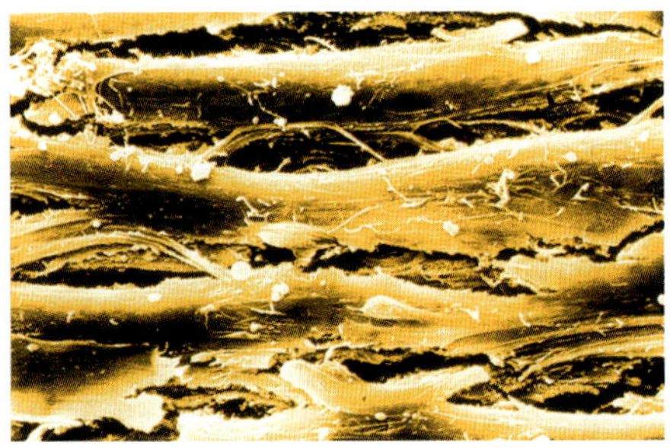

Abb. 1.29 Kollagenfasern, dargestellt mit einem Elektronenmikroskop. [X243]

Bindegewebsarten

Lockeres Bindegewebe

Überall im Körper füllt lockeres Bindegewebe Hohlräume aus. Es begleitet Nerven und Gefäße, dient als Wasserspeicher und als Verschiebeschicht. Zudem erfüllt das lockere Bindegewebe wichtige Aufgaben bei Immun- und Regenerationsvorgängen.

Straffes Bindegewebe

Das straffe Bindegewebe wird unterteilt in geflechtartiges und parallelfaseriges Bindegewebe. Die Fasern des **geflechtartigen Bindegewebes** bilden einen filzartigen Verband. Es kommt vor allem in der Lederhaut des Auges (➤ 2.3.1), in der Hirnhaut (➤ 2.13.2) und in den Organkapseln vor. Sehnen bestehen aus **parallelfaserigem Bindegewebe.**

Retikuläres Bindegewebe

Retikuläres Bindegewebe enthält feine, verzweigte (*retikuläre*) Fasern. Es befindet sich im roten Knochenmark, in den Organen des lymphatischen Gewebes und im Fettgewebe.

Fettgewebe (➤ Abb. 1.30) ist eine Sonderform des retikulären Bindegewebes. Man unterscheidet:

- **Baufett.** Dient der Polsterung mechanisch beanspruchter Körperregionen (z. B. Gesäß, Handteller, Fußsohlen), ist Wärmeschutz und hält Organe an ihrem Platz.

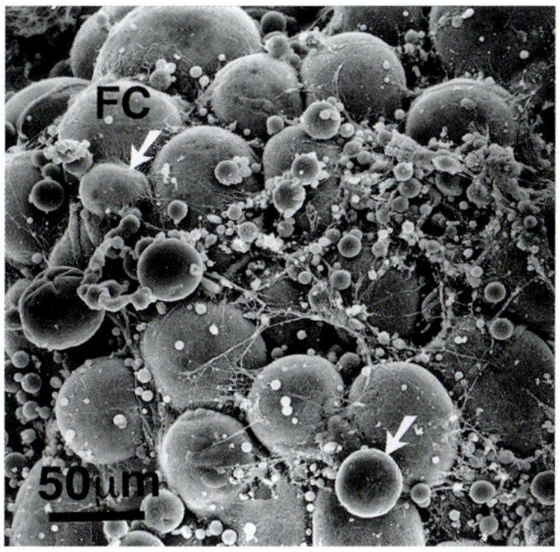

Abb. 1.30 Eine Gruppe von Fettzellen (*FZ*) in rasterelektronenmikroskopischer Aufnahme mit retikulären Fasern, die die Zellen umspinnen. [F253]

- In den Fettzellen hortet der Körper große Teile seines Energievorrats als **Speicherfett.** Wird dem Körper mehr Energie zugeführt, als er braucht, vergrößern sich die Fettzellen. Die Zahl der Fettzellen ist genetisch festgelegt, die Verteilung des Speicherfetts ist alters- und geschlechtsabhängig.

Je mehr Fettgewebe gebildet wird, desto größer wird die Zahl der Kapillaren – dadurch ist der Kreislauf von übergewichtigen Menschen häufig zusätzlich belastet.

Stützgewebe

Knorpel

DEFINITION

Knorpel: Stützgewebe, das insbesondere Druck- und Zugbelastungen widersteht.

Aufbau

Knorpel besteht aus schwefelhaltiger **Grundsubstanz,** kollagenen bzw. elastischen **Fasern** und **Knorpelzellen** (*Chondrozyten*). Die Grundsubstanz verleiht dem Stützgewebe eine feste Konsistenz, Elastizität und mechanische Belastbarkeit. Knorpel besitzt keine Blutgefäße und ist daher wenig regenerationsfähig. Die Versorgung mit Sauerstoff und Nährstoffen findet über die Knorpelhaut statt.

Knorpelarten

- **Hyaliner Knorpel:** Er überzieht die Gelenkflächen und bildet die Rippenknorpel. Daneben kommt er an verschiedenen Stellen der Atemwege (Spangen der Luftröhre, Hauptbronchien) vor. Auch Teile der Nasenscheidewand und des Kehlkopfgerüsts bestehen aus hyalinem Knorpel (➤ Abb. 1.31).
- **Elastischer Knorpel:** Kennzeichen ist ein hoher Anteil an elastischen Fasern. Der Kehldeckel und die Ohrmuscheln bestehen aus diesem sehr verformbaren Material.
- **Faserknorpel:** Seine Grundsubstanz wird von zahlreichen, dicht gepackten kollagenen Bindegewebsfasern durchzogen, was ihn besonders widerstandsfähig gegenüber mechanischen Einflüssen macht (➤ Abb. 1.32). Faserknorpel bildet die Bandscheiben der Wirbelsäule, die halbmondförmigen Knorpelscheiben des Kniegelenks (*Menisken*) und verbindet die beiden Schambeine als Symphysis pubis (*Schambeinfuge*).

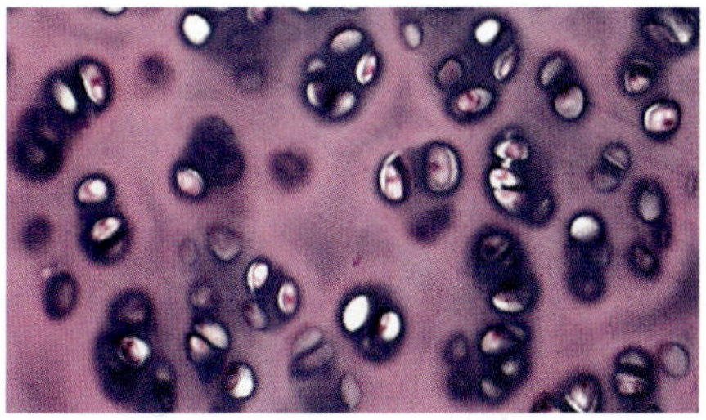

Abb. 1.31 Hyaliner Knorpel. Knorpelzellen sind von einem dunkel angefärbten Bereich, dem Knorpelhof, umgeben. Zwischen den Zellen liegt die deutlich heller eingefärbte Grundsubstanz. [R170–3]

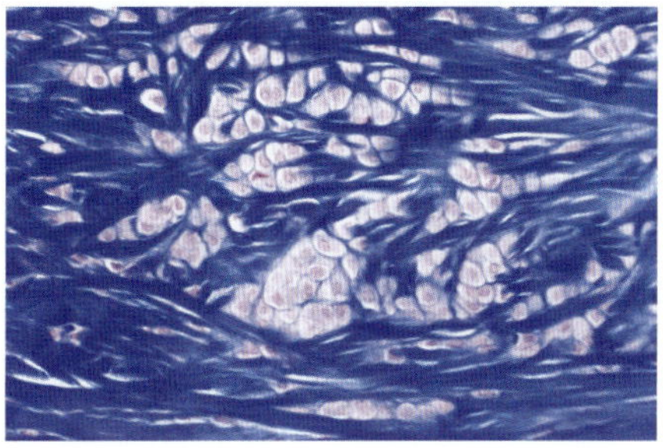

Abb. 1.32 Faserknorpel. Die Stränge aus bläulich gefärbten Kollagenfasern bilden ein Fischgrätenmuster. Es garantiert eine hohe Zugfestigkeit. [R170–3]

Knochen

DEFINITION

Knochen (*Os*): Bildet das Körpergerüst; neben den Zähnen das härteste Gewebe im menschlichen Körper.

Die Kombination aus Fasern, harter Grundsubstanz und Zellen macht den Knochen außerordentlich widerstandsfähig gegenüber Druck, Biegung und Drehung (➤ 2.1.1).

Geflecht- und Lamellenknochen

Die kollagenen Fasern bilden im embryonalen Knochen ein Flechtwerk (*Geflechtknochen*). In den ersten zehn Lebensjahren erfolgt ein Umbau zum belastungsfähigeren Lamellenknochen (➤ 2.1.1).

1.3.3 Muskelgewebe

DEFINITION

Muskelgewebe: Ermöglicht Bewegungen durch kontraktile Elemente.

Aufgaben des Muskelgewebes sind, den Körper durch Kontraktionen zu bewegen, den Sekretfluss in den Drüsen zu beschleunigen, Inhalte in Hohlorganen zu transportieren und den Kreislauf in Gang zu halten. Die Kontraktionen einer Muskelzelle erfolgen durch Eiweiße (Aktin, Myosin ➤ 2.1.3).

Glatte Muskulatur

Vorkommen

Glatte Muskulatur findet sich in den Muskelwänden des Magen-Darm-Trakts (Ausnahme: obere Speiseröhre), im Urogenitaltrakt, in den Wänden der Blutgefäße und in den Haarbälgen.

1

Aufbau und Funktion

Glatte Muskulatur besteht aus länglichen Zellen, die in Strängen oder Schichten angeordnet sind. In der Mitte jeder Zelle liegt der Zellkern. Die Kontraktionen der glatten Muskulatur verlaufen langsam und unwillkürlich. Auch in Ruhe sind glatte Muskelzellen immer leicht angespannt (*Ruhetonus*). Kontraktionen der glatten Muskulatur werden entweder durch lokale Faktoren (z. B. Darmdehnung) oder durch das vegetative Nervensystem ausgelöst (➤ 2.13.4, ➤ Abb. 1.33).

Quergestreifte Muskulatur

Herzmuskulatur

Die Herzmuskulatur ist quergestreift, die Zellkerne liegen in der Zellmitte. Herzmuskelzellen sind durch **Kittlinien** (*Glanzstreifen*) miteinander verbunden und arbeiten autonom nach der Vorgabe des Reizleitungssystems (➤ 2.7.2, ➤ Abb. 1.33).

1.3.4 Nervengewebe

DEFINITION

Nervengewebe: Besteht aus zwei unterschiedlichen Zelltypen, den **Nervenzellen** (*Neurone*) und der **Neuroglia.**

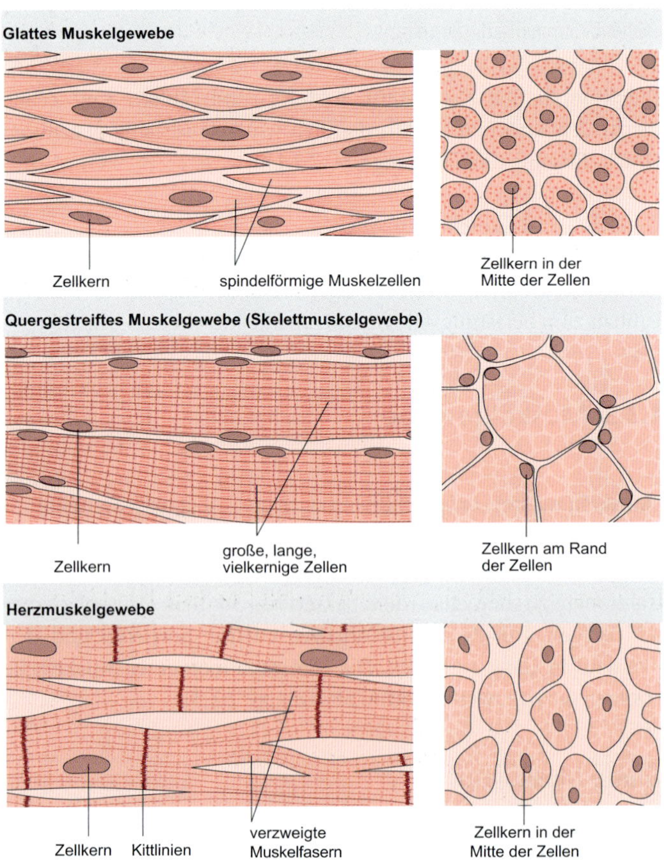

Abb. 1.33 Längs- und Querschnitt durch einen quergestreiften Muskel (*Skelettmuskel*), den Herzmuskel und einen glatten Muskel. [L190]

Nervenzelle

Nervenzellen sind hochspezialisierte Zellen, die zur Erregungsbildung, -leitung und -verarbeitung fähig sind. Sie stehen mit dem Muskelgewebe und anderen Neuronen über Kontaktstellen (*Synapsen*) in Verbindung.

Aufbau

Eine Nervenzelle wird in drei Abschnitte unterteilt (➤ Abb. 1.34):

- **Dendriten**: Nehmen elektrische Signale aus benachbarten Nervenzellen auf und leiten sie zum Zellkörper.
- **Perikaryon** (*Zellkörper*): Im Lichtmikroskop ist das reichlich vorhandene endoplasmatischem Retikulum (hier: *Nissl-Schollen*) als Ort für die Proteinbildung gut zu erkennen.
- **Axon** (*Neurit*): Kabelartiger, vom Perikaryon wegführender Fortsatz.

Die meisten Nervenzellen haben mehrere Dendriten, aber nur ein Axon, das sich am Ende in viele Verzweigungen (*präsynaptische Endknöpfe*) aufteilt (➤ Abb. 1.34). Hier werden Signale mit Hilfe von Neurotransmittern übertragen.

Mit zunehmendem Lebensalter kommt es zu einem Verlust von Neuronen. Nervenzellen sind spezialisierte Zellen, sie werden nicht ersetzt. Da es etwa 10 Milliarden Neurone im Gehirn gibt, ist mit einem Nachlassen der geistigen Fähigkeiten allein aus diesem Grund nicht zu rechnen.

Afferente und efferente Nervenzellen

Die Nervenzellen lassen sich entsprechend der Richtung einer Signalleitung in afferente oder efferente Neurone gliedern. Afferente Nervenzellen leiten Impulse von den Sinneszellen oder peripher liegenden Nervenzellen zum ZNS, während efferente Nervenzellen Impulse vom zentralen Nervensystem weg zu den Zielzellen in der Peripherie (z. B. zu Muskel- oder Drüsenzellen) leiten (➤ Abb. 1.35).

Neuroglia

Zellen der Neuroglia

Gliazellen erfüllen Ernährungs-, Isolierungs- und Schutzfunktionen. Zur Glia des zentralen Nervensystems (*Gehirn und Rückenmark*) gehören:

- **Astrozyten:** Sternförmige Zellen mit zahlreichen Fortsätzen, die mit den Blutkapillaren des ZNS in enger Verbindung stehen und den Übergang von Stoffen aus dem Blut zu den empfindlichen Nervenzellen kontrollieren (Blut-Hirn-Schranke).
- **Oligodendrozyten:** Bilden im ZNS die Markscheiden.
- **Ependymzellen:** Kleiden den Zentralkanal des Rückenmarks und die Hirnkammern aus.
- **Hortega-Zellen:** Können phagozytieren (*fressen*) und werden auch als Mikroglia bezeichnet.

Die Zellen der Glia des peripheren Nervensystems (*Hirnnerven, Spinalnerven*) heißen **Schwann-Zellen.** Sie bilden die Markscheiden der peripheren Nerven.

Markscheide

Die Ummantelung eines Neuriten wird Markscheide (*Myelinscheide*) genannt. (**Myelin** ist eine aus Wasser, Fetten und Eiweiß

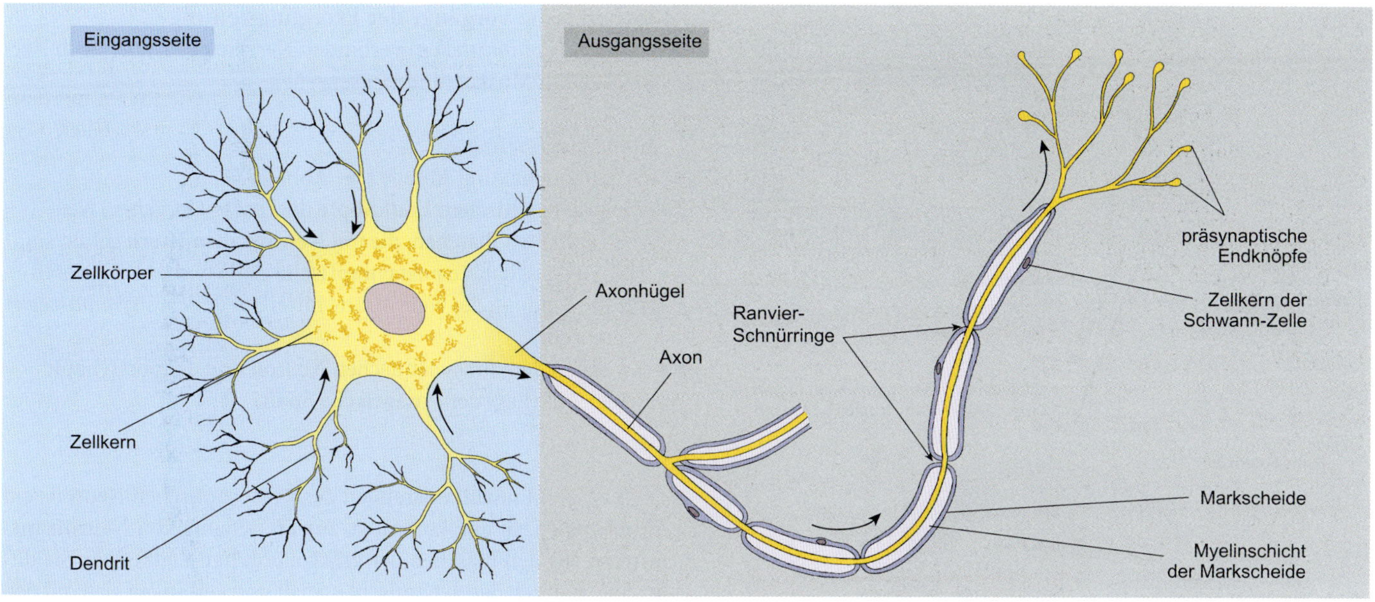

Abb. 1.34 Aufbau einer Nervenzelle. Aufnahme von Informationen im Bereich der „Eingangsseite", Fortleitung zu anderen Nerven- oder Muskelzellen auf der „Ausgangsseite". [L190]

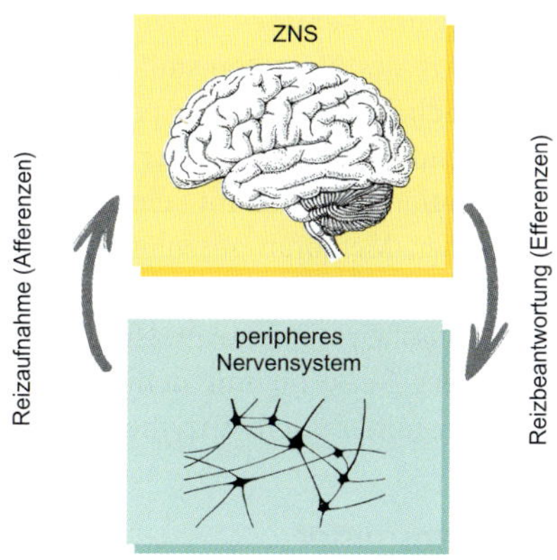

Abb. 1.35 Afferenzen erreichen das ZNS. Nach Verarbeitung und Entwurf einer adäquaten Reaktion wird über Efferenzen die Muskulatur für die Reizbeantwortung erregt. [L190]

bestehende Substanz in den Schwann-Zellen bzw. in den Oligodendrozyten.) Die Umwicklung erfolgt so, dass sich Gliazellen mit ihren langen Ausläufern mehrmals um den Neuriten herum legen und ihn Abschnitt für Abschnitt einhüllen. Je dicker die Hülle wird, desto **markreicher** ist der Nerv (*Bündel aus Neuriten*). Zwischen den Gliazellen bleiben Abstände (*Schnürringe*) frei. Diese Stellen heißen **Ranvier-Schnürringe** und dienen einer schnellen (*saltatorischen*) Weiterleitung von Impulsen, da die Signale von einem Schnürring zum nächsten „springen" können.

Erregungsleitung

Die hoch spezialisierte Fähigkeit von Neuronen, Informationen aufzunehmen, zu verarbeiten und weiterzuleiten, beruht auf elektrischen und biochemischen Vorgängen.

Elektrische Vorgänge der Erregungsleitung

Damit eine Nervenzelle Informationen in elektrische Impulse übersetzen kann, sind – vergleichbar mit den digitalen Prozessen der Computer – mindestens zwei unterschiedliche Zustände erforderlich: ein Ruhezustand („Aus") und ein Aktionszustand („Ein", ➤ Abb. 1.36).

Ruhepotenzial

Das Ruhepotenzial entspricht dem Ruhezustand der Nervenzelle. Es besteht eine Spannung von etwa −70 mV (*Membranpotenzial*), wobei das Zellinnere gegenüber dem Extrazellulärraum negativ geladen ist (deshalb −70 mV). Die negative Spannung des Ruhepotenzials entsteht durch:

- **Unterschiedliche Ionenkonzentrationen** von positiv (z. B. Kalium, Natrium) und negativ geladenen Teilchen (z. B. Proteine) inner- und außerhalb der Nervenzellen.
- **Unterschiedliche Durchlässigkeit** der Zellmembran für bestimmte Ionen. So können die positiv geladenen Kaliumionen die Membran passieren, die negativ geladenen Proteine bleiben im Zellinnern.

Durch eine Aktivierung von Synapsen auf der Eingangsseite der Nervenzelle, also im Bereich der Dendriten und des Zellkörpers (➤ Abb. 1.36), kommt es zu Änderungen des Membranpotenzials im Sinne einer **Depolarisation.** Wird ein bestimmter Schwellenwert erreicht, führt dies zu einem Aktionspotenzial („Ein").

Aktionspotenzial

Die während des Ruhepotenzials nur sehr geringe Durchlässigkeit der Nervenzellmembran für Na^+-Ionen nimmt explosionsartig zu. Daraufhin setzt ein starker Einstrom der Na^+-Ionen in die Zelle ein. Die Ladungsverhältnisse kehren sich um: Jetzt überwiegt an der Innenseite der Membran die positive Ladung, sie beträgt +30 mV. Damit ist das Aktionspotenzial entstanden und kann über das Axon weitergeleitet werden.

Repolarisation

Die Leitfähigkeit der Zellmembran für Na^+-Ionen nimmt am Höhepunkt einer Depolarisation rasch ab, der Na^+-Einstrom in die Zelle

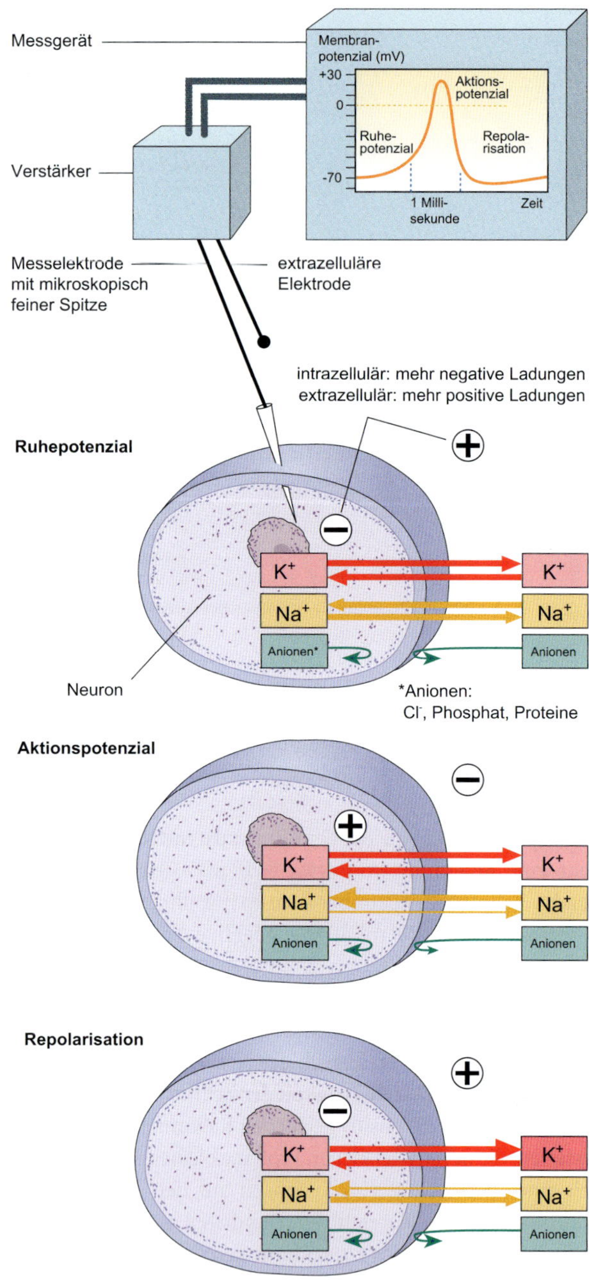

Abb. 1.36 Ladungsverschiebung an der Zellmembran eines Neurons im Verlauf eines Aktionspotenzials. [L190]

wird gestoppt. Eine Natrium-Kaliumpumpe befördert Natrium unter ATP-Verbrauch nach außen. Nach kurzer Zeit überwiegt an der Innenseite der Membran die negative Ladung der Protonen. Der ursprüngliche Zustand, das Ruhepotenzial, ist hergestellt.

Refraktärphase

Während und unmittelbar nach dem Ablauf eines Aktionspotenzials ist das Axon an dieser Membranstelle nicht erneut erregbar, Reize können also normalerweise kein weiteres Aktionspotenzial auslösen. Diese Refraktärphase stellt einen Filter-Mechanismus dar, der die Nervenzelle vor einer Dauererregung schützt.

Biochemische Vorgänge der Erregungsleitung

Synapsen (*Kontaktstellen*) verbinden Nervenzellen, aber auch Nervenzellen mit Muskel- und Drüsenzellen.

Anteile einer Synapse

Eine Synapse hat drei Anteile (➤ Abb. 1.37):

- Die **präsynaptischen Endknöpfe** des (*präsynaptischen*) Neurons enthalten Bläschen, die mit **Neurotransmittern** gefüllt sind.
- Die nachgeschaltete **postsynaptische Zelle** besitzt Rezeptoren für die Bindung der Neurotransmitter auf der (*postsynaptischen*) Membran.
- Zwischen dem präsynaptischen Neuron und der postsynaptischen Zelle liegt der **synaptische Spalt.**

Biochemische Prozesse

Trifft an den Endaufzweigungen des präsynaptischen Neurons ein Aktionspotenzial ein, kommt es zur Freisetzung von **Neurotransmittern** aus den Bläschen der präsynaptischen Endknöpfe. Sie diffundieren durch den synaptischen Spalt und verbinden sich mit den Rezeptoren der postsynaptischen Membran. Dadurch ändert sich dort das Membranpotenzial.

Erregende und hemmende Synapsen

Je nach Art des Neurotransmitters und des Rezeptortyps können unterschiedliche Effekte an der postsynaptischen Membran auftreten: Bei erregenden Synapsen ist der Neurotransmitter in der Lage, eine Depolarisation und damit ein Aktionspotenzial an der postsynaptischen Membran auszulösen. An hemmenden Synapsen bewirkt der Transmitter eine weitere Senkung des Ruhepotenzials an der postsynaptischen Membran und blockiert somit deren Depolarisation.

Nach der Reaktion mit dem Rezeptor erfolgt ein Abbau der Neurotransmitter durch Enzyme.

Neurotransmitter

DEFINITION

Neurotransmitter: Substanzen, die in Bläschen des präsynaptischen Axonendes gespeichert sind und die Erregungsleitung über die Synapsen leisten.

Für die Funktion des Nervensystems ist ein Gleichgewicht der verschiedenen Neurotransmitter von elementarer Bedeutung, wobei davon auszugehen ist, dass in den Bläschen zu jeder Zeit unterschiedliche Neurotransmitter vorliegen.

Wird die **Balance** der Neurotransmitter im ZNS gestört, treten seelische oder körperliche Erkrankungen auf. Die Mehrzahl der Psychopharmaka greift in den Neurotransmitterhaushalt ein.

Neurotransmitter sind z. B.:

- **Acetylcholin:** Neurotransmitter aller Nervenfasern, die das ZNS verlassen. Es wirkt an der motorischen Endplatte (➤ 2.1.3) und spielt eine große Rolle im vegetativen Nervensystem. Acetylcholin wirkt erregend auf die nachgeschalteten Strukturen. Es wird durch das Enzym Acetylcholinesterase abgebaut.

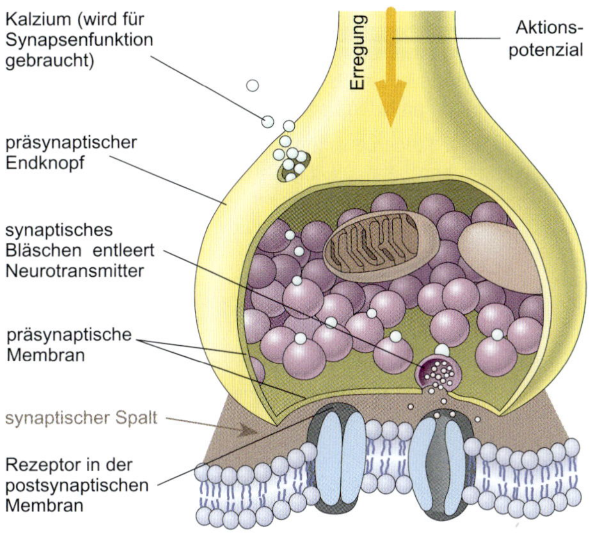

Abb. 1.37 Aufbau einer Synapse. [L190]

- **Noradrenalin:** Ist an Synapsen vorhanden, die dem Sympathikus zugeordnet werden und führt z. B. zur Erhöhung der peripheren Gefäßwiderstände (und somit zur Erhöhung des Blutdrucks).
- **Dopamin:** Ist für die Steuerung der extrapyramidalen Motorik von großer Bedeutung (➤ 2.13.11).
- **Serotonin:** Beeinflusst die Stimmung, den Schlaf-Wachrhythmus, die Nahrungsaufnahme und die Schmerzwahrnehmung. Ein Mangel an Serotonin wird als Ursache für die Entwicklung von endogenen Depressionen diskutiert.

1.3.5 Lebewesen

Im Gegensatz zu nicht lebenden Strukturen weisen alle Lebewesen – egal ob Bakterium, Pflanze, Tier oder Mensch – einige gemeinsame Eigenschaften auf (➤ Abb. 1.38):

- Stoffwechsel
- Erregbarkeit / Kommunikation
- Bewegung
- Wachstum / Entwicklung
- Aufbau aus Zellen
- Vermehrung.

Stoffwechsel

Unter Stoffwechsel (*Metabolismus*) versteht man ständig im Organismus ablaufende chemische Reaktionen in den Zellen und Geweben, die dem Auf- und Abbau von Produkten dienen sowie deren Transport. Beispiele:

- Insulinbildung in den B-Zellen der Bauchspeicheldrüse
- Aufnahme von Nährstoffen durch das hochprismatische Epithel des Dünndarms
- Diffusion des Sauerstoffs durch das einschichtige Epithel der Lungenbläschen.

Erregbarkeit

Erregbarkeit ist die Fähigkeit eines Organismus, auf Veränderungen / Reize zu reagieren. Die Informationsaufnahme ist an spezialisierte Sinnesorgane gebunden (z. B. Temperatur- und Schmerzrezeptoren). Informationsverarbeitung und Reizbeantwortung erfolgen überwiegend im Nervengewebe des zentralen Nervensystems. Eine schnelle Anpassungsfähigkeit des Körpers auf äußere (z. B. Hitze, Dunkelheit) und innere (z. B. Flüssigkeitsmangel) Signale mit dem Ziel ein konstantes Gleichgewicht (*Homöostase*) im Organismus zu erhalten, werden als Voraussetzung für Gesundheit betrachtet.

Bewegung

Der Mensch muss auf äußere Reize aktiv durch Bewegungen (*Kontraktionen des Muskelgewebes*) reagieren können. Innerhalb des Organismus gibt es weitere Formen der Bewegung wie beispielsweise:

- **Weiße Blutzellen** (➤ 2.6.4) verlassen die Blutbahn und dringen in das Gewebe ein.

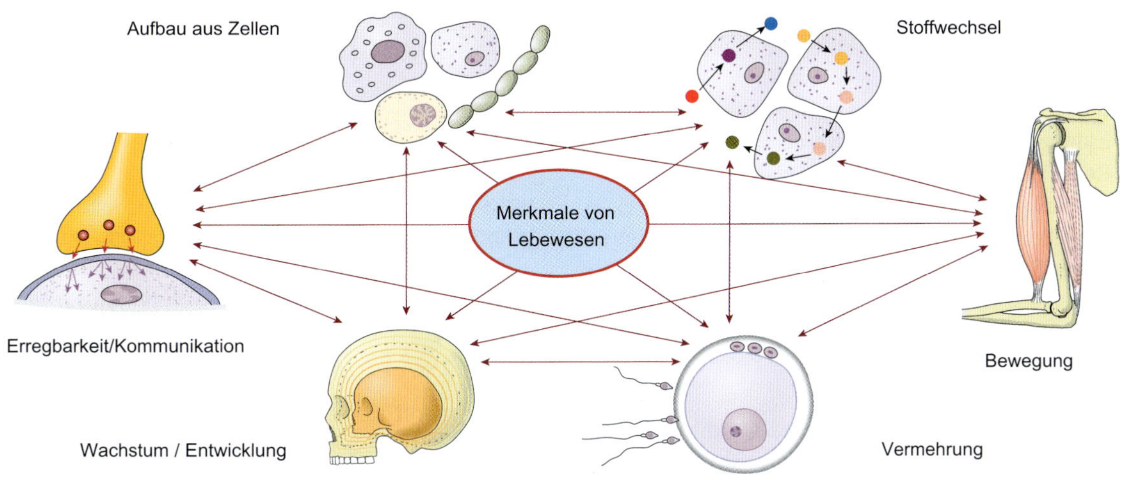

Abb. 1.38 Die sechs Merkmale höherer Lebewesen in ihren Wechselbeziehungen zur Umwelt. [L190]

Tab. 1.2 Organsysteme des Menschen im Überblick.

Organsystem	Zugehörige Strukturen	Wichtige Aufgaben
Haut	Haut und Hautanhangsgebilde, (Haare, Nägel, Hautdrüsen)	• Schützt den Körper vor Einflüssen von außen • Dient als Sinnesorgan für Temperatur, Druck und Schmerz
Bewegungs- und Stützapparat	Alle Knochen des Körpers (Skelett) mit Bändern, Sehnen und Muskeln	• Ermöglicht aktive Körperbewegungen • Beherbergt das Knochenmark, das die Blutzellen bildet • Ist Mineralspeicher
Nervensystem	Gehirn, Rückenmark, Nerven	• Steuerung und schnelle Regulation fast aller Körperaktivitäten • Regulationszentrum für das innere Milieu (z. B. Temperaturzentrum)
Hormonsystem	Drüsen und Gewebe, die Hormone und hormonähnliche Stoffe produzieren	• Langsame Regulation fast aller Stoffwechselaktivitäten
Immunsystem	Leukozyten, lymphatisches System	• Erkennung und Bekämpfung körperfremder Stoffe • Unterstützung von Entzündungs- und Heilungsprozessen
Atemsystem	Atemwege (Nase, Rachen, Kehlkopf, Luftröhre, Bronchien und Lungenfügel)	• Austausch der Atemgase • Mitwirkung bei der Aufrechterhaltung des Säure-Basen-Gleichgewichts
Herz-Kreislauf-System	Herz, Blutgefäße	• Transport von Sauerstoff, Nährstoffen und Stoffwechselprodukten
Verdauungssystem	Mund, Speiseröhre, Magen, Darm, Leber, Bauchspeicheldrüse	• Resorption von Nährstoffen • Ausscheidung von Stoffwechselprodukten • Leber: chemische Synthesefabrik
Harntrakt (Urosystem)	Nieren, Harnleiter, Harnblase, Harnröhre	• Produktion und Ausscheidung des Urins • Regulation des Flüssigkeits- und Elektrolythaushalts • Aufrechterhaltung des Säure-Basen-Gleichgewichts
Fortpflanzungssystem (Genitalsystem)	Mann: Hoden, Nebenhoden, Prostata, Samenbläschen und Penis Frau: Eierstock, Eileiter, Gebärmutter, Scheide und Brustdrüse	• Fortpflanzung des Organismus

- Bei Samenzellen (*Spermien*) erfolgt die Fortbewegung durch **Geißeln** (fadenförmige Zellanhängsel).
- **Flimmerhärchen** bewegen sich gleichsinnig und transportieren Flüssigkeiten oder kleine Partikel in eine bestimmte Richtung.

Wachstum

DEFINITION

Hypertrophie: Vergrößerung von Zellen (Geweben, Organen) durch Zunahme des Zellvolumens bei gleichbleibender Zellzahl.
Hyperplasie: Vergrößerung von Geweben (Organen) durch Zunahme der Zellzahl.
Atrophie: Rückbildung von Geweben (Organen) durch Verkleinerung des Zellvolumens oder Verminderung der Zellzahl.

Für die Entwicklung des menschlichen Körpers spielt Wachstum eine wichtige Rolle. Wachstum kann erfolgen über:

- Vergrößerung vorhandener Zellen
- Erhöhung der Zellzahl
- Vermehrung von Grundsubstanz (z. B. der Mineralsubstanz des Knochens)
- Zuwachs an Fasern.

Teilungsfähigkeit

Epithelgewebe, Bindegewebe, Blutstamm- und Geschlechtszellen besitzen die Fähigkeit zur **Teilung.** Diese Teilungsfähigkeit ist eine der wesentlichen Voraussetzungen für Wachstum, Fortpflanzung und Heilungsvorgänge.

Differenzierung

Alle höheren Organismen bestehen aus einer Vielzahl von Zellen, die sich durch Teilungen aus einer befruchteten Eizelle entwickelt haben. Im Verlauf ihrer Entwicklung differenzieren (*spezialisieren*) sich die Zellen und ermöglichen es dem Organismus, in seiner Umwelt zu überleben.

Gewebe sind Verbände von Zellen und Zwischenzellstrukturen mit gleicher Differenzierung und Funktion, wobei Organe aus verschiedenen Geweben bestehen. Ein **Organsystem** fasst mehrere Organe mit gemeinsamen Funktionen zusammen (➤ Tab. 1.2).

1.4 Gesundheit und Krankheit

1.4.1 Gesundheit

DEFINITION

WHO-Definition von Gesundheit: Zustand vollständigen körperlichen, seelischen, geistigen und sozialen Wohlbefindens.

Die Definition der WHO (➤ Abb. 1.39) hat für viel Diskussionsstoff gesorgt.

Umgang mit dem Gesundheitsbegriff

Die individuellen Gesundheitsleistungen (*IGEL*) der Ärzte und die unüberschaubare Zahl der Gesundheitsprodukte in Apotheken und Drogeriemärkten bezeugen ein großes Interesse an Gesundheit.

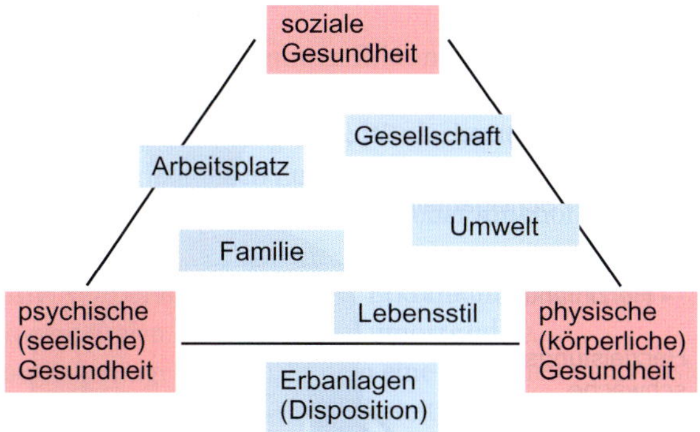

Abb. 1.39 Funktionen des Lebens im Spannungsfeld der drei Eckpfeiler der Gesundheit nach dem Verständnis der Weltgesundheitsorganisation (*WHO*). [L190]

Zahlreiche Gesundheitsprojekte wie Antiraucherkampagnen (z. B. „be smart, don't start"), Aufklärung bezüglich einer gesunden Ernährung (z. B. „5 am Tag") oder Veranstaltungen zur Suchtprävention zeigen jedoch, wie viel Gesundheitserziehung noch nötig ist, bis der Einzelne begreift, dass er selbst erheblich dazu beitragen muss, wenn er bis ins hohe Alter gesund bleiben will.

Gesundes Altern

DEFINITION

Altern: Biologischer Prozess, der im Lauf des Lebens zu psychischen und physischen Veränderungen führt.

Die Verdoppelung der mittleren Lebenserwartung hat sich in den meisten Industrieländern in erster Linie durch verbesserte Lebensbedingungen (bezüglich der Ernährung, der Hygiene, der Vermeidung von Infektionen) ergeben. Zu den Themen Altern, alt werden und alt sein hat die WHO folgende Einteilung getroffen:

- 60–75 Jahre – älterer Mensch
- 75–90 Jahre – alter Mensch
- > 90 Jahre – hochbetagter Mensch
- > 100 Jahre – langlebiger Mensch.

Physiologische Vorgänge

Mit dem Beginn der Entwicklung eines menschlichen Wesens bis zu dessen Tod verändern sich seine Zellen, Gewebe und Organe fortwährend.

Zellalterung ist so zu verstehen, dass die Aktivität vieler Enzyme mit zunehmendem Lebensalter abnimmt, eine langsamere Anpassungsgeschwindigkeit an innere und äußere Einflüsse stattfindet und die Rate der Zellteilungen sinkt. Zellverkleinerung und die Abnahme der Zellzahl betreffen vor allem das Gehirn, die Herz- und Skelettmuskulatur, die Knochen und die Haut. Diese physiologischen Abbauvorgänge schränken zwar die Bewältigung der alltäglichen Anforderungen eines gesunden alten Menschen in der Regel nicht wesentlich ein, sie verringern aber die Leistungsreserven und die Möglichkeiten einer schnellen Anpassungsfähigkeit des Organismus. Dadurch ist die Wahrscheinlichkeit erhöht, dass Erkrankungen auftreten.

Lebensalter und biologisches Alter

DEFINITION

Gerontologie: Wissenschaft vom Altern.

Obwohl Alterungsvorgänge grundsätzlich physiologische Prozesse sind deren Ablauf genetisch vorgegeben ist, werden sie durch die individuellen Lebensumstände modifiziert. Das Lebensalter eines Menschen, das anhand der Geburtsurkunde zu errechnen ist, stimmt daher nicht mit seinem biologischen Alter überein, weil sich das biologische Alter aufgrund der persönlichen gesundheitlichen Situation sowie des praktizierten Lebensstils ergibt.

Alternstheorien, basierend auf persönlichen und sozialen Ressourcen

Hierzu einige Kernsätze (Alterns- und Alterstheorien ➤ 1.2.4):

- **Aktivitätstheorie:** Erfolgreiches Altern ist das Resultat des Zufriedenseins mit dem gegenwärtigen und vergangenen Leben. Die Zufriedenheit eines Menschen ist wiederum davon abhängig, inwieweit der Einzelne Einfluss auf sein Umfeld nehmen kann und in welchem Maß er gebraucht wird. Nach dieser Theorie setzt das Altern mit dem Eintritt in den Ruhestand ein. Ziel wäre es, nach der Berufstätigkeit neue Aktivitäten zu finden und neue soziale Beziehungen aufzubauen.
- **Self-fulfilling prophecy** (*SEP / sich selbst erfüllende Prophezeiung*): Der alternde Mensch passt sich den gesellschaftlich bestehenden Altersstereotypien an und entwickelt ein Verhalten, das dem Altersbild der Gesellschaft entspricht. Manche Menschen halten das Altern für einen ständig fortschreitenden körperlichen, seelischen und geistigen Abbau und Verschleißprozess. Dies entspricht einem eher negativen Bild vom alternden und alten Menschen.
- **Theorie der Bonner Schule:** Sie gründet auf der Annahme, dass die Wahrnehmung das Handeln bestimmt. In dieser Theorie spielt weniger das Lebensalter eine Rolle, sondern die Fähigkeit eines Menschen, Aufgaben zu bewältigen. Indem er die Aufgaben bewältigt, entwickelt er sich weiter. Somit erfahren Bewältigung und Entwicklung lebenslange Veränderungen mit dem Ziel, dass der alte Mensch seine Bedürfnisse und die Realität in harmonische Beziehung setzen kann.

Gesundheitsförderung und primäre Prävention im Alter sollen eine aktive selbstständige Lebensführung solange als möglich erhalten. Sowohl die geistigen Kompetenzen als auch die körperliche Leistungsfähigkeit können durch gezieltes Training bei vielen alten Menschen bis ins hohe Alter erhalten bleiben, wenn der alternde Mensch bereit ist, aktiv daran mitzuwirken. So ist die kardiopulmonale Leistungsfähigkeit von 70-jährigen Ausdauersportlern durchaus mit der von untrainierten 30-Jährigen zu vergleichen.

1.4.2 Krankheit

DEFINITION

Krankheit: Störungen von organischen Funktionen, die zu körperlichen, geistigen bzw. seelischen Veränderungen führen.

- altersbedingte Mangelzustände ausgleichen,
- altersbedingte Beschwerden lindern.

Die meisten Geriatrika sind rezeptfrei erhältlich und werden oft zusätzlich zur vom Arzt verordneten Medikation eingenommen.

Pflanzenextrakte

Häufig eingenommene pflanzliche Extrakte:

- **Baldrian** (bei Unruhezuständen, nervös bedingten Einschlafstörungen)
- **Ginseng** (bei Erschöpfungszuständen, zur Stärkung sowie Kräftigung bei Müdigkeit und Schwächegefühl)
- **Hopfen** (bei Unruhe, Angst, Schlafstörungen)
- **Knoblauch** (zur Unterstützung diätetischer Maßnahmen bei erhöhten Blutfetten und zur Prophylaxe bei altersbedingten Gefäßveränderungen)
- **Weißdorn** (als herzstärkendes Mittel)

Vitamine

Überblick Vitamine ➢ 5.1.6

Vitaminmangelerscheinungen können beim alten Menschen aufgrund einer einseitigen Ernährung (z. B. bedingt durch Magen-Darm-Erkrankungen) eine medikamentöse Substitution rechtfertigen.

Nootropika

DEFINITION

Nootropika (*Neurotropika, Antidementiva*): Arzneimittel, die eine verminderte Hirnleistung verbessern sollen.

Die Therapie mit Nootropika zielt darauf ab, die Hirndurchblutung und den zerebralen Stoffwechsel zu erhöhen, um Gedächtnis-, Auffassungs-, Denk- und Konzentrationsfähigkeit zu fördern. Häufig eingesetzte Nootropika sind Ginkgo (z. B. Tebonin®), Nimodipin (z. B. Nimotop®) und Piracetam (z. B. Nootrop®).

SURFTIPP

Deutsche Gesellschaft für Gerontologie und Geriatrie e. V.: www.dggg-online.de

1.4.3 Ende des Lebens

DEFINITION

Sterben: Erlöschen der Lebensfunktionen.
Thanatologie: Wissenschaft, die sich mit dem Sterbevorgang und dem Tod befasst.
Aktive Sterbehilfe: „Tötung auf Verlangen"; ist in Deutschland nach § 216 StGB strafbar.
Passive Sterbehilfe: Behandlung quälender Symptome nach den Regeln der Palliativmedizin, alle lebensverlängernden medizinischen Maßnahmen unterbleiben.
Patientenverfügung: Schriftliche Anordnung eines Menschen, wie im Falle einer unheilbaren Erkrankung mit Todesprognose zu verfahren ist.

Der nahende Tod ist die letzte Herausforderung, der sich ein Mensch stellen muss. Beobachtungen zeigen, dass der Tod leichter akzeptiert werden kann, wenn der Sterbende sein eigenes Leben als sinnvoll und erfüllt empfindet. Sterbende, die durch unbewältigte Probleme belastet sind, haben deutlich größere Schwierigkeiten loszulassen und ihren Tod anzunehmen.

Sterbeforscher (*Thanatologen*) befassen sich damit, wie sich ein Sterbender mit dem Tod auseinandersetzt. In der Literatur und im Internet gibt es eine Fülle von Publikationen und Informationen zum Thema „Sterben". Beispielhaft sollen die schon seit Jahrzehnten bekannten Sterbephasen nach Elisabeth Kübler-Ross kurz vorgestellt werden.

Sterbephasen nach Kübler-Ross

Das Phasenmodell nach Kübler-Ross hat – wie alle anderen Modelle - viel Kritik hervorgerufen. Es nennt fünf Phasen der Bewältigung, die allerdings nicht streng nacheinander, sondern in einem stetigen Auf und Ab durchschritten werden. Kernsätze aus diesen fünf Stadien:

- **Nicht wahrhaben wollen** und **Isolierung:** Der Betroffene kann sich mit seiner zum Tode führenden Erkrankung nicht abfinden und verleugnet die Situation.
- **Zorn:** Zorn auf andere, die nicht dem Tod geweiht sind, verbunden mit einer Flut von negativen Emotionen.
- **Verhandeln:** Der bevorstehende Tod wird als unvermeidbar erkannt. Der Sterbende versucht aber, einen Aufschub zu erreichen, indem er z. B. ein Gelübde ablegt.
- **Depression** (*Stadium der Traurigkeit*): Der Sterbende gibt jede Hoffnung auf und trauert um alles, was er verlieren wird.
- **Zustimmung:** Der Sterbende akzeptiert seinen Tod, er hat seinen Frieden gefunden.

Therapie und Pflege bei Sterbenden

DEFINITION

Hospizbewegung: Ziel ist die umfassende und ganzheitliche Begleitung eines unheilbar Kranken in der Endphase seines Lebens. Ambulante Hospizdienste betreuen Sterbende in ihrer häuslichen Umgebung, stationäre Hospize nehmen schwerstkranke Menschen auf. Tageshospizdienste versorgen Sterbende tagsüber.
Palliativmedizin: Fachgebiet, das sich mit der Linderung von Beschwerden bei Menschen mit begrenzter Lebenserwartung befasst. Palliativstationen sind den Krankenhäusern angegliedert.

Eine der Aufgaben in der Geriatrie ist es, dem Sterbenden durch Sterbebegleitung und angepasste Therapie bzw. Pflege ein menschenwürdiges Sterben zu ermöglichen. Wichtige Maßnahmen sind:

- Menschenwürdige Unterbringung
- Gewährleistung von Selbstbestimmung und Selbstwertgefühl
- Bedarfsgerechte Schmerztherapie
- Adäquate Behandlung von Beschwerden wie Schwäche, Atemnot, Übelkeit, Schlafstörungen
- Reduzierung pflegerischer Maßnahmen auf das notwendige und vom Betroffenen gewünschte Maß
- Verhinderung des Austrocknens der Schleimhäute durch Vernebler, Augen- und Nasentropfen, spezielle Mundpflege
- Zufuhr von Frischluft und warmes Zudecken

Veränderungen der Vitalfunktionen

Den nahenden Tod erkennen Pflegende an folgenden Veränderungen:

- Unruhe des Sterbenden
- Schnappatmung mit rasselnden Geräuschen
- Blasse, bläulich marmorierte und kalte Haut
- Unregelmäßiger Pulsschlag, der gelegentlich aussetzt, Blutdruckabfall
- Schwindendes Bewusstsein

Während des Sterbevorgangs ist es oft schwierig, den genauen Zeitpunkt des Todes anzugeben, da die einzelnen Organfunktionen eine Zeit lang unabhängig voneinander bestehen bleiben können.

Tod

DEFINITION

Agonie: Reduzierte Lebensvorgänge im Vorstadium des Todes.
Scheintod (*Vita minima*): An die Möglichkeit des Scheintodes sollte bei Vergiftungen (z. B. mit Schlafmitteln), Blitzschlag und starker Unterkühlung gedacht werden, wobei der Arzt während der klinischen Untersuchung weder Atmung noch Herzschlag wahrnehmen kann.
Klinischer Tod: Herz-Kreislauf-Stillstand in Verbindung mit unsicheren Todeszeichen.
Biologischer Tod: Erlöschen aller Organfunktionen und sichere Todeszeichen.

Der Tod (*Exitus letalis*) ist das Lebensende eines Individuums. Die Haupttodesursachen im Alter sind koronare Herzkrankheit, Karzinome, chronisch-obstruktive Bronchitis und Schlaganfall.

Der Zeitpunkt des Hirntods mit dem irreversiblen Ausfall aller Hirnfunktionen gestattet es dem Arzt, die Therapie abzubrechen und ggf. eine Organentnahme für eine Transplantation unter den rechtlichen Voraussetzungen zu veranlassen.

Zeichen des Hirntods:

- Koma
- Pupillenstarre
- Fehlende Korneal-, Pharyngeal- und Schmerzreflexe
- Abfall der Körpertemperatur
- Fehlen jeglicher hirnelektrischer Aktivität

Unsichere Todeszeichen:

- Bewusstlosigkeit mit dem Ausfall von Schutzreflexen (z. B. Kornealreflex) und weiten, lichtstarren Pupillen
- Ausfall der Spontanatmung
- Herz-Kreislauf-Stillstand
- Muskelatonie (*Muskelschlaffheit*) und reflexlose Extremitäten

REANIMATION

Durchführung ➢ 6.3

Formal ist der behandelnde Arzt für die Entscheidung zur Reanimation verantwortlich. Soll ein Pflegebedürftiger nicht reanimiert werden, muss der Arzt das mit Handzeichen ins Dokumentationssystem eintragen. Anderenfalls sind Pflegefachkräfte zur Reanimation verpflichtet. In Notfallsituationen müssen Pflegefachkräfte und der Arzt davon ausgehen, dass ein Lebenswille besteht und mit der Reanimation beginnen.

Sichere Todeszeichen

- **Totenflecken** (*Livores, Leichenflecken*): Sie entstehen durch das Versacken des Blutes in tiefer gelegene Körperregionen. Liegt der Tote z. B. auf dem Rücken, werden die Kapillaren in der Lederhaut des Rückens arealweise gefüllt und als blau- bis grauviolette Flecken sichtbar. Allerdings treten Totenflecken nur dort auf, wo der Rücken nichtauf der Unterlage ruht. An diesen Arealen sind die Kapillaren komprimiert und die Haut ist weiß. Totenflecken erscheinen ungefähr 30 Min. nach dem Tod und sind nach 6–12 Std. voll ausgeprägt.
- **Totenstarre** (*Rigor mortis, Leichenstarre*): Sie hängt mit dem absinkenden ATP-Spiegel zusammen, beginnt meist 2 Std. nach dem Tod im Kieferbereich und ist nach 6–12 Std. voll ausgeprägt. Eine Lösung der Totenstarre erfolgt temperaturabhängig nach 3–4 Tagen.
- **Fäulnis-** und **Auflösungsprozesse:** Die Fäulnisbakterien stammen vorwiegend aus dem Darm. Deshalb beginnen die Auflösungsprozesse meist mit grünlichen Verfärbungen am rechten Unterbauch.

1.4.4 Schmerz

DEFINITION

Schmerz: Unangenehmes Sinnes- und Gefühlserlebnis, das mit aktuellen oder potenziellen Gewebeschädigungen verknüpft ist oder mit Begriffen solcher Schädigungen beschrieben wird (Definition der International Association for the Study of Pain).

Schmerzphysiologie

Schmerzrezeptoren

Schmerzrezeptoren kommen überall in der Haut und in vielen Regionen des Körperinneren als freie Nervenendigungen (*Nozizeptoren*) vor. Sie werden z. B. durch den Botenstoff Prostaglandin oder lokalen Sauerstoffmangel erregt. Nozizeptoren besitzen schnell leitende **A-Delta-Fasern** und **langsame C-Fasern.** Beide Nervenfaserarten führen zum Rückenmark (➢ 2.13.1).

Schmerzleitung

Die Schmerzfasern (A-Delta-, C-Fasern) treten über die Hinterwurzel in das Hinterhorn des Rückenmarks ein.

Reflexverschaltungen lösen eine Fluchtreaktion aus.

Modifizierung der Schmerzimpulse

Im Hinterhorn scheint eine Art „Tormechanismus" zu bestehen. Die eintreffenden Impulse (von den Mechanorezeptoren, von Schmerzrezeptoren, von Temperaturrezeptoren) müssen das „Tor" passieren. Diese Enge kann eintreffende Schmerzsignale blockieren (**Kontrollschrankentheorie**). Folgende Mechanismen werden diskutiert:

- **Überlagerung der Schmerzimpulse** durch gleichzeitiges Eintreffen anderer sensibler Impulse aus der Peripherie (z. B. Reiben der schmerzenden Stelle, Kälte- oder Wärmesignale)
- **Endorphinausschüttung** mit morphinähnlicher Wirkung (*endogene Morphine*)

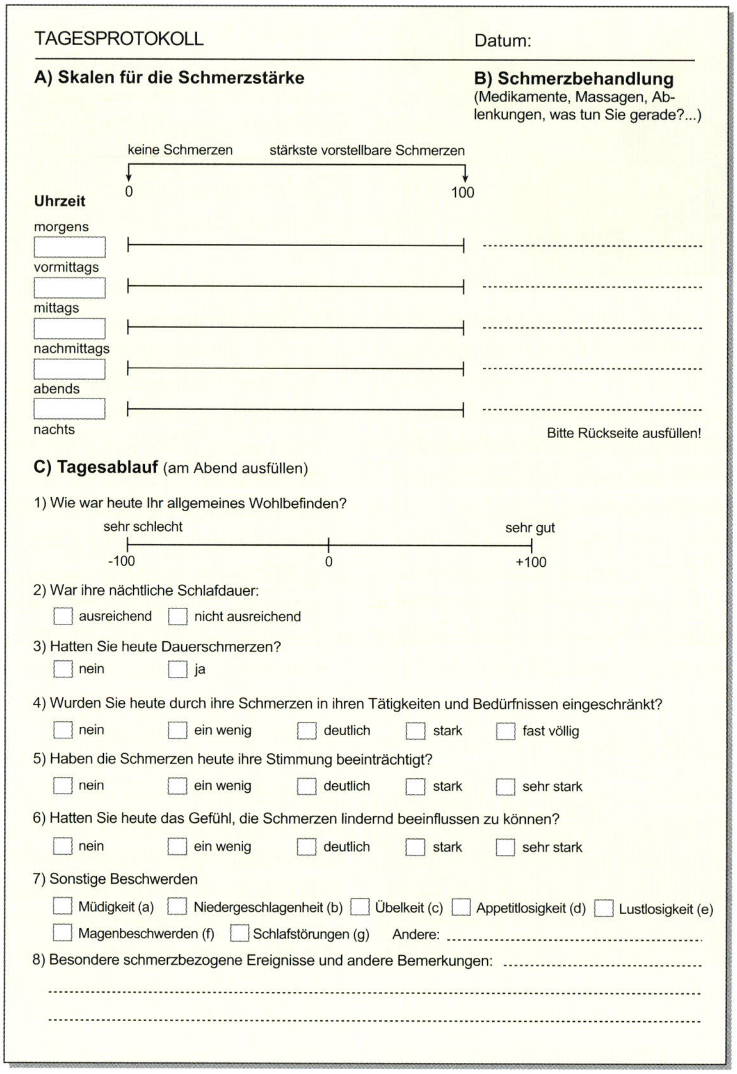
TAGESPROTOKOLL Datum:

A) Skalen für die Schmerzstärke

B) Schmerzbehandlung (Medikamente, Massagen, Ablenkungen, was tun Sie gerade?...)

keine Schmerzen — stärkste vorstellbare Schmerzen

0 — 100

Uhrzeit

morgens

vormittags

mittags

nachmittags

abends

nachts

Bitte Rückseite ausfüllen!

C) Tagesablauf (am Abend ausfüllen)

1) Wie war heute Ihr allgemeines Wohlbefinden?

sehr schlecht — sehr gut

-100 — 0 — +100

2) War ihre nächtliche Schlafdauer:

☐ ausreichend ☐ nicht ausreichend

3) Hatten Sie heute Dauerschmerzen?

☐ nein ☐ ja

4) Wurden Sie heute durch ihre Schmerzen in ihren Tätigkeiten und Bedürfnissen eingeschränkt?

☐ nein ☐ ein wenig ☐ deutlich ☐ stark ☐ fast völlig

5) Haben die Schmerzen heute ihre Stimmung beeinträchtigt?

☐ nein ☐ ein wenig ☐ deutlich ☐ stark ☐ sehr stark

6) Hatten Sie heute das Gefühl, die Schmerzen lindernd beeinflussen zu können?

☐ nein ☐ ein wenig ☐ deutlich ☐ stark ☐ sehr stark

7) Sonstige Beschwerden

☐ Müdigkeit (a) ☐ Niedergeschlagenheit (b) ☐ Übelkeit (c) ☐ Appetitlosigkeit (d) ☐ Lustlosigkeit (e)

☐ Magenbeschwerden (f) ☐ Schlafstörungen (g) Andere: ....

8) Besondere schmerzbezogene Ereignisse und andere Bemerkungen: ....

Abb. 1.45 Tagesprotokoll aus dem Heidelberger Schmerz-Tagebuch. [L157]

Tab. 1.3 Die numerische Rangskala (*NRS*) ermöglicht die Einteilung von Schmerzen in Stufen von 0–10.

0	1	2	3	4	5	6	7	8	9	10
kein Schmerz										stärkster vorstellbarer Schmerz

Co-Medikamenten eine adäquate Schmerzbehandlung sichern soll. Die nächst höhere Stufe wird gewählt, wenn die niedrigere Stufe nicht mehr ausreichend ist.

Grundsätzlich gilt:

- Orale Medikation bevorzugen, Alternativen sind transdermale (Pflaster) Gabe, sublinguale Gabe, rektale Gabe, nasale Gabe; s. c. und i. v.-Gabe vermeiden
- Regelmäßige Einnahme nach festem Zeitschema, keine Einnahme nach Bedarf
- Dosis solange erhöhen bis Schmerzfreiheit erreicht ist
- Prophylaxe von Nebenwirkungen durch Begleitmedikation
- Für Durchbruchschmerzen Bedarfsmedikation bereithalten

Nicht-Opioid-Analgetika

DEFINITION

Nicht-Opioid-Analgetika (*Nichtopioide*): Schmerzmittel mit unterschiedlicher chemischer Struktur, die hauptsächlich über eine Hemmung der Cyclooxygenase (*COX*), einem Schlüsselenzym bei der Prostaglandinbildung wirken (Prostaglandin steigert die Empfindlichkeit der Nozizeptoren auf Schmerzreize).

Nicht-Opioid-Analgetika werden bei leichten bis mäßigen Schmerzen, zur Fiebersenkung und zur Entzündungshemmung verordnet. Zu den Nicht-Opioid-Analgetika gehören:

- **Acetylsalicylsäure** (z. B. ASS®) wirkt vorzugsweise analgetisch (*schmerzhemmend*), in geringerem Ausmaß antipyretisch

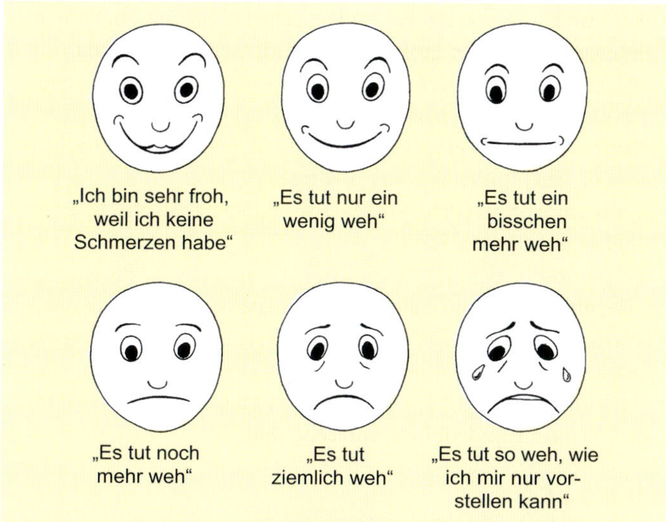
„Ich bin sehr froh, weil ich keine Schmerzen habe“
„Es tut nur ein wenig weh“
„Es tut ein bisschen mehr weh“
„Es tut noch mehr weh“
„Es tut ziemlich weh“
„Es tut so weh, wie ich mir nur vorstellen kann“

Abb. 1.46 Die Gesichter auf dieser Skala drücken verschiedene Schmerzstärken aus. [L190]

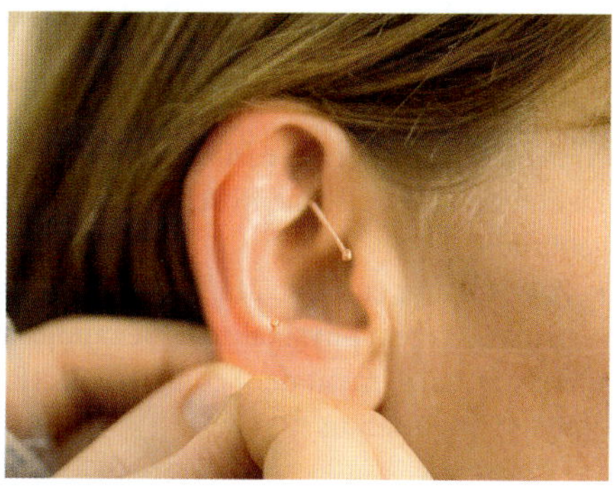

Abb. 1.47 Akupunktur kann bei lang anhaltenden Schmerzen als begleitende Maßnahme lindernd wirken. [J787]

Tab. 1.4 Stufenschema der WHO für die medikamentöse Schmerztherapie.

Stufe	Schmerzstärke	Medikamentöse Therapie
Stufe I	Mäßige Schmerzen	Nicht-Opioid-Analgetika
Stufe II	Starke Schmerzen	Niederpotente Opioid-Analgetika + Nicht-Opioid-Analgetika + Co-Medikation
Stufe III	Stärkste Schmerzen	Hochpotente Opioid-Analgetika + Nicht-Opioid-Analgetika + Co-Medikation

(*fiebersenkend*) und antiphlogistisch (*entzündungshemmend*). Sie ist zur Behandlung leichter bis mäßiger Schmerzen, insbesondere von Kopf- oder Gliederschmerzen geeignet. Die wichtigsten unerwünschten Wirkungen sind gastrointestinale Beschwerden, Verlängerung der Blutungszeit und allergische Reaktionen.

- **Paracetamol** (z. B. ben-u-ron®) wirkt in erster Linie antipyretisch und analgetisch (kaum antiphlogistisch) bei Kopf-, Zahn- und Gelenkschmerzen. Unerwünschte Wirkungen sind allergische Hautausschläge, Leber- und Nierenschäden.
- **Metamizol** (Novaminsulfon / Novalgin®) besitzt die höchste analgetische sowie antipyretische Potenz der Nicht-Opioid-Analgetika und wirkt spasmolytisch (*krampflösend*, z. B. bei Nieren- oder Gallenkoliken). Unklar bleibt die Häufigkeit toxischer Knochenmarkschädigungen.
- **NSAR** (Diclofenac, Ibuprofen, Indometacin ➤ 2.1.12)
- **COX-2-Hemmer** (➤ 2.1.12).

Opioid-Analgetika

DEFINITION

Opioid-Analgetika: Stark wirksame Analgetika (Schmerzmittel), die über Opiatrezeptoren im Gehirn wirken. Dort hemmen sie die Entstehung und Weiterleitung von Schmerzen

Opium (griech. = Mohnsaft) ist ein aus der Kapsel des Schlafmohns gewonnener, getrockneter Milchsaft. In diesem Gemisch sind Morphin, Codein, Papaverin, Noscapin und weitere Opioide enthalten. Halbsynthetische Morphin-Derivate sind Hydromorphon, Oxycodon und Buprenorphin, vollsynthetische Pethidin und Fentanyl.

Opioidrezeptoren befinden sich sowohl im Gehirn als auch im Rückenmark. Es gibt drei verschiedene Rezeptoren, die μ-, δ- bzw. k-Rezeptoren genannt werden:

- μ-Rezeptoren vermitteln Analgesie, Atemdepression, Erbrechen, Übelkeit, Euphorie, Hypothermie und Obstipation.
- δ-Rezeptoren lösen u. a. Analgesie und Sedierung aus.
- k-Rezeptoren verursachen Atemdepression, Toleranz, Dysphorie (Störung der Affektivität mit gereizter Stimmung), Halluzinationen und Obstipation.

Aufgrund ihrer Affinität (lat. affinitas = Verwandschaft) zu den unterschiedlichen Opioidrezeptoren werden unterschieden:

- Reine Agonisten (Morphin, Fentanyl, Piritramid / Dipidolor®, Codein) mit hoher Affinität und hoher intrinsischer Aktivität (Effizienz) zu μ-Rezeptoren und geringer Affinität zu k-Rezeptoren.
- Partielle Agonisten (Buprenorphin, Tilidin, Tramadol) mit hoher Affinität zu μ-Rezeptoren, aber geringer intrinsischer Aktivität.
- Agonisten-Antagonisten (Agonisten aktivieren Rezeptorfunktionen, Antagonisten hemmen sie): Nalbuphin / Nalpain® als Antagonist an den μ-Rezeptoren mit hoher Affinität, aber geringer intrinsischer Aktivität und als Agonist an k-Rezeptoren mit hoher intrinsischer Aktivität.
- Reine Antagonisten (Naloxon) hemmen die Rezeptorfunktionen an allen Opioidrezeptoren.

Die Rezeptorbindungseigenschaften sind für die unterschiedlichen, teilweise gegenläufigen Wirkungen der Opioid-Analgetika verantwortlich.

Wirkungen von Opioiden:

- Analgesie (*Schmerzhemmung*) durch Aktivierung der absteigenden, schmerzhemmenden Systeme und durch Veränderung des Schmerzerlebens im limbischen System
- Sedierung, Angstlösung, Veränderung der Stimmungslage (Euphorie oder Dysphorie = gereizte Stimmungslage)
- Hemmung des Atem- und Hustenzentrums
- V. a. zu Beginn einer Therapie Stimulation des Brechzentrums (Übelkeit, Erbrechen), später Hemmung des Brechzentrums
- Toleranzentwicklung, Gefahr der

Abhängigkeit. **Unerwünschte Wirkungen:** Peripher nimmt der Tonus glatter Muskulatur zu. Der Magen reagiert mit einer Entleerungsverzögerung, es kommt zu Spasmen der Gallengänge, zur spastischen Obstipation und zum Harnverhalt.

Morphin dient als Referenzsubstanz für die Beurteilung der analgetischen Wirkung anderer Opiate. Die analgetische Potenz ist also die relative Wirkstärke im Vergleich zu Morphin.

Substanzen

Das Stufenschema der Schmerztherapie nach WHO unterscheidet **niederpotente** und **hochpotente Opioide** (➤ Tab. 1.4). Hochpotente Opioide unterliegen der Betäubungsmittel-Verschreibungsverordnung und dem Betäubungsmittelgesetz (➤ 1.6.1).

Eine Auswahl niedrig- und hochpotenter Opioide, unterschiedliche, aber keinesfalls vollständige Beispiele für Darreichungsformen, deren Halbwertszeit und einige Nebenwirkungen sind in ➤ Tab. 1.5 zusammengestellt.

Niederpotente Opioide sind häufig (nur) rezeptpflichtig. Zu ihnen gehören z. B. (mit etwa 0,2-facher analgetischer Potenz):

- **Tilidin:** Wird mit dem Opioidantagonisten Naloxon kombiniert. Zu beachten ist das Abhängigkeitspotenzial.
- **Tramadol** (Tramal®): Reicht bei schwersten Schmerzen nicht aus. Kaum Atemdepression und Abhängigkeitspotenzial; relativ häufig jedoch Übelkeit und Erbrechen als unerwünschte Wirkung.
- **Dihydrocodein** (DHC®): Nutzung vorwiegend als Antitussivum (*Hustenstiller*) mit geringem Abhängigkeitspotenzial.

Analgetische Potenz und Besonderheiten ausgewählter **hochpotenter Opioide**:

- **Fentanyl**: 125-mal höhere analgetische Potenz mit hochpotenter Analgesie und einer großen therapeutischen Breite. Fentanyl-Pflaster bei schweren chronischen Schmerzen, Nasenspray bei Durchbruchschmerzen (➤ 1.4.4)
- **Buprenorphin** (Temgesic®): 30–40-mal höhere analgetische Potenz; Suchtpotenzial eher niedrig
- **Hydromorphon** (Palladon®): 7-mal höhere analgetische Potenz (hohes Suchtpotenzial)
- **Oxycodon** (Oxygesic®): 2-mal höhere analgetische Potenz; „Heroin des armen Mannes" mit hohem Suchtpotenzial
- **Piritramid** (Dipidolor®): 0,7-mal höhere analgetische Potenz; stärkere Sedierung als Morphin, geringes Suchtpotenzial
- **Pethidin** (Dolantin®): 0,1-mal höhere analgetische Potenz, in den Wirkungen dem Morphin sehr ähnlich

VORSICHT

- V.a. bei älteren Pflegebedürftigen ist aufgrund verlangsamter Stoffwechselvorgänge generell mit einer geringeren Dosierung zu beginnen. Zeichen der Opiatvergiftung ist eine Trias aus **Atemdepression, Miosis** (*enge Pupillen*) und **Koma.**
- Als **Antidot** (*Gegenmittel*) zur Behandlung einer Opiatüberdosierung dient meist **Naloxon.**

Nicht-medikamentöse Maßnahmen

Zu den nicht-medikamentösen Maßnahmen einer Schmerztherapie gehören:

- Physiotherapeutische Maßnahmen (Physiotherapie, Ergotherapie, Massagen, physikalische Behandlungen)
- Selbstmanagement der Schmerzbewältigung durch Atemtechniken, Meditation

Tab. 1.5 Beispiele einiger Opioid-Analgetika.

Substanz / Handelsnamen (Beispiele)	Btm(*) oder Rezept (Rp)	Beispiel einer Darreichungsform	Halbwertzeit (*HWZ*) des genannten Präparats	Häufige unerwünschte Wirkungen
Häufig verwendete Opioid-Analgetika				
Niederpotente Opioide				• Obstipation • Atemdepression • Übelkeit, Erbrechen • Schwindel, • Benommenheit • Sedierung
Dihydrocodein (z. B. DHC Mundipharma® Retardtabletten)	Rp	Oral	3,3–4,5 Std.	
Tilidin-Naloxon (z. B. Valoron® N retard)	Rp	Oral	2–4 Std.	
Tramadol (z. B. Tramal® Tropfen)	Rp	Oral	6 Std.	
Hochpotente Opioide				
Pethidin (z. B. Dolcontral® Zäpfchen)	Btm	Rektal	3,5–4 Std.	
Piritramid (z. B. Dipidolor® Injektionslösung)	Btm	s. c., i. m., i. v.	HWZ: 4–10 Std.	
Morphin (z. B. Hexal-Injektionslösung®)	Btm	s. c., i. m.	1,7–4,5 Std.	
Buprenorphin (z. B. Temgesic® sublingual)	Btm	Sublingualtabletten	20–25 Std.	
Fentanyl (z. B. Durogesic® transdermales Pflaster)	Btm	Transdermal (als Pflaster) Nasal (als Nasenspray)	17 Std.	

(*) Die BTM-Verordnung erfordert ein Betäubungsmittelrezept (➤ 1.6.1)

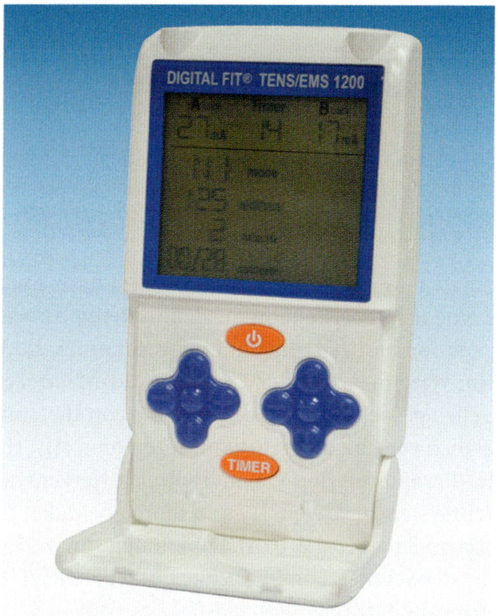

Abb. 1.48 Ein TENS-Gerät (***t**ranskutane **e**lektrische **N**erven**s**timulation*) gibt über Elektroden Stromimpulse an die Haut des Erkrankten ab. [V429]

- Körperliches Training durch die Aktivierung körpereigener Endorphine
- Lagerungen, z. B. Stufenlagerung bei Bauch- und Rückenschmerzen oder Ruhigstellung bei bewegungsabhängigen Schmerzen
- Akupunktur (➤ Abb. 1.47)
- Psychologische Schmerztherapie mit Aufklärung und Informationen zur Stressbewältigung; Verhaltenstherapie
- Neurostimulation über TENS (transkutane elektrische Nervenstimulation, ➤ Abb. 1.48). Über Elektroden werden elektrische Impulse aus dem TENS-Gerät auf das schmerzende Hautareal übertragen. Ziel ist es, die Schmerzweiterleitung so zu beeinflussen, dass die Wahrnehmung des Schmerzes nachlässt,
- Neurolyse (dauerhafte Verödung von Nerven).

Weitere Strategien
- Schmerzpumpen: Implantierte Schmerzpumpen unter der Haut geben über einen dünnen Schlauch das in der Pumpe enthaltene Schmerzmittel kontinuierlich an das Rückenmark ab. Externe Schmerzpumpen sind direkt an eine Vene angeschlossen.
- Therapeutische Anästhesie: Sie findet ihren Einsatz in Form der Periduralanästhesie (PDA / Epiduralanästhesie) bei chronischen Rücken- und Hüftschmerzen oder postzosterischen Neuralgien. Im Rahmen der therapeutischen Anästhesie können Nervenleitungen bei chronischen Spannungskopfschmerzen blockiert oder das Ganglion stellatum (liegt im Bereich des 6. Halswirbels) bei anfallartigen Gesichts- und bei Phantomschmerzen ausgeschaltet werden.

Co-Medikation
Da die Empfindung von Schmerz ein multifaktorielles Geschehen darstellt, kann eine entsprechende Co-Medikation bei der Schmerztherapie sehr hilfreich sein, weil sich hierdurch der Verbrauch von Opiaten reduziert. Häufig verschriebene Präparate sind:
- Trizyklische Antidepressiva: Erhöhen die Dichte der Opioidrezeptoren (Amitriptylin / Saroten®)
- Antikonvulsiva (*Antiepileptika*): Hemmen die Entladungsfrequenz von schmerzleitenden Nervenfasern (Carbamazepin / Timonil®, Phenytoin / Phenhydan®)
- Glukokortikoide: Wirken entzündungshemmend (Dexamethason®)
- Neuroleptika: Haben dämpfenden, angstlösenden Einfluss (Haloperidol / Haldol®, Promethazin / Prothazin®)
- Bisphosphonate bei Knochenschmerzen
- Baclofen, Botulinustoxin bei Spastik.

Pflege

DEFINITION

Toleranzentwicklung (*Gewöhnung*): Wirkungsabschwächung und Verkürzung der Wirkdauer bei wiederholter Zufuhr von Opioiden beruhen auf einer gesteigerten Enzymaktivität und erfordern eine Dosiserhöhung.

Ceiling-Effekt (*Sättigungseffekt*): Trotz Dosissteigerung kommt es zu keiner erhöhten Wirkung.

Bei der Pflege von Menschen, die unter einer Opioidmedikation stehen, ist besonders zu beachten:
- Information des Betroffenen zur Bedeutung des Zeitplans (konstanter Wirkspiegel), zu Wirkungen und unerwünschten Wirkungen der Medikation
- Pneumonieprophylaxe aufgrund des reduzierten Hustenreflexes
- Häufigkeit von Blasenentleerung und Stuhlgang (Harnverhalt und Obstipation als unerwünschte Wirkungen der Medikation)
- Mitteilung, dass eine Erhöhung der Dosis nicht automatisch eine Verschlechterung der Krankheit bedeutet, sondern Folge einer Toleranzentwicklung sein kann.

Viele Situationen der medizinischen Versorgung sind mit Schmerzen verbunden (z. B. Verbandswechsel, Punktionen, Umlagerung). Eine **vorausschauende Pflegeplanung** umfasst:
- Kontrolle aller mit Schmerzen verbundenen Maßnahmen auf ihre Notwendigkeit (z. B. Intervalle zwischen Verbandswechseln verlängern)
- Vorausschauender Einsatz von Schmerz- oder Beruhigungsmitteln (*Sedativa*); Berücksichtigung der Wartezeit bis zum Wirkungseintritt
- Zeitliche Bündelung verschiedener Pflegemaßnahmen, um dem Pflegebedürftigen längere Erholungszeiten zu ermöglichen
- Einbeziehung des Erkrankten in die Pflegemaßnahmen (z. B. Verband selbstständig lösen lassen)
- Schmerzarme Durchführung der Maßnahmen (z. B. Durchfeuchten von Verbänden mit Ringer-Lösung)
- Absprachen zwischen den Berufsgruppen, damit pflegerische Maßnahmen zur Schmerzprophylaxe planbar werden (z. B. Schmerzmittelgabe vor der Mobilisation durch den Physiotherapeuten).

Transdermal therapeutisches System
Beim transdermal therapeutischen System (*TTS*) handelt es sich um Pflaster, die eine kontrollierte Wirkstoffmenge abgeben. Die Wirkstoffe dringen in die Haut ein und erreichen den Blutkreislauf. TTS sind nicht für die Akuttherapie geeignet, weil die Entfaltung der Wirkung mehrere Stunden benötigt.

Grundlagen für den Umgang mit transdermalen Pflastern, die opioide Wirkstoffe enthalten:

- Für die Platzierung des Pflasters eignen sich Hautflächen am Rumpf oder Oberarm. Das vorgesehene Hautareal für das Pflaster (z. B. Durogesic® transdermales Pflaster) soll unbehaart, trocken, sauber, fettfrei, glatt und nicht gereizt sein. Eine Reinigung der Applikationsstelle erfolgt mit Wasser, weil Seifen, Öle oder Lotionen die Haut reizen. Aus dem gleichen Grund wird das Pflaster auch nicht zweimal hintereinander auf die gleiche Stelle geklebt.
- Nach der Entnahme aus der Verpackung muss das Pflaster sofort, ohne die Klebefläche des Pflasters zu berühren, aufgeklebt werden. Es ist darauf zu achten, dass die gesamte Fläche des Pflasters (auch die Ränder) vollständigen Kontakt mit der Haut hat.
- Ein Zerschneiden, die Teilung oder eine Beschädigung des Pflasters kann sowohl die kontinuierliche Wirkstoffabgabe als auch deren Menge verändern. Bei Fieber, Schwitzen und äußeren Wärmeanwendungen (Wärmflasche) ist generell mit einer höheren Dosisabgabe pro Zeiteinheit zu rechnen. Einige Produkte lassen Ausnahmen von dieser Regel zu (Herstellerhinweise beachten).
- Die Wirkung der Pflaster hält mehrere Tage an, wobei die Wirkstoffe bei älteren Menschen aufgrund der langsameren Verstoffwechselung auch eine längere Halbwertszeit aufweisen. Es kann beim alten Schmerzpatienten also schneller zu Überdosierungen kommen. Unerwünschte Wirkungen der transdermalen Pflaster sind Übelkeit, Erbrechen, Obstipation Schwindel, Kopfschmerzen sowie eine verminderte Atemtätigkeit.
- Die Entsorgung der entfernten Pflaster, die noch Restmengen enthalten, muss so erfolgen, dass Abhängige keine Möglichkeit haben, diese Restmengen zu sammeln.

1.4.5 Entzündung

DEFINITION
Entzündung (*Entzündungsreaktion*): Allgemeine Reaktion des Gewebes (bzw. des Organismus) auf Zell- und Gewebeschäden.

Die Entzündungsreaktion dient dem Schutz des Körpers vor der Ausbreitung einer Noxe (*Schadstoff*) sowie der Entfernung des schädigenden Stoffes aus dem Körper durch Abbau und Abräumung von Nekrosen. Auslöser einer Entzündung können sein:

- Verletzungen
- Fremdkörper
- Erreger (Bakterien, Viren, Pilze bzw. ihre Toxine)
- Chemikalien
- Physikalische Einwirkungen (Reibung, Druck, Wärme oder Kälte)

Reaktionen im Entzündungsgebiet

Entzündungsmediatoren

DEFINITION
Entzündungsmediatoren (*Vermittler, Botenstoffe*): Hormonähnliche Botenstoffe, die bei entzündlichen Reaktionen den Ablauf der Entzündungsreaktion und die Funktionen des Immunsystems steuern.

Im geschädigten Körperteil werden Entzündungsmediatoren aktiviert, die eine Schlüsselstellung für den weiteren Ablauf der Entzündungsreaktion besitzen. Entzündungsmediatoren sind z. B.:

- **Histamin:** Wird in basophilen Granulozyten, Mastzellen und Nervenzellen gespeichert. Für die Bindung von Histamin stehen grundsätzlich verschiedene Histaminrezeptoren (H_1, H_2, H_3, H_4) bereit. H_1-Rezeptoren sind v. a. im zentralen Nervensystem und im Abwehrsystem vertreten, H_2-Rezeptoren befinden sich im Magen-Darm-Trakt (➤ 2.10.4). Funktionen sind z. B. die Erhöhung der Schmerzempfindlichkeit und die Steigerung der Gefäßpermeabilität (*Gefäßdurchlässigkeit*).
- **Prostaglandine** wurden nach der ursprünglichen Entdeckung im Prostatasekret benannt. Es gibt mehrere Gruppen, z. B. Prostaglandin D_2, E_2, F_2. Sie erhöhen die Gefäßdurchlässigkeit, steigern die Körpertemperatur und das Schmerzempfinden.

Unspezifische Entzündungszeichen

- Fieber
- Leukozytose (*Erhöhung der Zahl weißer Blutkörperchen im Blut*)
- Erhöhung des CRP (*C-reaktives Protein* ➤ 2.6.5)
- Erhöhung der BSG (*Blutkörperchensenkungsgeschwindigkeit*)

Kardinalsymptome
Eine Entzündung zeigt sich in fünf Kardinalsymptomen:

- **Schmerz** (*Dolor*)
- **Rötung** (*Rubor*)
- **Überwärmung** (*Calor*)
- **Schwellung** (*Tumor*)
- **Gestörte Funktion** (*Functio laesa*)

Die Kardinalsymptome entwickeln sich folgendermaßen: Eine Schädigung des Gewebes mit der Freisetzung von Entzündungsmediatoren reizt Schmerzfasern (*Dolor*). Es kommt zur Auslösung des Symptoms „Schmerz". Da ein akuter Schmerz ein physiologisches Warnsignal für den Organismus darstellt, wird die betroffene Körperregion nach Möglichkeit geschont (*Functio laesa*). Immunologische Vorgänge und die Durchblutung im betroffenen Gewebe nehmen zu (*Rubor, Calor*). Am Ort der Entzündung treten Blutplasma und Leukozyten aufgrund der erhöhten Gefäßpermeabilität aus dem Blut aus und führen zur Ödembildung und Schwellung in diesem Areal (*Tumor* ➤ Abb. 1.49).

Einteilung der Entzündungen

Entzündungen, die im menschlichen Körper auftreten, werden generell eingeteilt nach:

- Zeitlichem Ablauf (akut, chronisch, rezidivierend = *erneut auftretend*),

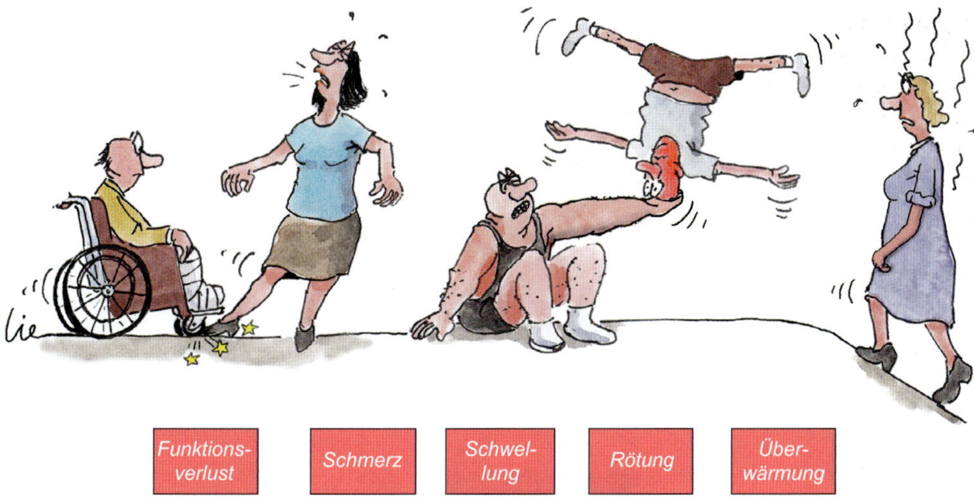

Abb. 1.49 Kardinalsymptome der Entzündung. [L142]

- Lokalisation (lokal, generalisiert = *Ausbreitung auf den gesamten Organismus,* mit Absiedelung = *Verschleppung in andere Körperregionen*),
- Morphologie (exsudativ, granulomatös, proliferativ).

Exsudative Entzündung

Bei dieser Entzündungsform steht das Exsudat (*Flüssigkeit*) im Vordergrund. Das Exsudat kann vorwiegend wasserreich (*serös*) sein, aber auch Schleim (*serös-schleimiges Exsudat*) oder Eiter enthalten. Eine serös-schleimige Entzündung tritt bei entzündeten Schleimhäuten auf. Beispiel: Ein Schnupfen löst in der Nasenschleimhaut die oben genannten Kardinalsymptome aus, zusätzlich bindet ein wässrig(*serös*)-schleimiges Nasensekret die Erreger und spült sie aus der Nasenhöhle.

Bei eitrigen (*pyogenen*) Entzündungen stehen besonders die Abwehrvorgänge durch Leukozyten (*weiße Blutkörperchen*) im Vordergrund. Die Reaktion führt dazu, dass Eiter (*Leukozyten, Erreger* und *Gewebereste*) aus dem Körper ausgestoßen wird. Zu den eitrigen Entzündungsfolgen zählen Abszess und Empyem. Ein **Abszess** (*Eiterbeule*) ist eine Eiteransammlung in einem Hohlraum, der durch Einschmelzung von abgestorbenem Gewebe entstanden ist, ein **Empyem** ist die Eiteransammlung in einem vorgebildeten Hohlraum (z. B. in der Gallenblase).

Proliferative Entzündung

Bei proliferativen Entzündungen steht die Neubildung (*Proliferation*) von faserreichem Bindegewebe im Vordergrund. Gegenüber dem üblichen Heilungsvorgang wachsen hier nur wenige Kapillaren in das Entzündungsgebiet ein. Beispiel: Ist die Lunge von dieser Entzündungsform betroffen, beeinträchtigt das neu gebildete Bindegewebe ihre Ausdehnungsfähigkeit der Lunge und führt zur Lungenfibrose (➤ 2.9.9).

Granulomatöse Entzündung

Beispiel einer granulomatösen Entzündung ist das tuberkulöse Granulom (*Tuberkel* ➤ 2.9.8): Abwehrzellen umschließen die eingedrungenen Tuberkelbakterien und bilden Knötchen (*Granulome*).

Wärmeregulation

DEFINITION

Wärmeregulation: Regulationsvorgänge zur Erhaltung einer konstanten Körperkerntemperatur von etwa 37 °C.

Körperkern und Körperschale

Organe, die einen hohen Energieumsatz mit hoher Wärmebildung aufweisen (Nieren, Herz, Leber, Gehirn), zählen zum Körperkern. Hier liegt eine beständige Körpertemperatur von 37 °C vor, während die Temperatur der Körperschale von der Umgebungstemperatur abhängig ist.

Funktion

Die Regulation des Wärmehaushalts hat großen Einfluss auf den Stoffwechsel. Eine Temperaturerhöhung fördert ihn, wobei Stoffwechselprozesse ihrerseits ebenfalls zur Wärmebildung führen. Eine Senkung der Körperwärme hemmt die Stoffwechselvorgänge in der betroffenen Körperregion.

Regulationsmechanismen

Signale von Wärme- und Kälterezeptoren aus der Haut werden mit den im Wärmeregulationszentrum des Hypothalamus vorliegenden, zentralen Temperaturinformationen verglichen.

Stellmechanismen zur Wärmebildung bzw. Wärmeabgabe (➤ Abb. 1.50):

- Schnelle Muskelkontraktionen (*Muskelzittern*) verbessern die Wärmebildung.
- Vasodilatation (*Gefäßerweiterung*) oder Vasokonstriktion (*Gefäßverengung*) verändern die Durchblutung (und damit den Wärmetransport).
- Schweißbildung entzieht dem Körper durch die entstehende Verdunstungskälte Wärme.
- Stoffwechsel.

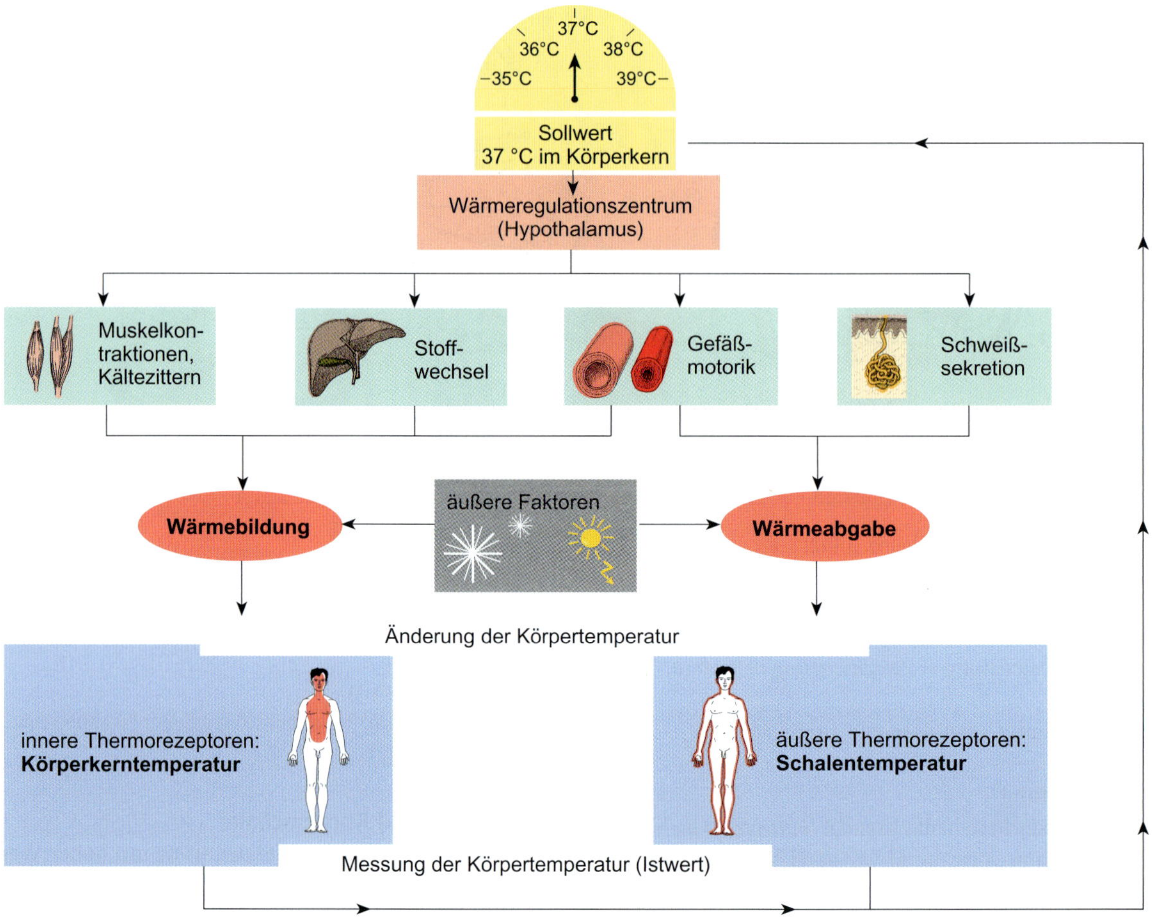

Abb. 1.50 Anpassungsmechanismus des Körpers am Beispiel des Regelkreises zur Einstellung der Körpertemperatur. [L190, L215]

Fieber

DEFINITION

Fieber: Erhöhung der Körperkerntemperatur aufgrund einer Sollwertverstellung im Wärmeregulationszentrum des Hypothalamus (*Zwischenhirn* ➤ 2.13.1).
Hyperthermie: Tritt auf, wenn der Körper keine ausreichende Möglichkeit hat, überschüssige Wärme abzugeben (z. B. Durstfieber infolge eines Flüssigkeitsmangels); der Sollwert im Temperaturzentrum ist normal.

Ursachen

Fieber ist Teil der physiologischen Abwehrreaktionen, weil deren Vorgänge bei erhöhter Temperatur schneller in Gang kommen. Zahlreiche Erkrankungen gehen mit Temperaturerhöhungen oder Fieber einher:

- Entzündungen
- Tumoren (z. B. maligne Lymphome ➤ 2.6.11)
- Bindegewebserkrankungen (z. B. akuter Schub bei rheumatoider Arthritis ➤ 2.1.14)
- Arzneimittelunverträglichkeit
- Infektionserkrankungen
- Resorptionsfieber (durch Eiweißzerfallsprodukte erzeugtes Fieber)
- Zentrales Fieber (Störung des Wärmeregulationszentrums durch ein Schädel-Hirn-Trauma).

Pyrogene

Pyrogene (griech. „*Feuermacher*") sind fiebererzeugende Stoffe. Sie entstehen durch den Stoffwechsel von Bakterien (➤ 4.1.3), Viren (➤ 4.1.4) und Pilzen (➤ 4.1.6). Auch körpereigene Eiweiße, die nach Verbrennungen oder größeren Operationen in die Blutbahn gelangen, wirken als Pyrogene und lösen im Wärmeregulationszentrum des Hypothalamus eine Sollwertverstellung mit Erhöhung der Körpertemperatur aus.

Beurteilung der Fieberhöhe

Je nach Temperatur werden verschiedene Fieberhöhen unterschieden.

- 36,3–37,4 °C: physiologischer Bereich, Normaltemperatur
- 37,5–38,0 °C: subfebrile Temperatur
- 38,1–38,5 °C: leichtes Fieber
- 38,6–39,0 °C: mäßiges Fieber
- 39,1–39,9 °C: hohes Fieber
- 40,0–42,0 °C: sehr hohes Fieber.

Ab einer Temperatur von 42 °C beginnt die Eiweißgerinnung im menschlichen Körper. Sie ist mit dem Leben nicht vereinbar. Temperaturen unter 36,3 °C werden als **Untertemperaturen** bezeichnet. Bei Temperaturen unter 25 °C tritt der Tod ein (➤ 1.4.1).

Wadenwickel erzeugen Verdunstungskälte und entziehen dem bei Fieber gut durchbluteten Hautgewebe Wärme.

Fieberzeichen

Fieberhafte Erkrankungen sind meist von Symptomen begleitet:

- Ausgeprägtes Krankheitsgefühl mit Kopf- und Gliederschmerzen
- Tachykardie und Tachypnoe (*erhöhte Herz-* und *Atemfrequenz*)
- Wahrnehmungsstörungen und Überempfindlichkeit gegenüber Licht und Geräuschen
- Heiße, stark gerötete Haut, glasige Augen (v. a. bei hohem Fieber)
- Fieberträume, Fieberdelir (bei sehr hohem Fieber)
- Erbrechen (v. a. bei zentralem Fieber)

Fiebertypen

Die Körpertemperatur schwankt im Tagesverlauf um etwa 0,5 °C. Auch das Fieber kann im Tagesverlauf unterschiedlich steigen und fallen. Man unterscheidet folgende Fiebertypen (➤ Abb. 1.51):

- **Kontinuierliches** (*gleich bleibendes*) **Fieber:** Meist über 39 °C mit geringen Tagesschwankungen
- **Remittierendes Fieber**: Stärkere Fieberschwankungen, die aber stets über der Normaltemperatur liegen

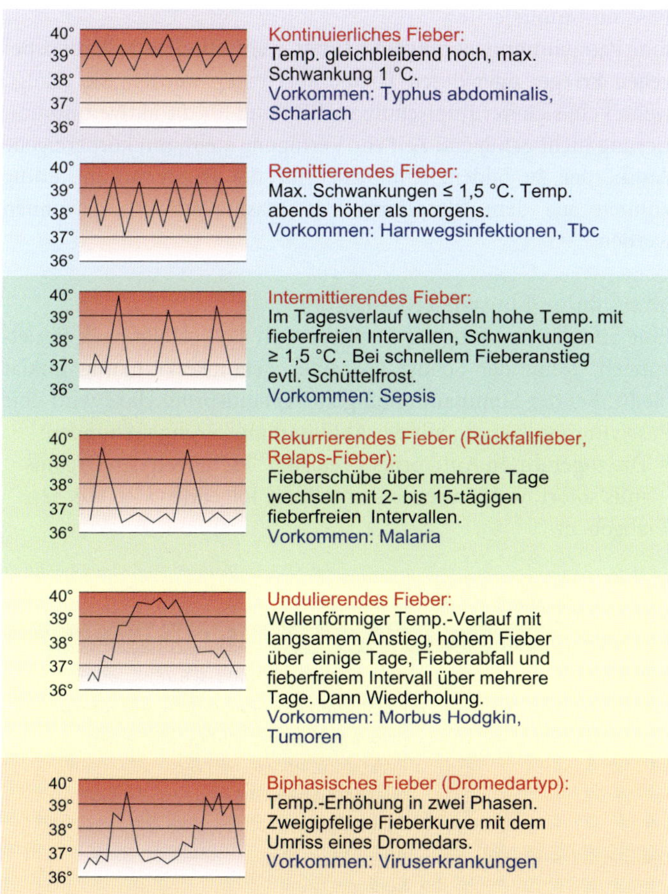

Abb. 1.51 Häufige Fiebertypen. Diese charakteristischen Fieberverläufe können durch frühzeitige Gabe von Antibiotika oder fiebersenkenden Medikamenten (*Antipyretika*) verändert werden. [L190]

- **Intermittierendes Fieber** (*inter = dazwischen*): Unter- und Normaltemperatur mit Fieberspitzen
- **Rekurrierendes Fieber** (*Rückfallfieber, Wechselfieber, Relapsefieber*): Wechsel zwischen Fieberanfällen und fieberfreien Tagen
- **Undulierendes** (*wellenförmiges*) **Fieber**: Die Temperaturkurve mehrerer Tage entspricht einer Welle mit langsamem Temperaturanstieg, hohem Fieber und langsamem Fieberabfall
- **Biphasisches Fieber** („*Dromedartyp*"): Zweigipflige Fieberkurve

Schutz vor Infektionen

Der menschliche Organismus kommt täglich mit vielen pathogenen (*krankmachenden*) Viren, Bakterien (➤ 4.1.3), Pilzen (➤ 4.1.6) und Parasiten (➤ 4.1.7) in Kontakt. Sie leben in der Luft, sitzen auf Nahrungsmitteln und verteilen sich auf dem Boden. Der Körper verfügt über zahlreiche Möglichkeiten, diese Mikroben abzuwehren.

Schutzbarrieren

Schon beim Versuch, in den Körper einzudringen, stoßen Mikroben auf eine Reihe von äußeren Schutzbarrieren (➤ Abb. 1.52):

- **Saures Milieu auf der Haut** hemmt die Ansiedlung vieler pathogener (*krankmachender*) Mikroorganismen.
- **Enzyme** im Mundspeichel und in der Tränenflüssigkeit (vor allem das *Lysozym*) töten ständig Erreger ab.
- **Flimmerepithel in den Atemwegen** fängt eingeatmete Mikroben ab und transportiert sie rachenwärts.
- **Magensäure** macht viele Keime aus der Nahrung unschädlich.
- **Harnstrom** entfernt Fäkalkeime aus dem Harntrakt.

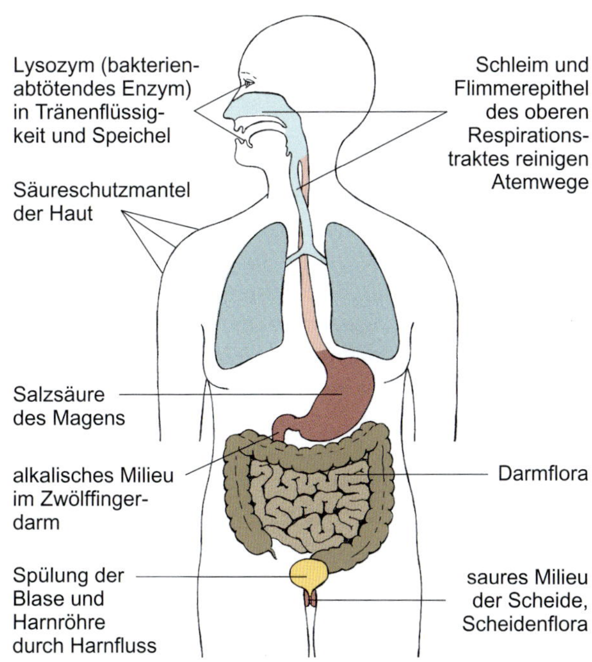

Abb. 1.52 Äußere Schutzbarrieren des menschlichen Organismus. [L190]

Normalflora

Eine Besiedelung äußerer und innerer Körperoberflächen durch apathogene (*nicht krankheitserregende*) Mikroben hält nach Art des „Hausrechts" pathogene Krankheitserreger fern. Die Normalflora findet sich auf der **Haut** (➤ 2.2.1) sowie auf den **Schleimhäuten** von Nase, Rachen und Mundhöhle.

Die Zusammensetzung der **Darmflora** ist von Ernährungsgewohnheiten (Vegetarier, vorwiegend Fleischkonsument, Veganer) abhängig und besteht aus etwa 10^{11} Bakterien / ml Stuhl.

Durch die Einnahme von Antibiotika kann sich die Zusammensetzung der Bakterienarten jedoch so verändern, dass Durchfälle auftreten.

Döderlein-Stäbchen (*Milchsäurebakterien in der Vagina*) besiedeln die **Vagina** (*Scheide*) in Abhängigkeit von der hormonellen Lage. Diese Stäbchenbakterien sorgen für ein saures Milieu, das Fäkalkeime aus der Region des Afters an der Ausbreitung in der Scheide hindert.

Immunsystem

DEFINITION

Immunsystem: Komplexes System zur Abwehr körperfremder Substanzen und abnormer körpereigener Zellen.

Wenn es Krankheitserregern gelingt, die äußeren Barrieren des Organismus zu durchbrechen und in den Körper einzudringen, werden sie vom Immunsystem bekämpft. Zum Immunsystem gehören alle Zellen, die mit Abwehr beschäftigt sind (➤ 2.6.5) und die Organe des lymphatischen Systems (➤ 2.6.6).

Immunität

DEFINITION

Immunität (*Abwehrkraft*): Unempfänglichkeit eines Organismus für eine Infektion mit pathogenen Mikroorganismen oder deren Toxinen.

Gedächtniszellen (➤ 2.6.5) schützen den Organismus für mehrere Monate bis lebenslang vor einer abermaligen Erkrankung durch den gleichen Mikroorganismus. Auch **inapparente** (*vom Betroffenen nicht wahrgenommene*) Infektionen können eine Immunität hinterlassen (*stille* oder *stumme Feiung*).

Die Dauer der Immunität hängt vom Erreger und von der individuellen Leistungsfähigkeit des Immunsystems ab:

- Viele äußere Einflüsse, wie starker emotionaler Stress, Schlafmangel, mangelhafte Ernährung, Alkohol und Nikotin beeinträchtigen die Abwehrkraft.
- Manche Erreger, z. B. das Grippevirus, verändern ihre Antigenmuster von Jahr zu Jahr. Vorhandene Antikörper sind nicht in der Lage, die neuen Virustypen zu erkennen und zu bekämpfen.
- Lokale Infektionen (z. B. Hauteiterungen) ohne wesentlichen Blutkontakt mit dem Erreger hinterlassen in der Regel keine Immunität.

Generalisierte Infektionen (*Allgemeininfektionen*) hinterlassen eine länger dauernde Immunität, **Lokalinfektionen** hinterlassen keine Immunität.

Impfungen

DEFINITION

Schutzimpfung: Maßnahme, die das Immunsystem stärkt und Infektionskrankheiten verhindert.

Es gibt zwei Arten der Schutzimpfung:

- Aktivimmunisierung (*aktive Immunisierung*)
- Passivimmunisierung (*passive Immunisierung*)

Aktivimmunisierung

Die „künstliche" Erzeugung einer „abgeschwächten Erkrankung" erfolgt bei der Aktivimmunisierung durch die Verabreichung von:

- **Lebendimpfstoffen** (abgeschwächte Krankheitserreger)
- **Totimpfstoffen** (tote Krankheitserreger oder Teile davon)
- **Toxoidimpfstoffen** („entschärfte" Giftstoffe)

Bei der aktiven Immunisierung wird das Immunsystem angeregt (*aktiviert*), passende Antikörper und Gedächtniszellen zu bilden, die dann bei einer tatsächlichen Infektion bereitstehen und die Krankheitserreger schnell vernichten. Die Impfempfehlungen werden von der **Ständigen Impfkommission** (*STIKO*) am Robert Koch-Institut veröffentlicht und regelmäßig aktualisiert (➤ Tab. 1.6).

Passivimmunisierung

Eine Passivimmunisierung findet statt, wenn spezifische Antikörper gegen Erreger oder deren Toxine übertragen werden. Sie erfolgt, wenn kein sicherer Impfschutz vorliegt und für die aktive Immunisierung nicht genügend Zeit zur Verfügung steht, um körpereigene Antikörper zu bilden. Antikörper für die Passivimmunisierung können aus dem Blutplasma von Plasmaspendern gewonnen werden.

Simultanimpfung zur Tetanusprophylaxe

Eine Simultanimpfung zur Tetanusprophylaxe erfolgt nach Verletzungen, wenn der Schutz vor einer Tetanuserkrankung unklar bleibt. Bei der Simultanimpfung zur Tetanusprophylaxe wird eine Passivimmunisierung mit der Aktivimmunisierung verbunden:

- Die zugeführten Antikörper (Tetagam®) schützen den Organismus sofort, werden aber innerhalb der folgenden vier Wochen abgebaut.

Tab. 1.6 Beispiele für Aktivimpfungen.

Erkrankung	Impfempfehlungen (Beispiele)
Diphtherie	• Auffrischungsimpfung alle zehn Jahre
Hepatitis B (➤ 2.10.16)	• Gefährdete Personen (z. B. medizinisches Personal, dialysepflichtige Menschen, Risikogruppen wie homosexuelle Männer oder Drogenabhängige) • Auffrischungsimpfung etwa alle fünf Jahre
Influenza (➤ 2.9.8)	• Ältere Menschen • Impfung jährlich
Tetanus (➤ 2.1.20)	• Auffrischungsimpfung alle zehn Jahre gemeinsam mit Diphtherie • Bei Verletzung Überprüfung des Impfstatus

- Die Aktivimmunisierung (Tetanol®) bewirkt im Organismus die Synthese von eigenen Antikörpern, die innerhalb der folgenden Tage einsetzt.

Die passive Immunisierung schützt also sofort, die aktive Immunisierung führt langsam zur Bildung von Antikörpern und schützt den Menschen dann, wenn die zugeführten Antikörper der Passivimmunisierung nicht mehr verfügbar sind.

Immunstimulation und Immunmodulation

DEFINITION

Immunstimulation (lat. stimulatio = *Anregung*): Auslöser oder Reize, die eine erhöhte Immunreaktion zur Folge haben.
Immunmodulation (lat. modus = *Maß*): Reize, die eine angemessene Immunreaktion hervorrufen.

Früher verstand man unter den Begriffen Immunmodulation und Immunstimulation ganz allgemein eine „Abhärtung", die meist kostengünstig und nahezu unbegrenzt zur Verfügung stand. Zu den Maßnahmen gehörten kaltes Wasser, frische Luft, körperliche Betätigung und die Nutzung von Pflanzen, die gesammelt wurden und in der Hausapotheke verfügbar waren.

Folgende allgemeine Maßnahmen haben einen wichtigen Einfluss auf das Immunsystem und das körperliche Wohlbefinden:

- 2- bis 3-mal wöchentlich mindestens 30 Min. Bewegung
- Täglicher Aufenthalt (bei jeder Witterung) an der frischen Luft
- Vitaminreiche, ausgewogene Ernährung
- Ausreichender Schlaf von ca. 7–9 Std.
- Vermeidung von Alkohol und Nikotin
- Adäquater Umgang mit Stress
- Lebensfreude und -zufriedenheit

Antibiotika

DEFINITION

Antibiotika: Arzneimittel zur Therapie von bakteriellen Infektionen. Sie hemmen das Wachstum von Bakterien oder töten diese ab (wirken *bakterizid*).

Mit den Antibiotika werden die Unterschiede im Stoffwechsel zwischen der menschlichen Zelle und der Mikrobe genutzt. Antibiotika können folgende Stoffwechselvorgänge von Bakterien stören:

- Zellwandsynthese
- Proteinsynthese
- DNS-Synthese

Substanzen

Antibiotika, die ihre Wirkung an der Bakterienwand entfalten:

- **Penicilline,** z. B. Phenoxymethylpenicillin (Isocillin®), Flucloxacillin (Staphylex®); der Einsatz erfolgt vor allem bei Infektionen durch Kokken. Unerwünschte Wirkungen sind z. B. allergische Reaktionen.
- **Cephalosporine,** z. B. Cefaclor (Panoral®) oder Cefotaxim (Claforan®); haben ein breites Wirkungsspektrum. Sie werden bei Mittelohrentzündung, Nasennebenhöhlenentzündung, Mandelentzündung, Rachenentzündung oder Infektionen des Urogenitalsystems verordnet. Unerwünschte Wirkungen sind z. B. Blutbildveränderungen.
- **Glykopeptide,** z. B. Teicoplanin (Targocid®); werden als Reserveantibiotika bei Staphylokokkeninfektionen genutzt. Unerwünschte Wirkungen sind z. B. ototoxische und nephrotoxische Reaktionen (*Schädigung des Innenohrs und der Niere*).

Zu den Hemmstoffen der bakteriellen Proteinsynthese gehören:

- **Tetracyclin,** z. B. (Doxycyclin / Doxycyclin-ratiopharm®); findet vor allem bei Atemwegsinfekten, Infektionen des Urogenitalsystems oder bei Borreliose Verwendung. Unerwünschte Wirkungen sind z. B. Leber- und Nierenschädigung und Photosensibilisierung.
- **Makrolide,** z. B. Erythromycin (Erythrocin®), Clarithromycin (Klacid®); werden oft bei Atemwegsinfektionen (Bronchitis, Lungenentzündung) eingesetzt. Unerwünschte Wirkungen sind z. B. allergische Reaktionen und ZNS-Störungen (Schwindel, Schlaflosigkeit, Alpträume, Halluzinationen).
- **Lincosamide,** z. B. Clindamycin (Sobelin®); werden bei Anaerobier-Infektionen verabreicht (z. B. bei Knochen-, Gelenk-, Zahn-, Kieferinfektionen). Unerwünschte Wirkungen sind z. B. Blutbildveränderungen.
- **Aminoglykoside,** z. B. Gentamicin (Refobacin®); werden vor allem bei schweren Infektionen der Harn- und Geschlechtsorgane, Lungenentzündung und Hirnhautentzündung verwendet. Unerwünschte Wirkungen sind z. B. ototoxische und nephrotoxische Reaktionen.

VORSICHT

Tetracycline bilden bei gleichzeitiger Einnahme von Milch (und Milchprodukten) unlösliche Komplexe mit dem enthaltenen Kalzium. Dies führt zur Inaktivierung der Wirkstoffe.

Die bakterielle DNS-Funktion beeinträchtigen:

- **Gyrasehemmer,** z. B. Ciprofloxacin (Ciprobay®) und Ofloxacin; breites Wirkungsspektrum (Medikation bei bronchopulmonalen Infektionen, Harnwegsinfektionen). Unerwünschte Wirkungen sind z. B. gastrointestinale Beschwerden.
- **Sulfonamide** in Kombination mit Trimethoprim, (z. B. Eusaprim®); v. a. bei Infektionen durch Fäkalkeime im Einsatz. Unerwünschte Wirkungen sind z. B. allergische Reaktionen.
- **Nitromidazol,** z. B. Metronidazol (Clont®); Behandlung von Anaerobier-Infektionen, Amöben und Trichomonaden. Unerwünschte Wirkungen sind z. B. ZNS-Störungen (Kopfschmerzen, Schwindel, Schläfrigkeit, Depression).

Unerwünschte Wirkungen

Antibiotika können eine Reihe unerwünschter Reaktionen hervorrufen, die etliche Organe betreffen:

- Haut: Exanthem (*entzündlicher Hautausschlag*), Nesselsucht, Juckreiz
- Magen-Darm-Trakt: Übelkeit, Erbrechen, Durchfall bis hin zur pseudomembranösen Kolitis (➤ 2.10.14)
- Atemwege: Atemnot, Kehlkopfödem
- Blutbildveränderungen: Leukopenie (*zu wenig weiße Blutkörperchen*), Thrombopenie (*zu wenig Blutplättchen*)

- Nephritis (*Nierenentzündung*)
- Fieber, bis hin zum allergischen Schock

Hinweise zur Anwendung

Im Idealfall wird das passende Präparat entsprechend der Erregeridentifizierung im **Antibiogramm** (*Untersuchungsmethoden zur Bestimmung von Resistenzen*) ausgewählt. Meist erfolgt jedoch eine sofortige Antibiotikatherapie, deren Auswahl sich an der Infektlokalisation, den besonderen Risiken (z. B. Abwehrschwäche, Katheterträger) und dem Aufenthaltsort des Erkrankten zu Beginn der Infektion (zu Hause, in Altenpflegeeinrichtungen, im Krankenhaus) orientiert.

Eine begonnene Therapie ist in der vorgeschriebenen Dosierung und ausreichend lange durchzuführen. Halbherzig durchgeführte Antibiosen leisten der Ausbreitung von Resistenzen und einem Wiederaufflackern (*Rezidiv*) der Infektion Vorschub.

Kann ein Antibiotikum einen bestimmten Erreger nicht schädigen, spricht man von **Resistenz** des Erregers gegenüber dieser Substanz. Die Resistenz kann eine von Anfang an vorhandene Eigenschaft sein oder durch Übertragung von Bakterien-DNS (*Plasmide*) zwischen den Keimen erfolgen. **Multiresistente Keime,** die gegenüber mehreren Antibiotika resistent sind, stellen in stationären Einrichtungen ein großes Problem dar.

Pflege bei Antibiotikatherapie

- Genaue Einhaltung der Dosierung und der Dosierungsintervalle; „Dreimal täglich" bedeutet eine gleichmäßige Verteilung über 24 Std., also einen 8-Stunden-Rhythmus (z. B. 6 Uhr, 14 Uhr, 22 Uhr).
- Beobachtung der Ausscheidungen des Pflegebedürftigen, um das Auftreten von Durchfall mit Wasser- und Elektrolytstörungen bzw. eine pseudomembranöse Kolitis rechtzeitig zu erkennen.
- Überprüfung der Haut.
- Bei Erbrechen daran denken, dass eine Therapielücke entstanden ist, wenn das Antibiotikum ebenfalls erbrochen wurde.
- Mögliche Wechselwirkungen mit Nahrungsmitteln (insbesondere Tetracyclin / Milch) beachten.

Antimykotika

DEFINITION

Antimykotika: Medikamente zur Behandlung von Pilzinfektionen.

Die Wirksubstanzen der Antimykotika greifen in den Stoffwechsel der Pilze ein.

Substanzen und unerwünschte Wirkungen

Bekannte Substanzen sind z. B. (➤ 2.2.6):

- **Amphotericin B** (Ampho-Moronal®), **Nystatin** (Moronal®) bei Candidainfektionen (*Soor*)
- **Clotrimazol** (Canesten®) bei Dermatomykosen (Beispiel: Tinea pedis / Fußpilz)
- **Ketoconazol** (Nizoral®) bei schweren Haut- oder Organmykosen

Präparate, die lokal auf die Haut oder auf die Schleimhaut aufgetragen werden, sind hinsichtlich unerwünschter Wirkungen in der Regel unproblematisch. Antimykotika oral oder intravenös gegeben, können jedoch unerwünschte Folgen hervorrufen, z. B. Leberfunktionsstörungen oder gastrointestinale Symptome (z. B. Übelkeit, Erbrechen, Durchfälle).

Virostatika

DEFINITION

Virostatika (*Virustatika*): Medikamente gegen Virusinfektionen. Sie hemmen Viren in ihrer Vermehrung, töten sie jedoch nicht.

Viren haben keinen eigenen Stoffwechsel (➤ 4.1.4). Während Antibiotika gezielt in den Stoffwechsel der Bakterien eingreifen und die menschliche Zelle weitgehend verschonen, gelingt dies den Virostatika nicht, da Viren sich menschlicher Enzyme und Stoffwechselreaktionen bedienen. Nur wenige virusspezifische Enzyme können durch die derzeit verfügbaren Virostatika gezielt blockiert werden.

Substanzen und unerwünschte Wirkungen

Beispiele für Virostatika sind Aciclovir (Zovirax®) bei Herpes-Infektionen oder Oseltamivir (Tamiflu®) bei Influenza (Grippe). Zidovudin (Retrovir®) ist eins der Medikamente, das bei HIV-Infektion verordnet wird. Unerwünschte Wirkungen sind Nieren-, Leberschäden, ZNS-Wirkungen und Knochenmarksdepression.

1.4.6 Tumore

DEFINITION

Tumor (*Schwellung, Geschwulst*): Im Allgemeinen jede Raumforderung (z. B. auch durch eine entzündliche Schwellung); im speziellen Zusammenhang Bezeichnung für eine krankhafte Neubildung von Gewebe.
Onkologie: Medizinische Disziplin, die sich mit der Entstehung und der Behandlung von - meist bösartigen - Tumoren befasst.

Krankheitsentstehung

Es gibt viele Ursachen für eine Tumorentstehung. Einige Beispiele:

- **Vererbung:** Die familiäre adenomatöse Polyposis (➤ 2.10.14) führt bei allen Betroffenen einer Familie zum Dickdarmkrebs.
- **Energiereiche Strahlung:** Die Auswirkungen auf den menschlichen Körper, Zeitdauer der Tumorentwicklung und häufige Tumorlokalisationen sind spätestens seit dem Reaktorunfall von Tschernobyl bekannt.
- **Viren:** Der Einbau des Virusgenoms in die menschliche DNS löst z. B. bei einer Hepatitis-C-Infektion Leberkrebs aus.
- **Chemische Stoffe:** Es gibt viele chemische Stoffe, die krebserregend sind. Beispiel sind Nitrosamine. Sie stehen in Zusammenhang mit der Auslösung eines Magenkarzinoms (Nitrosamine kommen in Räucherwaren und im Zigarettenrauch vor).
- **Pharmaka:** Zytostatika greifen in die Zellteilung ein und können, oft nach Jahren oder Jahrzehnten zur Entstehung eines Zweittumors führen.
- **Lebensgewohnheiten:** Häufige Tumoren bei Nikotinabusus sind ein Bronchialkarzinom; bei Alkoholabusus ein Mundbodenkarzinom; aufgrund fettreicher und vitaminarmer Ernährung ein Dickdarmkarzinom.

Symptome

Ein bösartiger Tumor zeigt lokale und allgemeine Symptome. Die lokalen Symptome werden häufig durch mechanische Verdrängungen hervorgerufen. Dabei engt der Tumor durch sein Wachstum das Organgewebe seiner Umgebung ein. Folgen können u. a. sein:

- Verschluss (Stenose) von Hohlorganen, z. B. Bronchusstenose mit Mangelbelüftung der Lunge, Stenosen des Verdauungstrakts mit Beschwerden bei der Nahrungspassage
- Blutungen durch Einwachsen des Tumors in das Gefäßsystem, z. B. Bluthusten (Bronchialtumor), Harnblutung (Nierentumor)
- Organfunktionsstörungen.

Zu den allgemeinen Folgeerscheinungen einer Tumorerkrankung gehört ein Kräfteverfall mit Gewichtsabnahme, Blutarmut und Fieber. Im fortgeschrittenen Stadium eines malignen Tumorleidens mit Metastasenbildung geben Patienten oftmals Beschwerden an, die als **B-Symptomatik** bezeichnet werden: Fieber, Nachtschweiß, Gewichtsverlust.

Kriterien gutartiger und bösartiger Tumoren

DEFINITION

Präkanzerosen: Gewebeveränderungen, die ein erhöhtes Risiko zur malignen Entartung bergen.
Carcinoma in situ: Bösartiger Tumor mit hochgradig veränderten Zellen, der aber noch nicht die Kriterien des invasiven (*infiltrierenden*) Wachstums zeigt.
Semimaligne Tumoren: Nehmen eine Zwischenstellung ein; sie wachsen am Ort ihrer Entstehung invasiv und destruierend *(zerstörend)*, metastasieren aber in der Regel nicht.

Gutartige (*benigne*) **Tumoren** wachsen langsam. Die Zellteilungsrate ist eher niedrig, das Tumorgewebe unterscheidet sich oft kaum vom Ursprungsgewebe. Die Geschwulst verdrängt Nerven oder Gefäße, wächst aber nicht in diese ein (➤ Abb. 1.53).

Bösartige Tumoren (*Malignome*) zeichnen sich durch ein meist schnelles Wachstum mit hoher Zellteilungsrate aus. Sie wachsen invasiv und destruierend, d. h. der maligne Tumor bricht in Organe und Gefäße ein, zerstört dabei das ortsständige Gewebe (➤ Abb. 1.53) und bildet **Metastasen** (*Tochtergeschwülste*).

Die endgültige Entscheidung, ob ein Tumor gut- oder bösartig ist, kann letztlich erst nach der histologischen (*feingeweblichen*) Untersuchung einer **Biopsie** (*Gewebeprobe*) durch den Pathologen getroffen werden (➤ Tab. 1.7).

VORSICHT

Verwechslungsgefahr

- **Geschwür** (*Ulkus*): Oft entzündlich bedingter Oberflächendefekt von Haut oder Schleimhaut
- **Geschwulst:** Gut- oder bösartiger Tumor

Klassifizierung von Tumoren

Es gibt einige Möglichkeiten, Tumoren zu klassifizieren. Beispiele:

- TNM-Klassifikation
- Klassifikation hinsichtlich der Gewebeart

Tab. 1.7 Unterscheidungsmerkmale von benignen (*gutartigen*) und malignen (*bösartigen*) Tumoren.

	Gutartige Tumore	Bösartige Tumore
Größenzunahme	Meist langsam	Meist rasch
Abgrenzung	Meist scharf abgrenzbar („abgekapselt")	Unscharf oder nicht abgrenzbar, keine Einhaltung von Organgrenzen
Verschiebarkeit	Bleibt gegen Umgebung verschieblich	Oft unverschieblich, mit Nachbargeweben verwachsen
Histologie	• Feingeweblich differenziert • Wenige und typische Mitosen (➤ 1.2.4)	• Feingeweblich undifferenziert • Zahlreiche Mitosen • Infiltrierendes und invasives Wachstum mit Zerstörung des Nachbargewebes
Metastasen	Keine Metastasierung	Lymphogene und hämatogene Metastasierung
Auswirkung auf den Organismus	Meist lokale Wirkungen	Auswirkungen auf den Gesamtorganismus: Tumorkachexie, Anämie, eventuell paraneoplastisches Syndrom

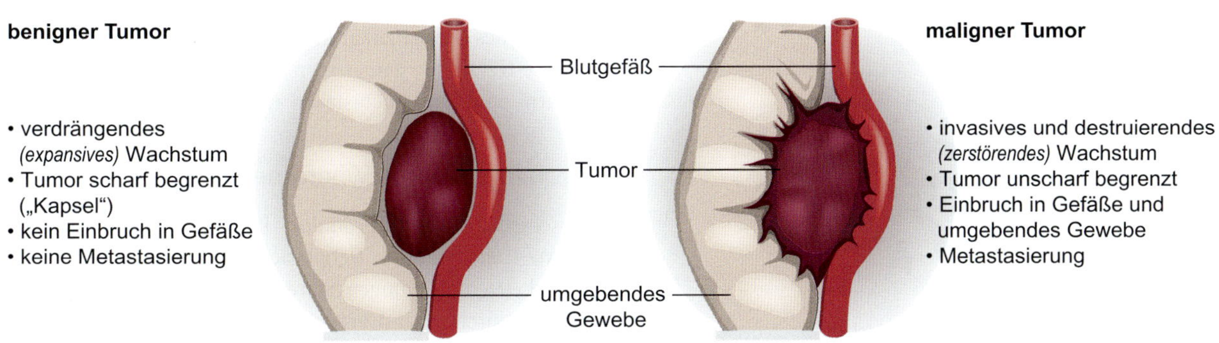

Abb. 1.53 Wachstum gutartiger (*benigner*) und bösartiger (*maligner*) Tumoren im Vergleich. [L157]

TNM-Klassifikation

Die Stadieneinteilung von malignen Tumoren, so wie sie von der „Union internationale contre le cancer" vorgeschlagen wurde, erfasst die Größe des Tumors, die Beteiligung der Lymphknoten und das Auftreten von Fernmetastasen:

- **T** = Tumor. Ausdehnung des Primärtumors von T1 (kleiner Tumor) – T4 (großer Tumor)
- **N** = Nodulus. Befall regionärer bzw. entfernter Lymphknoten; von N0 (kein Befall regionärer Lymphknoten) – N3
- **M** = Metastasen; M0 – keine Fernmetastasen; M1 mit Fernmetastasen

Klassifikation der Tumoren hinsichtlich der Gewebeart

Tumoren des Epithelgewebes

Die häufigsten **gutartigen** epithelialen Tumoren sind:

- Adenome: vom Drüsenepithel ausgehend (z. B. Prostataadenom)
- Papillome: vom nicht-drüsigen Gewebe der Haut und der Schleimhäute ausgehend (z. B. Hautwarzen).

Die **bösartigen** epithelialen Tumoren werden als **Karzinome** bezeichnet (➤ Abb. 1.54):

- **Plattenepithelkarzinome** gehen von der Haut oder Schleimhaut aus und gehören zu den häufigsten bösartigen Tumoren (z. B. Kehlkopfkarzinom).

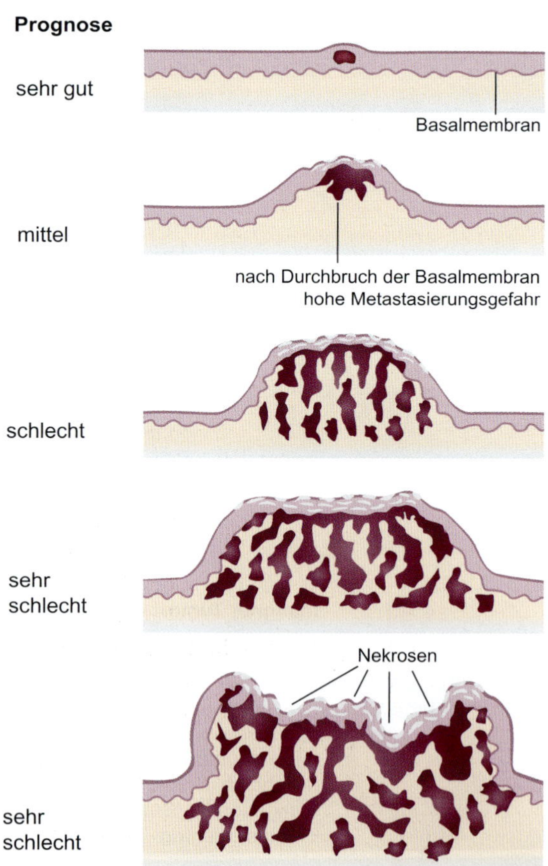

Abb. 1.54 Entstehung, Durchbrechen der Basalmembran, ausgedehntes invasives Wachstum und schließlich geschwüriger Zerfall eines bösartigen Tumors. [L157]

- **Adenokarzinome** entstehen aus entarteten Drüsenzellen (z. B. Magen- und Darmkrebs, Gebärmutterkrebs (*Korpuskarzinom*) und Brustdrüsenkrebs (*Mammakarzinom*).

Tumoren des Binde- und Stützgewebes

Zu den **gutartigen** Tumoren gehören

- **Fibrome** (*Bindegewebstumoren*)
- **Lipome** (*Fettgewebstumoren*)
- **Chondrome** (*Knorpeltumoren*)
- **Osteome** (*Knochentumoren* ➤ 2.1.16).

Zu den **bösartigen** Tumoren, die man auch als **Sarkome** bezeichnet, zählt z. B. das Osteosarkom, das vom Knochengewebe ausgeht.

Tumoren des Muskelgewebes

Gutartige Tumoren werden als **Myom** (z. B. Uterusmyom), **bösartige** als **Myosarkom** bezeichnet.

Tumoren des Nervengewebes

Neurinome sind **benigne** Tumoren der Nerven; das Akustikusneurinom ist eine Geschwulst, die am VIII. Hirnnerv im Kleinhirnbrückenwinkel (➤ Abb. 2.425) entsteht.

Ein äußerst **bösartiger** Tumor des ZNS ist das **Glioblastom.**

Metastasen

Die Metastasenbildung (*Bildung von Tochtergeschwülsten*) ist ein Kennzeichen maligner Tumoren. Wenn Malignome (*bösartige Tumoren*) direkt in Nachbarorgane einwachsen, spricht man von **Metastasierung per continuitatem.** Bei der **lymphogenen Metastasierung** gelangen Tumorzellen mit der Lymphe zunächst in die regionalen Lymphknoten und entwickeln sich dort als Lymphknotenmetastasen weiter. Im Verlauf der **hämatogenen Metastasierung** wachsen Tumorzellen über eine Zerstörung der Gefäßwand in Blutgefäße ein, werden mit dem Blut abtransportiert und bleiben meist im nächsten Kapillarnetz hängen. Einige Beispiele (➤ Abb. 1.55):

- Beim **Hohlvenen-Metastasierungstyp** gelangen Tumorzellen z. B. aus der Leber über die untere Hohlvene ins Herz und von dort in kleine Lungengefäße. Dies führt zu Lungenmetastasen.
- Beim **Pfortader-Metastasierungstyp** metastasieren Tumorzellen aus Karzinomen des Gastrointestinaltrakts über die Pfortader in die Leber, Lebermetastasen entstehen.
- Beim **arteriellen Metastasierungstyp** erreichen Tumorzellen, z. B. eines Bronchialkarzinoms, über die Lungenvenen und die linke Herzhälfte den großen Kreislauf; dann treten Knochen-, Hirn- oder Lebermetastasen auf.

Paraneoplastische Syndrome

Verschiedene Tumorprodukte können **paraneoplastische Syndrome** (para = *neben;* Neoplasie = *Neubildung*) hervorrufen. Diese Krankheitserscheinungen werden nicht durch den Tumor selbst, sondern durch von ihm erzeugte Hormone oder Stoffwechselprodukte ausgelöst. Wenn z. B. ein Bronchialkarzinom das kortisolstimulierende ACTH freisetzt, kommt es zu einem Cushing-Syndrom (➤ 2.5.11).

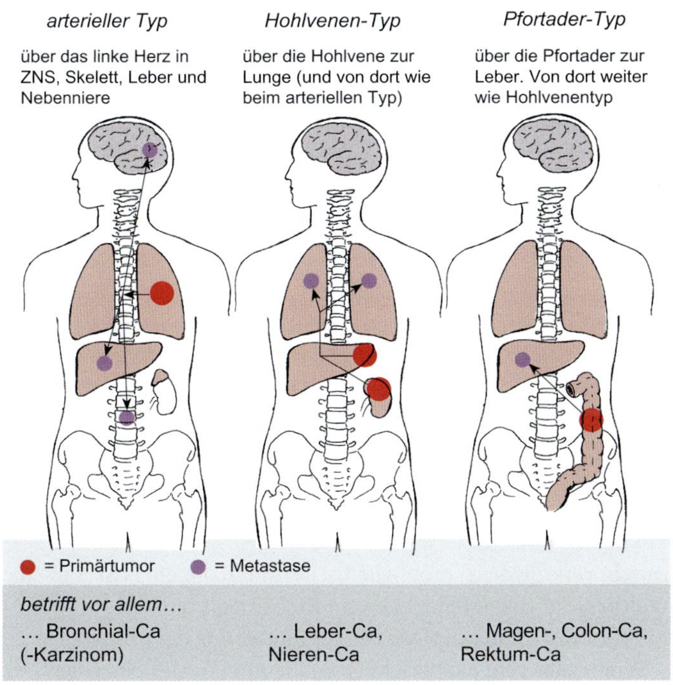

Abb. 1.55 Die drei häufigsten Metastasierungswege. [L190]

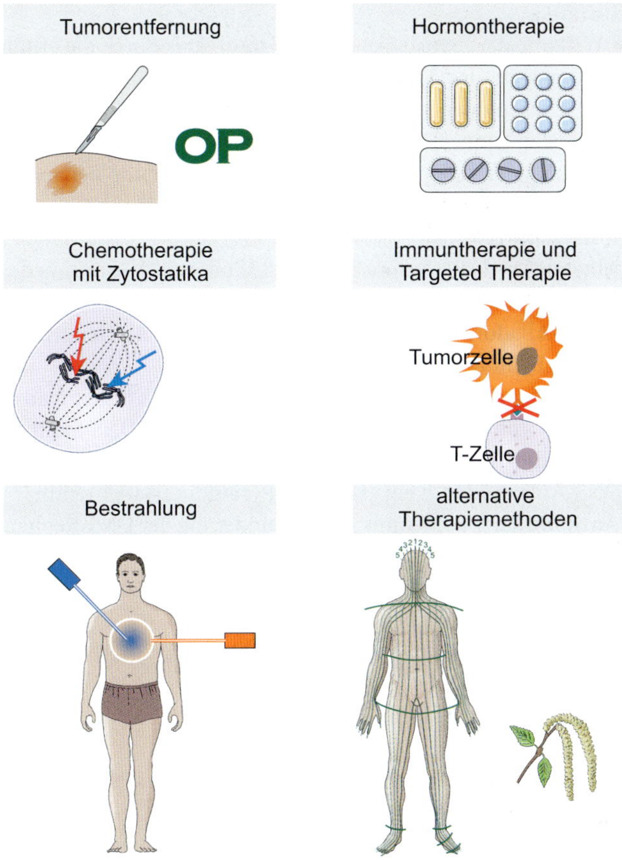

Abb. 1.56 Säulen der Therapie bösartiger Tumoren. [L190]

Tumormarker

Manche Tumorzellen bilden vermehrt Substanzen (Proteine, Metaboliten, Hormone oder Enzyme), die im normalen Stoffwechsel des Menschen nicht oder nur in sehr geringer Menge vorkommen. Als Tumormarker sind sie im Blut oder im Urin in erhöhter Menge nachweisbar und spielen bei der Verlaufskontrolle mancher Tumoren eine wichtige Rolle. Beispiele für Tumormarker:

- PSA (*prostataspezifisches Antigen*) beim Prostatakarzinom
- CEA (*karzino-embryonales Antigen*) beim Darmkarzinom
- AFP (*alpha-Fetoprotein*) beim Leberzellkarzinom
- CA 15–3 beim Mammakarzinom

Behandlung

Gutartige Tumoren können meist operativ entfernt werden.

Grundsätzliche Behandlungsmöglichkeiten eines bösartigen Tumors (➤ Abb. 1.56):

- Operative Entfernung des Tumors
- Bestrahlung: Vor, nach oder anstelle der operativen Tumorentfernung kann die Tumormasse durch energiereiche Strahlung verkleinert (*Downstaging*) oder beseitigt werden.
- Medikamente: Hormone, Biologica, Zytostatika

Medikamente

Zur Behandlung von Malignomen stehen je nach Tumor **Hormone, Biologica** (z. B. monoklonale Antikörper) und **Zytostatika** zur Verfügung. Einen großen Stellenwert hat die **Schmerztherapie** (➤ 1.4.4).

Hormontherapie: Vor allem Tumoren der Geschlechtsorgane und das Mammakarzinom (*Brustkrebs*) verlangsamen oder stoppen in einem Teil der Fälle ihr Wachstum bei der Gabe von Antihormonen. Beispiel ist Tamoxifen mit antiöstrogener Wirkung.

Monoklonale Antikörper: Kenntnisse bezüglich des Immunsystems und seiner Substanzen haben zur Entwicklung von monoklonalen Antikörpern geführt, die Enzyme oder Oberflächenproteine blockieren. Beispiele:

- **Imatinib:** Der monoklonale Antikörper ist ein Tyrosinkinasehemmer, der zur Behandlung chronisch myeloischer Leukämien (➤ 2.6.9) genutzt wird (Tyrosinkinase ist ein wichtiges Enzym bei der Zellvermehrung).
- **Trastuzumab:** Dieser monoklonale Antikörper richtet sich gegen ein Oberflächenprotein, das HER2 genannt wird und bei einem Teil der Mammakarzinome vorkommt. Die Bindung an dieses Oberflächenprotein markiert die betreffende Zelle. Diese Zelle wird dann vom körpereigenen Immunsystem zerstört.
- **Bevacizumab:** Der monoklonale Antikörper unterbindet die Wirkung von VEGF (*vascular endothelial growth factor*), der die Neubildung von Gefäßen anregt. Schnell wachsende Tumoren sind auf eine schnelle Gefäßneubildung angewiesen und können daher über Bevacizumab in ihrem Wachstum blockiert werden. Indikationen sind z. B. Mamma- und Kolonkarzinom (*Dickdarmkrebs*).

Mittlerweile bekannte unerwünschte Wirkungen monoklonaler Antikörper sind z. B. Fieber, Bronchospasmus (*Krampf der Bronchialmuskulatur mit Erstickungsanfällen*) und Blutdruckabfall.

Zytostatika

Die Wirkung der Zytostatika beruht darauf, dass durch die erhöhte Zellteilungsrate das Tumorwachstum in den empfindlichen Zellteilungsphasen oder bei der Verdopplung der DNS (➤ 1.2.4) gestört werden kann. Weil aber auch Tumoren stets einen gewissen Anteil ruhender Zellen enthalten, ist eine wiederholte Behandlung in standardisierten Serien (*Zyklen*) erforderlich. Häufig eingesetzte Zytostatika:

- **Alkylantien,** z. B. Cyclophosphamid (Endoxan®) – Störung des DNS-Aufbaus
- **Vinca-Alkaloide,** z. B. Vincristin oder Vinblastin – Hemmung der Ausbildung des Spindelapparates
- **Folsäure-Antagonisten,** z. B. Methotrexat (MTX®) – Einbau als falscher Stoffwechselbaustein mit Hemmung der DNS-Synthese
- **Pyrimidin-Analoga,** z. B. Fluorouracil (5FU®) – Blockierung des DNS-Aufbaus durch ein „falsches" Pyrimidin (statt Thymin)
- **Antibiotika,** z. B. Bleomycin – Verhinderung der DNS-Replikation
- **Platinverbindungen,** Cisplatin – Bildung von falschen Verknüpfungen in der DNS
- **Podophyllotoxine,** z. B. Etoposid (ETO-medac®) – Aktivierung eines Enzyms, das DNS spalten kann
- **Taxane,** z. B. Paclitaxel (Taxomedac®) – Hemmung des Spindelapparatabbaus

Unerwünschte Wirkungen gründen auf der Tatsache, dass Zytostatika das Wachstum **aller** schnell wachsenden Zellen hemmen. Da sich aber nicht nur Tumorzellen rasch teilen, sondern auch die Zellen der Haarwurzeln, der Magen-Darm-Schleimhäute, des Knochenmarks und der Keimdrüsen, werden diese bei einer Zytostatika-Therapie in Mitleidenschaft gezogen.

Einige **unerwünschte Wirkungen:**

- Übelkeit, Erbrechen und Durchfälle
- Entzündungen und Geschwüre der Mundschleimhaut
- Leukozytopenie mit Immunschwäche und Thrombozytopenie mit Blutungsgefahr
- Haarausfall
- Schädigung des Keimgewebes (Eierstöcke und Hoden)

Generelle Wirkungen von Zytostatika, die auch im Umgang mit diesen Substanzen zu beachten sind:

- **Mutagene Wirkung:** Der ungeschützte Umgang oder eine Therapie mit Zytostatika kann Erbgutveränderungen auslösen.
- **Teratogene Wirkung:** Ein direkter Kontakt oder die Behandlung mit Zytostatika während der Schwangerschaft kann zum Auftreten von Missbildungen beim Ungeborenen führen.
- **Onkogene Wirkung:** Die Behandlung mit Zytostatika kann die Entstehung von Zweittumoren, insbesondere von Leukämien und Lymphomen provozieren.

Behandlung von Tumorschmerzen

Über die Hälfte der tumorkranken Menschen leidet unter Schmerzen. Ursache für Tumorschmerzen kann der Primärtumor aufgrund seines infiltrierenden Wachstums sein. Vor allem Knochenmetastasen (➤ 2.1.16) bereiten teilweise heftige Schmerzen. Hinzu kommen therapiebedingte Schmerzen durch Zytostatika, Schmerzen nach Bestrahlung und Durchbruchschmerzen.

Durchbruchschmerzen sind starke Schmerzattacken, die eine ansonsten ausreichende Basisschmerztherapie durchbrechen. Sie treten innerhalb von wenigen Minuten auf und halten durchschnittlich zwischen 10 und 30 Min an. Manchmal lösen bestimmte Bewegungen oder psychische Situationen Durchbruchschmerzen aus, meist bleibt die Ursache ihres Auftretens aber unklar. Durchbruchschmerzen werden mit Opioiden der Stufe III des WHO-Stufenschemas (z. B. mit Fentanyl) behandelt.

VORSICHT

Misteltherapien, Sauerstoffüberdruckbehandlungen, hoch dosierte Vitamingaben, Diäten und viele weitere Methoden finden Anwendung, wenn naturheilkundlich orientierte Ärzte und Heilpraktiker behandeln. Obwohl z. T. spektakuläre Heilungsberichte vorliegen, sind diese Methoden kritisch zu betrachten und können allenfalls als adjuvante (*unterstützende*) Therapie in Betracht kommen.

Tumorprophylaxe

Durch verschiedene prophylaktische Maßnahmen lässt sich die Wahrscheinlichkeit reduzieren, an Krebs zu erkranken:

- **Primäre Tumorprophylaxe:** Die Umsetzung der primären Prophylaxe geht hauptsächlich an die Adresse des Einzelnen, seinen Lebensstil so zu planen, dass keine Risikofaktoren (Nikotin-, Alkoholabusus, Bewegungsmangel, fettreiche Ernährung) auftreten.
- **Sekundäre Tumorprophylaxe:** Sie umfasst die Maßnahmen der Früherkennung, z. B. die rektale Untersuchung bei Männern über 45 Jahren sowie die Krebsfrüherkennungsuntersuchungen bei Frauen ab dem 30. Lebensjahr.
- **Tertiäre Tumorprophylaxe:** Hierzu gehören die Verhütung bzw. Früherkennung von Rückfällen oder Rezidiven, während der ersten zwei Jahre durch mehrmalige Kontrollen pro Jahr; nach längerem rezidivfreiem Verlauf kann das Kontrollintervall verlängert werden.

SURFTIPP

Bundeszentrale für gesundheitliche Aufklärung (BzGA): www.bzga.de

1.5 Diagnostik

DEFINITION

Diagnose (*Entscheidung*): Zuordnung von Symptomen zu einem Krankheitsbild.

Die **Diagnosefindung** ist ein Informationsprozess: Der Erkrankte schildert dem Arzt seine Beschwerden in der **Anamnese.** Diese Informationen zusammen mit den Befunden aus der körperlichen Untersuchung des Erkrankten führen zu einer **Verdachtsdiagnose.** Weitere Erkenntnisse, gewonnen aus Laboruntersuchungen, radiologischer Diagnostik und endoskopischen Befunden sichern die **endgültige Diagnose.**

Der Arzt ist verpflichtet, den Erkrankten über seine Krankheit und deren Behandlung aufzuklären. Diese ärztliche Aufgabe ist nicht an das Pflegepersonal delegierbar (➤ Abb. 1.57).

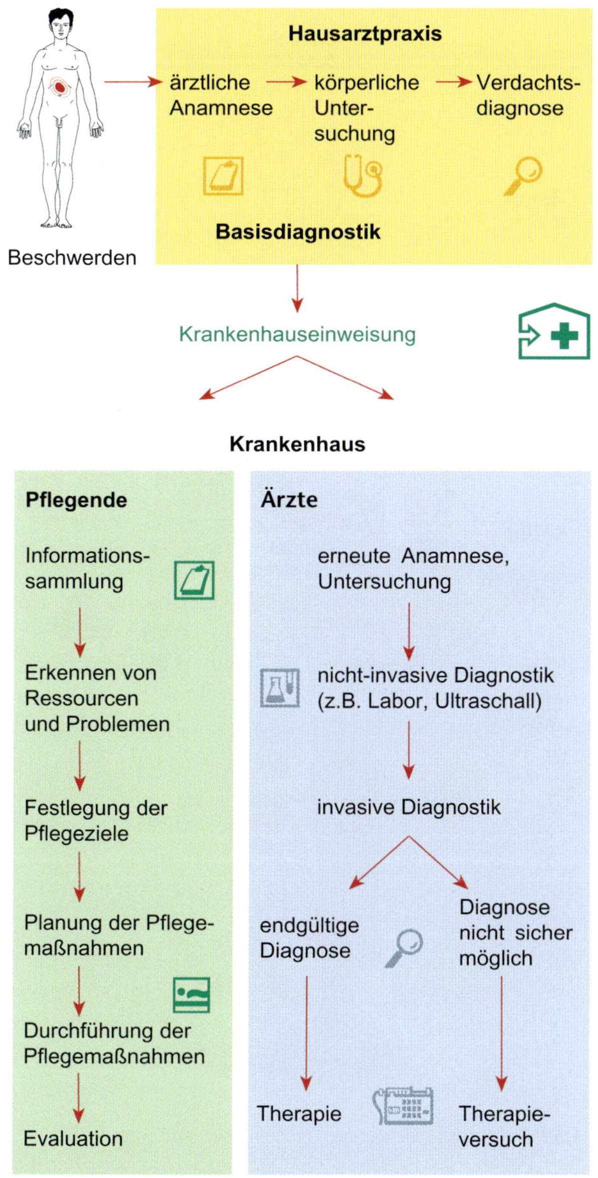

Abb. 1.57 Der Informationsprozess bis zur endgültigen Diagnose beginnt z. B. mit der Basisdiagnostik in einer Altenpflegeeinrichtung. Bei bedrohlichen Gesundheitsstörungen führt er zur Krankenhauseinweisung. Dort wird die aus der Basisdiagnostik resultierende Einweisungsdiagnose durch weitere Diagnoseschritte bestätigt oder korrigiert. [L157]

Pflegefachpersonen gewährleisten im Diagnoseprozess den Informationsfluss und organisieren z. B. Untersuchungstermine.

Fünf Gebote der Angemessenheit

Diagnostische Maßnahmen sollen den fünf Geboten der Angemessenheit genügen:

- **Aufklärung:** Der Kranke ist angemessen über den zu erwartenden Erkenntnisgewinn durch die Untersuchung zu informieren und aufzuklären.
- **Zustimmung:** Ohne Zustimmung des Kranken kann eine diagnostische Maßnahme nicht durchgeführt werden.
- **Nutzen:** Der Informationsgewinn steht in angemessenem Verhältnis zu den Risiken und möglichen Komplikationen der Untersuchung.
- **Preis:** Die Kosten stehen in vernünftigem Verhältnis zum Nutzen für den Kranken. Gerade Kosten-Nutzen-Rechnungen bewegen sich immer im Spannungsfeld zwischen Individual- und Allgemeininteressen.
- **Therapeutische Konsequenz:** Der Informationsgewinn trägt angemessen zu einer korrekten Therapie bei bzw. verhindert eine unnötige Therapie.

Obduktion: Grenzgebiet der Diagnostik

Manchmal wird die richtige Diagnose erst nach dem Tode des Erkrankten während einer **klinischen Obduktion** (*Leichenöffnung, Autopsie, Sektion*), durch den Pathologen gestellt. Eine Obduktion erfordert meist die Zustimmung der Angehörigen des Verstorbenen. Bei Verdacht auf eine unnatürliche Todesursache oder aus seuchenhygienischen Gründen ist eine Obduktion gesetzlich vorgeschrieben und auch ohne Zustimmung der Angehörigen möglich.

1.5.1 Ärztliche Anamnese

DEFINITION

Anamnese („*Erinnerung*"): Erhebung der Geschichte einer Person, aus der sich z. B. Ursachen für eine Erkrankung ableiten lassen.

Eigen- und Fremdanamnese

Wenn möglich, sollte die Anamnese als **Eigenanamnese** erhoben werden. Dabei schildert der Kranke seine Beschwerden und beantwortet die Fragen des Untersuchers.

Bei der **Fremdanamnese** werden die Auskünfte über den Kranken und den Krankheitsverlauf von Dritten, z. B. pflegenden Angehörigen, eingeholt (➤ Abb. 1.58).

Aktuelle Beschwerden

Die Anamnese beginnt nach der Erhebung identifizierender Daten (Name, Vorname, Geburtsdatum) in der Regel mit den aktuellen Beschwerden. Dabei erfragt der Untersucher gezielt:

- Lokalisation, Art und Stärke
- Zeitliche Entwicklung
- Auslösende, verstärkende oder lindernde Faktoren
- Begleiterscheinungen
- Bisherige Behandlungsmaßnahmen

Dann wird der Erkrankte nach den wichtigsten **Körperfunktionen** (z. B. Appetit, Durst, Stuhlgang, Wasserlassen, Schwitzen) gefragt. Die aktuelle Medikation und eventuelle Allergien sind ebenfalls zu notieren.

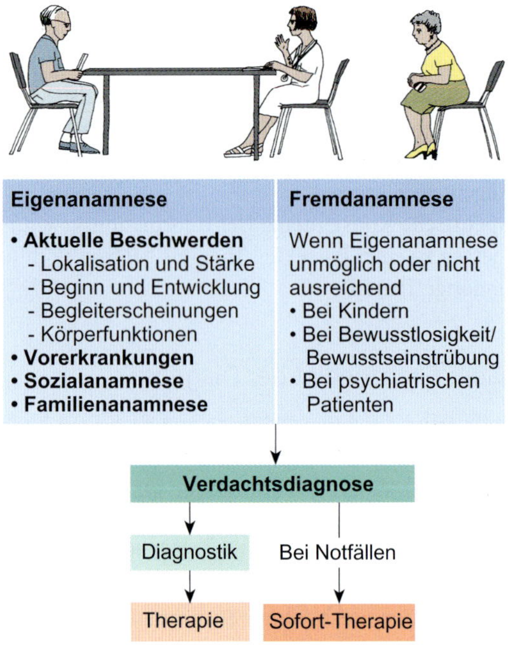

Abb. 1.58 Die Elemente der Anamnese des Pflegebedürftigen (*Eigenanamnese*) und der Angehörigen (*Fremdanamnese*). [L215]

Vorerkrankungen

Es folgt die Erfassung der Vorerkrankungen, verbunden mit der Frage nach früheren Operationen und Krankenhausaufenthalten.

Sozial- und Familienanamnese

Die soziale Anamnese ist z. B. bei pflegebedürftigen Menschen zur Abschätzung der Versorgungslage wichtig. Gefragt wird nach den nächsten Angehörigen oder anderen Bezugspersonen, nach den Wohnverhältnissen und dem erlernten Beruf.

Da viele Erkrankungen erblich zumindest mitbedingt sind, ist auch eine Familienanamnese angezeigt. Der Untersucher erkundigt sich insbesondere nach Herz-Kreislauf-Erkrankungen, bösartigen Erkrankungen, Diabetes mellitus und psychischen Erkrankungen in der Verwandtschaft des Betroffenen.

Körperliche Untersuchung

An die Anamnese schließt sich die ärztliche Erstuntersuchung an. Sie erfasst den allgemeinen Gesundheitszustand und die Vitalfunktionen. Die Befunderhebung und deren anschließende schriftliche Dokumentation beruht auf der **anatomischen Standardposition:** Hierbei steht der Mensch aufrecht, seine Handflächen und seine Gesichtsseite sind dem Betrachter zugewandt.

Orientierung am menschlichen Körper

Die in ➤ Abb. 1.59 und ➤ Tab. 1.8 genannten Fachbegriffe zu den Richtungsbezeichnungen dienen der exakten Lokalisation und Beschreibung von Hautveränderungen, Bewegungseinschränkungen der Extremitäten oder tastbaren Veränderungen innerer Organe.

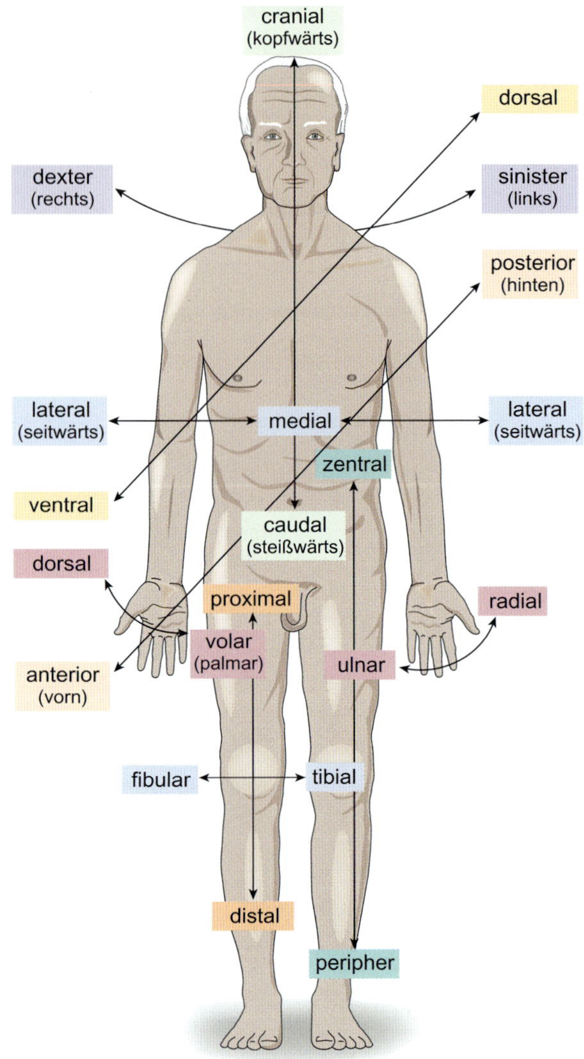

Abb. 1.59 Richtungsbezeichnungen am menschlichen Körper. [L157]

Tab. 1.8 Fachbegriffe bezüglich der Richtungsbezeichnungen.

Fachbegriff	Übersetzung	Fachbegriff	Übersetzung
Anterior	nach vorn	posterior	nach hinten
kranial	kopfwärts	kaudal	steißwärts
proximal	auf den Rumpf zu	distal	vom Rumpf weg
ventral	bauchwärts	dorsal	rückenwärts
fibular	zum Wadenbein hin	tibial	zum Schienbein hin
superior	nach oben	inferior	nach unten
lateral	seitwärts	medial	zur Mitte hin
peripher	zum Körperrand	zentral	auf das Körperinnere zu
palmar (*volar*)	zur Hohlhand hin	plantar	zur Fußsohle hin
radial	speichenwärts	ulnar	ellenwärts

Grundelemente einer ärztlichen Untersuchung

Inspektion
Der Untersucher betrachtet und dokumentiert sichtbare körperliche Auffälligkeiten, Verletzungen, Hautveränderungen oder Venenzeichnungen.

Palpation
Die Tastuntersuchungen von Lymphknoten, Hauttemperatur, Bauchdeckenspannung, Puls, Muskelhartspann, der Leber, der Milz u. a. ergeben zusammen mit der Anamnese oft eine Verdachtsdiagnose.

Perkussion
Der Untersucher beklopft systematisch die Körperoberfläche des Erkrankten, um anhand des unterschiedlichen Schalls Herz- und Lebergrenzen festzustellen oder eine Lungenerkrankung zu erkennen.

Auskultation
Die im Körper entstehenden Schallphänomene aus dem Herz, der Lunge oder dem Darm werden abgehört. Zur Schallverstärkung benutzt der Untersucher ein Stethoskop. Über Verengungen in großen Gefäßen können oft typische Stenosegeräusche wahrgenommen werden, die durch eine veränderte Blutströmung entstehen.

1.5.2 Vitalzeichenkontrolle

Zu den Vitalzeichen zählen die Beobachtung von Bewusstsein und Atmung (➤ 2.9.5) sowie die Messung von Blutdruck, Puls und Temperatur. Die Vitalzeichenkontrolle wird häufig durch das Pflegepersonal vorgenommen.

Bewusstsein

DEFINITION
Bewusstseinsstörung: Störung der Wahrnehmung und der Gedanken.

Bewusstseinsstörungen können unterteilt werden in:
- Quantitative Bewusstseinsstörungen
  - **Benommenheit:** Leichteste Form der Bewusstseinsstörung mit verlangsamtem Denken und Handeln. Der Betroffene ist noch relativ wach, örtlich, zeitlich und zur eigenen Person (Name, Wohnort, Geburtstag) orientiert.
  - **Somnolenz:** Abnorme Schläfrigkeit. Der Betroffene ist für kurze Zeit erweckbar und gerade noch zu Ort, Zeit und Person orientiert, vermag aber nur noch einfache Fragen zu beantworten.
  - **Sopor:** Schlafähnlicher Zustand. Der Pflegebedürftige ist durch Ansprache nicht mehr erweckbar, reagiert aber gezielt auf Schmerzreize.
  - **Koma:** Der Erkrankte reagiert auch auf Schmerzreize nicht.
- Qualitative Bewusstseinsstörungen
  - **Delir:** Desorientiertheit, evtl. verbunden mit Halluzinationen.
  - **Dämmerzustand:** Einschränkung der psychomotorischen Funktionen, u. a. mit ungeordnetem Denken und Veränderungen der Affektivität.
  - **Verwirrtheitszustand:** Dazu gehören z. B. Denkstörungen, sprunghaftes Denken, Ideenflucht.

Messung des Blutdrucks

DEFINITION
Blutdruck: Durch die Herzaktion verursachte Druckverhältnisse in den Blutgefäßen und Herzkammern (Blutdruck ➤ 2.8.5).

Der Blutdruck lässt sich durch zwei grundsätzlich unterschiedliche Messmethoden bestimmen:
- Die **indirekte, unblutige Blutdruckmessung** geht auf den italienischen Kinderarzt Riva-Rocci, zurück. Hier werden die Strömungsgeräusche in einer Armarterie erfasst. Der gemessene Blutdruck nach Riva-Rocci (kurz RR) ist ein Situationswert, der sich sehr schnell ändert.
- Bei der **direkten, blutigen Blutdruckmessung** wird der Blutdruck über eine Sonde direkt in einer Arterie gemessen. Dieses Verfahren kommt während der Narkose im Operationssaal sowie auf Intensivstationen zur Anwendung.

Prinzip der indirekten Blutdruckmessung
Bei der indirekten Blutdruckmessung nach Riva-Rocci benötigt der Untersucher ein Stethoskop und eine Blutdruckmanschette, die über Schläuche mit einem Blutdruckmessgerät (*Manometer*) verbunden ist (➤ Abb. 1.60). Neben dem beschriebenen klassischen Blutdruckmessgerät gibt es zahlreiche elektronische Geräte für die Selbstmessung oder für die kontinuierliche Blutdruckerfassung.

Folgende Hinweise sind bei der Blutdruckmessung nach Riva-Rocci zu beachten:
- Der Pflegebedürftige sollte vor der Blutdruckmessung eine Ruhepause von etwa 15 Min. einhalten.
- Kleindung am zu messenden Arm, ist zu entfernen.
- Die Manschette muss luftleer, der Oberarmdicke angepasst (bis 35–40 cm Oberarmdicke genügt beim Erwachsenen die normale Manschette) und so platziert sein, dass der Manschettenunterrand 2–3 cm oberhalb der Ellenbeuge zu liegen kommt.
- Die Manschette sollte nicht zu locker und nicht zu fest anliegen, etwa so, dass 1–2 Finger gerade zwischen Arm und Manschette passen.
- Ventil des Blutdruckapparates schließen, Ohr-Oliven des Stethoskops in die Ohren stecken, die Membran des Stethoskops in der Ellenbeuge auflegen, weil die Armarterie (A. brachialis, manchmal auch als A. cubitalis bezeichnet), etwa in der Mitte der Ellenbeuge nach distal verläuft.
- Manschette mit dem Aufblasballon füllen, bis keine Strömungsgeräusche mehr zu hören sind (oder der Puls an der A. radialis nicht mehr zu tasten ist). Das bedeutet, dass unter dem aktuellen Druck, der am Blutdruckmessgerät abgelesen werden kann, kein Blut mehr durch die Armarterie strömt.
- Unter Beobachtung des Manometerzeigers werden zusätzlich etwa 30 mmHg in die Manschette gepumpt.

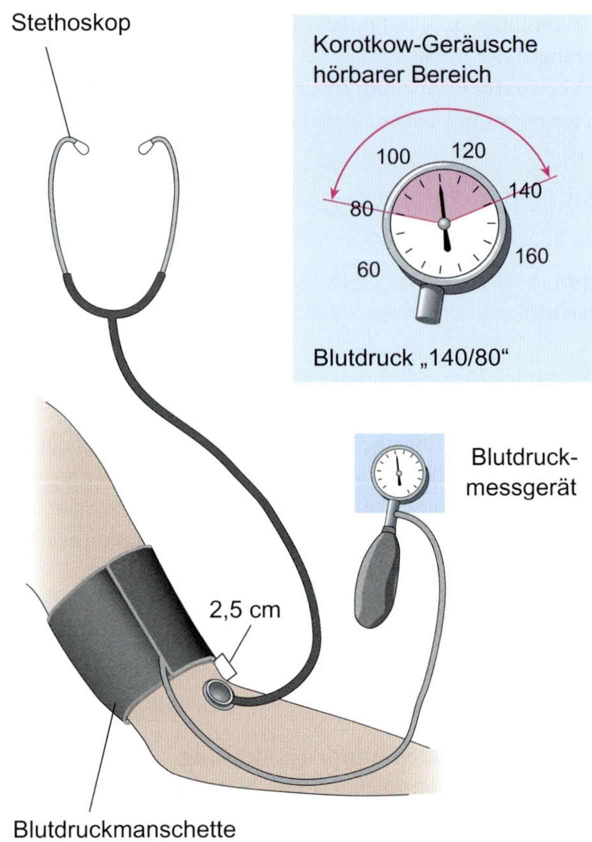

Abb. 1.60 Unblutige, indirekte Blutdruckmessung nach Riva-Rocci. [L190]

- Durch vorsichtiges Öffnen des Ventils entweicht die Luft aus der Manschette. Der Manschettendruck sollte langsam (etwa um 3–5 mmHg pro Sek.) sinken.
- Über das Stethoskop sind nach kurzer Zeit pulssynchrone Strömungsgeräusche zu hören, die **Korotkow-Töne.**
- Der **erste hörbare** Ton wird als **systolischer Wert** am Blutdruckmessgerät abgelesen. Der Wert des letzten deutlich hörbaren Tones ist der **diastolische Wert.**

Der Untersucher gewinnt also zwei Werte: Einen **höheren** (*systolischen*) und einen **niedrigeren** (*diastolischen*) Wert. Der systolische Wert bedeutet, dass nach dem Verschluss der Armarterie wieder Blut durch diese Arterie strömt. Der zweite Wert zeigt an, dass das Blutgefäß vollständig geöffnet ist.

Pflegefachkräfte, die den Blutdruck eines pflegebedürftigen Menschen zum ersten Mal bestimmen, sollten an beiden Armen und unter den gleichen Bedingungen, z. B. bei beiden Messungen sitzend oder liegend, messen.

Weicht der Blutdruck vom Richtwert oder dem erwarteten Wert ab, kann nach einer kurzen Pause, in der die Blutdruckmanschette komplett von Luft entleert wird, nachgemessen werden.

Der Blutdruck wird üblicherweise in mmHg (*Millimeter Quecksilbersäule*) angegeben. Beispiel: Ein Wert von 140/80 mmHg bezeichnet einen systolischen Druck von 140 mmHg (Ausdruck der Kontraktionskraft des Herzens) und einen diastolischen von 80 mmHg (Maß für die Dauerbelastung der Gefäße ➤ 2.8.1).

Richtwert des Blutdrucks beim gesunden älteren Menschen: systolischer Druck 120–140 mmHg, diastolischer Druck 60–90 mmHg.

Die Werte, die sich bei der indirekten Blutdruckmessung ergeben, ändern sich bei ein- und demselben Menschen sehr schnell aufgrund von Veränderungen der emotionalen Lage (z. B. Freude, Ärger, Anspannung, Angst) oder der Umgebungssituation (z. B. Lärm, Ruhe). Fehlerquellen (z. B. unpassende Manschettengröße, falsche Platzierung von Stethoskop, Unkonzentriertheit des Untersuchers oder die nicht vollständig luftleere Manschette) ergeben falsche Blutdruckwerte.

Aus den genannten Gründen ist die unblutige Blutdruckmessung ein Richtwert, der viele Unsicherheiten birgt. Unklarheiten sollten durch wiederholte Messungen durch verschiedene Personen oder mit einer 24-Stunden-Blutdruckmessung abgeklärt werden.

Pulsmessung

DEFINITION

Puls (lat. pulsus = *Stoß*): Druck- und Volumenschwankung in Blutgefäßen, die durch den Auswurf von Blut aus dem Herzen ins Kreislaufsystem entsteht.

Der Puls entsteht also bei jedem Herzschlag durch den Ausstoß von Blut in die Aorta. Die Druckwelle ist beim gesunden Menschen als Puls an allen Arterien tastbar, die oberflächlich verlaufen und gegen einen harten Widerstand (meist Knochen) gedrückt werden können. Der getastete Pulsschlag lässt Rückschlüsse auf die Herzarbeit, die Herzfrequenz und die Durchgängigkeit des Gefäßsystems zu.

Prinzip der Pulsmessung

Der Puls kann sowohl an peripheren als auch an zentralen Arterien getastet werden (➤ Abb. 1.61). Üblicherweise wird der Puls an der **A. radialis** (*Speichenschlagader*) gefühlt. Um den Puls sicher zu tasten, setzt man Zeige-, Mittel- und Ringfingerkuppe auf das periphere Ende der Speiche und drückt die Speichenarterie leicht gegen den knöchernen Radius (*Speiche*).

Beim Tasten an der **Halsschlagader** (*A. carotis*) sollte bedacht werden, dass eine verminderte Durchgängigkeit dieser Arterie, z. B. durch eine Arteriosklerose bedingt, zu Schwindelattacken bis hin zur Bewusstlosigkeit führen kann.

Der Puls wird 15 Sek. lang gezählt. Zur Ermittlung der **Pulsfrequenz / Min.** multipliziert der Untersucher den gezählten Puls mit vier. Bei allen Neuzugängen oder bei Menschen mit sehr langsamem oder unregelmäßigem Puls ist es sicherer, eine volle Minute zu zählen.

VORSICHT

Messfehler:
- Verwechslung des eigenen Pulses mit dem Puls des Untersuchten
- Schwacher Druck der palpierenden Finger erfasst nicht alle Schläge. Folge: zu niedrige Pulszahl
- Starker Druck der tastenden Finger unterdrückt Pulswellen. Ergebnis: zu niedrige Pulszahl

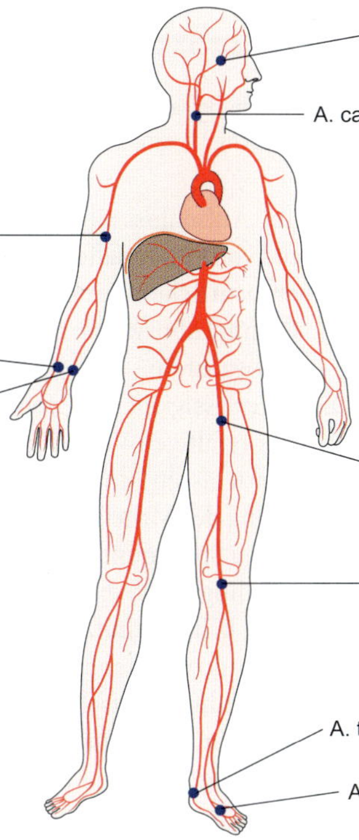

Abb. 1.61 Tastpunkte zur Pulsmessung. [L190]

Beurteilung des getasteten Pulses

Während der Puls getastet wird, kann der Untersucher mehrere Parameter beurteilen.

Pulsfrequenz: Die Pulsfrequenz liegt beim Erwachsenen bei 60–80 Schlägen / Min. (Abweichungen ➤ Tab. 1.9).

Pulsrhythmus: Der getastete Puls soll regelmäßig sein. Geringe physiologische Abweichungen ergeben sich in Abhängigkeit von der Ein- und Ausatmung. Deutliche Veränderungen des Plusrhythmus treten bei Herzerkrankungen, Elektrolyt-Verschiebungen oder Hormonstörungen auf.

Wenn es zur Differenz zwischen der durch Auskultation oder EKG ermittelten Herzfrequenz (*zentraler Puls*) und der peripher gemessenen Pulsfrequenz (*peripherer Puls*) kommt, die getastete Pulsfrequenz also nicht der tatsächlichen Zahl der Herzkontraktionen entspricht, ist von einem **Pulsdefizit** auszugehen. Ursachen können sein:

- Herzrhythmusstörungen oder schwere Herzinsuffizienz mit geringer ausgestoßener Blutmenge und schwacher Pulswelle
- Stenosen (*Verengungen*) der Arterien (Aorta, A. subclavia, A. axillaris, A. brachialis, A. radialis, Abb. 2.242) durch Verletzungen, Embolien oder Thrombenbildung
- Fehlerhafte Pulsmessung.

Die **Pulsqualität** gibt Auskunft über den Füllungs- und Spannungszustand der Gefäße. Der Untersucher registriert, wie kräftig die Pulswelle ist und ob sich das Gefäß zwischen zwei Pulsschlägen als „prall gefüllt" tasten lässt. Ein kräftiger Puls hängt von verschiedenen Faktoren ab:

- Füllung der Blutgefäße
- Zirkulierende Blutmenge
- Schlagvolumen des Herzens
- Elastizität der Arterien

Abweichungen von der normalen Pulsqualität sind z. B.:

- Harter Pulsschlag bei hohem Blutdruck (*Hypertonie*) oder bei arteriosklerotisch veränderten (*„verkalkten"*) Gefäßen
- Sehr weicher Puls bei niedrigem Blutdruck (*Hypotonie*), Herzinsuffizienz (➤ 2.7.5) oder Fieber
- Fadenförmiger und beschleunigter Puls bei Kollaps oder im Schock (➤ 2.8.6).

Tab. 1.9 Beispiele für Ursachen von Tachy- und Bradykardien.

Physiologische Ursachen	Pathologische Ursachen
Hauptursachen der Tachykardie (> 100 Schläge / Min.)	
• Erhöhter Sauerstoffbedarf bei körperlicher Betätigung • Anpassungsreaktion des Körpers auf Aufregung, Freude, Trauer	• Erhöhter Sauerstoffbedarf bei krankhaft gesteigertem Stoffwechsel (Fieber, Schilddrüsenüberfunktion ➤ 2.5.9) • Zur Kompensation bei Anämie oder Blutverlust
Hauptursachen der Bradykardie (< 60 Schlägen / Min.)	
• Entspannung • Schlaf	• Bewusstlosigkeit, Koma • Herzrhythmusstörungen (➤ 2.7.6)

Temperaturmessung

DEFINITION

Temperatur: Wärmezustand eines Körpers. Die Messung der Körpertemperatur gibt Hinweise auf Erkrankungen und Krankheitsverläufe.

Messstellen

Die Körpertemperatur kann an verschiedenen Körperstellen gemessen werden, wobei zu beachten ist, dass nur Messungen an gleichen Körperstellen vergleichbar sind und die Körpertemperatur im Tagesverlauf schwankt:

- Sublingual *(unter der Zunge)*
- Axillär *(in der Achselhöhle)*
- Rektal *(im Mastdarm)*
- Aurikulär *(im äußeren Gehörgang)*
- Vaginal *(in der Scheide)*
- Inguinal *(in der Leiste)*

Am häufigsten wird in der Altenpflege an den drei erstgenannten Körperstellen. Gemessen.

Bei der **sublingualen Temperaturmessung** wird das Fieberthermometer unter die Zunge gelegt. Die Lippen sind während der gesamten Messzeit geschlossen, weil der feuchte Mundraum sonst durch Verdunstungskälte auskühlt und das Messergebnis verfälscht. Die Messung dauert mit einem klassischen Fieberthermometer 5 Min. Diese Methode findet bei unruhigen, verwirrten Menschen keine Anwendung, weil sie das Thermometer zerbeißen könnten. Atemnot, Hustenreiz oder Gesichtslähmungen, kurz vor der Messung konsumierte heiße oder kalte Getränke verfälschen den Messwert ebenfalls. Der Wert der sublingualen Temperatur liegt 0,3–0,5 °C unter der rektal gemessenen Temperatur.

Voraussetzung der **axillären Temperaturmessung** ist, dass der Pflegebedürftige die lange Messdauer von 10 Min. mit einem klassischen Fieberthermometer einhalten kann. Das Thermometer wird in die trockene Achselhöhle gelegt; es muss ganz von Haut umschlossen sein. Der Oberarm des Pflegebedürftigen liegt seitlich am Oberkörper, der Unterarm ruht auf dem Brustkorb. Die lange Messdauer kann Fehlerquellen (durch Achselschweiß oder Dislokation) provozieren. Die Werte der axillären Temperaturmessung liegen 0,5 °C unterhalb der rektal gemessenen Temperatur.

Die **rektale Temperaturmessung** entspricht bei entleertem Darm am genauesten der tatsächlichen Körperkerntemperatur. Sie erfordert mit den klassischen Fieberthermometern 3–4 Min. Diese Methode stellt einen Eingriff in die Intimsphäre des zu Untersuchenden dar. Bei unruhigen und verwirrten Menschen ist eine rektale Messung nur zu empfehlen, wenn sichergestellt ist, dass es nicht zu Darmverletzungen kommen kann. Bei Analprolaps, Diarrhö und Analfissuren sollten keine rektalen Messungen stattfinden. Bei rektaler Messung sind Werte zwischen 36,5–37,4 °C normal.

VORSICHT

Nach Hämorrhoidenoperationen oder Operationen am Enddarm dürfen keine rektalen Temperaturmessungen durchgeführt werden.

Thermometerarten

Folgende Thermometer stehen zur Auswahl (➤ Abb. 1.62):

- Klassisches Quecksilber-Fieberthermometer
- Digitalthermometer
- Elektronische Thermometer
- Infrarotthermometer

Messungen mit dem Digitalthermometer verkürzen die genannten Messzeiten auf wenige Sekunden. Infrarotthermometer finden bei Messungen im äußeren Gehörgang Anwendung. Sie ergeben einen sehr genauen Messwert und haben kurze Messzeiten (1–2 Sek.).

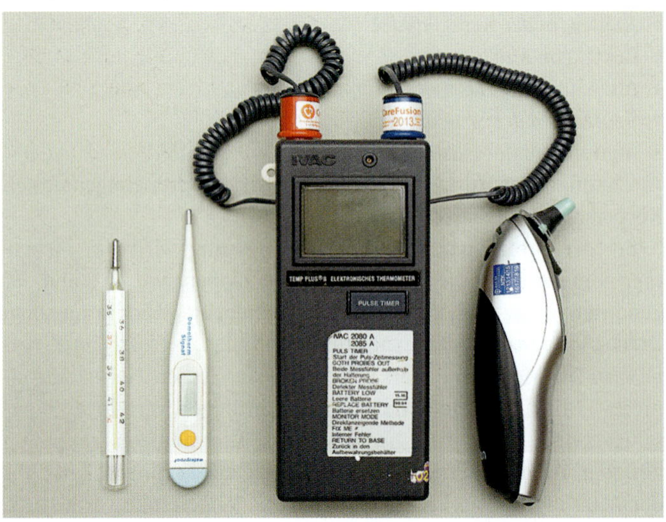

Abb. 1.62 Klassisches Fieberthermometer, Digitalthermometer, elektronisches Thermometer und Infrarotthermometer zum Vergleich. [K115]

1.5.3 Labordiagnostik

DEFINITION

Labordiagnostik: Untersuchung von Körpermaterialien durch optische, chemische oder immunologische Verfahren.

Die Labordiagnostik gibt Aufschluss über die Zusammensetzung und die Beschaffenheit von Materialien, die mithilfe von diagnostischen oder therapeutischen Eingriffen aus dem Körper entnommen werden. Damit Laborwerte nicht verfälscht werden, sind drei Grundregeln zu beachten:

- **Vorbereitung:** Die Zuverlässigkeit der Labordiagnostik hängt in hohem Maße von der sorgfältigen Vorbereitung des zu Untersuchenden (z. B. nüchtern lassen) und der Probengewinnung (z. B. korrekte Gewinnung des Mittelstrahlurins) ab.
- **Transport:** Besonders bei Spezialuntersuchungen sind häufig gesonderte Transportbedingungen erforderlich, z. B. ein Versand in Nährmedien, lichtgeschützten Behältern, kalt auf Eis oder warm mit Brutschrankzwischenlagerung. Die Nichtbeachtung dieser Vorschriften führt zu falschen Ergebnissen und fehlerhaften therapeutischen Konsequenzen.
- **Identifikation:** Die Probengefäße sind frühzeitig (vor Probenentnahme) vollständig zu beschriften und mit Etiketten zu versehen, auf denen die Daten des Untersuchten vermerkt sind.

Untersuchungsmedium Blut

Am häufigsten wird Blut untersucht, da viele Erkrankungen die Zusammensetzung des Blutes verändern. Die Medikamente des Pflegebedürftigen sind auf der Laboranforderung zu dokumentieren, damit die Untersuchungsresultate entsprechend bewertet werden können. Blutuntersuchungen lassen sich in drei wesentliche Gruppen einteilen (➤ Tab. 1.10).

Klinisch-chemische Untersuchungen

Zu den klinisch-chemischen Untersuchungen gehört z. B. die Bestimmung der:

- **Elektrolyte:** Die Untersuchung der Elektrolyte Natrium, Kalium, Kalzium, Chlorid, Magnesium und Phosphat deckt Störungen des Wasser- und Elektrolythaushalts sowie Nierenerkrankungen auf (➤ 2.11.3, ➤ 2.11.4).
- **Enzyme:** (➤ 1.1.4) Gehen bei einer Organschädigung Zellen zugrunde, treten die Enzyme dieser Zellen vermehrt in den Blutkreislauf über. Die Enzymverteilung (*Enzymmuster*) ist von Organ zu Organ sehr unterschiedlich. Deshalb kann der Arzt

Tab. 1.10 Auswahl gebräuchlicher Blutuntersuchungen.

Klinisch-chemische Diagnostik	Hämatologische Diagnostik	Serologisch-immunologische Diagnostik
Elektrolyte	Kleines Blutbild	Blutgruppenbestimmung (➤ 2.6.2)
Enzyme	Großes Blutbild	Infektionsnachweis
Blutfette		Nachweis von Allergien und Autoimmunantikörpern

aufgrund auffälliger Enzymwerte auf Organveränderungen schließen. Beispiele: Eine Erhöhung der Leberenzyme (GOT, GPT, γ-GT) lassen an eine Lebererkrankung denken, die herzspezifische CK-MB (*Kreatinkinase der Herzmuskulatur*) ist nach einem Herzinfarkt erhöht.

- **Blutfette:** Hauptvertreter der Fette im Blut sind Cholesterin und Triglyzeride. Da diese als Fette im wässrigen Medium Blut nicht löslich sind, werden sie an bestimmte Eiweiße (Lipoproteine wie LDL oder HDL) gebunden (➢ 2.6.1).

Hämatologische Untersuchungen

Das **kleine Blutbild** umfasst das rote Blutbild (Aussehen und Zahl der Erythrozyten / *roten Blutkörperchen*), Menge des Hämoglobins (*Blutfarbstoff*), die Gesamtleukozytenzahl / Leukozyten (*weiße Blutkörperchen*) und die Zahl der Thrombozyten (*Blutplättchen*), während das **große Blutbild** (*Differenzialblutbild*) zusätzlich die verschiedenen Gruppen der weißen Blutzellen differenziert.

Serologisch-immunologische Untersuchungen

Serologisch-immunologische Untersuchungen nutzen eine Vielzahl von Antigen-Antikörper-Reaktionen (➢ 2.6.5) zum Nachweis von Infektionskrankheiten, Allergien, Autoimmunerkrankungen und zur Blutgruppenbestimmung. Die **PCR** (*polymerase chain reaction*) ist ein molekularbiologisches Verfahren, mit dem anhand von Untersuchungen an DNS-Abschnitten z. B. Krankheitserreger exakt bestimmt werden können.

Untersuchungsmedium Urin

Urinuntersuchungen erlauben bei Erkrankungen des Hormonhaushalts, der Harn- und Geschlechtsorgane u. a. Rückschlüsse auf die Krankheitsursache.

Gewinnung der Proben

Am häufigsten wird **Mittelstrahlurin** untersucht, für den der erste Teil der Urinportion verworfen, der zweite Teil (*Mittelstrahl*) aufgefangen und der dritte Teil wieder verworfen wird.

Manchmal muss zur Uringewinnung die Harnblase katheterisiert oder punktiert werden.

Für einige Untersuchungen ist es erforderlich, einen 24-h-Urin zu sammeln.

Labordiagnostik des Urins

Zunächst werden mit dem bloßen Auge Farbe und Beimengungen des Urins beurteilt. So ist z. B. eine **Makrohämaturie** (*Rotfärbung des Urins durch Blutbeimengung* ➢ 2.11.5) sehr schnell zu erkennen.

Das **spezifische Gewicht** gibt an, wie konzentriert der Urin ist und erlaubt Rückschlüsse auf die Nierenfunktion.

Durch **chemische Untersuchungen** wird der Urin auf einige physiologische bzw. pathologische Bestandteile kontrolliert. Viele dieser Parameter sind mit Streifenschnelltests rasch zu überprüfen:

- Der pH-Wert kann Hinweise auf Nieren- oder Blasensteine geben.
- Beim Nachweis von Eiweiß in größeren Mengen (*Proteinurie*) liegen schwere Nierenfunktionsstörungen vor.
- Ein Glukosenachweis im Urin (*Glukosurie*) erhärtet den Verdacht auf Diabetes mellitus (➢ 2.5.13).
- Der Nachweis von Nitrit lässt auf einen Harnwegsinfekt schließen.

Die **mikroskopische Untersuchung** erfasst Zahl und Aussehen von Erythrozyten (bei Mikrohämaturie), Leukozyten (bei Leukozyturie) oder Bakterien (bei Bakteriurie).

Eine **Urinkultur** dient dem Nachweis eines Erregers bei Infektionen der Harnwege.

Andere Untersuchungsmedien

Stuhluntersuchungen: Die Untersuchung auf Blut im Stuhl ist mit einem einfachen Schnelltest (z. B. Hämoccult®) möglich. Mikrobiologische Stuhluntersuchungen sind z. B. bei salmonellenverdächtigen Durchfällen angezeigt.

Labordiagnostische Untersuchungen krankhafter **Körperflüssigkeiten** (Wundsekrete, Eiter, Sekrete aus Gelenkergüssen) bestätigen Verdachtsdiagnosen, erfassen Tumorzellen oder Erreger.

Der **Liquor cerebrospinalis** ist eine Flüssigkeit des Gehirns und des Rückenmarks (➢ 2.13.2), die beim Gesunden wasserklar ist. Die Liquorentnahme erfolgt im unteren Bereich der Wirbelsäule. Zellzahl, Eiweißbeimengungen oder Krankheitskeime im entnommenen Liquor geben Hinweise auf Erkrankungen des zentralen Nervensystems (z. B. Meningitis, Multiple Sklerose).

1.5.4 Elektrokardiogramm (EKG)

DEFINITION

Elektrokardiogramm (*EKG*): Aufzeichnung der elektrischen Aktivitäten im Herzmuskel.

Grundlage für das EKG ist das Reizleitungssystem im Herzen (➢ 2.7.2), das eigenständig Impulse entwickelt, die sich über die gesamte Herzmuskulatur ausbreiten. Hierbei entsteht ein geringer Stromfluss, der sich an der Thoraxwand sowie an den Armen und Beinen mittels Elektroden messen lässt. Ein aussagekräftiges EKG ergibt sich, wenn der Untersuchte ruhig und entspannt ist und während der Untersuchung nicht friert.

Meist wird ein **Ruhe-EKG** aufgezeichnet, bei dem der Untersuchte auf einer Liege oder im Bett liegt. Sonderformen des EKG sind das **Belastungs-EKG** und das **Langzeit-EKG.**

Indikationen

Indikationen zur EKG-Aufzeichnung sind:

- Verdacht auf Herzerkrankungen
- Herzschrittmacherkontrolle (➢ 2.7.6)
- Gesundheitsvorsorge
- Überprüfung der Herzfunktion vor und während der Operation
- Überwachung bei Notfällen und auf der Intensivstation.

Ableitungen

Ein EKG kann bis zu 12 Ableitungen aufweisen. Um standardisierte und damit auswertbare Ergebnisse zu erhalten, sind die Stellen zur Ableitung der Herzströme festgelegt (➤ Abb. 1.63).

Die angebrachten Ableitungen zeigen verschiedene Wellen und Zacken. Durch die unterschiedlichen Positionierungen der Ableitungen und die Definition als positive oder negative Elektroden sind die Ausschläge mal höher oder niedriger und zeigen nach oben oder nach unten.

Extremitätenableitungen

Die Extremitätenableitungen nach Einthoven (I, II, III) und Goldberger (aVR, aVL, aVF ➤ Abb. 1.65) erlauben eine Betrachtung der Impulsleitung in der **Frontalebene.**

Ableitung nach Einthoven: Durch das Anbringen von Elektroden am rechten und linken Arm sowie am linken Fuß ergibt sich ein Dreieck (Einthoven-Dreieck), dessen Seiten mit I, II und III bezeichnet werden. Die Elektrode am rechten Fuß dient der Erdung.

Ableitung nach Goldberger: Bei der Ableitung aVR wird der rechte Arm als positive Elektrode angesehen, während die anderen Extremitäten-Elektroden zusammengeschaltet werden und **eine** negative Elektrode bilden (Bedeutung der Buchstaben: a = augmented / verstärkt, V = Voltage / Spannung, R = rechter Arm, F = Fuß, L = linker Arm). Somit kommen zu den drei Extremitätenableitungen nach Einthoven weitere drei Ableitungen hinzu. Es gibt also insgesamt sechs Extremitätenableitungen.

Brustwandableitungen

Die sechs Brustwandableitungen lassen eine Betrachtung des Herzens in der **Horizontalebene** (von vorn und von der linken Seite) zu (➤ Abb. 1.64). Brustwandableitungen werden immer als positive Elektroden verstanden, d. h. eine Depolarisation, die sich auf die Elektrode zubewegt, zeigt eine positive, also nach oben gerichtete Zacke im EKG, eine Depolarisation, die sich weg

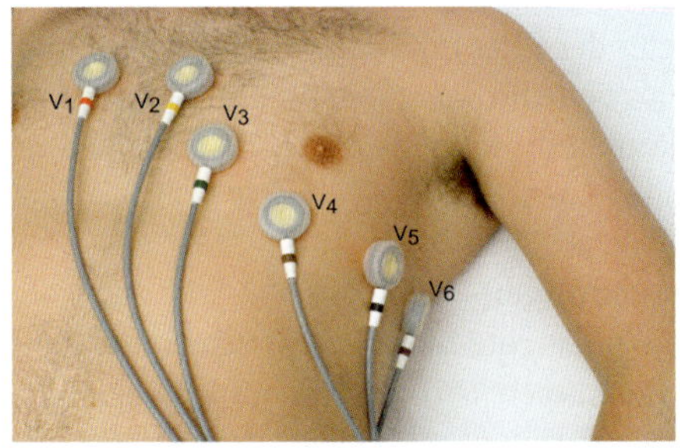

Abb. 1.64 Korrekt angelegte Brustwandableitungen mit Saugelektroden (Ableitung im Ausdruck ➤ Abb. 1.65). [K115]

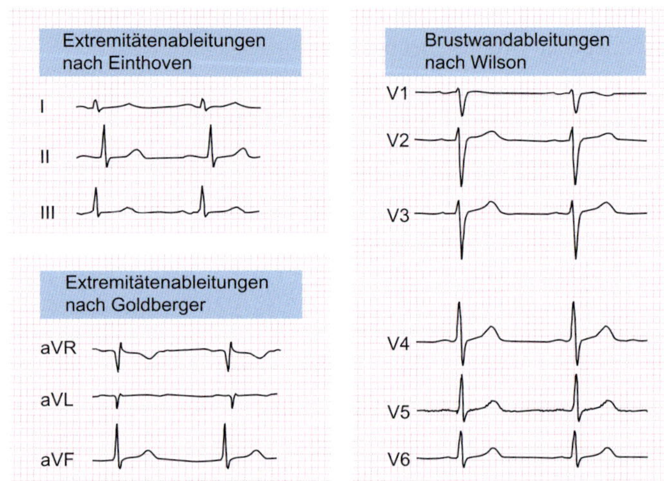

Abb. 1.65 Die Ableitungen in einer EKG-Aufzeichnung. [L190]

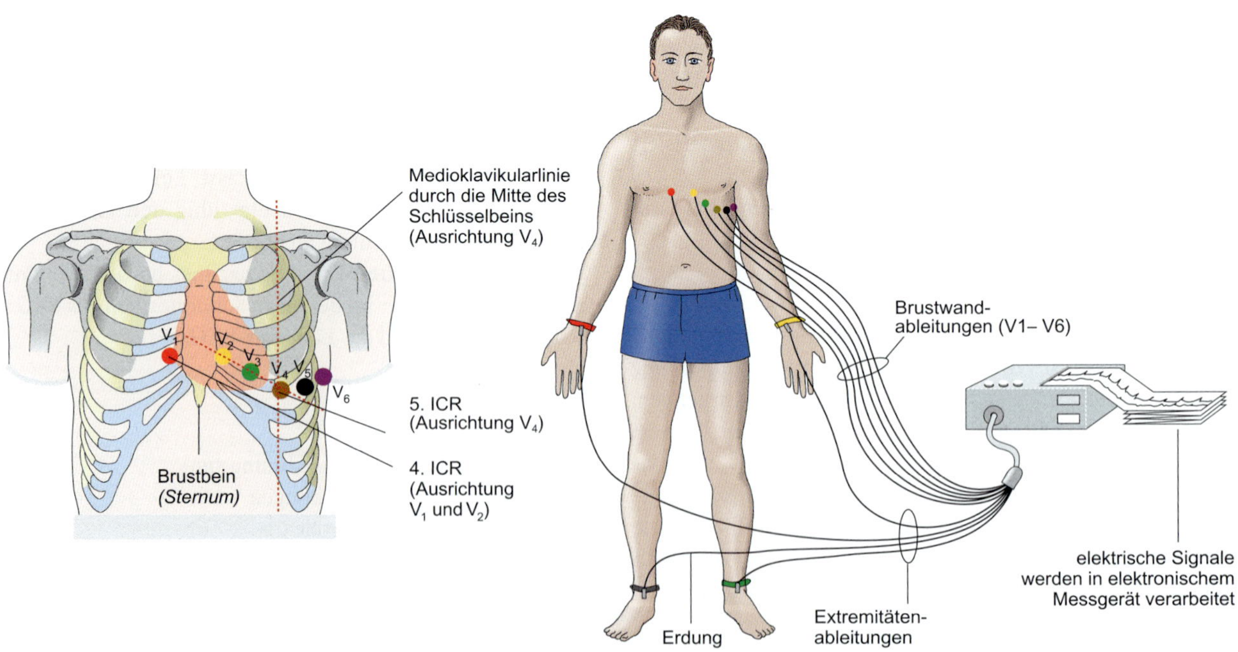

Abb. 1.63 Platzierung der EKG-Elektroden an der Brustwand und den Extremitäten (ICR = **I**nter**c**ostal**r**aum = Zwischenrippenraum). [L190]

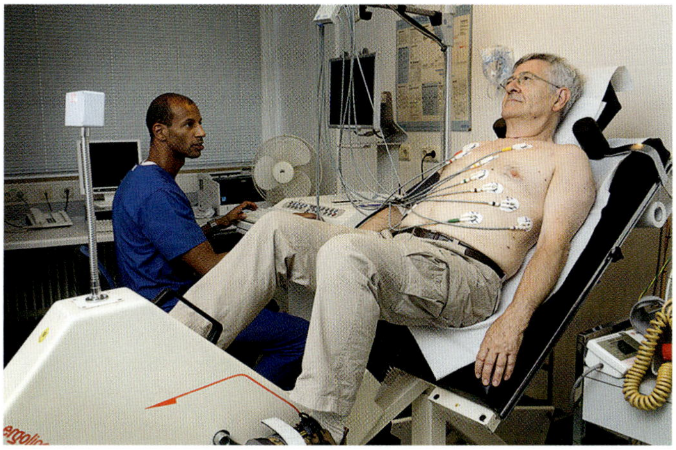

Abb. 1.66 Belastungsergometrie im Sitzen. [K115]

bewegt, ergibt einen negativen, nach unten gerichteten Ausschlag.

Die 12 Ableitungen ermöglichen es, die Erregung der Herzmuskulatur von möglichst vielen Seiten zu begutachten.

Auswertung

Ein EKG besteht aus (gerundeten) Wellen und (spitzen) Zacken, die mit Buchstaben bezeichnet sind. Bei der Betrachtung eines EKGs zeigt sich zunächst eine **P-Welle.** Die erste Zacke ist die **Q-Zacke.** Ihr folgt die **R-Zacke** sowie eine **S-Zacke** (➢ Abb. 1.67). Das Gesamtbild von Q-, R- und S-Zacken wird **QRS-Komplex** genannt. Auf den QRS-Komplex folgt eine Pause, an die sich die **T-Welle** anschließt. Die Erregungspause nennt man **ST-Strecke.**

Die beim Gesunden im EKG regelmäßig wiederkehrenden Zacken, Wellen, Strecken und Komplexe haben folgende Bedeutung (➢ Abb. 1.67):

- Die **P-Welle** entspricht der Vorhoferregung.
- Die **PQ-Zeit,** die mit der P-Welle beginnt und mit Beginn des QRS-Komplexes aufhört, gibt die atrioventrikuläre Überleitungszeit an (Erregungsleitung des Herzens ➢ 2.7.2).

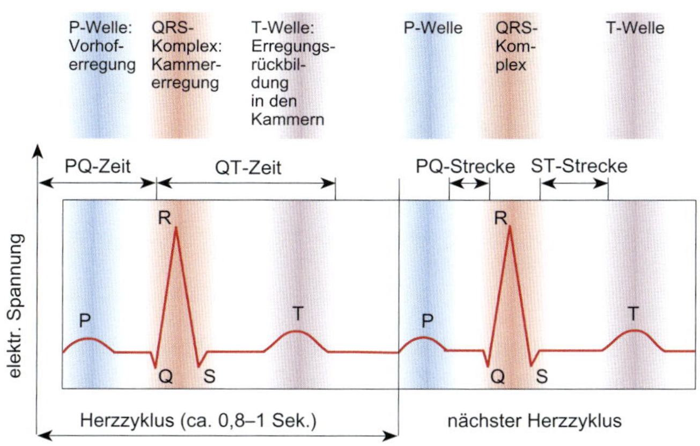

Abb. 1.67 Zacken, Wellen, Strecken und Komplexe im EKG. [L190]

- Der **QRS-Komplex** entspricht der Kammererregung: Die **Q-Zacke** zeigt die Erregung des Kammerseptums, die **R-Zacke** die Erregung des größten Anteils des Kammermyokards und die **S-Zacke** die Erregung der „letzten Ecke" des Herzmuskels.
- Die **T-Welle** markiert die Erregungsrückbildung in den Kammern.

Die Erregungsrückbildung in den Vorhöfen wird vom QRS-Komplex überlagert und ist daher im EKG nicht sichtbar.

Bei der Auswertung eines EKGs überprüft der Arzt, ob alle Zacken, Wellen, Komplexe und Strecken normal aussehen und ob ihre Dauer im Normbereich liegt.

Belastungs- und Langzeit-EKG

Ein physiologisches Ruhe-EKG schließt eine Herzerkrankung nicht aus, da in Ruhe die Sauerstoffversorgung des Herzens noch ausreichen kann. In Verdachtsfällen wird daher ein **Belastungs-EKG** (*Ergometrie*), meist in Form einer Fahrrad-Ergometrie durchgeführt, um die Durchblutungssituation des Herzens während körperlicher Anstrengung zu erkennen (➢ Abb. 1.66).

Die Fahrrad-Ergometrie erfolgt im Liegen oder Sitzen. Der Untersuchte tritt während der gesamten Belastungszeit mit einer vorgeschriebenen Geschwindigkeit in die Pedale des Fahrradergometers. Der Tretwiderstand wird stufenweise erhöht bis 80–90 % der altersabhängigen maximalen Herzfrequenz erreicht sind (Faustregel: 220 minus Alter). Auffälligkeiten, z. B. stark zunehmende Dyspnoe, Schwindel, Kopfschmerzen, Angina pectoris und ausgeprägte Herzrhythmusstörungen erfordern einen sofortigen Abbruch der Untersuchung.

Langzeit-EKG: Häufig treten Herzrhythmusstörungen nur zeitweise auf. Dann ist es sinnvoll, die Herzströme über einen längeren Zeitraum (meist 24 Std.) abzuleiten. Die Aufzeichnungen werden anschließend mit einem Computer ausgewertet. Weitere Indikationen für ein Langzeit-EKG sind: Abklärung von Synkopen (➢ 2.7.6), Überwachung antiarrhythmischer Therapien und Herzschrittmacherkontrolle.

1.5.5 Elektroenzephalogramm (EEG)

DEFINITION

Elektroenzephalogramm (*EEG*): Diagnostisches Verfahren zur Registrierung von Potenzialschwankungen der elektrischen Ströme des Gehirns (*Hirnströme*).

Die Angabe der Potenzialschwankungen erfolgt in der Einheit **Hertz** (Hz = *Schwingung pro Sek.*). Unterschiedliche Frequenzbereiche (Wellen) sind:

- Deltawellen (1–3 Hz), normal im Tiefschlaf
- Thetawellen (4–7 Hz), normal beim Einschlafen und in den leichteren Schlafphasen
- Alphawellen (8–12 Hz), Grundrhythmus bei normalen Reizen auf den Organismus
- Betawellen (13–30 Hz), im Alter häufiger, aber auch unter der Einwirkung von Psychopharmaka auftretend

Im normalen EEG nicht zu sehen sind Gamma-Wellen, die über 30 Hz liegen und Ausdruck starker Konzentration sind.

Indikationen

- Verdacht einer Epilepsie
- Verdacht auf hirnorganische Schäden
- Tumoren
- Störungen der Gedächtnisleistung
- Feststellung des Hirntodes.

Beurteilungskriterien

Die EEG-Ableitungen geben anhand der am häufigsten auftretenden Wellen und deren Amplituden Aufschluss über Erkrankungen: Bei **Hirnatrophie** zeigt sich z. B. eine Verlangsamung der Grundaktivität. **Herdbefunde** können durch eine Abflachung oder Verlangsamung der Wellen in einem bestimmten Hirnareal dargestellt werden. Sie kommen bei Hirntumoren vor (➤ 2.13.13). Die Nulllinie ohne Potenzialschwankungen tritt beim Hirntod auf.

Pflege

- Keine anregenden Getränke wie Kaffee, Tee oder Cola vor der Untersuchung anbieten.
- Nicht nüchtern lassen, da verringerte Blutzuckerwerte die Hirnströme verändern können.
- Medikamente des Untersuchten auf dem Anmeldebogen notieren oder mit den Unterlagen zur Untersuchung mitgeben.
- Pflegebedürftigen bei Bedarf zur Untersuchung begleiten.

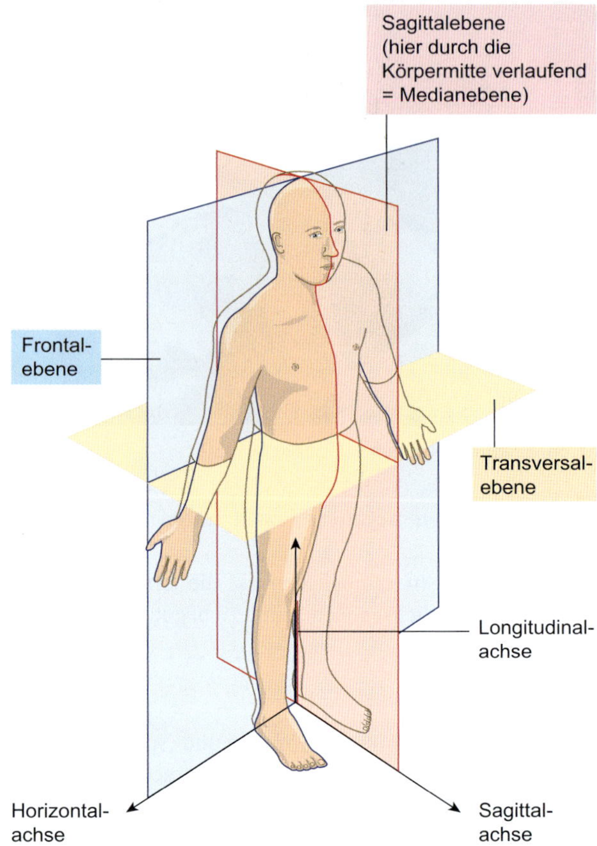

Abb. 1.68 Die Hauptachsen und -ebenen des menschlichen Körpers. [L138]

1.5.6 Radiologische Diagnostik

DEFINITION

Radiologie: Medizinisches Fachgebiet, das viele Bereiche der Bildgebung zu diagnostischen und therapeutischen Zwecken umfasst.

Zu den radiologischen diagnostischen Verfahren zählen:
- Sonografie, Echokardiografie (Ultraschall)
- Röntgendiagnostik (konventionelle Röntgenuntersuchung, CT)
- MRT.

Speziell bei der radiologischen Diagnostik sind Kenntnisse bezüglich der Ebenen und Achsen des menschlichen Körpers von großer Bedeutung (➤ Abb. 1.68).

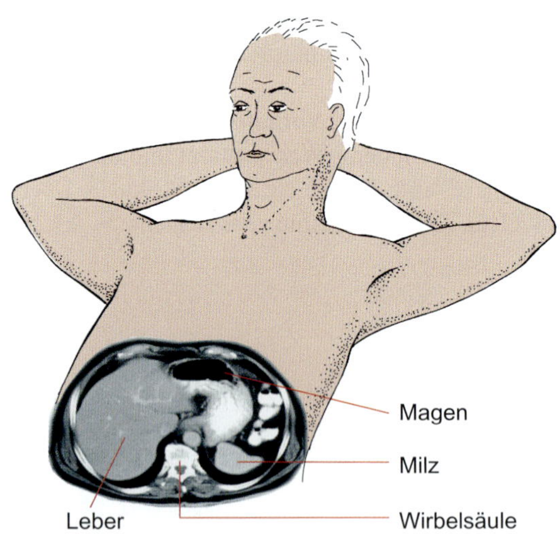

Abb. 1.69 Transversalschnitt durch den Bauchraum, wie ihn die Computertomografie (CT) erzeugt. [L190]

Sonografie

DEFINITION

Sonografie (*Ultraschalldiagnostik*): Diagnostisches Verfahren, bei dem Ultraschall eingesetzt wird.

Physikalische Grundlagen

Bei einer Ultraschalluntersuchung werden von einem Schallkopf hochfrequente Schallwellen durch das zu untersuchenden Körperteil gesendet. Ein abwaschbares Gel, das auf die zu untersuchende Körperregion aufgetragen wird, dient als Kontaktmedium zwischen dem Schallkopf und der Körperoberfläche des Untersuchten, um Luftbrücken zu vermeiden. Die von den unterschiedlichen Geweben reflektierten Schwingungen (*Echos*) werden durch den gleichen Schallkopf aufgefangen und daraus ein Ultraschallbild konstruiert

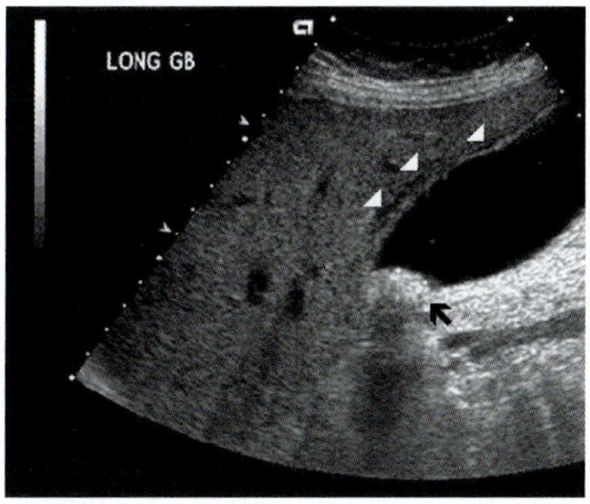

Abb. 1.70 Schematische Darstellung typischer Ultraschallbefunde. [F254]

(➤ Abb. 1.70). Eine Strahlenbelastung tritt nicht auf. Zu beachten ist, dass bei übergewichtigen Patienten oder bei Überlagerungen durch Luft im Darm Einschränkungen der Darstellungen auftreten können.

Verfahren

Entsprechend der Auswertungsmöglichkeiten werden sonografische Verfahren als mode (engl. *Methode*) bezeichnet. Zu unterscheiden sind:

- **B-Mode-Verfahren** (engl. **B**rigthness; *Helligkeit, B-Bild*): Durch Bewegen des Schallkopfes entsteht das typische zweidimensionale Helligkeitsschnittbild, das Laien mit dem Begriff „Ultraschalldiagnostik" verbinden.
- **M-Mode-Verfahren** (auch TM-Mode / **t**ime **m**otion = Bewegung): Darstellung von sich bewegenden Strukturen (z. B. Herzmuskelarbeit oder Herzklappenfunktionen). In der Kardiologie wird diese Untersuchung Echokardiografie (*Herzecho*) genannt.
- **Dopplerverfahren**: Ultraschallverfahren zur Gefäßdiagnostik, mit dem Strömungsrichtungen und Strömungsveränderungen dargestellt werden können.
- **Farbkodierte Duplexsonografie:** Stellt Informationen über den Blutfluss (Strömungsrichtung, Strömungsveränderungen) in einer Farbskala dar.

Röntgendiagnostik

Physikalische Grundlagen

Die **Röntgenstrahlung** ist eine hochenergetische elektromagnetische Strahlung mit der Eigenschaft, verschiedene Gewebe in unterschiedlichem Maß zu durchdringen.

Als Strahlenquelle dient eine **Röntgenröhre,** die Röhrenspannung bestimmt den Energiegehalt der Strahlung. Energiereiche, „harte" Strahlung mit kurzer Wellenlänge dringt tiefer in das Gewebe ein als energiearme, „weiche" Strahlung mit längeren Wellenlängen.

Zwischen Röntgenröhre und Röntgenfilm steht der zu Untersuchende, dessen Gewebe die Röntgenstrahlen in unterschiedlichem Maß aufnehmen (*absorbieren*). Der Strahlenanteil, der den Körper durchdrungen hat, also nicht oder nur teilweise absorbiert wurde, schwärzt den Röntgenfilm in Abhängigkeit zur Menge der absorbierten Strahlung (➤ Abb. 1.72). Röntgendichte Gewebe, z. B. Knochen, haben einen hohen Absorbtionsanteil weil sie wenig Strahlung durchlassen. Der Röntgenfilm wird hinter ihnen also nur gering geschwärzt. Der Bereich erscheint im Negativ hell.

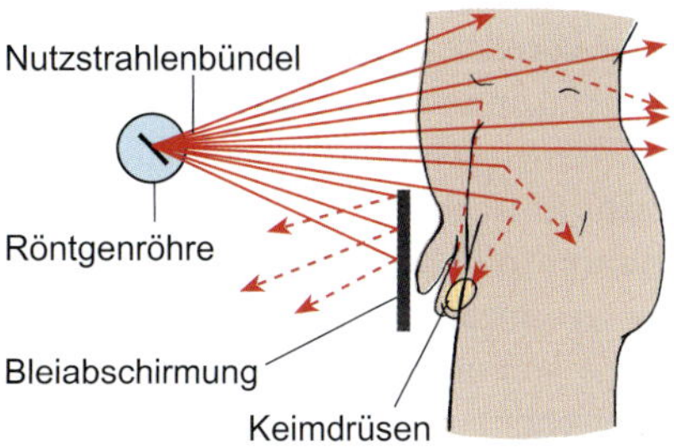

Abb. 1.71 Keimdrüsenschutz durch Bleiabschirmung. [L215]

Die **Röntgenverordnung** (*Strahlenschutzverordnung*) dient dem Schutz von Personen, die im Beruf radioaktiver Strahlung ausgesetzt sind.
Um mutagene (*Veränderungen an der DNS auslösend*) und teratogene (*fruchtschädigende*) Folgeschäden durch die im Körper absorbierte Strahlung zu vermeiden, müssen die Richtlinien des Strahlenschutzes eingehalten werden. Hauptprinzipien des praktischen Strahlenschutzes sind Abschirmung der Strahlung z. B. durch Strahlenschutzkleidung (Bleischürzen, Bleiabdeckungen der Keimdrüsenregion des Untersuchten) sowie die Einhaltung des jeweils vorgeschriebenen Abstands (➤ Abb. 1.71).

Verfahren

Bei den **konventionellen Röntgenaufnahmen** resultieren die Helligkeitsunterschiede im Röntgenbild allein aus der unterschiedlichen Abschwächung der Röntgenstrahlen durch die Gewebe. Typische Anwendungsgebiete sind z. B. Röntgenaufnahmen der Lunge (Röntgen-Thorax) oder bei Fragen aus der Traumatologie.

Bei der **Röntgendurchleuchtung** wird eine Bildserie aufgenommen. So können dynamische Prozesse über einen kurzen

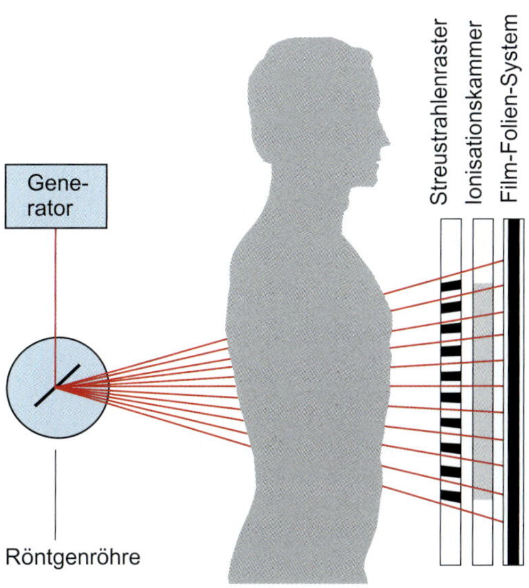

Abb. 1.72 Schematische Darstellung der Bildentstehung beim konventionellen Röntgenverfahren. [L215]

Zeitraum beobachtet werden. Im Verlauf einer Osteosynthese kann beispielsweise der korrekte Sitz von Schrauben und Platten überprüft werden. Durch kontinuierliches Röntgen kontrolliert der Arzt ferner die Lage eines eingebrachten Stents sowie die korrekte Position des Herzschrittmachers.

Röntgenverfahren mit Kontrastmittel ermöglichen eine bessere Darstellung verschiedener Organe und Strukturen. Je nach diagnostischer Frage kommen positive oder negative Röntgenkontrastmittel zur Anwendung: Positive Röntgenkontrastmittel wie Jod oder Gadolinium werden z. B. bei der Urografie oder der Darstellung von Gefäßen (Angiografie) verwendet. Die Angiografie findet Anwendung zur Diagnostik der pAVK (➤ 2.8.8) oder bei Herzkatheteruntersuchungen:

Beim **Linksherzkatheter** zur Darstellung der Herzkranzarterien mit Kontrastmittel (*Koronarangiografie*) geht der Untersucher z. B. an der Leiste in die Oberschenkelarterie (*A. femoralis*) ein und schiebt den Katheter unter Röntgenkontrolle bis zum Abgang der Herzkranzgefäße aus der aufsteigenden Aorta. Dann verabreicht er Kontrastmittel und kann so Veränderungen / Stenosen der Herzkranzarterien sehen.

Negative Röntgenkontrastmittel, z. B. Luft oder CO_2, haben eine sehr niedrige Dichte und erscheinen im Röntgenbild dunkel.

VORSICHT

Bei Gabe von Kontrastmittel können lebensgefährliche Kontrastmittelallergien vom Typ I (➤ 2.6.10) auftreten.

Computertomografie

DEFINITION

Computertomografie (*CT*): Computergestützte Darstellung von Körperstrukturen mithilfe von Röntgenstrahlung in Schnittbildern.

Die Computertomografie ist ein Schnittbildverfahren, das in kurzer Zeit (ca. 3–8 min.) eine große Zahl von Bildern des zu untersuchenden Körperbereichs liefert (➤ Abb. 1.69). Während der Untersuchung rotiert die Messeinheit, die u. a. aus Röntgenröhren besteht, gleichmäßig um den Körper und erstellt Querschnittaufnahmen (➤ Abb. 1.73). Die CT ist das Verfahren der Wahl, wenn es darum geht, eine überlagerungsfreie Darstellung von inneren Organen zu erhalten. Die kraniale Computertomografie (*CCT*) des Gehirns ist aus der neurologischen Diagnostik nicht wegzudenken (➤ Abb. 1.74). Die Thorax-, Abdomen- oder Becken-CT wird v. a. zur diagnostischen Abklärung unklarer Raumforderungen – d. h. bei Tumorverdacht – und zur Metastasensuche bei Tumorerkrankungen genutzt. Auch knöcherne Strukturen lassen sich sehr gut beurteilen. Computertomografische Aufnahmen sind mit einer relativ hohen Strahlenexposition verbunden, die um ein Mehrfaches höher liegt, als bei konventionellen Röntgenaufnahmen. Des Weiteren wird im Verlauf der CT-Untersuchung ggf. die Verabreichung eines Kontrastmittels notwendig. Daher sind mögliche allergische Reaktionen und die Nierenfunktionswerte vor einer Untersuchung abzuklären.

Magnetresonanztomografie

DEFINITION

Magnetresonanztomografie (*MRT, Kernspintomografie, Kernspin, NMR* von **n**uclear **m**agnetic **r**esonance): Bildgebendes Verfahren, das Schichtaufnahmen liefert und im Unterschied zur Röntgendiagnostik und Computertomografie ohne Strahlenbelastung auskommt.

Physikalische Grundlagen

Die Magnetresonanztomografie ist ein diagnostisches Verfahren, das ohne die Anwendung von Röntgenstrahlen eine ausgezeichnete Wiedergabe von Weichteilen und Organen ermöglicht. Daher ist sie auch hervorragend zur Darstellung des Gehirns und des Rückenmarks geeignet. Außerdem sind die Weichteile des Bewegungsapparats, Muskeln, Gelenke und Sehnen gut abzubilden.

Bei der MRT richten sich in einem starken Magnetfeld die Atomkerne des Wasserstoffs in den Geweben des Untersuchten aus. Durch kurze Hochfrequenzimpulse wird die Ausrichtung der Wasserstoffkerne im Magnetfeld gestört. Bei der Rückkehr in ihren ursprünglichen Zustand senden die Wasserstoffkerne ihrerseits elektromagnetische Wellen aus, die durch Sensoren registriert werden. Durch das externe Magnetfeld spüren Patienten dann oft eine Art „Kribbeln“ oder ein lokales Wärmegefühl.

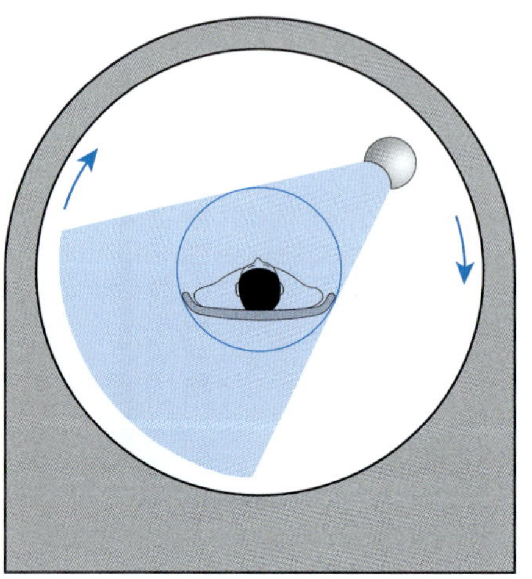

Abb. 1.73 Schematische Darstellung der Funktion eines Computertomografen. [L231]

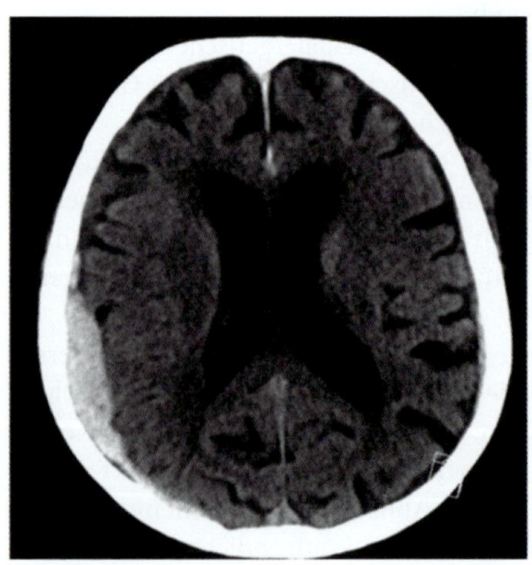

Abb. 1.74 Kraniale Computertomografie eines akuten Subduralhämatoms bei einem 85-jährigen Patienten nach Treppensturz mit hyperdenser sichelförmiger Blutansammlung bei Aufnahme.[T940]

Vorbereitung

Die Bildgebung erfolgt in einer Art „Röhre". Vor der Untersuchung müssen sämtliche Metallteile (Uhr, Schmuck, Kreditkarten, Hörgeräte, Zahnprothesen, Haarklammern) abgelegt werden. Die Untersuchung kann bis zu 45 Minuten dauern. Daher muss der zu Untersuchende bequem liegen. Der Kontakt mit den medizinischen Assistenten während des MRT erfolgt über Mikrofon und Lautsprecher. Da das MRT-Gerät laute Geräusche erzeugt, erhält der Patient einen Kopfhörer.

Ältere Hüftgelenk- und Kniegelenkimplantate, sowie künstliche Herzklappen aus Metall, Herzschrittmacher, implantierte Defibrillatoren oder Operationen am Innenohr und an den Halsgefäßen können eine Kontraindikation bezüglich der MRT-Untersuchung darstellen.

1.5.7 Nuklearmedizinische Verfahren

DEFINITION

Nuklearmedizin: Medizinisches Fachgebiet, das sich mit der diagnostischen und therapeutischen Anwendung radioaktiver Substanzen befasst.

Bei nuklearmedizinischen Verfahren kommen radioaktive Substanzen zum Einsatz, die in geringsten Mengen in den menschlichen Stoffwechsel eindringen, um Durchblutungsverhältnisse, Stoffwechselvorgänge und Rezeptoren sichtbar zu machen.

Untersuchungen

- **Szintigrafie**: Durch Injektion radioaktiv markierter Substanzen (*Tracer*), werden Körpergewebe sichtbar gemacht. Tracer sammeln sich in bestimmten Körpergeweben an und werden mithilfe einer Gammakamera sichtbar gemacht, z. B. Schilddrüsenszintigrafie, Knochenszintigrafie.
- **Positronenemmissionstomografie** (*PET*): Hochsensitives Verfahren, das aufgrund der Verteilung von schwach radioaktiven Substanzen im Organismus biochemische und physiologische Funktionen darstellt. Die radioaktiven Substanzen gehen in den gewöhnlichen Stoffwechsel ein und erlauben das Auffinden von Tumoren und Metastasen mit Hilfe der veränderten Stoffwechselaktivität.
- Die **Single-Photon-Emissions-Computertomografie** (*SPECT*) verbindet die Vorteile der nuklearmedizinischen Funktionsdiagnostik mit den hohen Auflösungen anatomischer Strukturen durch die CT. Mit ihrer Hilfe können pathologische Stoffwechselvorgänge entsprechenden anatomischen Lokalisationen noch besser zugeordnet werden.

1.5.8 Endoskopische Untersuchungen

DEFINITION

Endoskopische Untersuchung: Betrachtung von Körperhohlräumen sowie den darin befindlichen Organen und Strukturen mittels spezieller Instrumente (*Endoskope*), die durch die Haut oder natürliche Körperöffnungen eingeführt werden.

Laparoskopie

Bei einer Laparoskopie wird die Bauchhöhle und die darin liegenden Organe betrachtet. Dafür wird über einen kleinen Hautschnitt ein Trokar in die Bauchhöhle eingebracht. Durch diesen Trokar wird ein Spezialendoskop eingeführt. Der Anschluss einer Videokamera und einer Lichtquelle erlaubt die Beurteilung z. B. von Blutungen oder Entzündungen, die Gewebeentnahme (*Biopsie*) und Eingriffe im Rahmen der minimal-invasiven Chirurgie (➤ 1.5.8).

Gastroskopie

Die Gastroskopie (*Magenspiegelung*), auch aufgrund umfangreicherer Diagnostik zur Ösophagogastroduodenoskopie (*ÖGD*) erweitert, ermöglicht die Beurteilung der Schleimhaut, die Entnahme von Gewebeproben (*Biopsie*), die Entfernung von Fremdkörpern oder Polypen und die Dehnung von Verengungen (*Stenosen*). Blutungen aus Magengeschwüren oder Ösophagusvarizen (➤ 2.10.16) können gestillt werden.

Bronchoskopie

Flexible Bronchoskope mit einem Durchmesser von wenigen Millimetern werden über den Mund oder die Nase eingeführt und durch den Kehlkopf und die Trachea in die Bronchien vorgeschoben. Eine Bronchoskopie erfolgt zur Abklärung von Lungentumoren, Entnahme von Biopsiematerial, Durchführung einer Bronchiallavage (*Spülung, um Zellen / Erreger nachzuweisen,* z. B. bei Pneumonie) und zur Entfernung von Fremdkörpern.

Koloskopie

Die Koloskopie (*Darmspiegelung*) dient der Untersuchung des Dickdarms. Indikationen sind Vorsorgemaßnahmen, Abklärung von Blut im Stuhl, bei chronisch entzündlichen Darmerkrankungen (➤ 2.10.14) sowie Kontrolluntersuchungen nach einem kolorektalen Karzinom. Das flexible Koloskop hat etwa einen Durchmesser von 1 cm und wird von anal langsam Richtung Dünndarm (*terminales Ileum*) geschoben.

ERCP

Die Darstellung der Gallenwege und des Pankreasgangs erfolgt mittels einer ERCP (*endoskopisch retrograde Cholangiopankreatikografie*). Mit einem durch den Mund eingeführten Endoskop wird die Papilla Vateri im Dünndarm (➤ 2.10.5) aufgesucht und das Kontrastmittel retrograd (entgegen der normalen Flussrichtung der Galle) in die Gallenwege oder den Pankreasgang injiziert. Verengungen durch Gallensteine oder Tumoren werden so sichtbar. Mithilfe eines zweiten kleineren Endoskops können die Gallengänge auch direkt betrachtet werden. Neben der diagnostischen Komponente ergeben sich therapeutische Möglichkeiten, z. B. die Entfernung eines Gallensteins aus dem Ductus choledochus (➤ 2.10.17) oder das Einbringen eines Stents bei Verengungen durch Tumoren oder Entzündungen, um den Abfluss von Gallen- und Pankreassaft zu verbessern.

1

Arthroskopie

Mittels Arthroskopie erfolgt die Beurteilung eines Gelenkinnenraums. Indikationen sind unklare Gelenkbeschwerden, Probeentnahmen der Gelenkinnenhaut und therapeutische Maßnahmen, z. B. die Entfernung von Meniskusteilen bei einem Meniskusriss.

1.6 Therapie

1.6.1 Allgemeine Arzneimittellehre

Zu den häufigsten therapeutischen Maßnahmen gehört die Verordnung von Medikamenten.

Begriffsbestimmungen

DEFINITION

Arzneimittel (engl. *drugs*): Substanzen, die diagnostischen, therapeutischen und prophylaktischen Zwecken dienen.
Pharmakologie: Wissenschaft, die sich mit den Wechselwirkungen zwischen Arzneistoffen und dem Organismus befasst.

Ein Arzneimittel besteht in der Regel aus **Wirk-** und **Hilfsstoffen.** Wirkstoffe können chemische Elemente oder deren Verbindungen sein, aber auch Pflanzenteile sowie Bestandteile oder Stoffwechselprodukte von Tieren, Bakterien oder Viren. Hilfsstoffe dienen der Konservierung des Arzneimittels oder verändern die Aufnahme (*Resorption*) der Wirksubstanz im Organismus.

Während **Arzneirezepturen** individuell in der Apotheke hergestellt werden, handelt es sich bei **Fertigarzneimitteln** um industriell hergestellte Fertigmedikamente.

Jedes Medikament hat in der Regel mehrere Bezeichnungen. Ein Beispiel:

- Der **chemische Name** ergibt sich aus der chemischen Bezeichnung der Substanz, z. B. N-(4-Hydroxyphenyl)acetamid. Er ist in erster Linie für den Apotheker und den Chemiker interessant.
- Der **Wirkstoff** erhält von der WHO einen internationalen Freinamen (generic name = international non-proprietary name / INN), im oben genannten Beispiel Paracetamol. Als **Generikum** bezeichnet man das Nachahmerpräparat eines Wirkstoffes, der nicht mehr dem Patentschutz unterliegt. Generika werden in der Regel mit dem Freinamen und dem Namen der Pharmafirma bezeichnet (z. B. Paracetamol-ratiopharm®). Generika sind generell kostengünstiger als die dazugehörigen Originalpräparate.
- Der **Handelsname** (Präparatename) ist die Bezeichnung, unter der das Medikament vom jeweiligen Hersteller vertrieben wird (im genannten Fall z. B. ben-u-ron®). Der Handelsname ist auf Dauer, die Zusammensetzung des Medikaments patentrechtlich für 20 Jahre ab Anmeldung geschützt. Der effektive Patentschutz beträgt häufig nur 10 Jahre. Der Handelsname ist durch ein ® (Registered trade mark = eingetragenes Warenzeichen) gekennzeichnet.

Viele Präparate tragen Namenszusätze, die auf besondere Eigenschaften des Medikaments hinweisen:

- Zahlen geben häufig den Wirkstoffgehalt an. So enthält etwa eine Tablette „Aspirin® 100“ 100 mg Acetylsalicylsäure, eine Tablette „Aspirin® N 300“ dagegen 300 mg.
- Die Zusätze minor oder pico (z. B. Digimerck® minor, Digimerck pico) weisen auf eine geringere Dosis, der Zusatz forte (z. B. Eusaprim® forte) auf eine höhere Dosis verglichen mit dem zuerst auf dem Markt erschienenen Präparat hin.
- Depot (z. B. Fluanxol® Depot) bedeutet, dass das Arzneimittel nur langsam vom Körper aufgenommen wird und die Wirkung somit länger anhält. Dies wird erreicht, indem das Arzneimittel in kristalliner Form vorliegt oder bestimmte Zusätze enthält, z. B. Protamin oder Zink.
- Retard (z. B. Isoket® retard) deutet ebenfalls auf eine verzögerte oder verlängerte Wirkung des Präparats hin. Dies wird durch Ummantelung des Arzneistoffes erreicht, z. B. durch einen magensaftresistenten Überzug bei Tabletten, der sich erst im Dünndarm auflöst.
- Präparate mit dem Zusatz mono enthalten in der Regel nur einen Wirkstoff (z. B. Codicaps® mono). Dagegen stellen Präparate mit dem Zusatz plus (z. B. Buscopan® plus) eine Kombination mehrerer Wirksubstanzen dar (Butylscopolaminiumbromid / Buscopan® + Paracetamol).

Arzneimittelgruppen

Arzneimittel werden je nach ihrem **Anwendungsgebiet** in Gruppen eingeteilt. Innerhalb dieser Gruppen kann es Medikamente mit unterschiedlichen Wirkmechanismen geben (➤ Tab. 1.11). Viele Antirheumatika wirken z. B. sowohl analgetisch (*schmerzstillend*) als auch antientzündlich (*antiphlogistisch*).

Gesetzliche Vorschriften

Das **Arzneimittelgesetz** (*AMG*) regelt den Umgang mit Arzneimitteln. Es enthält Vorschriften über die Herstellung, Zulassung, Kontrolle, Verschreibung und Abgabe von Arzneimitteln sowie Informationen zur Verbraucheraufklärung und Produkthaftung. Im Alltag sind vor allem die Vorschriften über die Verschreibung und Abgabe der Arzneimittel von Bedeutung:

- **Frei verkäufliche Arzneimittel** (z. B. Mund- und Rachendesinfektionsmittel, bestimmte pflanzliche Tees oder Mineralstoffpräparate) sind nicht nur in Apotheken, sondern auch in Drogerien und z. T. in Supermärkten erhältlich.
- **Apothekenpflichtige Arzneimittel** dürfen nur in Apotheken verkauft werden. Hierzu gehören Medikamente, die ohne Rezept erhältlich sind. Charakteristische Beispiele sind Schmerzmittel wie Acetylsalicylsäure und Paracetamol.
- **Verschreibungspflichtige** (*rezeptpflichtige*) **Arzneimittel,** z. B. Antibiotika, werden vom Apotheker nur auf Vorlage einer schriftlichen Verordnung des Arztes (*Rezept*) abgegeben, da diese Medikamente bei unkontrollierter Einnahme entweder häufig zu unerwünschten Wirkungen oder im Fall der Antibiotika auch zu Resistenzen führen.

Tab. 1.11 Wichtige Arzneimittelgruppen.

Arzneimittelgruppe	Anwendungsgebiet	Beispiele
Analgetika Antirheumatika	• Schmerzmittel • Mittel gegen rheumatische Erkrankungen	• Acetylsalicylsäure (Aspirin®) • Diclofenac (Voltaren®)
Antiallergika	Mittel zur Behandlung von allergischen Reaktionen	Clemastin (Tavegil®)
Antiarrhythmika (➢ Tab. 2.28)	Mittel zur Behandlung von Herzrhythmusstörungen	Amiodaron (Amiodaron-ratiopharm®)
Antibiotika	Mittel zur Behandlung von (bakteriellen) Infektionen	Phenoxymethylpenicillin (Isocillin®)
Antidementiva (Nootropika ➢ 3.3.1)	Mittel zur Behandlung von hirnorganisch bedingten Leistungsstörungen	Ginkgo-biloba (Tebonin® forte)
Antidiabetika (➢ 2.5.13)	Mittel zur Behandlung des Diabetes mellitus	Metformin (Glucophage® N)
Antiemetika Antivertiginosa (➢ 2.10.13)	• Mittel gegen Erbrechen • Mittel gegen Übelkeit und Schwindel bei Störungen des Gleichgewichtsorgans (z. B. Reisekrankheit)	Dimenhydrinat (Vomex A®)
Antiepileptika (➢ 2.13.12)	Mittel zur Behandlung der Epilepsie	Phenobarbital (Luminal®)
Antihypertonika (Antihypertensiva ➢ 2.8.5)	Mittel gegen Bluthochdruck	Nifedipin (Adalat®)
Antikoagulanzien (➢ 2.6.8)	Mittel zur Verminderung der Blutgerinnung	Heparin (Hepathrombin®)
Antimykotika	Mittel zur Behandlung von Pilzinfektionen	Nystatin (Moronal®)
Antiphlogistika	Mittel zur Behandlung von Entzündungen	Diclofenac (Voltaren®)
Antitussiva (➢ 2.9.8)	Mittel zur Hustenstillung	Dihydrocodein (Paracodin®)
Broncholytika	Mittel zur Behandlung von Bronchialspasmen	Orciprenalin (Alupent®)
Diuretika (➢ 2.11.4)	Harntreibende Mittel	Furosemid (Furosemid-ratiopharm®)
Hypnotika / Sedativa (➢ 3.2.2)	Schlafmittel / Beruhigungsmittel	Flunitrazepam (Rohypnol®)
Kardiaka (➢ 2.7.6)	Herzmittel	Digitoxin (Digimerck®)
Laxanzien (➢ 2.10.14)	Abführmittel	Natriumpicosulfat (Regulax®N)
Muskelrelaxanzien	Mittel zur Entspannung der Muskulatur, z. B. bei Spastik	Baclofen (Lioresal®)
Ophthalmika (➢ Tab. 2.14)	Augenheilmittel	Timolol (Tim-Ophtal®)
Psychopharmaka (➢ 3.2.2)	Mittel zur Behandlung von psychischen Störungen	Haloperidol (Haldol® Janssen)
Spasmolytika (➢ 2.10.17)	Mittel gegen Koliken des Magen-Darm-Bereichs, der Gallenwege, der abführenden Harnwege	Butylscopolaminiumbromid (Buscopan®)

- **Verschreibungsfähige Betäubungsmittel,** z. B. Fentanyl oder Buprenorphin (Temgesic®) unterliegen dem Betäubungsmittelgesetz (BMG) und der Betäubungsmittel-Verschreibungsverordnung (BtMVV).

Ausstellung eines Rezepts

Ein Rezept ist juristisch gesehen eine Urkunde. Es enthält u. a. folgende Angaben:

- Name und Anschrift des Erkrankten
- Medikamentenname (Freiname, Handelsname)
- Dosierung
- Darreichungsform (z. B. Tablette)
- Abzugebende Menge (N1 entspricht 10–20 Dosiseinheiten zur Kurzbehandlung, N2 20–50 Dosiseinheiten zur mittleren Behandlungsdauer, N3 50–120 Dosiseinheiten zur Dauertherapie)
- Vollständige Adresse des verschreibenden Arztes, eigenhändige Unterschrift sowie Datum der Ausfertigung

Das einfache Rezept hat in der Regel drei Monate Gültigkeit, während Betäubungsmittelrezepte nur 7 Tage gültig sind.

Aut idem-Regelung: Apotheker sind verpflichtet, ein wirkstoffgleiches Präparat aus dem unteren Preissegment abzugeben, es sei denn, der Arzt schließt dies ausdrücklich aus.

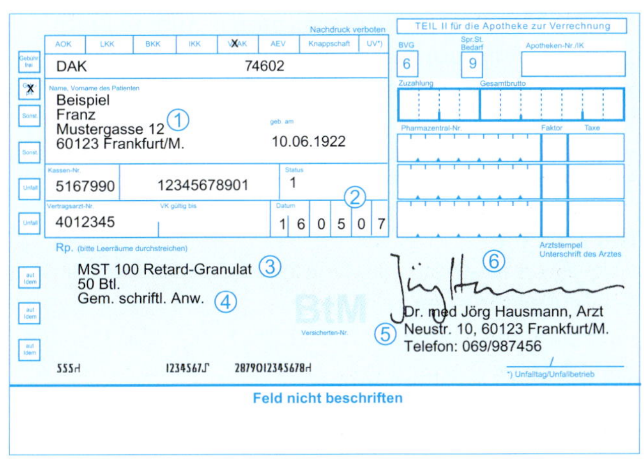

Nachdruck verboten

TEIL II für die Apotheke zur Verrechnung

AOK LKK BKK IKK VdAK AEV Knappschaft UV

DAK 74602

BVG 6 | Spr.St. Bedarf 9 | Apotheken-Nr./IK

Name, Vorname des Patienten

Beispiel
Franz
Mustergasse 12 ①
60123 Frankfurt/M.

geb. am 10.06.1922

Kassen-Nr. 5167990 | Versicherten-Nr. 12345678901 | Status 1 ②

Vertragsarzt-Nr. 4012345 | VK gültig bis | Datum 1 6 0 5 0 7

Rp. (bitte Leerräume durchstreichen)

MST 100 Retard-Granulat ③
50 Btl.
Gem. schriftl. Anw. ④

⑥

Dr. med Jörg Hausmann, Arzt
⑤ Neustr. 10, 60123 Frankfurt/M.
Telefon: 069/987456

Arztstempel Unterschrift des Arztes

Feld nicht beschriften

Abb. 1.75 Korrekt ausgefülltes BtM-Rezept. [K115]

Besonderheiten im Umgang mit Betäubungsmitteln

DEFINITION

Betäubungsmittel (*BtM*): Sammelbezeichnung für Wirkstoffe, die den Vorschriften des Betäubungsmittelgesetzes (*BtMG*) unterliegen.

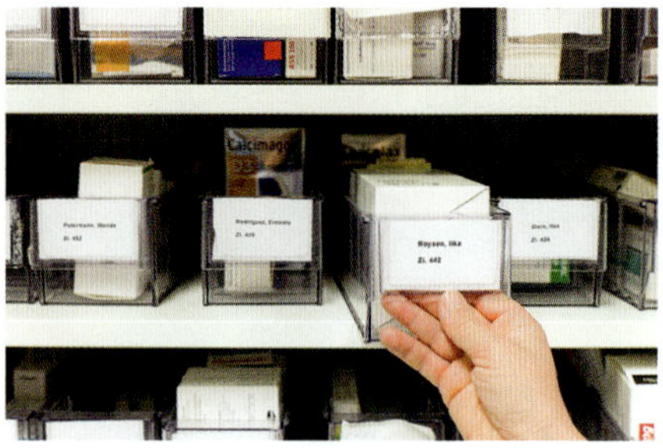

Abb. 1.76 Korrekte Aufbewahrung von Medikamenten im Arzneimittelschrank. Die Medikamentenfächer sind nach der Station, der Zimmernummer und den Namen der Bewohner geordnet. [K115]

Die **Betäubungsmittel-Verschreibungsverordnung** regelt die Verordnung von Betäubungsmitteln, die im BtMG aufgeführt sind. Wichtige Regeln zum Umgang mit Betäubungsmitteln sind u. a.:

- Die Verordnung von Betäubungsmitteln erfolgt auf einem dreiteiligen amtlichen Formular (*Betäubungsmittelrezept*), das von der Bundesopiumstelle nach Anforderung durch den Arzt ausgegeben wird (➤ Abb. 1.75). Teil I und II wird der Apotheke vorgelegt, Teil III archiviert der verordnende Arzt als Verbleibnachweis.
- Betäubungsmittel unterliegen der Höchstmengenbegrenzung, die dem durchschnittlichen Bedarf an 30 Tagen entspricht (z. B. Fentanyl-Hexal TTS 25 µg / h, Membranpflaster / transdermales Pflaster), Höchstmenge 500 mg in 30 Tagen.
- Alle Medikamente, die unter das Betäubungsmittelgesetz fallen, müssen getrennt von den übrigen Arzneimitteln unter ständigem Verschluss aufbewahrt werden. Die Verantwortung für den Schlüssel des Faches trägt die Einrichtungs- oder Pflegedienstleitung.
- Im Betäubungsmittelbuch sind alle auf der Station vorrätigen Betäubungsmittel verzeichnet. Änderungen (Abgabe an einen Pflegebedürftigen) sind mit Datum, vollständigem Namen des Bewohners, Art und Menge des entnommenen Betäubungsmittels, verordnendem Arzt sowie entnehmender und verabreichender Pflegefachkraft zu dokumentieren. Auch zu Bruch gegangene Ampullen werden protokolliert. Bei Schreibfehlern ist das falsch geschriebene Wort einmal durchzustreichen. Auf keinen Fall dürfen Seiten herausgerissen oder Korrekturen vorgenommen werden, die das Geschriebene, z. B. durch Tipp-Ex®, unkenntlich machen.

SURFTIPP

Bundesministerium der Justiz und für Verbraucherschutz, Gesetze im Internet: https://www.gesetze-im-internet.de/

Umgang mit Medikamenten

Lagerung von Medikamenten

- Arzneimittel, die sich bei Licht zersetzen oder ihre Wirksamkeit verlieren (z. B. Tinkturen) werden im Regelfall in dunklen Flaschen geliefert.
- Medikamente, die aus Pulver oder Kristallen bestehen (z. B. Tabletten, Puder), müssen trocken gelagert werden, weil sie sonst verklumpen.
- Feuergefährliche Stoffe wie Alkohol oder Äther werden in verschließbaren, bruchsicheren Behältern mit besonderer Kennzeichnung (*Flammensymbol*) verwahrt, dürfen nicht in der Nähe von Heizungen stehen und müssen vor Sonneneinstrahlung geschützt werden (*Explosionsgefahr*).
- Die Lagerungstemperatur für ein Medikament ist aus dem Beipackzettel oder der Medikamentenverpackung ersichtlich:
  - Die meisten Medikamente können bei Zimmertemperatur, d. h. bei 15–25 °C, gelagert werden.
  - Ätherische Öle, Fette und Salben bedürfen einer kühlen Lagerung bei 6–15 °C.
- Einige Medikamente, (z. B. Insulin), müssen im Kühlschrank bei 2–8 °C bevorratet werden. Arzneimittel sind in einem abschließbaren Schrank (➤ Abb. 1.76) aufzubewahren, der immer versperrt sein muss, damit Unbefugte nicht an die Medikamente gelangen können.
- In der ambulanten Pflege ist die Forderung nach einer Lagerung in permanent versperrten Schränken nicht umsetzbar. Hier sorgen die Pflegekräfte dafür, dass die Arzneimittel sachgerecht gelagert werden und Unbefugte keinen Zugriff haben.
- Der Medikamentenschrank ist in regelmäßigen Abständen auf Bestand und verfallene Medikamente zu kontrollieren.

VORSICHT

Medikamentendiebstähle sind leider häufig. Wichtigste Vorsichtsmaßnahme: Arzneimittelschrank stets verschlossen halten.

Haltbarkeit von Medikamenten

Auf allen Medikamentenpackungen ist das Verfallsdatum aufgedruckt, das aber nur für original verschlossene Medikamente gilt. Medikamente aus geöffneten Originalpackungen, die aus ihrer Folie herausgelöst oder sogar weiterverarbeitet worden sind (z. B. Antibiotikalösungen aus Pulver und Lösungsmittel), haben eine wesentlich kürzere Haltbarkeit. Dies gilt auch für Augentropfen.

Verfallene Medikamente kann man häufig an folgenden Veränderungen erkennen:

- Zersetzungen oder lokale Farbveränderungen, z. B. Flecken auf Tabletten (➤ Abb. 1.77)
- Konsistenzveränderungen, wie nicht aufschüttelbare Suspensionen (fester Bodensatz mit flüssigem Überstand), aufgeplatzte Oberflächen bei Dragees (➤ Abb. 1.78) oder verklebte Kapseln (➤ Abb. 1.79)
- Ungewöhnliche Beimengungen in sonst klaren Flüssigkeiten wie Trübungen oder Flocken in Trinkampullen oder Infusionslösungen (➤ Abb. 1.80)
- Geruchsveränderungen (z. B. ranzig riechende Salben)

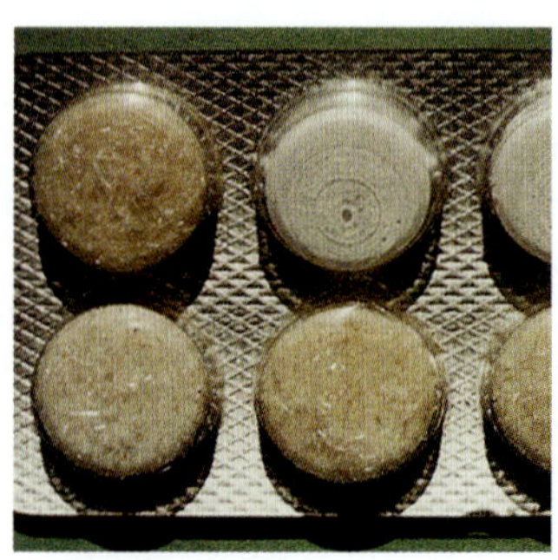

Abb. 1.77 Verfärbung und Zersetzung von Tabletten. [E160]

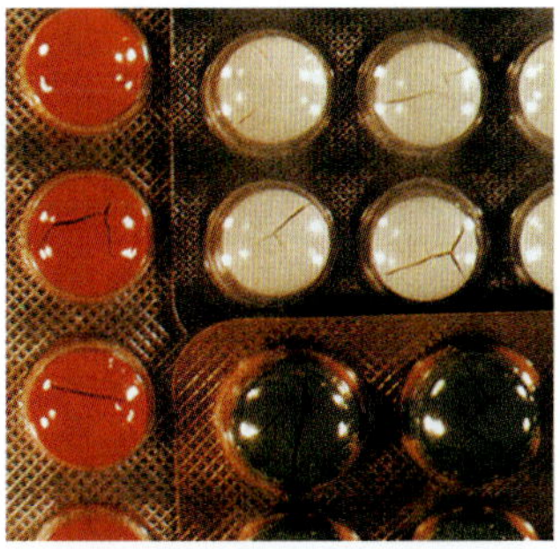

Abb. 1.78 Aufgeplatzte Oberflächen bei Dragées. [E160]

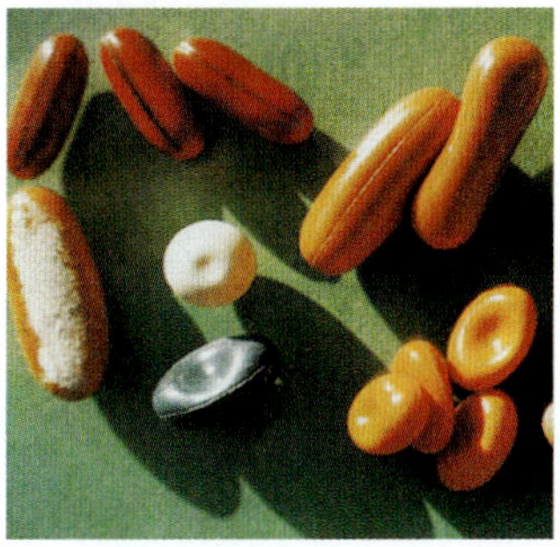

Abb. 1.79 Verformung und Verklebung bei Weichkapseln. [E160]

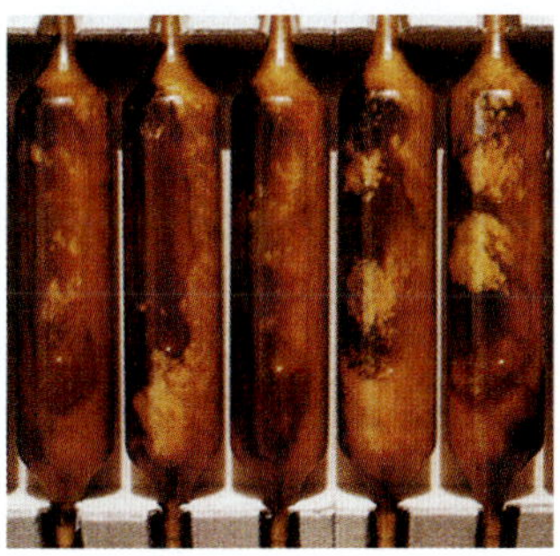

Abb. 1.80 Starke Ausfällungen in Trinkampullen. [E160]

Medikamente, die nicht mehr benötigt werden oder verfallen sind, gelten als Sondermüll. Sie gehen an die Apotheke zurück.

Richten von Medikamenten

Grundregeln für das Richten von Medikamenten (➢ Abb. 1.81):

- Vor jedem Umgang mit Arzneimitteln Hände waschen und desinfizieren, Medikamente nicht mit der Hand berühren.
- Beim Richten der Medikamente die **„5-R-Regel"** beachten: richtiger Pflegebedürftiger, richtiges Medikament, richtige Dosierung, richtige Applikationsform (➢ Tab. 1.12), richtiger Zeitpunkt.
- Medikamente bezüglich ihres Aussehens kontrollieren.
- Nach dem Richten der Medikamente das Tablett bis zum Austeilen nach Möglichkeit in den Medikamentenschrank stellen und abschließen.

Verabreichung von Arzneimitteln

- Medikamente werden auf ärztliche Anordnung hin verabreicht.
- Auf dem Medikamententablett oder den Dispensern (➢ Abb. 1.82) muss der vollständige Name des Bewohners stehen.
- Ist keine Flüssigkeitseinschränkung angeordnet, sollten Tabletten mit ausreichend Flüssigkeit eingenommen werden, weil sie dann leichter zu schlucken sind. Außerdem sind viele Tabletten durch den Zusatz der Flüssigkeit für den Magen verträglicher. Bis auf wenige Ausnahmen eignen sich zur Einnahme der Tabletten alle Getränke außer Alkoholika.
- Bestimmte Medikamente (z. B. das Antibiotikum Tetracyclin) dürfen nicht zusammen mit Milch(-produkten) eingenommen werden, da das Kalzium der Milch die Resorption des Antibiotikums behindert. Solche Einschränkungen sind auf dem Beipackzettel vermerkt.

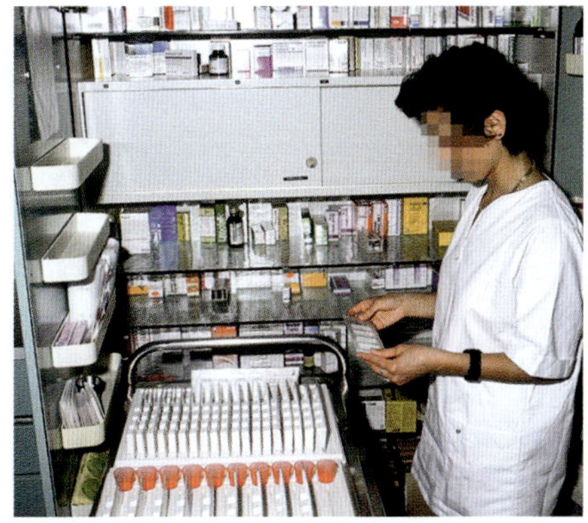

Abb. 1.81 Das Richten der Medikamente auf der Station erfordert Konzentration, da generell eine Verwechslungsgefahr gegeben ist. [K183]

Hinweise zur Medikamentenverabreichung

- Bei Pflegebedürftigen, die schlecht schlucken können oder eine Ernährungssonde haben, klären Pflegende vor der Medikamentenverabreichung, ob sie Kapseln öffnen und Tabletten mörsern dürfen. Das Öffnen einer Kapsel mit magensaftresistenter Umhüllung kann zu erheblichen Resorptions- und Wirkungsveränderungen führen.
- Tropfen dürfen erst unmittelbar vor der Einnahme in das Einnahmegläschen gefüllt werden, um ein Verdunsten des Arzneimittels zu verhindern.
- Bei der Verabreichung von Schlafmitteln und starken Schmerzmitteln sollten Pflegefachkräfte bei der Einnahme zugegen sein, um ein Sammeln der Arzneimittel zu verhindern (Suizidgefahr).
- Die Verabreichungszeiten werden normalerweise vom Arzt im entsprechenden Dokumentationsbogen angegeben:
  - Appetitfördernde Mittel vor den Mahlzeiten
  - Eisenpräparate während der Mahlzeiten
  - Antazida (*Magensäureblocker*) ca. 1 Std. nach dem Essen
  - Schlaf- und Beruhigungsmittel etwa 30–60 Min. vor dem Einschlafen
  - Alle Mittel ohne besondere Anwendungshinweise nach den Mahlzeiten.

Wechselwirkungen zwischen Organismus und Arzneimittel

DEFINITION

Pharmakokinetik: Untersucht die chemischen und physikalischen Vorgänge, welche zu Veränderungen der Arzneimittelkonzentration im Körper bzw. den einzelnen Organen führen.

Pharmakodynamik: Untersucht den Einfluss des Arzneimittels auf den Körper.

Tab. 1.12 Überblick über gasförmige, flüssige, halbfeste und feste Arzneimittel.

	Arzneimittelform **Hinweise zur Anwendung**	**Besonderheiten, Applikationsarten** (➤ Tab. 1.13)
Gasförmige Arzneimittelformen		
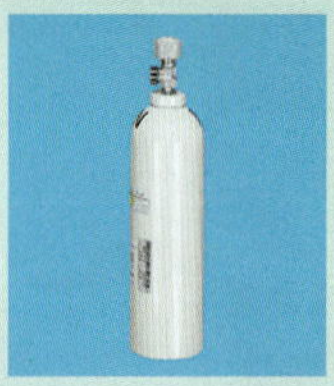	**Gase:** [V083] Eine Sauerstoffgabe kann bei akuter Ateminsuffizienz, akuter oder chronischer Herzinsuffizienz, nach einem Herzinfarkt oder bei akuter Atemnot während allergischer Reaktionen erforderlich werden. Während der Sauerstofftherapie muss eine Überwachung der Vitalparameter (Atmung, Puls, Blutdruck, Bewusstseinslage) sowie der Nasen- und Mundschleimhaut und von möglichen Druckstellen (durch Nasenbrille oder Sonde) erfolgen.	• Anwendung: inhalativ • Verabreichung über Nasensonde, Nasenbrille oder als Maskenbeatmung nach Arztanordnung • Sicherheitsmaßnahmen aufgrund der Explosionsgefahr: Sauerstoffflasche nicht fallen lassen, nicht unter Sonneneinstrahlung und nur in Räumen mit Fenstern lagern • Absolutes Rauchverbot
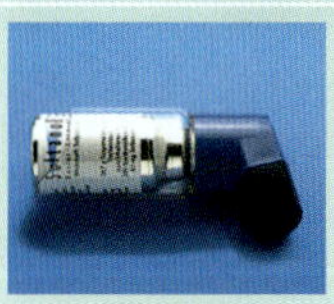	**Aerosole:** Schwebende feste oder flüssige Wirkstoffteilchen (Durchmesser 0,5–5 µm), die in einem Gas oder in Luft verteilt sind. [K183] Im Dosieraerosol wird der Wirkstoff fein zerstäubt und in der Regel mit einem Treibgas vermischt in Dosen freigesetzt. Jeder Sprühstoß aus einem Dosieraerosol bringt eine bestimmte Menge des Arzneistoffs bei tiefer Einatmung in die Atemwege. Je feiner der Wirkstoff zerstäubt ist, desto tiefer dringt er in die Atemwege ein.	• Anwendung z. B. zur Asthma- oder COPD-Therapie • Die meisten Dosieraerosole enthalten kein umweltschädliches FCKW-Treibgas mehr
Flüssige Arzneimittelformen		
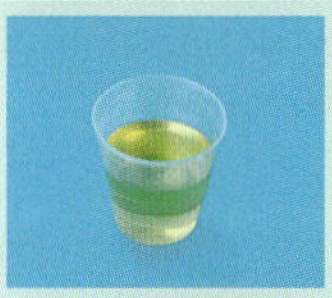	**Lösung** (lat.: *Solutio*, Abk. *Sol*): Flüssigkeit, in der ein oder mehrere Wirkstoffe gelöst sind. [K115] Als Grundlage wird, abhängig von der Löslichkeit des Wirkstoffs, destilliertes Wasser oder Alkohol genutzt.	• Ausgangsmaterial zur Herstellung von Inhalaten • Perorale Einnahme als Tropfen, mit Tee, Saft oder Wasser verdünnt oder auf Zucker • Manche Lösungen werden kutan oder parenteral genutzt
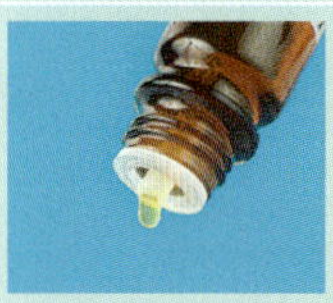	**Tinktur:** Mit Hilfe von Alkohol in unterschiedlichen Konzentrationen lassen sich Inhaltsstoffe aus getrockneten Pflanzenteilen lösen und als Tinktur verwenden. [K115]	• Verabreichung je nach Anwendungsart peroral oder kutan zum Einreiben und Einpinseln • Alkoholgehalt v. a. bei peroraler Anwendung beachten
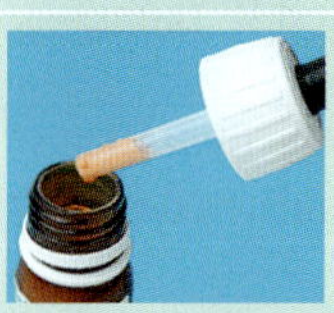	**Tropfen:** Bestehen aus einer Flüssigkeit, in der ein Wirkstoff so stark konzentriert vorliegt, dass kleine Mengen zur Therapie ausreichen. Grundlage ist meist verdünnter Alkohol oder sterilisiertes Wasser. [K115] Durch den Verschlussmechanismus kann die Anzahl der Tropfen zur Einnahme sehr genau dosiert werden.	• Die perorale Anwendung erfolgt pur, verdünnt oder auf Zucker • Auf den Alkoholgehalt achten. Manche Tropfen enthalten bis zu 80 Vol % Alkohol! • Bei Alkoholikern keine Tropfen verabreichen, die auf einer alkoholischen Grundlage basieren
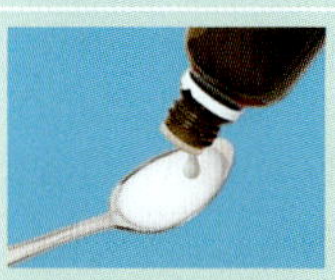	**Saft:** Flüssige Darreichungsform eines Arzneimittels. [J787] Am bekanntesten ist Hustensaft, bestehend aus einer eher dickflüssigen und meist süß schmeckenden Flüssigkeit, in welcher die Wirkstoffe gelöst oder fein verteilt sind.	• Anwendung: Peroral • Verwendung vor allem bei Kindern und Patienten mit Schluckstörungen oder Ernährungssonde • Manche Säfte können eine kleine Menge Alkohol enthalten
Halbfeste Arzneimittelformen		
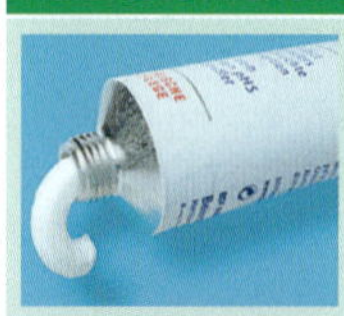	**Salbe:** Streichfähige Zubereitung, die z. B. aus den Salbengrundlagen Vaseline oder Wollfett besteht, in der ein Wirkstoff eingearbeitet ist. Die lange Haftung des Fettfilms auf der Haut ermöglicht eine längere Freisetzung des Wirkstoffs. [K115]	• Anwendung auf der Haut (*kutan*)
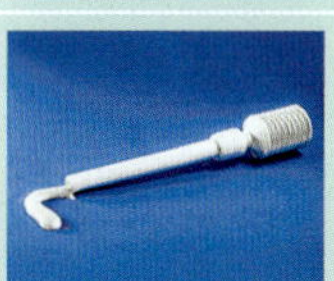	**Creme:** Weiche „Salbe" mit einem hohen Wassergehalt. Eine Creme kann im Vergleich zu einer Salbe besser auf der Haut verteilt werden. Sie ist schwach fettend und wirkt durch Verdunstung auch kühlend. [K183]	• Anwendung: kutan
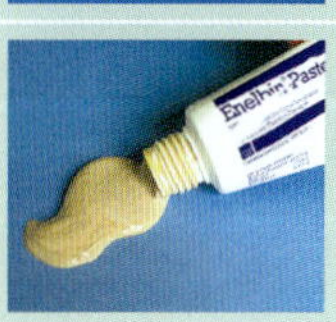	**Paste:** Emulsion, die zusätzlich einen hohen Anteil an Feststoffen wie z. B. Zinkoxid oder Talkum enthält. Pasten sind fester als Salben, haften besser auf der Haut als Puder, wirken trocknend und binden Sekret. [K183] **Emulsion:** Feine Vermengung zweier nicht mischbarer Flüssigkeiten, z. B. Wasser und Öl.	• Anwendung: kutan, peroral

Tab. 1.12 Überblick über gasförmige, flüssige, halbfeste und feste Arzneimittel. (*Forts.*)

	Arzneimittelform **Hinweise zur Anwendung**	**Besonderheiten, Applikationsarten** (➤ Tab. 1.13)
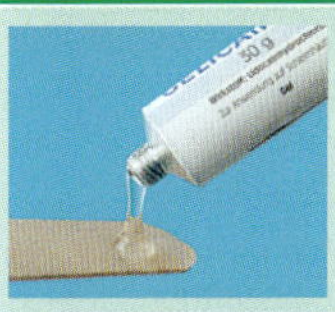	**Gel:** Eine durchsichtige Masse, deren Wirkstoff in eine wasserlösliche Grundmasse, die Quellstoffe (z. B. Gelatine) enthält, eingebettet ist. Gele sind halbfest, elastisch und zähflüssig. Sie wirken durch das Verdunsten von Wasser kühlend. [K115]	• Anwendung: kutan • Weitere Verwendung bei der Sonografie als Kontaktmedium zwischen Haut und Schallkopf
Feste Arzneimittelformen		
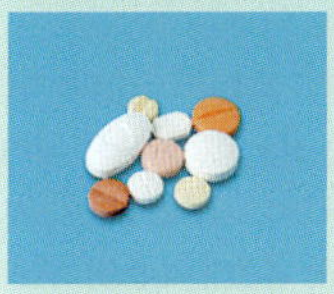	**Tablette:** wird aus Pulvern oder Granulaten gefertigt. Diese enthalten den Arzneistoff und Hilfsstoffe. Letztere garantieren die gewünschte Festigkeit und beeinflussen die Auflösung im Organismus. Es existiert eine Vielzahl unterschiedlicher Formen. Viele Tabletten werden schon im Magen zersetzt und resorbiert, es sei denn es handelt sich um magensaftresistente Tabletten. Um die Wirkung zu verlängern, existieren Retard- oder Depotformen. [K115]	• Verabreichung peroral mit einem größeren Glas Wasser • Genaue Dosierbarkeit möglich • Nur Tabletten mit Bruchkerben sollten geteilt werden • Tabletten (mit Bruchkerben) nicht mit einem scharfen Gegenstand teilen, da sonst unterschiedliche Bruchstücke mit einem unterschiedlichen Gehalt an Wirkstoff entstehen
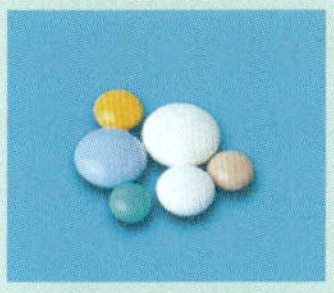	**Dragée** (*Lacktablette*): runde oder ovale Tablette mit einem Überzug aus Zuckerguss zur Geschmacksverbesserung. Der Überzug kann so gestaltet sein, dass ein Dragee resistent gegenüber Magensäure ist und erst im Darmmilieu zerfällt. Eine Retardwirkung wird durch mehrere Schichten erreicht, die einen Teil des Arzneistoffs sofort, den anderen später abgeben. [K115]	• Genaue Dosierbarkeit • Gut zu schlucken • Nicht teilbar • Stabil gegenüber Umwelteinflüssen
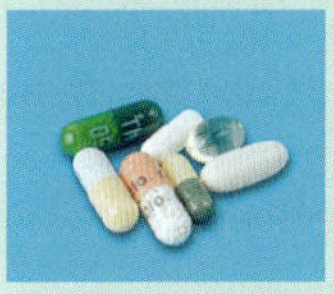	**Kapsel:** Darreichungsform mit fester Hülle, die den Wirkstoff umgibt. Kapselhüllen bestehen aus tierischem Eiweiß (Gelatine) oder pflanzlicher Stärke. Der Wirkstoff liegt in der Hülle als Pulver (Pulver = sehr feine Teilchengröße), Granulat oder Lösung vor. Die Färbung mit Lebensmittelfarbe schützt den Arzneistoff vor Licht und dient als Erkennungszeichen. Man unterscheidet zwischen Hart- und Weichgelatinekapseln. Der Kapseltyp wird in Abhängigkeit vom Wirkstoff gewählt. [K115]	• Anwendung: peroral, rektal oder vaginal • Hartgelatinekapseln können bei Bedarf individuell in der Apotheke hergestellt werden • Nicht teilbar • Öffnen oft möglich (Fachinformation oder Beipackzettel beachten) • Kapseln sind feuchtigkeitsempfindlich, daher trocken lagern
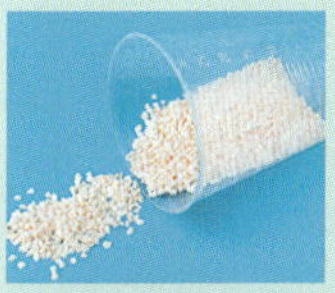	**Granulat:** Zubereitungen, die aus kleinen festen Körnchen bestehen. In diese sind der Wirkstoff sowie Hilfsstoffe eingearbeitet. [K115]	• Perorale Einnahme pur oder in Wasser gelöst • Dosierung ungenau, falls nicht als Einmaldosis verpackt
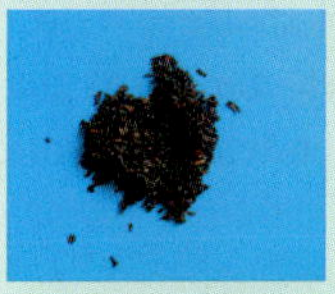	**Tee:** Pflanzliche Zubereitungen (hier als Drogen zu bezeichnen), die mit Wasser übergossen werden. [O408] **Aufguss** (*Infus*): Droge wird mit heißem (95 °C) Wasser übergossen, muss 5–15 Min. abgedeckt ziehen. **Abkochung** (*Dekokt*): Anwendung für den Auszug von Wirkstoffen aus Wurzeln, Rinden, Blättern; Droge z. B. mit kaltem Wasser aufsetzen und für 5–15 Min. kochen **Kaltwasserauszug** (*Mazerat*): bei hitzeempfindlichen Drogen; Droge mit Wasser übergießen 30 Min. bis 8 Std. bei Raumtemperatur ziehen lassen.	• Verabreichung: Peroral • Entsprechend dem Gehalt der Inhaltsstoffe können Blätter, Blüten Früchte, Samen, Beeren, Rinde oder Wurzel Verwendung finden • Der Begriff *Kraut* umfasst alle oberirdischen Teile der Pflanze • Beachtung der Haltbarkeit
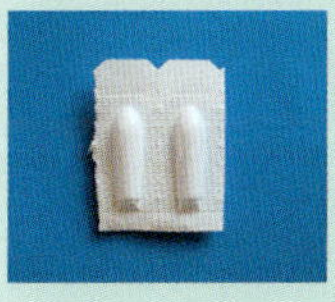	**Zäpfchen** (*Suppositorium*): In rektal einzuführenden Zäpfchen dient Hartfett, das bei Körperwärme schmilzt, zur Einbettung des Wirkstoffs; Vaginalzäpfchen und Vaginalkugeln (*Scheidenovula*) bestehen aus einer Mischung von Gelatine und Gel. Gegebenenfalls Erwärmung des Zäpfchens in der Hand oder kurz in warmem Wasser zur Erleichterung der Einführung. Keine zusätzlichen Cremes zum Einführen wegen einer möglichen Wirkstoffveränderung benutzen. Vaginalzäpfchen im Liegen und direkt vor dem Schlafengehen anwenden. [O408]	• Anwendung rektal und vaginal • V. a. bei Säuglingen, bei Patienten mit Neigung zum Erbrechen oder magenempfindlichen Personen • Lokal bei Hämorrhoidalleiden • Zäpfchen sind wärmeempfindlich, nicht über 25 °C lagern

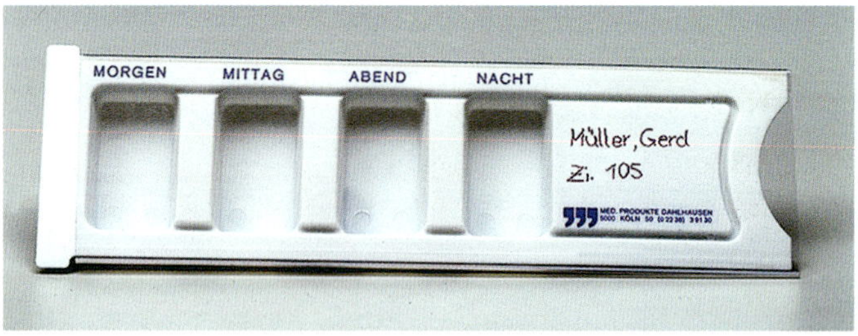

Abb. 1.82 Dispenser zur Verteilung von Medikamenten. Die Schale enthält den gesamten Tagesbedarf an Tabletten für jeweils einen Bewohner. [K183]

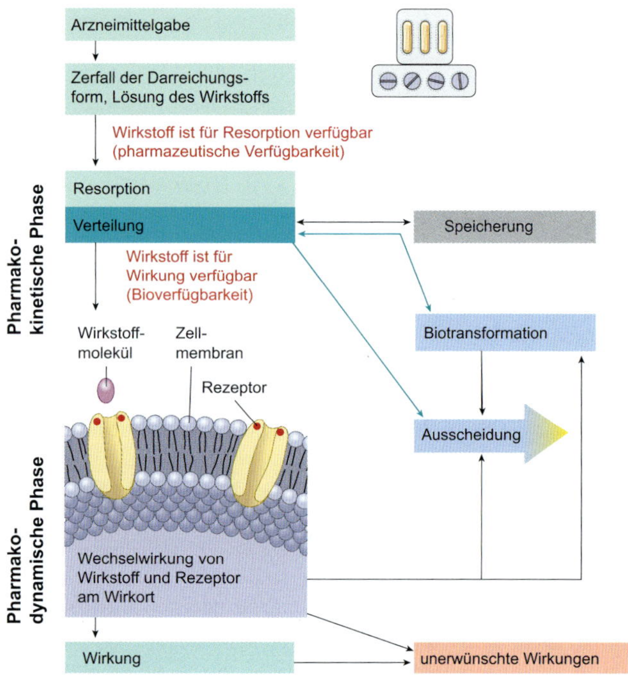

Abb. 1.83 Pharmakokinetik und Pharmakodynamik eines Medikaments. [L190]

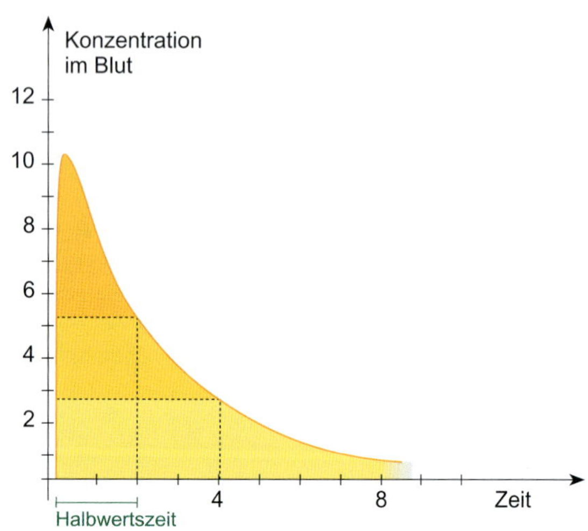

Abb. 1.84 Blutspiegelkurve eines Arzneimittels. [L252]

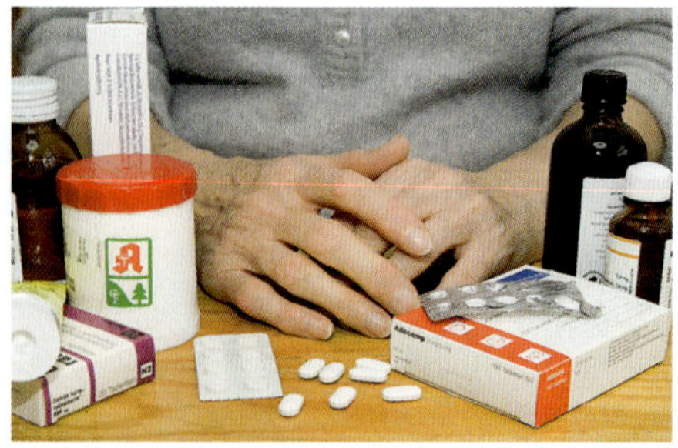

Abb. 1.85 Zum „Normalprogramm" vieler alter Menschen gehört die tägliche Einnahme mehrerer Medikamente. Somit steigt die Gefahr unerwünschter Wechselwirkungen zwischen den verschiedenen Arzneimitteln. [K313]

Bei der Verabreichung von Arzneimitteln lassen sich Reaktionen im Organismus sowohl von der pharmakokinetischen als auch von der phamakodynamischen Seite beschreiben (➤ Abb. 1.83). Ausgangspunkt sind die Applikationsform und -art, der Zerfall des Medikaments sowie die der Lösung seiner Wirkstoffe.

Applikationsform und Applikationsart

Unter Applikationsform versteht man die Art, wie ein Medikament dem Organismus verabreicht (*appliziert*) wird (➤ Tab. 1.13).

Die Applikationsart kann lokal oder systemisch (*den gesamten Körper einbeziehend*) erfolgen. Sie ist von mehreren Faktoren abhängig:

- Arzneimittelform (z. B. Tabletten, Salben, Gele, Dragees, Injektionen)
- Art des Arzneistoffes (Eiweiße würden bei oraler Gabe durch die Verdauungsenzyme des Magen-Darm-Trakts zerstört, daher erfolgt die Verabreichung etwa von Insulin oder Heparin parenteral)
- Gewünschter Wirkungseintritt (parenteral verabreichte Medikamente wirken in der Regel schneller als oral eingenommene Präparate)
- Zustand des Bewohners (die meisten Bewohner bevorzugen Tabletten, Dragees oder Kapseln. Ein Bewohner, der unter starker Übelkeit leidet, erhält besser eine Spritze)

Zerfall des Arzneimittels und Lösung der Wirkstoffe

Damit der Wirkstoff resorbiert wird, muss er in gelöster Form vorliegen. Die Teilchengröße des Wirkstoffs und verwendete Hilfsstoffe

Tab. 1.13 Verschiedene Applikationsarten von Medikamenten.

Fachbegriff	Bedeutung
i.v., intravenös	in die Vene spritzen
i.m., intramuskulär	in den Muskel spritzen
s.c., subkutan	unter die Kutis in das subkutane Fettgewebe spritzen
per os; p.o. (peroral)	durch den Mund
kutan	auf die Haut auftragen, z. B. Salben, Cremes
konjunktival	auf die Bindehaut des Auges aufbringen
nasal	in die Nase einbringen
bukkal	in der Wangentasche zergehen lassen
sublingual	unter der Zunge zergehen lassen / unter die Zunge sprühen
vaginal	in die Scheide einbringen, z. B. Scheidenzäpfchen
rektal	in den After einführen

sind wichtige Einflussgrößen, die den Grad der Wirkstofflösung aus dem Medikament sowie die Zeitdauer bis zur Lösung bestimmen. Säurefeste Überzüge schützen Medikamente, wenn sie erst im Dünndarm ihren Wirkstoff freisetzen sollen. Der Füllungszustand des Magens ist eine weitere Einflussgröße, weil eine gleichzeitige Nahrungszufuhr den Transport des Medikaments zum Dünndarm verlangsamt.

Pharmakokinetik

Zur Pharmakokinetik zählen folgende Abläufe:

- Resorption des Wirkstoffs (Aufnahme eines Arzneistoffs über die Darmschleimhaut)
- Verteilung des Wirkstoffs (Stofftransport im Kreislauf)
- Elimination des Wirkstoffs (Metabolisierung und Ausscheidung).

Im Dünndarm erfolgen generell die höchsten Resorptionsleistungen (➢ 2.10.8). Die Resorption der meisten Arzneistoffe geschieht durch Diffusion. Von den Zellen der Darmschleimhaut gelangt der Arzneistoff über die Kapillaren meist zur Pfortader, die das Blut aus dem Magen-Darm-Trakt in die Leber führt.

Der **First-Pass-Effekt** eines Wirkstoffs beschreibt einen physiologischen Vorgang in der Leber: Die Leberzellen entnehmen während der Leberpassage einen Teil des Wirkstoffs, wodurch sich ein Wirkungsverlust ergibt. Der First-Pass-Effekt kann durch parenterale, sublinguale und rektale Verabreichung umgangen werden.

Verteilung

Ist die oral aufgenommene Arznei über die Leber in den Körperkreislauf gelangt, zirkuliert sie mit dem Blutstrom. Parenteral (*unter Umgehung des Magen-Darm-Trakts*) gegebene Pharmaka erreichen den Körperkreislauf auf direktem Weg. Die Menge des Wirkstoffs kann durch Messungen des Blutspiegels bestimmt werden (➢ Abb. 1.84).

Infolge des Konzentrationsgefälles zwischen Blut und Gewebe verlässt der Arzneistoff die Blutbahn und tritt in das Gewebe über. Der Übertritt hängt von etlichen Faktoren ab:

- Durchblutung des Gewebes
- Durchlässigkeit der Zellmembranen (➢ 1.2.3)
- Molekülgröße und Ladung des Wirkstoffs (➢ 1.1.4)
- Bindung an Plasmaproteine (*Pharmakodynamik*)

Erschwert wird der Durchtritt beispielsweise in Kapillargebieten mit lückenlosen Zellmembranen wie das bei der Blut-Hirn-Schranke und der Blut-Liquor-Schranke der Fall ist. Bei entzündlichen Prozessen verändert sich diese Blockade. Dann können auch Stoffe in das zentrale Nervensystem eindringen, die unter normalen Bedingungen diese Schranken nicht überwinden.

Elimination

Als Elimination werden Vorgänge bezeichnet, die zu einer Konzentrationsabnahme des Wirkstoffs im Blut führen. Im Wesentlichen sind das die Biotransformation (*Metabolisierung*) und die Ausscheidung.

Die **Metabolisierung** erfolgt meist durch Leberenzyme, die in der Regel nicht toxische Abbauprodukte entstehen lassen. Im höheren Alter laufen Enzymreaktionen jedoch langsamer ab, die Metabolisierungsgeschwindigkeit sinkt; durch Kumulation (*Anhäufung*) können toxische Metaboliten auftreten. Die Dosierung eines Arzneimittels ist daher beim älteren Menschen häufig niedriger anzusetzen als bei jüngeren Erwachsenen.

Die **Halbwertszeit** gibt die Zeit an, nach der die Hälfte der ursprünglichen Arzneimittelmenge den Blutkreislauf verlassen hat. Anhand der Blutspiegelkurve und der Halbwertszeit können Dosierung und Abstand der Medikamentengabe bei Medikamenten mit geringer therapeutischer Breite (Abstand zwischen therapeutischer und toxischer Wirkstoffdosis) festgelegt werden.

Die **Ausscheidung** eines Arzneimittels erfolgt über verschiedene Wege:

- Niere (➢ 2.11.1)
- Galle
- Lunge.

> Insbesondere bei alten Menschen sowie Leber- und Nierenkranken kann nicht nur die Enzymtätigkeit, sondern auch die Ausscheidung des Medikaments so beeinträchtigt sein, dass die Substanz im Körper kumuliert und zu erheblichen unerwünschten Wirkungen oder toxischen Reaktionen führen kann.

Pharmakodynamik

Die Pharmakodynamik beschäftigt sich mit der Frage nach Wirkmechanismus / Wirkung, Dosis- / Wirkungsbeziehungen und unerwünschten Wirkungen.

Wirkmechanismen sind:

- Interaktionen des Wirkstoffs mit spezifischen Rezeptoren
- Öffnung oder Blockade von Ionenkanälen
- Beeinflussung von Transportsystemen
- Hemmung oder Aktivierung von Enzymen

Die genannten Interaktionen verändern die Zellarbeit. Die Veränderung der Zellarbeit und deren Bedeutung für den Organismus ist also die Wirkung, die ein Arzneistoff im Körper auslöst.

Beispiel: Auf den Zellmembranen der Herzmuskelzellen befinden sich Beta-Rezeptoren. Mit der Bindung von Noradrenalin (Neurotransmitter des Sympathikus) an diese Rezeptoren erfolgt das Signal für die Herzmuskelzellen, eine erhöhte Kontraktionsleistung zu erbringen. Das Ergebnis ist eine Herzarbeit, die das Blut mit größerem Druck aus den Herzkammern auswirft (➢ 2.7.2). Der gemessene systolische Blutdruck ist erhöht.

Ein Betablocker (z. B. Metoprolol / Beloc-Zok®), bei Bluthochdruck peroral verabreicht, besetzt nach seiner Resorption und Verteilung diese Beta-Rezeptoren, indem er das Noradrenalin aus seiner Bindung verdrängt. Durch die Blockade dieser Rezeptoren bleibt die Kontraktionsleistung der Herzmuskelzellen auf einem niedrigeren Niveau. Der Druck, mit dem das Herz das Blut auswirft – und damit der gemessene systolische Blutdruckwert – ist jetzt niedriger.

Wirkungseintritt

Der Wirkungseintritt ist von der Applikationsform abhängig:

- Sublingualkapseln, Nasenspray, Dosieraerosol, i. v.-Injektionen: Sekunden – 1 Min.

- Tropfen, Saft: 5–10 Min.
- i. m.- und s. c.-Injektionen: 15–20 Min.
- Tabletten und Kapseln: ca. 30 Min.
- Dragees: ca. 60 Min.

Dosis-Wirkungs-Beziehung

An Plasmaproteine gebundene Teile eines Wirkstoffs können nicht aus dem Kapillarsystem in die Gewebe diffundieren. Infolge der begrenzten Zahl von Bindungsstellen der Plasmaeiweiße wird das Maß der Wirkung von der Menge frei zirkulierender Wirkstoffe bestimmt. Je höher diese ist, desto mehr Wirkstoffmoleküle können ihre Wirkungen entfalten. Zur Vereinfachung der Dosierungsrichtlinien geht man von einem Durchschnittsgewicht des Menschen von 70 kg aus.

Wenn bei einer gleichzeitigen Anwendung von zwei oder mehr Wirkstoffen der Effekt der Kombination größer ist als der der Einzelsubstanzen spricht man von **Synergismus.**

Eine **Toleranzentwicklung** tritt auf, wenn nach wiederholter Zufuhr eines Arzneistoffes die Dosis erhöht werden muss, um die gleiche Wirkung zu erreichen. Die Wirkungsabnahme beruht meist auf einer vermehrten Bildung von Enzymen, die den Umbau des Wirkstoffs beschleunigen.

Unerwünschte Wirkungen kommen zustande, weil der Arzneistoff nicht nur mit den Rezeptoren der gewünschten Zellen, sondern mit allen Körperzellen reagiert, die diese Rezeptoren besitzen. Im obigen Beispiel besitzen auch die glatten Muskelzellen der Bronchialmuskulatur Beta-Rezeptoren. Betablocker können hier als unerwünschte Wirkung einen Bronchospasmus (*Krampf der Bronchialmuskulatur*) auslösen.

Wichtige Symptome unerwünschter Arzneimittelwirkungen:

- Kreislaufstörungen (z. B. Bluthochdruck, niedriger Blutdruck, Herzrhythmusstörungen)
- Atemstörungen (z. B. Atemnot, flache Atmung)
- Störungen des Magen-Darm-Trakts (Übelkeit, Erbrechen, Durchfälle)
- Hautveränderungen
- Psychische Veränderungen (z. B. veränderte Stimmungslage, Müdigkeit, Nervosität)
- Händezittern (*Tremor*)
- Sehstörungen

Unabhängig von diesen substanzspezifischen unerwünschten Wirkungen kann der Pflegebedürftige auf jedes Medikament mit einer Allergie (➤ 2.6.10) reagieren, und zwar nicht nur gegen den Wirkstoff selbst, sondern auch gegen die in der jeweiligen Zubereitung enthaltenen Hilfsstoffe. Die meisten Allergien sind relativ harmlos (z. B. Hautausschläge). Es kann aber auch zu einer allergischen Sofortreaktion bis hin zum anaphylaktischen Schock kommen (➤ 2.8.6).

Wechselwirkungen

Bei der gleichzeitigen Gabe mehrerer Arzneimittel treten oft Wechselwirkungen (*Interaktionen*) auf, weil beide Wirkstoffe z. B. die gleichen Rezeptoren besetzen oder dieselben Enzyme beanspruchen. So kann es zur Verstärkung oder Abschwächung der Wirkung des einzelnen Medikaments kommen. Beispiele:

- Die Wirkung von Sulfonylharnstoffen (zur Blutzuckersenkung bei Diabetes mellitus) wird durch Acetylsalicylsäure (Aspirin®) verstärkt. Hier besteht die Gefahr eines Unterzuckers (*Hypoglykämie*).
- Bei gleichzeitiger Gabe von Digitalispräparaten (zur Therapie einer Herzinsuffizienz) und Thiazid-Diuretika können gefährliche Herzrhythmusstörungen durch Hypokaliämie (➤ 2.7.6, ➤ 2.11.6) auftreten.

Priscus-Liste

Da bei alten Menschen oft mehrere Erkrankungen gleichzeitig mit Medikamenten behandelt werden, ihr Stoffwechsel aber langsamer arbeitet, erhöht sich die Häufigkeit von Wechsel- und Nebenwirkungen (➤ Abb. 1.85). So steigen z. B. die Nebenwirkungen wie Müdigkeit, Schwindel und Desorientiertheit an und sind mit einer erhöhten Gefahr von Stürzen verbunden.

Im Rahmen eines Projekts des interdisziplinären Forschungsverbundes Priscus (lat. priscus = *alt, altehrwürdig*) entstand die Priscus-Liste, die für alte Menschen ungeeignete Medikamente auflistet. Hierzu zählen u. a. Medikamente folgender Arzneimittelgruppen:

- Analgetika (*Schmerzmittel*), z. B. Indometacin
- Antiarrhythmika (*Medikamente zur Behandlung von Herzrhythmusstörungen*), z. B. Digoxin
- Antidepressiva, z. B. Imipramin / Tofranil®
- Antibiotika wie Nitrofurantoin
- Antihistaminika, z. B. Dimetinden / Fenistil®
- Urologische Spasmolytika, z. B. Tolterodin / Detrusitol®
- Antikoagulanzien (*Gerinnungshemmer*), z. B. Ticlopidin
- Antiemetika (*verhindern Erbrechen*), Dimenhydrinat / Vomex A®
- Antihypertensiva (*Mittel gegen Bluthochdruck*), z. B. Doxazosin / Cardular®
- Neuroleptika (*Antipsychotika*), z. B. Fluphenazin
- Muskelrelaxanzien (*Substanzen, die den Tonus der Muskulatur herabsetzen*), z. B. Baclofen / Lioresal®
- Sedativa (*Beruhigungsmittel*) und Hypnotika (*Schlafmittel*), z. B. Diazepam
- Antidementiva (*Arzneien, die bei zerebralen Störungen eingesetzt werden*) und durchblutungsfördernde Mittel, z. B. Pentoxifyllin / Trental®
- Antiepileptika, z. B. Phenobarbital
- Ergotamin
- Laxanzien (*Abführmittel*), dickflüssiges Paraffin.

Neben der Nennung riskanter Wirkstoffe enthält die Priscus-Liste geeignete Maßnahmen zur Vermeidung von Komplikationen und Hinweise zu therapeutischen Alternativen.

SURFTIPP

Priscus-Liste: www.priscus.net

1.6.2 Chirurgische Therapien

Die Chirurgie der Neuzeit umfasst nicht nur die immer noch häufigen offenen Operationen, sondern auch die minimal invasive Chirurgie (*Schlüssellochchirurgie, Knopflochchirurgie, MIC*) und die computer-assistierte Chirurgie.

Offene Operationen

Bei offenen Operationen verschafft sich der Chirurg mit einem entsprechenden Hautschnitt den Zugang zum erkrankten Organ. Vorteil einer offenen Operation ist die gute Übersicht über den Problembereich und die Möglichkeit, bei Bedarf den Eingriff zu erweitern. Nachteile sind z. B. die längere Bettlägerigkeit, die größere Gefahr von Wundheilungsstörungen und größere (Haut)-Narben.

Minimal-invasive Chirurgie

Operative Eingriffe der miminal-invasiven Chirurgie (*MIC*) finden über möglichst kleine Verletzungen von Haut und Weichteilen statt und gehen mit geringer Narbenbildung einher. Zum Einführen der Mikroinstrumente (z. B. Scheren, Fasszangen, Clips und Nahtinstrumente, Saugvorrichtungen, Kamera) sind mehrere kleine Hautschnitte erforderlich. Der Operationsablauf wird auf einem Monitor übertragen, ein direkter Einblick in das Operationsgebiet ist nicht möglich. Anwendungen der MIC finden bei Gelenkoperationen, in der Gynäkologie, zur Appendektomie (*Entfernung des Wurmfortsatzes*) und Gallenblasenentfernung, bei Hernienoperationen und in der Herzchirurgie statt.

Computer-assistierte Chirurgie

Bei computer-assistierten chirurgischen Maßnahmen sind Roboter im Einsatz. Das Gerät wird anhand präoperativer diagnostischer Verfahren (z. B. CT) programmiert. Die robotergestützte Chirurgie bietet sich aufgrund der erreichbaren Präzision bei Implantationen von Gelenkprothesen an.

Andere Verfahren arbeiten mit Hilfe von Anweisungen des Chirurgen und setzen diese in Steuersignale um. Die Signale werden von dem am Operationstisch positionierten Robotersystem ausgeführt. Da die Informationen vom Chirurgen zum Roboter durch digitale Übertragung erfolgt, ist die Anwesenheit des Chirurgen im Operationssaal nicht erforderlich.

1.6.3 Strahlentherapie

Bei der Strahlentherapie (*Radiotherapie*) wird kurzwellige elektromagnetische Strahlung appliziert. Sie wird hauptsächlich zur Behandlung von bösartigen Tumoren genutzt, wobei schlecht durchblutete und sauerstoffarme Tumoren meist strahlenresistent sind. Die Wirkung der Strahlen führt u. a. zu Strangbrüchen der DNS von Tumorzellen, hindert diese somit an der Zellteilung und löst den Zelltod (*Apoptose*) aus. Da der Tumor während der Strahlenbehandlungsintervalle weiter wächst, sind Gesamtbehandlungszeiten von etwa 2–8 Wochen erforderlich.

Die **neoadjuvante** Strahlentherapie soll den bösartigen Tumor für eine spätere Operation verkleinern (*Downstaging*), die **adjuvante** Strahlentherapie das Ergebnis der vorausgegangenen Operation sichern und evtl. vorhandene Mikrometastasen eliminieren.

Unerwünschte Wirkungen treten in Abhängigkeit von Dosis, Eindringtiefe und Zahl der Einzeldosen auf.

- Frühreaktionen: Hautrötungen im bestrahlten Feld – und in Abhängigkeit vom bestrahlten Gebiet Haarausfall, Stomatitis bei Bestrahlungen der Kopf-Hals-Region, Völlegefühl, Übelkeit oder Durchfälle bei Bestrahlungen der Bauchregion
- Spätreaktionen (nach ca. drei Monaten): Verfärbungen der Haut, Verhärtungen, Xerostomie (*Mundtrockenheit*), Geschmacksverlust und Lungenfibrose

Radiochemotherapie

Bei der Radiochemotherapie handelt es sich um eine Kombination aus Radiotherapie und Chemotherapie zur Wirkungsverstärkung z. B. bei Lungenkarzinomen

Brachytherapie

Im Gegensatz zu perkutanen strahlentherapeutischen Maßnahmen, bei denen hochenergetische Strahlen von außen auf den Körper gerichtet werden, erfolgt bei der Brachytherapie die Platzierung der Strahlenquellen direkt im Tumorgebiet. Zu den Verfahren der Brachytherapie gehören die Afterloadingverfahren und Implantationen.

Afterloaden (engl. *nachladen*): Der Begriff bedeutet, dass z. B. bei Gebärmutterkrebs Kunststoffapplikatoren in der Gebärmutter positioniert werden. Im Nachladeverfahren, wenn das medizinische Personal aus Strahlenschutzgründen den Raum verlassen hat, werden mithilfe eines Afterloading-Geräts dann Strahlungsquellen in diese Kunststoffapplikatoren eingebracht.

Bei den **Implantationsverfahren** erfolgt das Einbringen kleiner Strahlungsquellen in Form eines Drahtes, einer Nadel oder eines Korns (*Seed*). Sie bleiben entweder permanent (*immer*) oder temporär (*zeitlich begrenzt*) im Körper. Eine typische Anwendung sind Seed-Implantationen in die Prostata bei Prostatakarzinom (➤ 2.12.5). Sie haben eine Halbwertszeit von 60 Tagen und bleiben auch nach dem Abklingen der Strahlung im Prostatagewebe.

Radiotherapie bei gutartigen Erkrankungen

Bestrahlungen (mit deutlich geringeren Dosen als bei der Krebstherapie) finden ihre Anwendung bei chronisch-entzündlichen und degenerativen Erkrankungen des Bewegungsapparates (z. B. Fersensporn, Tennisellenbogen, Arthrosen). Die Bestrahlung reduziert die Aktivität des Abwehrsystems und hemmt so akute und chronische Entzündungsprozesse.

1.6.4 Nuklearmedizinische Therapie

In der nuklearmedizinischen Therapie spielen v. a. β-Strahler eine große Rolle, weil sie eine geringe Reichweite und eine hohe biologische Wirksamkeit haben. Wenn radioaktive Stoffe systemisch angewandt wird, reichern sie sich nach oraler oder intravenöser Verabreichung im Zielgewebe an. Beispiel ist die **Radiojodtherapie** zur Therapie von Schilddrüsenerkrankungen mithilfe radioaktiver Isotope des Jods oder die **Radiosynoviorthese** zur Behandlung entzündlicher Gelenkerkrankungen mittels radioaktiver Substanzen.

2.1 Erkrankungen des Bewegungsapparats; Wunden und Wundversorgung

Zum Bewegungsapparat gehören knöcherne und knorpelige Skelettelemente, bindegewebige Verbindungen und die Skelettmuskulatur.

2.1.1 Skelett

DEFINITION

Skelett: Knochengerüst des Bewegungsapparats.

Das Skelett des Erwachsenen (➢ Abb. 2.1) besteht aus über 200 Knochen verschiedener Gruppen:

- **Schädel** (*Cranium*)
- **Wirbelsäule** (*Columna vertebralis*)
- **Knöcherner Brustkorb** (*Thorax*)
- **Schulter**- und **Beckengürtel**
- **Arme, Hände** (*obere Extremitäten*)
- **Beine, Füße** (*untere Extremitäten*).

Das Skelett gewährt dem Körper **Stabilität, schützt** innere Organe vor Verletzungen, dient als Ansatzstelle von Muskeln und Sehnen und ist wichtiger **Mineralspeicher.** Im roten Knochenmark findet

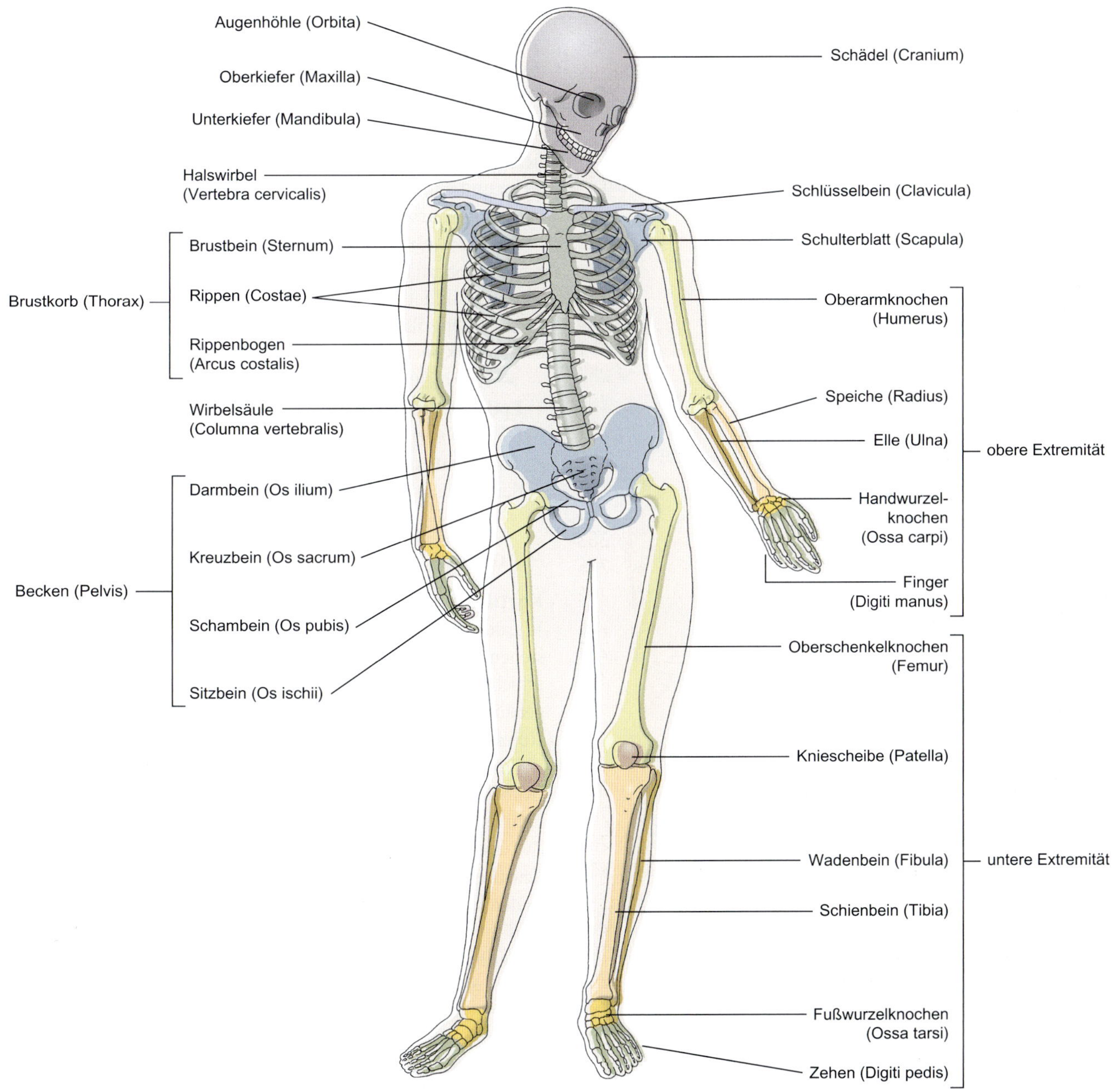

Abb. 2.1 Übersicht über das menschliche Skelett (Ansicht von vorn). Bei den Extremitäten symbolisieren gleiche Farben einander entsprechende Knochengruppen. [L190]

die **Blutbildung** statt (➤ 2.6.1). Jeder Knochen kann anhand seiner Form und seiner besonderen Oberflächenstrukturen eindeutig bestimmt werden

Knochenformen

Es gibt:

- **Röhrenknochen** (Oberarm-, Oberschenkel-, Unterarm-, Unterschenkel-, Finger- und Zehenknochen) bestehen aus einem röhrenförmigen Schaft, der **Diaphyse,** und zwei meist verdickten Enden, der proximalen und distalen **Epiphyse.** Die zwischen Diaphyse und Epiphyse liegende Übergangszone wird als **Metaphyse** bezeichnet (➤ Abb. 2.2)
- **Platte Knochen** (Knochen des Schädeldachs, die Schulterblätter, das Brustbein, die Rippen und die Darmbeinschaufeln) sind flach geformt und enthalten zwischen zwei festen Außenschichten (*Kompakta*) eine schmale schwammähnliche Innenschicht (*Spongiosa*)
- Zu den **kurzen** und **unregelmäßigen Knochen** gehören die Hand- und Fußwurzelknochen, die Wirbel und viele Knochen des Gesichtsschädels.

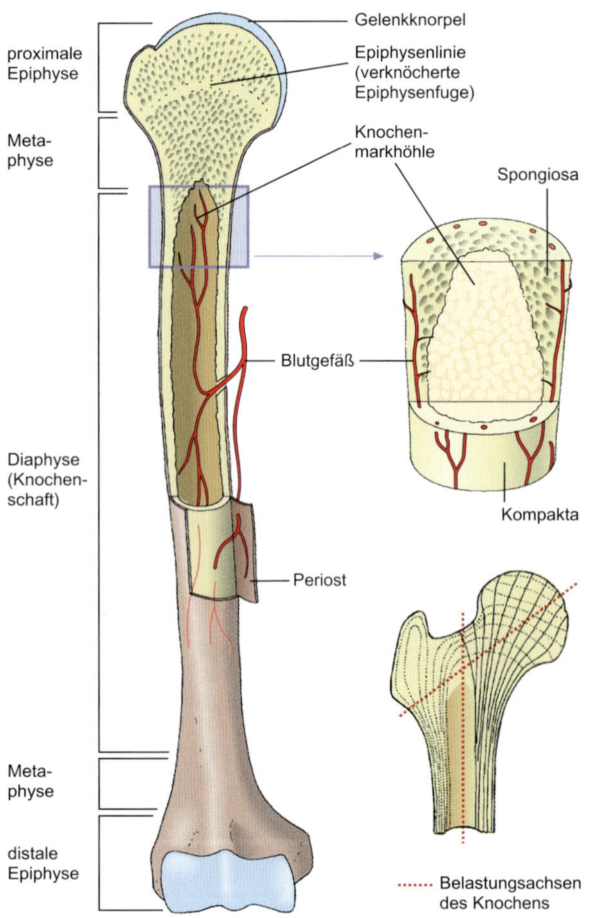

Abb. 2.2 Aufbau eines Röhrenknochens. Links: teilweise längs eröffnet. Rechts: vergrößerter Ausschnitt. [L190]

- **Sesambeine** sind kleine in Sehnen eingebettete Knochen. Sie dienen der Führung dieser Sehnen an Stellen hoher mechanischer Belastung. Jeweils zwei Sesambeinchen sind an Daumen und großer Zehe regelmäßig vorhanden. Größere Sesambeine sind die Kniescheiben.

Oberflächenstrukturen

Viele Knochen haben spezielle Ausformungen:

- Ein **Foramen** (*Loch*) ist eine Öffnung für den Durchtritt von Nerven und Gefäßen; durch das große Hinterhauptsloch (➤ Abb. 2.14) zieht das Rückenmark.
- Ein **Meatus** (*Gang*) befindet sich im Inneren eines Knochens, z. B. für die Ohrtrompete (➤ Abb. 2.143) oder für Leitungsbahnen.
- Andere Knochen besitzen eine **Fossa** (*Grube*) oder **Incisura** (*Einsenkung*), in der Muskeln, Sehnen, Nerven oder Gefäße verlaufen.

Außerhalb der Gelenke ist der Knochen von einer schmerzempfindlichen **Knochenhaut** (*Periost*) umgeben. Sie besteht aus Bindegewebe und enthält Nerven und Gefäße. Letztere versorgen den Knochen mit Nährstoffen.

Da die Anhaftungsstellen von Sehnen und Bändern an der Knochenoberfläche hohen mechanischen Belastungen standhalten müssen, bildet der Knochen entsprechend der Zugbelastung spezielle Oberflächenstrukturen aus. Beispiele sind:

- **Crista:** Knochenleiste (z. B. die Crista iliaca des Darmbeins ➤ Abb. 2.30)
- **Epikondylus:** Knochenvorsprung, der einem Kondylus (*Gelenkknorren*) aufsitzt (➤ Abb. 2.23)
- **Tuberositas:** Rauigkeit für den Ansatz von starken Sehnen (z. B. der Bizepssehne an der Tuberositas radii).

Aufbau und Entwicklung der Knochen

Kortikalis und Spongiosa

Würden Knochen durchgehend aus dichtem Knochengewebe bestehen, wäre das Skelett sehr viel schwerer. Da aber nur die Außenschicht, die Kortikalis (*Kompakta*), aus dichtem Knochengewebe aufgebaut ist und sich im Inneren des Knochens Knochenbälkchen und Hohlräume befinden, wiegt das Skelett durchschnittlich nur etwa 7 kg.

Einwirkende Kräfte beeinflussen die Anordnung der Spongiosa (*Knochenbälkchen*) so, dass für jede Belastungsart genau die nötige Zahl und Stärke verstrebender Bälkchen gebildet wird (➤ Abb. 2.2). Zwischen den Knochenbälkchen befindet sich das blutbildende **Knochenmark** (*rotes Knochenmark* ➤ 2.6.1), das beim Erwachsenen in den meisten Knochen, die kurz, platt oder unregelmäßig geformt sind und in den Epiphysen der Röhrenknochen vorkommt. Die Markhöhlen der Röhrenknochen sind beim Erwachsenen mit **Fettmark** (*gelbem Knochenmark*) gefüllt, das reich an gelben Fettzellen ist und nicht an der Blutbildung beteiligt ist.

Ernährung des Knochens

Der Knochen wird auf zwei Wegen mit Blut versorgt. Einerseits sprossen winzige Blutgefäße aus der Knochenhaut in den Knochen ein. Andererseits durchbohren größere Gefäße die Kortikalis,

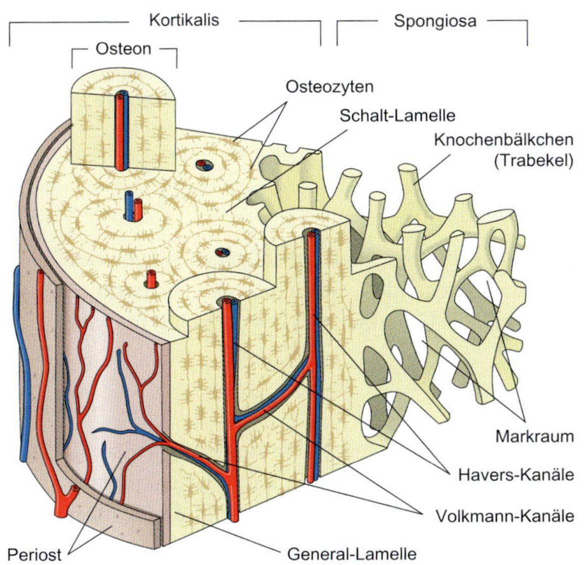

Abb. 2.3 Aufbau eines Lamellenknochens. [L190]

verzweigen sich zu einem Gefäßnetz und beliefern den Knochen von innen mit Nährstoffen.

Im Inneren der Kompakta verlaufen die kleinen Gefäße in **Havers-Kanälen.** Die Querverbindungen zwischen diesen längs verlaufenden Kanälchen werden **Volkmann-Kanäle** genannt (➢ Abb. 2.3).

Lamellenknochen

Die meisten Knochen bestehen aus feinen Plättchen, die nur Bruchteile von mm dick sind (*Lamellenknochen* ➢ Abb. 2.3). Eine Reihe von Lamellen ordnet sich jeweils röhrenförmig um einen Havers-Kanal an. Aufgrund dieser Anordnung entsteht eine Vielzahl feiner, wenige mm langer Säulen, die **Havers-Säulen** oder **Osteone.** Sie bilden die Baueinheit des Knochens. Osteone verlaufen vorwiegend in Längsrichtung und bestimmen die Biegefestigkeit des Knochens. Zu den Rändern des Knochens hin gruppieren sich die Lamellen zu größeren Platten, den **Generallamellen.**

Schaltlammellen entstehen im Verlauf von Umbauprozessen aus Osteonenteilen.

Knochenstoffwechsel

Der Knochen ist ein dynamischer Mineralspeicher. Zwei Drittel der Knochenmasse entfallen auf **anorganische Bestandteile.** Neben den hauptsächlich vorkommenden Mineralien Kalzium und Phosphor sind Magnesium, Natrium, Kalium und Spurenelemente wie Silizium, Zink, Kupfer und Fluor im Knochen enthalten. Hauptbestandteil der **organischen Knochengrundsubstanz** ist das Eiweiß **Kollagen.** Daneben gibt es z. B. noch **Osteocalcin,** das die Grundlage für die Kalziumbindung in der Knochengrundsubstanz darstellt.

Die **Knochenzellen** (Osteoblasten, Osteozyten, Osteoklasten) bewerkstelligen den gesamten Knochenauf- und Knochenumbau.

Osteoblasten bilden die organische Knochengrundsubstanz (*Osteoid*) mit Kollagen und Osteocalcin. Im weiteren Verlauf werden die Osteoblasten zu **Osteozyten,** die sich nicht mehr teilen. An ihrer Oberfläche tragen Osteozyten zahlreiche Fortsätze, die über ein Netz von Kanälchen mit den Fortsätzen anderer Osteozyten in Kontakt stehen. Dieses Kanälchensystem spielt beim Transport von Stoffwechselprodukten sowie bei der Regulation des Mineralstoffgleichgewichts eine wichtige Rolle. Eine dritte Gruppe der Knochenzellen, die **Osteoklasten,** bauen mineralisierte Knochengrundsubstanz ab.

Zwischen Osteoblasten und Osteoklasten besteht normalerweise ein **dynamisches Gleichgewicht,** in dem Knochen entsprechend seiner Belastung auf- bzw. abgebaut wird.

Folgende Einflussgrößen spielen bei der Erhaltung dieses dynamischen Gleichgewichts eine bedeutende Rolle:

- Verfügbarkeit von **Kalzium** aus der Ernährung.
- **Vitamine**: Vitamin A koordiniert die Osteoblasten- und Osteoklastentätigkeit beim Knochenumbau; Vitamin C ist für die Bildung des Kollagens wichtig; Vitamin B_6 greift in den Vernetzungsprozess von Kollagen ein und erhöht dessen Festigkeit; Vitamin K wird für die Synthese von Osteocalcin benötigt; die Regulierung der Bildung von Osteocalcin und die Resorption von Kalzium aus dem Darm erfolgt durch Vitamin D.
- **Lebensstil**: Alkohol hemmt die Tätigkeit der Osteoblasten, Koffein führt zur erhöhten Ausscheidung von Kalzium über die Nieren, körperliche Inaktivität aktiviert die Osteoklasten.
- **Hormone**: Parathormon, ein Hormon aus den Nebenschilddrüsen, stimuliert den Abbau von Mineralsalzen; Kalzitonin, ein Hormon aus der Schilddrüse, ist der Gegenspieler von Parathormon; Geschlechtshormone aktivieren die Osteoblasten (*Knochenaufbau*); Glukokortikoide regen die Tätigkeit der Osteoklasten an (*Knochenabbau*).

Desmale und chondrale Verknöcherung

Der Vorgang der Knochenentwicklung heißt Verknöcherung (*Ossifikation*).

In einem sehr frühen Entwicklungsabschnitt befinden sich an den Stellen der späteren Knochen zusammenhängende Stränge aus embryonalem Bindegewebe. Von diesem Stadium aus gibt es zwei Möglichkeiten der Knochenbildung.

- **Desmale Ossifikation:** Die direkte Verknöcherung der Bindegewebsstränge betrifft die Knochen des Schädeldachs, die Mehrzahl der Gesichtsknochen und das Schlüsselbein.
- **Chondrale Ossifikation:** Zunächst findet eine Umwandlung der Bindegewebsstränge in Knorpel statt. Der Knorpel wird dann in einem zweiten Entwicklungsabschnitt Stück für Stück durch Knochengewebe ersetzt. Dabei bilden sich in einer zeitlich genauen Abfolge **Knochenkerne.** An den Röhrenknochen bleibt zwischen den Knochenkernen von Epiphyse und Metaphyse zunächst eine knorpelige Wachstums- oder **Epiphysenfuge** übrig. Von dieser Fuge geht das weitere Längenwachstum des Röhrenknochens so lange aus, bis dieser Bereich verknöchert und so das Skelettwachstum abschließt.

2

2.1.2 Gelenke

DEFINITION
Gelenk: Verbindung zwischen Knochen.

Einteilung nach der Beweglichkeit

Gelenke, die Bewegungen in mindestens einer Ebene zulassen, nennt man **freie oder echte Gelenke** (*Diarthrosen*). Die meisten Gelenke (z. B. Schulter-, Kniegelenk) gehören zu dieser Gruppe.

Ein Gelenk mit geringer Beweglichkeit (*straffes Gelenk, Amphiarthrose*) ist das Sakroiliakalgelenk (*Articulatio ileosacralis, ISG*) zwischen dem Darmbein und dem Kreuzbein (➤ Abb. 2.30). Die straffen Bänder dieses Gelenks lassen geringfügige, federnde Bewegungen zu.

Aufbau der freien Gelenke

Gelenke sind wie folgt aufgebaut:

- Die **Gelenkflächen** sind glatte, von hyalinem Knorpel überzogene Flächen an den Knochenenden.
- Die **Gelenkkapsel** setzt sich aus zwei Schichten zusammen. Außen besteht die Gelenkkapsel aus kollagenem Fasermaterial und ist häufig durch derbe Bänder verstärkt. Innen liegt die **Membrana synovialis** (*Synovialis, Gelenkinnenhaut*). Sie ist aus Bindegewebe mit Nerven und Gefäßen aufgebaut und sondert Synovialflüssigkeit (*Synovia, Gelenkflüssigkeit*) ab.
- Der **Gelenkspalt** wird durch Gelenkflüssigkeit (*Synovia*) ausgefüllt. Diese schmiert wie ein Getriebeöl die Gelenkflächen und ernährt zudem den gefäßlosen Knorpel durch Diffusionsvorgänge (➤ 1.2.3).

Schleimbeutel und Menisken

An mechanisch besonders belasteten Stellen liegen **Schleimbeutel** (*Bursae synoviales*), dünnwandige, mit Synovialmembran ausgekleidete Säckchen, die den Druck verteilen, das Gleiten der Strukturen verbessern und als Puffer bei Bewegungen dienen.

Menisken sind scheibenförmige Zwischenknorpel im Gelenkspalt. Durch eine bessere Druckverteilung federn sie Stöße auf die Epiphysen ab und schonen so den Gelenkknorpel.

Gelenkformen

Die Beweglichkeit des Gelenks ist entscheidend von der Gestalt der sich gegenüberstehenden Gelenkflächen bestimmt. Es gibt im Wesentlichen fünf Gelenkformen (➤ Abb. 2.4) und max. drei Freiheitsgrade.

Kugelgelenk

Das Kugelgelenk besteht aus einem runden Gelenkkopf, der sich in einer kugelförmig ausgehöhlten Gelenkpfanne befindet (➤ Abb. 2.5). Mit einem Kugelgelenk sind Bewegungen der Extremitäten in allen drei Freiheitsgraden möglich:

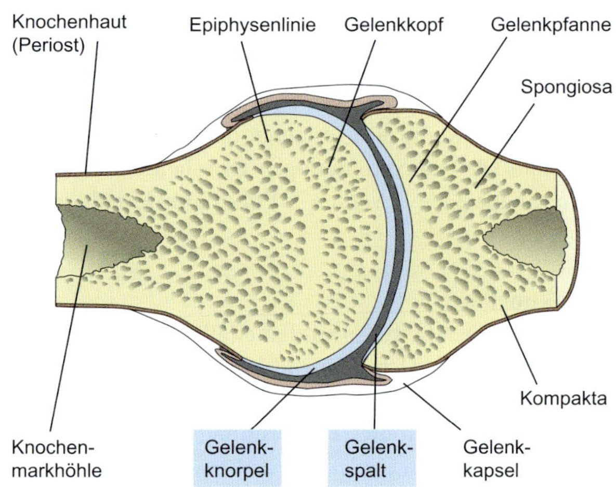

Abb. 2.5 Längsschnitt durch ein Kugelgelenk. [L190]

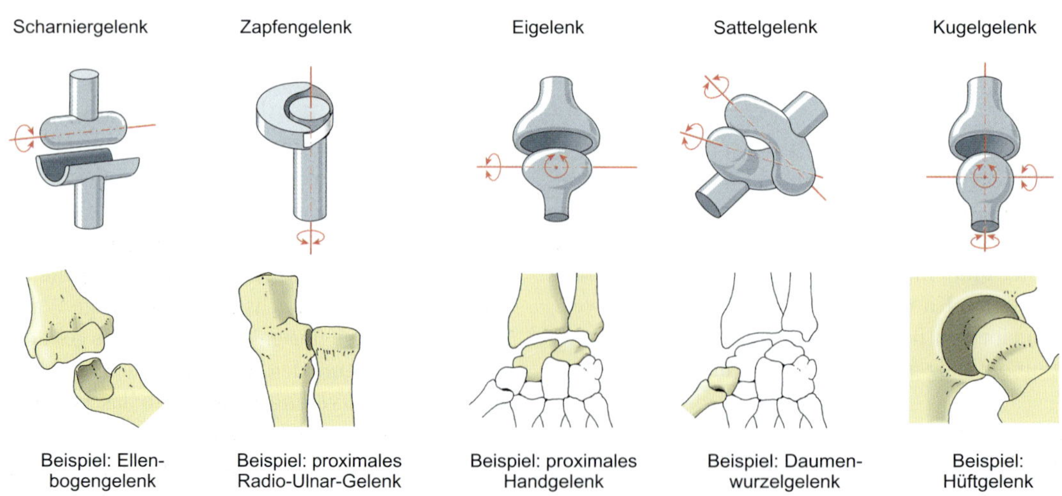

Abb. 2.4 Verschiedene Gelenkformen. [L190]

- um die Horizontalachse: **Anteversion** (*Vorwärtsheben*) und **Retroversion** (*Rückwärtsheben*)
- um die Sagittalachse: **Abduktion** (*Abspreizen*) und **Adduktion** (*Heranziehen*)
- um die Longitudinalachse: **Innen-** und **Außenrotation**

Eigelenk

Das Eigelenk ist dadurch charakterisiert, dass ein konvexer ovaler Gelenkkopf in einer konkaven Gelenkpfanne liegt. Es dient sowohl der Beuge-Streck-Bewegung als auch der Seit-zu-Seit-Bewegung (➤ Abb. 2.4). Das Eigelenk hat somit zwei Freiheitsgrade. Das proximale Handgelenk zwischen Speiche und Handwurzelknochen entspricht einem Eigelenk.

Sattelgelenk

Beim Sattelgelenk besitzt eine Gelenkfläche die Form eines Sattels, während die andere der Form eines Reiters auf seinem Sattel ähnelt. Ein Beispiel ist das Daumenwurzelgelenk zwischen dem großen Vieleckbein und dem ersten Mittelhandknochen (➤ Abb. 2.27). Dieses Gelenk erlaubt die Seit-zu-Seit- sowie die Vorwärts-Rückwärts-Bewegung. Es hat also zwei Freiheitsgrade.

Scharniergelenk

Wird eine nach außen gewölbte (*konvexe*) Gelenkfläche in Rollenform von einer nach innen gewölbten (*konkaven*) Gelenkfläche schalenförmig umgriffen, sind Scharnierbewegungen möglich. So wie das Öffnen und Schließen einer Tür eine Bewegung in zwei Richtungen zulässt, haben auch Scharniergelenke nur einen Freiheitsgrad.

Scharniergelenke sind z. B. Mittel- und Endgelenke der Finger und Zehen, das Ellenbogen- und das obere Sprunggelenk.

Radgelenk

Beim Rad- / Zapfengelenk dreht sich ein scheibenförmiger Gelenkkopf in einer leicht ausgehöhlten Pfanne. Das proximale Radioulnargelenk, eine Verbindung zwischen Elle und Speiche im Bereich des Ellenbogengelenks, ist ein Radgelenk und hat nur einen Freiheitsgrad.

Fugen

Fugen (*Synarthrosen*) sind kontinuierliche Verbindungen von Knochen. Es gibt bindegewebige Verbindungen (*Syndesmosen*) wie die Membrana interossea zwischen dem Waden- und dem Schienbein. Knorpelige Verbindungen (*Synchondrosen*) verbinden z. B. als Symphyse die beiden Schambeine. Knöcherne Verbindungen (*Synostosen*) entstehen u. a. durch die Verknöcherung des Steißbeins aus Wirbelsegmenten (➤ Abb. 2.19).

2.1.3 Skelettmuskulatur

Die Skelettmuskulatur ermöglich durch die Koordination von **Anspannung** (*Kontraktion*) und **Erschlaffung** aktive Bewegungen und die aufrechte Körperhaltung des Menschen. Sie ist außerdem an der Wärmeproduktion des Körpers beteiligt.

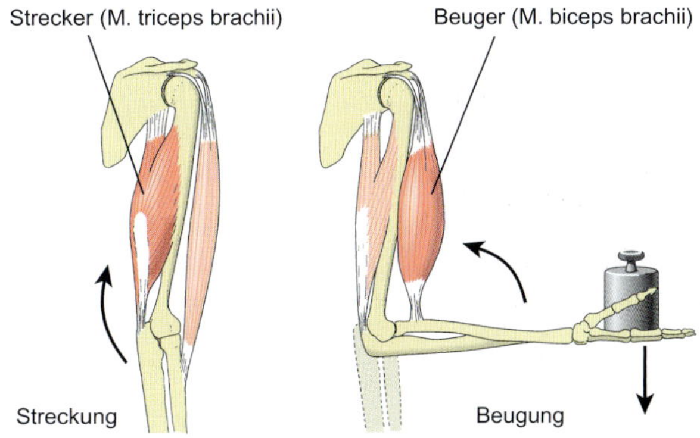

Abb. 2.6 Die Beziehung zwischen Agonist und Antagonist am Beispiel des Zusammenspiels von Beuger (*M. biceps brachii*) und Strecker (*M. triceps brachii*) am Ellenbogengelenk. [L190]

Mechanik des Skelettmuskels

Ansatz und Ursprung eines Skelettmuskels

Der Ursprung des Muskels liegt immer am unbeweglicheren, der Ansatz am beweglicheren Befestigungsort des Muskels. Der zwischen den Sehnen bzw. zwischen Ansatz und Ursprung liegende Teil des Muskels wird Muskelbauch genannt.

Agonist und Antagonist

Für fließende Bewegungen ist das Zusammenspiel gegensätzlich wirkender Muskeln erforderlich. Ein Agonist („*Spieler*") führt eine bestimmte Bewegung aus, sein Antagonist („*Gegenspieler*") ist für die entgegengesetzte Bewegung verantwortlich (➤ Abb. 2.6).

Bei gezielten Bewegungen korrigieren ein Muskel und sein Gegenspieler sich mit fein dosierten Kontraktionen. Kontrahieren sich Agonist und Antagonist gleichzeitig mit gleicher Kraft, entsteht eine **isometrische Kontraktion.**

Muskeln, die sich gegenseitig in ihrer Arbeit unterstützen, nennt man **Synergisten.** So unterstützt der M. brachialis, der unter dem Bizeps liegt, die Arbeit des M. biceps brachii bei der Beugung im Ellenbogengelenk (➤ 2.1.9).

Aufbau der Skelettmuskeln

Der elementare Baustein des Skelettmuskelgewebes ist die **quergestreifte Muskelfaser** (➤ Abb. 2.7).

Hüllstrukturen

Im Skelettmuskel sind Bindegewebe und Muskelfasern eng miteinander verbunden (➤ Abb. 2.7b). Die äußere Bindegewebshülle eines ganzen Muskels ist die **Muskelfaszie.** Sie hält den Muskel in seiner anatomischen Form und Lage. Am Muskelende setzt sich die Faszie als Sehne fort. Der Muskel ist durch das bindegewebige **Epimysium** an der Faszie verankert. Als **Perimysium** dringt gefäß- und nervenreiches Bindegewebe in das Innere des Muskels ein. Ein feines Bindegewebe aus netzförmigen Fasern (*Endomysium*) umgibt mehrere Muskelfaserbündel. Die Zellmembran der quergestreiften Muskelfaser ist als **Sarkolemm** zu bezeichnen.

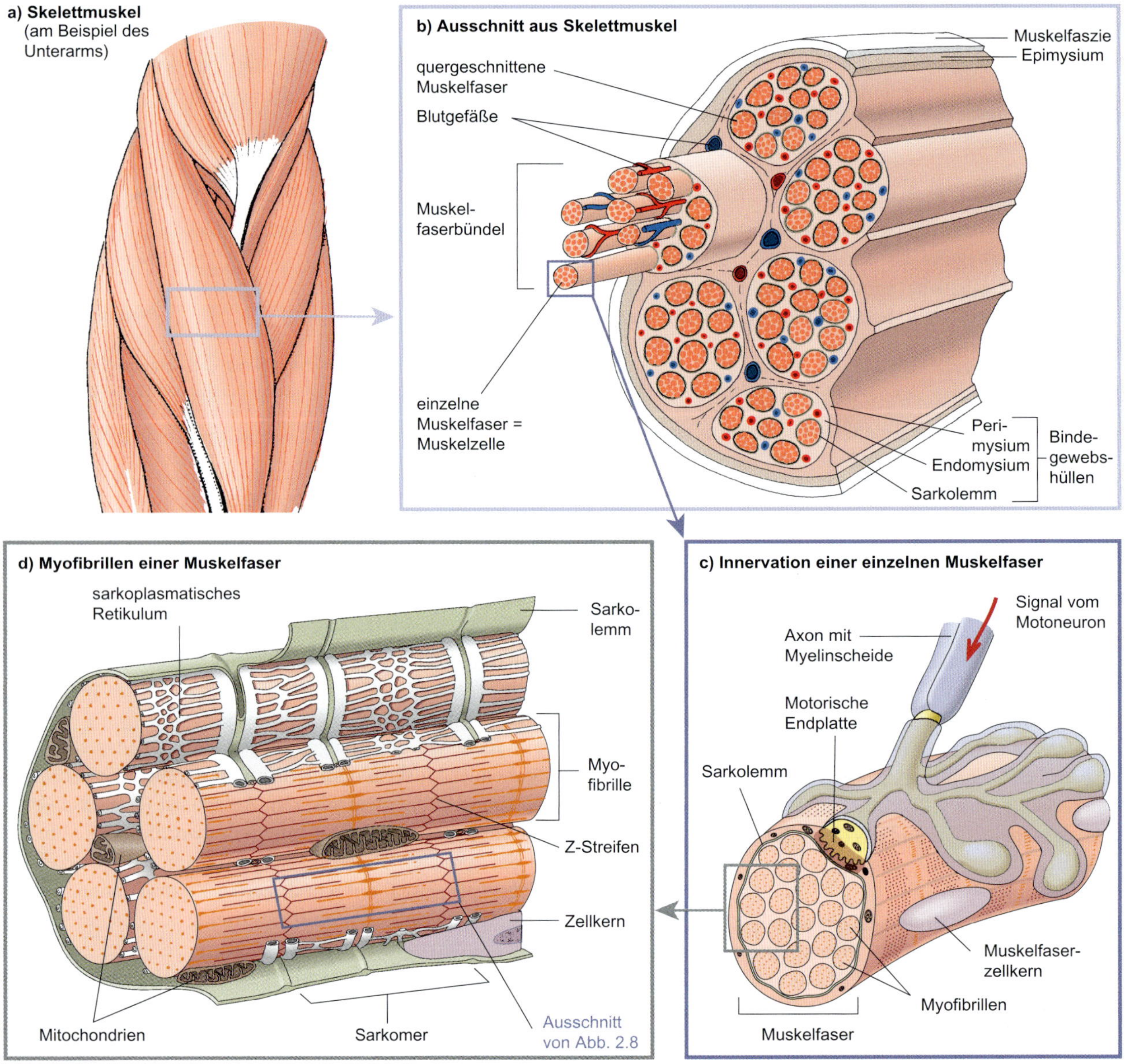

Abb. 2.7 a–d Skelettmuskel in einer stufenweise stärkeren Vergrößerung von der makroskopischen Sicht (a) bis hin zur nur noch elektronenmikroskopisch erfassbaren Elementarstruktur (d). [L190]

Nerven- und Blutversorgung

Skelettmuskeln sind reich mit Nerven und Blutgefäßen versorgt. Die rote Farbe verdankt der Muskel seiner starken Durchblutung, aber auch dem roten Farbstoff **Myoglobin** in den Muskelzellen, der ähnlich dem Hämoglobin (➤ 2.6.2) als Sauerstoffträger dient. Die Nervenzellen zur Versorgung von Muskulatur nennt man **Motoneurone.** Sie stehen über verzweigte Synapsen (*motorische Endplatten*) in Kontakt zu den Muskelfasern (➤ Abb. 2.7c).

Feingeweblicher Aufbau

Jede Muskelfaser enthält als Hauptbestandteil fadenförmige **Myofibrillen** (➤ Abb. 2.7d). Diese bestehen aus streng angeordneten Eiweißketten, den Myofilamenten Aktin und Myosin. Aufgrund ihrer Anordnung erscheinen sie im mikroskopischen Bild als helle und dunkle Streifen und geben damit der quergestreiften Muskulatur ihren Namen (➤ Abb. 2.8). Sarkomere sind Einheiten zwischen zwei Z-Streifen. Sie enthalten in der Mitte des Sarkomers Myosin-, außen Aktinfilamente.

Kontraktion des Skelettmuskels

Muskelerregung

Erregungsübertragung ➤ 1.3.4

In den motorischen Endplatten (➤ Abb. 2.7c) der Nerven liegen Sekretbläschen, die den Neurotransmitter **Acetylcholin** enthalten. Kommt ein Nervenimpuls (➤ 1.3.4) an der motorischen Endplatte

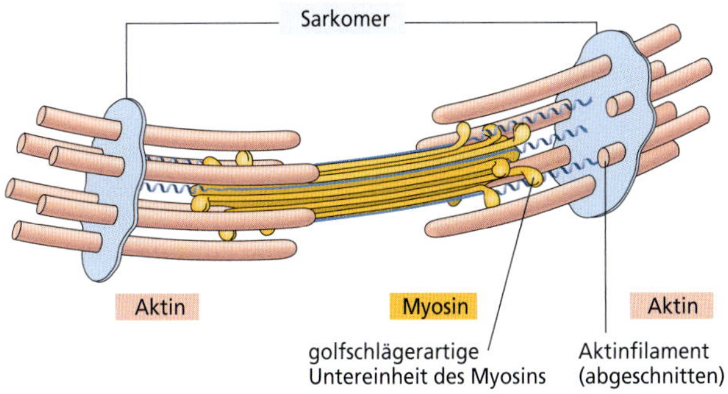

Abb. 2.8 Prinzip der Muskelkontraktion: Verkürzung des Sarkomers durch Verbindungen zwischen den Aktin- und Myosinfilamenten. [L190]

an, wird Acetylcholin ausgeschüttet. An der Zellmembran der Muskelfaser verbinden sich Acetylcholinmoleküle mit Rezeptoren. Das ist die Grundlage für eine Muskelkontraktion.

Kontraktion

Das sarkoplasmatische Retikulum dient der Freisetzung von Kalzium vor einer Muskelkontraktion. Mit Hilfe von Kalzium treten die Aktin- und Myosinfilamente in Verbindung und verkürzen das Sarkomer (➤ Abb. 2.8). Kontrahieren sich viele Sarkomere gleichzeitig, resultiert die Kontraktion des gesamten Skelettmuskels. Magnesium trennt die Verbindungen zwischen Aktin und Myosin, die Verkürzung der Sarkomere wird aufgehoben und der Muskel entspannt sich.

Eine Kontraktion erfordert Energie in Form der energiereichen Verbindung ATP (➤ 1.1.4). Zur Erneuerung der ATP-Speicher dient bei kurzfristiger Muskelarbeit das energiehaltige **Kreatinphosphat** in den Muskelfasern. Bei längerer Tätigkeit (etwa ab 15 Sek.) wird **Glukose** (*Traubenzucker*) zur Energielieferung herangezogen (➤ 5.1.3).

Die Muskelerregung endet, wenn das Acetylcholin mit Hilfe des Enzyms **Acetylcholinesterase** chemisch gespalten ist. Die Spaltprodukte werden wieder in die motorische Endplatte aufgenommen, zu Acetylcholin zusammengefügt und für erneute Kontraktionen bereitgestellt.

Muskeltonus

Unter dem Muskeltonus ist die individuelle Grundspannung durch unbewusste Kontraktionen der Skelettmuskulatur zu verstehen. Sie garantiert die aufrechte Körperhaltung, schützt vor einem Sturz und erlaubt Hinweise auf die psychische Befindlichkeit.

Rein physiologisch gesehen kann eine Muskelkontraktion als eine isotonische oder als eine isometrische Kontraktion erfolgen. In der Realität vermischen sich die beiden Kontraktionformen.

Isotonische und isometrische Kontraktion

Bei einer isotonischen Kontraktion verändert sich die Muskellänge und erzeugt eine Bewegung. Der Muskeltonus bleibt etwa gleich. Beispiele sind die Kontraktionen der Beinmuskulatur beim Gehen. Bei der isometrischen Kontraktion bleibt die Muskellänge gleich, die Muskelspannung steigt. Obwohl hier keine Bewegung zustande kommt, wird Energie verbraucht. Beispiel ist das Tragen einer Tasche bei angewinkeltem Arm.

Tiefensensibilität

Rezeptoren in Muskeln, Sehnen und Gelenken registrieren die Muskelspannung, die Muskellänge und Gelenkstellungen, um Überbeanspruchungen von Gelenken und Muskeln zu verhindern. Zu den Rezeptoren gehören folgende Sinneskörperchen:

- **Vater-Pacini-Lamellenkörperchen** in den Gelenkkapseln erkennen den Grad der mechanischen Verformung.
- **Muskelspindeln** registrieren die Dehnung eines Muskels.
- **Golgiorgane** erfassen die Einwirkungen auf die Muskelsehnen.

Alle Signale aus den Rezeptoren der Tiefensensibilität werden dem zentralen Nervensystem übermittelt. Dort erfolgt die Beurteilung der eintreffenden Impulse unter Einbeziehung von Signalen aus dem Gleichgewichtssystem und von Informationen aus den Sinneskörperchen der Haut. Das Ergebnis kann zu einer Stellungs- oder Lageveränderung führen, um Verletzungsgefahren zu vermeiden.

Bewegungsrichtungen der Muskelgruppen

Man kann Skelettmuskeln nach den von ihnen bewirkten Bewegungsrichtungen von Arm und Bein in verschiedene Gruppen einteilen (➤ Abb. 2.10):

- **Abduktoren** (*abspreizende Muskeln*)
- **Adduktoren** (*zum Rumpf heranziehende Muskeln*)
- **Flexoren** (*Beuger*)
- **Extensoren** (*Strecker*)
- **Innenrotatoren** (*Einwärtsdreher*)
- **Außenrotatoren** (*Auswärtsdreher*)

Sonderformen der Rotationsbewegung sind die Pronation und die Supination der Hände und Füße (➤ Abb. 2.9).

MERKSPRUCH

Man greift zum **Brot** mit **pronierter** Hand und hält den **Suppenteller** mit **supinierter** Hand.

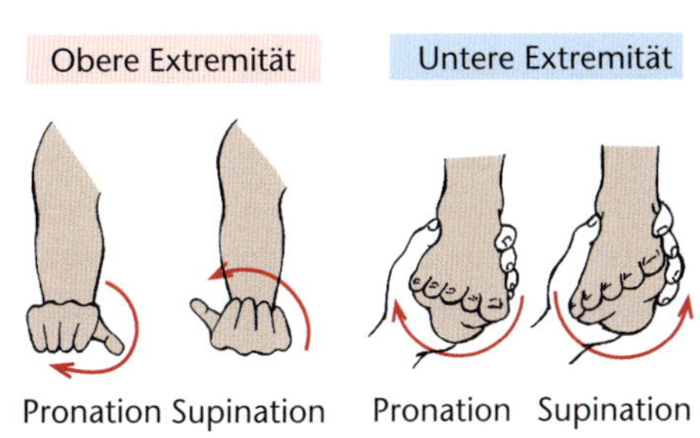

Abb. 2.9 Die Rotationsbewegungen an Hand und Fuß – Pronation und Supination. [L 190]

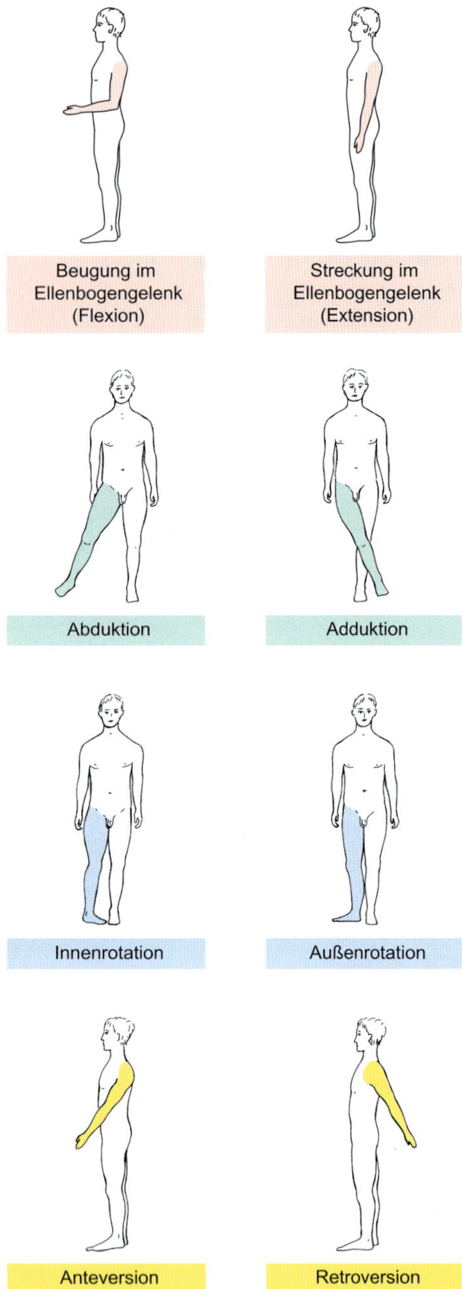

Abb. 2.10 Bewegungsrichtungen und ihre korrekten Bezeichnungen. [L190]

Der Organismus bei körperlicher Arbeit

Bei schwerer **Muskelarbeit** muss erheblich mehr Sauerstoff zur Muskulatur transportiert werden als in körperlicher Ruhe. Dies erfolgt einerseits über eine Zunahme der **Atemfrequenz** und der **Atemtiefe,** andererseits über eine **erhöhte Durchblutung** der Muskulatur. Damit der arbeitenden Muskulatur mehr Blut zur Verfügung steht, kommt es zu einer **Vasodilatation** (*Weitstellung der Gefäße*). Stoffwechselprodukte wie Laktat (*Milchsäure*) und Kohlendioxid, die bei der Muskelkontraktion anfallen, fördern die Gefäßweitstellung. Das **Herz-Kreislauf-System** sichert die Bereitstellung von Nährstoffen und Sauerstoff. Statt des Ruhewertes von 6 l / Min. pumpt das Herz bei erheblicher Belastung bis zu 25 l / Min. in den Körperkreislauf (➤ Abb. 2.11).

Mit zunehmendem Alter verändern sich, in Abhängigkeit vom Lebensstil (Training, Rauchen, mangelnde Bewegung), der Mineralsalzgehalt des Knochens und die Muskelmasse. Die Elastizität und Dehnbarkeit von Bändern und Sehnen nimmt ab und leistet **Rupturen** (*Rissen*) Vorschub. Der Wasserverlust in den Gelenkknorpeln vermindert die Knorpelhöhe. Besonders gut ist das auf einem Röntgenbild der Wirbelsäule zu sehen.

2.1.4 Kopf und Hals

Knöcherner Schädel

Der Schädel (➤ Abb. 2.12, ➤ Abb. 2.13) sitzt auf der Wirbelsäule und besteht aus zwei Knochengruppen: dem **Hirnschädel** (*Neurocranium*) und dem **Gesichtsschädel** (*Viscerocranium*).

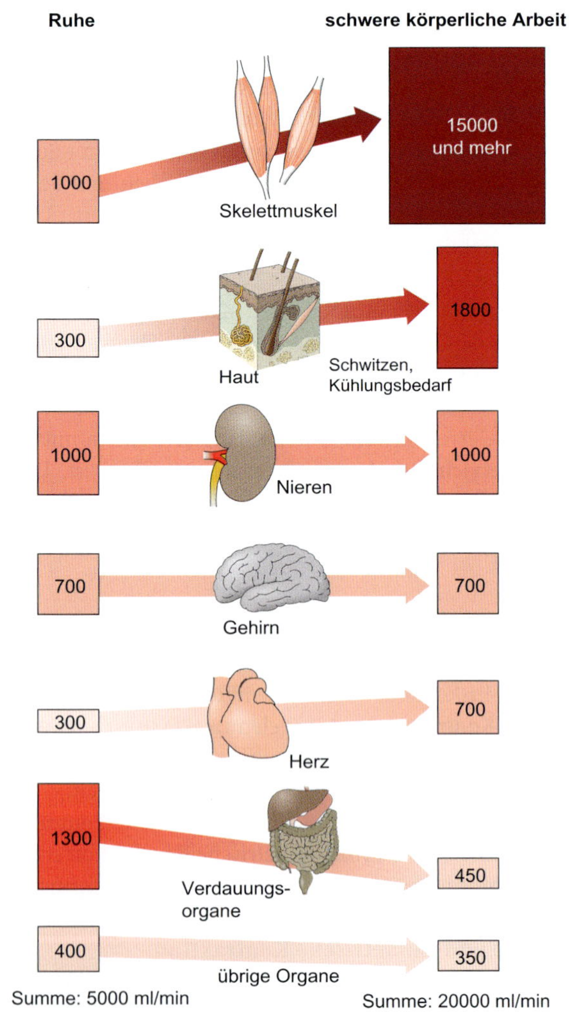

Abb. 2.11 Organdurchblutung in Ruhe und bei schwerer körperlicher Arbeit, Einheit der Zahlenwerte jeweils ml/min. [L190]

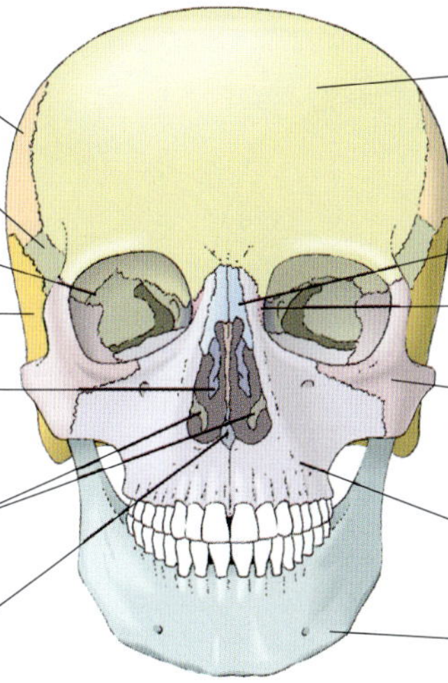

Abb. 2.12 Schädel in der Vorderansicht. [L190]

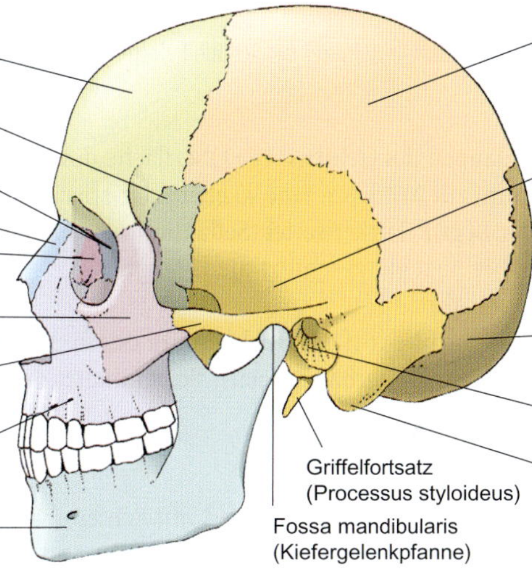

Abb. 2.13 Schädel in der Seitenansicht. [L190]

Schädelknochen

Zum **Hirnschädel** gehören:

- **Stirnbein** (*Os frontale*)
- Paariges **Scheitelbein** (*Os parietale*)
- Paariges **Schläfenbein** (*Os temporale*)
- **Hinterhauptsbein** (*Os occipitale*)
- **Keilbein** (*Os sphenoidale*)
- **Siebbein** (*Os ethmoidale*)

Zum **Gesichtsschädel** zählen:

- **Nasenbein** (*Os nasale*)
- Paariges **Tränenbein** (*Os lacrimale*)
- **Pflugscharbein** (*Vomer*)
- Paarige **untere Nasenmuschel** (*Concha nasalis inferior*)
- **Oberkiefer** (*Os maxillare*)
- Paariges **Jochbein** (*Os zygomaticum*)
- **Gaumenbein** (*Os palatinum*)
- **Unterkiefer** (*Os mandibulare*)
- **Zungenbein** (*Os hyoideum*)
- **Gehörknöchelchen** (*Os auditivum*)

Schädelkalotte

Die Knochen des Hirnschädels umschließen die Schädelhöhle, die das Gehirn enthält. Dieses ruht auf der knöchernen Schädelbasis (*Schädelgrundplatte*) und wird von der Schädelkalotte (*Schädeldach*) kapselartig umschlossen.

Die Verbindung der platten und schollenartig geformten Schädelknochen erfolgt über die **Schädelnähte** (*Suturae*).

Schädelbasis

An der Schädelbasis sind die Knochen mit Hohlräumen ausgestattet. Viele Öffnungen und Furchen gewährleisten den Verlauf von Leitungsbahnen zwischen dem Schädelinneren, dem Kopf und dem Halsbereich.

Die innere Schädelbasis bildet von vorn nach hinten treppenförmig angeordnet drei **Schädelgruben** (➤ Abb. 2.14):

- Die **vordere Schädelgrube** liegt oberhalb der Augenhöhlen. Sie nimmt die Stirnlappen des Großhirns auf.
- Die **mittlere Schädelgrube** wird vom Keilbein und den Felsenbeinen gebildet (den inneren Anteilen der Schläfenbeine).

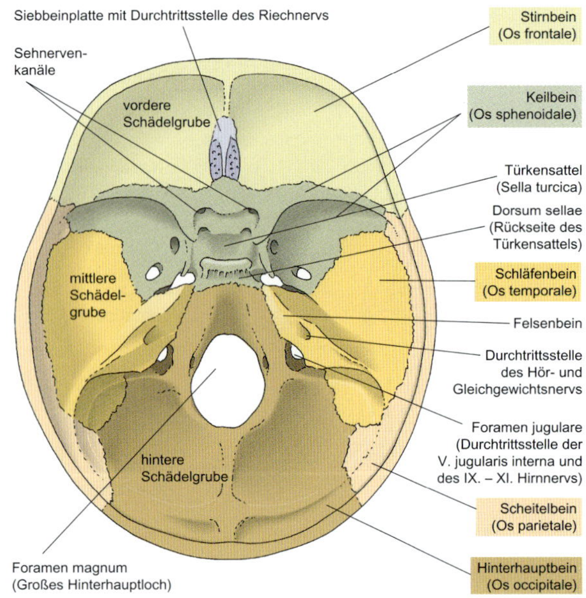

Abb. 2.14 Innere Schädelbasis nach Entfernung der Schädelkalotte, Ansicht von oben. [L190]

Sie trägt die Schläfenlappen des Gehirns. Die Oberfläche des Keilbeinkörpers nimmt zur Mitte hin eine so charakteristische Form an, dass ihr der Begriff Türkensattel (Sella turcica) zugeordnet wurde. Hier liegt gut geschützt die Hypophyse (Hirnanhangsdrüse ➤ Abb. 2.14).
- In der **hinteren Schädelgrube** tritt das Rückenmark durch das Foramen magnum (großes Hinterhauptsloch). sie beinhaltet das Kleinhirn.

Nasennebenhöhlen

Einige Schädelknochen enthalten luftgefüllte und mit Schleimhaut ausgekleidete Hohlräume, die der Einsparung von Gewicht und als Resonanzraum für die Stimme dienen. Diese Nasennebenhöhlen stehen entweder mit dem Mittelohr (➤ 2.4.1) oder mit der Nasenhöhle in Verbindung (➤ 2.9.1).

Kopfmuskulatur

Zur Kopfmuskulatur (➤ Abb. 2.15) gehören die mimische Muskulatur, Kaumuskulatur und die Muskulatur der Zunge sowie die Gaumenmuskeln.

Mimische Muskulatur

Die mimischen Muskeln sind überwiegend direkt unter Haut um Augen, Nase, Mund und Ohren angeordnet und setzen meist an einem der Knochen oder an der Haut an. Sie verschieben Gesichtshautpartien und lassen Falten und Grübchen entstehen. Damit verleihen sie dem Gesicht seinen Reichtum an Ausdrucksmöglichkeiten. Beispiele der mimischen Muskeln sind:

- **Stirnmuskel** (*M. frontalis*). Er bewirkt das Stirnrunzeln.
- **Augenringmuskel** (*M. orbicularis oculi*). Der Muskel schließt die Augenlider und unterstützt den Tränenabfluss in die Nasenhöhle.

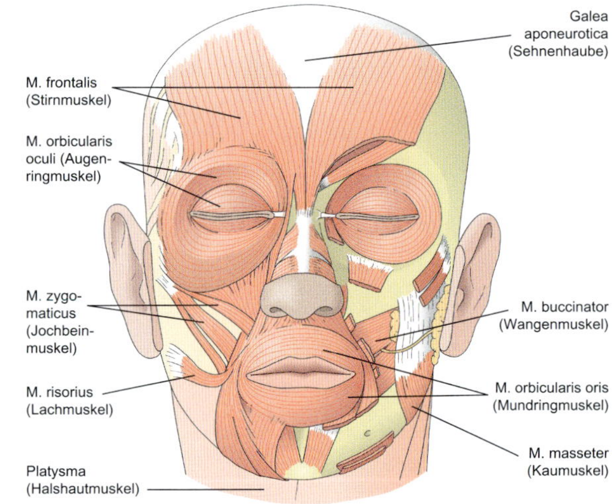

Abb. 2.15 Wichtige mimische Muskeln und Kaumuskeln. Die rechte Gesichtshälfte zeigt die oberflächliche Muskelschicht, während links die tiefere Schicht freigelegt wurde. Man erkennt in der linken Gesichtshälfte den M. masseter (*Kaumuskel*). Der M. masseter entspringt am Jochbogen und setzt am Unterkieferwinkel an. [L190]

- **Ringmuskel des Mundes** (*M. orbicularis oris*). Er schließt den Mund und presst die Lippen zusammen.

Beobachtung

Die Beobachtung der **Mimik** gehört zur ganzheitlichen Krankenbeobachtung, da sie den Pflegenden wichtige Informationen über das Befinden und die Stimmungslage der Pflegebedürftigen gibt.

Kaumuskulatur

Die Kaumuskulatur, z. B. der **Schläfenmuskel** (*M. temporalis*) und der **Kaumuskel** (*M. masseter*), bewegt den Unterkiefer. Das Beißen und Kauen der Nahrung über kreisförmige Mahlbewegungen, Seitverschiebungen, Öffnen und Schließen des Mundes erfolgt im Kiefergelenk (*Articulatio temporomandibularis*), das zwischen dem Schläfenbein und dem Unterkiefer liegt.

Hals

Der Hals als Verbindung zwischen Kopf und Rumpf enthält als knöcherne Strukturen die **sieben Halswirbel** und das hufeisenförmige **Zungenbein** (*Os hyoideum*). Das Zungenbein liegt in einer von den oberen und unteren Zungenbeinmuskeln gebildeten Schlinge und spielt zusammen mit den Zungenbeinmuskeln eine wichtige Rolle bei der Mundöffnung und der Verlagerung des Kehlkopfs beim Schlucken.

Halsmuskulatur

Die feingliedrige Halsmuskulatur wird durch den Verlauf der großen Leitungsröhren (Luft- und Speiseröhre) in vordere und hintere Halsmuskeln gegliedert. **Vordere Halsmuskeln** (➤ Abb. 2.16):

- **Platysma** (*Halshautmuskel*). Es gehört zur mimischen Muskulatur und ist eine dünne, direkt mit der Haut verbundene Muskelplatte.

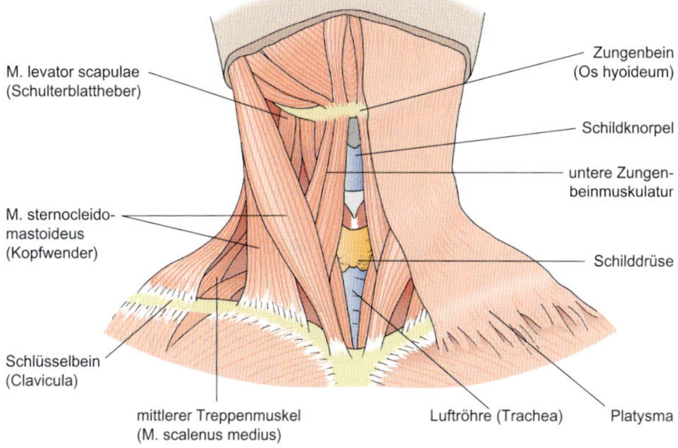

Abb. 2.16 Vordere Halsmuskulatur. Auf der rechten Halsseite ist das Platysma entfernt worden und zeigt den Verlauf der oberen und unteren Zungenbeinmuskulatur. [L190]

- **M. sternocleidomastoideus** (*Kopfwender*). Er zieht vom Brustkorb zum Kopf. Bei einseitiger Kontraktion dreht er den Kopf zur Gegenseite und neigt den Kopf zur gleichen Seite, bei beidseitiger Kontraktion kippt er den Kopf nach hinten.
- **Obere Zungenbeinmuskeln.** Sie bilden die Mundbodenmuskulatur und arbeiten (bei fixiertem Zungenbein) vor allem als Kieferöffner.
- **Untere Zungenbeinmuskeln.** Sie fixieren das Zungenbein und heben den Kehlkopf.

Die **hinteren Halsmuskeln** liegen hinter der Luft- und Speiseröhre. Zu ihnen gehören:

- **Mm. scaleni** (*Treppenmuskeln*). Sie unterstützen die Einatmung, indem sie die ersten Rippen anheben. Außerdem drehen und beugen sie die Halswirbelsäule. In ihrem gesamten Verlauf von den Querfortsätzen der sieben Halswirbel bis zur 1. und 2. Rippe überziehen sie einen Teil des oben offenen, knöchernen Thorax zeltförmig und schützen das darunter liegende Lungengewebe und die dort verlaufenden Gefäße.
- **Tiefe** (oder **kurze**) **Nackenmuskeln.** Sie verlaufen dorsal zwischen dem ersten bzw. zweiten Halswirbel und dem Hinterhauptsbein. Sie wirken sowohl bei der Kopfhaltung als auch bei Kopfbewegungen (Seitneigung, Drehung, Nicken des Kopfes) mit.

2.1.5 Rücken

Der Rücken gehört zum Rumpf und ist hinterer Bestandteil von Brust, Bauch und Becken. Er reicht von der Untergrenze des Nackens bis zum Gesäß. Seitlich geht er in Brust- und Bauchwand über.

Wirbelsäule

Die Wirbelsäule (*Columna vertebralis*) ist ein bewegliches Achsenskelett. Sie trägt den Kopf und dient der Anheftung der Rippen und der Rückenmuskulatur. Ferner umschließt und schützt sie das Rückenmark, das durch den Wirbelkanal (*Spinalkanal, Canalis vertebralis*) nach unten zieht. Die Wirbelsäule besteht aus **24 Wirbeln** (*Vertebrae*) sowie dem **Kreuz-** und dem **Steißbein.** Die Gliederung der Wirbelsäule erfolgt in **fünf Abschnitten:**

- **Halswirbelsäule** (*HWS*). Sie weist sieben Halswirbel (*C1–C7, Vertebrae cervicales*) auf.
- **Brustwirbelsäule** (*BWS*). Zwölf Brustwirbel (*Vertebrae thoracales*) sind mit den Rippen verbunden (*Th1–Th12*).
- **Lendenwirbelsäule** (*LWS*). Sie besteht aus fünf Lendenwirbeln (*L1–L5, Vertebrae lumbales*).
- **Kreuzbein** (*Os sacrum* ➤ Abb. 2.19). Es besteht aus fünf Sakralwirbeln, die zu einem Knochen verschmolzen sind.
- **Steißbein** (*Os coccygis* ➤ Abb. 2.19). Dieser letzte Wirbelsäulenabschnitt entsteht aus der Verknöcherung von 3–5 Steißwirbeln.

Krümmungen der Wirbelsäule

Von vorn gesehen ist die gesunde Wirbelsäule nahezu gerade. Betrachtet man die Wirbelsäule von der Seite, weist sie vier charakteristische Krümmungen auf (➤ Abb. 2.17). Bei der **Hals-** und **Lendenlordose** ist der Bogen nach vorn gewölbt, bei der **Brust-** und **Sakralkyphose** weist die Bogenkrümmung nach hinten. Der weit in das Becken vorspringende Vorderrand des Kreuzbeins wird **Promontorium** genannt.

Wirbel

Die Wirbel sind gegeneinander beweglich und erlauben Bewegungen des Körpers nach allen Seiten und um die eigene Achse.

Der **erste Halswirbel** (*Atlas*) hat die Form eines Rings. An seiner Oberfläche befinden sich zwei Gelenkflächen, denen der knöcherne Schädel aufsitzt; diese Gelenkverbindung ermöglicht **Nickbewegungen** und **Seitwärtsneigungen** des Kopfes.

Der zweite Halswirbel, **Axis** (*Dreher*), hat als Besonderheit einen Knochenzapfen (**Dens axis**), der vor dem Rückenmark in den Atlasring ragt. Diese gelenkige Verbindung ist eine Voraussetzung für die **Drehbewegungen** des Kopfes.

Vom dritten Halswirbel bis zum fünften Lendenwirbel haben die Wirbel einen grundsätzlich einheitlichen Aufbau (➤ Abb. 2.18), obwohl sie je nach den funktionellen Erfordernissen der einzelnen Wirbelsäulenabschnitte in Größe und Form unterschiedlich aussehen.

Die **Wirbelkörper** (Einzahl: *Corpus vertebrae*) bilden als dicke, rundliche, belastbare „Knochenscheiben" den tragenden Teil der Wirbelsäule. Da alle Wirbelkörper übereinander liegen, entsteht die charakteristische Säulenform der Körperachse.

An der Hinterfläche des Wirbelkörpers setzt eine Knochenspange, der **Wirbelbogen** (*Arcus vertebrae*) an. Er umgibt das **Wirbelloch** (*Foramen vertebrale*). Alle Wirbellöcher zusammen bilden den **Wirbelkanal** (*Spinalkanal*), durch den das Rückenmark zieht.

Jeder Wirbel besitzt mehrere Knochenfortsätze. Der **Dornfortsatz** (*Processus spinosus*) zeigt nach hinten. Seitlich entspringen nach links und rechts je ein **Querfortsatz** (*Processus transversus*). Jeweils zwei **Gelenkfortsätze** (Einzahl: *Processus articularis*) nach oben und unten verbinden die Wirbel untereinander über die

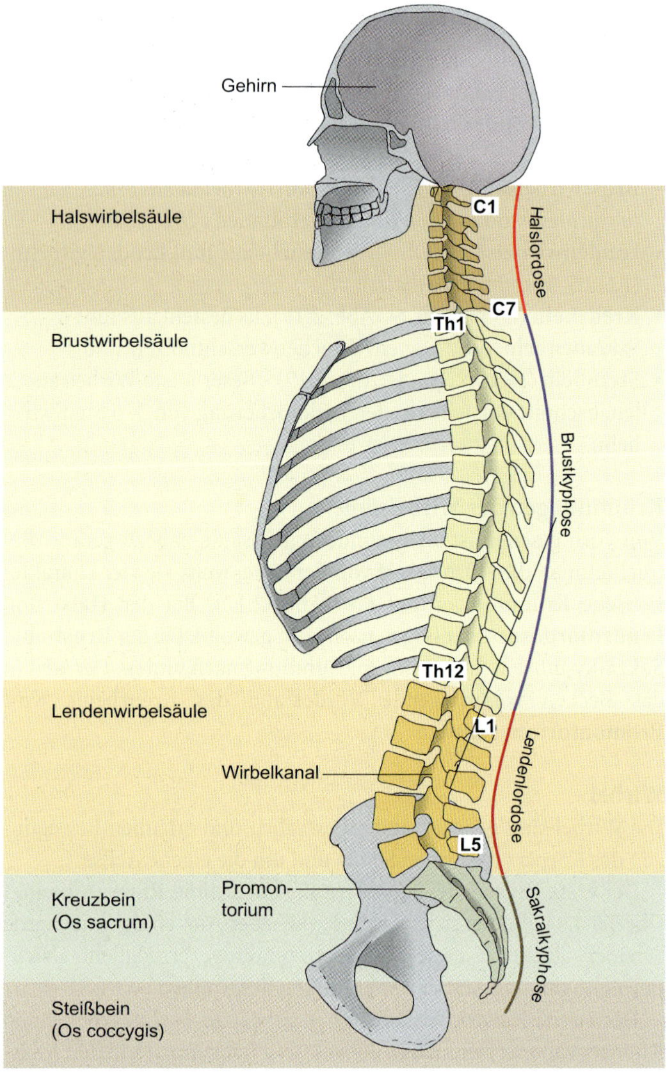

Abb. 2.17 Aufbau der Wirbelsäule im Längsschnitt. Gezeigt sind die vier physiologischen Krümmungen Halslordose, Brustkyphose, Lendenlordose und Sakralkyphose. [L190]

kleinen Wirbelgelenke (*Facettengelenke*). Zwischen den Gelenkfortsätzen und dem zugehörigen Wirbelkörper bleibt immer ein Einschnitt. Diese Einschnitte liegen bei benachbarten Wirbeln direkt übereinander und umschließen das **Zwischenwirbelloch** (*Foramen

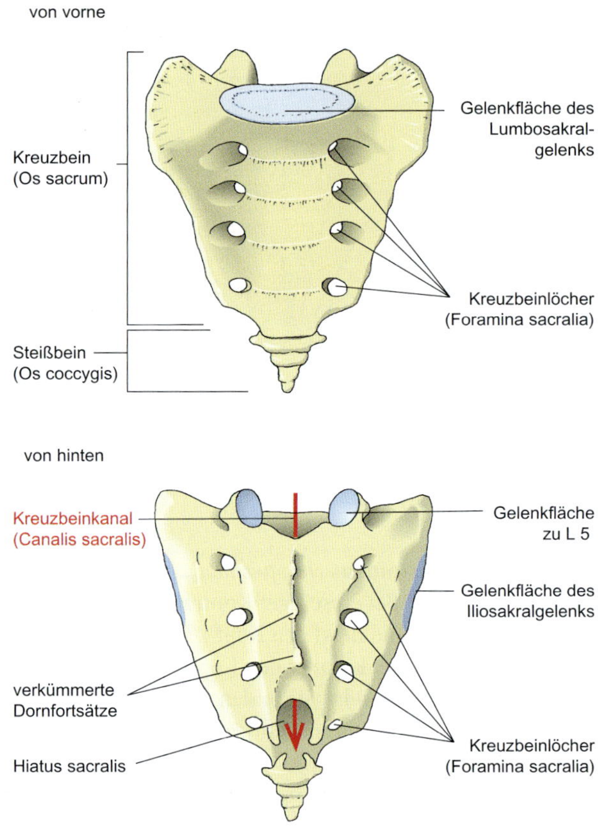

Abb. 2.19 Kreuzbein und Steißbein. Das Kreuzbein besitzt vier paarige Kreuzbeinlöcher. Durch sie verlassen die Spinalnerven den Kreuzbeinkanal. [L190]

intervertebrale ➤ Abb. 2.20). Durch die Zwischenwirbellöcher ziehen die **Spinalnerven.**

Bandscheiben

Zwischen je zwei Wirbeln liegen die Bandscheiben (*Zwischenwirbelscheibe, Discus intervertebralis*). . Dabei handelt es sich um gefäßlose und nervenfreie Knorpelscheiben, die als Stoßdämpfer wirken. Der **Außenring** (*Anulus fibrosus*) einer Bandscheibe ist aus Faserknorpel aufgebaut, der innen liegende **Gallertkern,** (*Nucleus pulposus*) aus einer gallertartigen Masse, die ein hohes Wasserbindungsvermögen hat. Dieser Gallertkern gleicht die Druck-

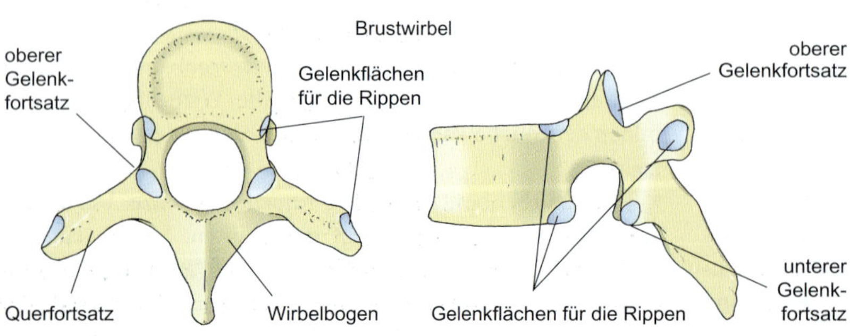

Abb. 2.18 Brustwirbel von oben und von der Seite. [L190]

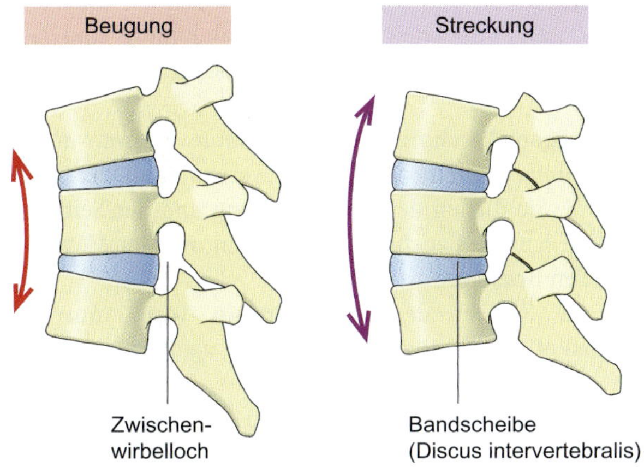

Abb. 2.20 Die Bandscheibenfunktion. [L190]

unterschiede zwischen zwei Wirbeln aus, wenn sie sich gegeneinander bewegen (➤ Abb. 2.20).

Die **Beweglichkeit** der Wirbelsäule ist an der Halswirbelsäule am höchsten. Über die Brustwirbelsäule können v. a. Drehbewegungen, über die Lendenwirbelsäule hauptsächlich Rumpfbeugung und -streckung ausgeführt werden.

Das komplexe System aus Muskelfaserzügen entlang der Wirbelsäule wird in seiner Gesamtheit als **autochthone Rückenmuskulatur** (*Rumpfaufrichter, M. erector spinae*) bezeichnet. Die Muskeln der autochthonen Rückenmuskulatur verbinden sämtliche Wirbel an Dorn- und Querfortsätzen miteinander, ziehen zum Darmbeinkamm, zum Kreuzbein und erstrecken sich bis zum Hinterhaupt. So unterstützen sie die Bewegungsmöglichkeiten der Wirbelsäule mit Ausnahme der Beugung nach vorn. Gebeugt wird die Wirbelsäule vor allem durch die vordere Bauchwandmuskulatur und den M. psoas major (*großer Lendenmuskel*).

2.1.6 Brustkorb

Zum Brustkorb (*Thorax*) gehören das **Brustbein** (*Sternum*), 24 **Rippen** (Einzahl: *Costa*) und die **Brustwirbelsäule** (➤ Abb. 2.21) Der **Brustkorb** hat die Form eines nach cranial und caudal offenen, ovalen Bienenkorbs, dessen Umfang nach caudal hin zunimmt. Dorsal, in der Mitte, liegt die Brustwirbelsäule. Das ventrale Mittelstück des Brustkorbs bildet das flache, schmale Brustbein. Der Thorax umschließt die Brusthöhle mit dem Herz und den beiden Lungenflügeln.

Rippen

Am Aufbau des Brustkorbs (➤ Abb. 2.21) sind zwölf **Rippenpaare** beteiligt. Die 1.–10. Rippen bestehen aus einem dorsalen knöchernen und einem ventralen knorpeligen Anteil. Die Knorpel der 1.–7. (links und rechts) Rippen haben eine direkte Verbindung mit dem Brustbein (**echte Rippen,** *Costae verae*). Die folgenden fünf Rippenpaare werden als **falsche Rippen** (*Costae spuriae*) bezeichnet. Die Rippenknorpel acht, neun und zehn sind über

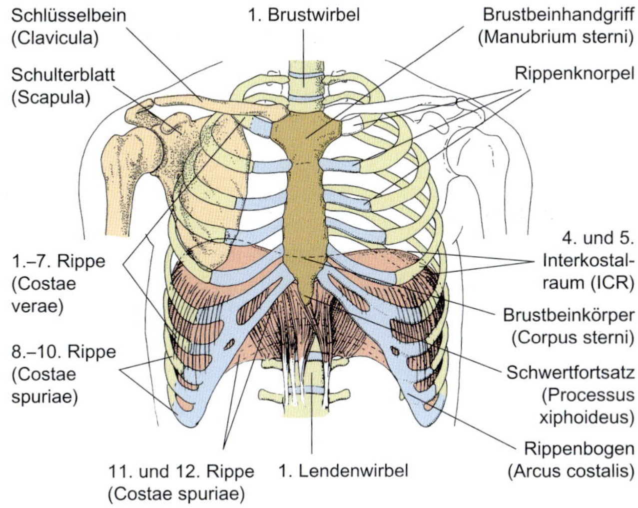

Abb. 2.21 Brustkorb in der Vorderansicht (knöcherne und knorpelige Anteile) mit Darstellung des knöchernen Schultergürtels und des Zwerchfells. [L190]

Knorpelstege miteinander und mit dem Brustbein verbunden. Sie bilden den tastbaren **Rippenbogen** (*Arcus costalis*) bilden. Die Rippen 11 und 12 enden frei in der Bauchmuskulatur.

Der schmale Raum zwischen den einzelnen Rippen ist der **Interkostalraum** (*ICR*). Hier verlaufen die **Interkostalmuskeln** (*Zwischenrippenmuskeln*), die die rippen bei der Atmung heben und senken. Im Interkostalraum, am Unterrand der Rippen, verlaufen jeweils eine Arterie, eine Vene und ein Nerv.

Brustbein

Das Brustbein (*Sternum*) besteht aus drei Teilen:

- **Handgriff** (*Manubrium sterni*), einer kurzen Knochenplatte mit Gelenkflächen für das Schlüsselbein und das erste Rippenpaar.
- **Brustbeinkörper** (*Corpus sterni*), einer längs verlaufenden schmalen Knochenplatte mit Gelenkflächen für die 2.–7. Rippe.
- **Schwertfortsatz** (*Processus xiphoideus*), der frei nach caudal ragt.

Atemmuskulatur

Die Atemmuskulatur besteht aus den Zwischenrippenmuskeln und dem Zwerchfell. Die **äußeren Zwischenrippenmuskeln** (*Mm. intercostales externi*) heben die Rippen und erweitern den Brustkorb bei der Einatmung. Die **inneren Zwischenrippenmuskeln** (*Mm. intercostales interni*) senken die Rippen und verkleinern den Brustraum bei der Ausatmung (➤ 2.9.5).

Damit unterstützen sie das Zwerchfell, den wichtigsten Atemmuskel. Das **Zwerchfell** (*Diaphragma*) liegt kuppelförmig zwischen dem Brustbein, den caudalen sechs Rippen und der Lendenwirbelsäule und trennt die Brust- von der Bauchhöhle. Eine Kontraktion des Zwerchfells führt zur Einatmung, eine Entspannung des Zwerchfells zur Ausatmung (➤ 2.9.5).

Zur **Atemhilfsmuskulatur** gehören alle Muskeln, die bei einer erhöhten oder erschwerten Atemtätigkeit involviert sind. Zur inspiratorischen Atemhilfsmuskulatur zählen die Mm. scaleni

(*Treppenmuskeln*) und der M. sternocleidomastoideus (*Kopfwender)* am Hals sowie die Mm. pectorales (*Brustmuskeln*) am Brustkorb. Die Bauchmuskeln dienen ebenfalls als Atemhilfsmuskeln. Sie unterstützen die Ausatmung.

2.1.7 Bauchraum

Der Bauchraum (*Abdomen*) wird durch die Bauchwand und den Lendenabschnitt des Rückens umgeben und beinhaltet die Bauchorgane.

Bauchmuskulatur

Die **Bauchwand** mit geraden und seitlichen Bauchmuskeln schließt den Bauchraum nach vorn und zur Seite ab. Je nach Verlauf bewirken Bauchmuskeln in Zusammenarbeit mit der Wirbelsäule eine Rumpfbeugung und -drehung. Kontrahieren sich die Bauchmuskeln (*Bauchpresse*), unterstützen sie die Darm- und Harnblasenentleerung sowie die Ausatmung.

Die längs verlaufenden **geraden Bauchmuskeln** (*M. rectus abdominis*) liegen beidseits neben der Mittellinie der Bauchwand. Sind jeweils durch drei bis vier Zwischensehnen unterbrochen (➤ Abb. 2.22). Funktionen des M. rectus abdominis sind das Vorneigen des Rumpfes, eine Senkung des Brustkorbs und die Hebung des Beckens.

Die **schrägen Bauchmuskeln** (*M. obliquus externus abdominis* und *M. obliquus internus abdominis*) verlaufen an der seitlichen Bauchwand. Sie dienen der Rumpfdrehung und der Seitwärtsneigung. Beide schräge Bauchmuskeln können, wie der M. rectus abdominis, den Brustkorb senken.

Die tiefe Schicht der Bauchmuskeln wird vom **queren Bauchmuskel** (*M. transversus abdominis*) gebildet, der die Taille formt.

Die sehnigen Ansätze der schrägen und des queren Bauchmuskels gehen vorn in breite Sehnenplatten (*Aponeurosen*) über. Diese umschließen den M. rectus abdominis und werden deshalb auch **Rektusscheide** genannt. In der Mittellinie verbinden sich die Sehnenplatten zu einem straffen Bindegewebsstreifen, der **Linea alba** (*weiße Linie*). Die Rektusscheide fixiert den M. rectus abdomimis an seinem Platz, damit bei Körperbewegungen kein Ausweichen des Muskels zur seitlichen Bauchwand hin stattfindet.

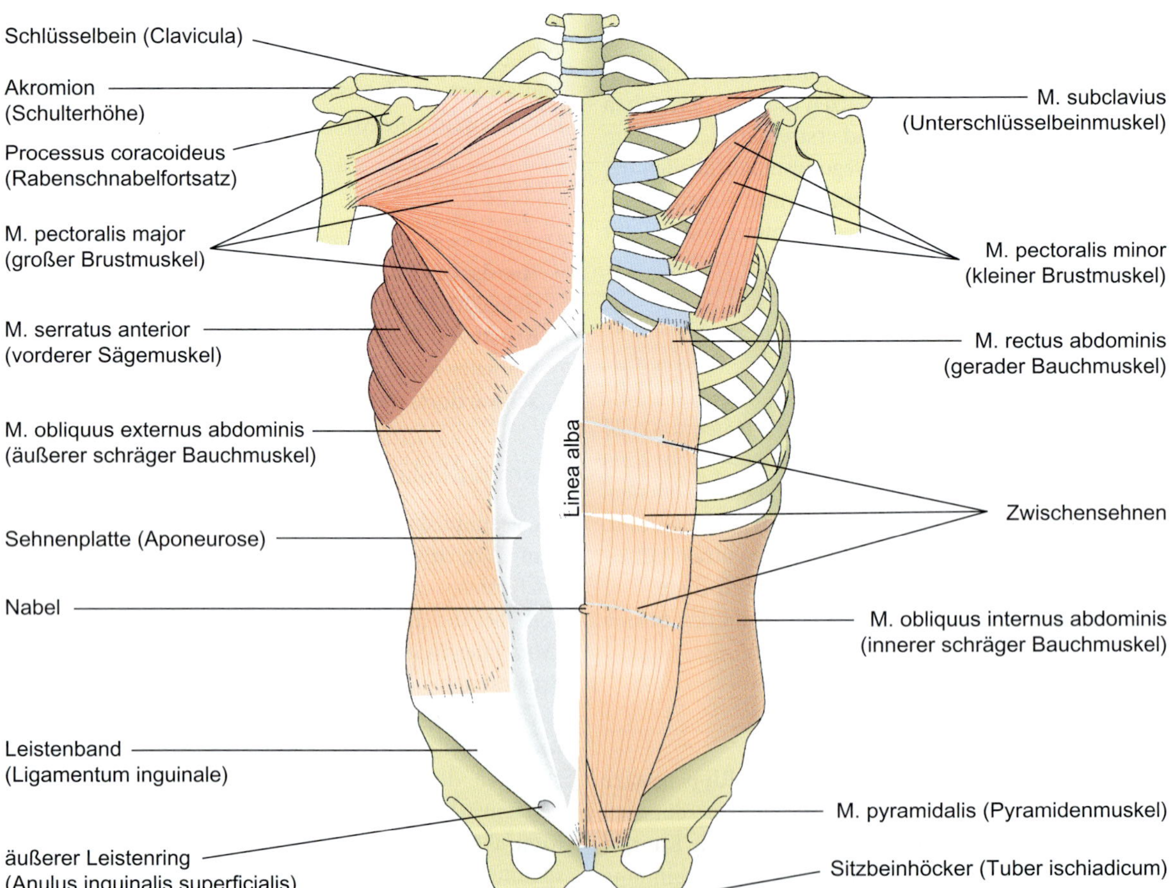

Abb. 2.22 Muskulatur der vorderen Bauchwand. Durch Abtragen der oberflächlichen Sehnenplatte und des großen Brustmuskels erkennt man auf der linken Körperseite den geraden Bauchmuskel, den inneren schrägen Bauchmuskel und den kleinen Brustmuskel. Der innere quere Bauchmuskel ist nicht sichtbar. [L190]

2.1.8 Schultergürtel

Der Schultergürtel verbindet die Knochen der oberen Extremitäten mit dem Rumpf. Er besteht beidseits aus dem **Schlüsselbein** (*Clavicula*) und dem **Schulterblatt** (*Scapula*).

Knochen des Schultergürtels

Das **Schlüsselbein** (*Clavicula*), ein dünner, s-förmiger Knochen, hat über das **Sternoclavikulargelenk** mit dem **Brustbein** (*Sternum*) und über das **Akromioclavikulargelenk** (*AC-Gelenk*) mit dem **Schulterblatt** (*Scapula*) Kontakt.

Schulterblatt

Das Schulterblatt (Scapula) ist ein dreieckiger platter Knochen, an dessen Rückwand die **Spina scapulae** (*Schulterblattgräte*) hervorspringt (➤ Abb. 2.23). Seitlich bildet das **Akromion** (*Schulterhöhe*), mit dem Schlüsselbein das AC-Gelenk. Der hakenförmige kräftige Fortsatz am oberen Rand des Schulterblattes wird als **Rabenschnabelfortsatz** (*Processus coracoideus* ➤ Abb. 2.22) bezeichnet. Er dient dem kurzen Bizepskopf als Ursprung. Die muldenförmige Vertiefung unterhalb des Akromions ist die **Gelenkpfanne** (*Cavitas glenoidalis*). Sie bildet mit dem Kopf des Oberarmknochens ein Kugelgelenk. Die kleine und flache Schulterpfanne kann den ungefähr viermal größeren Oberarmkopf nur teilweise aufnehmen. Damit das Schultergelenk trotzdem stabil bleibt, ist es von einer bindegewebigen Kapsel und von Muskeln umschlossen.

Das Schultergelenk ist das beweglichste Gelenk des Körpers. Es ermöglicht folgende Bewegungsrichtungen des Armes:

- Vorwärtsheben (*Anteversion*)
- Rückwärtsheben (*Retroversion*)
- Abspreizen (*Abduktion;* über die Horizontale hinaus = *Elevation*)
- Zur Körpermitte heranziehen (*Adduktion*)
- Innen- und Außenrotation

Muskulatur der Schulterregion

Brustmuskeln

Der **M. pectoralis major** (*großer Brustmuskel*) kann, je nachdem welche Anteile des Muskels sich kontrahieren, die Schulter senken, den Arm an den Rumpf heran führen, den Arm nach vorn heben oder nach innen drehen. Durch die seitliche Begrenzung des M. pectoralis major entsteht die vordere Achselfalte. Der darunter liegende **M. pectoralis minor** (*kleiner Brustmuskel*) zieht das Schulterblatt nach vorn und unten. Der **M. serratus anterior** (*vorderer*

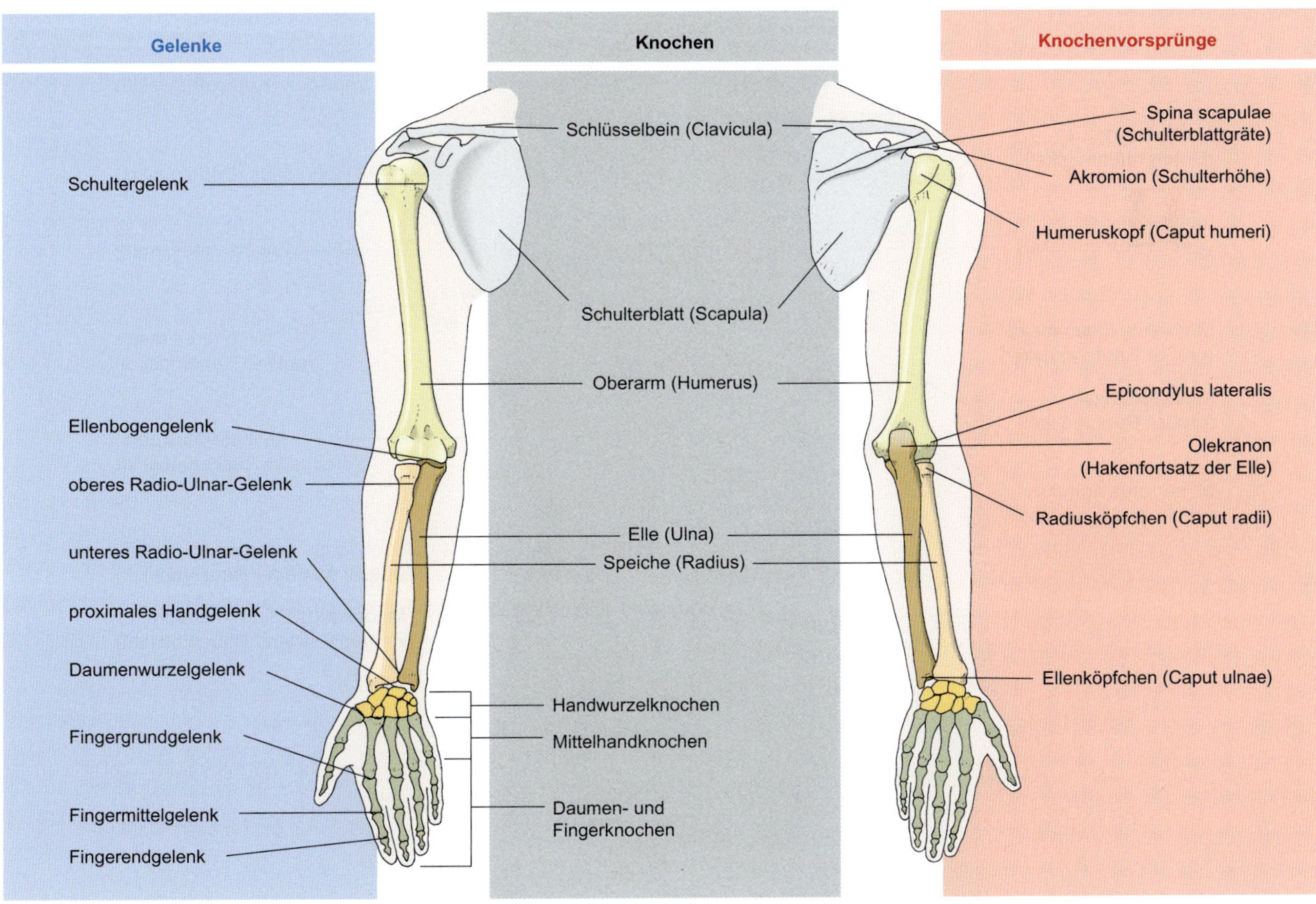

Abb. 2.23 Übersicht über die Knochen der oberen Extremität, links Ansicht von vorn und rechts Ansicht von hinten. [L190]

Sägemuskel) verläuft von der 1. – 9. Rippe um den Brustkorb herum nach hinten zum medialen Rand des Schulterblatts. Er hält das Schulterblatt dicht am Rumpf (> Abb. 2.22).

Oberflächliche Rückenmuskeln

Der **M. trapezius** (*Kapuzenmuskel*) verläuft breitflächig vom Hinterhauptsbein und allen Hals- und Brustwirbeln zum Schlüsselbein und zum Schulterblatt. Abhängig vom kontrahierten Anteil des Muskels kann er die Schulter heben, nach hinten ziehen und das Schulterblatt so drehen, dass der Arm über den Kopf geführt wird. Der **M. latissimus dorsi** (*breitester Rückenmuskel*) dient der Innenrotation, Adduktion und der Retroversion des Oberarms, also z. B. dem Schürzengriff, mit dem eine Schürze am Rücken zugebunden wird (> Abb. 2.24). Sein lateraler Rand bildet die hintere Achselfalte.

Schultermuskeln

Der **M. deltoideus** (*Deltamuskel* > Abb. 2.24) bedeckt das Schultergelenk. Seine wichtigste Funktion ist das Abspreizen des Arms vom Rumpf. Von der dorsalen Fläche des Schulterblatts ziehen der **M. supraspinatus** (*Obergrätenmuskel*) und der **M. infraspinatus** (*Untergrätenmuskel*) zum Oberarmknochen. Die beiden Muskeln sind vor allem für die Außenrotation des Arms verantwortlich. Eine Innenrotation und Adduktion erfolgt über den **M. teres major** (*großer Rundmuskel* > Abb. 2.24).

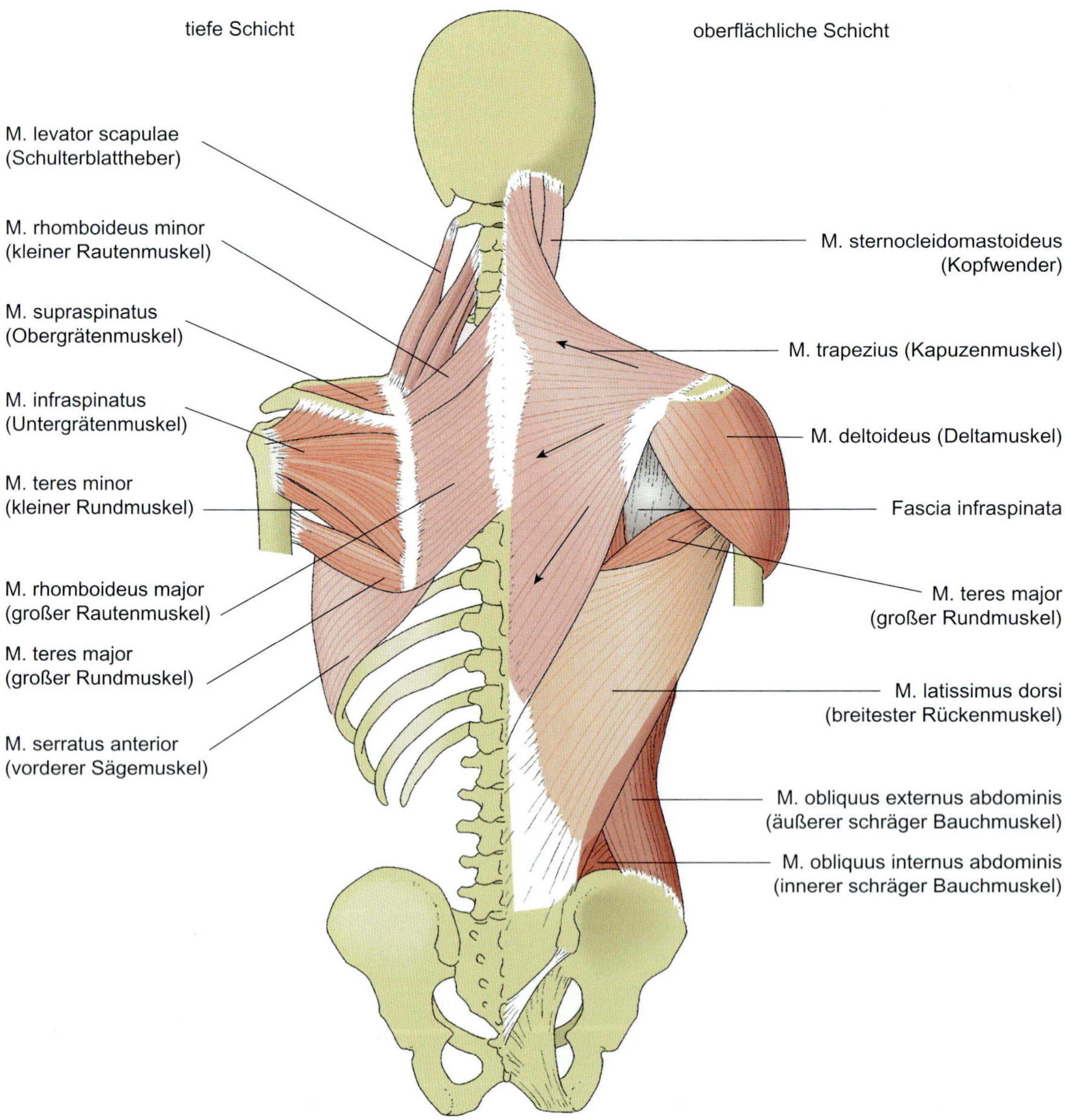

Abb. 2.24 Hintere Schultergürtelmuskulatur; rechts die bis zum Becken reichende oberflächliche Schicht, links die tiefe Schicht. [L190]

2.1.9 Obere Extremitäten

Zur oberen Extremität (*Arm*) zählen inkl. der beiden kleinen Sesambeinchen am Daumen 32 Knochen. Der Arm gliedert sich in drei Abschnitte:

- Oberarm mit dem **Oberarmknochen** (*Humerus*)
- Unterarm mit **Elle** (*Ulna*) und **Speiche** (*Radius*)
- **Hand** (*Manus*) mit acht **Handwurzel-** (*Ossa carpi*), fünf **Mittelhand-** (*Ossa metacarpi*) und 14 **Fingerknochen** (*Phalanges manus*)

Oberarm

Oberarmknochen

Der Oberarmknochen (*Humerus* ➤ Abb. 2.23) ist der längste und größte Knochen der oberen Extremität. Der **Humeruskopf** (*Caput humeri*) liegt am proximalen Ende des Oberarmknochens, etwas darunter befinden sich das **große** und das **kleine Höckerchen** (*Tuberculum majus, Tuberculum minus*). Der sich anschließende **Humerusschaft** (*Corpus humeri*) ist röhrenförmig, verbreitert sich ellenbogenwärts und endet mit den **Oberarmknorren** (*Kondylen*). Diese bilden die Gelenkflächen für das **Ellenbogengelenk.** An die beiden Oberarmknorren fügen sich als Muskelansatz- bzw. Muskelursprungsflächen die **Epikondylen** (*Epicondylus medialis und lateralis*) an.

Beuge- und Streckmuskeln im Ellenbogengelenk

Die **Oberarmmuskeln** (➤ Abb. 2.25) entspringen am Oberarmknochen sowie an den Knochen des Schultergürtels und ziehen über das Ellenbogengelenk zu den Unterarmknochen. Streck- und Beugemuskeln im Ellenbogengelenk sind:

- **M. biceps brachii** (*zweiköpfiger* Armmuskel, *Bizeps*). Der Muskel entspringt vom Rabenschnabelfortsatz und der Oberkante der Schultergelenkpfanne. Er setzt an der Speiche und mit einer Abspaltung der Bizepssehne an der Elle an. Im Schultergelenk hebt er deb Arm nach vorne (*Anteversion*), im Ellenbogengelenk eine Beugung (*Flexion*) und im Radioulnargelenk eine Auswärtsdrehung (*Supination*) (➤ 2.1.3).
- **M. brachialis** (*Armbeuger*). Dieser recht kräftige Muskel liegt unter dem M. biceps brachii und ist ebenfalls ein Beugemuskel im Ellenbogengelenk.
- **M. triceps brachii** (*dreiköpfiger Armmuskel, Trizeps*). Ein Kopf kommt vom Schulterblatt, die beiden anderen Köpfe vom Oberarmknochen. Der M. triceps brachii verläuft an der Rückseite des Humerus und setzt an der Elle an. Er veranlasst im Schultergelenk eine Rückwärtsführung (*Retroversion*) des Arms und eine Streckung im Ellenbogengelenk (*Extension*). Damit ist er ein Gegenspieler (*Antagonist* ➤ 2.1.3) der beiden zuvor genannten Muskeln.
- **M. brachioradialis** (*Oberarm-Speichenmuskel*). Der Muskel kommt vom Humerus und verläuft an der seitlichen Kante der Speiche. Er bestimmt die Armkontur am Ellenbogen und bewgt den Arm aus einer Pronations- oder Supinationsstellung in die Mittelstellung zurück.

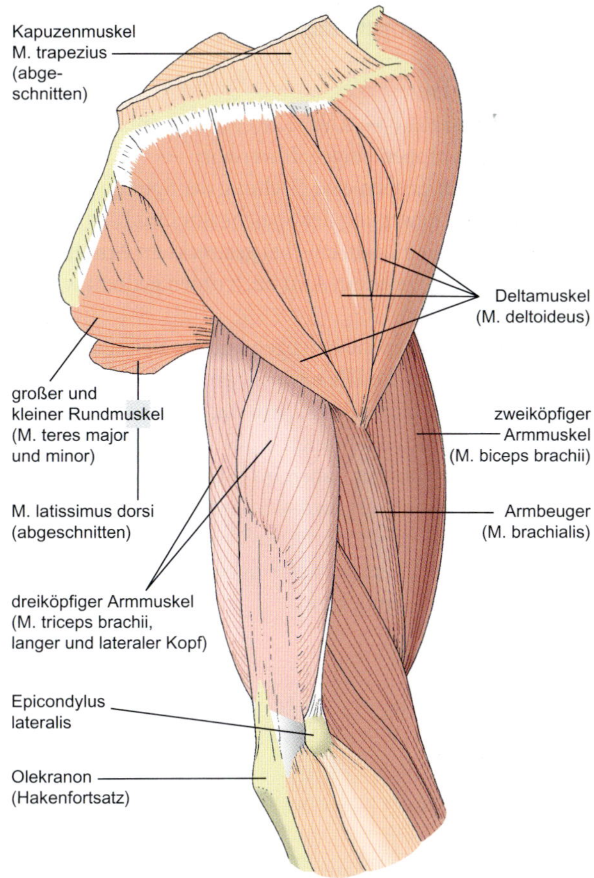

Abb. 2.25 Muskeln des rechten Oberarmes von dorsal. [L190]

Unterarm

Der Unterarm wird von der **Unterarmmuskulatur** und den zwei Knochen **Elle** (*Ulna*) und **Speiche** (*Radius*) gebildet.

Unterarmknochen

Die **Elle** (*Ulna*) weist an ihrem proximalen Ende einen tiefen, halbrunden Ausschnitt auf, der als Gelenkpfanne des Ellenbogengelenks dient und den Oberarmknochen aufnimmt (➤ Abb. 2.23). Die Gelenkpfanne wird hinten vom **Olekranon** (*großer Hakenfortsatz*) überragt. Das Olekranon ist als Ellenbogenspitze durch die Haut gut zu tasten. Unterhalb dieser Gelenkpfanne liegt eine zweite kleine Gelenkfläche, die mit dem **Radiusköpfchen** (*Caput radii*) das **obere** (*proximale*) **Radioulnargelenk** bildet. Das schmale distale Ende wird als **Ellenköpfchen** (*Caput ulnae*) bezeichnet. Eine feste Bindegewebsplatte (*Membrana interossea*) verhindert Verschiebungen der beiden Unterarmknochen.

Die **Speiche** (*Radius*) liegt auf der Daumenseite des Unterarms. Der proximale Teil beginnt mit dem Radiusköpfchen, das die Form einer oben eingedellten Scheibe hat. Der Speichenschaft ist kantiger und schmaler als der Ellenschaft. Das distale Ende wird breit und trägt die Gelenkflächen für einige Handwurzelknochen. An ihren unteren Enden stehen Speiche und Elle durch das **distale Radioulnargelenk** miteinander in Kontakt.

Beide Unterarmknochen weisen zur Hand hin jeweils einen gut tastbaren Fortsatz den **Griffelfortsatz** (*Processus styloideus*), auf.

Unterarmmuskulatur

Die Unterarmmuskeln (➤ Abb. 2.26) können entsprechend ihrer Funktion in vier Gruppen eingeteilt werden:

- **Pronatoren** ermöglichen eine Drehung der Speiche um die Elle (*Pronation*). Die Bewegung der Speiche um ihre Längsachse führt dazu, dass die Handfläche bei gestrecktem Arm nach hinten sowie bei gebeugtem Arm nach unten gedreht wird (➤ Abb. 2.9).
- **Supinatoren** bewirken die entgegengesetzte Bewegung. Die Speiche wandert um die Elle nach außen (*Supination*), wodurch die Handfläche bei gestrecktem Arm nach vorn sowie bei gebeugtem Arm nach oben zeigt.
- **Hand-** und **Fingerbeuger** haben im Wesentlichen ihren Ursprung am Epicondylus medialis des Oberarmknochens. Sie sind kräftiger ausgebildet als die Strecker.
- **Hand- und Fingerstrecker** entspringen am Epicondylus lateralis des Oberarmknochens.

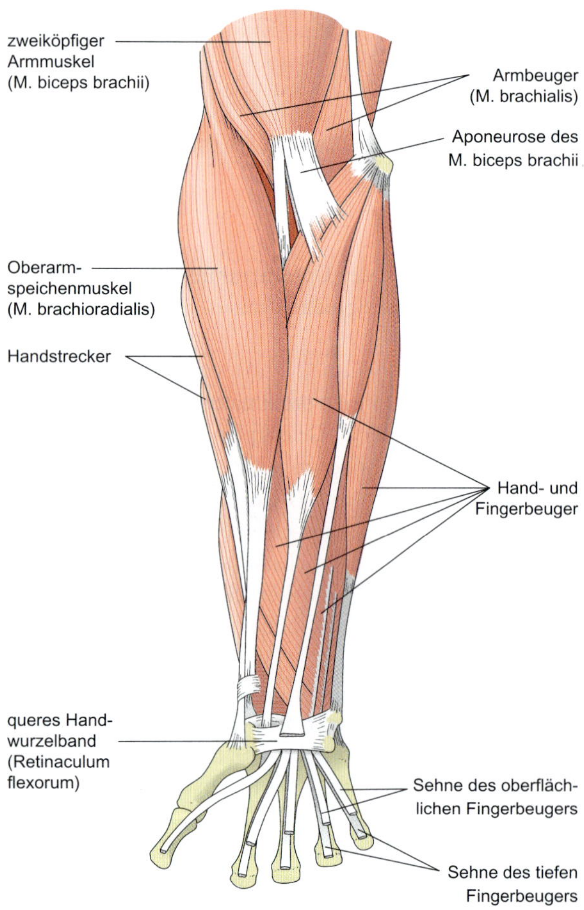

Abb. 2.26 Unterarmmuskulatur von ventral. [L190]

Hand

Handwurzelknochen

Die **Handwurzel** (*Carpus* ➤ Abb. 2.27) besteht aus acht Handwurzelknochen (*Ossa carpi*), die untereinander durch Bänder verbunden und in zwei Reihen zu je vier Knochen angeordnet sind:

- In der proximalen Reihe liegen: **Kahnbein** (*Os scaphoideum*), **Mondbein** (*Os lunatum*), **Dreiecksbein** (*Os triquetrum*), **Erbsenbein** (*Os pisiforme*).
- In der distalen Reihe befinden sich: **Großes Vieleckbein** (*Os trapezium*), **kleines Vieleckbein** (*Os trapezoideum*), **Kopfbein** (*Os capitatum*), **Hakenbein** (*Os hamatum*).

Merkspruch für die Reihenfolge der Handwurzelknochen: Ein **Kahn,** der fuhr im **Mond**enschein im **Dreieck** um das **Erbsen**bein; **Vieleck groß, Vieleck klein** – am **Kopf,** da muss ein **Haken** sein.

Die Gelenkflächen von Kahn-, Mond- und Dreiecksbein bilden mit der Gelenkfläche der Speiche das **proximale Handgelenk.** Dieses wirkt als Eigelenk (➤ Abb. 2.4), weil die drei Gelenkflächen der Handwurzelknochen eine Eiform bilden. Das Ellenköpfchen ist den Handwurzelknochen nur indirekt über eine Knorpelscheibe (*Discus*) angelagert. Das proximale Handgelenk ermöglicht folgende Bewegungen:

- Palmarflexion (*Handbeugung*)
- Dorsalextension (auch *Dorsalflexion, Handstreckung*)
- Radialabduktion (*Kippen der Hand zur Daumenseite*)
- Ulnarabduktion (*Kippen der Hand zur Kleinfingerseite*)

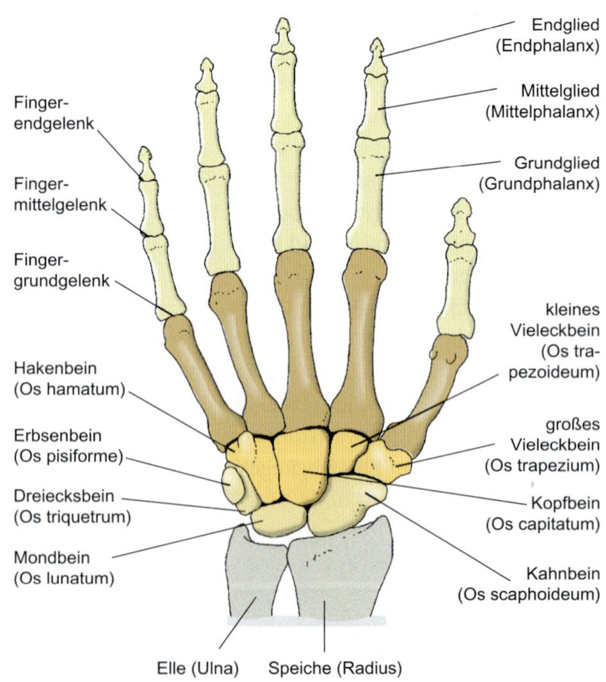

Abb. 2.27 Handskelett (Ansicht der Handfläche). [L190]

Mittelhandknochen

An die vielkantigen Handwurzelknochen schließen sich die Röhrenknochen der Mittelhand (➤ Abb. 2.27) an. Der Mittelhandknochen des Daumens ist über ein **Sattelgelenk** (➤ Abb. 2.4) mit der Handwurzel verbunden (*Carpometacarpal-* oder *Daumenwurzelgelenk*). Aufgrund des Sattelgelenk (➤ 2.1.2) sind Greifbewegungen und das Festhalten von Gegenständen möglich. Die Gelenke zwischen den Handwurzel- und den Mittelhandknochen der Finger II-V sind durch straffe Bänder fixiert und kaum beweglich.

Fingerknochen

Auf die fünf Mittelhandknochen folgen die Finger, die beim Daumen aus zwei, sonst aus drei Fingergliedern (➤ Abb. 2.27), den **Phalangen,** bestehen. Von proximal nach distal werden sie als **Grund-, Mittel-** und **Endglied** (*Grund-, Mittel-* und *Endphalanx,* beim Daumen *Grund-* und *Endglied*) bezeichnet.

Die Verbindungen zwischen den Mittelhandknochen und den Grundgliedern heißen **Fingergrundgelenke** und sind mit Ausnahme des Daumens Kugelgelenke. Aufgrund der Bänder- und Muskelführung können die Finger in diesen Gelenken jedoch nur gebeugt, gestreckt, gespreizt und zusammengeführt werden. Die beiden Gelenkreihen zwischen den Fingergliedern heißen **Fingermittelgelenke** bzw. **Fingerendgelenke** (*proximale* bzw. *distale Interphalangealgelenke*). Bei allen Interphalangealgelenken sowie dem Daumengrundgelenk handelt es sich um Scharniergelenke (➤ Abb. 2.4).

Muskulatur der Hand

Die hohe **Beweglichkeit der Finger** wird durch den komplexen Aufbau der Hand- und Fingermuskulatur ermöglicht.

Die langen Fingermuskeln befinden sich am Unterarm, ziehen über das Handgelenk hinweg und setzen über dünne Sehnen an den Fingerknochen an:

- Die Sehnen des **oberflächlichen Fingerbeugers** (*M. flexor digitorum superficialis*) ziehen nach der Aufteilung in vier Einzelsehnen zu den Mittelgliedern der Finger II – V.
- Die Sehnen des **tiefen Fingerbeugers** (*M. flexor digitorum profundus*) verlaufen zu den Endgliedern der Finger II – V.
- Die Sehnen des **Fingerstreckers** (*M. extensor digitorum*) ziehen zu den Endgliedern der Finger II – V.

Kurze Fingermuskeln entspringen medial und lateral an den Mittelhandknochen und setzen dorsal an den Fingergliedern an. Sie spreizen die Finger, beugen sie im Grundgelenk und strecken sie in den Mittel- und Endgelenken:

- Lange und kurze **Muskeln** zum Daumen ermöglichen dessen hohe Beweglichkeit und die Greiffunktion (➤ Abb. 2.28, ➤ Abb. 2.29).
- Die **Zwischenknochenmuskeln** (*Mm. interossei*) spreizen ihrem Verlauf entsprechend als *Mm. interossei dorsales* die Finger in den Grundgelenken, die *Mm. interossei palmares* ziehen sie zusammen (➤ Abb. 2.29).

Die Sehnen der langen Fingermuskeln werden durch quer verlaufende Bänder in ihrer Position gehalten. So überspannt das **Retinaculum flexorum** (*queres Handwurzelband*) die Beugesehnen. Weil die Anordnung der Handwurzelknochen in diesem Bereich eine Längsrinne bildet, ergibt sich durch den Verlauf des queren Handwurzelbands der **Karpaltunnel** (➤ Abb. 2.28). Damit die langen Sehnen der Fingermuskeln im Karpaltunnel reibungsarm gleiten können, sind sie hier von Sehnenscheiden umschlossen.

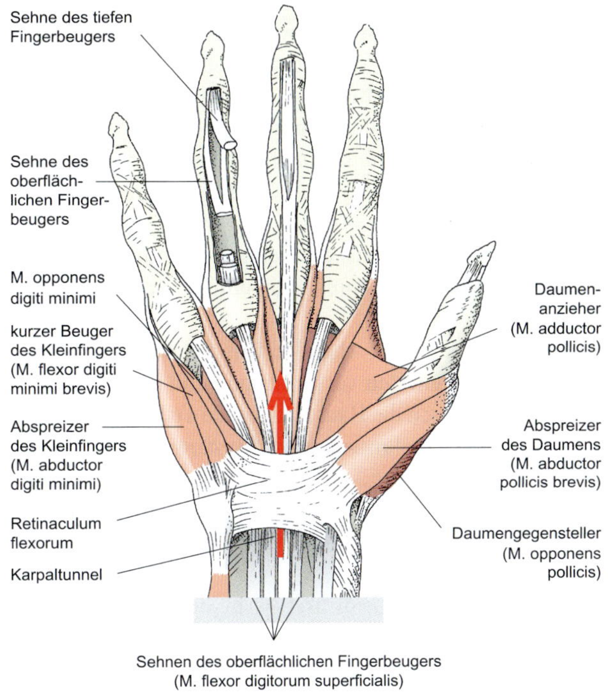

Abb. 2.28 Muskulatur der Hand. Unter dem queren Handwurzelband liegt der Karpaltunnel, durch den die Beugesehnen, aber auch der N. medianus (➤ 2.13.3) verlaufen (Pfeil). [L190]

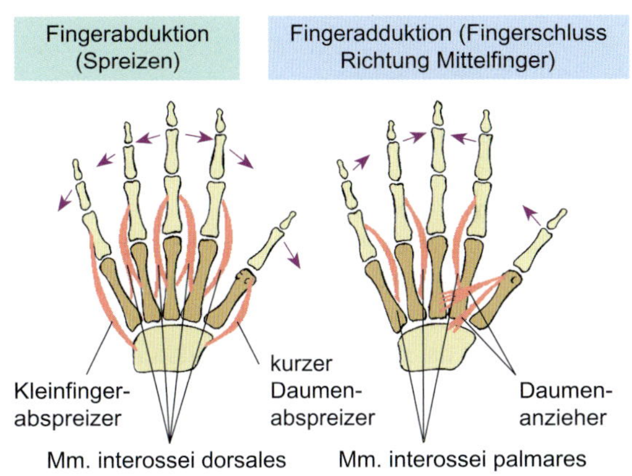

Abb. 2.29 Fingerspreizung (*Abduktion*) und Fingerschluss (*Adduktion*). [L190]

2.1.10 Beckengürtel

Knöchernes Becken

DEFINITION

Der **Beckengürtel** besteht aus den den beiden **Hüftbeinen** (*Os coxae*) und dem **Kreuzbein** (*Os sacrum*).

Das **Kreuzbein** (*Os sacrum* ➤ Abb. 2.19) formt die Rückwand des knöchernen Beckens. Es liegt zwischen den beiden **Hüftbeinen** (*Ossa coxae*), deren Ausläufer in einem Bogen nach vorn führen und an der knorpeligen **Schambeinfuge** (*Symphyse, Symphysis pubica*) zusammentreffen. Die beiden **Iliosakralgelenke** (*ISG, Kreuzbein-Darmbeingelenk, Articulatio sacroiliaca*) zwischen dem Kreuz- und den Hüftbeinen sind durch einen festen Bandapparat gesichert und nahezu unbeweglich.

Jedes **Hüftbein** besteht aus drei fest miteinander verwachsenen Knochen: **Darmbein** (*Os ilium*), **Sitzbein** (*Os ischii*) und **Schambein** (*Os pubis*).

Das Darmbein hat vier charakteristische Knochenvorsprünge (*Spinae*). Der am weitesten vorspringende und neben dem Darmbeinkamm leicht durch die Haut zu tastende Teil des Darmbeins ist die **Spina iliaca anterior superior** (*vorderer oberer Darmbeinstachel* ➤ Abb. 2.34).

Hüftgelenk

Die drei Teile des Hüftbeins treffen in der **Hüftgelenkpfanne** (*Acetabulum*) aufeinander und bilden eine schüsselförmige Vertiefung, die den Kopf des Oberschenkelknochens aufnimmt (**Hüftgelenk**). Das Hüftgelenk wird häufig nicht nur als Kugelgelenk, sondern auch als **Nussgelenk** bezeichnet, weil der Oberschenkelkopf (*Hüftkopf*) sehr tief in der Gelenkpfanne steht. Ein straffer Bandapparat sichert das Gelenk, das starken Gewichts- und Bewegungsbelastungen ausgesetzt ist.

Großes und kleines Becken

Das knöcherne Becken erinnert an einen Trichter (➤ Abb. 2.30). Die obere weite Öffnung wird von den Darmbeinschaufeln gebildet. Das **große Becken** (*Pelvis major*) reicht bis zu einem scharfen knöchernen Rand, der vom Promontorium bis zur Symphyse verläuft. Er markiert als **Linea terminalis** die Grenze (*Beckeneingang*) zwischen dem **großen** und dem **kleinen Becken** (*Pelvis minor*). Am **Beckenausgang** liegt die Beckenbodenmuskulatur (➤ Abb. 2.31).

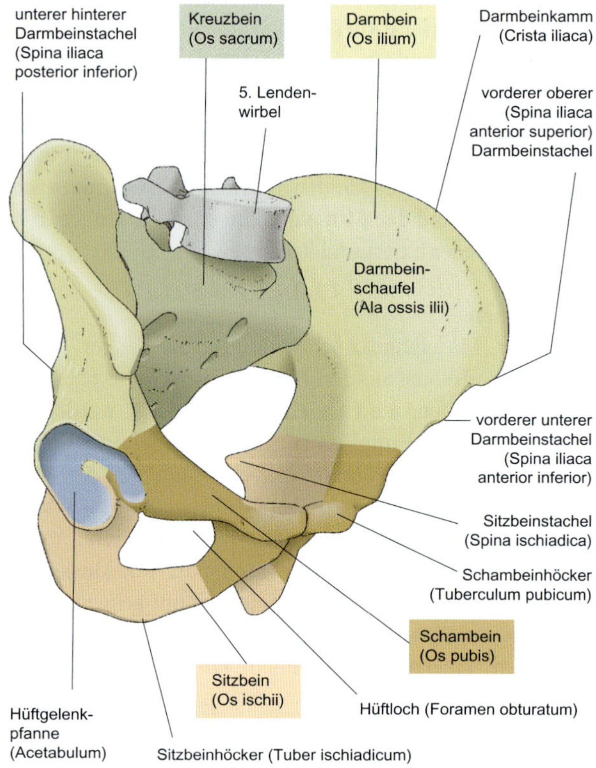

Abb. 2.30 Beckengürtel mit Hüftbein, Kreuzbein und 5. Lendenwirbel. Darmbein, Sitzbein und Schambein bilden zusammen die Hüftgelenkpfanne. [L190]

Weibliches und männliches Becken

Unterschiede zwischen weiblichem und männlichem Becken:

- Der **Übergang** vom großen zum kleinen Becken ist bei der Frau eher rundlich-oval, beim Mann eher herzförmig.
- Die **Darmbeinschaufeln** sind bei der Frau ausladender als beim Mann.
- Das **Becken** der Frau ist im Vergleich zum männlichen Becken insgesamt niedriger.

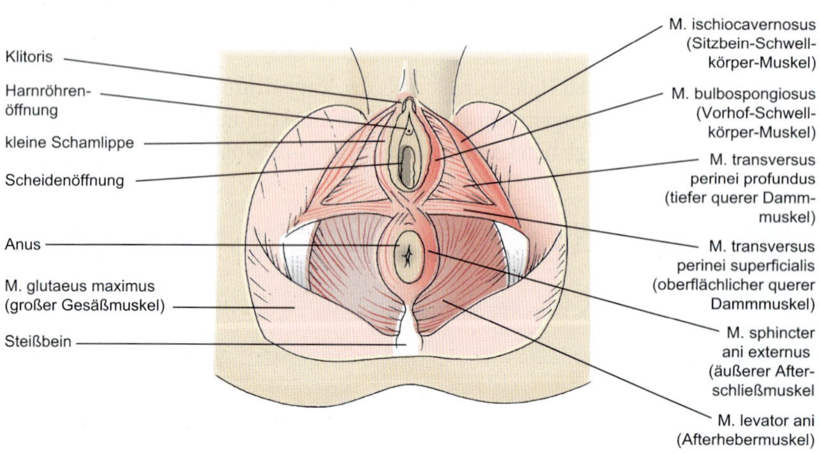

Abb. 2.31 Beckenbodenmuskulatur. [L190]

- Der **Schambeinwinkel** (Winkel zwischen den beiden Schambeinbögen) ist bei der Frau stumpf (über 90°), beim Mann spitz (kleiner als 90°).

Muskulatur des Beckengürtels

Beckenboden

Das knöcherne Becken wird durch eine mehrschichtige Platte aus Muskeln, Bindegewebe und Bändern, dem Beckenboden, nach kaudal verschlossen. In dieser Platte aus Muskeln und Bindegewebe liegen die Verschlussmechanismen des Afters und der Harnröhre:

- **M. levator ani** (*Afterheber*). Er verschließt nahezu den gesamten Beckenboden, trägt die Eingeweide und ist am Analverschluss beteiligt.
- **M. ischiocavernosus:** (*Sitzbein-Schwellkörpermuskel*). Aufgrund seiner Muskelkontraktionen fließt Blut in die Schwellkörper des Mannes; er ist im weiblichen Beckenboden schwächer ausgebildet.
- **M. bulbosponiosus** (*Harnröhrenschwellkörpermuskel*). Bei einer Muskelanspannung drängt Blut in die Schwellkörper und hilft bei Auspressen von Urin aus der Harnröhre. Bei der Frau werden die Glandulae vestibulares majores (*Bartholin-Drüsen*) entleert.
- **M. sphincter ani externus** (*äußerer Afterschließmuskel*). Dieser Muskel liegt vor und hinter dem Anus, verengt aufgrund dieser Lage den Analkanal und trägt wesentlich zum Verschluss des Darmausgangs bei.
- **M. transversus perinei profundus** (*tiefer querer Dammmuskel*). Der Muskel verspannt den Beckenboden im Schambeinwinkel. Er unterstützt den Verschluss der Harnblase.
- **M. sphincter urethrae externus** (*äußerer Harnblasenschließmuskel*). Er kann die Harnröhre willkürlich verschließen und damit einen Harnfluss verhindern.

Hüft- und Oberschenkelmuskulatur

Die Muskeln der Hüftregion entspringen an der inneren oder äußeren Beckenwand und ziehen zum Oberschenkel. Dadurch kann das Bein im Hüftgelenk Bewegungen um alle drei Achsen ausführen:

- Anteversion und Retroversion
- Ab- und Adduktion
- Innen- und Außenrotation

Einige dieser Muskeln setzen nicht am Oberschenkel an, sondern ziehen weiter zum Unterschenkel. Durch diesen Verlauf erfolgt eine Bewegung sowohl im Hüft- als auch im Kniegelenk (➤ Abb. 2.32, Abb. 2.33, ➤ Abb. 2.34).

Beuger im Hüftgelenk

Der wichtigste Beugemuskel im Hüftgelenk ist der **M. iliopsoas** (*Darmbeinlendenmuskel* ➤ Abb. 2.33). Er hat zwei Anteile, den **M. iliacus** (*Darmbeinmuskel*) und den **M. psoas major** (*großer Lendenmuskel*), die funktionell eine Einheit bilden und zum Oberschenkelknochen ziehen. Der M. iliopsoas bewegt das Bein gegen den Rumpf („*Laufmuskel*") und ist an dessen Außen- und Innenrotation beteiligt.

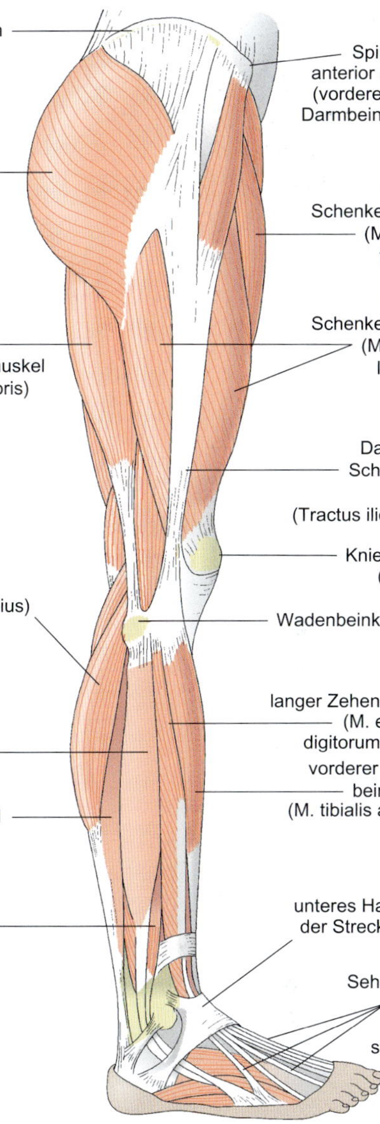

Abb. 2.32 Beinmuskulatur, Ansicht von lateral. [L190]

Der **M. rectus femoris** (*gerader Schenkelmuskel* ➤ Abb. 2.33) ist ein Teil des **M. quadriceps femoris** (*vierköpfiger Oberschenkelmuskel, Quadrizeps*). Er entspringt am vorderen unteren Darmbeinstachel und zieht an der Vorderseite des Oberschenkels über das Kniegelenk zum Schienbein. Er beugt im Hüftgelenk und streckt das Bein im Kniegelenk. Die drei weiteren Köpfe des Quadrizeps, **M. vastus medialis, M. vastus lateralis** und **M. vastus intermedius,** entspringen am Oberschenkelknochen. Sie wirken als Strecker im Kniegelenk. Alle vier Muskelköpfe des Quadrizeps setzen über eine breite Sehne an der Vorderseite des Schienbeins an. Die Sehne enthält die **Patella** (*Kniescheibe*) und wird deshalb **Patellasehne** (*Ligamentum patellae* ➤ Abb. 2.33) genannt.

Zur Hüftbeugung trägt auch der **Schneidermuskel** (*M. sartorius*) bei, der von der Spina iliaca anterior superior des Beckens schräg über die Vorderseite des Oberschenkels zur medialen Seite des Schienbeins zieht (➤ Abb. 2.33).

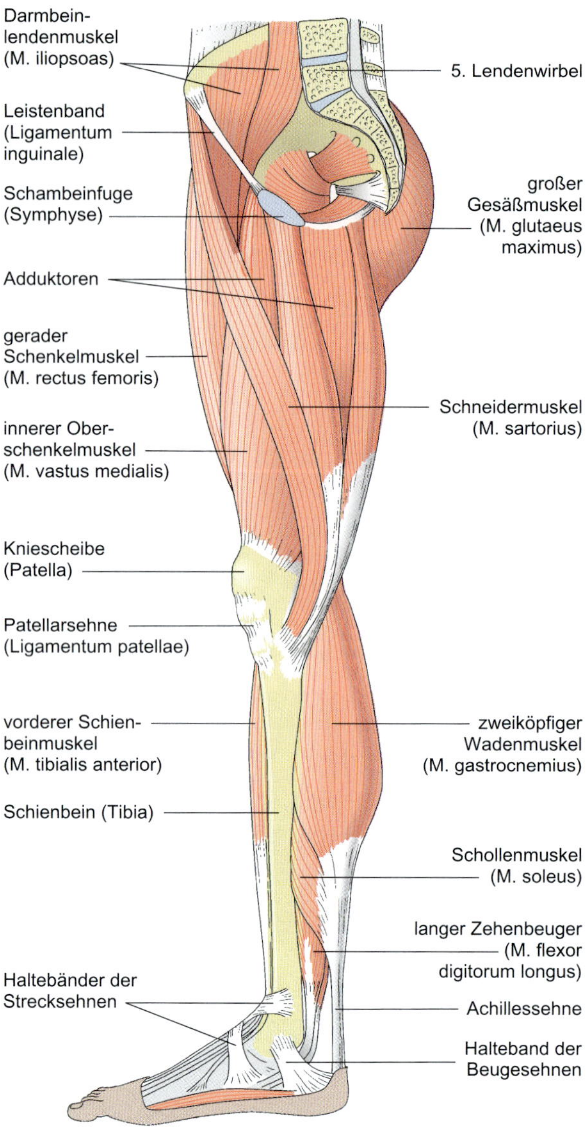

Abb. 2.33 Beinmuskulatur, Ansicht von medial. [L190]

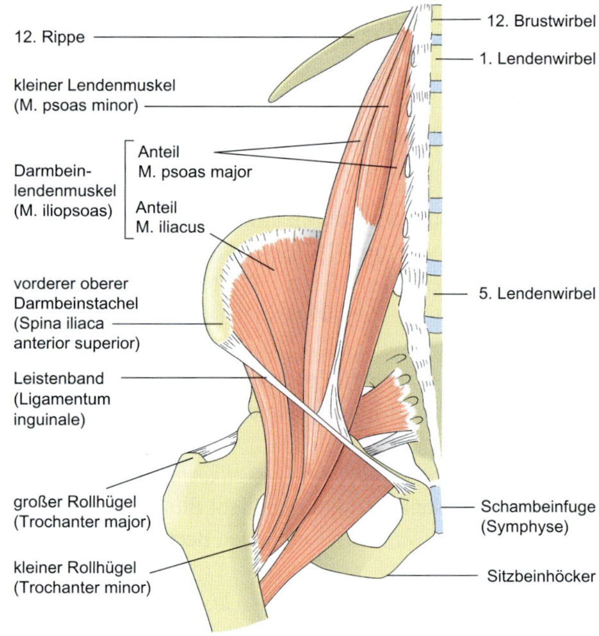

Abb. 2.34 Strukturen der Hüftregion in der Ansicht von vorn. [L190]

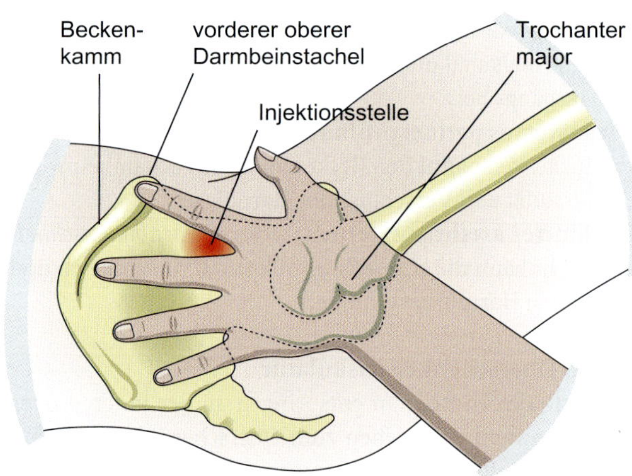

Abb. 2.35 Die Methode zur intramuskulären Injektion nach von Hochstetter vermeidet eine Schädigung des Ischiasnervs. [L190]

Strecker im Hüftgelenk

Die Streckmuskeln ziehen dorsal des Hüftgelenks vom Becken zum Oberschenkelknochen. Der wichtigste Strecker ist der **M. glutaeus maximus** (*großer Gesäßmuskel* ➤ Abb. 2.32, ➤ Abb. 2.33). Er hat seinen Ursprung am Darm-, Kreuz- und Steißbein, zieht schräg nach lateral zum Oberschenkelknochen und ist für die Form des Gesäßes verantwortlich. Neben der Streckung dient er der Abduktion und Außenrotation des Beines.

Zu den Muskeln, die den M. glutaeus maximus in seiner Streckfunktion unterstützen, gehört der **M. biceps femoris** (*zweiköpfiger Oberschenkelmuskel*). Er verläuft an der Rückseite des Beines zur lateralen Seite des Unterschenkels (➤ Abb. 2.32). Er ist nicht nur Strecker im Hüftgelenk, sondern auch Beuger im Kniegelenk (➤ 2.1.11).

Eine **intramuskuläre Injektion** ins Gesäß soll so vorgenommen werden, dass der unter dem M. glutaeus maximus verlaufende Ischiasnerv nicht verletzt wird. Bei der Methode der intramuskulären Injektion nach Hochstetter wird der Injektionsort folgendermaßen bestimmt: Der Handteller liegt auf dem **Trochanter major,** die Zeigefingerspitze auf der **Spina iliaca anterior superior** und der abgespreizte Mittelfinger auf dem **Darmbeinkamm.** In dem Dreieck zwischen Zeige- und Mittelfinger liegt über dem **M. glutaeus medius** (*mittlerer Gesäßmuskel*) der gesuchte Punktionsort (➤ Abb. 2.35).

Abduktoren und Adduktoren im Hüftgelenk

Als wichtigste Abduktoren (*Abspreizer*) des Beines im Hüftgelenk verlaufen der **M. glutaeus medius** und **M. glutaeus minimus** (*mittlerer und kleiner Gesäßmuskel*), halb bedeckt vom großen Gesäßmuskel, von der Außenfläche der Darmbeinschaufel zum **Trochanter major** (*großer Rollhügel* ➢ 2.1.9) des Oberschenkelknochens. Mehrere Adduktoren (➢ Abb. 2.33) ziehen das Bein nach dem Abspreizen an den Körper heran. Sie verlaufen vom Sitz- und vom Schambein zur Innenseite des Oberschenkelknochens.

Leistenband

Das Leistenband (*Ligamentum inguinale*) stellt die Grenze zwischen der vorderen Bauchwand und dem Oberschenkel dar (➢ Abb. 2.34). Es verläuft vom **oberen vorderen Darmbeinstachel** (*Spina iliaca anterior superior*) schräg nach vorne abwärts zum **Schambeinhöckerchen** (*Tuberculum pubicum*). Bei sehr schlanken Menschen entspricht der Verlauf des Leistenbandes der Leistenbeuge.

2.1.11 Untere Extremitäten

Die untere Extremität besteht inkl. der Sesambeine aus 32 Knochen. Das größte Sesambein ist die Patella. An der Großzehe befinden sich, wie beim Daumen, zwei kleine Sesambeinchen. Das Bein lässt sich in drei Abschnitte einteilen:

- **Oberschenkel** mit **Oberschenkelknochen** (*Os femoris, Femur*)
- **Unterschenkel** mit **Schienbein** (*Tibia*) und **Wadenbein** (*Fibula*)
- **Fuß** (*Pes*) mit sieben **Fußwurzel-** (*Ossa tarsi*), fünf **Mittelfuß-** (*Ossa metatarsi*) und 14 **Zehenknochen** (*Phalanges*)

Oberschenkel

Oberschenkelknochen
Der Oberschenkelknochen (*Femur*) ist der längste und schwerste Knochen des Körpers. An seinem proximalen Ende liegt der **Oberschenkelkopf** (*Caput femoris, Hüftkopf*), der mit der Hüftpfanne des Beckens das Hüftgelenk bildet. Das distale Ende steht mit dem **Schienbein** (*Tibia*) in gelenkigem Kontakt.

Der Oberschenkelkopf ist über den **Schenkelhals** (*Collum femoris*) mit dem Knochenschaft verbunden. Am Übergang vom Schenkelhals zum Schaft gibt es zwei kräftige Knochenvorsprünge, den **großen** und den **kleinen Rollhügel** (*Trochanter major und minor*). An beiden Trochanteren setzen Hüftmuskeln an. Der Trochanter major ist gut durch die Haut zu tasten und gehört zu den Orientierungsstellen für intramuskuläre Injektionen (➢ Abb. 2.35).

Der **Oberschenkelschaft** (*Corpus femoris*) zieht schräg nach medial. An seinem distalen Ende verbreitert er sich kolbenförmig. Ähnlich wie der Oberarmknochen (➢ 2.1.9) besitzt der Oberschenkel **Kondylen** (*Gelenkknorren*) und je einen **Epicondylus medialis** und **lateralis.** Die gekrümmten Gelenkflächen der Kondylen ziehen bis auf die Hinterfläche des Knochens. Dieser Verlauf ermöglicht die Rollbewegung beim Beugen und Strecken im Kniegelenk.

Oberschenkelmuskulatur
Die Muskeln der unteren Extremität sind viel mächtiger als die der oberen Extremität, da jedes Bein große Gewichte halten und bewegen muss. Deshalb entspringen manche Oberschenkelmuskeln schon am Hüftbein und verlaufen über das Kniegelenk zum Schienbein. Im Zusammenhang mit dem Hüftgelenk ist der vierköpfige Oberschenkelmuskel (*M. quadriceps femoris*) bereits erwähnt worden. Der **Schneidermuskel** (*M. sartorius*) nimmt durch seine Lage auf der Vorderseite des Oberschenkels eine Sonderstellung ein, denn er kann durch seinen Verlauf sowohl im Hüft- als auch im Kniegelenk beugen (➢ Abb. 2.33).

Auf der Rückseite des Oberschenkels befinden sich Muskeln, die zu den Beugern im Kniegelenk zählen, wie z. B. der **zweiköpfige Oberschenkelmuskel** (*M. biceps femoris*) (➢ Abb. 2.32).

Der **Tractus iliotibialis** (*Darmbein-Schienbein-Sehne*) (➢ Abb. 2.32) zieht als breites Verstärkungsband vom Darmbeinkamm zum Schienbein. Er stellt eine Sicherungseinrichtung dar, die verhindert, dass sich der Oberschenkel in der Standbeinphase nach außen biegt.

Kniegelenk

Das Kniegelenk wird von den Femurkondylen, dem Schienbeinkopf und der Patella gebildet. Das Wadenbein ist an der Bildung des Kniegelenks nicht beteiligt. Im Kniegelenk erfolgen Beuge- und Streckbewegungen. Im gebeugten Zustand sind zusätzlich kleine Rotationsbewegungen möglich. Zum Kniegelenk gehören knorpelige und bindegewebige Strukturen:

- **Menisken:** Die halbmondförmigen aus Faserknorpel bestehenden Scheiben werden entsprechend ihrer Lage als **Innen-** und **Außenmeniskus** bezeichnet (➢ Abb. 2.36). Sie sind an ihrem verdickten Außenrand mit der Gelenkkapsel verwachsen, insgesamt aber so beweglich, dass sie sich auf den Gelenkflächen des Schienbeins verschieben können. So bieten sie dem Oberschenkelknochen eine der jeweiligen Gelenkstellung angepasste Fläche und gleichen Belastungen aus, die auf das Kniegelenk einwirken.

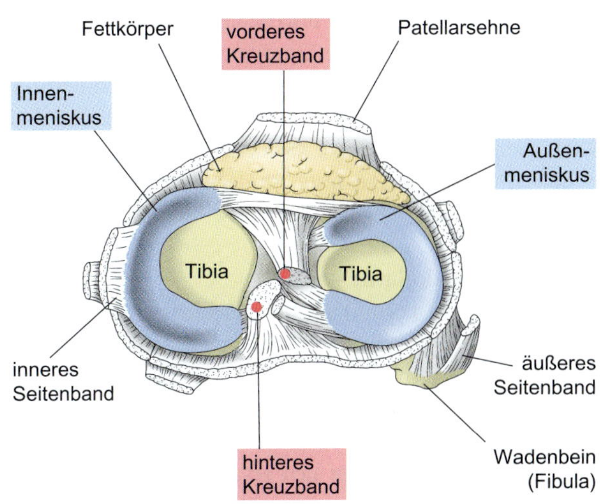

Abb. 2.36 Blick auf das eröffnete rechte Kniegelenk von oben. Die beiden Kreuzbänder verlaufen diagonal überkreuzt durch das Kniegelenk. [L190]

- **Bänder:** Im Kniegelenk liegen zwei starke, sich überkreuzende Bänder, das **vordere** und das **hintere Kreuzband** (*Lig. cruciatum anterius und posterius*), die die Oberschenkelknorren und das Schienbein zusammenhalten.
- An den Seiten wird die Kniegelenkkapsel durch das **innere** und **äußere Seitenband** (*Lig. collaterale tibiale* und *Lig. collaterale fibulare*) verstärkt. Das innere Seitenband ist in die Gelenkkapsel eingelassen und mit dem Innenmeniskus verbunden, während das äußere Seitenband keinen Kontakt mit der Gelenkkapsel hat.
- An besonderen Reibungspunkten oberhalb, vor und unterhalb des Knies befinden sich **Schleimbeutel.**
- Ein **Fettkörper** umgreift den Unterrand der Kniescheibe. Er stellt eine verformbare Füllmasse dar, die je nach Gelenkstellung einen unterschiedlichen Raum einnimmt (➤ Abb. 2.36).

Unterschenkel

Der Unterschenkel wird von **Schienbein** (*Tibia*) und **Wadenbein** (*Fibula*) gebildet, die von der Unterschenkelmuskulatur umgeben sind.

Knochen des Unterschenkels

Das **Schienbein** ist der kräftigere von beiden Unterschenkelknochen. Sein Schaft (*Corpus tibiae*) hat im Querschnitt die Form eines nach vorn spitz zulaufenden Dreiecks (➤ Abb. 2.38). Die Vorderkante ist durch die Haut gut tastbar. Das proximale Schienbeinende, der **Schienbeinkopf** (*Caput tibiae*), zeigt an zwei Seiten Verbreiterungen, den **Condylus medialis** und **Condylus lateralis** (*innerer und äußerer Gelenkknorren*). Zwischen beiden Kondylen trägt der Schienbeinkopf eine abgeflachte Gelenkfläche (*Tibiaplateau*). Sie dient als Gelenkpfanne für die Femurkondylen und als Anheftungsstelle für die Kreuzbänder.

Distal des Kniegelenks befindet sich an der Außenseite des Schienbeins eine weitere kleine Gelenkfläche, die mit dem Wadenbeinkopf kontaktiert (➤ Abb. 2.37). Das proximale Ende des Schienbeins besitzt medial einen Knochenzapfen (*Malleolus medialis*), der als **Innenknöchel** gut zu tasten ist.

Das **Wadenbein,** ein dünner Röhrenknochen, liegt lateral des Schienbeins. Sein verbreitertes proximales Ende, der **Wadenbeinkopf** (*Caput fibulae*), ist als knöcherner Vorsprung seitlich distal des Kniegelenks durch die Haut tastbar. Das deutlich verbreiterte untere Ende des Wadenbeins bildet den vorspringenden **Außenknöchel** (*Malleolus lateralis*). Schienbeinschaft und Wadenbeinschaft sind durch eine feste Bindegewebsplatte (*Membrana interossea*) verbunden.

Unterschenkelmuskulatur

Die charakteristische Form des Unterschenkels entsteht durch die Ausbildung der Muskelbäuche der Unterschenkelmuskulatur (➤ Abb. 2.32, ➤ Abb. 2.33). Alle Unterschenkelmuskeln verjüngen sich zum Fuß hin und bewegen ihn in Sprung-, Fuß- und Zehengelenken.

Die **Streckmuskulatur** zieht den gesamten Fuß bzw. die Zehen nach oben (*Dorsalextension, auch Dorsalflexion*), die **Beugmuskulatur** nach unten (*Plantarflexion*). Ihrem Verlauf entsprechend dienen die Unterschenkelmuskeln außerdem der **Pronation** (*Heben der Fußsohle nach lateral oben*) und der **Supination** (*Heben der Fußsohle nach medial oben* ➤ Abb. 2.9).

Derbe bindegewebige Trennwände (*Septen*) bilden vier **Muskellogen** (*Muskelkammern*) für die Unterschenkelmuskulatur (➤ Abb. 2.38):

- Vorn liegt die Loge der **Streckergruppe.** Sie enthält den **vorderen Schienbeinmuskel** (*M. tibilais anterior*) der den Fuß im oberen Sprunggelenk streckt und die **langen Zehenstrecker.** Mit diesen Muskeln ist der Fersengang möglich.

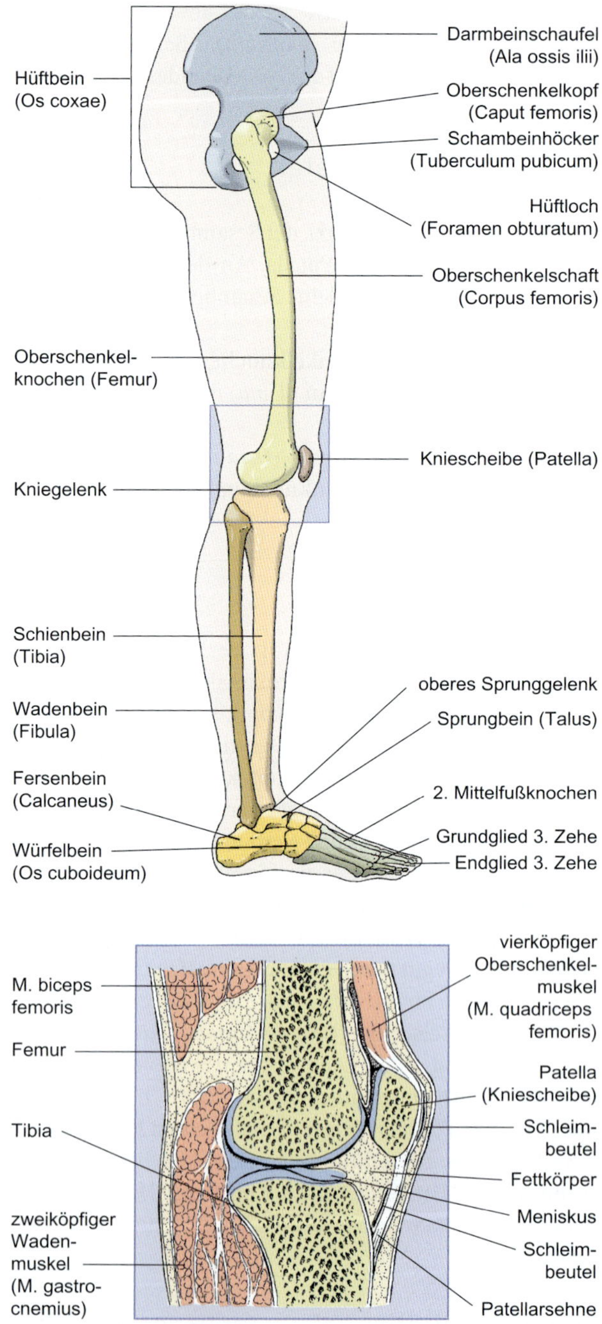

Abb. 2.37 Knöcherner Aufbau der unteren Extremität von der Seite mit Längsschnitt durch das Kniegelenk. [L190]

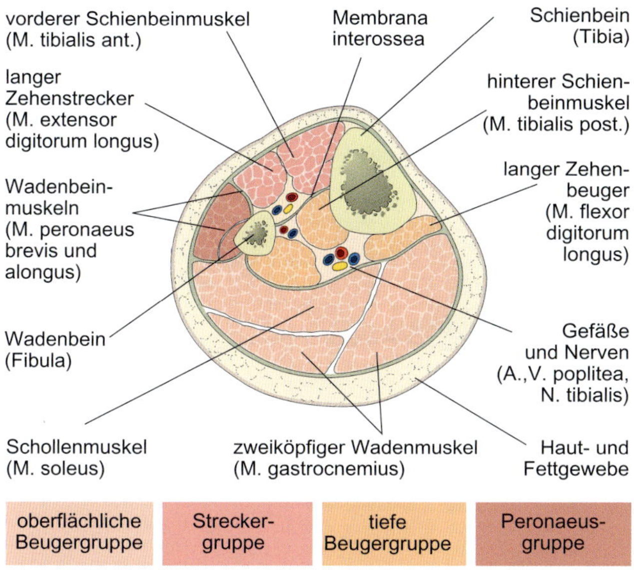

Abb. 2.38 Querschnitt durch den proximalen (*oberen*) Teil des Unterschenkels. Septen zwischen den Muskelgruppen bilden vier Muskellogen. [L190]

- Vorn seitlich befindet sich die Kammer der **Peronaeusgruppe.** Sie birgt die Wadenbeinmuskeln (*M. peronaeus longus* bzw. *brevis*). Diese verlaufen um den Außenknöchel herum zur Fußsohle und bewirken eine Pronation.
- In der Mitte des Unterschenkels zieht die **tiefe Beugemuskulatur** mit dem M. tibialis posterior (*hinterer Schienbeinmuskel*) und den **langen Zehenbeugern.**
- An der Rückseite der Wade verläuft das Fach für die **oberflächlichen Beuger** mit dem M. triceps surae (*dreiköpfiger Wadenmuskel*), dem größten Unterschenkelmuskel. Dieser besteht aus dem M. gastrocnemius (*zweiköpfiger Wadenmuskel*) und dem darunter gelegenen M. soleus (*Schollenmuskel*). Mit der gemeinsamen und gut tastbaren Achillessehne setzt der dreiköpfige Wadenmuskel am Fersenbein an. Die Beuger ermöglichen neben einer Beugung im Kniegelenk den Zehenspitzengang.

Aufgrund ihres Verlaufs ermöglichen Muskeln der oberflächlichen und tiefen Beuger die Supination des Fußes.

Fuß

Fuß (*Pes*) und Hand haben einen ähnlichen Aufbau. Während bei der Hand die Greiffunktion im Vordergrund steht, stabilisiert der Fuß den Körper beim Gehen. Durch viele Gelenke, stützende Bänder und Muskeln, kann sich der Fuß dem unter der Fußsohle liegenden Boden anpassen.

Fußknochen

Der Fuß besteht aus drei Abschnitten:

- **Fußwurzel** (*Tarsus*) mit sieben **Fußwurzelknochen** (*Ossa tarsi*)
- **Mittelfuß** (*Metatarsus*) mit fünf **Mittelfußknochen** (*Ossa metatarsalia*)
- Fünf **Zehen,** wobei die **Großzehe** (*Hallux*) zwei, die übrigen Zehen (*Digiti pedis*) jeweils drei Knochen enthalten (Zehenknochen = *Phalanges pedis*)

Fußwurzel

Größter **Fußwurzelknochen** ist das **Fersenbein** (*Calcaneus*). Es dient der Achillessehne als Ansatz und bildet den hinteren Pfeiler des Fußlängsgewölbes. Auf dem Fersenbein liegt das **Sprungbein** (*Talus*). Zehenwärts folgen das **Kahnbein** (*Os naviculare*) das **Würfelbein** (*Os cuboideum*) und die drei **Keilbeine** (*Ossa cuneiformia*) (➤ Abb. 2.39).

Sprunggelenke

Die distalen Gelenkflächen von Schien- und Wadenbein bilden die **Malleolengabel** mit dem Innen- und dem Außenknöchel. Beide Knöchel umfassen wie eine Klammer das Sprungbein. Zwischen diesen drei Knochen (Sprung-, Schien- und Wadenbein) liegt das **obere Sprunggelenk.** Es ist von einer dünnen Kapsel umgeben, die durch mehrere Bänder verstärkt wird. Das obere Sprunggelenk, ein Scharniergelenk, ermöglicht die Dorsalextension und die Plantarflexion.

Das Fersenbein bildet zusammen mit dem proximal aufliegenden Sprungbein (*Talus*) sowie dem sich medial anschließenden Kahnbein das **untere Sprunggelenk.** Dieses Gelenk ermöglicht die Supination und Pronation des Fußes (➤ Abb. 2.9).

Mittelfuß und Zehen

An die Keilbeine und das Würfelbein der Fußwurzel schließen sich strahlenförmig nebeneinander liegend die fünf **Mittelfußknochen** (*Ossa metatarsalia*) an (➤ Abb. 2.39). Die Köpfe der Mittelfußknochen sind über kleine Kugelgelenke mit den Grundgliedern der Zehen verbunden. Die Zehenmittel- und Endgelenke sind Scharniergelenke.

Fußgewölbe

Das Fußskelett besitzt ein Quer- und ein Längsgewölbe. Obwohl die Gewölbe durch straffe Bänder, Sehnen und Muskeln verspannt sind, haben sie eine gewisse Flexibilität, um auf den Fuß wirkende Belastungen abzufedern.

Das **Längsgewölbe** liegt auf der Innenseite des Fußes und wird vom Sprungbein, dem Kahnbein, den Keilbeinen und den Mittelfußknochen gebildet und von Bändern und kurzen Fußmuskeln gehalten. Der physiologische Fußabdruck, z. B. in feuchtem Sand, zeigt einen bogenförmigen Verlauf. Die beiden Hauptauflagepunkte des Fußlängsgewölbes, die Ferse und der Vorfuß (*Mittelfußknochen* und *Zehenglieder*) sind durch eine Fettschicht gepolstert. Diese schützt die Knochen vor Druckschäden.

Das **Quergewölbe** entsteht durch die bindegewebige und muskuläre Verspannung von lateralen und medialen Anteilen der Fußwurzel- und der Mittelfußknochen. Trotz aller Stützeinrichtungen kommt es oft zu Fehlfunktionen des Fußgewölbes mit der Ausbildung eines **Platt-** oder **Hohlfußes** (➤ Abb. 2.40).

Kurze Fußmuskeln

Die kurzen Fußmuskeln entspringen an den Fußknochen: Die Muskeln des Fußrückens strecken die Zehen, die Muskeln der Fußsohle beugen sie und halten das Längsgewölbe.

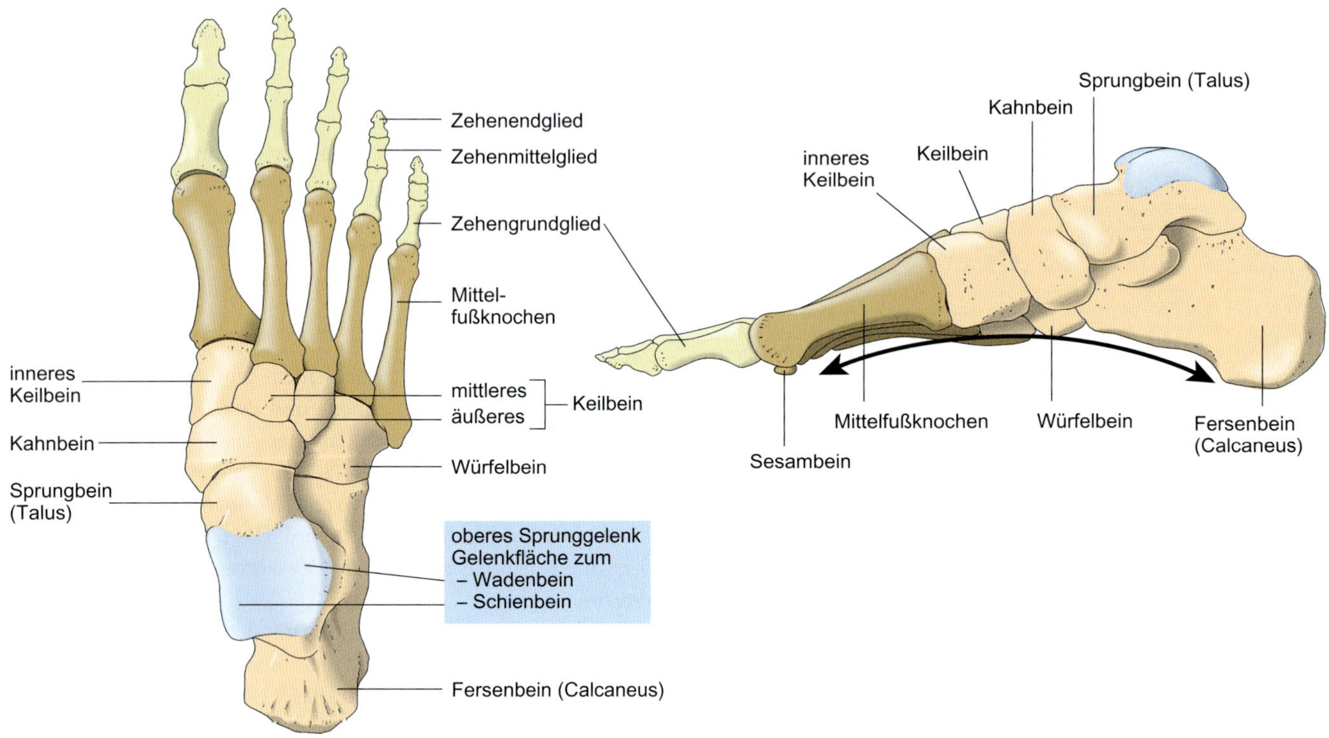

Abb. 2.39 Rechtes Fußskelett, rechts von innen unten mit Blick auf das und links von oben. [L190]

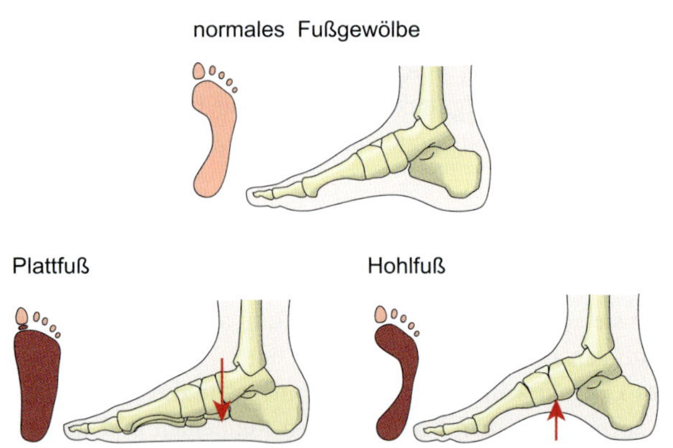

Abb. 2.40 Oben: Gesundes Fußgewölbe in der Seitenansicht mit typischem Fußabdruck. Unten links: Plattfuß mit Abflachung von Quer- und Längsgewölbe, beim Spreizfuß ist nur das Quergewölbe abgeflacht. Unten rechts: Hohlfuß mit überhöhtem Längsgewölbe. [L190]

Hinweise zu gesundheitsförderndem Verhalten

Während des Lebens verändert sich der Bewegungsapparat. Mit zunehmendem Alter nehmen der Mineragehalt der Knochen und die Muskelmasse ab, die Elastizität sowie die Dehnbarkeit von Bändern und Sehnen vermindern sich und leisten Rupturen (*Rissen*) Vorschub. Der Wasserverlust in den Gelenkknorpeln reduziert die Knorpelhöhe. Diese Veränderungen erfolgen in Abhängigkeit vom Lebensstil. Regelmäßige Bewegung, z.B. Radfahren, Schwimmen, Walking, Tanzen (auch Sitztänze, Tänze für Rollstuhlfahrer), Bewegungsangebote in Seniorenzentren oder ein täglicher Spaziergang von etwa 30 Min. verzögern diese Abbauprozesse. Regelmäßige Bewegung schult den Gleichgewichtssinn und ist eine wirksame Sturzprophylaxe. Die Aktivierung der Muskelpumpe beugt Thrombosen vor, Leistungen des Kreislaufsystems werden verbessert, Abwehrmöglichkeiten des Immunsystems gefördert und die Hirndurchblutung gesteigert.

2.1.12 Leitsymptome bei orthopädischen Erkrankungen

DEFINITION

Orthopädie: Medizinisches Fachgebiet, das die Entstehung, Erkennung, Verhütung und Behandlung von Erkrankungen des Bewegungsapparats umfasst.

Schmerzen und Bewegungseinschränkung

Einige Ursachen von Schmerzen und Bewegungseinschränkungen sowie deren Lokalisation sind in Verbindung mit einer Verdachtsdiagnose in ➤ Tab. 2.1 aufgeführt.

Schmerzende Füße

Auffälligkeiten an den Füßen, die Schmerzen auslösen:

- **Fersensporn;** ein Knochenzapfen am Fersenbein, der beim Gehen in die Fußsohle drückt.
- **Clavus** (*Hühnerauge*), eine Hornverdickung, die an Stellen erhöhter Druckbelastung durch den Schuh entsteht.
- **Hammerzehen** (Beugekontraktur im Zehenend- und Überstreckung im Zehengrundgelenk) oder **Krallenzehen** (Beugekontraktur des Zehengrund- und Überstreckung des Zehenendgelenks); lösen Fußdeformitäten aus und erfordern eine sorgfältige Auswahl der Schuhe.

Tab. 2.1 Beispiele für Leitsymptome in der Orthopädie und ihre wahrscheinlichen Ursachen.

Leitsymptome	Verdachtsdiagnose
Wirbelsäule	
• Akute Rückenschmerzen mit Ausstrahlung in das Versorgungsgebiet der betroffenen Nervenwurzel • Rückenschmerzen und Schmerzausstrrahlung in die Beine, insbesondere beim Gehen	• Bandscheibenvorfall • Spinalkanalstenose
Schulter	
Schmerzen, bei Armabduktion und Elevation; (*painful arc / schmerzhafter Bogen*)	Supraspinatussehnensyndrom (*Impingement-Syndrom / Reizzustand der Supraspinatussehne*)
Ellenbogen	
• Schmerzen am Epicondylus lateralis • Schmerzen am Epicondylus medialis	• Tennisellenbogen • Golfellenbogen
Hüfte und Bein	
Schmerzen in der Leisten- und Gesäßregion	Koxarthrose
Knie und Unterschenkel	
Beuge- und Streckhemmung, Einklemmungsbeschwerden (*Blockierungen*) bei bestimmten Bewegungen	Meniskuserkrankung
Fuß	
Schmerzende Füße	Veränderungen des Fußaufbaus, Fersensporn, bei Fußdeformitäten

- **Hallux valgus** (*Abweichung der Großzehe im Grundgelenk*).
- Veränderungen der **Band- und Sehnenstrukturen;** betreffen alle Fußgelenke sowie das Längs- und Quergewölbe.

Schmerzende Füße sind ein großes Hindernis beim Gehen. Es sollte auf Schuhe geachtet werden, die mit einem soliden Fußbett und Fersendämpfung ausgestattet sind, den Fuß weich und bequem umhüllen und eine gute Bodenhaftung garantieren. Selbstverständlich müssen die Schuhe der Fußgröße angepasst sein, um die Sturzgefahr zu vermindern. Wenn es gelingt, dem alten Menschen Schuhe anzubieten, in denen er sicher und schmerzfrei gehen kann, wird sich seine Mobilität entscheidend verbessern.

Schuhzurichtungen

Der Begriff Schuhzurichtungen (➤ Abb. 2.41) bedeutet, einen Schuh in einer orthopädischen Werkstatt so zu gestalten, dass Fußbeschwerden möglichst beseitigt, zumindest aber gelindert werden. Es gibt z. B. die Möglichkeit, Pufferabsätze an die Schuhe anzubringen, die den Stoß beim Fersenauftritt mindern. Sie sind eine Hilfe beim schmerzhaften Fersensporn. Längs- und Quergewölbestützen (*Pelotten*) verhindern oder reduzieren Schmerzen während des Gehens, Sohlenrollen bewähren sich insbesondere bei Vorfußbeschwerden. Das Anbringen von Klett- oder Reißverschlüssen erleichtert das Anziehen der Schuhe.

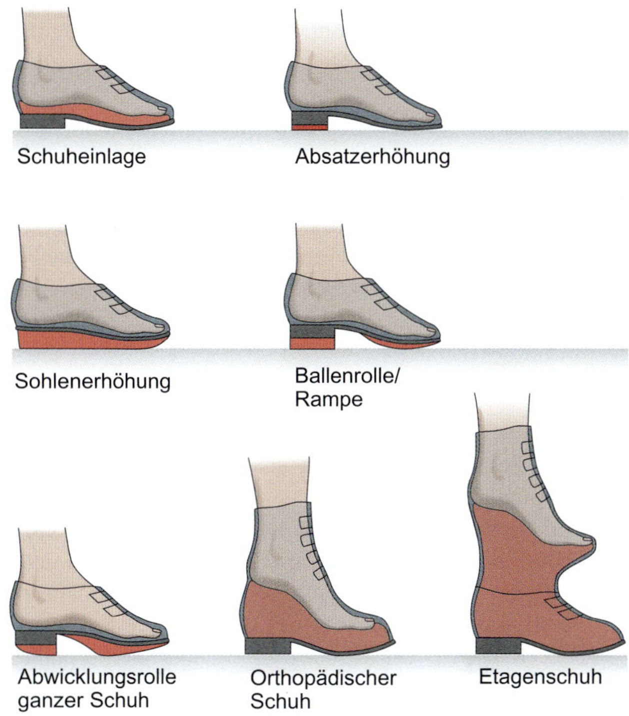

Abb. 2.41 Schuhzurichtungen. [L190]

Hinken

Die Bewegungen des gesunden Menschen wirken beim Gehen gleichmäßig und symmetrisch. Je nach Ursache (z. B. Lähmungen, Kontrakturen, Fußdeformitäten, Ischialgie, Verletzungen) werden verschiedene Formen des **Hinkens,** einer Störung von Rhythmus und Symmetrie des Gangbildes, unterschieden.

Schonhinken

Schonhinken ist durch Schmerzen bedingt. Der Betroffene tritt mit dem schmerzenden Bein nur kurz auf. Häufig berührt er den Boden nicht mit der Ferse, sondern mit den Zehen zuerst.

Hüfthinken

Bei einer Beeinträchtigung der Hüftabduktoren oder einer Lähmung des großen Gesäßmuskels steht das Becken während des Einbeinstandes nicht in der Waagrechten. Wenn der Betroffene auf dem Bein der erkrankten Seite steht, kippt das Becken zur gesunden Seite (*Trendelenburg-Zeichen*). Um diese Beckenkippung zu kompensieren, neigt sich der Rumpf zur erkrankten Seite (*Duchenne-Zeichen*). Daraus resultiert ein watschelndes Gangbild, das als Hüfthinken (*Trendelenburg-Duchenne-Hinken*) bezeichnet wird.

Verkürzunghinken aufgrund Beinlängendifferenzen

Beinlängendifferenzen oder Beugekontrakturen des Hüft- oder Kniegelenks führen zum Verkürzungshinken, wobei sich der Körper des Betroffenen zum verkürzten Bein neigt.

Beinlängendifferenzen können aufgrund von Lähmungen, Gelenkerkrankungen oder Verletzungen auftreten. Unterschieden wird:

- **Scheinbare** Beinverkürzung (etwa bei einer Hüftluxation)
- **Echte** Beinverkürzung (im Röntgenbild durch die Verkürzung des Abstands zwischen Hüftkopf und oberem Sprunggelenk nachzuweisen)
- **Funktionelle** Beinverkürzung bei Beugekontrakturen im Hüft- und Kniegelenk.

Bei größeren Beinlängendifferenzen treten aufgrund des oft jahre- manchmal jahrzehntelangen Hinkens Wirbelsäulen- und Hüftbeschwerden auf, die Folge der veränderten Statik sind. Eine Beinverkürzung erfordert entsprechend der auszugleichenden Höhe meist Einlagen mit Absatzerhöhung oder orthopädische Schuhe bzw. einen Etagenschuh (➤ Abb. 2.41).

Sarkopenie

Unter dem Begriff Sarkopenie ist ein schleichender Verlust an Muskelkraft im Alter zu verstehen sowie eine Abnahme der Ganggeschwindigkeit (< 0,8 m/s). Folge ist eine Häufung von Stürzen und damit verbundene Verletzungen. Auslöser einer altersbedingten Sarkopenie sind ungünstige Lebens- und Ernährungsgewohnheiten, Abnahme der anabolen Hormone (Testosteron, Östrogene, STH) sowie ein chronischer Mangel an körperlicher Aktivität. Der Abbau von Muskelmasse beginnt damit, dass Betroffene über Probleme beim Gehen oder Treppensteigen berichten. Längeres Stehen wird aufgrund der mangelnden Muskelkraft schwierig und der Weg zum Einkaufen sowie Tätigkeiten im Haushalt zum Problem. Letztlich gehen Lebensqualität als auch eine selbstbestimmte Lebensführung durch diesen Muskelschwund verloren.

Expertenstandard Mobilität

Der Expertenstandard „Erhaltung und Förderung der Mobilität" definiert den weit gefassten Begriff „Mobilität" als eine selbstständig ausgeführte Bewegung, die dem Zweck dient, die Lage des Körpers zu ändern oder ihn fortzubewegen. Dazu zählen ein Wechsel der Liege- oder Sitzposition, das Aufstehen, der Wechsel zwischen zwei Sitzgelegenheiten (z. B. vom Bett zum Stuhl oder Rollstuhl) und das Gehen. Dabei ist es unerheblich, ob für diese Aktivitäten Hilfsmittel nötig sind oder nicht.

Die Autorengruppe sah es als besonders wichtig an, dass die pflegerische Unterstützung der Mobilität großes Gewicht im Standard erhält. Sie weist allerdings auch auf die Selbstbestimmung Pflegebedürftiger hin, die das selbstverständliche Recht haben, Maßnahmen abzulehnen.

Der Text würdigt die enge Verflechtung von Fragen der Mobilität mit den Themen Sturz, Kontraktur und Dekubitus. In dem Werk finden sich jedoch keine Aussagen zur Einordnung oder zum Umgang mit diesen Phänomenen.

Es handelt sich um den ersten Expertenstandard, der entsprechend § 113a SGB XI entwickelt wurde und dessen Einführung im Februar 2018 für zunächst zwei Jahre auf freiwilliger Basis beschlossen wurde.

SURFTIPP

Expertenstandard „Erhaltung und Förderung der Mobilität": www.gkv-spitzenverband.de

Kontrakturen

DEFINITION

Kontraktur (lat. contrahere: *zusammenziehen*): Dauerhafte Verkürzung von Muskeln, Sehnen, Bändern mit Bewegungseinschränkungen in den betroffenen Gelenken.

Durch Kontrakturen kommt es zu bleibenden Gelenkfehlstellungen mit Bewegungsbehinderungen und Schmerzen. Besonders kontrakturgefährdet sind Menschen, die unter degenerativen Gelenkerkrankungen (z. B. Koxarthrose, Gonarthrose) oder Lähmungen leiden sowie Bettlägerige. Ursachen für Kontrakturen sind:

- Zentrale und periphere Lähmungen (z. B. nach einem Schlaganfall; **neurogene Kontraktur**)
- Fehl- oder Schonhaltungen nach Verletzungen oder Gelenkerkrankungen
- Langfristige Immobilität (z. B. Bettlägerigkeit),
- Ruhigstellung eines Gelnkes im Gipsverband
- Verbrennungen in Gelenknähe durch den Narbenzug (**dermatogene Kontraktur**)
- Mangelnde Blutversorgung beim Kompartment-Syndrom (➤ 2.1.18, **ischämische Kontraktur**)
- Pflege- oder Behandlungsfehler.

Kontrakturen durch **Immobilität** treten bei Pflegebedürftigen auf, die keine Möglichkeit haben, ihre Körperhaltung regelmäßig zu verändern. Beispiel einer Kontraktur ist der **Spitzfuß** (➤ Abb. 2.42). Er entsteht durch die Wadenmuskulatur, die den Fuß in eine Beugestellung zieht und in dieser Stellung hält. Der Druck der Bettdecke fixiert den Fuß in dieser Stellung, wenn der Erkrankte auf dem Rücken liegt. Versteift das Gelenk in dieser Position ist ein Abrollen des Fußes nicht mehr möglich. Einen Anhalt dafür, dass sich eine Kontraktur entwickelt, sind beginnende Bewegungseinschränkungen. Pflegende bemerken die einsetzende unphysiologische Körperhaltung und einen auffälligen Bewegungsablauf.

Prinzipien der Kontrakturprophylaxe

Ziel der Kontrakturprophylaxe ist die Beweglichkeit der Gelenke durch aktive und passive Bewegungsübungen sowie durch regelmäßiges Umlagern des Pflegebedürftigen zu erhalten.

Aktivierende Pflege bietet zahlreiche Möglichkeiten, um die Entstehung von Kontrakturen zu verhindern, z. B. im Rahmen der Körperpflege, während der Einnahme der Mahlzeiten, in Verbindung mit der Mobilisation, der Thrombose- und Pneumonieprophylaxe.

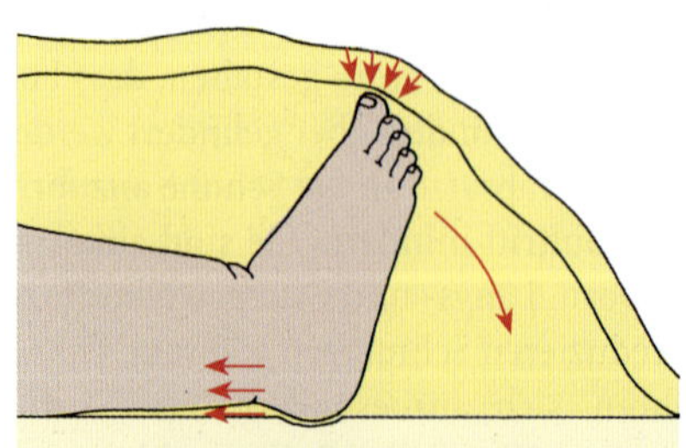

Abb. 2.42 Sowohl der Zug der Wadenmuskulatur als auch der Druck der Bettdecke fördern die Entstehung eines Spitzfußes. [L157]

Die Maßnahmen zur Kontrakturprophylaxe sind mehrmals täglich durchzuführen:

- Regelmäßiges Mobilisieren
- Täglich aktive und passive Bewegungsübungen
- Lagerungswechsel in individuell zu bestimmenden Zeitabständen (mindestens alle 2 Std.)
- Enge Zusammenarbeit mit den Physiotherapeuten
- Ausreichende Schmerzmedikation (nach Anordnung des Arztes),
- Angebot von Hilfsmitteln (z. B. Fuß-Aktivstütze gegen Spitzfuß, Handexpander, Gummi-Noppen-Bälle zum Greiftraining).

2.1.13 Degenerative Erkrankungen des Bewegungsapparates

Arthrose

DEFINITION

Arthrose (*Arthrosis deformans*): Degenerative Erkrankung des Gelenkknorpels und anderer Gelenkgewebde, die auftritt, wenn es zu einem fortgesetzten Missverhältnis zwischen Beanspruchung und Belastbarkeit des Gelenks kommt.

Krankheitsentstehung

Arthrosen zählen zu den häufigsten Erkrankungen. Ursachen sind:

- Jahre oder Jahrzehnte dauernde körperliche Schwerarbeit
- Übermäßige, der Belastungsfähigkeit der Gelenke nicht angepasste sportliche Tätigkeiten
- Hohes Körpergewicht, das die Gelenke überbeansprucht
- Fehlstellungen (Skoliose, Beckenschiefstand),
- Vorausgegangene Verletzungen mit Gelenkbeteiligung.

Mit zunehmendem Alter nehmen aufgrund der jahrzehntelangen Gelenkbelastungen im Alltag auch die Gelenkveränderungen zu. Am häufigsten sind die Hüft-, Knie- und Fingergelenke von einer Arthrose betroffen (➤ Tab. 2.2).

Tab. 2.2 Arthrosen verschiedener Gelenke.

Bezeichnung	Symptome
Omarthrose (*Arthrose des Schultergelenks*)	Schmerzhafte Bewegungseinschränkung, z. B beim Kämmen der Haare
Rhizarthrose (*Arthrose des Daumensattelgelenks*)	Schmerzen beim Zufassen mit Opposition des Daumens, z. B. beim Auswringen von Wäsche, Schlüssel drehen
Heberden-Polyarthrose (*Arthrose der distalen Fingergelenke*)	Knotenförmige Auftreibungen an der Dorsalseite der Endgelenke mit geringem Streckdefizit
Koxarthrose (*Arthrose des Hüftgelenks*)	Das Bein wird zur Schmerzreduktion in leichter Beugung, Adduktion und Außenrotation positioniert
Gonarthrose (*Arthrose des Kniegelenks*)	Schmerzen im Knie, besonders beim Treppensteigen und Treppenabwärtsgehen
Hallux rigidus (*Arthrose des Großzehengrundgelenks*)	Schmerzen beim Abrollen des Fußes und bei der Dorsalflexion

Durch Veränderungen und Störungen des Knorpelstoffwechsels entstehen im Verlauf der Zeit Auffaserungen der **Gelenkknorpeloberflächen.** Wenn Gelenkknorpel abgebaut wird, rücken die Knochenenden zusammen. Dies ist im Röntgenbild als Verschmälerung des Gelenkspalts zu erkennen. Druck und Reibung bei Gelenkbewegungen können eine schmerzhafte Synovialitis (*Entzündung der Gelenkinnenhaut*) auslösen. Es resultieren Sklerosierungen (*Verhärtungen*) und Verdickungen der Gelenkkapsel sowie reaktive Knochenwucherungen mit Zysten- und Randzackenbildung.

Die drei Stadien einer fortschreitenden Arthrose erstrecken sich von der klinisch beschwerdefreien Arthrose über die reaktive Arthrose mit Entzündungen und akuten Schmerzen zur Arthrose, die mit Dauerschmerzen und einem Funktionsverlust im betroffenen Gelenk einhergeht.

Symptome und Befund

In den betroffenen Gelenken können sich zunächst Spannungs- und Steifheitsgefühle bemerkbar machen. Schmerzen, die zu Beginn einer Belastung (*Anlaufschmerz, „eingerostete Gelenke"*) auftreten, werden im Lauf der Zeit zu bleibenden Belastungsschmerzen, wenn der Gelenkknorpel so stark zerstört ist, dass die Knochenenden aufeinander reiben. Im Spätstadium klagen die Betroffenen über Bewegungseinschränkungen und Dauerschmerzen, die sich auch während der Nacht bemerkbar machen.

Behandlung

Hauptziele der Behandlung sind die Funktionserhaltung des betroffenen Gelenks, das Bemühen, einen progredienten (*zunehmenden*) chronischen Verlauf der Erkrankung einzudämmen und die Schmerzbehandlung.

Symptomatische Therapie einer Arthrose:

- **Allgemeine Maßnahmen**: Gewichtsabnahme bei Übergewicht, sorgfältige Auswahl der Schuhe, Warmhalten der Gelenke
- **Physiotherapeutische Maßnahmen** z. B. Bewegungstherapie, Massage, Wärmeanwendungen bei muskulären Verspannungen oder steifen Gelenken, Kälteanwendungsn bei Beschwerden in der akuten Phase, Gehschule
- **Medikamentöse Therapie** mit Paracetamol, NSAR
- **Intraartikuläre Injektionen:** z. B. Einbringen von Glukokortikoiden bei entzündlich aktivierter Arthrose
- **Orthopädietechnik** mit Orthesen (*medizinische Hilfsmittel* zur Entlastung), speziellem Schuhwerk, Gehhilfen
- **Operative Maßnahmen** mit gelenkerhaltenden Operationen oder Gelenkersatz

Pflege und Information des Erkrankten

Die **Schmerzbehandlung** erfolgt nach dem WHO-Schmerzschema (➤ 1.4.4) zusammen mit nichtmedikamentösen Maßnahmen und ggf. einer Co-Medikation (Priscus-Liste ➤ 1.6.1).

Eine **ausreichende** und **regelmäßige Bewegung,** die dem Gelenkzustand angepasst ist, verbessert die Versorgung des Gelenkknorpels mit Sauerstoff und Nährstoffen. Belastungsarme Bewegungsformen sind z. B. Radfahren und Schwimmen.

Die richtige Benutzung von geeigneten **Schuhen** und **Gehhilfen** entlastet die Gelenke der unteren Extremität, wobei ein Gehstock gleichzeitig mit dem erkrankten Bein aufgesetzt werden soll. Schuhzurichtungen (➤ Abb. 2.41) können Belastungsspitzen in den betroffenen Gelenken regulieren. Eine **Ruhigstellung** ist nur während hochakuter Schübe sinnvoll, da sie eine Versteifung des Gelenks begünstigt.

Arthrose der Fingergelenke

Eine Arthrose in den Fingergelenken betrifft hauptsächlich Frauen ab dem 50. Lebensjahr. Die Gelenkveränderungen entstehen meist in den Fingerendgelenken (*Heberden-Polyarthrose*). Symptome sind die deutlich sichtbaren Verdickungen an den Streckseiten der Finger II-V. Diese Veränderungen können mit Schmerzen einhergehen. Betroffene berichten auch, dass sie Schwierigkeiten haben, Gegenstände (Teller, Trinkgefäße, Besteck) so fest zu fassen, dass diese nicht zu Boden fallen. Langfristig können sich Beugekontrakturen in den arthrotischen Endgelenken entwickeln, die eine erhebliche Einschränkung der Fingerbeweglichkeit zur Folge haben und Verrichtungen im Tagesablauf wie Körperpflege und Hausarbeit erheblich erschweren.

Koxarthrose

DEFINITION

Koxarthrose: Arthrose des Hüftgelenks (➤ Abb. 2.43).

Krankheitsentstehung

Ursache einer Koxarthrose ist ein anhaltendes Missverhältnis zwischen Belastung und Belastungsfähigkeit des Hüftgelenks.

Symptome

Symptome einer Koxarthrose sind:

- Anlaufschmerzen zu Beginn einer Bewegung
- Beschwerden beim Abwärtssteigen auf einer Treppe
- Schwierigkeiten beim Aussteigen aus dem Auto
- Probleme beim Aufstehen aus tiefen, weichen Sesseln oder nach dem Toilettengang
- Zunehmende Schmerzen in der Leiste, im Gesäß und über dem Trochanter major.

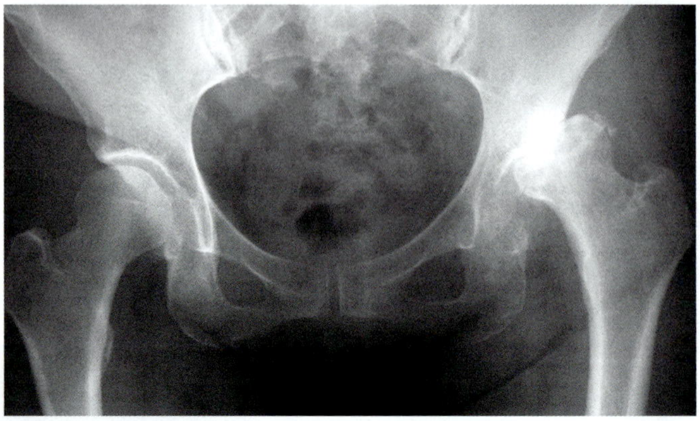

Abb. 2.43 Schwere Koxarthrose des linken Hüftgelenks mit Subluxation des Oberschenkelkopfs. [F225]

Anfänglich sind Rotationsbewegungen, später auch die Abduktion des Beins zunehmend eingeschränkt. Die Schmerzen führen bei Belastung zu einem auffälligen Schonhinken (➤ 2.1.12). Eine Komplikation der Koxarthrose ist die Beugekontraktur des Hüftgelenks. Sie löst eine kompensatorische Fehlhaltung mit Veränderungen in der Lendenwirbelsäule aus.

Behandlung

Folgende Maßnahmen können Schmerzen sowie Entzündungsprozesse im Hüftgelenk reduzieren:

- **Schuhzurichtungen** und **Gehhilfen** können sich günstig auf die Beweglichkeit auswirken.
- **Physiotherapeutische Maßnahmen** wie Wärmebehandlung (bzw. Kälteanwendungen bei akuten Reizzuständen) und transkutane elektrische Nervenstimulation (*TENS* ➤ 1.4.4) lindern die Schmerzen.
- **Aquatraining, Schwimmen** und **krankengymnastische Übungen** beseitigen Muskelverspannungen und trainieren die Hüftmuskulatur.
- Falls der Betroffene **übergewichtig** ist, sollte das Körpergewicht reduziert werden.
- Unterstützung der Beweglichkeit durch Hilfsmittel z. B. **Strumpfanzieher, Aufstehhilfen** und **Toilettensitzerhöhungen.**

Ein endoprothetischer **Gelenkersatz** ist die Alternative, wenn die konservativen Möglichkeiten ausgeschöpft wurden. Dabei entfernt der Chirurg die zerstörten Gelenkstrukturen und ersetzt sie durch ein künstliches Gelenk (➤ Abb. 2.44).

Bei den endoprothetischen Hüftoperationen unterscheidet man die **HTEP** (*Hüft-Totalendoprothese*), von der **HHEP** (*Hüft-Hemien-*

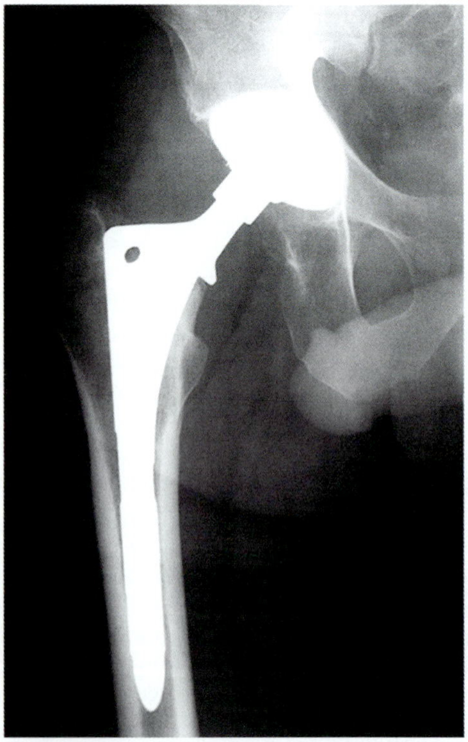

Abb. 2.44 Hüfttotalendoprothese (*HTEP*) auf der rechten Seite. [E372]

doprothese, hemi = halb). Bei der HTEP werden Pfanne und Oberschenkelkopf, bei der HHEP nur der Oberschenkelkopf ersetzt. Der Vorteil ist die schnelle Belastbarkeit nach der Operation.

Ein Nachteil von Gelenkprothesen ist, dass sie sich im Verlauf nach etwa 15 Jahren lockern können.

Gonarthrose

DEFINITION
Gonarthrose: Arthrose des Kniegelenks.

Krankheitsentstehung

Die Ursachen einer Gonarthrose entsprechen den Ursachen einer Arthrose.

Symptome

Treppensteigen und Gehen in unebenem Gelände löst zunächst diffuse Schmerzen im Kniegelenk aus. Weitere Symptome sind Schmerzen hinter der Kniescheibe beim Tragen von schweren Gegenständen oder langes Stehen. Die Beschwerden sind oft wetterabhängig und treten insbesondere bei kaltem und feuchtem Wetter auf. Allmählich wird der Anlaufschmerz von einem Dauerschmerz bei Belastung abgelöst, der erst nach längerer Ruhe nachlässt. Stets muss eine gleichzeitig vorhandene Hüfterkrankung ausgeschlossen werden, da Menschen mit Hüfterkrankungen manchmal primär über Kniebeschwerden klagen.

Behandlung

Die Behandlung der Gonarthrose entspricht den bei der Koxarthrose dargestellten Grundsätzen.

- Konservativ: Bewegungstraining, Physiotherapie, Schuhzubereitungen, Schmerzmittelgabe nach WHO-Schmerzschema und Reduktion des Übergewichts.
- Operative Möglichkeiten sind arthroskopische Knorpelglättung, Gelenkersatz oder eine Arthrodese (*Versteifung des Kniegelenks*).

Bandscheibenvorfall

DEFINITION
Bandscheibenvorfall (*Bandscheibenprolaps, Diskusprolaps*): Verlagerung bzw. Austritt von Bandscheibenanteilen.

Krankheitsentstehung

Durch ein Missverhältnis zwischen (Fehl-)Belastung und Belastbarkeit kommt es zum Einriss des Fasermantels (*Anulus fibrosus*) der Bandscheibe. Dieser Riss führt zunächst zu einer **Protrusion** (*Vorwölbung*), später zu einem **Prolaps** (*Vorfall*) des weichen Gallertkerns (*Nucleus pulposus*).

Verlagerungen der Bandscheibenanteile nach lateral (➤ Abb. 2.45) drücken im Zwischenwirbelraum auf die Wurzeln von Spinalnerven. Eine **Lumbago** (*starke Schmerzen im Lendenwirbelbereich*) bzw. neurologische Ausfälle (z. B. Blasen- oder Mastdarmlähmungen) sind die Folgen. Ein Bandscheibenprolaps **nach medial** in den Wirbelkanal kann eine akute **Querschnittlähmung** mit aufsteigenden Lähmungen, Sensibilitätsstörungen und Blasenentleerungsstörungen auslösen.

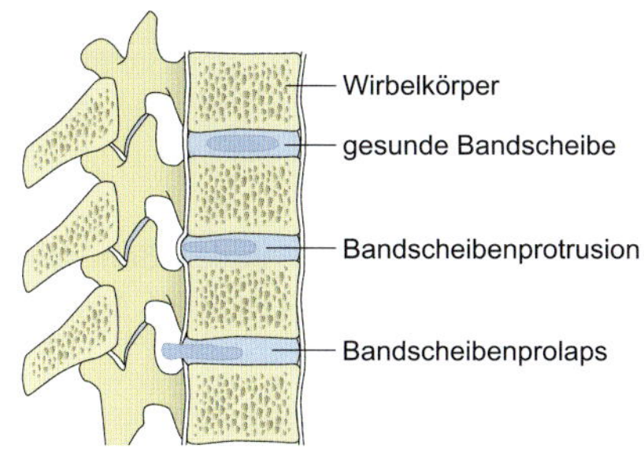

Abb. 2.45 Gesunde Bandscheibe (oben), Protrusion (Mitte) und Prolaps (unten). [L190]

Am häufigsten tritt das Bandscheibenleiden an der Lendenwirbelsäule auf. Insbesondere die Bandscheiben zwischen L4 und L5 sowie zwischen L5 und S1 sind betroffen. An zweiter Stelle folgen Bandscheibenvorfälle an der Halswirbelsäule, v. a. zwischen C6 und C7.

Symptome

Oft wird das Krankheitsbild durch ruckartige Bewegungen, plötzliches Drehen oder durch schweres Heben bei gebeugtem Rumpf ausgelöst. Die Krankheitszeichen bei einem **Prolaps im Lendenwirbelbereich:**

- **Akute starke Rückenschmerzen** mit Ausstrahlung in das Versorgungsgebiet der betroffenen Wurzel (z. B. L5: Außenseite Unterschenkel, Fußrücken, Großzehe)
- **Verstärkung** der Schmerzen beim Husten, Pressen oder Niesen
- **Schonhaltung** (➤ Abb. 2.46)
- **Sensibilitätsstörungen** mit Taubheitsgefühl im betroffenen Gebiet (z. B. Gesäß, Oberschenkel, Unterschenkel, Fuß)
- **Lasègue-Zeichen:** Schmerzen beim Anheben des Beines in liegender Position, die vom Rücken in das Bein ziehen
- Evtl. **Kaudasyndrom** (siehe Vorsicht-Kasten)
- **Lähmung** bestimmter Kennmuskeln mit Reflexabschwächung.

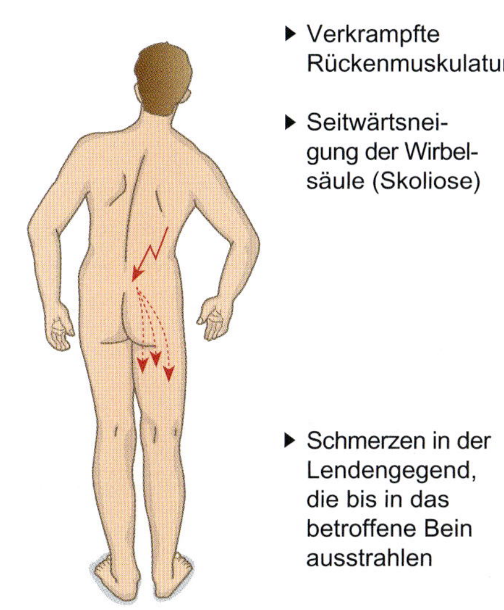

Abb. 2.46 Typische Fehlhaltung bei lumbalem Bandscheibenvorfall. [L138]

Kennmuskeln sind Muskeln, deren Lähmung auf die Schädigung auf Höhe eines bestimmten Rückenmarksegments hinweist. Für L5 sind dies z. B. die Fußstrecker mit der Folge, dass der Betroffene den Fuß beim Gehen auf dem Boden schleifen lässt.

Analog bestehen bei **zervikalen Bandscheibenvorfällen** Schmerzen und neurologische Ausfälle an der Schulter, am Arm bzw. an der Hand.

2

VORSICHT

Bei Schädigung der **Cauda equina** (➤ 2.13.3) entwickelt sich das **Kaudasyndrom** mit Sensibilitätsstörungen in der Analregion und an der Oberschenkelinnenseite (*Reithosenanästhesie*), schlaffen Lähmungen der unteren Extremität, Blasen- und Mastdarminkontinenz. Die Erkrankten müssen unverzüglich zur operativen Therapie in eine neurochirurgische Klinik verlegt werden.

Behandlung und Prognose

Beim **unkomplizierten Bandscheibenvorfall** ohne neurologische Ausfälle hemmen physiotherapeutische Maßnahmen und NSAR (z. B. Diclofenac / Voltaren®) Schmerzen und Begleitentzündungen. Die **Stufenbettlagerung,** bei der Betroffene mit unterpolsterten Unterschenkeln auf dem Rücken liegen, sodass Hüftgelenke und Kniegelenke um 90° gebeugt sind, kann Erleichterung bringen (➤ Abb. 2.47).

Keine Bettruhe, es sollte sobald als möglich mit aktiver Bewegungstherapie zum Muskelaufbau begonnen werden. Ziel ist die Kräftigung und die Verbesserung der Koordination des Rumpfaufrichters (*M. erector spinae, autochthone Rückenmuskulatur* ➤ 2.1.5).

Beim **komplizierten Bandscheibenvorfall** mit neurologischen Ausfällen oder Blasen-Mastdarmstörungen (siehe Vorsicht-Kasten), entfernt der Chirurg den vorgefallenen Teil des Nucleus pulposus durch eine Nukleotomie, um Lähmungen oder eine bleibende Inkontinenz zu verhindern.

Information des Erkrankten

Es gibt zahlreiche Kurse bei Rückenschmerzen und zur Stärkung der Wirbelsäulen- und Bauchmuskulatur. Die (noch-)gesunden und (schon) kranken Senioren mit chronischen Rückenschmerzen sollten diese Angebote nutzen und mit regelmäßigen Übungen die Stabilität ihrer Wirbelsäule verbessern.

Prognose

Das Bandscheibenleiden ist meist ein chronisch-rezidivierendes Geschehen. Durch konsequente konservative Therapiemaßnahmen sowie eigenverantwortlich vorgenommene, regelmäßige Bewegungsübungen lässt sich oft eine Operation vermeiden.

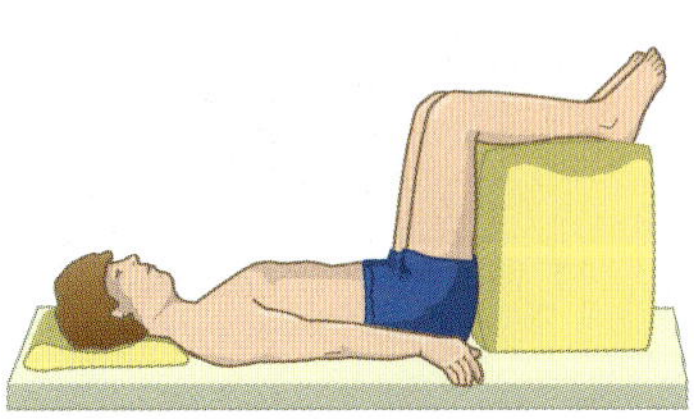

Abb. 2.47 Stufenbettlagerung bei lumbalem Bandscheibenvorfall. [L138]

Spondylolisthesis

Beim Vorliegen einer Spondylolisthesis, dem Abgleiten eines Wirbels nach ventral, klagt der Erkrankte über lage- und belastungsabhängige Rückenschmerzen. Meist ist die Lendenwirbelsäule betroffen. Wenn das Wirbelgleiten Spinalnerven oder deren Wurzeln komprimiert, kommt es zu neurologischen Symptomen (Taubheitsgefühle, Schmerzen, Lähmungen). Ursache für das Wirbelgleiten kann eine **Spondylolyse** sein, eine Spaltbildung im Wirbelbogen zwischen dem oberen und dem unteren Gelenkfortsatz. Therapeutisch ist regelmäßige Wirbelsäulengymnastik zu empfehlen. Gegebenenfalls findet eine Orthesenanpassung statt. Bei neurologischen Ausfällen erfolgt die operative Stabilisierung der Wirbelsäule.

Spondylarthrose

Chronische Veränderungen in der Wirbelsäulenstatik lösen eine Spondylarthrose (*Arthrose der kleinen Wirbelgelenke*) aus.

Der Erkrankte leidet unter Rückenschmerzen von dumpfem Charakter. Die Schmerzen strahlen oft in eine Extremität aus, sind nach der Nachtruhe am stärksten ausgeprägt und verstärken sich nach längerer Belastung.

Spinalkanalstenose

Wenn sich der Wirbelkanal aufgrund von Veränderungen der Wirbelkörper mit dem Anbau von Knochensubstanz (*Osteophyten*) oder einer Verbreiterung der Facettengelenke (*kleine Wirbelgelenke*) verkleinert, entsteht eine Spinalkanalstenose. Die Erkrankung betrifft v. a. den Lendenwirbelbereich. Ursachen für die genannten Veränderungen im Wirbelkanal sind vorausgegangene Operationen oder Verletzungen, allgemeine Verschleißerscheinungen und eine Spondylolisthesis.

Die Betroffenen berichten über Rückenschmerzen, die insbesondere beim Gehen auftreten. Die Schmerzen können bis in die Beine ausstrahlen. Eine Besserung der Schmerzen lässt sich bei der Rumpfbeugung nach vorn beobachten.

Die Behandlung umfasst Physiotherapie, Wärmeanwendungen (Fango, Moorbäder), Massage und die Lagerung im Stufenbett. Die Kräftigung der Rumpfmuskulatur durch Bewegungsübungen ist empfehlenswert. TENS und Lokalanästhetika vermögen in vielen Fällen die Schmerzen zu reduzieren. Die Verabreichung von Schmerzmitteln orientiert sich am WHO-Stufenschema der Schmerztherapie. Spezielle Zentren haben sich auf die operative Beseitigung der Spinalkanalstenose spezialisiert.

Skoliose

Krankheitsentstehung und Einteilung

Eine Skoliose ist eine seitliche Verbiegung der Wirbelsäule mit Rotation einzelner Wirbel. Sie entsteht beim alten Menschen nach

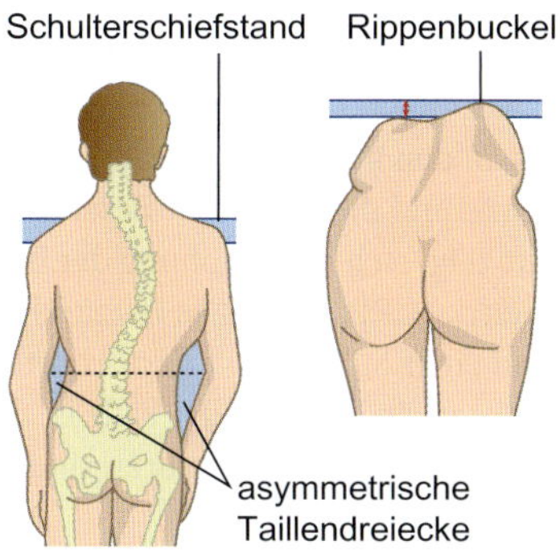

Abb. 2.48 Klinische Zeichen der Skoliose. [L138]

traumatischen oder entzündlichen Veränderungen, aufgrund von Lähmungen oder in Folge einer Beinlängenverkürzung.

Symptome

Bei der körperlichen Untersuchung fallen die Seitendifferenz des Schulter- und des Beckenstandes, sowie ein unterschiedlich geformtes Taillendreieck auf. Bei erheblicher Skoliose ist der Rippenbuckel nicht zu übersehen (➤ Abb. 2.48).

Behandlung und Pflege

Viele Skoliosen können physiotherapeutisch (Muskelaufbau, Haltungsverbesserung) und mit Orthesen / Korsett **konservativ** behandelt werden. Die Behandlung schwerer Skoliosen mit der Versteifung von Wirbelsäulensegmenten (*Spondylodese*) oder die Korrektur eines Rippenbuckels erfolgt **operativ.**

2.1.14 Erkrankungen des rheumatischen Formenkreises

DEFINITION

Erkrankungen des rheumatischen Formenkreises: Schmerzhafte Erkrankungen des Bindegewebes die zur Ausbildung chronischer Krankheitszeichen führen können.
Rheumatologie: Lehre von den Ursachen, der Behandlung bzw. Verhütung von Erkrankungen des rheumatischen Formenkreises.

Zuordnung:

- **Entzündlich-rheumatische Formen,** z. B. rheumatoide Arthritis, Kollagenosen, Spondylitis ankylosans (*Morbus Bechterew*), Psoriasis-Arthritis (➤ 2.2.8) und Vaskulitiden (*Gefäßentzündungen*)
- **Degenerativ-rheumatische Erkrankungen,** Arthrose (➤ 2.1.13)
- **Weichteilrheumatismus,** z. B. Fibromyalgie

Rheumatoide Arthritis

DEFINITION

Rheumatoide Arthritis (*RA* ➤ Abb. 2.49): Chronisch-entzündliche Erkrankung, die von einer Synovialitis (*Entzündung der Gelenkinnenhaut*) ausgeht.

Krankheitsentstehung

Ausgangspunkt ist eine Entzündung der Synovia (*Gelenkinnenhaut*), die vermutlich aufgrund von Autoimmunreaktionen (➤ 2.6.10) entsteht. Im Verlauf der Entzündung kommt es zur Bildung eines **Pannus** (*Verdickung der Synovia*) mit vermehrter Sekretbildung. Das entzündliche Sekret löst einen **Gelenkerguss** (*Flüssigkeit im Gelenkinneren*) aus. So entsteht eine Gelenkschwellung mit schmerzhafter Gelenkkapselspannung und Bewegungseinschränkungen. Der Gelenkknorpel wird durch das infiltrierende Wachstum des Pannus in den Krankheitsprozess einbezogen und in dessen Verlauf zerstört. Im Endstadium steifen die Gelenke ein.

Der Entzündungsprozess beginnt bei vielen Betroffenen häufig symmetrisch an den Hand-, Fingergrund- und Fingermittelgelenken. Später weitet sich das Krankheitsgeschehen auf die größeren Gelenke und die Wirbelsäulengelenke aus.

Bei vielen Patienten mit rheumatoider Arthritis greift die Entzündung auf Schleimbeutel und Sehnenscheiden über. Daher leiden die Betroffenen häufig nicht nur an den Folgen einer **Arthritis,** sondern auch unter **Schleimbeutelentzündungen** (*Bursitis*) und **Sehnenscheidenentzündungen** (*Tendovaginitis*).

Der Erkrankungsgipfel an rheumatoider Arthritis liegt zwischen dem 55. – 75. Lebensjahr, und betrifft etwa 1 % der Bevölkerung. Frauen erkranken häufiger als Männer.

Symptome

Die Betroffenen berichten über eine **Morgensteifigkeit der Finger.** Ein fester Händedruck zur Begrüßung löst Schmerzen aus. Die Gelenke sind geschwollen, überwärmt und bei allen Bewegungen schmerzhaft. Erguss und Weichteilschwellung lassen die Gelenkkonturen verstreichen.

Die Zerstörung von Gelenken, Bändern und Sehnen hat langfristig Fehlstellungen zur Folge, die gerade an den Händen so typisch sind, dass man sie auch als „Aushängeschild" eines Patienten mit rheumatoider Arthritis bezeichnet (➤ Abb. 2.50).

Die wichtigsten Deformierungen einer länger bestehenden rheumatoiden Arthritis an den Händen sind (➤ Abb. 2.50, ➤ Abb. 2.51):

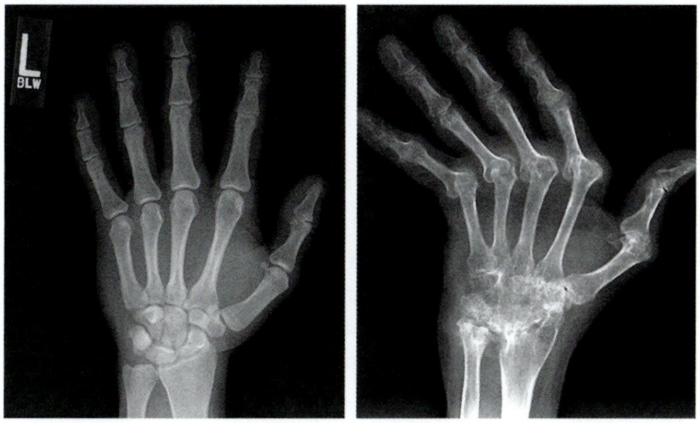

Abb. 2.49 Röntgenaufnahme der Hand eines gesunden und eines an rheumatoider Arthritis erkrankten Menschen (rechts). Die von rheumatoider Arthritis gezeichnete Hand weist eine Zerstörung der Handgelenkknochen und eine Ulnardeviation auf. [E373, E374]

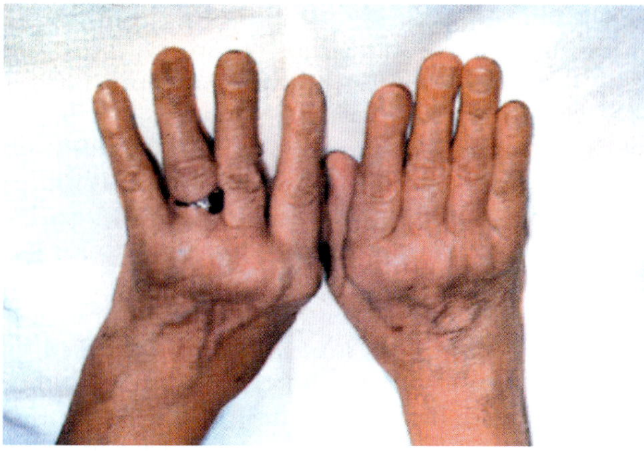

Abb. 2.50 Die „typischen" Hände eines an rheumatoider Arthritis Erkrankten: aufgetriebene Fingergrund- und -mittelgelenke und Ulnardeviation; entzündliche Schwellung des linken Unterarms. [E375]

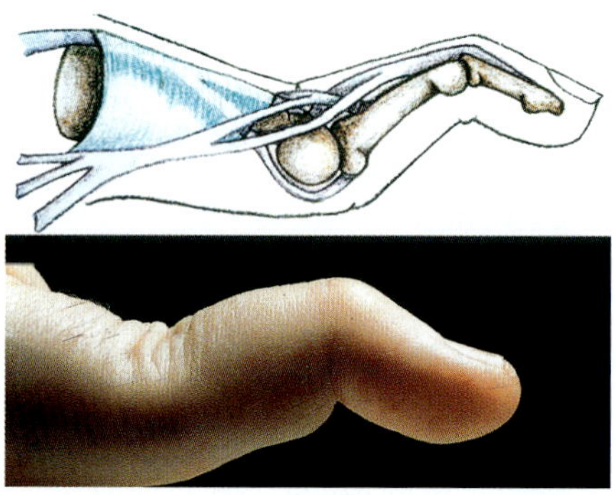

Abb. 2.51 Schwanenhalsdeformität eines Fingers bei rheumatoider Arthritis. [E376]

- **Ulnardeviation:** „Abwanderung" der Finger zur Kleinfingerseite hin; Ursache ist die Verschiebung der Gelenkflächen von Fingergrundgelenken (*Subluxation*)
- **Schwanenhalsdeformität:** Überstreckung im Fingermittelgelenk bei gleichzeitiger Beugung im Endgelenk (➤ Abb. 2.51)
- **Knopflochdeformität:** Beugekontraktur im Mittelgelenk und Überstreckung im Endgelenk der Finger

Weitere Befunde sind die **Rheumaknoten,** subkutane, derbe Auftreibungen, die besonders an den Streckseiten der Extremitäten auftreten. Sie kommen bei ca. 30 % der Erkrankten vor. Außerdem kann es zu Entzündungen der Lederhaut des Auges, einer mangelnden Tränensekretion und zur Mundtrockenheit kommen.

Komplikationen

In einigen Fällen weitet sich der Prozess auf Gefäße und innere Organe, z. B. Herz (mit Perikarditis, Myokarditis) und Lunge (mit Lungenfibrose, pulmonaler Hypertonie) aus.

Komplikationen, die im Zusammenhang mit der Therapie auftreten, sind z. B. Osteoporose, Infektionen, Magen- und Zwölffingerdarmgeschwüre mit Blutungen.

Diagnostik

Zur Diagnostik gehören die körperliche Untersuchung, Laboruntersuchungen und die Auswertung von Befunden bildgebender Verfahren:

- Die **Klassifikationskriterien** von ACR / EULAR (American College of Rheumatology / European League against Rheumatism) umfassen u. a. den Schweregrad der Schwellung und des Druckschmerzes an den betroffenen Gelenken, die Zahl der erkrankten Gelenke und die Dauer der Beschwerden.
- Im **Laborbericht** zeigt sich die Erhöhung der unspezifischen Entzündungszeichen (CRP, BSG). Die Entzündungsanämie entsteht aufgrund einer Störung der Erythrozytenbildung durch Entzündungsfaktoren. In 40–80 % der Fälle ist der Nachweis von Rheumafaktoren positiv. Rheumafaktoren sind Antikörper gegen körpereigene Immunglobuline.
- Der Nachweis von **Knorpel- und Gelenkveränderungen** erfolgt durch Arthrosonografie und MRT.

FALLBEISPIEL

Frau Schmid, Teil I

Frau Schmid ist eine 75-jährige, gutsituierte Witwe. Die Seniorin leidet an rheumatoider Arthritis. Die Erkrankung ist weit fortgeschritten. Ihre Hände sind verkrümmt und steif, mehrere Finger weisen eine Schwanenhalsdeformität auf. Frau Schmid braucht Hilfe bei der Körperpflege, aber auch bei vielen anderen täglichen Verrichtungen.
Früher hat Frau Schmid gern gekocht, aber nun kann sie weder Gemüse putzen noch Salat waschen. Das Öffnen von Verpackungen ist ihr unmöglich. Frau Schmid denkt öfter über einen Umzug in eine Altenpflegeeinrichtung nach, aber sie fühlt sich so wohl in ihrer Wohnung, dass sie diese Entscheidung hinauszögert.

Behandlung

Physiotherapie (z. B. Massagen, Elektrotherapie, Bewegungsübungen) und **Ergotherapie** (z. B. Gelenkschutztraining) sollen Gelenkfunktionen und damit die Selbstständigkeit des Betroffenen solange wie möglich erhalten, damit es nicht zu Kontrakturen und Muskelatrophie (*Abnahme der Muskelmasse*) kommt. Bei akut entzündeten Gelenken wirkt Kälte schmerzlindernd.

Hilfsmittel für den Alltag sind z. B.:

- Spezialbesteck, das Probleme bei der Essensaufnahme löst
- Nagelbrettchen (eingeschlagene Nägel in einem Holzbrett), das Nahrungsmittel fixiert, damit sie beim Essen nicht wegrutschen
- Drehhilfen für Drehknöpfe am Herd oder an der Waschmaschine
- Knopfschließer und Strumpfanzieher, die das An- und Auskleiden einfacher gestalten
- Schreibgeräte mit dicken Griffen
- Gehhilfen und Rollator, die beim Laufen Sicherheit vermitteln
- Toilettensitzerhöhung, Haltegriffe oder Badewannenlifte zur Erleichterung der täglichen Körperpflege.

SURFTIPP

Rheuma-Liga e. V.: www.rheuma-liga.de

Selbsthilfegruppen und psychologische Maßnahmen zur Schmerzbekämpfung können eine große Hilfe für die Betroffenen sein.

Medikamentöse Therapie

- **Glukokortikoide** besitzen die stärkste entzündungshemmende Wirkung aller verfügbaren Arzneimittel. Diese ist in den Abendstunden und nachts aufgrund des zirkadianen Rhythmus

Tab. 2.3 Basistherapeutika.

Substanz, Handelsname (Bsp.)	Unerwünschte Wirkungen (Auswahl)	Hinweise
Zytostatika, Methotrexat Metex®	• Blutbildungsstörungen • Leberschäden • Arthralgien (*Gelenkschmerzen*) • Haarausfall	• Die niedrige Dosierung mindert unerwünschte Wirkungen • Wirkungseintritt nach etwa sechs Wochen
Sulfasalazin, Azulfidine® RA	• Gastrointestinale Symptome • Haut- und Schleimhautveränderungen • Kopfschmerzen • Blutbildveränderungen • Geruchsstörungen	• Blutbildkontrollen

stärker ausgeprägt als morgens. Diese Wirkstoffe werden aufgrund ihrer Nebenwirkungen zeitlich begrenzt verordnet (➢ 2.5.6).

- **Basistherapeutika** (*DMARD / Disease Modifying Antirheumatic Drugs*) sind Substanzen, die langfristig verabreicht eine Minderung der Entzündungsaktivität bewirken. Da der Wirkungseintritt von Basistherapeutika erst nach mehreren Wochen erfolgt, ist zu Behandlungsbeginn eine Therapie mit Glukokortikoiden erforderlich (➢ Tab. 2.3).
- Medikamente aus der Gruppe der **Biologika,** z. B. Infliximab (Remicade®), Adalimumab, richten sich gegen den Tumornekrosefaktor-α (*TNF-α*), der bei Entzündungen eine Schlüsselrolle spielt. Das Medikament wird in der Regel mit einem konventionellen Basistherapeutikum kombiniert (z. B. Infliximab mit Methotrexat). Schwere unerwünschte Wirkungen von Infliximab sind die erhöhte Infektionsneigung bis hin zur Sepsis, die Reaktivierung einer Tuberkulose sowie die mögliche Auslösung von Lymphomen oder anderen Tumoren. Weitere Biologika sind Tocilizumab, Anakinra.
- **Nichtsteroidale Antirheumatika** (*NSAR*) sind Substanzen, die keine Steroide enthalten (Steroide bezeichnen das chemische Ringsystem, wie es in den Glukokortikoiden vorhanden ist). Zu den NSAR gehören:
  - **Unselektive COX-1 / 2-Hemmer,** z. B. Diclofenac (Voltaren®), Ibuprofen (Imbun®),
  - **Selektive COX-2-Hemmer** (*Coxibe*), z. B. Celecoxib (Celebrex®).

Nichtsteroidale Antirheumatika wirken schmerzlindernd (*analgetisch*) und je nach Medikament eher entzündungshemmend (*antiphlogistisch*) oder fiebersenkend (*antipyretisch*). Zahlreiche Nebenwirkungen, vor allem von Seiten des Magen-Darm-Traktes, können zum Absetzen zwingen.

Hinweise zur Therapie mit NSAR

Nichtsteroidale Antirheumatika sollten im Sitzen oder Stehen mit viel Wasser eingenommen werden, um eine lokale Schleimhautschädigung zu vermeiden. Günstig ist die gleichzeitige Einnahme einer kleinen Mahlzeit. Wichtig sind Tests auf Blut im Stuhl, wenn NSAR häufiger oder über einen längeren Zeitraum eingenommen werden.

FALLBEISPIEL

Frau Schmid, Teil II

Frau Schmid versucht, die Anweisungen ihres Hausarztes genau zu befolgen und ihre Medikamente zuverlässig einzunehmen, sofern es ihr gelingt, mit ihren Händen die Blisterpackungen oder die Schraubdeckelverschlüsse zu öffnen. Oft muss sie warten, bis die Pflegefachkraft Frau Mutz kommt und ihr die Tabletten richtet. Demnächst hat sie einen Termin bei einem Handchirurgen. Sie hofft, dass dieser eine Lösung findet, damit sie mit ihren Händen wieder besser greifen kann.

Nichtmedikamentöse Möglichkeiten

- **Synovektomie** (*Entfernung der Gelenkinnenhaut*)
- **Osteotomie:** Herausschneiden eines Knochenkeils zur Korrektur der Fehlstellung
- **Prothetischer Gelenkersatz**
- **Radiosynoviorthese**:Injektion von radioaktiven Substanzen in das betroffene Gelenk, um eine Vernarbung der Synovia zu erreichen und die Entzündung zu stoppen.

Prognose

Der Verlauf und die Prognose der rheumatoiden Arthritis variieren erheblich. Viele Patienten erleben ihre Erkrankung als langsamen, aber stetig fortschreitenden Prozess, der letztlich ihre Lebensqualität erheblich einschränkt.

FALLBEISPIEL

Frau Schmid, Teil III

Wenn ein weiterer Schub auftritt und die Hand-, Finger- und Kniegelenke schmerzhaft und geschwollen sind, wird das Leben für Frau Schmid zur Qual. Die Pflegefachkraft Frau Mutz kann verstehen, dass Frau Schmid in dieser Zeit sehr mit ihrem Schicksal hadert, das ihr einen schmerzenden Körper mit immer größeren Bewegungseinschränkungen zumutet. Während dieser Schübe ist Frau Mutz bei ihren Pflegehandlungen besonders vorsichtig und behutsam.

Kollagenosen

DEFINITION

Kollagenosen: Autoimmunerkrankungen, die das Bindegewebe betreffen.

Ursächlich werden werden genetische Faktoren in Verbindung mit Virusinfektionen, noch unbekannten Umweltfaktoren und Immunreaktionen, die als unerwünschte Medikamentenwirkung auftreten können, diskutiert.

Systemischer Lupus erythematodes

Der systemische Lupus erythematodes (*SLE*) ist eine Erkrankung der Haut und des Bindegewebes mit Gefäßentzündungen (*Vaskulitis*) und Ablagerungen von Immunkomplexen. Krankheitssymptome sind:

- Störungen des Allgemeinbefindens mit Fieber, Gewichtsverlust, Schwäche.
- Gelenk- und Muskelentzündungen.
- Hautveränderungen wie das Schmetterlingserythem, das sich an Wangen und Nase abzeichnet.

- Betroffene Organe sind v. a.: Herz (z. B. koronare Herzkrankheit, Herzmuskelentzündung), Lunge (Brustfellentzündung, Lungenentzündung), Nieren (Nephritis), zentrales Nervensystem (Schlaganfall, Depressionen).

Im Schub erfolgt die Verordnung von Glukokortikoiden bzw. Immunsuppressiva (z. B. Ciclosporin / Sandimmun®). Wenn Organe in den Krankheitsverlauf einbezogen werden, müssen ggf. Zytostatika oder das Biologikum Rituximab verabreicht werden.

Polymyositis und Dermatomyositis

Die **Polymyositis** ist eine entzündliche Erkrankung der Skelettmuskulatur, die eine symmetrische Muskelschwäche im Schulter- und Beckengürtel auslöst. Den Erkrankten fällt es zunehmend schwerer, vom Stuhl bzw. aus dem Bett aufzustehen oder Treppen zu steigen. Etwa die Hälfte der Patienten klagt über muskelkaterartige Schmerzen.

Bei der **Dermatomyositis** (*Lilakrankheit*) treten zu der Muskelerkrankung zusätzlich Hautveränderungen auf, insbesondere:

- Rötlich-livide Ödeme um die Augen
- Lilafarbene Erytheme (*Rötungen*) an den Streckseiten der Gelenke
- Fleckförmige Rötungen an den Händen
- Weinerlicher Gesichtsausdruck.

Mit dem Krankheitsbild Dermatomyositis sind häufig bösartige Tumoren verknüpft. Therapeutisch werden sowohl bei der Polymyositis als auch bei der Dermatomyositis Immunsuppressiva und Glukokortikoide gegeben.

SURFTIPP

Deutsche Autoimmun-Stiftung: www.autoimmun.org

Sklerodermie

Die Sklerodermie (*progressive systemische Sklerose*) führt zu einer Fibrose des Bindegewebes der Haut und der inneren Organe. Wenn sich durch die Bindegewebsvermehrung kleine Gefäße verschließen, kommt es zu Hautnekrosen und Organinfarkten. Die Fingerspitzen zeigen dann Veränderungen, die an Rattenbisse erinnern. Auffällig sind die mimische Starre und eine ausgeprägte Faltenbildung um den Mund (*Tabaksbeutelmund*). Typisch ist auch eine Verkürzung des Zungenbändchens. Die systemische Sklerodermie führt zu schweren Schluckstörungen durch die Wandstarre des Ösophagus, zu Lungenfibrose, Nieren- und Herzerkrankungen.

Therapeutisch sind physiotherapeutische Maßnahmen, Glukokortikoide und Immunsuppressiva angezeigt.

Vaskulitiden

Vaskulitiden (*Gefäßentzündungen*) treten auf, wenn Immunkomplexe, die z. B. aufgrund eines Lupus erythematodes oder einer Infektion mit Hepatitis-B-Viren entstehen, im Kreislauf zirkulieren und sich an Gefäßwände anlagern. Dies löst Entzündungsreaktionen aus. Folge ist eine Minderdurchblutung der Organe, die von diesen Gefäßen versorgt werden.

Die **Riesenzellarteriitis** betrifft größere und mittlere Arterien. Menschen, die unter einer Arteriitis temporalis (*Entzündung der Schläfenarterie*) leiden, klagen über starke, pochende Kopfschmerzen an den Schläfen. Außerdem können Sehstörungen, Augenschmerzen und eine plötzliche reversible Erblindung (*Amaurosis fugax*) auftreten. Die A. temporalis (*Schläfenarterie*) fühlt sich hart an und ist druckschmerzhaft. Therapie der Wahl sind Glukokortikoide.

Morbus Bechterew

DEFINITION

Morbus Bechterew (*Spondylitis ankylosans*): Chronisch-entzündliche Erkrankung, die hauptsächlich die Wirbelsäule und die Iliosakralgelenke betrifft.

Symptome

Leitsymptom des Morbus Bechterew ist ein tief sitzender Rückenschmerz, der sich in den frühen Morgenstunden verstärkt. Bewegung bessert die Schmerzen. Zu Beginn der Erkrankung berichten die Betroffenen häufig über eine morgendliche Steifigkeit, die auf einen Entzündungsprozess im Iliosakralgelenk deutet. Eine Arthritis in den Gelenken der unteren Extremitäten, Fersenschmerzen bei Entzündnungen am Ansatz der Achillessehne oder ein häufig auftretender Fersensporn sowie eine Entzündung der Iris (*Regenbogenhaut*) weisen ebenfalls auf das Krankheitsbild hin.

Die eingeschränkte Wirbelsäulenbeweglichkeit und eine verminderte Dehnbarkeit des Brustkorbs sind während der körperlichen Untersuchung leicht festzustellen. Ohne Physiotherapie entwickelt sich aufgrund der Versteifung eine charakteristische Haltung des Erkrankten („*Begrüßungshaltung*“ > Abb. 2.52, > Abb. 2.53).

Behandlung

Schwerpunkt der Therapie ist das lebenslange, tägliche Bewegungstraining. Massagen und Maßnahmen aus der Balneotherapie und der Elektrotherapie unterstützen die Behandlung. Medikamentös werden je nach Schwere der Entzündungsprozesse nichtsteroidale Antirheumatika (*NSAR*), Glukokortikoide, Sulfasalazin oder Biologika verordnet.

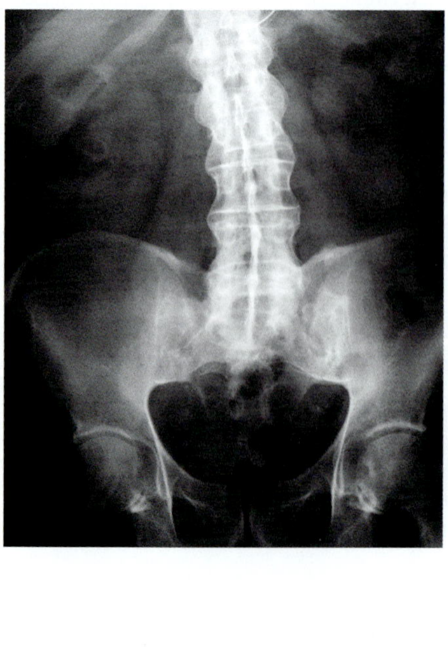

Abb. 2.52 Röntgenaufnahme der Lendenwirbelsäule bei Morbus Bechterew. Durch den chronischen Entzündungsreiz haben sich zwischen den Wirbeln knöcherne Brücken gebildet. Die Wirbelsäule ist zu einem unbeweglichen Stab geworden: „Bambusstab-Wirbelsäule“. [E377]

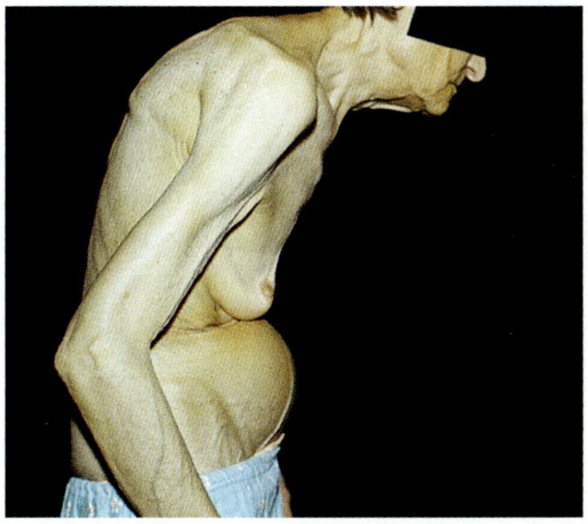

Abb. 2.53 Stark vorgebeugter Rumpf, dadurch charakteristische „Begrüßungshaltung" des Erkrankten bei fortgeschrittenem Morbus Bechterew. [R246]

Prognose

Die Erkrankung tritt oft in Schüben auf und hat unterschiedliche Krankheitsverläufe. Das konsequente Bewegungstraining verhindert in der Mehrzahl der Fälle den Endzustand der Wirbelsäulenversteifung.

Fibromyalgie

DEFINITION

Fibromyalgie: Generalisierte chronische Weichteilbeschwerden mit deutlichen Druckschmerzpunkten (*Tender-Points*).

Als Ursachen für eine Fibromyalgie werden Krisensituationen, familiäre Konflikte, berufliche Überforderungen sowie hormonelle Umstellungen diskutiert.

Bei der klinischen Untersuchung liegen die typischen schmerzhaften Druckpunkte (*Tender points*) u. a. im Bereich der Schultern, der Schlüsselbeine, des Darmbeinkamms und des Gesäßes (➤ Abb. 2.54).

Neben den Druckpunkten berichten die Betroffenen über vegetative Symptome wie trockener Mund, übermäßiges Schwitzen, Zittern, steife Gelenke, Atem- und Herzbeschwerden und allgemeine Beschwerden (z. B. Schlafstörungen, Abgeschlagenheit).

Behandlung

Die Therapie stützt sich auf drei Säulen:

- Physiotherapie
- Analgetika und evtl. Antidepressiva
- Psychologische Hilfe (Stressbewältigung, verhaltenstherapeutische Ansätze zur Minderung der Schmerzen)

Prognose

In etwa der Hälfte der Fälle vermindern sich die belastenden Krankheitserscheinungen nach dem 60. Lebensjahr.

2.1.15 Weitere Knochenerkrankungen

Osteoporose

DEFINITION

Osteoporose: Generalisierte Skeletterkrankung mit Verminderung der Knochenmasse (➤ Abb. 2.55) und erhöhtem Frakturrisiko.

Die Osteoporose ist die häufigste Knochenerkrankung im höheren Lebensalter. Die bedeutsamsten Folgen einer Osteoporose sind Frakturen, v. a. Schenkelhals-, Wirbel-, Humerus- und Radiusfrakturen.

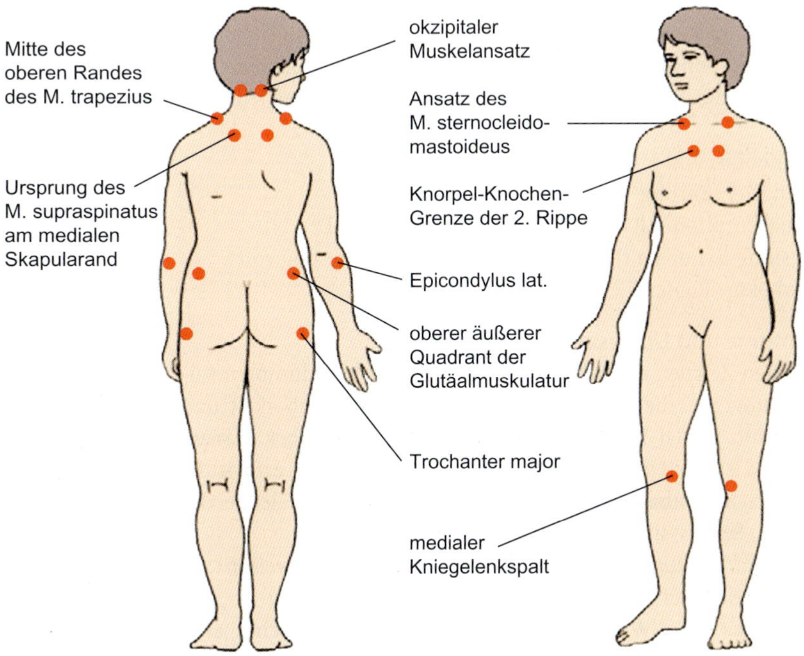

Abb. 2.54 Tender-Points bei Fibromyalgie. [E378]

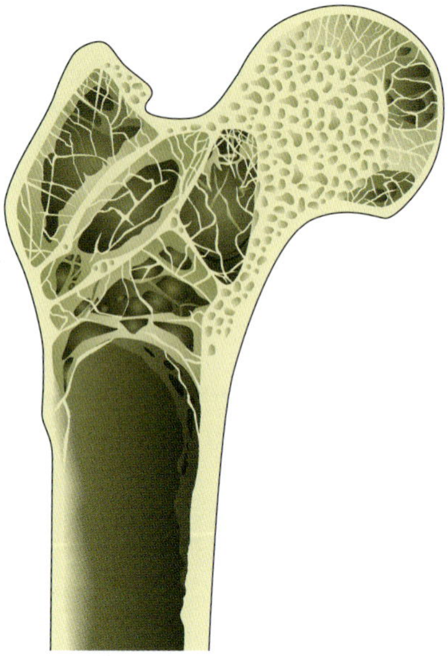

Abb. 2.55 Deutlicher Abbau der Knochenbälkchen bei Osteoporose. [L157]

Krankheitsentstehung

Generelle Risikofaktoren für die Entwicklung einer Osteoporose sind: kalziumarme Kost, Lebensstil (Nikotinabusus, mangelnde Bewegung) in Verbindung mit dem Alter, Medikamenteneinnahme (Glukokortikoide) und ein Östrogenmangel. Zu unterscheiden sind die **primäre** und die **sekundäre Osteoporose.**

Die beiden Typen der primären Osteoporose:

- **Postmenopausale Osteoporose** (Typ I): Sie betrifft Frauen nach der Menopause; Auslöser der Osteoporose ist der Östrogenmangel.
- **Senile Osteoporose** (Typ II): Betrifft Männer und Frauen in einem Alter über 70 Jahre; Ursache ist der Alterungsprozess, verbunden mit den oben genannten Risikofaktoren.

Bei der postmenopausalen Osteoporose steht ein Verlust der Spongiosa im Vordergrund. Die senile Ostoporose hingegen betrifft sowohl die Spongiosa als auch die Rindenschicht des Knochens.

Der Knochenumbau bei der **sekundären Osteoporose** tritt z. B. auf bei:

- Immobilisation
- Mangelernährung
- Malabsorption mit Mangel an Kalzium / Vitamin D
- Cushing-Syndrom (Langzeitgabe oder hohe Dosierung von Glukokortikoiden)

Symptome und Untersuchungsbefund

Die ersten Zeichen einer Osteoporose äußern sich in dumpfen Rückenschmerzen, die sich auch als Schlaflosigkeit, Reizbarkeit und Depression zeigen können. Wenn diese Schmerzen über Monate anhalten, ist der Übergang zu chronischen Schmerzen erfolgt. Es kommt zu **Schonhaltungen** und **Fehlbelastungen** der Gelenke, der Muskeln, Sehnen und Bänder.

Schlagartig einsetzende heftige Rückenschmerzen weisen auf eine Wirbelkörperfraktur hin.

Aufgrund von Wirbelkörperfrakturen bildet sich eine ausgeprägte Kyphosierung der Brustwirbelsäule mit einem Rundrücken aus (*Witwenbuckel*). Der Körperschwerpunkt verlagert sich nach vorn und löst einen unsicheren, kleinschrittigen Gang aus. Der osteoporotische Kugelbauch entsteht durch mehrfache Kompressionsfrakturen, die Bauch- und Brusthöhle zunehmend einengen. Die Körpergröße nimmt aufgrund des Zusammensackens der Wirbel um mehrere Zentimeter ab. „Tannenbaumartig“ verlaufende Hautfalten am Rücken (*Tannenbaumphänomen*) zeugen äußerlich von den Veränderungen an der Wirbelsäule. Als weitere Symptome treten Spontanfrakturen ohne adäquates Trauma auf.

Diagnostik

Die Diagnostik umfasst die **Osteodensitometrie** (*Knochendichtemessung*), Röntgenaufnahmen der Wirbelsäule insbesondere der BWS und der LWS sowie Laboruntersuchungen wie z. B. BSG, CRP, Kreatinin, Elektrolyte und Differenzialblutbild.

Prävention bei Osteoporose und Frakturgefahr

Primäre Prävention (*Erfassung von Risikofaktoren*):

- Einhaltung einer vitamin- und kalziumreichen Ernährung (ca. 1 000–1 500 mg Kalzium pro Tag)
- Konsequente und regelmäßige Mobilisation zur Erhaltung bzw. Kräftigung der Muskulatur und der Koordination
- Regelmäßiger Aufenthalt im Freien zur Förderung der Vitamin D-Synthese
- Vermeidung von Stürzen: durch eine angepasste Brille, Überprüfung der Medikamente (die Schwindel, Müdigkeit oder Blutdruckabfall auslösen), Tragen von geeigneten Schuhen, Vermeidung von Stolperfallen im häuslichen Umfeld

Sekundäre Prävention (*Maßnahmen, die nach Möglichkeit Komplikationen und Rezidive einer bestehenden Erkrankung vermeiden*). Zusätzlich zu den Empfehlungen der primären Prävention:

- Hüftprotektoren zur Frakturprophylaxe
- Gehstock und Rollator zur Vermittlung von Sicherheit und Halt
- Adäquate Schmerzbehandlung

Tertiäre Prävention (Erhaltung des gewohnten Lebensumfelds trotz der Erkrankung). Zusätzlich zu den Maßnahmen der primären und sekundären Prävention:

- Physiotherapie
- Stützmieder
- Nutzung der diversen Angebote ambulanter Pflegedienste
- Hilfen im Haushalt und bei Einkäufen (Reinigungspersonal, Lieferdienste) nutzen.

Medikamentöse Behandlung

Die medikamentöse Therapie der Osteoporose umfasst neben der adäquaten Schmerzbehandlung nach dem WHO-Stufenschema folgende Medikamente zur Hemmung des Knochenabbaus bzw. zur Förderung des Knochenanbaus:

- **Bisphosphonate** wie Aledronsäure (Fosamax®) hemmen die Osteoklastentätigkeit.
- **Denosumab** (Prolia®, ein monoklonaler Antikörper) blockiert den Knochenabbau.
- **Teriparatid** (*Forsteo*®) stimuliert den Knochenaufbau.

Einige Medikamente, die den physiologischen Knochenstoffwechsel (➤ 2.1.1) beeinflussen und bei einer Erkrankung an Osteoporose überprüft werden sollten:

- Abführmittel erhöhen die Ausscheidung von Kalzium mit dem Stuhl
- Diuretika erhöhen die Kalziumausscheidung über die Niere
- Breitbandantibiotika können Durchfall und damit den Verlust von Kalzium auslösen
- Benzodiazepine greifen in den Vitamin-D-Stoffwechsel ein
- Cholestyramin (*Lipidsenker)* blockiert die Resorption des fettlöslichen Vitamins D aus der Nahrung
- Dicumarol (Marcumar®) hemmt Vitamin K (Hemmung Osteocalcin-Aufbau)
- Glukokortikoide unterbinden die Tätigkeit der Osteoblasten
- Aluminiumhaltige Medikamente (wie das Magenmittel Gelusil Lac®) blockieren die Funktionen der Osteoblasten
- Zytostatika vermindern die Vitamin-D-Synthese in der Haut

Stürze

Expertenstandard Sturzprophylaxe

Ziel des Expertenstandards „Sturzprophylaxe in der Pflege" ist es, Risikofaktoren hinsichtliche des individuellen Sturzrisikos eines Pflegebedürftigen zu erfassen. Der Expertenstandard fördert die fachliche Beratung gefährdeter Menschen und deren Angehörige bezüglich einer Sturzprophylaxe und gibt Empfehlungen zur Pflege und Betreung von Menschen, die ein erhöhtes Sturzrisiko aufweisen.

SURFTIPP

Deutsches Netzwerk für Qualitätsentwicklung in der Pflege: Expertenstandard „Sturzprophylaxe in der Pflege" unter www.dnqp.de

Häusliche Sturzgefahr

Häusliche Sturzgefahr besteht bei lose liegenden Teppichen, Türschwellen, ungeeigneten Schuhen, frei im Wohnraum stehenden Hindernissen, losen Kabeln, schlechten Lichtverhältnissen und fehlenden rutschfesten Unterlagen in Bade- bzw. Duschwannen.

Hinzu kommen **krankheitsbedingte Faktoren,** die ebenfalls Stürze auslösen (z.B. Schwindel, Herzerkrankungen, Blutdruckschwankungen, Polyneuropathie, Demenz).

Stürze, die aufgrund der Osteoporose häufig mit Frakturen einhergehen, lösen bei alten Menschen oft bleibende Behinderungen aus. Die Angst vor erneuten Stürzen führt dazu, dass Betroffene die Wohnung nicht mehr verlassen, soziale Kontakte einschränken, körperliche Verrichtungen (Anziehen, Baden) und häusliche Tätigkeiten (Einkaufen, Wohnung instand halten) einstellen (*Post-Fallsyndrom*). Dann ist es nur eine Frage der Zeit, bis sie zuhause nicht mehr allein zurechtkommen und der Umzug in eine Pflegeeinrichtung erfolgt.

Osteomalazie

DEFINITION

Osteomalazie: Mineralisationsstörung im Knochen mit erhöhter Weichheit und Verbiegungstendenz der Knochen.

Krankheitsentstehung

Ursachen für diese Mineralisationsstörung können eine mangelnde Vitamin-D-Versorgung oder eine Störung im Vitamin-D-Stoffwechsel sein:

- Ungenügende Bildung des Vitamins in der Haut bei unzureichender Sonnenexposition (Bettlägerigkeit)
- Vitamin-D-arme Ernährung (Vitamin D ist enthalten in Fisch, Fischöl, Avocado, Fleisch, Milch und Milchprodukten)
- Verminderte Resorption des Vitamins bei Magen-Darm-Erkrankungen
- Mangelhafte Umwandlung des Vitamins in seine aktive Form bei Nieren- oder Lebererkrankungen

Symptome

Die Betroffenen klagen über generalisierte Knochenschmerzen und Muskelschwäche. Die erhöhte Biegsamkeit des Knochens führt zu Fehlstellungen mit schweren Gehstörungen und einem auffälligen Watschelgang.

Behandlung

Behandlung der Grunderkrankung und Verordnung von Vitamin D (Cholecalciferol / Vigantoletten®).

Morbus Paget

DEFINITION

Morbus Paget (*Osteodystrophia deformans Paget, Ostitis deformans Paget*): Lokalisierte Knochenerkrankung mit übermäßigem Knochenumbau.

Krankheitsentstehung

Diskutiert werden genetische Veränderungen und eine Slow-Virus-infektion der Osteoklasten. (➤ 2.1.1). Das Ergebnis ist ein beschleunigter Knochenabbau. Reparaturversuche der Osteoblasten (➤ 2.1.1) führen zu einem unkoordinierten Anbau von mechanisch minderwertigem Knochen mit erhöhter Frakturgefahr und zunehmenden Deformitäten. Am häufigsten sind Becken, Oberschenkelknochen, Schienbein, Schädel und die Lendenwirbel betroffen.

Der Morbus Paget ist die zweithäufigste Knochenerkrankung. Von ihr sind v.a. Männer betroffen.

Symptome, Befund und Diagnose

- Lokale Knochenschmerzen
- Augenscheinliche Verbiegung des Schienbeins (*Säbelscheidentibia*)
- Fehlstellung von Gelenken
- Zunahme des Kopfumfangs (fällt den Betroffenen auf, weil der Hut nicht mehr passt)
- Schwerhörigkeit (durch Verwachsungsprozesse der Gehörknöchelchen)
- Nierensteine (aufgrund der Hyperkalzurie).

Behandlung

Die medikamentöse Behandlung besteht in der Hemmung der gesteigerten Osteoklastentätigkeit durch Bisphosphonate und, weniger wirksam, Kalzitonin. Bei Bedarf werden Analgetika verordnet. Eine ausreichende Zufuhr von Kalzium und Vitamin D, Bewegungsübungen und physikalische Maßnahmen ergänzen die Therapie.

Tab. 2.4 Nomenklatur gut- und bösartiger Tumoren des Stützgewebes.

Ursprungsgewebe	benigne (*gutartig*)	maligne (*bösartig*)
Knorpel	Chondrom	Chondrosarkom
Knochen	Osteom	Osteosarkom

2.1.16 Tumoren und Metastasen des Stützapparates

Prinzipiell können alle im Knochen vorhandenen Gewebe- und Zellformen entarten. Primäre **Knochentumoren** entwickeln sich im Knochengewebe, sekundäre Knochentumoren sind Metastasen.

Die Nomenklatur mit zwei Beispielen von **gut-** und **bösartigen Tumoren** des Stützapparates ist in ➤ Tab. 2.4 aufgeführt.

Ausgewählte gutartige Knochentumoren

Chondrom

Das Chondrom (*Enchondrom*) besteht aus Knorpelgewebe und löst meist keine Beschwerden aus. Sichtbare Schwellungen an Händen und Füßen können mit einer Kürettage (*Entfernung des Tumorgewebes mit einem chirurgischen Löffel*) und, wenn nötig, mit einer anschließenden Spongiosaauffüllung des Defekts behandelt werden.

Osteom

Das Osteom ist eine gutartige Neubildung des Knochengewebes und oft ein Zufallsbefund, da selten klinische Symptome auftreten. Es wächst sehr langsam und ist v. a. an Ober- und Unterkiefer, Nasennebenhöhlen und Schädeldach lokalisiert. Eine Therapie erfolgt bei symptomatischen Beschwerden.

Ausgewählte bösartige Knochentumoren

Osteosarkom

Ein Osteosarkom tritt v. a. im kniegelenknahen Bereich (distaler Oberschenkelknochen, proximales Schienbein) und am Oberarmknochen auf. Er metastasiert früh in die Lunge.

Schmerzen und Schwellung sind so untypisch, dass die Symptome von den Betroffenen oft auf ein Bagatelltrauma zurückgeführt werden.

Durch die Operation wird das Tumorgewebe nach Möglichkeit vollständig entfernt, wobei die betroffene Extremität nach Möglichkeit erhalten bleiben soll.

Chondrosarkom

Das Chondrosarkom ist hauptsächlich im Becken, am proximalen Oberschenkelknochen, am Schultergürtel und am proximalen Oberarmknochen lokalisiert. Auch beim Chondrosarkom sind die Schmerzen äußerst untypisch, wobei die Schmerzanamnese länger besteht als beim Osteosarkom. Die operative radikale Tumorausräumung ist die einzige Behandlungsmöglichkeit. Chemo- und Strahlentherapie sind wirkungslos, weil Knorpel ein bradytrophes Gewebe (➤ 1.3.2) ist.

Knochenmetastasen

Metastasen sind die häufigsten Knochentumoren. Es sind oft Absiedelungen von Mamma-, Lungen- und Prostatakarzinomen. Sie manifestieren sich meist in der Wirbelsäule. Der Nachweis erfolgt über eine Knochenszintigrafie (➤ Abb. 2.56). Symptome sind:

- **Schmerzen,** die als Ischiasbeschwerden fehlgedeutet werden können
- **Spontanfrakturen** (*pathologische Frakturen*), die ohne adäquates Trauma auftreten
- **Neurologische Komplikationen** durch Kompression der Nervenwurzeln bzw. des Rückenmarks mit Lähmungen, Parästhesien, Querschnittsyndrom

Die Therapie bei Knochenmetastasen umfasst neben der Schmerzbehandlung nach dem WHO-Stufenschema die Behandlung der Frakturen und der neurologischen Ausfälle.

2.1.17 Leitsymptome und -befunde in der Traumatologie

DEFINITION

Traumatologie (*Unfallheilkunde*): Medizinisches Fachgebiet, das sich mit der Erkennung, der Behandlung sowie der Verhütung von Unfällen befasst.

Schmerzen und Schwellung

Schmerzen nach einem Unfall sind als Warnsignal des Körpers zu verstehen und bedürfen der diagnostischen Abklärung.

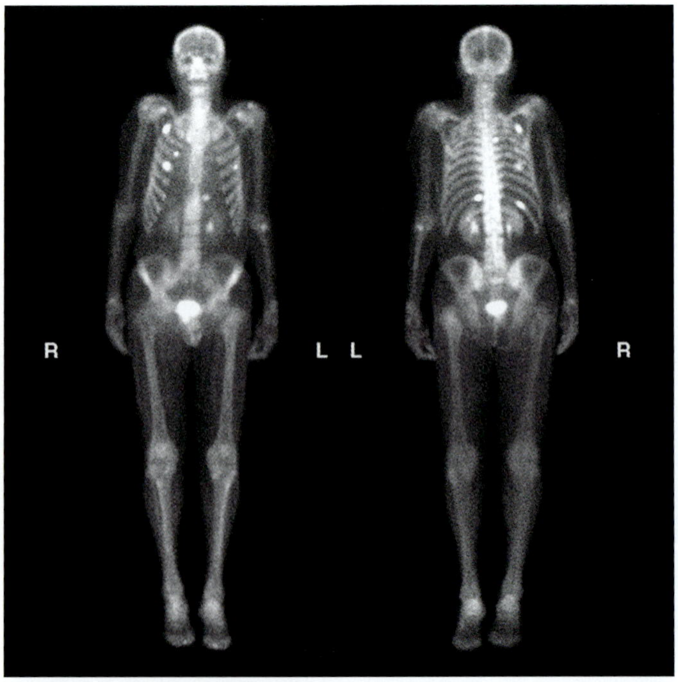

Abb. 2.56 Die Knochenszintigrafie zeigt multiple Knochenmetastasen, insbesondere im Bereich der Rippen. [E379]

Verletzungsbedingte Schwellungen können Zeichen einer Prellung, einer Fraktur oder einer Gelenkverletzung sein.

Ruhigstellung, Hochlagerung und Kühlung wirken abschwellend und lindern den Schmerz.

Blutungen

Blutungen treten auf, wenn bei einer Verletzung Arterien oder Venen eröffnet werden.

Äußere Blutungen

Blutungen aus einer Wunde oder aus einer Körperöffnung nach außen werden in der Regel rasch erkannt. Pulsierende Blutungen weisen auf eine arterielle, eher kontinuierliche Blutungen auf eine venöse Verletzung hin.

Innere Blutungen

Blutungen ins Körperinnere, (z. B. bei Milzruptur) sind nicht so offensichtlich und deshalb gefährlich. Symptome können Hautblässe, brettharter Bauch sowie Blutdruckabfall mit Pulsanstieg (*Schock* ➤ 2.8.6) sein.

VORSICHT

Pflegerische Erstmaßnahmen bei äußeren Blutungen
- Arzt informieren.
- Handschuhe überstreifen.
- Wunde mit sterilen Kompressen abdecken, bei sehr starken Blutungen Druckverband anlegen (➤ 2.1.20).
- Verletzten in eine liegende Position bringen, da auch bei kleineren Blutverlusten Kreislaufreaktionen (z. B. Schwindel) eintreten können.
- Bei Pulsanstieg und Blutdruckabfall Schocklagerung herstellen (Oberkörper tief, Beine über Kopfhöhe).
- Verletzte Extremität hochlagern, falls kein Frakturverdacht besteht.
- Engmaschig Vitalzeichen kontrollieren.

Pflegerische Erstmaßnahmen bei inneren Blutungen
- Notarzt alarmieren.
- Engmaschig Vitalzeichen kontrollieren.
- Unfallopfer in Schocklagerung bringen, Verletzten nicht allein lassen

Traumatisch bedingte periphere Durchblutungsstörungen

Durchblutungsstörungen entstehen nach direkten Gefäßverletzungen oder Gefäßkompressionen durch ein Hämatom oder ein Knochenfragment.

Arterielle Durchblutungsstörungen führen distal der Verletzungsstelle zu fehlendem oder abgeschwächtem Puls und Schmerzen. Die blasse Haut fühlt sich kühl an.

Bei **venösen Durchblutungsstörungen** ist die Haut blaurot und warm. Sie verlaufen manchmal symptomarm, ggf. kann der Untersucher eine Zunahme des Extremitätenumfangs beobachten. Die Gefahr besteht in der Auslösung einer venösen Thrombose (➤ 2.8.9) oder einer Lungenembolie (➤ 2.9.11).

Neurologische Symptome

Posttraumatische **Sensibilitätsstörungen** sind Ausdruck einer Nervenbeteiligung (z. B. Nervenverletzung oder -kompression). Sie verursachen Kribbeln und Missempfindungen (*Parästhesien*). **Motorische Ausfälle** führen zu Lähmungen unterschiedlicher Schweregrade (➤ 2.13.5).

Pflegerische Erstmaßnahmen

Die Pflegefachkraft kümmert sich um den Verletzten bis zum Eintreffen des Arztes und dokumentiert Art, Ausprägung, Lokalisation und zeitlichen Verlauf der neurologischen Ausfälle.

2.1.18 Allgemeine Frakturenlehre

DEFINITION

Fraktur (*Knochenbruch*): Durchtrennung des Knochens unter Bildung von mindestens zwei **Knochenfragmenten** (*Bruchstücken*), die durch einen Bruchspalt voneinander getrennt sind.
Fissur: Unvollständige Knochendurchtrennung.

Einteilung von Frakturen

Aspekte der Klassifizierung:
- Entstehungsmechanismus (direktes, indirektes Trauma, Spontanfraktur)
- Verlauf von Frakturlinien (quer, längs, schräg, spiralförmig ➤ Abb. 2.57)
- Zahl der Knochenfragmente (z. B. einfacher Bruch, Trümmerbruch ➤ Abb. 2.58)
- Dislokationsform (z. B. Längsverschiebung, Achsenknickung, Drehbruch ➤ Abb. 2.59)
- Beteiligung von Haut und Weichteilen (➤ Tab. 2.5).

Entstehungsmechanismus

Bei **traumatischen Frakturen** sind zwei Mechanismen zu unterscheiden:
- Bei **direkten Frakturen** bricht der Knochen am Ort der Gewalteinwirkung (Beispiel: Sturz bei Glatteis auf die Schulter mit proximaler Humerusfraktur).
- **Indirekte Frakturen** entstehen, wenn der Ort der Gewalteinwirkung nicht identisch ist mit dem Ort der Fraktur. Sie sind durch **Drehung** (*Torsion*), **Stauchung** (*Kompression*) oder **Biegung** verursacht (Beispiel: Ausrutschen und Sturz beim Verlassen der Dusche. Der Betroffene findet sich sitzend auf dem Boden wieder, durch die Stauchung ist ein Wirbelkörper gebrochen).

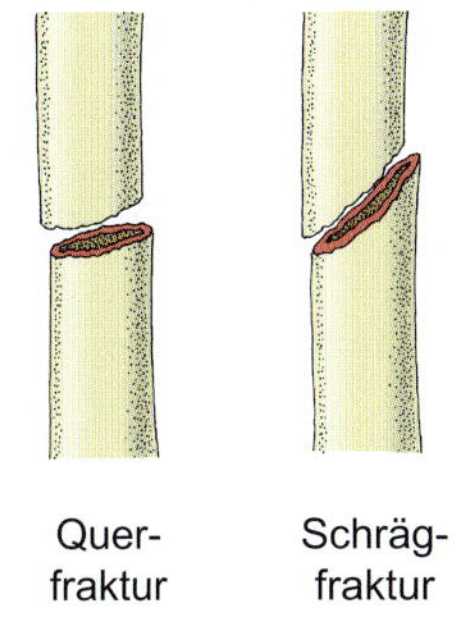

Abb. 2.57 Frakturen, Einteilung nach Verlauf der Frakturlinien. [L190]

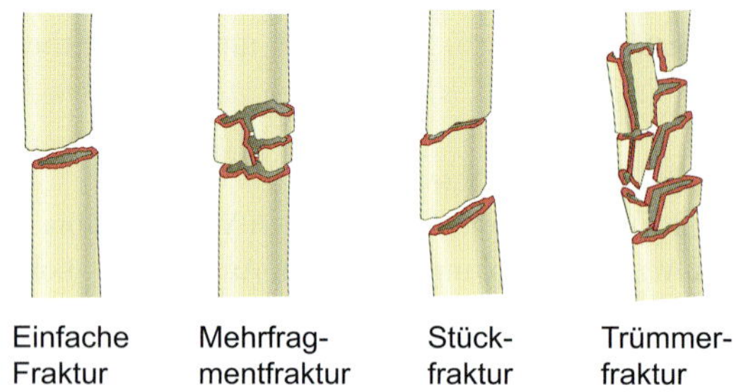

Abb. 2.58 Frakturen, Einteilung nach Zahl der Fragmente. [L190]

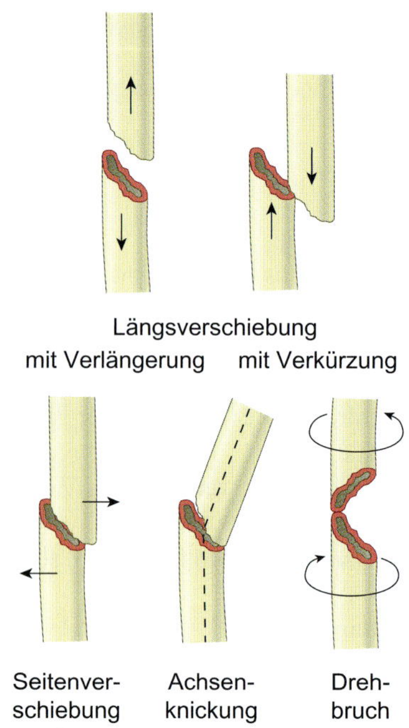

Abb. 2.59 Dislokationsformen bei Frakturen. [L190]

Bei einer **Spontanfraktur** (*pathologische Fraktur*) ist der Knochen durch eine Osteoporose, Skelettmetastase oder Knochentumor geschädigt und bricht ohne ein adäquates Trauma.

Die **Ermüdungsfraktur** entsteht durch erhöhte Belastungen. Beispiel ist die Marschfraktur des zweiten oder dritten Mittelfußknochens, die nach ungewohnt langen Laufstrecken auftreten kann.

Zahl der Knochenfragmente

Zwei Fragmente entstehen, wenn der Knochen beim **einfachen Bruch** an einer Stelle frakturiert ist. Bei einem **Mehrfragmentbruch** sind 3–6 Fragmente vorhanden, bei einem **Trümmerbruch** mehr als sechs Fragmente. Sonderfall des Mehrfragmentbruchs ist der **Stückbruch** (*Etagenbruch, Doppelbruch*), bei dem der Knochen an zwei Stellen gebrochen ist und sich zwischen den beiden Bruchstellen ein größeres Bruchstück befindet (➢ Abb. 2.58).

Dislokationsform

Verschiebungen (*Dislokation*) **der Fragmente** entstehen durch die von außen wirkende Gewalt, durch Muskelzug an den Fragmenten, aber auch durch falsche Lagerung sowie im weiteren Verlauf durch zu frühe Bewegung oder Belastung (➢ Abb. 2.59).

Beteiligung der Haut und der Weichteile

Die Beteiligung der Haut und der Weichteile ist hinsichtlich der Infektionsgefahr von großer Bedeutung. Ist die Haut über der Frakturstelle intakt, spricht man von einer **geschlossenen Fraktur.** Wenn es durch Haut- und Weichteilverletzungen zu einer offenen Verbindung zwischen dem Knochen und der Haut gekommen ist, handelt es sich um eine **offene Fraktur.** Die weitere Einteilung der offenen Frakturen erfolgt nach dem Ausmaß des Haut- und Weichteilschadens (➢ Tab. 2.5).

Bei allen offenen Frakturen besteht die Gefahr in der bakteriellen Kontamination von Weichteilen und Knochen. Je größer der Haut- und Weichteilschaden ausfällt, desto höher ist das Risiko einer schweren Infektion.

Tab. 2.5 Einteilung offener Frakturen nach Gustilo-Anderson. [L190]

Grad I	Grad II	Grad III	Grad IV
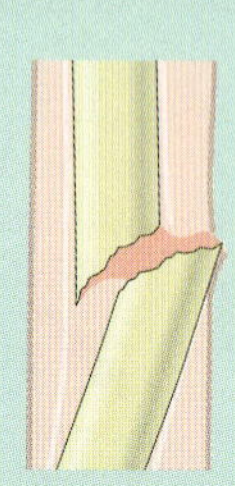	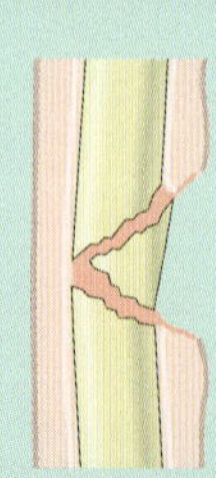	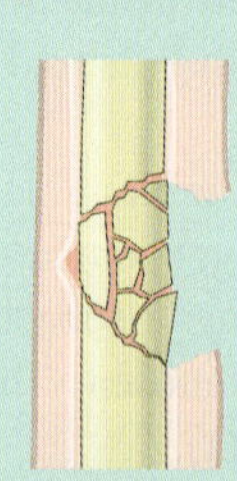	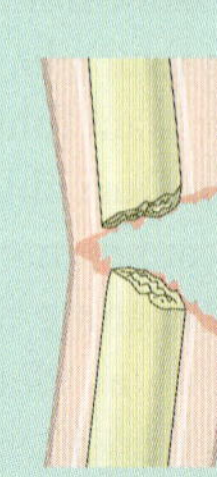
Durchspießung der Haut von innen nach außen bei geringer Weichteilverletzung (< 1 cm)	Hautverletzung > 1 cm; größere Weichteilverletzung; höchstens mäßige Muskelquetschung	Schwerste Haut- und Weichteilverletzungen (Muskel, Sehnen, Nerven, Gefäße)	Amputation

Symptome

Klinische Frakturzeichen

Unsichere Frakturzeichen sind Schmerzen, Schwellungen, Blutergüsse (*Hämatome*) und die eingeschränkte Bewegung. Diese Zeichen können auf eine Fraktur deuten, sie treten aber auch bei Prellungen und Gelenkverletzungen auf.

Zu den **sicheren Frakturzeichen** gehören:

- Sichtbare Fehlstellung durch die Verschiebung der Knochenfragmente
- Ungewöhnliche (*abnorme*) Beweglichkeit im betroffenen Knochen
- Fühl- oder hörbares Knistern aneinander reibender Knochenenden (*Krepitation*) bei Bewegung
- Sichtbare, aus der Haut ragende Knochenteile oder große Wunden, die den Blick auf Knochenbruchstellen freigeben.

Blutverlust

Bei Oberschenkelfrakturen sind Blutverluste bis 2 000 ml möglich, bei Beckenfrakturen bis 4 000 ml und bei Oberarmfrakturen immerhin bis 700 ml. Insbesondere bei Frakturen großer Knochen oder ausgedehnten Weichteilverletzungen gerät der Verletzte schnell in einen **hypovolämischen Schock** (➤ 2.8.6).

Diagnostik

Zum Ausschluss oder Beweis einer Fraktur sowie für die Therapieplanung sind stets **Röntgenbilder** anzufertigen. Bei unklaren Röntgenbefunden sind Zielaufnahmen oder eine CT erforderlich.

Frakturen der Extremitätenknochen erfordern zum Ausschluss von Begleitverletzungen eine **DMS-Kontrolle** der.Folgende Parameter werden kontrolliert:

- **D**urchblutung (Beurteilung der Pulsqualität distal der Fraktur)
- **M**otorik (Beobachtung der Finger- bzw. Zehenbewegungen)
- **S**ensibilität (Überprüfung durch Berührung oder Kneifen).

Frakturheilung

Primäre Frakturheilung

Eine primäre Frakturheilung entsteht durch die direkte knöcherne Überbrückung des Frakturspaltes, wenn die Knochenfragmente nahezu fugenlos aneinander liegen, eine gute Durchblutung garantiert ist und die Fraktur konsequent ruhig gestellt wird. Unter diesen Voraussetzungen überbrücken Osteoblasten mit der Fähigkeit zur Bildung von Knochengrundsubstanz den Bruchspalt. Diese Situation liegt bei der Fissur oder nach einer idealen osteosynthetischen Versorgung vor.

Sekundäre Frakturheilung

Die sekundäre Frakturheilung erfolgt durch die Ausbildung eines **Kallus** (*nicht-knöchernes Zwischengewebe*), das sich anschließend in Knochengewebe umwandelt. Sie läuft in mehreren Schritten ab:

- Ein Hämatom füllt den Frakturspalt aus.
- Bindegewebszellen (*Fibroblasten*) wandern aus der Umgebung in das Hämatom ein.
- Sie bilden den **Kallus,** der im Röntgenbild als Auftreibung im Frakturbereich zu sehen ist.
- Im Verlauf der nächsten Monate bildet sich aus dem Kallus Lamellenknochen.

Heilungsdauer

Die Heilungsdauer einer Fraktur ist von folgenden Faktoren abhängig:

- **Alter** des Verletzten
- **Lokalisation** und **Durchblutungssituation** des Knochenbruchs
- **Begleitverletzungen.**

Pauschal ist bei Frakturen oberhalb der Taille von einer Heilungsdauer zwischen 4–6 Wochen, unterhalb der Taille zwischen 8–12 Wochen auszugehen. Ausnahmen sind Becken-, Oberschenkelhals- und Handwurzelknochen mit bis zu 14 Wochen Heilungsdauer (➤ Abb. 2.60).

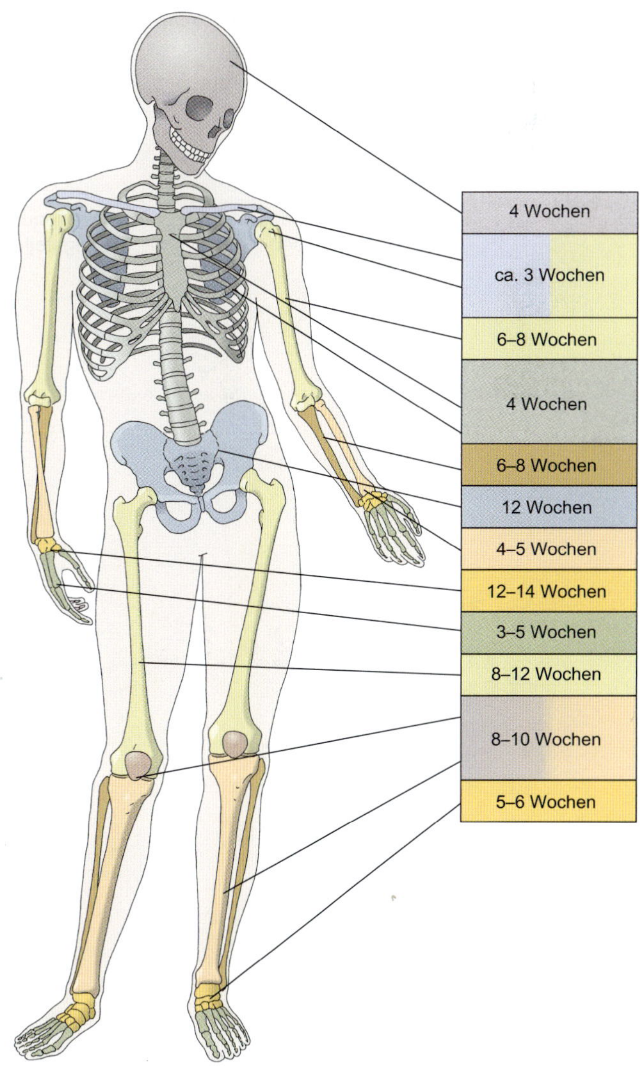

Abb. 2.60 Heilungsdauer verschiedener Frakturen. [L190]

Komplikationen der Frakturheilung

Kompartment-Syndrom

DEFINITION

Kompartment-Syndrom (*Logensyndrom, Muskelkammersyndrom*): Funktionsstörung in einer Muskelkammer (*Faszienloge*), hervorgerufen durch den ansteigenden Druck einer Flüssigkeitsansammlung. Es handelt sich um einen akuten Notfall.

2

Durch ein Hämatom (*Bluterguss*) und / oder ein posttraumatisches Muskelödem kann in den unnachgiebigen, durch Faszien eingegrenzten **Muskelkammern** der Gewebedruck so stark steigen, dass dort verlaufende Gefäße komprimiert werden und der venöse Abstrom des Blutes nicht mehr gewährleistet ist. Besonders häufig ist der Unterschenkel (*Tibialis-anterior-Syndrom*) betroffen.

Symptome:

- Zunehmende stärkste Schmerzen
- Harte, druckschmerzhafte Schwellung im Bereich der betroffenen Muskelkammer
- Parästhesien
- Zu einem späteren Zeitpunkt Bewegungseinschränkungen durch den Druckanstieg
- Im Endstadium irreversible Lähmungen und Sensibilitätsstörungen

Therapeutisch muss eine sofortige Druckentlastung durch eine Faszienspaltung der betroffenen Muskelkammer (➤ 2.1.11, ➤ Abb. 2.38) erfolgen.

Wundinfektion, Osteomyelitis, Osteitis

Bei offenen Frakturen und nach einer Osteosynthese besteht die Gefahr, dass es zu einer Keimbesiedlung mit Wundinfektion (➤ 2.1.18), einer Knocheninfektion (*Osteitis, Ostitis*) oder einer Infektion des Knochenmarks (*Osteomyelitis*) kommt.

Verzögerte Bruchheilung und Pseudarthrose

Ein hohes Lebensalter des Erkrankten, fehlende Ruhigstellung, Infektion, Schwerkräfte, Eiweiß- und Vitaminmangel oder die Einnahme bestimmter Medikamente (z. B. Glukokortikoide) können zu einer verzögerten Bruchheilung mit einer Verlängerung der Frakuturheilung auf 4–6 Monate führen (➤ Abb. 2.61).

Wenn im Frakturspalt eine bindegewebige und bewegliche Verbindung erkennbar wird, ist dies als Pseudarthrose (*Falschgelenk*) zu bezeichnen. Formen einer Pseudarthrose:

- **Hypertrophe Pseudarthrose:** Die vermehrte Kallusbildung ist Folge einer unzureichenden Ruhigstellung bei guter Durchblutung
- **Hypotrophe Pseudarthrose:** Eine verminderte Kallusbildung entsteht bei einer Minderdurchblutung der Fragmente. Die Fragmente werden zum Bruchspalt hin dünner.

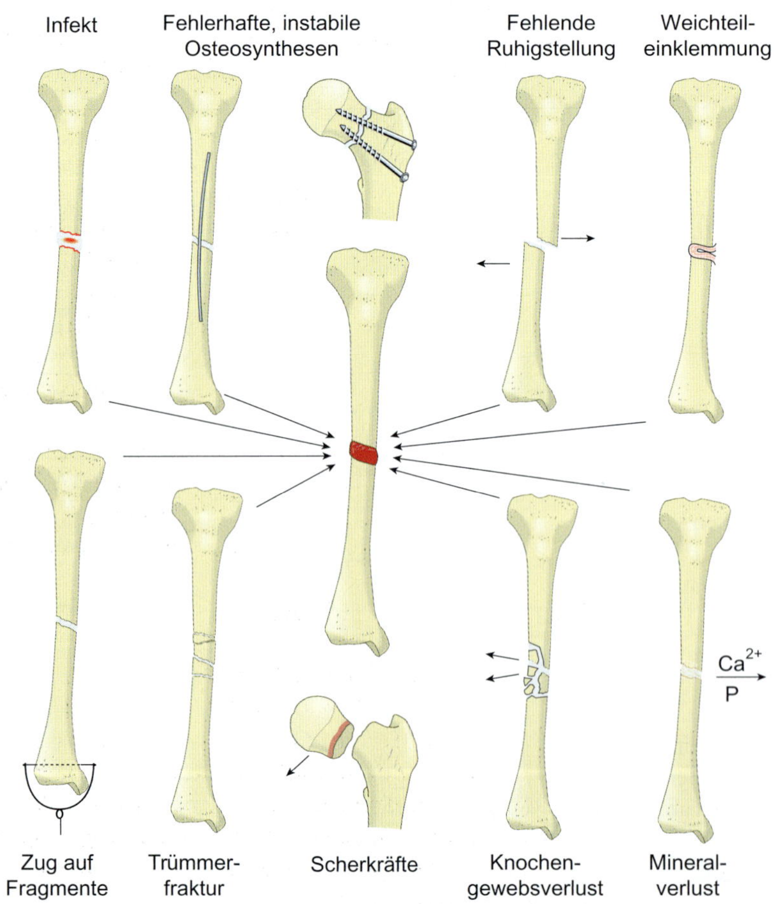

Abb. 2.61 Ursachen für verzögerte Frakturheilung und Pseudarthrosen. [L190]

- **Defektpseudarthrose**: Knochendefekt ist so groß, dass der Knochenspalt nicht durch Kallusbildung überbrückt werden kann
- **Infektpseudarthrose** bei Ostitis oder Osteomyelitis.

Klinisch fallen Druck- und Belastungsschmerzen, Schwellung, Funktionseinschränkung der betroffenen Extremität und eine abnorme Beweglichkeit auf. Die Therapie hängt von der Ursache der Pseudarthrose ab.

Komplexes regionales Schmerzsyndrom

Kennzeichen eines komplexen regionalen Schmerzsyndroms (*complex regional pain syndrome / CRPS*):

- Betrifft Extremitäten
- Entwickelt sich nach einem traumatischem Ereignis
- Manifestiert sich mit anhaltenden Schmerzen
- Geht mit Störungen des vegetativen Nervensystems einher
- Beeinträchtigt Sensibilität und Motorik.

Das bekannteste Beispiel eines CRPS ist die **Sudeck-Dystrophie** (*Sudeck-Syndrom* ➤ Abb. 2.62): Nach einem eher geringfügigen Trauma – typischerweise nach einer distalen Radiusfraktur – kommt es aus ungeklärten Gründen zu schmerzhaften, lokalen Durchblutungs- und Stoffwechselstörungen, die letztlich schwere Weichteil- und Knochenveränderungen auslösen (➤ Tab. 2.6).

Tab. 2.6 Die drei Stadien der Sudeck-Dystrophie. In der klinischen Praxis sind sie nicht scharf zu trennen, sondern gehen fließend ineinander über.

Stadium	Klinik	Therapie
Stadium I (*Entzündungsphase*) 2–8 Wochen nach Trauma	• Ruhe- und Bewegungsschmerz • Blau-livide Verfärbung • Warme Haut und Schwellung • Gestörte Schweißdrüsenaktivität mit vermehrtem Schwitzen	• Ruhigstellung und Hochlagerung • Analgetika • Physiotherapie
Stadium II (*dystrophe Phase*) 1–3 Monate nach Trauma	• Abnahme der Schmerzen • Kühle, zyanotische Haut • Schrumpfung der Weichteile • Muskelatrophie	• Physiotherapie • Antiphlogistika • Durchblutungsfördernde Medikamente
Stadium III (*atrophe Phase*) 3–6 Monate nach Trauma	• Keine Schmerzen • Pergamentdünne Haut • Gelenkversteifung	• Physiotherapie • Evtl. operative Maßnahmen

Behandlung von Frakturen

Eine Frakturbehandlung besteht aus: **R**eposition, **R**etention, **R**ehabilitation.

Reposition

Reposition heißt Einrichten. Bei der **geschlossenen Reposition** wird durch manuellen Zug und Gegenzug auf die betroffene Extremität erreicht, dass die Frakturenden wieder anatomisch korrekt aufeinander stehen. Wesentliche Voraussetzung hierfür ist die Schmerzausschaltung. Gelingt die geschlossene Reposition nicht, ist operativ eine **offene Reposition** durchzuführen.

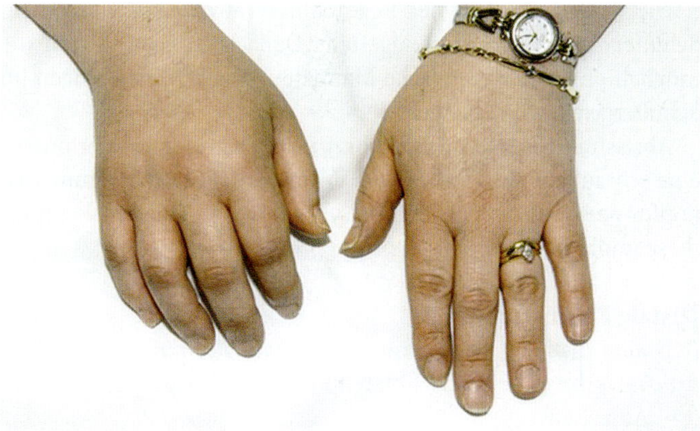

Abb. 2.62 CRPS – die rechte Hand ist geschwollen und die Finger werden gebeugt gehalten. [E380]

Retention

Retention bedeutet, dass der eingerichtete Bruch bis zur knöchernen Heilung in seiner anatomischen Stellung fixiert und ruhig gestellt wird. Zu den konservativen Methoden zählen Gipsverband und Extension, operativ bieten sich eine Reihe von Osteosyntheseverfahren an.

Die **Extension** (*Streckbehandlung*) ist erforderlich, wenn sich die Knochenfragmente durch starken Muskelzug nach der Reposition wieder zu verschieben drohen. Das Problem tritt meist bei Brüchen der unteren Extremität auf. Dann wird ein spezieller Draht oder Nagel frakturfern durch einen Knochen gebohrt und ein Extensionsbügel angebracht. An den Bügel werden über einen Seilzug (➤ Abb. 2.63) Gewichte gehängt, die den erforderlichen Zug so ausüben, dass die frakturierten Knochenenden in ihrer anatomischen Stellung bleiben. Eine Extension überbrückt in der Regel die Zeit bis zum Operationstermin.

Bei der **operativen Retention** wird die Fraktur durch das Einbringen eines meist aus Metall bestehenden Implantats gesichert (*Osteosynthese*). Dies erfordert nach Wochen oder Monaten eine zweite Operation zur **Metallentfernung.** Osteosynthesen erfolgen bei:

- Frakturen mit Gelenkbeteiligung
- Offenen Frakturen
- Frakturen mit Nerven- und Gefäßverletzungen

Stabilitätsgrade: In der Regel ist die Fraktur nach einer Osteosynthese **übungsstabil,** der Betroffene soll die Extremität bewegen, aber nicht belasten. **Belastungsstabil** bedeutet, dass die operierte Extremität bewegt und belastet werden kann, wobei Teilbelastung und Vollbelastung zu unterscheiden sind. **Lagerungsstabil** bedeutet, dass der Pflegebedürftige die verletzte Extremität weder bewegen noch belasten darf.

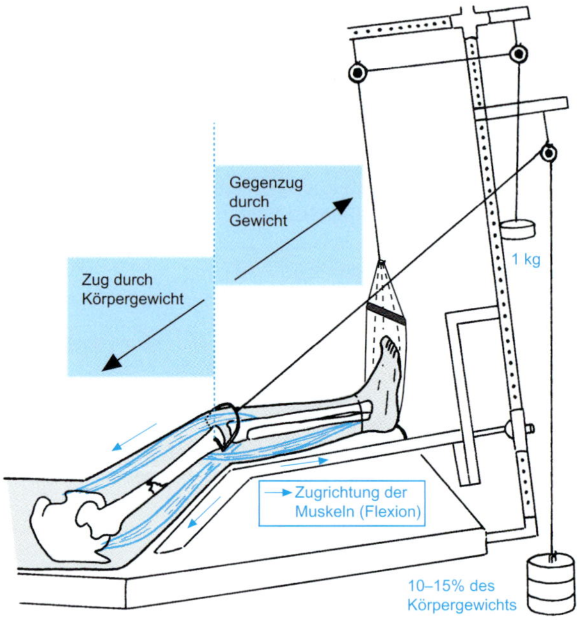

Abb. 2.63 Suprakondyläre Extension bei Oberschenkelfraktur. Die Extension soll eine Fragmentverschiebung durch Muskelzug verhindern. [L157]

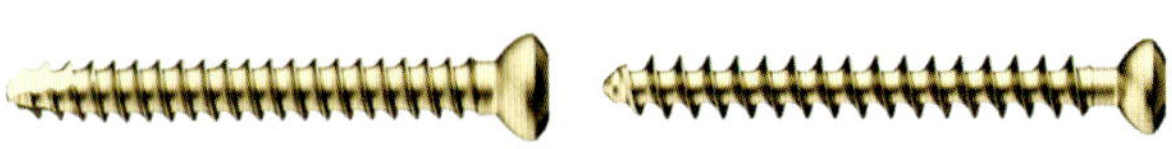

Abb. 2.64 Kortikalis- und Spongiosaschraube. [V228]

Osteosyntheseverfahren

Es gibt zahlreiche Osteosyntheseverfahren, die auch miteinander kombiniert werden können (➤ Abb. 2.65) und unterschiedliche Stabilitätsgrade erzielen.

- **Schraubenosteosynthese:** Einbringen von Kortikalis- oder Spongiosaschrauben (➤ Abb. 2.64) in den diaphysären bzw. spongiösen Knochen; meist übungsstabil
- **Plattenosteosynthese:** Stabilisierung mittels einer durch Schrauben fixierten Metallplatte (➤ Abb. 2.66); Anwendung v. a. bei Frakturen von Röhrenknochen; meist übungsstabil
- **Marknagelosteosynthese:** Einschlagen eines Marknagels in den Markraum z. B. bei Oberschenkel- und Unterschenkelschaftfrakturen; belastungsstabil
- **Spickdrahtosteosynthese** (*Kirschner-Draht-Fixation*): Einbringen von Drahtstiften bei distalen Radiusfrakturen bzw. Frakturen von Hand- oder Fußknochen; lagerungsstabil
- **Zuggurtung:** Umwandlung von Zug- in Druckkraft, um den Frakturspalt zu komprimieren; z. B. bei Olecranon- (*Ellen-Hakenfortsatz*) oder Patellafrakturen; übungsstabil
- **Fixateur externe:** Stabilisierung der Fraktur über eine Metallkonstruktion außerhalb des Körpers; erfolgt bei offenen Frakturen mit Weichteilschäden, Pseudarthrosen und Knochendefekten; übungsstabil
- **Dynamische Hüftschraube** (*DHS*): Eine im Hüftkopf zentrierte Schraube gleitet in einer am proximalen Femur fixierten Platte; Anwendung bei pertrochantären Femurfrakturen; belastungsstabil
- **Verbundosteosynthese:** Kombination z. B. einer Plattenosteosynthese mit Knochenzement zum Auffüllen großer Knochendefekte nach pathologischen Frakturen; belastungsstabil
- **Endoprothesen:** Implantation eines künstlichen Gelenks bei z. B. Schenkelhalsfrakturen und Gonarthrose; belastungsstabil.

Spongiosaplastik

Bei großen Knochendefekten ist eine Spongiosaplastik erforderlich. Der Chirurg entnimmt die benötigte Menge Spongiosa aus dem Beckenkamm, alternativ aus dem Trochanter major (*großer Rollhügel*) oder dem Tibiakopf und füllt damit den Knochendefekt. Der Defekt wird nach dem Auffüllen mit einem der Osteosyntheseverfahren (meist Plattenosteosynthese oder Fixateur externe) stabilisiert.

Rehabilitation

Die Rehabilitation (*Wiederherstellung*) beginnt bereits im Krankenhaus mit physiotherapeutischen Übungen. Pflegende können zur Rehabilitation beitragen, indem sie den Betroffenen die Aktivitäten des täglichen Lebens, soweit er dazu in der Lage ist, selbst ausführen lassen bzw. Anleitung und Unterstützung geben.

Kontrollen bei Frakturen

Um Komplikationen während der Frakturheilung rechtzeitig zu erkennen, überprüft die Pflegefachkraft regelmäßig die Durchblutung, Motorik und Sensibilität. Röntgen- und Funktionskontrollen dokumentieren den Heilungsprozess.

Häufige Frakturen im Alter

Proximale Humerusfraktur

Proximale Humerusfrakturen entstehen meist durch einen Sturz auf den gestreckten Arm oder auf den Ellenbogen. Eine typische Fraktur des älteren Menschen ist die **subkapitale Humerusfraktur**. (➤ Abb. 2.67). Der Verletzte leidet unter einer schmerzhaften Bewegungseinschränkung des Schultergelenks. Oft bildet sich am Oberarm ein ausgedehntes Hämatom. Gefährdete Strukturen sind der Plexus brachialis und die A. axillaris.

Die Fraktur wird in der Regel konservativ behandelt und im Schulter-Arm-Verband ruhiggestellt. Danach erfolgen so früh wie möglich physiotherapeutische Maßnahmen, um Versteifungen im Schultergelenk vorzubeugen.

Abrissfrakturen des Tuberculum majus am Humerus erfordern eine Schraubenosteosynthese. Bei Trümmerfrakturen des Humeruskopfes oder bei Knochenmetastasen kann eine Humeruskopfprothese implantiert werden.

Distale Radiusfraktur

Bei den distalen Radiusfrakturen (*handgelenknahe Speichenbrüche*) gibt es je nach Entstehungsmechanismus zwei Typen (➤ Abb. 2.68):

Smith-Fraktur durch einen Sturz auf das gebeugte Handgelenk, selten

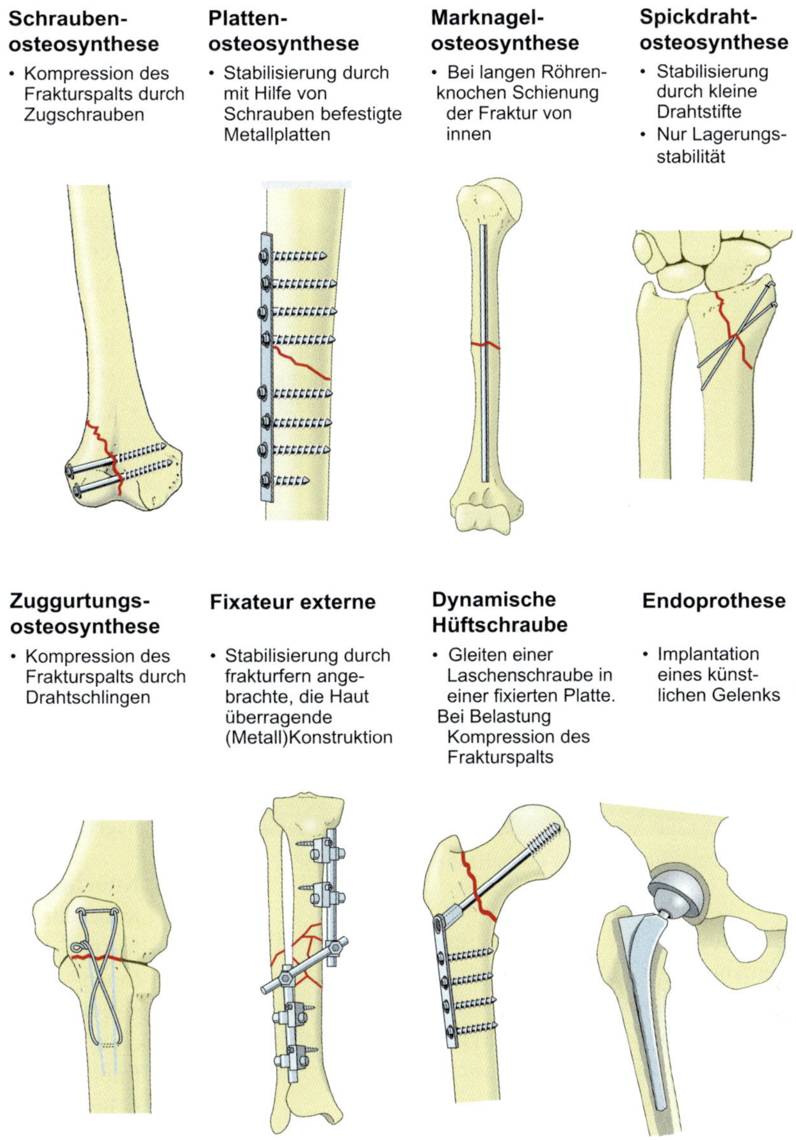

Abb. 2.65 Osteosyntheseverfahren in der Schemazeichnung. [L190]

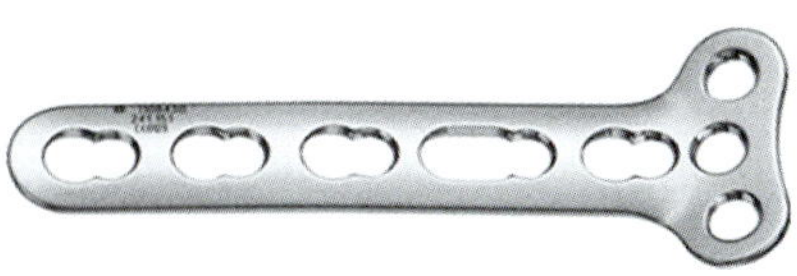

Abb. 2.66 Kleine T-Platte. [V228]

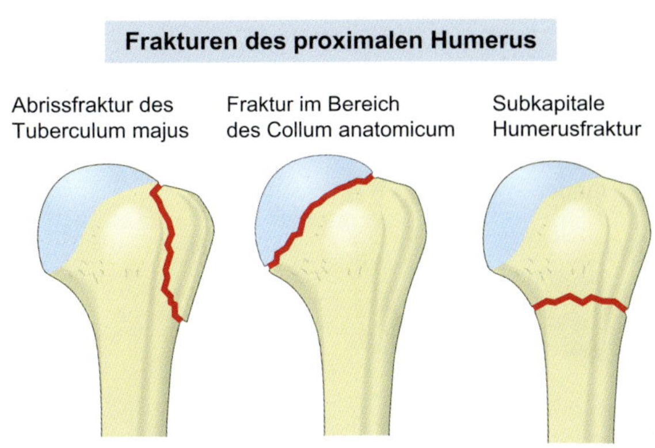

Abb. 2.67 Proximale Humerusfrakturen. [L190]

Colles-Fraktur (*Radiusfraktur loco typico*) durch einen Sturz auf die überstreckte Hand mit Einstauchung und Verschiebung des handgelenknahen Fragments nach dorsal.

Leitsymptome der Colles-Fraktur sind neben den unsicheren und sicheren Frakturzeichen:

- **Bajonettstellung:** Der betroffene Handrücken weist eine Winkelbildung im Handgelenk mit Radialabduktion auf.
- **Gabelbildung:** Bei der Sicht auf die verletzte Hand von radial bemerkt der Untersucher eine stufenförmige Verschiebung des distalen Radiusfragments nach dorsal (➤ Abb. 2.69).

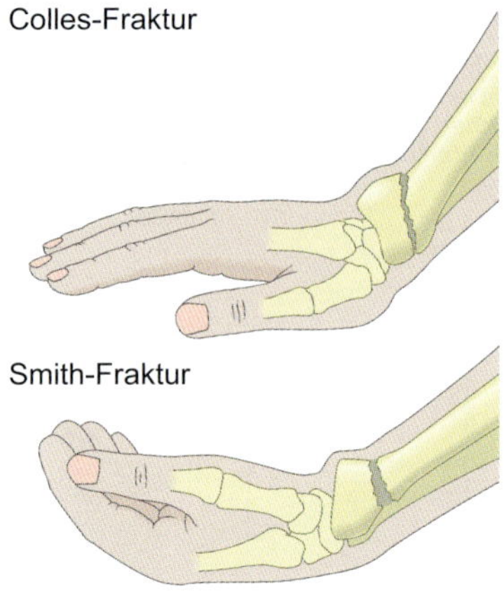

Abb. 2.68 Oben Colles-Fraktur, unten Smith-Fraktur des distalen Radius. [L190]

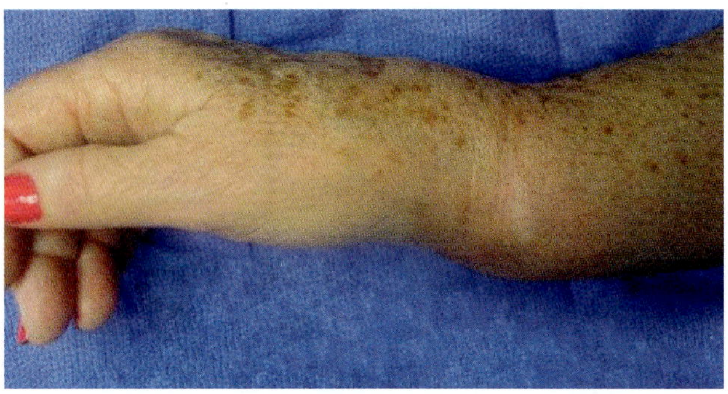

Abb. 2.69 Gabelstellung bei einer Colles-Fraktur des Radius. [E381]

Die **Behandlung** der Colles-Fraktur erfolgt mit Hilfe des Mädchenfängers (➤ Abb. 2.70) zur Reposition mit einer anschließenden ca. 4-wöchigen Ruhigstellung im Unterarmgips. Dislozierte Frakturen, die nach der Reposition erneut abzurutschen drohen, sowie **Smith-Frakturen** werden operativ durch eine Plattenosteosynthese versorgt.

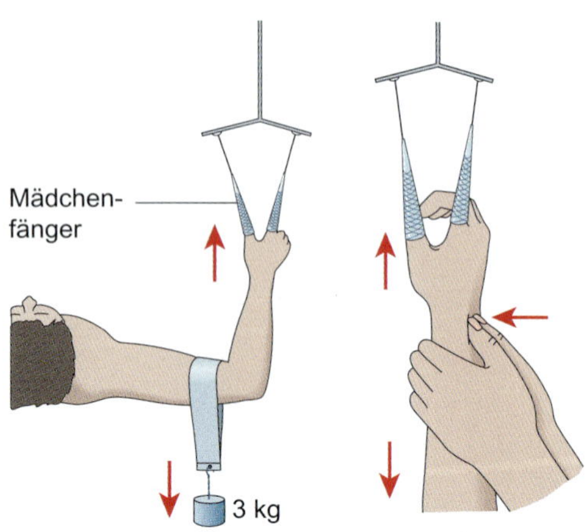

Abb. 2.70 Gut geeignet zur Reposition einer Colles-Fraktur ist der Mädchenfänger, eine sich auf Längszug verengende Hülse aus Bast- oder Drahtgeflecht, die über Daumen und Zeigefinger gestülpt wird. [L190]

Komplikationen einer Radiusfraktur sind:
- Erneute Dislokation der Fraktur
- Sudeck-Syndrom
- Pseudarthrose
- Sekundäre Arthrose (➤ 2.1.13).

Oberschenkelfrakturen

Typische Oberschenkelfrakturen im Alter sind:Oberschenkelfrakturen:
- **Mediale Schenkelhalsfrakturen.** Die Frakturlinie liegt in der Gelenkkapsel; in Abhängigkeit vom Winkel zwischen der Frakturlinie und der Horizontalen erfolgt die Gradeinteilung (I – III) nach Pauwels (➤ Abb. 2.71).
- **Laterale Schenkelhalsfrakturen.** Die Frakturlinie liegt außerhalb der Gelenkkapsel.
- **Pertrochantäre Oberschenkelfrakturen.** Die Frakturlinie verläuft zwischen Trochanter major und Trochanter minor (➤ 2.1.11).
- **Subtrochantäre Oberschenkelfrakturen.** Die Frakturlinie befindet sich unterhalb der Trochanteren.

Bei einer Schenkelhalsfraktur oder den per- bzw. subtrochantären Frakturen ist das betroffene Bein verkürzt und nach außen rotiert. Die meisten Schenkelhalsfrakturen werden operativ versorgt. Ab einem Alter von ca. 65 Jahren empfiehlt sich die Implantation einer Hüft-Endoprothese, die eine sofortige Belastungsstabilität bietet. Bei per- und subtrochantären Oberschenkelfrakturen erfolgt die Behandlung mit einer dynamischen Hüftschraube oder einem Marknagel. Beide Verfahren sind ebenfalls belastungsstabil.

Knöchelfrakturen

Knöchelfrakturen (*Malleolarfraktur*) werden oft als „Sprunggelenkfraktur" (ein Gelenk kann aber nicht brechen) bezeichnet, weil Innen- und Außenknöchel an der Bildung des oberen Sprunggelenks beteiligt sind. Eine typische Unfallsituation ist das „Umknicken", das den Fuß in eine Supinationshaltung bringt. Zu den Knöchelfrakturen zählen:
- **Brüche des Außenknöchels,** Einteilung nach Weber (➤ Abb. 2.73)
- **Brüche des Innenknöchels**
- **Brüche beider Knöchel** (*bimalleoläre Frakturen*)
- **Brüche beider Knöchel und zusätzlicher Abbruch an der hinteren Schienbeinkante** (*trimalleoläre Fraktur*)

Röntgenaufnahmen und die Ergebnisse nach einer sorgfältigen Untersuchung des verletzten Sprunggelenks bestimmen die Therapie. Knö-

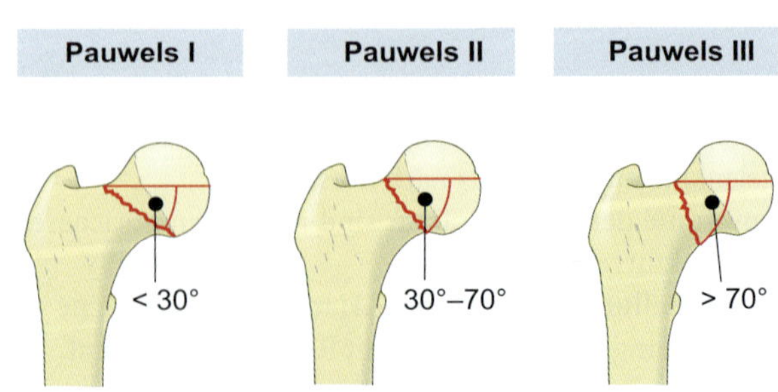

Abb. 2.71 Klassifikation der medialen Schenkelhalsfrakturen nach Pauwels. [L190]

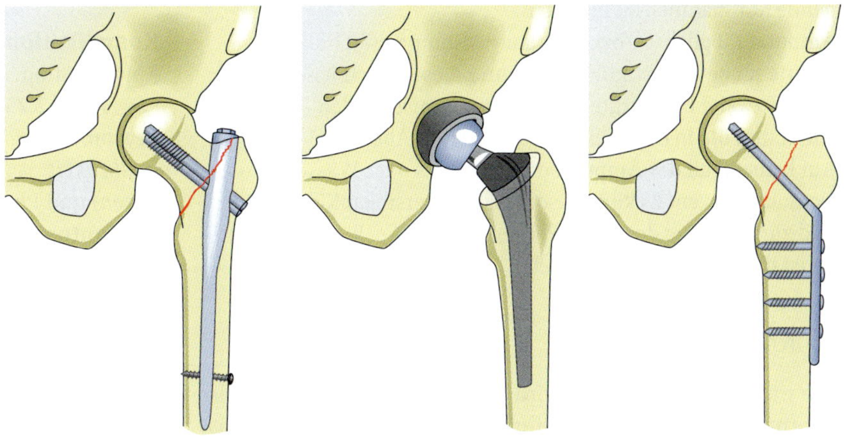

Abb. 2.72 Osteosyntheseverfahren bei Schenkelhalsfraktur. [L190]

chelfrakturen erfordern meist eine operative Behandlung. Die beim Stehen und Gehen stark belasteten Gelenkflächen des oberen Sprunggelenks rekonstruiert der Chirurg mittels Platten und Schrauben.

Wirbelfrakturen

Bei alten Menschen treten aufgrund der Osteoporose häufig **Kompressionsfrakturen** (*Stauchungsfrakturen*) der Wirbelkörper auf. Einbrüche von Grund- und Deckplatten der Wirbelkörper oder Frakturen der Wirbelkörpervorderkante betreffen häufig die Wirbelkörper der Brust- und Lendenwirbelsäule. Die akut auftretenden Schmerzen sind meist gut lokalisierbar, verstärken sich beim Husten oder Niesen und lassen in Rückenlage etwas nach.

Grundsätzlich ist zwischen **stabilen** und **instabilen Wirbelbrüchen** zu unterscheiden. Spontane Kompressionsfrakturen im Alter sind meist stabil. Die konservative Behandlung umfasst eine ausreichende Schmerztherapie nach dem WHO-Stufenschema und Physiotherapie.

Bei instabilen Wirbelkörperfrakturen können sich Knochenfragmente in den Spinalkanal verlagern und ein Querschnittsyndrom auslösen.

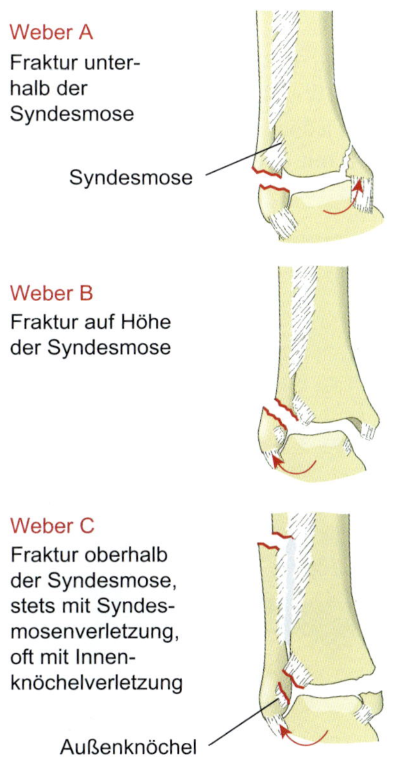

Abb. 2.73 Klassifikation der Außenknöchelfrakturen nach Weber. [L190]

2.1.19 Amputationen

DEFINITION

Amputation: Entfernung eines Körperteils.

Amputationen betreffen meist die untere Extremität. Häufigere Ursachen bei alten Menschen sind:

- Durchblutungsstörungen aufgrund arteriosklerotischer Veränderungen der Beinarterien („Raucherbein“, schlecht eingestellter Diabetes mellitus)
- Unfallbedingte traumatische Amputationen.

Traumatische Amputationen

Wenn nach einer traumatischen Amputation eine glatte Abtrennung ohne ausgedehnte Weichteilschäden mit sauberen Wunden vorliegt und keine Gefäßerkrankungen mit Durchblutungsstörungen bestehen, replantiert der Chirurg diese Gliedmaße. Voraussetzung ist, dass das Amputat am Unfallort sachgemäß gekühlt wurde.

VORSICHT

Erstmaßnahmen am Unfallort bei traumatischer Amputation:

- Stumpf steril abdecken und hochlagern
- Amputat suchen und mit Hilfe von zwei Plastikbeuteln kühlen
- Unfallopfer und verpacktes Amputat möglichst schnell in die Klinik transportieren.

Behandlung des Amputats am Unfallort

Damit das Amputat replantiert werden kann, sind am Unfallort folgende Maßnahmen zu beachten:

- Amputat möglichst trocken in sterile Kompressen hüllen
- In eine saubere Plastiktüte geben und diese verschließen
- In eine zweite Plastiktüte Eis-Wasser-Gemisch füllen
- Die erste Tüte in die zweite Tüte legen (➤ Abb. 2.74)
- Auf keinen Fall das Amputat direkt mit Eis oder Wasser in Kontakt bringen. Es kommt sonst zu irreversiblen Kälteschäden und zur Quellung der abgetrennten Gliedmaße. Eine Replantation ist dann nicht mehr möglich.

Chirurgische Amputation

Schon während der Operation wird der Chirurg darauf achten, dass die Formung des Amputationsstumpfs möglichst so ausfällt, dass wichtige Bewegungsabläufe weiterhin ausgeführt werden können. Daher sollten physikalische Maßnahmen, Krankengymnastik und Ergotherapie sobald als möglich im Anschluss an die Operation beginnen. Ziel ist es, dem Betroffenen trotz seiner Prothese so viel Selbstständigkeit und Unabhängigkeit wie möglich zu erhalten.

Stumpfbehandlung

In der postoperativen Phase wird der Stumpf durch **Kompressionsverbände** in Form gebracht, wobei eine Abschnürung des Stumpfes unbedingt zu vermeiden ist. Die **tägliche Wundkontrolle** ermöglicht eine frühzeitige Erkennung von Wundheilungsstörungen und Infektionen. Das auftretende Wundödem erfordert das **Hochlagern des Stumpfes** über Herzhöhe. Außerdem ist eine **ausreichende Schmerztherapie** erforderlich. Sie beugt der Entwicklung chronischer Schmerzen vor.

Die **Pflege** und das **Abhärten des Amputationsstumpfs** umfassen folgende Maßnahmen: Der Stumpf sollte täglich kurz und gründlich, mit reichlich lauwarmem Wasser gewaschen werden. Abfrottieren, die Abhärtung durch Licht, Luft, Sonne und weiche Bürstungen erhöhen die Widerstandsfähigkeit der Haut. **Bewegungsübungen** verhindern Kontrakturen und stärken den verbliebenen Muskelapparat.

Komplikationen

Komplikationen nach Amputationen sind Wundheilungsstörungen (➤ Abb. 2.75), Nekrosen der Haut im Stumpfgebiet, Stumpfneurome (*Knotenbildung durch Axonwachstum mit Überempfindlichkeit gegenüber Schmerz-, Temperatur- und Berührungsreizen*) und Phantomschmerzen.

Phantomschmerzen sind einschießende Schmerzen im Bereich der nicht mehr vorhandenen Extremitätenabschnitte. Der Schmerz kann anfallsweise oder dauerhaft auftreten, brennend, elektrisierend, stechend oder schneidend sein. Phantomschmerzen entstehen durch die Eigenheiten des Schmerzgedächtnisses (➤ 1.4.4), besonders, wenn eine adäquate Schmerztherapie im Rahmen der Amputation nicht durchgeführt wurde.

Maßnahmen bei Phantomschmerzen:

- Korrektes Wickeln des Stumpfes sowie die rechtzeitige Anpassung der Prothese mit Aktivierung der betroffenen Extremität
- Adäquate Schmerztherapie nach dem WHO-Stufenschema
- Physiotherapie (z. B. TENS), ergotherapeutische Maßnahmen
- Ggf. operative Stumpfkorrektur mit der Kürzung von Nerven oder Gefäßen.

Prothesenversorgung nach Amputationen

DEFINITION

Prothese: Körperersatzteil zum Ausgleich fehlender Gliedmaßen und Gliedmaßenabschnitte.

Eine **Übergangsprothese** wird schon in den ersten postoperativen Wochen nach der Wundheilung angepasst. Seine bleibende Form erhält der Stumpf jedoch frühestens nach 3, meist aber erst nach 6–12 Monaten. Dann erfolgt die endgültige Prothesenversorgung.

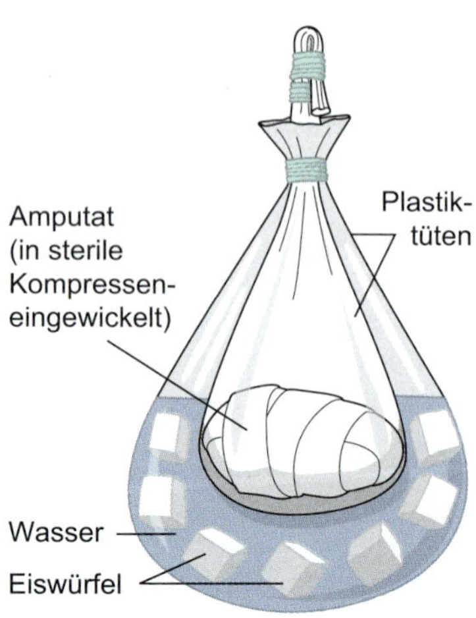

Abb. 2.74 Transport eines Amputats. [L138]

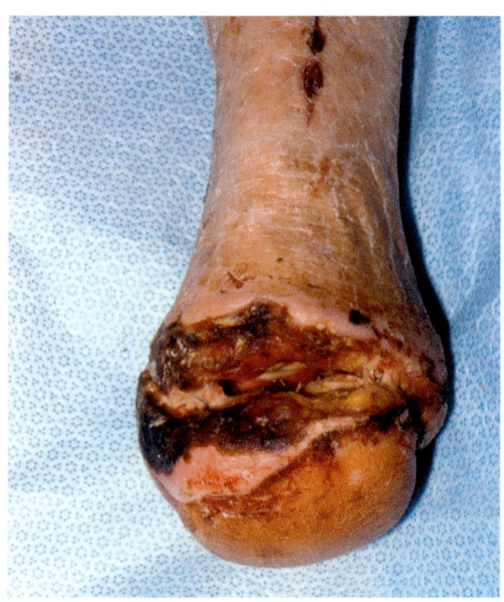

Abb. 2.75 Sekundär heilender Unterschenkelstumpf. [E382]

Bei der Auswahl von Prothesen sind berufliche, kosmetische und funktionelle Aspekte zu berücksichtigen. Der Orthopädietechniker passt die Prothese in Abhängigkeit von der Amputationshöhe, der Stumpfform und den Bedürfnissen des Betroffenen individuell an. Eine Schulung hilft dem Prothesenträger beim Gebrauch und der Pflege seiner Prothese.

Beinprothese

Hauptziele von Beinprothesen sind die Steh- und Gehfähigkeit des Prothesenträgers. Beinprothesen werden v. a. mit Druck belastet (➢ Abb. 2.76, ➢ Abb. 2.77). Umsichtige Pflege, sorgfältige Schulung des Betroffenen und rechtzeitige Informationen an den Arzt bei Auffälligkeiten helfen, Komplikationen zu vermeiden.

Armprothese

Bei der Prothesenversorgung des Armes (➢ Abb. 2.78) stehen Greif- und Haltefunktionen im Vordergrund. Allerdings ist die differenzierte Feinmotorik der oberen Extremität durch technische Hilfsmittel nur unzureichend zu ersetzen. Die individuelle Entscheidung für eine Armprothese richtet sich nach den persönlichen und beruflichen Anforderungen.

- **Kosmetische Prothesen** (*Schmuckprothesen*) sind der natürlichen Farbe und Form der Extremität angepasst, erlauben aber keine aktiven Bewegungen.
- **Arbeitsarme und Arbeitshilfen** sind Prothesen, an die z. B. Haken geschraubt werden können; passive Greifarme eignen sich v. a. für grobe Tätigkeiten.
- **Aktive Prothesen** erlauben einfache Ersatzfunktionen. Ein **aktiver Greifarm** mit Hook-Greifhand arbeitet z. B. über eine Kraftzugbandage, die Bewegungen des Schultergürtels auf die Mechanik der Prothese überträgt (z. B. Öffnen der Greifhand beim Vorbringen der Schulter). **Fremdkraft-Prothesen** erlauben abgestufte Greifbewegungen, wobei willkürliche Muskelkontraktionen über einen Sensor zu einem batteriebetriebenen Motor geleitet werden. Fremdkraft-Prothesen sind für kraftvolle Arbeiten weniger geeignet und stellen hohe Anforderungen an die koordinativen Fähigkeiten des Prothesenträgers.

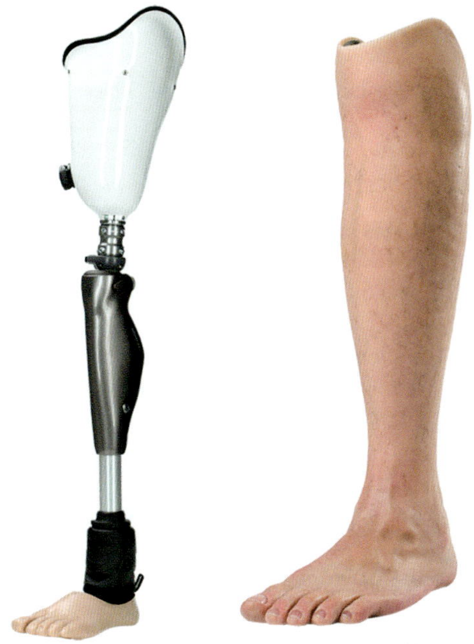

Abb. 2.77 Beinprothesen. Links: Rohrskelett mit Knie- und Sprunggelenk und Prothesenschaft einer Oberschenkelprothese. Rechts: individuell gefertigter Überzug für das Rohrskelett einer Unterschenkelprothese. [V164]

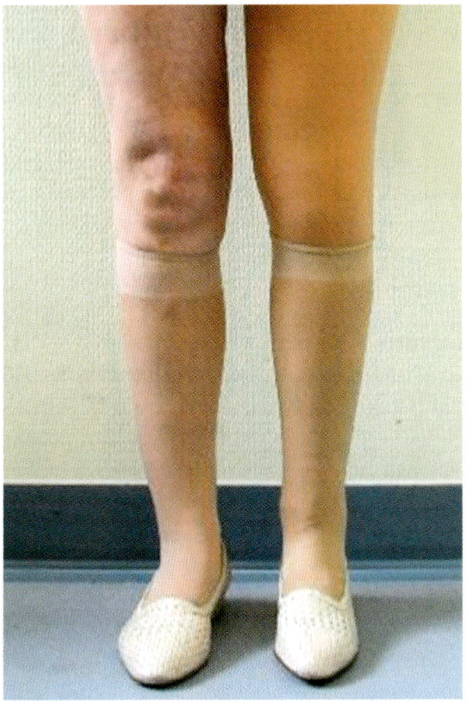

Abb. 2.76 Beinprothese links in der Ansicht von vorne. [M161]

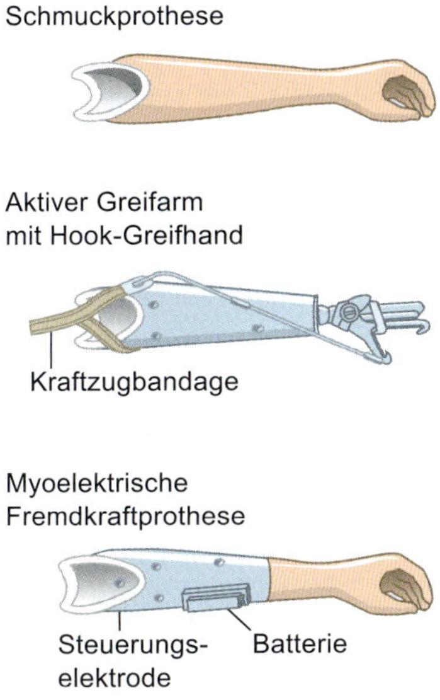

Abb. 2.78 Verschiedene Unterarmprothesen. [L138]

2.1.20 Wunden und Wundversorgung

DEFINITION
Wunde: Umschriebene Zerstörung von Haut oder Schleimhäuten.

Einteilung

- **Akute Wunden**: Ausgelöst durch mechanische (Stich, Riss, Biss), thermische (Kälte, Wärme), chemische (Säure, Lauge) Einwirkungen oder Strahlen (Röntgenstrahlen, radioaktive Isotope)
- **Chronische Wunden**: Entstehenen aufgrund peripherer arterielle bzw. venöser Durchblutungsstörungen (➤ 2.8.10).

Erstmaßnahmen

Zur Standardversorgung einer kleinen, unauffälligen Wunde durch Pflegende gehört:

- Reinigung der Wunde
- Aufbringen einer Desinfektionslösung
- Steriler Wundschnellverband.

Bei der ersten Betrachtung einer Wunde fällt die Entscheidung, ob diese Behandlung ausreichend ist oder ob der Verletzte einem Arzt vorgestellt werden muss.

Blutstillung
Bei stark blutenden Wunden gibt es folgende Möglichkeiten einer **provisorischen Blutstillung:**

- Verwundeten aufgrund der zu erwartenden Kreislaufreaktionen auf den Boden legen und die betroffene Extremität hochhalten (➤ Abb. 2.79).
- Keimfreie Wundauflagen auf die Wunde drücken, bis die Blutung aufhört.
- Blutstillung mit Hilfe einer Blutdruckmanschette, die etwas höher als der systolische Blutdruck (des Betroffenen) aufgepumpt wird.
- Wenn keine Blutdruckmanschette verfügbar ist, kann im Notfall ein **Druckverband** angelegt werden, der aber nicht zu fest gewickelt werden darf, da es sonst zu bleibenden Schäden an der betroffenen Extremität kommt (➤ Abb. 2.80).

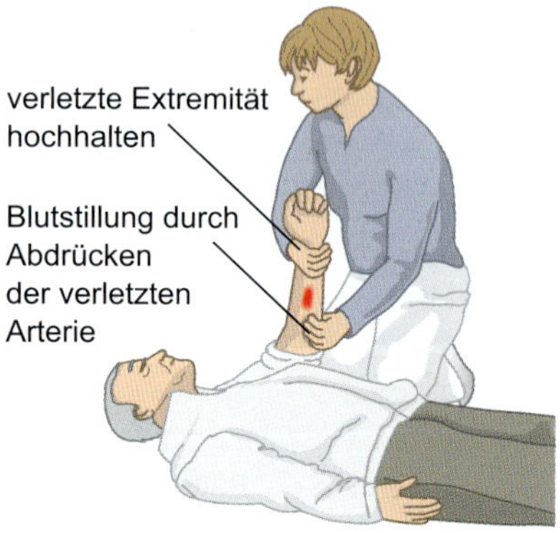

Abb. 2.79 Blutstillung bei stark blutenden Verletzungen mit Kompression des eröffneten Gefäßes und gleichzeitigem Hochhalten der blutenden Extremität. [L138]

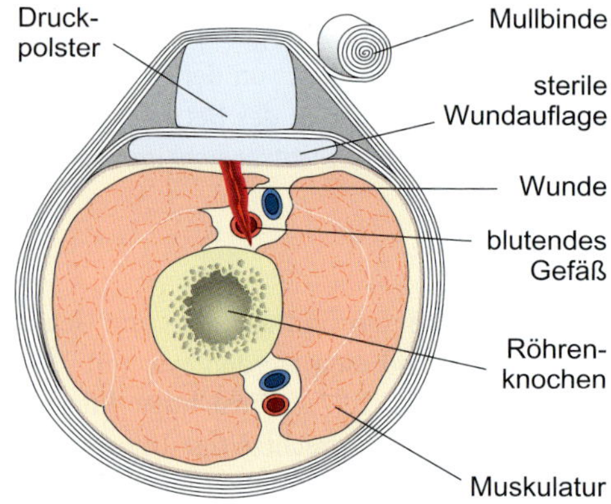

Abb. 2.80 Technik des Druckverbandes. [L190]

Das **Abbinden** einer Extremität mit Schlauchbinden sollte nicht mehr praktiziert werden, weil die Verletzungsgefahr von Nerven und Gefäßen zu groß ist.

Mechanische Wunden

Mechanisch bedingte Wunden entstehen durch Gewalteinwirkung von außen (➤ Tab. 2.7). Die Behandlung richtet sich nach Art bzw. Ursache der Wunde.

Je größer die Wunde und je länger der Abstand zwischen Entstehung und Wundversorgung, desto höher ist die Gefahr der Wundinfektion.

Aseptische und septische Wunden
Aseptische Wunden sind nicht infizierte oder durch geeignete chirurgische Maßnahmen von der Verschmutzung – und damit von Infektionserregern – gereinigte Wunden. Hierzu gehören z. B. Operationswunden.

Septisch ist eine Wunde, wenn sie entweder primär (*von Anfang an*), z. B. durch den Entstehungsmechanismus, oder sekundär, also später, z. B. durch Unachtsamkeit bei der Versorgung, mit pathogenen Erregern (meist Bakterien) infiziert worden ist.

Wundversorgung

Wundversorgung mit Primärverschluss
Bei sauberen Wunden (aseptische Operationswunden oder saubere oberflächliche Schnitt- und Platzwunden) kann meist ein primärer Wundverschluss erfolgen. Nachdem sich der Behandelnde die Wunde angesehen und sie ggf. von Blutresten gesäubert hat, desinfiziert er den Wundbereich und bedeckt die Wunde mit sterilem Verbandsmaterial. Die **Primärnaht** gewährleistet eine schnellere Wundheilung.

Offene Wundversorgung
Bei der offenen Wundbehandlung wird die Wunde gesäubert und ggf. ein **Débridement** durchgeführt. Die offene Wundversorgung (*Wundversorgung ohne Primärnaht*) erfolgt bei Stich-, Biss- und

Tab. 2.7 Mechanische Wunden und ihre Nomenklatur. Die genannten Wundarten können auch kombiniert auftreten, etwa als Riss-Quetschwunde. [Zeichner: L190]

Bezeichnung	Schematische Darstellung	Kurzcharakterisierung
Platzwunde	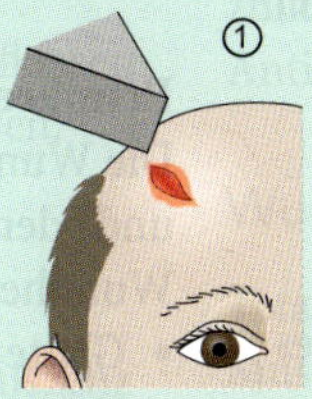	Durch starken Druck oder Schlag bedingte oberflächliche Wunde mit unregelmäßigen Wundrändern (Aufplatzen der Haut) und Prellung benachbarter Gewebe ❶
Schnittwunde	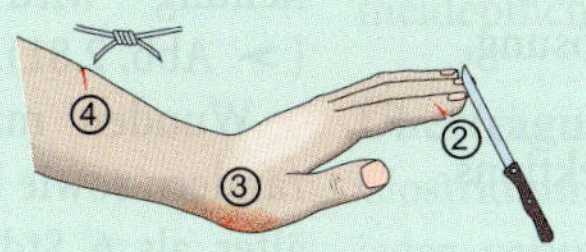	Durch scharfe Instrumente entstandene, unterschiedlich tiefe Wunde mit glatten Wundrändern ❷
Schürfwunde		Oberflächliche Wunde mit Zerstörung der oberen Hautschicht bis zur Lederhaut. Durch Eröffnung der Blutgefäße in der Lederhaut punktförmige Blutungen ❸
Risswunde		Durch scharfe / spitze Instrumente (z. B. Nägel) bedingte Wunde mit unregelmäßigen, zerfetzten Wundrändern ❹
Stichwunde	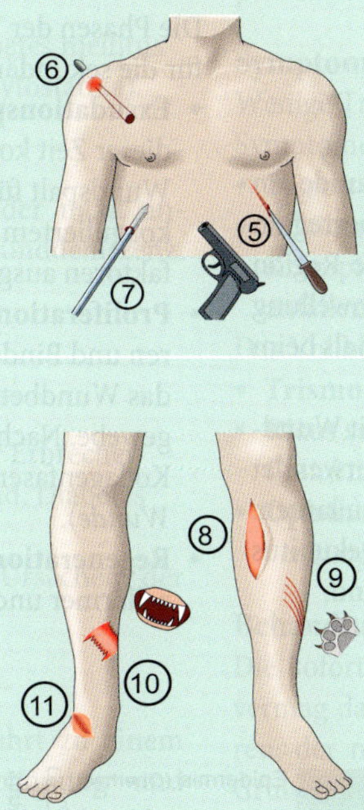	Durch spitze Instrumente verursachte (oft kleine) Wunde mit tiefem Stichkanal ❺
Schusswunde		Wunde mit oft erheblicher Gewebezerstörung ❻
Pfählungsverletzung		Durch Einstoßen pfahlartiger Gegenstände verursachte Wunde. Oft sehr tief und mit erheblicher Gewebezerstörung ❼
Ablederungswunde (*Décollement*)		durch tangential einwirkende Kräfte (*Scherkräfte*) hervorgerufene, meist großflächige Wunde mit der Ablösung von Hautschichten ❽
Kratzwunde		In der Regel durch Tierkrallen verursachte, oberflächliche Risswunde ❾
Bisswunde		Durch Tier- oder Menschenbiss bedingte Wunde mit unterschiedlicher Gewebequetschung ❿
Quetschwunde		Wundentstehung ähnlich wie bei der Platzwunde, jedoch oft Zerstörung tieferer Gewebeschichten mit Bildung tiefer Wundtaschen. Hautoberfläche evtl. intakt ⓫

werden die beiden Wirkstoffe getrennt aufgezogen und an unterschiedlichen Körperstellen intramuskulär injiziert. Die Impfung ist im Impfausweis zu dokumentieren. Sind weitere Injektionen zur Vervollständigung des Impfschutzes erforderlich, hat der Arzt ausdrücklich darauf hinzuweisen.

Wiederholungsfragen

1. Welche Faktoren spielen beim Knochenstoffwechsel eine wichtige Rolle? (➤ 2.1.1)
2. Welche Gelenkformen gibt es? (➤ 2.1.2)
3. Aus welchen Knochen besteht der Schädel? (➤ 2.1.4)
4. Wie ist die Wirbelsäule aufgebaut? (➤ 2.1.5)
5. Aus welchen Knochen besteht ein Arm? (➤ 2.1.9)
6. Welche Muskellogen am Unterschenkel gibt es? (➤ 2.1.8)
7. Wie hat eine Kontrakturprophylaxe zu erfolgen? (➤ 2.1.18)
8. Wie entsteht eine rheumatoide Arthritis? (➤ 2.1.14)
9. Wie wirken COX-Hemmer? (➤ 2.1.14)
10. Welche Möglichkeiten ergeben sich im Rahmen der drei Präventionsstufen? (➤ 2.1.13)
11. Was ist unter einem Kompartment-Syndrom zu verstehen? (➤ 2.1.18)
12. Welche Symptome einer distalen Radiusfraktur loco typico treten auf? (➤ 2.1.18)
13. Was ist im Rahmen der Pflege nach einer Amputation zu beachten? (➤ 2.1.19)
14. Welche Kennzeichen haben die verschiedenen Wundarten? (➤ 2.1.20)
15. Wie erfolgt die Wundheilung? (➤ 2.1.20)

LITERATURNACHWEIS

Herold G. et al. Innere Medizin 2019. Köln: Gerd Herold Verlag, 2018.

Kugler, P. Der menschliche Körper. Anatomie Physiologie Pathologie. 3. A. München: Elsevier Verlag: 2017.

Paetz B. Chirurgie für Pflegeberufe. 23. A. Stuttgart: Thieme Verlag, 2017.

Redaktion Altenpflege. Altenpflege Spezial. Expertenstandards. Hannover: Vincentz Network., 2011.

Rote Liste Service GmbH (Hrsg.) Rote Liste 2019.

Von zur Mühlen M., Keller C. Pflege konkret. Chirurgie, Urologie, Orthopädie. 5. A. München: Elsevier Verlag, 2018.

Zeyfang A., Denkinger, M., Hagg-Grün U. Basiswissen Medizin des Alterns und des alten Menschen. 3. A. Heidelberg: Springer Verlag, 2018.

2.2 Erkrankungen von Haut und Hautanhangsgebilden

Die Haut bildet die Grenze des Körpers zur Außenwelt. Mit einer Fläche von 1,5–2 m², einem Gewicht von 3,5–10 kg sowie etwa 5 000 Sinneskörperchen pro Quadratzentimeter ist die Haut das größte Sinnesorgan des Menschen. Daneben hat sie zahlreiche weitere **Funktionen**:

- **Schutz** des Körpers vor Umwelteinflüssen (Hitze, Kälte, Strahlen, Fremdkörper, Mikroben)
- Mitwirkung bei der **Regulation** des **Wasserhaushalts** (durch Schweißbildung)
- **Temperaturregulation** (durch Schweißbildung und wechselnde Hautdurchblutung)
- Bildung von **Vorstufen des Vitamin D** (wichtig für den Knochenstoffwechsel)
- **Sinnesorgan** (für Berührung, Druck, Wärme, Kälte und Schmerzreize)
- **Energiespeicher** durch Unterhautfettgewebe.

2.2.1 Aufbau der Haut

Bei der Betrachtung der Haut lassen sich Leistenhaut und Felderhaut unterscheiden. Der Begriff **Leistenhaut** bezeichnet das genetisch festgelegte Leistenmuster an den Handflächen und an den Fußsohlen. Die verbleibende Hautfläche heißt aufgrund der rautenförmigen Zeichnung **Felderhaut.** Im Unterschied zur Leistenhaut befinden sich in der Felderhaut Haare mit Talgdrüsen und je nach Körperregion auch Duftdrüsen.

Die Haut besteht aus drei Hauptschichten (➤ Abb. 2.83):

- **Oberhaut** (*Epidermis*)
- **Korium** (*Dermis, Lederhaut*)
- **Unterhaut** (*Subkutis*).

Die beiden oberen Schichten – Oberhaut und Korium – werden als **Kutis** zusammengefasst. Die Dicke der Kutis ist mit etwa 4 mm am Rücken und ca. 2 mm an der Stirn sehr variabel.

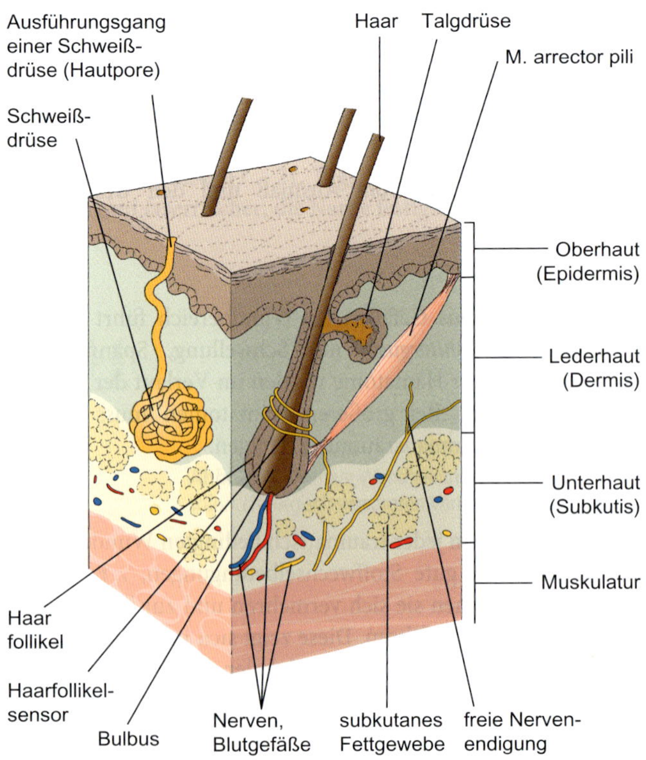

Abb. 2.83 Der Aufbau der Haut. [L190]

Oberhaut, Epidermis

Die Oberhaut besteht aus **mehrschichtigem, verhornendem Plattenepithel** (➤ 1.3.1), dessen Zellen den Hornstoff Keratin bilden.

Schichten der Oberhaut

Die Schichten der Oberhaut sind im Lichtmikroskop deutlich erkennbar. An Stellen, die erheblichen mechanischen Belastungen ausgesetzt sind, wie Fußsohlen und Handflächen, lassen sich fünf, an allen anderen Körperstellen vier Schichten unterscheiden. Von innen nach außen werden folgende Schichten unterschieden:

- **Basalzellschicht** (*Stratum basale*); bestehend aus sich laufend teilenden Zellen, Sinneskörperchen (Merkel-Tastscheiben) und Melanozyten. Letztere bilden ein braunes Pigment und geben es den sich nach oben, zur Außenfläche hin, schiebenden Zellen mit.
- **Stachelzellschicht** (*Stratum spinosum*); Zellen mit langen Zellausläufern („*Stacheln*") für den Informations- und Nährstoffaustausch. Die Langerhans-Zellen verfügen über phagozytotische („*fressende*") Fähigkeiten.
- **Körnerschicht** (*Stratum granulosum*); im Lichtmikroskop zu erkennen, weil die beginnenden Verhornungszeichen als Körnchen zu sehen sind.
- **Leuchtschicht** (*Stratum lucidum*); ist nur in den Handflächen und den Fußsohlen vorhanden, um die Widerstandskraft gegenüber mechanischen Einwirkungen zu erhöhen.
- **Hornschicht** (*Stratum corneum*) mit etwa 25–100 Lagen von kernlosen, platten Hornzellen, die an der Oberfläche in Form kleiner Schuppen abschilfern.

Der Weg der Epithelzellen von der Basalzellschicht bis zur Körperoberfläche dauert etwa vier Wochen.

Hautfarbe

Die braunen Pigmentkörnchen der Melanozyten, das Melanin, schützen die tieferen Hautschichten mit ihren kernhaltigen Zellen vor dem energiereichen, für die Zellkerne schädlichen UV-Licht. Während die UVA-Strahlung des Sonnenlichts die Hautalterung verursacht, führt die UVB-Strahlung zu Sonnenbrand sowie Schäden an der DNS und wird deshalb hauptsächlich für die Entwicklung von Hautkrebs verantwortlich gemacht.

Ursachen der individuellen Hautfarbe:

- Einlagerung von Melanin
- Speicherung von Karotin, einer Vorstufe des Vitamins A (Karotin ist u. a. in Paprika, Karotten, Tomaten enthalten)
- Dicke der Epidermis
- Sauerstoffgehalt des Bluts
- Durchblutung.

Korium, Lederhaut

Die Basalmembran kennzeichnet den Übergang von der Epidermis zur bindegewebigen Lederhaut. Lichtmikroskopisch sind in der Lederhaut zwei Schichten zu erkennen:

- **Papillarschicht** (*Stratum papillare*)
- **Geflechtschicht** (*Stratum reticulare*).

Die **Papillarschicht** besteht aus lockerem Bindegewebe mit feinen elastischen und dünnen kollagenen Fasern. Kleine, zapfenartige Ausziehungen (*Papillen*) markieren die Grenze zur Oberhaut. Im Bereich der Papillen verlaufen Blutgefäße. Sie gewährleisten die Ernährung der gefäßlosen Oberhaut. In den Papillen liegen feine Nervenfasern für die Empfindung von Schmerz-, Temperatur- und Juckreiz sowie Berührungsrezeptoren, die als Meissner-Tastkörperchen (➤ Abb. 2.85) bezeichnet werden.

Der untere Abschnitt der Lederhaut, die **Geflechtschicht**, ist aus festem, unregelmäßig angeordnetem Bindegewebe aufgebaut, das neben kollagenen und elastischen Fasern (➤ 1.3.2) Blutgefäße, Haarwurzeln, Talgdrüsen, Nerven und Schweißdrüsengänge enthält. Die Kombination von kollagenen und elastischen Fasern beeinflusst den Dehnungszustand und die Stabilität der Haut. Die Kapazität der kollagenen Fasern, Wasser zu speichern, bestimmt den Hautturgor (*Spannungszustand der Haut*).

Subkutis, Unterhaut

Das lockere Bindegewebe der Unterhaut (*Subkutis*) mit Gefäßen, Vater-Pacini-Lamellenkörperchen (➤ Abb. 2.85), und Schweißdrüsen dient als Verschiebeschicht zu den darunter liegenden Strukturen wie Muskelfaszien oder Knochenhaut. Auch Haarwurzeln können bis in die Unterhaut reichen.

Je nach Körperstelle und Körperbau enthält die Unterhaut mehr oder weniger Fettgewebe. Fettgewebsarm sind z. B. Augenlid, Nase, Ohrmuschel und Lippe. Reich an Fettgewebe ist die Subkutis am Bauch, in der Gesäßgegend, in den Fußsohlen sowie in den weiblichen Brustdrüsen.

Wie bei allen Geweben, die einer hohen Umbaurate unterliegen, ist auch das Fettgewebe mit vielen Kapillaren versorgt.

Die Unterhaut eignet sich gut für **Injektionen.** Die bevorzugten Stellen für subkutane (*s. c.*) Injektionen sind die Bauchhaut und der Oberschenkel. In diesen Bereichen ist die Unterhaut besonders dick und gut zugänglich (➤ Abb. 2.84). Subkutane Injektionen erfolgen in Abhängigkeit der Dicke der Unterhaut im 90- oder 45-Grad-Winkel. Der Vorteil der subkutanen Injektion ist die langsame und gleichmäßige Aufnahme des Arzneimittels ins Blut.

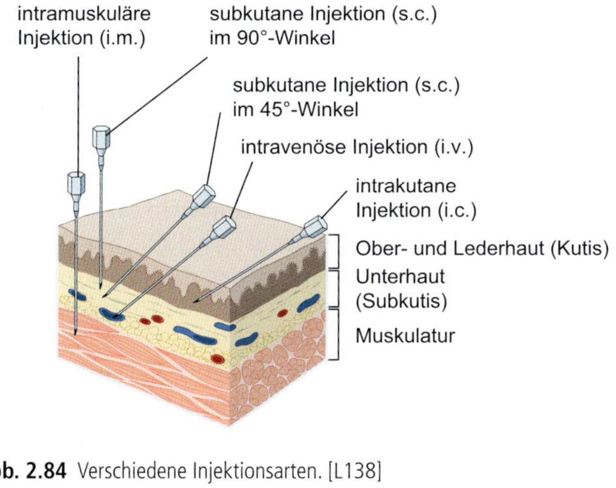

Abb. 2.84 Verschiedene Injektionsarten. [L138]

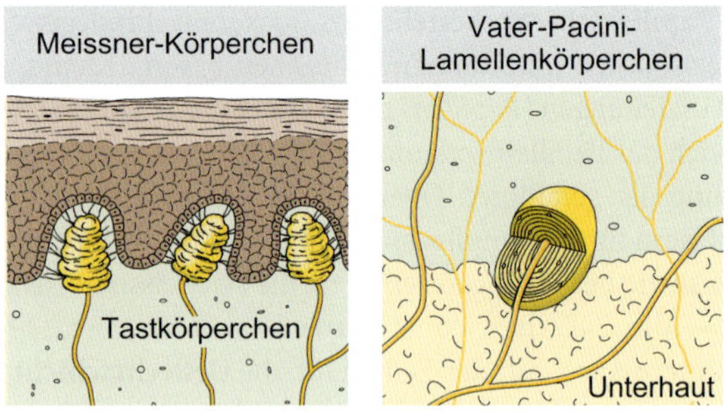

Abb. 2.85 Zwei Sinneskörperchen der Haut: die Meissner-Tastkörperchen und die Vater-Pacini-Lamellenkörperchen. [L190]

Säureschutzmantel und Hautflora

Das saure Substanzgemisch aus Schweiß und Talg lässt auf der Hautoberfläche einen pH-Wert von 5–6,5 entstehen. Dieser Säureschutzmantel verhindert, dass sich pathogene Bakterien auf der Hautoberfläche vermehren.

Der Begriff Hautflora umfasst zahlreiche Mikroorganismen, deren Dichte je nach Körperregion zwischen 100 und 1 000 000 Mikroorganismen pro Quadratzentimeter liegt, wobei pH-Wert, Feuchtigkeit und Sauerstoffversorgung der unterschiedlichen Hautareale ausschlaggebend sind. Eine generell höhere Keimdichte ist in der Achselhöhle, den Finger- und Zehenzwischenräumen, der Analfalte, der Leistenbeuge und auf der Kopfhaut vorhanden. Die Hautkeime wehren pathogene Erreger aufgrund ihres „Hausrechts" ab.

Wenn die Hautreinigung mit einer herkömmlichen Seife erfolgt, verändert sich der **physiologische saure pH-Wert** in den basischen Bereich (bis pH 9). Es dauert ca. ½–3 Std., bis eine gesunde Haut durch Selbstregulation ihren sauren pH-Wert zurückgewonnen hat.
Die **Hautflora** braucht zur Regeneration etwa 24–72 Std., wenn sie durch ungeeignete Körperpflegemittel vernichtet wurde.

2.2.2 Sinneskörperchen der Haut

Zahlreiche Sinneskörperchen der Haut registrieren Druck, Berührung, Vibration, Schmerz und Temperatur. Sie bestehen aus Fortsätzen sensibler Nervenzellen, die als freie Nervenendigungen in der Haut liegen oder in Tastkörperchen eingebettet sind und Erregungen an das ZNS übermitteln.

Fingerspitzen, Handflächen, Fußsohlen, Augenlider und Lippen besitzen besonders viele Sinneskörperchen. Die bekanntesten von ihnen sind:

- **Merkel-Zellen** (in der Basalzellschicht); gehören zu den Mechanorezeptoren. Sie erfassen die Druckstärke und leiten diese Information als Aktionspotentiale zum ZNS.
- **Meissner-Körperchen** (im Korium); sind ebenfalls Mechanorezeptoren, die feine Berührungen (➤ Abb. 2.85) registrieren und diese in Aktionspotentiale umwandeln.
- **Vater-Pacini-Körperchen** (in der Subkutis); erkennen als Mechanorezpetoren Vibrationen (➤ Abb. 2.85).
- **Freie Nervenendigungen** (im Korium und in der Subkutis); registrieren Hautkontakte, die nicht genau lokalisierbar sind.
- **Thermorezeptoren** können Temperaturen von 10 °C bis 45 °C erfassen. Oberhalb und unterhalb dieses Bereichs werden vorwiegend Schmerzrezeptoren (*Nozizeptoren*) stimuliert.

Die Gesamtheit der Sinneskörperchen mit ihren Funktionen als Mechano-, Thermo- und Schmerzrezeptoren vermitteln die **Oberflächensensibilität**.

Weiterleitung der Reize

Druck-, Berührungs-, Schmerz-, Vibrations- und Temperaturreize gelangen als Folge von Aktionspotentialen über Nerven zum Rückenmark und von dort zum Thalamus und zu den sensiblen Rindenfeldern des Großhirns (➤ 2.13.1). Hier erfolgt die Verarbeitung der eintreffenden Informationen aus der Haut in Abhängigkeit von individuellen Erfahrungen und den psychischen Voraussetzungen. Die Reaktionen finden u. a. über muskuläre Reaktionen (Hinwendung zur auslösenden Ursache oder Abwendung) und in Form von vegetativen Reaktionen (z. B. Herzklopfen, Schweißausbruch, flache Atmung) statt.

2.2.3 Hautanhangsgebilde

DEFINITION

Hautanhangsgebilde: Hierzu zählen Haare, Nägel und Hautdrüsen. Haare und Nägel sind eine Sonderform der Hornschicht (*Stratum corneum*).

Haare

Haare haben Schutz- und Tastfunktion. Die Kopfhaare schützen vor zu starker Sonneneinstrahlung. Augenbrauen und Wimpern bewahren das Auge zusammen mit den Lidreflexen vor Verletzungen durch Fremdkörper. Haare in den Nasenlöchern verhindern, dass Insekten oder Schmutzpartikel eingeatmet. Daneben können mithilfe der Körperhaare feinste Berührungen wahrgenommen werden.

Auf dem Kopf befinden sich ungefähr 100 000 Haare, pro Tag fallen 30–80 Haare aus. Die Lebensdauer eines Haares beträgt 2–6 Jahre.

Das Haar gliedert sich in zwei Abschnitte:

- Haarschaft, der sichtbare Teil
- Haarwurzel, in der Wurzelscheide steckend.

Anatomisch gesehen kann man sich ein Haar als einen Hornfaden vorstellen. Das untere Ende der Haarwurzel ist zur **Haarzwiebel** erweitert (*Bulbus*). Diese bildet den Hornfaden und sitzt auf der **Haarpapille.** Über eine Blutkapillare in der Haarpapille gelangen Sauerstoff und Nährstoffe zur Haarzwiebel. Die **Wurzelscheide** umschließt die Haarwurzel. Sie besteht aus zwei Teilen: einem Anteil aus Epithelzellen (epitheliale Wurzelscheide), der unmittelbar an der Haarwurzel liegt und einem bindegewebigen Teil. Die bindegewebige Wurzelscheide wird auch als **Haarbalg** bezeichnet. Epitheliale und bindegewebige Wurzelscheide bilden zusammen den Haarfollikel.

In jeden **Haarfollikel** münden eine oder mehrere Talgdrüsen. Ein Bündel glatter Muskelzellen (*M. arrector pili* ➤ Abb. 2.83) kann das Haar bei Kälte oder Stress aufrichten („*Gänsehaut*"). Der Haarfollikel wird von Haarfollikelrezeptoren umsponnen; diese registrieren feinste Haarbewegungen.

Die **Haarfarbe** wird von der Menge an Melanin bestimmt, das von den Melanozyten über feine Kanälchen in die Haarzellen gelangt. Ab dem 40. Lebensjahr lässt die Melaninproduktion nach, die ersten grauen Haare treten auf. Im hohen Alter geht die Funktion der Melanozyten völlig verloren und das Haar wird weiß.

Im Haar können Gerichtsmediziner z. B. Drogen, Medikamentenbestandteile oder Gifte nachweisen, die im Blut zirkulieren und mit dem Blutfluss an die Haarzwiebel getragen werden. Da ein Kopfhaar ungefähr 10 mm pro Monat wächst, ist anhand der Einlagerungsstelle der Zeitpunkt einer Substanzeinnahme zu errechnen. Der Nachweis kann in allen Körperhaaren erfolgen.

Hautdrüsen

Bei den Hautdrüsen unterscheidet man Talg-, Schweiß- und Duftdrüsen.

Talgdrüsen sind meist an die Haarfollikel gebunden, kommen aber auch, wie z. B. an den Lippen, als freie Talgdrüsen vor. An der Nase, am Rücken und im Brustbereich sind Talgdrüsen besonders zahlreich. Talgdrüsen produzieren Talg, ein charakteristisches Fettgemisch, das sowohl die Haare als auch die Haut mit einem dünnen Fettfilm überzieht. Talg bewahrt das Haar vor dem Austrocknen, hält die Haut geschmeidig und ist aufgrund seines Gehalts an Fettsäuren keimtötend.

Der Mensch verfügt über 2–3 Millionen **Schweißdrüsen.** Sie sind in der Haut der Handflächen und der Fußsohlen am dichtesten. Der Ausführungsgang einer Schweißdrüse endet in einer Hautpore.

Die **Schweißbildung** mit etwa 1 l täglich und einem pH-Wert von 4,5 dient der:

- **Regulation** der Körpertemperatur
- **Ausscheidung** von Stoffwechselprodukten (z. B. Harnstoff, Kochsalz)
- **Erhaltung** des Säureschutzmantels der Haut

Duftdrüsen befinden sich in den Achselhöhlen, der Schamregion und an den Brustwarzen. Sie produzieren Pheromone, ein Sekret, das die zwischenmenschliche (Bio-)Kommunikation steuert.

Nägel

Nägel sind Platten von dicht gepackten, verhornten Zellen der Oberhaut. Sie erleichtern das Greifen, verhindern Verletzungen an den Finger- und Zehenenden und dienen als Widerlager beim Tasten.

Da die Nägel transparent sind, ist die Farbe des Nagelbettes ein guter Beobachtungsparameter für die Gewebedurchblutung und Sauerstoffversorgung des Körpers.

Der überwiegende Teil des sichtbaren Nagels (➤ Abb. 2.86), die **Nagelplatte,** erscheint wegen des darunter liegenden, gut durchbluteten **Nagelbetts** rosafarben. Auf dem Nagelbett schiebt sich der Nagel nach vorn. Damit der Nagel als Rupf-, Kratz- und Zupfwerkzeug genutzt werden kann, ist das Nagelbett über Bindegewebebündel fest mit dem Periost der Finger- und Zehenglieder verbunden. Von der **Nagelmatrix,** dem Hinterrand des Nagelbetts, geht das Nagelwachstum aus. Der weißliche, halbmondförmige Abschnitt am Nagel wird **Lunula** (*kleiner Mond*) genannt. Die weiße Farbe der Lunula entsteht dadurch, dass die Nagelschichten noch nicht fest miteinander verwachsen sind und die Lichtbrechung anders erfolgt als bei den verwachsenen Nagelschichten. Der **Nagelfalz** ist der Hautwulst an den Rändern der Nagelplatte.

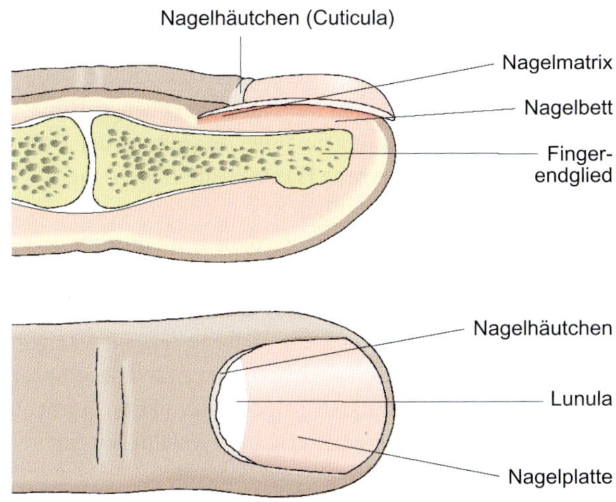

Abb. 2.86 Fingernagel im Längsschnitt und in der Aufsicht. [L190]

Hinweise zu gesundheitsförderndem Verhalten

Um Alterserscheinungen der Haut hinauszuzögern, ist eine sorgfältige Pflege der Haut von großer Bedeutung. Da die Talgproduktion mit zunehmendem Alter abnimmt, beginnen talgdrüsenarme Körperregionen wie die Haut an den Oberarmen und an den Unterschenkeln zu jucken.

Körperlotionen, die den Säureschutzmantel der Haut nicht zerstören, halten die Haut geschmeidig. Besonderes Augenmerk ist auf die Pflege der Hände und der Füße zu legen.

Die Pflege der Oberhaut durch Salben und Cremes kann allerdings eine gesunde Ernährung nicht ersetzen. Eiweiße aus der Ernährung sind die Grundlage für die körpereigene Produktion von Bindegewebsfasern, also auch von kollagenen und elastischen Fasern in der Lederhaut. Eine ausreichende Flüssigkeitsaufnahme von ca. 1,5 l/Tag ist die Voraussetzung für einen altersentsprechenden Hautturgor.

Wasseranwendungen, z. B. Kneippsche Güsse aller Art, aber auch Bürstenmassagen regen die Blutzirkulation in der Leder- und der Unterhaut an. Damit erfolgt eine bessere Versorgung der Oberhaut mit Sauerstoff und Nährstoffen, da diese von der Blutversorgung durch die Lederhaut abhängig ist.

Rauchen führt zu einer schlechteren Versorgung der Epidermis, weil aufgrund der größeren Affinität von Kohlenmonoxid (im Zigarettenrauch enthalten) zum Hämoglobin, der Sauerstoff aus seiner Hämoglobinbindung verdrängt wird. Das Ergebnis ist eine fahle, graue, trockene Haut.

2.2.4 Leitsymptome bei Hauterkrankungen

DEFINITION

Dermatologie: Medizinisches Fachgebiet, das sich mit der Lehre von den Erkrankungen der Haut und der Hautanhangsgebilde befasst.

Altershaut

Die biologische Alterung eines Menschen ist an der Haut am schnellsten erkennbar. Der Alterungsprozess hängt von den genetischen Vorgaben und vom individuellen Lebensstil ab:

- Durch die zunehmend unregelmäßige Anordnung der Hornzellen entwickelt sich die **raue Haut** des alten Menschen.
- Da alle drei Hautschichten mit dem steigenden Lebensalter atrophieren (*sich zurückbilden*), wird die Haut **dünner, verletzlicher** und wirkt pergamentartig.
- Die **trockene, spröde Haut** und der **reduzierte Hautturgor** zeigen, dass die kollagenen Fasern in der Lederhaut weniger Wasser speichern und die Talgdrüsen ihre Aktivität reduzieren.
- Aufgrund der eingeschränkten Talgdrüsenfunktion ergibt sich ein höherer pH-Wert mit einer erhöhten Anfälligkeit für **Infektionen.**
- Die Lederhaut verliert elastische Fasern; deshalb reißt die Haut unter mechanischen Belastungen schneller ein.
- Weil die Zellen der unteren Hautschichten sich langsamer teilen, heilen Verletzungen schlechter; die **Wundheilung** ist also verzögert.
- Ein Abbau von Fettzellen in der Unterhaut lässt den alten Menschen anfällig für **Kälte** werden, er friert schneller.
- Die Reduktion der Gefäße im Bindegewebe von Leder- und Unterhaut bestimmt die Ausbildung der **Altersblässe.**

Altersflecken (*Lentigo senilis*) sind umschriebene Pigmentvermehrungen, die meist im Gesicht und an den Armen auftreten. Sie entstehen, wenn die Haut im Lauf des Lebens häufig der Sonnenstrahlung ausgesetzt wurde und verleihen der Haut des alten Menschen ein fleckiges Aussehen.

Fettige, braune Neubildungen, die v. a. an Kopf, Hals, Rücken und Brustwand auftreten, machen sich als **Alterswarzen** ab dem 5. Lebensjahrzehnt bemerkbar. Wichtigste Differenzialdiagnose bezüglich der Alterswarzen ist das maligne Melanom (➤ 2.2.9).

Pflege

Jede Pflegefachkraft beobachtet bei Pflegemaßnahmen die Haut des Pflegebedürftigen. Kriterien der Hautbeobachtung sind:

- **Hautspannung:** Veränderungen der Hautspannung (*Hautturgor)* sind vom Flüssigkeitsgehalt abhängig. Eine Austrocknung (*Dehydratation*) zeigt sich, wenn eine abgehobene Hautfalte stehen bleibt und sich nicht sofort glättet, Ödeme mit vermehrter Spannung der Haut entstehen, wenn sich Wasser im Gewebe ansammelt.
- **Hautfarbe:** Veränderungen der Hautfarbe zeigen den Grad der Durchblutung an und lassen eine Beurteilung der Kreislaufsituation zu.
- **Hauttemperatur:** Sie hängt ebenfalls von der Durchblutung, aber auch von der Hautfeuchtigkeit und von der Umgebungstemperatur ab.
- **Hautoberfläche:** mit ihren Alterserscheinungen und ggf. mit Effloreszenzen, die auf Infektionen oder innere Erkrankungen hinweisen können.

Effloreszenzen

DEFINITION

Effloreszenzen (lat. *„Aufblühen", Hautblüte*): Veränderungen der erkrankten Haut; sie sind in ihrer Form, Begrenzung, Anordnung, Struktur und Entstehung charakteristisch.

Effloreszenzen sind die kleinsten Elemente eines **Exanthems** (*Hautausschlag*) oder **Enanthems** (*Ausschlag an der Schleimhaut* ➤ Abb. 2.87, ➤ Tab. 2.8).

SURFTIPP

Informationen der Deutschen Dermatologischen Gesellschaft (*DDG*): www.derma.de

Es gibt primäre und sekundäre Effloreszenzen. **Primäre Effloreszenzen** werden unmittelbar durch die Hauterkrankung hervorgerufen. Dazu zählen:

- Fleck (*Macula*)
- Knötchen, Papel (*Papula*)
- Knoten (*Nodus*)
- Bläschen (*Vesicula*)
- Blase (*Bulla*)
- Eiterbläschen (*Pustula*)
- Quaddel (*Urtica*)
- Zyste (*Cystis*).

Sekundäre Effloreszenzen entstehen auf dem Boden von primären Effloreszenzen, z. B. durch Entzündungen oder äußere Manipulationen wie Kratzen. Hierzu gehören:

- Schuppe (*Squama*)
- Kruste (*Crusta*)
- Schrunde (*Rhagade, Fissur*)
- Narbe (*Cicatrix*)
- Oberflächlicher Gewebedefekt (*Erosion*)
- Geschwür (*Ulcus*)
- Hautschwund (*Atrophie*).

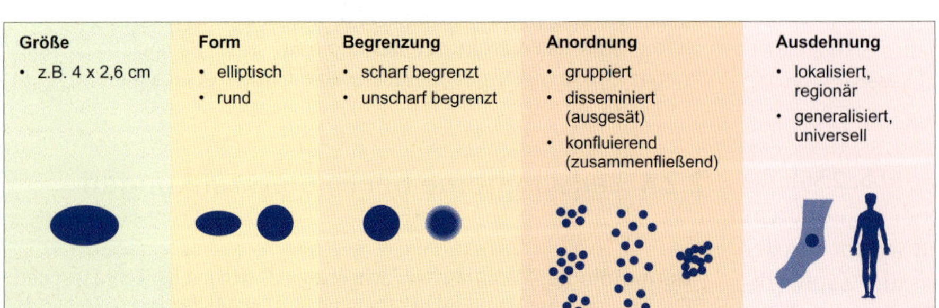

Abb. 2.87 Zur Diagnosefindung ist die genaue Beschreibung der Effloreszenzen wesentlich. [L215]

Tab. 2.8 Wichtige Effloreszenzen im Überblick.

Fleck (*Macula*): Umschriebene Farbänderung der Haut im Hautniveau, z. B.: • Gefäßweitstellung mit flächenhafter **Hautrötung** • Pigmentschwund – bei der **Vitiligo** (*Weißfleckenkrankheit*) treten durch Melanozytenverlust helle Flecken auf • Verstärkte Pigmentierung sind **Sommersprossen** oder **Leberflecke** (*Naevi*) • Punktförmige Hautblutungen (*Petechien*) • Tiefe Einblutung in die Haut (*Hämatom*)	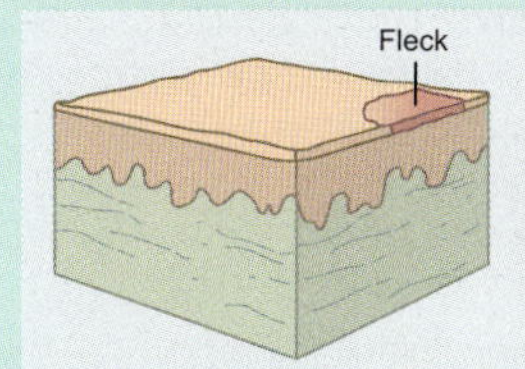 Fleck (*Macula*). [L190] 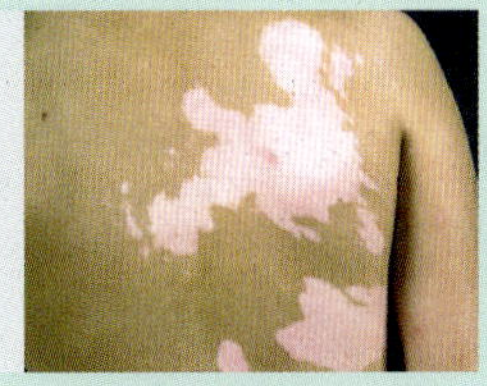 Vitiligo. [M123]
Papel (*Papula*): Eine über dem Hautniveau liegende Erhabenheit, meist mit einem Durchmesser unter 5 mm • **Epidermale Papeln** bilden sich durch eine Verdickung der Epidermis, z. B. bei der gewöhnlichen Warze • **Kutane Papeln** entstehen über eine Gewebevermehrung in der Lederhaut **Knoten** (*Nodus*): Umschriebene, derbe, das Hautniveau überragende Verdickung, meist von der Lederhaut oder Subkutis ausgehend	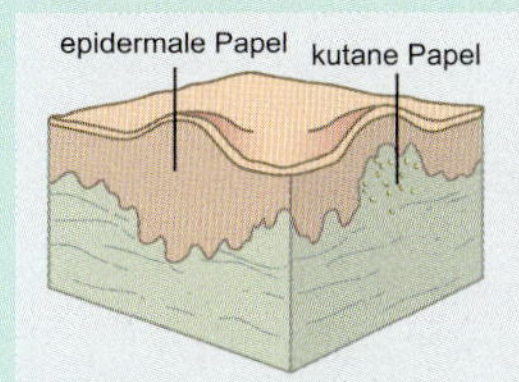 Epidermale und kutane Papel. [L190] 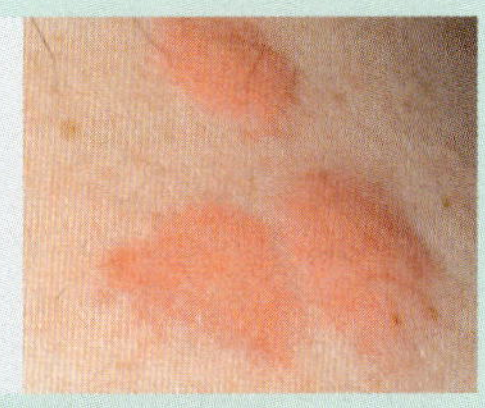 Papel. [E452]
Bläschen (*Vesicula*) und **Blase** (*Bulla*): Flüssigkeitsgefüllter Hohlraum in der Oberhaut (*intraepidermal*), unter der Oberhaut (*subepidermal*), oder unter der Hornschicht (*subkorneal*). Bläschen sind etwa 0,5–1 cm groß, Blasen größer als 1 cm. Der Inhalt der Bläschen und Blasen lässt sich per Fingerdruck verschieben. Wasserklare Blasen enthalten eine seröse Flüssigkeit, rötliche bis schwarze Blasen Blut. Bläschen kommen z. B. beim Herpes labialis (➤ 2.2.6) vor.	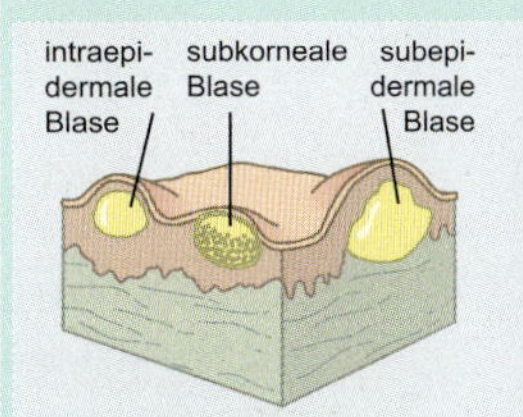 Intraepidermale, subkorneale und subepidermale Blase. [L190] 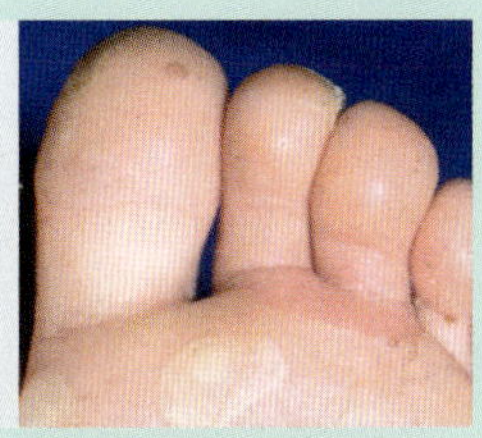 Blasen (*Bullae*) durch das Tragen ungeeigneter Schuhe. [F226]
Pustel (*Pustula*): Gefüllter Hohlraum in der Epidermis, der steril oder erregerhaltig sein kann. **Quaddel** (*Urtica*): Umschriebenes, akutes Ödem in der Lederhaut (*Korium*), das durch Plasmaaustritt aus den Gefäßen bedingt ist und juckt (typische Effloreszenzen nach Kontakt mit Brennnesseln). **Zyste** (*Cystis*): Epithelumkleideter Hohlraum, z. B. **Atherom** (*Grützbeutel*); gehört zu den Epidermalzysten, die vom Haarfollikel ausgehen und Hornsubstanz enthalten.	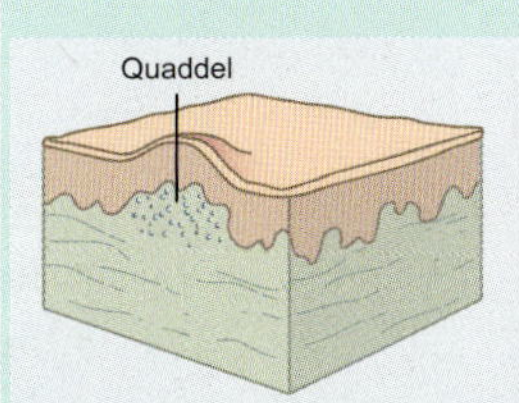 Quaddel (*Urtica*). [L190] 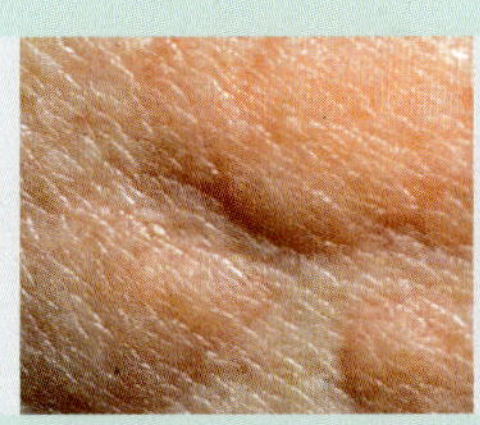 Wiesengräserdermatitis – Quaddelbildung als phototoxische Reaktion bei Kontakt mit bestimmten Pflanzen in Verbindung mit Sonnenlicht. [E451] 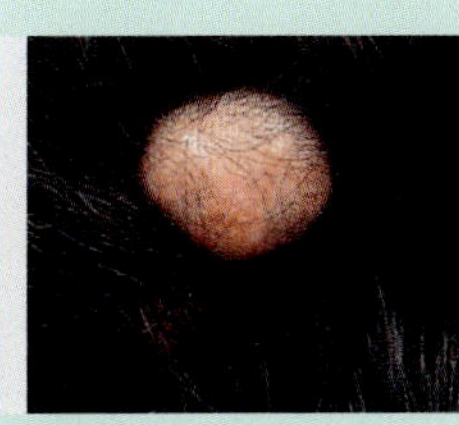 Atherom am Hinterkopf. [E453]
Schuppe (*Squama*): Locker oder fest anliegendes Hornzellenmaterial Bei einer Schuppung löst sich Hornzellenmaterial sichtbar von der Hornschicht (*äußerste Schicht der Epidermis* ➤ Abb. 2.83). Trockene Schuppen sehen weißlich, fettdurchtränkte gelblich aus.	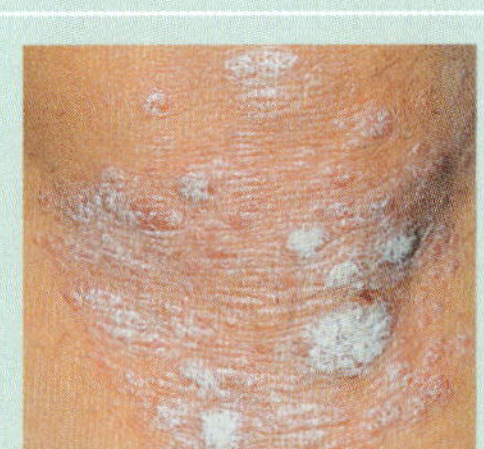 Überschießende Schuppenbildung am Knie. [E383]

Tab. 2.8 Wichtige Effloreszenzen im Überblick. (*Forts.*)

Kruste (*Crusta, Borke*): Entsteht durch Serum- oder Blutaustritt. **Rhagade** (*Schrunde*): Spaltförmiger glatter Hauteinriss, der durch Dehnung ausgetrockneter oder stark verhornter Hautareale entsteht, z. B. am Mundwinkel. Als **Fissur** werden radiäre, also strahlenförmige Haut- oder Schleimhauteinrisse bezeichnet (*Analfissur* ➤ 2.10.14). **Narbe** (*Cicatrix*): Bindegewebiger Ersatz von Epithelgewebe.	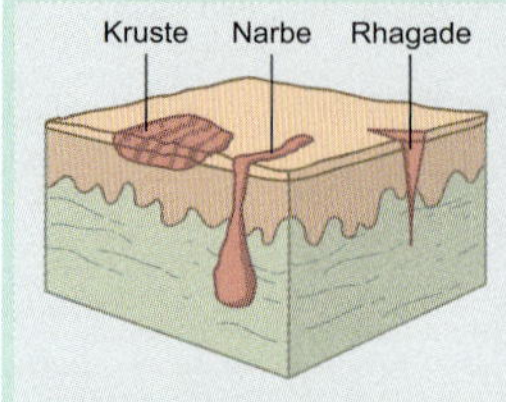 Kruste, Narbe und Rhagade. [L190] 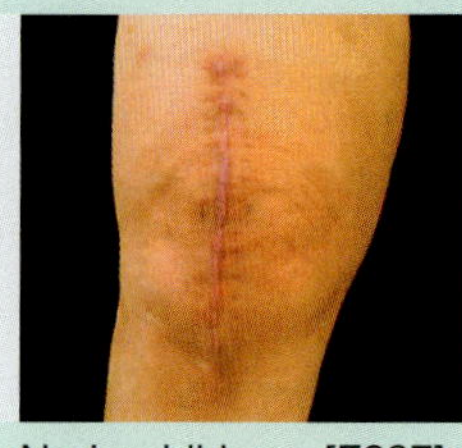 Narbenbildung. [F227]
Erosion: Oberflächlicher Defekt, der auf die Oberhaut (*Epidermis*) beschränkt ist; entsteht oft durch Kratzen. **Exkoriation:** Tiefe, bis in die Dermis reichende Abschürfung. **Ulkus** (*Geschwür*): Tiefer Defekt, der alle drei Hautschichten betreffen kann; entsteht meist auf geschädigter Haut, z. B. bei chronischem Venenleiden.	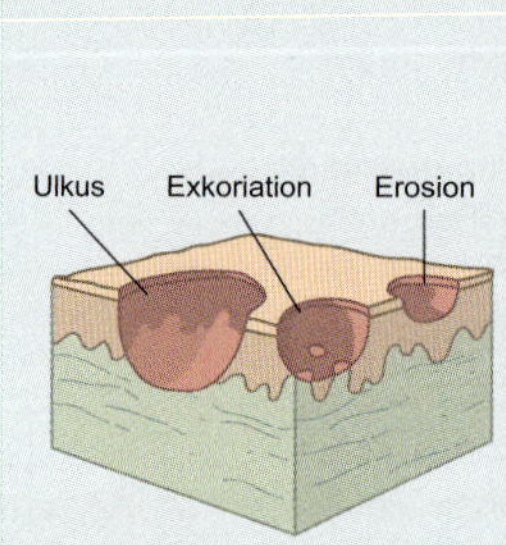 Ulkus, Exkoriation und Erosion. [L190] 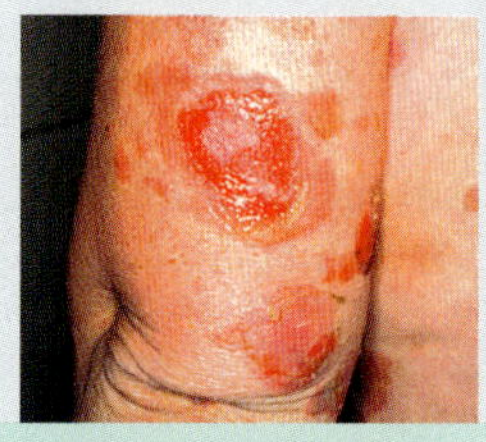 Erosion am Unterarm [M123] 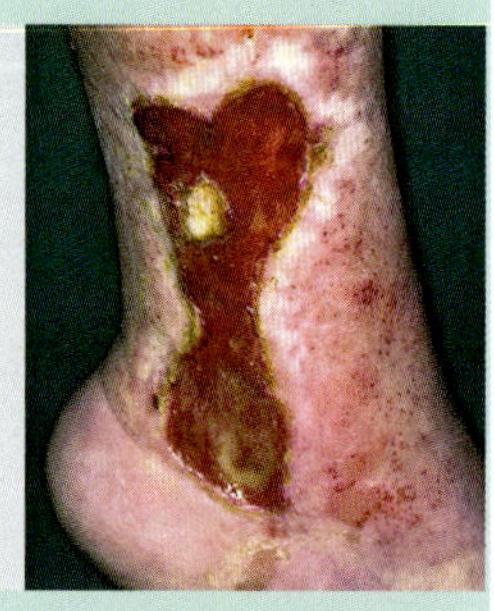 Chronisches Ulkus am Knöchel. [M123]
Atrophie (*Gewebeschwund*): Verminderung der Hautschichten und der Hautanhangsgebilde.	

Pruritus

DEFINITION

Pruritus (*Juckreiz*): Hautjucken, das mit Kratzen und Reiben einhergeht.

Die Entstehung von Juckreiz, „dem kleinen Bruder des Schmerzes" kann chemische, mechanische und physikalische Ursachen haben. Die Reizung von Fasern der Schmerzleitung wird vermutlich durch die Freisetzung von chemischen Botenstoffen (z. B. Histamin) ausgelöst und nach zentral zum Rückenmark und Gehirn geleitet. Dort werden die Signale verarbeitet und bewertet. Juckreiz ist ein Symptom, das aus vielerlei Gründen auftritt:

- Häufiges Duschen oder Baden, wenn alkalische Seifen verwendet werden
- Mangelhafte Rückfettung einer trockenen Haut nach der Körperpflege
- Altersjuckreiz (Pruritus senilis), wenn die Haut aufgrund mangelnder Flüssigkeitszufuhr, nachlassender Regulationsmechanismen und Atrophie austrocknet
- Begleiterscheinung bei Infektionen (durch Pilze, Milben, Flöhe, Läuse oder Herpesviren)
- Insektenstiche
- Begleitsymptom bei Allergien (z. B. als allergische Reaktion auf Medikamente, als Kontaktallergie auf Waschmittel, Textilien, Körperpflegemittel)
- Dermatologischen Erkrankungen wie Psoriasis (Schuppenflechte)
- Erkrankungen innerer Organe (Nieren- und Lebererkrankungen, Eisenmangel, Diabetes mellitus, Leukämien und Lymphomen)
- Unerwünschte Wirkung einer Medikamenteneinnahme (z. B. Captopril / ACE-Hemmer zur Blutdrucksenkung).

Behandlung

Bei quälendem Juckreiz lindern antipruriginöse (*gegen den Juckreiz gerichtete*) Maßnahmen kratzbedingte Folgen.

Allgemeine Vorkehrungen:

- Auf kühle Raumtemperatur achten, da Wärme den Juckreiz fördert
- Nachts Baumwollhandschuhe anziehen zum Schutz der Haut vor Verletzungen durch Kratzen
- Vermeidung von zusätzlichen Hautreizungen durch scheuernde Kleidungsstücke oder ungeeignete Seifen und Waschmittel

- Pflege der Altershaut, z. B. mit Linola®Urea.

Die **medikamentöse Therapie** erfolgt mit Antihistaminika, z. B. Fenistil® (Dimetinden) und Cetiderm Tabs® (Cetirizin), Tavegil® (Clemastin) oder Soventol® (Bamipin) bzw. Bamipin kombiniert mit Kortison als Soventol HydoCort®. Zu den Nebenwirkungen zählen u. a. Schwindel, Müdigkeit und allergische Reaktionen.

Potenziell inadäquate Medikation für ältere Meschen (PRISCUS-Liste)

Clemastin und **Dimetinden** sind anticholinerg wirkende Arzneimittel. Sie greifen in den Acetylcholin-Stoffwechsel ein und stehen in Zusammenhang mit einer Herabsetzung kognitiver Leistungen. Daher sind diese Medikamente insbesondere bei Pflegebedürftigen nicht empfehlenswert, die an der Alzheimer-Krankheit leiden, weil davon auszugehen ist, dass bei diesen Menschen generell ein Mangel des Neurotransmitters (*Botenstoff*) Acetylcholin vorliegt. Als alternativer Wirkstoff wird von den Autoren der Priscusliste u. a. Cetirizin vorgeschlagen.

SURFTIPP

Priscus-Liste: www.priscus.net

Alopezie (Haarausfall)

Von einer Alopezie (Haarausfall) spricht man, wenn täglich 100–150 Haare ausfallen. Generell bedeutet ein Haarausfall, dass der Haarzyklus (Wachstumsphase ca. 2–6 Jahre, Übergangsphase von wenigen Wochen, zwei – viermonatige Ruhephase nach dem Ausfallen des Haars) gestört ist. Ursachen des Haarausfalls sind:

- Hormonelle Veränderungen (Hypo- und Hyperthyreose, Östrogenmangel)
- Stressfaktoren
- Mechanische Belastungen (z. B. allzu straffe Frisur)
- Infektionskrankheiten (Grippe, Tuberkulose)
- Unerwünschte Arzneimittelwirkung (z. B. Zytostatika, Betablocker, Thyreostatika)
- Trichotillomanie (*Ausreißen der Haare*)
- Fehl- und Mangelernährung (Eisen-, Zink-, Vitamin B-Komplexmangel, Mangel an Biotin, Folsäure)
- Androgenetischer Haarausfall („männlicher Haarausfall“), bedingt durch eine erhöhte Empfindlichkeit der Haarwurzeln auf Testosteron.

Die androgenetische Alopezie beginnt mit der Ausdehnung über den Stirn-Schläfen-Bereich („*Geheimratsecken*“) und setzt sich in den Scheitelbereich fort. Es entsteht die typische männliche Glatze mit dem verbleibenden hinteren und seitlichen Haarbezirk (➤ Abb. 2.88). Bei der Frau beginnt der Haarverlust meist als diffuse Veränderung im Scheitelbereich (➤ Abb. 2.89).

Vermehrter Behaarung

- **Hypertrichose** mit verstärktem Haarwuchs; lokal oder am gesamten Körper auftretend, aber der geschlechtsspezifischen Behaarung angepasst. Ursächlich sind genetische Faktoren oder Arzneimittel (z. B. Glukokortikoide).
- **Hirsutismus** mit verstärkter Behaarung, die bei Frauen dem männlichen Behaarungstyp entspricht. Ursachen sind z. B. Erkrankungen der Nebennierenrinde oder die Einnahme von Medikamenten (z. B. Diuretikum Spironolacton).

Geschlechtsspezifische Behaarung: Beim Mann sind die spitz zum Nabel aufsteigende Schambehaarung, die Behaarung der Brust und der Innenflächen der Oberschenkel sowie der Bartwuchs typisch.
Die Frau weist eine horizontal begrenzte Schambehaarung und eine geringere Behaarung des Rumpfes auf.

Nagelveränderungen

Nagelveränderungen sind nicht nur kosmetisch störend, sie können den Betroffenen auch im täglichen Leben beeinträchtigen, weil die Nägel als Widerlager für die Finger- und Zehenkuppen beim Tasten unentbehrlich sind.

Veränderungen der Nagelfarbe

- **Weißliche** Verfärbung als Flecken oder Streifen; Folge hormoneller Umstellungen im Alter, evtl. Kalziummangel, nach Verletzungen
- **Gelbgraue** Verfärbung bei Nagelpilzerkrankung (*Nagelmykose, Onychomykose* ➤ 2.2.6, ➤ Abb. 2.90)

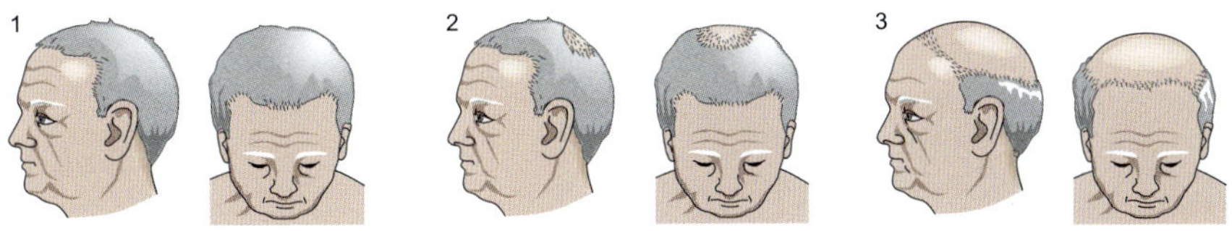

Abb. 2.88 Alopezie des Mannes. [L157]

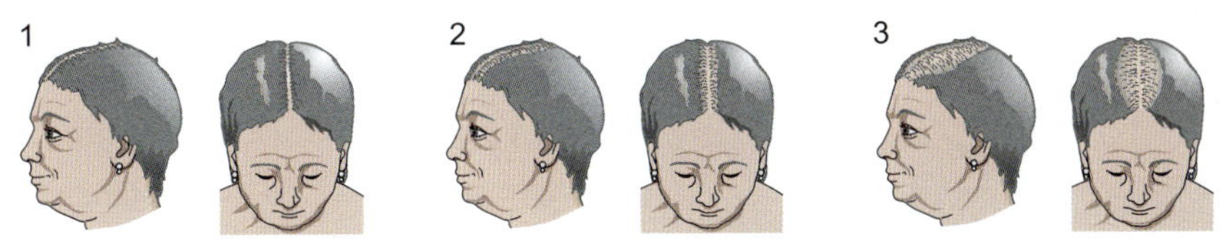

Abb. 2.89 Alopezie der Frau. [L157]

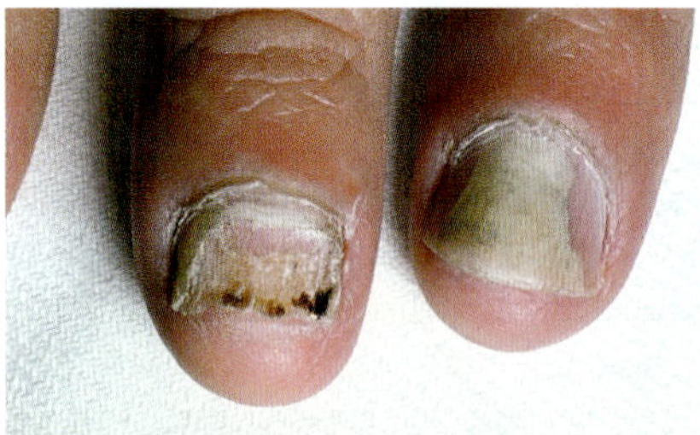

Abb. 2.90 Nagelmykose. Typisch sind die gelblichgraue Verfärbung und die Brüchigkeit der Nägel. Vom ursprünglichen gesunden Nagel ist nur noch ein schmaler Randsaum vorhanden. [M123]

2

- **Braune** Verfärbung bei Morbus Addison (➤ 2.5.11), durch Chemikalien. Umschriebene Braunverfärbungen bei (harmlosem) Naevus oder (bösartigem) Melanom
- **Schwarze** Verfärbung durch Hämatom, Naevus, Melanom.

Veränderungen der Nagelform

- **Längsriffelung** mit erhabenen, parallel verlaufenden Riffeln; auftretend im Alter oder bei Durchblutungsstörungen des Nagelbetts
- **Tüpfelnägel** mit grübchenförmigen Vertiefungen; typisch bei Psoriasis (➤ 2.2.8)
- **Uhrglasnägel** und **Trommelschlägelfinger** (➤ Abb. 2.91, ➤ Abb. 2.92, ➤ Abb. 2.93); Uhrglasnägel sind große, gewölbte Nägel, Trommelschlägelfinger kolbenförmige Auftreibungen der Fingerendglieder; diese Veränderung ist meist das Zeichen einer Hypoxie bei Herzfehlern oder chronischen Lungenerkrankungen
- **Löffelnägel** (*Hohlnägel*) mit dünnen, löffelartig eingedellten Nagelplatten; bei Eisenmangelanämien, Arbeiten im feuchtwarmen Milieu und häufigem Kontakt mit Waschmitteln oder Chemikalien

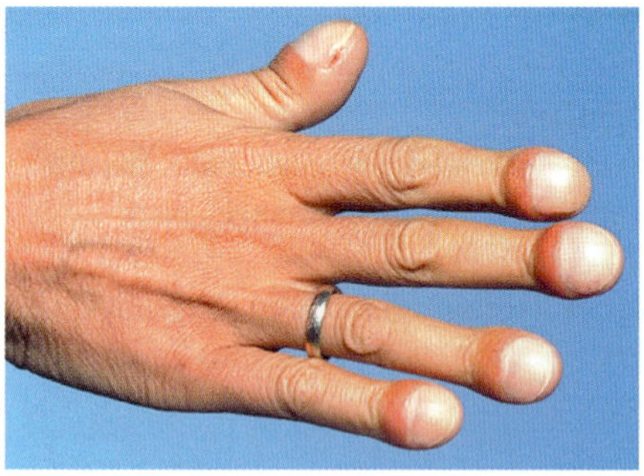

Abb. 2.91 Trommelschlägelfinger. [K183]

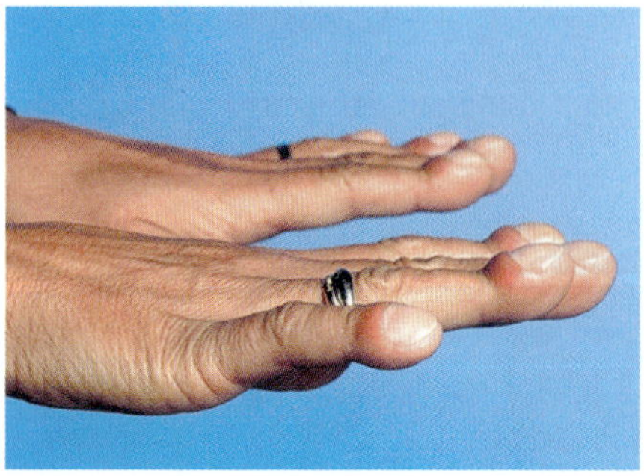

Abb. 2.92 Trommelschlägelfinger in der Seitenansicht. [K183]

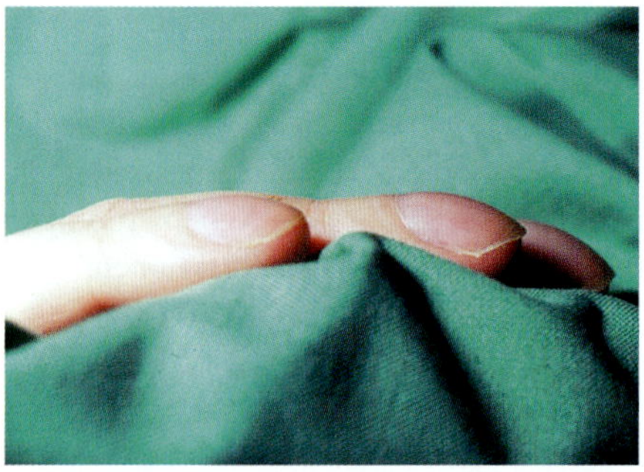

Abb. 2.93 Uhrglasnägel. [K183]

- **Röhrennägel** mit röhrenförmiger Struktur der Nagelplatte; entstehen aufgrund von Fußveränderungen, nach Verletzungen und bei Psoriasis.

Veränderungen der Nagelkonsistenz

- Ein **krümeliger Zerfall** des Nagels kann auf einen Pilzbefall (*Onychomykose*) hinweisen.
- Eine **Ablösung der Nagelplatte** (*Onycholyse*) z. B. chemische Ursachen (Verwendung scharfer Putzmittel) haben, durch Verletzungen (Hammerschlag auf den Fingernagel) entstehen oder durch ungeschickte Maniküre bedingt sein.
- **Brüchige Nägel** (*Onychorrhexis*) sind bei allgemeiner Hauttrockenheit zu beobachten.
- Bei einer **Onychogrypose,** einem Krallennagel, sind die Nägel verdickt und verfärbt. Besonders betroffen sind die Großzehennägel.

Prophylaxe von Nagelveränderungen

- Bei Kontakt mit Chemikalien Handschuhe tragen.
- Um Fußnägel zu schützen, weite Schuhe tragen.
- Bei feuchten Füßen Strümpfe aus Baumwolle tragen und tagsüber mehrmals die Schuhe wechseln.
- Auf eine ausgewogene Ernährung achten (➤ 5.1), um Vitaminmangelzuständen oder einer Eisenmangelanämie vorzubeugen.
- Nägel häufig einfetten und das Nagelhäutchen vorsichtig zurückschieben.
- Brechende, sich spaltende oder sich lösende Nägel kurz halten.
- Fingernägel feilen, nicht schneiden.

Die Pflege der Fußnägel sollte bei alten Menschen nach Möglichkeit durch eine professionelle Fußpflege erfolgen, da die Gefahr von Verletzungen mit nachfolgenden schlecht heilenden Wunden besteht.

2.2.5 Dekubitus

DEFINITION

Dekubitus (*Druckgeschwür*): Schlecht und langsam heilende Wunde, die durch Druck auf die Haut entstanden ist.

Ein Dekubitus ist mit Schmerzen, großen Einschränkungen in der Selbstständigkeit und mit einer erheblich verminderten Lebensqualität verbunden.

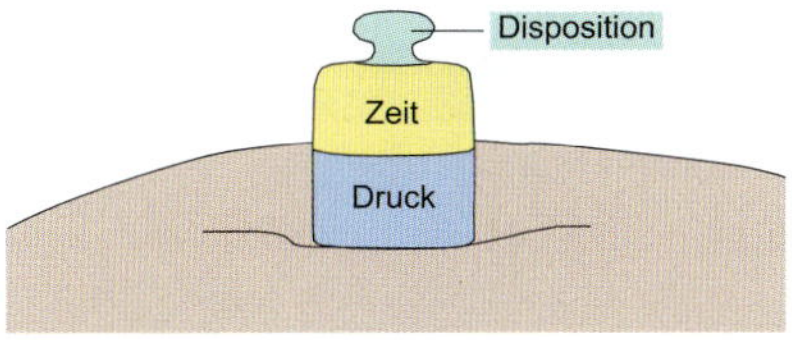

Abb. 2.94 Die drei Faktoren der Dekubitusentstehung: Druck, Zeit und Disposition. [L252]

Ursachen

Bei der Dekubitusentstehung spielen drei Faktoren eine entscheidende Rolle (➤ Abb. 2.94):

- Auflagedruck
- Zeit (*Druckverweildauer*)
- Disposition

Auflagedruck

Die Durchblutung der Hautkapillaren wird behindert, sobald der Druck auf die Kapillaren größer ist als der mittlere kapilläre Blutdruck, der etwa 20–25 mmHg beträgt. Druck auf die Kapillaren der Lederhaut und der Subkutis kann von außen oder von innen ausgeübt werden (➤ Abb. 2.95):

- Von außen durch Falten im Bettlaken, Krümel im Bett oder auf der Sitzfläche, sowie durch Katheter und Sonden, wenn sie unter dem Pflegebedürftigen platziert sind.
- Von innen durch Knochen, die direkt unter der Haut liegen.

Die Höhe des Auflagedrucks wird auch durch das Körpergewicht und die Größe der Auflagefläche bestimmt. Er steigt generell bei einem hohen Körpergewicht und bei einer kleinen Auflagefläche.

Zeit

Wichtig ist, wie lange der Druck auf den Hautbezirken lastet. Wenn die Versorgung der Hautzellen unterbrochen wird, kommt es zur Azidose im Gewebe mit nachfolgender Vasodilatation und Mikroödemen. Bei länger anhaltendem Sauerstoffmangel sterben die Zellen ab und es bildet sich eine **Nekrose** (*Gewebetod*).

Disposition

Die Haut wird zusätzlich geschädigt durch:

- Alter
- Feuchtigkeit (Schwitzen, Inkontinenz)
- Exsikkose: Die Haut ist durch Exsikkose noch verletzlicher
- Scherkräfte, die zu einer Verschiebung der Hautschichten mit Einschränkungen der Blutzirkulation führen
- Schlechte Durchblutung (bei Anämie, Herzinsuffizienz, Diabetes mellitus)
- Mangelnde Schmerzempfindung aufgrund einer Polyneuropathie
- Immobilität (Lähmungen, Bettlägerigkeit)

FALLBEISPIEL

Frau Caspari, Teil I

Frau Caspari war bis kurz vor ihrem 75. Geburtstag eine rüstige Frau. Sie suchte regelmäßig ihren Hausarzt wegen ihrer Hypertonie auf. Bei großen Aufregungen kam es wiederholt zu Blutdruckkrisen, die häufig ein Vorhofflimmern auslösten.

In der allgemein hektischen Zeit vor Weihnachten erlitt sie aufgrund einer erneuten Blutdruckkrise und des nachfolgenden Vorhofflimmerns einen ausgedehnten Schlaganfall. Auf einer Stroke-Unit (*Spezialabteilung zur Behandlung von Schlaganfällen*) wurden sämtliche medizinischen Maßnahmen ergriffen, doch die Ischämiezeit war zu lang; Frau Caspari überlebte mit schweren geistigen und körperlichen Behinderungen.

Nach mehreren Wochen wird Frau Caspari in eine Altenpflegeeinrichtung verlegt. Bei der Umlagerung von der Trage ins Bett stellt die Pflegefachkraft Frau Meier einen beginnenden Dekubitus fest.

Dekubitus-Risikoeinschätzung

Die Einschätzung des Dekubitus-Risikos erfolgt auf der Grundlage der Fachkenntnis der Pflegefachkräfte. Sie beurteilen zu Beginn der Pflegebeziehung und anschließend in angemessenen Zeitabständen Hautbeschaffenheit, Bewegungsfähigkeit, Ernährungs- und Allgemeinzustand sowie das Gefährdungspotenzial durch begleitende Erkrankungen oder verordnete Arzneimittel. Aus dieser Pflegeanamnese leiten sie die erforderlichen Maßnahmen der Dekubitusprophylaxe ab und halten sie in der Pflegeplanung fest. Eine regelmäßige Überprüfung sowie die anschließend ggf. notwendige Anpassung der Planung sind selbstverständlich.

Mithilfe des **Fingerdruck-Tests** lässt sich eine Hautrötung von einem Dekubitus Grad I unterscheiden. Dazu drücken Pflegekräfte auf die gerötete Hautstelle. Wenn nach dem Loslassen ein heller Fleck erscheint (die Rötung also wegdrückbar ist), ist der Test negativ und es handelt sich nicht um einen Dekubitus (bei dem die Rötung nicht verschwinden würde).

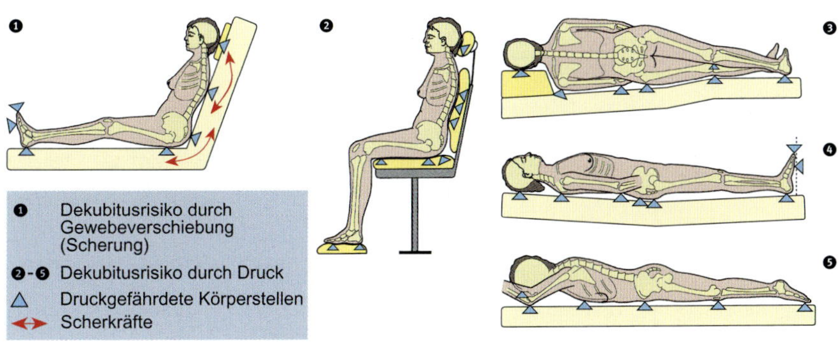

Abb. 2.95 Druckgefährdete Körperstellen beim Liegen auf der Seite, dem Rücken und dem Bauch sowie beim Sitzen auf dem Stuhl. [L157]

Studien haben ergeben, dass die Verwendung von Skalen zur Einschätzung des Dekubitus-Risikos keinen feststellbaren Vorteil bringen. Deshalb empfehlen die Fachgesellschaften sowie der Expertenstandard ihre Anwendung nicht. Pflegefachkräfte können die Skalen jedoch in Zweifelsfällen als Hilfsmittel heranziehen. Außerdem sind diese Instrumente geeignet, das Bewusstsein für ein Dekubitusrisiko zu erhöhen. In der Altenpflege verwendet man überwiegend die **Norton-** (➤ Tab. 2.9) oder die **Braden-Skala.**

Die **Braden-Skala** beurteilt Aktivität, Mobilität, Ernährung, sensorisches Empfindungsvermögen, Feuchtigkeit sowie die Wirkung von Reibung und Scherkräften auf die Haut.

Zur Vereinheitlichung der Dekubitusprophylaxe hat das deutsche Netzwerk für Qualitätsentwicklung in der Pflege (*DNQP*) einen Expertenstandard zur Dekubitusprophylaxe entwickelt.

SURFTIPP

Experstenstandard „Dekubitusprophylaxe in der Pflege": www.dnqp.de

Stadien des Dekubitus

Die Beurteilung eines Dekubitus richtet sich nach den beteiligten Gewebeschichten. Die Einteilung nach EPUAP (*European pressure ulcer Advisory Panel*) nennt vier Kategorien (➤ Tab. 2.10).

FALLBEISPIEL

Frau Caspari, Teil II

Bei Frau Caspari besteht eine oberflächliche Hautrötung im Bereich des Kreuzbeins und der Dornfortsätze. Die Altenpflegeschülerin Laura Kiesel drückt auf diese Rötung und bemerkt, dass sie bestehen bleibt. In der Dokumentation notiert sie einen Dekubitus Kategorie I.

Tab. 2.10 Dekubitusstadien nach EPUAP.

Schweregrad	Beschreibung
Kategorie I	Nicht wegdrückbare Hautrötung
Kategorie II	Oberflächlicher Hautdefekt mit Blasenbildung
Kategorie III	Defekt aller Hautschichten
Kategorie IV	Beteiligung aller Hautschichten, der Sehnen, Bänder, Muskeln und Knochen

Dekubitusprophylaxe

Da Druck die Hauptursache für die Entstehung eines Dekubitus ist, hat die Entlastung gefährdeter Körperstellen oberste Priorität. Dies kann erreicht werden durch:
- Mobilisation
- Lagerung
- Hautpflege.

Mobilisation

Mobilisation verbessert die Blutzirkulation, Beweglichkeit und Atmung. Bewegungsübungen können im Bett, Rollstuhl oder im Sessel stattfinden. Bei schwachen Pflegebedürftigen sind passive Bewegungsübungen geeignet. Sie können in andere Pflegeabläufe, z. B. die Ganzwaschung oder Umlagerungen, integriert werden.

Lagerung

Lagerungen zur Dekubitusprophylaxe vergrößern die Auflagefläche. Regelmäßige Umlagerungen erfolgen in einem, für den Pflegebedürftigen individuell festgelegten Rhythmus. Lagerungsregeln sind:
- Nicht so lagern, dass Haut auf Haut liegt
- Physiologische Mittelstellung der Gelenke berücksichtigen
- Leichte Erhöhung der Extremitäten zur Verbesserung des venösen Rückflusses
- Keine Einwirkung von Scherkräften auf die Haut.

Wenn Umlagerungen allein keine ausreichende Druckentlastung erzielen, kommen spezielle Lagerungen hinzu:

Tab. 2.9 Erweiterte Norton-Skala zur Einstufung der Dekubitusgefährdung. Für jede Kategorie wird eine Punktzahl zwischen 1 und 4 vergeben. Die Summe der Punkte ermöglicht eine Aussage über das Dekubitusrisiko (bei weniger als 25 Punkten ist der Betroffene leicht und bei weniger als 20 Punkten erheblich dekubitusgefährdet).

Punkte	Körperlicher Zustand	Inkontinenz	Aktivität	Beweglichkeit	Bewusstseinslage	Kooperation, Motivation	Alter [Jahre]	Hautzustand	Zusätzliche Erkrankungen
4	gut	keine	geht ohne Hilfe	voll	klar	voll	< 10	normal	• keine
3	leidlich	manchmal	geht mit Hilfe	kaum eingeschränkt	apathisch	wenig	< 30	schuppig, trocken	• Fieber • Diabetes • Anämie
2	schlecht	meistens Urin	rollstuhlbedürftig	sehr eingeschränkt	verwirrt	teilweise	< 60	feucht	• Multiple Sklerose • Karzinom • Kachexie • Adipositas
1	sehr schlecht	Urin und Stuhl	bettlägerig	voll eingeschränkt	stuporös (➤ 1.5.2)	keine	> 60	Allergie, Risse	• Koma • Lähmung

- Bei der Weich- und Superweichlagerung mit Hilfe spezieller Matratzen oder -auflagen ist der Auflagedruck geringer als der Druck in den Kapillaren.
- Bei der Hohllagerung werden gefährdete Körperbereiche (z. B. die Ferse) so gelagert, dass kein Druck auf sie einwirkt.

Hautpflege
Maßnahmen zur Hautpflege ergänzen die Druckentlastung, können sie aber nicht ersetzen. Die Haut muss von den Pflegefachkräften regelmäßig beobachtet werden, um Veränderungen frühzeitig zu erkennen. Die Hautpflege soll die Haut vor Feuchtigkeit durch Stuhl und Urin, aber auch vor dem Austrocknen schützen. Zur Durchblutungsförderung kann die Haut z. B. während der Körperpflege leicht massiert und frottiert werden. Wichtig für einen guten Hautzustand ist ausreichende Flüssigkeitszufuhr sowie eine ausgewogene und vitamin- und eiweißreiche Ernährung.

Behandlung

- Hat sich trotz der Dekubitusprophylaxe ein Dekubitus gebildet, sind folgende Maßnahmen zu treffen:
- Bei der Mobilisation darf die Dekubituswunde nicht belastet werden, z. B. beim Aufstehen aus dem Bett keine Drehung auf Wunden am Steiß
- Bei jedem Lagerungs- und Verbandswechsel den Dekubitus gezielt beobachten, Wundzustand dokumentieren
- Feuchte Wundbehandlung, z. B. mit Alginaten, Hydrogelen
- Ggf. muss ein Débridement (*Wundausschneidung*) erfolgen
- Infektionsbekämpfung (auf ärztliche Anweisung)
- Auf ausreichende Schmerzbehandlung achten
- Eiweiß- und vitaminreiche Kost (➤ 5.1) anbieten, da Eiweiße und Vitamine die Wundheilung verbessern
- Ausreichende Flüssigkeitszufuhr sicherstellen, denn Flüssigkeitsmangel trocknet die Haut aus und mindert die Hautspannung.

FALLBEISPIEL
Frau Caspari, Teil III

Frau Caspari entfernt immer wieder die Inkontinenzvorlagen und liegt in ihrem Stuhl und Urin. Diese schwierigen Voraussetzungen führen dazu, dass sich im Kreuzbeinbereich zunächst Blasen bilden, die schnell in ein Geschwür übergehen.
Aufgrund der zeitraubenden Pflegemaßnahmen, die bei Frau Caspari und den meisten Pflegebedürftigen in der Abteilung erforderlich sind, verbunden mit der außerordentlich schwierigen Personalsituation in der Altenpflegeeinrichtung, ist eine professionelle Pflege von Frau Caspari nicht zu leisten. Frau Meier leidet unter dieser Situation und weiß, dass sie einen Weg finden muss, auf dem sie die Pflege so umsetzen kann, wie es ihrem Verständnis entspricht.

2.2.6 Infektiöse Hauterkrankungen

Bakteriell bedingte Hauterkrankungen

Streptokokken und **Staphylokokken** sind Kugelbakterien, die häufig Hauterkrankungen verursachen.

Eine eher banale, umschriebene Infektion ist die **Follikulitis,** eine oberflächliche Entzündung eines Haarbalgs, die sich als gelblichgrüne Pustel um ein Haar zeigt. Meist ist davon auszugehen, dass eher umschriebene, abgekapselte und an die Hautanhangsgebilde gebundene Hautentzündungen auf einer Infektion durch Staphylokokken beruhen. Breiten sich bakteriell verursachte Hauterkrankungen flächenhaft aus, sind sie häufig durch Streptokokken verursacht.

Furunkel, Karbunkel

DEFINITION
Furunkel: Tiefe Entzündung des Haarbalgs mit Abszessbildung.
Karbunkel: Flächenhafte, eitrige Entzündung durch Verschmelzen mehrerer Furunkel.

Furunkel sind schmerzhafte, gerötete Knoten mit einem Eiterpfropf (➤ Abb. 2.96). Meist ist auch die Umgebung des Herdes gerötet und geschwollen. Allgemeinsymptome sind Fieber und Abgeschlagenheit.

Die sehr schmerzhaften Karbunkel kommen v. a. am Nacken vor.

VORSICHT
Besondere Vorsicht ist bei Furunkeln an Lippen, Nase und Wangen geboten, da der venöse Abfluss aus diesem Teil des Gesichts über die V. angularis (*Vene im medialen Augenwinkel*) zu Venen an der Hirnbasis erfolgt. Eine Keimverschleppung kann eine Sinusthrombose (➤ 2.13.7), Meningitis (➤ 2.13.9) oder Enzephalitis (➤ 2.13.9) auslösen.

Behandlung und Pflege
Furunkel und Karbunkel werden vom Arzt eröffnet, der Eiter entfernt und die Wunde verbunden. Bei einem Lippen- oder Nasenfurunkel besteht Sprech- und Kauverbot (siehe Vorsicht-Kasten). Die systemische Antibiotikagabe erfolgt nach Arztanweisung.

Abszess

DEFINITION
Abszess: Eiteransammlung in einem, durch Einschmelzung von Gewebe entstandenem Hohlraum (➤ 1.4.5). Er entsteht meist durch eine Staphylokokkeninfektion.

Symptome werden durch die klassischen Entzündungszeichen (Rötung, Überwärmung, Schmerz, Schwellung, eingeschränkte

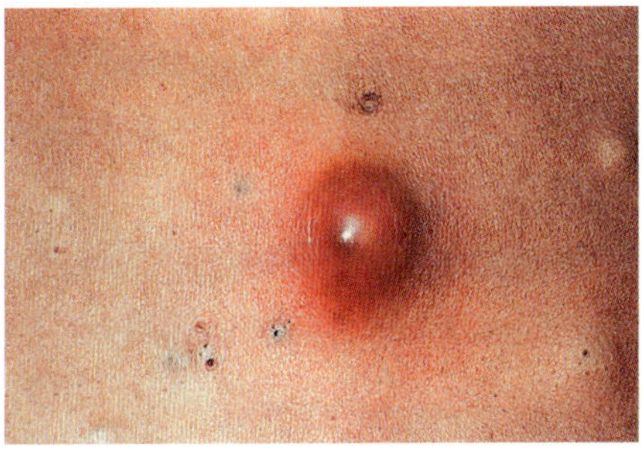

Abb. 2.96 Furunkel. [E384]

Funktion) hervorgerufen. Ein Abszess fühlt sich prall elastisch an und ist druckschmerzhaft.

Die **Behandlung** umfasst Inzision, Drainage des Abszessherdes durch die Einlage einer Gummilasche, Kühlung und die Verordnung von Antibiotika.

Erysipel

DEFINITION

Erysipel: Akute, flächenhafte Infektion der Haut. Wegen der intensiven roten Farbe der betroffenen Haut wird das Erysipel auch Wundrose genannt.

Die Erreger sind meist hämolysierende Streptokokken, die durch kleine Läsionen in die Haut gelangen und sich flächenhaft entlang der regionalen Lymphbahnen ausbreiten.

Am häufigsten tritt ein Erysipel an den unteren Gliedmaßen sowie an der Nase, den Augen, den Ohren oder in der Genitalregion auf. Zu den **Symptomen** gehören hohes Fieber, Schüttelfrost, schmerzhafte, ödematöse Rötung, evtl. Blasenbildung und Schwellung der regionalen Lymphknoten.

Die **Behandlung** umfasst:

- Bettruhe und Kühlung der betroffenen Region
- Bei einem Erysipel an den Gliedmaßen Ruhigstellung und Hochlagerung
- Bei einem Gesichtserysipel Sprech- und Kauverbot (nur flüssige Kost oder Brei sind erlaubt)
- Systemische Antibiotikagabe nach Arztanweisung.

Viral bedingte Hauterkrankungen

Warzen

Warzen (*Verrucae*) entstehen durch humane Papillomaviren (*HPV*). Zur großen Gruppe der Papillomaviren gehören z. B. HPV 16 und HPV 18, die mit der Entstehung eines Zervix- oder ein Analkarzinoms assoziiert sind. Gewöhnliche Warzen werden von HPV 2, Feigwarzen von HPV 6 und HPV 11 verursacht.

Verrucae vulgares (*gewöhnliche Warzen, Stachelwarzen*) sind harte Papeln, die durch zunehmende Verhornung rauer werden. Sie kommen v. a. an den Händen und den Fingern vor (➤ Abb. 2.97).

An den Augenlidern finden sich insbesondere bei älteren Menschen die **Verrucae filiformes** (*Pinsel- oder Fadenwarzen*).

Verrucae plantares (*Dornwarzen*) sind meist an der Fußsohle und am Zehenballen lokalisiert (➤ Abb. 2.98). Bei jedem Schritt werden sie durch das Körpergewicht in die Haut eingedrückt. Dies äußert sich in stechenden Schmerzen – daher der Name **Dornwarze.**

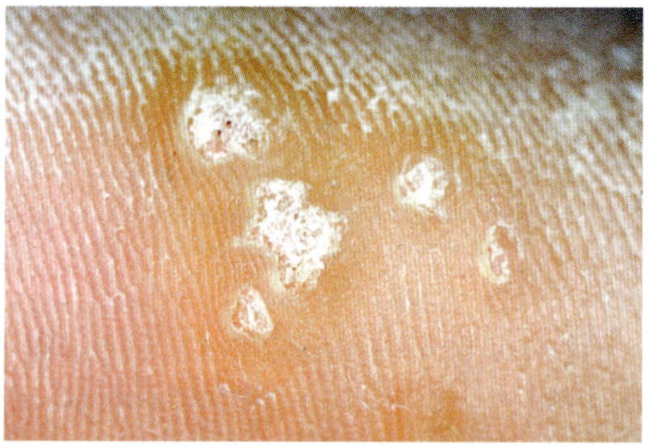

Abb. 2.98 Verrucae plantares der Fußsohle. Sie sind nach außen meist flach und unterbrechen optisch die Fußsohlenfurchung. [M123]

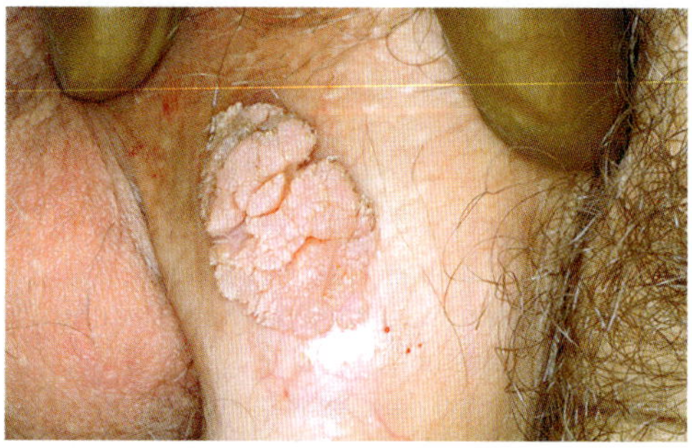

Abb. 2.99 Condylomata acuminata. [M123]

Condylomata acuminata (*Feigwarzen, spitze Kondylome*) entstehen bevorzugt im feuchten Milieu des Genital- und Analbereichs. Sie sehen blumenkohlartig aus (➤ Abb. 2.99).

Es gibt viele **Therapieansätze** zur Behandlung von Warzen: Auftragen von Salizylsäure (Verrucid®) auf die betroffenen Hautstellen, Abtragung mit dem scharfen Löffel, Elektrokoagulation, Kryotherapie (*Einsatz von Kälteanwendung*) oder Laserchirurgie.

Mollusca contagiosa

Verursacher der Mollusca contagiosa (*Dellwarzen*) ist ein Virus der Pockengruppe, das von Mensch zu Mensch übertragen wird. Über Hautdefekte gelangt es durch Schmierinfektion in die Haut. Beim Anritzen oder Aufkratzen der Dellwarze (so genannt wegen ihrer zentralen Delle) entleert sich weißliches Material, das infektiös ist. Dellwarzen treten v. a. im Gesicht (➤ Abb. 2.100) und im Genitalbereich auf. Sie müssen chirurgisch entfernt werden.

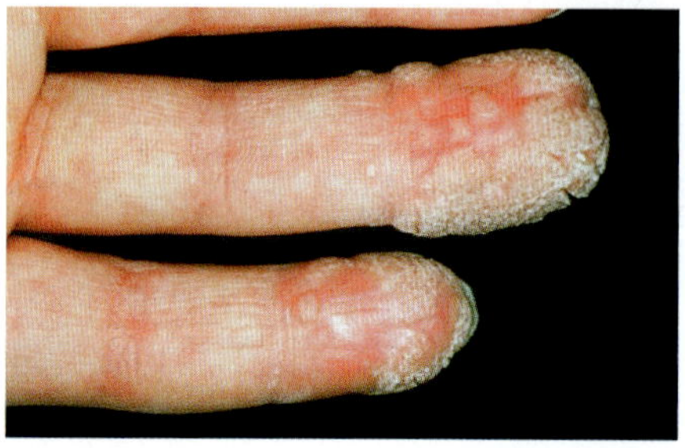

Abb. 2.97 Verrucae vulgares. [M123]

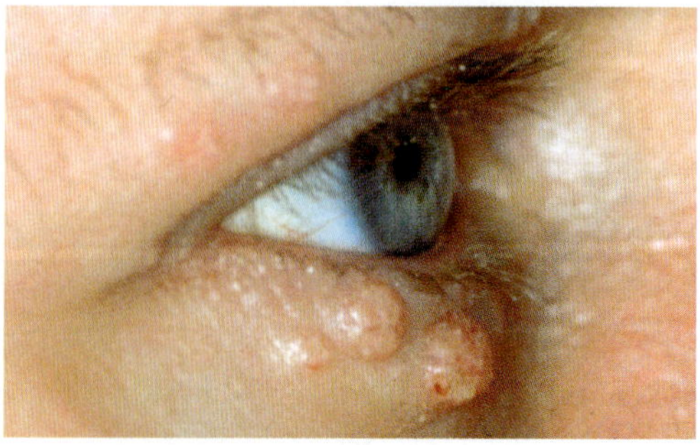

Abb. 2.100 Mollusca contagiosa am Unterlid. [M123]

Herpesviren

Gemeinsamkeit der Herpesviren ist, dass sie nach einer Infektion in den Ganglien (*Nervenknoten*) des Nervensystems verbleiben. Bei herabgesetzter Immunabwehr (Stresssituationen, körperliche Anstrengung, Sonnenlichtexposition) erfolgt eine Aktivierung und erneute Manifestation an der Haut und an den Schleimhäuten. Wichtige Vertreter der Herpesviren sind:

- Herpes simplex Virus (Auslöser von Herpes labialis und Herpes genitalis)
- Varizella zoster-Virus (Auslöser von Windpocken und Gürtelrose).

Herpes simplex Viren

Ein Großteil der Bevölkerung hat sich – oft unbemerkt – mit Herpes simplex Viren (*HSV*) über Schmier- oder Tröpfcheninfektion infiziert. Zu Beginn empfindet der Erkrankte ein unangenehmes Spannungsgefühl, verbunden mit Juckreiz und Schmerzen. Dann bilden sich schmerzhafte Bläschen mit infektiösem Inhalt. Im weiteren Verlauf kommt es zur Krustenbildung. Lokalisationen sind:

- Lippen (*Herpes labialis*)
- Genitalbereich (*Herpes genitalis*)
- Mundhöhle (*Stomatitis aphthosa, Mundfäule*)
- Augenhornhaut und Bindehäute (*Keratokonjunktivitis herpetica*).

Nur im Frühstadium hemmen Salben mit dem Wirkstoff Aciclovir (Zovirax®) den Verlauf.

Herpes zoster

Herpes zoster ist eine Infektion, die meist halbseitig am Rumpf oder im Gesicht auftritt.

Generell ist damit zu rechnen, dass nach einer Windpockenerkrankung Viren in den Spinalganglien nahe dem Rückenmark oder in *Ganglien des V. Hirnnervs* verbleiben und bei Abwehrschwäche wieder aktiv werden können:

- Von ihrem Aufenthaltsort in den Spinalganglien wandern die Viren über die Nervenfasern zu dem von diesem Spinalganglion sensibel versorgten Hautgebiet am Rumpf. Da die betroffenen Spinalnerven ein gürtelförmiges Hautareal versorgen und die Bläschen ebenfalls gürtelförmig angeordnet sind, spricht man von einer **Gürtelrose.**
- Wenn sich Herpes zoster Viren in den Ganglien des V. Hirnnervs aufhalten, entwickelt sich ein **Zoster ophthalmicus** (bei Befall des 1. Trigeminusastes) oder ein **Zoster oticus** (bei Befall des 3. Trigeminusastes).

Im betroffenen **Segment** treten heftige Schmerzen auf. Daran anschließend erscheinen in dem Hautgebiet kleine Bläschen, die in Gruppen zusammen liegen. Sie heilen nach 1–2 Wochen unter Krustenbildung ab. Die starken, als brennend beschriebenen Schmerzen können über Monate anhalten.

Bei einem Zoster ophthalmicus können Sehstörungen mit der Gefahr der Erblindung auftreten. Beim Zoster octicus klagen die Betroffenen über stechende oder brennende Schmerzen im Ohrbereich. Oft entwickelt sich zusätzlich eine Fazialisparese (*Lähmung des VII. Hirnnervs*).

Komplikationen

- Postzosterische Neuralgien mit brennendem Schmerzcharakter
- Zoster generalisatus mit Beteiligung innerer Organe (bei Immunsuppression)

Eine antivirale **Therapie** sollte sofort nach dem Auftreten von Symptomen mit Aciclovir erfolgen. Lokal wird mit austrocknenden Lotionen gepinselt. Außerdem ist auf eine ausreichende Schmerzbehandlung zu achten. Der Erkrankte sollte sich schonen und bei schweren Verläufen Bettruhe einhalten.

Pflege

- Trockenhalten der befallenen Hautpartien (Vorgehen nach Arztanweisung)
- Leichte, möglichst luftdurchlässige Verbände
- Inspektion der betroffenen Areale, um eine Superinfektion frühzeitig zu erfassen.

Information des Betroffenen

- Aufklärung, dass er sich von abwehrgeschwächten Erwachsenen und allen Personen ohne Impfschutz gegen Windpocken fernhalten muss
- Information, dass er sich nach dem Berühren der betroffenen Körperregion oder kontaminierter Kleidung die Hände desinfizieren soll
- Hinweis, dass die Prognose meist gut ist, aber Rezidive auftreten können.

Pilzbedingte Hauterkrankungen

DEFINITION

Dermatomykosen: Lokale Pilzinfektionen der Haut, meist durch Dermatophyten und Hefen, selten durch Schimmelpilze verursacht (➤ Tab. 2.11).

Dermatophyten

Dermatophyten befallen nur die Haut und Hautanhangsgebilde. Die Pilze haben ihr Wachstumsoptimum bei 25–30 °C. Reservoir ist der Mensch, aber auch Tiere oder der Erdboden. Eine Pilzinfektion aufgrund von Dermatophyten wird als Tinea (*Flechte*) bezeichnet.

Tinea corporis (*Ringelflechte*): Dermatophyten erzeugen auf der Haut Effloreszenzen mit kreisrunder, schuppiger Rötung und zentraler Abblassung (➤ Abb. 2.102).

Tinea pedis (*Fußpilz*): Häufige Erkrankung, die meist in den Zehenzwischenräumen lokalisiert ist. Zunächst ist die Haut weißlich und aufgequollen, dann kommt es zur Hautrötung, Schuppung

Tab. 2.11 Nomenklatur der Dermatomykosen.

Erreger	Befallene Region	Bezeichnung
Dermatophyten (*Fadenpilze*, Sammelbezeichnung für Pilze, die Keratin für ihren Stoffwechseln nutzen)	• Körper • Fuß • Nägel • Kopfhaar	• Tinea corporis • Tinea pedis • Tinea unguium • Tinea capitis
Hefepilze (*Sprosspilze*, z. B. Candida albicans)	• Hautfalten • Nägel, Nagelwall • Vulva, Vagina • Mundhöhle, Speiseröhre	• Soor intertrigo • Paronychie • Vaginalsoor • Mundsoor, Soorösophagitis

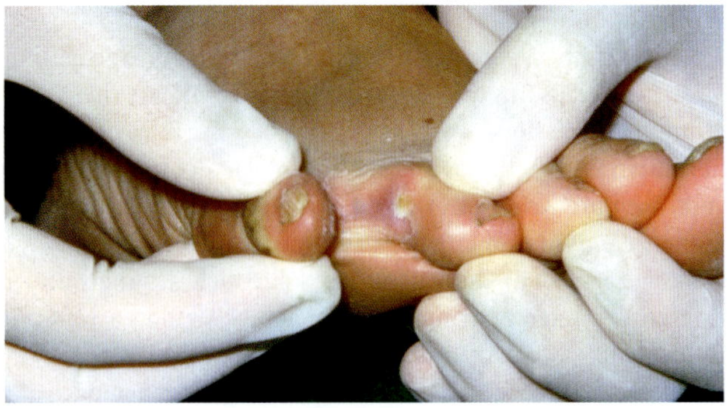

Abb. 2.101 Stark juckende Zwischenzehenmykose bei einer Diabetikerin. [T195]

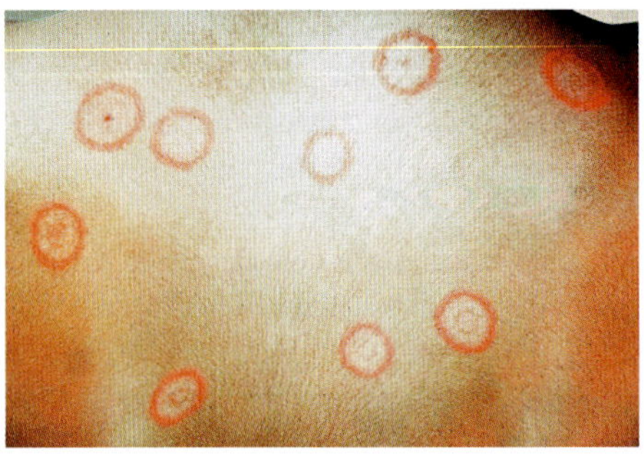

Abb. 2.102 Dermatophyteninfektion am Rücken. [M123]

und Blasenbildung. Fußpilz ist mit starkem Juckreiz und unangenehmem Brennen verbunden. Zur Infektion kommt es bei eher kalten und feuchten Füßen (➤ Abb. 2.101). Fußpilz erfordert eine konsequente Fußhygiene:

- Sorgfältige Fußpflege
- Keine langen Fußbäder, weil sie die Haut aufquellen und das Eindringen der Erreger erleichtern
- Füße sorgfältig abtrocknen, besonders die Zehenzwischenräume
- Hautrisse am Fuß mit geeigneten Cremes behandeln
- Stärkung des körpereigenen Immunsystems durch einen gesunden Lebensstil.

Tinea unguium (*Nagelmykose, ➤ Abb. 2.103*): Eine langwierig zu behandelnde Pilzerkrankung; nach der Entfernung des pilzbefallenen Gewebes wird Antipilzlack (z. B. Loceryl®) aufgetragen.

Tinea capitis: Hohe Ansteckungsgefahr, daher sollte so schnell wie möglich eine mikroskopische Sicherung der Diagnose erfolgen. Die medikamentöse Behandlung erfolgt lokal z. B. mit Ciclopirox (Batrafen®), systemisch mit Itraconazol (z. B. Sempera®).

Hefepilze

Hefepilze gehören zur Haut- und Schleimhautflora. Der Übergang von der harmlosen Besiedlung zur Infektion erfolgt, wenn das Gleichgewicht der Haut- bzw. Schleimhautflora gestört ist. Das betrifft Diabetiker, Menschen mit Immunsuppression (z. B. nach einer Bestrahlung oder Zytostatikatherapie) und Personen, die aufgrund einer bakteriellen Erkrankung Antibiotika einnehmen. Hefepilze benötigen ein Temperaturoptimum von 37 °C. Sie wachsen daher an Stellen, die warm und feucht sind. Sie können, im Gegensatz zu den Dermatophyten, auch Schleimhäute und innere Organe infizieren (Vaginalsoor, Mundsoor, Soorösophagitis, ➤ Tab. 2.11). Der wichtigste Vertreter der Hefepilze ist **Candida albicans.**

Erkrankungen der Haut und der Hautanhangsgebilde durch Candida albicans:

- **Paronychie** (*Nagelwallentzündung*) mit einer schmerzhaften Rötung und Schwellung des Nagelwalls
- **Interdigitalmykose** mit Läsionen zwischen den Fingern und Zehen
- **Soor intertrigo** (*Intertrigo = Wolf, Wundreiben*) mit roten, juckenden Hautveränderungen und brennenden Schmerzen; v. a. in Körperfalten (Analfalte, zwischen den Oberschenkeln, unter den Brüsten, in der Leiste, unter Fettschürzen) auftretend.

Lokal wirkende Arzneimittel sind z. B. Nystatin (Candio-Hermal®) oder Amphotericin B (Ampho-Moronal®). Ein schwerer Befall erfordert die orale Gabe von Fluconazol (Diflucan®) oder Itraconazol (z. B. Sempera®). Zusätzlich sollten an Körperstellen, an denen Haut auf Haut zu liegen kommt (z. B. Leisten, weibliche Brüste), Kompressen oder Tücher aus Baumwolle eingelegt werden. Sie sorgen für den nötigen „Abstand und Belüftung".

Pflege und Information des Betroffenen

- Für Waschungen desinfizierende Seifen benutzen
- Infizierte Areale zuletzt waschen
- Einmalartikel zum Waschen bevorzugen
- Auf ausgedehnte warme Bäder verzichten. Sie lassen die Haut aufquellen, wodurch die Pilzsporen leichter in die Haut eindringen
- Alle Utensilien (Badewanne, Waschschüssel, Steckbecken) nach Gebrauch mit einem geeigneten Desinfektionsmittel behandeln, dann trocknen lassen
- Erkrankte bezüglich geeigneter Kleidung beraten. Günstig ist atmungsaktive Unterwäsche, die bei 95° C gewaschen werden kann
- Erkrankte über geeignete Schuhe aufklären: luftige Schuhe und Baumwollstrümpfe bevorzugen, keine Gummistiefel oder Synthetiksocken tragen, um Wärme- und Sekretstau zu vermeiden.

Parasitär bedingte Hauterkrankungen

Milben und Läuse rufen die häufigsten parasitär bedingten Hauterkrankungen hervor.

Skabies

DEFINITION

Skabies (*Krätze*): Durch die weibliche Krätzmilbe hervorgerufene, ansteckende Hauterkrankung mit starkem Juckreiz.
Scabies crustosa: Hochinfektiöse Variante.

Infektionen durch **Krätzmilben** sind auf die Hornschicht der Oberhaut beschränkt. Sie erfolgen durch eine direkte Übertragung (z. B. vom Pflegebedürftigen auf das Pflegepersonal während der Körperpflege). Die frühzeitige Diagnose einer Krätze ist bei alten Menschen häufig erschwert, weil die Hauteffloreszenzen atypisch sein können und durch die Einnahme von Medikamenten oder aufgrund anderer Hauterkrankungen maskiert sind. Das führt dazu, dass sich bis zur Diagnosestellung weitere Kontaktpersonen aufgrund der direkten Übertragung vom Erkrankten infizieren können.

Kennzeichen der **Scabies crustosa** sind die durch eine ungehemmte Vermehrung der Milben großflächig auftretenden Hauterscheinungen mit Schuppenbildung und bräunlichen Krusten, die massenhaft Milben enthalten. Die hohe Konzentration an Erregern führt auch zu indirekten Übertragungen z. B. über Decken, Bettwäsche oder Kleidung.

Entwicklungszyklus und Übertragung

Krätzmilben saugen im Gegensatz zu Läusen, Flöhen und Zecken kein Blut, sondern fressen Hautzellen. Die befruchteten, etwa 0,3–0,5 mm großen Weibchen graben sich innerhalb von etwa 30 Min. in die Hornschicht ein. Am Ende des ca. 1 cm langen Milbengangs bleibt das Weibchen sitzen und legt täglich zwei bis drei Eier, bis es nach etwa ein bis zwei Monaten stirbt. Aus den Eiern entwickeln sich über mehrere Zwischenstadien Larven, die sich auf die Hautoberfläche begeben. Nach weiteren Entwicklungsstadien zu befruchtungsfähigen Weibchen beginnt der Zyklus erneut.

Außerhalb der Hornschicht können Milben etwa 2–3 Tage in Kleidung, Bettwäsche, auf Polstermöbeln und Fußböden überleben. Übertragen werden die Milben in der Regel aber durch direkten Körperkontakt.

Symptome

Vorherrschendes Symptom ist ein quälender Juckreiz, der v. a. nachts in der Bettwärme zunimmt. Typische Stellen, an denen Kratzspuren und entzündliche Papeln auftreten, sind:

- Zwischenräume zwischen den Fingern und Zehen
- Achselhöhlen
- Brustwarzen
- Penis (➤ Abb. 2.104).

Die Milbengänge können aber auch an allen anderen Körperstellen (mit Ausnahme des behaarten Kopfes und des Gesichts) vorhanden sein. Sie sind als kleine, bräunliche Linien unter der Haut sichtbar.

Behandlung

Therapie der ersten Wahl ist Permethrin-Creme (Infectoscab®). Die Creme wird abends auf dem Körper (mit Ausnahme des Kopfes) verteilt und am nächsten Morgen abgewaschen.

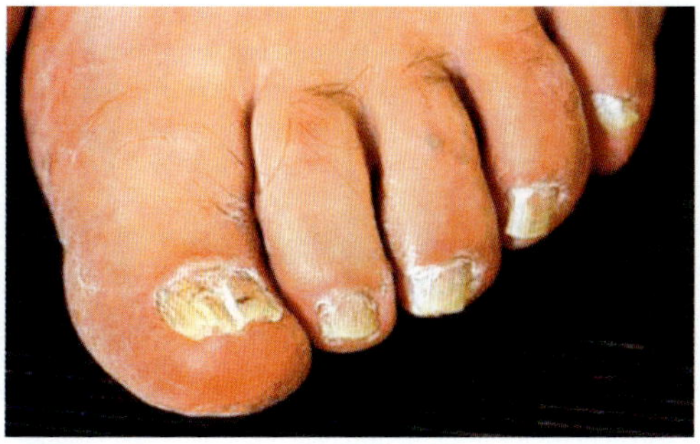

Abb. 2.103 Nagelmykose am Fuß. [E454]

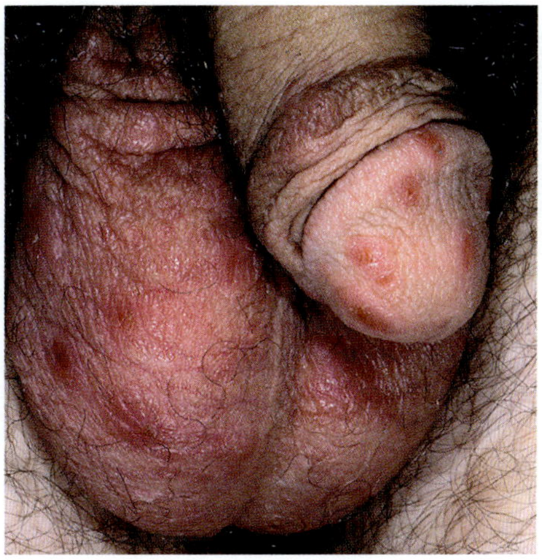

Abb. 2.104 Milbengänge der Krätzmilbe am Penis. [E385]

Hygienemaßnahmen

Voraussetzungen sind das Auffinden der Infektionsquelle, die Suche nach weiteren, noch unbekannten Erkrankten, die Mitbehandlung aller Kontaktpersonen in Verbindung mit den Hygieneplänen der Altenpflegeeinrichtung und den Vorgaben des Robert Koch-Instituts (*RKI*).

SURFTIPP

Robert Koch-Institut: www.rki.de

Vorgaben des RKI sind z. B.:

- Zeitgleiche Therapie aller Bewohner der Altenpflegeeinrichtung, der Pflegekräfte und Kontaktpersonen mit engem Körperkontakt zu den Pflegebedürftigen oder zum Pflegepersonal
- Tragen von Schutzkleidung und Einmalhandschuhen bei der Pflege
- 14-tägige Isolierung der Pflegebedürftigen, die an einer Scabies crustosa leiden.

Laut **Infektionsschutzgesetz** (*IfSG*) besteht Meldepflicht, wenn Krätze in Gemeinschaftseinrichtungen auftritt.

Pedikulose

DEFINITION

Pedikulose: Erkrankungen durch Läuse.

Entwicklungszyklus und Übertragung

Die Kopflaus ist ein etwa 3 mm großes Insekt, das sich durch Stechen und Saugen vom Blut des Wirts ernährt. Der Zyklus verläuft in mehreren Stadien vom Ei über die Larve zur Laus und dauert etwa drei Wochen. Getrennt von ihrem Wirt können Kopfläuse etwa drei Tage überleben, auf dem Kopfhaar werden sie mehrere Wochen alt. Während dieser Zeit kleben die befruchteten Weibchen etwa 100–150 Eier (*Nissen*), die ungefähr 0,8 mm groß sind, mit einem wasserunlöslichen Kitt an die Kopfhaare (➤ Abb. 2.105). Kopfläuse wechseln durch einen engen, direkten Kontakt den Wirt. Sie finden ihn aber auch z. B. über Kopfbedeckungen, Schals, Kämme, Haarbürsten oder -schmuck.

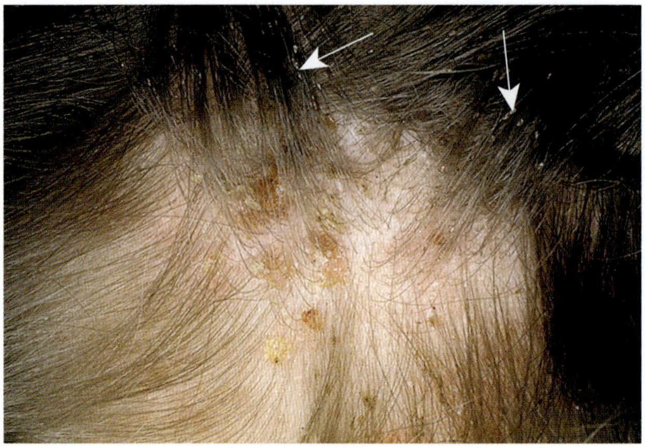

Abb. 2.105 Haare mit Nissen. [E385]

Symptome

Die drei- bis vierstündlichen Stiche der **Kopfläuse** führen zu hochroten, quaddelähnlichen Papeln (➤ 2.2.4), die aufgrund des Läusespeichels stark jucken. Wird der Lausbefall nicht therapiert, entstehen durch das Kratzen Hautwunden und Entzündungen.

Behandlung und Pflege

Allgemeine Maßnahmen:

- Wiederholtes sorgfältiges Durchkämmen des nassen, mit einer Haarpflegespülung angefeuchteten Haars mit einem Läusekamm. Entwicklungsfähige Eier haben eine gelbliche bis bräunliche Färbung und sitzen dicht am Haaransatz. Die besser zu entdeckenden weißlichen Eihüllen sind leer
- Kleidung und Bettwäsche bei mindestens 60 °C waschen
- Kämme und Haarbürsten gründlich reinigen
- Nicht waschbare Gegenstände für 2–4 Wochen in einen fest verschließbaren Plastikbeutel geben (führt zum Hungertod der Läuse).

Medikamentöse Therapie: Die wichtigsten Wirkstoffe zur externen Behandlung sind Dimeticon (Jacutin®Pedicul Fluid), Pyrethrumextrakt (Goldgeist forte®) oder Permethrin (InfectoPedicul®). Die Hinweise der Hersteller sind zu beachten.

Laut **Infektionsschutzgesetz** (*IfSG*) besteht Meldepflicht, wenn Läuse in Gemeinschaftseinrichtungen auftreten.

2.2.7 Allergische bedingte Hauterkrankungen

Von einer allergisch bedingten Hauterkrankung spricht man, wenn eine Antigen-Antikörper-Reaktion Hauterscheinungen hervorruft.

Urtikaria

DEFINITION

Urtikaria (*Nesselsucht, Quaddelsucht*): Aus Quaddeln bestehendes, stark juckendes Exanthem (*Hautausschlag*).

Krankheitsentstehung und Entwicklung

Auslöser sind z. B.:

- Arzneimittel (z. B. Betablocker, ACE-Hemmer, ASS), Insektenstiche oder Nahrungsmittel (allergische Urtikaria)
- Quallen, Brennnesseln oder Schalen von Zitrusfrüchten (Kontakturtikaria)
- Kälte, Wärme, Licht, Scherkräfte (physikalische Urikaria)

Durch die Auslöser setzen Mastzellen und basophile Granulozyten (➤ 2.6.4) Histamin frei. Damit werden die Kapillaren durchlässiger, das austretende Plasma führt zur Quaddelbildung (➤ Abb. 2.106).

Symptome

Kurze Zeit nach der Exposition schießen unterschiedlich große, leicht erhabene und meist rötliche Quaddeln auf. Sie ähneln denen nach Brennnesselkontakt und bilden sich in der Regel nach Std. oder Tagen zurück.

Der Betroffene klagt über heftigen Juckreiz. Typischerweise werden die Quaddeln aber nicht zerkratzt, sondern gescheuert oder gerieben. Während der allergischen Reaktion können zusätzlich Luftnot und Kopfschmerzen auftreten. Ein anaphylaktischer Schock ist selten.

Im Rahmen einer Urtikaria kann ein **Quincke-Ödem** (*Angioödem*) entstehen, bei dem es schnell zu einer Gesichtsschwellung, vor allem um die Augen und den Mund kommt (➤ Abb. 2.107). Bei einer Beteiligung der Schleimhäute der oberen Luftwege, insbesondere des Kehlkopfs, tritt eine lebensbedrohliche Atemnot auf.

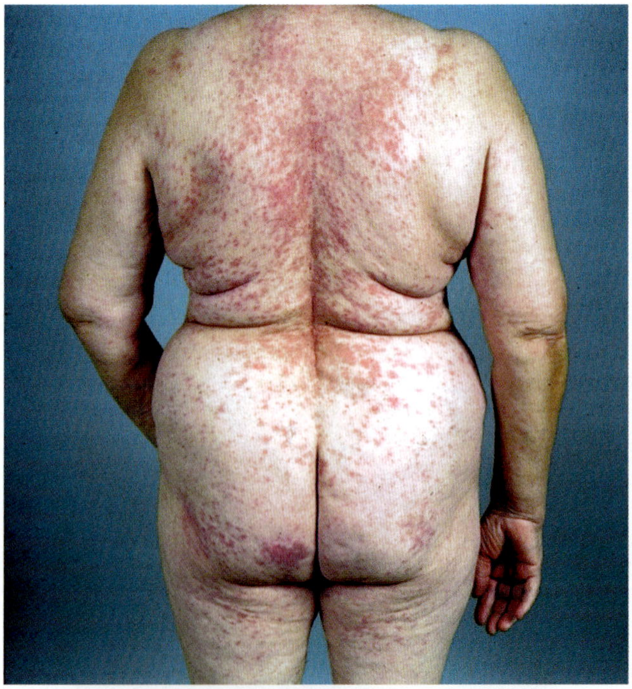

Abb. 2.106 Arzneimittelexanthem. Rötliche, stark juckende Quaddeln bedecken den gesamten Körper der erkrankten Frau. [M123]

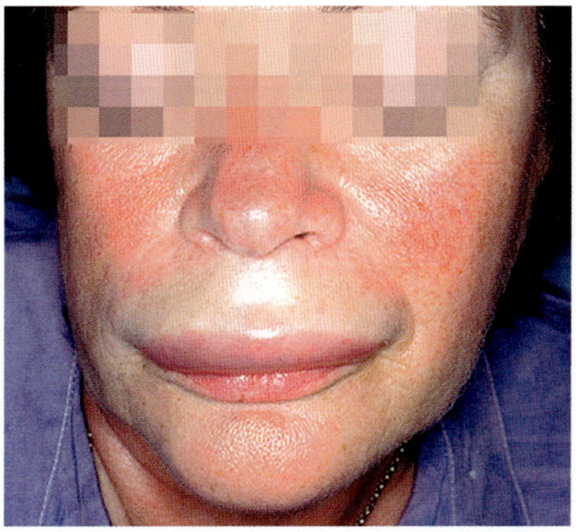

Abb. 2.107 Quincke-Ödem mit erheblicher perioraler Schwellung. [M123]

Therapie

In leichten Fällen helfen kühlende antihistaminikahaltige Gele (Soventol®). Ausgeprägte Hauterscheinungen und ein Quincke-Ödem erfordern die systemische Gabe von Antihistaminika bzw. Glukokortikoiden. Beim Quincke-Ödem kann eine Intubation erforderlich werden.

Pflege

Besonders wichtig ist die Beobachtung des Kreislaufs und der Atmung, um eine Gefährdung des Erkrankten durch einen anaphylaktischen Schock oder ein Ödem, das die Atmung behindert, frühzeitig erkennen.

Allergisches Kontaktekzem

Ein allergisches Kontaktekzem ist die Reaktion auf eine allergieauslösende Substanz.

Symptome

Die Symptome beginnen typischerweise 12–48 Std. nach Allergenkontakt und erreichen nach zwei Tagen ihr Maximum. Beim **akuten Kontaktekzem** kommt es neben einem starken Juckreiz zu Rötung, Schwellung und Bläschenbildung am Wirkungsort des Allergens (➤ Abb. 2.108).

Wenn es nicht gelingt, das auslösende Allergen zu vermeiden, entwickelt sich ein **chronisches Kontaktekzem** mit verändertem Erscheinungsbild. Die Haut des Erkrankten ist verdickt, lichenifiziert (*vergröbertes Hautfaltenrelief*) und schuppt. Da der Betroffene meist einen starken Juckreiz verspürt, zeigen sich auf der Haut diverse Kratzspuren. Oft sind Rhagaden und entzündungsbedingte Pigmentverschiebungen zu beobachten.

Behandlung

Wichtig ist die Allergenkarenz. Sie lässt sich häufig schwer umsetzen, weil die allergieauslösende Substanz nicht bekannt ist und allergieauslösende Substanzen in vielen Materialien des täglichen Lebens versteckt sein können. Von großer Bedeutung ist eine regelmäßige, sorgfältige Hautpflege mit rückfettenden und harnstoffhaltigen Salben und Ölbädern. Antihistaminika unterbrechen

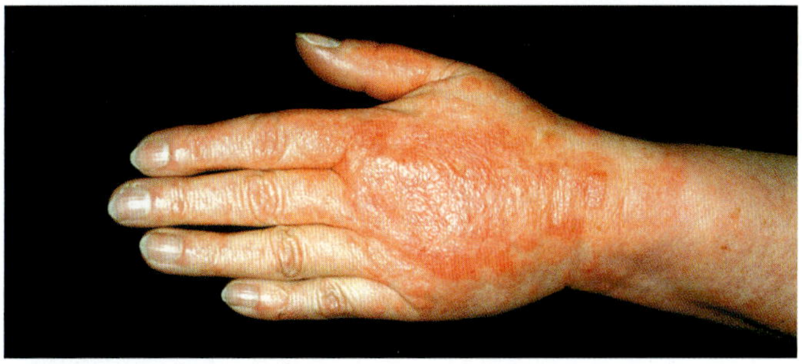

Abb. 2.108 Allergisches Kontaktekzem an der Hand mit Streuherden am Unterarm. [M123]

den Teufelskreis zwischen Juckreiz – Kratzen – Ekzem – Juckreiz. Hinzu kommt die lokale Therapie mit glukokortikoidhaltigen Salben, z. B. mit Prednisolon (Linola®H).

2.2.8 Psoriasis (vulgaris)

DEFINITION

Psoriasis vulgaris (*Schuppenflechte*): Rezidivierende Entzündung der Haut mit gesteigerter Zellneubildung und Verhornungsstörungen.

Die zu den Autoimmunerkrankungen zählende Psoriasis tritt auf, wenn T-Lymphozyten (➤ 2.6.4) Zytokine bilden, die eine Entzündung mit einer gesteigerten Hornzellenbildung in Gang setzen. Die Zeit, in der sich die Oberhaut einmal vollständig erneuert, ist dann von 28 auf 3–4 Tage reduziert. Dieser Prozess ruft die starke Schuppung hervor. Die Auslösung der Erkrankung hat verschiedene Ursachen, z. B. Infektionen durch Streptokokken oder Staphylokokken, Medikamenteneinnahme (etwa Betablocker, Lithium), Alkoholkonsum und Stressfaktoren (➤ Abb. 2.109).

Symptome

Die Effloreszenzen der Psoriasis sind erythematöse Plaques. Sie fallen in Form, Größe und Intensität sehr unterschiedlich aus, von punktförmig bis über handtellergroß. Die Herde verteilen sich symmetrisch auf beide Seiten des Körpers und sind besonders an den Streckseiten der Extremitäten (Ellenbogen, Knie), an den unteren Wirbelsäulenabschnitten und am behaarten Kopf ausgeprägt (➤ Abb. 2.110).

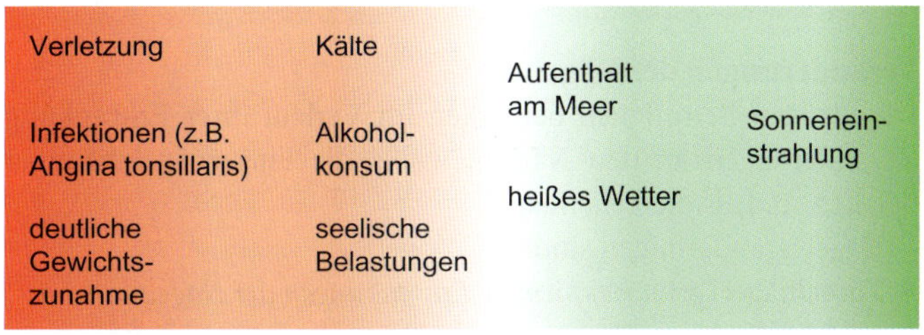

Abb. 2.109 Zahlreiche exogene und endogene Faktoren beeinflussen den Krankheitsverlauf bei Psoriasis. Die Abbildung zeigt, welche Faktoren erfahrungsgemäß zu einer Verschlechterung (rot) oder Verbesserung (grün) führen. [L190]

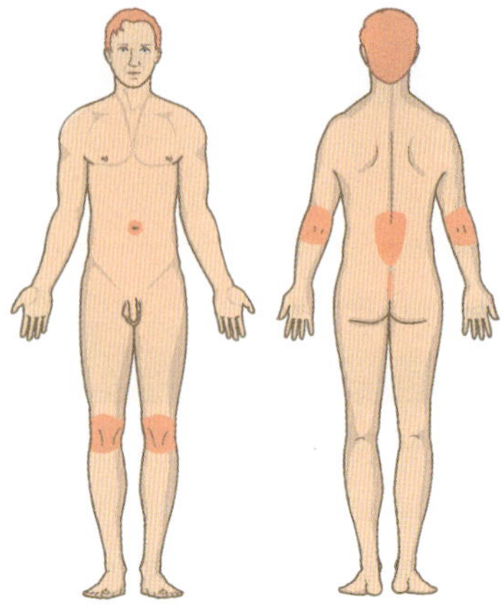

Abb. 2.110 Prädilektionsstellen der Psoriasis vulgaris. [L138]

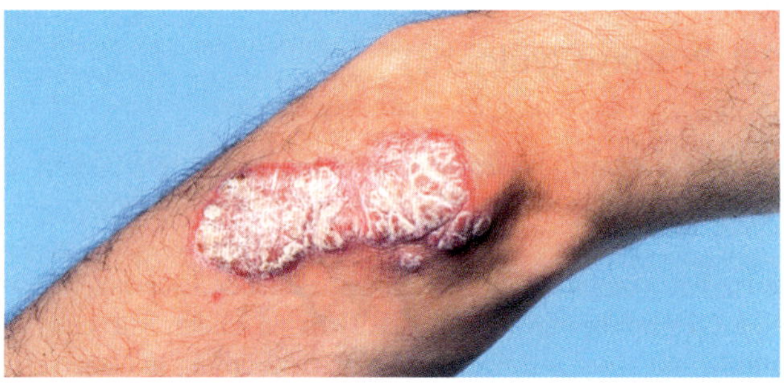

Abb. 2.111 Typischer Psoriasis-Herd an der typischen Prädilektionsstelle Ellenbogen. [K183]

Die zuweilen juckenden Herde weisen folgende Zeichen auf (➤ Abb. 2.111):

- Flach über das Hautniveau erhaben
- Entzündlich gerötet (*erythematös*)
- Scharf begrenzt
- Von silbrig glänzenden Schuppen bedeckt.

Zu den typischen **Psoriasisphänomene** zählen:

- **Koebnerphänomen:** Entstehung neuer Krankheitsherde an Stellen, die z. B. durch Kratzen gereizt werden.
- **Kerzenwachsphänomen:** Die Schuppen einer betroffenen Hautstelle lassen sich mit einem Spatel wie Wachs von einer Kerze schaben.
- **Phänomen des letzten Häutchens:** Wenn die letzte Schuppe dieser Hautstelle abgekratzt ist, wirkt die Epidermis pergamentartig und trocken.

Veränderungen der Nägel

Die meisten Betroffenen bemerken im Verlauf ihrer Erkrankung Veränderungen an den Nägeln, wobei die Fingernägel häufiger befallen sind als die Zehennägel.

Nagelveränderungen sind:

- Tüpfelnägel (*grübchenförmige Einsenkungen der Nagelplatte* ➤ Abb. 2.112)
- Ölflecke (*gelbliche Verfärbungen*), die durch Veränderungen des Nagelbetts bedingt sind (➤ Abb. 2.113)
- Krümelnägel mit vollständiger Zerstörung der Nagelplatte.

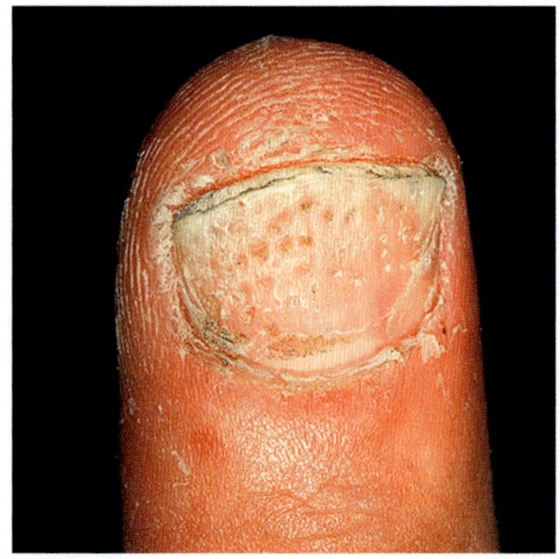

Abb. 2.112 Tüpfelnägel. Diese grübchenförmigen Vertiefungen der Nagelplatte sind charakteristisch für eine Psoriasis. [E386]

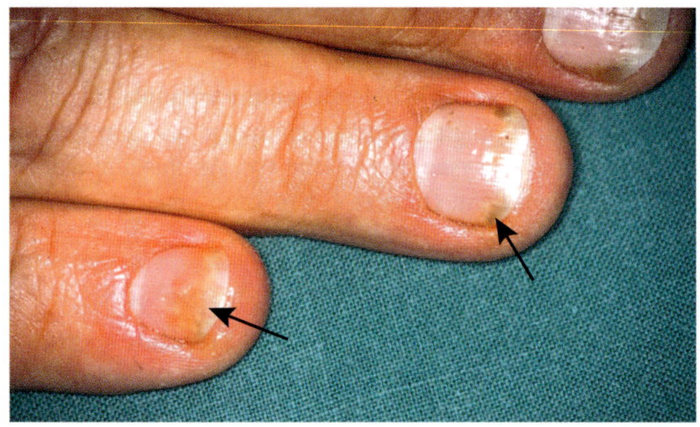

Abb. 2.113 Ölflecknägel. Die „Ölflecken" bei Psoriasis sind gelblichbraun und unscharf begrenzt. [M123]

Psoriasis-Arthritis

Bei einem Teil der Betroffenen wird der Bewegungsapparat in den Krankheitsprozess einbezogen. Die häufigste Form ist eine Arthritis mit Befall der Finger- und Zehenendgelenke und die Beteiligung der Wirbelsäule. Entzündungen der Knie-, Hüft- und Sprunggelenke und Knochenresorptionen können ebenfalls auftreten.

Behandlung

Da die Psoriasis die Lebensqualität der Betroffenen stark vermindert und oft lebenslange Behandlungen erforderlich macht, muss die Therapie individuell angepasst werden. Die drei Säulen der Behandlung sind:

- **Lokale Therapie** mit Glukokortikoiden, Vitamin-D-Analoga (Calcipotriol / Daivonex®), Dithranol (Micanol®). Vitamin-D-Analoga und Dithranol hemmen die schnell ablaufenden Zellteilungen sowie die Aktivität der Immunzellen
- **Photochemotherapie** (PUVA, *Psoralene und UVA*): Die Kombination einer fotosensibilisierenden Substanz (Methoxsalen / Meladinine®) mit UV-Bestrahlung ist eine Möglichkeit, bei schweren Verläufen die Zellteilungsrate zu hemmen.)
- **Systemische Therapie** in schweren Fällen z. B. mit dem Zytostatikum Methotrexat, Biologika (z. B. Infliximab), Immunsuppressiva (Glukokortikoide, Ciclosporin A).

Die Hinweise aus den Gebrauchsinformationen der Arzneimittel sind sorgfältig zu berücksichtigen. Es können Hautirritationen auftreten. Unter dem Einfluss von Dithranol können sich die behandelten Hautbezirke braun färben.

Information des Erkrankten

Durch die auffälligen Hauterscheinungen sind die Betroffenen in ihrer Lebensqualität stark eingeschränkt (➢ Abb. 2.114). Selbsthilfegruppen und psychotherapeutische Maßnahmen können neben der medikamentösen Therapie bei der Bewältigung und dem Akzeptieren dieser lebenslang beeinträchtigenden und so offensichtlichen Hauterkrankung hilfreich sein (➢ Abb. 2.115).

SURFTIPP
Deutscher Psoriasis-Bund e.V.: www.psoriasis-bund.de

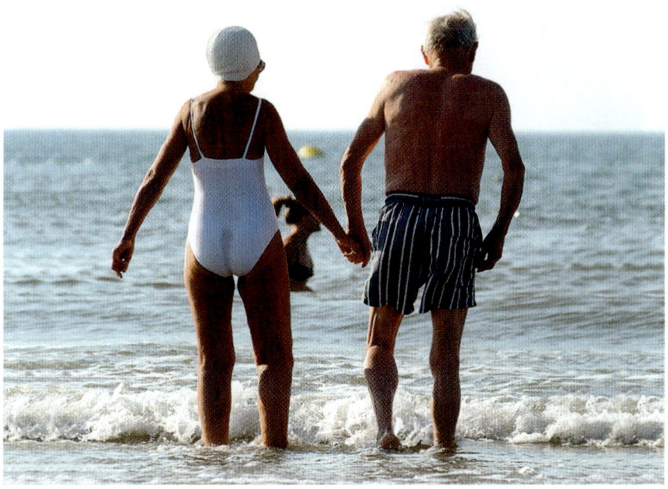

Abb. 2.115 Positiv wirkt sich bei der Psoriasis die Kombination aus Baden im Meer (wichtig ist der Salzgehalt) und Sonnenexposition aus. Die Wirkung hält allerdings nur begrenzte Zeit an. [J787]

2.2.9 Fehlbildungen der Haut und Hauttumoren

Fehlbildungen der Haut

Naevus

DEFINITION
Naevus (*Muttermal*): Scharf umschriebene Fehlbildung der Haut, die als **Pigmentnaevus** („*Leberfleck*") oder **Naevus flammeus** (*Feuermal*) auftritt.

Ein **Pigmentnaevus** (*Naevuszellnaevus, Leberfleck*) entsteht durch die Anhäufung pigmentbildender Zellen (*Melanozyten* ➢ 2.2.1) in

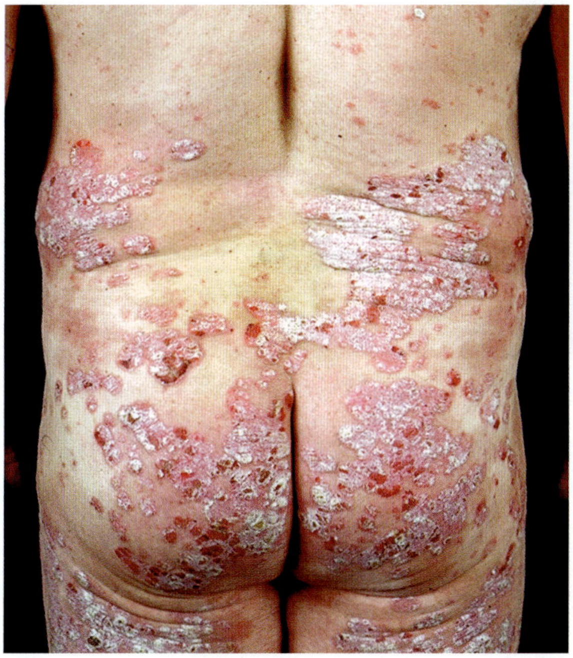

Abb. 2.114 Schwere Form der Psoriasis. Deutlich erkennbar sind zahlreiche entzündlich gerötete, von silbrig glänzenden Schuppen bedeckte Herde, die z.T. zusammenfließen. [M123]

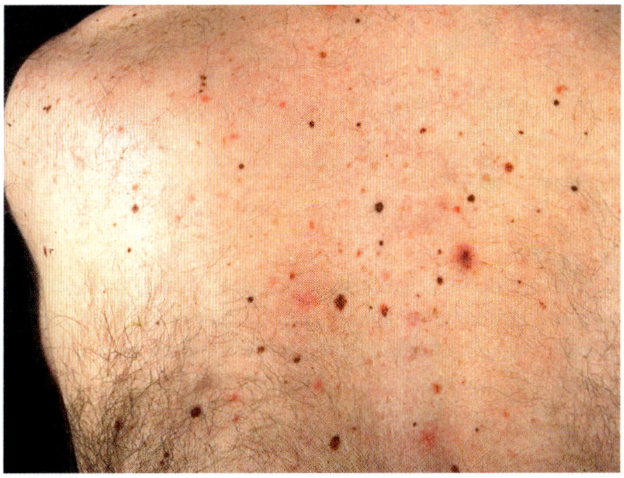

Abb. 2.116 Multiple Naevuszellnaevi. Solche Naevi sollten in regelmäßigen Abständen auf Veränderungen kontrolliert werden. [M123]

der Haut. Die Oberfläche ist meist glatt, kann aber auch warzenähnlich oder behaart sein (➢ Abb. 2.116). Bei Veränderungen der Form, Farbe, Größe und Begrenzung sollten Leberflecken wegen des Entartungsrisikos operativ entfernt und histologisch untersucht werden.

Ein **Feuermal** (*Naevus flammeus, Weinmal*), ein (angeborener) rotblauer Hautbezirk, ist durch Kapillarerweiterungen bedingt (➢ Abb. 2.117). Form und Größe der Flecken variieren stark und sind insbesondere im Gesicht und am Nacken zu finden.

Gutartige/benigne Tumoren

Fibrom

DEFINITION
Fibrom: Gutartiger Bindegewebstumor.

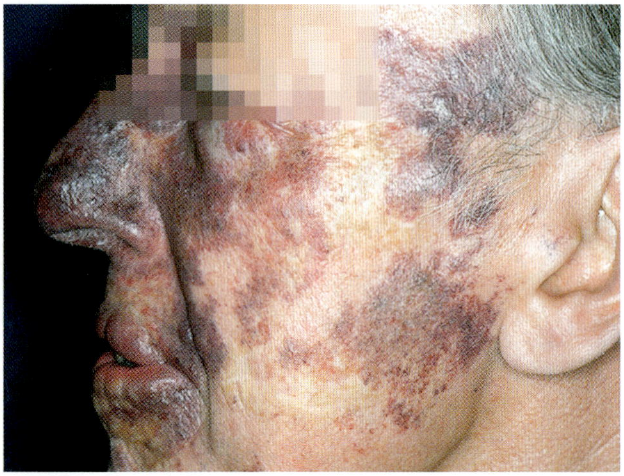

Abb. 2.117 Naevus flammeus. [E426]

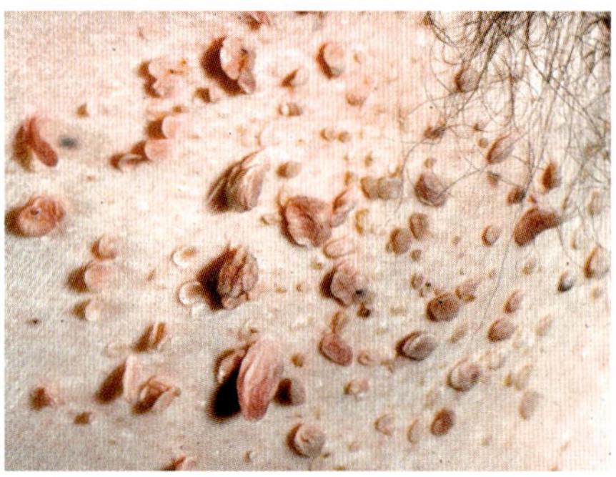

Abb. 2.118 Fibrome. [M123]

Fibrome sind derbe, leicht erhabene, kugelförmige Knoten. Da sie Lipide und Pigmente speichern, ergibt sich meist ein gelb-bräunlicher Farbton. Gestielte, weiche Fibrome kommen an den Augenlidern, am Hals und unter der Achsel vor (➤ Abb. 2.118).

Bösartige / maligne Hauttumoren

Bösartige Hauttumoren (*Hautkrebs*) entwickeln sich in den Schichten der Oberhaut. Die häufigsten malignen Hauttumoren sind:

- Basalzellkarzinom / Basaliom (entwickelt sich in der Basalzellschicht)
- Spinaliom / Plattenepithelkarzinom (Krebs der Stachelzellschicht)
- Malignes Melanom (bösartiger Tumor der Melanozyten in der Basalzellschicht).

Risikofaktor

Für alle drei Formen der bösartigen Hauttumoren ist eine Risikoerhöhung aufgrund einer jahre- bis jahrzehntelangen, erhöhten **Sonnenlichtexposition** gesichert. Trotzdem verweilen viele Menschen bewusst zu jeder Jahreszeit so lange wie möglich in unmittelbarer Sonneneinstrahlung, um braun zu werden. Paradoxerweise wird sonnengebräunte Haut immer noch mit Gesundheit gleichgesetzt, obwohl bekannt ist, dass die Sonnenanbeter ein deutlich erhöhtes Hautkrebsrisiko haben.

Aktinische Keratose

Die häufigste Präkanzerose (*Vorstufe, die im Verlauf in einen malignen Tumor übergeht*) der Haut ist die **aktinische Keratose.** Sie entsteht in höherem Alter als Antwort auf chronische Sonnenschäden. Bevorzugte Lokalisationen sind Nase, Stirn, Ohrmuschel, Handrücken und Glatze. Betroffen sind oft Menschen, die eine helle Haut haben. Die Behandlung erfolgt durch Kürettage, Exzision oder durch Kryotherapie (*Kältetherapie*).

Basalzellkarzinom

DEFINITION

Basalzellkarzinom (*Basaliom*): Semimaligner Hauttumor, der lokal zerstörend wächst. Der Häufigkeitsgipfel der Erkrankung liegt im 6.–8. Lebensjahrzehnt.

Symptome

Ein Basalzellkarzinom ist charakterisiert durch ein hautfarbenes, halbkugelförmiges, derbes Knötchen von perlmuttartigem Glanz, das von kleinen rötlichen Gefäßen überzogen ist (➤ Abb. 2.120) und sehr langsam, v. a. im oberen Gesichtsdrittel, wächst. Zu einem späteren Zeitpunkt kann das Basaliom aufbrechen und geschwürig zerfallen (➤ Abb. 2.119). Die Betroffenen berichten von Verletzungen, die „nicht heilen wollen". Unbehandelt zerstört das Basaliom im Verlauf von Monaten und Jahren angrenzende Weichteile und Knochen, setzt aber keine Metastasen (daher **semimaligner Tumor**).

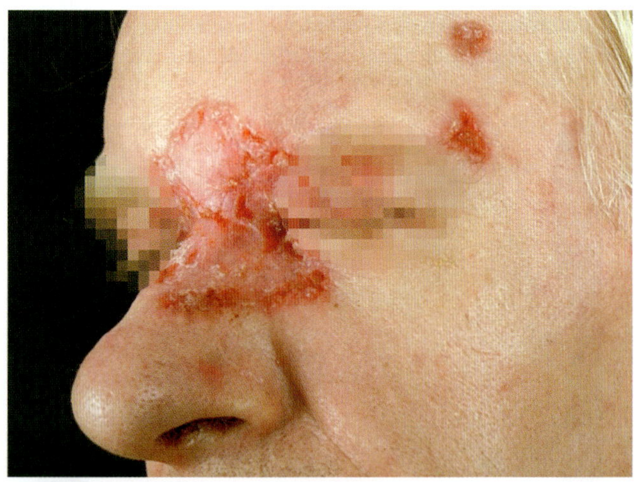

Abb. 2.119 Basalzellkarzinom im Gesicht. [M123]

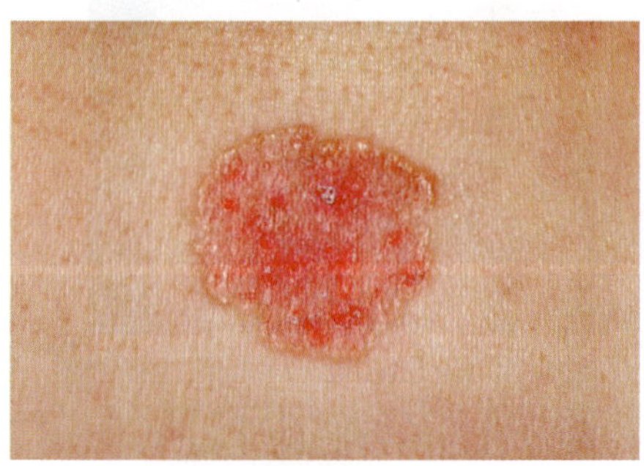

Abb. 2.120 Basaliom am Rumpf. [M123]

Behandlung

Die Therapie hängt von der Größe und dem Sitz des Tumors ab. In der Regel wird er operativ entfernt und die Entnahmestelle regelmäßig kontrolliert. Der Einbruch in Knochen und Weichteile erfordert radikale operative Maßnahmen, Kryo- (*Kältetherapie*) oder Strahlentherapie.

Prognose

Die Prognose ist bei vollständiger Entfernung des Tumors gut.

Spinaliom

DEFINITION

Spinaliom (*Stachelzellkarzinom, Plattenepithelkarzinom*): Bösartiger Hauttumor der über die Lymphwege metastasiert. Betroffen sind Menschen ab etwa 70 Jahren.

Das Spinaliom wächst als harter, schmerzloser, knotenbildener und ulzerierender Tumor, erinnert manchmal aber auch an einen unscharf begrenzten, verkrusteten Ekzemherd. Die Ursache dieser malignen Hautveränderung liegt überwiegend in einer jahrelangen chronischen Sonnenlichtexposition. Das Spinaliom kommt auch im Bereich der Lippen, des Penis, der Vulva und als Analkarzinom vor.

Melanom

DEFINITION

Malignes Melanom: Bösartiger Tumor, der schnell metastasiert.

Maligne Melanome sind die bösartigsten Tumoren der Haut und der Schleimhäute. Grund dafür ist die Neigung zur schnellen Metastasierung über Lymph- und Blutgefäße. Der Altersgipfel liegt zwischen dem 30. – 60. Lebensjahr.

Risikofaktoren:

- Viele und große Naevi
- Heller Hauttyp
- Melanom in der Familienanamnese
- Häufige und schwere Sonnenbrände.

Symptome

Melanome können bräunlich bis schwarz und rötlich gefärbt oder selten auch pigmentfrei (*amelanotisch*) sein. Sie entwickeln sich bei Männern oft am Rumpf, bei Frauen häufig an der unteren Extremität. Folgende Kriterien nach der **ABCDE-Regel** wecken den Verdacht auf ein malignes Melanom:

- **A**symmetrie des Herdes
- **B**egrenzung unscharf, unregelmäßig
- **C**oloration (*Färbung*) variabel mit unterschiedlichen Farbnuancen, d. h. hellbraune, dunkle und schwarze Anteile
- **D**urchmesser größer als 5 mm, ungleich groß
- **E**rhaben über dem Hautniveau

Weitere Hinweise sind die rasche Zunahme der Größe eines Flecks, Bluten bei geringen Reizen (z. B. beim Abtrocknen) und plötzlich auftretender Juckreiz an der betroffenen Hautstelle.

Besonders tückisch sind die amelanotischen Melanome, die sich farblich kaum von der Umgebung abheben und daher erst spät erkannt werden.

Behandlung und Prognose

- Operative Entfernung des malignen Melanoms weit im Gesunden
- Chemotherapie und Immuntherapie (z. B. mit Interferon) bei fortgeschrittenen Tumoren
- Bestrahlungen als palliative Therapie.

Die **Prognose** hängt maßgeblich von der Eindringtiefe des Melanoms ab. Erkrankte mit Fernmetastasen haben eine schlechte Prognose.

Wiederholungsfragen

1. Welche Funktionen hat die Haut? (➤ 2.2.1)
2. Welche Sinneskörperchen gibt es in der Haut? (➤ 2.2.1)
3. Welche Funktion haben die Melanozyten? (➤ 2.2.1)
4. Erläutern Sie die Begriffe Bläschen, Quaddel, Zyste und Ulkus. (➤ 2.2.4)
5. Nennen Sie drei entscheidende Faktoren, die zur Entstehung des Dekubitus beitragen. (➤ 2.2.5)
6. Geben Sie die Hautstellen an, die besonders druck- und damit dekubitusgefährdet sind. (➤ Abb. 2.95)
7. Was ist bei Furunkeln an Lippen, Nase und Wangen zu bedenken? (➤ 2.2.6)
8. Welche Bedeutung spielt eine Erkrankung an Krätze in Pflegeeinrichtungen? (➤ 2.2.6)
9. Zählen Sie die bösartigen Hauttumoren auf. (➤ 2.2.9)
10. Nach welcher Regel ist das klinische Bild eines Melanoms benannt. Wie lauten die einzelnen Kriterien der Regel? (➤ 2.2.9)

LITERATURNACHWEIS

Groß U. Kurzlehrbuch Medizinische Mikrobiologie und Infektiologie. 3. A. Stuttgart: Thieme Verlag, 2013.

Hengge U., Ruzicka T. Dermatologie und Venerologie. Stuttgart: Wissenschaftliche Verlagsgesellschaft mbH, 2006.

Protz K., Timm J. Moderne Wundversorgung. 9. A. München: Elsevier Verlag, 2019.

Robert Koch-Institut. Skabies (Krätze) RKI- Ratgeber. Aus: www.rki.de/DE/Content/Infekt/EpidBull/Merkblaetter/Ratgeber_Skabies.html (letzter Zugriff: 25.09.2019).

Rote Liste Service GmbH (Hrsg.) Rote Liste 2019.

Von Hajek D., Andreae S., Weniger J. Gesundheits- und Krankheitslehre für die Altenpflege. 4. A. Stuttgart: Thieme Verlag, 2015.

2.3 Erkrankungen des Auges

2.3.1 Aufbau des Auges

Zum Auge (*Oculus*) gehören der **Augapfel** mit dem **Sehnerv** und die **Hilfseinrichtungen** des Auges (Augenmuskeln, Tränenapparat, Augenlider und Augenbindehaut).

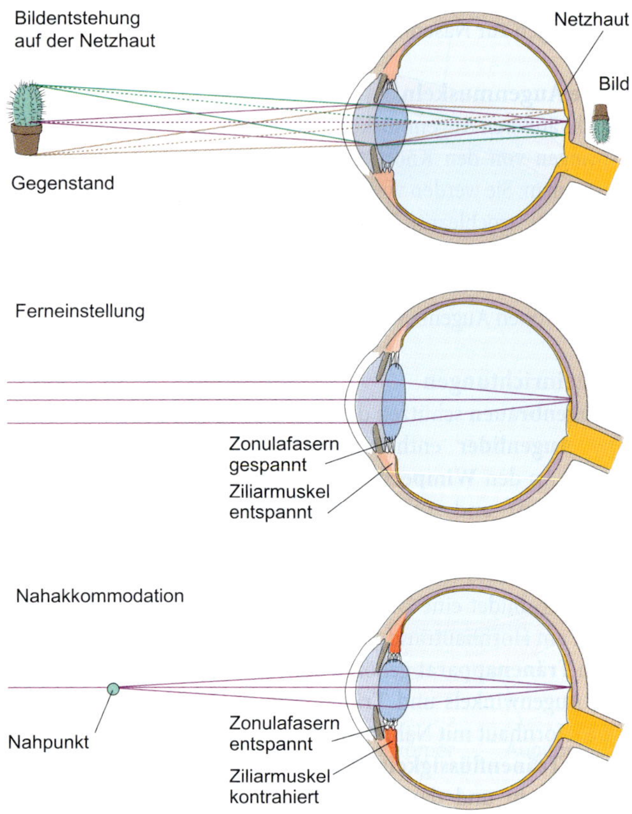

Abb. 2.122 Nah- und Fernakkommodation der Linse. [L190]

Um sowohl von nahen als auch von entfernten Gegenständen stets scharfe Bilder zu erhalten, wird die Brechkraft des Auges ständig variiert, indem die Linse ihren Krümmungsgrad verändert. Daran sind sowohl die Eigenelastizität der Linse als auch die Zonulafasern und der Ziliarmuskel beteiligt. Dieser Vorgang wird als **Akkommodation** bezeichnet (➤ Abb. 2.122).

Beim Betrachten eines Gegenstandes in der **Nähe** treten folgende Reaktionen auf:

- Kontraktion des ringförmigen Ziliarmuskels
- Entspannung der Zonulafasern
- Erhöhung der Eigenelastizität der Linse

Folge: Die Linse ist stärker abgerundet und damit die Linsenbrechkraft erhöht.

Beim Betrachten eines Gegenstandes in der **Ferne** kommt es zu folgenden Mechanismen:

- Erschlaffung des Ziliarmuskels
- Straffung der Zonulafasern
- Abflachung der Linsenkrümmung

Folge: Abnahme der Linsenbrechkraft

Sehbahn

Die von der Netzhaut aufgenommenen Lichtreize werden über die beiden **Sehnerven** (*N. opticus*) als Folge von Aktionspotentialen an das Gehirn weitergeleitet. Vor der Hypophyse erfolgt die **Sehnervenkreuzung** (*Chiasma opticum*). Die Fasern aus der nasalen Hälfte der Retina kreuzen, die temporalen bleiben auf der gleichen Seite. Gemeinsam bilden sie den **Tractus opticus** (*Sehstrahlung*). Über den **Thalamus** bestehen Verbindungen zur Vierhügelplatte im Mittelhirn (wichtig für die Steuerung der Augenbewegung und den Pupillenreflex). Vom Thalamus zieht die Sehstrahlung zur **Sehrinde** im Hinterhauptslappen. Dort erfolgt die eigentliche visuelle Wahrnehmung.

Hinweise zu gesundheitsförderndem Verhalten

Ein gepflegtes äußeres Erscheinungsbild ist Teil der Persönlichkeit, wobei die Augenpflege meist wenig Zeit erfordert. Absonderungen und Verkrustungen werden mit einem weichen Tuch und klarem, warmem Wasser entfernt. Die Wischrichtung erfolgt dem Tränenfluss entsprechend von äußerem zum inneren Augenwinkel.
Eine vitaminreiche Kost mit ausreichender Flüssigkeitsaufnahme sowie Bewegung in frischer Luft fördern generell die Durchblutung des Körpers, verbessern also auch die Durchblutungssituation der Netzhautgefäße. Diabetiker sollten die Empfehlungen bezüglich einer Diabetesdiät einhalten, denn ein gut eingestellter Diabetes mellitus kann diverse Augenerkrankungen vielleicht nicht immer verhindern, aber hinauszögern.
Die regelmäßige Vorstellung beim Augenarzt zur Überprüfung des Augeninnendrucks oder möglicher Linsenveränderungen gehören zu den präventiven Maßnahmen.
Eine gut sitzende und der Sehleistung angepasste Brille beugt Stürzen und Unfällen vor und sollte regelmäßig durch den Augenarzt kontrolliert werden.

2.3.3 Leitsymptome bei Augenerkrankungen

Ophthalmologie: Lehre von den Erkrankungen des Auges (*Augenheilkunde*).

Sehstörungen und Gesichtsfeldausfall

Sehstörungen sind bei alten Menschen häufig. Sie kommen zustande, weil z. B. die Brille dem aktuellen Sehvermögen nicht mehr entspricht, durch akute Erkrankungen des Auges oder durch einen chronischen Prozess (z. B. aufgrund einer diabetischen Retinopathie oder einer Makuladegeneration). Sehstörungen stellen eine hochgradige Sturzgefahr dar.

Ein Gesichtsfeldausfall (*Skotom*), also eine Verkleinerung des Gesichtsfeldes tritt z. B. bei einem grauen (*Katarakt*) oder grünen Star (*Glaukom*), bei diabetischer Retinopathie und bei einer Netzhautablösung auf.

Eine plötzliche Sehverschlechterung oder Erblindung ist ein Notfall, der so schnell wie möglich abgeklärt werden muss (➤ Tab. 2.12).

Augenschmerzen

Ursachen von Augenschmerzen können sein:

- Lokale Entzündungen, z. B. Gerstenkorn, Lidentzündung, Bindehautentzündung, Hornhautdefekt
- Augenschmerzen mit Kopfschmerzen, z. B. bei Glaukom (➤ 2.3.7) oder Migräne (➤ 2.13.5)
- Schmerzen beim Bewegen der Augen, z. B. durch Fremdkörper im Auge

Tab. 2.12 Klinische Charakteristika plötzlicher Sehstörungen.

Erkrankung	Definition und Hinweise	Klinische Kennzeichen
Akuter Glaukomanfall	Akute Erhöhung des Augeninnendrucks	• Verschwommenes Sehen • Sehen von farbigen Ringen um Lichtquellen • Heftige Augen- und Kopfschmerzen • Übelkeit und Erbrechen
Amaurosis fugax	Warnzeichen für einen drohenden Schlaganfall	• Vorübergehende, schmerzlose Erblindung meist eines Auges • Dauer: Sek. bis Min.
Netzhautablösung	Ablösung der Retina vom Pigmentepithel mit nachfolgender Blindheit (➤ 2.3.10)	• Je nach Lokalisation der Ablösung „Vorhang oder Mauer vor dem Auge" • Schmerzlos
Neuritis nervi optici	Sehnervenentzündung; als „Retrobulbärneuritis" z. B. bei Multipler Sklerose (➤ 2.13.10)	• Einseitige, hochgradige Sehstörung und zentraler Gesichtsfeldausfall • Leichter, dumpfer Augenschmerz
Verschluss der Zentralarterie	Oft embolisch bedingt	Schlagartige, schmerzlose Erblindung des betroffenen Auges
Verschluss der Zentralvene	Meist thrombotischer Verschluss, z. B. bei Veränderungen der Blutzusammensetzung	• Schmerzlos • Sehverlust nur, wenn die Makula oder Papille betroffen sind

- Schmerzen nach längerem Lesen, z. B. durch unzureichend korrigierte Brechungsfehler (➤ 2.3.6) oder Überanstrengung.

Rötung des Auges

Eine Rötung des Auges (➤ Abb. 2.123, Abb. 2.124, Abb. 2.125) hat verschiedene Gründe:

- Bei einer **Konjunktivitis** (*Bindehautentzündung* ➤ 2.3.5) liegt das Maximum der Rötung in der Peripherie zu den Lidern und Augenwinkeln hin.
- Ein **Hyposphagma** (➤ Abb. 2.125) ist eine flächenhafte Blutung unter die Augenbindehaut (*subkonjunktivale Blutung*). Sie kann Zeichen einer Hypertonie (➤ 2.8.5), eines Diabetes mellitus (➤ 2.5.13) oder einer Blutgerinnungsstörung (➤ 2.6.8) sein. Eine Blutung tritt aber auch nach starkem Husten, Pressen oder nach Verletzungen auf.
- Eine bläulichrote Verfärbung der Bindehaut nahe dem Hornhautrand mit Hornhautödem deutet auf eine **Iridozyklitis** (*Entzündung der Iris und des Ziliarkörpers* ➤ Abb. 2.124) hin.
- Ein harter, geröteter Augapfel in Verbindung mit Übelkeit, Hornhautödem und Sehverschlechterung weist auf einen **akuten Glaukomanfall** hin.

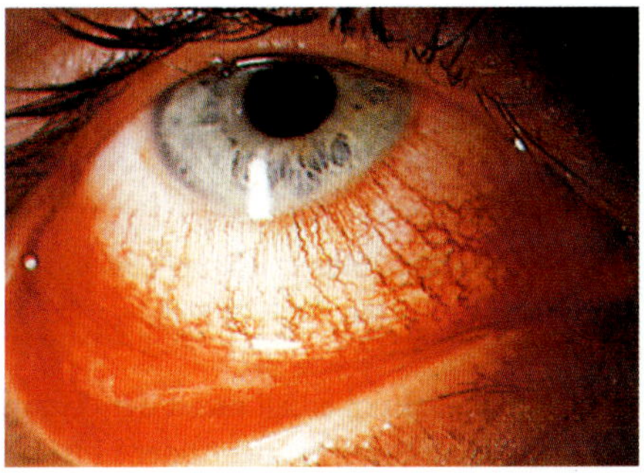

Abb. 2.123 Rötung bei einer Konjunktivitis. Vorherrschend sind die geröteten Gefäße. Ihre Zahl nimmt zur Übergangsfalte hin zu. [E326]

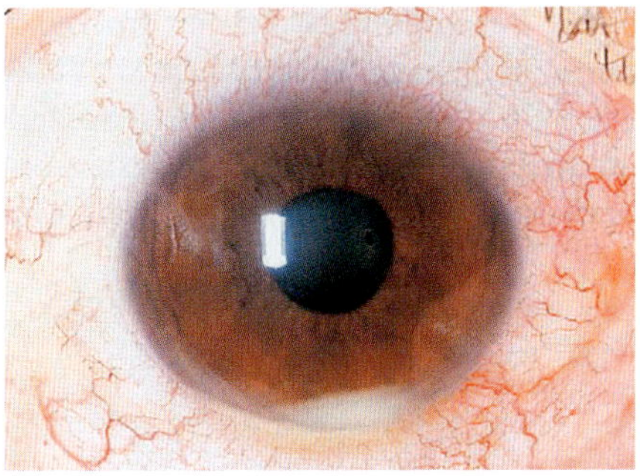

Abb. 2.124 Iridozyklitis mit bläulichroter Verfärbung der Bindehaut nahe dem Hornhautrand und getrübte Hornhaut. [E428]

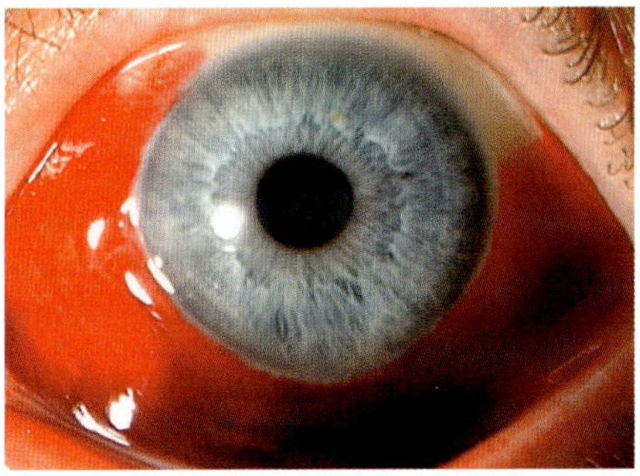

Abb. 2.125 Hyposphagma, eine flächenhafte Blutung unter die Augenbindehaut. [F255]

2.3.4 Augenliderkrankungen

Gerstenkorn

DEFINITION

Gerstenkorn (*Hordeolum*): Meist durch Staphylokokken bedingte, akute, eitrige Entzündung der Liddrüsen.

Leitsymptome des Gerstenkorns sind Rötung, Schwellung und Schmerzen des betroffenen Augenlids. Innerhalb weniger Tage tritt eine Eiterkuppe an der Lidaußen- oder -innenseite auf (➤ Abb. 2.126).

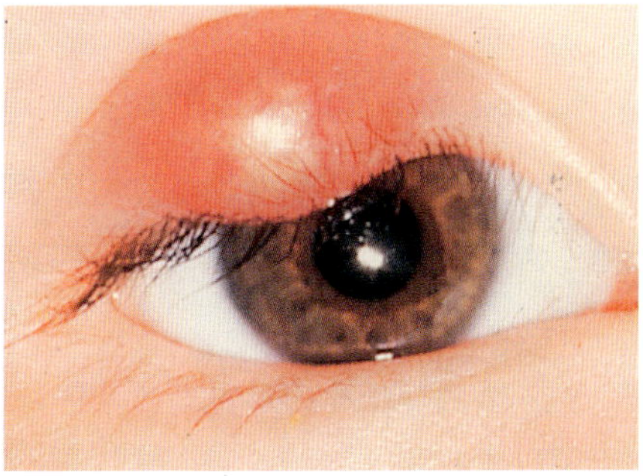

Abb. 2.126 Gerstenkorn (*Hordeolum*) an der Lidkante des rechten Oberlids. [E429]

Die **Behandlung** erfolgt mit trockener Wärme (z. B. Rotlicht) und antibiotischen Augensalben. Ein Verband ist wegen des Sekretstaus eher ungünstig, kann aber erforderlich sein, um ein Reiben am Auge zu unterbinden. Das Gerstenkorn öffnet sich in der Regel nach einigen Tagen und heilt komplikationslos ab.

Bei rezidivierenden Gerstenkörnern sollte ein Diabetes mellitus ausgeschlossen werden.

Hagelkorn

DEFINITION

Hagelkorn (*Chalazion*): Chronische Entzündung bei Sekretstau der Meibom-Drüsen im Ober- oder Unterlid.

Das Hagelkorn ist ein schmerzloser, derber Knoten des Augenlids (➤ Abb. 2.127), der ein störendes Spannungsgefühl auslöst.

Der Arzt eröffnet das Hagelkorn, räumt die Talgmasse mit einem scharfen Löffel aus und versorgt die Wunde mit einem antibiotischen Augensalbenverband.

Entropium

Beim Entropium verlagert sich der Lidrand zum Augapfel hin. Es entsteht durch ein Ungleichgewicht der erschlafften Lidmuskeln. Meist ist das Unterlid betroffen. Das Scheuern der Wimpern kann eine Hornhautreizung oder Hornhautgeschwüre auslösen. Eine Operation stellt die anatomische Lidstellung wieder her.

Ektropium

Im Alter kann es durch einen verminderten Muskeltonus zum Ektropium (➤ Abb. 2.128) kommen. Dabei verlagert sich der Lidrand (meist des Unterlids) nach außen. Symptome sind Tränenträufeln, Binde- und Hornhautreizung. Auch hier erfolgt eine operative Korrektur.

2.3.5 Konjunktivitis (Bindehautentzündung)

DEFINITION

Konjunktivitis: Akute oder chronische Entzündung der Bindehaut des Auges.

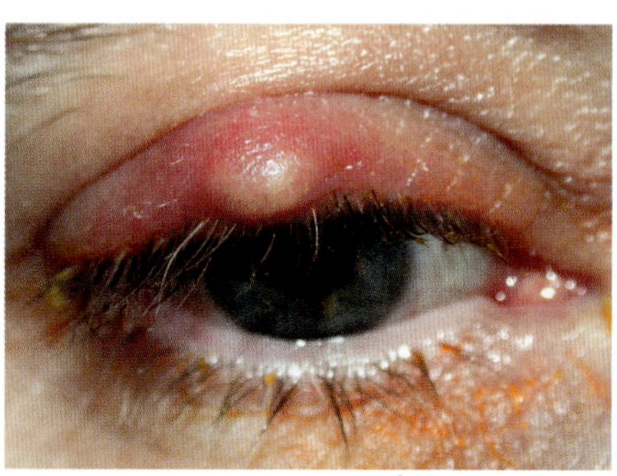

Abb. 2.127 Hagelkorn: Schwellung am Oberlid. [E430]

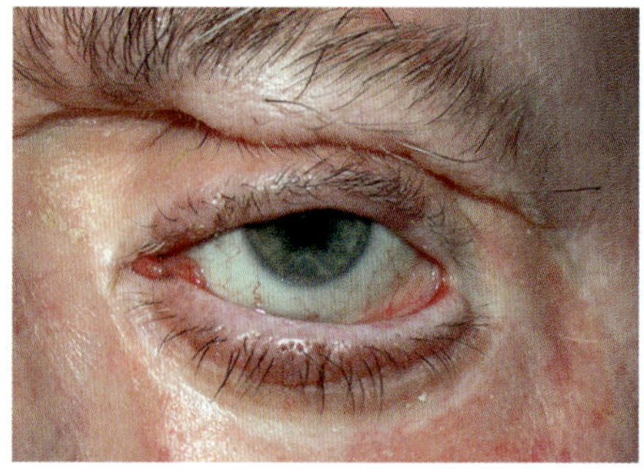

Abb. 2.128 Ektropium am linken Unterlid. [E430]

Krankheitsentstehung

Eine Konjunktivitis (➤ Abb. 2.123) kann infektiöse oder nichtinfektiöse Ursachen haben (➤ Tab. 2.13):

2.3.6 Brechungsfehler

DEFINITION

Normalsichtigkeit (*Emmetropie*): Repräsentation eines jederzeit scharfen Bildes auf der Netzhaut.
Brechungsfehler (*Refraktionsanomalie*): Verursacher einer unscharfen Abbildung der Außenwelt auf der Netzhaut.
Dioptrie (*dpt*): Maß für die Brechkraft optischer Linsen (1 Dioptrie = *Kehrwert der Brennweite in m*).

Ursachen von Brechungsfehlern sind:

- Veränderte Brechkraft der Hornhaut durch einen abnormen Krümmungsradius (angeboren, verletzungsbedingt)
- Veränderungen der Eigenelastizität der Linse (bei Altersweitsichtigkeit)
- Abweichende Durchmesser des Augapfels (zu kurz oder zu lang).

Unterschieden werden **Kurz-**, **Weit-** und **Altersweitsichtigkeit.**

Kurzsichtigkeit

DEFINITION

Kurzsichtigkeit (*Myopie*): Vereinigung parallel einfallender Lichtstrahlen vor der Netzhaut.

Ursächlich liegt der Kurzsichtigkeit meist ein zu langer Augapfel, seltener eine zu starke Brechkraft von Hornhaut oder Linse zugrunde. Kurzsichtige können Gegenstände in der Nähe klar erkennen, in der Ferne aber nur verschwommen sehen. Die Kurzsichtigkeit wird durch konkave Brillengläser (*Minusgläser*) korrigiert, die die einfallenden Strahlen zerstreuen.

Weitsichtigkeit

DEFINITION

Weitsichtigkeit (*Hyperopie, Übersichtigkeit*): Vereinigung parallel einfallender Strahlen hinter der Netzhaut.

Bei der Weitsichtigkeit ist meist der Augapfel zu kurz oder seltener die Brechkraft von Hornhaut oder Linse zu gering. Die Betroffenen

Tab. 2.13 Übersicht über die wichtigsten Konjunktivitiden.

Krankheitsbild	Ursache (Bsp.)	Typische Klinik	Therapie und Pflege	Besonderheiten
infektiöse Konjunktivitiden				
Bakterielle Konjunktivitis	• Pneumo-, Strepto-, Staphylokokken • Pseudomonas aeruginosa	• Oft eitrige Sekretion • Übergreifen auf Hornhaut möglich	• Antibiotikahaltige Augentropfen	• Keine Verbände (sind Keimnährböden) • Oft Übertragung durch kontaminierte Tropfflaschen
Keratokonjunktivitis epidemica	• Viren	• Beginn meist einseitig, dann Übergreifen auf das zweite Auge • Auffällige Bindehautrötung und Lidschwellung • Seröses Sekret • Häufig starke Augenschmerzen	• Erkrankte isolieren (hochinfektiös) • Symptomatische Therapie z. B. mit kühlen Umschlägen	• Hornhautbeteiligung möglich • Übertragung nicht nur durch Tröpfcheninfektion, sondern auch durch kontaminierte medizinische Geräte • Aufgrund der hohen Infektiosität sorgfältige Einhaltung der Hygieneregeln
nichtinfektiöse Konjunktivitiden				
Konjunktivitis simplex (einfache Bindehautentzündung)	• Staub, Tabak • Fremdkörper • Wind, Kälte • Nicht korrigierte Brechungsfehler • Ektropium	• Fremdkörpergefühl • Jucken, Brennen • Morgens verklebte Lidränder	• Symptomatisch • Möglichst Ursache beseitigen	
Allergische Konjunktivitis	• Z. B. Pollen, Staubmilben, Kosmetika	• Jucken • Gerötete Augen • Tränenfluss	• Augentropfen mit Antihistaminika oder Mastzellstabilisatoren	• Allergietestung
Konjunktivitis sicca („trockenes Auge")	• Unzureichende Tränensekretion	• Augenbrennen	• „Künstliche Tränen"	• Betrifft v. a. ältere Menschen

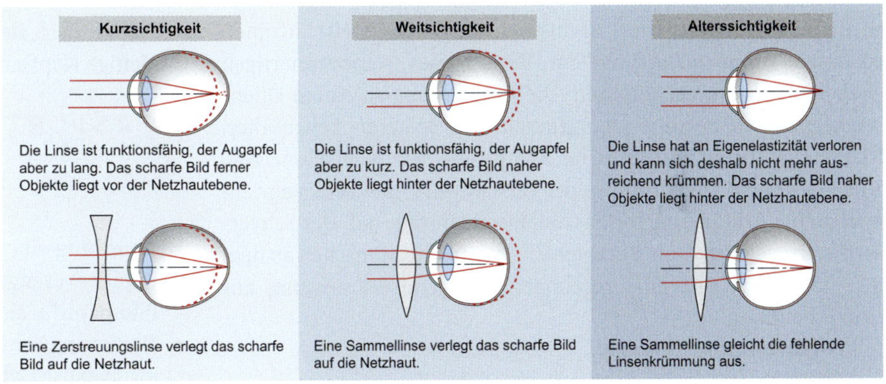

Abb. 2.129 Strahlengang bei verschiedenen Brechungsfehlern. [L190]

können in der Ferne gut sehen, nahe gelegene Dinge sind unscharf. Die Weitsichtigkeit kann durch konvexe Brillengläser (*Plusgläser*) korrigiert werden, die die einfallenden Strahlen zusätzlich bündeln (➤ Abb. 2.129).

Altersweitsichtigkeit

DEFINITION

Altersweitsichtigkeit (*Presbyopie*): Weitsichtigkeit, bedingt durch physiologische Alterungsprozesse der Linse.

Bei der Altersweitsichtigkeit ist das Sehen in die Ferne wenig beeinträchtigt. Etwa ab dem 50. Lebensjahr können nah liegende Gegenstände nicht mehr deutlich erkannt, die Schrift in Büchern oder Zeitschriften nur mit Mühe entziffert werden. Das ist ein Zeichen dafür, dass die Linsenelastizität abnimmt. Die Akkommodationsfähigkeit lässt kontinuierlich nach und kommt etwa um das 65. Lebensjahr zum Stillstand.

Pflegende achten darauf,
- dass Pflegebedürftige ihre Brille griffbereit haben,
- dass diese regelmäßig gereinigt wird,
- dass die Brille dem Sehvermögen entspricht.

2.3.7 Glaukom

DEFINITION

Glaukom (*Grüner Star*): Sammelbezeichnung für Erkrankungen, die aufgrund eines zu hohen Augendrucks zu einem charakteristischen Papillenbefund am Sehnervenaustritt führen.

Krankheitsentstehung

Neben dem Diabetes mellitus ist das Glaukom eine der häufigsten Erblindungsursachen in den Industrieländern. Zu den Risikofaktoren, die den grünen Star auslösen gehören:

- Erbkomponente (familiäre Häufung)
- Alter über 60 Jahre
- Kurzsichtigkeit

Der normale Wert des Augeninnendrucks (*intraokulärer Druck / IOD*) beträgt 10–20 mmHg. Er wird durch den Druck des Kammerwassers erzeugt und gewährleistet den gleich bleibenden Abstand zwischen der Hornhaut und der Linse sowie einen konstanten Druck des Glaskörpers auf die Netzhaut (➤ 2.3.1).

Je höher der Augeninnendruck ist, desto schlechter wird die Netzhautdurchblutung.

Diagnostik

Die Diagnosestellung und Differenzierung der verschiedenen Glaukomformen erfolgt durch Gesichtsfelduntersuchungen, die Messung des Augeninnendrucks (durch das Tonometer), die Inspektion des Kammerwinkels (mittels *Gonioskopie*) und die Beurteilung der Papille (*Sehnervenaustritt*) durch eine Augenspiegelung.

Einteilung

Offenwinkelglaukom

Beim Offenwinkelglaukom fließt das Kammerwasser im Kammerwinkel zu langsam ab. Diese Abflussbehinderung ist meist auf einen erhöhten Abflusswiderstand im Bereich des schwammartigen Trabekelwerks zurückzuführen. Die Entwicklung zu einem Offenwinkelglaukom beginnt im mittleren und späteren Lebensalter. Manchmal treten unspezifische **Symptome** wie Kopfschmerzen, Augenbrennen, Augenrötung oder verschwommenes Sehen auf. Im Verlauf der Erkrankung treten Gesichtsfeldausfälle auf. Der Sehverlust ist irreversibel. Daher empfehlen Augenärzte Menschen ab dem 40.–45. Lebensjahr eine regelmäßige Augendruckmessung zur Früherkennung.

Medikamentöse Therapie:

- Pilocarpin, Prostaglandine (verbessern den Kammerwasserabfluss)
- Betablocker (*Sympatholytika*); hemmen die Kammerwasserproduktion.

Die Verabreichung der genannten Medikamente verändert die Sehschärfe. Beim alten Menschen besteht daher erhöhte Sturz- und Unfallgefahr.

Indikationen zur **operativen Therapie**:

- Nicht ausreichende medikamentöse Therapie
- Unverträglichkeiten
- Mangelnde Compliance oder Geschicklichkeit in der Handhabung der Augentropfen.

Operative Möglichkeiten zur Senkung des Augeninnendrucks sind z. B. die Erweiterung des Trabekelwerks im Kammerwinkel (*Lasertrabekuloplastik*) oder die Schaffung einer kleinen Öffnung in der Lederhaut mit der Ableitung des Kammerwassers unter die Bindehaut (*Trabekuloektomie*).

Akutes Winkelblockglaukom

Beim Winkelblockglaukom behindert die gewölbte Iriswurzel den Abfluss des Kammerwassers. Die Stellung der Iris ist u. a. abhängig vom Volumen der Augenlinse (siehe Kasten).

> Im Alter nimmt das Linsenvolumen durch den Verlust der Eigenelastizität zu. Ein bestehender Diabetes mellitus löst eine Quellung der Linse mit einer weiteren Volumenzunahme aus.

Das akute Winkelblockglaukom (*akuter Glaukomanfall*) ist ein Notfall (➤ Abb. 2.130). Die typische n **Ursachen**, die zur Auslösung eines akuten Winkelblockglaukoms führen kann, ist starke psychische Erregung (Angst, Schreck) in einer dunklen Umgebung. Eine charakteristische Situation wäre also ein dunkles Zimmer (weite Pupille; der Kammerwasserabfluss ist physiologisch bedingt reduziert), ein spannender Krimi im Fernsehen und eine plötzliche Schrecksituation, die den Kammerwinkel aufgrund einer Verlegung durch die gewölbte Iris akut blockiert. Pupillenerweiternde Medikamente zur Augenspiegelung oder Psychopharmaka können ebenfalls einen Glaukomanfall auslösen.

Symptome:

- Akut einsetzende starke Augenschmerzen
- Deutlich herabgesetztes Sehvermögen mit verschwommenem Sehen
- Rotes Auge
- Hornhautödem
- Mittelweite reaktionslose Pupille
- Palpatorisch steinharter Augapfel
- Heftige Kopfschmerzen mit Übelkeit und Erbrechen

VORSICHT

> Ein akuter Glaukomanfall ist ein **Notfall**, der eine sofortige augenärztliche Behandlung erfordert.

Behandlung eines akuten Glaukomanfalls:

- Pupillenverengung durch Pilocarpin Augentropfen (z. B. Pilomann®), alle 10 bis 15 Min.
- Hemmung der Kammerwasserbildung durch orale oder intravenöse Gabe von Karboanhydrase-Hemmern, etwa Acetazolamid (z. B. Diamox®)
- Verminderung des Glaskörpervolumens durch osmotisch wirksame Infusionen (z. B. Mannitol)
- Gabe von Analgetika, Antiemetika und Sedativa

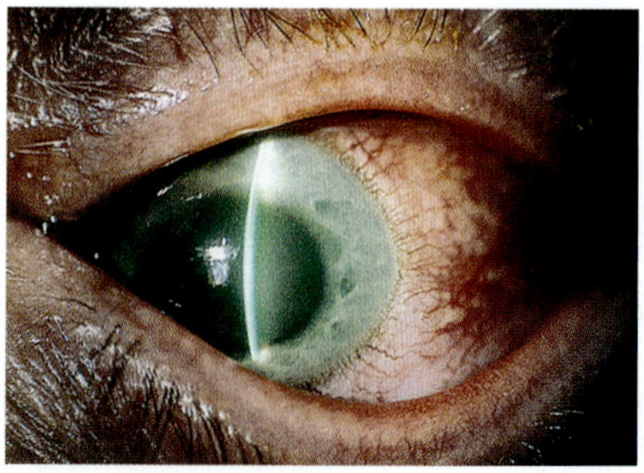

Abb. 2.130 Untersuchung mit der Spaltlampe bei einem akuten Glaukomanfall. Die Gefäßzeichnung ist deutlich. Zum inneren Augenwinkel hin ist ein deutliches Hornhautödem zu sehen. [E326]

Beim Winkelblockglaukom verbessert ein operativ angelegter Hinterkammer-Vorderkammer-Shunt den Abfluss des Kammerwassers. Die Shuntverbindung erfolgt durch die Entnahme eines kleinen Iristeilchens.

SURFTIPP

Bundesverband Glaukom-Selbsthilfe e.V.: www.bundesverband-glaukom.de

2.3.8 Katarakt

DEFINITION

Katarakt (*Grauer Star*): Trübung der Augenlinse mit Beeinträchtigung des Sehvermögens.

Altersstar: Veränderungen der Augenlinse mit verminderter Lichtdurchlässigkeit und Streuung der einfallenden Lichtstrahlen.

Krankheitsentstehung

Linsentrübungen können entstehen:

- Im Alter durch Veränderungen des Linsengewebes (durch Abnahme des Wassergehalts und Zunahme unlöslicher Linsenproteine)
- Im Rahmen anderer Augenerkrankungen
- Diabetes mellitus
- Medikamente, z. B. Glukokortikoide
- Nach Verletzungen

FALLBEISPIEL

Frau Landauer, Teil I

Frau Landauer ist 77 Jahre alt und wohnt allein. Sie hält einen regen und liebevollen Kontakt zu ihren Verwandten. Die Seniorin fühlt sich recht rüstig, benötigt aber Medikamente aufgrund einer Herzinsuffizienz. Die Verwandten von Frau Landauer stellen jedoch übereinstimmend fest, dass die Wohnung dringend zu putzen wäre und es fällt ihnen auch auf, dass Frau Landauer oft fleckige Kleidung trägt. Als Frau Landauer ihrem Hausarzt schwere Vorwürfe macht, weil die Kalium-Brausetabletten, die sie nehmen soll, so fürchterlich schmecken, stellt sich heraus, dass sie versehentlich die Reinigungstablette für ihr Gebiss getrunken hat. Weil sie zunehmend ihre Medikamente verwechselt, die Wohnung verwahrlost und sie immer ungepflegter aussieht, wenden sich die Verwandten an einen ambulanten Pflegedienst. Künftig wird die Pflegefachkraft Frau Meister die Tabletten für Frau Landauer richten und ihr bei alltäglichen Verrichtungen helfen.

Symptome

Bei einer Katarakt sehen Betroffene ihre Umwelt wie durch einen Nebel oder durch einen grauen Schleier. Die Farben verblassen und Konturen verschwimmen. Sie klagen über Blendungserscheinungen bei Tageslicht und können oft in der Dämmerung besser sehen, weil sie bei weiter Pupille an der meist zentral gelegenen Trübung vorbeischauen können und die Lichtstreuung geringer ist. Schmerzen treten nicht auf. Eine fortgeschrittene Linsentrübung ist bereits bei bloßer Betrachtung des Auges erkennbar (➤ Abb. 2.131). Die Sehstörungen nehmen allmählich zu und schränken den Betroffenen in allen Aktivitäten erheblich ein.

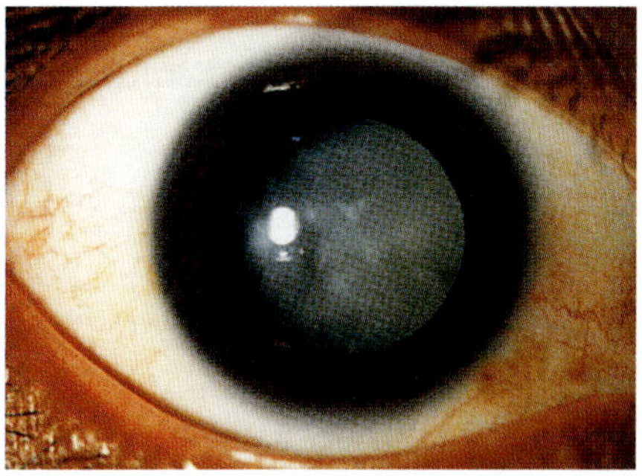

Abb. 2.131 Katarakt. Hier ist die Linsentrübung bereits so weit fortgeschritten, dass sie mit dem bloßen Auge sichtbar ist. [E326]

Behandlung

Die häufigste Indikation für eine Staroperation ist die Sehverbesserung. Der Eingriff wird meist ambulant durchgeführt. Ein stationärer Aufenthalt über drei bis vier Tage ist zu empfehlen, wenn die ambulante Nachbehandlung nicht gesichert ist.

FALLBEISPIEL

Frau Landauer, Teil II

Als Frau Landauer eines Tages die Straße überquert, wird sie von einem Radfahrer erfasst und stürzt. Frau Meister empfiehlt zum wiederholten Mal eine Konsultation beim Augenarzt. Es stellt sich heraus, dass Frau Landauer große Angst vor der Untersuchung hat, weil sie eine schlimme Diagnose befürchtet. Als sie sich endlich bei einem Augenarzt vorstellt, diagnostiziert dieser eine beidseitige Katarakt und rät zur Operation.

Kataraktoperation

Bei einer Kataraktoperation (*Staroperation*) wird die getrübte Augenlinse durch eine Kunstlinse ersetzt. Der Eingriff erfolgt in Lokalanästhesie oder in Vollnarkose und mit Hilfe eines Operationsmikroskops.

Das frisch operierte Auge wird für ca. 3 Tage mit Kompresse und Schale oder Siebklappe verbunden (2.3.12).

Prognose

Nach Staroperationen treten selten Komplikationen auf. Für den Erkrankten bedeutet das verbesserte Sehen nach einer Staroperation eine deutliche Steigerung der Lebensqualität.

FALLBEISPIEL

Frau Landauer, Teil III

Frau Landauer hat große Angst, dass sie durch die Augenoperation blind wird. Doch nach einiger Zeit und vielem Zureden durch die Familie, stimmt sie dem Eingriff zu. Drei Tage später, als die Kompresse entfernt wird, ist sie erstaunt über die Intensität der Farben, die sie plötzlich sieht. Und sie freut sich sehr, dass sie die Gesichter ihrer Verwandten wieder unterscheiden kann.

2.3.9 Netzhauterkrankungen

Zu den Netzhauterkrankungen zählen:

- Netzhautablösung
- Diabetische Retinopathie

- Makuladegeneration
- Verschluss der arteriellen Netzhautgefäße.

Netzhautablösung

DEFINITION

Netzhautablösung (*Ablatio retinae*): Ablösung der neuronalen Netzhautschichten vom Pigmentepithel.

Eine Netzhautablösung entsteht durch:
- Risse in der Netzhaut aufgrund einer Glaskörperabhebung
- Zug auf die Netzhaut durch Veränderungen des Glaskörpers
- Flüssigkeit, die zwischen die Neuronenschichten und das Pigmentepithel eindringt
- Netzhauttumoren
- Verletzungen.

Symptome

Bei der Ablösung des Netzhaut kann es zum Symptom des Rußregens durch Einblutungen in den Glaskörper kommen. Lichtblitze deuten auf den Zug an der Netzhaut hin. Ein „sich senkender schwarzer Vorhang" oder eine „aufsteigende schwarze Mauer" sind typische Merkmale einer Netzhautablösung. Schmerzen treten nicht auf.

Diagnose

Die Diagnose erfolgt durch die Spiegelung des Augenhintergrundes. Der abgelöste Bezirk ist weiß und ödematös (➤ Abb. 2.132).

Behandlung

Netzhautablösungen werden mittels Fotokoagulation behandelt. Dabei verklebt der Arzt die Netzhautschichten mit einem Laser, damit sie sich an der betroffenen Stelle nicht mehr voneinander lösen können.

Diabetische Retinopathie

Beim Diabetes mellitus werden die kleinen Gefäße (*Mikroangiopathie*) geschädigt und damit auch die Versorgung der Netzhaut erfasst. Es kommt zur diabetischen Retinopathie (➤ 2.5.13). Sie zählt zu den häufigsten Erblindungsursachen in den Industireländern. Zu den Veränderungen der Netzhaut aufgrund eines Diabetes mellitus gehören außerdem:

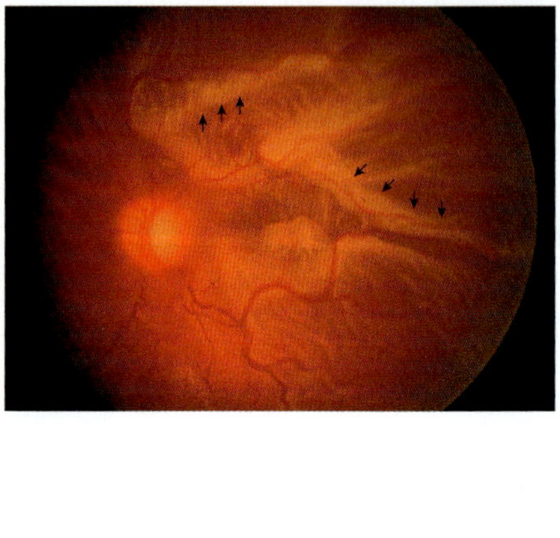

Abb. 2.132 Augenhintergrund bei massiver Netzhautablösung. [E431]

- Netzhautblutungen
- Gefäßneubildungen in der Netzhaut
- Netzhautablösung

Die **Prophylaxe** besteht in regelmäßigen augenärztlichen Untersuchungen und einer guten Einstellung des Blutzuckers.

Altersabhängige Makuladegeneration

Die altersabhängige Makulagedeneration ist die häufigste Ursache für einen fortschreitenden Sehverlust ab einem Alter von etwa 65 Jahren. Die degenerativen Veränderungen betreffen die Makula (*gelber Fleck*) beider Augäpfel. Endzustand ist die beidseitige Erblindung.

Risikofaktoren sind neben einer genetischen Disposition, Nikotinabusus und intensive Sonnenlichtexposition. Es gibt zwei Formen der Makuladegeneration:
- **Trockene Makuladegeneration.** Durch Ablagerungen (*Drusenbildung*) kommt es letztlich zur Zerstörung des Pigmentepithels; Symptom der eher seltenen Form ist die allmähliche irreversible Sehverschlechterung.
- **Feuchte Makuladegeneration.** Ursache ist eine Minderversorgung der Netzhautschichten. Reaktiv kommt es über die Bildung des Wachstumsfaktors VEGF zur Entwicklung neuer Gefäße. Durch die Wand dieser neu gebildeten Gefäße treten aber Flüssigkeit und Blut aus. Symptome sind das verzerrte Sehen von Gegenständen sowie Störungen im Kontrast- und Farbensehen.

Therapeutisch werden bei der trockenen Makuladegeneration Zink und Vitamin A, C, E empfohlen. Bei der feuchten Makuladegeneration kommen zum Einsatz:
- Biologikum Ranibizumab / Lucentis® hemmt den Wachstumsfaktor VEGF
- Lasertherapie, um die neu gebildeten Gefäße zu veröden
- Fotodynamische Therapie (Kombination eines fotosensibilisierenden Farbstoffs mit Lasertherapie).

Verschluss der Netzhautarterien

Ein Verschluss der Netzhautarterie bzw. ihrer Äste ist ein hochakutes Krankheitsgeschehen, bei dem der Betroffene innerhalb einer Stunde auf einem Auge erblindet. Die Durchblutungsstörung erfolgt meist durch einen Embolus, der sich aufgrund einer Arteriosklerose in der Halsschlagader abgelöst hat oder während eines Vorhofflimmerns entstanden ist und in die Zentralarterie verschleppt wurde. Die schlagartige, einseitige Erblindung beim Verschluss der Netzhautarterie (*A. centralis retinae*) oder ein plötzlicher einseitiger Gesichtsfeldausfall beim Verschluss einer ihrer Äste sind augenärztliche Notfälle. Ziel der Behandlung ist die Verbesserung der Fließeigenschaften des Blutes (Blutverdünnung), evtl. ergänzt durch den Versuch, den Embolus medikamentös aufzulösen.

Fundus hypertonicus: Bei einem chronischen Bluthochdruck sind Veränderungen an der Netzhaut sichtbar wie Schlängelung der Netzhautarteriolen, kleine Blutungen (sofern sie nicht im Bereich der Makula sind, bemerkt sie der Betroffene nicht), Cotton-Wool-Herde (*weiße unscharf begrenzte Bezirke, die Zeichen einer Ischämie / Minderdurchblutung sind*).

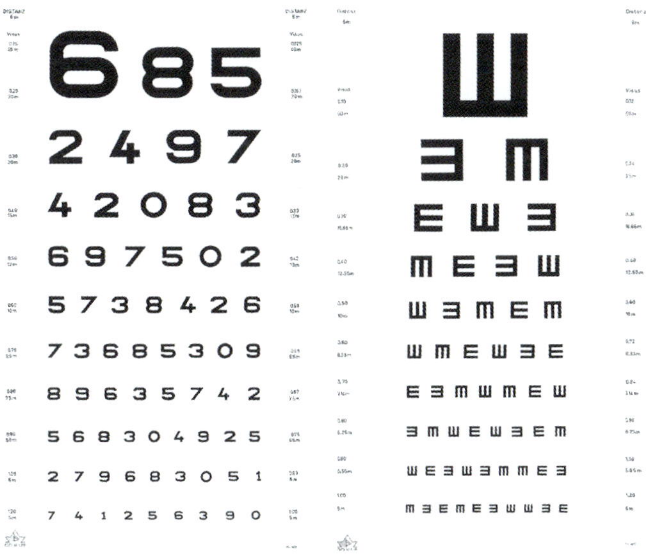

Abb. 2.133 Sehprobenzeichen für Erwachsene. [V554]

2.3.10 Herabgesetzte Sehschärfe, hochgradige Sehschwäche, Blindheit

Die häufigsten Ursachen für eine Erblindung sind Glaukom (*grüner Star*), diabetische Retinopathie und Makuladegeneration.

DEFINITION

Sehschärfe: Sehvermögen bei Korrektur durch Brillengläser. Prüfung durch Sehprobenzeichen in verschieden großen Zahlen- oder Buchstabenreihen (➤ Abb. 2.133).
Sehleistung: Sehvermögen ohne Korrektur durch Brillengläser.
Blindheit (*Amaurose*): Fehlen der Lichtwahrnehmung.

Ein gutes Sehvermögen gibt Sicherheit vor Stürzen oder Unfällen und erhöht die Lebensqualität.

Allgemeine Regeln. Daher sollte immer eine dem Sehvermögen angepasste Brille getragen werden. Bei blendendem Sonnenlicht sollte eine Sonnenbrille genutzt werden.

Pflege von Sehbehinderten und Blinden

Die Sehbehinderung kann sich in einer verminderten Sehschärfe (*verschwommenes Sehen*) oder einer Veränderung des Bildeindrucks durch Verzerrung, Doppelbilder oder Gesichtsfeldeinschränkungen äußern.

Sicherheit gewährleisten

- Umgebung möglichst frei von Hindernissen gestalten
- Erkrankten auffordern, die Arme beim Gehen leicht angewinkelt vorzustrecken, damit er sich im Falle einer Kollision „auffangen“ kann
- Beim Führen einen halben Schritt vorausgehen und den Sehbehinderten unterhaken oder seine Hand auf die Schulter des Begleiters legen lassen
- Auf Bodenunebenheiten, Absätze, Richtungswechsel, Schwingtüren und sonstige Hindernisse aufmerksam machen

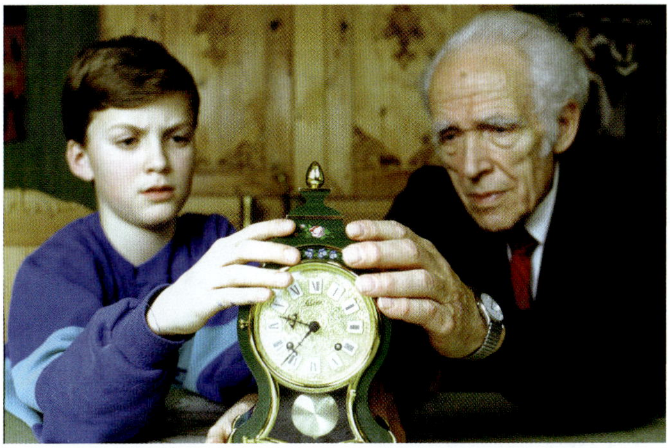

Abb. 2.134 Der sehbehinderte Mensch braucht oft Unterstützung durch Angehörige oder Pflegende. [J787]

- Vor dem Hinsetzen Stuhl abtasten lassen, beim Hinsetzen die Hand des Erkrankten zur besseren Orientierung auf die Stuhllehne oder Sitzfläche legen
- Blindenstock zur Verfügung stellen
- Zimmertüren nicht halb offenstehen lassen, da sie ein hohes Verletzungsrisiko darstellen.

SURFTIPP

Bayerischer Blinden und Sehbehindertenbund e.V.: www.bbsb.org

Körperpflege

- Persönliche Ordnung des Sehbehinderten einhalten
- Sehbehinderten fragen, was er anziehen und wie er frisiert werden möchte
- Auf defekte oder beschmutzte Kleidung aufmerksam machen.

Ernährung

- Große Serviette bereithalten
- Große Teller verwenden, Besteck (Messer, Gabel, Löffel) auswählen lassen, Tassen nur halb füllen
- Erklären, was es zu essen gibt und wo sich was auf dem Teller befindet, z. B. „Kartoffeln bei 12 Uhr“
- Nahrung auf Wunsch mundgerecht herrichten.

Kommunikation und Beschäftigung

- Hören von Radiosendungen anbieten
- Auf Hörbücher hinweisen
- Bücher in Blindenschrift zur Verfügung stellen
- Schilderung von Farben und Formen durch den Pflegenden während eines Spaziergangs
- Riechen und Betasten ➤ Abb. 2.135 von Materialien aus der Natur anbieten
- Vorlesen
- Besucherkontakte vermitteln
- Ermutigung und Unterstützung zu Eigeninitiative und Selbsthilfe.

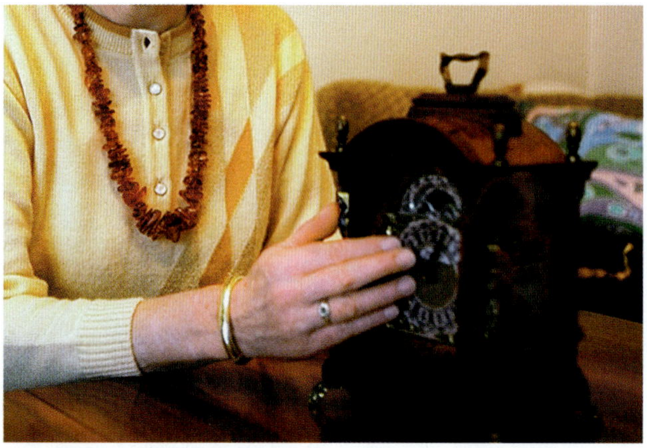

Abb. 2.135 Sehbehinderte und blinde Menschen gewinnen viele Informationen aus dem Abtasten von Gegenständen und Personen. [K157]

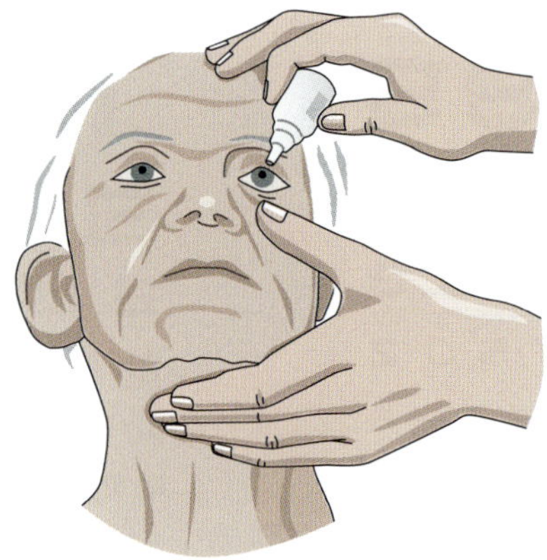

Abb. 2.136 Applikation von Augentropfen. [L157]

2.3.11 Pflege bei Augenerkrankungen

Applikation von Augentropfen und -salben

Besonderheiten im Umgang mit Augenmedikamenten:
- Gebräuchliche Abkürzungen:
  - **OD** = Oculus dexter, rechtes Auge (RA)
  - **OS** = Oculus sinister, linkes Auge (LA)
  - **OU** = Oculi uterque, beide Augen (R / L, bds.)
- Medikament mit den Daten des Betroffenen kennzeichnen und ausschließlich für ihn verwenden
- Kontakt zwischen Applikator und Auge vermeiden, um eine Kontamination auszuschließen
- Augentropfen stets vor der Augensalbe verabreichen.

Durchführung
- Erkrankten informieren
- Hände desinfizieren
- Erkrankten hinsetzen oder -legen lassen, Kopf leicht nach hinten neigen lassen
- Erkrankten nach oben blicken lassen, damit die Augentropfen nicht auf die empfindliche Hornhaut fallen.
- Unterlid nahe dem Wimpernrand leicht nach unten ziehen
- Medikamentenapplizierende Hand an der Stirn des Erkrankten abstützen
- Einen Tropfen bzw. einen etwa 1 cm langen Salbenstrang in die Mitte des Bindehautsackes geben (➤ Abb. 2.136, ➤ Abb. 2.137).
- Erkrankten zur gleichmäßigen Verteilung des Medikaments die Augen langsam schließen lassen, ohne zu kneifen
- Überflüssige Lösung abtupfen
- Flasche bzw. Tube sofort verschließen, um Verunreinigungen des Medikaments mit nachfolgender Infektionsgefahr für den Pflegebedürftigen vorzubeugen
- Hände desinfizieren.

Pflegende können die Tropfenapplikation erleichtern, indem sie das Augenmedikament in einem Kühlschrank lagern (erlaubte Lagerungstemperatur beachten). Der Erkrankte spürt dann besser, ob der Tropfen tatsächlich ins Auge gelangt ist.

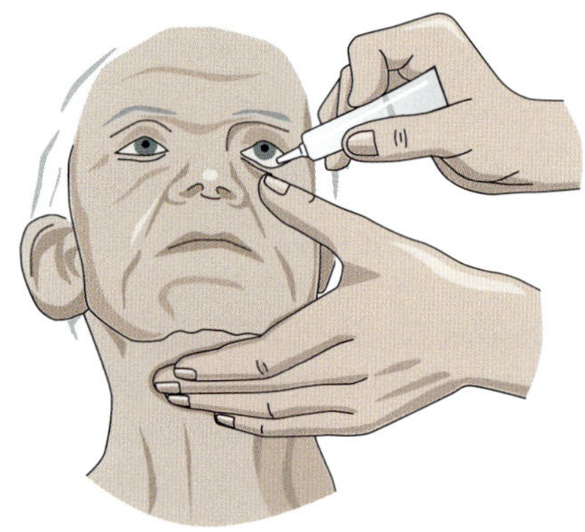

Abb. 2.137 Applikation von Augensalbe. [L157]

Nach Möglichkeit den Erkrankten oder seine Angehörigen zur selbstständigen Verabreichung der Augentropfen anleiten (➤ Tab. 2.14).

Augenspülung

Falls eine Augenspülung (➤ Abb. 2.138) durchgeführt werden muss, ist mit reichlich Wasser zu spülen. Pro Spülung sind 250–500 ml erforderlich. Nach der Erstversorgung erfolgt ggf. der Transport des Betroffenen in die nächste Augenklinik oder in ein Allgemeinkrankenhaus.

Benötigte Materialien
- Spülflüssigkeit: Wasser oder nach Anordnung des Arztes
- 20-ml-Spritze oder Spülflasche (im Notfall sauberes Gefäß mit schmaler Ausflussöffnung, z. B. Mineralwasserflasche)
- Watteträger, Tupfer und Lidhalter (im Notfall Servietten, saubere Tücher)
- Auffangschale oder Tücher
- Tücher zum Abdecken
- Gummihandschuhe

Tab. 2.14 Lokaltherapeutika in der Augenheilkunde.

Substanz (Bsp.)	Indikation (Bsp.) Dosierung	Besonderheiten/ unerwünschte Wirkungen (Bsp.)
Antibiotika		
z. B. Chlortetracyclin (Aureomycin® Augensalbe)	• Infektionen des Auges z. B. mit Streptokokken und Staphylokokken • Zweistündlich in den Bindehautsack einbringen	• Allergische Haut- und Schleimhautreaktionen
Virostatika		
Aciclovir (z. B. Zovirax® Augensalbe)	• Hornhautentzündung mit Herpes simplex • 5-mal täglich je einen 1 cm langen Salbenstrang einbringen	• Längerfristige Anwendung (> 14 Tage) wegen Keratitis (*Hornhautentzündung*) vermeiden
Glukokortikoide		
Prednisolon (z. B. Ultracortenol®)	• Schwere allergische Konjunktivitis, nach Katarakt-OP, Keratitis • 1–4-mal täglich 1 Tropfen	• Keine längerfristige Anwendung, Gefahr von Hornhautschäden
Filmbildner (künstliche Tränen)		
Carbomer (z. B. Liquigel®)	• Verminderte Tränenbildung • 4–6-mal täglich 1 Tropfen	• Schleiersehen
Glaukommittel		
Sympatholytika / Betablocker: Metipranolol (z. B. Betamann®)	• Chronisches Offenwinkelglaukom • 2-mal täglich 1 Tropfen	• Anwendungsbeschränkung z. B. bei Asthma bronchiale, Herzinsuffizienz • Akkomodationsstörung
Cholinergika / Parasympathomimetika Pilocarpin (z. B. Pilomann®)	• Chronisches Offenwinkelglaukom • 3-mal täglich 1 Tropfen	• Miosis, Augenbrennen • Sehstörung durch Engstellung der Pupillen
Vitamine		
Dexpanthenol (z. B. Bepanthen® Augen- und Nasensalbe)	• Begleittherapie bei Horn- und Bindehauterkrankungen • 2–3-mal täglich einen 1 cm langen Salbenstrang in den Bindehautsack geben	• Evtl. allergische Unverträglichkeiten

Durchführung

- Pflegebedürftigen informieren
- Im Liegen oder Sitzen Kopf zur betroffenen Seite neigen lassen; Spülflüssigkeit sollte nicht ins andere Auge laufen.
- Lokalanästhetikum direkt auf die Hornhaut tropfen
- Augenlider mit Daumen und Zeigefinger spreizen (alternativ Lider mit einem Lidhalter offenhalten oder mit einem Watteträger ektropionieren (*nach außen stülpen*)(➤ Abb. 2.139)

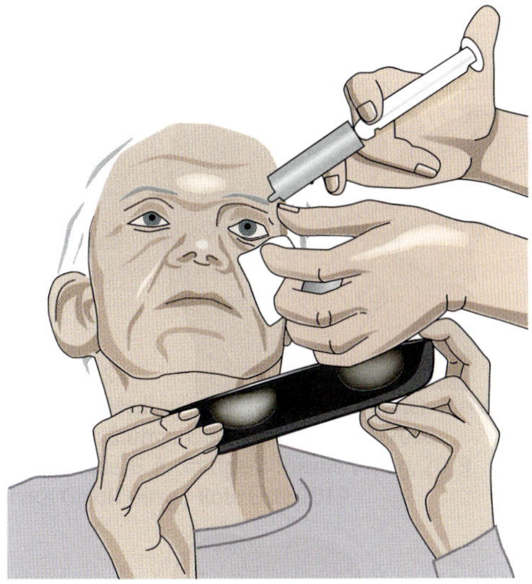

Abb. 2.138 Augenspülung. [L157]

- Versuchen, festsitzende Partikel vorsichtig mit einem sterilen Watteträger zu entfernen
- Spülflüssigkeit (insgesamt etwa 500 ml pro Spülung), aus ca. 10 cm Entfernung aus der Spülflasche über das Auge und den Bindehautsack laufen lassen
- Pflegebedürftigen während der Spülung auffordern, nacheinander nach oben, unten, links und rechts zu schauen.

Nachsorge

Nach der Augenspülung werden nach Arztanordnung Augensalbe oder -tropfen verabreicht und ein Augenverband angelegt (➤ Abb. 2.140).

Pflege nach Augenoperationen

Eine Verlegung nach Hause oder in die Altenpflegeeinrichtung erfolgt, wenn eine zuverlässige Nachbehandlung gewährleistet ist. Generell wird der Operierte nach ambulanten Eingriffen aufgrund seiner postoperativ eingeschränkten Sehfähigkeit und eventueller Narkosefolgen nur in Begleitung entlassen.

Postoperative Pflege

Nach Augenoperationen sind ggf. spezielle Maßnahmen erforderlich. Meist ist das Auge weitgehend ruhigzustellen und ein konstanter Augeninnendruck zu sichern:

- Vermeidung jeder akuten Steigerung des Augeninnendrucks (z. B. durch Husten, Erbrechen, Obstipation), die zu Einblutungen und zum Druck auf die Operationswunde führen kann
- Augenverband regelmäßig auf Nachblutungen und einen korrekten Sitz überprüfen
- Operierte informieren: Sie sollen sich nicht bücken (stattdessen in die Hocke gehen), das Auge nicht reiben, nicht schwer heben und in den ersten Tagen nicht viel lesen
- Operiertes Auge vor Schadstoffen schützen, zum Duschen und zur Haarwäsche einen Uhrglasverband anlegen.

gelenkigen Kontakt mit dem Amboss. Der Amboss ist mit dem Steigbügel verbunden, der Steigbügel mit seiner Fußplatte im ovalen Fenster befestigt.

Innenohr

Das Innenohr besteht aus einem komplizierten Hohlraumsysetm, dem **knöchernen Labyrinth**. Strukturen des Innenohrs sind:

- Schnecke mit Sinneszellen für die Registrierung von akustischen Reizen
- Vorhof mit Sinneszellen für Linearbewegungen
- Drei Bogengänge mit Sinneszellen für Drehbewegungen

Diese Strukturen sind mit Sinnesepithel ausgestattet. Typisch für Sinnesepithelien sind Sinneszellen mit feinen Härchen (*Haarzellen*), die Bewegungen der Endolymphe registrieren und in Aktionspotentiale umwandeln.

Im Innenohr befinden sich zwei Flüssigkeiten: Die **Perilymphe** zirkuliert zwischen der knöchernen Wand und den häutigen Strukturen des Innenohrs. Sie ist mit ihrem Natriumgehalt extrazellulären Flüssigkeiten ähnlich. Die **Endolymphe** ist der Inhalt der häutigen Strukturen und entspricht aufgrund des Kaliumgehalts intrazellulären Flüssigkeiten.

Die **knöcherne Schnecke** (*Cochlea*), ein spiralig gewundener, mit **Perilymphe** gefüllter Knochenraum, wird durch eine Zwischenwand in zwei Etagen unterteilt: Die obere **Scala vestibuli** (*Vorhoftreppe*) beginnt am ovalen Fenster, steigt bis zur Schneckenspitze hoch und geht in die **Scala tympani** (*Paukentreppe*) über, die nach unten bis zum runden Fenster reicht.

In der knöchernen Schnecke liegt die mit Endolymphe gefüllte **häutige Schnecke.** Sie beherbergt das **Corti-Organ** (*Sinnesepithel* mit den Haarzellen ➤ Abb. 2.144). Die Haarzellen werden an ihrer Basis von den Fasern des VIII. Hirnnerven (*N. vestibulocochlearis)* umfasst.

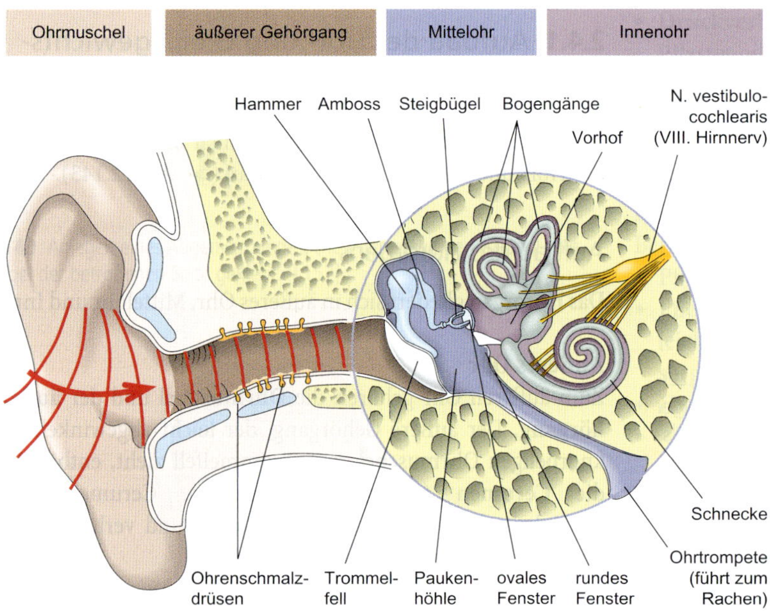

Abb. 2.143 Übersicht über das äußere Ohr, Mittelohr und Innenohr (vergrößert dargestellt). [L190]

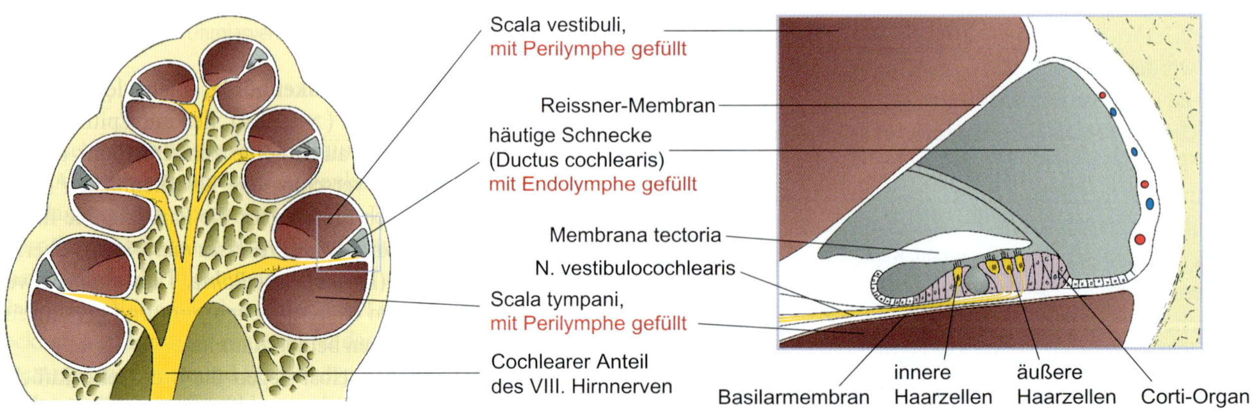

Abb. 2.144 Schnitt durch die Schnecke. Man erkennt die Scala vestibuli, die häutige Schnecke und die Scala tympani. [L190]

Hörvorgang

Schallwellen sind Luftschwingungen, die sich wellenförmig ausbreiten. Das gesunde Ohr hört Schall mit Frequenzen zwischen 16 und 20 000 Hz (*Hertz: Schwingungen pro Sek.*).

Auf das Ohr treffende Schallwellen werden von der Ohrmuschel aufgenommen und durch den äußeren Gehörgang zum **Trommelfell** geleitet. Das Trommelfell gerät in Schwingungen und aktiviert durch den am Trommelfell fixierten Hammer die **Gehörknöchelchenkette.** Die Bewegungen der Gehörknöchelchen werden vom Steigbügel auf das **ovale Fenster** übertragen.

Die Steigbügelaktionen am ovalen Fenster versetzen die Perilymphe der Scala vestibuli in Schwingungen. Diese laufen als **Wanderwellen** bis zur Schneckenspitze und von dort über die Scala tympani zurück zum runden Fenster zurück. Am Ort des Amplitudenmaximums der Wanderwelle werden die Sinneszellen erregt. Die Härchen der Sinneszellen werden in ihrer Stellung verändert. Diese Veränderungen lösen elektrische Impulse aus. Die Signale gelangen über den **VIII. Hirnnerv** (*N. vestibulocochlearis, Hör- und Gleichgewichtsnerv*) zum Hirnstamm. Dort beginnt die **Hörbahn,** die über das Mittelhirn und seine Reflexzentren zum Thalamus zieht. Die Hörstrahlung führt zu den Rindenfeldern im Schläfenlappen (➤ 2.13.1) und bewirkt Verarbeitungsprozesse.

Aufbau des Gleichgewichtsorgans

Das Gleichgewichtsorgan dient zusammen mit den Augen der Orientierung im Raum und der Steuerung von Kopf- und Körperhaltung in Ruhe und bei Bewegungen. Zum **Gleichgewichtsorgan** (*Vestibularapparat*) gehören der **Vorhof** (*Vestibulum*) und die drei **Bogengänge** (Einzahl: *Ductus semicircularis*). Die Sinnesfelder des Gleichgewichtsapparates bestehen aus Haarzellen und gallertartigen Strukturen.

Vorhof

Vom Vorhof (*Vestibulum*), dem Zentrum des knöchernen Labyrinths, gehen nach hinten die drei Bogengänge und nach vorn die Schnecke des Hörorgans ab (➤ Abb. 2.145). Wie das gesamte knöcherne Labyrinth ist auch der Vorhof mit Perilymphe gefüllt und enthält häutige Strukturen, die mit Endolymphe gefüllt sind.

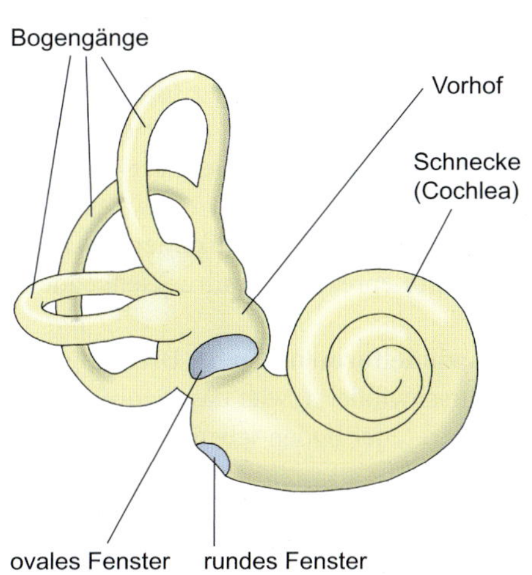

Abb. 2.145 Das knöcherne Labyrinth als Ausgussmodell. [L157]

Die bindegewebigen Strukturen im Vorhof werden als **großes Vorhofsäckchen** (*Utriculus*) und **kleines Vorhofsäckchen** (*Sacculus*) bezeichnet. Sie sind durch zwei feine Gänge verbunden.

Im Bereich der Sinnesfelder (*Macula utriculi, Macula sacculi*) die in den beiden Vorhofsäckchen liegen, befindet sich ein **gallertartiges Kissen,** das mit kleinen **Steinchen** (*Statolithen, Otolithen, Gehörsand*) bestückt ist (➤ Abb. 2.146). Sie verschieben durch ihre Trägheit die Härchen der Sinneszellen bei Linearbeschleunigungen des Körpers. Die elektrischen Potentiale erreichen ebenfalls über den Hör- und Gleichgewichtsnerv (*VIII. Hirnnerv*) das zentrale Nervensystem und lösen Empfindungen wie „Vorwärtsbewegung", „Fallen", „Bremsen" oder „Steigen" aus.

Bogengänge

Die drei Bogengänge stehen etwa im rechten Winkel zueinander in den drei Raumebenen. Sie beginnen und enden am Vorhof. In den knöchernen Bogengängen verlaufen die häutigen Bogengänge.

Jeder Bogengang ist am Ende zu einer **Ampulle** erweitert. In jeder der drei Ampullen befindet sich ein halbmondförmig vorspringender Kamm, der mit Sinnesepithel überzogen ist. Über den **Haarzellen** schwebt ein **Gallertkörper** (*Cupula*). Bei Drehbewegungen beeinflusst er die Stellung der Härchen und löst ebenfalls eine Erregung aus, die über den VIII. Hirnnerven zum ZNS gelangt (➤ Abb. 2.146).

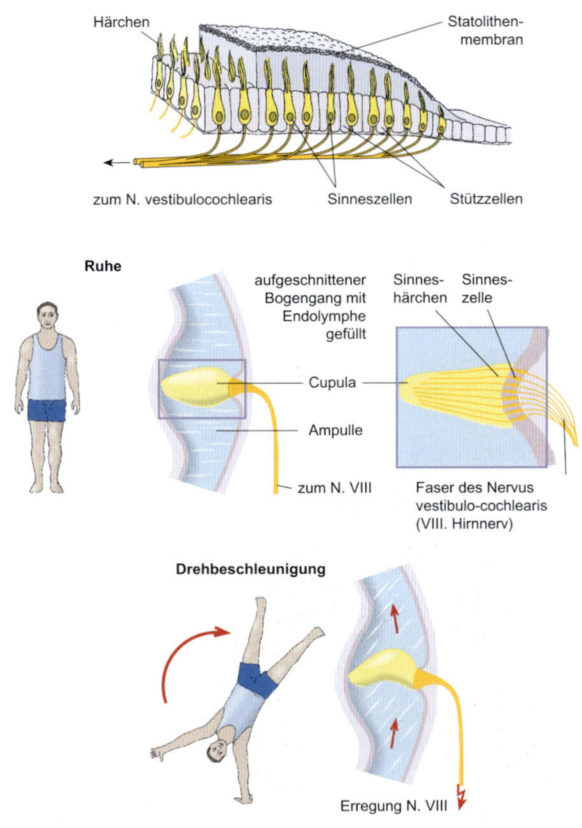

Abb. 2.146 Unten: Ablenkung der Cupula bei einer Drehbewegung. Oben: Aufbau der Macula utriculi und Macula sacculi. [L190]

2

Leitungsbahnen und Funktion des Gleichgewichtsorgans

Die Aktionspotentiale erreichen über den **N. vestibulocochlearis** (*VIII. Hirnnerv*) und aufsteigende Nervenbahnen zahlreiche Gebiete des zentralen Nervensystems (z. B. Mittelhirn, Thalamus, Kleinhirn). Über diese Verbindungen werden die Erregungen des Gleichgewichtsorgans so mit dem motorischen System verknüpft, dass reflektorische Muskelbewegungen eine physiologische Stellung des Kopfes und eine sichere Körperhaltung gewährleisten.

Hinweise zu gesundheitsförderndem Verhalten

Bei der Körperpflege wird die Ohrenpflege häufig vergessen. So wie das Gesicht sind sowohl die Ohrmuscheln als auch die Region hinter den Ohrmuscheln zu waschen und ggf. vorhandene Ablagerungen zu entfernen. Wasser und Seife sollten nicht in den äußeren Gehörgang eindringen. Wattestäbchen zur Reinigung des äußeren Gehörgangs sollten nicht verwendet werden. Auch die Ohren sollten wie das gesamte Gesicht eingecremt werden. Gerade beim älteren Menschen neigt die Haut der Ohrmuscheln zu Trockenheit und Schuppung.

Kommunikationseinschränkungen durch Hörstörungen stellen für ältere Menschen einen großen Verlust ihrer Lebensqualität dar. Häufig sind sie verbunden mit Resignation und Vereinsamung. Bei Einschränkungen der Hörfähigkeit sollte ein Hörgerät empfohlen werden. Auch hier ist die Situation so, dass technisch viele Möglichkeiten bestehen, um über das Hörgerät wieder gut zu hören, indem z. B. Begleitgeräusche eliminiert werden. Ein Hörgerät, das den individuellen Bedürfnissen des Betroffenen nicht optimal angepasst ist, wird häufig nicht verwendet und verschwindet in der Schublade.

2.4.2 Leitsymptome bei Erkrankungen des Hör- und Gleichgewichtsorgans

Ohrenschmerzen

Ohrenschmerzen (*Otalgien*):gehen oft mit einer Hörminderung oder einer Sekretion aus dem Ohr (*Otorrhö*) einher.

Ursachen für Ohrenschmerzen:

- Erkrankungen des äußeren Ohrs (z. B. Otitis externa, Trommelfellperforation)
- Erkrankungen des Mittelohrs (Otitis media / Mittelohrentzündung)
- Mandelentzündung (➤ 2.10.11)
- Entzündungen im Rachenraum
- Entzündungen der Ohrspeicheldrüse (➤ 2.10.11)
- Erkrankungen des Kiefergelenks.

Ohrgeräusche

DEFINITION

Ohrgeräusche (*Tinnitus, „Ohrensausen"*): Geräusche im betroffenen Ohr, die ohne akustischen Reiz wahrgenommen werden.

Ohrgeräusche treten nach Lärmbelastung, aufgrund von Erkrankungen des Innenohrs (Hörsturz, Morbus Menière, Otosklerose) oder bei Veränderungen der Halswirbelsäule auf. Vielfach kann jedoch trotz gründlicher Untersuchung keine Ursache für das störende Ohrgeräusch gefunden werden. Es sind rauschende, brummende, klingende, pfeifende, zischende oder summende Geräusche, die den Betroffenen beeinträchtigen. Die Ohrgeräusche nehmen vor allem in Ruhe zu und sind häufig durch körperliche Belastung oder mit einer bestimmten Kopfhaltung zu beeinflussen. Begleitsymptome eines Tinnitus sind Schlafstörungen, Angstzustände und Depressionen.

Therapie:

- **Akuter Tinnitus:** Infusionsbehandlung mit „blutverdünnenden Mitteln" (*Rheologika*)
- **Chronischer Tinnitus:** Psychologisch ausgerichtete Behandlungskonzepte (z. B. Verhaltenstherapie).

SURFTIPP

Deutsche Tinnitus-Liga e. V.: www.tinnitus-liga.de

Schwindel

DEFINITION

Schwindel (*Vertigo*): Störung des Gleichgewichtssinns einhergehend mit einer gestörten Orientierungsempfindung im Raum.

Das Gleichgewicht wird vom **vestibulären System** (Innenohr, zugehörige Bahnen und Hirnzentren), dem **visuellen System** (Auge, Sehbahn, optische Rindenfelder) und der **Tiefensensibilität** (Registrierung von Muskeltonus und -spannung) gesteuert. Bei Störung eines der drei Systeme kommt es zum Symptom Schwindel. Dabei nimmt der Betroffene Bewegungen seines Körpers und der Umwelt wahr, die in Wirklichkeit nicht vorhanden sind. Diese Situation erzeugt oft Übelkeit und Erbrechen.

Schwindel im Alter hat viele **Ursachen**, z. B.:

- Erkrankungen des Innenohrs (z. B. Morbus Menière, Labyrinthitis)
- Augenerkrankungen
- Erkrankungen des Herzkreislaufsystems (mit Durchblutungsstörungen des Labyrinths)
- Polyneuropathien mit gestörter Tiefensensibilität
- Erkrankungen des zentralen Nervensystems (Schlaganfall, Kleinhirnerkrankungen)
- Veränderungen der Halswirbelsäule (die Durchblutung des Labyrinths erfolgt durch Äste der A. vertebralis (*Wirbelschlagader*), die in den Querfortsatzlöchern der Wirbelsäule zum Gehirn zieht)
- Unerwünschte Wirkung von Medikamenten (z. B. Schmerz- und Schlafmittel, Antidepressiva, blutdrucksenkende Mittel)
- Psychisch.

Typische **Schwindelformen** sind Drehschwindel („wie im Karussell"), Liftschwindel („wie das Fahren im Aufzug") und Schwankschwindel („der Boden scheint zu schwanken").

Schwindelanfälle führen im Alter zu einer erhöhten Sturzgefährdung. Unterstützende Maßnahmen zur Erhaltung des Gleichgewichts sind regelmäßiges Bewegungstraining und der Gebrauch von Gehhilfen.

2.4.3 Schwerhörigkeit

Schwerhörige Menschen hören Geräusche und Sprache leiser und bruchstückhaft. Besonders auffallend ist dies im Gespräch mit mehreren Personen, wenn Überlagerungen durch den Störschall auftreten (*Cocktailparty-Effekt*). Mittels einer **Otoskopie** (*direkte Untersuchung des äußeren Gehörgangs und des Trommelfells*) und der **Audiometrie** (*Hörprüfung*) erfolgt die Abgrenzung einer **Schallleitungsschwerhörigkeit** von einer **Schallempfindungsschwerhörigkeit** (➤ Abb. 2.155).

Schallleitungsschwerhörigkeit

Eine Schallleitungsschwerhörigkeit ist die Folge von Störungen der Schallleitungsstrukturen wie Trommelfell und Gehörknöchelchenkette, z. B. durch:

- Ohrschmalzpfropf und Fremdkörper im äußeren Gehörgang
- Mittelohrentzündungen
- Cholesteatom
- Otosklerose.

Ohrenschmalzpfropf

Ein Ohrenschmalzpfropf (*Cerumenpfropf*) entsteht häufig, weil die äußeren Gehörgänge mit Wattestäbchen gereinigt werden und damit das Cerumen tiefer in den Gehörgang geschoben wird.

FALLBEISPIEL

Herr Albers, Teil I

Der 76-jährige Herr Albers ist vor zwei Jahren mit seiner Ehefrau in eine Altenpflegeeinrichtung gezogen. Die Ehefrau leidet an einer Parkinson-Erkrankung und braucht Hilfe bei der Körperpflege und der Nahrungsaufnahme. Die Pflegefachkraft Herr Kurz kümmert sich um sie. Herr Albers ist ein agiler, fröhlicher Mann, der großen Wert auf seine Körperpflege legt. Jeden Tag rasiert er sich sorgfältig, überprüft seine grauen Haare und reinigt gewissenhaft seine Ohren mit Wattestäbchen.
Seit einiger Zeit bemerkt Herr Kurz, dass Herr Albers zunehmend abwesend wirkt. Wenn er das Zimmer betritt und ihn grüßt, kommt oft keine Antwort, besonders wenn Herr Albers mit dem Rücken zur Tür sitzt.

Ein Cerumenpfropf kann mit der Zeit den äußeren Gehörgang vollständig verlegen und die Hörleistung erheblich vermindern.

FALLBEISPIEL

Herr Albers, Teil II

Herr Kurz macht sich große Sorgen um Herrn Albers. Dieser hat keine Lust mehr, die zahlreichen Veranstaltungen zu besuchen. Er lässt sich auch auf keine längeren Gespräche mehr ein und zieht sich zurück. Herr Kurz bespricht seine Beobachtungen mit den Teamkollegen. Daraufhin wird Herrn Albers geraten, einen HNO-Arzt aufzusuchen.

Die **Diagnose** eines Ohrenschmalzpfropfs ist mittels einer Otoskopie sofort zu stellen. Sofern keine Trommelfellverletzung vorliegt, wird der Pfropf durch Ohrspülungen und mechanische Extraktion (➤ Abb. 2.147) entfernt.

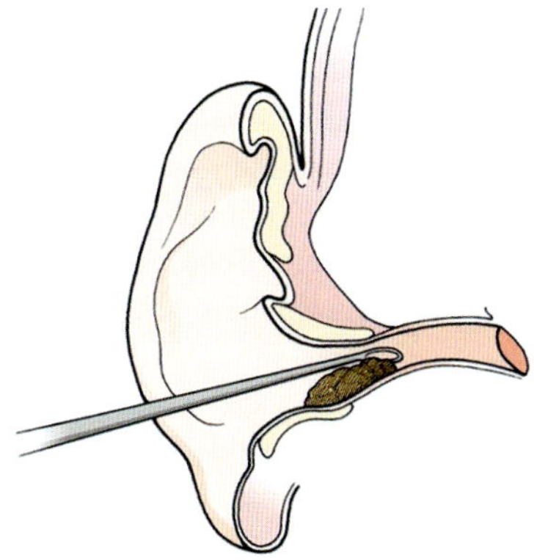

Abb. 2.147 Der Arzt entfernt den Cerumenpfropf mit einem Ohrenhaken nach Langenbeck, dessen Ende als Öse ausgeformt ist. [G457]

VORSICHT

Gelegentlich stecken desorientierte Menschen **Fremdkörper** wie Nüsse, Steinchen oder Kerne in den äußeren Gehörgang. Bei der oft versuchten Entfernung mit einer Pinzette besteht die Gefahr, dass der Fremdkörper noch weiter in den Gehörgang rutscht und das Trommelfell verletzt.

FALLBEISPIEL

Herr Albers, Teil III

Der HNO-Arzt kann mit dem Otoskop zunächst weder den Verlauf des äußeren Gehörgangs noch das Trommelfell einsehen. Massive Ohrschmalzpfropfen verlegen beide Gehörgänge. Nach einer längeren Sitzung sind jedoch die Gehörgänge gereinigt und Herr Albers wirkt wie befreit. Sein Hörvermögen ist wieder in Ordnung und er nimmt mit der alten Fröhlichkeit die Kontakte mit seiner Umgebung auf.

Otitis externa

Eine Otitis externa (*Entzündung des äußeren Gehörgangs*) kann ein oder beide Ohren betreffen. Sie entsteht durch Manipulationen mit Wattestäbchen beim Versuch den Gehörgang zu reinigen, beim Einbringen von Fremdkörpern oder aufgrund einer sehr trockenen Haut, die es Infektionserregern erleichtert, in die Haut des äußeren Gehörgangs einzudringen. Typischerweise handelt es sich um Staphylokokken oder Pseudomonas aeruginosa; sie lösen meist Haarbalgentzündungen im äußeren Gehörgang aus.

Symptome:

- Starker Juckreiz bis hin zu Ohrenschmerzen, die sich beim Kauen verstärken
- Schwerhörigkeit (*Schalleitungsschwerhörigkeit*)
- Geröteter, geschwollener, manchmal schuppig aussehender Gehörgang.

Die Behandlung erfolgt mit entzündungs- und schmerzhemmenden Ohrentropfen (z. B. Phenazon / Otalgan®).

Mittelohrentzündung

Akute Mittelohrentzündung

Die akute Mittelohrentzündung (*Otitis media acuta*) entsteht meist als viral bedingte, aufsteigende Infektion über die Ohrtrompete oder tritt nach Trommelfellverletzungen auf. Die Schleimhaut der Paukenhöhle reagiert mit einer Entzündung, die einen Paukenerguss auslöst.

Symptome

Die Erkrankten klagen über heftige, pulsierende Ohrenschmerzen und Hörminderung (*Schallleitungsschwerhörigkeit*). Sie fühlen sich krank, haben Fieber und Kopfschmerzen. Kommt es zu einer Spontanperforation des Trommelfells, die der Erkrankte am Austritt von Flüssigkeit aus dem Gehörgang (*Ohrlaufen, Otorrhö*) bemerkt, lassen die Schmerzen meist schlagartig nach.

Diagnostik und Therapie

Mit der **Otoskopie** sind die Rötung und die Vorwölbung des Trommelfells erkennbar. Falls es zur Perforation des Trommelfells kam, ist auch das zu sehen. Zur Verbesserung der Tubenbelüftung verordnet der Arzt abschwellende Nasentropfen (z. B. Oxymetazolin / Nasivin®) und nach Bedarf Analgetika und Antibiotika. Bei einem Paukenerguss mit stark vorgewölbtem Trommelfell und heftigen Schmerzen, ist eine **Parazentese** – ein kleiner Trommelfellschnitt – in Erwägung zu ziehen, damit das Sekret aus der Paukenhöhle abfließen kann. Überwiegend verschließt sich der Schnitt von selbst.

Ein bewährtes Hausmittel bei einer akuten Mittelohrentzündung ist das **Zwiebelsäckchen:** Eine Zwiebel in kleine Stücke schneiden und z. B. in einen Waschhandschuh einfüllen, dann auf das betroffene Ohr legen, mit einem Schal oder einer Mütze fixieren und für ungefähr eine Stunde belassen. Anderen Varianten zufolge wird das Zwiebelsäckchen erwärmt, bevor es auf das betroffene Ohr gelegt wird oder zusätzlich eine Wärmflasche genutzt.

Komplikationen

- Chronische Mittelohrentzündung
- Mastoiditis
- Entzündung des Innenohrs (*Labyrinthitis*)
- Meningitis und Hirnabszess.

Eine **Mastoiditis** (*Entzündung der luftgefüllten Hohlräume des Warzenfortsatzes*) löst zunehmende Ohrenschmerzen, Fieber, Hörverlust und pulssynchrones Klopfen im Ohr aus. Die Schmerzen verlagern sich hinter das Ohr. Lokale Entzündungszeichen sind die rote Schwellung hinter der Ohrmuschel und eine Verstärkung der Schmerzen beim Druck auf den Warzenfortsatz. Es können aber auch Appetitlosigkeit, Müdigkeit und Kopfschmerzen auftreten. Die Behandlung erfolgt mit Antibiotika, Schmerzmitteln und abschwellenden Nasentropfen.

Viele Erkrankte haben Schwierigkeiten, Nasentropfen richtig einzubringen. Da die Tropfen bei einer Mittelohrentzündung den Nasenrachen erreichen sollen (dort liegt die Öffnung der Ohrtrompete), soll der Erkrankte sie in Rückenlage bei zurückgelegtem Kopf eintropfen oder von einer Pflegefachkraft eintropfen lassen und anschließend kurz in Rückenlage bleiben.

Chronische Mittelohrentzündung

DEFINITION

Myringoplastik: Verfahren zur Wiederherstellung des Trommelfells, z. B. mit der Faszie des M. temporalis (*Schläfenmuskel*).

Tympanoplastik: Umfassende Sanierung des Mittelohrs, z. B. mit der Rekonstruktion der Gehörknöchelchenkette.

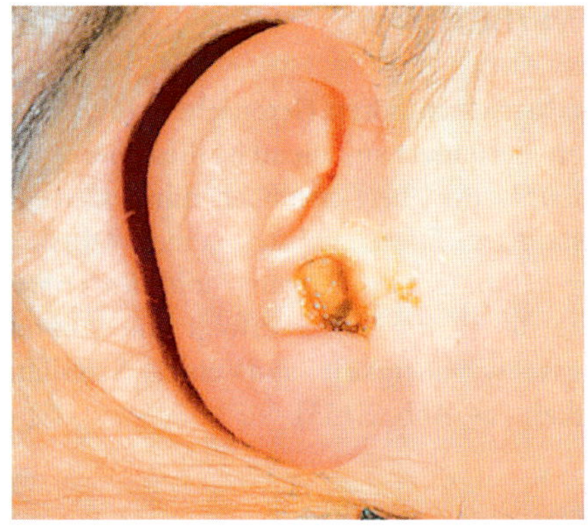

Abb. 2.148 Die chronische Mittelohrentzündung ist oft an einem streng riechenden Ausfluss aus dem Ohr zu erkennen. [E366]

Die Ursache einer chronischen Mittelohrentzündung ist ein nicht heilender Trommelfelldefekt, entstanden durch eine akute Mittelohrentzündung, aufgrund von Tubenfunktionsstörungen (z. B. als Folge von chronischen Nasennebenhöhlenentzündungen, aufgrund einer behinderten Nasenatmung) oder nach einer traumatischen Trommelfellperforation.

Symptome

Die chronische Otitis media ist meist schmerzlos und mit einer deutlichen Hörminderung sowie einer schubweisen, eitrig-fötiden (*stinkenden*) Sekretion aus dem Ohr verbunden (➤ Abb. 2.148).

Diagnostik und Therapie

Die Otoskopie zeigt ein Trommelfell, das meist zentral einen Defekt aufweist (➤ Abb. 2.149). Weitere diagnostische Maßnahmen sind Abstrich, Hörprüfungen, Röntgenaufnahmen und eine CT, um Komplikationen zu erfassen. Die Behandlung umfasst je nach Schweregrad antibiotikahaltige Ohrentropfen bis hin zu einer Myringo- oder Tympanoplastik.

Cholesteatom

Durch das Einwachsen der Schleimhaut aus dem äußeren Gehörgang über einen Trommelfelldefekt in das Mittelohr kann es zu einem Cholesteatom (*Perlgeschwulst*) kommen. Ein Cholesteatom führt zur Zerstörung des umliegenden Knochens.

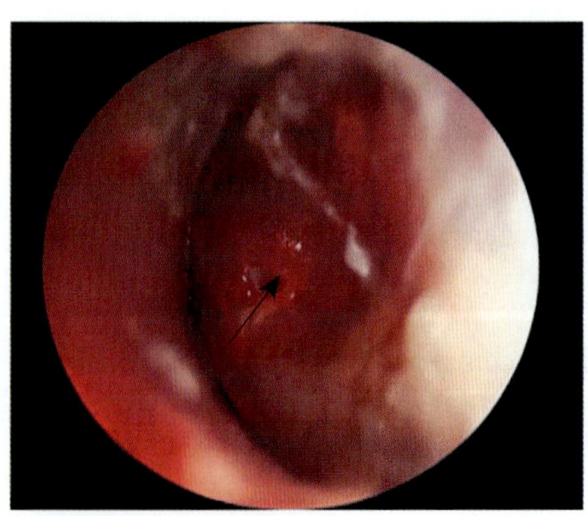

Abb. 2.149 Trommelfellperforation bei akuter Otitis media (Mittelohrentzündung). [E387]

Symptomatisch tritt eine zunehmende Schallleitungsstörung mit dumpfen Kopfschmerzen und einem fötiden Ohrfluss auf. Um **Komplikationen** wie Fazialisparese, Hirnabszess, Sinusvenenthrombose und Meningitis vorzubeugen, ist immer eine umfassende operative Entfernung des Cholesteatoms erforderlich. Anschließend muss der Schallleitungsapparat durch eine Tympanoplastik wiederhergestellt werden.

Otosklerose

DEFINITION
Otosklerose: Mineralstoffwechselstörung des Labyrinths, die zu Verknöcherungsherden am ovalen Fenster führt und die Fußplatte des Steigbügels fixiert.

Eine Otosklerose behindert die Gehörknöchelchenkette in ihrer Beweglichkeit. Die operative Behandlung durch eine Stapesplastik besteht in einem Ersatz des Steigbügels durch eine Prothese.

Schallempfindungsschwerhörigkeit

Die Schallempfindungsschwerhörigkeit entwickelt sich aufgrund einer Beeinträchtigung des Innenohrs oder der Nervenbahnen z. B. durch:
- Chronische Lärmexposition
- Morbus Menière
- Hörsturz
- Altersschwerhörigkeit.

Lärmexposition

Maßgeblich für die Entstehung der Schallempfindungsschwerhörigkeit durch Lärm sind Lautstärke, Dauer und individuelle Lärmempfindlichkeit. Lärm schädigt auf Dauer die Haarzellen in beiden Innenohren.

Morbus Menière

DEFINITION
Morbus Menière: Innenohrerkrankung mit meist einseitig und anfallsweise auftretendem Drehschwindel, Hörminderung und Tinnitus (*Ohrgeräusche*).

Als **Ursache** des Morbus Menière wird eine Volumenveränderung der Endolymphe angenommen.

Symptome
- Plötzlicher heftiger Drehschwindel von Min. (bis Std.) mit Übelkeit und Erbrechen
- Hörverlust im tiefen und / oder mittleren Tonbereich
- Tinnitus
- Nystagmus
- Druckgefühl im Ohr („Wattegefühl").

Die Anfälle treten unregelmäßig und v. a. unter Stressbelastung auf. Die Hörminderung ist zunächst reversibel, nimmt aber mit zunehmender Krankheitsdauer zu.

Behandlung
- Anfallsprophylaxe: Änderung des Lebensstils (Stressabbau, Einschränkung des Kaffee- und Alkoholkonsums)
- Medikamente: Antiemetika (Dimenhydrinat / Vomex A®), Betahistin (Antihistaminikum; z. B. Betavert®)
- Nur bei bereits bestehender, erheblicher Hörschädigung: Ausschaltung des vestibulären Apparats durch ototoxische Arzneimittel (z. B. Gentamcicin)
- Operative Therapie: z. B. Neurektomie des N. vestibulocochlearis, Labyrinthektomie.

Menschen, die an Alzheimer-Demenz, Glaukom, Obstipation oder Miktionsstörungen leiden, sollten als Alternative Metoclopramid oder Domperidon erhalten (www.priscus.net). Ursache ist die Verstärkung der anticholinergen Wirkung von Dimenhydrinat.

Pflege
- Sturzprophylaxe (Bettruhe während des Anfalls, nicht allein aufstehen lassen)
- Bett in der Nähe zur Toilette platzieren
- Vitalzeichen kontrollieren
- An Aspirationsgefahr bei Erbrechen denken
- Bei Erbrechen auf ausreichende Flüssigkeitszufuhr achten.

Hörsturz

DEFINITION
Hörsturz: Plötzlich auftretende, meist einseitige (Schallempfindungs-) Schwerhörigkeit, die mit Schwindel und Tinnitus einhergehen kann.

Ursache eines Hörsturzes ist wahrscheinlich eine Durchblutungsstörung im Innenohr, die oft durch Stressfaktoren ausgelöst wird. Während beim Morbus Menière der plötzliche Drehschwindel im Vordergrund steht, ist es beim Hörsturz die akut einsetzende Schwerhörigkeit bis hin zur Ertaubung. Das Vorstadium beginnt oft mit einem pelzigen Gefühl an der Ohrmuschel.

Die **Therapie** besteht in der Verordnung von Glukokortikoiden und Infusionen zur Verbesserung der Innenohrdurchblutung.

Pflege
- Regelmäßige Kontrollen von Blutdruck und Puls
- Ruhige Atmosphäre, evtl. Bettruhe
- Beratung des Betroffenen zu Maßnahmen im Umgang mit Stress (z. B. Entspannungsverfahren).

Labyrinthitis

DEFINITION
Labyrinthitis: Entzündung des Innenohrs, die aufgrund von Ohrerkrankungen oder über den Blutweg ausgelöst wird.

Ursachen einer otogenen (*über das Ohr*) erworbenen Labyrinthitis:
- Cholesteatom
- Akute und chronische Mittelohrentzündung
- Mastoiditis.

Symptome einer Labyrinthitis sind Drehschwindel mit Übelkeit und Erbrechen, Hörminderung und Tinnitus. Es treten keine Schmerzen auf. Die Therapie richtet sich nach der Ursache.

Altersschwerhörigkeit

2

DEFINITION

Altersschwerhörigkeit (*Presbyakusis*): Beidseitige, langsam zunehmende Verschlechterung des Hörvermögens, Beginn meist im 50.–60. Lebensjahr.

Ursache der Altersschwerhörigkeit sind degenerative Prozesse, die das Corti-Organ, die Hörnerven sowie neuronale Strukturen der Hörbahn betreffen (➤ Abb. 2.155). Risikofaktoren sind kalorien- und fettreiche Ernährung, Alkohol- und Nikotinabusus, familiäre Belastung, Hypertonie, Diabetes mellitus und jahrelange Lärmbelastung. Einige Medikamente wirken ototoxisch, z. B. Antibiotika der Aminoglycosidgruppe (Refobacin®) oder Zytostatika. Manchmal können auch Schleifendiuretika (Furosemid) eine Hörminderung auslösen, wenn durch die Ausscheidung von Kalium die Zusammensetzung der kaliumreichen Endolymphe gestört ist.

Symptome sind die zunehmende, symmetrische (Schallempfindungs-)Schwerhörigkeit v. a. im Hochtonbereich und ein erschwertes Sprachverständnis. Dem Betroffenen wird ein Hörgerät empfohlen.

Umgang mit schwerhörigen und gehörlosen Menschen

Viele gehörlose Menschen verständigen sich mit der Gebärdensprache (➤ Abb. 2.151). Wenn der gehörlose Mensch spricht, hört er seine eigene Sprache nicht und kann sie daher weder kontrollieren noch korrigieren. Aus diesem Grund ist die Sprache eines gehörlosen Menschen oft schwer verständlich.

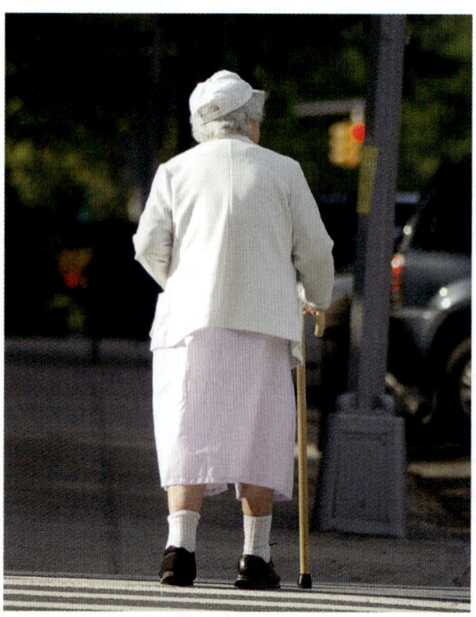

Abb. 2.150 Schwerhörige und gehörlose Menschen sind im Straßenverkehr gefährdet. [J751–081]

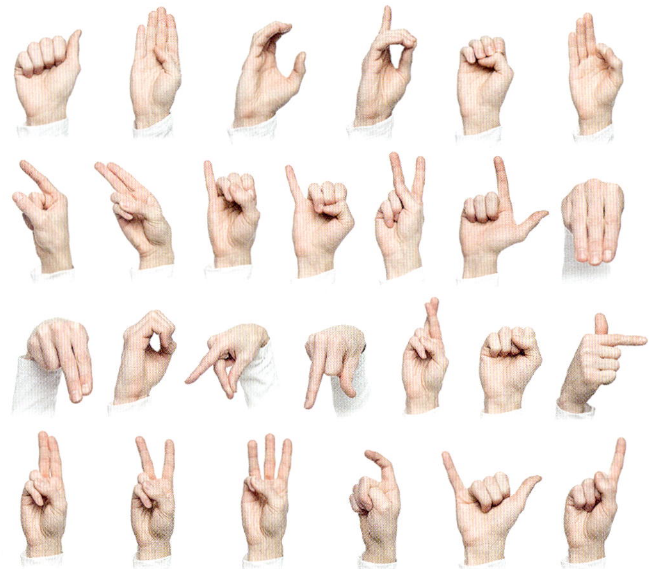

Abb. 2.151 Alphabet der Gehörlosensprache. [J751–082]

Alle Mitglieder eines Pflegeteams sind über die Schwerhörigkeit des Pflegebedürftigen zu informieren. Nur so können sie ihm angemessen begegnen.

Viele schwerhörige und gehörlose Menschen können vom Mund des Sprechenden ablesen, wenn dieser langsam und deutlich spricht. Pflegefachkräfte sollten daher im Umgang mit schwerhörigen oder gehörlosen Menschen folgende Regeln berücksichtigen:

- Blickkontakt halten
- Der Sprechende (insbesondere Gesicht und Mimik) muss für den Betroffenen gut sichtbar sein
- Mundbewegungen nicht durch Kaugummi-Kauen oder eine vor den Mund gehaltene Hand „verfälschen“
- Angemessen sprechen: Schreien verzerrt den Wortklang. Besser ist es, langsam, deutlich und in angemessener Lautstärke zu sprechen sowie kurze und klare Sätze zu formulieren
- Verstehen sicherstellen: Zu Beginn eines Gesprächs sollte man das Thema der Unterhaltung zusammenfassen. Dann kann der hörgeschädigte die Informationen besser einordnen. Bei wichtigen Mitteilungen immer wieder nachfragen, ob alles verstanden wurde
- Hilfsmittel benutzen: Je nach dem Grad der Schwerhörigkeit ist es sinnvoll, andere Kommunikationsmittel bereitzuhalten, z. B. Informationen gut leserlich auf einem Zettel notieren.

SURFTIPP

Deutscher Schwerhörigenbund e. V. (*DSB*): www.schwerhoerigen-netz.de

2.4.4 Hilfen, die das Hören erleichtern

Optische Signale, gut lesbare schriftliche Informationen und die Verwendung von akustischen Geräten können eine wichtige Hilfe für alte Menschen sein, um deren Selbstständigkeit zu erhalten und mit ihrer Umgebung trotz des Handicaps zu kommunizieren. Hierzu gehören z. B.

- Spezielle Kopfhörer
- Telefon und Glocke mit tiefen Tönen (da die Altersschwerhörigkeit sich v. a. im Hochtonbereich abspielt)
- Aufmerksamkeit des Betroffenen durch Lichtreize wecken
- Schrifttafeln
- Fernsehprogramme mit Untertiteln
- Hörgeräte.

Hörgeräte

Grundsätzlich besteht jedes Hörgerät aus Mikrofon, elektrischem Verstärker und Hörer. Das Mikrofon gibt die aufgefangenen Schallwellen als elektrische Signale an den Verstärker weiter, der sie über den Hörer auf das Trommelfell überträgt. Zu unterscheiden sind IO- und HdO-Systeme.

Im-Ohr-Geräte (IO-Geräte) sind so klein, dass sie in den knorpeligen Anteil des äußeren Gehörgangs passen (➤ Abb. 2.154).

HdO-Geräte

Am gebräuchlichsten sind Hinter-dem-Ohr-Geräte (HdO-Geräte ➤ Abb. 2.152, ➤ Abb. 2.153). Mikrofon, Verstärker und Hörer sitzen halbmondförmig hinter der Ohrmuschel und sind durch einen Schallschlauch mit dem individuell angepassten Ohrpassstück im äußeren Gehörgang verbunden. Das Ohrpassstück schließt den Gehörgang nach außen dicht ab (➤ Abb. 2.152). Kleine Batterien gewährleisten die Funktion des Gerätes.

Die **Bedienung** eines HdO-Geräts ist für den Benutzer zunehmend einfacher geworden. Der Hörgeräteakustiker erfragt die Wünsche des Kunden und programmiert das Hörgerät. Das Hörsystem passt dann z. B. die Lautstärke automatisch der akustischen Umgebung an. Zusätzliche Hörprogramme können akustische Situationen optimieren (z. B. Musikhören, Fernsehen) oder Hintergrundgeräusche reduzieren.

Hörbrillen entsprechen HdO-Geräten, wobei das Hörgerät in den Brillenbügel integriert ist.

Voraussetzungen für die Versorgung mit einem HdO-Gerät:

- Der Erkrankte ist motiviert und bereit, die Hörhilfe zu benutzen
- Der Erkrankte ist in der Lage, die Bedienung eines Hörgeräts zu verstehen
- Der Erkrankte kann die Hörhilfe selbst einsetzen.

Hinweise zum Betrieb und zur **Pflege** eines HdO-Geräts:

- Batterien korrekt einsetzen
- Ohrpassstück korrekt im äußeren Gehörgang platzieren (Gerät anschließend von oben hinter die Ohrmuschel legen)
- Schallschlauch nicht knicken
- Hörhilfe mit Pflegemitteln (beim Hörgeräteakustiker erhältlich) sauber halten
- Bei Nichtgebrauch Batteriefach öffnen, damit das Gerät auslüftet und etwaige Feuchtigkeit verdunsten kann.

> Es ist wichtig, dass der schwerhörige Mensch Geduld hat und bereit ist, das Einsetzen des Hörgeräts zu üben. Sensibilitätsstörungen oder Zittern der Hände erschweren die Bedienung der winzigen Schalter und das korrekte Einsetzen des Ohrpassstücks.

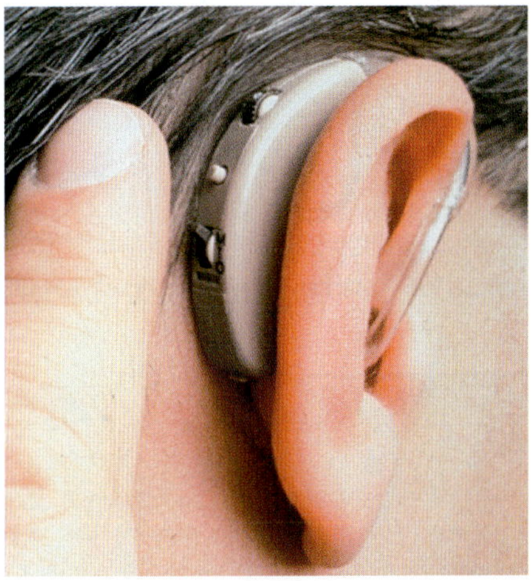

Abb. 2.153 Position des HdO-Geräts hinter dem Ohr. [V137]

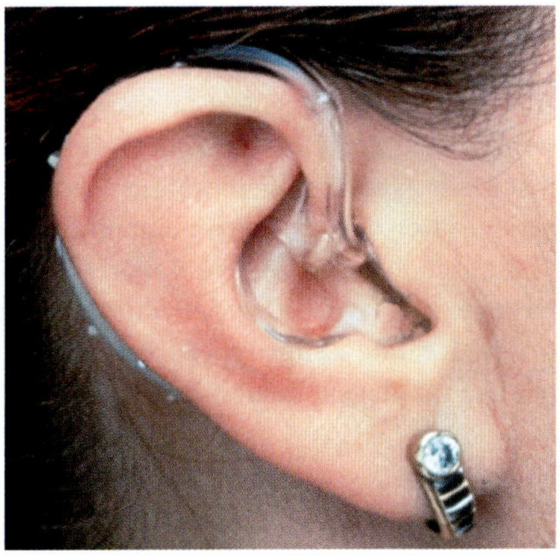

Abb. 2.152 HdO-Gerät mit platziertem Ohrpassstück. [V137]

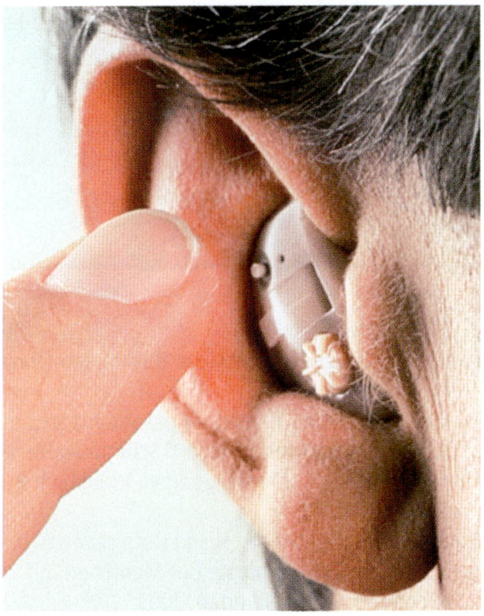

Abb. 2.154 IO-Gerät mit Bedienelementen am Gerät. [V137]

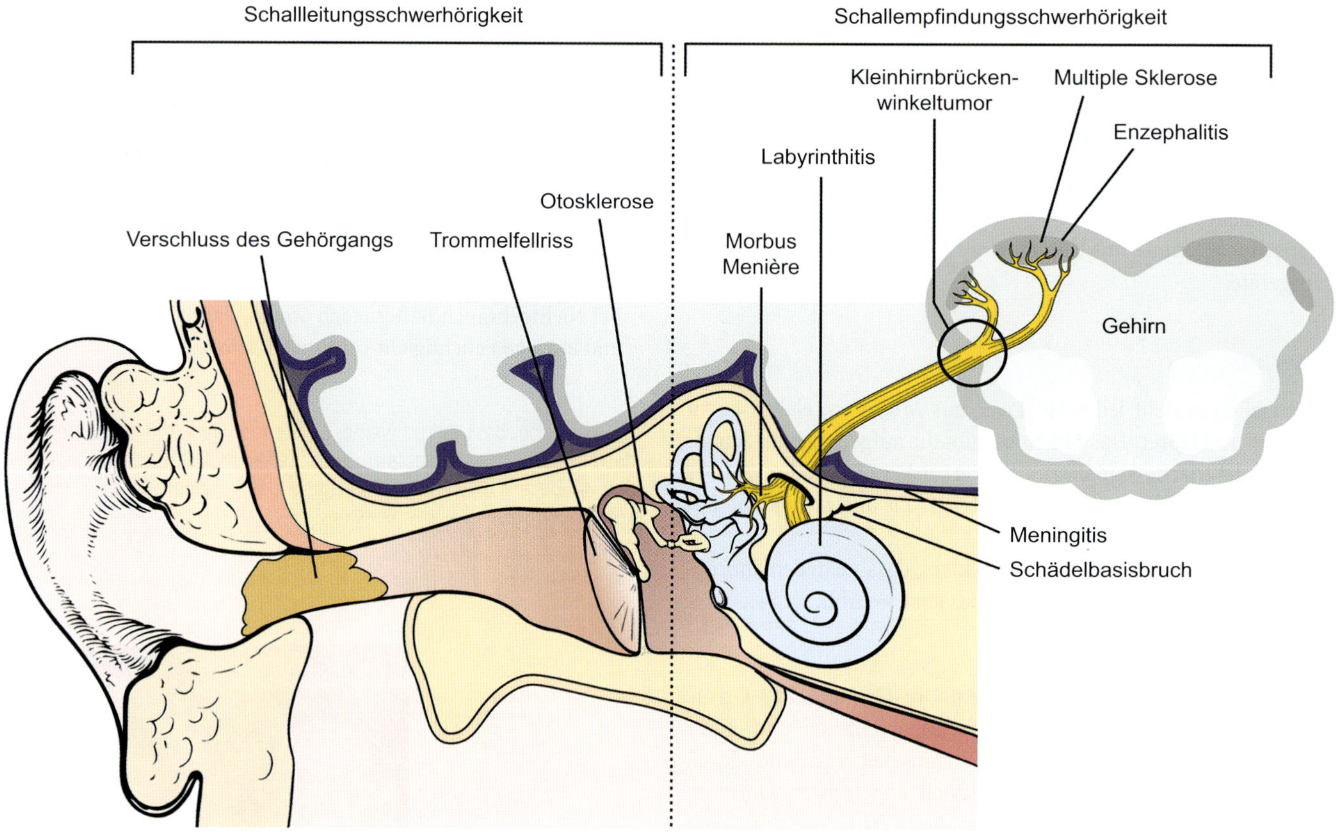

Abb. 2.155 Ursachen für Schwerhörigkeit. [G458]

Wiederholungsfragen

1. Wie ist das Ohr aufgebaut? (➤ 2.4.1)
2. Welche Funktion hat die Ohrtrompete? (➤ 2.4.1)
3. Welche Strukturen befinden sich in der Paukenhöhle? (➤ 2.4.1)
4. Wie verläuft die Hörbahn? (➤ 2.4.1)
5. Wo liegen die Sinnesrezeptoren für den Gehör und den Gleichgewichtssinn? (➤ 2.4.1)
6. Welche Erkrankungen zählen zu den Schallleitungs-, welche zu den Schallempfindungsschwerhörigkeiten? (➤ 2.4.3)
7. Welche Symptome zeigt eine Otitis externa? (➤ 2.4.3)
8. Erläutern Sie das Krankheitsbild des Hörsturzes. (➤ 2.4.3)
9. Nennen Sie Komplikationen, die bei einer akuten Mittelohrentzündung auftreten können. (➤ 2.4.3)
10. Erklären Sie die Grundregeln für das Leben und Arbeiten mit schwerhörigen Menschen. (➤ 2.4.3)

LITERATURNACHWEIS

Arnold W., Ganzer U. Checkliste Hals-Nasen-Ohren-Heilkunde. 5. A. Stuttgart: Thieme Verlag, 2011.
Hansen W., Goebell H. Medizin des Alterns und des alten Menschen: Querschnitt konkret. Stuttgart: Schattauer Verlag, 2006.
Huch R., Jürgens K. Mensch, Körper, Krankheit. 8. A. München: Elsevier Verlag, 2019.
Rote Liste Service GmbH (Hrsg.) Rote Liste 2019.
Schmidt R. et al. Physiologie des Menschen mit Pathophysiologie. 32. A. Heidelberg: Springer Verlag, 2005.

2.5 Endokrine, stoffwechsel- und ernährungsbedingte Erkrankungen

Physiologie der Ernährung ➤ 5.1
Hyperlipoproteinämie ➤ 5.4.4

2.5.1 Endokrines System

Das endokrine System (*Hormonsystem*) bildet Hormone, die der länger dauernden, globalen Steuerung von Zellfunktionen dienen. Das erfordert die ständige, dem Bedarf angepasste Bildung, Abgabe und Inaktivierung von Hormonen. Schon geringfügige Konzentrationsänderungen rufen Stoffwechselveränderungen hervor. Hormone werden weitgehend in der Leber inaktiviert, die Abbauprodukte über den Darm und die Nieren ausgeschieden. Hormone sind in sehr geringen Konzentrationen im Blut und im Urin nachweisbar.

Zum endokrinen System gehören (➤ Abb. 2.156) **endokrine Organe** (z. B. Hypophyse, Schilddrüse, Nebennieren) und **hormonproduzierende Zellgruppen** verschiedener Organe (z. B. Gastrinbildung im Magen, Reninproduktion in der Niere).

DEFINITION

Hormone: Biochemische Botenstoffe, die dieZellen des Körpers vermittelt über Rezeptoren zu bestimmten Reaktionen veranlassen.

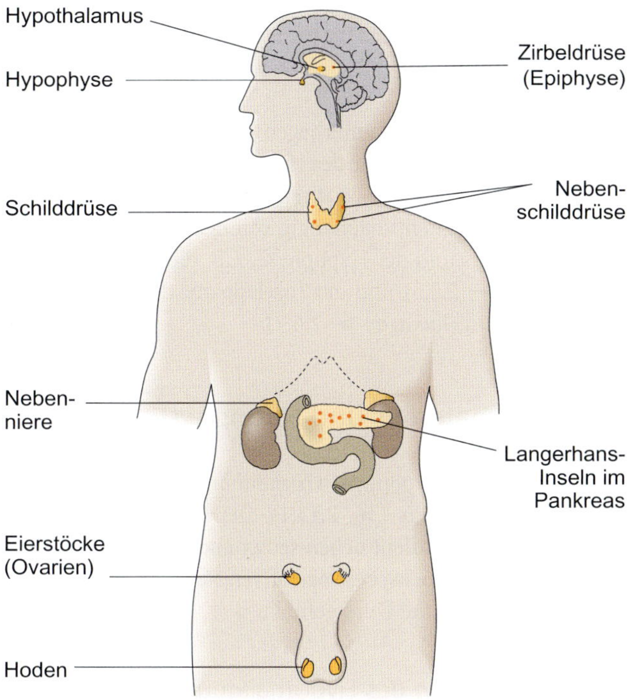

Abb. 2.156 Endokrine Organe und hormonproduzierende Zellgruppen. [L190]

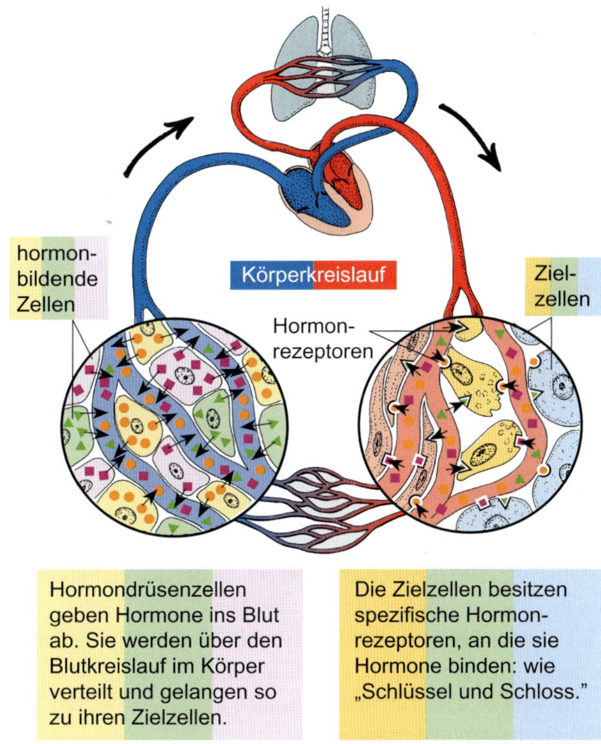

Abb. 2.157 Die Freisetzung von Hormonen aus Hormondrüsen und ihre Bindung an verschiedene Körperzellen, schematisierte Darstellung. **Hinweis:** Zielzellen befinden sich sowohl auf der Seite des Körperkreislaufs wie auch im Lungenkreislauf. [L190]

Allgemeine Hormonfunktionen

- Regulation des Stoffwechsels und des Energiehaushalts
- Unterstützung des Körpers bei Belastungssituationen wie Verletzungen, Stress, Durst oder Hunger
- Förderung von Wachstum und Entwicklung
- Steuerung der Fortpflanzungsvorgänge.

2.5.2 Allgemeiner Aufbau und Funktionsprinzipien des endokrinen Systems

Hormon und Zielzelle

Damit eine Zielzelle auf ein Hormonsignal reagieren kann, muss sie spezifische Hormonrezeptoren besitzen (Schlüssel-Schlossprinzip ➤ Abb. 2.157). Nachdem das Hormon an den spezifischen Hormonrezeptor der Zelle gebunden hat, werden in der Zelle eine Reihe von Stoffwechselvorgängen ausgelöst.

Jede Zelle ist Zielzelle für mehrere Hormone und besitzt entsprechende Hormonrezeptoren. Die Wirkung eines Hormons am Zielorgan wird von verschiedenen Faktoren bestimmt:

- Hormonkonzentration
- Zahl der verfügbaren Rezeptoren
- Geschwindigkeit des Hormonabbaus.

Chemische Struktur der Hormone

Nach ihrer chemischen Struktur unterscheidet man Peptidhormone (aus Eiweißen aufgebaut) und Steroidhormone (aus Fetten aufgebaut) (➤ Tab. 2.15, ➤ Tab. 2.16).

Tab. 2.15 Übersicht über wichtige Hormone und ihre Bildungsorte.

Hormone (Bsp.), die aus Eiweißen bestehen	Hauptbildungsort	Hormone (Bsp.), die aus Fetten bestehen	Hauptbildungsort
• Thyroxin, Trijodthyronin • Kalzitonin	Schilddrüse	• Aldosteron • Kortisol	Nebennierenrinde
Adrenalin, Noradrenalin, Dopamin	Nebennierenmark	Androgene	Hoden
Oxytocin Adiuretin Releasing und Inhibiting Hormone	Hypothalamus	Östrogene, Gestagene	Eierstöcke
Insulin, Glukagon	Bauchspeicheldrüse		
• Wachstumshormon, Prolaktin • TSH, ACTH, FSH, LH	Hypophysenvorderlappen		
Parathormon (PTH)	Nebenschilddrüse		

2

Tab. 2.16 Einige Hormone des Magen-Darm-Trakts.

Hormone	Bildungsort	Wirkung (Bsp.)
Gastrin	G-Zellen der Magenschleimhaut	Steigert die Salzsäuresekretion und Magenperistaltik
Chole**z**ysto**k**inin (*CCK*) = Pankreozymin	Dünndarm	• Steigert die Bauchspeicheldrüsensekretion • Bewirkt Gallenblasenkontraktionen
Inkretine (z. B. Gastroinhibitorisches Peptid, Glukagon-like-Peptid)	Dünndarm	• Steigern u. a. die Insulinproduktion • Hemmen Magenentleerung • Rufen Sättigungsgefühl hervor
Serotonin	Dünndarm	Steigert die Peristaltik

Hierarchie der hormonellen Sekretion

Regelkreise

Die Steuerung der Hormonsekretion erfolgt bei den endokrinen Organen meistens durch Regelkreise (➤ Abb. 2.158):

Als oberster Regler wirkt der **Hypothalamus.** Hier laufen viele Informationen über die Außenwelt und das innere Milieu zusammen. Sie wirken über Hormonbildungen auf einen zweiten Regler, den **Hypophysenvorderlappen.**

Der Hypophysenvorderlappen reagiert auf die Hormonausschüttung des Hypothalamus indem er seinerseits Hormone abgibt (oder zurückhält), die untergeordnete endokrine Organe (z. B. Schilddrüse, Nebennierenrinde, Eierstöcke, Hoden) beeinflussen.

Die untergeordneten **endokrinen Organe** stehen am Ende dieser Hierarchie und beeinflussen mit ihren **Hormonen** den Stoffwechsel ihrer **Zielzellen.**

Die Konzentrationen der peripheren Hormone im Blut werden von Rezeptoren des Hypothalamus und der Hypophyse registriert. Niedrige Konzentrationen fördern die Freisetzung von Hormonen aus Hypothalamus und Hypophyse. Hohe Hormonspiegel hemmen die übergeordneten Drüsen.

Verkürzte Hierarchien

Nicht alle Hormondrüsen unterliegen dieser hierarchischen Ordnung. So wirken die Hormone des Hypophysenhinterlappens (*Oxytocin* und *Adiuretin* ➤ 2.5.3) direkt auf ihre Zielzellen. Manche Hormondrüsen arbeiten unabhängig von den Hormonsekretionen des Hypothalamus und der Hypophyse, z. B. die Nebenschilddrüse (*Parathormon* ➤ 2.5.5) und der Inselapparat der Bauchspeicheldrüse (*Insulin* und *Glukagon* ➤ 2.5.7).

2.5.3 Hypothalamus und Hypophyse

Hypothalamus und Hypophyse (*Hirnanhangsdrüse*) liegen an der Basis des Zwischenhirns (➤ 2.13.1). Der Hypothalamus verfügt über Kerngebiete und dient neben seiner endokrinen Funktion der Regulation des Blutdrucks, des vegetativen Nervensystems, der Atemung, dem Hunger- und Durstgefühl u. a.

Endokrine Funktion des Hypothalamus

Im Hypothalamus werden **Releasing-Hormone** (*RH*), **Inhibiting-Hormone** (*IH*), ADH und Oxytocin synthetisiert. Releasing-Hormone stimulieren die Ausschüttung von Hormonen des Hypophysenvorderlappens. Inhibiting-Hormone hemmen die Hormonproduktion des Hypophysenvorderlappens.

ADH und Oxytocin gelangen über neuronale Verbindungen vom Hypothalamus in den Hypophysenhinterlappen, werden dort gespeichert und bei Bedarf ins Blut abgegeben:

- **ADH** = **anti**di**uretisches** **H**ormon (*Vasopressin, Adiuretin*), fördert die Wasserrückresorption aus den Harnkanälchen der Niere ins Blut. Dadurch sinkt die Urinausscheidung

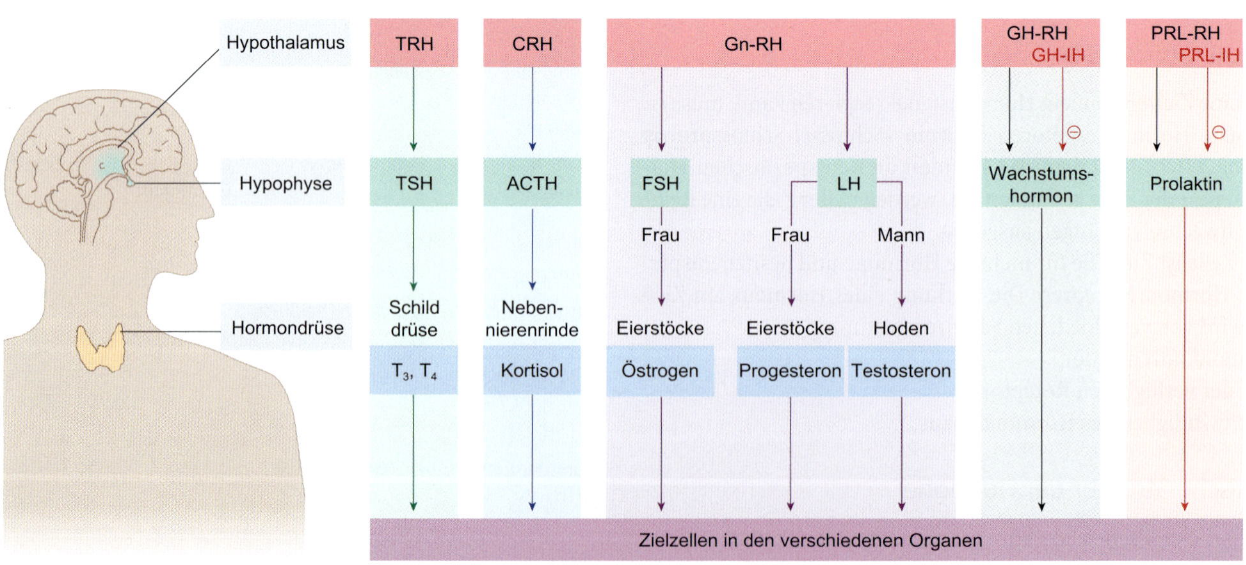

Abb. 2.158 Die Hormonachsen von Hypothalamus, Hypophyse und peripheren Hormondrüsen. [L190]

- **Oxytocin** löst die Wehen der geburtsbereiten Gebärmutter aus und ist für den Milcheinschuss während der Stillperiode verantwortlich.

Alkohol vermindert die Wirkung von Adiuretin und bewirkt so eine erhöhte Wasserausscheidung. Nach umfangreicherem Alkoholgenuss macht sich dies oft in einem gesteigerten Durstgefühl bemerkbar, dem „Brand" am Morgen danach.

Hypophyse

Die Hypophyse wiegt ca. 0,5 g. Sie befindet sich gut geschützt im Türkensattel des Keilbeins (➤ Abb. 2.14) und ist über den Hypophysenstiel mit dem Hypothalamus verbunden. Sie gliedert sich in den größeren **Hypophysenvorderlappen** (*HVL*) und den kleineren **Hypophysenhinterlappen** (*HHL*).

Der Hypophysenhinterlappen ist aus einem Geflecht von Axonen aufgebaut. Die Zellkörper dieser Axone liegen im Hypothalamus, sodass der Hypophysenhinterlappen funktionell und anatomisch als „Anhängsel" des Hypothalamus zu verstehen ist (➤ Abb. 2.159).

Der **Hypophysenvorderlappen** bildet eine große Zahl verschiedener Peptidhormone:
- **Glandotrope** Hormone (glandotrop: *auf Drüsen einwirkend*): **TSH** (*Thyroidea-**s**timulierendes **H**ormon*) und **ACTH** (***A**dreno**k**ortiko**t**ropes **H**ormon*) steuern die Funktion der Schilddrüse bzw. der Nebennierenrinde (➤ 2.5.6).
- **Gonadotrope** Hormone: (**FSH**, ***f**ollikel-**s**timulierendes **H**ormon*), **LH** (***l**uteinisierendes **H**ormon*) beeinflussen die Funktionen der Eierstöcke und der Hoden (➤ 2.12.1, ➤ 2.12.2).

Direkt auf **Zielzellen** wirken:
- **Prolaktin** steuert die Milchproduktion in der Brustdrüse.

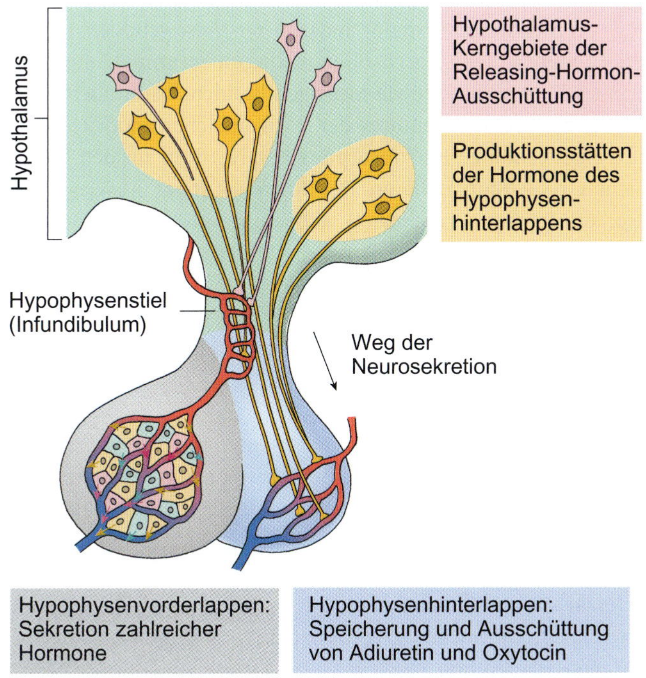

Abb. 2.159 Hypothalamus und Hypophyse. [L190]

- **MSH** (***M**elanozyten-**s**timulierendes **H**ormon*) fördert die Melaninbildung in der Haut.
- **Wachstumshormon** (*somatotropes Hormon, STH, **h**uman **g**rowth **h**ormone, HGH*) hat Einfluss auf den Zucker-, Fett- und Knochenstoffwechsel und auf die Zellerneuerungsrate.

2.5.4 Schilddrüse und ihre Hormone

Aufbau der Schilddrüse

Die Schilddrüse (*Glandula thyroidea*), ein 20–50 g schweres Organ, liegt kaudal des Kehlkopfes. Die Hufeisenform kommt durch die beiden Seitenlappen und deren Verbindung durch eine Gewebebrücke (*Isthmus*) zustande (➤ Abb. 2.161). Mikroskopisch betrachtet ist das Schilddrüsengewebe aus vielen kleinen **Follikeln** (*Bläschen*) aufgebaut. Deren Wand besteht aus einschichtigen Epithelzellen. Sie synthetisieren die Schilddrüsenhormone Thyroxin (T_4) und das drei- bis fünfmal wirksamere Trijodthyronin (T_3). Zwischen den Follikeln liegen Kalzitonin bildende **C-Zellen.**

Thyroxin und Trijodthyronin

Für die Synthese der beiden Schilddrüsenhormone Thyroxin und Trijodthyronin wird Jod benötigt: Thyroxin (T_4) enthält vier Jodatome, Trijodthyronin (T_3) drei. Die Hormone werden in den Bläschenhohlräumen an Thyreoglobulin gebunden und erst an das Blut abgegeben, wenn TSH aus dem Hypophysenvorderlappen über den Blutweg das Signal dazu gibt. Thyroxin und Trijodthyronin fördern beim Erwachsenen (➤ Abb. 2.160):
- Grundumsatz
- Herzarbeit
- Körpertemperatur
- Abbau von Fetten
- Abbau von Glykogen (*Speicherform der Glukose*)
- Aufbau von Eiweiß
- Neuromuskuläre Erregbarkeit
- Reifung und Entwicklung des Nervensystems.

2.5.5 Nebenschilddrüse und Regulation des Kalziumhaushalts

Als Nebenschilddrüsen werden vier ungefähr weizenkorngroße Knötchen (*Epithelkörperchen*) an der Rückseite der Schilddrüse bezeichnet (➤ Abb. 2.161).

Parathormon

Die Nebenschilddrüse bildet Parathormon (*PTH*), ein Peptidhormon, das im Zusammenspiel mit anderen Hormonen den Kalziumstoffwechsel im Körper reguliert. PTH („stellt Kalzium im Blut parat") erhöht über folgende Mechanismen den Kalziumspiegel:
- Kalziumfreisetzung aus dem Knochen
- Verminderte Kalziumausscheidung über die Niere

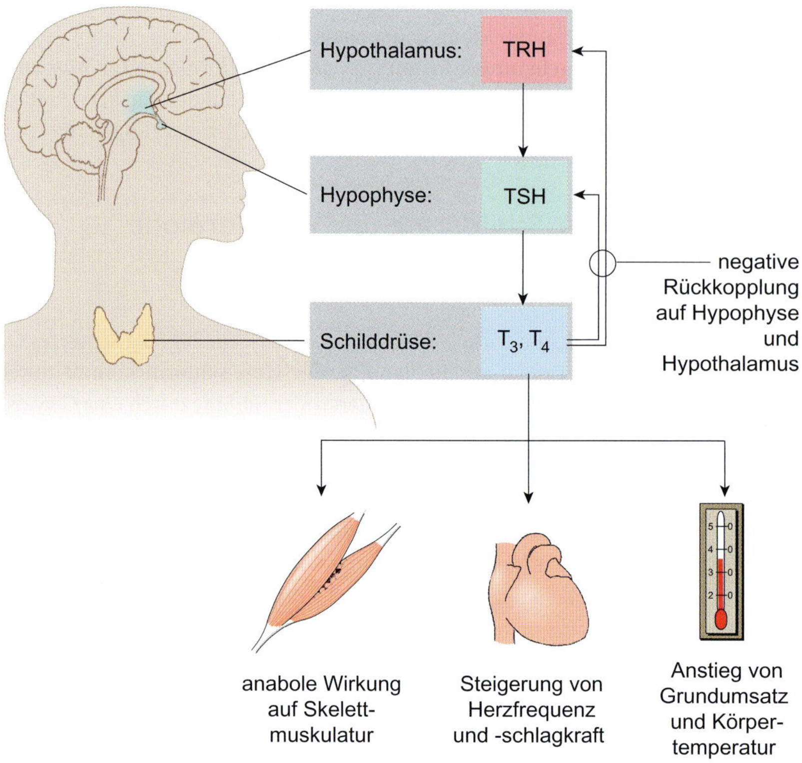

Abb. 2.160 Wirkung der Schilddrüsenhormone T3 und T4 auf verschiedene Organe (TRH = *Thyreotropin-Releasing-Hormon des Hypothalamus;* TSH = *Thyroidea-stimulierendes Hormon der Hypophyse*). [L190]

- Steigerung der Kalziumresorption im Darm.

Niedrige Serumkalziumspiegel stimulieren die Ausschüttung von Parathormon, hohe Spiegel hemmen sie.

Kalzitonin

An der Regulation des Kalziumhaushalts ist ferner Kalzitonin aus den C-Zellen (auch *Calzitonin,* daher *C-Zellen*) der Schilddrüse beteiligt.

Kalzitonin ist der Gegenspieler des Parathormons, fördert also den Einbau von Kalzium in den Knochen und steigert die Ausscheidung von Kalzium über die Niere.

2.5.6 Hormone der Nebennieren

Die Nebennieren (*Glandulae suprarenales* ➤ Abb. 2.162) sind 5–10 g schwere Organe. Sie sitzen beidseits kappenförmig den oberen Nierenpolen auf. Aufgrund ihrer unterschiedlichen Funktionen werden sie in Nebennierenrinde und Nebennierenmark gegliedert.

Nebennierenrinde

Alle **Nebennierenrindenhormone** sind Steroidhormone, also Abkömmlinge des Cholesterins. Die Nebennierenrinde lässt lichtmikroskopisch drei Zonen erkennen:

- **Äußere** Zone (*Zona glomerulosa*) – Bildung von Mineralokortikoiden (z. B. Aldosteron)
- **Mittlere** Zone (*Zona fasciculata*) – Synthese von Glukokortikoiden (z. B. Kortisol)
- **Innere** Zone (*Zona reticularis*) – Produktion von Sexualhormonen (*DHEA, Dehydroepiandrosteron*).

Mineralokortikoide

Das wichtigste Mineralokortikoid ist **Aldosteron,** ein Hormon, das den Blutdruck über eine Gefäßkontraktion und eine erhöhte Natrium- und Wasserresorption in der Niere steigen lässt. Die Ausschüttung von Aldosteron wird durch das in der Niere gebildete Hormon Renin (Niere = *Ren*), durch einen niedrigen Serumnatriumspiegel, geringes Blutvolumen sowie niedrigen Blutdruck stimuliert. Wenn Aldosteron an den Rezeptoren der Harnkanälchen andockt, kommt es zu einer erhöhten Rückresorption von Natrium aus den Harnkanälchen in die Blutkapillaren. Der Blutdruck steigt. Als Gegenregulation erfolgt eine vermehrte Ausscheidung von Kalium.

Glukokortikoide

Das wirksamste Glukokortikoid ist **Kortisol.** Gemeinsam mit anderen Hormonen steuern Glukokortikoide verschiedene Stoffwechselvorgänge.

Kortisol steigert:

- Fettabbau und Freisetzung von Fettsäuren ins Blut
- Abbau von Proteinen (z. B. in Bindegewebe und Muskulatur) und damit Bereitstellung von Aminosäuren für den Glukoseaufbau
- Knochenabbau
- Herzarbeit und Blutdruck
- Bereitstellung von Glukose (Blutzucker)
- Magensaftsekretion.

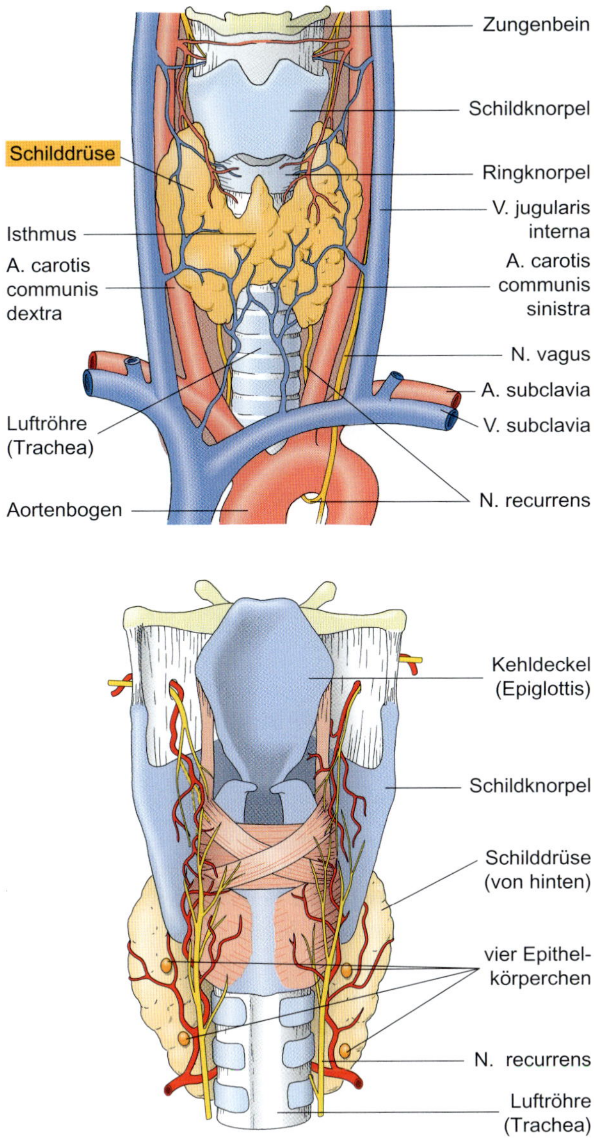

Abb. 2.161 Anatomie der Schilddrüse und der Nebenschilddrüse. Ansicht oben: von vorn; unten: von hinten auf Kehlkopf, Luftröhre und Schilddrüse. [L190]

Kortisol hemmt:

- Bildung von Lymphozyten und Monozyten
- Ausschüttung von Entzündungsmediatoren (z. B. Prostaglandin, Histamin)
- Zellteilung
- Kollagensynthese und Geweberegeneration nach Verletzungen.

Aufgrund ihrer Wirkungen auf das Immunsystem eignen sich Glukokortikoide zur Therapie von Allergien, chronischen Entzündungen (z. B. rheumatoide Arthritis) und Autoimmunerkrankungen – also überall dort, wo eine Entzündungshemmung oder Immunsuppression erwünscht ist (➤ 2.6.10).

Sexualhormone

Aus **DHEA** (***Deh**ydro**epia**ndrosteron*), dem Hormon der Zona reticularis, kann über Zwischenschritte sowohl Testosteron als auch Östradiol gebildet werden.

Anti-Aging (engl: *gegen das Älterwerden*), also immer jung sein und schön mit einem straffen Körper, ist für viele Menschen wichtig. **Melatonin,** ein Hormon der Epiphyse (*Zirbeldrüse, Corpus pineale*) stimmt körperliche Funktionen auf den Tag-Nacht-Rhythmus ab und dient der Zellregeneration. Es zählt wie DHEA zu den Präparaten, die altersbedingte Veränderungen des Körpers hemmen sollen. Eine Alternative, die frei von unerwünschten Wirkungen ist, wäre ein Anti-Aging-Programm entsprechend einem Vorschlag der Deutschen Gesellschaft für Prävention und Anti-Aging-Medizin: die gesunde Lebensweise.

Nebennierenmark

Das Nebennierenmark kann als verlängerter Arm des vegetativen Nervensystems aufgefasst werden (➤ 2.13.4). Im Nebennierenmark erfolgt die Bildung von **Katecholaminen** (Adrenalin, Noradrenalin, Dopamin). Sie führen in Stresssituationen zu einer schnellen Energiebereitstellung, indem Fettsäuren aus dem Fettgewebe mobilisiert und der Blutzucker erhöht wird.

Stressreaktion

Stressauslösende Ereignisse wie Infektionen, Operationen, aber auch Angst, Frustration und Aggression setzen im zentralen Nervensystem zwei parallel laufende Reaktionsketten in Gang, die zusammen als Stressreaktion bezeichnet werden:

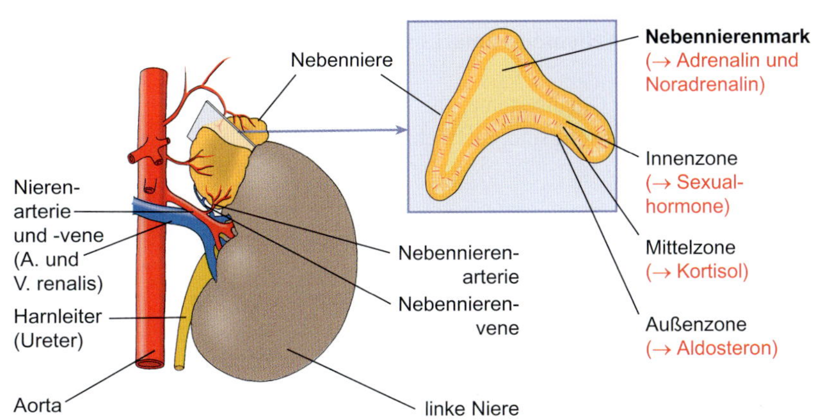

Abb. 2.162 Anatomie der Nebenniere. Die Schnittebene links oben ist rechts als „Glasscheibe" markiert. [L190]

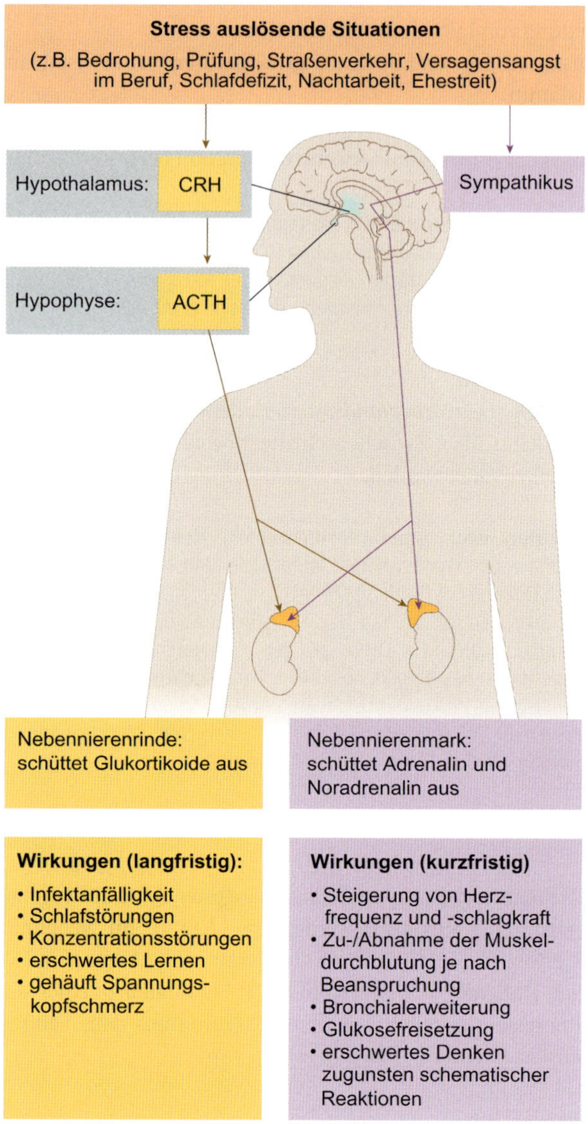

Abb. 2.163 Die Reaktionsketten bei der Stressreaktion. [L190]

- Die **Aktivierung der Hypothalamus-Hypophysenachse** führt zur Freisetzung von ACTH mit Stimulierung der Kortisolausschüttung in das Blut.
- Bei **Aktivierung des Nebennierenmarks** werden Katecholamine freigesetzt.

Daraufhin arbeiten alle Organsysteme, die für das Überleben im Kampf bzw. auf der Flucht nötig sind, auf Höchststufe (➤ Abb. 2.163).

2.5.7 Hormone des Verdauungstrakts

Verdauungsvorgänge und Stoffwechselvorgänge werden von etwa 20 verschiedenen Hormonen gesteuert, die im Verdauungstrakt gebildet werden. Sie stimmen die einzelnen Verdauungsschritte in Magen und Darm aufeinander ab (➤ 2.10.8) und haben Einfluss auf die Abgabe von Pankreassaft bzw. die Insulin- / Glukagonsekretion.

Tab. 2.17 Unterscheidung von Diabetes mellitus Typ 1 und 2.

	Diabetes mellitus Typ 1	Diabetes mellitus Typ 2
Vorwiegendes Manifestationsalter	12. bis 24. Lebensjahr	Meist im höheren Lebensalter
Ursache	Autoimmunerkrankung mit Zerstörung der B-Zellen im Pankreas	Meist Übergewicht mit verminderter Insulinwirkung
Erbliche Komponente	Wahrscheinlich	Stärker ausgeprägt als bei Typ 1
Klinik	Rasche Entwicklung der Symptomatik	Langsamer Beginn mit untypischen Symptomen
Stoffwechsellage	Insulinempfindlich	Insulinresistent
Therapie	Insulingabe	Gewichtsreduktion und Bewegung; erst bei Versagen dieser Maßnahmen orale Antidiabetika, ggf. Insulin

Beispiele einiger Hormone, ihr Bildungsort und ihre Wirkungen sind aus ➤ Tab. 2.17 ersichtlich.

Hormone der Bauchspeicheldrüse

Die Bauchspeicheldrüse (*Pankreas*) besteht aus Epithelgewebe, das im mikroskopischen Präparat Zellen erkennen lässt, die heller sind und so zusammen liegen, dass sie wie Inseln zwischen den dunkler gefärbten (exokrinen, also Pankreassaft bildenden) Zellen aussehen. Die als **Langerhans-Inseln** bezeichneten Bezirke bestehen wiederum aus unterschiedlichen Zellen:

- A-Zellen: Bilden **Glukagon**
- B-Zellen: Produzieren **Insulin**
- D-Zellen: Bilden **Somatostatin**.

Glukagon und Insulin

Glukagon und Insulin regulieren – neben Katecholaminen, Glukokortikoiden u. a. – die Glukosekonzentration im Blut (➤ Abb. 2.164), die im nüchternen Zustand zwischen 55 und 100 mg / dl liegen sollte.

Glukagon fördert Abbauvorgänge:

- Glykogenolyse (*Abbau von Glykogen*) mit Freisetzung von Glukose in das Blut
- Lipolyse (*Spaltung von Fetten*)
- Proteolyse (*Eiweißabbau*)

Die Wirkungen des Glukagongegenspielers **Insulin** sind:

- **Gesteigerte Aufnahme** von Glukose, Aminosäuren und Fettsäuren in die Zellen
- **Förderung der Synthese** von Speicherformen der Glukose, z. B. Bildung von Glykogen
- **Hemmung** der Lipo-, Glykogeno- und Proteolyse (*Fett-, Zucker-, und Eiweißabbau*).

Die Funktion des Insulins ist die Senkung des Blutzuckerspiegels. Die Insulinwirkung an den Zellen erfolgt über Insulinrezeptoren, deren Empfindlichkeit (*Sensitivität*) u. a. von der Insulinmenge im Blut abhängig ist.

Bei einem Insulinüberangebot vermindert sich die Rezeptordichte auf der Zellmembran (*Down-Regulation*), bei einem Insulinmangel steigen Rezeptordichte und Sensitivität (*Up-Regulation* ➤ 2.5.13).

Hinweise zu gesundheitsförderndem Verhalten

Wenn äußere Signale für den Organismus bedrohlich erscheinen, muss er sich für Flucht oder Angriff entscheiden. In beiden Fällen reagiert der Körper seit Jahrtausenden auf die gleiche Art mit den oben genannten Stressreaktionen, damit für einen zu erwartenden Kampf oder das Wegrennen die nötigen Energiereserven bereitstehen.
In der modernen Zeit ist es aber so, dass der Einzelne bei Stressfaktoren (Lärm, Ärger, Hektik, Dauerfrust) eher regungslos verharrt. Damit werden die bereitgestellten Körpersubstrate nicht mehr verbraucht und führen langfristig zu einem dauerhaft erhöhten Blutdruck (*Hypertonus*) und zu einem erhöhten Blutzucker (*Hyperglykämie*). Beides sind Risikofaktoren für die Entwicklung einer Arteriosklerose.
Bei anhaltendem Stress ist es wichtig, die Stressoren als solche zu erkennen und nach Bewältigungsstrategien zu suchen. Eine Möglichkeit ist die aktive Körperbewegung, mit deren Hilfe der Organismus die in Stresssituationen bereitgestellte Glukose und Fette schnell verbraucht.

2.5.8 Erkrankungen der Hypophyse

Hypophysenvorderlappeninsuffizienz

DEFINITION

Hypophysenvorderlappeninsuffizienz (*Hypopituitarismus*): Unterfunktion des Hypophysenvorderlappens mit fehlender Synthese von Hypophysenvorderlappenhormonen.
Sheehan-Syndrom: Nekrose der Hypophyse aufgrund einer Ischämie (z. B. nach hypovolämischem Schock).

Ursachen, die eine Unterfunktion des Hypophysenvorderlappens auslösen sind z. B. neurochirurgische Eingriffe, Unfälle, Bestrahlungen oder Tumore, die das Gewebe der Hypophyse zerstören.

Symptome:

- Bei einem Ausfall von LH und FSH kommt es zur Amenorrhoe, schwindender Achsel- und Schambehaarung, Libido- und Potenzverlust, Osteoporose
- Wenn **TSH** fehlt, treten Symptome der Hypothyreose (Kälteempfindlichkeit, verlangsamter Herzschlag, Müdigkeit) auf
- Ausfall von **ACTH** löst z. B. einen erniedrigten Blutdruck (*Hypotonie*) und Hypoglykämie (*niedriger Blutzucker*) aus.

Überfunktion des Hypophysenvorderlappens

DEFINITION

Überfunktion des Hypophysenvorderlappens: Vermehrte Sekretion von Hypophysenvorderlappenhormonen aufgrund hormonproduzierender Tumoren.

Durch eine Überproduktion von Wachstumshormon kommt es bei Erwachsenen neben Vergrößerungen innerer Organe (*Viszeromegalie*) zu einer **Akromegalie** (Akren = *distale Körperteile*). Symptome sind:

- Veränderung der Gesichtszüge (Vergrößerung von Kinn, Jochbeinen)
- Vergrößerung von Händen und Füßen (Handschuhe, Schuhe passen nicht mehr)
- Vergrößerung der Zunge mit kloßiger Sprache
- Vergrößerung innerer Organe

Therapie der Akromegalie: Operation oder Strahlentherapie. Ein Medikament zur Behandlung einer Akromegalie wäre Bromocriptin (Pravidel®).

ACTH-produzierende Tumoren lösen einen **Morbus Cushing** aus. Bei den Erkrankten treten die gleichen Symptome wie bei der medikamentösen Überdosierung von Glukokortikoiden oder bei Tumoren der Nebennierenrinde auf (➤ 2.5.11).

VORSICHT

Unerwünschte Arzneimittelwirkungen bei der Verordnung von Bromocriptin sind u. a. psychomotorische Unruhe, Benommenheit, Halluzinationen, Somnolenz und Schläfrigkeit.

Diabetes insipidus

DEFINITION

Diabetes insipidus: Fehlendes ADH (oder mangelnde Ansprechbarkeit der Niere auf ADH) führt zu einer gestörten Wasserrückresorption in den Nieren.

Tumoren oder Metastasen im Hypothalamus bzw. im Hypophysenhinterlappen, Meningitis oder Enzephalitis können einen ADH-Mangel auslösen. Der Betroffene scheidet pro Tag mehrere Liter unkonzentrierten Urin (*Polyurie*) aus und leidet an erheblichem Durstgefühl (*Polydipsie*). Therapeutische Maßnahmen sind die Behandlung der Grunderkrankung bzw. die Gabe eines ADH-Analogons (Desmopressin / Minirin®).

2.5.9 Erkrankungen der Schilddrüse

Im Alter verändert sich das Schilddrüsengewebe. Es weist knotige Umgestaltungen und Kalkeinlagerungen auf. Die Wahrscheinlichkeit, eine Hypo- bzw. Hyperthyreose zu entwickeln erhöht sich. Die Erkrankung bleibt oft aber unerkannt, weil sich die Symptomatik im Alter anders darstellt (z. B. als Verwirrtheit).

Schilddrüsenerkrankungen können eingeteilt werden in:

- Erkrankungen mit normalen Schilddrüsenhormonspiegeln (*Euthyreose*)
- Erkrankungen mit erhöhtem Schilddrüsenhormonspiegel (*Hyperthyreose / Schilddrüsenüberfunktion*)
- Erkrankungen mit erniedrigtem Schilddrüsenhormonspiegel (*Hypothyreose / Schilddrüsenunterfunktion*)

Euthyreote Struma

DEFINITION

Euthyreote Struma (*blande Struma*): Schilddrüsenvergrößerung bei regelrechter (Schilddrüsen-)Stoffwechsellage (➤ Abb. 2.165). Eine **Struma diffusa** bedeutet die gleichmäßige Vergrößerung des Schilddrüsengewebes; sind Knoten vorhanden, handelt es sich um eine **Struma nodosa** (*Knotenstruma*).

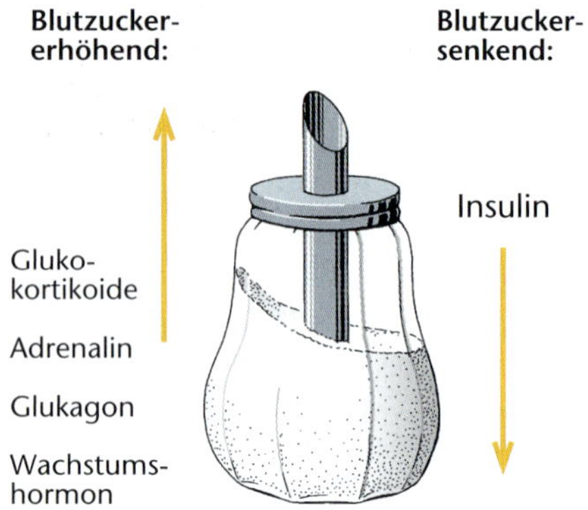

Abb. 2.164 Hormone für die Regulation des Blutzuckerspiegels. [L190]

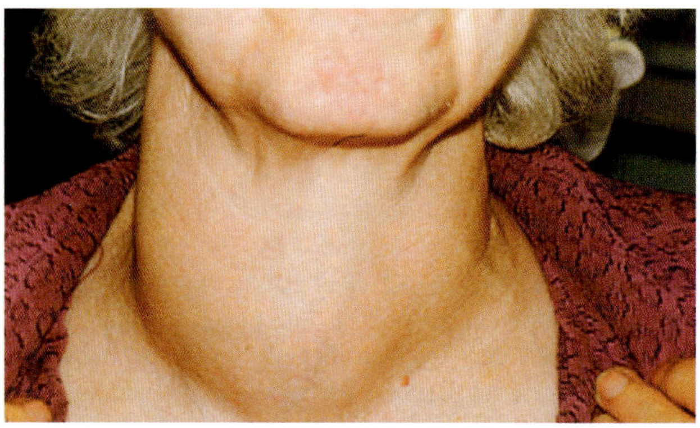

Abb. 2.165 Die Diagnostik zeigt, ob es sich bei dieser Struma um eine euthyreote, hyperthyreote oder hypothyreote Struma handelt. [E432]

Krankheitsentstehung

Die häufigste Ursache einer **Struma** (*Kropf*) ist ein Jodmangel. Die physiologische Jodzufuhr beträgt 150–250 µg/tag. Fehlt Jod, zirkulieren weniger Schilddrüsenhormone im Blut. Durch die Hypothalamus-Hypophysenachse erfolgt eine Ausschüttung von TRH und TSH zur Anregung der Thyroxin- und Trijodthyroninbildung (➢ 2.5.2). Die Schilddrüse kann bei Jodzufuhr größere Hormonmengen speichern. Wenn aber über einen Zeitraum von mehreren Monaten zu wenig Jod zur Verfügung steht, reagiert die Schilddrüse mit einer Hyperplasie (*Vergrößerung*) und einer Hypertrophie (*Vermehrung*).

Symptome

Eine zunächst unauffällige Jodmangelstruma kann sich im weiteren Verlauf verändern und Symptome verursachen:

- Zunahme des Halsumfangs
- Gut tastbares Schilddrüsengewebe
- Kloß- oder Fremdkörpergefühl im Hals
- Schluckbeschwerden durch Einengung der Speiseröhre
- Stridor (*Atemgeräusch*) durch die Verdrängung der Luftröhre.

Behandlung

Eine medikamentöse Behandlung erfolgt durch eine Kombinationstherapie von Jod und Thyroxin (Jodthyrox®, Thyronajod®). Bei der Medikation ist zu beachten:

- Das Medikament morgens ca. 30 min. vor dem Frühstück einnehmen
- Unzerkaut mit reichlich Flüssigkeit (Wasser) schlucken
- Beginn der Medikation mit niedriger Anfangsdosis (Gefahr der Überdosierung mit Tachykardie, Diarrhö, innerer Unruhe)
- Dauer der Medikation sechs Monate bis zu einem Jahr.

Die Medikation erfordert aufgrund der Anwendungsbeschränkungen bei älteren Patienten mit koronarer Herzkrankheit, Herzinsuffizienz und tachykarden Herzrhythmusstörungen eine sorgfältige Abwägung. Regelmäßige Kontrolluntersuchungen sind wichtig, damit ein Übergang zur Schilddrüsenautonomie rechtzeitig entdeckt wird. Ziel der Behandlung ist der Rückgang der Struma. Zur weiteren **Prophylaxe** eines Jodmangels sollten jodiertes Speisesalz verwendet werden und regelmäßig Seefischgerichte (z. B. Schellfisch, Seelachs, Kabeljau) auf dem Speiseplan stehen.

Pflege

Bei fortgeschrittener Struma:

- Atmung beobachten
- Atmungserleichternde Oberkörperhochlagerung ermöglichen
- Bei Schluckbeschwerden auf ausreichende Nahrungs- und Flüssigkeitszufuhr achten
- Schluckvorgang durch weiche, passierte Kost erleichtern
- Nahrungsaufnahme im Sitzen mit leicht nach vorn gebeugtem Körper vorschlagen.

Hyperthyreose

DEFINITION

Hyperthyreose (*Schilddrüsenüberfunktion*): Überangebot von Schilddrüsenhormonen; kann ohne Struma, mit Knotenstruma oder diffuser Struma auftreten.

Grundsätzlicher Verlauf einer Hyperthyreose:

- Latent (mit Schilddrüsenwerten im oberen Normbereich)
- Manifest (mit erhöhten Schilddrüsenwerten)
- Auslösung einer thyreotoxischen Krise (siehe Vorsicht-Kasten).

Krankheitsentstehung

Ursachen einer Hyperthyreose sind:

- Schilddrüsenautonomie
- Immunhyperthyreose (*Morbus Basedow*)
- Thyreoiditis (*Entzündung der Schilddrüse*)
- Schilddrüsenkarzinom
- Iatrogen (vom Arzt verursacht) bei erhöhter Zufuhr von Schilddrüsenhormonen.

Die **Schilddrüsenautonomie** entwickelt sich meist auf dem Boden einer Jodmangelstruma. Mit zunehmender Tendenz entziehen sich Bezirke des Schilddrüsengewebes der Kontrolle durch den Hypothalamus-Hypophysen-Regelkreis. Bei älteren Menschen erfolgt häufig ein Umbau des Schilddrüsengewebes mit Knotenbildungen.

Eine manifeste Hyperthyreosen mit Gefahr einer thyreotoxischen Krisen wird meist durch eine plötzliche starke Jodexposition ausgelöst: Wenn die chronische Jodmangelsituation also durch jodhaltige Substanzen plötzlich behoben wird, setzt eine überschießende Produktion von Schilddrüsenhormonen ein, die mit den Symptomen der Hyperthyreose einhergeht. Beispiele jodhaltiger Substanzen:

- Jodhaltige Medikamente, z. B. das Antiarrhythmikum Amiodaron
- Röntgenkontrastmittel.

VORSICHT

Thyreotoxische Krise: Spontan auftretende, lebensbedrohliche Komplikation einer Hyperthyreose nach **zusätzlicher Jodaufnahme** (Röntgenkontrastmittel, Behandlung mit Amiodaron) oder nach Beenden der thyreostatischen Behandlung. Symptome sind Tachykardie, hohes Fieber, psychomotorische Unruhe, Erbrechen, Durchfälle, Bewusstseinsstörungen und Kreislaufversagen.

Beim **Morbus Basedow** verursacht die Bildung von Antikörpern gegen Schilddrüsengewebe eine erhöhte Produktion von Thyroxin und Trijodthyronin. Die Schilddrüse ist vergrößert, Knotenbildungen kommen eher nicht vor. In der Hälfte der Fälle treten zusätzlich Augenbeschwerden wie Lichtempfindlichkeit, Fremdkörpergefühl, verschwommenem Sehen, Kopfschmerzen und Doppelbilder auf (*endokrine Orbitopathie* ➤ Abb. 2.166). Offensichtliches Symptom ist der Exopthalmus (*Hervortreten der Augäpfel*). Die Ursache der endokrinen Orbitopathie liegt darin, dass das Gewebe in der Augenhöhle (*Orbita*) ebenfalls auf die Autoantikörper reagiert. In der Hälfte der Erkrankungsfälle kommt es zu einer spontanen Remission (*Rückgang der Krankheitserscheinungen*).

Symptome

Leitsymptome der Hyperthyreose sind:

- Rastlosigkeit, Nervosität, leichte Erregbarkeit
- Erhöhte Herzfrequenz, evtl. Herzrhythmusstörungen, Hypertonie
- Warme, feuchte Haut sowie dünnes, weiches Haar
- Wärmeempfindlichkeit mit vermehrter Neigung zum Schwitzen
- Erhöhte Stuhlfrequenz, Gewichtsverlust trotz Heißhunger
- Muskelschwäche und feinschlägiger Fingertremor (*Zittern der Finger*).

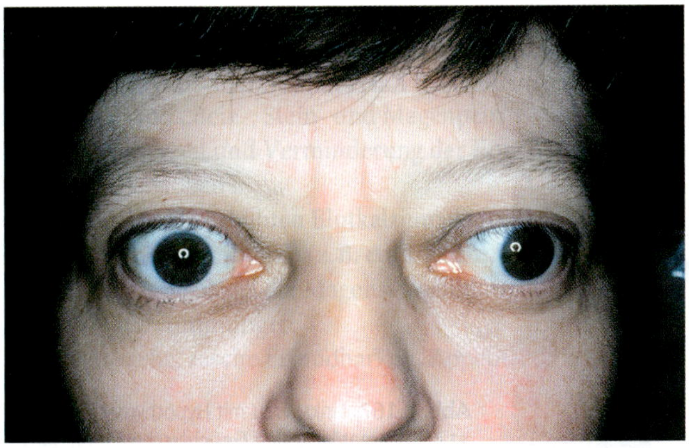

Abb. 2.166 Frau mit Morbus Basedow. Auffallend sind die hervortretenden Augen (Exophthalmus). [E433]

VORSICHT

Bei alten Menschen, die an einer Hyperthyreose leiden, stehen oft andere Symptome im Vordergrund. Hier dominieren Appetitlosigkeit, Apathie, Verwirrtheit und Herzrhythmusstörungen. Jedes dieser Symptome kann zu Fehldiagnosen führen (Tumorkachexie, „Altersdepression", Demenz, Herzerkrankung).

Diagnostik

Die Diagnose einer Hyperthyreose erfolgt mittels einer Schilddrüsenszintigrafie und Ultraschalluntersuchungen. Bei der Schilddrüsenszintigrafie wird dem Erkrankten eine Substanz gespritzt, die sich in den hormonproduzierenden Bereichen der Schilddrüse anreichert. Damit können autonome Schilddrüsenbezirke (*heiße Knoten*) mit hoher Stoffwechselrate, aber auch kalte Knoten, die keinen Stoffwechsel aufweisen nachgewiesen werden.

Behandlung

Die Therapie einer Hyperthyreose umfasst drei Säulen:

- Thyreostatika (blockieren die Hormonproduktion)
- Operation
- Radiojodtherapie.

Thyreostatika (Thiamazol / Favistan®, Propylthiouracil / Propycil®) blockieren die Synthese und Sekretion von Schilddrüsenhormonen. Die Hyperthyreose wird bis zum Erreichen einer euthyreoten Stoffwechsellage mit diesen Medikamenten behandelt. Da Thiamazol die Synthese von Vorstufen der Schilddrüsenhormone, aber nicht die Ausschüttung der „fertigen" Hormone hemmt, braucht es etwa eine Woche bis zum Wirkungseintritt. Häufige unerwünschte Wirkungen sind v. a. Juckreiz, Durchfälle, Erbrechen, Übelkeit, Muskel- und Gelenkschmerzen.

Nach Erreichen einer euthyreoten Stoffwechsellage ist zur Vermeidung eines Rezidivs die Operation oder, v. a. bei alten Menschen, eine Radiojodtherapie anzustreben. Bei der Operation wird die Schilddrüse bis auf einen kleinen Rest entfernt. Komplikationen nach Schilddrüsenoperationen sind die Rekurrensparese und eine postoperativ auftretende Unterfunktion der Nebenschilddrüse, wenn diese versehentlich mitentfernt werden (➤ 2.5.10).

Die **Rekurrensparese** mit Lähmung der Kehlkopfmuskulatur ist durch eine Schädigung des N. recurrens bedingt. Dieser Ast des N. vagus (*X. Hirnnerv*) verläuft auf beiden Seiten unmittelbar hinter der Schilddrüse und kann während einer Schilddrüsenoperation geschädigt werden. Postoperativ kommt es entweder zu einer oderbleibenden Heiserkeit.

Die Radiojodtherapie nach einer Thyreostatikatherapie ist eine Form der nuklearmedizinischen Strahlentherapie. Das oral zugeführte radioaktive Jod wird vom Schilddrüsengewebe nahezu vollständig gespeichert. Betroffen sind v. a. Schilddrüsenbezirke mit hoher Hormonproduktion, weil diese Bereiche das radioaktive Jod schneller aufnehmen als die physiologisch arbeitenden Schilddrüsenabschnitte. Die Radiojodtherapie erfolgt aus Strahlenschutzgründen nur in Stationen mit Strahlenschutzeinrichtungen. Die Erkrankten schlucken das radioaktive Jod und bleiben so lange in der Klinik, bis die von ihnen ausgehende Radioaktivität unter den gesetzlichen Grenzwert gefallen ist.

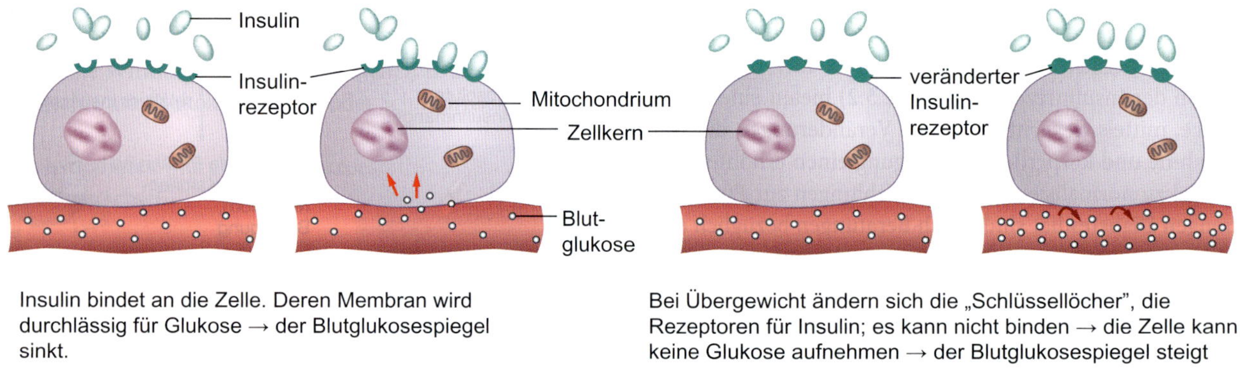

Abb. 2.171 Wirkung des Insulins an der Zelle. [L157]

Tab. 2.19 Symptome bei ketoazidotischem und bei hyperosmolarem Koma.

	Ketoazidotisches Koma	Hyperosmolares Koma
Betroffene	Diabetiker Typ 1	Diabetiker Typ 2
Dauer	Stunden–Tage	Tage–Wochen
Typische Symptome	Azetongeruch in der Atemluft, vertiefte Atmung (*Kussmaul-Atmung*), trockene Haut	Starke Exsikkose
Gemeinsame Symptome	Gerötetes Gesicht, Durst, Übelkeit, Bauchschmerzen, Bewusstseinsstörungen	

VORSICHT

Verzögerungsinsuline dürfen nicht intravenös verabreicht werden.

Insulinmischungen

Insulinmischungen bestehen aus Normalinsulin oder kurz wirkenden Insulinanaloga und einem Verzögerungsinsulin (*NPH-Insulin, Neutral-Protamin-Hagedorn-Insuline*). In Insulinmischungen dürfen nur NPH-Insuline verwendet werden, da bei einer Verwendung von zinkhaltigen Verzögerungsinsulinen das Insulin an Wirkung verliert. NHP-Insuline sehen trüb aus und müssen vor jeder Injektion sehr gut durchmischt werden. Indikation ist die konventionelle Insulintherapie (*CT*), die meist nur zwei Injektionen (morgens und abends) pro Tag erfordert.

Konventionelle Insulintherapie

Die konventionell e Insulintherapie (*CT*) verläuft nach einem starren Schema. Sie erfolgt mit Insulinmischungen, wobei 2/3 des Tagesbedarfs an Insulin vor dem Frühstück, das fehlende Drittel am Abend gespritzt werden. Der Vorteil der konventionellen Insulintherapie besteht darin, dass nur 2 (oder 3, ggf. mittags) Injektionen am Tag nötig sind. Nachteil ist, dass der Tagesablauf des Diabetikers dem Wirkprofil des Insulins angepasst ist und Zwischenmahlzeiten erforderlich sind, um Hypoglykämien zu vermeiden.

Intensivierte konventionelle Insulintherapie

Die intensivierte konventionelle Insulintherapie (*ICT*) erfordert die Compliance des Betroffenen und eine intensive Schulung, denn der Erkrankte passt die Insulindosis auf der Grundlage seiner Blutzuckermessungen der Nahrungsaufnahme und dem Tagesrhythmus an. Zur Deckung des Basalbedarfs spritzt der Diabetiker immer abends, meist auch morgens (und ggf. mittags) ein Verzögerungsinsulin (*Basalrate*). Zusätzlich ist vor den Hauptmahlzeiten – also dreimal täglich – die Gabe eines kurzwirksamen Insulins erforderlich, dessen Menge sich nach dem unmittelbar davor bestimmten Blutzuckerwert und den Kohlenhydrateinheiten der Mahlzeit richtet. Die variable Insulindosierung ermöglicht es dem Diabetiker, einem individuellen Tagesablauf zu folgen. Nachteilig ist, dass der Diabetiker vor jeder Mahlzeit den Blutzucker messen und entsprechend Insulin spritzen muss. Das bedeutet pro Tag 3 × Blutzuckermessen, 3× Normalinsulin spritzen, mindestens 2× Verzögerungsinsulin spritzen = 8 × stechen.

Insulinpumpentherapie

Bei dieser Therapie kommen kurzwirksame Insuline zum Einsatz. Eine externe Pumpe gibt kontinuierlich Insulin frei (*Basalrate*). Zu den Mahlzeiten ruft der Diabetiker auf Knopfdruck eine zusätzliche Menge an kurzwirksamem Insulin ab, das er in Abhängigkeit vom zuvor bestimmten Blutzuckerwert aktuell berechnet. Auch hier ist eine intensive Schulung des Betroffenen notwendig.

Durchführung der Insulininjektion

Hinweise zur Insulinlagerung

- Insulinvorrat bei einer Temperatur von + 2 bis + 8 °C lagern (z. B. im Gemüsefach des Kühlschranks).
- Tiefgefrieren und Hitze (z. B. im Handschuhfach des Autos) führen zur Ausflockung und Unwirksamkeit des Insulins.
- Haltbarkeitsdatum beachten.

Injektionsorte

Als Injektionsorte für die subkutane Injektion mit einer Insulinspritze oder einer Injektionshilfe (*Pen* ➤ Abb. 2.172) dienen der Unterbauch und die Oberschenkel. Bei Injektionen in den Bauch sind rund 2 cm Abstand vom Nabel, bei Injektionen in den Oberschenkel eine Handbreit Abstand vom Knie einzuhalten.

Es darf keine Injektion in Hautveränderungen wie Muttermale oder Narben erfolgen. Außerdem ist zu berücksichtigen, dass Wärme oder Massagen einen schnelleren Wirkungseintritt des Insulins auslösen können.

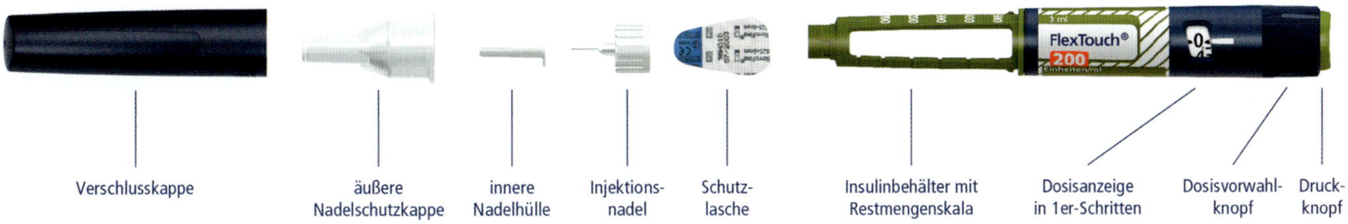

Abb. 2.172 Insulinpen, zerlegt in seine Einzelteile. [U107]

Die Injektionsstellen müssen systematisch gewechselt werden, um entzündliche oder narbige Veränderungen des Unterhautfettgewebes zu verhindern. Diese sind nicht nur kosmetisch störend, sondern verändern auch die Insulinresorption (➤ Abb. 2.173).

Hinweise zur Insulininjektion

- Insulin vor dem Aufziehen durch vielfaches Kippen (Pen) oder mehrfaches Rollen (Flaschen, Ampullen) durchmischen.
- Eine Hautdesinfektion ist bei Verabreichung des Insulins durch Pflegefachkräfte immer notwendig.
- An der geplanten Injektionsstelle eine Hautfalte abheben, in einem Winkel von 45–90° einstechen und Insulin injizieren.
- 10 Sek. warten, damit die Insulinmenge sicher injiziert ist, erst dann die Kanüle zurückziehen.

Hinweise zu Injektionen mit dem Pen

Vor einer Injektion erfolgt die Überprüfung, ob der Pen genügend befüllt ist. Dann die Schutzkappe entfernen, die Kanüle auf den Pen schrauben und die Funktion überprüfen, indem 1–2 IE abgegeben werden. Die erforderliche Menge Insulin am Drehknopf einstellen. Der Pen senkrecht in die abgehobene Hautfalte einstechen. Mit dem Daumen ist der Dosierknopf bis zum Anschlag zu drücken. Danach 10 Sek. warten, bis die erforderliche Insulinmenge sicher aus dem Pen ausgetreten ist und die Kanüle entfernen.

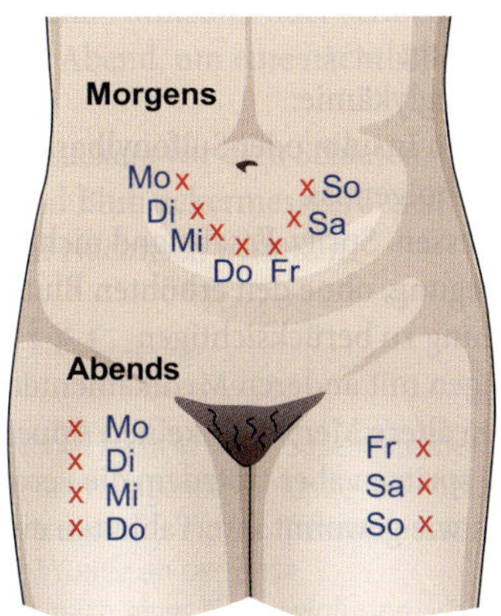

Abb. 2.173 Beispiel eines Spritzenkalenders für die Insulininjektion. Bevorzugte Bereiche sind das Unterhautfettgewebe des Bauches und des Oberschenkels, weil sie bei der Selbstinjektion gut erreichbar sind. [L157]

Aus den Hinweisen zu den Insulininjektionen oder auch zum Umgang mit dem Pen ist zu entnehmen, dass die Handhabung für alte Menschen, die manuell nicht so geschickt sind oder unter Arthrose der Hand- und Fingergelenke leiden, zu erheblichen Schwierigkeiten, aber auch zu Fehlinjektionen führen kann.

Komplikationen der Insulintherapie

- **Hypoglykämie** (*Unterzucker*) durch Überdosierung von Insulin (durch fehlende oder zu geringe Nahrungsaufnahme, bei erhöhter körperlicher Aktivität, Alkoholabusus)
- **Hyperglykämie** (*Überzucker*) durch falsche Berechnungen und Fehlinjektionen
- **Lipodystrophie** (*Schwund des Fettgewebes*) an den Injektionsstellen.

SURFTIPP

Deutsche Diabetes Gesellschaft: www.deutsche-diabetes-gesellschaft.de

Orale medikamentöse Therapie

Eine orale medikamentöse Therapie ist bei Typ-2-Diabetikern angezeigt, wenn mit Bewegung und Gewichtsabnahme keine befriedigende Stoffwechseleinstellung zu erzielen ist. Die Verordnung von oralen Antidiabetika erfolgt unter der Voraussetzung, dass die Bauchspeicheldrüse Insulin produziert.

Zu den oralen Antidiabetika gehören:

- **Biguanide** (Metformin / Glucophage®) verzögern die Glukoseresorption im Darm; sie haben eine leicht appetitsenkende Wirkung. Unerwünschte Wirkungen: häufig Geschmacksveränderungen, v. a. zu Beginn der Therapie Magen-Darm-Beschwerden. Selten, aber mit hoher Letalität verbunden, Laktatazidose (siehe Kasten).

Ursache einer **Laktatazidose** ist meist eine Nierenfunktionsstörung, die eine Überdosierung von Metformin nach sich zieht. Symptome sind Dyspnoe (*Atemnot*), Bauchschmerzen, Hypothermie, Koma. Daher ist vor, aber auch während einer Medikation mit Metformin die Nierenfunktion regelmäßig zu überprüfen.

- **α-Glucosidasehemmer** (Acarbose / Glucobay®) blockieren ebenfalls die Kohlenhydratresorption im Magen-Darm-Trakt. Unerwünschte Wirkungen: Blähungen, Flatulenz und Völlegefühl als Folge der nicht resorbierten Kohlenhydrate.
- **SGLT** (sodium **gl**ucose **t**ransporter) **-2-Hemmer** (Dapagliflozin / Forxiga®) wirken an den Harnkanälchen und erhöhen die Glukoseausscheidung mit dem Urin, weil sie Transportvorgänge

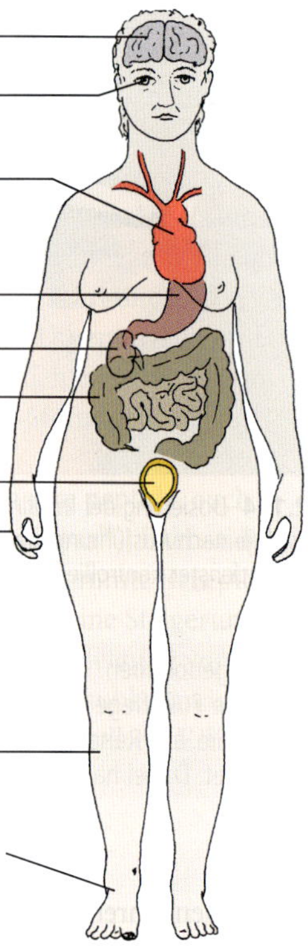

Abb. 2.175 Diabetische Akut- und Spätschäden. [L190]

- Störung der Temperatur- und Schmerzempfindung.

Bei der **autonomen Polyneuropathie,** d. h. einer Mitbeteiligung des vegetativen Nervensystems, kommt es zu Herzrhythmusstörungen, Blutdruckregulationsstörungen mit Schwindel, Völlegefühl durch eine Magenentleerungsstörung, Durchfall oder Obstipation, durch die Beeinträchtigung der Darmperistaltik und Störungen der Blasenentleerung.

FALLBEISPIEL

Herr Deimler, Teil II

Die Wunde an der Ferse heilt nicht. Es entwickelt sich ein tiefes Ulkus, das schließlich eine Amputation im Unterschenkelbereich notwendig macht. Herr Deimler wird nach der Operation zur Erholung in ein Sanatorium verlegt.
Im Sanatorium übernimmt die Pflegefachkraft Frau Schnell die Pflege von Herrn Deimler. Er braucht Hilfe bei der Körperpflege sowie beim An- und Auskleiden. Der Amputationsstumpf muss weiterhin regelmäßig verbunden werden.

Diabetisches Fußsyndrom

Das diabetische Fußsyndrom ist durch ein Zusammenspiel von Durchblutungsstörungen (durch die Makro- und Mikroangiopathie), Sensibilitätsstörungen (durch die Neuropathie) sowie eine erhöhte Infektneigung des Diabetikers bedingt. Ungeeignete Schuhe rufen zunächst Druckstellen an Zehen bzw. Fersen und dann kleine Wunden hervor. Sie werden vom Diabetiker oft nicht bemerkt. Die Wunden heilen schlecht und infizieren sich häufig. Wenn sich diese Stellen entzünden, kommt es zu einem Mal perforans, einem wie ausgestanzt wirkendem Fußulkus oder, im schlimmsten Fall zu einer **diabetischen Gangrän** (➤ Abb. 2.176, ➤ Abb. 2.177).

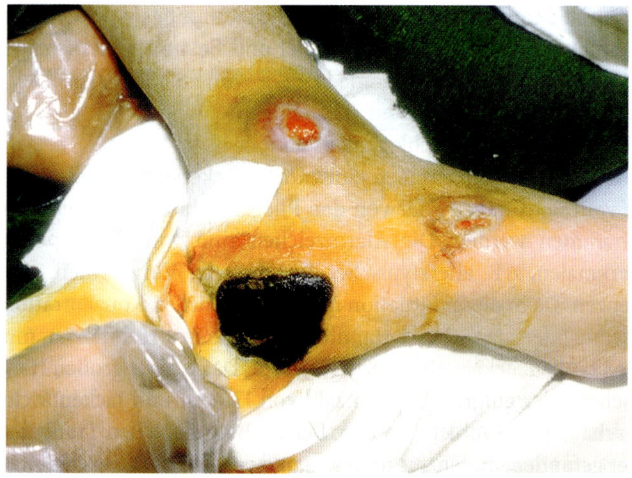

Abb. 2.176 Diabetisches Fußsyndrom. Der gleiche Befund kann auch im Rahmen einer peripheren arteriellen Verschlusskrankheit (*pAVK* ➤ 2.8.8) auftreten. [T195]

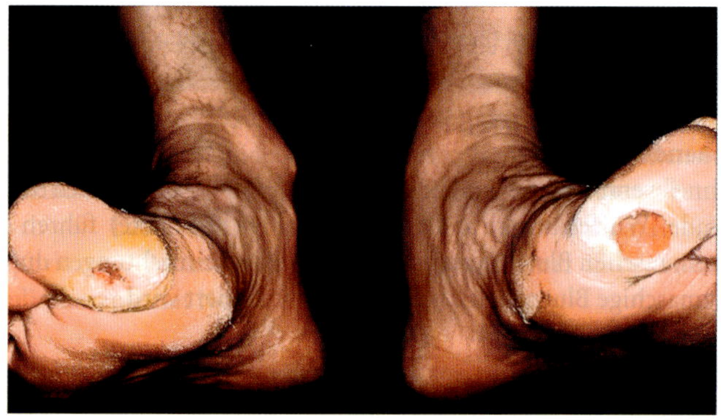

Abb. 2.177 Mal perforans an beiden Großzehen. [E434]

Hinweise zur **Fußpflege** beim Diabetiker:

- Tägliche Inspektion der Füße
- Füße nach einem Fußbad gut abtrocknen, v. a. auch die Zwischenzehenräume
- Füße mit fetter Salbe eincremen
- Geeignete Schuhe tragen
- Wegen Verletzungsgefahr nicht barfuß gehen
- Das Schneiden der Fußnägel und das Abtragen von verhornten Stellen von einem medizinischen Fußpfleger vornehmen lassen.

Prävention der Spätfolgen

Um die Spätfolgen eines erhöhten Blutzuckers zu vermeiden, sind regelmäßige Kontrollen des Blutzuckers erforderlich. Sowohl die Therapie mit Antidiabetika als auch die Insulineinheiten müssen dem Blutzuckerspiegel so gut wie möglich angepasst sein. Blutzuckerspitzen durch den Konsum von Einfach- und Zweifachzuckern sind möglichst zu vermeiden. Blutdruckkontrollen, eine jährliche Kontrolle der Netzhaut durch den Augenarzt, die Beurteilung des Gefäßzustands durch Doppleruntersuchungen und die Überprüfung der Nierenfunktion sind ebenfalls regelmäßig durchzuführen.

FALLBEISPIEL

Herr Deimler, Teil III

Im Sanatorium fühlt sich Herr Deimler ab dem ersten Tag als Gast, der rundum bedient wird. Morgens sind lange Diskussionen notwendig, bis Herr Deimler mit Frau Schnells Hilfe das Bett verlässt und im Rollstuhl sitzt. Endlich am Waschbecken, weigert er sich, die Körperpflege, soweit er es kann, zu übernehmen. Die Mahlzeiten möchte er im Zimmer einnehmen. Frau Schnell soll sie ihm bringen und mundgerecht schneiden.

Frau Schnell bemerkt, wie zornig, aggressiv und unsicher sie nach einigen Tagen auf Herrn Deimler mit seinen überzogenen Ansprüchen und seinem lauten, unhöflichen Benehmen reagiert. Sie berichtet ausführlich in der nächsten Teambesprechung über ihre Schwierigkeiten. Die Lösung sieht letztlich so aus, dass Herr Deimler einen sofort umzusetzenden, umfangreichen Tätigkeits- und Übungsplan erhält. Er wird künftig seinen Tag weitgehend in der Ergotherapie, beim Physiotherapeuten, im Schwimmbad, beim Bewegungstraining oder beim Psychologen verbringen.

2.5.14 Erkrankungen des Fettstoffwechsels

DEFINITION

Fettstoffwechselstörungen (*Dyslipidämie*): Verschiebung der Zusammensetzung von Fetten im Blut.
Hyperlipidämie: Auftreten von erhöhten Fettwerten im Blut.
Hypercholesterinämie: Erhöhung der Cholesterinwerte im Blut.

Fettstoffwechselstörungen sind Risikofaktoren für die Entwicklung einer Arteriosklerose. Die Fette (*Lipide*) im Blut (Triglyzeride, Cholesterin, Phospholipide) werden an Proteine gebunden. Von den Lipoproteinen werden abhängig von ihrer Dichte vier Fraktionen unterschieden:

- **Chylomikronen** treten nach fettreichen Mahlzeiten im Plasma auf, bestehen vor allem aus Triglyzeriden und sind die größten Lipoproteine.
- **VLDL** (*very low densitiy lipoproteins*) transportieren Triglyzeride.
- **LDL** (*light densitiy lipoproteins*) bringen Cholesterin zu den verschiedenen Organen.
- **HDL** (*high densitiy lipoproteins*), die kleinsten Lipoproteine, nehmen Cholesterin aus Arterien und Organen auf und befördern es zur Leber.

Klinisch wird HDL ein Schutzfaktor vor Cholesterinablagerungen in Gefäßen zuerkannt, der Träger LDL gilt als negativer, Arteriosklerose fördernder Faktor.

Krankheitsentstehung

Ursachen einer Hyperlipoproteinämie sind schlecht eingestellter Diabetes mellitus, Alkoholabusus, Fehlernährung oder die Nebenwirkung bei Medikamenteneinnahme (Betablocker, Glukokortikoide). In den meisten Fällen ist die Hyperlipoproteinämie das Resultat einer fett- und zuckerreichen Ernährung. Dazu kommt oft eine erhebliche Kalorienzufuhr über alkoholhaltige Getränke.

Cholesterin wird in der Leber produziert, wird aber auch über die Nahrung durch das Verzehren tierischer Fette zugeführt. Es für die Bildung von Hormonen und Gallensäuren erforderlich.

Symptome und Folgeerkrankungen

Fettstoffwechselstörungen verlaufen zunächst beschwerdefrei und ohne erkennbare Symptome. Sie werden meist zufällig durch entsprechende Laboruntersuchungen (Höhe der Triglyzeride, des Cholesterins, des LDL, der Leberwerte) im Blut festgestellt. Eine Fettleber ist sonografisch zu diagnostizieren.

Bei ausgeprägten Fettstoffwechselstörungen sind Xantome und Xanthelasmen zu beobachten. Xanthome sind Knoten, die durch Fetteinlagerungen entstehen und v. a. am Körperstamm, im Bereich der Kniegelenke und der Ellenbogen auftreten. Xanthelasmen, hellgelbe Bezirke an den Augenlidern, können auf eine Fettstoffwechselstörung hinweisen, im Alter aber auch unabhängig davon auftreten.

Mit zunehmendem Lebensalter steigt das Risiko für die Spätfolgen einer Fettstoffwechselstörung (Entwicklung und Auswirkungen einer Arteriosklerose). Durch die **Arteriosklerose** bedingt treten auf:

- Koronare Herzerkrankung und Herzinfarkt
- Periphere arterielle Verschlusskrankheit
- Arterielle Verschlusskrankheit der Hirngefäße und Schlaganfall

Beim **metabolischen Syndrom** treffen vier Risikofaktoren zusammen, die das Auftreten einer Arteriosklerose begünstigen: Adipositas, Hyperlipoproteinämie, Hypertonie und Glukosetoleranzstörung bze. Diabetes mellitus Typ 2.

Behandlung

- Änderung der Essgewohnheiten und des Lebensstils (Bewegung, Nikotin- und Alkoholabstinenz)
- Behandlung zusätzlicher Risikofaktoren wie Diabetes mellitus, Adipositas, Bluthochdruck.

Ist mit diesen Maßnahmen keine zufriedenstellende Senkung der Blutfette zu erreichen, werden in der Regel Lipidsenker verordnet:

- **Statine** (*Cholesterin-Synthese-Enzymhemmer* oder *HMG-CoA-Reduktasehemmer*) hemmen das Schlüsselenzym (*HMG-CoA-Reduktase*) in der Cholesterinsynthese. Sie sind Mittel der 1. Wahl. Beispiele sind Atorvastatin (Sortis®) und Simvastatin (Zocor®). Zu den unerwünschten Wirkungen zählen Muskelschmerzen und gastrointestinale Beschwerden.
- **Ionenaustauscher** (Colestyramin / Quantalan®) binden Gallensäuren (diese enthalten Cholesterin). Unerwünschte Wirkugnen sind Blähungen und Völlegefühl.
- **Cholesterinabsorptionshemmer** (Ezetimib / Ezetrol®) verstärken in Kombination mit Statinen die LDL-Senkung. Unerwünschte Wirkungen sind Muskelschmerzen.

Tab. 2.21 Gewichtsklassifikation

Gewichtsklassifikation	BMI [kg/m²]
Normalgewicht	18,5–24,9
Übergewicht (Präadipositas)	25,0–29,9
Adipositas Grad I	30,0–34,9
Adipositas Grad II	35,0–39,9
Adipositas Grad III	40 und mehr

2

Adipositas

DEFINITION

Adipositas (*Fettleibigkeit, Fettsucht*): Die Fettmasse bei Frauen beträgt mehr als 30 % des Körpergewichts, bei Männern mehr als 20 %. Zur genauen Klassifikation wird der Body-Mass-Index verwendet.

Krankheitsentstehung

Eine Adipositas (➤ 5.4.4) entsteht aufgrund genetischer, stoffwechselbedingter und psychischer Voraussetzungen und wird vom Lebensstil entscheidend beeinflusst. Meist ist über einen längeren Zeitraum die Kalorienzufuhr infolge der **Überernährung** zu hoch und der Kalorienverbrauch durch **mangelnde körperliche Aktivität** zu niedrig (➤ Tab. 2.21). Sehr selten können hormonelle Ursachen (z. B. Schilddrüsenunterfunktion ➤ 2.5.9; Cushing-Syndrom ➤ 2.5.11) gefunden werden.

Symptome

Bei der körperlichen Untersuchung richtet sich das Augenmerk zunächst auf das Körpergewicht und die Fettverteilung: Beim **androiden Fettverteilungstyp** (*männlicher Fettverteilungstyp „Apfelform“* ➤ Abb. 2.178) befinden sich die Hauptfettansammlungen am Körperstamm. Die Extremitäten sind relativ schlank. Menschen mit dieser Fettverteilung scheinen ein höheres Risiko zu haben, Folgeerkrankungen zu entwickeln. Beim **gynäkoiden Fettverteilungstyp** (*weiblicher Fettverteilungstyp „Birnenform“* ➤ Abb. 2.179) lagert sich das Fett mehr an Hüften und Oberschenkeln an. Die Gefahr von Folgeerkrankungen ist anscheinend geringer.

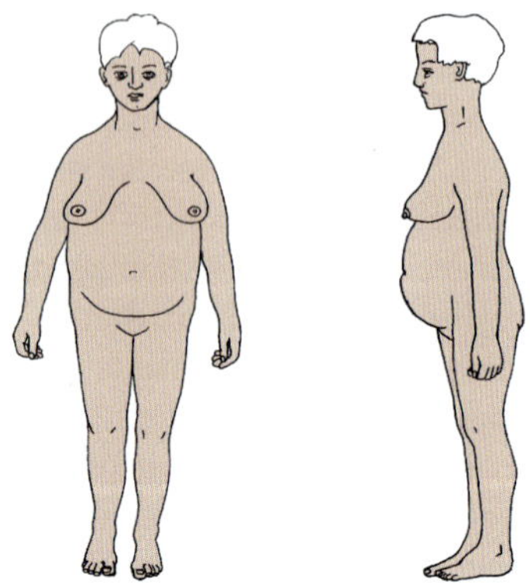

Abb. 2.178 Androider Fettverteilungstyp: „Apfelform" mit schlanken Extremitäten. [L215]

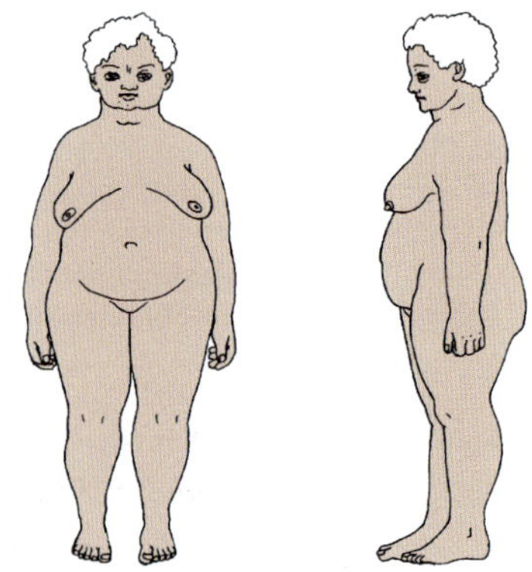

Abb. 2.179 Gynäkoider Fettverteilungstyp: „Birnenform" mit Fettansatz hauptsächlich an Hüften und Oberschenkeln. [L215]

Folgeerkrankungen der Fettleibigkeit sind Herz-Kreislauf-Erkrankungen, Diabetes mellitus Typ 2 und Tumorerkrankungen (insb. Darm- oder Brustkrebs).

Weitere Beschwerden eines fettleibigen Menschen sind:

- Flache und beschleunigte Atmung, weil sich das Zwerchfell aufgrund der Fettansammlungen im Bauchraum weniger absenken kann
- Behäbige Körperbewegungen mit verminderten Reaktionsmöglichkeiten
- Schwierigkeiten beim An- und Auskleiden sowie bei der Körperpflege, Intertrigo
- Auftreten von Varizen (Krampfadern)
- Rücken- und Gelenkschmerzen
- Diabetes mellitus Typ 2
- Gallensteinbeschwerden
- Gichtanfälle durch erhöhte Harnsäurewerte.

Behandlung

Um das Körpergewicht zu senken sind Veränderung der Ernährungsgewohnheiten (tierische Produkte nach Möglichkeit meiden, Reduktionsdiät) und des Lebensstils (Alkoholkarenz, Bewegung) notwendig. Weiterhin müssen Folgeerkrankungen (z. B. optimale Einstellung des Diabetes mellitus) therapiert werden.

Pflege

Bei der Körperpflege ist auf das Waschen und gute Abtrocknen von Körperfalten zu achten, um einer Intertrigo vorzubeugen.

Bei der Mobilisation, dem Baden oder Umlagern adipöser Menschen sollten stets ausreichend Pflegefachpersonen zur Verfügung stehen, um Stürze zu vermeiden.

Pflegefachpersonen können übergewichtigen Menschen verschiedene Hilfen geben:

- Diätplan erstellen
- Informationsveranstaltungen über sinnvolle Reduktionsdiät (➤ 5.4.2) ermöglichen
- Selbstkontrolle unterstützen (z. B. Tagebuch über das Essverhalten führen).
- Wöchentliche Gewichtskontrollen anregen

- Körperliche Aktivität fördern (z. B. durch gemeinsame Spaziergänge)
- Evtl. den Kontakt zu Selbsthilfegruppen für Übergewichtige vermitteln.

Wiederholungsfragen

1. Erklären Sie den hypothalamischen-hypophysären Regelkreis (➤ 2.5.1)
2. Wie erkennt ein Hormonmolekül seine Zielzelle? (➤ 2.5.2)
3. Welche Hormone werden in der Nebennierenrinde, welche im Nebennierenmark produziert? (➤ 2.5.6)
4. Welche Wirkungen haben Glukokortikoide? (➤ 2.5.6)
5. Welche Wirkungen haben Katecholamine bei einer Stressreaktion? (➤ 2.5.6)
6. Erklären Sie die Begriffe Euthyreose, Hyperthyreose und Hypothyreose. (➤ 2.5.9)
7. Beschreiben Sie die typischen Symptome des Cushing-Syndroms. (➤ 2.5.11)
8. Was ist ein Morbus Addison? (➤ 2.5.11)
9. Wodurch wird eine Gicht verursacht? (➤ 2.5.12)
10. Warum werden Diabetes Typ 1 und Diabetes Typ 2 unterschiedlich behandelt? (➤ 2.5.13)
11. Wie können die verschiedenen Komaformen, die bei einem Diabetes mellitus auftreten können, unterschieden werden? (➤ 2.5.13)
12. Erklären Sie Ursachen, Symptome und Bedeutung einer Hypoglykämie (➤ 2.5.13)
13. Welche Spätkomplikationen des Diabetes mellitus können auftreten? (➤ 2.5.13)

LITERATURNACHWEIS

Berufsverband deutscher Internisten e.V. (BDI): www.internisten-im-netz.de (letzer Zugriff: 25.09.2019)
Füsgen I. Geriatrie. Band 2 Spezielle Kranheitsbilder-Notfälle-Problembereiche-Tod und Sterben. 4. A. Stuttgart: Kohlhammer- Verlag, 2004.
Herold G. et al. Innere Medizin 2019. Köln: Gerd Herold Verlag, 2018.
Karow T., Lang-Roth R. Allgemeine und Spezielle Pharmakologie und Toxikologie. Vorlesungsorientierte Darstellung. 27. A. Köln: Thomas Karov Verlag, 2018.
Rote Liste Service GmbH (Hrsg.) Rote Liste 2019.
Schünke M. Der Körper des Menschen. 17. A. Stuttgart: Thieme Verlag, 2016.

2.6 Erkrankungen des Blutes und des lymphatischen Systems

2.6.1 Zusammensetzung und Aufgaben des Blutes

DEFINITION

Hämatokrit: Volumenanteil der Blutkörperchen am Gesamtblutvolumen; beträgt bei Männern 40–52 %, bei Frauen 37–47 %. (Wenn der Hämatokrit steigt, wird das Blut „dickflüssiger", bei niedrigem Hämatokrit ist es „dünnflüssiger") (➤ Abb. 2.181)
Serum: Plasma, das nicht gerinnt.
Blutkörperchensenkungsgeschwindigkeit (*BSG* oder *BKS*): Darstellung der Senkungsgeschwindigkeit von Blutzellen.

Zusammensetzung des Blutes

Das Blutvolumen beträgt etwa 8 % des Körpergewichts, also durchschnittlich etwa 5 l. Davon entfallen:

- Etwa 55 % auf das **Blutplasma**
- Etwa 45 % auf die **Blutzellen** mit Erythrozyten (*rote Blutkörperchen*), Leukozyten (*weiße Blutkörperchen*) und Thrombozyten (*Blutplättchen*) (➤ Abb. 2.180).

Aufgaben des Blutes

Das Blut hat folgende Aufgaben:

- **Transport:** Beförderung von Sauerstoff und Nährstoffen zu den Zellen und Abtransport von Kohlendioxid und Stoffwechselprodukten

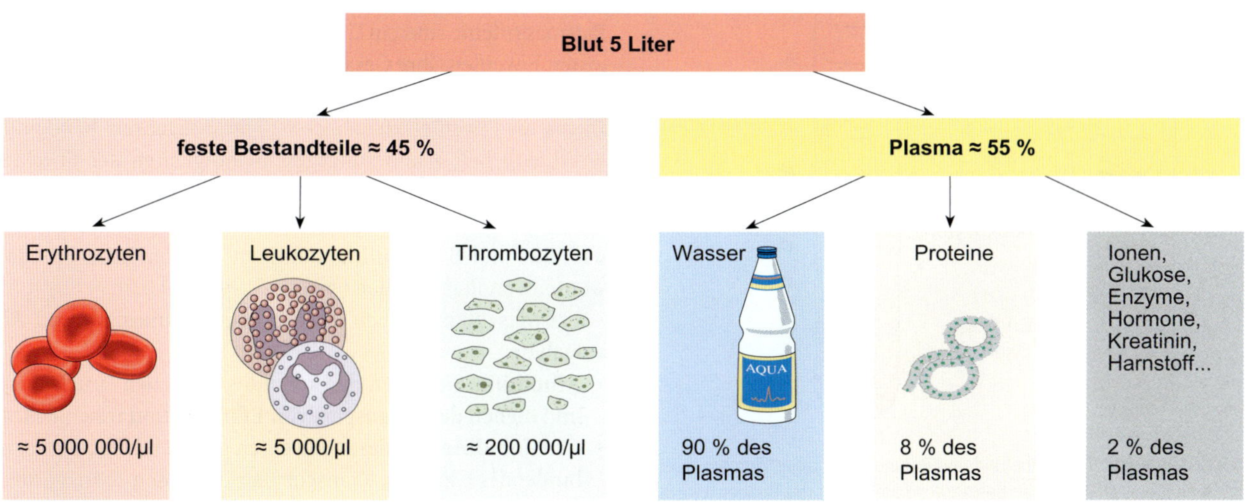

Abb. 2.180 Übersicht über die Bestandteile des Blutes. [L190]

- **Abwehr:** Bekämpfung körperfremder Partikel und Krankheitserreger sowie Erkennung entarteter oder infizierter körpereigener Zellen
- **Wärmeregulation:** Erhaltung einer konstanten Temperatur von etwa 36,5 °C durch ständige Blutzirkulation
- **Pufferung:** Ausgleich von Schwankungen des pH-Wertes durch die im Blut enthaltenen Puffersysteme (➤ 2.11.6)
- **Abdichtung** von Gefäßwanddefekten durch die Fähigkeit zur Gerinnung

Blutbildung

Die **Hämatopoese** (*Bildung aller Blutzellen*) erfolgt im roten Knochenmark (➤ Abb. 2.182). Verfolgt man die Entwicklungs- und Reifungsschritte der verschiedenen Blutzellen, so lassen sie sich alle auf pluripotente (*gemeinsame*) Stammzellen zurückführen. Die Bildung der Zelllinien wird über verschiedene Faktoren (z. B. Interleukin, koloniestimulierende Faktoren / CSF, Thrombopoetin und Erythropoetin / EPO) geregelt (➤ Abb. 2.183).

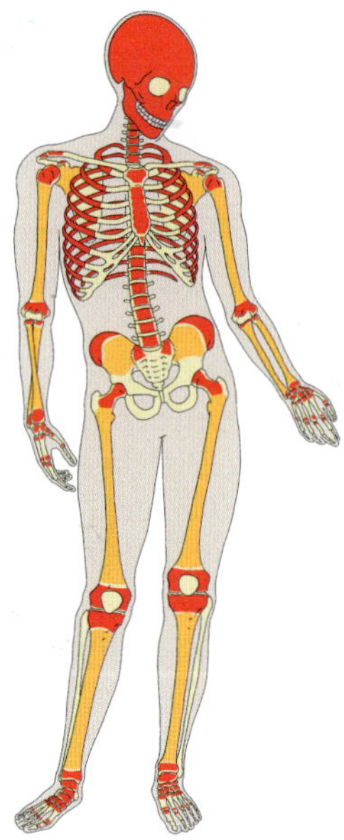

Abb. 2.182 Rotes, blutbildendes Knochenmark findet sich beim Kind durchgehend in allen Knochen (orange markiert), beim Erwachsenen vor allem in den kurzen und platten Knochen sowie in den Epiphysen der Röhrenknochen. [L190]

Blutplasma

Das Blutplasma ist eine klare gelbliche Flüssigkeit, die aus Wasser, Proteinen, Elektrolyten und kleinmolekularen Substanzen, z. B. Glukose, Harnstoff, Kreatinin und Hormonen besteht.

Stoffaustausch zwischen Blutplasma und interstitieller Flüssigkeit

Im **arteriellen Schenkel** der Kapillaren (➤ 2.8.2) diffundiert ein Teil des Plasmas aufgrund des dort herrschenden hydrostatischen Drucks in den Bereich, der zwischen den Blutkapillaren und den Zellen (*interstitieller Raum / Interstitium*) liegt. Pro Tag sind das im gesamten Körper etwa 20 l Flüssigkeit. Mit dem Plasma treten gelöste kleine Moleküle aus.

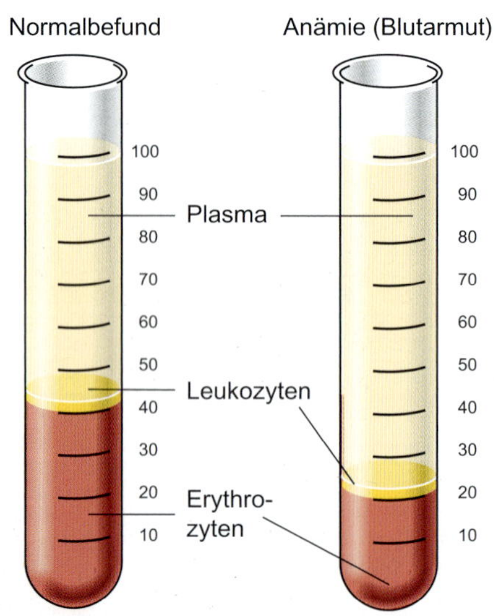

Abb. 2.181 Hämatokrit: Normalbefund und Befund bei Anämie. Durch Zentrifugieren haben sich die festen Bestandteile am Boden des Reagenzglases abgesetzt. Zwischen Plasma und Erythrozyten liegen in einer schmalen Schicht die Leukozyten. Rechts: Befund bei schwerer Anämie. [L190]

Dem hydrostatischen Druck steht der durch die großmolekularen Bluteiweiße erzeugte, ins Gefäßinnere gerichtete kolloidosmotische Druck entgegen (➤ 1.2.3). Im **venösen Abschnitt der Kapillaren** übersteigt er den zunehmend schwächeren hydrostatischen Druck. So werden etwa 90 % (ca. 18 l) des zuvor gefilterten Volumens in die venösen Kapillaren aufgenommen (*reabsorbiert*). Die restlichen 2 l sammeln sich als **Lymphe** und fließen über Lymphgefäße ab (➤ 2.6.6).

Verringert sich der **Eiweißgehalt des Plasmas** durch Eiweißmangel (Unterernährung, Eiweißverlust) sinkt der kolloidosmotische Druck; es wird nicht mehr so viel Wasser aus dem Interstitium (*Zwischenzellgewebe*) in die Kapillaren aufgenommen. Im Gewebe verbleibt mehr Flüssigkeit, Ödeme entstehen.

Plasmaproteine

Plasmaproteine sind ein Gemisch aus verschiedenen, im Plasma gelösten Eiweißen. Ihre Gesamtkonzentration beträgt 70–80 g / l Plasma. Bei einem Blutvolumen von 5 Litern sind das etwa 400 g Eiweiß. Durch die Eiweißelektrophorese (Trennverfahren, bei dem die unterschiedlichen Wanderungsgeschwindigkeiten der Eiweiße in einem elektrischen Feld genutzt werden) ist es möglich, fünf Gruppen von Plasmaeiweißen zu unterscheiden (➤ Abb. 2.184): **Albumin, α1-, α2-** und **β-Globuline** stammen aus der Leber; **β-Globuline** werden von Plasmazellen (➤ 2.6.5) synthetisiert.

Plasmaproteine haben Transport-, Gerinnungs- und Abwehraufgaben:
- **Albumine:** Sie halten den kolloidosmotischen Druck aufrecht und dienen dem Transport von Bilirubin und freien Fettsäuren.
- **α1-Globuline:** Zu diesen Eiweißen gehören HDL, Thyroxinbindendes Globulin, Transcobalamin für den Transport von Vitamin B_{12}, Transkortin (*Transporter des Kortisols*) und Prothrombin, ein Gerinnungsfaktor.

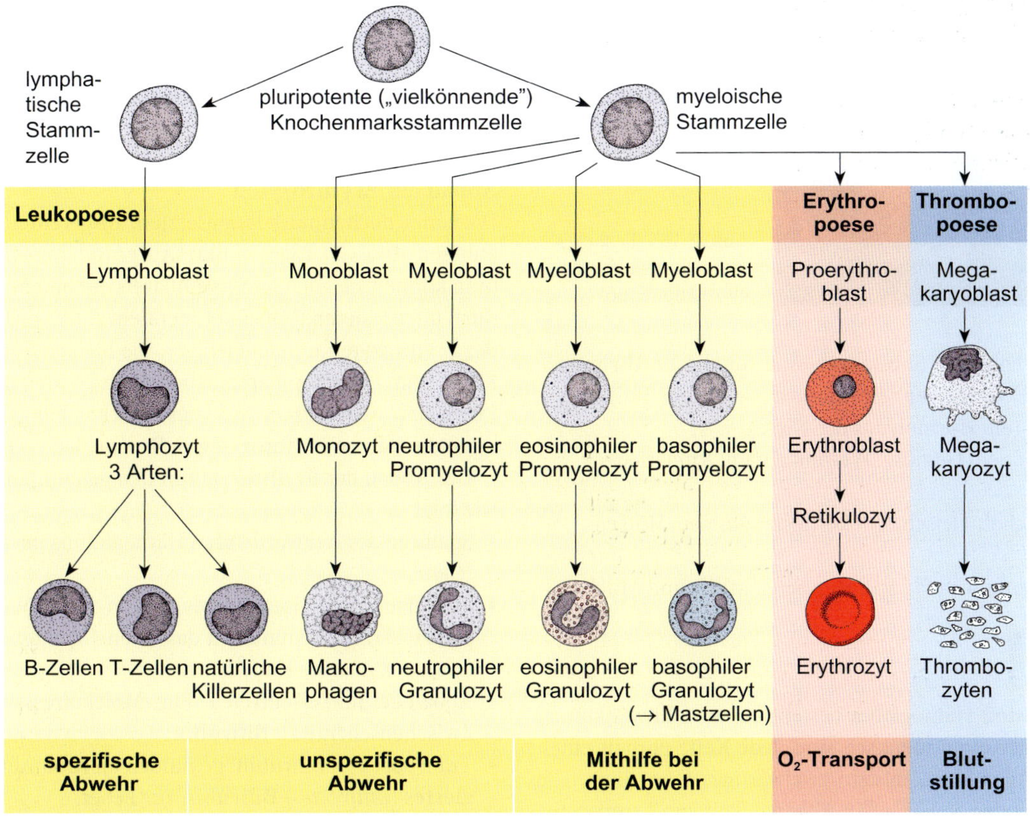

Abb. 2.183 Hämatopoese, vereinfachtes Schema. [L190]

- **α2-Globuline:** In dieser Gruppe befindet sich Haptoglobin, das beim Erythrozytenabbau freigewordenes Hämoglobin befördert. Die Plasmaeiweiße Antithrombin und Plasminogen führen zur Auflösung von Blutgerinnseln.
- Zu den **β-Globulinen** gehören LDL, Komplement und C-reaktives Protein (➤ 2.6.5).

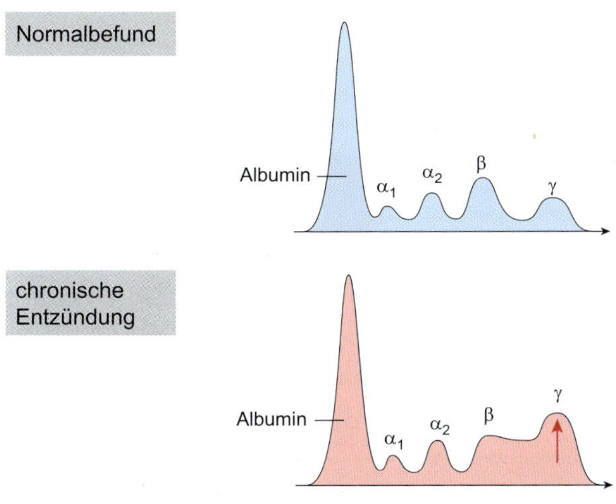

Abb. 2.184 Eiweißelektrophorese: Bei der chronischen Entzündung fällt die erhöhte Gammaglobulin-Fraktion auf, die durch eine Vermehrung der Antikörper entstanden ist. [L190]

- Die Abteilung der **γ-Globuline** enthält die Antikörper (*Immunglobuline / Ig*).

2.6.2 Erythrozyten

DEFINITION

Erythrozyten (*rote Blutkörperchen, rote Blutzellen*): Enthalten den roten Blutfarbstoff Hämoglobin, der hauptsächlich für den Sauerstoff- und Kohlendioxidtransport verantwortlich ist.

Rotes Blutbild

- **Erythrozytenzahl:** Beim Mann 4,6–6,2 Millionen Erythrozyten in einem Mikroliter (μl) Blut, bei der Frau 4,2–5,4 Millionen / μl.
- **Hämoglobinkonzentration im Blut** (*Hb*): Normalwert beim Mann 14–18 g / dl (dl = 100 ml), bei der Frau 12–16 g / dl.
- **MCH:** Durchschnittlicher Hämoglobingehalt des einzelnen Erythrozyten; Normwert: 28–32 pg (Pikogramm) / Erythrozyt.

Lebenszyklus der Erythrozyten

Erythrozyten sind kernlose, in der Mitte eingedellte Scheiben mit einem Durchmesser von 7,5 μm. Die flache Oberfläche erleichtert den Gasaustausch. Während ihrer Entwicklung im roten Knochenmark verlieren sie ihren Kern (➤ Abb. 2.185), werden mit Hämoglobin bepackt und als Retikulozyten (*junge Erythrozyten mit Kernresten*) aus dem Knochenmark entlassen. Damit ausreichend Erythrozyten im Blutkreislauf zirkulieren, müssen sie laufend neu

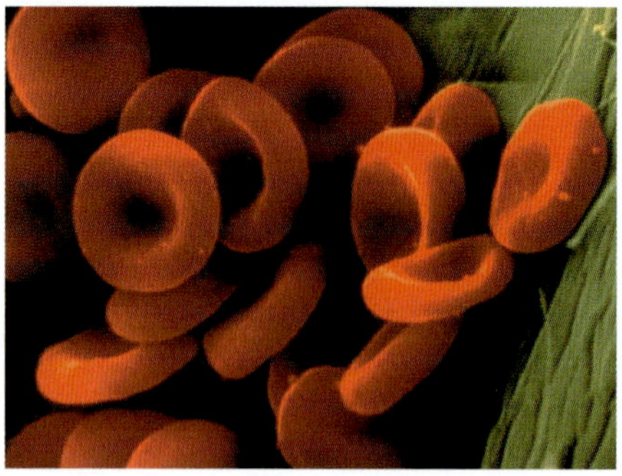

Abb. 2.185 Erythrozyten im Rasterelektronenmikroskop. [E366]

gebildet werden. Folgende Substanzen sind für die **Erythropoese** (*Neubildung von Erythrozyten*) erforderlich (➤ Abb. 2.186):

- **Erythropoetin** (ein Hormon aus der Niere)
- **Folsäure** (in grünem Gemüse, Weizenkeimen, Rinderleber vorhanden)
- **Eisen** (findet sich in Fleisch, Vollkornerzeugnissen, Hülsenfrüchten)
- **Vitamin B_{12}** (kommt in Fleisch, Hühnerei, Milch und Milchprodukten vor).

Hämoglobin

Der rote Blutfarbstoff Hämoglobin besteht aus vier Eiweißketten, wobei jeweils zwei Ketten identisch sind. Jede Kette enthält einen Molekülkomplex, das Häm, in dem zweiwertiges Eisen liegt. Die Hämgruppe bindet den Sauerstoff in Abhängigkeit von Temperatur und pH-Wert und gibt ihn im Kapillargebiet an die Zellen ab.

Das für den Erwachsenen typische Hämoglobin ist Hämoglobin A (HbA; A = *Adult*), das überwiegend aus zwei α- und zwei β-Ketten besteht (HbA_1). HbA_1 kann in die Untergruppen HbA_{1a-c} gegliedert werden. Man bezeichnet HbA_{1c} auch als „Blutzuckergedächtnis" (➤ 2.5.13).

Abbau der Erythrozyten

Die vom Knochenmark freigesetzten, ausgereiften Erythrozyten zirkulieren etwa 120 Tage im Blut. Aufgrund ihrer flexiblen Zellmembran können sie auch feine Kapillaren mit einem Durchmesser von nur 4 µm passieren. Mit zunehmendem Alter wird die Zellmembran der Erythrozyten unnachgiebiger. Sie bleiben vorzugsweise in den Milz- und Leberkapillaren, aber auch in den Spongiosaräumen (*Spongiosa = Schwammwerk*) der Knochen hängen. Fresszellen zerlegen die starren Erythrozyten in Bruchstücke.

Der Abbau der Erythrozyten in den genannten Organen verläuft wie folgt:

- Spaltung des frei werdenden Hämoglobins in **Häm** und Stroma (*Gerüst*)
- Freisetzung des Eisens aus dem Häm-Molekül. Das Transportprotein Transferrin nimmt das Eisen-Ion auf und transportiert es zurück ins rote Knochenmark
- Abbau des nun eisenfreien Häm-Molekülrestes über mehrere Zwischenschritte zu **Bilirubin**
- Transport von Bilirubin, gebunden an Albumin, als **unkonjungiertes** (*indirektes*) **Bilirubin** zur Leber.

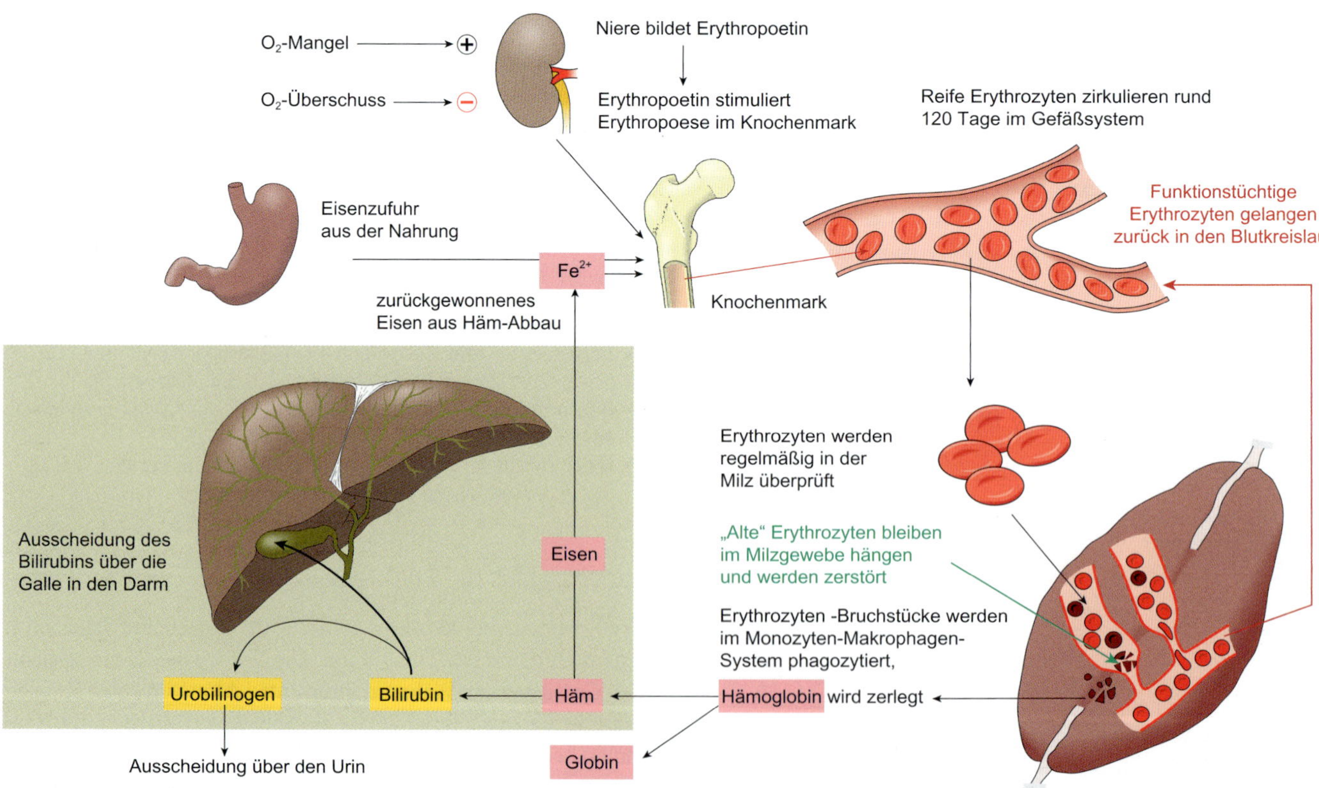

Abb. 2.186 Lebenszyklus der roten Blutkörperchen. [L190]

- In der Leber Abkoppelung des Bilirubins vom Albumin (heißt dann **direktes, konjungiertes Bilirubin**) und Sekretion des Bilirubins in die Gallenflüssigkeit
- Abgabe des Bilirubins mit der Galle in den Dünndarm
- Resorption von Bilirubin und Transport über die Pfortader zur Leber (*enterohepatischer Kreislauf*); Abbau des Bilirubins durch Darmbakterien
- Ausscheidung des abgebauten Bilirubins über den Stuhl (Dunkelfärbung des Stuhls) oder über die Nieren (Gelbfärbung des Urins).

Blutgruppen

In der Zellmembran von Erythrozyten, aber auch von anderen Blut- und Gewebezellen sind Strukturen mit antigenen Eigenschaften verankert. Der Aufbau dieser Strukturen ist genetisch festgelegt und bestimmt die Blutgruppenmerkmale. Neben dem bekannten AB0- und dem Rhesussystem gibt es weitere Blutgruppenmerkmale, z. B. Kell und Duffy.

AB0-System

Jeder Mensch besitzt eine der **vier Blutgruppen A** (AA, A0), **B** (BB, B0), **AB** oder **0.** Im Blutplasma befinden sich Antikörper gegen die Antigene auf den Erythrozytenoberflächen der jeweils anderen Blutgruppen; man nennt diese Antikörper Agglutinine. Sie machen die Serumeigenschaft einer Blutgruppe aus. Die Blutgruppen des AB0-Systems in Europa sind wie flogt verteilt:

- Etwa 44,5 % haben die **Blutgruppe A.** Im Plasma befinden sich die Agglutinine **Anti-B**.
- Zirka 10,5 % besitzen die **Blutgruppe B** mit den Agglutininen **Anti-A**.
- Ungefähr 40 % weisen die **Blutgruppe 0** auf. Diese Personen haben Agglutinine gegen die Blutgruppen A und B, also **Anti-A und Anti-B**.
- Etwa 4,5 % haben die **Blutgruppe AB** und besitzen keine Agglutininen des AB0-Systems.

Werden Erythrozyten der Blutgruppe A mit Anti-A-haltigem Plasma gemischt, kommt es zu einer Agglutination (*Verklumpung*). Diese Agglutinationsreaktion kann laborchemisch genutzt werden: Vermischt man Erythrozyten mit Anti-A- und Anti-B-Prüfseren, lässt sich die AB0-Blutgruppe bestimmen.

Um Unverträglichkeiten bei **Bluttransfusionen** auszuschließen, sind vor jeder Bluttransfusion **Kreuzproben** vorzunehmen. So wird beim **Major-Test** die Verträglichkeit der Spendererythrozyten mit dem Empfängerserum überprüft (➤ Abb. 2.187). Zur Vermeidung von Verwechslungen führt der Arzt unmittelbar vor der Transfusion zusätzlich den einfacheren **Bedside-Test** mit Hilfe von handlichen Prüfkärtchen durch (➤ Abb. 2.188).

Rhesus-System

Das Rhesus-System umfasst mehrere Blutgruppenantigene (Antigen C, c, D, E, e) von denen das **Antigen D** das Wichtigste ist. 86 % der Bevölkerung haben Erythrozyten, die das D-Antigen aufweisen. Sie sind **Rhesus-positiv.** 14 % besitzen dagegen kein D-Antigen – sie sind **Rhesus-negativ.** Im Gegensatz zu den Agglutininen des AB0-Systems, werden die Antikörper des Rhesus-Systems erst nach einem Kontakt mit den entsprechenden Antigenen gebildet.

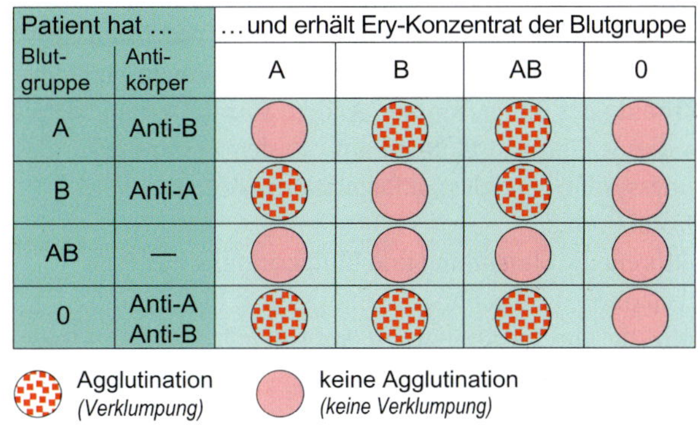

Abb. 2.187 Major-Test. Empfängerserum wird mit Spendererythrozyten vermischt. Beispiel: Das Empfängerserum der Blutgruppe A zeigt keine Agglutination mit Erythrozyten der Blutgruppen A und 0. Erythrozyten der Blutgruppe 0 tragen auf ihrer Oberfläche keine Antigene des AB-Systems (deshalb Gruppe 0) und vertragen sich mit den Seren aller anderen Blutgruppen. [L190]

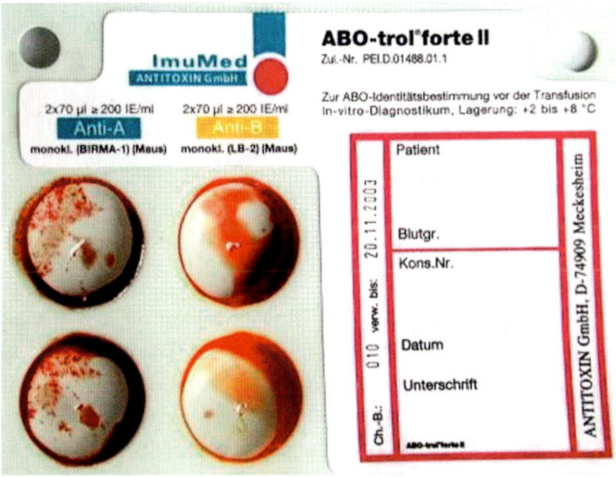

Abb. 2.188 Bedside-Test. Die vorbehandelten Prüfkärtchen enthalten in den einzelnen Feldern Anti-A und Anti-B. Nach dem Auftragen jeweils eines Tropfens Blut in die einzelnen Felder ist es in diesem Fall zu einer Agglutination bei Anti-A, nicht aber bei Anti-B gekommen. Der Patient hat also die Blutgruppe A. [V334]

VORSICHT

Lebensbedrohliche **Transfusionszwischenfälle** äußern sich durch Rückenschmerzen, Fieber, Schüttelfrost, Zeichen einer akuten Hämolyse (*Zerfall von Erythrozyten*) und Schock.

2.6.3 Blutstillung und Blutgerinnung

DEFINITION

Blutgerinnung: System, das durch Faktoren im Blut phasenweise abläuft und sowohl die Vorgänge der Blutgerinnung als auch die Hemmung der Blutgerinnung umfasst.

Ein intaktes Blutgerinnungssystem muss den Körper vor Blutverlust, aber auch vor Thromben (*Blutgerinnseln*) schützen. Im Organismus werden ständig kleine Mengen von **Fibrin** gebildet, dem Endprodukt der Blutgerinnung. Andere Substanzen im Blutplasma lösen dieses Fibrin fortlaufend auf. Zu den Bestandteilen des Gerinnungssystems und dessen Regulation gehören:

- Thrombozyten
- Faktoren, die Blutstillung und Blutgerinnung auslösen
- Substanzen, die das Blutgerinnungsystem hemmen
- Stoffe, die eine Fibrinolyse (*Abbau von Fibrin mit Auflösung des Fibrinnetzes*) veranlassen.

Physiologische Vorgänge und medizinische Maßnahmen, die eine schnelle Blutstillung (*Hämostase*) nach Verletzungen gewährleisten:

- Physiologisch: Vasokonstriktion (*Zusammenziehen*) des verletzten Blutgefäßes mit Gefäßverengung und die Bildung des Abscheidungsthrombus (➤ Abb. 2.189)
- Allgemeine Maßnahmen: Kompression, Druckverband, Hochlagerung verletzter Extremitäten
- Chirurgische Maßnahmen: z. B. Unterbindung verletzter Gefäße
- Hämostatika (*Substanzen zur Blutstillung*) z. B. Fibrinkleber, Adrenalin zur Auslösung von Vasokonstriktionen.

Thrombozyten und Blutgerinnung

Bildung und Abbau

Thrombozyten (*Blutplättchen*) sind die kleinsten Blutzellen. Die 1–4 µm großen, kernlosen Scheibchen entstehen im roten Knochenmark durch Abschnürung aus Riesenzellen (*Megakaryozyten*). Die **Thrombopoese** (*Thrombozytenbildung*) wird von verschiedenen Faktoren (Wachstumsfaktoren, Thrombopoetin) geregelt. Beim Gesunden findet man 150 000–400 000 Thrombozyten / µl Blut. Nach ein bis zwei Wochen erfolgt der Abbau in der Milz, der Leber und im roten Knochenmark.

Thrombozyten enthalten u. a. Gerinnungsfaktoren (z. B. Thrombin) und Thromboxan. Thromboxan steigert die Aggregationsneigung (*Zusammenballung*) der Thromboyzten.

Blutstillung

Wird ein Gefäß verletzt, bleiben Thrombozyten an den Bindegewebsfasern der Wundränder hängen. Aus den Thrombozyten wird Thromboxan freigesetzt. Es kommt zur Thrombozytenaggregation mit der Bildung eines Thrombozytenpfropfes (*weißer Abscheidungsthrombus*), der die Wunde provisorisch verschließt.

Blutgerinnung

Durch eine Thrombozytenaggregation werden im Plasma zirkulierende **Gerinnungsfaktoren** im Sinne einer Kettenreaktion aktiviert. Man bezeichnet diese Hintereinanderschaltung von Reaktionsschritten als **Gerinnungskaskade** (➤ Abb. 2.190). Für den Ablauf der Gerinnung stehen 14 Gerinnungsfaktoren (inkl. Kalzium) zur Verfügung. Die meisten Gerinnungsfaktoren werden in der Leber gebildet, einige (Faktor II, VII, IX, X), unter der Mitwirkung von Vitamin K (➤ 5.1.6).

Es gibt zwei Wege, die das Gerinnungssystem aktivieren:

- Das **exogene System** (*extrinsic system, extravaskulärer Weg*) wird bei Verletzungen durch Gewebsthromboplastin, einem Protein aus den defekten Zellen, schnell in Gang gesetzt.
- Das **endogene System** (*intrinsic system, intravaskulärer Weg*) startet, wenn Plättchenfaktoren aus Thrombozyten als Folge von Thrombozytenaggregationen frei werden (Virchow-Trias ➤ 2.6.8). Sie läuft eher langsam ab.

Über mehrere Stufen der Gerinnungskaskade entsteht aus Prothrombin (*Faktor II*) Thrombin. Thrombin aktiviert das im Plasma gelöste Fibrinogen (*Faktor I*) zu Fibrin. Die nun entstandenen Fibrinfäden vernetzen sich und binden Erythrozyten so ein, dass schließlich der rote Thrombus (*Gerinnungsthrombus*) entsteht.

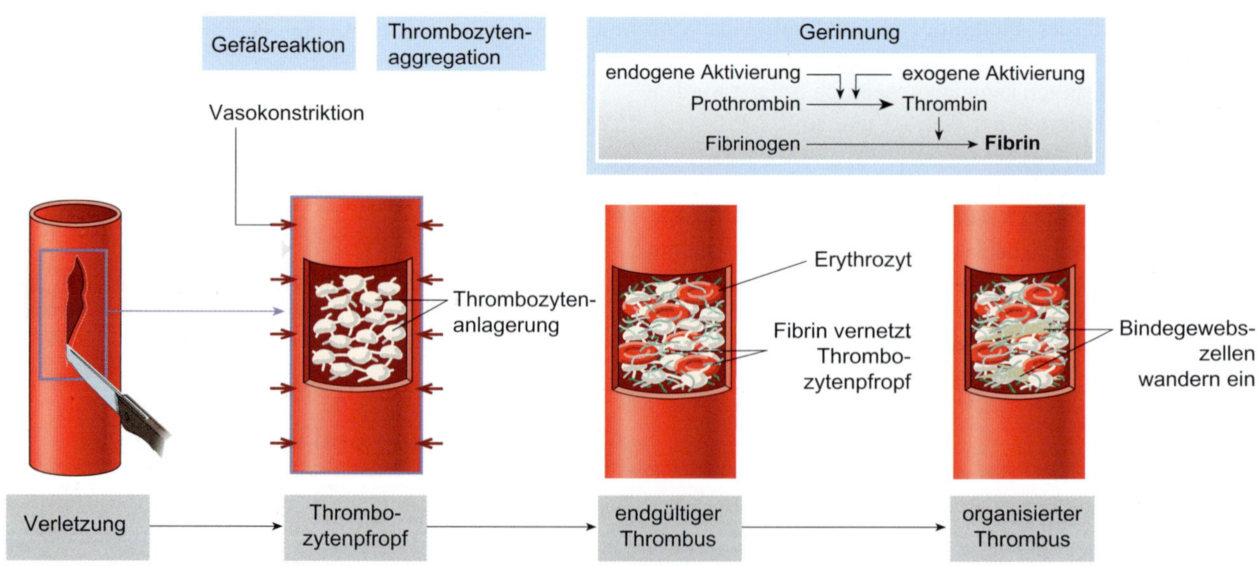

Abb. 2.189 Übersicht über die Vorgänge bei der Blutstillung und -gerinnung bei Verletzungen der Gefäßwand. [L190]

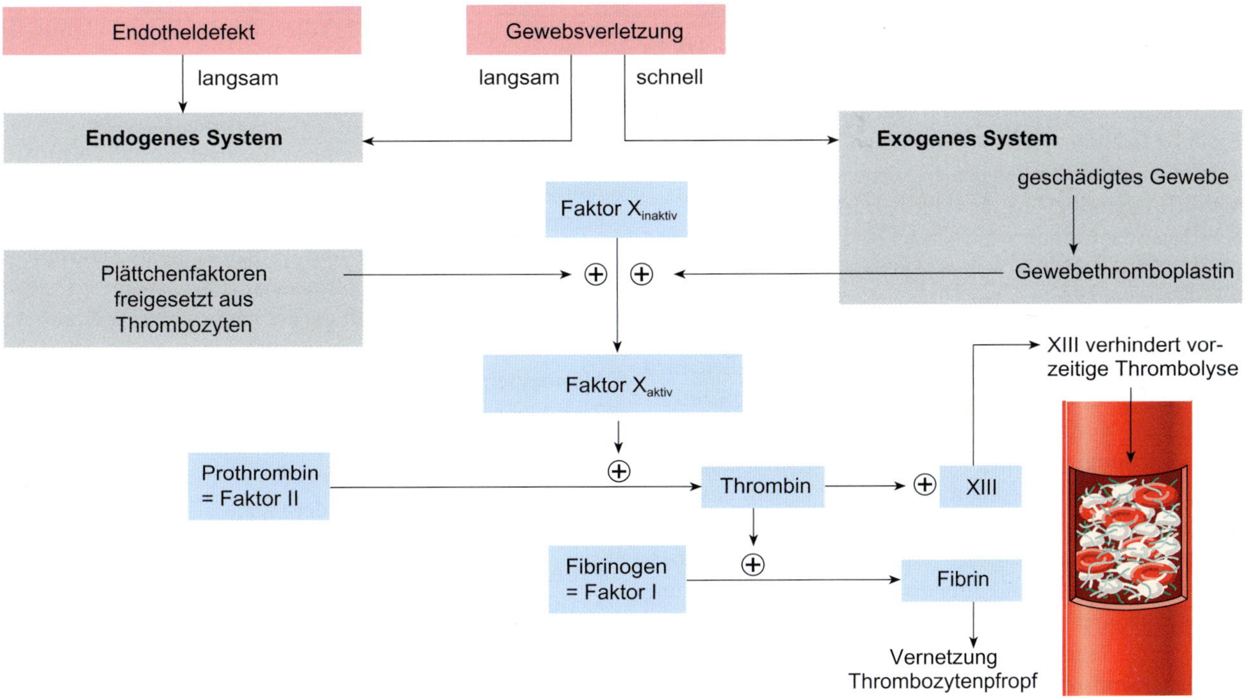

Abb. 2.190 Die Gerinnungskaskade. [L190]

Hemmung des Gerinnungssystems (Fibrinolyse)

Die Fibrinolyse ist ein Prozess, der die Thrombusbildung auf den Ort der Verletzung beschränkt und der zur Auflösung bereits gebildeter Fibrinfäden führt.

Die Aktivierung der Fibrinolyse erfolgt durch Plasmin. Die Vorstufe von Plasmin ist Plasminogen. Zu den plasminogen-aktivierenden Faktoren gehört der Gewebefaktor t-PA (*tissue-type Plasminogenaktivator,* Lysetherapie ➤ 2.6.8). Die hierbei entstandenen, im Blut zirkulierenden Fibrinspaltprodukte werden als D-Dimere bezeichnet (➤ 2.6.8).

Gegenspieler der Gerinnungsfaktoren sind z. B.:

- Antithrombin, ein Eiweiß, das im Blutplasma vorhanden ist und eine überschießende Thrombinbildung blockiert
- Medikamente, z. B. Heparine, Cumarine (➤ 2.8.9).

2.6.4 Leukozyten

DEFINITION

Leukozyten (*weiße Blutkörperchen*): Kernhaltige Blutzellen, die der Abwehr von Fremdstoffen und Krankheitserregern dienen. Sie besitzen die Fähigkeit aus den Blutgefäßen in die Gewebe auszuwandern (*Leukodiapedese*).

Leukozyten sind mit durchschnittlich 10 µm (Monozyten: 20 µm) größer als die Erythrozyten. Sie werden, wie alle Blutzellen, im roten Knochenmark gebildet.

Die Gesamt-Leukozytenzahl im Blut beträgt 4 000–10 000/µl Blut. Das Blutgefäßsystem stellt für Leukozyten hauptsächlich einen Transportweg dar, auf dem sie von den Bildungsstätten zu ihren Einsatzorten in den Geweben gelangen. Von den drei Hauptgruppen der Leukozyten, den **Granulozyten,** den **Monozyten** und den **Lymphozyten,** sind die Granulozyten im Blut zahlenmäßig am stärksten vertreten (➤ Abb. 2.191).

Eine Vermehrung der Leukozytenzahl im Blut über 10 000/µl bezeichnet man als Leukozytose, die Verminderung unter 4 000/µl als Leukopenie.

DEFINITION

Phagozyten (*Fresszellen*): Phagozyten nehmen Krankheitserreger sowie Fremdkörper auf und bauen sie enzymatisch ab. Große Fresszellen sind Monozyten bzw. Makrophagen. Im Unterschied dazu sind neutrophile Granulozyten kleine Fresszellen.

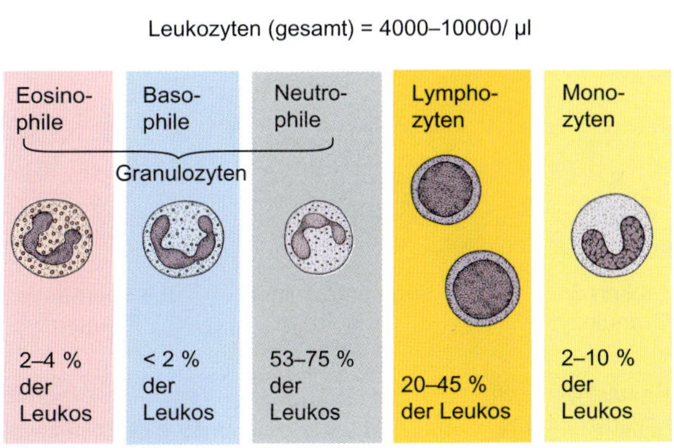

Abb. 2.191 Unterteilung (*Differenzierung*) der Leukozyten in die unterschiedlichen Zellarten. [L190]

Granulozyten

Granulozyten haben im Zytoplasma kleine Körnchen (*Granula*). Es gibt drei Gruppen von Granulozyten, die sich durch ihre unterschiedliche Anfärbung gut im Lichtmikroskop voneinander abgrenzen:

- **Neutrophile Granulozyten** mit schwach anfärbbaren Granula
- **Basophile Granulozyten** mit blauen Körnchen
- **Eosinophile Granulozyten,** die rötlich gefärbt sind.

Die Lebensdauer der Granulozyten beträgt etwa zehn Tage. Anhand der Form des Zellkerns lassen sich junge von älteren Granulozyten lichtmikroskopisch unterscheiden.

Junge Granulozyten besitzen einen eher stabförmigen Kern (*stabkernige Granulozyten*). Mit zunehmendem Alter der Zellen wird dieser mehr und mehr in kleine Abschnitte unterteilt (*segmentkernige Granulozyten* ➢ Abb. 2.192).

Linksverschiebung: Vermehrt stabkernige Granulozyten im Blutbild zeigen eine akute Infektion an, in deren Verlauf das Knochenmark kurzfristig vermehrt Granulozyten ins Blut ausschüttet.

Rechtsverschiebung: Gehäuft segmentierte bzw. übersegmentierte Granulozyten im Blutbild sind Zeichen einer Störung der Leukozytenbildung im roten Knochenmark.

Neutrophile Granulozyten

Neutrophile Granulozyten halten sich nach ihrer Reifung im Knochenmark nur wenige Stunden im Blut auf, bevor sie zu ihren Einsatzorten auswandern. Sie phagozytieren („*fressen*") Bekterien und Zelltrümmer. Das Gemisch aus Granulozyten, Bakterien und infizierten Gewebeteilchen bezeichnet man als **Eiter.**

Eosinophile Granulozyten

Eosinophile Granulozyten mit ihren großen, durch den roten Farbstoff Eosin anfärbbaren Granula wirken toxisch auf Würmer und Parasiten. Eine Zunahme der eosinophilen Granulozyten (*Eosinophilie*) ist bei allergischen Reaktionen, Wurminfektionen und Autoimmunerkrankungen (➢ 2.6.10) zu beobachten.

Basophile Granulozyten

Basophile Granulozyten enthalten Histamin und Heparin. Diese Substanzen führen zu einer Gefäßerweiterung und locken weitere

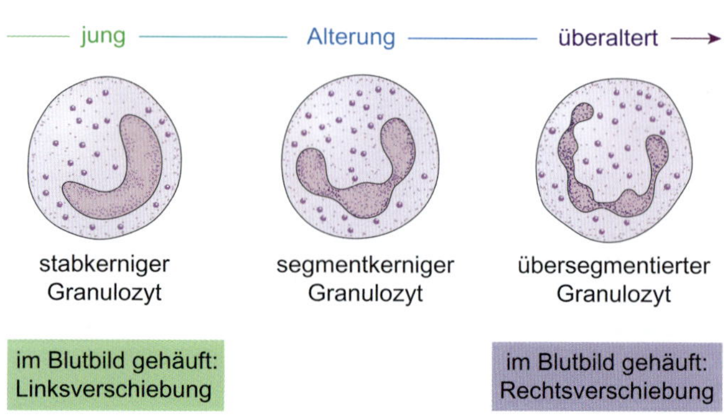

Abb. 2.192 Das Granulozytenalter lässt sich anhand der Kernform erkennen. [L190]

Entzündungszellen an den Ort der immunologischen Auseinandersetzung. Im Gewebe werden diese Granulozyten in Mastzellen umbenannt.

Monozyten

Monozyten besitzen einen großen Kern in einem bläulichen Zytoplasma. Sie verweilen einige Tage im Blutgefäßsystem, wandern in verschiedene Organe aus und werden dann als **Makrophagen** bezeichnet. Ihre Phagozytosekapazität (Phagozytose = *Fresstätigkeit*) ist erheblich und übertrifft die der neutrophilen Granulozyten.

Monozyten-Makrophagen-System

Zum Monozyten-Makrophagen-System (*MMS*) gehören alle Fresszellen, die von den Monozyten abstammen:

- Kupffer-Sternzellen in der Leber
- Alveolarmakrophagen in der Lunge
- Osteoklasten im Knochen
- Uferzellen in Milz und Lymphknoten
- Mikrogliazellen im zentralen Nervensystem
- Langerhans-Zellen in der Oberhaut.

Lymphozyten

Lymphozyten haben einen dunkelblau anfärbbaren runden Kern und einen schmalen Zytoplasmasaum. Anhand oberflächlicher Rezeptoren und funktioneller Merkmale werden folgende Lymphozytenarten unterschieden:

- B-Lymphozyten (*B-Zellen*)
- T-Lymphozyten (*T-Zellen*)
- Natürliche Killerzellen.

Lymphozyten reifen im Knochenmark heran. Die ausgereiften Lymphozyten gelangen aus dem Blut in das Interstitium (*Zwischenzellgewebe*), in Lymphgefäße und in die Organe des lymphatischen Systems (➢ 2.6.6). Ihre Lebensdauer kann bis zu mehreren hundert Tagen betragen. Lymphozyten haben Schlüsselfunktionen bei der spezifischen zellulären und humoralen Abwehr (➢ 2.6.5).

Im Knochenmark bzw. im Thymus findet die Prägung zu B- bzw. T-Lymphozyten statt. Lymphozyten, die ihre Prägung im Knochenmark (engl. **B**one marrow) erfahren, werden **B-Lymphozyten** (*B-Zellen*) genannt. Im **Thymus** erfolgt die Differenzierung und Weiterentwicklung der **T-Lymphozyten** (*T-Zellen* ➢ Abb. 2.193).

2.6.5 Immunabwehr

DEFINITION

Immunabwehr: Fähigkeit des Körpers zur Abwehr von Krankheitserregern durch das Immunsystem.

Immunsystem: Komplexes System, das zur Erhaltung der Gesundheit körperfremde Substanzen abwehrt und veränderte Körperzellen vernichtet.

Antigene: Alle Substanzen, die von ihrer Größe und Struktur her in der Lage sind, eine gezielte Abwehrreaktion des Organismus auszulösen.

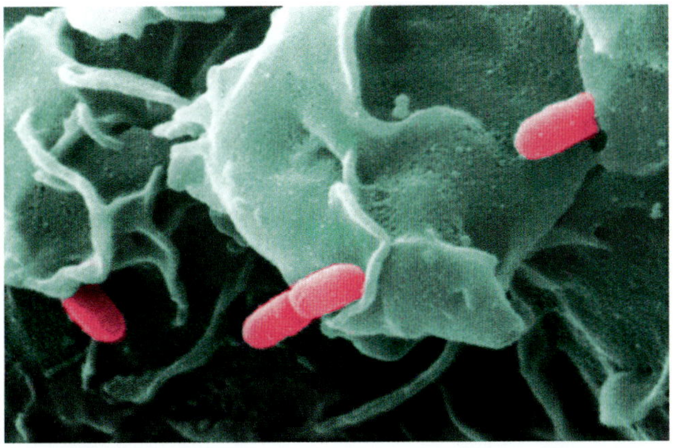

Abb. 2.193 Rasterelektronische Aufnahme von T-Lymphozyten (grün gefärbt) mit Bakterien (rosa gefärbt). [X243]

Selbst- und Fremderkennung

Zellen der Abwehr müssen fremde Partikel als solche erkennen, um sie zu bekämpfen. Sie haben also ständig zu entscheiden, was fremd und was körpereigen ist. Als Erkennungszeichen dienen **MHC-Moleküle** (*Major Histocompatibility Complex, HLA-Antigene*). Sie sind genetisch definiert und sitzen gleichsam als „molekulare Passbilder" auf den Zellmembranen der körpereigenen Zellen. Alle Körperzellen müssen diese MHC-Moleküle präsentieren, damit Immunzellen sie als körpereigen einstufen und sie nicht angreifen und nicht vernichten.

Antikörper

DEFINITION

Antikörper (*Immunglobuline, Ig*): Y-förmige, gegen ganz bestimmte Antigene gerichtete Proteine, bilden mit Antigenen Antigen-Antikörper-Komplexe.

Der Körper bekämpft Antigene durch
- Direkte Zerstörung
- Bildung spezifischer Antikörper
- Phagozytose des Antigen-Antikörperkomplexes.

Antikörper kommen im Blutplasma, auf der Oberfläche von B-Zellen oder auf Schleimhäuten vor.

Ein Antikörper richtet sich „maßgeschneidert" nur gegen ein einziges Antigen, ähnlich einem Schlüssel-Schloss-Prinzip. Wenn der Schlüssel in das Schloss passt, entstehen **Immunkomplexe** (*Antigen-Antikörper-Komplexe*). Die Y-Struktur eines Antikörpers besitzt generell zwei Erkennungsstellen für die Bindung zweier Antigene und kann sich über eine dritte Bindung mit einem weiteren Antikörper vernetzen (➤ Abb. 2.194).

Aufgrund der unterschiedlichen Vernetzungen, dem Zeitpunkt des Auftretens nach Infektionen und der Lokalisation werden fünf Klassen von **Immunglobulinen** (*Ig*) unterschieden:
- **Immunglobulin M** (*IgM, M = Makro*) ist ein großes Molekül, das einen (erstmaligen) Kontakt mit einem bisher noch nicht bekannten Antigen anzeigt (Erstantwort, primäre Immunantwort).
- Das kleinere **Immunglobulin G** (*IgG*) ist der häufigste Antikörper im Blut. IgG vermittelt die sekundäre Immunantwort, wenn das Immunglobulin auf einen erneuten Kontakt mit einem schon bekannten Antigen reagiert (sekundäre Immunantwort).
- **Immunglobulin A** (*IgA*) ist im Blut und in Sekreten (Speichel, Tränen, Muttermilch) vorhanden, damit z. B. Infektionserreger nicht so leicht in die Schleimhaut eindringen können.
- **Immunglobulin D** (*IgD*) befindet sich als Rezeptor auf den B-Lymphozyten.
- **Immunglobulin E** (*IgE*) ist auf der Oberfläche von Mastzellen, basophilen und eosinophilen Granulozyten gebunden. Der Kontakt mit Antigenen führt zu einer Ausschüttung von Histamin und zur Auslösung von allergischen Reaktionen.

Unspezifisches und spezifisches Abwehrsystem

Es werden das unspezifische und spezifische Abwehrsystem unterschieden. Beide Abwehrsysteme ergänzen sich in der Funktion, den Körper vor pathogenen Erregern und anderen schädlichen Einflüs-

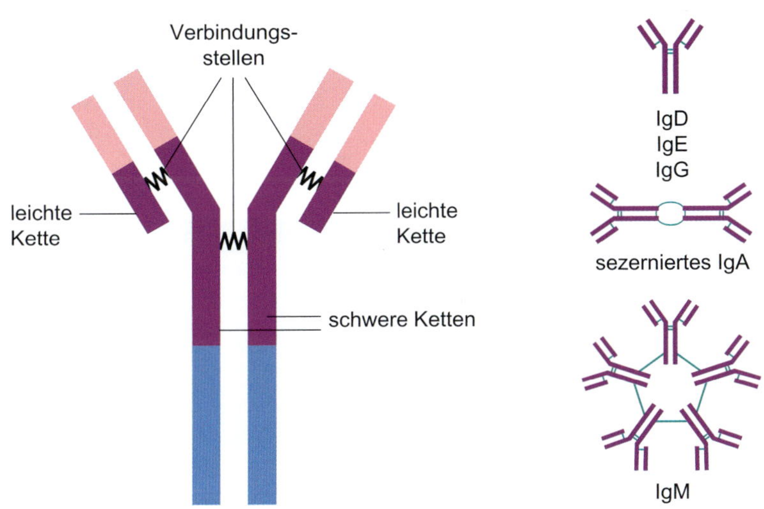

Abb. 2.194 Aufbau eines IgG-Antikörpers. [L190]

sen zu schützen. Sowohl zum unspezifischen als auch zum spezifischen Abwehrsystem gehören Zellen (*zelluläre Abwehr*) und in Körperflüssigkeiten gelöste Substanzen (*humorale Abwehr*).

Die **unspezifische Abwehr** steht von Geburt an gegen verschiedene Antigene zur Verfügung. Sie wirkt unspezifisch, antigenunabhängig und sehr schnell gegen jegliche Fremdkörper.

Spezifische Abwehrvorgänge benötigen für jeden neuen Erreger bei der Erstinfektion eine Zeitspanne von bis zu drei Wochen, bis die gezielten Abwehrreaktionen greifen und eine Immunität gegenüber dem betreffenden Keim aufgebaut ist. Die Immunität kann Monate, Jahre oder lebenslang bestehen, je nachdem, wie stark ein Erreger das immunologische Gedächtnis zu prägen vermag.

Akteure bei einer Immunantwort sind die **Effektorzellen,** also alle Zellen des Immunsystems, die eine Immunreaktion ausführen. Hierzu gehören: T-Helferzellen (T4- oder CD4-Zellen), zytotoxische Zellen (T8- oder CD8-Zellen), natürliche Killerzellen, Plasmazellen und Makrophagen.

Damit das komplexe Immunsystem mit seinen vielfältigen Substanzen und den unterschiedlichen Zellen und deren Funktionen überschaubar bleibt, hat sich die Gliederung in vier Teilsysteme bewährt (➤ Tab. 2.22):

- Unspezifische humorale Abwehr
- Unspezifische zelluläre Abwehr
- Spezifische humorale Abwehr
- Spezifische zelluläre Abwehr.

Unspezifische humorale Abwehr

Zur unspezifischen humoralen Abwehr gehört das **Komplementsystem,** zu dem etwa 25 Proteine gehören, die wie das Gerinnungssystem kaskadenartig aktiviert werden. Funktionen des Komplementsystems sind die Auslösung von Entzündungsprozessen und das „Anlocken“ weiterer Leukozyten an den Ort des immunologischen Geschehens (➤ Abb. 2.195).

Zytokine sind Proteine, die eine Zusammenarbeit zwischen den verschiedenen Abwehrzellen vermitteln:

- **Interleukine** dienen der Interaktion zwischen Leukozyten.
- **Interferone** hemmen die Virusausbreitung.
- **Tumor-Nekrose-Faktoren** beeinflussen Entzündungsvorgänge, die Wundheilung und die Vernichtung von Tumorzellen.
- **Lymphokine** sind Eiweiße, die von Lymphozyten abgegeben werden. Sie regen andere Zellen zu Zellteilungen sowie zur Bildung von Enzymen an.

Tab. 2.22 Vier Teilsysteme der Abwehr.

Abwehrsystem	Zellulär	Humoral
Spezifisch	• T-Zellen: – T-Helferzellen – Zytotoxische T-Zellen – T-Surpressorzellen – T-Gedächtniszellen	• Antikörper
Unspezifisch	• Natürliche Killerzellen • Makrophagen • Monozyten • Neutrophile Granulozyten	• Komplement • Zytokine • Lysozym • C-reaktives Protein

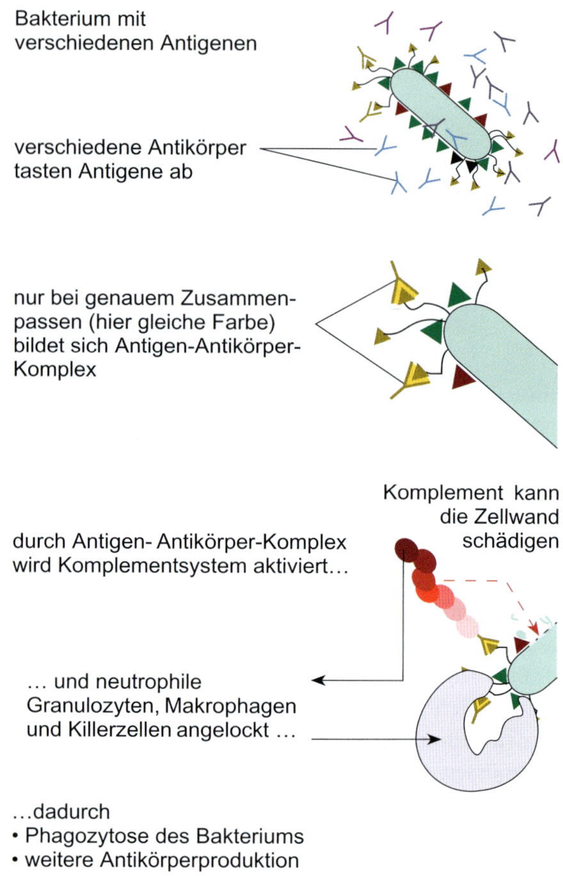

Abb. 2.195 Grundlegender Ablauf der Antigen-Antikörper-Reaktion, hier am Beispiel eines eingedrungenen Bakteriums. [L190]

Das Enzym **Lysozym** kommt in Tränen, Nasen- und Darmsekreten sowie in Leukozyten vor. Es spaltet Bruchstücke aus der Zellwand von Bakterien, die Zellwand wird undicht, der Erreger stirbt ab.

C-reaktives Protein (*CRP*) bindet an Oberflächenstrukturen von Bakterien und kennzeichnet diese für den Angriff der Phagozyten.

Unspezifische zelluläre Abwehr

Zur unspezifischen zellulären Abwehr gehören:

- **Fresszellen** (*Phagozyten* ➤ 2.6.4) lösen alle Fremdstoffe auf, die sich im Gewebe befinden.
- **Natürliche Killerzellen** können virusinfizierte Zellen auch dann finden, wenn keine MHC-Moleküle in Verbindung mit einem Virus-Antigen an der Zelloberfläche präsentiert werden oder wenn MHC gänzlich fehlt. Sie besitzen kein immunologisches Gedächtnis und müssen nicht von anderen Abwehrzellen aktiviert werden, damit eine Immunreaktion stattfindet (Funktion der T-Helferzellen). Natürliche Killerzellen müssen auch keine Prägung wie T- oder B-Lymphozyten erfahren, sondern können von Geburt an andere Zellen vernichten.

Spezifische humorale Abwehr

Die spezifische humorale Abwehr besteht im Wesentlichen aus Antigen-Antikörper-Reaktionen. Nach dem Kontakt mit einem Antigen wandeln sich **B-Lymphozyten** unter starker Vermehrung zu

Plasmazellen um. Diese produzieren in großen Mengen Antikörper (*Immunglobuline*) gegen dieses spezielle Antigen.

Die entstandenen Antigen-Antikörper-Komplexe werden von Fresszellen aufgenommen und abgebaut.

Nach einer Infektion verbleibt ein Teil der aktivierten B-Lymphozyten als **B-Gedächtniszellen** im Blut. Sie können bei einem zukünftigen Kontakt mit demselben Antigen die Produktion von Antikörpern schnell in Gang bringen.

Spezifische zelluläre Abwehr

Für die spezifische zelluläre Abwehr sind die im Thymus geprägten T-Lymphozyten verantwortlich. Es gibt verschiedene T-Zell-Typen mit unterschiedlichen Funktionen (➤ Tab. 2.23):

- **T-Helferzellen** entscheiden, ob eine Immunantwort erforderlich ist; wenn sie ein Antigen erkennen, leiten sie eine Immunantwort ein, indem sie Makrophagen, zytotoxische Zellen und Antikörper aktivieren.
- **Zytotoxische T-Zellen** (*früher: Killerzellen*) erkennen Tumorzellen oder virusinfizierte Zellen an Veränderungen von deren Zellmembran. Dann starten sie einen Angriff, indem verschiedene Substanzen (z. B. Perforin) freigesetzt werden. Perforin durchlöchert die verdächtige Zellwand, die Zelle verliert z. B. Wasser und geht zugrunde.
- **T-Suppressorzellen** (*regulatorische T-Zellen*) unterdrücken die Aktivität des Immunsystems, verhindern also Überreaktionen der immunologischen Abwehr. Sie blockieren den Übergriff auf gesundes Gewebe und spielen eine wichtige Rolle, weil sie das Risiko für die Entwicklung von Autoimmunerkrankungen und Allergien beeinflussen.
- **T-Gedächtniszellen** speichern Informationen über schon bekannte Antigene und erhöhen die Reaktionsfähigkeit auf ein schon bekanntes Antigen. Fähig zur Gedächtnisfunktion sind T-Helferzellen (mit dem Erkennungsmolekül CD4) und zytotoxische Zellen (mit dem Erkennungsmolekül CD8).

Tab. 2.23 Überblick über die Funktionen der Abwehrzellen. [A400]

Name	Funktion
Monozyten	Große Fresszellen im Blut
Makrophagen	Große Fresszellen in Geweben
Natürliche Killerzellen (*NK*)	Greifen unspezifisch virusinfizierte Zellen und Tumorzellen an
Granulozyten	
Neutrophile Granulozyten	Kleine Fresszellen, häufigste Immunzellen im Blut
Eosinophile Granulozyten	Sind an allergischen Reaktionen beteiligt, Abwehrzellen gegen Parasiten
Basophile Granulozyten	Geben Histamin und Heparin ab
Mastzellen	Sind ins Gewebe ausgewanderte basophile Granulozyten
B-Zellen	
B-Lymphozyten	Vorläufer der Plasmazellen
B-Gedächtniszellen	Auf ein spezielles Antigen geprägte B-Zellen, die sich bei bekannten Antigenen sofort zu Plasmazellen differenzieren
Plasmazellen	Antikörperproduzierende Zellen
T-Zellen	
T-Helferzellen	Setzen eine Immunantwort in Gang
T-Gedächtniszellen	Langlebige T-Zellen, die bei erneutem Antigenkontakt sofort reagieren
T-Suppressorzellen	Unterdrücken eine Immunantwort
Zytotoxische T-Zellen	Zerstören veränderte Körperzellen

2.6.6 Lymphatisches System

DEFINITION

Lymphatisches System: Umfasst die Gesamtheit aller Lymphbahnen und die lymphatischen Organe bzw. Gewebe.

Aufgaben des lymphatischen Systems

- Immunabwehr
- Drainage des Interstitiums (*Zwischenzellgewebe*)
- Transport von Nahrungsfetten aus dem Darm.

Zu den „Hauptarbeitsplätzen" der Lymphozyten gehören die lymphatischen Organe (➤ Abb. 2.196). Diese Wirkungsorte werden mit Ausnahme des Thymus als **sekundär-lymphatische** Organe bezeichnet. **Primär-lymphatische Organe** sind aufgrund der Prägungsfunktion Knochenmark (*Bone,* deshalb: B-Zellen) und Thymus (T-Zellen).

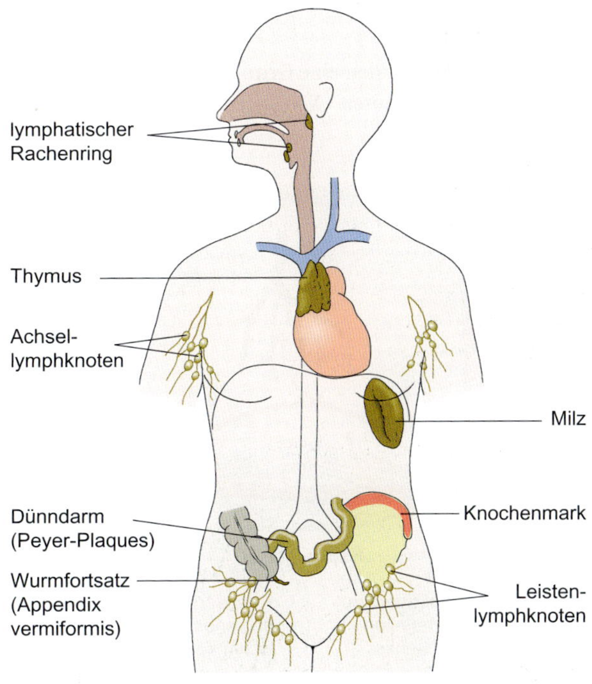

Abb. 2.196 Die lymphatischen Organe. Nach ihrer Bildung und Prägung wandern die Lymphozyten in die lymphatischen Organe aus, die über den ganzen Körper verstreut sind. [L190]

Lymphe

Die Lymphe (*Lymphflüssigkeit, Gewebewasser*) ist mit Ausnahme der Darmlymphe (die Fette transportiert und daher milchig aussieht) eine klare bis hellgelbe Flüssigkeit. Sie besteht aus Wasser und allen Substanzen, die sich im Gewebe befinden können, z. B. Lymphozyten, Zellpartikel, Elektrolyte, Erreger oder Fremdkörper. Täglich entstehen etwa 2 l Lymphe, die in den Lymphkapillaren transportiert wird (➤ Abb. 2.197).

Lymphbahnen

Lymphbahnen stellen neben dem venösen System ein zweites Abflusssystem dar. Während das Venenblut schnell transportiert wird, verweilt die Lymphe recht lange in den Lymphbahnen. Dadurch hat der Körper Zeit, ständig einen Teil seiner interstitiellen Flüssigkeit gründlich zu reinigen und von Fremdstoffen zu befreien. Der Hauptteil dieser Reinigungs- und Abwehrarbeit geschieht allerdings in den **Lymphknoten,** die in die Lymphbahnen eingeschaltet sind.

Die großen Lymphbahnen der unteren Körperabschnitte vereinigen sich hinter dem Magen in der **Cisterna chyli** (*Erweiterung beim Zusammenfluss der großen Lymphstämme aus dem Becken und dem Bauch*). Der aus der Cisterna chyli entspringende **Ductus thoracicus** (*Milchbrustgang*) zieht durch das Zwerchfell und gelangt über den Brustraum zum linken **Venenwinkel** zwischen linker Kopf- und Unterschlüsselbeinvene (*V. jugularis interna* und *V. subclavia* ➤ Abb. 2.198). Die Lymphe der rechten oberen Körperseite mündet als **rechter Hauptlymphgang** (*Ductus lymphaticus dexter*) in den rechten Venenwinkel.

Lymphatische Organe

Lymphknoten

Jeder Körperregion lässt sich eine Gruppe regionaler Lymphknoten zuordnen. Ein Lymphknoten (*Nodus lymphaticus*) ist ein mehrere mm langes, bohnenförmiges Körperchen. Er wird von einer Bindegewebskapsel umschlossen, von der Trabekel (*Bindegewebsstränge*) ins Innere ziehen. Im Lichtmikroskop sind im Bereich der **Rinde** kleine Knoten (*Lymphfollikel*) zu erkennen. In diesem Bereich finden sich B-Lymphozyten. Unscharf von der Rinde abgesetzt, zum Mark hin, befindet sich die Zone mit den T-Lymphozyten. Im **Mark** liegt retikuläres (*netzartiges*) Bindegewebe mit weiten Räumen (*Lymphsinus*), die von Uferzellen (*Phagozyten* ➤ 2.6.4) besetzt sind.

Die Lymphe tritt über mehrere zuführende Lymphgefäße (*Vasa afferentia*) auf der konvexen Seite des Lymphknotens ein. Sie bewegt sich langsam zwischen den Lymphfollikeln und den Lymphsinus hindurch in Richtung der konkaven Seite, wo sie durch ein Lymphgefäß (*Vas efferens*) austritt (➤ Abb. 2.199).

Die Aufgabe der Lymphknoten besteht darin, die Lymphe auf Antigene hin zu überprüfen und ggf. die spezifische Abwehr in Gang zu setzen (➤ 2.6.5).

Milz

Aufbau

Die etwa 200 g schwere Milz liegt tief im linken Oberbauch, direkt unter dem Zwerchfell und in Höhe der linken Magenkurvatur. Am **Milzhilus** tritt die **Milzarterie** (*A. lienalis*) als zuführendes Blutgefäß in die Milz ein, während die **Milzvene** (*V. lienalis*) sie hier verlässt.

Die Milz ist von einer Bindegewebskapsel umgeben, von der zahlreiche **Trabekel** in das Organinnere einstrahlen. Sie umschließen das eigentliche Milzgewebe, die rote und weiße **Pulpa** (➤ Abb. 2.200). Die weiße Pulpa setzt sich aus lymphatischem Gewebe mit Lymphfollikeln zusammen, das sich entlang der arteriel-

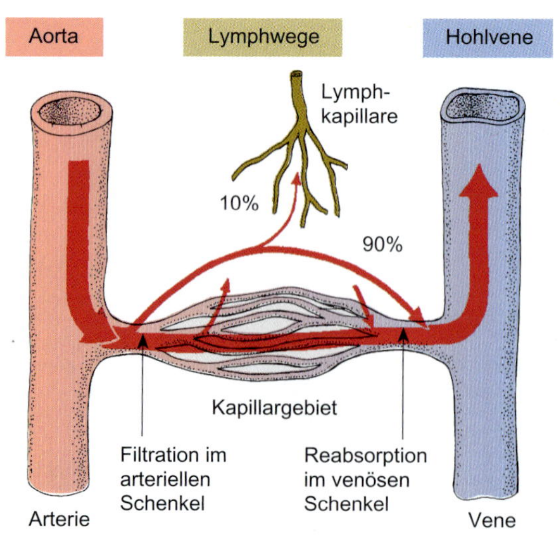

Abb. 2.197 Bildung der Lymphe im Kapillargebiet. Die Lymphkapillaren übernehmen etwa 10 % der ins Interstitium (*Zwischenzellgewebe*) gefilterten Flüssigkeit. [L190]

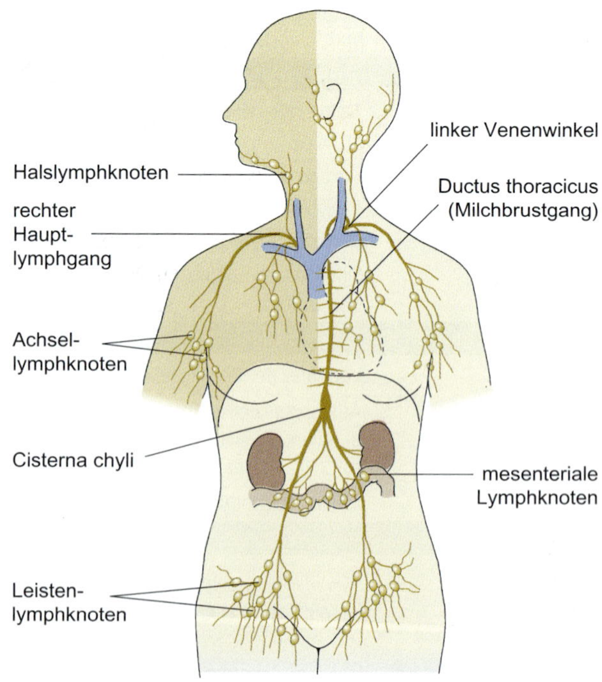

Abb. 2.198 Wichtige Lymphbahnen und Lymphknotenstationen. [L190]

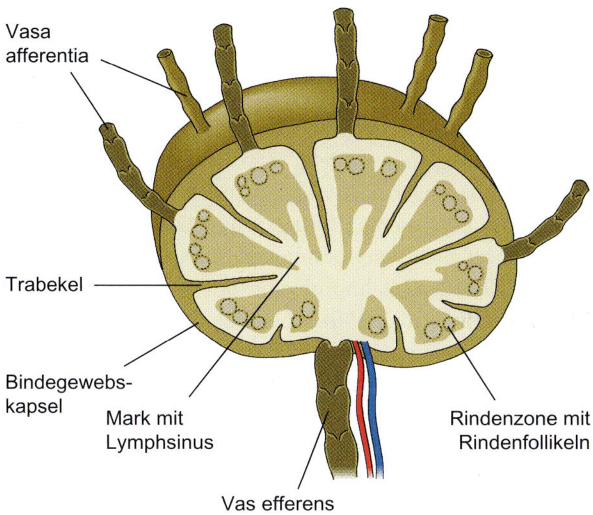

Abb. 2.199 Lymphknoten (schematisiert). [L190]

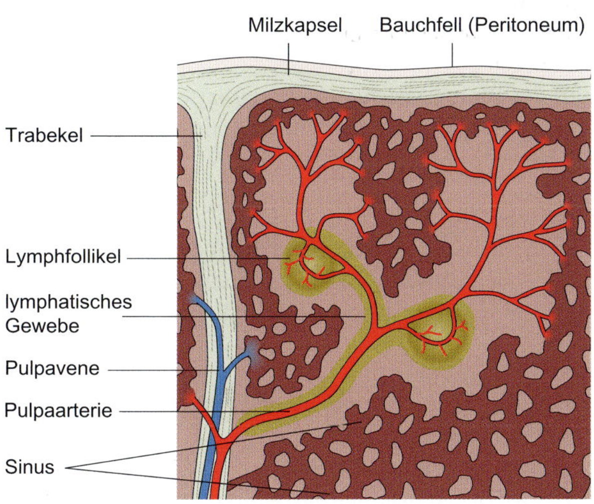

Abb. 2.200 Histologischer Feinbau der Milz (schematisiert). [L190]

len Gefäße ausbreitet. Die rote Pulpa besteht aus weiten Bluträumen (*Milzsinus*) und einem feinen, bindegewebigen Maschenwerk, in das viele rote und weiße Blutzellen eingelagert sind.

Funktionen der Milz

- Abbau von überalterten Blutzellen
- Thrombozytenspeicherung
- Vermehrung von Lymphozyten
- Immunabwehr.

Thymus

Der Thymus (Bries) liegt zwischen dem Brustbein und dem Herzbeutel. Bei Kindern ist das Organ voll ausgebildet. Ab der Pubertät bildet sich der Thymus zurück. Beim Erwachsenen sind nur noch in Fettgewebe eingebettete Thymusreste vorhanden. Im Thymus findet die immunologische Prägung der T-Lymphozyten statt, wobei Thymushormone (z. B. Thymosin) die Differenzierung vermutlich stimulieren.

Lymphatischer Rachenring

Körperfremde Substanzen, die durch die Nase und den Mund eindringen, kommen frühzeitig mit Immunzellen in Kontakt, weil die Schleimhaut am Übergang zwischen Mund- bzw. Nasenhöhle in den Rachen reichlich lymphatisches Gewebe enthält (*lymphatischer Rachenring*). Hierzu gehören neben den Seitensträngen und der Ansammlung von lymphatischem Gewebe um die Öffnung der Ohrtrompete herum auch die **Mandeln** (*Tonsillen*). Sie sind etwa so groß wie eine Mandel (daher der Name) und sehen zerklüftet aus, weil tiefe Einsenkungen (*Krypten*) weit in das lymphatische Gewebe hineinreichen. In der Tiefe der Krypten befinden sich Lymphozyten und Granulozyten. Zu den Mandeln gehören:

- **Rachenmandel** (*Tonsilla pharyngea*) am Rachendach
- **Gaumenmandel** (*Tonsilla palatina*) auf beiden Seiten zwischen vorderem und hinterem Gaumenbogen
- **Zungenmandel** (*Tonsilla lingualis*) am Zungengrund.

Hinweise zu gesundheitsförderndem Verhalten

Die Bedeutung von **frischer Luft, ausreichender Bewegung** und einer **ausgewogenen Ernährung** für ein stabiles Immunsystem ist hinreichend bekannt. Vielfach wird jedoch die Notwendigkeit eines **ausreichenden Schlafs** für die Aufrechterhaltung eines funktionstüchtigen Immunsystems vergessen. Erholsamer Schlaf von 7–9 Std. kann nur in einem ruhigen Umfeld stattfinden, das nicht durch Licht, Lärmquellen aller Art oder unruhige fremde Menschen gestört wird. Einschlaf- und Durchschlafprobleme können in vielen Fällen durch eine konsequente Schlafhygiene bewältigt werden. Dazu gehören der sinnvolle Umgang mit dem täglichen Fernsehangebot, eine gute Belüftung des Schlafraums und ein leichtes Abendessen. Schlafen dient der Erholung von Körper, Geist und Seele. Wer gut schläft, kann auf die Anforderungen des nächsten Tages gelassener reagieren und die vielfältigen Attacken auf sein Immunsystem besser abwehren.

2.6.7 Erkrankungen der roten Blutzellen

DEFINITION

Hämatologie: Teilgebiet der inneren Medizin, das sich mit den Erkrankungen des Blutes befasst.

Jedes Missverhältnis zwischen Erythrozytenbildung und Erythrozytenverlust führt entweder zur Anämie (*Blutarmut* ➤ 2.6.7) oder zur Polyglobulie (*Blutfülle* ➤ 2.6.7).

Anämie

Eine Anämie (*Blutarmut*) ist keine eigenständige Erkrankung, sondern ein Symptom, das im Verlauf einer anderen Grunderkrankung auftritt. Die Einteilung der Anämien kann z. B. erfolgen:

- Nach der Morphologie:
  - Hämoglobingehalt (niedriger Hämoglobingehalt = hypochrome Erythrozyten, hoher Hämoglobingehalt = hyperchrome Erythrozyten)

  - Größe (kleine Erythrozyten = mikrozytäre Erythrozyten, große Erythrozyten = makrozytäre Erythrozyten)
  - Form der Erythrozyten (Sichelform, Kugelform)
- Nach der Ursache / Ätiologie (➤ Tab. 2.24)
- Als Symptom einer Erkrankung (Infektanämie, Tumoranämie, Blutungsanämie, aplastische Anämie, renale Anämie).

VORSICHT

Eine Anämie kann zunächst einziges Zeichen einer Tumorerkrankung sein.

Symptome

Allgemeine Symptome der Anämien sind:

- Schwindel
- Müdigkeit, Konzentrations- und Gedächtnisstörungen
- Blasse Haut
- Schnelle Herz- und Atemfrequenz.

Die genannten Symptome resultieren aus der Mangelversorgung der Zellen mit Sauerstoff: Aufgrund der Unterversorgung des Gehirns mit Sauerstoff kommt es zu Schwindel, Müdigkeit, Abgeschlagenheit und Fehlleistungen des Gehirns (z. B. Verwirrtheit). Somit ist sehr sorgfältig zu unterscheiden, ob es sich bei den vom Betroffenen bzw. von den Angehörigen berichteten Symptomen um eine Anämie oder um eine Demenzerkrankung handelt.

Damit trotz der Anämie genug Sauerstoff zu den Zellen gelangt, versucht das Herz dies mit einer Tachykardie (*schnelle Herzfrequenz*) zu kompensieren, die beim alten Menschen z. B. Angina-pectoris-Anfälle auslösen kann. Meist ist auch die Atemfrequenz beschleunigt (*Tachypnoe*) und eine Verschiebung des Säure-Basen-Haushalts (➤ 2.11.3) feststellbar.

Eisenmangelanämie

Die Eisenmangelanämie ist die häufigste Form einer Anämie.

Der tägliche Eisenverlust durch Stuhl, Hautabschilferung und Schweiß, beträgt etwa 1 mg, bei einer Gesamtmenge im Organismus von etwa 2 g Eisen. Typische Eisenspeicher sind die Leber, die Milz und das rote Knochenmark.

Krankheitsentstehung

Allgemeine Ursachen für eine Eisenmangelanämie sind:

- Mangelhafte Eisenzufuhr über die Nahrung
- Ungenügende Eisenresorption bei Darmerkrankungen (➤ 2.10.13)
- Blutungen (z. B. aus dem Verdauungs- oder Urogenitaltrakt, Menstruation)
- Blutverlust durch Operationen oder aufgrund von Verletzungen.

Probleme beim alten Menschen sind oft in seiner Ernährung begründet. Der mangelnde Appetit, eine einseitige Ernährung, körperliche Behinderungen, die das Einkaufen und das Kochen erschweren oder psychische Störungen und Gedächtnisdefizite, die das Wissen bezüglich einer gesunden Ernährung und deren Umsetzung ausschließen. Zahnprobleme oder eine schlechtsitzende Zahnprothese hindern alte Menschen daran, regelmäßig Fleisch in ihren Speiseplan aufzunehmen, weil die Betroffenen Schwierigkeiten haben, das Fleisch zu kauen. Sie nutzen dann lieber weiche Lebensmittel. Eisen ist z. B. auch in Hülsenfrüchten, Kakaopulver, Hefeflocken, Brot und Müsli durchaus vorhanden.

Symptome

Neben den allgemeinen Symptomen einer Anämie kommen bei einer Eisenmangelanämie weitere Symptome hinzu:

- Trockene, juckende Haut
- Brüchige Nägel
- Mundwinkelrhagaden
- Haarausfall.

Befund des Blutausstrichs: Die Erythrozyten sind bei der Eisenmangelanämie typischerweise klein und enthalten wenig Hämoglobin (*mikrozytäre, hypochrome Anämie*).

Behandlung

An erster Stelle steht Abklärung und Behandlung der Grunderkrankung. Eine medikamentöse Eisenzufuhr erfolgt in Form von zweiwertigem Eisen (Eisenglukonat / FerrumVerla®).

Pflege

- Regelmäßige Kontrolle von Puls und Blutdruck aufgrund der Tachykardie und Tachypnoe
- Sorgfältige Haut- und Nagelpflege
- Sorgfältige Dekubitusprophylaxe aufgrund der verminderten Sauerstoffversorgung der Haut.

Information des Erkrankten

- Stuhlverfärbung: Erkrankten aufklären, dass sich der Stuhl durch die Eisentabletten schwarz verfärbt.

Tab. 2.24 Übersicht über häufige Ursachen einer Anämie.

Blutverlust	Verminderte Erythropoese	Gesteigerte Hämolyse	
• Blutungsanämien – chronische Magen-Darm-Blutungen – Darmtumoren (z. B. Dickdarmkarzinom) – Verletzungen	• Hypochrome Anämien – Eisenmangelanämie	• Anämien bei chronischen Erkrankungen – Tumor – Erkrankungen des rheumatischen Formenkreises – Entzündungen	• Hämolytische Anämien – Infektionen – Nebenwirkungen von Medikamenten – Vergiftungen – Autoimmunerkrankungen – Enzymdefekte, Membrandefekte
	• Hyperchrome Anämien – Vit. B_{12}-Mangel – Folsäuremangel	• Erythropoetinmangel bei – Nierenerkrankungen • Aplastische Anämie bei Knochenmark-insuffizienz	

- Als Nebenwirkung der Medikation können reversible Zahnverfärbungen auftreten.
- Ernährung:
  - Förderung der Eisenresorption im Darm durch Vitamin C aus Obst und frischem Gemüse.
  - Hemmung der Eisenresorption im Darm durch Schwarztee, grünen Tee und Kaffee.

VORSICHT

Durch Lebensmittel oder Medikamende schwarz verfärbten Stuhl nicht mit Teerstuhl (➤ 2.10.13) verwechseln.

Megaloblastäre Anämie

Mangelzustände und Allgemeinerkrankungen verhindern die Ausreifung der roten Blutkörperchen im roten Knochenmark. Die Erythrozyten sind typischerweise groß und enthalten sehr viel Hämoglobin (*makrozytäre, hyperchrome Anämie*).

Krankheitsentstehung

Vitamin B_{12} muss über tierische Nahrung (Fleisch, Milch, Eier) zugeführt werden. Im Magen erfolgt die Koppelung an den Intrinsic-Faktor, der von den Belegzellen der Magenschleimhaut gebildet wird. Die Resorption dieses Komplexes findet im Dünndarm statt. An Transcobalamin gebunden, erreicht Vitamin B_{12} die Leber. Normalerweise hat die Leber einen Speichervorrat an Vitamin B_{12} für ca. 3 Jahre.

Folgende **Störungen des Vitamin B_{12}-Haushalts** können eine megaloblastäre Anämie (*megaloblastische Anämie*) auslösen:

- Mangel an Intrinsic Faktor
  - aufgrund von Antikörpern gegen die Belegzellen der Magenschleimhaut bei einer atrophischen Gastritis (heißt dann perniziöse Anämie ➤ 2.10.13)
  - nach einer Magenresektion
- Dünndarmerkrankungen, -operationen mit Störungen der Nahrungsresorption
- Schwere Rechtsherzinsuffizienz mit Mangeldurchblutung des Dünndarms
- Vegane Ernährung (Ernährung ohne tierische Nahrungsmittel).

Eine **Folsäuremangelanämie** entwickelt sich bei Mangelernährung, aufgrund eines chronischen Alkoholismus, im Verlauf von Darmerkrankungen oder auch durch Medikamente. Folsäureantagonisten sind z. B. das Antibiotikum Trimethoprim, das Zytostatikum Methotrexat und das Diuretikum Triamteren.

Symptome

Folgende Trias lassen an eine megaloblastäre Anämie denken:

- **Hämatologische** Befunde aufgrund der mangelnden Sauerstoffversorgung
- **Gastrointestinale** Veränderungen (glattrote, „brennende" Zunge, diffuse Bauchschmerzen)
- **Neurologische** Störungen (Paresen, Gangunsicherheit, Kribbeln und schmerzhafte Missempfindungen).

Behandlung

Die medikamentöse Therapie erfolgt mit der Verordnung von Vitamin B_{12} (Hydroxocobalamin / Vitamin B-12 DEPOT-Injektopas®) bzw. Folsäurepräparaten (Folsäure-Hevert®) und der zusätzlichen Gabe von Eisen und Kalium, da durch die rasche Erythrozytenneubildung nach Behandlungsbeginn ein Eisen- und Kaliummangel entstehen kann.

Pflege

Kaliumreiche Kost mit reichlich Obst (z. B. Bananen, Aprikosen) anbieten.

Hämolytische Anämien

DEFINITION

Hämolytische Anämien: Anämieformen mit ausreichender Bildung funktionsfähiger Erythrozyten, die jedoch vorzeitig zugrunde gehen.

Ikterus (*Gelbsucht* ➤ 2.10.17) entsteht aufgrund von Störungen des **Bilirubinstoffwechsels** (bei Hämolyse, Lebererkrankungen, Gallenstau).

Krankheitsentstehung

Erworbene hämolytische Anämien treten auf:

- Durch Autoantikörper
- Bei Unverträglichkeit von Bluttransfusionen
- Als Nebenwirkung von Medikamenten
- Aufgrund von Infektionskrankheiten (z. B. Malaria).

Symptome

Zusätzlich zu den allgemeinen Symptomen der Anämie bestehen meist eine Milzvergrößerung und eine Gelbsucht (*Ikterus* ➤ 2.10.17). Augenfällig ist die Dunkelfärbung des Urins durch die Bilirubin-Abbauprodukte.

Behandlung

Die Behandlung richtet sich nach der Ursache der Anämie. Die Autoantikörperbildung wird mit Immunsuppressiva behandelt (➤ 2.6.10).

Polyglobulie und Polyzythämia vera

DEFINITION

Polyglobulie, sekundäre Erythrozytose: Erhöhte Anzahl von Erythrozyten im Blut.
Polyzythämia vera: Chronisch myeloproliferative Erkrankung mit erhöhter Anzahl von Blutzellen.

Krankheitsentstehung

Ursachen von **Polyglobulien** sind ein chronisches Lungenemphysem (➤ 2.9.9), ein längerer Höhenaufenthalt , chronische Herzinsuffizienz, Hämokonzentration bei Exsikkose, hormonale Stimulation der Erythropoese (M. Cuching, Therapie mit Glukokortikoiden).

Die **Polyzythämia vera** gehört zu den myeloproliferativen Erkrankungen, die durch das unkontrollierte Wuchern von einzelnen oder mehreren Zellreihen der Blutbildung im Knochenmark gekennzeichnet sind.

Leukozyten die Vorstufen der Erythrozyten und Thrombozyten verdrängen, gleichzeitig aber selbst funktionsunfähig sind, kommt es zu:

- Anämie
- Erhöhter Blutungsneigung
- Gehäuften Infektionen.

Prognostisch ungünstig ist das Auftreten der **B-Symptomatik** (*Begleitsymptomatik*):

- Fieber > 38 °C
- Nachtschweiß
- Unklare Gewichtsabnahme von mehr als 10 % während des letzten halben Jahres.

Weiterhin kann es zu Lymphknotenschwellugnen, Leber- und Milzvergrößerung kommen. Eine Knochenmarkpunktion bestätigt die Diagnose und erlaubt eine weitere Charakterisierung der vorliegenden Leukämieform.

Behandlung

Die Behandlungsplanung erfolgt unter der Berücksichtigung des Lebensalters, der mutmaßlich verbleibenden Lebenszeit und der Lebensqualität des Patienten. Die Verabreichung der Medikamente geschieht mittels einer standardisierten Chemotherapie, die meist eine Kombination bewährter Zytostatika und Biologika (z. B. Imatinib) umfasst und ggf. eine Strahlentherapie in das Therapieschema einschließt. Die Transplantation von Stammzellen muss sorgfältig erwogen werden, weil das rote Knochenmark des Erkrankten durch eine intensive Zytostatikabehandlung und anschließender Ganzkörperbestrahlung vernichtet wird. In dieser Zeit ist der Betroffene durch Infektionen und Blutungen erheblich gefährdet.

Zu den **allgemeinen Maßnahmen** zählen eine sorgfältige Infektionsprophylaxe und die Substitution von Erythrozyten und Thrombozyten.

SURFTIPP

Deutsche Gesellschaft für Hämatologie und Medizinische Onkologie e.V.: www.dgho.de

Chronische myeloische Leukämie

Krankheitsentstehung

Ein einzelne Stammzelle entartet maligne, woraufhin Granulozyten und ihre Vorstaufen exzessiv produziert werden. Ursache ist häufig ein verändertes Chromosom 22, das so genannte Phildelphia-Chromosom.

Symptome und Untersuchungsbefund

Die chronisch myeloische Leukämie läuft in drei Krankheitsphasen ab:

- **Stabile Phase** mit schleichendem Beginn, Leukozytose und vergrößerter Milz
- **Akzelerationsphase** mit zunehmender Leukozytose, Anämie, Thrombozyopenie, Fieber
- **Blastenkrise** mit einem dramatischen Anstieg der Myeloblasten.

Bei der CML finden sich die höchsten Leukozytenzahlen aller Leukämien. Aufgrund dieser vielen Leukozyten bilden sich (leukämische) Thromben, die einen Milz- oder Herzinfarkt auslösen können.

Behandlung

Die Behandlung einer bcr-abl CML erfolgt mit dem Tyrosinkinaseinhibitor Imatinib (Glivec®). Unerwünschte Wirkungen sind u. a. Übelkeit und Erbrechen, Immunsuppression sowie Gichtanfälle durch den Zellzerfall.

Allergisch-toxische Agranulozytose

DEFINITION

Agranulozytose: Weniger als 500 Granulozyten/µl (Normwert von 2 400–6 000/µl).

Krankheitsentstehung

Die allergisch bedingte Agranulozytose kann nach der Einnahme zahlreicher Medikamente auftreten. Beispiele sind:

- Analgetika: Metamizol (Novalgin®)
- Antidepressiva: Clomipramin (Anafranil®)
- Neuroleptika: Clozapin (Leponex®)
- Sulfonamide: Cotrimoxazol (Eusaprim®)
- Thyreostatika: Thiamazol (Favistan®).

Eine allergisch bedingte Knochenmarkschädigung als mögliche unerwünschte Wirkung ist dosisunabhängig. Ursache ist die Verbindung des Medikaments mit Plasmaproteinen zu einem Antigen, das bei einer erneuten Medikamenteneinnahme mit einer Antikörperbildung beantwortet wird. Der Prozess führt schließlich durch die Anlagerung von Antigen-Antikörperkomplexen an die Granulozyten zu deren Zerstörung.

Symptome

Der Betroffene wird innerhalb weniger Tage schwer krank. Hauptsymptome sind Schüttelfrost, hohes Fieber und zahlreiche, in der Mundhöhle sichtbare Schleimhautnekrosen.

Behandlung

Alle verdächtigen Medikamente müssen sofort abgesetzt werden. Die Gabe von Lenograstim (Granocyte®), regt die Neubildung von Granulozyten an. Bei Fieber erfolgt die Verabreichung von Antibiotika.

2.6.10 Störungen der Immunabwehr

Allergie

DEFINITION

Allergie: Änderung der Reaktionsfähigkeiten des Immunsystems gegenüber bestimmten Antigenen.

Krankheitsentstehung

Genetische Vorgaben und Umwelteinflüsse werden auch bei Allergien als Auslöser genannt. Eine Hypothese besagt, dass es nach einem Kontakt mit einem bestimmten Antigen zur Sensibilisierung des Immunsystems kommt. Das bedeutet, dass bei einem erneuten Kontakt mit diesem Antigen eine rasche, überschießende Immunantwort erfolgt. Allergien sind eher ein Problem der jüngeren Menschen. Beim alten Menschen sind sie durch die oft verminderte Reaktionsfähigkeit seines Immunsystems seltener.

Allergene

Antigene, die allergische Reaktionen auslösen, werden als Allergene bezeichnet. Es gibt (➤ Abb. 2.203):

- **Inhalationsallergene** (Pollen, Schimmelpilze, Federstaub, Milbenkot)
- **Nahrungsmittelallergene** (Erdbeeren, Nüsse)
- **Kontaktallergene** (Salbengrundlagen, Nickel, Tierhaare)
- **Injektionsallergene** (Bienen, Quallen, Arzneimittel).

Typen allergischer Reaktionen nach Coombs und Gell

Die vier Typen allergischer Reaktionen nach Coombs und Gell unterscheiden sich in der Zeitspanne zwischen einem Allergenkontakt und der allergischen Reaktion sowie im Mechanismus der Immunantwort:

- **Typ-I** (*Soforttyp, anaphylaktischer Typ*): Die Reaktion von IgE mit den Mastzellen und den basophilen Granulozyten löst eine Freisetzung von Histamin aus (➤ Abb. 2.205). Die Symptome zeigen sich innerhalb von Sekunden bis Minuten
- **Typ-II** (*zytotoxischer Typ*): Medikamente, die sich an Rezeptoren der Zellmembranen binden oder Blutgruppenantigene, die mit Immunglobulin G (*IgG*) reagieren. Dies wiederum ruft das Komplementsystem und zytotoxische T-Zellen auf den Plan, die diese Körperzellen zerstören. Beispiele sind die medikamenteninduzierte hämolytische Anämie und die Agranulozytose.
- **Typ-III** (*Immunkomplextyp, Arthus-Typ*): Zirkulierende Immunkomplexe lösen Entzündungsreaktionen aus. Beispiel ist die Glomerulonephritis nach einer Angina tonsillaris (*Mandelentzündung aufgrund einer Streptokokkeninfektion*).
- **Typ-IV** (*verzögerter Typ*): Zytokine aus T-Lymphozyten aktivieren das Monozyten-Makrophagen-System. Beispiele sind Kontaktekzem, Arzneimittelexanthem, Tuberkulinreaktion und Transplantatabstoßung.

Häufige Allergietypen sind Typ I und Typ IV (➤ Abb. 2.204).

Symptome eine Allergie Typ I

Der häufigste Allergietyp ist Typ-I. Die Betroffenen leiden meist an lokalen Symptomen:

- Niesanfälle
- Schnupfen mit wässrigem Sekret
- Bindehautentzündung
- Hautausschläge
- Juckreiz
- Durchfälle.

Auch der Heuschnupfen (*Rhinitis allergica*), das allergische Asthma bronchiale, Nahrungsmittelallergien und das Quincke-Ödem gehören zu den Allergien vom Typ I. Das Quincke-Ödem (*Angioödem*) ist eine sich schnell bildende schmerzhafte Schwellung von Haut und Schleimhäuten, die sich durch die Freisetzung von Histamin entwickelt. Wenn das Quincke-Ödem im Gesicht entsteht und der Kehlkopf in den Prozess einbezogen wird, kommt es durch die eintretende Atemstörung rasch zu einer lebensbedrohlichen Situation.

Im schlimmsten Fall droht der anaphylaktische Schock.

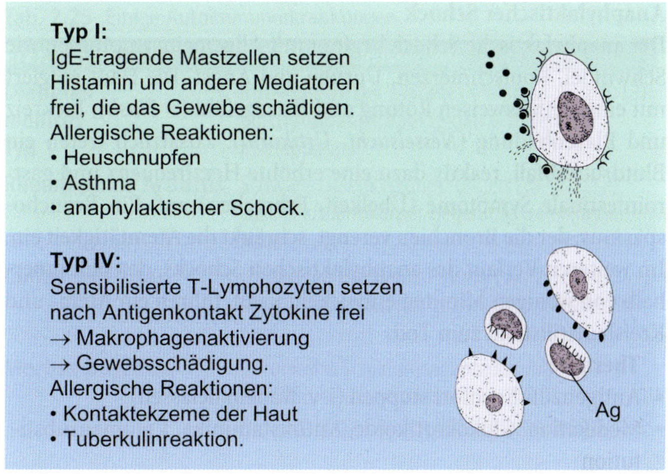

Abb. 2.204 Die zwei häufigsten allergischen Reaktionen: Typ-I (*Soforttyp*) und Typ IV (*T-Lymphozyten-vermittelte Überempfindlichkeitsreaktion*). [L190]

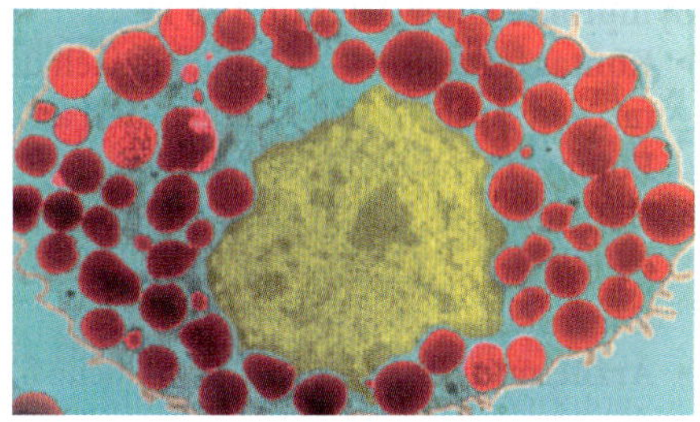

Abb. 2.205 Mastzelle. Die roten Kammern stellen Histaminbläschen dar, die bei einer allergischen Reaktion schlagartig ihren Inhalt (Histamin) freisetzen. [E419]

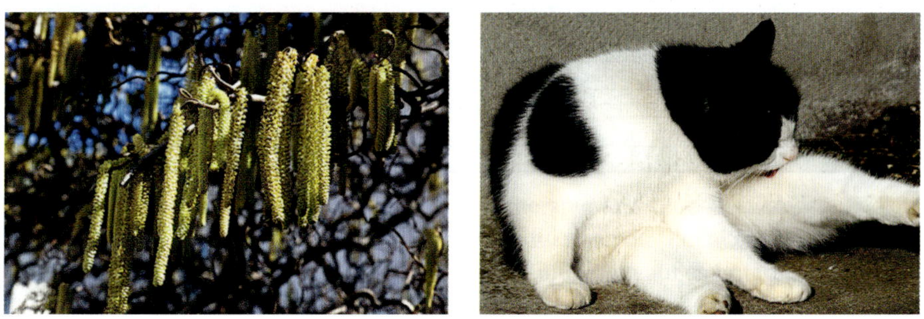

Abb. 2.203 Pollen und Katzenhaare als Beispiel für die Auslösung einer Allergie Typ I. [J787]

Tab. 2.26 Orale Glukokortikoide (Auswahl).

Substanz	Handelsname
Hydrocortison	Hydrocortison Hoechst®
Dexamethason	Fortecortin®
Methylprednisolon	Urbason®
Prednisolon	Decortin®

Pflege

- Cushing-Symptome rechtzeitig wahrnehmen.
- Bei Verdacht auf Blutung Test auf okkultes Blut im Stuhl durchführen.
- Temperatur regelmäßig kontrollieren, auf Krankheits- oder Entzündungszeichen achten.
- Eiweiß-, kalzium- und kaliumreiche, aber salzarme Kost reichen.
- Täglich Gewicht kontrollieren.

Immunschwäche

Eine Immunschwäche ist bei alten Menschen ein häufiges Problem, weil mit zunehmendem Lebensalter auch die Immunfunktionen nachlassen. Da eine erhöhte Infektanfälligkeit und deren Komplikationen beim alten Menschen bekannt sind, werden ab dem 60. Lebensjahr Impfungen gegen Grippeviren und Pneumokoken empfohlen.

Krankheitsentstehung

Ursachen, die eine Immunschwäche verstärken sind:

- Rauchen und Alkoholabusus
- Diabetes mellitus
- Vitaminmangel
- Glukokortikoidtherapie
- Schlafstörungen
- Verletzungen und Operationen
- Unterernährung mit Eiweißmangel (weil eine geringe Aufnahme von Eiweißen zu einer verminderten Bildung von Antikörpern führt, die aus Eiweißen bestehen)
- Infektionen (Pneumokokken, Legionellen, Grippeviren)
- Zerstörung der Abwehrzellen und Antikörper durch therapeutische Maßnahmen (Behandlung mit Zytostatika, Strahlentherapie).

Symptome

- Abgeschlagenheit und Leistungsschwäche
- Häufige Erkältungskrankheiten mit langwierigem Krankheitsverlauf
- Gürtelrose (*Herpes zoster*)
- Infektionen, die schneller als bei jüngeren Patienten ein schweres Krankheitsbild (Sepsis, Lungenentzündung) auslösen.

Lungenentzündungen durch opportunistische Keime (➤ 4.1.2) nehmen einen schweren Verlauf und enden oft tödlich.

Die Gefahr, dass sich aus einem banalen Infekt aufgrund der allgemeinen Immunschwäche ein schweres Krankheitsbild entwickeln kann, führt häufig dazu, dass hochdosiert Antibiotika verordnet werden.

Erkrankung durch HIV (humanes Immundefizienzvirus)

Krankheitsentstehung

Das HI-Virus wird durch den Kontakt mit infizierten Körpersekreten (v. a. Blut) übertragen. Die Viren heften sich an Rezeptoren auf T-Helferzellen und schwächen die Funktion dieser T-Zellen (➤ Abb. 2.209). Ungefähr drei Wochen bis drei Monate nach Beginn der Infektion sind im Blut des Infizierten Antikörper gegen

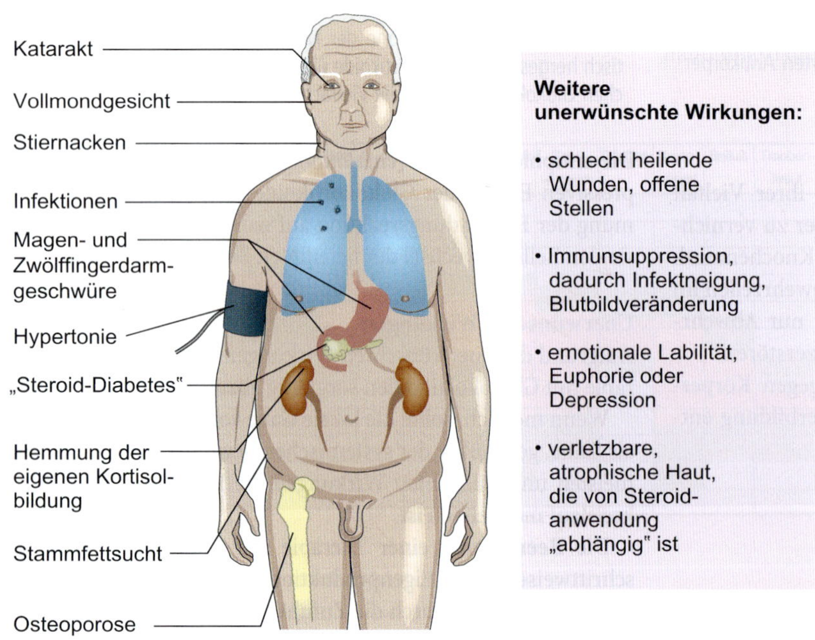

Abb. 2.208 Mögliche unerwünschte Wirkungen einer Glukokortikoidtherapie. [L157]

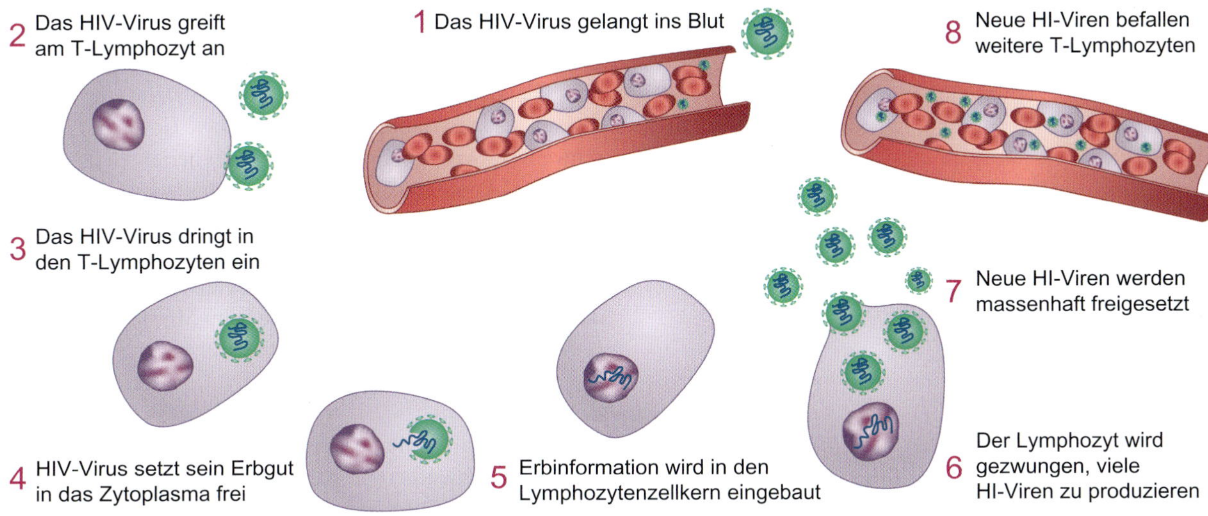

Abb. 2.209 Eindringen in die Wirtszelle, Vermehrung und Ausbreitung des HI-Virus. [L157]

HIV nachweisbar. Eine HIV-Erkrankung zeichnet sich durch eine zunehmende Immunschwäche, opportunistische Infektionen und spezifische Tumoren im Endstadium (*AIDS, **a**cquired **i**mmune **d**eficiency **s**yndrome = erworbenes Immundefektsyndrom*) aus (➤ Abb. 2.210).

Klassifikation

Die Klassifikation einer HIV-Erkrankung erfolgt gemäß den Kriterien des CDC (*Center for Desease Control*) aufgrund der Zahl der T-Helferzellen und dem klinischen Erscheinungsbild in drei Kategorien:

- **Kategorie A** (*asymptomatische Infektion*): Ungefähr ein bis drei Wochen nach der Infektion grippeähnliche Symptome mit Fieber, Gliederschmerzen, Rachenentzündung, Hautausschlag und Lymphknotenschwellung.
- **Kategorie B** (*symptomatische Infektion*): gekennzeichnet durch bakterielle Pneumonien, Pilzinfektionen, Fieber, Durchfall, ungewollten Gewichtsverlust.
- **Kategorie C** (*AIDS*): Schwere Infektionen durch opportunistische Erreger, Kaposi-Sarkome (*bösartiger Tumor, der von Bindegewebszellen ausgeht* ➤ Abb. 2.211), maligne Lymphome, HIV-Enzephalopathie und Kachexie.

Behandlung

Kombinationen verschiedener Virustatika (HAART / **h**och **a**ktive **a**ntiretrovirale **T**herapie) haben die Überlebenszeit in den vergangenen Jahren deutlich verlängert. Daher werden Erkrankungen

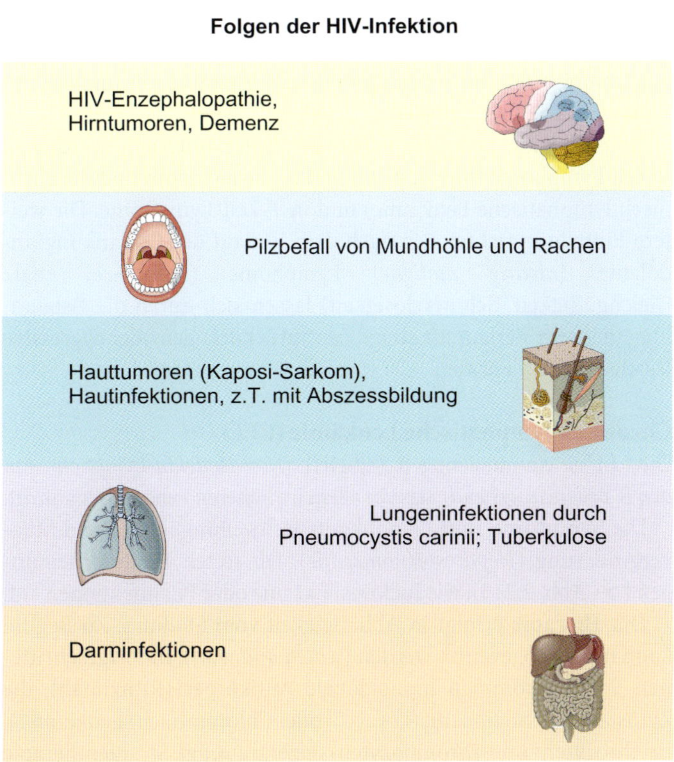

Abb. 2.210 Die häufigsten Folgen der HIV-Infektion. [L190]

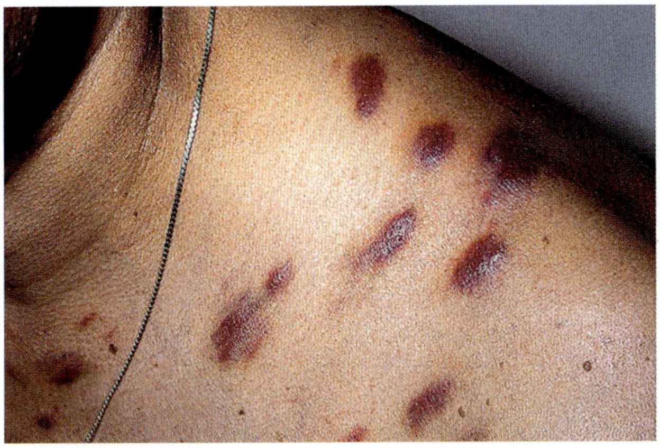

Abb. 2.211 Kaposi-Sarkome in Brust- und Halsbereich eines AIDS-Kranken. [E420]

durch das humane Immundefizienzvirus (*HIV*) zukünftig in Pflegeeinrichtungen eine größere Rolle als bisher spielen.

SURFTIPP
Bundeszentrale für gesundheitliche Aufklärung (*BzgA*): www.bzga.de

2.6.11 Erkrankungen des lymphatischen Systems

Maligne Lymphome

DEFINITION
Maligne Lymphome: Bösartige Erkrankungen, die vom lymphatischen System ausgehen.

Leitsymptom Lymphknotenvergrößerung

Maligne Lymphknotenvergrößerungen sind schmerzlos, hart und manchmal mit dem darunter liegenden Gewebe verbacken (➤ Abb. 2.212).

Die Lymphknotenschwellungen können lokal (*nur in einer Körperregion*) oder generalisiert (*über den Körper verteilt*) auftreten. Es lassen sich zwei Gruppen unterscheiden: das **Hodgkin-Lymphom** und die **Non-Hodgkin-Lymphome.**

Hodgkin-Lymphom

DEFINITION
Hodgkin-Lymphom (*Morbus Hodgkin*): Bösartiges B-Zell-Lymphom, das von den Lymphknoten ausgeht.

Krankheitsentstehung

Die Ursachen des Hodgkin-Lymphoms sind unklar, diskutiert werden:

- Viruserkrankungen (EBV / Epstein-Barr-Virus, HIV)
- Zweittumor nach Behandlung eines Tumors mit Bestrahlung oder Zytostatika
- Reaktion auf immunsuppressive Therapien.

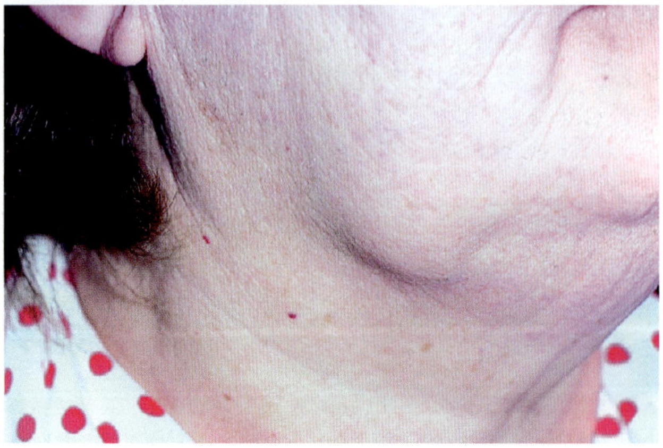

Abb. 2.212 Frau mit sichtbarem Knoten (*Lymphom*) am Unterkiefer. [E421]

Symptome

Typischerweise kommen die Betroffenen wegen einer schmerzlosen Lymphknotenvergrößerung, am häufigsten im Halsbereich, zum Arzt. Sie klagen über unspezifische Allgemeinsymptome wie Müdigkeit, Leistungsabfall, Juckreiz, Fieber, Gewichtsverlust, Nachtschweiß (B-Symptomatik ➤ 2.6.9) oder berichten über schmerzende Lymphknotenregionen nach Alkoholgenuss. Im Verlauf der Erkrankung kommt es zum weiteren Befall von Lymphknotenregionen im gesamten Körper mit einer Leber- und Milzvergrößerung.

Diagnostisch entscheidend ist die histologische Untersuchung der betroffenen Lymphknoten, die beim Morbus Hodgkin spezielle B-Zellen (Sternberg-Reed-Zellen) aufweisen.

Behandlung

In Zentren wird entsprechend der Erkrankungsstadien eine Chemo- und Strahlentherapie nach den Vorgaben der Deutschen Hodgkin-Lymphom-Studiengruppe durchgeführt.

SURFTIPP
Deutsche-Hodgkin-Lymphom-Studiengruppe (*German Hodgkin Study Group*): www.ghsg.org

Non-Hodgkin-Lymphom

DEFINITION
Non-Hodgkin-Lymphom (*NHL*): Bösartige Lymphome, die von B- oder T-Lymphozyten ausgehen und sich histologisch vom Hodgkin-Lymphom unterscheiden.

Als Ursachen eines Non-Hodgkin-Lymphoms (*NHL*) werden diskutiert: Genetische Faktoren, Infektionen mit bestimmten Viren, Spätkomplikation nach Bestrahlung oder Therapie mit Immunsuppressiva sowie Immundefekte.

Non-Hodgkin-Lymphome können weiter unterteilt werden in B-Zell Lymphome (hierzu gehören das Plasmozytom und die chronisch lymphatische Leukämie) und in T-Zell-Lymphome. Die weitere Einteilung richtet sich nach dem Verlauf der Erkrankung: indolente (*niedrig maligne*) Lymphome (indolence, engl.: Gleichgültigkeit, Schmerzlosigkeit) lassen sich durch die Behandlung in ihrem Verlauf für einige Zeit zurückdrängen oder aggressive (hoch maligne) Formen.

Chronisch lymphatische Leukämie (CLL)

Die CLL ist ein indolentes B-Zell-NHL (*Non-Hodgkin-Lymphom, von den B-Zellen ausgehend*), das vor allem im höheren Lebensalter auftritt.

Die **Symptome** sind Lymphknotenschwellung, Leber-und Milzvergrößerung (*Hepatosplenomegalie*). Oft treten Hauterscheinungen (➤ Abb. 2.213), wie Juckreiz, Ekzeme oder Pilzinfektionen auf.

Die **Therapie** erfolgt in Abhängigkeit vom Stadium. Zu Beginn kann häufig abgewartet werden (*watch and wait*), in fortgeschrittenen Stadien kommen monoklonale Antikörper (Rituximab), die Zytostatika Bendamustin (Levact®) oder Chlorambucil (Leukeran®), Erythrozyten- und Thrombozytenkonzentrate, ggf. Strahlentherapie und die Stammzellentransplantation zum Einsatz.

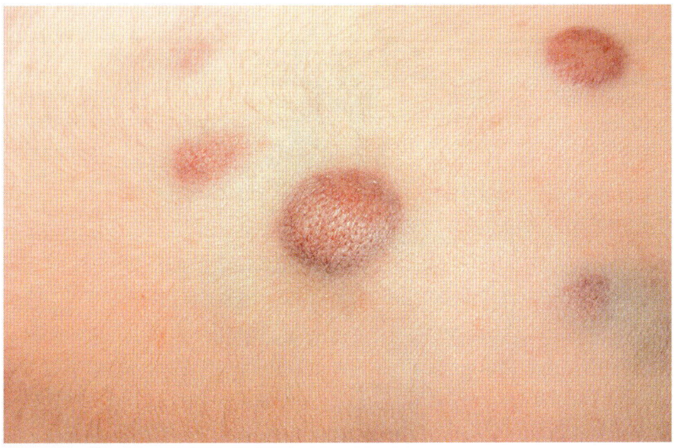

Abb. 2.213 Leukämisches (*myeloisches*) Hautinfiltrat. Die lividroten, leicht erhabenen Infiltrate finden sich bevorzugt an Extremitäten und Stamm. [E422]

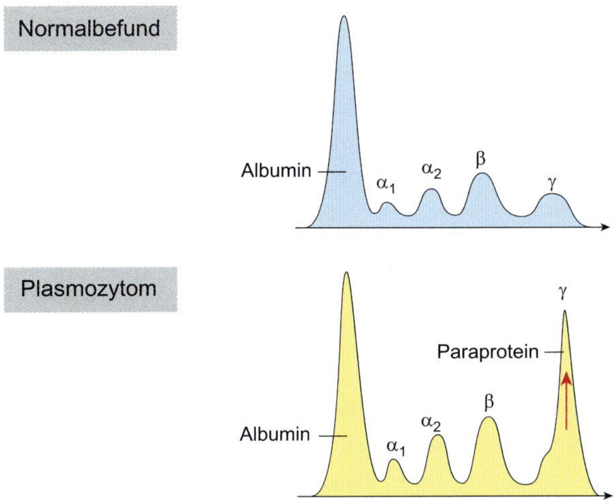

Abb. 2.214 Serum-Eiweißelektrophorese. Normalbefund und Befund bei Plasmozytom. Die Immunglobulinbildung des Plasmozytoms zeigt sich durch eine spitze Proteinzacke im Bereich der Gammaglobuline. [L190]

Plasmozytom

DEFINITION

Plasmozytom (*Morbus Kahler, Multiples Myelom*): Niedrig malignes B-Zell-NHL mit Beteiligung des Knochens.

Krankheitsentstehung

Betroffen sind meist ältere Menschen jenseits des 60. Lebensjahres. Der Ausgangspunkt sind entartete Plasmazellen, die die normale Blutbildung verdrängen. Sie produzieren massenhaft Immunglobuline oder Bruchstücke von Immunglobulinen (*Paraproteine*), die nicht funktionsfähig sind.

Symptome

Durch die Aktivierung von Osteoklasten kommt es zur Auflösung von Knochensubstanz mit Knochenschmerzen und Spontanfrakturen. Eine Hyperkalzämie aufgrund des Knochenabbaus und die Ausscheidung von Paraproteinen können eine Niereninsuffizienz auslösen.

Laborbefunde und Röntgenaufnahmen weisen auf die Erkrankung hin:

- Sturzsenkung mit BSG > 100 mm in der ersten Std. (spitze Riesenzacke in der Serum-Eiweißelektrophorese ➢ Abb. 2.214)
- Urinelektrophorese zum Nachweis der Bence-Jones-Proteine (*Paraproteine*)
- Röntgenaufnahmen bzw. Low-dose-CT zeigen zahlreiche Osteolysen; am Schädel führten die zahlreichen runden Herde von Knochenauflösungen zum Begriff „Schrotschussschädel".

Behandlung

Die Behandlung besteht aus vielen Komponenten, die sich je nach Stadium und Komplikationen ergeben: Immunmodulatorische Therapien mit Thalidomid, Lenalidomid und dem Proteasom-Hemmer Bortezomib. Verordnung von Glukokortikoiden und Bisphosphonaten zur Hemmung der Osteoklastenfunktion, Schmerzbehandlung, Behandlung der Knochenherde durch lokale Bestrahlung, Behandlung einer Niereninsuffizienz (aufgrund der Paraproteine), Erythropoetingabe bei Anämie, ggf. Stammzellentransplantation.

SURFTIPP

Arbeitsgemeinschaft Multiples Myelom (Plasmozytom, Morbus Kahler): www.myelom.de

Lymphangitis und Lymphadenitis

DEFINITION

Lymphangitis: Entzündung der Lymphgefäße in einem Lymphabflussgebiet.
Lymphadenitis: Entzündung der Lymphknoten.

Symptome

Eine Entzündung der Lymphgefäße (*Lymphangitis*) zeigt sich durch rote Streifen im Verlauf der Lymphbahnen, die sich zum Körperstamm hin ausbreiten, warm anfühlen und druckschmerzhaft sind. Entzündete Lymphknoten (*Lymphadenitis*) sind vergrößert und ebenfalls druckschmerzhaft. Die Haut über dem betroffenen Lymphknoten kann gerötet und überwärmt sein. In schweren Fällen bilden sich Abszesse. Zusätzlich bestehen oft Fieber und eine Beeinträchtigung des Allgemeinbefindens.

Behandlung

Bei Entzündung erfolgt die Verabreichung von Antibiotika. Lymphknotenabszesse müssen chirurgisch versorgt werden. Bei unklaren Lymphknotenprozessen sollte zum Ausschluss einer malignen Erkrankung eine Lymphknotenentfernung mit Beurteilung des Lymphknotens durch einen Pathologen erfolgen.

Prognose

Mit Abklingen der Entzündung geht die Mitbeteiligung der Lymphgefäße und Lymphknoten zurück. Allerdings können wiederholte Lymphgefäßentzündungen den Lymphabfluss beeinträchtigen und zu einem Lymphödem führen.

Wiederholungsfragen

1. Wie erfolgt der Abbau des Hämoglobins? (➤ 2.6.2)
2. Über welche beiden Wege kann das Gerinnungssystem aktiviert werden? (➤ 2.6.3)
3. Nennen Sie Gemeinsamkeiten und unterschiedliche Funktionen der verschiedenen weißen Blutzellen. (➤ 2.6.4)
4. Welche Organe und Systeme gehören zum lymphatischen System? (➤ 2.6.6)
5. Welche Anämien kennen Sie? (➤ 2.6.7)
6. Wodurch kann es zu einer erhöhten Blutungsneigung kommen? (➤ 2.6.8)
7. Was ist eine Verbrauchskoagulopathie? (➤ 2.6.8)
8. Welche vier wichtigen Formen der Leukämien kennen Sie? Nennen Sie die wichtigsten Unterschiede der verschiedenen Formen. (➤ 2.6.9)
9. Welche Nebenwirkungen haben Antihistaminika? (➤ 2.6.10)
10. Wo liegt der Unterschied zwischen Hodgkin- und Non-Hodgkin-Lymphomen? (➤ 2.6.11)
11. Nennen Sie die charakteristischen Symptome und Befunde bei einem Plasmozytom. (➤ 2.6.11)

LITERATURNACHWEIS

Herold G. et al. Innere Medizin 2019. Köln: Gerd Herold Verlag, 2018.

Karow T., Lang-Roth R. Allgemeine und Spezielle Pharmakologie und Toxikologie. Vorlesungsorientierte Darstellung. 27. A. Köln: Thomas Karov Verlag, 2018.

Rote Liste Service GmbH (Hrsg.) Rote Liste 2019.

Schünke M. Der Körper des Menschen. 17. A. Stuttgart: Thieme Verlag, 2016.

Schütt C., Bröker B., Fleischer B. Grundwissen Immunologie. 4. A. Heidelberg: Springer Spektrum Akademischer Verlag, 2019.

2.7 Herzerkrankungen

2.7.1 Anatomie des Herzens

DEFINITION

Herz (*Cor*): Hohlmuskel, der als zentrale Kreislaufpumpe die Transportvorgänge in allen Blutgefäßen antreibt.

Das gesunde Herz ist so groß wie eine geschlossene Faust und wiegt ungefähr 300 g. Es sieht aus wie ein Kegel, der schräg im **Mediastinum** (*Raum zwischen den beiden Lungenflügeln*) liegt (➤ Abb. 2.215). Ventral vom Herz liegt das Brustbein, dorsal die Speiseröhre, rechts und links vom Herz die Lungenflügel. Die Herzbasis befindet sich in Höhe der dritten Rippen. Hier verlaufen die großen Gefäße, die Blut zum Herzen hin- und vom Herzen wegführen. Etwas unterhalb der Herzbasis sind die Herzohren, zwei zipfelförmige Ausbuchtungen, die zu den Vorhöfen gehören. Die frei bewegliche **Herzspitze** zeigt nach links unten und reicht beim Erwachsenen bis in den linken 5. Zwischenrippenraum. Jeder Herzschlag überträgt sich als Stoß der Herzspitze auf die Brustwand und ist von außen zu spüren.

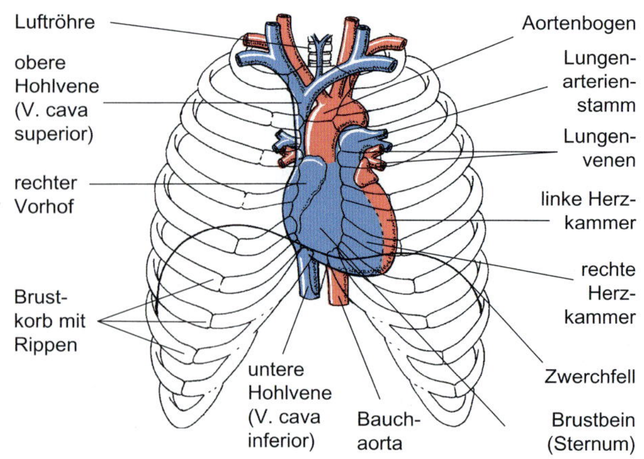

Abb. 2.215 Die Lage des Herzens im Mediastinum. [L190]

Die Lage der Herzkranzarterien ist durch Fettgewebe markiert.

Herznahe große Gefäße

Die senkrecht ziehenden mündungsnahen Abschnitte der oberen und unteren Hohlvene und die horizontal gerichteten Lungenvenen bilden ein Venenkreuz, das von den Ursprüngen der großen Körperschlagader und des Lungenarterienstamms überlagert wird.

Gefäße, die Blut zum Herzen hinführen:

- Obere Hohlvene (*V. cava superior*)
- Untere Hohlvene (*V. cava inferior*)
- Lungenvenen (*Vv. pulmonales*).

Gefäße, die Blut in den Körper- und Lungenkreislauf transportieren:

- Große Körperschlagader (*Aorta*)
- Lungenarterienstamm (*Truncus pulmonalis*).

Herzkranzgefäße

Das stetig sich kontrahierende Myokard (*Herzmuskulatur*) wird von den Herzkranzgefäßen versorgt. Es benötigt etwa 300 ml / Min. um die erforderliche Blutmenge in die Kreisläufe zu pumpen.

Herzkranzarterien

Die Herzkranzarterien (*Aa. coronariae*) entspringen kranial der Aortenklappe aus der Aorta. Die rechte Herzkranzarterie (*A. coronaria dextra*) zieht am rechten Herzrand entlang und erreicht über die Hinterfläche des Herzens die Herzspitze. Die linke Herzkranzarterie (*A. coronaria sinistra*) teilt sich in zwei größere Äste (➤ Abb. 2.216):

- R. circumflexus verläuft an der Herzbasis nach dorsal und verästelt sich in der Wand der linken Herzkammer.
- R. interventricularis anterior (RIVA) gelangt an der Vorderfläche des Herzens zur Herzspitze und markiert mit seinem Verlauf die Lage des Kammerseptums.

Herzvenen

Die Herzvenen (*Vv. cordis*) ziehen mit den Arterien. Sie vereinigen sich zu immer größeren Gefäßen und münden größtenteils in den

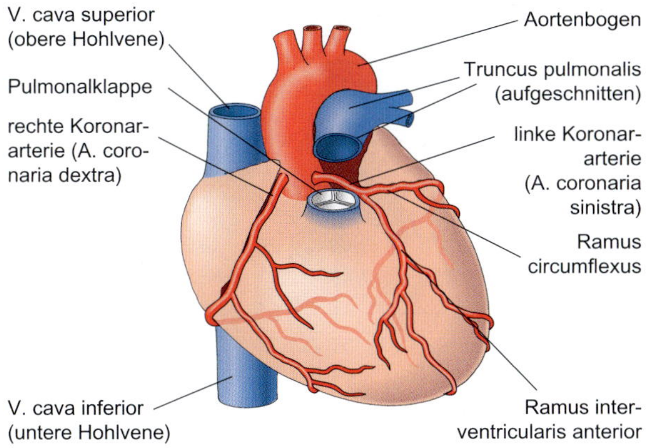

Abb. 2.216 Verlauf der Herzkranzarterien. [L190]

Sinus coronarius, eine an der Rückwand des linken Vorhofs gelegene Sammelvene. Diese mündet in den rechten Vorhof.

Herzbeutel

Der Herzbeutel besteht aus zwei Blättern. Das **Epikard** (*Herzaußenhaut*) ist aus einschichtigem Plattenepithel aufgebaut und liegt direkt auf der Herzmuskulatur. Das gesamte Herz wird vom **Perikard** umschlossen, einer derben und reißfesten Bindegewebsschicht, die nach Kaudal mit dem Zwerchfell und seitlich mit dem Brustfell (*Pleura*) verwachsen ist. An den Einmündungen und Abgängen der großen Gefäße geht das Epikard in das Perikard über. Zwischen Epikard und Perikard befindet sich ein schmaler, abgeschlossener Spaltraum, der 15-20 ml klare Flüssigkeit enthält. Diese dient als Gleitfilm während der Herzaktion und reduziert die Reibung zwischen den Blättern.

Herzinnenraum

Die Innenräume des Herzens werden durch die **Herzscheidewand** und die Anordnung der **Herzklappen** bestimmt.

Die Herzscheidewand (*Septum cardiale*) teilt das Herz in eine rechte und eine linke Herzhälfte. Jede der beiden Herzhälften teilt sich in Vorhof und Kammer. Die muskelschwächeren **Vorhöfe** (*Atrium*) erhalten das Blut aus dem Körper- bzw. aus dem Lungenkreislauf. Die **Kammern** (*Ventriculus*) erhalten das Blut aus den Vorhöfen und pumpen es weiter in den Lungen- bzw. Körperkreislauf. Die Herzscheidewand zwischen den beiden Vorhöfen heißt **Vorhofseptum,** zwischen den beiden Kammern liegt das **Kammerseptum.**

Rechte Herzhälfte

Die **obere Hohlvene** (*V. cava superior*) transportiert das Blut aus der oberen Körperhälfte, die **untere Hohlvene** (*V. cava inferior*) transportiert das Blut aus den Beinen, vom Rumpf und den Bauchorganen. Beide Venen (➤ Abb. 2.217) münden in den rechten Vorhof (*Atrium dextrum*).

Vom rechten Vorhof gelangt das Blut über die Trikuspidalklappe in die rechte Kammer (Ventriculus dexter). Die Innenwand der

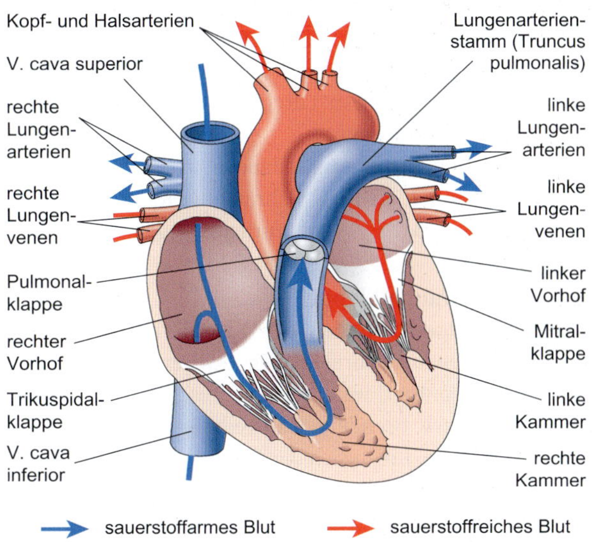

Abb. 2.217 Längsschnitt durch das Herz. Die Pfeile geben die Strömungsrichtung des Blutes an. [L190]

Kammer ist durch **Trabekel** (viele vorspringende, dünne Muskelleisten) und **Papillarmuskeln** (dickere Muskelwülste) gekennzeichnet. Die Pulmonalklappe begrenzt die Ausflussbahn der rechten Kammer. Das Blut fließt durch diese Klappe in den **Lungenarterienstamm** (*Truncus pulmonalis*) und von dort über die **rechte** und **linke Lungenarterie** (*A. pulmonalis dextra, A. pulmonalis sinistra*) in die beiden Lungenflügel, wo es mit Sauerstoff angereichert wird.

Linke Herzhälfte

Das Blut aus der Lunge gelangt über vier Lungenvenen in den linken Vorhof (*Atrium sinistrum*).

Die **Mitralklappe** bildet die „Eingangstür" zur linken Kammer (*Ventriculus sinister*), die ebenfalls mit Trabekeln und Papillarmuskeln ausgestattet ist. Von hier aus wird das Blut über die **Aortenklappe** in die Aorta (*große Körperschlagader*) gepumpt (➤ Abb. 2.217).

Herzklappen

Die Herzklappen sorgen für einen gerichteten Blutstrom innerhalb des Herzens. Herzklappen finden sich an der Einstromöffnung zwischen Vorhof und Kammer sowie an der Ausstromöffnung zwischen den Kammern und den großen Blutgefäßen (*Aorta* und *Truncus pulmonalis*). Die Klappen funktionieren als Ventil und werden vom Blutstrom nur in eine Richtung aufgedrückt.

Mitral- und Trikuspidalklappe

Die Klappen zwischen den Vorhöfen und den Kammern bestehen aus Bindegewebe. . Aufgrund ihrer Form und der Tatsache, dass sie über feine Sehnenfäden (*Chordae tendinae*) an den Papillarmuskeln befestigt sind, werden sie als **Segelklappen** (**AV**-Klappen / ***Atrio-Ventrikular-Klappen***) bezeichnet:

- Die **Bicuspidalklappe** ist die linke Segelklappe mit zwei Segeln (*bi cuspis*). Mit etwas Phantasie sieht sie wie eine Bischofsmütze (*Mitra*) aus und heißt daher auch **Mitralklappe.**
- Die rechte Segelklappe besitzt drei Segel und wird deshalb **Trikuspidalklappe** genannt.

Durch die Verankerung der Segelklappen an den Papillarmuskeln der Kammern können die Segel während der Kammersystole (*Systole* ➤ 2.7.2) nicht in die Vorhöfe zurückschlagen.

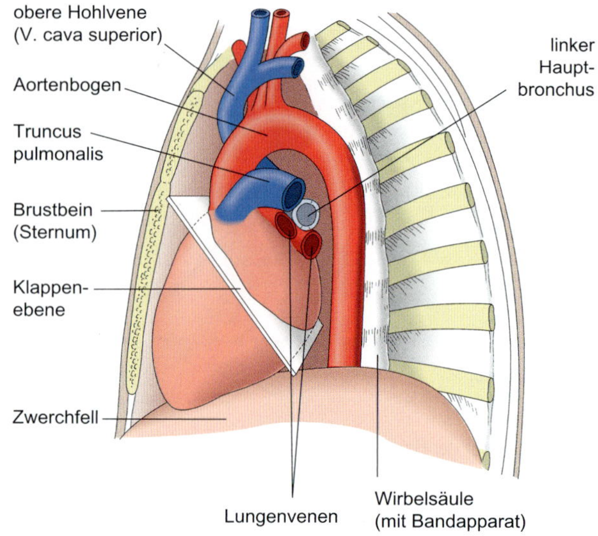

Aorten- und Pulmonalklappe

Die **Taschenklappen** zwischen den Kammern und den großen Schlagadern bestehen aus drei kleinen Taschen. Wird das Blut aus den Kammern gepumpt, weichen diese Taschen auseinander. Beginnt das Blut nach beendeter Austreibung zurück in Richtung Kammern zu fließen, füllen sich die Taschen mit Blut. Ihre Ränder legen sich aneinander und schließen die Öffnung.

Die Taschenklappe zwischen linker Kammer und Aorta heißt Aortenklappe, die Klappe zwischen der rechten Kammer und dem Lungenarterienstamm Pulmonalklappe.

Alle vier Klappen liegen in einer Ebene, der Klappenebene des Herzens. Weil die Klappen wie Ventile arbeiten, spricht man auch von der **Ventilebene** (➤ Abb. 2.218).

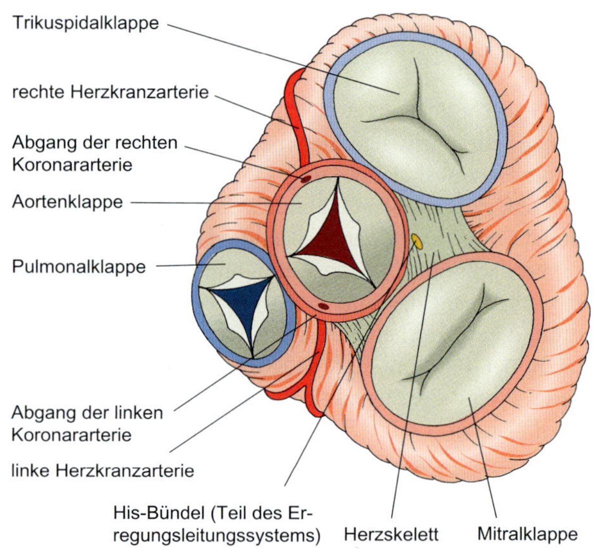

Abb. 2.218 Blick von oben auf die Ventilebene nach Abtrennung der Vorhöfe. Alle vier Klappen liegen in einer Ebene und werden von einem Bindegewebsgerüst (*Herzskelett*) zusammengehalten. Man erkennt den Abgang der beiden Herzkranzgefäße (*Koronararterien*) oberhalb der Aortenklappe aus der Aorta. [L190]

Herzwand

Die Herzwand gliedert sich von innen nach außen in drei Schichten:

- Die **Innenhaut** (*Endokard*), überzieht als dünne Schicht den gesamten Innenraum des Herzens einschließlich der Herzklappen.
- Die **Herzmuskulatur** (*Myokard*) leistet die Pumpfunktion.
- Die **Außenhaut** (*Epikard*) gehört zum Herzbeutel.

Myokard

Das Myokard ist die arbeitende Schicht des Herzens. Die Muskulatur der Vorhöfe ist ca. 1 mm dick. Die Wand der linken Kammer ist mit 8–11 mm etwa dreimal so dick wie die der rechten Kammer mit etwa 2–4 mm. Das kommt daher, weil das Blut vom linken Ventrikel in den Körperkreislauf gepumpt wird und er deshalb eine höhere Leistung erbringen muss, als der rechte Ventrikel.

Erregungsbildungs- und -leitungssystem

DEFINITION

Erregungsbildungs- und -leitungssystem: Spezifische Zellen mit der Fähigkeit der spontanen Erregungsbildung und Fortleitung der Erregung.

Über ein eigenes Erregungsleitungssystem (*Reizleitungssystem* ➤ Abb. 2.219) arbeitet das Herz autonom (*unabhängig*). Diese Selbstständigkeit verdankt das Herz einem System spezialisierter Herzmuskelzellen (nicht etwa Nervenzellen), die in der Lage sind, Erregungen zu bilden und diese schnell weiterzuleiten. Wird das Herz z. B. im Rahmen einer Herztransplantation aus dem Körper entfernt und in einer geeigneten Nährflüssigkeit aufbewahrt, schlägt es trotzdem weiter, weil die erregungsbildenden Strukturen nicht

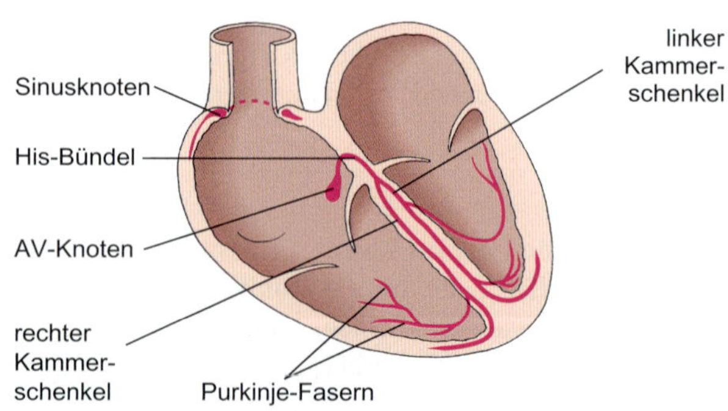

Abb. 2.219 Schematische Darstellung der Erregungsleitung am Herzen. Die elektrischen Impulse breiten sich über die gesamte Herzmuskulatur aus. [L190]

auf Signale aus dem Gehirn angewiesen sind. Die zum Herzen ziehenden vegetativen Nerven haben einen regulierenden Einfluss auf die Herzfrequenz und die Kraft der Herzkontraktion.

Anatomie

Die Faserbündel des Erregungssleitungssystems haben die Aufgabe, die Erregung mit hoher Geschwindigkeit über den ganzen Herzmuskel zu verteilen. Zu den Abschnitten des Erregungsleitungssystems gehören:

- Sinusknoten
- AV-Knoten
- His-Bündel
- Tawaraschenkel (*Kammerschenkel*)
- Purkinjefasern.

Das **EKG** liefert Informationen über die Herzfrequenz (Zahl der Herzschläge; in Ruhe etwa 70 Schläge/Min) und den Herzrhythmus (regelmäßig, unregelmäßig), aber auch über Erkrankungen, da diese zu Änderungen in der Erregungsleitung (vom Sinusknoten zu den Purkinjefasern) führen.

Erregungsbildung und -leitung

Sinusknoten

Die autonomen Erregungen des Herzens gehen vom Sinusknoten aus (➤ Abb. 2.220). Er befindet sich in der Wand des rechten Vorhofs, unmittelbar an der Mündung der oberen Hohlvene in den rechten Vorhof. Dieses Steuerzentrum bestimmt die Herzfrequenz mit 60–80 Impulsen / Min.

Vom Sinusknoten gelangt die Erregung zum AV-Knoten.

AV-Knoten und nachgeordnete Erregungszentren

Der **AV-Knoten** (*Atrio-Ventrikular-Knoten*) liegt am Boden des rechten Vorhofs. Er leitet die Erregungen mit einer leichten Verzögerung zum His-Bündel, so dass sich die Vorhöfe zeitlich vor den Kammern kontrahieren. Bei einem Ausfall des Sinusknotens bildet der AV-Knoten selbst Impulse mit einer niedrigeren Frequenz (40–50 / Min.).

Das **His-Bündel** durchstößt die Klappenebene in Richtung Kammerscheidewand. Die beiden **Tawaraschenkel** (*Kammerschenkel*) übernehmen die Impulse des His-Bündels und führen sie herzspitzenwärts. Die Eigenfrequenz der Kammerschenkel bei einem Ausfall von Sinus- und AV-Knoten liegt bei 20–40 Impulsen / Min. Die Endaufzweigungen der Kammerschenkel nennt man **Purkinje-Fasern.** Von den Purkinje-Fasern gehen die Erregungen direkt auf das Arbeitsmyokard über.

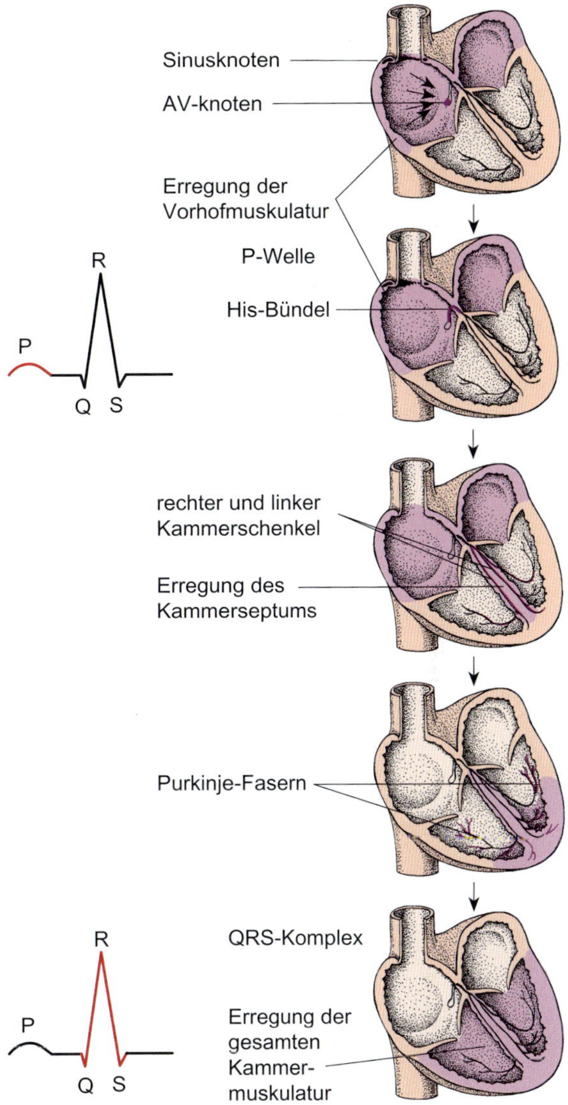

Abb. 2.220 Die Erregungsausbreitung. Die violetten Flächen kennzeichnen die erregten Herzmuskelabschnitte. Zunächst kontrahiert die Vorhofmuskulatur. Danach greift die Erregung auf die Kammern über. [L190]

2.7.2 Physiologie des Herzens

Herzzyklus

Ein Herzzyklus besteht aus Systole und Diastole. Sowohl die Vorhöfe als auch die Kammern befinden sich entweder im Zustand der **Systole** (*Kontraktion*) der **Diastole** (*Erschlaffung*). Sie laufen aber zeitversetzt ab, um dem Herzen eine optimale Auswurfleistung zu ermöglichen. Wenn also die Vorhöfe in der Diastole sind, befinden sich die Kammern in der Systole und umgekehrt. Der physiologisch bedeutendere Vorgang ist der **Kammerzyklus,** weil durch die Tätigkeit der Herzkammern die Kreisläufe mit Blut versorgt werden. Sowohl Systole als auch Diastole haben je zwei Phasen (➤ Abb. 2.221).

Systole

- **Anspannungsphase**: Die Kammern sind mit Blut gefüllt, alle Herzklappen geschlossen.
- **Austreibungsphase:** Der Druck in den Kammern übersteigt den Druck im Lungenarterienstamm und in der Aorta. Die Taschenklappen werden geöffnet und das Blut ausgetrieben. Der Auswurfwiderstand, den die Kammern am Ende der Systole überwinden müssen, um ihre Schlagvolumina in die Aorta bzw. in den Lungenarterienstamm auszuwerfen wird als **Nachlast** (*Afterload*) bezeichnet. Gegen Ende der Austreibungsphase

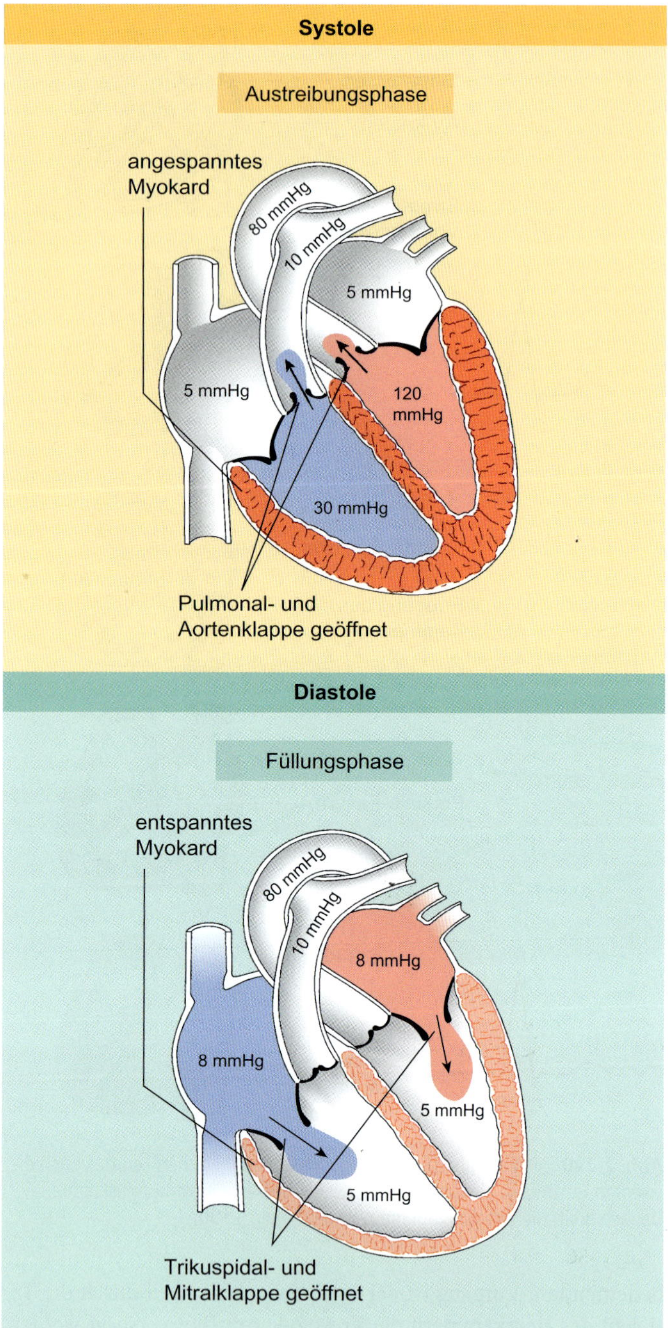

Abb. 2.221 Austreibungs- und Füllungsphase des Herzzyklus mit schnellem Abfall der Druckwerte in den großen Arterien. [L190]

schließen sich die Taschenklappen aufgrund des jetzt höheren Drucks in den Gefäßen. Die Systole ist beendet, die Diastole beginnt.

Diastole

- In der sehr kurzen **Entspannungsphase** erschlafft die Kammermuskulatur. Der Kammerdruck sinkt, ist aber noch höher als der Vorhofdruck, alle Klappen sind noch geschlossen.
- Wenn der Kammerdruck unter dem Vorhofdruck liegt, öffnen sich die Segelklappen und die **Füllungsphase** beginnt. Blut strömt aus den Vorhöfen in die Kammern. Der Begriff **Vorlast** (*Preload*) beschreibt den Dehnungszustand der Herzmuskelfasern am Ende der Diastole und ist mit dem Füllungsdruck zu vergleichen. Die Füllungszeit endet mit dem Schließen der Segelklappen durch den zunehmenden Kammerdruck.

Herztöne

Die Herztätigkeit erzeugt Schwingungen. Diese werden auf den Brustkorb übertragen, sind mit einem Stethoskop hörbar und als erster und zweiter Herzton zu unterscheiden:

- Den **ersten Herzton** hört der Untersucher in der Anspannungsphase, weil das Blut durch die Kontraktion des Kammermyokards in Schwingungen gerät. Der erste Herzton heißt daher auch **Anspannungston.**
- Der **zweite Herzton** kommt am Ende der Systole durch das „Zuschlagen" der Aorten- und der Pulmonalklappe zustande und wird auch als **Klappenschlusston** bezeichnet.

Zusätzliche Schallerscheinungen bezeichnet man im Gegensatz zu den Herztönen als **Herzgeräusche.** Sie können bei Herzklappenfehlern auftreten.

Herzleistung

Das Herz schlägt in 24 Std. in Ruhe ca. 85 000-mal und transportiert in dieser Zeit ein Gesamtvolumen von etwa 6 000 l Blut. Bis zum 65. Lebensjahr hat es ca. 2,5 Milliarden Mal geschlagen.

Herz-Minuten-Volumen

Mit jeder Kontraktion werfen rechte und linke Kammer im Ruhezustand des Organismus ein **Schlagvolumen** von je 70 ml Blut in die beiden Kreisläufe aus. Das Herz-Minuten-Volumen (*HMV* oder *HZV, Herz-Zeit-Volumen*) errechnet sich aus dem Schlagvolumen multipliziert mit der Herzfrequenz. Beim gesunden Menschen ohne körperliche Belastung beträgt das HZV bei einem Schlagvolumen von 70 ml und einer Herzfrequenz von 70 / Min. 4,9 l. Eine Leistungssteigerung unter Belastung wird durch die Zunahme von **Herzfrequenz** und **Schlagvolumen** erreicht. Im Extremfall kann das Herz bis zu 25 l Blut pro Min. fördern. Diese Zahl errechnet sich z. B. aus einem Schlagvolumen von 120 ml und einer Herzfrequenz von 200 / Min.

Einfluss des vegetativen Nervensystems

Der Grundrhythmus des Herzens, der vom Sinusknoten ausgeht, wird durch das vegetative Nervensystem modifiziert. Zum vegetativen Nervensystem gehören **Sympathikus** und **Parasympathikus.** Beide beeinflussen die Funktion des Sinusknotens und passen so die Herzarbeit den Bedürfnissen des Organismus an.

Die Wirkung des Sympathikus erfolgt über β-Rezeptoren, die auf den Zellmembranen der Herzmuskelzellen liegen. Wenn der Neurotransmitter (*Botenstoff*) Noradrenalin die β-Rezeptoren besetzt, wird die Herzmuskelzelle stimuliert, höhere Leistungen zu erbringen. Der Parasympathikus dämpft die Herzfunktionen wie Schlagfrequenz, Schlagkraft, Geschwindigkeit der Erregungsleitung und Erregbarkeit.

Signale des Sympathikus fördern die Herzarbeit, Impulse des Parasympathikus hemmen sie.

Einfluss von Hormonen und Elektrolyten
Auch Hormone und Elektrolyte nehmen Einfluss auf die Herzarbeit. Einige Beispiele:

- **Schilddrüsenhormone** steigern die Zahl der β-Rezeptoren und damit die Empfindlichkeit gegenüber den Einflüssen des Sympathikus; das Herz schlägt schneller.
- **Glukokortikoide** erhöhen die Herzarbeit und erhöhen somit den Blutdruck.
- **Kalium** stabilisiert Zellmembranen. Eine Hypokaliämie führt zu erhöhter Erregungsbildung mit schneller Herzfrequenz, die Hyperkaliämie zu verminderter Erregungsbildung mit langsamer Herzfrequenz.
- **Kalzium**einstrom in die Herzmuskelzelle leitet den Kontraktionsvorgang ein. Kalziummangel vermindert die Kontraktionsleistungen, Kalziumüberschuss erhöht sie.

Hinweise zu gesundheitsförderndem Verhalten

Damit das Herz so lange wie möglich seine Funktionen optimal ausüben kann, sollten Entspannung und Ruhe mit Anspannung und Forderung an die Leistungsfähigkeit des Herzmuskels abwechseln. Eine tägliche körperliche Bewegung von etwa 30 Min. verbessert die Ökonomie der Herzarbeit. Beim Nordic Walking erfolgt durch den Stockeinsatz zusätzlich zum „Herztraining" eine Sicherung des Gleichgewichts. Tanzen aktiviert neben der Herzarbeit viele Muskeln und fördert soziale Kontakte.

2.7.3 Leitsymptome bei Herzerkrankungen

DEFINITION
Kardiologie: Teilgebiet der Medizin, das sich mit Herzerkrankungen befasst.

Retrosternaler Schmerz

Mögliche Ursachen für retrosternale Schmerzen (*hinter dem Sternum*) sind Herzerkrankungen (z. B. koronare Herzkrankheit, Herzinfarkt), aber auch Lungenerkrankungen (z. B. Lungenembolie), Erkrankungen des Magen-Darm-Trakts (z. B. Magenulkus) oder Verspannungen.

VORSICHT
Akut auftretende retrosternale Schmerzen sollten beim alten Menschen abgeklärt werden.

Herzklopfen, Herzrasen, Herzstolpern

Die Höhe der Herzfrequenz unterliegt zahlreichen Einflüssen. Neben dem vegetativen Nervensystem und Hormonen führen Fieber, Anämie, der Genuss von Kaffee, Schwarztee, Alkohol und Nikotin zu Veränderungen der Herztätigkeit. Allerdings spürt der Mensch seinen eigenen Herzschlag nur, wenn sich Rhythmus, Frequenz oder Qualität der Herzschläge auffallend verändern:

- **Herzklopfen** (*Palpitation*): Oft unangenehmes Empfinden des eigenen Herzschlages
- **Herzrasen**: Schneller Herzschlag (*Tachykardie*) evtl. mit Schwindel und Bewusstlosigkeit verbunden
- **Herzstolpern**: Meist Umschreibung für Extrasystolen (➤ 2.7.7).

Synkope

DEFINITION
Synkope (*Ohnmacht*): Akut auftretende kurze Bewusstlosigkeit; Ursache ist eine plötzliche Unterversorgung des Gehirns mit Sauerstoff oder Glukose.

Synkopen können harmlos (vasovagale, orthostatische Synkope) oder Zeichen ernster Erkrankungen, darunter auch von Herz-Kreislauf-Erkrankungen sein:

- **Vasovagale** Synkope: Wird durch Schreck, Angst oder Aufregung hervorgerufen. Häufige Vorboten sind Übelkeit, Schwäche- oder Kältegefühl, Sehstörungen und Schwindel.
- **Orthostatische** Synkope: Kommt vor allem bei Menschen mit niedrigem Blutdruck nach längerem Stehen oder schnellem Aufstehen vor (➤ 2.8.5).
- **Kardial bedingte** Synkopen treten beim Adams-Stokes-Anfall (➤ 2.7.6) oder beim Herzinfarkt (➤ 2.7.4) auf.
- **Zerebral bedingte** Synkopen entstehen bei Epilepsie (*zerebrale Krampfanfälle* ➤ 2.13.12) und bei TIA (*transitorisch* ***isch****ämische* ***A****ttacke* ➤ 2.13.6).
- Synkopen durch **Stoffwechselstörungen,** kommen z. B. bei Hypoglykämie (➤ 2.5.13) vor.

Erstmaßnahmen
Bei vasovagalen oder orthostatischen Synkopen:

- Bewusstlosen hinlegen
- Kopf tief- und Beine hochlagern
- Vitalzeichen überwachen
- Bewusstlosen nicht allein lassen.

Zyanose

Unter einer Zyanose (*Blausucht*) ist die bläulich-rote Verfärbung der Haut oder der Schleimhäute zu verstehen, die durch einen verminderten Sauerstoffgehalt des Blutes bedingt ist. Besonders gut ist eine Zyanose an den Lippen und den Akren (Fingerspitzen, Zehenspitzen, Nasenspitze) zu beobachten. Die Ursache des reduzierten Sauerstoffgehaltes im Blut wird durch etliche Erkrankungen hervorgerufen, z. B. Herz- und Lungenerkrankungen, Anämien, bei verlangsamter Blutzirkulation oder aufgrund lokaler Durchblutungsstörungen.

Ödeme

DEFINITION
Ödem (*Wassersucht*): Ansammlung wässriger Flüssigkeit im Zwischenzellgewebe; kann lokal oder generalisiert auftreten.

Krankheitsentstehung
Beim Gesunden ist das Verhältnis zwischen dem Flüssigkeitsausstrom aus dem arteriellen Schenkel der Kapillaren ins Interstitium (*Zwischenzellraum*) und dem Einstrom aus dem Interstitium in den venösen Schenkel ausgeglichen (➢ 2.8.3). Bei Ödemen strömt zu wenig Flüssigkeit aus dem Interstitium in die Kapillaren zurück.

Symptome
- Rasche Gewichtszunahme
- „Dicke Beine"
- Zunahme des Leibesumfangs
- Verquollenes Gesicht und Lidödeme.

2.7.4 Durchblutungsstörungen des Herzens

Koronare Herzerkrankung

DEFINITION

Koronare Herzkrankheit (*KHK*): Mangelhafte Durchblutung des Herzmuskels aufgrund von Veränderungen der Koronararterien.
Akutes Koronarsyndrom (*ACS*): akute und unmittelbar lebensbedrohliche Phasen einer KHK wie:
- instabile Angina pectoris
- NSTEMI (*non-ST-segment-elevation-myocardial infarction*) ohne ST-Hebung im EKG
- STEMI (*ST-segment-elevation myocardial infarction*) mit ST-Streckenhebung.

PCI (*perkutane koronare Intervention*): Sammelbezeichnung für Verfahren im Rahmen eines Herzkatheters zur Wiedereröffnung von Herzkranzarterien. Hierzu gehören z.B. die PTCA (*perkutane transluminale koronare Angioplastie*) und die Thrombolyse.

Erstmanifestation (Manifestation = *erkennbar werden*) einer KHK sind **Angina-pectoris-Anfälle** oder ein **akutes Koronarsyndrom** (*ACS*).

Folgeerkrankungen der **KHK** sind Herzinfarkt, Herzinsuffizienz, Herzrhythmusstörungen und plötzlicher Herztod.

Krankheitsentstehung
Meist durch eine fortschreitende Arterienverkalkung mit einer Verengung (*Stenose*) der Herzkranzarterien bedingt, entsteht ein Missverhältnis zwischen Sauerstoffangebot und Sauerstoffbedarf des Herzmuskels. Je nachdem, wie viele Herzkranzgefäße betroffen sind, spricht man von einer Ein-, Zwei- oder Drei-Gefäß-Erkrankung, wobei im Alter die Mehrgefäßerkrankungen häufiger auftreten.

Risikofaktoren für eine KHK sind:
- Fettstoffwechselstörungen (➢ 2.5.14)
- Nikotinabusus
- Hypertonie (➢ 2.8.6)
- Diabetes mellitus (➢ 2.5.13)
- Körperliche Inaktivität
- Familiäre Disposition und Lebensalter.

Symptome
Die Symptome der koronaren Herzerkrankung äußern sich in einem typischen Angina-pectoris-Anfall:

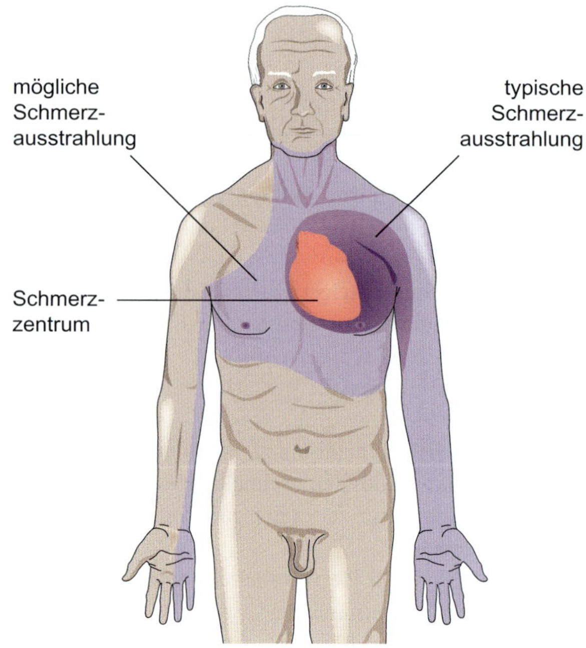

Abb. 2.222 Charakteristische Ausbreitung des Angina-pectoris- und Herzinfarkt-Schmerzes. [L157]

- Sek. – Min. anhaltende, heftige Schmerzen hinter dem Brustbein, die bis zum Hals, in die linke Schulter bzw. in den linken Arm ausstrahlen können (➢ Abb. 2.222)
- Engegefühl (Angina pectoris = *Brustenge*) das als äußerst bedrohlich empfunden wird
- Auslösung der Schmerzen durch körperliche oder psychische Belastungen, durch den Einfluss kalter Außentemperaturen oder nach opulenten Mahlzeiten
- Rückgang der Beschwerden bei körperlicher Ruhe oder durch die Einnahme von Nitraten.

Eine **stabile Angina pectoris** tritt regelmäßig in bestimmten Situationen auf (z.B. körperliche Betätigung, emotionale Situationen), dauert ca. 10 min. und verbessert sich innerhalb von 1–2 Min. nach der Einnahme von Nitraten.

Bei einer **instabilen Angina pectoris** (*Präinfarktsyndrom*) nehmen die o.g. Symptome hinsichtlich der Schwere, der Dauer und der Häufigkeit zu. Jede Erstangina sowie Anfälle während körperlicher Ruhe werden als instabile Angina pectoris klassifiziert. Es besteht ein akutes Herzinfarktrisiko.

VORSICHT

Die typische Schmerzausstrahlung kann bei Menschen mit Diabetes mellitus und in höherem Alter fehlen. Hier dominieren Müdigkeit, Leistungsminderung, Schulter- bzw. Rückenschmerzen oder Magen-Darm-Beschwerden.

Diagnostik

Die Diagnostik stützt sich auf die Anamnese und die typischen Symptome der Angina pectoris. Zum Ausschluss eines akuten Herzinfarkts sind wiederholte Puls- und Blutdruckmessungen sowie Blutentnahmen mit **Bestimmung der Herzmuskelenzyme** (Troponin T, Troponin I, MB-CK) notwendig.

Ein **Ruhe-EKG** ist in 50 % der Fälle unauffällig, daher ist ein Belastungs-EKG erforderlich.

Durch die **Koronarangiografie** werden Stenosen in den Koronararterien lokalisiert und, wenn möglich, sofort behandelt.

Behandlung

Ein Angina-pectoris-Anfall kann die Vorstufe eines Herzinfarkts sein. Daher ist alles zu unternehmen, damit dieser nicht eintritt.

Erstmaßnahmen bei einem Angina-pectoris-Anfall

- Über die Rufanlage Alarm auslösen
- Betroffenen mit erhöhtem Oberkörper lagern
- Beengende Kleidung entfernen, ggf. Fenster öffnen
- Vitalzeichen kontrollieren
- Nitroglyzerin (Glyceroltrinitrat / Nitrolingual®) als Zerbeißkapsel oder Spray unter Beachtung von Kontraindikationen sublingual verabreichen
- Betroffenen nicht allein lassen
- Nach Arztanordnung Schmerzmittel und ggf. Sauerstoff verabreichen
- Evtl. Verlegung ins Krankenhaus vorbereiten.

Medikamentöse Therapie

Die Therapie einer stabilen Angina pectoris steht auf drei Säulen:

- Ausschalten von Risikofaktoren
- Medikation (Basismedikation und Medikamente zur Beeinflussung der Herzarbeit)
- Wiedereröffnung verengter (stenosierter) Herzkranzarterien (Revaskularisation) bzw. deren Überbrückung durch einen Bypass.

Das Ausschalten von Risikofaktoren bedeutet eine Veränderung des Lebensstils mit Gewichtsnormalisierung, Nikotinverzicht, mediterraner Kost, Bewegung (wenn möglich in Koronarsportgruppen) und die Vermeidung von Reizüberflutung.

Die **Medikation** umfasst eine **Basistherapie** mit der Verordnung von Acetylsalicylsäure (oder Clopidogrel) und Statinen. **Acetylsalicylsäure** wirkt als „Blutverdünner", **Statine** regulieren Fettstoffwechselstörungen, die als Auslöser einer Arteriosklerose in den Herzkranzarterien gelten.

Medikamente, die zur **Beeinflussung der Herzarbeit** verschrieben werden, sind **Nitrate, Betablocker** (z. B. Tenormin®) oder alternativ **Ivabradin** (Procoralan®) sowie **Kalziumantagonisten** (Adalat®). Betablocker hemmen den Sympathikus (➤ 2.7.3), mindern somit die Herzarbeit und senken den Sauerstoffbedarf der Herzmuskulatur. Kalziumantagonisten erweitern den Durchmesser der Koronararterien (senken also den peripheren Gefäßwiderstand) und verbessern somit die Durchblutungssituation der Herzmuskulatur. I_f-Ionenkanalblocker des Sinusknotens wirken ähnlich wie Betablocker.

Interventionelle Therapie

Die **Revaskularisation** von Herzkranzarterien (*Wiedereröffnung*) erfolgt durch eine **PTCA** (*perkutane transluminalekoronare Angioplastie*). Unter Röntgendurchleuchtung schiebt der Arzt einen dünnen Katheter von der Oberschenkel- oder Unterarmarterie über die Aorta in die verengte Koronararterie. An der Enge entfaltet sich der Ballon und dehnt die Stenose auf (➤ Abb. 2.223). Die **PTCA** wird meist mit einem **Stent** (*Gefäßstütze aus Metall*) kombiniert, der das Gefäß offen hält.

Mittels einer **Bypass-Operation** (➤ Abb. 2.224) kann eine Enge in den größeren Abschnitten der Herzkranzarterien überbrückt werden. Verfügbare Gefäße, die für eine solche Umgehung in Frage kommen, sind zwei Arterien, die direkt neben dem Brustbein verlaufen (*Aa. thoracicae internae*) und die oberflächlichen

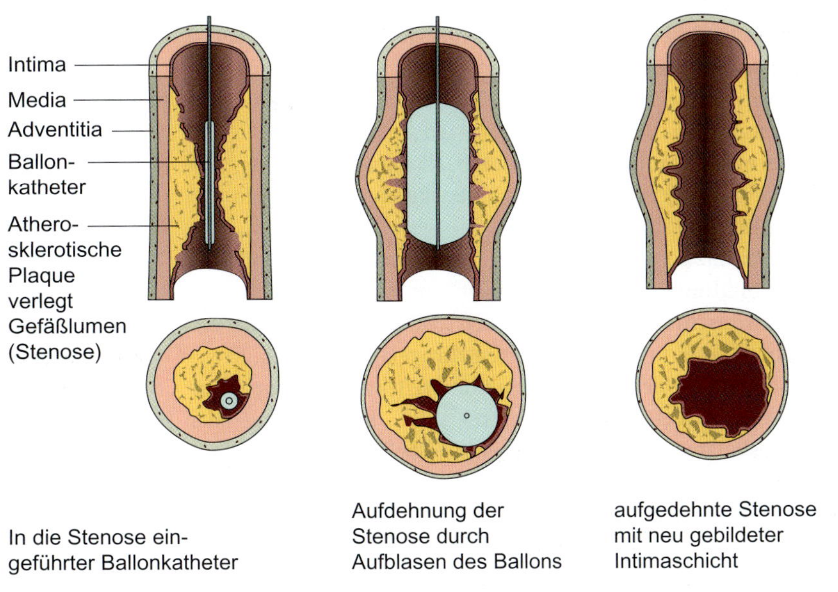

Abb. 2.223 Durchführung der perkutanen transluminalen (*koronaren*) Angioplastie (*PTCA*). [L115]

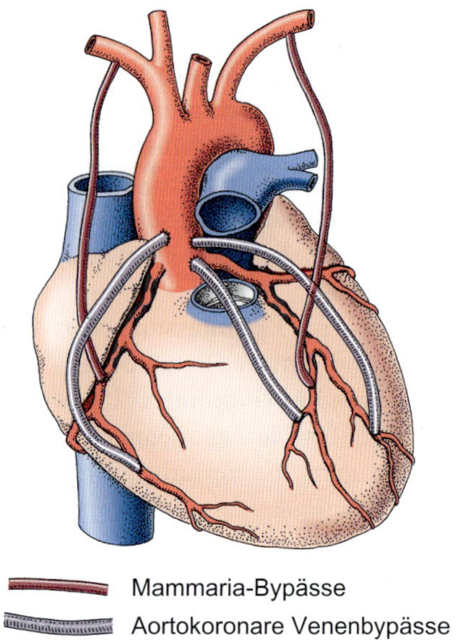

Abb. 2.224 Umgehung von zwei hochgradig verengten Koronararterien durch einen aorto-koronaren Venen-Bypass (*ACVB*) und durch Neueinpflanzung der A. thoracica interna (*innere Brustkorbarterie, A. mammaria*). [L190]

Beinvenen. Der Chirurg näht den entnommenen Gefäßabschnitt an einem Ende in die Aorta ein und leitet das andere Ende zum unterhalb der Enge liegenden Gefäßabschnitt der Koronararterie. Bei dem minimal invasiven Verfahren wird am schlagenden Herzen operiert.

Nitrate

Beim **akuten Angina-pectoris-Anfall** werden Nitrate vorzugsweise sublingual verabreicht. Die Resorption des Wirkstoffes erfolgt über die Mundschleimhaut. Die Wirkung zeigt sich bereits nach 1–3 Min. und hält etwa 30 Min. an.

Nitrate entspannen die glatte Gefäßmuskulatur:

- Sie erweitern die großen venösen Gefäße; damit kommt weniger Blut zum Herzen zurück, die *Vorlast* des Herzens sinkt.
- Sie erweitern die peripheren Gefäße im arteriellen System; der Widerstand, gegen den das Herz anpumpen muss (*Nachlast*), reduziert sich.

Die hauptsächlich verwendeten Substanzen sind:

- **Glyzeroltrinitrat** (*Nitroglyzerin*), z. B. Nitrolingual® (Spray, Zerbeißkapseln) zur Behandlung eines akuten Angina-pectoris-Anfalls und zur Prophylaxe
- **Isosorbidmononitrat,** z. B. Ismo®, Mono-Mack® zur Prophylaxe
- **Isosorbiddinitrat** (*ISDN*), z. B Isoket® zur Prophylaxe.

Als **unerwünschte Wirkungen** werden häufig Kopfschmerzen angegeben, die aufgrund der erweiterten Hirngefäße auftreten. Kreislaufbeschwerden wie Blutdruckabfall und reflektorische Tachykardie erklären sich ebenfalls durch die Entspannung der Gefäßmuskulatur. Selten kommt es zu Übelkeit und flüchtigen Hautrötungen mit Hitzegefühl (*Flush*). Kontraindikationen sind erhöhter intrakranieller Druck, Schock, systolischer Blutdruck < 100 mmHg und die gleichzeitige Einnahme von PDE-5-Hemmern (Sildenafil, Viagra®).

Pflege

- Pflegebedürftigen nach einem Angina-pectoris-Anfall Bettruhe einhalten lassen
- Obstipationsprophylaxe durchführen, um Pressen und damit eine intrathorakale Druckerhöhung mit erneuten Herzbeschwerden beim Stuhlgang zu vermeiden
- Pflegebedürftigen vor Kälte schützen, da diese einen Angina-pectoris-Anfall auslösen kann
- Blähende Speisen vermeiden, weil der Zwerchfellhochstand bei Blähungen die Herzbeschwerden verstärken kann
- Mehrere kleine Mahlzeiten sind besser als wenige große. Opulente Mahlzeiten können Angina-pectoris-Anfälle auslösen, weil es zu einer erhöhten Darmdurchblutung durch die rege Darmtätigkeit kommt.

Prognose

Die Langzeitprognose der KHK ist entscheidend davon abhängig, ob es gelingt, durch die Änderung des Lebensstils das Fortschreiten der arteriosklerotischen Veränderungen in den Herzkranzarterien aufzuhalten.

FALLBEISPIEL

Herr Constantino, Teil I

Herr Constantino ist 80 Jahre alt, temperamentvoll und cholerisch. Er zog vor einigen Jahren ins Seniorenwohnheim, weil er gern in Gesellschaft ist. Vor zwei Wochen hatte er sich bei einem Sturz eine Radiusfraktur zugezogen. Da der rechte Arm eingegipst wurde, braucht er seither Hilfe bei der Einnahme der Mahlzeiten.
Die Pflegefachkraft Frau Mutz weiß, dass der alte Herr vor dem Frühstück immer mit seiner Tochter telefoniert. Herr Constantino ist mit dem Lebensstil seiner Tochter überhaupt nicht einverstanden und kann nach so einem Telefonat sehr zornig sein. Da er an Angina pectoris leidet, hat Fr. Mutz schon einmal Erstmaßnahmen bei einem akuten Angina-pectoris-Anfall ergreifen müssen. Damals hatte die prompte Verabreichung des Nitrosprays den Anfall schnell beendet.

Herzinfarkt

DEFINITION

Herzinfarkt (*Myokardinfarkt*): Zerstörung von Herzmuskelgewebe durch einen Verschluss der versorgenden Herzkranzarterie oder deren Äste (➤ Abb. 2.225).

Krankheitsentstehung

Ein Herzinfarkt entsteht in fast allen Fällen aufgrund einer KHK. Auslöser ist das Aufbrechen einer arteriosklerotischen Plaque, was den endgültigen Verschluss des verengten (*stenosierten*) Koronararterienabschnitts zur Folge hat. Die Größe des zerstörten Muskelgebietes hängt davon ab, wie groß das Versorgungsgebiet der verschlossenen Herzkranzarterie ist.

Als Ursachen für dieses akute Aufbrechen einer Plaque werden plötzliche körperliche Belastung, starke Blutdruckschwankungen in Stresssituationen oder eine instabile Angina pectoris gesehen. Etwa die Hälfte aller Herzinfarkte ereignen sich in den Morgenstunden, wenn die Blutgerinnung (aufgrund von zirkadianen Rhythmen) etwas steigt; häufig ist die linke Herzkammer betroffen.

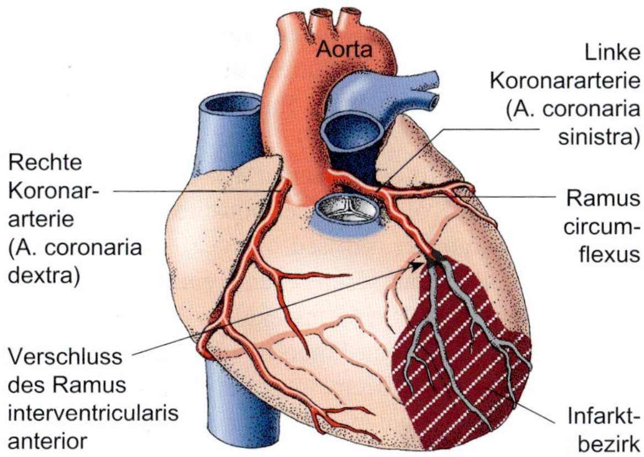

Abb. 2.225 Herzinfarkt. Durch Verschluss einer Koronararterie stirbt das von dieser Arterie versorgte Herzmuskelgewebe ab. [L190]

Symptome

Symptome, die auf einen Herzinfarkt hindeuten:

- Plötzlich auftretende, heftige retrosternale Schmerzen (*Vernichtungsschmerz*)
- Schmerzausstrahlung und Engegefühl wie bei einem Angina-pectoris-Anfall
- Schmerzen, die durch Ruhe und Nitrate wenig beeinflussbar sind
- Vegetative Symptome (Schwitzen, Übelkeit, Erbrechen)
- Atemnot
- Blasse, fahl-graue Gesichtsfarbe mit kaltem Schweiß auf der Stirn
- Schwächegefühl und Angst.

Nach der WHO-Definition ist von einem Herzinfarkt auszugehen, wenn folgende Kriterien erfüllt sind:

- Typische Symptomatik länger als 30 Min.
- Nachweis infarkttypischer Blutparameter (Troponin I, Troponin T, CK-MB)
- Infarkttypisches EKG mit ST-Hebung (*STEMI* > Abb. 2.226).

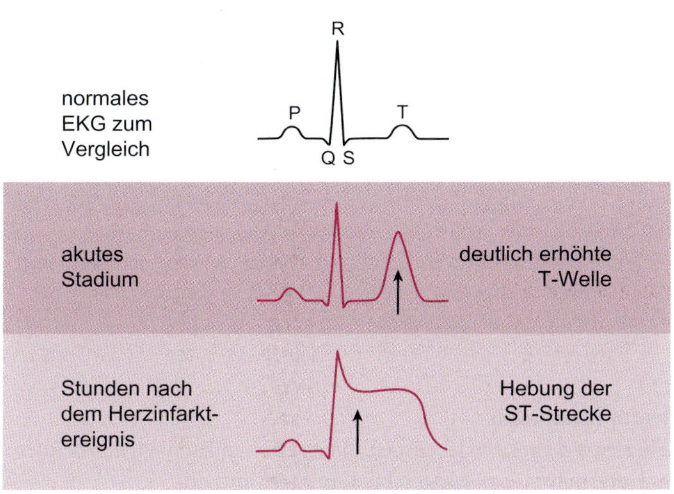

Abb. 2.226 EKG-Veränderungen nach Herzinfarkt. [L157]

FALLBEISPIEL

Herr Constantino, Teil II

Als Frau Mutz das Zimmer von Herrn Constantino betritt, sitzt dieser gekrümmt im Sessel. Der rechte, frakturierte Arm ist auf die Sessellehne gelagert, mit der linken Hand drückt er gegen sein Brustbein. Schwer keuchend ringt er nach Luft. Kalter Schweiß steht in seinem blassen, verzerrten Gesicht, seine Augen sind in Todesangst weit aufgerissen.

Behandlung

Erstmaßnahmen

- Unverzüglich Notarzt rufen
- Engmaschige Überprüfung der Vitalzeichen (insbesondere der Pulsfrequenz) wegen der Gefahr von Herzrhythmusstörungen
- Erkrankten nicht allein lassen (Gefahr des Kammerflimmerns)
- Lagerung mit erhöhtem Oberkörper zur Atemerleichterung und Herzentlastung
- Beengende Kleidung öffnen, ggf. Fenster öffnen
- Nitroglyzerin als Zerbeißkapsel oder Spray sublingual verabreichen, wenn der systolische Blutdruck über 100 mmHg liegt
- Keine i. m.-Injektionen, weil sonst die CK-MB nicht zu beurteilen ist, Kontraindikation für spätere Lyse
- Sofortiger Transport mit Arztbegleitung in die Klinik.

Rettungsdienst und Notarzt verfahren oft nach dem **MONA-Schema:** Schmerzbehandlung (bei sehr starken Schmerzen **M**orphingabe / unerwünschte Nebenwirkung Atemdepression, Übelkeit), **O**xygenierung (Sauerstoffgabe), **N**itroglyzerin sublingual oder mit Sprühstoß, **A**cetylsalicylsäure zur Verbesserung der Fließeigenschaften des Blutes. Dazu kommen noch **B**etablocker bei Tachykardie und **H**eparin (MONA-BH). Heparin soll verhindern, dass sich der Thrombus vergrößert.

VORSICHT

Die routinemäßige Sauerstoffgabe bei einem Herzinfarkt wird nicht mehr empfohlen, weil eine zu hohe Sauerstoffsättigung im Blut eine zusätzliche Kontraktion (*Vasokonstriktion*) der Herzkranzarterien zur Folge haben kann. Die Verabreichung von Sauerstoff soll daher nur noch bei vermindertem Sauerstoffgehalt im Blut (*Hypoxämie*) und bei Atemnot erfolgen (www.internisten-im-netz.de).

FALLBEISPIEL

Herr Constantino, Teil III

Frau Mutz eilt zur Alarmanlage und löst den Notruf aus. Die Verabreichung von Nitrospray bringt dieses Mal keine Erleichterung. Frau Mutz lässt Herrn Constantino im Sessel sitzen, da er dort sicher mit erhöhtem Oberkörper gelagert ist. Sie überprüft in kurzen Abständen die Vitalzeichen mit besonderem Augenmerk auf die Pulsfrequenz. Frau Mutz wirkt beruhigend auf Herrn Constantino ein. Eine Pflegehelferin kümmert sich um die persönlichen Dinge, die Herr Constantino im Krankenhaus brauchen wird. Endlich kommt der Notarzt. So schnell wie möglich („time is muscle") wird Herr Constantino ins Krankenhaus transportiert.

Diagnostik im Krankenhaus

Weitere Maßnahmen umfassen die körperliche Untersuchung, EKG, Röntgen, Herzkatheter, Echokardiogramm und MRT zur Beurteilung der mit Blut versorgten Herzmuskelbereiche. Ein **EKG** kann infarkttypische Veränderungen mit ST-Hebung zeigen (*STEMI*), in den ersten Std. aber auch unauffällig sein (*NSTEMI*). Große Bedeutung haben folgende Laborbefunde, die nach einigen Stunden im Blut nachweisbar sind:

- **Muskelproteine Troponin I und Troponin T**: Die beiden Muskelproteine sind herzmuskelspezifisch
- Erhöhungen der **Kreatinkinase** (*CK*), insbesondere der **CK-MB** (*Kreatinkinase Myokardtyp*), GOT, LDH
- Leukozytose, BSG ↑, Blutzucker ↑
- Elektrolytstörungen.

Therapie im Krankenhaus

Die Behandlung erfolgt auf der Intensivstation:

- Analgetika, z. B. Opiate
- Bei Bedarf beruhigende Medikamente, z. B. Diazepam
- Glyzeroltrinitrat über Perfusor bei Blutdruck > 90 mmHg
- Betablocker
- 5000 IE Heparin im Bolus i. v. oder niedermolekulares Heparin s.c
- Duale Plättchenhemmung: 250-500 mg Acetylsalicylsäure i. v., anschließend 100 mg Acetylsalicylsäure oral plus ADP-Rezeptoblocker (Prasugrel, Clopidogrel)
- ACE-Hemmer
- Statine.

Thrombozytenaggregationshemmer

Thrombozytenaggregationshemmer verhindern die Verklumpung (*Agglutination*) von Thrombozyten.

Medikamente dieser Gruppe sind:

- Acetylsalicylsäure (ASS®)
- ADP-Rezeptoblocker (z. B. Clopidogrel als Plavix®, Prasugrel als Efient®)
- Abciximab (ReoPro®).

Unerwünschte Wirkungen von Thrombozytenaggregationshemmern sind Blutungen.

VORSICHT

Keine Acetylsalicylsäure (*ASS*) bei Asthma. Acetylsalicylsäure hemmt die Bildung von Prostaglandin. Prostaglandin bewirkt aber eine Erweiterung der Bronchien (*Bronchodilatation*), sodass die Gabe von Acetylsalicylsäure einen Asthma-Anfall auslösen kann („ASS-Asthma").

Antikoagulanzien

Antikoagulanzien hemmen die Blutgerinnung. Sie gehören unterschiedlichen Wirkstoffklassen an:

Heparine werden im Gastrointestinaltrakt nicht resorbiert, sie müssen daher parenteral gegeben werden. Sie hemmen etliche Gerinnungsfaktoren (Thrombin, Faktoren X, XII), z. B. durch eine Aktivierung von Antithrombin.

Zu den Heparinen gehören:

- Hochmolekulares (*unfraktioniertes*) Heparin
- Niedermolekulares (*fraktioniertes*) Heparin.

Unfraktionierte Heparine: Die Verabreichung von hochmolekularem, (unfraktioniertem) Heparin erfolgt entweder als Vollheparinisierung über einen Perfusor (bei venösen Thrombosen, nach einem Herzinfarkt) oder mit einer geringeren Dosis (low dose, 2–3 × 5 000–7 000 IE / Tag) subkutan zur Thrombembolieprophylaxe. Die Medikation mit unfraktioniertem Heparin muss engmaschig überwacht werden, da Blutungen auftreten können und die Gefahr einer heparin-induzierten Thrombozytopenie (*HIT* siehe Kasten) besteht.

Fraktionierte Heparine: Sie dienen der Thromboseprophylaxe und sind „Fraktionen", also Teile der hochmolekularen Heparine. Die Gerinnungsparameter müssen nicht so streng überwacht werden, denn die Präparate lösen seltener eine heparin-induzierte Thrombozytepenie aus. Nierdermolekulare Heparine sind z. B.: Certoparin-Natrium als Mono-Embolex®, Enoxaparin-Natrium als Clexane®, Nadroparin-Kalzium als Fraxiparine®, Dalteparin-Natrium als Fragmin®. Fondaparinux (Arixtra®) ist ein synthetisch hergestelltes, niedermolekulares Heparin-Analogon.

Kontraindikationen für eine Medikation mit Heparin sind Erkrankungen, die mit einer erhöhten Blutungsbereitschaft einhergehen (z. B. schwere Leberinsuffizienz, Magengeschwüre). Bei Schmerzen darf keine Acetylsalicylsäure (z. B. Aspirin®) gegeben werden, weil dadurch die Blutungsgefahr steigt.

HIT (***h****eparin-**i**nduzierte **T**hrombozytopenie*): Es gibt zwei Typen von HIT. Bei HIT Typ I tritt ein Thrombozytenabfall ein, der sich spontan normalisiert. HIT Typ-II bedeutet, dass es durch eine Antikörperreaktion zur Aktivierung von Thrombozyten mit thromboembolischen Gefäßverschlüssen kommt. Fraktionierte Heparine und Fondaparinux vermindern die Gefahr einer HIT.

Verfahren zur Wiedereröffnung der Koronararterie

Je schneller die Durchblutung der Herzmuskulatur wiederhergestellt wird, desto weniger Herzmuskelgewebe stirbt ab. Hierzu eignen sich zwei Verfahren:

- **Perkutane transluminale koronare Angioplastie** (*PTCA*), wenn der Herzinfarkt länger zurückliegt
- **Lysebehandlung,** mit Fibrinolytika (z. B. Alteplase als Actilyse®; rt-PA / recombinanttissueplasminogenactivator; das r steht für gentechnisch hergestellt): Eine Lyse kann (unter Beachtung der Kontraindikationen, die das Blutungsrisiko erhöhen) schon im Notarztwagen begonnen werden, ist aber spätestens innerhalb von 90 Min. nach dem Ereignis durchzuführen. Fibrinolytika aktivieren Plasminogen zu Plasmin und fördern somit die Auflösung des Fibrinnetzes (bzw. des Thrombus).

Eine Anschlussheilbehandlung in einer Rehabilitationsklinik zielt auf die Beseitigung der Risikofaktoren und schult den Betroffenen im Hinblick auf seine künftige Lebensführung.

VORSICHT

Das Enzym **Kreatinkinase** (*CK*) ist ein Leitenzym für die Diagnose von Schädigungen der Herz- und Skelettmuskulatur. Es gelangt nach einem Infarkt aus den geschädigten Herzmuskelzellen ins Blut und kann dort in erhöhter Konzentration nachgewiesen werden. Da ein CK-Anstieg jedoch auch durch Muskelschäden (z. B. nach i. m.-Injektionen) erfolgt, ist bei einem Pflegebedürftigen mit Verdacht auf Herzinfarkt eine i. m.-Injektion zu unterlassen.

Komplikationen

Ein Herzinfarkt kann lebensbedrohliche Komplikationen hervorrufen:

- Herzrhythmusstörungen bis Kammerflimmern
- Kardiogener Schock (➤ 2.8.6)

- Herzinsuffizienz
- Herzwandaneurysma (*Aussackung der Herzwand*). Ein Aneurysma kann zum Entstehungsort von Thromben und von arteriellen Embolien werden.

Prognose

Die Langzeitprognose ist abhängig vom Grad der Funktionseinschränkung, von auftretenden Rhythmusstörungen, von der Zahl der betroffenen Gefäße und vom Fortbestehen der Risikofaktoren. Medikamente, die nach einem Herzinfarkt die Prognose verbessern:

- Betablocker senken die Gefahr von Herzrhythmusstörungen
- Statine zur medikamentösen Cholesterinsenkung
- Thrombozytenaggregationshemmer (Acetylsalicylsäure und Clopidogrel) zur Verbesserung der Fließeigenschaften des Blutes.

2.7.5 Herzinsuffizienz

DEFINITION

Herzinsuffizienz (*Herzmuskelschwäche*): Unvermögen des Herzens, das zur Versorgung des Organismus erforderliche Blutvolumen zu fördern.

Bei der Herzinsuffizienz ist entweder die Auswurfleistung der linken Herzkammer (*Linksherzinsuffizienz*), der rechten Herzkammer (*Rechtsherzinsuffizienz*) oder beider Kammern (*Globalinsuffizienz*) herabgesetzt.

Herzmuskelhypertrophie (*Vergrößerung der Herzmuskelzellen*), Steigerung der Herzfrequenz, Erhöhung des Gefäßtonus und die Aktivierung des Renin-Angiotensin-Aldosteron-Mechanismus (> 2.11.3) tragen bei einer **kompensierten Herzinsuffizienz** dazu bei, dass ein gerade noch ausreichendes Herzzeitvolumen gefördert werden kann. Bei der **dekompensierten Herzinsuffizienz** reichen diese Mechanismen nicht mehr aus.

Eine **akute Herzinsuffizienz** entwickelt sich innerhalb von Std. oder Tagen, die **chronische Herzinsuffizienz** entstcht innerhalb von Monaten oder Jahren.

Nahezu 50 % der Menschen über 65 Jahre sind an einer chronischen Herzinsuffizienz erkrankt.

Krankheitsentstehung

Eine **chronische Herzinsuffizienz** entsteht aufgrund vorhandener Herz-Kreislauf-Erkrankungen wie Herzinfarkt, Herzwandaneurysmen, Herzrhythmusstörungen, Kardiomyopathien, Herzklappenfehler, Herzentzündungen und chronischer Hypertonie. Folgen der Pumpschwäche:

- **Vorwärtsversagen** mit Verminderung des Herzzeitvolumens und einer peripheren Minderdurchblutung
- **Rückwärtsversagen** mit Stauungserscheinungen in den Venen und den vorgeschalteten Organen.

Symptome

Die NYHA-Stadieneinteilung (NYHA = *New York Heart Association*) einer Herzinsuffizienz erfolgt anhand der subjektiven Beschwerden (> Tab. 2.27).

Tab. 2.27 Stadieneinteilung der Herzinsuffizienz gemäß der New York Heart Association (*NYHA*).

Insuffizienz-Stadium	Beschwerden
I	Beschwerdefreiheit und alltägliche körperliche Belastungsfähigkeit (jedoch Risikofaktoren oder Zeichen einer Herzschädigung)
II	Leichte Einschränkung der körperlichen Belastungsfähigkeit mit Atemnot, Angina-pectoris-Anfällen oder Herzrhythmusstörungen; keine Beschwerden in Ruhe
III	Deutliche Einschränkung der Belastungsfähigkeit mit Atemnot, Angina-pectoris-Anfällen oder Herzrhythmusstörungen; relativ beschwerdefrei in Ruhe
IV	Beschwerden in Ruhe, Bettlägerigkeit

Linksherzinsuffizienz

Aufgrund des Rückwärtsversagens staut sich das Blut bei der Linksherzinsuffizienz in den Lungenkreislauf zurück. Leitsymptom ist die Atemnot. Das Schlafen mit erhöhtem Oberkörper verschafft Erleichterung. Es kommt zu nächtlichen Hustenanfällrn mit Atemnot (Asthma cardiale). Das Vorwärtsversagen löst Müdigkeit, Konzentrationsstörungen und Leistungsminderung aus.

Die arterielle Minderdurchblutung kann zu Durchblutungsstörungen im Gehirn führen und die Symptome einer Demenz verschärfen.

Rechtsherzinsuffizienz

Beim Rückwärtsversagen einer Rechtsherzinsuffizienz staut sich das Blut im Körperkreislauf. Aufgrund der Venenstauung treten Ödeme an Fußrücken und Schienbein auf (> Abb. 2.228). Das Vorwärtsversagen betrifft die Lungendurchblutung. Aufgrund eines eingeschränkten Auswurfvolumens des rechten Ventrikels wird die Lunge weniger durchblutet und die Sauerstoffsättigung des Blutes vermindert sich.

Behandlung

Die Behandlung einer Herzinsuffizienz umfasst:

- Allgemeinmaßnahmen zur Entlastung des Herzens
- Behandlung von Erkrankungen, die zur Herzinsuffizienz führten
- Verordnung von Medikamenten zur Stärkung der Herzkraft.

Allgemeinmaßnahmen

Zu den **Allgemeinmaßnahmen** gehören die Veränderung des Lebensstils mit körperlicher und – wenn möglich – psychischer Entlastung, leicht verdaulicher Kost, kleinen Mahlzeiten, Nikotin- und Alkoholkarenz, körperliche Bewegung nach Arztanordnung sowie die Überprüfung der aktuellen Medikamenteneinnahme.

Mögliche Auslöser einer Herzinsuffizienz (z. B. Hypertonie, Schilddrüsenüberfunktion, Anämie, Herzklappenerkrankungen) sollten angemessen behandelt werden.

Die **medikamentöse Therapie** einer Herzinsuffizienz erfolgt entsprechend dem NYHA-Stadium des Pflegebedürftigen (> Tab. 2.27). Zur Auswahl stehen:

- ACE-Hemmer (> 2.11.3) wirken gefäßerweiternd
- Betablocker (> 2.13.4) hemmen den Sympathikuseinfluss auf das Herz

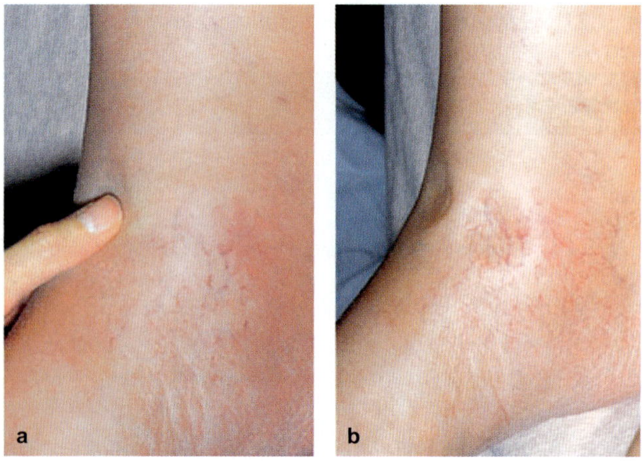

Abb. 2.227 Knöchelödem bei Herzinsuffizienz. [E288]

- Diuretika (➤ 2.11.4) schwemmen die Ödeme (➤ Abb. 2.227) aus
- Aldosteronantagonisten (➤ 2.11.4) fördern die Diurese (*Wasserausscheidung*)
- Herzglykoside steigern die Herzkraft.

Herzglykoside

Indikationen sind die chronische Herzinsuffizienz und Herzrhythmusstörungen (Vorhoflattern und -flimmern). Herzglykoside haben vielfältige Wirkungen auf das Herz:

- Steigerung der Kontraktionskraft des Herzmuskels (*positive Inotropie*)
- Senkung der Herzfrequenz (*negative Chronotropie*)
- Verzögerung der Erregungsleitung (*negative Dromotropie*)
- Steigerung der Reizbildung (*positive Bathmotropie*).

Diese Wirkungen führen dazu, dass es zu einer erhöhten Diurese mit Ausschwemmung der Ödeme kommt. Sauerstoffverbrauch und Dyspnoe nehmen ab, die Leistungsfähigkeit der Herzmuskulatur nimmt zu. Überblick über die Herzglykoside Digoxin und Digitoxin, den Wirkungseintritt nach i. v.-Gabe und die hauptsächlichen Ausscheidungsorgane (➤ Tab. 2.28).

Herzglykoside haben eine **geringe therapeutische Breite.** Der Unterschied zwischen wirksamer und schädigender Dosis ist sehr gering. Es kann schnell zu Vergiftungserscheinungen (*Intoxikationen*) kommen.

Unerwünschte Wirkungen sind:

- Appetitlosigkeit, Übelkeit und Erbrechen
- Zentralnervöse Störungen (Verwirrtheit, Halluzinationen)
- Herzrhythmusstörungen
- Sehstörungen (verändertes Farbensehen im Grün-Gelb-Bereich).

Insbesondere zwei Elektrolyte verändern die Wirkung von Herzglykosiden: Kalium vermindert die Wirkungen, Kalzium erhöht sie.

Priscus-Liste: Die Autoren der Priscus-Liste gehen von einer erhöhten Glykosid-Empfindlichkeit im Alter aus. Das Risiko einer Digitalis-Intoxikation, v. a. bei Digoxinmedikation steigt mit dem Alter. Digoxin steht wohl auch im Zusammenhang mit Stürzen bei älteren Personen. Als Alternativen zur Verordnung von Digitalispräparaten werden von den Autoren bei Herzinsuffizienz die Verabreichung von Diuretika, ACE-Hemmern und Betablockern vorgeschlagen (www.priscus.net).

Pflege bei chronischer Herzinsuffizienz

- Vitalzeichen kontrollieren
- Atmung beobachten
- Auf die Haut (Stauungsdermatitis bei Ödemen) achten
- Bei Appetitlosigkeit Wunschkost ermöglichen
- Auf kochsalzarme, eiweißreiche, nicht blähende, fettarme und gut verdauliche Kost achten
- mehrere kleinere Mahlzeiten anstatt drei üppiger Mahlzeiten anbieten
- Körpergewicht regelmäßig kontrollieren (*Ödemkontrolle*) und Bilanzierung der Flüssigkeitszufuhr und -ausscheidung
- Gegebenenfalls Darmtätigkeit mit Weizenkleie oder Laktulose anregen
- Pflegebedürftigen je nach Belastbarkeit zu Bewegung (kleine Spaziergänge, ggf. mit Ruhepausen) ermuntern
- Kälteeinwirkung vermeiden, da Kälte zu einer Verengung der Gefäße in der Peripherie führt und damit den Widerstand erhöht, gegen den das Herz arbeiten muss
- Pflegebedürftigen mit erhöhtem Oberkörper lagern (Herzbettlagerung: Kopfteil hoch und Beinteil tief stellen)
- Aufgrund der Nykturie für ausreichende Beleuchtung (falls das Aufstehen möglich ist) bzw. für bereitgestellten Bettstuhl und Urinflaschen sorgen
- Für ausreichend Sauerstoff z. B. durch regelmäßiges Lüften sorgen
- Thromboseprophylaxe
- Medikamentöse Therapie überwachen und auf unerwünschte Wirkungen achten.

Akutes Lungenödem

DEFINITION

Lungenödem: Lebensbedrohliche Atemstörung durch den Austritt von Flüssigkeit aus den Lungenkapillaren in das Instertitium und die Lungenalveolen.

Tab. 2.28 Wichtige Herzglykoside, Wirkungseintritt und Ausscheidung.

Wirkstoff	Handelsname (Beispiele)	Wirkungseintritt nach i. v.-Gabe	Ausscheidung v. a. über	Bemerkungen
Digoxin	• Lanicor® • Novodigal® • Lanitop®	• 15–30 Min. • 5–20 Min. • 5–20 Min.	• Nieren	• Bei Niereninsuffizienz ungeeignet
Digitoxin	• Digimerck®	• 25 Min. – 2 Std.	• Leber • (Nieren)	• Bei Niereninsuffizienz möglich

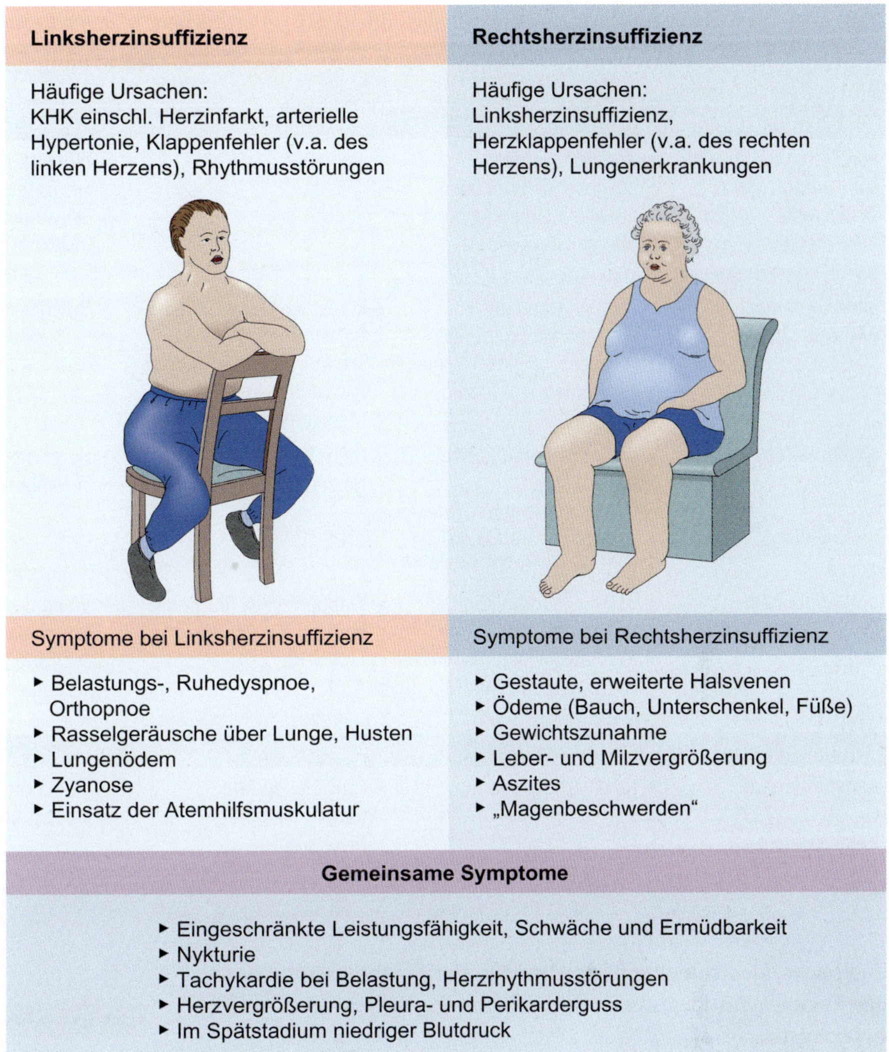

Abb. 2.228 Häufige Ursachen; unterschiedliche und gemeinsame Symptome von Links- und Rechtsherzinsuffizienz. [L190]

Krankheitsentstehung

Ursachen eines Lungenödems sind neben Herzerkrankungen, die Magensaftaspiration, Reizgase oder eine Niereninsuffizienz. Häufigste Ursache ist jedoch die Linksherzinsuffizienz. Das kardial bedingte Lungenödem entwickelt sich über mehrere Stufen:

- Erst als Stauungslunge mit prall gefüllten Lungenvenen und -kapillaren
- Dann die Ansammlung von Flüssigkeit im Lungeninterstitium (*Lungenzwischengewebe*), das zwischen den Lungenbläschen und den Kapillaren liegt
- Schließlich der Übertritt von Flüssigkeit in die Lungenbläschen.

Symptome

Symptome sind Husten, zunehmende Atemnot, „brodelnde" Rasselgeräusche mit schaumig-rotem Sputum, Zyanose, Tachykardie, Unruhe und Todesangst.

Behandlung

Sofortmaßnahmen: Atemwege frei machen, Bettruhe mit Herzbettlage (Oberkörper des Erkrankten hoch, Beine tief lagern), Arzt informieren, Vitalzeichenkontrolle und ggf. Sauerstoffzufuhr.

Auf **ärztliche Anordnung** erfolgen die Gabe von Nitroglyzerin sublingual sowie Diuretika und Sedativa (*Beruhigungsmittel*).

2.7.6 Herzrhythmusstörungen

Pulsmessung, Elektrokardiogramm (EKG) ➤ 1.5.4

DEFINITION

Herzrhythmusstörung, Arrhythmie: Störung der Frequenz oder der Regelmäßigkeit des Herzschlags.
Tachykardie: Herzfrequenz > 100 Schläge/Min. (➤ Tab. 2.29).
Bradykardie: Herzfrequenz < 60 Schläge/Min.
Extrasystolen: Herzschläge, die außerhalb des regulären Grundrhythmus auftreten.
Supraventrikuläre Herzrhythmusstörungen: Störungen der Erregungsbildung und -leitung zwischen Sinusknoten und AV-Knoten.
Ventrikuläre Herzrhythmusstörungen: Störungen der Weiterleitung über die Kammerschenkel und Purkinje-Fasern (➤ 2.7.2).

Ursachen von Herzrhythmusstörungen können Herzerkrankungen sein, aber auch Erkrankungen der Schilddrüse und Bluthochdruck.

Tab. 2.29 Übersicht über tachykarde Herzrhythmusstörungen. F = Herzfrequenz (*Kammerfrequenz*).

Erkrankung	Definition	Ursachen	Symptome und Komplikationen	Therapie
supraventrikuläre Tachykardien				
Paroxysmale supraventrikuläre Tachykardie	• Von den Vorhöfen ausgehende Erregungen, die alle auf die Kammern übergeleitet werden • Frequenz 160–200 / Min.		• Plötzliche Anfälle von Herzrasen, evtl. mit Schwindel und Bewusstlosigkeit	• Beruhigung • Steigerung des Vagotonus durch Trinken von kaltem Wasser • Ggf. Antiarrhythmika
Sinusknotentachykardie (➢ Abb. 2.230)	• vom Sinusknoten ausgehende Erregungen • Frequenz 100–160 / Min. • Herzschlag regelmäßig	• körperliche / psychische Belastungen, Fieber, Schilddrüsenüberfunktion, Blutverlust, Koffein, Medikamente	• Beschleunigter Herzschlag	• Beseitigung der Grunderkrankung • Betablocker, Kalziumantagonisten (Verapamil)
Vorhofflattern	• 250–350 Vorhofkontraktionen / Min. • Oft Überleitung nur jeder 2. oder 3. Kontraktion • Frequenz 125–150 / Min.	• Meist bei bestehenden Herzerkrankungen	• Herzrasen, Schwäche • Thrombenbildung	• Antiarrhythmika • Elektrotherapie
Vorhofflimmern (➢ Abb. 2.231)	• 350–600 Vorhofkontraktionen / Min. • absolute Arrhythmie mit Frequenz 100–150 / Min.	• Klappenfehler, Blutdruckkrisen	• Völlig unregelmäßiger Herzschlag, Synkopen, Dyspnoe • Thrombenbildung	• Behandlung der Grunderkrankung • Antiarrhythmika • Elektrotherapie • Antikoagulation
ventrikuläre Tachykardien				
Kammerflattern (➢ Abb. 2.233) Kammerflimmern (➢ Abb. 2.233)	• Kammerfrequenz 250–350 / Min. • Kammerfrequenz >350 / Min.	• KHK, Herzinfarkt, Kardiomyopathie, Myokarditis	• (Funktioneller) Herz-Kreislauf-Stillstand	• Reanimation • Defibrillation • Anschließend: Behandlung der Grunderkrankung, Antiarrhythmika

Zahlreiche Medikamente lösen ebenfalls Herzrhythmusstörungen aus: Digitalis, Antidepressiva, Antiarrhythmika, Sedativa und Antihypertensiva.

Herzrhythmusstörungen können eingeteilt werden:

- Aufgrund ihrer **Frequenz** (Bradykardie, Tachykardie)
- Nach dem **Ort ihres Auftretens** (supraventrikuläre und ventrikuläre Herzrhythmusstörungen ➢ Abb. 2.232)
- Als **Erregungsbildungs-** bzw. **Erregungsleitungsstörungen.**

Herzrhythmusstörungen werden vom Betroffenen mitunter als Herzstolpern oder, bei tachykarden Störungen, als Herzrasen beschrieben. Weitere Symptome sind Benommenheit, Schwindel, Angina-pectoris-Anfälle, Synkopen, Verwirrtheitszustände oder die Entgleisung einer bestehenden Herzinsuffizienz. Gefährlich sind arterielle Embolien, die besonders bei Vorhofflimmern auftreten und Ursache von Schlaganfällen sind.

Die Diagnose erfolgt durch die Anamnese und Langzeit-EKG (➢ Abb. 2.229, ➢ Abb. 2.231).

Extrasystolen

Extrasystolen sind die häufigsten Arrhythmien. Sie sind durch Herzaktionen gekennzeichnet, die in den regulären Grundrhythmus einfallen. Beim Gesunden auftretende Extrasystolen werden nach Übermüdung, Alkoholkonsum, Nikotin- und Koffeingenuss beobachtet. Kaliummangel (Überprüfung der Diuretika-Therapie!), die Einnahme oben genannter Medikamente und Herzerkrankungen müssen abgeklärt werden. **Supraventrikuläre Extrasystolen,** die vom Vorhof ausgehen, erfahren eine Behandlung mit Kalziumantagonisten oder Betablockern. **Ventrikuläre Extrasystolen** können bei gehäuftem Auftreten zu lebensgefährlichem Kammerflattern und Kammerflimmern führen.

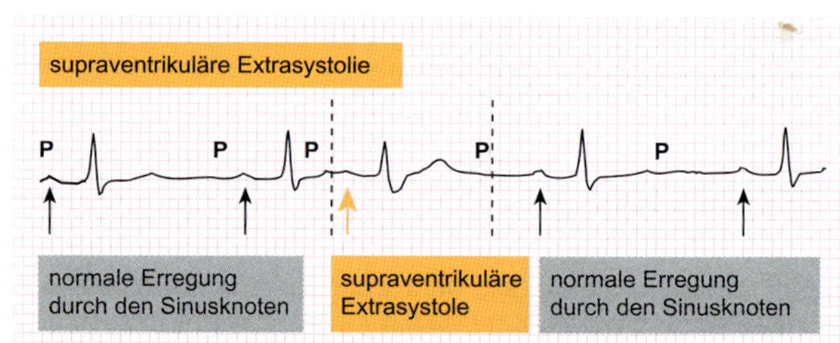

Abb. 2.229 EKG-Bild bei supraventrikulärer Extrasystolie. Da hier die Erregungswelle einen anderen Weg als bei einer vom Sinusknoten ausgehenden Erregung nimmt, sieht die P-Welle der Extrasystole abnorm aus. [L190]

Supraventrikuläre Herzrhythmusstörungen

Zu den supraventrikulären Herzrhythmusstörungen zählen:

- Sinusbradykardie, Karotissinus-Syndrom
- Sinuatrialer und atrioventrikulärer Block

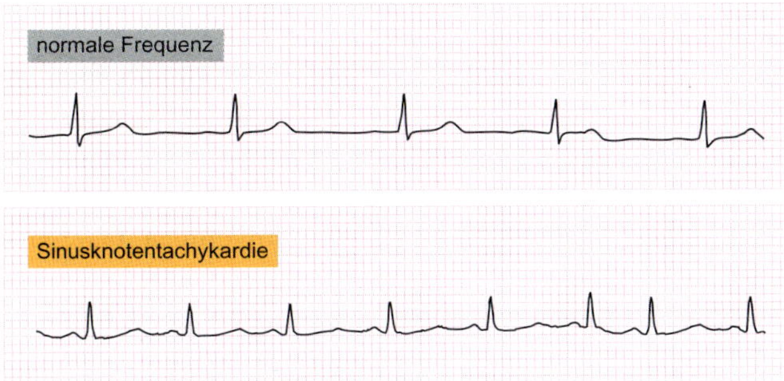

Abb. 2.230 EKG-Bild bei Sinusknotentachykardie (oben zum Vergleich bei normaler Herzfrequenz). [L190]

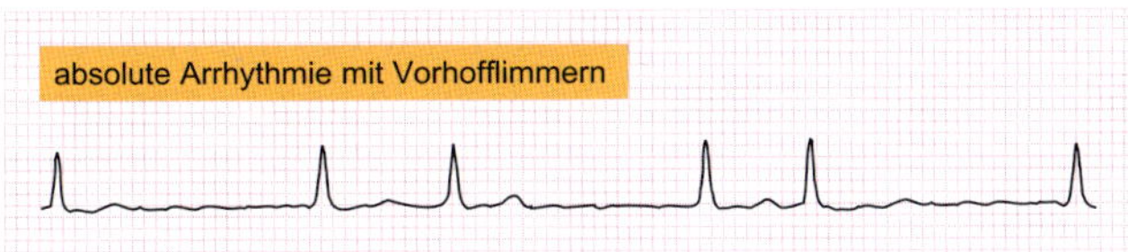

Abb. 2.231 EKG-Bild mit absoluter Arrhythmie bei Vorhofflimmern. [L190]

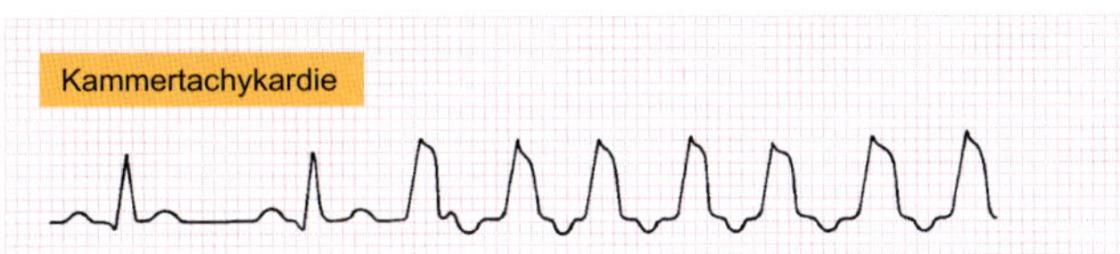

Abb. 2.232 EKG-Bild bei ventrikulärer Tachykardie. [L190]

- Paroxysmale supraventrikuläre Tachykardie, Sinusknotentachykardie (➤ Tab. 2.29, ➤ Abb. 2.231)
- Vorhofflattern, Vorhofflimmern (➤ Tab. 2.29, ➤ Abb. 2.231)
- Sick-Sinus-Syndrom
- Präexzitationssyndrom.

Sinusbradykardie, Karotissinus-Syndrom, sinuatrialer Block

Sinusknotenbradykardie. Ursachen sind z. B. Hypothyreose, Erbrechen, intrakranielle Drucksteigerung, Medikamenteneinnahme (z. B. Betablocker) oder Karotissinus-Syndrom.

Das **Karotissinus-Syndrom** (*hyperreaktiver Karotissinus*) entsteht durch eine Überempfindlichkeit der Druckrezeptoren an der Teilungsstelle der A. carotis communis (*gemeinsame Halsarterie, Karotissinus*) in die A. carotis externa (*äußere Halsarterie*) und die A. carotis interna (*innere Halsarterie*). Die Betroffenen, oftmals ältere Männer, klagen, dass bei spontanen Kopfdrehungen oder Kopfneigungen nach hinten, dem Gebrauch von einengenden Krawatten oder Hemdkragen, aber auch während des Rasierens Anfälle von Schwindel oder eine kurzzeitige Bewusstlosigkeit auftreten. Eine begleitende Bradykardie kann die Implantation eines Herzschrittmachers erfordern.

Ein **sinuatrialer Block** entsteht aufgrund einer verzögerten oder unterbrochenen Erregungsleitung vom Sinusknoten zur Vorhofmuskulatur. Auslöser können Medikamente (Digitalis, Antiarrhythmika) sein. Komplikation ist der Adams-Stokes-Anfall (*kardiale Synkope*). Bei Adams-Stokes-Anfällen erfolgt die Implantation eines Herzschrittmachers.

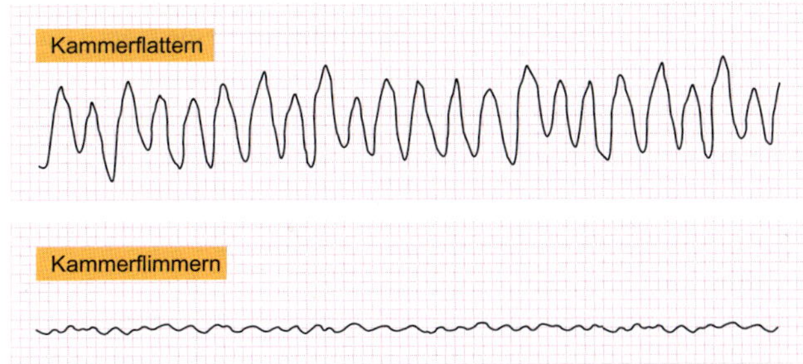

Abb. 2.233 Oben: EKG-Bild bei Kammerflattern mit haarnadelförmigen Kammerkomplexen. Unten: EKG-Bild bei Kammerflimmern mit nicht mehr voneinander trennbaren Kammerkomplexen. [L190]

DEFINITION

Adams-Stokes-Anfall: Synkope durch zerebralen Sauerstoffmangel, die aufgrund schwerwiegender Herzrhythmusstörungen auftritt.

Atrioventrikulärer Block

Ein atrioventrikulärer Block (*AV-Block*) tritt bei einer verzögerten oder unterbrochenen Erregungsleitung von den Vorhöfen zu den Kammern auf. Je nachdem, wie die Überleitung erfolgt, werden drei Grade eines AV-Blocks unterschieden (➤ Abb. 2.234):

- **AV-Block I. Grades:** Die Überleitung findet verzögert statt und ist im EKG als Verlängerung der PQ-Zeit sichtbar. Eine Behandlung ist meist nicht erforderlich.
- **AV-Block II. Grades:** Die Überleitung ist verzögert, zusätzlich werden Vorhofaktionen teilweise nicht zu den Kammern übergeleitet.

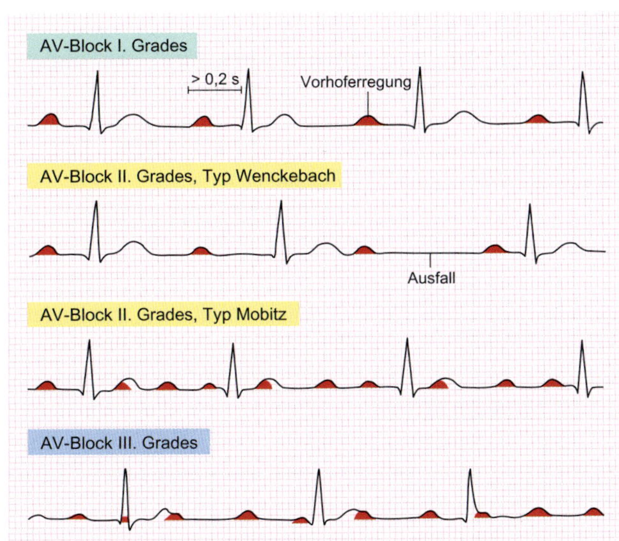

Abb. 2.234 EKG-Bilder bei den verschiedenen AV-Blöcken. [L190]

- Beim **Typ Wenckebach** nimmt die Verzögerungszeit der Überleitung immer mehr zu, bis schließlich eine Überleitung ausfällt. Der Puls des Erkrankten ist unregelmäßig.
- Beim **Typ Mobitz** werden die Vorhoferregungen in einem bestimmten Rhythmus zur Kammer weitergeleitet. Bei der 2:1-Überleitung erreicht nur jede zweite, bei der 3:1-Überleitung nur jede dritte Erregung die Kammern.

- **AV-Block III. Grades:** Die Leitung der Vorhofimpulse auf die Kammern ist aufgehoben, sodass Vorhöfe und Kammern unabhängig voneinander schlagen. Da die Kammerfrequenz mit weniger als 40 Schlägen / Min. sehr niedrig sein kann, besteht die Gefahr von Adams-Stokes-Anfällen.

Vorhofflimmern

Das Vorhofflimmern ist die häufigste Form der supraventrikulären Tachyarrhythmien. Etwa 10 % der über 70-jährigen ist davon betroffen. Aufgrund der hohen Vorhoffrequenz kommt es zu keiner wirksamen Vorhofkontraktion. Nur ein kleiner Teil der Vorhoferregungen wird (unregelmäßig) auf die Kammern übertragen. Damit werden die Kammern ganz unterschiedlich mit Blut aus den Vorhöfen befüllt. Das Ergebnis sind wechselnde Schlagvolumina und Schwankungen im systolischen Blutdruck.

Zu den **Ursachen** zählen Herzerkrankungen, Bluthochdruck oder Blutdruckkrisen, Schilddrüsenüberfunktion und unerwünschte Arzneimittelwirkungen (z. B. durch Migränemittel / Sumatriptan, Antidepressiva / Fluoxetin, Broncholytika / Theophyllin und Zytostatika / Gemcitabin).

Symptome

- Angst und Beklemmungsgefühl
- Atemnot (*Dyspnoe*)
- Unregelmäßiger Puls mit Pulsdefizit (Differenz zwischen auskultatorisch festgestellter Herzfrequenz und Radialispuls bei Tachyarrhythmie)
- Schwindel und ggf. Synkope
- Polyurie (erhöhte Urinausscheidung)
- Angina-pectoris-Anfall.

Diagnostisch erfolgt der klinische Hinweis durch das Pulsdefizit, den Nachweis eines Vorhofflimmerns erbringt das EKG.

Komplikationen sind die akute Linksherzinsuffizienz und die Bildung von Vorhofthromben mit der Gefahr arterieller Embolien, die vorwiegend Schlaganfälle auslösen.

Behandlung

Die Tachykardie wird mit Betablockern oder Kalziumantagonisten (Verapamil) gedrosselt. Bei einem Vorhofflimmern, das länger als 48 Std. besteht, muss an eine Thromboembolieprophylaxe mit Antikoagulation gedacht werden. Die Kardioversion (*Wiederherstellung einer normalen Sinusfrequenz*) erfolgt z. B. durch die Gabe eines Klasse I-Antiarrthythmikums (Flecainid) oder durch Amiodaron (Klasse III-Antiarrhythmikum). Außerdem ist die Therapie der auslösenden Grunderkrankung zu überprüfen. Daneben kann eine EKG-getriggerte Elektrokardioversion in Kurznarkose erfolgen.

Sick-Sinus-Syndrom, Präexzitationssyndrome

Das **Sick-Sinus-Syndrom** (*Syndrom des kranken Sinusknotens*) zeigt Phasen von bradykarden und tachykarden Herzrhythmusstörungen. Als Ursachen kommen eine KHK, Kardiomyopathien oder eine Herzmuskelentzündung in Betracht. Herzklopfen, Angina-pectoris-Anfälle und Dyspnoe wechseln sich ab mit Schwindel und Adams-Stokes-Anfällen. Therapie: Antiarrhythmika bzw. Herzschrittmacher.

Bei **Präexzitationssyndromen** kommt es auf zusätzlichen Leitungsbahnen, die neben der normalen AV-Überleitung existieren, zur Reizleitung und Ventrikelerregung. Das häufigste Syndrom ist das **WPW-Syndrom** (*Wolff-Parkinson-White-Syndrom*). Hier besteht eine Art „Kurzschlussbahn" zwischen Vorhof und Kammer mit einer verfrühten Kammererregung und daraus resultierenden Kammertachykardien. Zunächst kann eine Vagusreizung durch das Trinken von kaltem Wasser oder über den Valsalva-Pressversuch (nach tiefer Einatmung möglichst lange Pressen) unternommen werden. Die medikamentöse Behandlung erfolgt mit dem Antiarrhythmikum Ajmalin.

Ventrikuläre Herzrhythmusstörungen

Zu den ventrikulären Herzrhythmusstörungen zählen:

- Ventrikuläre Tachykardie
- Kammerflattern und Kammerflimmern
- Schenkelblock.

Tachykardien, Kammerflattern, Kammerflimmern

Bei **ventrikulären Tachykardien** liegt das Erregungsbildungszentrum in den Herzkammern. Betroffen sind die Tawaraschenkel oder das Kammermyokard. KHK, Herzinfarkt oder eine Hypokaliämie gehören zu den auslösenden Ursachen. Die Symptome äußern sich in Herzrasen und Angina-pectoris-Anfällen. Bei Kammertachykardien ist generell mit einem Übergang in ein Kammerflattern zu rechnen. Kammerflattern kann fließend in das **Kammerflimmern** übergehen (➤ Tab. 2.29). Letzteres ist gleichbedeutend mit einem Herzstillstand.

Die Dauermedikation mit Antiarrhythmika oder ein ICD (implantierbarer Kardioverter-Defibrillator, ➤ 2.7.8) können zukünftige Tachykardien verhindern. Tritt ein Kammerflimmern unter den Augen von Pflegefachpersonen auf, ist eine sofortige Defibrillation meist erfolgreich.

Komplikationen von ventrikulären Tachykardien sind neben dem Übergang in Kammerflattern und -flimmern das Lungenödem und der kardiogene Schock.

Schenkelblock

Wenn die Reizleitung im rechten Tawaraschenkel blockiert ist, spricht man von einem **Rechtsschenkelblock,** bei Störungen im linken Tawaraschenkel von einem **Linksschenkelblock.**

Die Blockade eines Schenkels ist meist asymptomatisch, da die etwas verzögerte Erregung der betroffenen Kammer den normalen Blutfluss im Herz nicht beeinträchtigt. Bei einer Blockade der Impulsweiterleitung in beiden Schenkeln beträgt die Kammereigenfrequenz weniger als 40 Schläge / Min. Sie reicht für eine adäquate

Tab. 2.30 Einteilung der Blutdruckwerte, angelehnt an die Klassifikation der WHO.

	Systole	Diastole
Optimaler Blutdruck	< 120 mmHg	< 80 mmHg
Normaler Blutdruck	< 130 mmHg	< 85 mmHg
Grenzwertiger Blutdruck	130-139 mmHg	85-89 mmHg
Hypertoner Blutdruck	> 140 mmHg	≥ 90 mmHg

Blutversorgung des Organismus nicht aus. Die Therapie besteht dann in der Implantation eines Herzschrittmachers (➤ 2.7.8).

Therapie

Antiarrhythmika

Zu den Antiarrhythmika gehören Substanzen, die verschiedene Zellwandkanäle blockieren (➤ Tab. 2.30):

- Klasse I: Natriumkanalblocker
- Klasse II: Betablocker
- Klasse III: Kaliumkanalblocker
- Klasse IV: Kalziumantagonisten.

Elektrolytverschiebungen (Natrium, Kalium, Kalzium) zwischen dem Zellinneren und dem Zelläußeren (intra- und extrazellulärer Raum) spielen eine große Rolle bei der Entstehung eines Impulses und einer Kontraktion. Antiarrhythmika können zu folgenden unerwünschten Wirkungen führen:

- Kardial: Blutdruckabfall, Extrasystolen, Bradykardie
- Extrakardial: Sehstörungen, Schwindel, Benommenheit, Verwirrtheitszustände, zerebrale Krampfanfälle, Müdigkeit.

Aufgrund der möglichen unerwünschten Wirkungen sind regelmäßige EKG-Kontrollen, Elektrolytbestimmungen und teilweise auch Plasmaspiegelbestimmungen notwendig.

Elektrotherapie

Bei der Elektrotherapie wird elektrischer Strom zur Behandlung von Herzrhythmusstörungen eingesetzt..Zur Elektrotherapie gehören:

- **Kardioversion**: Ziel ist es, einen Herzrhythmus mit ausreichender Auswurfleistung zur Versorgung des Organismus herzustellen. Die Durchführung erfolgt mit dem Defibrillator. Der Elektroschock wird EKG-simultan in Kurznarkose ausgelöst.
- Der **implantierbare Kardioverter-Defibrillator** (ICD) ist ein Gerät, das wie ein Herzschrittmacher implantiert wird und schwere tachykarde Herzrhythmusstörungen durch einen kurzen elektrischen Stromstoß blockiert.
- **Elektroablation**: Mit Hilfe von speziellen Elektroden werden Leitungsbahnen oder elektrische Störherde im Herzen koaguliert.
- Ein **Herzschrittmacher** (engl: pacemaker) wird v. a. bei Adams-Stokes-Anfälle, Zustand nach kardiogenem Schock und AV-Blockierungen implantiert. Temporäre (passagere) Herzschrittmacher gelangen in Notfällen zum Einsatz. Ein permanenter Herzschrittmacher wird in Lokalanästhesie oder Vollnarkose subkutan im Bereich des großen Brustmuskels eingesetzt (➤ Abb. 2.235, ➤ Abb. 2.236). Für die Impulsübermittlung werden je nach Schrittmachertyp meist zwei Elektroden implantiert, die als Bedarfsschrittmacher (Demand-Schrittmacher) arbeiten. Sie übernehmen die Funktion des Reizleitungssystems, wenn die im Schrittmacher eingestellte Herzfrequenz vom physiologischen Reizleitungssystem des Betroffenen unterschritten wird. Fehlfunktionen treten aufgrund leerer Batterien, Elektrodenbrüchen oder -verschiebungen auf.

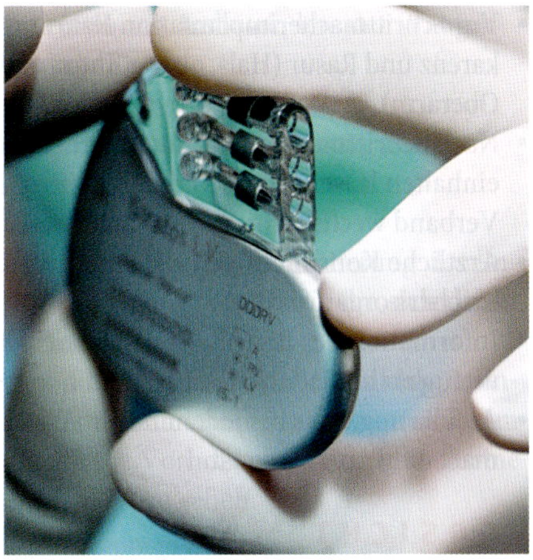

Abb. 2.235 Permanenter Herzschrittmacher. [X217]

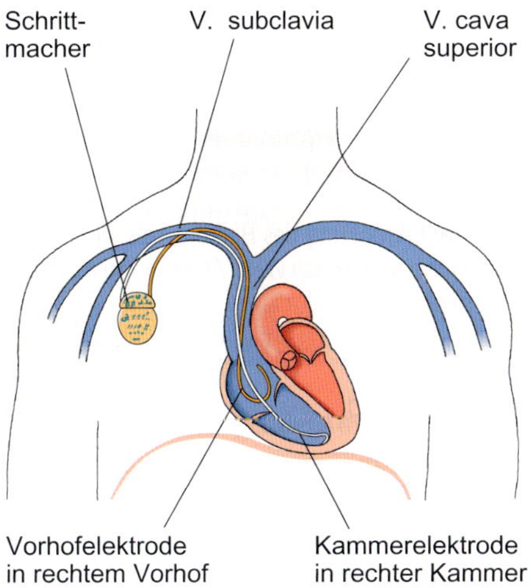

Abb. 2.236 Lage eines permanenten Herzschrittmachers im Körper. Die Elektroden liegen hier in der rechten Herzkammer und im rechten Vorhof. Das Schrittmacheraggregat wird in Lokalanästhesie oder Vollnarkose subkutan implantiert. [L190]

Pflege

- Herzrhythmusstörungen erkennen, ggf. an Kaliumverschiebungen durch Diuretika als mögliche Auslöser der Rhythmusstörungen denken
- Häufige Blutdruckkontrollen
- Beobachtung von Bewusstsein, Atmung und subjektivem Befinden
- Antiarrthythmische Therapie überwachen

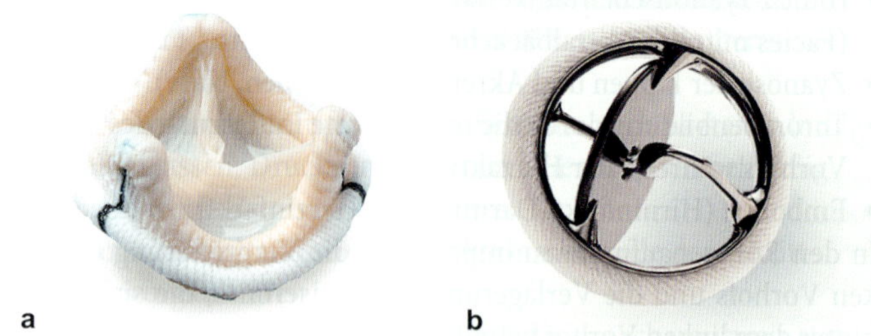

Abb. 2.239 Bioprothese (links). Die Schweineklappe wird konserviert und auf einen Rahmen gezogen. Der helle Gewebering dient zum Einnähen der Klappe. Kippscheibenprothese (rechts). Alle künstlichen Herzklappen haben einen Ventilmechanismus, der den Blutfluss nur in eine Richtung freigibt. Kommt das Blut aus der Gegenrichtung, schlägt die Scheibe zurück und verschließt die Öffnung. [X217]

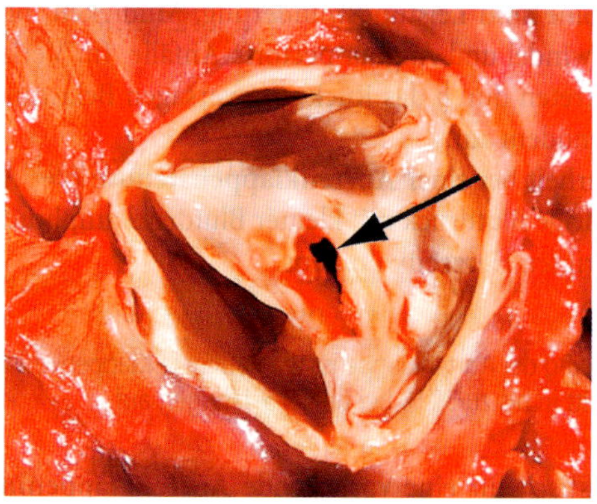

Abb. 2.240 Aortenklappenstenose nach Endokarditis. Der Pfeil zeigt auf die verbliebene Öffnung. [E423]

2.7.9 Entzündliche Herzerkrankungen

Endokarditis

DEFINITION

Endokarditis: Entzündung der Herzinnenhaut (*Endokard*) mit Veränderung am Schließungsrand der Herzklappen. Am häufigsten sind die Mitral- und die Aortenklappe betroffen.

Krankheitsentstehung

Herzklappenentzündungen treten auf:

- **Infektiös** bedingt, z. B. nach der Implantation einer Herzklappe, einer Schrittmacherelektrode oder eines Venenkatheters und im Rahmen von urologischen oder zahnärztlichen Eingriffen
- **Nicht-infektiös** bedingt im Rahmen von Autoimmunerkrankungen, bei rheumatischen Erkrankungen, als Folge des akuten rheumatischen Fiebers (➤ 2.10.11)

Symptome

Symptome bei infektiöser Endokarditis:

- Fieber und Schüttelfrost
- Tachykardie
- Schwäche, Appetitlosigkeit, Herzgeräusch
- Gelenkschmerzen
- Nierenbeteiligung mit Hämaturie und Proteinurie
- Petechien (*punktförmige Blutungen*) an den Handflächen, Fingern und Fußsohlen
- Mikroembolien in allen Organen und in der Haut möglich.

Labortechnische Untersuchungen weisen Erhöhungen unspezifischer Entzündungszeichen (BSG, CRP) und der Leukozyten auf. Entscheidend ist der kulturelle Erregernachweis im Blut.

Behandlung

Bei den bakteriellen Endokarditisformen erfolgt eine adäquate hochdosierte Antibiotikatherapie. Die Auswahl des Antibiotikums hängt vom Ergebnis einer Untersuchung des Resistenzverhaltens der Erreger ab.

Bei nicht-infektiösen Endokarditiden steht die Behandlung der Grunderkrankung im Vordergrund, ggf. ergänzt durch eine operative Sanierung der betroffenen Herzklappe.

Pflege

- Strenge Bettruhe einhalten lassen
- Übernahme von Körperpflege und Prophylaxen durch die Pflegefachpersonen
- Vitalzeichen und Körpertemperatur überwachen
- Ein- und Ausfuhr bilanzieren
- Pflegebedürftigen wegen der Gefahr einer Nierenschädigung mit eingeschränkter Urinausscheidung täglich wiegen
- Haut und Schleimhäute beobachten (Zyanose, Mikroembolien).

Myokarditis

DEFINITION

Myokarditis: Akute oder chronische Entzündung der Herzmuskulatur.

Krankheitsentstehung

Häufige Ursache einer **infektiösen Myokarditis** sind Virusinfektionen (Coxsackie-B-, Herpes-, Influenza-, Adeno- oder HI-Viren). Sie kann aber auch bakteriell (Streptokokken, Staphylokokken, Enterokokken, Borrelia burgdorferi), durch Pilze bei Abwehrschwäche, durch Protozoen (Toxoplasma gondii) oder Parasiten (Echinokokken) verursacht sein.

Eine **nicht-infektiöse Myokarditis** entsteht manchmal im Rahmen einer rheumatoiden Arthritis oder Kollagenose, nach einer Bestrahlung oder nach einem Herzinfarkt.

Symptome und Behandlung

Die Beschwerden sind unterschiedlich und unspezifisch. Sie reichen von Schwäche, Leistungsminderung und Fieber über Atemnot, Herzschmerzen und Herzrhythmusstörungen bis hin zu allen Schweregraden einer Herzinsuffizienz und kardiogenem Schock.

Therapeutische Maßnahmen sind u. a. die körperliche Schonung, Antibiotika bei bakteriellen Herzmuskelentzündungen und die Behandlung von Komplikationen.

Perikarditis

DEFINITION

Perikarditis: Entzündung des Herzbeutels.

Krankheitsursachen

- Mikroorganismen (am häufigsten Viren)
- Erkrankungen des rheumatischen Formenkreises (➤ 2.1.14)
- Urämie (*Harnvergiftung*)
- Tumoren (Bronchial-, Mammakarzinom, maligne Lymphome)
- Strahlentherapie.

Symptome und Untersuchungsbefund

Bei einer **trockenen Perikarditis** (*fibrinöse Perikarditis*) klagt der Betroffene über allgemeine Schwäche, Atemnot, zunehmendes Beklemmungsgefühl im Liegen und einen retrosternalen, oft lage- und atemabhängigen Schmerz. Auskultatorisch ist das Perikardreiben, ein hochfrequentes, schabendes oder kratzendes Geräusch, zu hören. Häufig bildet sich im Folgestadium ein entzündlicher Erguss im Herzbeutel, die **feuchte Perikarditis** (*exsudative Perikarditis*). Typischerweise klingen die Schmerzen dann ab. Da der Herzbeutel nur wenig dehnbar ist, werden die Herzhöhlen eingeengt und fassen somit weniger Blut. Dies vermindert die Auswurfleistung des Herzens. Das Perikardreiben ist in diesem Stadium verschwunden, die Herztöne sind wegen des Ergusses nur leise hörbar.

Chronische Perikardergüsse können aufgrund von Kalkablagerungen zu einem **Panzerherz** führen, bei dem sich die Herzhöhlen kaum noch mit Blut füllen.

Behandlung

Eine auslösende Grunderkrankung muss therapiert werden (z. B. Dialyse bei Urämie). Weitere Behandlungsmaßnahmen sind Bettruhe, Schmerzbekämpfung, Entzündungshemmung (evtl. NSAR) und bei bakterieller Ursache der gezielte Einsatz von Antibiotika. Bei häufigen Rezidiven mit Ergussbildung ist manchmal eine Perikardfensterung notwendig, um den Erguss abzuleiten und die Herzfunktion zu verbessern.

SURFTIPP

Deutsche Gesellschaft für Prävention und Rehabilitation von Herz-Kreislauferkrankungen e. V.: www.dgpr.de

Wiederholungsfragen

1. Woher kommen die Arterien für die Versorgung der Herzmuskulatur? (➤ 2.7.1)
2. Wie erfolgt der Blutfluss durch das Herz? (➤ 2.7.1)
3. Welche Teile des Erregungsbildungs- und Erregungsleitungssystems kennen Sie? (➤ 2.7.1)
4. Wie heißen die verschiedenen Schichten der Herzwand? (➤ 2.7.1)
5. Welchen Einfluss haben Hormone, Elektrolyte und das vegetative Nervensystem auf Veränderungen der Herztätigkeit? (➤ 2.7.2)
6. Welche Phasen des Herzzyklus kennen Sie? (➤ 2.7.2)
7. Was können Ursachen einer Synkope sein? (➤ 2.7.3)
8. Welche Ursachen liegen der koronaren Herzkrankheit (KHK) zugrunde? (➤ 2.7.4)
9. Wiederholen Sie die Symptome einer Angina pectoris und eines Herzinfarkts. Gibt es Unterschiede? (➤ 2.7.4)
10. Beschreiben Sie die unterschiedlichen Symptome der Links- und Rechtsherzinsuffizienz. (➤ 2.7.5)
11. Was sind Extrasystolen und wie äußern sie sich? (➤ 2.7.6)
12. Nennen Sie supraventrikuläre und ventrikuläre Herzrhythmusstörungen. (➤ 2.7.6)
13. Welche Auswirkungen haben Herzklappenstenose und Herzklappeninsuffizienz auf den Blutfluss bzw. die Herzfunktion? (➤ 2.7.8)
14. Nennen Sie Ursachen, Symptome, Therapie und Prophylaxe einer Endokarditis. (➤ 2.7.9)

LITERATURNACHWEIS

Füsgen I. Geriatrie. Band 2 Spezielle Kranheitsbilder-Notfälle-Problembereiche-Tod und Sterben. 4. A. Stuttgart: Kohlhammer- Verlag, 2004.
Gerlach U., Wagner H., Wirth W. Innere Medizin für Pflegeberufe. 8. A. Stuttgart: Thieme Verlag, 2015.
Hansen W., Goebell H. Medizin des Alterns und des alten Menschen: Querschnitt konkret. Stuttgart: Schattauer Verlag, 2006.
Herold G. et al. Innere Medizin 2019. Köln: Gerd Herold Verlag, 2018.
Karow T., Lang-Roth R. Allgemeine und Spezielle Pharmakologie und Toxikologie. Vorlesungsorientierte Darstellung. 27. A. Köln: Thomas Karov Verlag, 2018.
Kugler, P. Der menschliche Körper. Anatomie Physiologie Pathologie. 3. A. München: Elsevier Verlag: 2017.
Pape H.-C., Kurtz A., Silbernagl S. Physiologie. 8. A. Stuttgart: Thieme Verlag, 2018.
Rote Liste Service GmbH (Hrsg.) Rote Liste 2019.

2.8 Erkrankungen des Kreislaufsystems

DEFINITION

Körperkreislauf (*großer Kreislauf*): Der Teil des Kreislaufs, in dem das vom linken Herzen in die Aorta ausgeworfene Blut zu den Organen transportiert wird und von dort zurück zum rechten Herzen.
Lungenkreislauf (*kleiner Kreislauf*): Der Teil des Kreislaufs, in dem das vom rechten Herzen ausgeworfene Blut zur Lunge transportiert wird und von dort zurück zum linken Herzen.

2.8.1 Arterien

Arterien sind Gefäße, die von der Aorta oder dem Lungenarterienstamm (Truncus pulmonalis) abzweigen und sich in immer kleinere Äste aufteilen. Der letzte Gefäßabschnitt einer Arterie wird als Arteriole bezeichnet.

Arterien sind aus drei Wandschichten aufgebaut, die einen Hohlraum (*Gefäßlumen*) umgeben:

- Intima (innere Schicht)
- Media (mittlere Schicht)
- Adventitia (äußere Schicht).

Zur **Intima** (*Tunica interna*) gehören sowohl das einschichtige Gefäßepithel (*Endothel*) mit seinen flachen Zellen, als auch das darunter liegende, lockere Bindegewebe. Dieses grenzt mit einer elastischen Membran die Intima von der mittleren Gefäßwandschicht ab. Die **Media** (*Tunica media*) ist entweder überwiegend aus elastischen Fasern (Arterien vom elastischen Typ) oder aus glatten Muskelzellen (Arterien vom muskulären Typ) aufgebaut. Aufgaben, die sich aufgrund des unterschiedlichen Mediagewebes ergeben, sind:

- Bei den Arterien vom elastischen Typ: Windkesselfunktion
- Bei den Arterien vom muskulären Typ: Regulierung der Organdurchblutung (➤ 2.8.1).

Die Bindegewebsfasern der **Adventitia** verankern das Gefäß in seiner Umgebung. Bei größeren Arterien verlaufen in der Adventitia Gefäße (*Vasa vasorum*) und Nerven zur Versorgung der Arterienwand.

Windkesselfunktion der großen Arterien

Das stoßweise aus den Herzkammern ausgeworfene turbulente (*wirbelnde*) Blutvolumen muss in eine gleichförmige (*laminare*) Blutströmung umgewandelt werden. Grund ist die Erhaltung von Strömungsenergie. Diese geht aber bei einer turbulenten Blutströmung durch die Trägheit des Blutes mit Bewegungen quer zur Stromrichtung, Beschleunigung und Abbremsung größtenteils verloren.

Daher dehnt das geförderte Schlagvolumen während der Kammerkontraktion kurzfristig die Gefäßwand der großen, vom Herzen wegführenden Gefäße. Sowohl die ersten Abschnitte des Lungenarterienstamms als auch der Aorta können aufgrund ihrer elastischen Fasern einen Teil des Blutes aufnehmen und für einen Moment speichern. Anschließend zieht sich die elastische Gefäßwand zusammen und gibt dabei kontinuierlich das gespeicherte Blutvolumen frei. Den Mechanismus bezeichnet man in Anlehnung an Speicherbehälter hinter Kolbenpumpen als Windkesselfunktion (➤ Abb. 2.241).

Anastomosen und Kollateralkreislauf

Mittelgroße und kleine Arterien haben untereinander häufig Verbindungen (*Anastomosen*). Bilden diese Verbindungen einen Parallelweg zur Hauptstrombahn, bezeichnet man sie als Kollateralen. Sie können bei einem Ausfall der Hauptstrombahn einen Umgehungskreislauf (*Kollateralkreislauf*) bilden. Wenn Arterien keine Kollateralen besitzen, werden sie als Endarterien bezeichnet.

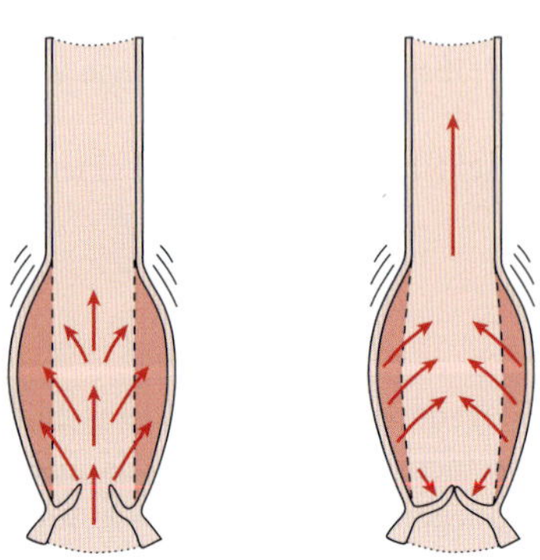

Abb. 2.241 Die Windkesselfunktion ist die Voraussetzung für eine kontinuierliche Blutströmung. [L157]

Arterien des Körperkreislaufs

Die **Aorta** entspringt aus der linken Herzkammer und gibt kranial der Aortenklappe die beiden **Koronararterien** (➤ 2.7.1) ab. Danach steigt sie auf (**aufsteigende Aorta,** *Aorta ascendens*), verläuft im Bogen (*Arcus aortae*) kranial des Lungenarterienstamms und zieht dann nach kaudal (**absteigende Aorta,** *Aorta descendens* ➤ Abb. 2.242).

Kopf-, Arm- und Brustarterien

Aus dem **Aortenbogen** entspringen mehrere große Arterien:

- **Gemeinsame Kopf-Armarterie** (*Truncus brachiocephalicus*); teilt sich nach wenigen cm in die **rechte gemeinsame Halsarterie** (*A. carotis communis dextra*) und die **rechte Schlüsselbeinarterie** (*A. subclavia dextra*)
- **Linke gemeinsame Halsarterie** (*A. carotis communis sinistra*)
- **Linke Schlüsselbeinarterie** (*A. subclavia sinistra*).

Die beiden (gemeinsamen) **Halsschlagadern** (*A. carotis communis*) ziehen kopfwärts. Sie gabeln sich in Höhe des Schildknorpels jeweils in die **innere und äußere Halsarterie** (*A. carotis interna und A. carotis externa*). Die **äußere Halsschlagader** (*A. carotis externa*) versorgt den Kehlkopf, die Schilddrüse, die Mundhöhle, die Nase, die Kaumuskulatur und das Gesicht. Die **innere Halsschlagader** (*A. carotis interna*) durchblutet das Auge und den größten Teil des Gehirns.

> Da ein Ast der **äußeren Halsschlagader** auch die Nase mit Blut versorgt, kann Nasenbluten vermindert werden, wenn auf die Halsseiten und in den Nacken ein kaltes, feuchtes Tuch gelegt wird. Diese Maßnahme bewirkt eine Verengung (*Vasokonstriktion*) der äußeren Halsschlagader, wodurch die Durchblutung der Nase abnimmt.

Von den **Schlüsselbeinarterien** (*A. subclavia sinistra* und *A. subclavia dextra*) zweigen mehrere Äste für die Halsregion und die Brustwand ab. Sowohl die rechte als auch die linke **Wirbelarterie** (*A. vertebralis*) kommen ebenfalls aus den Schlüsselbeinarterien und steigen durch Öffnungen in den Querfortsätzen der Halswirbelsäule zum Gehirn auf (➤ 2.13.2). Zur Versorgung des Arms zieht die Schlüsselbeinarterie in die Achselregion und ändert ihren Namen in **Achselarterie** (*A. axillaris*). Die Achselarterie wird am Oberarm in **Armarterie** (*A. brachialis*) umbenannt. Diese teilt sich in der Ellenbeuge in die **Speichenarterie** (*A. radialis*) und die **Ellenarterie** (*A. ulnaris*) auf. Die A. radialis verläuft entlang der Speiche; an ihr wird gewöhnlich der Puls gemessen (➤ Abb. 1.62). Die A. ulnaris zieht entsprechend an der Ellenseite weiter. Beide Arterien verzweigen sich und versorgen den Unterarm und die Hand.

Die Aorta befindet sich im absteigenden Teil als **Aorta descendens** dicht vor der Wirbelsäule und gibt als **Brustaorta** (*Aorta thoracica*) die paarigen **Zwischenrippenarterien** (*Aa. intercostales*) für die Brustwand ab, die jeweils an den unteren Rändern der Rippen entlang ziehen. Danach passiert die Aorta das Zwerchfell und tritt in das Retroperitoneum (*Raum hinter der Bauchhöhle*) ein.

Arterien des Bauchraums

Unterhalb des Zwerchfells wird die Brustaorta in **Bauchaorta** (*Aorta abdominalis*) umbenannt. Direkte Äste der Aorta abdominalis sind:

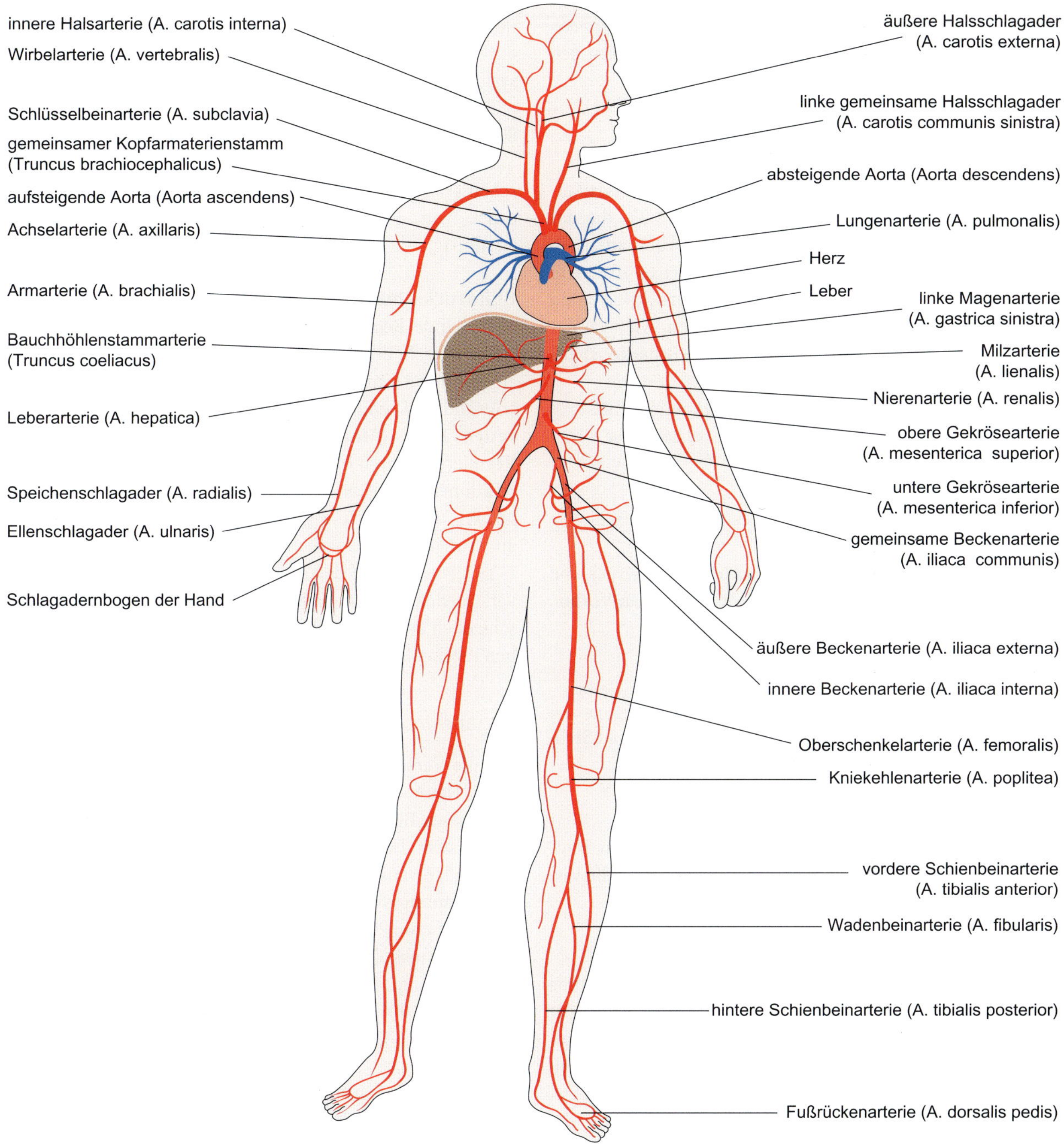

Abb. 2.242 Wichtige Arterien des Menschen. [L190]

- **Bauchhöhlenstammarterie** (*Truncus coeliacus*); sie teilt sich nach wenigen cm in drei größere Äste für den Magen, die Leber und die Milz
- **Obere und untere Gekrösearterie** (*A. mesenterica superior* und *A. mesenterica inferior*) zur Versorgung des Darms
- **Nierenarterien** (*Aa. renales*)
- **Eierstockarterien** (*Aa. ovaricae*) bzw. **Hodenarterien** (*Aa. testiculares*).

Ventral des 4. Lendenwirbels gabelt sich die Aorta in die linke und rechte **gemeinsame Beckenarterie** (*A. iliaca communis sinistra, A. iliaca communis dextra*), die sich wiederum jeweils in die **innere** und **äußere Beckenarterie** (*A. iliaca interna* und *A. iliaca externa*) teilen. Die inneren Beckenarterien durchbluten die Beckenorgane.

Beinarterien

Die **äußere Beckenarterie** (*A. iliaca externa*) zieht unter dem Leistenband abwärts und wird erst zur **Oberschenkelarterie** (*A. femoralis*), dann zur **Kniekehlenarterie** (*A. poplitea*). Unterhalb der Kniekehle teilt sich die Kniekehlenarterie in drei Äste: die **Waden-**

beinarterie (*A. fibularis* oder *A. peronaea*) sowie die **vordere** und **hintere Schienbeinarterie** (*A. tibialis anterior* und *A. tibialis posterior*). Diese drei Arterien verzweigen sich und versorgen den Unterschenkel und den Fuß.

Blutströmung

Die Blutströmung entsteht durch Druckdifferenzen im Kreislaufsystem: Aus der rechten bzw. der linken Herzkammer, die das Blutvolum mit ca. 20 mmHg bzw. 120 mmHg Druck ausstößt, fließt das Blut in periphere Gefäßabschnitte, wobei es zu einem Druckabfall kommt. Die im Folgenden genannten Druckwerte sind ungefähre Mittelwerte und sollen veranschaulichen, wie sich der Druck in den unterschiedlichen Blutgefäßen des Körperkreislaufs verändert:

- Auswurf von Blutvolumen aus der linken Herzkammer mit einem Druck von ca. 120 mmHg in die Aorta (systolischer Blutdruck)
- Druck im Kapillargebiet: 20–25 mmHg
- Rückfluss über die Venen mit einem Druck von 10 mmHg
- Druck in den Hohlvenen: 5 mmHg.

Im Lungenkreislauf besteht in den Lungenarterien ein Druck von etwa 20 mmHg, in den Lungenvenen, kurz vor dem linken Vorhof, ein Druck von 5 mmHg.

Fließgeschwindigkeit

Die Fließgeschwindigkeit des Blutstroms hängt vor allem vom **Strömungswiderstand** in den Gefäßen und vom **Blutdruck** ab.

Strömungswiderstand

Der Strömungswiderstand ist der Widerestand gegen den Blutstrom. Er wird bestimmt durch den Gefäßdurchmesser und die Viskosität (*Zähflüssigkeit*) des Blutes.

Gefäßdurchmesser

Der Gefäßdurchmesser hat großen Einfluss auf die Durchblutung der von dem Gefäß versorgten Organe. Durch die Erweiterung der Gefäßdurchmesser (*Vasodilatation*) sinkt der Strömungswiderstand in diesem Versorgungsgebiet, die Durchblutung des nachfolgenden Gewebes nimmt zu. Umgekehrt geht eine Verengung der Gefäßdurchmesser (*Vasokonstriktion*) mit einer Steigerung des Strömungswiderstands einher, wodurch sich die Durchblutung des nachgeschalteten Gewebes verringert.

Zähflüssigkeit

Die Zähflüssigkeit des Blutes (*Viskosität*) hängt vom Verhältnis der Blutzellen zum Gesamtvolumen des Blutes (Hämatokrit ➤ 2.6.1) ab. Starker Flüssigkeitsmangel führt durch das Überwiegen der festen Blutbestandteile zu einer steigenden Zähflüssigkeit und erhöht so den Strömungswiderstand.

Blutdruck

Blutdruckmessung nach Riva-Rocci (➤ 1.5.2)

Systolischer und diastolischer Blutdruck

Pumpt das Herz während der Kammerkontraktion (*Systole*) Blut in die Aorta, steigt der physiologische Druck z. B. auf 120 mmHg. Der systolische Blutdruckwert ist daher Ausdruck der Herzbelastung.

Der diastolische Wert mit einem physiologischen Wert von rund 80 mmHg ist ein Maß für die Dauerbelastung der Gefäßwände.

Die **Blutdruckamplitude** errechnet sich aus der Differenz zwischen systolischem und diastolischem Blutdruck. Bei einem Blutdruck von 120/80 mmHg beträgt die Amplitude demnach 40 mmHg.

Blutdruckschwankungen

Wechselnde Belastungen erfordern eine schnelle Anpassung des Blutdrucks. In der Aorta und in den Halsschlagadern messen druckempfindliche Sinneszellen (*Pressorezeptoren*) die Dehnung der Gefäßwand und senden Impulse an das Kreislaufzentrum im verlängerten Mark (*Medulla oblongata*). Von hier aus erfolgt die Regulierung durch Impulse an die Gefäßmuskulatur mit Gefäßkontraktionen (*Vasokonstriktion*) oder Gefäßerweiterungen (*Vasodilatation*) oder durch Signale an die Herzmuskulatur mit Veränderungen der Herzarbeit.

Der Druck ist in den einzelnen Gefäßabschnitten aufgrund der verschiedenen Strömungswiderstände und der Körperlage unterschiedlich ausgeprägt. So findet man in den Beinarterien beim Stehen regelmäßig systolische Blutdruckwerte über 200 mmHg.

Organdurchblutung

Für die Versorgung des Organismus stehen 5–7 l Blut zur Verfügung. Nieren, Herz und Gehirn erhalten einen relativ konstanten Teil dieses Blutvolumens, während andere Organe (z. B. Verdauungssystem, Haut, Skelettmuskulatur) je nach Bedarf mit erheblich mehr oder weniger Blut versorgt werden. Im Mittel bekommen:

- Verdauungssystem bis zu 25 % des Blutvolumens
- Nieren etwa 20 % des Blutvolumens
- Skelettmuskulatur bis zu 20 % des Blutvolumens
- Gehirn ungefähr 15 % des Blutvolumens
- Haut ca. 10 % des Blutvolumens
- Herz etwa 5 % des Blutvolumens.

Regulierende Einflüsse

Arterien vom muskulären Typ beeinflussen durch Kontraktion bzw. Entspannung der glatten Muskelzellen die Durchblutung der von ihnen versorgten Organe. Zusätzlich wirken lokale, hormonelle und vom vegetativen Nervensystem ausgehende Einflüsse auf die Gefäßmuskulatur:

- **Lokaler Sauerstoffmangel,** Stoffwechselprodukte wie CO_2, Milchsäure (*Laktat*) und Wasserstoffionen (saurer pH-Wert), die z. B. bei der Muskelarbeit vermehrt anfallen, lösen eine Erweiterung des Gefäßdurchmessers aus.
- **Gewebehormone,** z. B. Histamin oder Prostaglandin, wirken ebenfalls gefäßerweiternd.
- Das **Hormon** Renin aus der Niere führt über den Renin-Angiotensin-Aldosteron-Mechanismus (➤ 2.11.6) zur Freisetzung des stark gefäßverengenden Aldosterons aus der Nebennierenrinde.

- Eine **Sympathikusaktivierung** über β-Rezeptoren in den Gefäßwänden bewirkt, dass sich die Arterien im Bauchraum und in der Haut kontrahieren, die Koronargefäße und die Arterien in der Skelettmuskulatur erweitern.

2.8.2 Kapillaren

Etwa 40 Milliarden Kapillaren mit einer Austauschfläche von ungefähr 1 000 Quadratmetern gewährleisten die Versorgung des Organismus. Kapillaren (Durchmesser 4–8 µm) besitzen eine Gefäßwand, die nur aus Intima besteht. Je nach Versorgungsbedarf bilden die Kapillaren ein im gesamten Körper ausgedehntes, unterschiedlich dichtes Netz:

- Gewebe mit hohem Sauerstoffbedarf, z. B. Muskeln oder Nieren, besitzen viele Kapillaren.
- Sehnen und vergleichbare Gewebe mit niedriger Stoffwechselaktivität (*bradytrophe Gewebe*) haben wenige Kapillaren.

Mikrozirkulation

Über die **Endstrombahn,** ein Begriff, der Arteriolen, Kapillaren und Venolen zusammenfasst, findet die Mikrozirkulation statt und gewährleistet die Austauschvorgänge zwischen Kapillaren, Interstitium (*Zwischenzellgewebe*), Zellen und Lymphkapillaren.

Wenn das auf einer Unterlage aufliegende Körpergewicht Kapillaren in der Leder- und in der Unterhaut abdrückt, wird der Stoffaustausch im Gewebe unterbrochen; ein **Dekubitus** entsteht (➤ 2.2.5).

Stoffaustausch

Der Stoffaustausch zwischen den Kapillaren und den Zellen ist von mehreren Voraussetzungen abhängig:

- Von der **Durchblutung** mit einem ausreichenden Blutvolumen, mit genügend roten Blutkörperchen (*Erythrozyten*), die den Sauerstoff transportieren.
- Von einer langsamen **Blutströmung,** die den Stoffaustausch durch die Kapillarwand begünstigt.
- Von der **Durchlässigkeit** der Kapillarwand. Durch Kapillaren mit geschlossener Endothelschicht können nur kleinmolekulare Stoffe passieren (z. B. Blut-Hirn-Schranke). Stark poröse Kapillaren hingegen, wie sie z. B. als Sinusoide in der Leber vorkommen, erlauben auch den Durchtritt größerer Moleküle.

2.8.3 Venen

Die Venenwand hat ebenfalls einen dreischichtigen Aufbau. Im Vergleich zu den Arterien herrscht in den Venen ein wesentlich geringerer Druck. Deshalb sind die Venenwände dünner und lockerer konstruiert. In den peripheren Venen leiten Venenklappen den Blutstrom herzwärts (➤ Abb. 2.243).

Venenklappen

Venenklappen sehen wie zwei kleine Taschen aus. Sie kommen in den kleinen und den mittleren Venen der unteren Körperhälfte wesentlich häufiger als in den Venen der oberen Körperhälfte vor. In den Venen des Verdauungssystems, in den Nierenvenen sowie in den Venen des zentralen Nervensystems fehlen die Venenklappen.

Sie haben die Funktion eines Ventils, das den Blutstrom zum Herzen hin freigibt. Während des Rückstroms zum Herzen legen sie sich an die Venenwand. Das Zurückfließen von venösem Blut in Richtung Fuß oder Hand verhindern sie, indem sie sich entfalten und den Rückstrom stoppen. Unterstützt wird diese Ventilfunktion durch die Muskelpumpe und die arterio-venöse Koppelung.

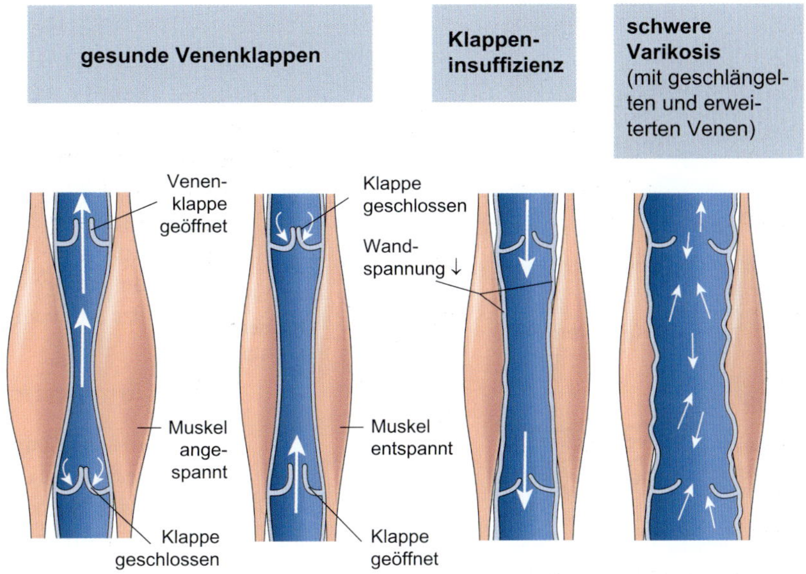

Abb. 2.243 Funktion der Venenklappen. In der ersten Abbildung wird das Blut durch die Kontraktion der anliegenden Muskeln durch die geöffnete Venenklappe nach oben Richtung Herz gepresst. Bei Entspannung der Muskulatur kann Blut von unten nachfließen. Sind die Venen erweitert, schließen die Klappen nicht mehr vollständig und es entstehen Krampfadern (*Varizen*). [L190]

Muskelpumpe

Kontrahiert sich Muskulatur, drückt sie benachbarte Venen zusammen. Eine Entspannung der Muskulatur entlastet die Venen. Der wechselnde Druck, den die Skelettmuskulatur auf die dünnen Venenwände ausübt, wird als Muskelpumpe bezeichnet. Besonders beim Bewegen der unteren Extremitäten verbessert sich der venöse Rückfluss aufgrund der im Wechsel erfolgenden Kontraktionen und Erschlaffung der Wadenmuskulatur erheblich.

Arterio-venöse Koppelung

Ein ähnliches Prinzip, das der Muskelpumpe gleicht, ist die arterio-venöse Koppelung. Sie kommt durch eine zwischen zwei Venen liegende Arterie zustande, die über straffe Fasern fest mit den Venen verknüpft ist. Der Arterienpuls drückt die dünne Wand der Begleitvenen rhythmisch zusammen. Der Rückstrom zum Herzen erhöht sich, insbesondere wenn die Venenklappen intakt sind.

Blutreservoir

In den **Venen** und **Venolen** (*kleinste Äste der Venen*) befinden sich mehr als zwei Drittel des Blutvolumens (➤ Abb. 2.244). Wegen dieses Blutreservoirs nennt man Venen auch **Kapazitätsgefäße**. Bei Bedarf können aus diesem Reservoir größere Blutmengen in andere Teile des Körpers verschoben werden. Blut kann aber auch in den Venen versacken, etwa bei der orthostatischen Hypotonie (➤ 2.8.5).

Venen des Körperkreislaufs

Der Venenverlauf entspricht überwiegend dem der Arterien. Es gibt insgesamt mehr Venen als Arterien, weil im Bereich der Extremitäten meist zwei Venen eine Arterie begleiten. Alle Venen leiten das Blut aus dem Körperkreislauf letztlich entweder zur oberen oder zur unteren Hohlvene: Die **obere Hohlvene** (*V. cava superior*) sammelt das Blut aus den Armen, dem Kopf sowie aus dem Hals und der Brust. Die **untere Hohlvene** (*V. cava inferior*) nimmt das Blut aus dem Bauch, den Beckenorganen und den Beinen auf.

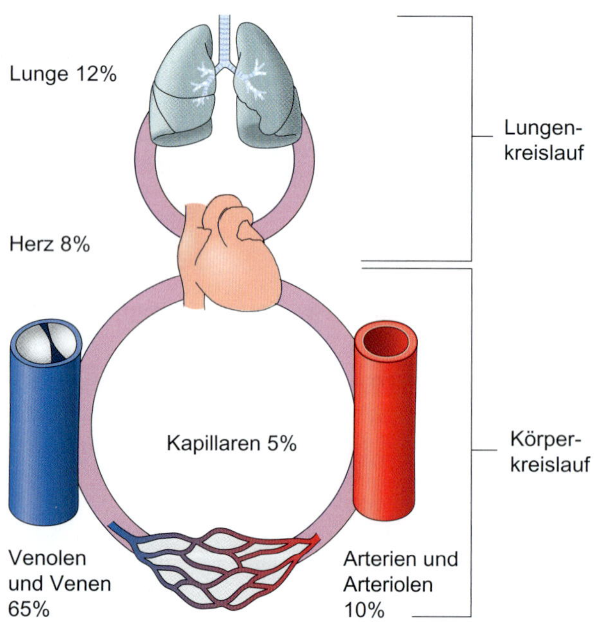

Abb. 2.244 Verteilung des Blutvolumens im Körper. 65 % des Blutvolumens befinden sich im venösen System des Körperkreislaufs. [L190]

Kopf- und Armvenen

An jedem Arm münden **Ellen-** und **Speichenvene** (*V. ulnaris* und *V. radialis*) in die Oberarmvene (V. *brachialis*) . Diese geht in die **Achselvene** (*V. axillaris*) über und wird unter dem Schlüsselbein in **Schlüsselbeinvene** (*V. subclavia*) umbenannt. Im linken bzw. rechten Venenwinkel (➤ Abb. 2.245) vereinigt sich die Schlüsselbeinvene mit der **inneren Drosselvene** (*V. jugularis interna*), die venöses Blut aus dem Gehirn und dem Gesicht ableitet. Die **Kopf-Arm-Vene** (*V. brachiocephalica*), die aus der Vereinigung der Schlüsselbeinvene mit der inneren Drosselvene entsteht, führt das Blut in die obere Hohlvene.

In den linken Venenwinkel mündet der **Milchbrustgang** (*Ductus thoracicus*), in den rechten Venenwinkel der rechte Hauptlymphstamm (*Ductus lymphaticus dexter* ➤ 2.6.6). Beide Lymphstämme leiten also die Lymphe aus dem Körper in das venöse System.

Bauch- und Beckenvenen

Magen-, Milz- und Darmvenen sowie die Venen der Bauchspeicheldrüse leiten das Blut zur **Pfortader** (*V. portae*). Das Blut der Pfortader strömt durch die Leber und gelangt über die **Lebervenen** (*Vv. hepaticae*) in die untere Hohlvene (➤ 2.10.16). Die untere Hohlvene führt das venöse Blut aus den Beinen und den Beckenorganen in den rechten Vorhof.

Beinvenen

Am Bein fließt das venöse Blut zum großen Teil über das **tiefe Venensystem** herzwärts. Das Blut aus dem Fuß und dem Unterschenkel gelangt über die **Kniekehlenvene** (*V. poplitea*) und die **Oberschenkelvene** (*V. femoralis*) in die **äußere Beckenvene** (*V. iliaca externa*) und schließlich in die **gemeinsame Beckenvene** (*V. iliaca communis*).

Über die **oberflächlichen Beinvenen,** die **große Rosenvene** (*V. saphena magna*) an der Innenseite des Beines und die **kleine Rosenvene** (*V. saphena parva*) an der Rückseite des Unterschenkels, fließt nur ein kleiner Teil des venösen Blutes. Die kleine Rosenvene beginnt am seitlichen Fußrand und mündet in die Kniekehlenvene (*V. poplitea*). Die große Rosenvene erreicht im **Venenstern,** in der Tiefe des Oberschenkels, die Oberschenkelvene (*V. femoralis*). Oberflächliche und tiefe Beinvenen sind durch **Perforansvenen** (Perforation = *Durchbruch*) miteinander verbunden, deren Venenklappen das Blut vom oberflächlichen zum tiefen Venensystem führen.

Arterien und Venen des Lungenkreislaufs

Aus dem **Lungenarterienstamm** (*Truncus pulmonalis*) zweigen die rechte und die linke Lungenarterie (*A. pulmonalis dextra, A. pulmonalis sinistra*) zu den Lungenflügeln ab. Sie führen **sauerstoffarmes** Blut und teilen sich in Kapillaren auf. Venolen und Venen vereinigen sich zu vier großen **Lungenvenen** (*Vv. pulmonales*).

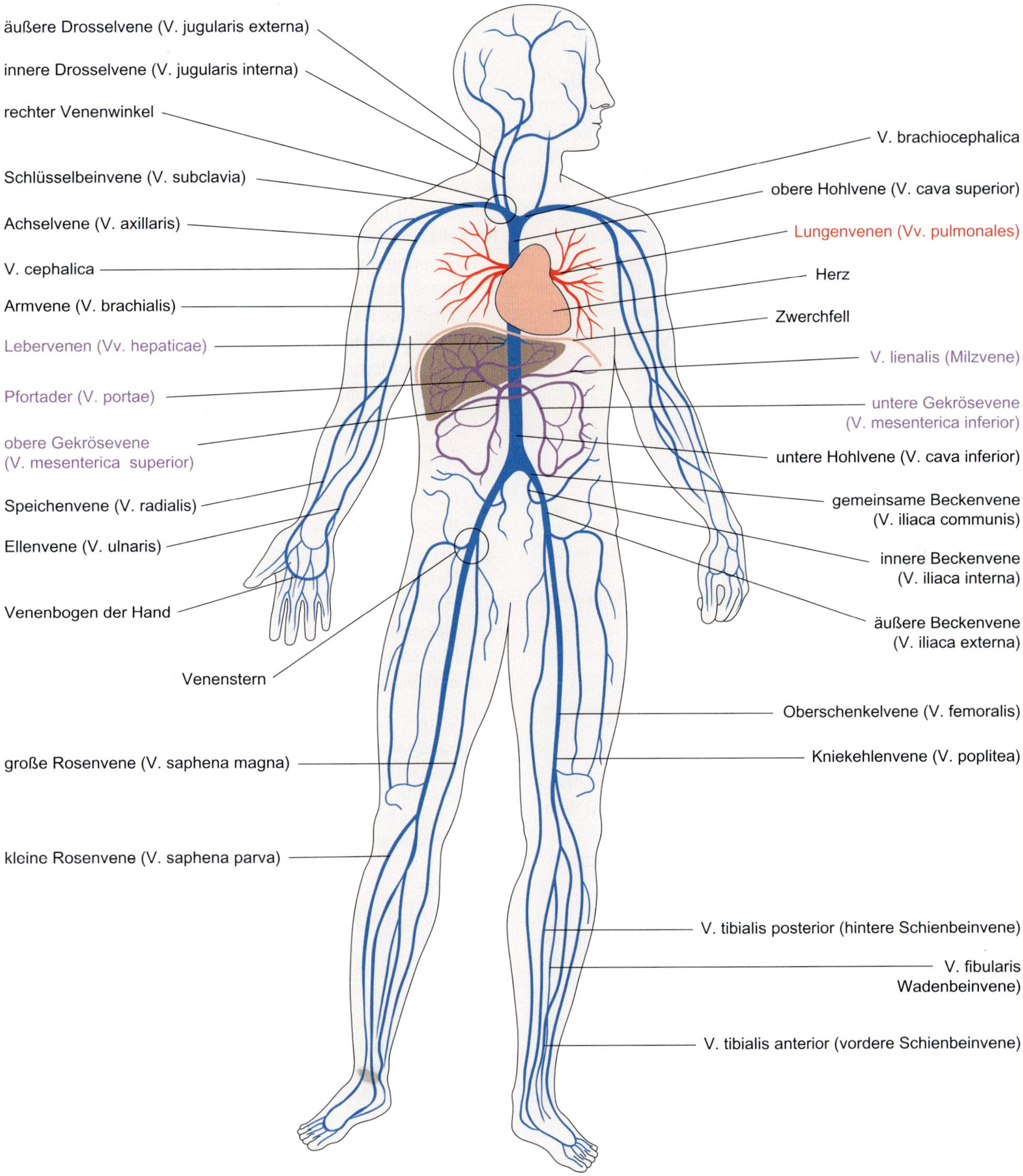

Abb. 2.245 Venen in der Übersicht. [L190]

Hinweise zu gesundheitsförderndem Verhalten

Regelmäßige Bewegung ist unerlässlich, um über die Muskelpumpe den venösen Rückfluss zum Herzen zu verbessern. Damit werden die Venen der unteren Extremität entlastet und das Herz kann mehr Blut in die Kreisläufe auswerfen. Mehr Blut, insbesondere im Körperkreislauf, bedeutet letztlich auch mehr Blut, das dem Gehirn für seine Funktionen zur Verfügung steht. Hilfreich ist bei nicht Herz- oder Lungenerkrankten auch das Hochlegen der Beine, um den Blutfluss in Richtung Herz zu fördern. Müdigkeit und Leistungsschwäche können sich durch diese Maßnahme bessern.
Kneipp-Anwendungen (Wassertreten im Storchengang, Wechselduschen oder Tautreten) sowie Saunabesuche sind eine hervorragende Möglichkeit, um die Reaktionsfähigkeit der Gefäßwände zu trainieren und zu erhalten. Wichtig ist bei diesen Anwendungen, dass die Füße warm sind und nach der Anwendung so schnell wie möglich wieder warm werden. (Kontraindikationen dieser Maßnahmen sind z. B. Harnwegsinfektionen, Nierenerkrankungen oder Ischiasbeschwerden).

2.8.4 Leitsymptome bei Kreislauf- und Gefäßerkrankungen

DEFINITION

Angiologie: Teilgebiet der inneren Medizin, das sich mit den Erkrankungen der Blut- und Lymphgefäße befasst.
Phlebologie: Medizinisches Fachgebiet, das sich mit den erkrankungen der Venen beschäftigt.

Schmerzen in den Beinen

Schmerzen in den Beinen treten auf:

- Nach Verletzungen
- Als Gelenkschmerzen, wenn die Hüft-, Knie- oder Fußgelenke von einer Arthrose (➤ 2.1.13) oder einer Erkrankung aus dem rheumatischen Formenkreis betroffen sind (➤ 2.1.14)
- Bei Durchblutungsstörungen (bei einem arteriellen Verschluss werden sie durch die Minderdurchblutung ausgelöst, bei Venenverschlüssen durch die Stauung des Blutes)
- Bei neurologischen Erkrankungen (mit Kribbeln, Empfindungsstörungen, Lähmungen).

Schwellung und Ödem

Viele Menschen haben eine physiologische, meist geringe Umfangsdifferenz zwischen rechtem und linkem Bein. Eine **beidseitige Beinschwellung** entsteht:

- bei Rechtsherzinsuffizienz (➤ 2.7.5)
- aufgrund von Nierenerkrankungen
- bei Eiweißmangel
- im Rahmen allergischer Reaktionen
- nach Operationen

Eine **einseitige Beinschwellung** kann folgende Ursachen haben:

- Venenleiden (Krampfadern, tiefe Beinvenenthrombose, Venenentzündungen, chronisch, venöse Insuffizienz ➤ 2.8.9)
- Infektionen (z. B. Erysipel)
- Lymphödeme (➤ 2.11.6)
- Verletzungen
- Tumoren.

Chronische Hautveränderungen

Sowohl arterielle als auch venöse Gefäßleiden, die sich an den Beinen manifestieren, führen über einen herabgesetzten Zellstoffwechsel zu deutlich sichtbaren Veränderungen der Haut. Endzustand sind sowohl bei arteriellen als auch bei venösen Gefäßleiden die Komplikationen **Ulkusbildung** und **Gangrän.**

- Hautveränderungen bei **arteriellen** Durchblutungsstörungen
  - Basse, marmorierte und kühle Haut
  - Trockene Haut mit starken Verhornungen an den Füßen
  - Schlecht heilende Wunden
- Hautveränderungen bei **venösen** Durchblutungsstörungen
  - Knöchelödeme
  - Kölbchenvenen (*erweiterte Venen im Knöchelbereich*)
  - Zyanose
  - Dunkelblaue Hautveränderungen an den Fußknöcheln (*Corona phlebectatica*)
  - Besenreiser (*netzartige, fächerförmige kleinste Venen*) im Bereich der Fußränder und um die Knöchel herum
  - Hautatrophie mit erhöhter Verletzungsanfälligkeit
  - Hautrötung und Juckreiz
  - Nässende und schuppende Haut
  - Manschettenförmige Hautveränderung, die sich hart, derb und fest anfühlt.

DEFINITION

Raynaud-Syndrom: Anfallartige, schmerzhafte durch Kälte oder Emotionen symmetrisch ausgelöste Gefäßspasmen der Finger, die etwa 30 Min. anhalten. Die Finger mit Ausnahme des Daumens sind zunächst aufgrund der Ischämie blass, dann durch den Venenstau blau. Schließlich werden sie durch eine reaktive Gefäßerweiterung (*Vasodilatation*) wieder rosig.

2.8.5 Veränderungen des Blutdrucks

Arterielle Hypertonie

DEFINITION

Arterielle Hypertonie (*Bluthochdruck*): Dauerhafte, nicht situationsabhängige systolische Blutdruckerhöhung über 140 mmHg bzw. diastolische Blutdruckerhöhung über 90 mmHg.

Krankheitsentstehung

Bei 50–75 % (also jedem zweiten) der über 65-Jährigen lässt sich eine arterielle Hypertonie feststellen. Ein dauerhaft erhöhter Bluthochdruck ist bei älteren Menschen der Auslöser für ein Drittel aller Herzerkrankungen und für etwa die Hälfte der Schlaganfälle.

Die **primäre** (*essenzielle*) **Hypertonie** entwickelt sich in vielen Fällen aufgrund des jahrzehntelangen praktizierten Lebensstils:

- Ernährung, die überwiegend aus tierischen Fetten besteht
- Chronischer Nikotinabusus
- Regelmäßiger erhöhter Alkoholkonsum mit mehr als 20 g / Tag bei Frauen bzw. mehr als 30 g / Tag bei Männern (20 g Alkohol

entsprechen einer Flasche Bier mit 5 Vol % Alkohol, bzw. ¼ Liter Wein mit 10 Vol % Alkohol)
- Wenig körperliche Aktivität
- Übermäßige Belastung durch Stressfaktoren.

Bei den **sekundären Hypertonieformen,** die etwa 10 % ausmachen, ist der Bluthochdruck die Folge anderer Grunderkrankungen (➤ Abb. 2.246).

Eine Sonderform ist der **Praxishochdruck** (*Weißkittelhochdruck*), der bei Praxisbesuchen ständig Werte > 140 / 90 mmHg erreicht, bei häuslichen Messungen oder im ambulanten Blutdruckmonitoring aber normale Werte zeigt.

Stadien der Hypertonie nach WHO (➤ Tab. 2.31):
- **Stadium I:** Ohne Organveränderungen
- **Stadium II:** Z. B. beginnende Linksherzhypertrophie oder Gefäßveränderungen der Netzhaut
- **Stadium III:** Organschäden; z. B. Angina pectoris, Herzinfarkt, Schlaganfall, periphere arterielle Verschlusskrankheit (*pAVK*), Netzhautblutungen.

Symptome

Die meisten Menschen, die einen Bluthochdruck haben, sind beschwerdefrei. Einige klagen über Kopfschmerzen am Hinterkopf, die v. a. morgens auftreten und die sich durch eine erhöhte Oberkörperlagerung bessern. Weitere Symptome können Ohrgeräusche, Herzklopfen, Schwindel, Nervosität oder Belastungsdyspnoe sein.

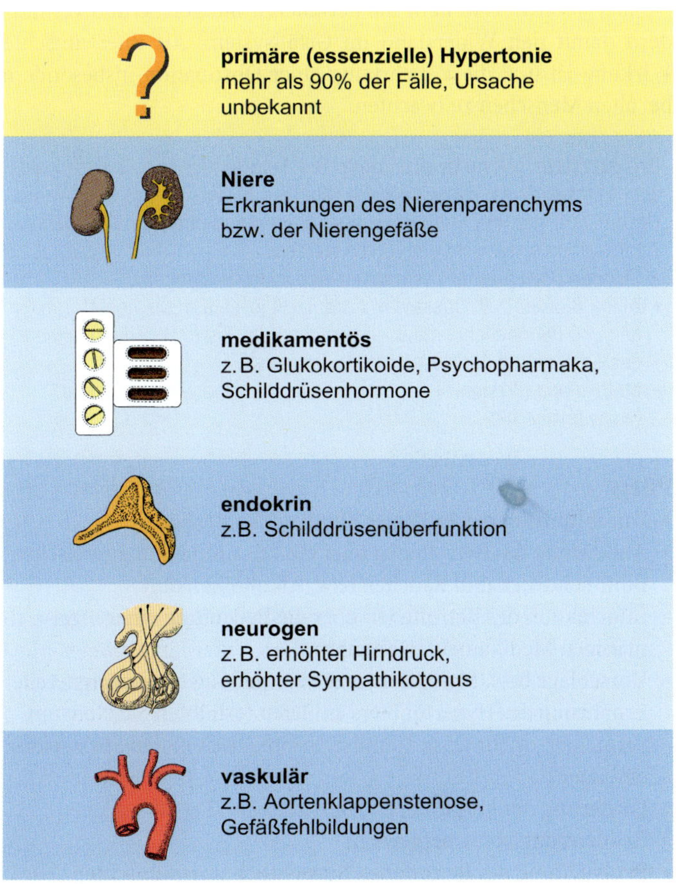

Abb. 2.246 Ursachen einer Hypertonie. [L190]

Tab. 2.31 Stadien-Einteilung der pAVK nach Fontaine.

Stadium	Symptome	
I	Keine Beschwerden, aber nachweisbare Veränderungen	
II	Claudicatio intermittens / Belastungsschmerz	II a: schmerzfreie Gehstrecke > 200 m
		II b: schmerzfreie Gehstrecke < 200 m
III	Ruheschmerz im Liegen	
IV	Ruheschmerz, zusätzlich Ulkus bzw. Nekrose / Gangrän	

Bei Menschen mit einer sekundären Hypertonie bestehen zusätzlich die Symptome der Grunderkrankung.

Diagnostik

Zur Diagnostik gehören:
- Anamnese
- Blutdruckmessungen (durch den Arzt, Selbstmessung, 24-Stunden-Messung)
- Labor (z. B. Nierenwerte, Elektrolyte).

Zum Ausschluss von schon bestehenden Organschäden an Herz, Nieren und Gefäßen kommen die entsprechenden Untersuchungen (Belastungs-EKG, Echokardiografie, Nierensonografie, Doppler der Hals- und Beinarterien) hinzu. Die Spiegelung des Augenhintergrunds mit der Beurteilung dort verlaufender Arterien (siehe Kasten „Fundus hypertonicus" ➤ 2.3.9) erlaubt Rückschlüsse auf den allgemeinen Gefäßstatus im Körper.

Komplikationen

Hypertensive Krise

Eine hypertensive Krise ist die akute Entgleisung des Blutdrucks mit Blutdruckwerten über 230 / 130 mmHg, die aber symptomlos bleibt. Der Blutdruck muss engmaschig kontrolliert werden und innerhalb von 24 Stunden langsam gesenkt werden. Dabei sollte beachtet werden, dass bei einer schnellen Blutdrucksenkung aufgrund der plötzlichen zerebralen Minderdurchblutung Kollapsgefahr, im schlimmsten Fall die Gefahr eines Schlaganfalls, besteht.

Hypertensiver Notfall

Schneller Blutdruckanstieg auf Werte über 230 / 120 mmHg mit zusätzlichen Organschäden. Der Betroffene klagt über Schwindel, Sehstörungen, Kopfschmerzen, Übelkeit. Er ist vital durch Hirnblutungen (➤ 2.13.8), zerebrale Krampfanfälle, Netzhautblutungen, akute Linksherzinsuffizienz mit Lungenödem oder Herzinfarkt gefährdet. Hier muss mit der Therapie so schnell wie möglich begonnen werden (siehe Vorsicht-Kasten).

VORSICHT

Erstmaßnahmen beim hypertensiven Notfall:
- Arzt benachrichtigen
- Betroffenen beruhigen
- Hochlagerung des Oberkörpers
- Engmaschige Kontrolle der Vitalzeichen
- Bei Herzsymptomatik (Angina-pectoris-Anfälle, Lungenödem): Nitroglyzerin als Spray oder Zerbeißkapsel verabreichen.

2

Spätkomplikationen bei chronischem Bluthochdruck

Je länger eine Hypertonie besteht und je höher der Blutdruck ist, desto größer ist die Gefahr von Spätkomplikationen:

- **Gefäße:** Periphere arterielle Verschlusskrankheit (pAVK), Gangrän, „Raucherbein"
- **Auge:** Netzhautblutungen, zentrale Venenthrombose, Erblindung
- **Herz:** Linksherzhypertrophie, koronare Herzkrankheit, Herzinsuffizienz, Herzrhythmusstörungen
- **Niere:** Niereninsuffizienz, Nierenversagen (➤ 2.11.4)
- **Gehirn**: Schlaganfall (➤ 2.13.6), Hirnblutung, Demenz (v. a. vaskuläre Demenz aufgrund der Veränderungen von Hirngefäßen durch die jahre-jahrzehntelange Druckbelastung)
- Aortendissektion, Bauchaortenaneurysma.

SURFTIPP

Deutsche Hochdruckliga e.V. (*DHL*) – Deutsche Hypertonie Gesellschaft: www.hochdruckliga.de

Behandlung

Bei den sekundären Hypertonieformen steht die Behandlung der Grunderkrankung im Vordergrund (z. B. die Beseitigung einer Nierenarterienstenose oder die Operation von Aortenklappenfehlern 2.7.8).

Allgemeinmaßnahmen

Allgemeinmaßnahmen zur Behandlung des Bluthochdrucks sind:

- Gewichtsnormalisierung
- Mediterrane Kost mit viel Obst, Gemüse, Salat, Nüssen und wenig tierischem Fett
- Einschränkung des Kochsalzkonsums auf 5–6 g / Tag
- Verzicht auf Alkohol und Nikotin
- Sparsamer Kaffeekonsum
- Körperliche Aktivität (wenn möglich täglich 30 Min. Gehen, Schwimmen, Walken, Gymnastik) und Entspannungsübungen.

Medikamente

Die medikamentöse Blutdruckbehandlung ist häufig eine Dauertherapie, die sich über Jahre hinweg, oft bis ans Lebensende erstreckt.

Eine Senkung des Blutdrucks erfolgt generell durch die erhöhte Ausscheidung von Wasser und Natrium, über eine Erweiterung von peripheren Gefäßen und durch die Reduzierung der Herzarbeit.

Bei der Auswahl der verschiedenen **Antihypertonika** (*Antihypertensiva*) ist folgendes zu beachten:

- Die Therapie erfolgt unter Berücksichtigung der Begleiterkrankungen.
- Die Medikation findet in mehreren Stufen statt und beginnt als Monotherapie (meist mit einem Diuretikum).
- Der Blutdruck sollte langsam gesenkt werden, weil ein zu niedriger Blutdruck die Gefahr der zerebralen Minderdurchblutung (mit Kollaps oder Schlaganfall) birgt.
- Ein einfaches Therapieschema erleichtert dem alten Menschen die zuverlässige Einnahme der verschriebenen Arzneimittel.

Zu den **fünf Medikamenten der ersten Wahl** bei einer Bluthochdruckbehandlung zählen:

- Diuretika
- Betablocker
- ACE-Hemmer
- Angiotensin-II-Antagonisten (= Angiotensin-Rezeptorblocker / ARB, = AT-1-Blocker)
- Kalziumantagonisten.

Diuretika (z. B. Thiazide wie Hydrochlorothiazid / Esidrix®) steigern den Harnfluss (➤ 2.11.5). Unerwünschte Wirkung ist u. a. eine Hypokaliämie mit der Gefahr von Herzrhythmusstörungen.

Betablocker (z. B. Metoprolol / Beloc-Zok®, Propranolol / Dociton®) verringern den Einfluss des Sympathikus auf die Herztätigkeit und vermindert die Herzfrequenz sowie die Herzkraft, mit der das Schlagvolumen ausgeworfen wird. Unerwünschte Wirkung ist u. a. erhöhter Blutdruckabfall im Übergang vom Liegen zum Stehen mit Kollapsgefahr.

ACE-Hemmer (z. B. Enalapril / Xanef®) hemmen das Angiotensin-converting-enzyme (➤ 2.11.3). Folge ist die Verminderung des peripheren Gefäßwiderstandes. Unerwünschte Wirkungen sind Schwindel, Hypotonie, Synkopen.

Angiotensin II-Rezeptorantagonisten (z. B. Losartan / Lorzaar®) blockieren die Wirkung von Angiotensin II, einem stark gefäßverengenden Hormon. Unerwünschte Wirkungen sind z. B. Hypotonie, Schwindel und Husten.

Kalziumantagonisten (*Kalziumkanalblocker*), z. B. Nifedipin (Adalat®retard), erweitern die peripheren Blutgefäße und vermindern damit den Widerstand im Gefäßsystem. Als unerwünschte Wirkung ist u. a. die Verstärkung einer Obstipation insbesondere bei alten Menschen zu beachten.

Priscus-Liste (www.priscus.net): Die Autoren der Priscus-Liste raten vom unretardierten, kurzwirksamen Nifedipin ab, weil es das Risiko eines Herzinfarkts und die Sterblichkeit bei älteren Patienten erhöht. Weitere Antihyertonika, die nicht empfohlen werden:

- Clonidin (Catapresan®) vermindert Gedächtnisleistungen.
- Alpha-Blocker (z. B. Doxazosin / Cardular®) lösen u. a. Miktionsstörungen und Benommenheit aus und erhöhen das Risiko für Erkrankungen des Gehirns und des Herz-Kreislauf-Systems.
- Methyldopa (Presinol®) löst Bradykardien aus und wirkt sedierend (www.priscus.net).

Pflege

- Durchführung regelmäßiger Blutdruckkontrollen
- Aufklärung des Betroffenen über die Zusammenhänge zwischen Bluthochdruck und Rauchen bzw. Alkoholkonsum
- Information des Betroffenen über die Bedeutung einer regelmäßigen Medikamenteneinnahme
- Vorschläge bzw. Maßnahmen zur Umsetzung einer geeigneten Ernährung des Hypertonikers anbieten (erhöhten Salzkonsum vermeiden, mehr Obst, Gemüse, Salate, Fisch in den Speiseplan einbauen)
- Förderung der körperlichen Aktivität
- Reduzierung von Übergewicht
- Beobachtung des Betroffenen hinsichtlich unerwünschter Arzneimittelwirkungen.

Information des Erkrankten

Die Prognose der Erkrankung ist gut, wenn es gelingt, den Bluthochdruck zu normalisieren und Spätkomplikationen zu vermeiden.

Typischerweise hat ein Hypertoniker keine Symptome durch die Erkrankung, oft aber Beschwerden durch unerwünschte Wirkungen der Antihypertensiva. Der Betroffene muss vor Beginn der Behandlung wissen, dass am Anfang Müdigkeit, Abgeschlagenheit, Kopfschmerzen und Schwindel auftreten können, dass diese Beschwerden aber nach der Blutdrucknormalisierung in der Regel verschwinden.

Arterielle Hypotonie

DEFINITION

Arterielle Hypotonie: Dauerhafte Blutdruckerniedrigung auf systolische Werte < 100 mmHg.

Bei alten Menschen tritt ein erniedrigter Blutdruck auf:

- Ausdruck einer anderen Erkrankung wie Herzinsuffizienz, Schilddrüsenunterfunktion
- Flüssigkeitsmangel
- Bettlägerigkeit mit orthostatischer Hypotonie
- Unerwünschte Wirkung durch verordnete Medikamente (Antihypertensiva, Antiarrhythmika, Diuretika, Psychopharmaka).

Orthostatische Hypotonie

Jeder vierte alte Mensch leidet unter einer orthostatischen Hypotonie. Mit der Entwicklung einer orthostatischen Hypotonie ist nach etwa drei Wochen Bettlägerigkeit zu rechnen.

Krankheitsentstehung

Die orthostatische Hypotonie ist durch das Sinken des systolischen Blutdrucks um mehr als 20 mmHg gekennzeichnet, wenn der Pflegebedürftige mobilisiert wird. Bei der Veränderung der Körperlage vom Liegen zum Stehen versacken oft mehr als 500 ml Blut in der unteren Körperhälfte, weil die Anpassung des Kreislaufs zu langsam erfolgt.

Symptome

Der Pflegebedürftige leidet unter Schwindel, er klagt über ein „Schwarzwerden" vor den Augen beim Aufstehen, über Kopfschmerzen und Herzklopfen. Der Betroffene ist erheblich sturzgefährdet.

Diagnostik

Mit Hilfe des Orthostasetests (*Schellong-Test*) können die Regulationsprobleme erfasst werden. Der Blutdruck wird hierbei in Ruhe und nach dem Aufstehen gemessen. Physiologisch beträgt ein systolischer Blutdruckabfall nach dem Aufstehen weniger als 20 mmHg, der diastolische Abfall weniger als 10 mmHg.

Behandlung

Allgemeine Maßnahmen zur Behandlung einer Hypotonie sind:

- Beim Aufstehen erst am Bettrand sitzen bleiben und mit den Füssen kreisen
- Längeres Stehen, v. a. unter Sonneneinstrahlung vermeiden
- Kochsalzsubstitution (z. B. Gabe einer Bouillon)
- Ausreichende Flüssigkeitszufuhr
- Die anregende Wirkung von Kaffee oder Schwarztee nutzen
- Schlafen oder Ruhen mit erhöhtem Oberkörper
- Tragen von Kompressionsstrümpfen
- Steigerung der körperlichen Aktivität zur Verbesserung der Regulationsmechanismen
- Aufenthalt in frischer Luft
- Kalte Armbäder.

Medikamente zur Behandlung einer Hypotonie sind Ergotamin und Etilefrin.

Laut Priscus-Liste soll **Ergotamin** (und dessen Derivate / Abkömmlinge) nicht bei Patienten über 65 Jahren angewendet werden, weil keine ausreichenden Erfahrungen über die Sicherheit und die Wirksamkeit bestehen (www.priscus.net).

Etilefrin (Effortil®) ist ein Arzneimittel, das die Wirkungen des Sympathikus (➤ 2.13.4) erhöht. Resultat ist die Kontraktion der glatten Gefäßmuskulatur (*Vasokonstriktion*), verbunden mit einer Erhöhung der Herzfrequenz und des Blutdrucks. Aufgrund der unerwünschten Wirkungen (z. B. Unruhe, Schlaflosigkeit, Kopfschmerzen, Herzklopfen, Muskelzittern) sollten Sympathomimetika bei älteren Menschen zurückhaltend verordnet werden.

2.8.6 Schock

DEFINITION

Schock: Versagen der Kreislaufregulation mit erheblicher Durchblutungsverminderung lebenswichtiger Organe.

Vier Hauptformen sind im Hinblick auf unterschiedliche Behandlungen möglichst früh zu unterscheiden:

- Volumenmangelschock
- Kardiogener Schock
- Septischer Schock
- Anaphylaktischer Schock.

Volumenmangelschock

Der Volumenmangelschock (*hypovolämischer Schock*) entsteht durch:

- Blutverlust (nach Unfällen, Blutungen des Magen-Darm-Trakts)
- Plasmaverlust (aufgrund einer Verbrennung)
- Verlust von Wasser und Elektrolyten (starke Durchfälle, massives Erbrechen).

Fehlen mehr als 10 % des Gesamtblutvolumens, erfolgt über Hormone der Nebennieren eine Vasokonstriktion in nicht primär lebensnotwendigen Organen wie Haut und Muskulatur. Durch diese Kreislaufzentralisierung verbessert sich die Versorgung lebenswichtiger Organe (Herz und Gehirn).

Symptome

- **Kreislaufzentralisation,** marmorierte (fleckig-weiße), später blasse und kaltschweißige Haut, eingefallenes Gesicht, kollabierte Halsvenen, Kältegefühl

- **Zerebrale** und **vegetative Störungen**: Unruhe, Bewusstseinsstörungen, Erbrechen und unwillkürlicher Urin- und Stuhlabgang
- **Oligurie** oder **Anurie** (➢ 2.11.5) bei systolischen Blutdruckwerten < 80 mmHg durch Verminderung der Nierendurchblutung

Ohne Gegenmaßnahmen kommt es zu schwersten Störungen in der Mikrozirkulation mit Organversagen (Nierenversagen, Lungenversagen).

Kardiogener Schock

DEFINITION

Kardiogener Schock: Lebensbedrohliches Kreislaufversagen mit schwerem Sauerstoffmangel des Organismus, hervorgerufen durch Herzerkrankungen.

Der kardiogene Schock wird durch ein Pumpversagen des Herzens hervorgerufen. Häufige Ursachen für dieses Pumpversagen sind:

- Herzinfarkt (➢ 2.7.4)
- Myokarditis (2.7.9)
- Akute Herzinsuffizienz, z. B. bei Herzklappenfehler (2.7.8)
- Herzrhythmusstörungen (➢ 2.7.6)
- Lungenembolie (➢ 2.9.11)

Abweichend von den **Symptomen** des Volumenmangelschocks ist die Haut grau bis zyanotisch. Bei einer Lungenembolie sind die Halsvenen gestaut, bei Linksherzinsuffizienz (➢ 2.7.5) kommen die Symptome des Lungenödems (➢ 2.7.5) hinzu.

Septischer Schock

Ein septischer Schock ist durch die Freisetzung von Bakterientoxinen mit einer Weitstellung der Gefäße und, reaktiv dazu, einem Flüssigkeitsmangel charakterisiert.

Häufige **Ursachen** sind:

- Infektionen der ableitenden Harnwege (➢ 2.11.5)
- Pneumonien (➢ 2.9.8)
- Gallenwegsinfektionen (2.10.17)
- Katheterinfektionen.

Besonders gefährdet sind abwehrgeschwächte Menschen. Der Pflegebedürftige hat oft hohes Fieber und Schüttelfrost. Die Haut ist anfangs warm und gut durchblutet. Als Zeichen von Gerinnungsstörungen treten typische Hauteinblutungen (*Petechien* ➢ 2.6.8, ➢ 2.2.4) auf.

Anaphylaktischer Schock

Der anaphylaktische Schock ist die schwerste allergische Typ-I-Reaktion (➢ 2.6.10).

Pflege

Beim Schock handelt es sich um einen Notfall. Der Notarzt muss unverzüglich verständigt werden.

- Lagerung
  - Patienten flach lagern
  - Beim hypovolämischen Schock: Beine anheben zur Autotransfusion
  - Beim kardiogenen Schock: Herzbettlagerung (Oberkörper hoch, Beine tief)
- O_2-Gabe
- Zu Pflegenden nicht allein lassen
- Blutdruck, Puls, Atmung, Bewusstseinszustand, Diurese, Körpertemperatur kontrollieren.

Komplikationen

Aufgrund unzureichender Durchblutung werden innere Organe geschädigt:

- Lunge → akutes Lungenversagen
- Niere → akutes Nierenversagen
- Gerinnungssystem → disseminierte intravasale Gerinnung
- Herz → Herzinsuffizienz.

2.8.7 Arteriosklerose

DEFINITION

Arteriosklerose (*Arterienverkalkung*): Veränderung der Arterien mit Verhärtung, Verdickung, Elastizitätsverlust und Einengung / Stenose oder Aussackung / Aneurysma der Gefäßlichtung.
Arteriolosklerose: Veränderungen kleiner Arterien und Arteriolen.
Arteriosklerotische Plaques: Kleine, fleckförmige entzündliche Verädnderungen der Gefäßwand mit Einlagerung von Cholesterin und Kalzium. Wölben sich in das Gefäßlumen vor und können zu einem späteren Zeitpunkt aufbrechen.

Krankheitsentstehung

Die Arteriosklerose ist die häufigste Erkrankung der Arterien. Sie tritt im Rahmen der natürlichen Alterungsprozesse bis zu einem gewissen Grad physiologisch auf. Dazu kommen eine familiäre Disposition, ein ungünstiger Lebensstil (langjähriger Nikotinabusus, Ernährung mit überwiegend tierischen Fetten) und Erkrankungen (chronischer Bluthochdruck, Diabetes mellitus).

Die Arteriosklerose ist ein fortschreitender Prozess, der generell alle Arterien des Körpers erfasst und durch Veränderungen an der Gefäßinnenwand (*Intima*) gekennzeichnet ist:

- Erhöhter Blutdruck und ungünstige Blutströmungsverhältnisse brechen Zellkontakte auf. Es kommt zu Veränderungen an der Gefäßinnenwand (*Endothelschäden*).
- Endothelschäden lösen Entzündungsreaktionen aus, die mit einem Intimaödem einhergehen.
- Fibrinogen, Thrombozyten, die Wucherung (*Proliferation*) von Bindegewebszellen, die Anhäufung von Blutfetten und die Reaktionen von Abwehrzellen führen letztlich zur Bildung von Plaques (➢ Abb. 2.247).

Folgeerkrankungen

Je nach Lokalisation und dem zeitlichen Verlauf des arteriosklerotischen Geschehens entwickeln sich folgende Krankheitsbilder:

- Koronare Herzkrankheit (*KHK* ➢ 2.7.4), Herzinfarkt
- Zerebrovaskuläre Insuffizienz, Schlaganfall, (➢ 2.13.6), vaskuläre Demenz (➢ 3.3.2)

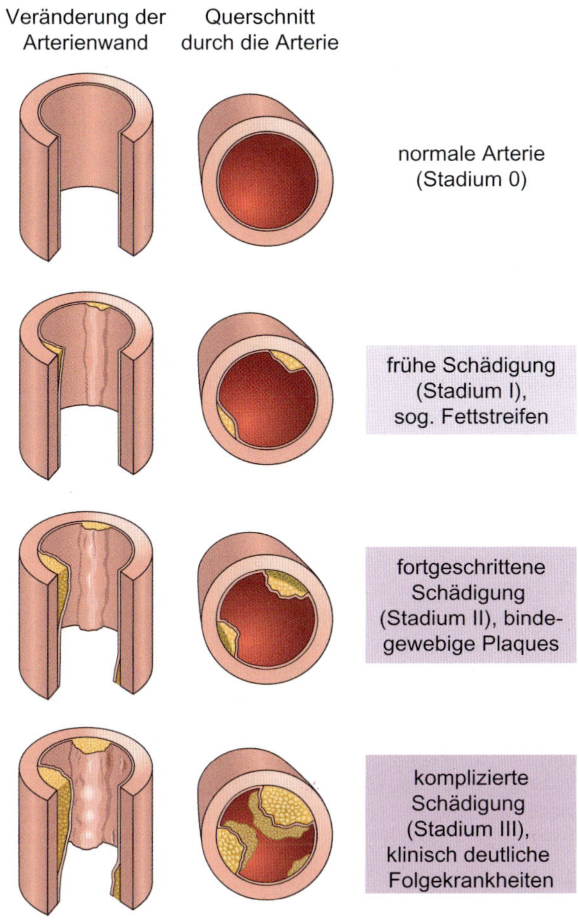

Abb. 2.247 Mit zunehmendem Blutverlust steigt der **Schockindex** (*SI*). Bei 20 % Blutverlust hat der Erkrankte etwa einen Puls von 100 Schlägen / Min. und einen systolischen Blutdruck von 100 mmHg. Dies ergibt einen SI von 1. In dieser Phase spricht man von einem drohenden Schock. Bei weiteren 10 % Blutverlust steigt der SI auf 1,5 und der Erkrankte hat einen manifesten Schock. [L157]

- Periphere arterielle Verschlusskrankheit (*pAVK* ➤ 2.8.8), akute arterielle Verschlüsse (➤ 2.8.8) der Leisten- und Beinarterien
- Insuffizienz der Eingeweidearterien (➤ 2.8.8), Mesenterialinfarkt
- Aneurysma dissecans und arteriosklerotisches Bauchaortenaneurysma.

SURFTIPP

Deutsche Liga zur Bekämpfung von Gefäßerkrankungen e.V.: www.deutsche-gefaessliga.de

Aneurysma dissecans

DEFINITION

Aneurysma dissecans: Lebensbedrohliche Erkrankung der Aorta durch einen Einriss der inneren Gefäßwand (*Intimaeinriss*) mit der Bildung eines zweiten Aortenlumens.

Der Einriss der Gefäßwand kann grundsätzlich alle Abschnitte der Aorta erfassen, hauptsächlich sind aber der Aortenbogen (*Arcus aortae*) und die Brustaorta (*Aorta thoracica*) betroffen.

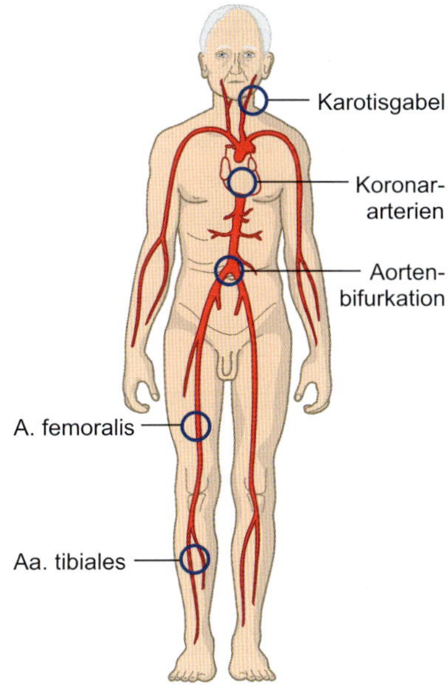

Abb. 2.248 Die Stadien der Arteriosklerose nach der WHO-Einteilung. [L157]

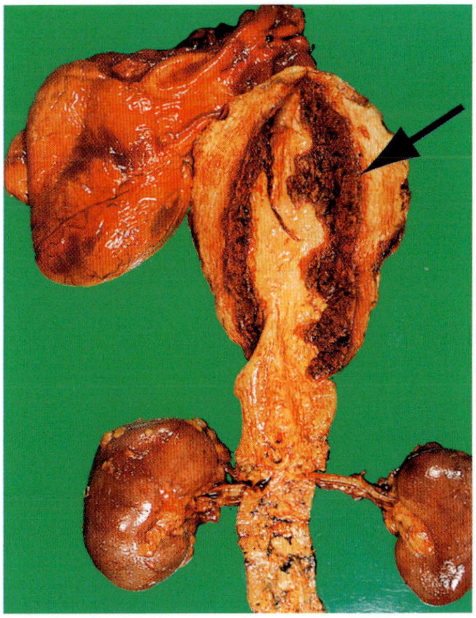

Abb. 2.249 Großes Aneurysma dissecans der Brustaorta. [E424]

Leitsymptom der akuten Dissektion, also des plötzlichen Einrisses der Gefäßinnenwand (➤ Abb. 2.249), ist ein akut einschießender Schmerz, der schneidenden Charakter hat und vor allem hinter dem BRustbein auftritt.

Therapeutisch erfolgt die medikamentöse Senkung des Blutdrucks auf bis zu 110 mmHg systolisch. Operativ wird eine Kunststoffprothese eingesetzt.

Bauchaortenaneurysma

DEFINITION

Bauchaortenaneurysma (*BAA*): Ausweitung der Aorta, meist unterhalb der Nierenarterien auftretend.

2

Der Häufigkeitsgipfel eines Bauchaortenaneurysmas liegt bei einem Alter über 70 Jahren. Es wird in der Regel zufällig im Rahmen einer Ultraschalluntersuchung diagnostiziert. Eine **Ruptur** kündigt sich durch starke Rückenschmerzen an und führt in vielen Fällen zum Tod im hypovolämischen Schock (➤ 2.8.6).

Therapie: Ab einem Durchmesser von etwa 5 cm ist die Rupturgefahr so groß, dass dem Betroffenen zu einer Operation mit dem Ersatz der Aneurysmaregion durch eine Gefäßprothese geraten wird. Nach der Operation ist eine Antikoagulation erforderlich.

2.8.8 Arterielle Durchblutungsstörungen

Periphere arterielle Verschlusskrankheit

DEFINITION

Periphere arterielle Verschlusskrankheit (*pAVK*): Arteriosklerotisch bedingte Verengungen und Verschlüsse der Extremitätenarterien. Am häufigsten ist die untere Extremität betroffen.

Krankheitsentstehung

Hauptrisikofaktoren einer peripheren arteriellen Verschlusskrankheit (*pAVK*) sind Nikotinabusus und Diabetes mellitus. Da die pAVK oft langjährige Raucher betrifft, wird sie von Laien häufig als *„Raucherbein"* bezeichnet. Das Auftreten von Symptomen hängt von der Größe der Restdurchblutung in den Beinen (also von der Ausdehnung des Verschlusses, von der Zahl der betroffenen Gefäßabschnitte und von der Ausbildung eines Kollateralkreislaufs) ab. Eine ungünstige Sauerstoffversorgung ist ursächlich für die Ausbildung von Geschwüren (*Gangrän*) und Nekrosen (*Gewebstod*), die letztlich eine Amputation erforderlich machen.

Stadieneinteilung der pAVK

Symptome

Leitsymptom der pAVK ist der belastungsabhängige Schmerz (*Claudicatio intermittens*): die Erkrankten können etwa 150–200 m gehen, bevor zunehmende, starke Schmerzen im betroffenen Bein sie zum Stehenbleiben zwingen. Durch ruhiges Stehen vermindert sich der Sauerstoffbedarf in der Beinmuskulatur und die Schmerzen lassen nach. Der Betroffene kann seinen Weg fortsetzen bis ihn erneute Schmerzen zum Ausruhen zwingen (➤ Tab. 2.32). Aus diesem Grund wird die pAVK auch als Schaufensterkrankheit bezeichnet.

Tab. 2.32 Die Zuordnung eines Ulcus cruris lässt sich nach bevorzugter Lokalisation, Veränderungen des umgebenden Gewebes und der Schmerzintensität treffen.

	Venöses Ulcus cruris	Arterielles Ulcus cruris
Bevorzugte Lokalisation	• Innenknöchel • Mediale Seite des Unterschenkels	Druckstellen, z. B. Ferse, Zehen
Beobachtbare Veränderungen	• Hyperpigmentierung, Verhärtungen der Haut, Ekzem • Ödeme	• Kühle blasse Haut • Fußpulse meist fehlend
Schmerzen	Spannungsgefühl	Schmerzhaft

Weitere Krankheitszeichen sind eine belastungsabhängige Schwäche im betroffenen Bein und Gefühlsstörungen.

Im weiteren Verlauf der Erkrankung treten Ruheschmerzen auf, die sich besonders nachts bemerkbar machen. Das Anheben des betroffenen Beins löst Schmerzen aus. Nekrosen und Geschwüre (*Gangrän*) sind Komplikationen im Endstadium einer pAVK.

Der Untersucher registriert ein blasses, kühles Bein, dessen Fußpulse (Puls der Fußrückenarterie / *A. dorsalis pedis* und der hinteren Schienbeinarterie / *A. tibialis posterior*) sich schwer oder gar nicht tasten lassen.

FALLBEISPIEL

Frau Vogel, Teil I

Frau Vogel ist 75 Jahre alt und lebt allein in einer Dreizimmerwohnung im 1. Stock eines Mehrfamilienhauses. Frau Vogel ist bei einer Größe von 1,60 m und 90 kg übergewichtig. Sie raucht täglich ca. zehn Zigaretten und leidet an einer Hypertonie.
Bei den täglichen Einkäufen und beim nachmittäglichen Spaziergang zum Alten- und Service-Zentrum muss Frau Vogel seit einigen Wochen nach ca. 100 m stehen bleiben, weil sie Schmerzen im rechten Bein verspürt. Während einer Pause, in der sie die Auslagen einer Bäckerei betrachtet, bessert sich der Schmerz und sie kann weitergehen, bis zum Schaufenster einer Sanitärfirma. Abermals muss sie aufgrund der Schmerzen eine Pause einlegen. Seit zwei Wochen besteht eine ungefähr 5 cm große, nicht heilende Verletzung am rechten Schienbein, die sich Frau Vogel nach einem Sturz zugezogen hat. Die Wunde wird regelmäßig von der Pflegefachkraft Frau Müller versorgt, da Frau Vogel sie aufgrund der Adipositas nicht selbst verbinden kann.

Schmerzlokalisation

Schmerzen, unter denen der Pflegebedürftige in Abhängigkeit von den Stadien einer pAVK leidet (Belastungs- bzw. Ruheschmerz), lokalisiert er im Gesäß, im Oberschenkel oder in der Wade. Die schmerzhaften Regionen geben Hinweise auf die Arterien, die gegenwärtig am meisten von den arteriosklerotischen Prozessen betroffenen sind:

- Arteriosklerotische Veränderungen, die v. a. in einer Beckenarterie (*A. iliaca communis* bzw. *A. iliaca externa*) vorangeschritten sind, lösen Schmerzen im Bereich der Gesäß- und der Oberschenkelpartien aus (*Beckentyp*).
- Stenosen in der Oberschenkel- oder in der Kniekehlenarterie (*A. femoralis, A. poplitea*) führen zu Schmerzen in der Wade (*Oberschenkeltyp*).
- Bei arteriosklerotischen Prozessen in den Unterschenkel- und Fußarterien ist der Ischämieschmerz in der Fußsohle zu lokalisieren (*peripherer Typ*).

FALLBEISPIEL

Frau Vogel, Teil II

Die Pflegefachkraft Frau Müller bemerkt mit Sorge, dass die Schienbeinwunde bei Frau Vogel unverändert bestehen bleibt. Während sie das Bein verbindet, berichtet Frau Vogel über ihre Probleme beim Gehen.
Nach dem Verbandswechsel unterhält sich Frau Müller noch etwas mit Frau Vogel. Sie rät ihr dringend, aufgrund der geschilderten Beschwerden sobald als möglich den Hausarzt aufzusuchen. Abermals und eindringlich weist Frau Müller auf die Gefahren des Nikotinkonsums hin, aber Frau Vogel reagiert abweisend und hört nicht mehr zu.

Diagnostik

Anamnese mit Inspektion der Hautfarbe und -temperatur, Beurteilung ggf. der Nekrose / Gangrän, Beurteilung der Fußpulse (an der Fußrückenarterie / A. dorsalis pedis und der hinteren Schienbeinarterie / A. tibialis posterior), Gehtest, Doppler-Sonografie und bildgebende Verfahren zur Stenoselokalisation (z. B. Angiografie).

VORSICHT

Schmerzen und Gefühlsstörungen können in der Anamnese fehlen, wenn der Betroffene Diabetiker ist und eine Neuropathie mit Störungen der Sensibilität und des Schmerzempfindens vorliegt.

Behandlung

Allgemeine Maßnahmen

Zunächst müssen die Risikofaktoren beseitigt werden wie Nikotinabusus, nicht-optimale Einstellung eines Diabetes mellitus, Hypertonie, Hypercholesterinämie. Eine professionelle Fußpflege und bequeme Schuhe beugen schlecht heilenden Wunden vor. Entsprechend der Stadien-Einteilung nach Fontaine (➤ Tab. 2.32) erfolgen:

- Gehtraining im Stadium I und II
- Medikamentöse Therapie im Stadium II – IV
- Therapie zur Wiederherstellung der Gefäßdurchlässigkeit (*Revaskularisation*) im Stadium II – IV
- Wundbehandlung (➤ 2.8.10) im Stadium IV
- Amputation als letzte Möglichkeit (➤ 2.1.17) im Stadium IV.

Ein **Gehtraining** fördert die Ausbildung von Kollateralen. Es ist die wichtigste Maßnahme im Stadium I und II und sollte in den Tagesablauf eingeplant und konsequent und regelmäßig durchgeführt werden. Ein Gehtraining wird z. B. von Gehsport- oder Koronarsportgruppen angeboten. Grundlage ist die schmerzfreie Bewältigung einer Gehstrecke in einem Zeitraum von 1–1 ½ Std. Kurz bevor Schmerzen auftreten, ist eine Gehpause erforderlich. Die Gehpause ist wichtig, weil der Schmerz ein Signal für die Unterversorgung der Muskulatur mit Sauerstoff ist. Wird der Schmerz ignoriert, können Muskelfasern durch die mangelnde Sauerstoffzufuhr zugrunde gehen. Wenn der Schmerz nicht mehr zu spüren ist, soll der Betroffene sein Gehtraining wieder aufnehmen, damit er sein tägliches Trainingspensum erreicht.

Befindet sich der Pflegebedürftige im Stadium III müssen druckbelastete Stellen, z. B. die Fersen, frei gelagert werden. Außerdem benötigt der Betroffene eine bedarfsgerechte Schmerzmedikation. Zusätzlich ist folgendes zu berücksichtigen:

- Haut an den Füßen gewissenhaft beobachten
- Füße sorgfältig (z. B. mit einer Emulsion) pflegen
- Verletzungen an den Füßen (durch unpassendes Schuhwerk, barfußlaufen) unbedingt vermeiden
- Professionelle Fußpflege durchführen lassen.

Medikamente

Eine medikamentöse Therapie erfolgt mit Thrombozytenaggregationshemmern (Acetylsalicylsäure / ASS®, bei Unverträglichkeit Clopidogrel / Plavix®); unerwünschte Wirkung ist z. B. die Ausbildung eines Magengeschwürs mit Blutungen (➤ 2.6.8) sowie mit Prostanoiden, die intervenös oder direkt intraarteriell gegeben werden.

Revaskularisation

Zur Revaskularisation kommen Katheterverfahren oder operative Maßnahmen zum Einsatz.

- **Katheterverfahren:** Standardmethode ist die PTA (*perkutane, transluminale Angioplastie*) mit Stentimplantation (➤ Abb. 2.250)
- **Operative Maßnahmen:** Thrombendarteriektomie (*TEA*) mit Ausschälung der innersten Gefäßwand (*Gefäßintima*), Bypass-Operationen oder Interponat (➤ Abb. 2.251, ➤ Abb. 2.252)

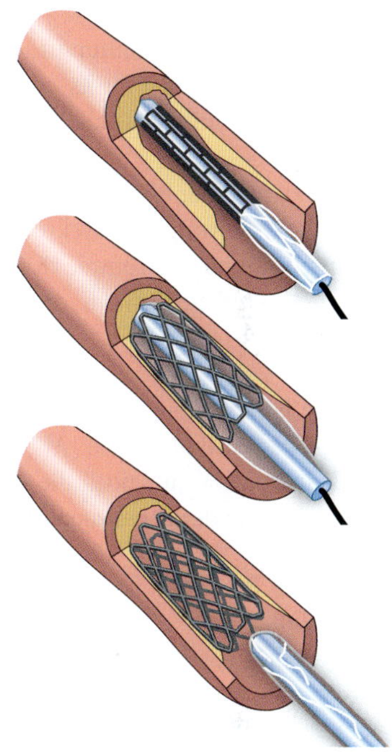

Abb. 2.250 Prinzipielles Vorgehen beim Platzieren eines Stents mit Hilfe eines Applikators. [L157]

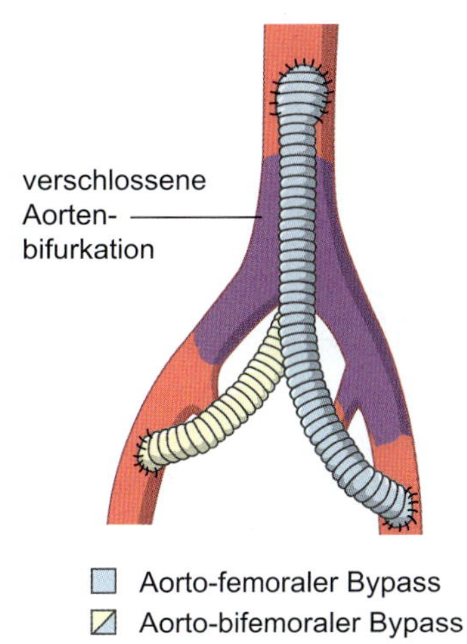

Abb. 2.251 Aorto-bifemoraler Bypass. Die Kunststoffprothese – hier eine Bifurkationsprothese – verläuft in unmittelbarer Nähe des stenosierten Gefäßes. [L138]

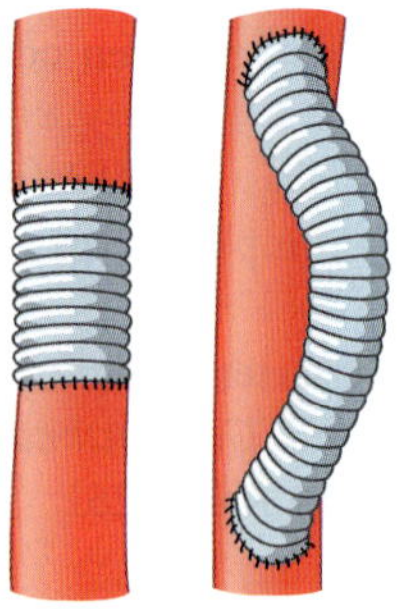

Abb. 2.252 Interponat (links) und Bypass (rechts). [L190]

Pflege

Maßnahmen, die zur Durchblutungsförderung geeignet sind:
- Tieflagern des betroffenen Beins
- Bein warm halten mittels dicker Socken, gefütterten Hausschuhen, Decken
- Keine Heizkissen oder heißen Wärmflaschen verwenden, da sie bei Sensibilitätsstörungen zu Nekrosen führen können
- Keine einschnürenden Strümpfe / Kniestrümpfe tragen lassen
- Sorgfältige Hautpflege, insbesondere der Füße.

Prognose

Die Prognose ist abhängig vom Schweregrad der pAVK und dem Fortbestehen der Risikofaktoren. Als letzte Möglichkeit bleibt im Stadium IV manchmal nur noch die Amputation, die eine erhebliche Einschränkung der Lebensqualität zur Folge hat.

FALLBEISPIEL

Frau Vogel, Teil III

Da Frau Vogel nichts mehr über die Auswirkungen des Nikotins auf ihre Gefäße hören möchte, nimmt sich die Pflegefachkraft Frau Müller vor, dem Alten- und Servicezentrum einen Besuch abzustatten. Sie weiß, dass Frau Vogel jeden Nachmittag dort verbringt. Frau Müller möchte die Leiterin des Alten- und Servicezentrums für einen Vorschlag gewinnen: An einem der Nachmittage soll ein guter Referent einen eindrucksvollen Vortrag über die Risiken des Rauchens und die Möglichkeiten der Entwöhnung halten. Damit hätte Frau Vogel eine Chance, endlich das Rauchen aufzugeben und ein schnelles Fortschreiten der bereits bestehenden Arteriosklerose zu verzögern.

Akuter Verschluss einer Extremitätenarterie

DEFINITION

Embolus: In der Blutbahn verschleppte Thromben, Luftblasen, Fremdkörper oder Bakterien, die ein Gefäß teilweise oder vollständig verlegen.

Krankheitsentstehung

Die meisten akuten arteriellen Verschlüsse kommen dadurch zustande, dass sich Thromben aus dem linken Herzen, z. B. bei Vorhofflimmern (➤ 2.7.7) oder nach einem Herzinfarkt (➤ 2.7.5) lösen und als Embolus mit dem Blutstrom in eine periphere Arterie getragen werden. Aufgepfropfte Thrombosen im Verlauf arteriosklerotischer Prozesse lösen ebenfalls einen teilweisen oder kompletten Durchblutungsstopp aus.

Das von dieser Arterie versorgte Gewebe stirbt innerhalb der nächsten Stunden ab.

Symptome

Typisch für einen akuten arteriellen Verschluss sind die „6 englischen P".
- **P**ain: Plötzlich einsetzende, sehr starke Schmerzen im betroffenen Bein
- **P**aleness: Blasse, aber auch kalte Haut des betroffenen Beins
- **P**araesthesia: Gefühlsstörungen in den nicht mehr durchbluteten Abschnitten
- **P**ulslessness: Die Fußpulse an der Fußrückenarterie / A. dorsalis pedis und an der hinteren Schienbeinarterie / A. tibialis posterior sind nicht mehr tastbar
- **P**aralysis: Der Betroffene ist unfähig, dieses Bein zu bewegen
- **P**rostration: Gefahr des Schocks.

Behandlung

Wenn die Eröffnung des betroffenen Gefäßes nicht innerhalb der nächsten Stunden gelingt, droht das Absterben der Gliedmaße bzw. des Organs (siehe Durchblutungsstörungen der Eingeweidearterien).

Erstmaßnahmen

Da es sich um einen **gefäßchirurgischen Notfall** handelt, ist der Notarzt zu rufen. Bis zum Eintreffen des Notarztes sind folgende Erstmaßnahmen zu treffen:
- Betroffene Extremität tief und druckreduziert lagern, um die Durchblutung (aufgrund der Schwerkraft) zu verbessern
- Weiteren Wärmeverlust der kühlen, blassen Extremität mit Watte oder einer Decke verhindern
- Auf absolute Bettruhe achten
- Extremität nicht zu viel bewegen, um nicht weitere Embolien auszulösen
- Beim Betroffenen bleiben, um die Entstehung eines Schocks frühzeitig zu erfassen
- Beruhigend auf den Pflegebedürftigen einwirken
- Schmerzen nach Arztanordnung behandeln.

VORSICHT

Bei akutem Arterienverschluss:
- Keine i. m.-Injektionen (ist eine Kontraindikation für eine Lysetherapie)
- Keine MT-Strümpfe, einschnürenden Socken oder Verbände

Stationäre Behandlung

Die Behandlung richtet sich nach der Ursache des Verschlusses:
- Embolektomie über einen Ballonkatheter (z. B. Fogarty-Katheter) in Lokalanästhesie (➤ Abb. 2.253)
- Je nach Thrombuslokalisation und Allgemeinzustand des Erkrankten medikamentöse Lysetherapie (➤ 2.6.8), TEA oder Bypass-OP (➤ Abb. 2.251).

Durchblutungsstörungen der Eingeweidearterien

Krankheitsentstehung

Durchblutungsstörungen der Eingeweidearterien betreffen meist die obere Gekrösearterie (*A. mesenterica superior*). Wenn sich der arteriosklerotische Prozess in dieser Arterie langsam entwickelt,

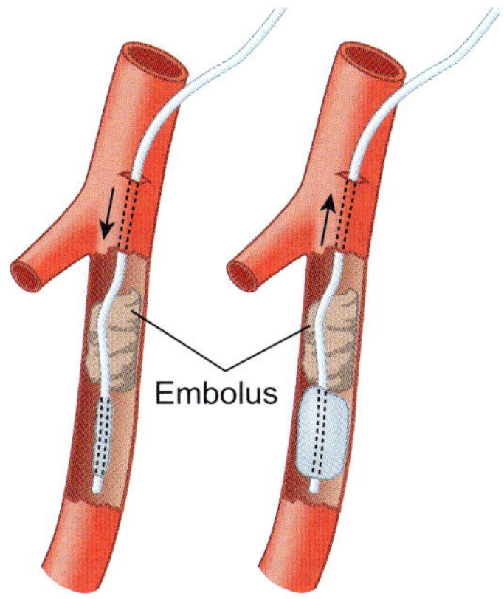

Abb. 2.253 Embolektomie mit einem Fogarty-Ballonkatheter. Der Katheter wird nach Inzision in die Arterie eingeführt (links) und mit dem entblockten Ballon durch den Embolus geschoben. Dann wird der Ballon geblockt und beim Herausziehen des Katheters der Embolus mit entfernt. [L138]

bilden sich zahlreiche Kollateralen aus, die zunächst die Versorgung der Darmabschnitte sicherstellen. Der Betroffene verspürt keine Symptome. Ein akuter Verschluss führt innerhalb kurzer Zeit zum **Darminfarkt.**

Symptome und Disgnostik

Die Entwicklung einer chronischen arteriellen Verschlusskrankheit der oberen Gekrösearterie verläuft in vier Stadien:

- **Stadium I** ist symptomlos und meist ein Zufallsbefund.
- Kennzeichen des **Stadium II** sind dumpfe oder krampfartige Bauchschmerzen, die ca. 15–30 Min. nach dem Essen auftreten (*Angina abdominalis*). Die Bauchschmerzen entstehen, weil der Darm zur Verdauung vermehrt Sauerstoff benötigt, die Versorgung über den Blutweg aufgrund der stenosierten Gefäße aber nicht ausreicht.
- Im **Stadium III** kommt es zu dauerhaften Bauchschmerzen und Malabsorption (*mangelnde Resorption der Nährstoffe*) mit Gewichtsabnahme, Blähungen und Diarrhö.
- Das **Stadium IV,** der akute Verschluss beginnt mit heftigen, kolikartigen Bauchschmerzen, die später nachlassen. Nach einem über mehrere Std. anhaltenden, beschwerdefreien Intervall (*fauler Friede*) kommt es zum Darmverschluss (*paralytischer Ileus* ➢ 2.10.14), Durchwanderungsperitonitis (➢ 2.10.1) und Schock.

Anamnese, Röntgenaufnahmen, die Sonografie des Abdomens und eine Angiografie weisen auf den Krankheitsprozess hin.

Behandlung

Im Stadium I – III sind mehrere kleine Mahlzeiten günstiger als wenige große, da für die Verdauung kleiner Mahlzeiten weniger Sauerstoff benötigt wird und die Beschwerden daher nach dem Essen geringer sind.

Der klinische Verdacht, dass es sich um einen akuten Verschluss handeln könnte, rechtfertigt nach der Bestätigung durch eine Angiografie die Operation. Je nach operativem Befund werden Embolektomie, Bypass-Operation, bei Darmnekrosen auch Darmresektionen durchgeführt.

2.8.9 Erkrankungen der Venen

Zu den Venenerkrankungen gehören:

- Krampfadern (*Varizen*)
- Thrombophlebitis (*Entzündung der oberflächlichen Venen*)
- Tiefe Beinvenenthrombose (*Phlebothrombose*)
- Chronisch venöse Insuffizienz.

Varikosis

DEFINITION

Varizen (*Krampfadern*): Erweiterte oberflächliche Venen, am häufigsten an den Beinen auftretend.
Varikosis: Krampfaderleiden.

Krankheitsentstehung

Die Ursache für die Entwicklung von Krampfadern liegt meist in einer familiär bedingten Bindegewebsschwäche, die zur Erweiterung der venösen Gefäßdurchmesser führt und durch stehende oder sitzende Tätigkeiten, Übergewicht oder Bewegungsmangel begünstigt wird. Die Folge dieser Erweiterung der Beinvenen ist ein mangelnder Verschluss von Venenklappen mit dem Verlust der Ventilfunktion: Das Blut strömt dann nicht nur herzwärts, sondern fließt wieder in die Peripherie zurück.

Formen

Je nach Lokalisation der Varizen werden folgende Formen der Varikosis unterschieden:

- **Besenreiservarizen**: Feinste Venenerweiterungen, die kranzartig in der Haut verlaufen und ohne Krankheitswert sind
- **Varizen** in der Unterhaut, die sich aufgrund einer Klappeninsuffizienz der Verbindungsvenen zwischen tiefen und oberflächlichen Venen (*Perforansvenen*) bilden
- **Seitenastvarizen,** die sich in den Ästen der großen und kleinen Rosenvene (*V. saphena magna, V. saphena parva*) entwickeln (➢ Abb. 2.254)

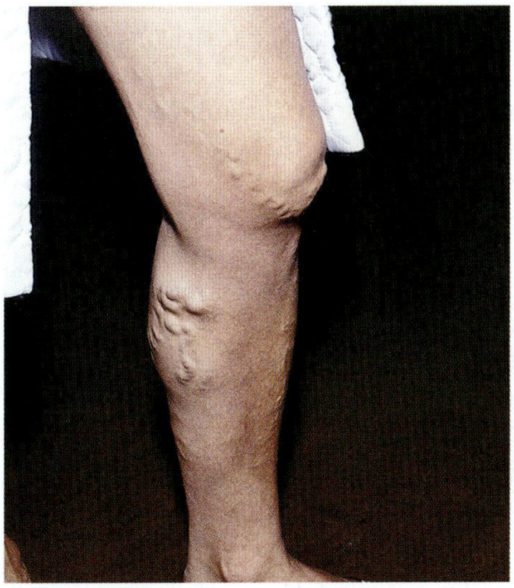

Abb. 2.254 Seitenastvarikose. [R246]

2

- **Stammvarizen:** Die typischen Krampfadern mit Erweiterungen der großen Rosenvene im inneren Oberschenkel- und Unterschenkelbereich und der kleinen Rosenvene auf der Rückseite des Unterschenkels.

Symptome und Diagnostik

Krampfadern stören den Betroffenen oft in kosmetischer Hinsicht. Bei längerem Stehen treten Schwere- und Spannungsgefühl sowie Knöchelödeme auf, wobei die Beschwerden durch Bewegung oder durch die Hochlagerung der Beine nachlassen. Weitere Symptome sind nächtliche Wadenkrämpfe, Juckreiz und Schmerzen.

Diagnostisch geben die Sonografie und die Phlebografie Aufschluss über das Ausmaß der venösen Veränderungen und erlauben eine Beurteilung bezüglich der Durchgängigkeit von Perforansvenen zu den tiefen Beinvenen.

Komplikationen

- Varizenblutung
- Thrombophlebitis
- Tiefe Venenthrombose
- Chronisch-venöse Insuffizienz (*CVI*)
- Ulcus cruris (venosum).

Varizenblutungen entstehen nach kleinsten Verletzungen, z. B. wenn sich der Pflegebedürftige im Bereich der Krampfader kratzt oder sich das Bein an einem Möbelstück stößt. Die schwallartige Blutung kann zu einem erheblichen Blutverlust führen. **Maßnahmen** sind: Die blutende Stelle abdrücken, einen Druckverband anbringen und das betroffene Bein hochlagern. Gegebenenfalls klärt der Arzt, ob er die blutende Krampfader umstechen kann.

Behandlung

Die allgemeinen Maßnahmen richten sich nach den allgemeinen Grundsätzen der Thromboseprophylaxe.

Da eine direkte Sonnenbestrahlung der Beine und warme Bäder bzw. warme Fußbäder grundsätzlich die Gefäße erweitern, sollte der Betroffene darauf verzichten.

„**S-L-Regel**" für Venenkranke:

- **S** wie Stehen und Sitzen ist schlecht
- **L** wie Laufen und Liegen ist gut.

Allgemeine Grundsätze der Thromboseprophylaxe

Mobilisation: Der Betroffene soll so oft wie möglich mit gewickelten Beinen oder mit MT-Strümpfen gehen. Durch das Gehen wird die Muskelpumpe aktiviert.

Lagerung: Bei Erkrankten ohne arterielle Gefäßerkrankungen werden die Beine hochgelagert, um den venösen Rückfluss zu fördern.

Das **Ausstreichen der Venen** sollte vor dem Anziehen der MT-Strümpfe (*Medizinische Thrombose-Prophylaxe-Strümpfe*) erfolgen. Dazu werden beide Handflächen, die z. B. mit einer Wasser-Öl-Lotion benetzt sind, an das Bein angelegt und das Bein mit sanftem Druck und gleichmäßigem Tempo pro Bein mehrmals herzwärts ausgestrichen. Bei Beinödemen oder Beinschmerzen sollte das Ausstreichen nach einer Rücksprache mit dem Arzt erfolgen.

Venenkompression: Kompressionsverbände und MT-Strümpfe beschleunigen die Blutströmung. Die Kompression, also der Druck, verkleinert den Venendurchmesser und verhindert, dass Wasser aus den Venen in das umgebende Gewebe austritt und ein Ödem auslöst. Voraussetzung für den Einsatz von **MT-Strümpfen** sind die korrekte Indikationsstellung, eine gute Passform und die richtige Handhabung der Strümpfe.

Rückstromfördernde Gymnastik: Übungen zur Beschleunigung des venösen Rückflusses sind z. B. „Bettradfahren", Fußkreisen oder das Stützen der Füße gegen das Bettende mit gleichzeitigem Anspannen der Wadenmuskulatur.

Heparinisierung (➤ 2.6.8)

Sklerosierung und Venenstripping

Zur **Sklerosierung** wird ein Verödungsmittel in die Krampfadern gespritzt. Der individuell angemessene Kompressionsstrumpf muss für etwa 2–4 Wochen getragen werden.

Beim **Venenstripping** (*Babcock-Operation* ➤ Abb. 2.255) schiebt der behandelnde Arzt eine spezielle Sonde von distal in der großen Rosenvene (*V. saphena magna*) bis zur Mündungsstelle in die Oberschenkelvene vor. Im Leistenbereich wird die Sonde mit einem knopfartigen bzw. hütchenförmigen Kopfteil versehen, an dem die Krampfader festzuknoten ist. Anschließend zieht der Chirurg die Sonde heraus und entfernt den Venenstamm samt einigen Seitenästen.

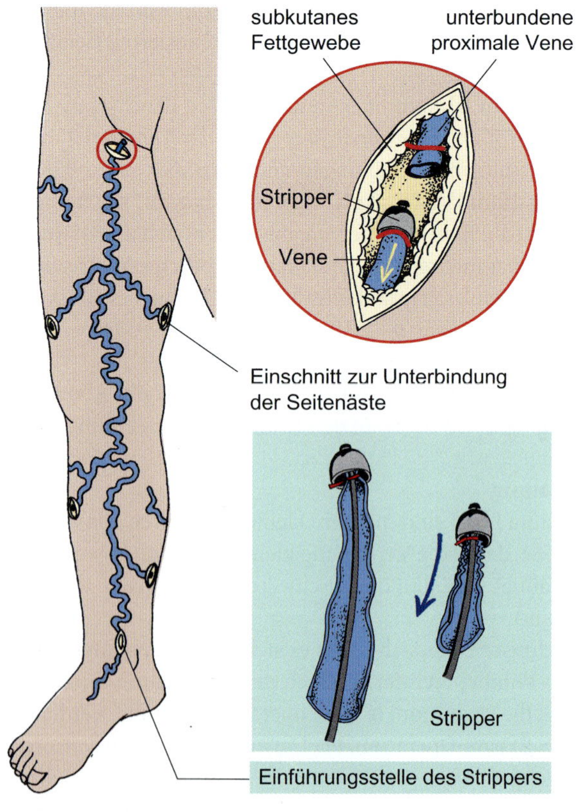

Abb. 2.255 Babcock-Operation zur Varizenentfernung (*Varizenstripping*). [L215]

Thrombophlebitis

DEFINITION

Thrombophlebitis: Akute Entzündung einer oberflächlichen Vene.
Thrombose: Teilweiser oder vollständiger Verschluss (von Arterien oder Venen) mit der Bildung von Blutgerinnseln.

Krankheitsentstehung

Eine Thrombophlebitis der Beinvenen ist häufig die Folge eines Krampfaderleidens. An den Armvenen entsteht eine Thrombophlebitis aufgrund von Venenkathetern, Injektionen oder Infusionen.

Symptome

Klinisch kommt es am Lokalisationsort zu den klassischen Entzündungszeichen: **Rötung** (*Rubor*), **Schmerz** (*Dolor*), **Überwärmung** (*Calor*), **Schwellung** (*Tumor*) und **eingeschränkte Funktion** (*Functio laesa*). Die betroffene Vene ist im Bereich der Thrombosierung als derber schmerzhafter Venenstrang zu tasten. Die klinische Symptomatik und eine Duplex-Sonografie sichern die Diagnose.

Behandlung

Bei einer Thrombophlebitis am Bein soll sich der Betroffene bewegen, weil sonst die Gefahr besteht, dass sich der Thrombus vergrößert, letztlich bis in das tiefe Venensystem des Beins reicht und eine tiefe Venenthrombose auslöst. Die weitere Behandlung erfolgt auf ärztliche Anordnung:

- Kompressionsverband
- Lokale Behandlung mit Heparinsalben, kühlenden Umschlägen (z. B. Quarkwickel)
- Entzündungshemmende Schmerzmittel (Antiphlogistika, z. B. Diclofenac)
- Bei Fieber Antibiotika
- Bei Bettlägerigkeit Thromboseprophylaxe.

Tiefe Bein- oder Beckenvenenthrombose

DEFINITION

Tiefe Venenthrombose (*Phlebothrombose*): Thrombosierung der (tiefen) Bein- oder der Beckenvenen mit der Gefahr einer Lungenembolie.
Postthrombotisches Syndrom: Alle Symptome, die nach einer tiefen Venenthrombose bestehen bleiben und von diskreter Schwellungsneigung bis zu schwersten Störungen, dem Ulcus cruris venosum, reichen.

Krankheitsentstehung

Die Entstehung eines Blutgerinnsels (*Thrombus*) findet aufgrund von Veränderungen im Gefäßsystem statt, die mit dem Begriff **Virchow-Trias** (➤ 2.6.8) zusammengefasst werden:

- **Gefäßwandschäden:** Durch abgelaufene Venenentzündungen, Krampfaderbildung bei Übergewicht, Veränderungen aufgrund eines höheren Lebensalters
- **Verlangsamung der Blutströmung:** Durch Bettlägerigkeit, langes Sitzen (> 4 Std.) mit abgeknickten Beinen, bei Lähmungen
- **Veränderung der Blutzusammensetzung:** Durch Flüssigkeitsmangel, bei Gerinnungsstörungen.

Die Verschlüsse betreffen häufig die Oberschenkelvene (*V. femoralis*). Das linke Bein weist aufgrund der anatomischen Verhältnisse häufiger eine tiefe Venenthrombose auf.

Symptome und Diagnostik

Schmerzen durch Venenverschlüsse beginnen eher schleichend. Zeichen einer tiefen Beinvenenthrombose können sein (➤ Abb. 2.256):

- Schmerzen: Entweder ein ziehender Schmerz, der einem Muskelkater ähnlich ist oder ein diffuser Schmerz der Wadenmuskulatur, der beim Auftreten zu- und beim Hochlagern abnimmt. Schmerzen treten auch beim Beklopfen der Wade, beim Hochziehen der Zehen in Richtung Rumpf (*Hohmann-Zeichen*) oder beim Druck auf die Fußsohle (*Payr-Zeichen*) auf.
- Schwellung des betroffenen Beins
- Rötung und Überwärmung
- Druckempfindlichkeit im Verlauf der tiefen Venen.

Die genannten Zeichen einer tiefen Beinvenenthrombose sind für den Untersucher allerdings nur in der Hälfte der Fälle nachweisbar. Das Fehlen dieser Zeichen schließt daher, insbesondere bei bettlägerigen Pflegebedürftigen, eine tiefe Beinvenenthrombose nicht aus.

Vielfach wird eine tiefe Bein- oder Beckenvenenthrombose erst nach dem Auftreten einer Lungenembolie (➤ 2.9.11) bemerkt.

Die Sicherung der Diagnose erfolgt durch eine Bestimmung der D-Dimere im Blut (➤ 2.6.3), eine Sono- und eine Phlebografie.

Komplikationen

- Thrombose-Rezidive
- Lungenembolie (➤ 2.9.11) durch die Ablösung von Thromben und deren Fortleitung über die untere Hohlvene, den rechten

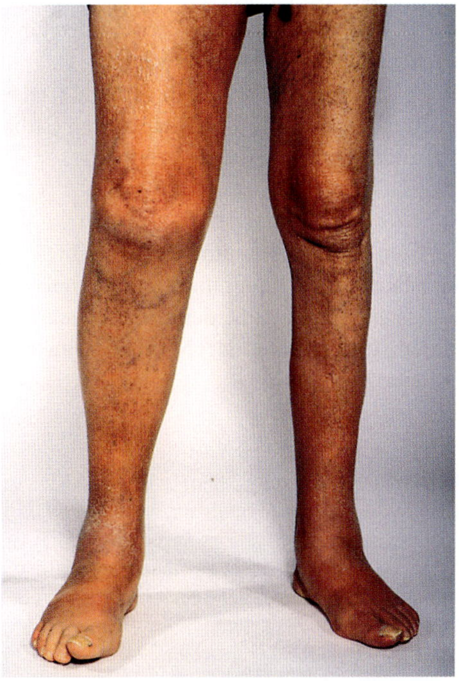

Abb. 2.256 Symptomatik bei tiefer Venenthrombose. [E273]

Vorhof, die rechte Herzkammer und schließlich den Lungenarterienstamm in die Lunge
- Chronisch venöse Insuffizienz, postthrombotisches Syndrom.

Behandlung

Zu den Allgemeinmaßnahmen gehört die **Kompressionsbehandlung,** sofern nicht gleichzeitig eine pAVK vorliegt. Die Kompressionsbehandlung erfolgt zunächst mit einem Kompressionsverband. Nach dem Abschwellen der Extremität erhält der Betroffene MT-Strümpfe.

Die Behandlung durch eine **Lysetherapie** oder eine **Thrombektomie** wird bei schweren, nicht anders zu beherrschenden frischen tiefen Venenthrombosen der Becken- oder der Oberschenkelvene in Erwägung gezogen.

Antikoagulation: Subkutane Injektionen von niedermolekularem Heparin werden solange vorgenommen, bis eine wirksame Gerinnungshemmung durch Marcumar sichergestellt ist. Allgemein sind nach etwa sieben bis zehn Tagen (bei wirksamer Antikoagulation) vorhandene Thromben entweder aufgelöst oder in die Venenwand eingebaut. Die Dauer der Marcumareinnahme liegt je nach Lokalisation der Thrombose zwischen 3–12 Monaten.

Strikte Bettruhe wird bei ausreichender Antikoagulation nicht mehr empfohlen.

Pflege

Bei der Pflege ist folgendes zu beachten:
- Keine einschnürenden Socken oder Kniestrümpfe (siehe Virchow-Trias)
- Kein Ausstreichen der Beine, um keine Ablösung von Thromben zu provozieren
- Keine lokale Anwendung von Wärme aufgrund der Erweiterung von Gefäßen (*Vasodilatation*) mit verminderter Blutströmung
- Kein warmes Duschen und kein warmes Vollbad
- Obstipationsprophylaxe, da Druckerhöhungen im Bauchraum zur Ablösung von Thromben v. a. in den Beckenvenen führen können
- Auf ausreichende Flüssigkeitszufuhr achten
- Überprüfung der Medikamente durch den Arzt (steigende Thrombosegefahr z. B. durch die Einnahme von Carbamazepin, Glukokortikoiden, Tamoxifen und Levodopa).

Cumarine

Cumarine werden oral eingenommen. Der Nachteil sind engmaschige Blutabnahmen zur Bestimmung des Quick oder – besser – des INR-Wertes (siehe Kasten). Außerdem sind erhebliche Interaktionen mit anderen Medikamenten oder Nahrungsmitteln, die Vitamin K enthalten, zu beobachten.

> **Quick** (*TPZ, Thromboplastinzeit*): Labortest mit Messung der Thromboplastinzeit. Sie ist zu erhalten, wenn dem (Zitrat)-Plasma Thromboplastin (vgl. Gewebethromboplastin – exogenes System ➤ 2.6.3) zugefügt und das Zeitintervall bis zum Auftreten eines Fibrinnetzes bestimmt wird. Der Test ist zur Kontrolle und zur Einstellung einer Therapie mit Cumarinen und bei Lebererkrankungen von Bedeutung.
> Ein Quick-Wert wird in Prozent angegeben. Normalwert: 70–125 %, bei therapeutischer Antikoagulation: 13–35 %. Je kleiner der Quick-Wert, desto länger ist die Gerinnungszeit. Die Quickwerte können jedoch von Labor zu Labor sehr unterschiedlich ausfallen, weil die verwendeten Thromboplastine (vom Rind, Schaf, Kaninchen, menschliche Plazenta), eine unterschiedliche Aktivität haben.
> **INR** (*International Normalized Ratio*): Verfahren zur Standardisierung der Thromboplastine, das internationalen Vorgaben entspricht.

Zu den klassischen Cumarinen (*orale Antikoagulanzien*) zählen **Phenprocoumon** (Marcumar®) und **Warfarin** (Coumadin®). Cumarine hemmen die Synthese verschiedener Gerinnungsfaktoren in der Leber, indem sie das hierzu notwendige Vitamin K aus seiner Bindung verdrängen. Die Wirkung der Cumarine setzt erst nach einigen Tagen ein, da zu Beginn der Behandlung noch genügend funktionsfähige Gerinnungsfaktoren im Blut vorhanden sind. Die Dosierung richtet sich nach dem Quick- bzw. INR-Wert und liegt als Erhaltungsdosis meist bei 1–2,5 Tabletten Marcumar® täglich. Nach dem Absetzen dauert es etwa eine Woche bis zur Normalisierung der Gerinnung.

Indikationen sind z. B. Phlebothrombose, Vorhofflimmern und Herzklappenersatz.

Gefürchtete Nebenwirkung ist die Gehirnblutung.

Neue orale Antikoagulanzien sind **Dabigatranetexilat** (Pradaxa®) und **Rivaroxaban** (Xarelto®).

Pflege

- Wegen der Blutungsgefahr sind i. m.-Injektionen kontraindiziert.
- Der Betreffende muss sorgfältig auf Blutungen beobachtet werden.
- Jede Blutung ist sofort dem Arzt mitzuteilen.

> **Antagonisten von Cumarinen**
>
> Vitamin K_1 (Konakion®) neutralisiert die Wirkung von Cumarinen. Der Wirkungseintritt ist allerdings verzögert, so dass sich der Quick-Wert erst im Verlauf der nächsten Stunden ändert. Vitamin K_1 darf nicht i. m. gegeben werden, weil damit große Hämatome ausgelöst werden können.

- Um das Blutungsrisiko und Hämatombildungen zu reduzieren bedarf es einiger Maßnahmen:
  - Minimierung des Verletzungsrisikos, z. B. Trocken- statt Nassrasur
  - Bei Beobachtung von schwarzem Stuhl (*Teerstuhl*) sofortige Vorstellung beim Arzt
  - Information aller behandelnden Ärzte (auch Zahnärzte) über die Einnahme von Marcumar®
  - Beim Verzehr von Vitamin-K-haltigen Lebensmitteln (grüne Gemüse, Salate, Kohl, Kräuter) daran denken, dass sich der Quick-Wert verändern kann
  - Keine Selbstmedikation wegen der Gefahr der gegenseitigen Beeinflussung von Marcumar® mit anderen Medikamenten
  - Einnahme der Marcumar®-Tabletten immer zur gleichen Tageszeit
  - Regelmäßige Kontrollen der Blutgerinnung mit nachfolgender individueller Dosierung der Tabletten nach dem aktuell gemessenen Quick- oder INR-Wert

– Ausstellung eines **Marcumar-Passes,** den der Erkrankte immer bei sich tragen sollte.

Chronisch-venöse Insuffizienz

DEFINITION

Chronisch-venöse Insuffizienz (*CVI, chronisch venöses Stauungssyndrom*): Venöse Insuffizienz, die mit einem verlangsamten venösen Blutstrom verknüpft ist.

Krankheitsentstehung

Ursachen einer chronisch-venösen Insuffizienz sind Venenerkrankungen (Krampfadern, Phlebothrombose, Thrombophlebitis), aber auch Übergewicht und Immobilisation. Die chronische Blutstauung lässt den Druck in den Venen steigen; daher wird die CVI manchmal auch als „chronischer Hochdruck im Venensystem" bezeichnet. In der Folge kommt es im Kapillargebiet zu Störungen der Blutversorgung (*Mikrozirkulationsstörungen*).

Symptome

Die Betroffenen berichten über ein Spannungsgefühl und dumpfe Schmerzen in den Beinen, die v. a. nach längerem Stehen auftreten. Nachts können sie schlecht schlafen, weil die Füße sich heiß anfühlen und schmerzen. Sie bemerken, dass die Haut der Beine verletzungsanfällig ist und Wunden schlecht heilen. Weitere Symptome treten entsprechend den drei Stadien einer chronisch venösen Insuffizienz auf:

- **Stadium I:** Gekennzeichnet durch reversible Ödeme, dunkelblaue Hautvenen, die an den Fußrändern auftreten (*Corona phlebectatica*) und Kölbchenvenen. Kölbchenvenen sind erweiterte Venen, die um die Knöchel (v. a. um die Außenknöchel) herum zu beobachten sind.
- **Stadium II:** Kennzeichen sind bleibende Ödeme, Stauungsdermatose mit rotbrauner Pigmentierung und Verhärtung der Haut, depigmentierte Hautbezirke, zyanotische Hautfarbe, Stauungsekzem mit Juckreiz.
- **Stadium III:** Auftreten des Ulcus cruris venosum (➤ 2.8.10), eine meist nässende Wunde, die häufig am Innenknöchel lokalisiert ist oder den Unterschenkel wie eine Manschette umgibt.

Behandlung

Allgemeine Maßnahmen sind regelmäßige Bewegung und Fußübungen (z. B. Kreisen der Füße, Wippen auf den Zehenballen), das kalte Abduschen der Beine sowie das Hochstellen des Fußendes beim Liegen, um den venösen Rückstrom zu fördern (Ulcus cruris ➤ 2.8.10).

Hautpflege

Allgemeine Vorschläge zur Hautpflege bei chronisch venöser Insuffizienz (Stadium I – III) sind:

- Rückfettende Hautcremes nutzen
- Hautschwielen aufweichen
- Kein Puder bei Hautreizungen verwenden
- Das Einmassieren von Salben vermeiden, da aufgrund der verletzlichen Haut Druckschäden entstehen können
- Salben und Creme nicht in offene Wunden einbringen
- Folien und hydroaktive Wundverbände nicht auf Salbenreste kleben, da diese dann nicht haften
- Keine Wundauflagen mit Kleberändern auf gereizte Haut aufbringen
- Transparente Folien verwenden, um die Wundheilung bei Ulcus cruris beurteilen zu können.

2.8.10 Störungen der Mikrozirkulation

Chronische Störungen der Mikrozirkulation führen zu Dekubitus (➤ 2.2.5) oder Ulcus cruris venosum bzw. arteriosum. Akute Störungen lösen Schockzustände aus.

Ulcus cruris

DEFINITION

Ulcus cruris (*Unterschenkelgeschwür, „offenes Bein"*): Hautdefekt am Unterschenkel, der mindestens bis in die Lederhaut reicht; Unterscheidung in Ulcus cruris venosum und Ulcus cruris arteriosum.

Alle Erkrankungen, die venöse oder arterielle Durchblutungsstörungen auslösen, führen zu einem Sauerstoffmangel und einer Mangelernährung in den betroffenen Regionen (➤ Abb. 2.257, ➤ Abb. 2.258, ➤ Abb. 2.259, ➤ Tab. 2.33).

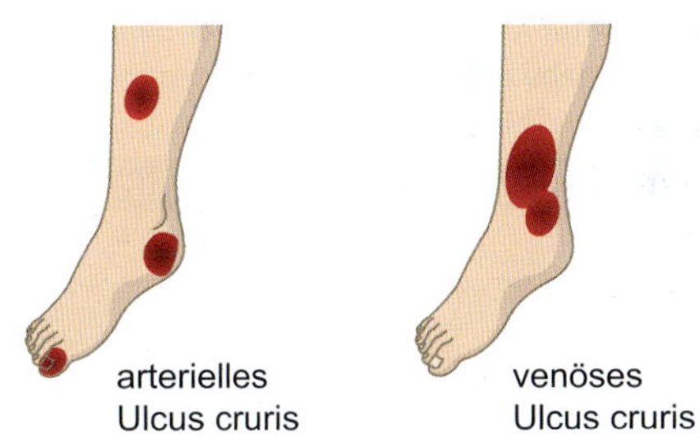

Abb. 2.257 Bevorzugte Lokalisationen arterieller und venöser Ulzera. [L138]

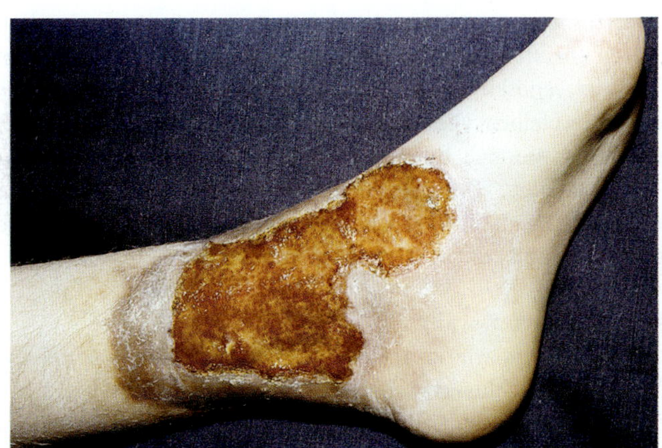

Abb. 2.258 Ausgedehntes Ulcus cruris venosum. [R246]

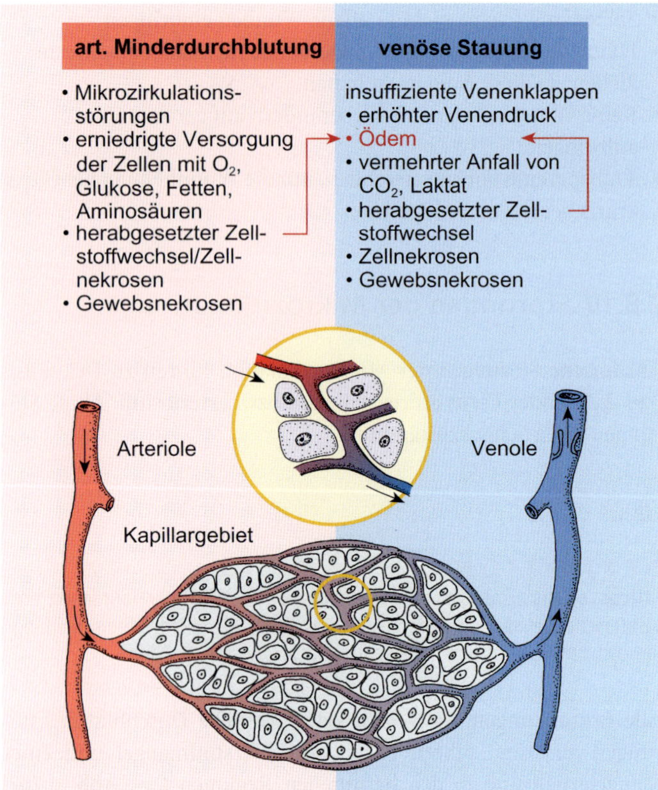

Abb. 2.259 Entstehungsmechanismen arterieller und venöser Ulcera cruris. Ein arterielles Ulkus kann durch die Ödembildung ein venöses Ulkus zur Folge haben. [L190]

Tab. 2.33 Beispiele für Anteile der Gase an der Einatmungs- und Ausatmungsluft. Angabe der Gaskonzentrationen in Prozent vom Luftvolumen = Vol. %. [L190]

Gasbestandteil	Einatemluft	Ausatemluft
Sauerstoff	21 %	16 %
Stickstoff	78 %	78 %
Edelgase	1 %	1 %
Kohlendioxid	0,03 %	4–5 %

Ulcus cruris venosum

Das Ulcus cruris venosum ist der Endzustand einer chronisch-venösen Insuffizienz. Es entsteht, weil Stoffwechselprodukte aufgrund der venösen Stauung nicht abtransportiert werden und im Gewebe verbleiben. Dieser Zustand löst Gewebereaktionen aus, die letztlich zu Wunden führen, die bis zum Muskel oder Knochen reichen können. Der Geschwürgrund ist oft aufgrund einer bakteriellen Folgeinfektion schmierig-eitrig belegt, die Ulkusränder sind wulstig und verhärtet (➤ Abb. 2.258).

Ulcus cruris arteriosum

Das Ulcus cruris arteriosum ist der Endzustand einer peripheren arteriellen Verschlusskrankheit (*pAVK* ➤ 2.8.8). Die Defekte finden sich vor allem an Druckstellen wie Zehen oder Ferse. Fast immer sind Haut und Weichteile (Muskeln, Faszie, Sehnen) betroffen (➤ Abb. 2.260).

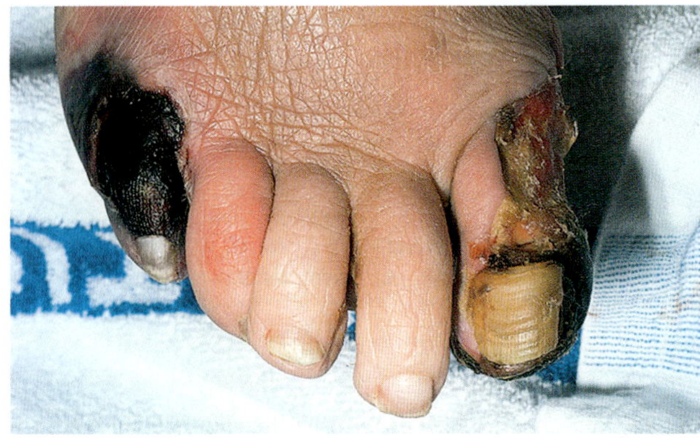

Abb. 2.260 Trockene Gangrän an der kleinen Zehe und Weichteildefekt an der Großzehe. [E426]

Nekrose und Gangrän

Die Nekrose ist ein abgestorbener Gewebebezirk, der nach kleinen Verletzungen oder an Druckstellen entsteht. Es entwickelt sich ein blauschwarzes bis schwarzes Areal, das wie mumifiziert aussieht. Das Gewebe ist trocken und hart. Man spricht von trockener Gangrän. Bei bakterieller Besiedelung zersetzt sich das abgestorbene Gewebe. Es kommt zum Bild der feucht Gangrän mit feucht-schmierigem Aussehen und fauligem Geruch der Wunde.

Behandlung

Ulcus cruris venosum

- Verbesserung des venösen Rückstroms durch Mobilisation, rückstromfördernde Gymnastik, Hochlagern der Beine
- Kompressionsbehandlung
- Ausschaltung der Risikofaktoren (➤ 2.8.9)
- Wundbehandlung (siehe Expertenstandard „chronische Wunden").

Um Rezidiven eines Ulcus cruris venosum vorzubeugen, braucht der Pflegebedürftige auch nach dem Abschluss der Wundheilung immer einen Kompressionsverband oder MT-Strümpfe.

Ulcus cruris arteriosum

- Verbesserung der arteriellen Durchblutung (z. B. mit Acetylsalicylsäure / ASS)
- Verminderung der Risikofaktoren (Nikotinkarenz)
- Wundversorgung
- Katheterverfahren bzw. Operation zur Wiederherstellung der Durchblutung (*Revaskularisierung*), ggf. Amputation.

Wundbehandlung

Neben der Behandlung der Grunderkrankung erfolgt die Wundbehandlung mit der Entfernung von abgestorbenen Gewebeteilen (*Debridement*), einer Wundspülung unter Beobachtung von Entzündungszeichen (Rötung, Schwellung, Überwärmung, Schmerzen, eingeschränkter Funktion) und einem Wundverband. Der Wundverband soll das Wundsekret aufnehmen, ohne die Wunde auszutrocknen.

Chronische Wunden erfordern meist eine feuchte Wundbehandlung, die Zellen des Immunsystems stimuliert und die Bildung von neuem Epithelgewebe fördert. Neben der Wundbehandlung spielen eine ausreichende Flüssigkeitsaufnahme und die Ernährung eine wichtige Rolle, da eine vitaminreiche (v. a. reich an Vitamin C und

Vitamin K), eiweißreiche und kalziumreiche Kost die Wundheilungsprozesse fördert.

Expertenstandard „chronische Wunden"

Eine chronische Wunde ist so definiert, dass sie keine Heilungstendenz unter einer fachgerechten Therapie innerhalb von 4–12 Wochen zeigt. Ziel des Standards ist es, eine pflegerische Versorgung zu gewährleisten, die die Lebensqualität des Betroffenen fördert, die Wundheilung unterstützt und Rezidive vermeidet. Die Standardaussagen reichen von Maßnahmen zur Beurteilung der Wunde bis hin zu Versorgungsprozessen.

SURFTIPP

Expertenstandard „Pflege von Menschen mit chronischen Wunden": www.dnqp.de

Wiederholungsfragen

1. Wie sind Arterien und Venen definiert? (➤ 2.8.1)
2. Wie kommen systolischer und diastolischer Blutdruck zustande? (➤ 2.8.1)
3. Welche Bedeutung hat die Mikrozirkulation? (➤ 2.8.2)
4. Wie wird verhindert, dass das Blut in den Beinvenen beim Stehen nach unten versackt? (➤ 2.8.3)
5. Welche Spätfolgen des Bluthochdrucks kennen Sie? (➤ 2.8.5)
6. Welche Krankheitsbilder werden durch die Arteriosklerose verursacht? (➤ 2.8.8)
7. Wie äußert sich eine pAVK? (➤ 2.8.8)
8. Nennen Sie die sechs typischen Symptome (sechs „P") bei akutem Verschluss einer Extremitätenarterie. (➤ 2.8.8)
9. Welche Ratschläge zur Lebensführung können Sie einem Betroffenen mit beginnendem Krampfaderleiden geben? (➤ 2.8.9)
10. Welche Unterschiede bestehen zwischen der Thrombophlebitis und der Phlebothrombose? (➤ 2.8.9)
11. Nennen Sie Komplikationen der Phlebothrombose. (➤ 2.8.9)
12. Welche Formen des Ulcus cruris kennen Sie? (➤ 2.8.10)

LITERATURNACHWEIS

Füsgen I. Geriatrie. Band 2 Spezielle Kranheitsbilder-Notfälle-Problembereiche-Tod und Sterben. 4. A. Stuttgart: Kohlhammer- Verlag, 2004.
Hansen W., Goebell H. Medizin des Alterns und des alten Menschen: Querschnitt konkret. Stuttgart: Schattauer Verlag, 2006.
Herold G. et al. Innere Medizin 2019. Köln: Gerd Herold Verlag, 2018.
Paetz B. Chirurgie für Pflegeberufe. 23. A. Stuttgart: Thieme Verlag, 2017.
Pape H.-C., Kurtz A., Silbernagl S. Physiologie. 8. A. Stuttgart: Thieme Verlag, 2018.
Rote Liste Service GmbH (Hrsg.) Rote Liste 2019.

2.9 Erkrankungen des Atmungssystems

DEFINITION

Atmung: Austausch der Atemgase Sauerstoff (O_2) und Kohlendioxid (CO_2) zwischen dem Körper und der Umgebung.
Äußere Atmung: Gasaustausch zwischen den Lungenbläschen und den Blutkapillaren.
Innere Atmung: Verbrauch von Sauerstoff in der Zelle, um ATP (*zelleigene Energie*) zu erzeugen.

Damit die Atemluft von der Nase bis zu den Lungenbläschen gelangen kann, muss sie folgende Strukturen passieren:
- **Obere Atemwege** (*oberer Respirationstrakt*): Nase mit Nasennebenhöhlen und Teilen des Rachenraums
- **Untere Atemwege** (*unterer Respirationstrakt*). Kehlkopf, Luftröhre, Bronchien und Lunge (➤ Abb. 2.262).

2.9.1 Nase und Nasennebenhöhlen

Nase

Anatomie

Die Nase besteht aus dem äußeren sichtbaren Teil und der innen liegenden Nasenhöhle (➤ Abb. 2.262). Die Nase prägt und kennzeichnet das Gesichtsprofil. Die Kontur des Nasenrückens, die Art der Nasenspitze, die Größe des Nasenbeins und die Ausbildung etlicher hyaliner Knorpel zeigen eine große erbbedingte Vielfalt. Sichtbare äußere Teile der Nase sind der **Nasenrücken,** die **Nasenflügel** und die **Nasenlöcher.**

Begrenzungen der Nasenhöhle

Die Nasenhöhle wird von Knochen des Hirn- und Gesichtsschädels begrenzt.
- Den Boden der Nasenhöhle bildet der **harte Gaumen** (*Palatum durum*).
- Das Dach ist die Schädelbasis mit dem **Siebbein** (*Os ethmoidale*).
- Seitlich liegen die **Oberkieferknochen** (*Os maxillare*).
- Rachenwärts begrenzt das **Keilbein** (*Os sphenoidale*) die beiden **hinteren Nasenöffnungen** (*Choanen*).

Strukturen der Nasenhöhle

Hinter den Nasenlöchern liegt der **Nasenvorhof** mit kräftigen Haaren (*Vibrissae*). Die **Nasenscheidewand** (*Septum nasi*) teilt die Nasenhöhle in zwei Hälften und besteht aus:
- Dem **Pflugscharbein** (*Vomer*),
- Einer senkrechten Platte (*Lamina perpenticularis*), die zum Siebbein gehört,
- Hyalinem Knorpel.

Drei **paarige Nasenmuscheln** treten von den Seitenwänden in die Nasenhöhle vor. **Obere** und **mittlere Nasenmuschel** (*Concha nasalis superior* und *Concha nasalis media*) gehören zum Siebbein, die **untere Nasenmuschel** (*Concha nasalis inferior*) ist ein eigenständiger Knochen. Kaudal dieser wulstartigen Vorwölbungen liegen ein **oberer, mittlerer** und **unterer Nasengang** (*Meatus nasalis superior, medius, inferior*). In den oberen und mittleren Nasengängen enden Ausführungsgänge der Nasennebenhöhlen, in den unteren Nasengang mündet der **Tränennasengang** (*Ductus nasolacrimalis*) über den die Tränenflüssigkeit aus dem inneren Augenwinkel in die Nasenhöhle abfließt.

Beim nasalen **Legen einer Magensonde** sollte der Erkrankte gefragt werden, durch welches Nasenloch er besser Luft bekommt. Dieses sollte nicht durch die Sonde verlegt werden, weil der Erkrankte sonst über den Mund atmen muss. Mundatmung trocknet die Mund- und Rachenschleimhaut aus und der Erkrankte wird für Infektionen der Atemwege, Soor und Parotitis anfälliger.

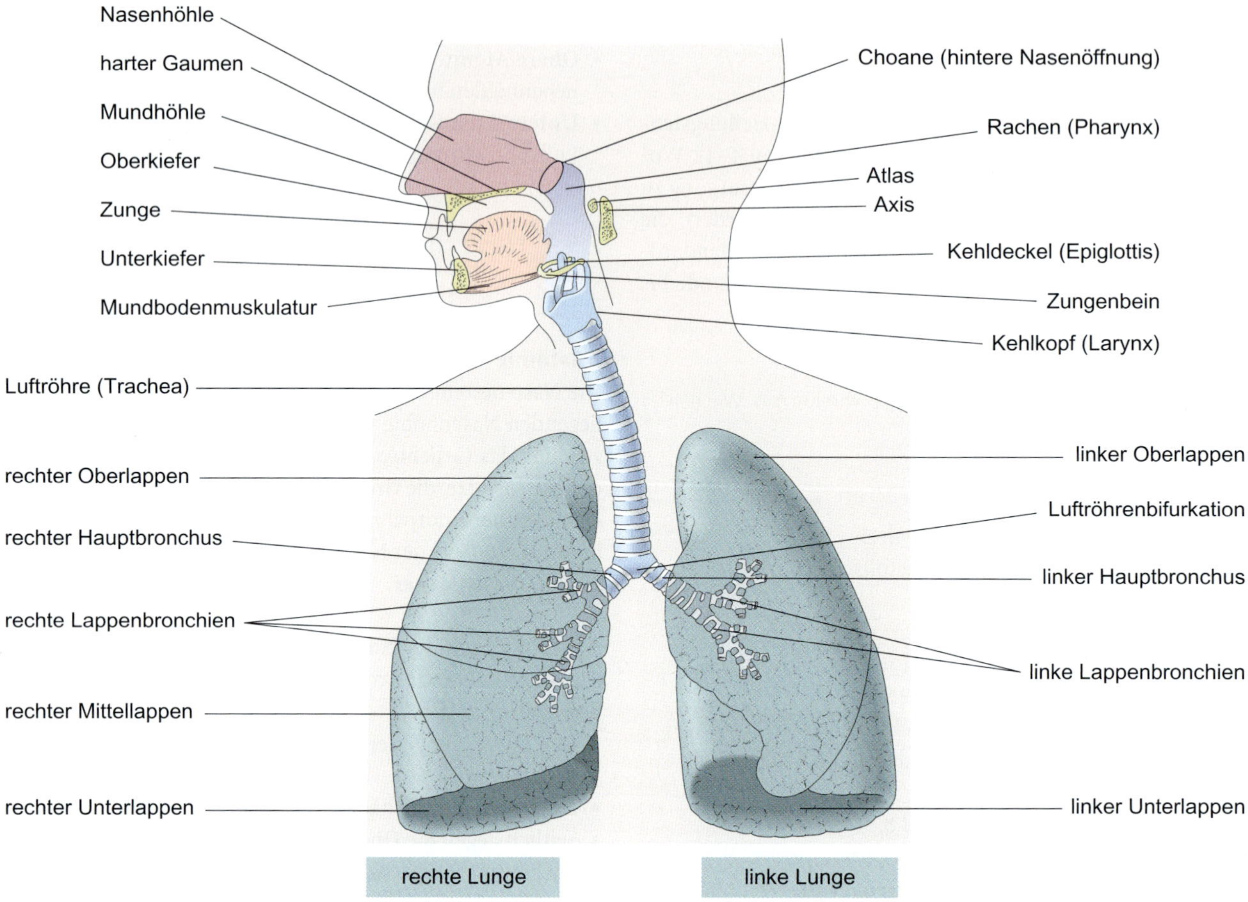

Abb. 2.261 Das Atmungssystem – Übersicht. [L190]

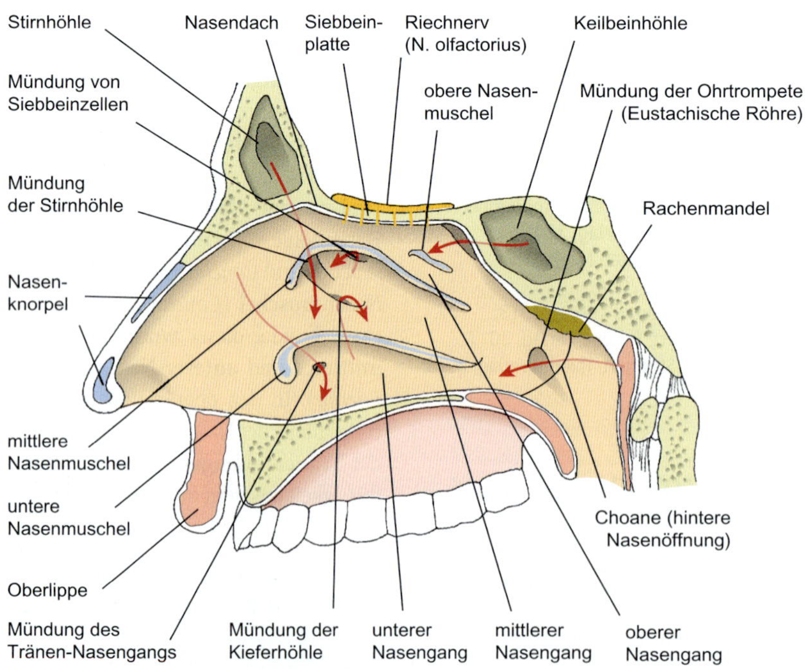

Abb. 2.262 Schnitt durch die Nasenhöhle (die Nasenmuscheln sind reduziert). [L190]

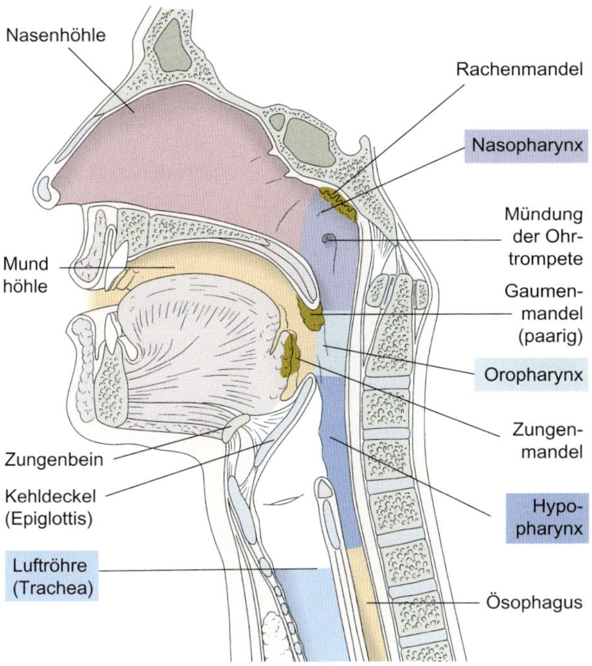

Abb. 2.263 Schnitt durch den Rachen mit seinen drei Etagen: Nasen-, Mund- und Kehlkopfrachen. [L190]

Schleimhaut der Nasenhöhle

Das Epithel des Nasenvorhofs besteht aus mehrschichtigem, verhorntem Plattenepithel, das reich an Talgdrüsen und Haaren ist. In der Nasenhöhle geht dieses Epithel in **Flimmerepithel** über. Die Riechzone mit der Riechschleimhaut liegt am Dach der Nasenhöhle.

Funktionen der Nase

- **Vorreinigung** und **Anfeuchtung** der Atemluft durch das Flimmerepithel und schleimproduzierende Becherzellen
- **Erwärmung** der Atemluft aufgrund der arteriovenösen Geflechte
- **Wahrnehmung** von Geruchsveränderungen der Einatemluft durch das Riechorgan
- **Resonanzraum** für die Stimme.

Durch kleine Verletzungen, aber auch durch Entzündungen und Infektionen können Gefäße des arteriovenösen Geflechts verletzt werden – es kommt zum **Nasenbluten** (*Epistaxis*).

Nasennebenhöhlen

Zu den **Nasennebenhöhlen** gehören:

- **Stirnhöhle** (*Sinus frontalis*)
- **Kieferhöhle** (*Sinus maxillaris*)
- **Siebbeinzellen** (*Cellulae ethmoidales*)
- **Keilbeinhöhle** (*Sinus sphenoidales*).

Aufbau und Lage

Stirnhöhle

Die Stirnhöhle ist oft asymmetrisch gestaltet. Sie dehnt sich oberhalb der Augenhöhle unterschiedlich weit zu den Seiten hin aus. Mehrere Scheidewände können die rechte und die linke Stirnhöhle in unvollständige Kammern gliedern.

Kieferhöhle

Die beiden Kieferhöhlen sind die größten Nasennebenhöhlen. Sie reichen vom Boden der Augenhöhle bis über die Wurzeln des zweiten Backen- und des ersten Mahlzahns. Am Dach verläuft ein kleiner Gefäß- und Nervenstrang, der sich bei Kieferhöhlenentzündungen schmerzhaft bemerkbar machen kann. Die Öffnungen der Kieferhöhlen zur Nasenhöhle liegen fast am Dach dieser Nasennebenhöhlen, sodass Sekret bei aufrechter Körperhaltung schlecht abfließt.

Siebbeinzellen

Die Siebbeinzellen (*Siebbeinhöhle*), acht bis zehn kleine unregelmäßig gestaltete Hohlräume, befinden sich zwischen den inneren Augenwinkeln.

Keilbeinhöhle

Die Keilbeinhöhle liegt oberhalb des Nasenrachens (*Epipharynx*), unmittelbar unter dem Türkensattel, dem Sitz der Hirnanhangdrüse (*Hypophyse* ➤ 2.1.4).

Funktionen

Die Nasennebenhöhlen vermindern das Gewicht des Schädels. Sie sind sie an der Bildung des Resonanzraums der Stimme beteiligt, dessen individuelle Ausbildung den Klang der Stimme prägt.

Infektionen der Nasenhöhle können über die Nasengänge in die Nasennebenhöhlen fortgeleitet werden und eine **Nasennebenhöhlenentzündung** (*Sinusitis*) auslösen.

Verbindungen der Nasennebenhöhlen mit der Nasenhöhle

Die Nasenhöhle hat über Gangsysteme Verbindungen zu den Nasennebenhöhlen:

- Im Winkel zwischen dem Keilbein und dem Siebbein (*Recessus sphenoethmoidalis*) mündet die Keilbeinhöhle.
- Im oberen Nasengang befindet sich die Verbindung zu einigen Siebbeinzellen.
- Der mittlere Nasengang ist mit der Stirn- und der Kieferhöhle sowie mit weiteren Siebbeinzellen verbunden.

Geruchssinn

Die Rezeptoren des Geruchssinns befinden sich in den Riechfeldern am Dach der Nasenhöhle. Die Fortsätze der **Riechzellen** (in den Riechfeldern) bilden die **Riechnerven** (*N. olfactorius / I. Hirnnerv*). Diese ziehen durch die Löcher der Siebbeinplatte ins Schädelinnere und finden Anschluss zu den Riechkolben (*Bulbus olfactorius*). Diese sind beidseits in der vorderen Schädelgrube unter den Stirnlappen des Großhirns zu lokalisieren.

Über die genannten Strukturen gelangen Informationen über das gegenwärtige soziale Umfeld, über Hygieneverhältnisse (z. B. Geruch nach Fäkalien) und über mögliche Gefahren (z. B. Brandgeruch, verdorbene Speisen) zum Riechhirn. Das Riechhirn ist der stammesgeschichtlich älteste Teil des Endhirns. Verbindungen zum **limbischen System** gewährleisten einen hohen emotionalen Stellenwert der Riechinformationen.

2.9.2 Rachen

DEFINITION

Rachen (*Pharynx*): Bindegewebig-muskulärer Schlauch, der sich von der Schädelbasis bis zur Speiseröhre erstreckt.

Der Rachen lässt sich in drei Abschnitte gliedern (➤ Abb. 2.263):

- **Nasenrachen** (*Nasopharynx oder Epipharynx*). Er dehnt sich zwischen der Schädelbasis und dem Zäpfchen aus. Im Nasenrachen münden die Ohrtrompeten, die eine Verbindung zum jeweiligen Mittelohr herstellen. Unterhalb der Schädelbasis liegt die **Rachenmandel** (*Tonsilla pharyngea*).
- **Mundrachen** (*Oropharynx oder Mesopharynx*). Er liegt dorsal der Mundhöhle. Im Grenzgebiet zwischen Mundhöhle und Mundrachen befinden sich zwischen den beiden Gaumenbögen des weichen Gaumens die **Gaumenmandeln** (*Tonsillae palatinae*).
- **Kehlkopfrachen** (*Hypopharynx*). Er reicht vom Kehldeckel bis zum Beginn der Speiseröhre.

Luft- und Speiseweg

Im Rachen kreuzen sich Luft- und Speiseweg:

- Der Luftweg führt vom Mund- bzw. Nasenrachen zum Kehlkopf in die Luftröhre.
- Der Speiseweg verläuft vom Mundrachen über den Kehlkopf zur Speiseröhre.

Als Schaltstelle dieser Kreuzung dient der **Kehldeckel** (*Epiglottis*). Beim Ein- und Ausatmen steht der Kehldeckel gestreckt nach oben – der Kehlkopf ist für den Luftweg geöffnet. Beim Schlucken wird der Kehldeckel nach hinten über den Kehlkopfeingang verlagert (*Schluckvorgang* ➤ 2.10.3).

2.9.3 Kehlkopf

DEFINITION

Kehlkopf (*Larynx*): Röhrenförmiges Knorpelgerüst am Beginn der unteren Atemwege.

Anatomie

Der Kehlkopf steht nach kranial über eine bindegewebige Membran mit dem Zungenbein in Kontakt, der kaudale Teil des Kehlkopfes geht in die Luftröhre über. Für die Festigkeit sorgen mehrere Knorpel, die durch Bänder und Muskeln miteinander verbunden sind (➤ Abb. 2.264). Die Stimmbänder liegen im Innenraum. Beim Sprechen, Schlucken, Husten oder Pressen wird der Kehlkopf nach kranial und kaudal verschoben.

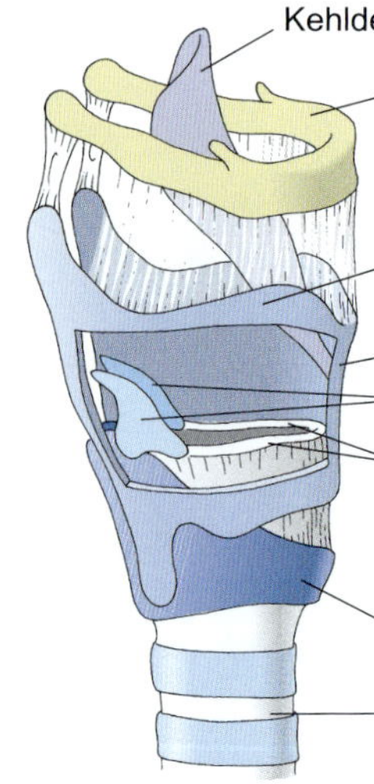

Abb. 2.264 Zungenbein und Kehlkopf. Der Schildknorpel ist eröffnet und gibt den Blick auf die Stimmbänder frei. Der Kehldeckel ist in einer Mittelstellung dargestellt. [L190]

Kehlkopfknorpel

Der Kehlkopf besteht aus fünf Knorpeln:

- **Schildknorpel** (*Cartilago thyreoidea*)
- **Ringknorpel** (*Cartilago cricoidea*)
- **Stellknorpel** (*Cartilago arytaenoidea*)
- **Kehldeckel** (*Epiglottis*).

Der größte Knorpel ist der Schildknorpel, der den „**Adamsapfel**" beim Mann markiert. Der Kehldeckel befindet sich im oberen Drittel des Schildknorpels und ist dort bindegewebig fixiert. Nach unten hat der Schildknorpel Kontakt mit dem siegelringförmigen Ringknorpel, dessen Verdickung (*Siegel*) nach dorsal gerichtet ist. Das Siegel des Ringknorpels bildet die Basis für zwei kleine Stellknorpel.

Innenraum des Kehlkopfs

Der Innenraum des Kehlkopfs weist zwei waagerecht übereinander gelegene Faltenpaare auf:

- **Taschenfalten** mit Drüsen
- **Stimmfalten** mit den Stimmbändern und den unter den Stimmbändern angeordneten Stimmmuskeln (*Mm. vocales*)

Die Stimmbänder verlaufen zwischen dem Schildknorpel und den beiden Stellknorpeln (➤ Abb. 2.265). Bewegungen der Stellknorpel beeinflussen sowohl die Stellung als auch die Spannung der Stimmbänder.

Die Kehlkopfschleimhaut ist weitgehend aus Flimmerepithel aufgebaut. Die Stimmbänder weisen allerdings ein mehrschichtiges, stellenweise verhorntes Plattenepithel auf, das der starken mechanischen Beanspruchung bei der Tonbildung entspricht.

Funktion

Fein aufeinander abgestimmte Kontraktionen der Zungenbein- und Kehlkopfmuskulatur sind die Voraussetzung für die Kehlkopffunktionen:

- Beteiligung am Schluckvorgang
- Schutz vor Aspiration aufgrund der Verlagerung des Kehldeckels

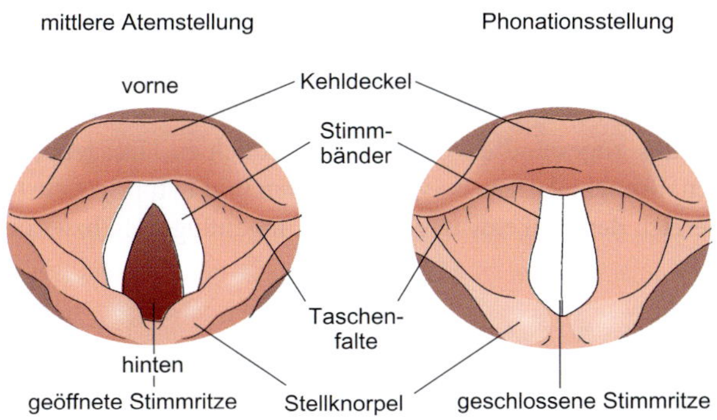

Abb. 2.265 Die Stimmbänder in verschiedenen Stellungen (Blick von oben). [L190]

- Weiterleitung der Atemluft
- Ausbildung der Bauchpresse durch den Verschluss der **Stimmritze** (*Glottis*), die den Raum zwischen den beiden Stimmbändern einnimmt
- Erzeugung von Tönen als Grundlage für das Sprechen.

Atem- und Stimmstellung

Die Stimmritze kann ebenso wie die Spannung der Stimmbänder über Kehlkopfmuskeln verändert werden.

Bei der **Atemstellung** wird die Stimmritze geöffnet. „Stimmritzenöffner" ist der **hintere Ring-Stellknorpelmuskel** (*M. cricoarytaenoideus posterior*).

Bei der **Stimmstellung** (*Phonationsstellung*) liegen die Stimmbänder dicht aneinander und verschließen die **Stimmritze** (➤ Abb. 2.265). „Stimmritzenschließer" ist der seitliche Ring-Stellknorpelmuskel (*M. cricoarytaenoideus lateralis*).

Die genannten Muskeln werden vom **inneren Kehlkopfnerv** (*Nervus laryngeus inferior*), einem Ast des **N. recurrens,** der wiederum aus dem **N. vagus** (*X. Hirnnerv*) hervorgeht, versorgt.

Stimmbildung

Bei der Stimmbildung (*Phonation*) wirken Mund und Atemwege zusammen:

- Die **Tonhöhe** hängt von der Spannung der Stimmbänder ab; je stärker sie gespannt werden und je schneller sie schwingen, desto höher klingen die Töne.
- Die Stärke des Luftstroms ergibt die **Lautstärke** der Stimme.
- Die Resonanzräume (Nasenhöhle, Nasennebenhöhlen, Mundhöhle, Rachen) bestimmen die **Klangfarbe** der Stimme.
- Die verschiedenen **Sprachlaute** werden durch unterschiedliche Stellungen von Gaumen, Zahnreihen, Zunge und Lippen gebildet und vom motorischen Sprachzentrum im Großhirn (➤ 2.13.1) gesteuert.

2.9.4 Tracheobronchialbaum

Der Begriff Tracheobronchialbaum (➤ Abb. 2.266) vergleicht die Aufteilung der Bronchien mit einem Laubbaum: Die Trachea wäre nach dieser Vorstellung der Stamm, von dem die beiden Hauptbronchien als zwei starke Haupttäste abzweigen. Die weitere Gliederung erfolgt in kleinere Äste (*Lappen-, Segmentbronchien*), Zweige (*kleine Bronchialäste*), Zweiglein (*Bronchioli*) und Blätter (*Alveolen*).

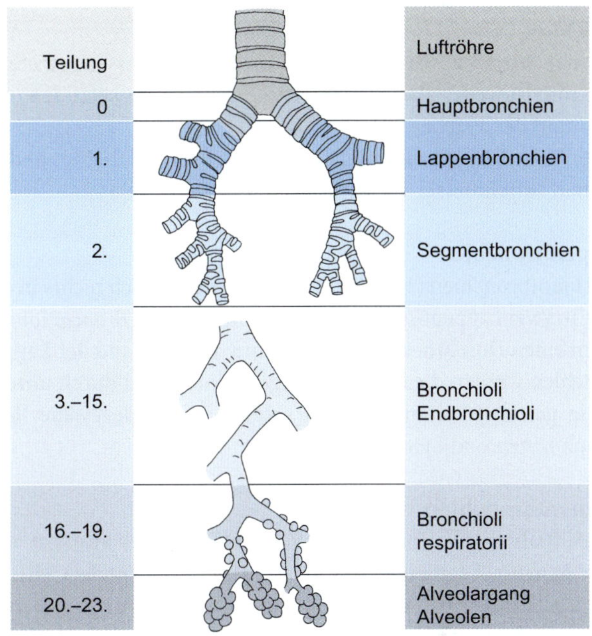

Abb. 2.266 Die Äste des Bronchialbaums. Von der Luftröhre bis zu den Lungenbläschen zählt man durchschnittlich 23 Aufteilungen. [L190]

Luftröhre

Lage

Die Luftröhre (*Trachea*) verbindet den Kehlkopf mit den Bronchien. Sie beginnt am Ringknorpel in Höhe des 6. – 7. Halswirbels, zieht durch den Brustraum und teilt sich in Höhe des 4. – 5. Brustwirbels in zwei Hauptbronchien auf.

Die Trachea hat einen Durchmesser von 13–22 mm und ist 10–12 cm lang. Im Bereich der Vorder- und Seitenwand ist sie mit 16–20 **hyalinen Knorpelspangen** versehen, die durch Bindegewebszüge zusammengehalten werden. Die Knorpelspangen gewährleisten einen stets geöffneten Luftweg, eine Muskel-Sehnen-Platte verschließt die knorpelfreie Hinterwand.

Funktion des Flimmerepithels

Die Schleimhaut der Luftröhre besteht aus Flimmerepithel mit zahlreichen Becherzellen. Das Flimmerepithel reinigt die Einatemluft. Becherzellen im Flimmerepithel produzieren Schleim, der durch den raschen und synchronen Schlag der Flimmerhärchen rachenwärts transportiert wird, wobei die auf ihm haftenden Teilchen wie auf einem Förderband zum Rachen gelangen und dann mit dem Schleim abgehustet oder verschluckt werden.

Bronchialbaum

Hauptbronchien

In Höhe des 4. – 5. Brustwirbels gabelt sich die Trachea (*Bifurkation*) in die beiden Hauptbronchien (*Stammbronchien, Bronchus principalis dexter* und *sinister*). Besonderheiten der beiden Hauptbronchien:

- Der **rechte Hauptbronchus** mit einem Durchmesser von etwa 14 mm ist weiter als der linke Hauptbronchus. Er setzt den Verlauf der Trachea fort.
- Der **linke Hauptbronchus** ist stärker seitwärts gerichtet und hat einen Durchmesser von etwa 12 mm.

Lappenbronchien

Die Hauptbronchien (➤ Abb. 2.266) verzweigen sich rechts in drei, links in zwei Lappenbronchien. Lappenbronchien (*Bronchi lobares*) haben einen Durchmesser von 8–12 mm. In der Wand der Lappenbronchien werden die Knorpelspangen zunehmend durch unregelmäßig gestaltete Knorpelplatten ersetzt. Im Bindegewebe liegen Lymphozyten und Lymphfollikel.

Segmentbronchien

Die Aufteilung der Lappenbronchien erfolgt rechts in meist zehn, links in neun Segmentbronchien (*Bronchi segmentales*), die den gleichen Wandaufbau wie die Lappenbronchien aufweisen. Die Segmentbronchien zweigen sich über 6–12 Schritte in immer kleinere Bronchien auf.

Kleine Bronchien und Bronchioli

Kleine Bronchien haben einen Durchmesser von etwa 1 mm. Ihre Wand wird von Knorpelplättchen versteift. Die Höhe des Flimmerepithels nimmt ab. Aus den kleinen Bronchien werden Bronchioli mit knorpelfreien Abschnitten, die nur der Zug elastischer Netze offen hält. Die glatte Muskulatur ist gut ausgeprägt und kann bei starker Kontraktion das Lumen eines Bronchiolus nahezu verschließen (*Asthma bronchiale* ➤ 2.9.9).

Als **Bronchioli terminales** bezeichnet man die Aufzweigungen der Bronchiolen. Daraus gehen die Bronchioli respiratorii hervor.

Bronchioli respiratorii und Lungenbläschen

Ein **Bronchiolus respiratorius** weist schon einzelne Lungenbläschen (*Alveolen*) auf. Er teilt sich in zwei dicht mit Lungenbläschen besetzte Gänge (*Ductus alveolares*). Die Alveolengänge führen in die Alveolensäckchen. Das sind die „Atmungskammern“. Die insgesamt etwa 300 Millionen **Lungenbläschen** (*Alveolen*) mit einer Gesamtfläche von etwa 100 Quadratmetern haben einen Durchmesser zwischen 0,06–0,2 mm. Jedes Lungenbläschen wird von feinen Kapillaren umsponnen.

2.9.5 Lunge

DEFINITION

Lunge (*Pulmo*): Organ, das der Atmung dient.

Lage

Die paarig angelegte, kegelförmige Lunge füllt den Brustkorb weitgehend aus. Die **Lungenbasis** liegt auf dem Zwerchfell, die **Lungenspitze** überragt mit 1–2 cm das Schlüsselbein. Der Raum zwischen den beiden Lungenflügeln heißt **Mittelfellraum** (*Mediastinum*). Die (untere) Lungengrenze kann nach tiefer Ein- und Ausatmung um etwa 2 cm verschoben werden.

Die **Lungenwurzel** (*Lungenhilus*) befindet sich an der dem Mediastinum zugewandten Seite. Hauptbronchien, Lungenarterien, -venen, Bronchialarterien, -venen, Nerven und Lymphgefäße treten im Bereich der Lungenwurzeln in die Lungenflügel ein bzw. aus.

Aufbau

Lungenlappen

Tiefe Spalten unterteilen jeden der beiden Lungenflügel in Lungenlappen. Der rechte Lungenflügel weist eine horizontale (*Fissura horizontalis*) und eine schräge Spalte (*Fissura obliqua*) auf. Dadurch entstehen drei Lungenlappen: Ober-, Mittel- und Unterlappen. Der linke Lungenflügel besitzt eine schräge Spalte und somit zwei Lungenlappen (Ober- und Unterlappen). Die weitere Aufteilung erfolgt entsprechend den Vorgaben des Bronchialbaums (➤ Abb. 2.267).

Brustfell

Das glattwandige Brustfell (*Pleura*) verleiht der Lungenoberfläche ein glänzendes Aussehen und bedeckt die Innenfläche des Brustkorbs. Es besteht aus zwei Blättern:

- **Lungenfell** (*Pleura visceralis*)
- **Rippenfell** (*Pleura parietalis*)

Die beiden Lungenflügel sind vom Lungenfell (*Pleura visceralis*) überzogen. Am Lungenhilus geht das Lungenfell in das Rippenfell

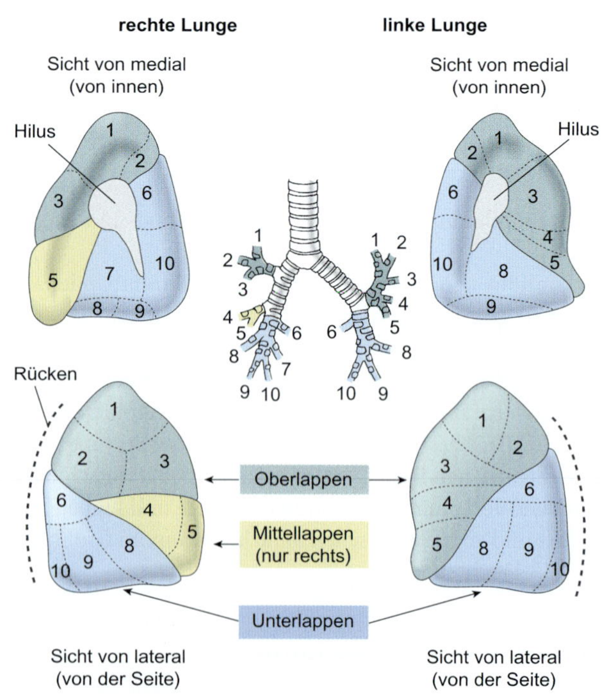

Abb. 2.267 Aufteilung der Lunge in Lappen und Segmente. Nummerierung nach der internationalen Klassifizierung, wobei das 7. linke Lungensegment oft nicht vom 8. zu trennen ist. [L190]

(*Pleura parietalis*) über. Zwischen dem Lungen- und dem Rippenfell liegt der **Pleuraspalt,** ein schmaler kapillärer Raum, der etwa 5 ml seröse Flüssigkeit enthält. Aufgrund des im Pleuraspalt vorherrschenden Unterdrucks (*intrapleuraler Druck*) haften die beiden Blätter des Brustfells zwar aneinander, lassen sich aber gut verschieben. Der geschlossene Pleuraspalt, der keine Verbindung mit der Außenluft hat, ist die Voraussetzung für die physiologischen Bewegungen der Lunge bei der Ein- und Ausatmung.

Lungengewebe

Mit Ausnahme der Hauptbronchien sind die weiteren Äste des Bronchialbaumes Bestandteil der Lunge. Entlang der Bronchien findet man sowohl Blutgefäße als auch Lymphgefäße und Nervenfaserbündel, die zum vegetativen Nervensystem (➢ 2.13.4) gehören. Unter dem Einfluss des Sympathikus kommt es zur Erschlaffung der glatten Bronchialmuskulatur und damit zu einer Erweiterung der Bronchien (*Bronchodilatation*). Der Parasympathikus bewirkt eine Bronchokonstriktion (*Verengung*).

Bau der Alveolenwand

Die aufgeschnittene Lunge zeigt einen wabenförmigen Bau, der durch Millionen dünnwandiger Alveolen zustande kommt. Die Alveolenwand besteht aus einschichtigem Plattenepithel und etwas Bindegewebe. Zu den Zellen des einschichtigen Plattenepithels gehören Deckzellen (*Pneumozyten Typ I*) und Nischenzellen (*Pneumozyten Typ II*). Letztere bilden den Antiatelektasefaktor (*Surfactant*), einen feinen Phospholipidfilm. Der Antiatelektasefaktor verhindert, dass die Lungenbläschen bei der Ausatmung zusammenfallen und die Entfaltung der Alveolen bei der anschließenden Einatmung erschweren. Das Bindegewebe enthält kollagene und elastische Fasern, Bindegewebszellen (*Fibrozyten*) und ein engmaschiges Blutkapillarnetz.

Lungengefäße

Die Äste der Lungenarterien und -venen dienen dem Gasaustausch in den Alveolen, die sie wie ein Netz umschließen. Die sauerstoffarmen Lungenarterien treten über den rechten und linken Lungenhilus in die Lungenflügel ein, zweigen sich auf und begleiten den Bronchialbaum bis zu den Alveolen. Die Venen mit dem sauerstoffreichen Blut münden im linken Vorhof.

Die **Lungendurchblutung** (*Lungenperfusion*) beträgt in Ruhe 5–7 l. Sie ist von verschiedenen Faktoren abhängig:

- Während im Ruhezustand nur etwa 50 % der vorhandenen Lungenkapillaren durchblutet werden, erhöht sich dieser Anteil mit steigender Belastung.
- Eine Verminderung des Sauerstoff(partial)drucks in den Lungenbläschen führt zu einer Verminderung der Lungendurchblutung.
- Die Lungendurchblutung ist von der Körperlage abhängig. In einer aufrechten Position sind die unteren Lungenbezirke im Vergleich zu den Lungenspitzen besser mit Blut versorgt.

Die Lymphgefäße ziehen mit den Lungengefäßen und den Bronchien. Sie führen die Lymphe aus dem Lungengewebe zu den Lymphknoten am Lungenhilus (*Hilussymphknoten*).

Belüftung der Lunge

Voraussetzungen für den Gasaustausch zwischen den Lungenbläschen und dem Blut ist die Belüftung der Lunge (*Ventilation*). Diese wird beeinflusst durch:

- Vorgänge bei der Ein- und Ausatmung
- Atemfrequenz, Atemzeitvolumen
- Höhe der Atemvolumina und Atemkapazitäten
- Totraumventilation.

Atemmechanik

DEFINITION

Atemzug: Umfasst eine Ein- und Ausatmung.
Atemfrequenz: Zahl der Atemzüge pro Minute. Der Normalwert ist altersabhängig.

In den oberen und unteren Atemwegen kann ein Luftstrom nur dann erfolgen, wenn eine Druckdifferenz besteht. Sie wird durch Veränderungen des Lungenvolumens während der Ein- und Ausatmung gewährleistet.

Einatmung

Bei der Einatmung (*Inspiration*) wird der Raum für eine Ausdehnung der Lunge im Brustkorb größer. Dies geschieht über:

- Kontraktion der Zwerchfellmuskulatur mit Senkung der Zwerchfellkuppeln
- Kontraktion der äußeren Zwischenrippenmuskeln (*Mm. intercostales externi*) mit dem Anheben der Rippen (➢ Abb. 2.268).

Aufgrund der Brustfellverhältnisse muss die Lunge der Ausdehnung des Brustkorbs folgen. Es entsteht ein Unterdruck in der Lunge, die Luft wird eingesaugt und gelangt über die Atemwege in die Alveolen.

Ausatmung

Während die Einatmung aktiv erfolgt, geschieht die Ausatmung (*Exspiration*) vorwiegend passiv. Passive Vorgänge sind die Erschlaffung der Zwerchfellmuskulatur und die Tendenz des Lungengewebes, sich aufgrund seiner elastischen Fasern zusammenzuziehen. Da die beiden Pleurablätter untrennbar miteinander verbunden sind, verkleinert sich der Brustraum. Dadurch erhöht sich der Druck in der Lunge, Luft wird ausgestoßen.

Die Ausatmung kann aktiv durch Muskelkontraktionen der inneren Zwischenrippenmuskeln (*Mm. intercostales interni*) unterstützt werden.

Brust- und Bauchatmung

Je nachdem, ob die Einatmung überwiegend durch das Abflachen des Zwerchfells mit Vorwölbung des Bauches oder durch das Heben der Rippen zustande kommt, spricht man von Bauchatmung oder Brustatmung. Die Bauchatmung ist effektiver. Normalerweise sind Bauch- und Brustatmung aber miteinander kombiniert.

Zwerchfell

Das Zwerchfell (*Diaphragma* ➢ 2.1.6), eine dünne Muskelplatte, die Brust- und Bauchraum voneinander trennt, wird vom rechten

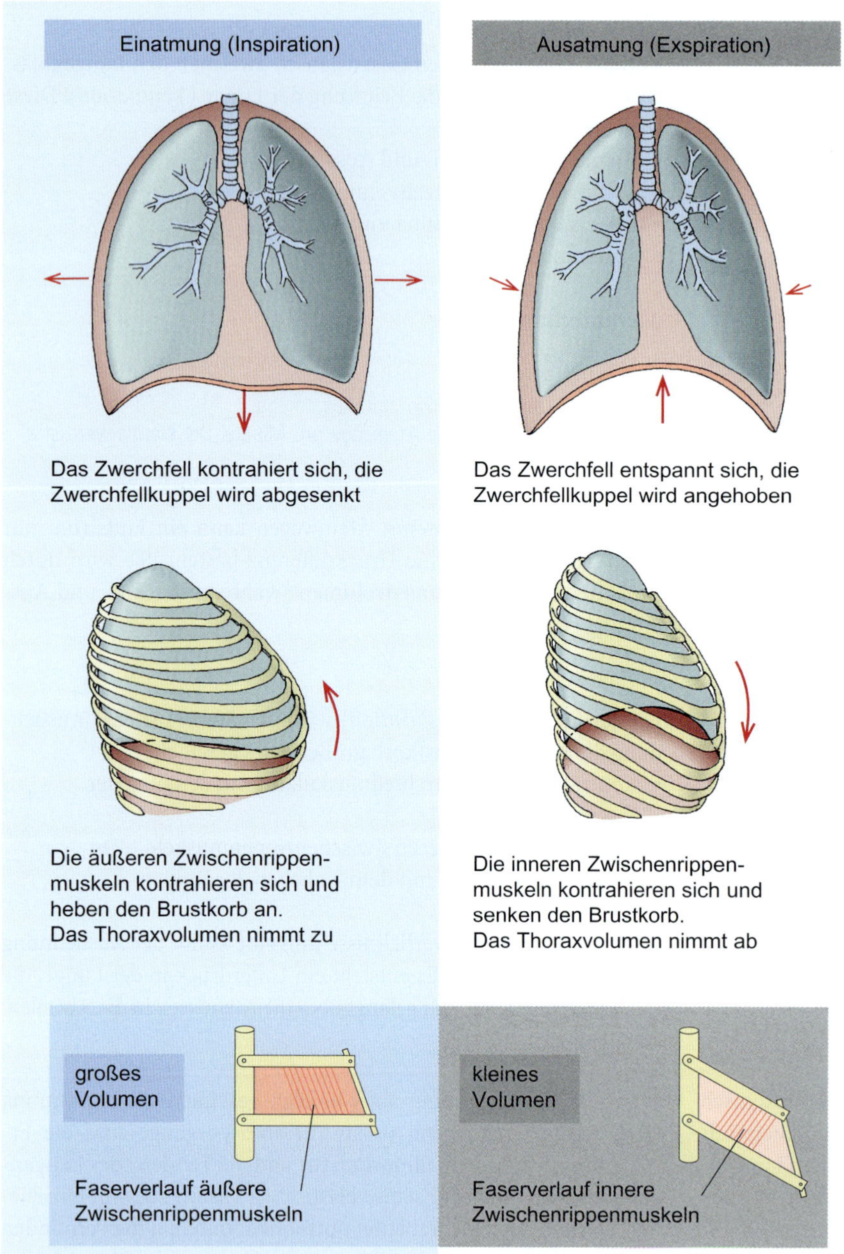

Abb. 2.268 Mechanik der Ein- und Ausatmung. [L190]

und linken Zwerchfellnerven (*N. phrenicus*) versorgt. Sie stammen aus dem Halsgeflecht, verlaufen im Brustraum und erreichen dicht neben dem Herzbeutel die Zwerchfellmuskulatur.

Atemhilfsmuskulatur

Wenn Zwerchfell und Zwischenrippenmuskulatur für die Atemtätigkeit nicht ausreichen, wird die Atemhilfsmuskulatur genutzt. Zur inspiratorischen Atemhilfsmuskulatur gehören:

- **Treppenmuskeln** (*Mm. scaleni*)
- **Kopfwender** (*M. sternocleidomastoideus*)
- **Großer Brustmuskel** (*M. pectoralis major* ➤ 2.1.5).

Die Bauchmuskeln unterstützen die Ausatmung, weil deren Kontraktionen Bauchorgane nach kranial verlagern und somit den Brustraum verkleinern (➤ Abb. 2.269).

Atemfrequenz und Atem-Minuten-Volumen

Ein gesunder Erwachsener atmet etwa 12–16mal / Min. Die Tiefe der Atemzüge ist bestimmt durch die:

- Kontraktionsfähigkeit von Zwerchfell und Zwischenrippenmuskeln
- Elastizität des Lungengewebes
- Dehnungsfähigkeit des Brustkorbs.

Die Luftmenge, die in einer Minute ein- und ausgeatmet wird, ist das **Atem-Minuten-Volumen** und errechnet sich aus dem Atemzugvolumen multipliziert mit der Atemfrequenz. Im Ergebnis sind das pro Min. etwa 7,5 l Luft (500 ml × 15). Als **Atemgrenzwert** bezeichnet man das bei maximaler Anstrengung erreichbare Atem-Minuten-Volumen. Es liegt bei 100–170 l / Min.

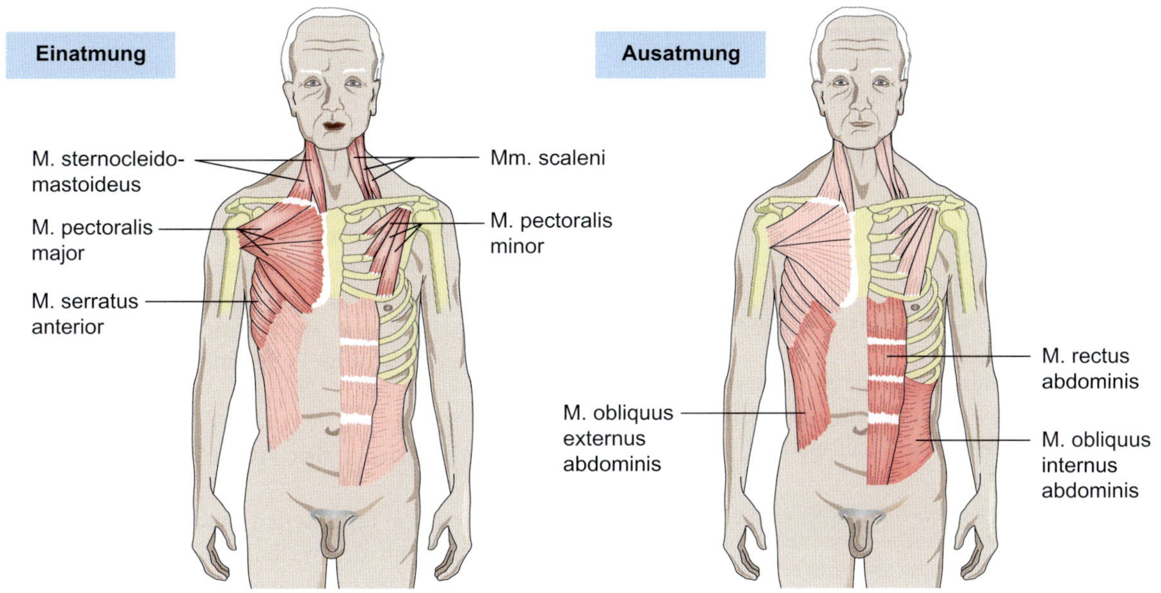

Abb. 2.269 Atemhilfsmuskulatur. Links Hilfseinatmer: M. pectoralis major und minor, M. serratus anterior, Mm. scaleni, M. sternocleidomastoideus. Rechts Hilfsausatmer: M. rectus abdominis, M. obliquus internus und externus abdominis (Bauchmuskeln). [L157]

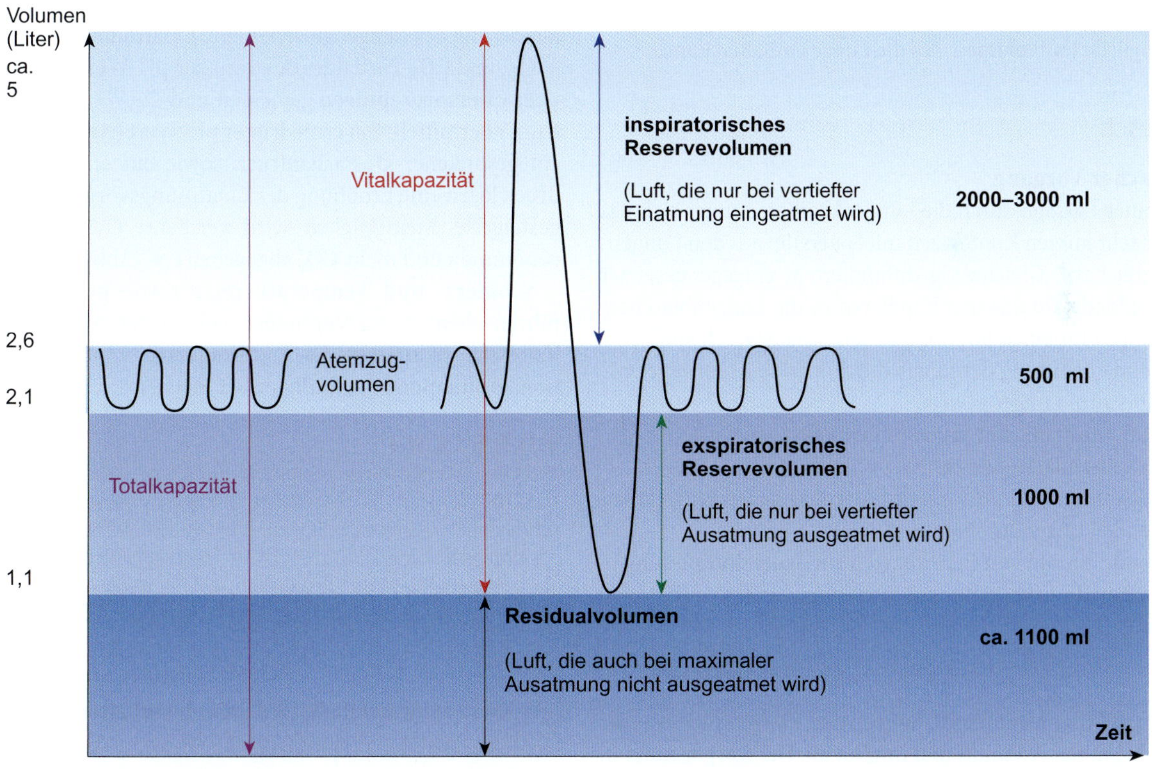

Abb. 2.270 Beispiele für Atemvolumina bei Ruheatmung und bei vertiefter Ein- und Ausatmung. [L190]

Atemvolumina und Atemkapazitäten

Bei jedem Atemzug treten in Abhängigkeit von Körpergröße und Körperbau etwa 500 ml Luft in den Respirationstrakt ein. Davon gelangen zwei Drittel in die Lungenbläschen. Der Rest verbleibt im **Totraum,** dem Anteil der Luftwege, in dem kein Gasaustausch stattfindet (Nasenhöhle, Nasennebenhöhlen, Rachen, Kehlkopf, Luftröhre, Bronchien bis zu den Bronchiolen).

Durch eine verstärkte Einatmung (nach der normalen Einatmung) kann ein gesunder Erwachsener zusätzlich weitere 2–3 l Luft einatmen. Dieses Volumen wird als **inspiratorisches Reservevolumen** bezeichnet (➤ Abb. 2.270).

Durch verstärkte Ausatmung (**nach** der normalen Ausatmung) kann ein gesunder Erwachsener eine weitere Luftmenge von ca. 1 l ausatmen, das **exspiratorische Reservevolumen.**

Die Höhe der **Vitalkapazität** ist ein wichtiger Parameter zur Beurteilung von Lungenerkrankungen. Sie wird durch Untersuchungen wie die Spirometrie bzw. die Ganzkörper-Plethysmografie (➤ 2.9.9) erfasst und besteht aus:

- Atemzugvolumen
- Inspiratorischem Reservevolumen
- Exspiratorischem Reservevolumen.

Bei einem gesunden Erwachsenen beträgt die Vitalkapazität etwa 4,5 l pro Atemzug.

Die **Einsekundenkapazität** ist das Luftvolumen, das bei einem **Atemstoß** innerhalb einer Sekunde ausgeatmet werden kann (normalerweise etwa zwei Drittel der Vitalkapazität).

> Aufgrund degenerativer Umbauten der Wirbelkörper, einer Versteifung des Brustkorbs und Veränderungen der Rückenmuskulatur kommt es bei fast allen alten Menschen zu einer Kyphose, die zu einer Einschränkung der Vitalkapazität führt.

Auch nach stärkster Ausatmung bleibt Luft in den Lungen zurück. Diese Restluft wird **Residualvolumen** genannt. Die Summe aus Vitalkapazität und Residualvolumen ergibt die **Totalkapazität.** Sie ist das maximal mögliche Luftvolumen, das die Lunge enthalten kann.

Gasaustausch

Physiologischer Vorgang

Während seiner Passage durch die Lungenkapillaren muss sich das Blut in einer sehr kurzen Kontaktzeit mit Sauerstoff aus den Lungenbläschen anreichern. Gleichzeitig diffundiert in entgegengesetzter Richtung Kohlendioxid aus den Kapillaren in die Lungenbläschen. Voraussetzungen für einen physiologischen Gasaustausch sind:

- Ausreichende Belüftung der Lunge durch intakte Atemwege von der Nase bis zum Lungengewebe
- Einatemluft, die genügend Sauerstoff enthält
- Große Austauschfläche, die ca. 100 m^2 umfasst
- Kurze Wegstrecke (ca. 1 µm) von den Alveolen zu den Blutgefäßen
- Ausreichende Lungendurchblutung
- Ausreichende Anzahl von Erythrozyten zur Sauerstoffbindung
- Zentrale Regulationsvorgänge zur Steuerung der Ein- und Ausatmung.

Atemgase

Das Ausmaß des Gasaustauschs hängt von den Konzentrationen der einzelnen Gase in der Atemluft und im Blut ab. Der Körper nutzt in Ruhe nur etwa 5 % des verfügbaren Sauerstoffs zur inneren Atmung.

Gastransport im Blut

DEFINITION

Blutgase: Atemgase (Sauerstoff, Kohlendioxid), die im Blut entweder in gebundener Form oder physikalisch gelöst vorliegen.

Blutgasanalyse: Messung des Sauerstoff- und Kohlendioxidpartialdrucks im Blut.

Partialdruck: Druck eines Gases in einem Gasgemisch.

Nach dem Gasaustausch enthält der ableitende Schenkel der Lungenkapillaren sauerstoffreiches aber kohlendioxidarmes Blut. Der aufgenommene Sauerstoff lagert sich fast vollständig an das Eisen des Hämoglobins (*roter Blutfarbstoff* ➤ 2.6.2) an und gelangt mit dem Blutstrom zu den Zellen. Vom Kohlendioxid (CO_2) wird nur ein geringer Teil an Hämoglobin gebunden oder liegt physikalisch gelöst vor. Die Hauptmenge des Kohlendioxids hat als Bikarbonat eine wichtige Pufferfunktion (➤ 1.1.4).

2.9.6 Steuerung der Atmung

Das Steuersystem für Ein- und Ausatmungsvorgänge befindet sich im Atemzentrum des **verlängerten Marks** (*Medulla oblongata* ➤ 2.13.1). An der Regulierung der Atemtätigkeit sind verschiedene Mechanismen beteiligt:

Dehnungsrezeptoren in der Lunge registrieren Veränderungen im Lungengewebe und geben entsprechend Impulse ab. Generell leitet eine Dehnung des Lungengewebes die Ausatmung, die Verkleinerung des Lungengewebes eine Einatmung ein.

O_2- und CO_2-Partialdruck sowie der pH-Wert des Blutes werden über **Chemorezeptoren** gemessen und die Werte an das Atemzentrum übermittelt. Ein erniedrigter pH-Wert (*Azidose* ➤ 1.1.4) oder ein gesunkener O_2-Partialdruck sowie ein erhöhter CO_2-Partialdruck lösen eine Erhöhung der Einatmungsvorgänge aus. Durch die gesteigerte Atemtätigkeit wird vermehrt O_2 in die Lunge aufgenommen und mehr CO_2 abgegeben (➤ Abb. 2.271).

Schmerz- und Temperaturreize sowie **psychische Faktoren** führen ebenfalls zu Veränderungen in der Atemtätigkeit. Starke Kältereize reduzieren die Atemfrequenz, Schmerzreize und emotionale Situationen stimulieren sie meistens.

VORSICHT

Von den drei genannten chemischen Atemreizen (Kohlendioxid, Sauerstoff und pH-Wert) hat CO_2 die stärkste Wirkung. Bei vielen Menschen mit einer chronischen Atemwegserkrankung finden sich ständig erhöhte CO_2-Konzentrationen im Blut. Wird solchen Menschen konzentrierter Sauerstoff z. B. über eine Nasensonde gegeben, fällt der starke Atemantrieb CO_2 weg. Es kann zum Atemstillstand (*Apnoe*) kommen (➤ 2.9.7).

Hinweise zu gesundheitsförderndem Verhalten

Jeden Tag sind etwa 23 000 Atemzüge erforderlich, um den Körper mit Sauerstoff zu versorgen. Körperliches und seelisches Befinden, Konzentration und Leistungsfähigkeit hängen von einer physiologischen Ein- und Ausatmung ab. Eine einfache Atemübung ist das **tiefe Durchatmen,** das zu einer besseren Belüftung der Lungen führt und beim Spaziergang konzentriert einige Male ausgeführt werden kann. Der Atemrhythmus ist untrennbar mit dem aktuellen psychischen Zustand des Menschen verknüpft. Wer hektisch seinen täglichen Aufgaben nachrennt, wird oberflächlich atmen und seinem Körper eine gute Sauerstoffversorgung vorenthalten. Wer täglich ein paar Minuten für Entspannung nutzt, kann schnell feststellen, dass sich eine langsame,

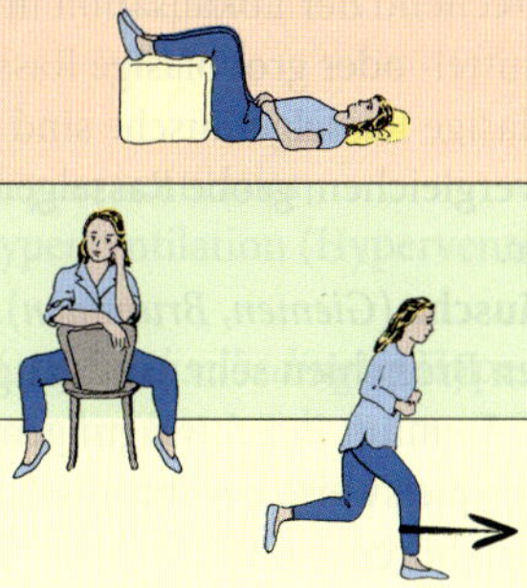

	Atemzugvolumen	Atemfrequenz	Atemminutenvolumen	Herzschlagvolumen	Herzfrequenz	Herzminutenvolumen
	350 ml	12/Min.	4,2 l	60 ml	60/Min.	3,6 l
	500 ml	15/Min.	7,5 l	80 ml	70/Min.	5,6 l
	2000 ml	25/Min.	50 l	100 ml	140/Min.	14 l

Abb. 2.271 Anpassung der Atmung und Herztätigkeit an unterschiedliche Anforderungen. [L190]

tiefe Atmung einstellt, die eine optimale Voraussetzung für das innere Gleichgewicht (*Homöostase*) des Organismus bietet. Atmen können gibt dem Menschen ein Gefühl der Unabhängigkeit, Freiheit und Selbstständigkeit. Störungen der Atmung betreffen ihn ganzheitlich und elementar.

2.9.7 Leitsymptome bei Erkrankungen des Atemsystems

Leitsymptome bei Erkrankungen des Atemsystems sind:

- Heiserkeit
- Dyspnoe
- Husten
- Atemgeräusche
- Veränderungen des Atemrhythmus
- Veränderungen des Sputums
- Veränderungen des Atemgeruchs.

Heiserkeit

Eine Heiserkeit (*Dysphonie, Stimmstörung*) geht mit einer Veränderung des Stimmklangs und der Einschränkung der Stimmleistung einher. **Ursachen** sind an erster Stelle alle Erkrankungen des Kehlkopfs mit der Beteiligung der Stimmbänder, Druck oder Verletzung des N. recurrens (➤ 2.9.3) z. B aufgrund von Schilddrüsenerkrankungen, nach Schilddrüsenoperationen oder Erkrankungen des zentralen Nervensystems (z. B. Zustand nach Schlaganfall).

Diagnostisch werden nach der Kehlkopfspiegelung (*Laryngoskopie*), radiologische Untersuchungen (Röntgen, CT, MRT) vorgenommen. Die Behandlung erfolgt entsprechend der Ursachen.

Dyspnoe

DEFINITION

Dyspnoe: Atemnot.

Orthopnoe (ortho = *aufrecht*): Schwere Dyspnoe, die nur durch aufrechte Haltung und dem Einsatz der Atemhilfsmuskulatur zu kompensieren ist (➤ Tab. 2.34).

Tab. 2.34 Schweregrade der Atemnot (*Dyspnoe*) (modifizierter MRC-Grad / modified British Medical Rsearch Council).

Schweregrad	Symptome
Grad 0	Atemnot bei außergewöhnlichen Belastungen
Grad 1	Atemnot beim (schnellen) Treppensteigen
Grad 2	Atemnot beim Gehen in der Ebene
Grad 3	Atemnot mit Pause nach ca. 100 m Gehen in der Ebene
Grad 4	Atemnot bei leichter körperlicher Bewegung, z. B. Kleiderwechsel

Ursachen

Die Ursachen einer Dyspnoe sind neben Lungen- und Herzerkrankungen alle Folgezustände, die einen Stopp der Luftleitung im Bereich des Atemwegsystems verursachen, die Steuerung der Atmung im Gehirn betreffen oder durch ein mangelndes Blutvolumen, eine mangelnde Durchblutung der Lunge oder aufgrund fehlender Erythrozyten (*rote Blutzellen*) auftreten.

VORSICHT

Erstmaßnahmen bei akuter Atemnot

- Über die Rufanlage Alarm auslösen.
- Betroffenen nicht allein lassen, Ruhe vermitteln.
- Atmung des Betroffenen durch Oberkörperhochlagerung erleichtern.
- Beengende Kleidung entfernen, evtl. Fenster öffnen.
- Bewusstseinslage, Hautfarbe, Atmung, Blutdruck und Pulsfrequenz engmaschig kontrollieren.
- Auf Arztanordnung Sauerstoff geben.
- Vorfall dokumentieren.
- Je nach Zustand des Betroffenen Verlegung ins Krankenhaus veranlassen.

Apnoe

Eine Apnoe ist ein Atemstillstand, z. B. durch die Verlegung der Atemwege (➤ 6.9), eine Lähmung des Atemzentrums oder der Atemmuskulatur. Es herrscht immer akute Lebensgefahr für den Betroffenen, die ein sofortiges Handeln erfordert. Andernfalls verstirbt der Betroffene innerhalb weniger Minuten.

VORSICHT

Erstmaßnahmen bei Hämoptoe
- Sofortige Benachrichtigung des Arztes
- Oberkörperhochlagerung
- Beruhigung des Betroffenen
- Auffangen des Blutes, z. B. in einer Nierenschale
- Evtl. Absaugen des Sekrets
- Mundpflege.

Eine Hämoptoe ist von der **Hämatemesis,** dem *Bluterbrechen* (➤ 2.10.13), abzugrenzen: Stammt das Blut aus dem Magen, sieht es durch die Einwirkung von saurem Magensaft meist schwarz aus und erinnert an Kaffeesatz. Die oft erhebliche Blutung bei einer Ösophagusvarizenblutung (➤ 2.10.12) ist von hellrot-schaumigem Aussehen. Differentialdiagnostisch können auch Blutungen aus der Nase oder aus dem Rachen zu einem Aushusten von Blut führen.

Hämoptoe und Hämatemesis lassen sich mit einem Streifen Indikatorpapier unterscheiden: Blut aus dem Magen reagiert sauer (pH < 7), Blut aus den Luftwegen alkalisch (pH > 7).

Atemgeruch

Der Atem des Gesunden ist nahezu geruchlos. Auffälligkeiten ergeben sich:
- Beim diabetischen Koma (➤ 2.5.13): Azetongeruch (Geruch nach Obst)
- Beim Leberversagen (➤ 2.10.17): Foetor hepaticus (Geruch nach frischer Leber)
- Bei Bronchitis oder Pneumonie (➤ 2.9.8): Fade-süßlicher Geruch (Eitergeruch)
- Im Verlauf von Zerfallsprozessen beim Bronchialkarzinom (➤ 2.9.10): Fäulnisgeruch (jauchig stinkend)
- Bei Urämie (Endstadium einer Niereninsuffizienz ➤ 2.11.4): Geruch nach Harn
- Als Mundgeruch Foetor ex ore (übler Mundgeruch) bei Erkrankungen im Mund-Rachen-Raum, ernährungsbedingt (z. B. Gerichte mit Knoblauch) oder bei längerem Fasten.

2.9.8 Entzündungen der Atemwege

Zu den Entzündungen der Atemwege gehören:
- Entzündungen der oberen Atemwege (mit Schnupfen), Nasennebenhöhlenentzündungen
- Rachen- und Kehlkopfentzündung
- Influenza (*Grippe*)
- Tracheobronchitis
- Pneumonie (*Lungenentzündung*)
- Tuberkulose.

Entzündungen der oberen Atemwege

Schnupfen

Erreger des Schnupfens (*Rhinitis, Erkältung*) sind meist Viren (Rhino-, Adeno-, Parainfluenza- oder Coronaviren), die v. a. in den Wintermonaten durch Tröpfchen übertragen werden. Da sich die vielen schnupfenauslösenden Viren hinsichtlich ihrer Antigene stark unterscheiden, tritt auch mehrmals im Jahr ein Schnupfen auf.

Die Erkrankung mit der typischen Abgabe von dünnflüssigem Nasensekret ist meist nach einer Woche abgeschlossen. Insbesondere bei alten Menschen kann sich als Komplikation eine Bronchopneumonie entwickeln.

Es gibt zahlreiche Hausmittel (z. B. Inhalationen oder Teezubereitungen mit Kamille) und Medikamente (Nasentropfen) zur Behandlung. Eine ausreichende Flüssigkeitszufuhr, Wärme und bei Bedarf Schonung reichen meist aus. Abhärtende Maßnahmen, z. B. regelmäßiger Aufenthalt in frischer Luft, Wechselduschen und eine gesunde Ernährung, beugen Erkältungen vor.

Nasennebenhöhlenentzündungen

Entzündungen der Nasennebenhöhlen (Einzahl: *Sinusitis*) betreffen meist die Stirn- und die Kieferhöhle (*Sinusitis frontalis, Sinusitis maxillaris*).

Symptome sind Kopf- und Gesichtsschmerzen, die sich beim Bücken verstärken, allgemeines Krankheitsgefühl, ggf. Fieber und ein oft schleimiges Nasensekret.

Therapeutische Maßnahmen:
- Nasentropfen
- Rotlicht
- Sekretolytika (z. B. GeloMyrtol®) und Inhalationen (z. B. mit Emser Salz®), um zähes Sekret zu verflüssigen
- Bei Vorliegen einer bakteriellen Superinfektion Einnahme von Antibiotika.

Rachen- und Kehlkopfentzündung

Die Rachenentzündung (*Pharyngitis*) ist häufig durch Bakterien, v. a. durch Streptokokken bedingt und macht sich durch Kratzen, „Wundgefühl“ und Halsschmerzen bemerkbar, während eine Kehlkopfentzündung (*Laryngitis*) v. a. durch das Leitsymptom Heiserkeit auffällt. Hustenreiz und Räusperzwang ergänzen die Symptomatik bei einer Laryngitis.

Das Trinken von heißen Getränken (Boullion, heiße Milch mit Honig), lokale Wärme (Schal), Inhalationen mit Emser Salz® und ggf. Schmerzmittel bringen Linderung. Bei einer Kehlkopfentzündung steht die Stimmschonung an oberster Stelle. Selbstverständlich sollte weder bei einer Pharyngitis noch bei einer Laryngitis geraucht werden.

Influenza

DEFINITION

Influenza (*Grippe*): Akute Infektion der Atemwege hervorgerufen durch Influenza-Viren, die alte Menschen besonders durch ihre Komplikationen gefährdet. Die Übertragung erfolgt durch Tröpfchen.

Hämagglutinin (*H*): Virales Oberflächenantigen, das ein Anheften der Viren an Zellen fördert.

Neuraminidase (*N*): Enzym, das für die Freisetzung von Viren aus infizierten Zellen von Bedeutung ist.

Krankheitsentstehung

Derzeit werden drei Influenzavirustypen (Typ A, B, C) unterschieden. Die Grippe, die Vogel- und die Schweinegrippe werden durch verschiedene Influenzaviren verursacht, die zum Typ A gehören. Influenzaviren vom Typ B und Influenzaviren vom Typ C spielen momentan eine untergeordnete Rolle.

Das **Influenza-A-Virus** gehört zu den häufigsten Auslösern von Epidemien und Pandemien. Durch Punktmutationen mit dem Austausch einzelner Aminosäuren (*Antigendrift*) entstehen neue Varianten.

Ein neuer Subtyp des Virus entsteht, wenn ganze Genabschnitte zwischen Viren ausgetauscht werden (*Antigenshift*). Subtypen des Influenza-A-Virus sind anhand von Hämagglutinin und Neuraminidase zu differenzieren: Das Vogelgrippevirus trägt z. B. die Bezeichnung H5N1, das Schweinegrippevirus H1N1.

Symptome und Diagnostik

Symptome treten nach einer Inkubationszeit von ein bis drei Tagen auf:

- Plötzlicher Krankheitsbeginn mit starkem Krankheitsgefühl
- Fieber
- Trockener Husten
- Erhebliche Muskel-, Glieder- und / oder Kopfschmerzen

Ein Virusnachweis aus Nasen- und Rachenabstrichen erfolgt durch die PCR (*PCR = polymerase chain reaction = Polymerase-Kettenreaktion*), einem molekularbiologischen Verfahren, bei dem sich mit der aus infektiösem Material gewonnenen DNS der verursachende Erreger identifizieren lässt.

Komplikationen

- Bakterielle Superinfektionen
- Exazerbation (*Verschlimmerung*) einer Atemwegserkrankung
- Pneumonie (*Lungenentzündung*)
- Myokarditis (*Herzmuskelentzündung*)
- Meningoenzephalitis (*Entzündung der Hirnhäute und des Gehirns*).

Behandlung

Die Behandlung erfolgt meist symptomatisch, weil eine antivirale Therapie mit Neuraminidasehemmern (Zanamivir / Relenza®, Oseltamivir / Tamiflu®) nur erfolgreich ist, wenn das Medikament in den ersten 48 Std. nach Krankheitsbeginn eingenommen wird. Zu den symptomatischen Maßnahmen gehören ein ausreichende Flüssigkeitszufuhr, schleimlösende, ggf. hustendämpfende Medikamente und Fiebersenkung mit Wadenwickeln oder Paracetamol.

Bei Verdacht auf eine bakterielle Superinfektion werden Antibiotika verabreicht.

Pflege

- Bei Fieber Bettruhe einhalten lassen, daher Thrombose-, Pneumonie- und Obstipationsprophylaxe
- Vitalzeichenkontrolle (Atmung, Blutdruck, Puls, Bewusstsein, Körpertemperatur)
- Auf Husten und Sputum achten: Gelblich-grünliches Sputum ist ein Zeichen bakterieller Superinfektionen
- Häufiger Wechsel von Bett- und Leibwäsche, da die Erkrankten stark schwitzen
- Leicht verdauliche, vitaminreiche Kost und ausreichende Flüssigkeitszufuhr.

Die hygienischen Vorgaben und Schutzmaßnahmen für das medizinische Personal richten sich nach den Hygienerichtlinien der Institution und den Anweisungen der Gesundheitsämter.

Information des Erkrankten

Bei komplikationslosem Verlauf klingen die Krankheitserscheinungen nach einer Woche ab. Die jährliche aktive **Grippempfung** mit einem Totimpfstoff berücksichtigt die jeweils neueste Empfehlung der WHO hinsichtlich der aktuellen Epidemiestämme. Eine Impfindikation besteht für alle Personen über 60 Jahre oder bei erhöhter Exposition, sowie für Menschen mit Erkrankungen des kardiopulmonalen Systems oder mit Störungen des Abwehrsystems.

Akute (Tracheo-)Bronchitis

Krankheitsentstehung

Meist ist die akute Bronchitis (*Entzündung der Bronchialschleimhaut*) Folge einer viralen Infektion der oberen Luftwege, die sich nach „unten" hin ausbreitet und zunächst die Luftröhre (*Tracheitis*), dann Teile des Bronchialbaums erfasst. Verursacher von bakteriell bedingten akuten Bronchitiden sind z. B. Pneumokokken und Staphylokokken sowie virale Erreger.

Symptome

Der Pflegebedürftige leidet an Husten mit Auswurf und Kopfschmerzen. Als Zeichen einer viralen Infektion treten meist Muskel- und Gliederschmerzen auf.

Das Sputum erweist sich zunächst als zähflüssig, wird aber im Verlauf der Erkrankung dünnflüssiger und ist dann leichter auszuhusten. Als Zeichen einer zusätzlichen bakteriellen Infektion (*Superinfektion*) enthält der Auswurf Eiter.

Behandlung

Die Behandlung einer viral bedingten Tracheobronchitis erfolgt symptomatisch mit schleimlösenden (Expektorantien, z. B. Ambroxol / Mucosolvan®, ACC = Acetylcystein / Fluimucil®), schmerzlindernden und fiebersenkenden Medikamenten (z. B. Paracetamol). Bei Verdacht auf Bronchopneumonie, können Antibiotika verordnet werden.

Pflege

- Bei Fieber Bettruhe
- Leichte, vitaminreiche Kost und reichliche Flüssigkeitszufuhr
- Evtl. Anfeuchten der Raumluft, Inhalationen, Vibrationsmassage oder Einreibung mit ätherischen Ölen
- Ausreichend Frischluft
- Nikotinkarenz.

Prognose

Menschen mit pulmonalen Vorerkrankungen (COPD, Asthma bronchiale) entwickeln schneller eine Pneumonie oder eine schwere Atemstörung (*respiratorische Insuffizienz*).

2

Pneumonie

DEFINITION

Pneumonie: Lungenentzündung.
Aspiration: Eindringen von Fremdkörpern in das Atemsystem.
Aspirationspneumonie: Entwickelt sich z.B. durch das Verschlucken beim Essen und Trinken.
Pulmonologie: Lehre von den Erkrankungen der Atmungsorgane, die im Brustraum liegen.

Die **Einteilung** einer Lungenentzündung kann auf verschiedene Weise erfolgen:

- Aufgrund **anatomischer Gegebenheiten:** nach der Lokalisation (alveoläre, interstitielle Pneumonie) oder nach den betroffenen Lungenbezirken (Lobärpneumonie, Herdpneumonie)
- **Klinisch:** Primäre Pneumonie ohne kardiopulmonale Vorerkrankungen oder sekundäre Pneumonie als Folge einer anderen Erkrankung (bedingt durch Zirkulationsstörungen, Veränderungen der Bronchien, nach einer Aspiration) nach dem Verlauf akut oder chronisch (chronisch u. a. bei Tuberkulose)
- Nach der **Ursache:** Infektionen, physikalische Einwirkungen z. B. Strahlen, chemische Einwirkungen z. B. Reizgase, Aspiration, bei Kreislaufstörungen (Infarktpneumonie, Stauungspneumonie).

Krankheitsentstehung bei infektiöser Pneumonie

Aufgrund der oft durch das Alter bedingten Abwehrschwäche, eines schwächeren Hustenstoßes, der Immobilität, einer generell eingeschränkten Atemtätigkeit und einer verminderten Flüssigkeitsaufnahme kommen infektiös bedingte Lungenentzündungen beim alten Menschen häufig vor. Besonders gefährdet sind Pflegebedürftige in Altenpflegeeinrichtungen, wenn durch eine gleich bleibende Liegehaltung dieselben Lungenbezirke längere Zeit unbelüftet bleiben; unbelüftetes Lungengewebe bietet einen idealen Nährboden für Bakterien. Am häufigsten sind **Bronchopneumonien.** Die Erkrankung beginnt typischerweise an mehreren Stellen des Bronchialsystems. **Lobärpneumonien** sind auf einen oder mehrere Lungenlappen begrenzt. **Interstitielle Pneumonien** finden im Zwischenzellgewebe der Lunge (also zwischen den Lungenbläschen und den Kapillaren) statt und sind meist viral bedingt.

Oft sind es **Pneumokokken,** die sowohl endogen (*Verschleppung körpereigener Pneumokokken*) als auch exogen (*Eindringen der Erreger von außen* ➤ 4.2.1) durch Tröpfcheninfektion hervorgerufene **Pneumonien** auslösen. Weitere Mikroorganismen als Verursacher einer Lungenentzündung sind u. a. Staphylokokken, Legionellen, Chlamydien, Viren und, bei stark herabgesetzter Immunabwehr, Pilze und Mykoplasmen.

Symptome

Lobärpneumonie

Die Lobärpneumonie (*Entzündung eines oder mehrerer Lungenlappen* ➤ Abb. 2.273) wird typischerweise von Pneumokokken hervorgerufen. Eine Lobärpneumonie verläuft in vier Stadien:

- Anschoppung. Das Lungengewebe ist dunkelrot und blutreich.

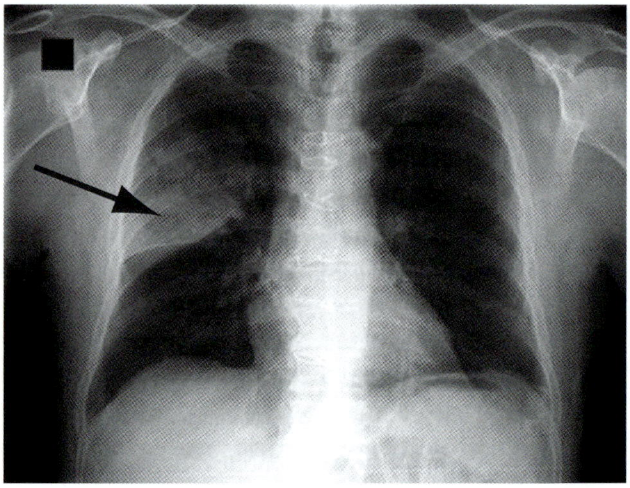

Abb. 2.273 Lobärpneumonie im rechten Oberlappen. Der Röntgenbefund wird als Verschattung bezeichnet. [E435]

- Rote Hepatisation. Die leberartige Konsistenz der grauroten Lunge entsteht durch Erythrozyten und fibrinreiches Exsudat (entzündungsbedingter Austritt von Flüssigkeit und Eiweißen / Fibrin).
- Grau-gelbe Hepatisation. Das Lungengewebe sieht aufgrund der massiven Leukozyteninfiltraton grau-gelb aus.
- Lysis (Lösung). Im Lungengewebe kommt es zur enzymatischen Verflüssigung des Fibrins mit Abhusten von eitrigem Auswurf.

Symptome

- Plötzlicher Beginn mit Schüttelfrost, hohem Fieber und ausgeprägtem Krankheitsgefühl
- Husten und Atemnot
- Rotbraunes Sputum ab dem 2. Tag
- Entfieberung am 7. – 9. Tag.

Atypische Pneumonie

Atypische Pneumonien weichen von der Klinik der typischen Pneumokokkenpneumonie ab.

Symptome

- Meist langsamer Beginn mit Kopf- und Muskelschmerzen
- Oft mäßig beeinträchtigtes Allgemeinbefinden
- Trockener Reizhusten mit spärlichem Auswurf
- Fieber in Abhängigkeit vom Erregerspektrum.

Beim alten Menschen können die genannten Symptome einer Pneumonie fehlen. Stattdessen rücken Allgemeinsymptome wie unklarer Gewichtsverlust, Schwäche oder Verwirrtheitszustände in den Vordergrund.

Komplikationen

Generelle Komplikationen einer Pneumonie (gleich ob Lobär- oder atypische Pneumonie) sind Brustfellentzündung (Pleuritis ➤ 2.9.12), Pleuraempyem (➤ 2.9.12), Lungenabszess (*eitrige Einschmelzung von Lungengewebe*), respiratorische Insuffizienz, Hirnhautentzündung (*Meningitis*) und Herzklappenentzündung (*Endokarditis*).

Untersuchungsbefund

Mit Hilfe des Stethoskops hört der Untersucher das Bronchialatmen mit feinblasigen Rasselgeräuschen und stellt Schallveränderungen über den betroffenen Lungenbezirken mittels Auskultation und Perkussion fest. Im Röntgen-Thoraxbild lassen sich die unterschiedlichen Lokalisationen einer Lungenentzündung aufgrund der Transparenzminderung (*Verschattung*) erkennen. Dazu kommen die Beurteilung der Temperatur (Fieber oder Hypothermie), das Aussehen des Sputums und der Laborbefund.

Vor einer Antibiotikatherapie sollte ein Sputumkultur angelegt werden, damit der Erreger sicher klassifiziert ist und multiresistente Stämme mit einer ausreichenden Antibiose erfasst werden.

Behandlung

Zur Behandlung gehören allgemeine Maßnahmen wie körperliche Schonung, Bettruhe bei Fieber und eine ausreichende Flüssigkeitszufuhr. Die Medikation umfasst:

- Fiebersenkende und schmerzstillende Mittel (z. B. Paracetamol)
- Inhalationen nach Arztanordnung
- Antitussiva (hemmen den Hustenreiz bei schmerzendem, trockenem Husten) oder Expektorantien (unterstützen die Schleimlösung bei produktivem Husten)
- Gezielte Antibiose bei bakteriellen Infektionen.

Antitussiva

Antitussiva (*Hustendämpfer, Hustenstiller* ➢ Tab. 2.36) werden bei quälendem Reizhusten und vor allem zur Nacht eingesetzt, um dem Betroffenen einen erholsamen Schlaf zu ermöglichen. Sie dürfen nicht gleichzeitig mit auswurffördernden Mitteln (*Expektoranzien*) gegeben werden, da der produzierte Schleim dann nicht abzuhusten ist.

Wenn die verabreichten Antitussiva zu den Opiatabkömmlingen gehören, blockieren sie das Hustenzentrum in der Medulla oblongata. Unerwünschte Wirkungen sind v. a. Atemdepression und Sedierung.

Expektoranzien

Während der Einnahme von Expektoranzien (➢ Tab. 2.36) ist auf eine ausreichende Flüssigkeitszufuhr (ca. 1,5 l / Tag) zu achten. Bei Pflegebedürftigen, die unter Herz- bzw. Nierenerkrankungen leiden, entscheidet der Arzt über die zu verabreichende Flüssigkeitsmenge. Expektoranzien steigern die Bronchialsekretion, verflüssigen den Schleim und fördern den Abtransport des Sekrets.

Unerwünschte Arzneimittelwirkungen sind u. a. Magen-Darm-Beschwerden (v. a. Übelkeit, Durchfälle).

Salben und Cremes zum Auftragen auf die Haut enthalten hauptsächlich ätherische Öle: Eukalyptusöl in Pinimenthol® Erkältungssalbe, Anisöl in Pulmotin® Salbe oder Pfefferminzöl in Wick VapoRub®. Ihre Wirkung erklärt sich einerseits durch das Einatmen der Substanzen beim Aufbringen auf die Haut, andrerseits durch die Resorption der Salbenbestandteile über die Haut.

Tab. 2.36 Expektoranzien (Auswahl).

Substanz	Handelsname (Beispiele)
Acetylcystein	Fluimucil®
Ambroxol	Mucosolvan®
Bromhexin	Bisolvon®

Pflege

Pflegerische Maßnahmen bei Pneumonie:

- Vitalzeichenkontrolle
- Beobachtung von Sputum und Flüssigkeitsbilanz
- Maßnahmen zur Unterstützung der Atmung (z. B. atemerleichternde Lagerungen, Anleitung zum richtigen Abhusten von Sekret)
- Lösung des Sekrets z. B. durch Inhalationen ermöglichen
- Ermunterung zur Flüssigkeitsaufnahme
- Für ausreichende Frischluftzufuhr sorgen
- Gegebenenfalls Sauerstoffgabe nach Arztanordnung
- Information von Besuchern über hygienische Schutzmaßnahmen.

Komplikationen

Schwere Komplikationen einer Lungenentzündung sind Herz-Kreislaufversagen und Ateminsuffizienz, die insbesondere alte Menschen mit Vorerkrankungen betreffen und die Prognose erheblich verschlechtern.

Tuberkulose

DEFINITION

Tuberkulose (*Tb, Tbc, „Schwindsucht"*): Häufigste, weltweit verbreitete, chronische Infektionskrankheit, die von säurefesten Stäbchen (*Mykobakterien*) ausgelöst wird.
Tuberkulom: Infektiöses Knötchen mit Tuberkelbakterien.
Miliartuberkulose (miliar = *hirsekorngroß*): Kleine (hirsekorngroße) und in größerer Zahl auftretende Tuberkulome.
Primärtuberkulose: Ersterkrankung.
Postprimärtuberkulose: Tuberkulose, die nach einer Infektion durch die endogene Reaktivierung alter Organherde mit noch lebenden Tuberkelbakterien auftritt.

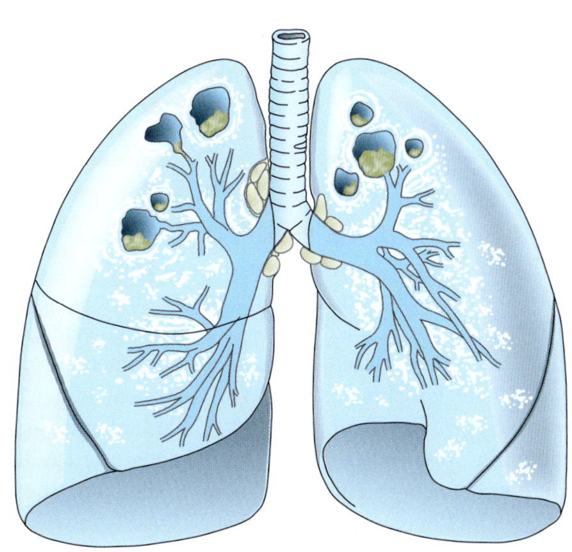

Abb. 2.274 Kavernenbildung in beiden Oberlappen. [L157]

Bis Mitte des 20. Jahrhunderts war die Tuberkulose in Mitteleuropa eine häufige Todesursache. Verbesserte hygienische Bedingungen, ausreichende Ernährung, neue Medikamente und konsequente diagnostische und therapeutische Maßnahmen führten dazu, dass die Tuberkulose aus dem Bewusstsein der westeuropäischen Bevölkerung weitgehend verschwand. V. a. in Ländern, in denen Armut, schlechte Lebensbedingungen und ein unzureichendes Gesundheitssystem vorherrschen, kann sich die Tuberkulose ungehindert verbreiten. Seit Jahren nehmen in Osteuropa die Erkrankungen an multiresistenten Tuberkulosebakterien (*MDR = multi drug resistant tuberculosis*) zu. Sehr resistente XDR-Stämme (*extensivley drug-resistant tuberculosis*) kommen v. a. auf dem afrikanischen Kontinent vor.

Krankheitsentstehung

Erreger der Tuberkulose ist das **Mycobacterium tuberculosis.** Eine Infektion hängt ab von:

- Häufigkeit und Dauer des Kontaktes mit einem Erkrankten,
- Menge und Virulenz (*Grad der Aggressivität*) der Erreger,
- Abwehrlage.

Von der Gefahr, aufgrund ihrer schlechten Immunabwehr an einer Tuberkulose zu erkranken, sind neben HIV-Infizierten und Alkoholkranken auch alle Personen betroffen, die an einer schweren Erkrankung leiden oder sich einer Chemo- bzw. einer Strahlentherapie unterziehen müssen.

Die gegenüber Umwelteinflüssen sehr resistenten Bakterien werden durch Tröpfcheninfektion übertragen. In den meisten Fällen können die Tröpfchen durch das Flimmerepithel im Bronchialsystem entfernt werden. Gelingt dies nicht, lösen die Tuberkelbakterien nach einer **Inkubationszeit** von 4–12 Wochen eine Infektion aus, die in 5–10 % zu einer Erkrankung an Tuberkulose führt.

Latente tuberkulöse Infektion

Wenn der erste Kontakt mit Tuberkelbakterien nach 6–8 Wochen zu einem positiven Tuberkulin-Hauttest führt, gleichzeitig aber keine radiologischen bzw. klinischen Nachweise einer Infektion vorliegen, wird dieser Zustand als latente tuberkulöse Infektion (*LTBI*) bezeichnet.

Primärtuberkulose

Wenn der Kontakt mit Tuberkelbakterien eine Entzündungsreaktion auslöst, entsteht ein Primärherd. Der Aufbau eines Primärherds erfolgt durch Abwehrzellen, die sich um die im Zentrum befindlichen Tuberkelbakterien anordnen und diese einschließen. Der Primärherd kann so bleiben wie er ist und ggf. verkalken. Er kann einen trockenen bröckeligen Charakter annehmen (*tuberkulöse Verkäsung*) oder einschmelzen und zur Kavernenbildung führen (*Kaverne = luftgefüllter Hohlraum*). Der Primärherd und die in den Entzündungsprozess einbezogenen Lymphknoten werden als **Primärkomplex** bezeichnet. Ein Primärkomplex ist ca. 6 Wochen nach der Infektion im Röntgenbild nachweisbar.

Der Verlauf einer Primärtuberkulose ist eng an die Reaktionsmöglichkeiten des Immunsystems gekoppelt:

- Bei einem guten Abwehrsystem bleibt der (in der Regel im Röntgenbild) sichtbare Primärherd in der Lunge abgekapselt und verhindert eine Ausbreitung, wobei die Erreger selbst lebensfähig bleiben können (geschlossene Tuberkulose).
- Dem Abwehrsystem gelingt es nicht, die Tuberkelbakterien in Schach zu halten. Die Erkrankung an Tuberkulose löst Symptome aus; im Röntgenbild ist der Primärkomplex ebenfalls zu diagnostizieren, Sputum und Magensaft enthalten Tuberkelbakterien (generell wird Bronchialsekret ja geschluckt).
- Die Erreger sind aufgrund eines stark geschwächten Immunsystems in der Lage, sich über den Bronchialbaum (*bronchogen*), über den Blutweg (*hämatogen*) oder über den Lymphweg (*lymphogen*) auszubreiten. Sie können jedes Organ befallen. Wenn sich in der Lunge (oder in anderen Organen) viele kleine Tuberkulome bilden, spricht man von einer **Miliartuberkulose** (➤ Abb. 2.275).

Offene und geschlossene Tuberkulose

Die Unterscheidung zwischen offener und geschlossener Tuberkulose ist für die Einschätzung des Ansteckungsrisikos wichtig. Wenn für die Tuberkelbakterien keine Möglichkeit besteht, Anschluss an das Bronchialsystem zu finden, handelt es sich um eine geschlossene Tuberkulose; der Pflegebedürftige gibt keine infektiösen Tröpfchen ab. Geraten Tuberkelbakterien in den Bronchialbaum und können weitere Personen infizieren liegt eine offene Tuberkulose vor. Bei einer Immunschwäche (z. B. nach schweren Operationen, bei Chemo- / Strahlentherapie) kann eine geschlossene Tuberkulose in eine offene Tuberkulose übergehen.

Symptome und Untersuchungsbefund

- Husten, der meist schon über 3–4 Wochen andauert
- Auswurf, Dyspnoe
- B-Symptomatik (Fieber, Nachtschweiß, unklare Gewichtsabnahme)
- Leistungsminderung
- Appetitlosigkeit.

Die Befunde bei der Röntgenaufnahme des Thorax sind sehr variabel und reichen von Verschattungen und Verkalkungen bis zu Zeichen von Kavernenbildungen und Pleuraergüssen.

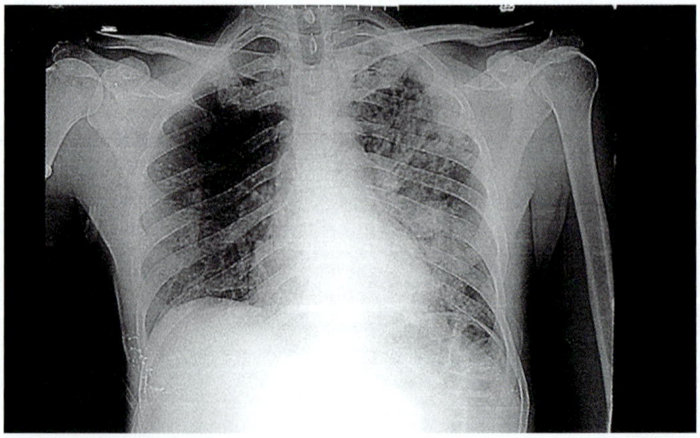

Abb. 2.275 Miliartuberkulose der Lunge. [R172]

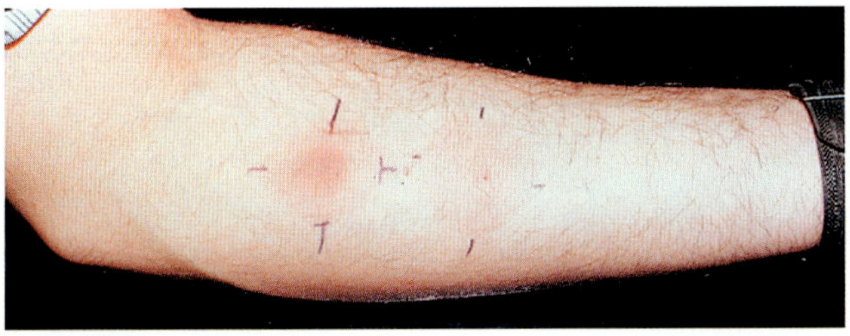

Abb. 2.276 Positiver Tuberkulin-Haut-Test. [E436]

Komplikationen
Komplikationen sind Lungenblutung mit hypovolämischen Schock, respiratorische Insuffizienz, Meningitis tuberkulosa bei Befall der Hirnhäute, Miliartuberkulose und Sepsis.

Diagnostik
Die Diagnostik einer Tuberkulose umfasst die Anamnese (z. B. Abklärung von Tuberkulosefällen in der näheren Umgebung), Röntgenaufnahmen, bakteriologische Untersuchung des Sputums und des Magensafts mit Anfärbung des gewonnenen Materials nach Ziehl-Neelsen, PCR, Tuberkulin-Haut-Test (*THT*), Interferon-γ-Test.

Tuberkulin-Test
Der Tuberkulin-Haut-Test (➤ Abb. 2.276) zeigt ca. 8 Wochen nach einer Infektion die Änderung von einer negativen zu einer positiven Reaktion an. Eine positive Reaktion liegt vor, wenn innerhalb von 48–72 Std. nach der Injektion von Tuberkuloprotein (*Proteine aus der Zellwand von Mycobacterium tuberculosis*) eine Rötung, Schwellung und Verhärtung an der Injektionsstelle auftritt.

VORSICHT

Ein positiver Test besagt nur, dass der Körper sich mit Tuberkelbakterien auseinander gesetzt hat. Er ist kein Beweis für eine Infektion, weil der Tuberkulin-Test auch nach einer BCG-Impfung positiv wird. Bei negativem Tast ist das Vorliegen einer Tbc unwahrscheinlich.

Neuerkrankungen und Tod sind nach dem IfSG (*Infektionsschutzgesetz* ➤ 4.2.4) namentlich meldepflichtig.

Behandlung
- Isolierung von Erkrankten, die an offener Tuberkulose leiden
- Alkohol- und Nikotinkarenz
- Symptomatische Therapie, z. B. Entlastung eines Pleuraergusses, Antitussiva bei unproduktivem Reizhusten
- Tuberkulostatika.

Tuberkulostatika
Medikamente ersten Ranges (*Erstrangmedikamente*) einer Tuberkulosebehandlung (➤ Tab. 2.37):
- Isoniazid (*INH*)
- Rifampicin (*RMP*)
- Ethambutol (*EMB*)
- Pyrazinamid (*PZA*).

Zunächst wird aus Gründen der Resistenzvermeidung eine Therapie für zwei Monate mit allen vier genannten Standardmedikamenten verordnet. Danach erfolgt für weitere vier Monate die Verabreichung von Isoniazid und Rifampicin. Dieses Therapieschema bedeutet für den Erkrankten, dass er zuverlässig über sechs Monate hinweg eine Kombinationstherapie einzunehmen hat. Da sich die Medikamente von ihrem Wirkmechanismus her unterscheiden, soll durch diese Kombinationstherapie und die lange Zeitdauer der Medikamenteneinnahme eine sichere Abtötung der Erreger gewährleistet und die Entwicklung von Resistenzen verhindert werden.

Bei einem Auftreten von Resistenzen treten die Zweitrangmedikamente oder Reservemittel (z. B. Amikacin, orale Fluorchinolone / Moxifloxacin) auf den Plan. Unerwünschte Arzneimittelwirkungen sind z. B.:
- Amikacin: Augenmuskellähmung, Hörschäden, Atemdepression
- Moxifloxacin: u. a. schwere Hauterscheinungen, Muskelkrämpfe, Verwirrtheit, Angstzustände.

Nach dem Abschluss der Behandlung wird der Betroffene bis zu zwei Jahre nachkontrolliert.

Pflege bei offener Lungentuberkulose
- Überwachung der Medikamenteneinnahme
- Überprüfung der Vitalzeichen
- Beobachtung von Husten, Sputum, Appetit und Gewicht

Tab. 2.37 Tuberkulostatika und einige ihrer Eigenschaften.

Substanz (Abk.)	Handelsname (Beispiele)	unerwünschte Wirkungen (Beispiele)	Besonderheiten
Isoniazid (INH)	Isozid®	• Leberschädigung • Polyneuropathie • Störung der Blutbildung	Interaktion mit Alkohol, Paracetamol, Betablockern, Insulin
Rifampicin (RMP)	Rifa®	• Leberschädigung • Übelkeit, Erbrechen, • Diarrhö, Fieber	Vermindert die Wirkung zahlreicher Arzneimittel
Ethambutol (EMB)	Myambutol®	• Entzündung des Sehnerven • Neurotoxisch	Regelmäßige augenärztliche Kontrollen
Pyrazinamid (PZA)	Pyrazinamid® Lederle	• Harnsäureanstieg • Leber- und Nierenschädigung	Wechselwirkung mit Antidiabetika

- Überwachung der Hygienemaßnahmen entsprechend der hausinternen Standards (z. B. Isolierung, Tragen von Schutzkleidung beim Kontakt mit dem Pflegebedürftigen).

Information des Erkrankten

Die Heilungschancen sind generell gut, wenn keine Resistenzen gegen die Medikamente ersten Ranges bestehen und die Einnahme zuverlässig erfolgt. Eine Ausnahme bilden Menschen, deren Immunsystem geschwächt ist.

2

VORSICHT

Tbc-Kranke mit nicht gesicherter Therapiebereitschaft sind vor eigenmächtigem Therapieabbruch zu warnen – sie gefährden sich und andere durch ein Wiederaufflackern der Tbc und tragen zur weiteren Resistenzentwicklung von Tuberkelbakterien gegen die derzeitig verfügbaren Tuberkulostatika bei.

2.9.9 Chronische Lungenerkrankungen

Chronisch obstruktive Lungenerkrankungen

DEFINITION

Chronisch-obstruktive Lungenkrankheit (engl. *COLD / L = lung* bzw. *COPD / P = pulmo*): Bezeichnung für chronische Erkrankungen der Bronchien (Bronchien gehören größtenteils zum Lungengewebe), deren Leitsymptome durch die Verengung (*Obstruktion*) der Bronchien entstehen. Zum Vergleich: Bei **restriktiven Lungenerkrankungen** ist die Ausdehnungsfähigkeit der Lunge eingeschränkt (z. B. bei Erkrankungen des Brustfells [*Pleura*], Verminderung der Thoraxbeweglichkeit, Lungenfibrose).

Chronische Bronchitis (nicht obstruktiv und obstruktiv)

DEFINITION

Chronische Bronchitis (nach WHO): Husten und Auswurf bei einem Betroffenen in zwei aufeinander folgenden Jahren in drei aufeinander folgenden Monaten.
Lungenfunktionsprüfung: Sie erfolgt u. a. mit Hilfe der Spirometrie oder der Ganzkörperplethysmografie, sowie durch Messung des Sauerstoff- und Kohlendioxydpartialdrucks.
Spirometrie: Messung von Volumenänderungen durch die Atembewegungen des Pflegebedürftigen.
Ganzkörperplethysmografie: Verfahren, das u. a. die Totalkapazität erfasst (➤ 2.9.5).

Krankheitsentstehung

Eine chronische Bronchitis bzw. die chronisch obstruktive Bronchitis tritt überwiegend bei Rauchern oder Exrauchern auf. Wenn bei einer chronischen Bronchitis der zähe Schleim nicht abgehustet werden kann, können sich schnell Erreger darauf ansiedeln und Infektionen auslösen. Es kommt zur Exazerbation (*Verschlimmerung*) der Erkrankung (➤ Abb. 2.277).

In der Rangfolge der zehn häufigsten Erkrankungen der über 75-jährigen Männer nimmt die chronische Bronchitis den 1. Platz ein.

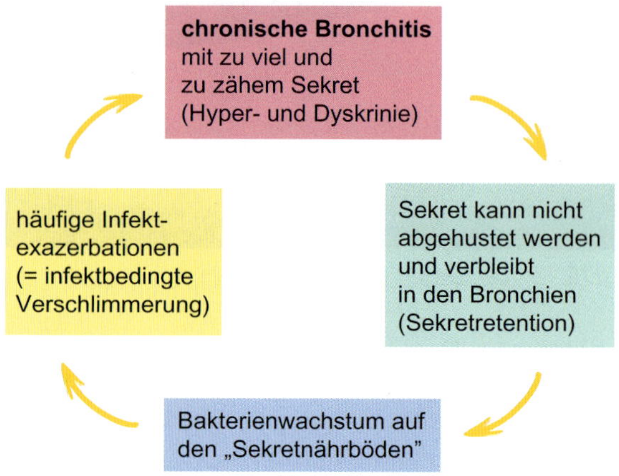

Abb. 2.277 Bei der chronischen Bronchitis entsteht ein Teufelskreis, der zur zunehmenden Verschlimmerung der Erkrankung führt. [L252]

Symptome und Diagnostik

Aufgrund der chronischen Einwirkungen von Substanzen aus dem Tabakrauch vergrößern sich die schleimproduzierenden Drüsen des Flimmerepithels. Symptom der übermäßigen Schleimproduktion ist der Auswurf. Der Husten kompensiert die abnehmende physiologische Reinigungsfunktion der zugrunde gehenden Flimmerhärchen. Im weiteren Verlauf kommt es zu entzündlichen Veränderungen der Bronchialschleimhaut mit Verengung (*Obstruktion*) der Bronchien und Atemnot. Leitsymptome sind also:

- Bei einer chronischen (nicht obstruktiven) Bronchitis: Husten und Auswurf.
- Bei einer chronisch obstruktiven Bronchitis: Husten, Auswurf und Atemnot.

Der chronische Sauerstoffmangel ist an der bläulichen Verfärbung der Haut und der Schleimhäute (*Zyanose*) zu erkennen, aber auch an Trommelschlägelfingern und Uhrglasnägeln (➤ 2.2.4). Trockene Rasselgeräusche (Giemen, Brummen) hört der Untersucher oft schon ohne Zuhilfenahme des Stethoskops. Wenn die Bronchien mit Schleim gefüllt sind, lassen sich auskultatorisch feuchte Rasselgeräusche nachweisen, die oft brodelnden Charakter haben.

Die Diagnosestellung erfolgt durch Anamnese, Lungenfunktionsprüfungen (Spirometrie, Ganzkörperplethysmografie) mit Messung der Atemvolumina und -kapazitäten (➤ 2.9.5), Blutgasanalyse, Röntgen und Bronchoskopie.

Komplikationen

- Bronchiektasen (sackförmige Erweiterungen der Bronchien) mit Auswurf, der als „maulvoll und übelriechend" charakterisiert wird.
- Cor pulmonale (Rechtsherzinsuffizienz durch Lungenerkrankungen).
- Emphysem (Zerstörung der Lungenbläschen mit der Bildung von größeren Blasen).
- Respiratorische Insuffizienz (Störung der äußeren Atmung und Unterversorgung des Organismus mit Sauerstoff).

Behandlung

Behandlungsziele sind die Verminderung der Schleimproduktion, das verbesserte Aushusten von Sekret (*Steigerung der Expektoration*) und die Erweiterung der Bronchien (*Bronchodilatation*).

Allgemeinmaßnahmen sind:

- Nikotinkarenz
- Atemübungen und Bewegung
- Impfung gegen Grippeviren und Pneumokokken
- Frühzeitige antibiotische Therapie bei bakterieller Superinfektion
- Medikation je nach Schweregrad der Erkrankung: Bronchodilatation durch Broncholytika, Verflüssigung des Sekrets durch auswurffördernde Mittel (*Expektoranzien*), Entzündungshemmung durch Glukokortikoide
- In schweren Fällen Sauerstofftherapie
- Patientenschulungen zur Raucherentwöhnung, zur Verbesserung der Atemtechnik und zum Umgang mit Sauerstoff.

Pflege

- Information des Betroffenen über die Notwendigkeit einer sofortigen Nikotinkarenz
- Flüssigkeitszufuhr zur Schleimlösung (ca. 1,5 l / Tag; bei Herz- oder Niereninsuffizienz Entscheidung des Arztes einholen)
- Vitalzeichenkontrolle
- Anleitung zu Atemübungen (z. B. Ausführen der Lippenbremse)
- Anfeuchtung der Umgebungsluft
- Inhalationen und Sauerstoffgabe nach Arztanordnung
- Ermunterung zu regelmäßiger Bewegung, möglichst an frischer Luft (wobei Nebel und Kälte die Obstruktion verstärken)
- Anleitung des Erkrankten zur richtigen Handhabung von Dosieraerosolen.

Prognose

Falls es dem Betroffenen gelingt, das Rauchen aufzugeben, verlangsamt sich der Verlauf einer chronischen (nicht obstruktiven) Bronchitis. Mit dem Auftreten der Obstruktion verschlechtern sich sowohl die Lebensqualität als auch die Prognose.

Bronchospasmolytika

DEFINITION

Bronchospasmolytika: Substanzen, die über eine Erschlaffung der Bronchialmuskulatur die Atemwege erweitern. Hauptvertreter sind (Beta$_2$)-Sympathomimetika, Parasympatholytika und Theophylline.

Dosieraerosole

Häufige Darreichungsform der Bronchospasmolytika sind Dosieraerosole (*DA*). Dosieraerosole wirken bei korrekter Anwendung sekundenschnell, eine geringe Dosierung reicht aus.

Anwendung

- Aerosolbehälter schütteln
- Schutzkappe abnehmen
- Tief ausatmen
- Mundstück in den Mund führen (der Medikamentenbehälter zeigt dabei nach oben), mit den Lippen fest umschließen

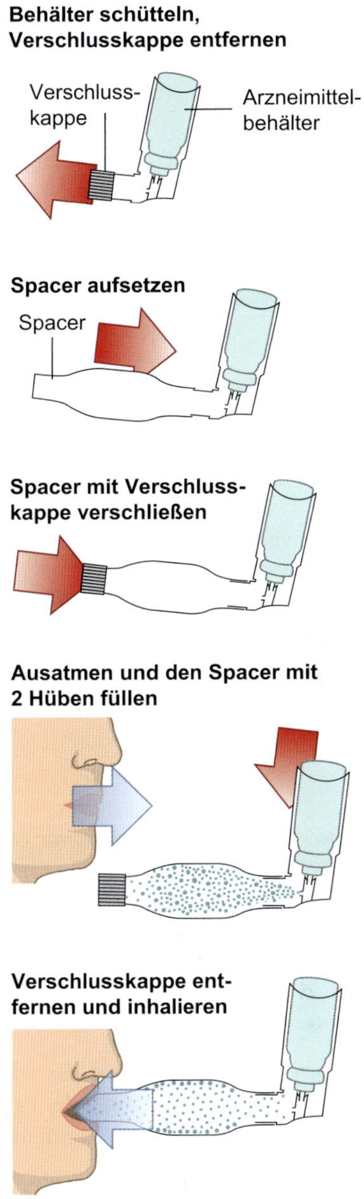

Abb. 2.278 Anwendung eines Spacers als Inhalationshilfe für ein Dosieraerosol. [L138]

- Während der langsamen, tiefen Einatmung Druck auf den Behälter ausüben und das Medikament freisetzen
- Ca. 5 Sek. Luft anhalten
- Langsam ausatmen (➤ Abb. 2.278, ➤ Abb. 2.279)

(Beta$_2$)-Sympathomimetika und Parasympatholytika

(Beta$_2$)-Sympathomimetika fördern Sympathikuswirkungen z. B. über die Bindung an Beta$_2$-Rezeptoren der Bronchialmuskulatur. Als unerwünschte Wirkungen von Sympathomimetika können Herzrhythmusstörungen, Angina-pectoris-Anfälle und Blutdruckkrisen auftreten, weil sie die Herzarbeit steigern.

Parasympatholytika hemmen Wirkungen des Parasympathikus (➤ 2.13.4). Parasympatholytika (*Anticholinergika*) werden

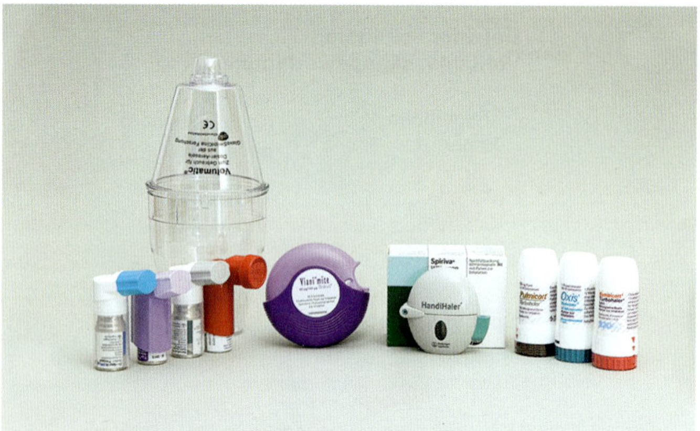

Abb. 2.279 Verschiedene Applikatoren für Dosieraerosole: Applikator mit Treibgas, Autohaler®, Treibgasapplikatoren mit Spacer, Turbohaler® und Pulverapplikatoren. [K115]

Tab. 2.38 (Beta$_2$)-Sympathomimetika und Parasympatholytika zur Bronchospasmolyse (Auswahl).

Substanz (Beispiele)	Handelsname (Beispiele)	Darreichungsform (Beispiele)
Beta$_2$-Sympathomimetika		
Fenoterol	Berotec®	Dosieraerosol
Reproterol	Bronchospasmin®	Injektionslösung
Salbutamol	Sultanol®	Inhalationslösung
Terbutalin	Bricanyl®	Retardtabletten
Andere Sympathomimetika		
Orciprenalin	Alupent®	Injektionslösung
Parasympatholytika		
Ipratropiumbromid	Atrovent®	Dosieraerosol
Tiotropiumbromid	Spiriva®	Inhalationspulver

vorzugsweise Menschen verordnet, die unter Herzerkrankungen leiden (➤ Tab. 2.38). Unerwünschte Wirkungen der Parasympatholytika bestehen in Mundtrockenheit und einer verminderten Produktion von Bronchialsekret.

Theophylline

Theophylline sind dem Koffein verwandte Substanzen. Sie kommen in geringen Mengen auch in Teeblättern vor. Die bronchienerweiternde Wirkung ist geringer als bei den Sympathomimetika. Positive Effekte sind allerdings die Verbesserung der Funktion des Flimmerepithels und die Senkung des pulmonalen Blutdrucks. Theophyllinabkömmlinge sind z. B. Uniphyllin® und Euphylong®. Unerwünschte Wirkungen sind u. a. Hautausschlag, Unruhe, Tremor, Übelkeit, Erbrechen, Blutdruckabfall und ggf. Bronchospasmen.

Lungenemphysem

DEFINITION

Lungenemphysem: Lungenüberblähung durch Zerstörung von Lungenbläschen, verbunden mit der Bildung größerer Emphysemblasen.

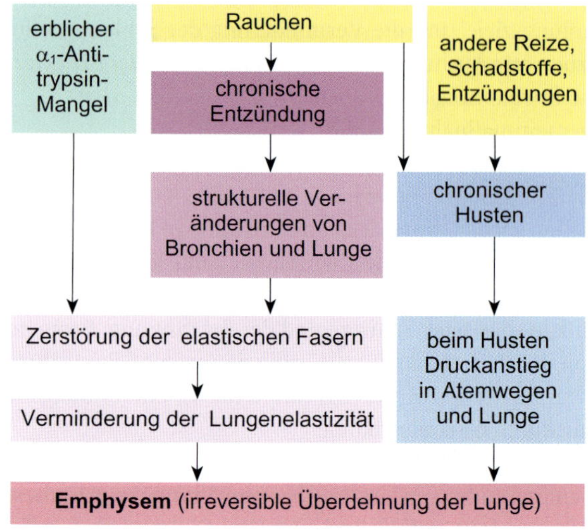

Abb. 2.280 Pathogenese und Pathophysiologie des Lungenemphysems. [A400]

Krankheitsentstehung

In der Regel liegt dem Lungenemphysem eine chronisch-obstruktive Lungenerkrankung durch langjähriges Rauchen zugrunde (➤ Abb. 2.280). Die Entwicklung der Emphysemblasen ist irreversibel. Aufgrund der Emphysemblasen kommt es zu:

- Verminderung der Gasaustauschfläche
- Totraumvergrößerung.

Symptome und Untersuchungsbefund

Leitsymptom ist die zunehmende Atemnot (*Dyspnoe*) mit einer immer größer werdenden Einschränkung der Lebensqualität. Die Betroffenen fallen durch eine Zyanose auf und haben häufig einen Fassthorax mit nahezu horizontal verlaufenden Rippen. Die Atem- und Herzgeräusche sind während der Auskultation leise hörbar. Im Spätstadium der Erkrankung bestehen zusätzlich die Zeichen einer Rechtsherzinsuffizienz (➤ 2.7.5).

Komplikationen

Komplikationen eines Lungenemphysems sind das plötzliche Auftreten eines Pneumothorax, wenn eine der Emphysemblasen platzt, häufige Infektionen und die zunehmende Atemnot mit Erstickungsängsten.

Behandlung

Die Behandlungsmaßnahmen entsprechen der Behandlung bei chronisch obstruktiver Bronchitis.

Information des Erkrankten

Den meisten Erkrankten muss immer wieder vor Augen geführt werden, dass sie selbst durch das Rauchen entscheidend mitbestimmen, wie rasch die Erkrankung fortschreitet.

Lungentransplantation

Indikationen für eine Lungentransplantation sind z. B. eine schwere respiratorische Insuffizienz. Als Verfahren sind die einseitige oder bilaterale Lungentransplantation sowie die Herz-Lungentransplantation möglich. Alle Verfahren erfordern eine intensive immunsuppressive Nachbehandlung. Komplikationen nach Lungentransplantationen sind schwere Infektionen und die Transplantatabstoßung.

Asthma bronchiale

DEFINITION

Asthma bronchiale: Chronisch entzündliche Erkrankung der Atemwege mit anfallsweise auftretender Atemnot.

Krankheitsentstehung

Es werden folgende Formen des Asthma bronchiale: unterschieden

- **Exogen-allergisches Asthma.** Eine allergische Typ-I-Reaktion (➤ 2.6.10)
- **Nicht-allergisches Asthma**. Ausgelöst durch diverse Einwirkungen auf den Organismus: Infektionen, körperliche Anstrengung, kalte Luft, Medikamente (z. B. Acetylsalicylsäure, Betablocker), gastroösophagealer Reflux
- **Mischformen** aus allergischem und nicht-allergischem Asthma.

Alle Asthmaformen weisen drei charakteristische Merkmale auf:

- Entzündungsreaktion der Bronchialschleimhaut (durch Allergene oder Infektionen)
- Überreaktion (Hyperreaktivität) des Bronchialsystems mit Bronchialspasmus (Verkrampfungen der Bronchien)
- Verengung (Obstruktion) der kleinen Bronchien durch den Bronchospasmus, mit Schleimhautödem und der Überproduktion von zähem Schleim (➤ Abb. 2.281).

Symptome und Diagnostik

Leitsymptom ist die anfallsweise auftretende Atemnot, charakterisiert durch eine erschwerte, verlängerte Ausatmung und exspiratorischen Stridor. Weitere Symptome sind die Nutzung der Atemhilfsmuskulatur und der erschöpfte Gesichtsausdruck. Oft wird der Erkrankte von Erstickungs- und Todesangst gequält.

Folgende Parameter geben neben den genannten Symptomen Hinweise auf den Schweregrad eines Asthmaanfalls und dessen Behandlungsbedürftigkeit.

- **Leichter bis mittelschwerer Asthmaanfall:** Sprechen normal, Atemfrequenz < 25 / Min., Herzfrequenz < 110 / Min; umgehende Arztkonsultation
- **Schwerer Asthmaanfall:** Dyspnoe beim Sprechen, Atemfrequenz > 25 / Min., Herzfrequenz > 110 / Min; Krankenhauseinweisung mit Notarztbegleitung
- **Lebensbedrohlicher Asthmaanfall:** Erkrankter spricht aufgrund seiner Atemnot nur noch einzelne Worte, Atemfrequenz > 35 / Min., Herzfrequenz > 140 / Min; intensivmedizinische Überwachung.

Anamnese, Labor (Leukozytose, erhöhte BSG und CRP), Röntgen und Lungenfunktionsprüfungen stützen die Diagnose.

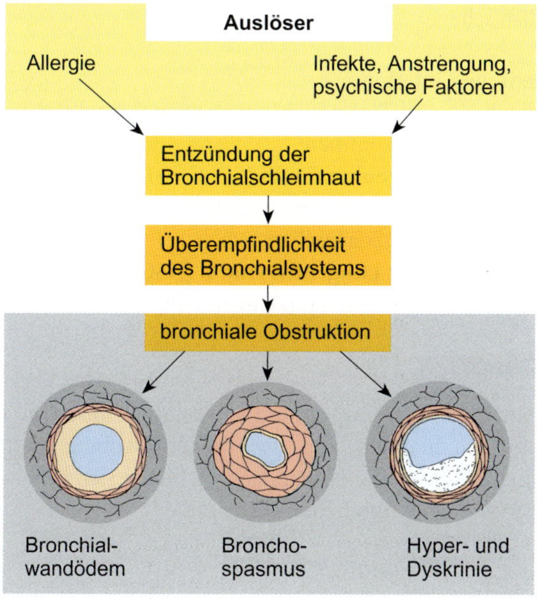

Abb. 2.281 Pathogenese und Pathophysiologie des Asthma bronchiale. [L190]

FALLBEISPIEL

Herr Peters, Teil I

Die Pflegefachperson Frau Scholz betreut seit einigen Wochen den 80-jährigen Herrn Peters. Herr Peters wohnt im Erdgeschoss eines Mehrfamilienhauses und benötigt Hilfe bei der Körperpflege und bei häuslichen Tätigkeiten. Herr Peters leidet seit vielen Jahren an Asthma bronchiale.

Als Frau Scholz am frühen Vormittag die Wohnung betritt, findet sie Herrn Peters stehend mit vornüber gebeugtem Oberkörper, die Hände auf den Küchentisch gestützt vor. Frau Scholz hört einen deutlichen exspiratorischen Stridor. Herr Peters sieht trotz der frühen Tageszeit erschöpft aus.

Behandlung

Allgemeinmaßnahmen

- Wenn möglich Allergenkarenz oder Hyposensibilisierung bei allergischem Asthma
- Vermeidung bzw. adäquate Therapie von Atemwegsinfektionen
- Überprüfung der Medikamenteneinnahme hinsichtlich Bronchospasmus als unerwünschte Wirkung (z. B. Acetylsalicylsäure, Betablocker)
- Atemübungen und Entspannungsverfahren
- Psychotherapeutische Strategien, da beim Asthma psychosoziale Faktoren als Auslöser eines Anfalls eine wichtige Rolle spielen können.

Medikamente

Die Verordnung von Broncholytika sowie inhalativer und oraler Glukokortikoiden richtet sich nach dem Schweregrad der Erkrankung. Die Therapie erfolgt in fünf Stufen. Zur Behandlung gelegentlicher Anfälle reicht die Inhalation von Beta$_2$-Sympathomimetika bei Bedarf aus.

Erstmaßnahmen beim Asthmaanfall

- Pflegebedürftigen beruhigen, da Angst ein wesentlicher Auslöser und Verstärker des Asthmaanfalls ist
- Kranken atemerleichternde Position einnehmen lassen. Dazu in leicht vorgebeugter, sitzender Position die Hände auf die Knie auflegen lassen

- Bedarfsmedikamente (*Bronchialspray*) inhalieren lassen, evtl. nach 5 Min. wiederholen
- Arzt verständigen, falls Bedarfsmedikation nicht nach wenigen Min. Besserung bringt.
- Frischluftzufuhr; nicht bei kalter Witterung oder Pollenallergie, da der Anfall durch kalte Luft bzw. Pollenexposition verstärkt werden kann
- Vitalzeichen kontrollieren
- Nach ärztlicher Anordnung O_2-Gabe bzw. Krankenhauseinweisung vorbereiten.

FALLBEISPIEL

Herr Peters, Teil II

Frau Scholz sieht die vom Arzt verordneten Medikamente auf dem Küchentisch liegen. Es stellt sich heraus, dass Herr Peters mit der neuen Applikationsmethode nicht zurechtkommt, weil die Gebrauchsanweisung für ihn zu klein geschrieben ist. Er weiß um die Bedeutung einer regelmäßigen Einnahme seiner Medikamente. Da ihm die Inhalation auch nach wiederholten Versuchen nicht gelingen wollte, wurde er sehr nervös und aufgeregt.
Frau Scholz vermutet, dass die Nervosität des Erkrankten zur Auslösung des Asthmaanfalls geführt hat. Sie beruhigt Herrn Peters, so gut es geht.

Schulung und Information des Erkrankten

Im anfallsfreien Intervall erfolgt die Schulung des Erkrankten. Schwerpunkte sind:

- Einübung von Entspannungs- und Atemübungen zur besseren Wahrnehmung der Atmung
- Kenntnis der wichtigsten Auslöser eines Asthmanfalls und Möglichkeiten der Vermeidung
- Atemtechniken zur Verminderung der Atemwegsverengung, z. B. langsames Einatmen mit nachfolgendem Luft-Anhalten oder Lippenbremse (Luft langsam durch die locker aufeinander liegenden Lippen ausatmen)
- Hinweise auf Selbsthilfegruppen.

FALLBEISPIEL

Herr Peters, Teil III

Herr Peters appliziert das Medikament mit Frau Scholz' Hilfe. Aufgrund der rasch einsetzenden Medikamentenwirkung geht es ihm schnell besser.
Nach der Körperpflege verabschiedet sich Frau Scholz, macht aber Herrn Peters einen Vorschlag: Da er eine neue Brille mit stärkeren Gläsern brauchen wird, ermuntert sie ihn zu einem ausgedehnten Spaziergang. Er soll zu Fuß zur Praxis des Augenarztes laufen und einen Termin für eine augenärztliche Untersuchung vereinbaren. Während seines Spaziergangs soll Herr Peters ab und zu gegen die geschlossenen Lippen ausatmen (Lippenbremse). Vorsichtshalber lässt sie sich von ihm die Technik demonstrieren und motiviert ihn durch ein Lob, seine Atemübungen wirklich durchzuführen.

2.9.10 Maligne Erkrankungen

Bronchialkarzinom

DEFINITION

Bronchialkarzinom (*Lungenkarzinom, Lungenkrebs*): Bösartiger Tumor, der meist von der Bronchial**schleimhaut** ausgeht.

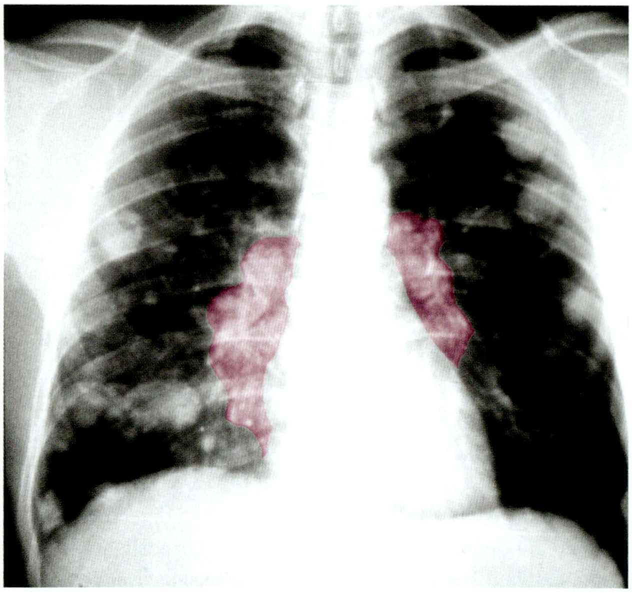

Abb. 2.282 Multiple Lungenmetastasen. [U136]

Das Bronchialkarzinom (*Lungenkarzinom*) ist die häufigste Todesursache durch Krebs bei Männern, bei Frauen die dritthäufigste nach dem Mamma- und dem Darmkarzinom.

Sekundäre Lungentumoren entstehen durch Metastasierung anderer Karzinome (v. a. Mamma-, Nieren- und Prostatakarzinom ➤ Abb. 2.282).

Gutartige Lungentumoren (Chondrome, Fibrome, Lipome) sind selten.

Krankheitsentstehung

Häufigster Auslöser des Bronchialkarzinoms ist der Nikotinabusus in Abhängigkeit von der Dauer und der Menge des Tabakkonsums. Andere Auslöser (Asbest, Arsen, Radon, Quarzstaub, Chrom) sind wesentlich seltener.

Histologische Einteilung

Generell gibt es zwei Typen von Lungenkarzinomen, wobei Mischformen durchaus vorkommen:

- **Kleinzelliges Lungenkarzinom** (SCLC = *small cell lung cancer*): Auch oat-cell-cancer genannt, weil die Zellen im Lichtmikroskop wie Haferkörner aussehen.
- **Nicht kleinzelliges Lungenkarzinom** (NSCLC = *non small cell lung cancer*): Alle anderen bösartigen Lungentumoren.

Metastasierung

Das kleinzellige Lungenkarzinom metastasiert rasch in die regionären Lymphknoten. Bei der Diagnosestellung sind Fernmetastasen häufig schon vorhanden. Sie finden sich bevorzugt im Gehirn, in der Leber und in der Wirbelsäule.

Symptome und Diagnostik

Die Erstsymptome des Bronchialkarzinoms treten in der Regel spät auf.

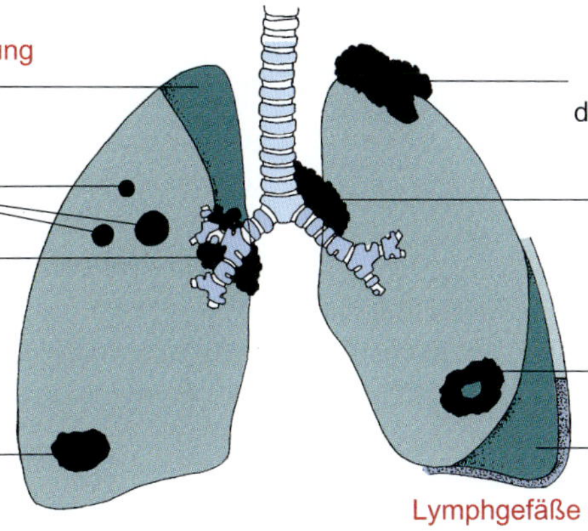

Abb. 2.283 Mögliche Befunde in der Röntgenaufnahme des Thorax bei einem Bronchialkarzinom (rot). [L215]

Unspezifische Symptome sind bei allen Formen des Bronchialkarzinoms Husten, Atemnot und Brustschmerzen, wobei zu bedenken ist, dass Husten bei langjährigen Rauchern nichts Ungewöhnliches darstellt. Ein neu auftretendes Asthma bronchiale oder eine therapieresistente Bronchitis ab einem Alter von 40 Jahren können ebenfalls Zeichen eines Bronchialkarzinoms sein. In Abhängigkeit von der Lage des Tumors berichten die Betroffenen über weitere unspezifische Symptome, z. B.:

- Schmerzen im Arm bei Pancoast-Tumor (*Karzinom im Bereich der Lungenspitze*) unter Einbeziehung des Armgeflechts (*Plexus brachialis* ➢ 2.13.3)
- Lungenentzündungen bei einem zentral wachsenden Bronchialkarzinom durch Verschluss von Lappen- oder Stammbronchien
- Atemnot durch Pleuraergüsse bei einem peripheren Bronchialkarzinom.

Weitere Zeichen, die sich aufgrund eines **invasiven Wachstums** des Bronchialkarzinoms oder einer **Metastasierung** bemerkbar machen:

- Rückenschmerzen, Kopfschmerzen, Lähmungen als Ausdruck einer bereits erfolgten Knochen- oder Gehirnmetastasierung
- Paraneoplastische Symptome, z. B. durch die Synthese von Substanzen mit ACTH-ähnlicher Wirkung, die dann zu einem Cushing-Syndrom des Erkrankten führen (➢ 2.5.11)
- Dermatomyositis, Polymyositis (➢ 2.1.14)

Röntgenaufnahmen des Thorax, Sputumdiagnostik, Lungenfunktionsprüfungen, Bronchoskopie mit Biopsie, CT (➢ Abb. 2.284), PET-CT und Knochenszintigrafie erhärten die Diagnose. Einen Überblick über typische Befunde in der Röntgenaufnahme gibt ➢ Abb. 2.283.

Behandlung

Kleinzelliges Lungenkarzinom: Da dieser Tumor zum Zeitpunkt der Diagnose meist weit fortgeschritten ist, erfolgt eine Kombination von Strahlen- und Chemotherapie.

Nicht-kleinzelliges Lungenkarzinom: Lobektomie (*operative Entfernung eines Lungenlappens*) oder Pneumektomie (*Entfernung eines Lungenflügels*). Dies ist aber nur möglich, wenn die

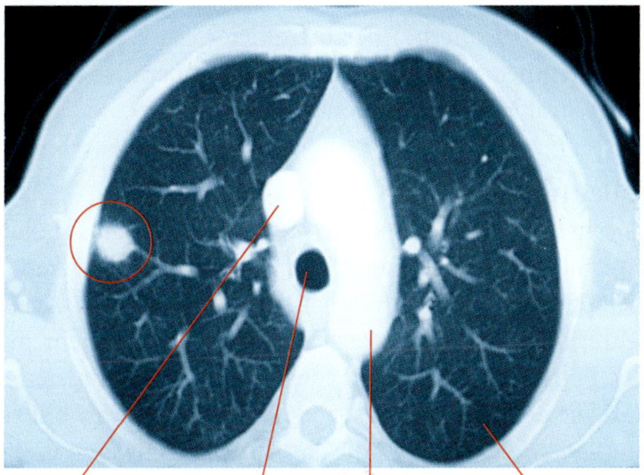

Abb. 2.284 CT-Aufnahme eines Bronchialkarzinoms in der rechten Lunge. [T197]

Restlunge einen ausreichenden Gasaustausch gewährleisten kann und der Zustand des Erkrankten eine derartig schwere Operation erlaubt.

Bronchoskopische Verfahren mit dem Einsatz bronchialer Endoprothesen (*Stents*) um Bronchien offen zuhalten, sind palliative Maßnahmen.

Pflege

- Überwachung der Schmerztherapie nach WHO-Stufenschema
- Beobachtung der Atmung und atemunterstützende Maßnahmen
- Hilfen bei der Erhaltung der Selbstständigkeit, auch durch Vermittlung zu anderen Berufsgruppen (Sozialarbeitern, Psychologen, Physiotherapeuten).

SURFTIPP

Nichtraucher-Portal: www.rauchfrei.de

Kehlkopfkarzinom

Das Kehlkopfkarzinom (*Larynxkarzinom*) ist der häufigste bösartige Tumor im Halsbereich und tritt v.a. bei Männern ab 50 Jahren als Folge von langjährigem Nikotin- und Alkoholabusus auf.

Symptome sind je nach der Lage und der Ausdehnung des Tumors Heiserkeit, Fremdkörpergefühl und Schluckstörungen.

Die **Behandlung** erfolgt meist operativ mit der Entfernung des Kehlkopfs (*Laryngektomie*). Diese Operation hat einen erheblichen Einfluss auf die Lebensqualität des Erkrankten, weil der Betroffene stimmlos ist und ausschließlich über eine operativ geschaffene Öffnung in der Luftröhre (*Tracheostoma*) atmen kann. Ein Tracheostoma ist nach der Entfernung des Kehlkopfs der einzige Zugang zu den unteren Atemwegen.

Wenn der Verdacht besteht, dass der Tumor in die benachbarten Lymphknoten metastasiert hat, findet zusätzlich eine Neck dissection statt. Hierbei werden die regionären Lymphknoten inkl. des Kopfwenders (*M. sternocleidomastoideus*) und der inneren Drosselvene (*V. jugularis interna*) der betroffenen Seite entfernt. Liegen Lymphknotenmetastasen vor wird eine postoperative Strahlentherapie oder Strahlen-Chemo-Therapie durchgeführt.

Pflege bei Tracheostoma

Die Einschränkungen, die der Betroffene nach einer Kehlkopfentfernung mit der Anlage eines Tracheostomas akzeptieren muss, sind vielfältig: Das Riechvermögen ist eingeschränkt, das Aushusten von Sekret über den Mund-Rachen-Raum ist nicht mehr möglich und der Betroffene kann nicht mehr verbal kommunizieren. Die Schleimhaut der unteren Luftwege wird trockener, es bilden sich Borken (*verfestigter Schleim*) die das Atmen erschweren und es besteht die Gefahr, dass Fremdkörper in das Tracheostoma geraten und es akut verschließen.

Pflegerische Maßnahmen sind:

- Unterstützung bei der Tracheostomapflege und dem Kanülenwechsel
- Schleimhautbefeuchtung, um Borkenbildung durch das Austrocknen der Schleimhaut zu vermeiden
- Auf Schutzvorrichtung im Bereich des Tracheostomas achten, damit keine Fremdkörper (Speisereste, Krümmel) oder Flüssigkeiten eindringen
- Unterstützung bei der Körperpflege: Das Eindringen von Wasser oder Fremdkörpern, z.B. Haarstoppeln beim Rasieren in das Tracheostoma ist unbedingt zu vermeiden; beim Duschen auf einen Duschschutz achten
- Obstipationsprophylaxe, weil die Funktion der Bauchpresse fehlt
- Unterstützung bei der Sprachrehabilitation.

Sprachrehabilitation

Für die Kommunikation mit seinen Mitmenschen hat der Pflegebedürftige nach der Kehlkopfentfernung drei Möglichkeiten:

- **Erlernen der Speiseröhrenersatzstimme:** Hierbei ist der obere Speiseröhrenbereich der Stimmbildungsort: Luft wird geschluckt und dann unter Druck ausgestoßen (ähnlich wie beim Rülpsen). Die Formung der Worte findet in der Mundhöhle und im Rachen statt. Das Erlernen der Technik erfordert sehr viel Übung und Geduld, bis der Betroffene in der Lage ist, Worte so deutlich auszusprechen, dass sie verständlich sind.
- **Elektronische Sprechhilfen:** Die Sprechhilfe gibt Schallschwingungen ab. Wenn der Erkrankte das Gerät am Hals aufsetzt, können Sprechbewegungen diese Schallschwingungen in verständliche Worte umformen.
- **Einsetzen einer Stimmprothese:** Dazu ist eine Operation erforderlich, die eine Verbindung zwischen der Speise und der Luftröhre schafft. Das (Einweg)-Ventil, das Ausatemluft aus den unteren Atemwegen in die Speiseröhre durchlässt, besitzt dann die Funktion der Tonerzeugung.

2.9.11 Lungenembolie

DEFINITION

Lungenembolie: Plötzliche oder schrittweise Verlegung der Lungengefäße durch Thromben, Luft oder Fremdkörper, die mit dem Blutstrom in die Lunge geraten.

Krankheitsentstehung

Die häufigste Form der Lungenembolie kommt durch Thromben zustande, die aus den Venen der unteren Körperhälfte verschleppt werden (tiefe Beinvenenthrombose). Ein Thrombus kann sich bei körperlicher Anstrengung, beim Pressen während des Stuhlgangs, beim morgendlichen Aufstehen oder aufgrund eines Hustenanfalls lösen.

Thromben gelangen als Embolus z.B. über die Oberschenkelvene (*V. femoralis*), die Beckenvene (*V. iliaca*) in die untere Hohlvene (*V. cava inferior*). Da die Gefäßdurchmesser in diesem Verlauf immer größer werden, gelangt der Embolus meist ungehindert in den rechten Vorhof (*Atrium dextrum*), anschließend in die rechte Herzkammer (*Ventrikulus dexter*) und in den Lungenarterienstamm (*Truncus pulmonalis*). Von dort aus verkleinern sich die Gefäßdurchmesser mit zunehmendem Abstand vom Herzen. Entsprechend seiner Größe bleibt der Embolus in der Lungenarterie (*A. pulmonalis*) oder in deren Ästen stecken und löst entsprechende Symptome aus.

VORSICHT

Oft werden tiefe Beinvenenthrombosen nicht erkannt, da in einem hohen Prozentsatz die klinischen Zeichen fehlen (➤ 2.8.9).

Symptome und Untersuchungsbefund

Die Symptome hängen vom Ausmaß der Strombahnverlegung ab (➤ Tab. 2.39).

Von diagnostischer Bedeutung sind z.B.:

- Labor: Nachweis der D-Dimere (*Fibrinspaltprodukte* ➤ 2.6.3), BGA
- EKG, Echokardiographie: Zeichen der Rechtsherzbelastung
- CT-Angiographie: Nachweis der betroffenen Lungenarterien und einer tiefen Beinvenenthrombose.

VORSICHT

Bei Verdacht auf eine Lungenembolie keine i.m.-Injektionen wegen Antikoagulation und möglicher Lysetherapie.

Tab. 2.39 Schweregradeinteilung der Lungenembolie nach Grosser.

	I (klein)	II (submassiv)	III (massiv)	IV (fulminant)
Ausdehnung der Gefäßverschlüsse	periphere Äste	Segmentarterien	ein Lungenarterienast	Lungenarterienhauptstamm oder Lungenarterie
Klinik	• akute Dyspnoe • Angst • Schwindel • Thoraxschmerz	zusätzlich: • Tachypnoe • Tachykardie • Schweißausbruch	zusätzlich: • Hypotonie • Synkope • zentrale Zyanose • akute Rechtsherzinsuffizienz	zusätzlich: • Schocksymptomatik • (drohender) Herzkreislaufstillstand

Komplikationen

Komplikationen sind die Entzündung des Brustfells (*Pleuritis*), Pleuraerguss, Lungeninfarkt, Abszessbildung und akutes Cor pulmonale mit Rechtsherzversagen.

Behandlung

Erstmaßnahmen bei Lungenembolie:
- Arzt oder Notarzt verständigen
- Oberkörper hochlagern, absolute Bettruhe, nicht bewegen (damit sich keine weiteren Thromben lösen)
- Pflegebedürftigen beruhigen, nicht allein lassen
- Vitalzeichen kontrollieren
- Frischluft zuführen
- Krankenhauseinweisung vorbereiten; der Transport sollte wegen der Gefahr sich lösender Thromben ohne jede Erschütterung („so vorsichtig wie beim Transport von rohen Eiern") erfolgen
- Sauerstoff, Sedierung und Schmerztherapie nach Arztanweisung (keine i. m.-Injektionen)
- Bei Herz-Kreislauf-Stillstand Reanimation einleiten.

Die **Behandlung** erfolgt entsprechend der Stadien I – IV mit Bettruhe, Schmerztherapie und Antikoagulation. Eine Fibrinolyse ist dem Stadium III und IV zusätzlich zur Schockbehandlung vorbehalten. Nach einer überstandenen Lungenembolie erhält der Betroffene für 3-12 Monate (lebenslang, wenn Risikofaktoren vorliegen) Cumarine (Marcumar®).

2.9.12 Erkrankungen der Pleura

Pleuritis

DEFINITION
Pleuritis: Brustfellentzündung.

Krankheitsentstehung
Mögliche Ursachen:
- Pneumonie, Tuberkulose, Lungenkarzinom, Lungenembolie
- Pleurakarzinose (*Durchsetzung der Pleura mit zahlreichen Karzinommetastasen*), z. B. bei Mammakarzinom
- Herzinfarkt, Herzinsuffizienz (durch Stauung im Lungenkreislauf)
- Eiweißmangel (z. B. bei Nieren- und Lebererkrankungen) durch verminderten onkotischen Druck

Meist ist eine Pleuritis sicca (*trockene Brustfellentzündung*) die Vorstufe zur Pleuritis exsudativa (*feuchte Brustfellentzündung*), bei der zusätzlich ein Pleuraerguss besteht.

Symptome
Pleuritis sicca: Wenn die beiden Pleurablätter (Rippenfell und Lungenfell) durch Fibrinauflagerungen aneinander reiben, kommt es zu erheblichen, atemabhängigen Schmerzen mit Schonhaltung. Pleurareiben hört sich typischerweise wie das Knarren von Leder an.

Pleuritis exsudativa: Da bei der Pleuritis exsudativa vermehrt Flüssigkeit im Pleuraspalt auftritt, hört der Untersucher abgeschwächte Atemgeräusche. Bei stärkerer Ergussbildung besteht Atemnot.

Behandlung
An erster Stelle steht die Behandlung der Grunderkrankung. Weitere Therapiemaßnahmen sind:
- Schmerzmittelgabe bei Pleuritis sicca
- Pleurapunktion mit Entlastung bei erheblichem Erguss, der die Atmung einschränkt
- Drainage und Antibiose bei Pleuraempyem (*eitriger Pleuraerguss*).

Pflege
Aufgrund der schmerzbedingten Atemeinschränkung ist eine konsequente Pneumonieprophylaxe unerlässlich.

Komplikationen
Komplikationen sind **Pleuraschwarten** mit Verdickung und Verwachsungen beider Pleurablätter. Sie behindern die Veränderungen der Lunge bei der Atemtätigkeit und schränken die Ventilation (*Belüftung der Lunge*) stark ein.

Pleuraerguss

DEFINITION
Pleuraerguss: Flüssigkeitsansammlung im Pleuraspalt (*Pleurahöhle*).

Je nach Art der Flüssigkeit werden unterschieden:
- **Serothorax** (*seröser Pleuraerguss*): Klares, gelbliches Sekret (bei Herzinsuffizienz, Entzündungen, malignen Tumoren)
- **Pyothorax** (*Pleuraempyem*): Eitriger Erguss, z. B. aufgrund einer bakteriellen Pneumonie
- **Hämatothorax:** Blut im Pleuraraum (z. B. nach einem Trauma)
- **Chylothorax.:**Milchig-trübes Sekret durch den Austritt von Lymphflüssigkeit in den Pleuraraum (bei malignen Lymphomen, Verletzungen des Ductus thoracicus).

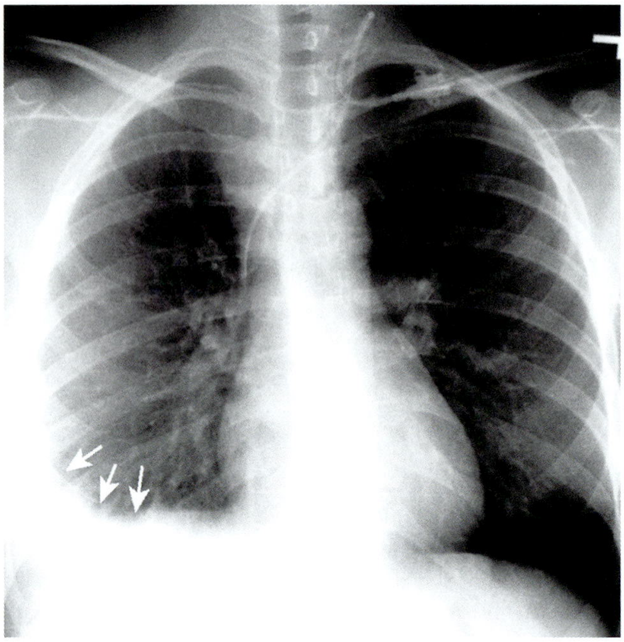

Abb. 2.285 Pleuraerguss rechts (siehe Pfeile). [E283]

Symptome

Hauptsymptome eines ausgedehnten Pleuraergusses, der in einer einfachen Röntgenaufnahme zu sehen ist, sind Atemnot und atemabhängige Schmerzen im Brustkorb.

Behandlung

Die Behandlung eines Pleuraergusses hängt von seiner Ursache ab. Im Vordergrund steht die Therapie der auslösenden Grunderkrankung:

- Antiinfektiöse Therapie bei entzündlichen Ergüssen
- Punktion des Ergusses, um Pleuraschwarten vorzubeugen
- Pleuradrainage mit Spülung bei einem Pleuraempyem
- Pleurodese (*Verklebung der Pleurablätter, z. B. mit Fibrinkleber*), wenn sich wiederholt Pleuraergüsse bilden.

Wiederholungsfragen

1. Welche Höhlen gehören zu den Nasennebenhöhlen und wo münden sie genau? (➤ 2.9.1)
2. Welche Abschnitte des Rachens unterscheidet man? (➤ 2.9.2)
3. Welche Funktionen hat der Kehlkopf? (➤ 2.9.3)
4. Welche Strukturen treten an den Lungenwurzeln ein und aus? (➤ 2.9.5)
5. Wie kommt es zur Einatmung und welche Muskeln sind daran beteiligt? (➤ 2.9.5)
6. Wie funktioniert der Gasaustausch in der Lunge? (➤ 2.9.5)
7. Was versteht man unter der Vitalkapazität, was unter dem Atemgrenzwert? (➤ 2.9.5)
8. Worin unterscheidet sich die Influenza von Erkältungskrankheiten? (➤ 2.9.8)
9. Was ist der Unterschied zwischen einer Lobärpneumonie und einer atypischen Pneumonie? (➤ 2.9.8)
10. Beschreiben Sie die verschiedenen Krankheitsverläufe einer unbehandelten Tuberkulose. (➤ 2.9.8)
11. Welche Medikamentengruppen werden zur Behandlung der COPD eingesetzt? (➤ 2.9.9)
12. Wo liegt der Unterschied zwischen COPD und Asthma bronchiale? (➤ 2.9.9)
13. Welche histologischen Typen eines Bronchialkarzinoms kennen Sie, wo liegen die Unterschiede? (➤ 2.9.10)
14. Nennen Sie die charakteristischen Symptome einer Lungenembolie. (➤ 2.9.11)
15. Was ist der Unterschied zwischen einer Pleuritis sicca und einer Pleuritis exsudativa? (➤ 2.9.12)

LITERATURNACHWEIS

Füsgen I. Geriatrie. Band 2 Spezielle Kranheitsbilder-Notfälle-Problembereiche-Tod und Sterben. 4. A. Stuttgart: Kohlhammer- Verlag, 2004.
Gerlach U., Wagner H., Wirth W. Innere Medizin für Pflegeberufe. 8. A. Stuttgart: Thieme Verlag, 2015.
Hansen W., Goebell H. Medizin des Alterns und des alten Menschen: Querschnitt konkret. Stuttgart: Schattauer Verlag, 2006.
Herold G. et al. Innere Medizin 2019. Köln: Gerd Herold Verlag, 2018.
Rote Liste Service GmbH (Hrsg.) Rote Liste 2019.
Schmidt R. et al. Physiologie des Menschen mit Pathophysiologie. 32. A. Heidelberg: Springer Verlag, 2005.

2.10 Erkrankungen des Verdauungssystems

DEFINITION

Verdauung: Abbau von Nahrungsmitteln im Verdauungstrakt; die Grundbestandteile der Nahrung werden über die Darmschleimhaut in das Blut aufgenommen oder gelangen in die Lymphe. Nicht verwertbare Nahrungsbestandteile werden ausgeschieden.

Verdauungstrakt: Hohlsystem, das mit dem Mund beginnt und mit dem After (*Anus*) endet.

2.10.1 Übersicht

Bestandteile des Verdauungssystems

Zum Verdauungssystem gehören (➤ Abb. 2.286, ➤ Abb. 2.287):

- **Mundhöhle** (*Cavum oris*) mit **Zähnen** (*Dentes*), **Zunge** (*Lingua*), **Mundspeicheldrüsen** (*Glandulae salivatoriae*)
- **Mundrachen** (*Oropharynx*) und **Kehlkopfrachen** (*Hypopharynx* ➤ 2.9.2)
- **Speiseröhre** (*Ösophagus*)
- **Magen** (*Gaster, Ventrikulus*)
- **Dünndarm** (*Intestinum tenue*) mit drei Teilen (Zwölffingerdarm / *Duodenum;* Leerdarm / *Jejunum;* Krummdarm / *Ileum*)
- **Dickdarm** (*Intestinum grassum*) mit **Blinddarm** (*Caecum*), **Wurmfortsatz** (*Appendix vermiformis*), aufsteigendem Kolon (*Colon ascendens*), **querverlaufendem Kolon** (*Querkolon, Colon*

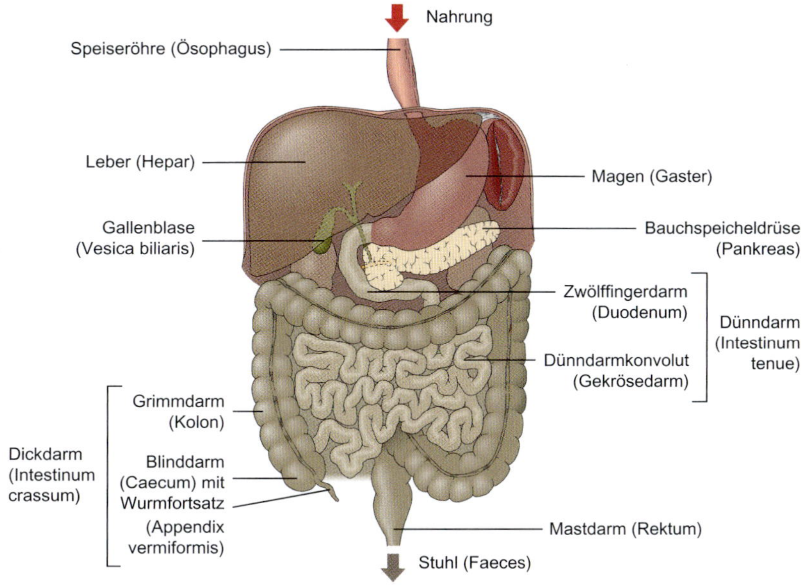

Abb. 2.286 Übersicht über die Verdauungsorgane. [L190]

transversum), **absteigendem Kolon** (*Colon descendens*), s-förmigem Kolon (*Colon sigmoideum, Sigma*) und **Mastdarm** (*Enddarm, Rektum*)
- **Leber** (*Hepar*) mit **Gallenblase** (*Vesica fellea, Vesica biliaris*) und Gallengängen
- **Bauchspeicheldrüse** (*Pankreas*).

Die meisten Verdauungsorgane liegen im Bauchraum und stehen in Verbindung zum **Bauchfell** (*Peritoneum*).

Peritoneum

DEFINITION

Peritoneum (*Bauchfell*): Kleidet als **Peritoneum parietale** die Bauchhöhle aus und überzieht als **Peritoneum viscerale** die intraperitoneal gelegenen Teile der Bauch- und der Beckeneingeweide.

Großes Netz (*Omentum majus*): Schürzenförmige Bauchfelldecke, die aus Peritoneum, Bindegewebe und lymphatischem Gewebe aufgebaut ist. Es ist an der großen Kurvatur des Magens sowie am Colon transversum fixiert und über die Dünndarmschlingen ausgebreitet.

Kleines Netz (*Omentum minus*): Bauchfellplatte, die sich zwischen der kleinen Magenkurvatur und der Leber befindet.

Das Peritoneum (*Bauchfell*) ist eine seröse Haut, die aus einer einschichtigen Lage von platten Epithelzellen mit etwas Bindegewebe aufgebaut ist. Mit seinen 1,5–2 m^2 Oberfläche und seinem histologischen Aufbau eignet es sich als Austauschfläche für kleine Moleküle. Der glatte Überzug mit Peritoneum gewährleistet die nahezu reibungslose Verschiebung der Bauchorgane sowohl während der Atmung als auch während der Verdauungsvorgänge (➤ Abb. 2.287).

Lage der Baucheingeweide zum Peritoneum

Die Begriffe „intraperitoneal", „retroperitoneal" und „extraperitoneal" beschreiben die Art und Weise, wie ein Organ des Verdauungssystems mit Serosa überzogen ist.

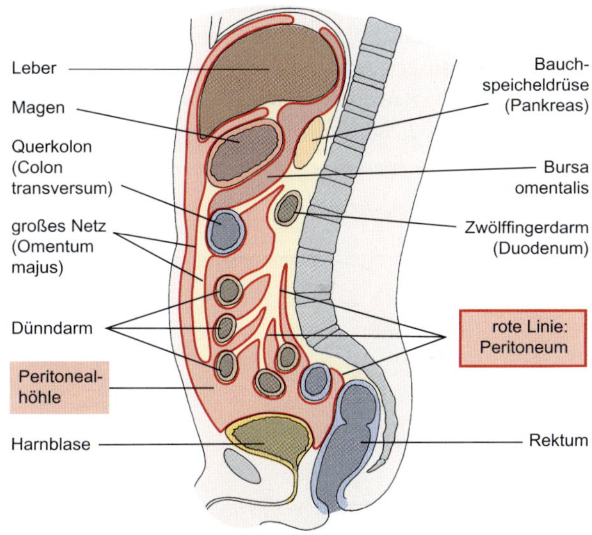

Abb. 2.287 Längsschnitt durch den Bauchraum. Das Bauchfell überzieht Leber, Magen und den größten Teil des Darms (*intraperitoneale* Organe). Zwölffingerdarm und Bauchspeicheldrüse liegen retroperitoneal. Zwischen Magen und Bauchspeicheldrüse liegt die **Bursa omentalis.** [L190]

Intraperitoneale Lage

Intraperitoneale Lage bedeutet, dass ein Organ weitgehend von Serosa bedeckt ist. Magen, Leerdarm, Krummdarm, Blinddarm mit dem Wurmfortsatz, Querkolon, Sigma, Leber, Gallenblase und Milz liegen intraperitoneal. Teile des Darms, die intraperitoneal liegen, sind mit einem „Aufhängeband" (*Gekröse, Meso-*) versehen. Dieses mit Bauchfell bedeckte Gekröse besteht aus einer Bindegewebsplatte, in der sich Blut- und Lymphgefäße, Nerven und Lymphknoten befinden. Es verbindet die intraperitonealen Darmabschnitte mit der hinteren Bauchwand. Das „Aufhängeband" der intraperitoneal liegenden Teile des Dünndarms (Jejunum und Ileum) wird als **Mesenterium** (*Gekröse*) bezeichnet. Intraperitoneal liegende Abschnitte des Dickdarms (Blinddarm, Wurmfortsatz, Querkolon, Sigma) besitzen ein **Mesokolon** (➤ Abb. 2.287).

Retroperitoneale Lage

Organe und Strukturen, die eine retroperitoneale Lage einnehmen, befinden sich im Retroperitonealraum (Nieren, Bauchaorta, untere Hohlvene), dem Raum hinter der Bauchhöhle oder weisen nur an ihrer Vorderseite einen Bauchfellüberzug auf. Zu den retroperitoneal liegenden Verdauungsorganen zählen die Bauchspeicheldrüse, der Zwölffingerdarm, sowie aufsteigendes Kolon und absteigendes Kolon.

Extraperitoneale Lage

Liegt ein Organ extraperitoneal, besitzt es keinen Bauchfellüberzug. Beispiel ist der Mastdarm.

Feinbau des Verdauungstrakts

Wandschichten

Die Wand des Verdauungstrakts hat grundsätzlich vier Gewebeschichten. Allerdings variieren sowohl das Schleimhautepithel (unverhorntes mehrschichtiges Plattenepithel, Zylinderepithel), als auch die Art des Muskelgewebes (quergestreifte Muskulatur, glatte Muskulatur) und die Bauchfellverhältnisse. Von innen nach außen fidnen sich (➤ Abb. 2.288):

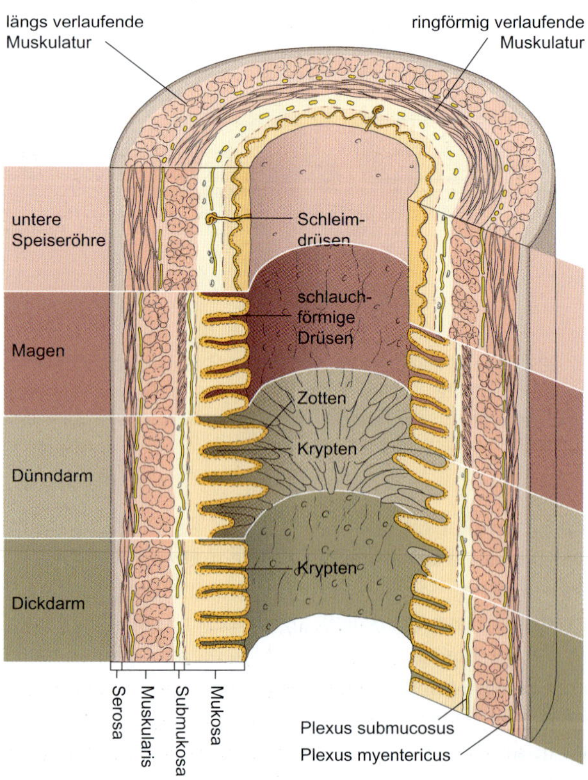

Abb. 2.288 Aufbau der Wandschichten in verschiedenen Abschnitten des Verdauungstrakts. [L190]

- **Mukosa** (*Schleimhaut*) mit Epithel, etwas Bindegewebe und glatten Muskelzellen.
- **Submukosa** (*Bindegewebsschicht*) mit Gefäßen und einem Nervengeflecht (*Meissner-Plexus*).
- **Muskularis** (*Muskelschicht*) mit einem weiteren Nervengeflecht (*Auerbach-Plexus*); die Muskularis gliedert sich meist in eine innere Schicht mit ringförmig verlaufender glatter Muskulatur und eine äußere Schicht mit längs verlaufender glatter Muskulatur.
- **Adventitia** (*Bindegewebe zur Fixierung des Organs an Nachbarschaftsstrukturen*) oder **Serosa** (*viszerales Peritoneum*).

Intramurales Nervensystem

Der Magen-Darm-Trakt verfügt über ein eigenes Nervensystem (*intramurales Nervensystem*) das die Peristaltik (*wellenförmig fortschreitende Bewegungen*) und sekretorische Funktionen, (z. B. die Abgabe von Verdauungssäften) steuert. Dazu gehören die Nervengeflechte in der Submukosa (*Plexus submucosus* oder *Meissner Plexus*) und in der Muskularis (*Plexus myentericus* oder *Auerbach Plexus*).

Sympathikus und Parasympathikus (➤ 2.13.4) wirken modulierend auf das intramurale Nervensystem:

- Der **Parasympathikus** fördert Magen-Darm-Bewegungen und die Sekretion von Verdauungsdrüsen.
- Der **Sympathikus** hat einen hemmenden Einfluss auf diese Funktionen (steigert aber den Tonus der Schließmuskeln).

Gefäße des Bauchraums

Arterien

Die Verdauungsorgane im Bauchraum werden über drei große unpaare Äste versorgt, die direkt aus der **Bauchaorta** (*Aorta abdominalis*) entspringen:

- **Bauchhöhlenstammarterie** (*Truncus coeliacus*): verlässt kaudal des Zwerchfells die Bauchaorta und versorgt Leber, Gallenblase, Magen, Milz, teilweise den Zwölffingerdarm und die Bauchspeicheldrüse mit sauerstoffreichem Blut.
- **Obere Gekrösearterie** (*A. mesenterica superior*): verlässt kaudal der Bauchhöhlenstammarterie die Bauchaorta und beteiligt sich an der Durchblutung von Zwölffingerdarm, Leerdarm (*Jejunum*), Krummdarm (*Ileum*), Bauchspeicheldrüse und Teilen des Dickdarms.
- **Untere Gekrösearterie** (*A. mesenterica inferior*); zweigt einige cm tiefer aus der Bauchaorta (*Aorta abdominalis*) ab und versorgt das absteigende Kolon, das Sigma und den größten Teil des Enddarms.

Venen

Das venöse Blut fließt größtenteils über die Milzvene (*V. lienalis*) und die obere Gekrösevene (*V. mesenterica superior*) in die **Pfortader** (*V. portae* ➤ Abb. 2.289) ab. Diese tritt über die Leberpforte in die Leber ein. Im Lebergewebe teilt sie sich in ein reich verzweigtes Kapillarsystem auf. Nach der Leberpassage gelangt das Blut über die **Lebervenen** (*Vv. hepaticae*) in die **untere Hohlvene** (*V. cava inferior*).

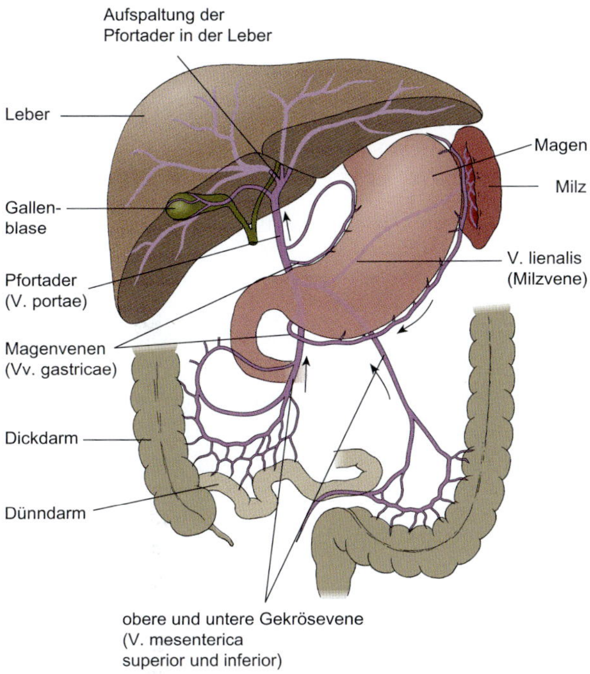

Abb. 2.289 Die Pfortader leitet das venöse Blut aus den Bauchorganen zur Leber. [L190]

Lymphgefäße

Die im Vergleich zu den Blutgefäßen sehr viel feineren Lymphgefäße des Bauchraums halten sich im Wesentlichen an den Verlauf der Arterien. Nachdem die Darmlymphe die verstreut liegenden **Lymphknoten** passiert hat, fließt sie dorsal des Magens in die **Cisterna chyli** (➤ 2.6.6). Von dieser geht der **Milchbrustgang** (*Ductus thoracicus* ➤ 2.6.6) ab. Er endet im linken Venenwinkel und transportiert die Darmlymphe mit den darin enthaltenen Nahrungsfetten in den venösen Blutkreislauf.

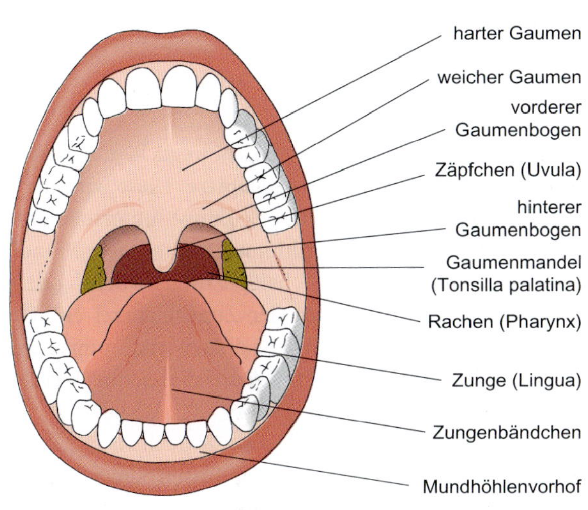

Abb. 2.290 Blick in die Mundhöhle. [L190]

2.10.2 Mundhöhle und Rachenraum

DEFINITION

Mundhöhle: Anfangsteil des Verdauungstrakts mit Zähnen, Speicheldrüsen, Zunge und Mandeln.

Mundhöhle

An der von den Lippen umgebenen Mundspalte beginnt die Mundhöhle. Sie reicht bis zur Schlundenge (*Isthmus faucium*), die durch Gaumenbögen begrenzt wird. Beide Zahnreihen und die vom Zahnfleisch bedeckten Knochenkämme (*Alveolarfortsätze*) des Ober- und Unterkiefers unterteilen die Mundhöhle in den Mundhöhlenvorhof und in die Mundhöhle im engeren Sinn.

Funktionen der Mundhöhle sind:

- Aufnahme der Nahrung
- Mechanische Zerkleinerung der Nahrung
- Einspeicheln des Nahrungsbreis
- Beginn der Kohlenhydrataufspaltung
- Nahrungstransport zum Rachen
- Wortbildung
- Geschmackswahrnehmung
- Abwehr z. B. von Mikroorganismen, die mit der Nahrung aufgenommen werden.

Mundhöhlenvorhof

Die Form der **Lippen** wird vom Mundringmuskel (*Musculus orbicularis oris* ➤ 2.1.4) gestaltet. Außen sind die Lippen von mehrschichtigem, schwach verhornten Plattenepithel überzogen. Aufgrund der schwachen Verhornung des Epithels schimmert die rote Blutfarbe durch und bestimmt das Lippenrot. Innen erfolgt der Übergang des Epithels in das mehrschichtige unverhornte Plattenepithel der Mundschleimhaut. Gegenüber dem zweiten oberen Mahlzahn ragt ein kleines Schleimhauthöckerchen in den Mundhöhlenvorhof. Dort mündet der **Ohrspeicheldrüsengang** (*Ductus parotideus*).

Mundhöhle

Die Mundhöhle ist der Raum zwischen den Zahnreihen und der Schlundenge am Übergang zum Rachen (➤ Abb. 2.290). Nach kranial wird die Mundhöhle vom Gaumen begrenzt. Der Gaumen (*Palatum*) besteht aus zwei Teilen:

- Vorderer, knöcherner, **harter Gaumen** (gebildet aus dem Gaumenbein / *Os palatinum* und Teilen des Oberkiefers / *Maxilla* ➤ 2.1.4)
- Hinterer, **weicher Gaumen** mit dem Gaumensegel und dem Zäpfchen (*Uvula*)

Die seitlichen Ränder des Gaumensegels bilden die vorderen und hinteren **Gaumenbögen.** In der Nische zwischen den beiden Gaumenbögen liegen die Gaumenmandeln (*Tonsilla palatina*). Den Übergang in den Schlund markiert das **Zäpfchen** (*Uvula*).

Die **Wangen** bilden die seitlichen Wände der Mundhöhlr. In der Wangenschleimhaut liegen zahlreiche kleine Speicheldrüsen.

Im Mundboden sind obere Zungenbeinmuskeln (➤ 2.1.5) enthalten. Auf dem Mundboden liegt die Zunge. Am Mundboden, beidseits der **Zunge** (*Lingua*), befinden sich die **Unterzungenspeicheldrüsen** (*Glandula sublingualis*) mit ihren Ausführungsgängen. Unter der Zungenspitze münden die Ausführungsgänge der **Unterkieferspeicheldrüsen** (*Glandula submandibularis*).

Zähne

DEFINITION

Zahn (*Dens*): Knochenartige Struktur, die im Ober- und Unterkiefer befestigt ist.

Aufbau

Jeder Zahn besteht aus:

- **Zahnkrone:** Sie ragt in die Mundhöhle und trägt eine Schneidekante oder eine Kaufläche.
- **Zahnhals:** Er wird vom Zahnfleisch umfasst und liegt zwischen der Zahnkrone und der Zahnwurzel.
- **Zahnwurzel:** Sie ist in das Zahnfach (*Zahnalveole*) eingepflanzt und besitzt an ihrem unteren Ende eine kleine Öffnung, die Blut- und Lymphgefäße sowie Nerven in das Zahninnere (*Zahnpulpa*) führt.

Neben der weichen, aus Bindegewebe bestehenden Zahnpulpa ist ein Zahn aus drei Hartsubstanzen aufgebaut. Das **Dentin** (*Zahnbein*) bildet seine Hauptmasse. Es begrenzt die Zahnhöhle, ist dem Knochengewebe ähnlich und kann neu gebildet werden. Der **Zahnschmelz** (*Enamelum*) überzieht die Zahnkrone wie eine Schutzkappe, die weitgehend aus Mineralsalzen (Verbindungen aus Kalzium, Phosphat und Fluorid) besteht. Schmelz ist die härteste, wasserärmste und am stärksten mineralisierte Substanz des menschlichen Körpers. **Zahnzement** (*Cementum*) bedeckt das Dentin an der Zahnwurzel und ist mit Geflechtknochen vergleichbar (➤ Abb. 2.291).

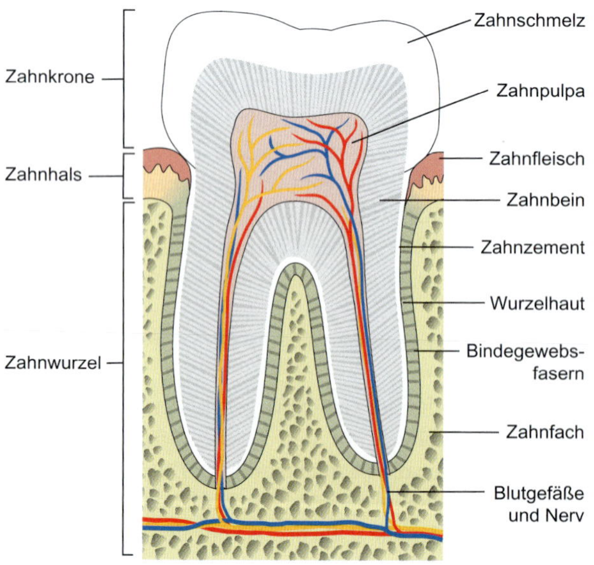

Abb. 2.291 Längsschnitt durch einen Backenzahn. Jede Wurzel durchziehen Blutgefäße, Nerven und Lymphgefäße. [L190]

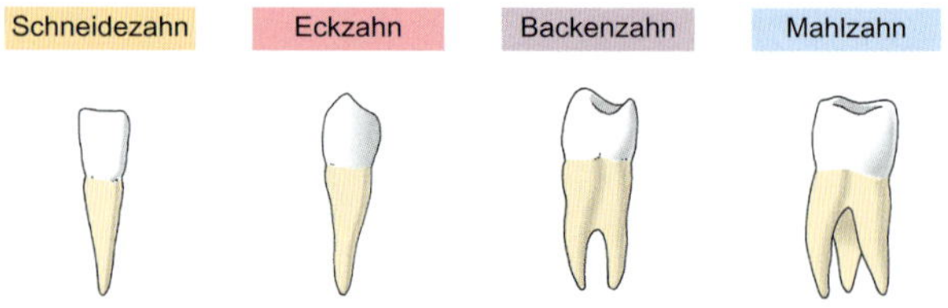

Abb. 2.292 Verschiedene Zahnformen. [L190]

Zahnhalteapparat

Zum Zahnhalteapparat gehören alle Strukturen, die den Zahn in seinem Zahnfach befestigen: Zahnzement, Wand des Zahnfachs, Zahnfleisch (*Gingiva*) und die **Wurzelhaut** mit einem System aus straffen Bindegewebsfasern, die in unterschiedlichen Richtungen zwischen der Wand des Zahnfachs und dem Zahn verlaufen.

Gebiss des Erwachsenen

Das vollständige Gebiss eines Erwachsenen besteht aus 32 Zähnen (je 16 Zähne im Ober- und Unterkiefer ➤ Abb. 2.292):

- 4 **Schneidezähne** (*Dentes incisivi*) zum Abbeißen
- 2 **Eckzähne** (*Dentes canini*) zum Festhalten von Nahrung
- 4 **Backenzähne** (*Dentes praemolares*) zum Zerkleinern der aufgenommenen Nahrung
- 6 **Mahlzähne** (*Dentes molares*), inkl. der Weisheitszähne, zum Zermahlen der Nahrung.

Kauvorgang

Der Kauvorgang ist eine exakte Abstimmung zwischen allen Strukturen der Mundhöhle und der Kaumuskulatur.

Lippen, Zungen- und Wangenmuskulatur schieben den Bissen zwischen die Zahnreihen. Kontraktionen der Kaumuskeln (➤ 2.1.4) bauen den erforderlichen Kaudruck auf, damit die Nahrung zwischen den Backen- und Mahlzähnen zerkleinert werden kann. Das Heben und Senken des Mundbodens bringt den Bissen in verschiedene Positionen, damit die Wangen- und Zungenmuskulatur die Nahrung immer wieder zwischen die Zahnreihen befördert. Die Zunge drängt den mit Speichel versetzten, zerkauten Bissen schließlich rachenwärts.

Zunge

Gliederung

Der vordere Zungenabschnitt ist frei beweglich und besteht aus dem **Zungenkörper** und der **Zungenspitze.** Diese wird durch das **Zungenbändchen** in der Mitte der Zungenunterseite in ihren Bewegungen eingeschränkt. Der hintere, fest mit dem Mundboden verwachsene Anteil der Zunge heißt **Zungenwurzel** oder auch **Zungengrund.** Die Schleimhaut der Zungenwurzel enthält viele lymphatische Zellen, die der Abwehr dienen und in ihrer Gesamtheit als **Zungenmandel** (*Tonsilla lingualis*) bezeichnet werden.

Funktionen

Neben den Zungenbewegungen, die den Bissen zum Schlucken vorbereiten, ist die Zunge für das Aussprechen von Worten unerlässlich. Die gute Versorgung der Zungenschleimhaut mit Nerven gewährleistet die Funktion als hochempfindliches Tastorgan. Zahlreiche Sinneszellen in der Zungenschleimhaut registrieren den Geschmack der aufgenommenen Speisen und Getränke.

Anatomie

Die Zunge (*Lingua, Glossa*) ist ein von Schleimhaut bedeckter Muskelkörper, der aus quergestreifter Skelettmuskulatur besteht. Die Anordnung der Muskulatur verleiht der Zunge eine große Beweglichkeit und Verformbarkeit.

Auf der Zungenschleimhaut, die aus mehrschichtigem, unverhornten Plattenepithel besteht, befinden sich zahlreiche **Papillen** (*Erhebungen*):

- Etwa zehn warzenförmige **Wallpapillen** (*Papillae vallatae*) liegen V-förmig angeordnet im Bereich des Zungenrückens.
- **Blattpapillen** (*Papillae foliatae*) sind quere Schleimhautfalten am hinteren, seitlichen Zungenrand.
- **Pilzpapillen** (*Papillae fungiformes*) kommen am Zungenrand, sowie an der Zungenspitze vor.
- Die **Fadenpapillen** (*Papillae filiformes*) befinden sich auf dem gesamten Zungenrücken. Ihre Spitzen sind schwach verhornt.

Während in den Wänden und Einsenkungen der Wall-, Blatt- und Pilzpapillen **Geschmacksknospen** liegen, dienen die feinen Spitzen der Fadenpapillen dem Tasten.

Geschmackssinn

Die Sinneszellen des Geschmackssinns liegen nicht nur als Geschmacksknospen in den verschiedenen Zungenpapillen, sondern auch in der Mundschleimhaut, im Bereich des Rachens und des Kehldeckels. Geschmackssinneszellen sind Epithelzellen, die mit kleinen Fortsätzen aus einer Öffnung in der Schleimhaut (*Schleimhautpore*) ragen und beim Trinken und Kauen mit Geschmacksmolekülen in Kontakt treten. Die herausragende Funktion der Geschmackssinneszellen ist es, Geschmack zu registrieren und in elektrische Impulse umzuwandeln. Die Geschmacksempfindungen können auf fünf hauptsächliche Qualitäten zurückgeführt werden:

- Süß
- Salzig
- Sauer
- Bitter
- Umami (herzhaft, wohlschmeckend).

Mit Ausnahme des Bittergeschmacks, der vor allem am Zungengrund lokalisiert wird, kann jede Geschmacksknospe mehrere Geschmacksqualitäten registrieren. Eine Gewöhnung an den registrierten Geschmack tritt innerhalb von Sekunden bis Minuten ein. Ausnahme ist die Geschmacksqualität bitter. Es wird vermutet, dass dies eine Art Schutzmechanismus darstellt, weil viele giftige Substanzen bitter schmecken.

Die **elektrischen Impulse** aus den Geschmackssinneszellen werden über Nerven (Chorda tympani des VII. Hirnnervs / N. facialis, N. glossopharyngeus / IX. Hirnnerv und N. vagus / X. Hirnnerv) zum Gehirn geleitet und mit Rindenfeldern des Großhirns und Gebieten des limbischen Systems (z. B. Mandelkern ➤ 2.13.1) verknüpft. Funktionen dieser Zentren sind die Kontrolle der Nahrung, die Steuerung der Nahrungsaufnahme und -verarbeitung in Verbindung mit affektiven Verhaltensweisen.

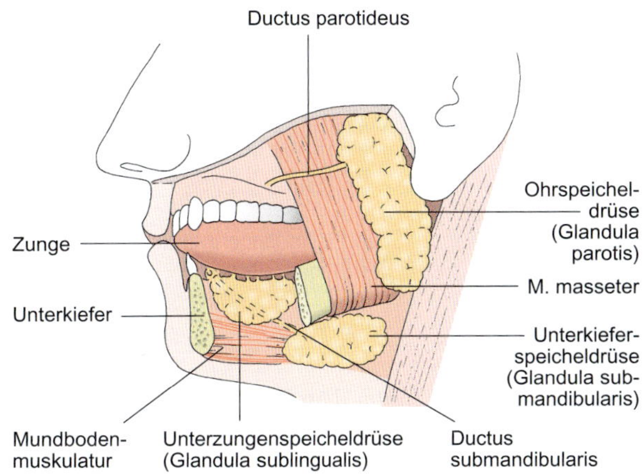

Abb. 2.293 Die großen Speicheldrüsen und ihre Ausführungsgänge. [L190]

Mundspeicheldrüsen

Während zahlreiche, stecknadelkopfgroße Speicheldrüsen überall in der Mundschleimhaut verteilt sind, liegen vier der sechs großen Mundspeicheldrüsen außerhalb des Mundraums. Zu den großen paarigen Speicheldrüsen gehören (➤ Abb. 2.293):

- **Ohrspeicheldrüse** (*Glandula parotidea, Glandula parotis*). Die Drüse liegt vor dem Ohr zwischen der Haut und dem Kaumuskel (*M. masseter* ➤ 2.1.4). Ihr Ausführungsgang endet gegenüber dem zweiten oberen Mahlzahn im Mundhöhlenvorhof. Die Ohrspeicheldrüse bildet ein dünnflüssiges (*seröses*) Sekret.
- **Unterkieferspeicheldrüse** (*Glandula submandibularis*). Sie befindet sich kaudal der Mundbodenmuskulatur an der Innenseite des Unterkiefers. Der Ausführungsgang mündet unter der Zunge an einer kleinen Erhebung nahe dem Zungenbändchen. Die Unterkieferspeicheldrüse produziert seröses Sekret mit schleimigen (*mukösen*) Beimischungen.
- **Unterzungenspeicheldrüse** (*Glandula sublingualis*). Die Drüse liegt direkt auf der Mundbodenmuskulatur, hat mehrere kurze Ausführungsgänge beidseits der Zunge und einen größeren Ausführungsgang, der gemeinsam mit dem Ausführungsgang der Unterkieferspeicheldrüse am Zungenbändchen endet. Sie bildet überwiegend mukösen Speichel.

Funktionen und Zusammensetzung des Speichels

Speichel hält die Mundhöhle feucht, erleichtert das Sprechen, macht gekaute Nahrung gleitfähig und löst im Speisebrei enthaltene Geschmacksstoffe. Die Speichelsekretion kann durch Geruchs- und Geschmacksreize, durch den Lippenschluss, aber auch bereits in der Erwartung bestimmter Speisen ausgelöst werden.

Auch ohne Nahrungsaufnahme findet Speichelbildung statt, die etwa 0,5 l / Tag beträgt. Der Anblick von Speisen oder Essensgeruch steigert die Speichelsekretion auf ca. 1–1,5 l, wobei die Unterkieferspeicheldrüse den Hauptteil liefert. Speichel besteht weitgehend aus Wasser, das mit Elektrolyten (Natrium, Kalium, Kalzium, Chlorid) versetzt ist. Ohne dass im Speichel enthaltende Fluorid werden Zähne kariös. Lysozym, IgA (*Immunglobulin A* ➤ 2.6.5) und ein pH-Wert zwischen 5,5 und 7,8, haben antimikrobielle und reinigende Wirkungen. Das Enzym Ptyalin spaltet Stärke. Somit beginnt die Aufschlüsselung von Kohlenhydraten bereits in der Mundhöhle.

2.10.3 Speiseröhre

DEFINITION

Speiseröhre (*Ösophagus*): Etwa 25 cm langer Muskelschlauch, der den Nahrungsbrei vom Rachen in den Magen leitet.

Verlauf

Die Speiseröhre beginnt hinter dem Ringknorpel des Kehlkopfs im Anschluss an den Kehlkopfrachen (*Hypopharynx*), verläuft hinter der Luftröhre abwärts und mündet nach dem Zwerchfelldurchtritt (*Hiatus oesophageus*) in den Magen (➤ Abb. 2.294).

Der Ösophagus ist an drei Stellen mit Nachbarschaftsstrukturen fester verwachsen. Dies führt dazu, dass die Speiseröhre an diesen drei Orten weniger dehnbar ist und funktionelle Engen entstehen:
- **Ringknorpelenge** am Übergang vom Hypopharynx in den Anfangsteil des Ösophagus ungefähr in Höhe des 6. Halswirbels
- **Bifurkations**- oder **Aortenenge** ca. in Höhe des 4. Brustwirbels
- **Zwerchfellenge** ungefähr in Höhe des 9. Brustwirbels.

Entzündungen oder Tumoren entwickeln sich bevorzugt an den genannten Engen (➤ 2.10.12).

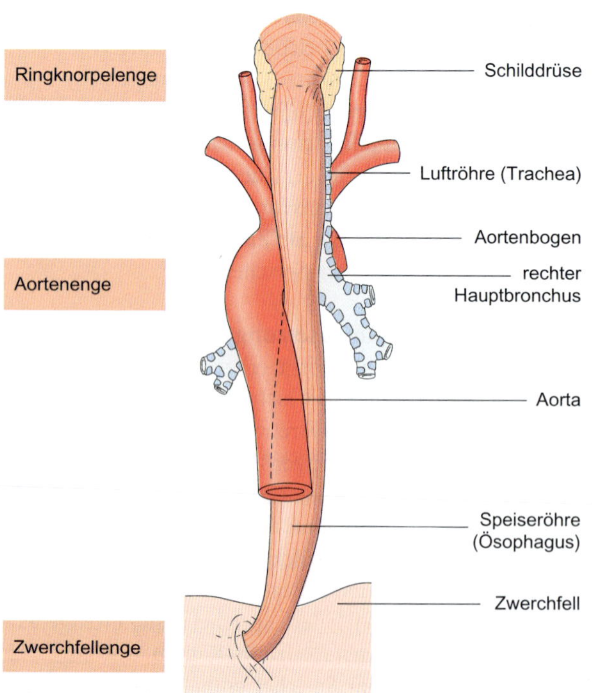

Abb. 2.294 Verlauf der Speiseröhre und ihre drei natürlichen Engen (von hinten betrachtet). [L190]

Feinbau

Die Speiseröhrenwand ist wie folgt aufgebaut:
- **Mukosa** (*Schleimhaut*), aufgebaut aus mehrschichtigem, unverhorntem Plattenepithel
- **Submukosa** (*Bindegewebsschicht*)
- **Muskularis** (*Muskelschicht*), bestehend aus quergestreiftem Muskelgewebe im oberen Ösophagusdrittel, aus glatter Muskulatur ab dem mittleren Drittel
- **Adventitia** mit Bindegewebe im Hals- und Brustbereich bzw. einem Überzug aus Serosa (*Bauchfellüberzug*) nach dem Zwerchfelldurchtritt.

Physiologie des Schluckens

Schluckvorgang

Wenn ein Bissen den Rachen erreicht hat, setzt der unwillkürlich ablaufende **Schluckreflex** ein. Er ist abhängig von:
- Der Innervation des Rachens durch Hirnnerven (N. glossopharyngeus / IX. Hirnnerv, N. vagus / X. Hirnnerv),
- Geordneten Kontraktionsabläufen der etwa zwanzig verschiedenen, am Schluckvorgang beteiligten Muskeln,
- Dem Schluckzentrum im verlängerten Mark (*Medulla oblongata*), das Nervenimpulse und Muskelkontraktionen koordiniert.

Die reflektorische Sicherung der Atemwege erfolgt durch den Verschluss des Nasen-Rachen-Raums und des unteren Atemwegs im Bereich des Kehlkopfeingangs:
- **Verschluss des Nasen-Rachen-Raums:** Das Gaumensegel wird gegen die hintere Rachenwand gepresst und trennt den Nasenrachen (*Nasopharynx*) vom Mundrachen (*Oropharynx*) ab. Die Nahrung kann dann nicht in den Nasenrachen bzw. in die Nasenhöhle geraten.
- **Verschluss der unteren Atemwege:** Der Kehlkopf wird beim Schlucken durch die Zungenbeinmuskulatur etwas angehoben. Somit nähert sich der Kehldeckel dem Kehlkopfeingang und verschließt diesen beim Schlucken unvollständig (➤ Abb. 2.295). Dieser Vorgang verhindert ein Eindringen der Nahrung in die unteren Atemwege. Allerdings ist dies kein vollständiger Verschluss. Daher kann es bei gleichzeitigem Schlucken und Sprechen zum „Verschlucken" mit Aspiration kommen.
- Durch Kontraktionen der Rachenmuskulatur gelangt der Bissen in die Speiseröhre.

Weg des geschluckten Bissens durch die Speiseröhre

Zu Beginn und am Ende der Speiseröhre entsteht durch die spiralige Anordnung der Muskelfasern ein erhöhter Spannungszustand der Muskulatur, die bei einem Zug in Längsrichtung als Verschlussmechanismus funktioniert. Diese Abschnitte werden als **oberer** und **unterer Speiseröhrenschließmuskel** (*Ösophagussphinkter*) bezeichnet. Der erhöhte Tonus des oberen Ösophagussphinkters verhindert ein ständiges Eindringen von Luft. Der untere Ösophagussphinkter blockiert den Rückfluss von saurem Mageninhalt in die Speiseröhre (*Refluxkrankheit* ➤ 2.10.12).

Mit Beginn des Schluckvorgangs erschlafft der obere Ösophagussphinkter, der Bissen kann in die Speiseröhre übertreten. Ab-

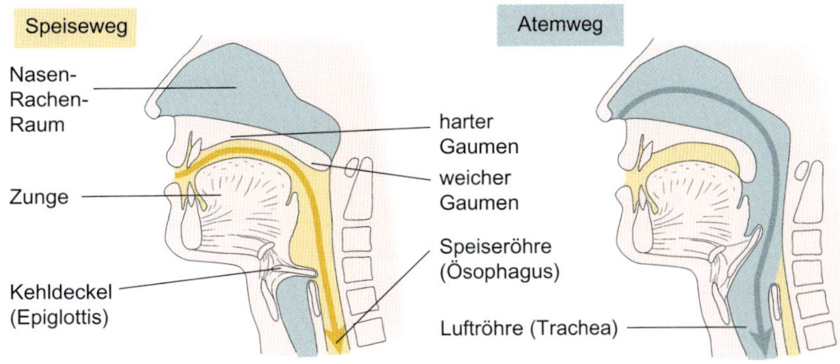

Abb. 2.295 Kreuzung von Atem- und Speiseweg im Rachen. [L190]

wechselndes Zusammenziehen der quer und längs verlaufenden Muskelfasern treiben den Bissen durch peristaltische (*wellenförmige, fortschreitende*) Bewegungen magenwärts. Kommt die peristaltische Welle am kaudalen Ende der Speiseröhre an, öffnet sich der untere Ösophagussphinkter und der Bissen kann in den Magen gelangen.

2.10.4 Magen

DEFINITION

Magen (*Gaster*): Sackartige Erweiterung des Verdauungstrakts zwischen Speiseröhre und Zwölffingerdarm.

Der Magen liegt intraperitoneal im linken Oberbauch und ist mit seiner Längsachse von links cranial nach rechts kaudal gerichtet.

Anatomie

Abschnitte

An der **Kardia** (*Magenmund*) mündet die Speiseröhre in den Magen. Links der Mündung erhebt sich der kuppelförmige **Magenfundus** (lat. fundus = *Grund, Boden*). Als Hauptteil folgt der **Magenkörper** (*Corpus*). An den Magenkörper schließt sich das **Antrum** (*Magenausgang*) mit dem **Pylorus** (*Pförtner*) an. Der Pförtner, eine mit dem bloßen Auge sichtbare Verdickung der Ringmuskulatur, markiert die Grenze des Magens am Übergang zum Zwölffingerdarm (➢ Abb. 2.296).

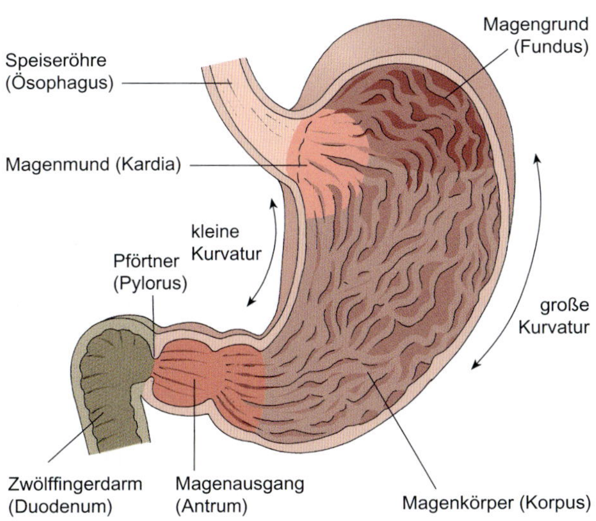

Abb. 2.296 Der Magen im Längsschnitt. [L190]

Magenkrümmungen und Magenstraße

In der Vorderansicht des Magens sind zwei verschieden lange und verschieden stark gekrümmte Ränder: Die **große Magenkurvatur** (*Curvatura gastrica major)Einschnitt zwischen Magenfundus und Speiseröhre*) und die **kleine Magenkurvatur** (*Curvatura gastrica minor*). Am aufgeschnittenen Magen erkennt man mehrere Falten, die in Längsrichtung verlaufen und im Bereich der kleinen Kurvatur die **Magenstraße** bilden, in der v. a. Flüssigkeiten auf dem kürzesten Weg in den Zwölffingerdarm gelangen.

Feinbau

Bestandteile der Magenwand

Die **Mucosa** (*Schleimhaut*) der insgesamt 3–4 mm dicken Magenwand besteht aus Zylinderepithel. Poren zeigen den Ausgang der tiefen Drüsenschläuche an, die den Magensaft zur Oberfläche der Schleimhaut leiten (➢ Abb. 2.297). Darunter folgt die **Submucosa** mit Nerven und Gefäßen. Bündel glatter Muskelzellen der **Muscularis** verlaufen innen schräg, dann ringförmig und außen längsförmig. Das ist die Grundlage für die Magenperistaltik.

Der glattwandige Bauchfellüberzug (*Serosa*) gestattet Veränderungen der Magenausdehnung während der Nahrungsaufnahme (der Magen schafft sich z. B. Platz durch Verdrängen des Querkolons nach kaudal).

Magendrüsen

Drüsen der Kardia produzieren Schleim und schützen sowohl die Magenschleimhaut selbst, als auch die Schleimhaut der Speiseröhre vor den Einwirkungen des sauren Magensafts. Die schlauchförmigen Drüsen im Fundus und im Corpus bestehen aus unterschiedlichen Zellen (➢ Abb. 2.297):

- **Nebenzellen** bilden Schleim
- **Belegzellen** produzieren Salzsäure und Intrinsic factor
- **Hauptzellen** sind auf die Bildung eiweißspaltender Enzyme und deren Vorstufen (*Pepsinogen*) spezialisiert.

Endokrin aktive Zellen sind die **G-Zellen** im Antrum, die das Hormon Gastrin (daher G-Zellen) synthetisieren. Über den Blutweg

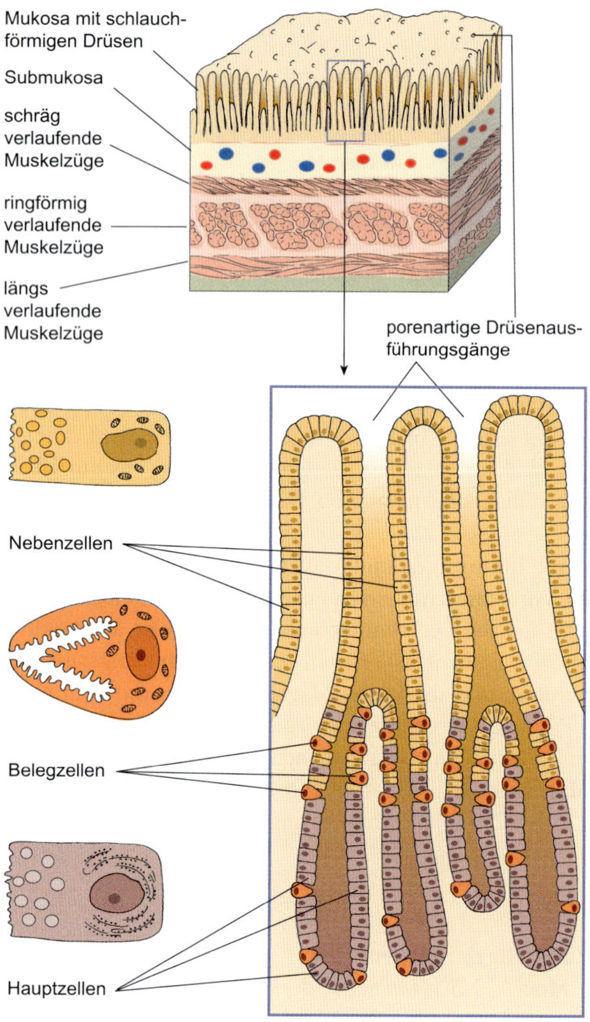

Abb. 2.297 Aufbau der Magenschleimhaut. [L190]

aktiviert dieses Hormon sowohl die Magenperistaltik als auch die Produktionsmenge des Magensaftes.

Magensaft

Die Drüsen des Magens bilden in Abhängigkeit von der Nahrungsaufnahme durchschnittlich 2–3 l Magensaft (pH-Wert 1–2) pro Tag mit folgenden Bestandteilen und Funktionen:

- **Salzsäure** (pH-Wert < 1): Denaturierung der Eiweiße, Aktivierung von Pepsinogen zu Pepsin, Desinfektion des Speisebreis
- **Pepsinogen / Pepsin:** Spaltung der Nahrungseiweiße in gröbere Bruchstücke
- **Magenschleim:** Schutz der Schleimhaut vor Salzsäure und Pepsin
- **Intrinsic factor:** Förderung der Aufnahme von Vitamin B_{12} im Krummdarm (*Ileum*).

Eine Atrophie der Magenschleimhaut im hohen Alter führt zur Verminderung der Magensaftbildung mit Verdauungsstörungen (Völlegefühl, Übelkeit), Neigung zu Magenschleimhautentzündungen und Anämie durch den fehlenden Intrinsic factor (➤ 2.6.7).

Stimulation und Hemmung der Magensaftbildung

Die Stimulation der Magensaftbildung setzt bereits vor dem Essen ein und dauert nach dem Ende der Mahlzeit noch etwas an:

- Während der **kephalen Phase** kommt es durch den Anblick oder die Vorstellung einer Speise, beim Geruch nach Essen, sowie in Erwartung einer Mahlzeit zur Stimulierung der Magensaftsekretion
- Während der **gastralen Phase** erhöht sich die Magensaftsekretion durch die Magendehnung während der Nahrungsaufnahme sowie durch Eiweißspaltprodukte
- Die **intestinale Phase** beginnt, wenn freigesetzte Hormone aus dem Dünndarm die Magensaftsekretion hemmen.

Folgende Hormone und hormonähnliche Substanzen wirken auf die Magensaftbildung:

- Stimulierung der Magensaftproduktion durch Gastrin aus den G-Zellen des Antrums, Acetylcholin, einem Neurotransmitter (➤ 1.3.4) und Histamin (Gewebshormon, siehe Kasten)
- Hemmung der Magensaftbildung durch Prostaglandin (Gewebshormon, siehe Kasten) und GIP (gastrin-inhibitorisches Peptid ➤ 2.5.7).

Histamin wird z. B. als Neurotransmitter in Nervenzellen gespeichert, findet sich aber auch in basophilen Granulozyten, Mastzellen (➤ 2.6.4), in der Bronchial- und in der Magenschleimhaut. Funktionen des Histamins sind u. a. die Erhöhung der Schmerz- und Juckreizempfindlichkeit, die Kontraktion glatter Muskulatur, die Steigerung der Gefäßwanddurchlässigkeit, die Erhöhung der Magensaftproduktion und der Herzfrequenz.
Prostaglandin kommt im gesamten Organismus vor. Prostaglandine erhöhen die Gefäßwanddurchlässigkeit, verstärken Schmerz, reduzieren die Magensaftbildung, stimulieren die Bildung von Magenschleim und steigern die Körpertemperatur.

Magenperistaltik

Die Magenperistaltik sichert eine kontinuierliche Durchmischung des Nahrungsbreis, während der Mageninhalt durch peristaltische Wellen zum Magenpförtner gelangt.

Die Geschwindigkeit der Magenentleerung hängt stark von der Nahrungszusammensetzung ab und beträgt zwischen 2–7 Std. Kohlenhydratreiche Speisen verweilen am kürzesten, während fettreiche Speisen am längsten im Magen verbleiben.

2.10.5 Dünndarm

DEFINITION

Dünndarm: Vom Magenausgang bis an den Blinddarm reichender, etwa 4–5 m langer Verdauungskanal.

Anatomie

Der Dünndarm besteht aus drei Abschnitten (➤ Abb. 2.298):

- **Zwölffingerdarm** (*Duodenum*)
- **Leerdarm** (*Jejunum*)
- **Krummdarm** (*Ileum*).

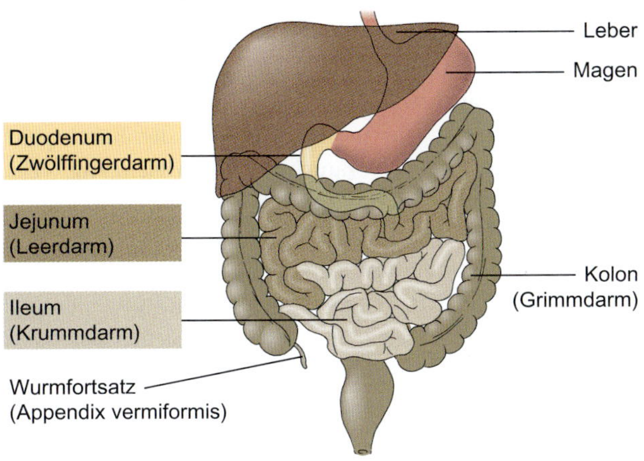

Abb. 2.298 Die verschiedenen Dünndarmabschnitte. [L190]

Duodenum

Das C-förmige Duodenum (*Zwölffingerdarm*) ist etwa 30 cm lang und umrahmt den Kopf der Bauchspeicheldrüse. An seinem Ende geht der Zwölffingerdarm mit einem scharfen Knick (*Flexura duodenojejunalis*) in den Leerdarm (*Jejunum*) über.

Jejunum und Ileum

Der Leerdarm (*Jejunum*) nimmt etwa die oberen zwei Fünftel des Dünndarmkonvoluts (*Schlingen des Leer- und Krummdarms*) ein, der Krummdarm (*Ileum*) die unteren drei Fünftel. Sie hängen an der **Gekröseplatte** (*Mesenterium*), die die Versorgungsstränge (Blut-, Lymphgefäße, Nerven) enthält und den Dünndarmschlingen große Beweglichkeit verleiht. Weitere Besonderheiten im Krummdarm sind:

- Das **Meckel-Divertikel,** eine Ausstülpung die etwa 60–90 cm proximal vom Ende des Dünndarms gelegen ist (➢ 2.10.12).
- Zahlreiche **Lymphfollikel** (*Peyer-Plaques*), die der Immunabwehr dienen und verhindern sollen, dass zu viele Bakterien aus dem Dickdarm in den Dünndarm übertreten.

Feinbau der Dünndarmschleimhaut

Zur Resorption der Nahrungsbestandteile ist eine möglichst große Resorptionsfläche im Dünndarm erforderlich, damit dem Nahrungsbrei möglichst viele verwertbare Bestandteile entzogen werden können. Sie beträgt etwa 200 m² und kommt folgendermaßen zustande (➢ Abb. 2.299):

- **Kerckring-Falten:** Schleimhautfalten, die mit dem bloßen Auge gut sichtbar sind, weil sie etwa 1 cm in das Darmlumen ragen.
- **Zotten** (*Villi intestinales*): Die Ausstülpungen der Schleimhaut sind mit dem bloßen Auge gerade noch sichtbar; sie verleihen der Dünndarmschleimhaut ein samtartiges Aussehen.
- **Mikrovilli** (*Bürstensaum*): Winzige Fortsätze der Dünndarmzellen, die aber im Lichtmikroskop gut zu sehen sind.

Zwischen den Zotten liegen Einstülpungen der Darmschleimhaut, die **Lieberkühn-Krypten.** Hier entstehen täglich ca. 2 Liter Dünndarmsaft mit Enzymen und Schleim.

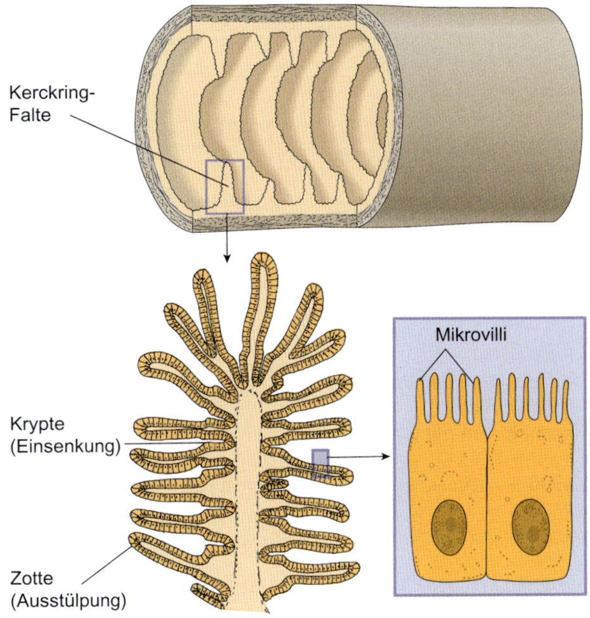

Abb. 2.299 Kerckring-Falten, Zotten, Krypten und Mikrovilli vergrößern die Resorptionsfläche des Dünndarms. [L190]

Funktionen der Dünndarmzellen

Die Dünndarmschleimhaut besteht aus verschiedenen Zellen mit unterschiedlichen Funktionen:

- **Dünndarmzellen** (*Enterozyten*) der Zotten nehmen Nahrungsbestandteile auf und leiten sie an die Blut- und Lymphkapillaren weiter, die in den Zotten liegen (➢ Abb. 2.303).
- **Becherzellen** bilden Schleim als Schutz gegen sauren Magensaft.
- **Endokrine Zellen** (*hormonbildende Zellen*) synthetisieren Hormone zur Steuerung der Verdauungsvorgänge, z. B. GIP (Gastrin-inhibitorisches / hemmendes Peptid) oder Cholezystokinin.
- **Paneth-Zellen** produzieren Lysozym, ein Enzym zur Abwehr von Antigenen.

Im Zwölffingerdarm (*Duodenum*) vermischt sich der enzymhaltige Dünndarmsaft mit dem vom Magen kommenden Speisebrei. Hinzu kommen der alkalische Verdauungssaft aus der Bauchspeicheldrüse und der Gallensaft. Nun kann der Speisebrei mittels der zahlreichen Enzyme optimal aufgeschlüsselt und in seine Grundbestandteile zerlegt werden.

2.10.6 Bauchspeicheldrüse

DEFINITION

Die **Bauchspeicheldrüse** (*Pankreas*) bildet als exokrine Drüse den Pankreassaft, als endokrine Drüse Hormone die den Kohlenhydratstoffwechsel steuern.

Anatomie

Die 15–20 cm lange und 60–100 g schwere Bauchspeicheldrüse liegt quer im Oberbauch in Höhe des 1. Lendenwirbels (➢ Abb. 2.300).

2

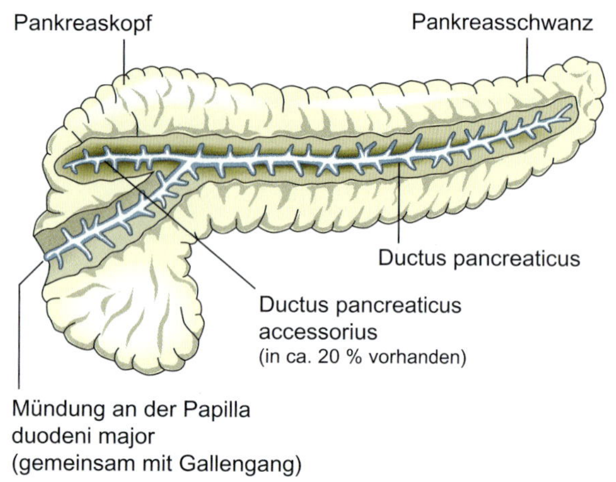

Abb. 2.300 Bauchspeicheldrüse mit freigelegten Pankreasgängen. [L157]

Der breiteste Teil des Organs ist der vom Zwölffingerdarm umschlossene **Pankreaskopf** (*Caput pancreatis*). An den Kopf schließt sich nach links der **Pankreaskörper** (*Corpus pancreatis*) an. Diesem folgt der **Pankreasschwanz** (*Cauda pancreatis*) der bis zur Milz reicht.

Funktionen

Exokrine Funktion

Die Bauchspeicheldrüse besteht überwiegend aus kleinen Drüsenläppchen, deren Ausführungsgänge in den Bauchspeicheldrüsengang (*Ductus pancreaticus*) führen. Der Gang durchzieht das gesamte Organ vom Schwanz bis zum Kopf (➤ Abb. 2.300) und mündet in den Zwölffingerdarm.

Pro Tag werden von den Drüsenläppchen etwa 1,5–2 l stark alkalischer **Pankreassaft** (pH-Wert 8) mit einer hohen Bikarbonatkonzentration und verschiedenen Enzymen gebildet und dem Dünndarminhalt beigemischt. Zu den Enzymen gehören:

- **Proteasen** (z. B. Trypsin, Chymotrypsin, Carboxypeptidase) dienen der Eiweißaufspaltung
- **α-Amylasen** zerlegen Kohlenhydratmoleküle
- **Lipasen** spalten Fette
- **Nukleasen:** Abspaltung von Nukleotiden aus DNS und RNS.

Eine Steigerung der Sekretion von Pankreassaft erfolgt z. B. durch das Hormon **Cholezystokinin** (*Pankreozymin*), das in der Dünndarmschleimhaut gebildet wird.

Endokrine Funktion

Die Bildung der Hormone Insulin, Glukagon und Somatostatin erfolgt in Zellverbänden der Langerhans-Inseln (➤ 2.5.7).

2.10.7 Gallenwege und Gallenblase

Gallenwege

Zwei aus der Leber kommende **Lebergallengänge** (*Ductus hepaticus dexter und sinister*), vereinigen sich an der Leberpforte zum gemeinsamen **Lebergallengang** (*Ductus hepaticus communis*). Dieser vereinigt sich mit dem **Gallenblasengang** (*Ductus cysticus*), der die Verbindung zur Gallenblase herstellt, zum eigentlichen **Gallengang**, den **Ductus choledochus**. Dieser 6–8 cm lange Gang verläuft hinter dem Zwölffingerdarm, durchquert den Kopf der Bauchspeicheldrüse und trifft auf den **Bauchspeicheldrüsengang** (*Ductus pancreaticus*). Meistens vereinigen sich die beiden Gänge beim Eintritt in die Wand des Zwölffingerdarms und münden gemeinsam über eine kleine, warzenförmige Erhebung, die **Papilla duodeni major** (*Papilla Vateri*), in den Zwölffingerdarm.

Die Muskelschicht an der Mündungsstelle des Ductus choledochus wird als **M. sphincter Oddii** bezeichnet. Wenn kein Gallensaft benötigt wird, ist der Zugang zum Zwölffingerdarm durch die Kontraktion des M. sphincter Oddii verschlossen. Dann staut sich die Galle über den Ductus choledochus und Ductus cysticus in die Gallenblase zurück, wird durch Wasserentzug eingedickt und für die nächste Fettmahlzeit gespeichert (➤ Abb. 2.301).

Gallenblase

An der Unterseite der Leber liegt die 8–10 cm lange, birnenförmige Gallenblase (*Vesica fellea, Vesica biliaris*). Sie ist mit der Bindegewebskapsel der Leber verwachsen und hat ein Fassungsvermögen von etwa 50 ml. Die Schleimhaut der Gallenblase besteht aus **Zylinderepithel,** das Wasser aus der Galle resorbiert und den Gallensaft zähflüssiger werden lässt. Unter der Gallenblasenschleimhaut liegt eine Schicht glatter Muskulatur. Deren Kontraktionen treiben die Galle aus der Gallenblase aus, wenn bei einer fettreichen Mahlzeit neben der Lebergalle zusätzlicher Gallensaft erforderlich ist.

Galle

DEFINITION

Galle: Von der Leber gebildete gelbbraune Flüssigkeit.

Zusammensetzung der Galle

Pro Tag bildet die Leber etwa 0,5–1 l Galle (pH-Wert 5,6–8). Die Gallenflüssigkeit enthält – neben Wasser und Elektrolyten – Bilirubin aus dem Hämoglobinabbau, Gallensäuren, Phospholipide und Cholesterin.

Bilirubin ist nicht wasserlöslich und wird daher im Blut größtenteils an das Bluteiweiß Albumin gebunden. In dieser Form erreicht es als **indirektes Bilirubin** die Leber. In der Leber wird Bilirubin vom Albumin getrennt (*direktes Bilirubin*) und in die Galle sezerniert.

Funktion der Galle bei der Fettverdauung

Für die Fettverdauung und -resorption sind v. a. die **Gallensäuren** von Bedeutung. Sie dienen der **Mizellenbildung** (➤ 2.10.8) und der Verteilung von Nahrungsfetten im wässrigen Dünndarmmilieu (*Emulgierung*).

Enterohepatischer Kreislauf

Gallensäuren werden im Krummdarm (*Ileum*) rückresorbiert. Mit dem Pfortaderblut gelangen resorbierte Gallensäuren zur Leber

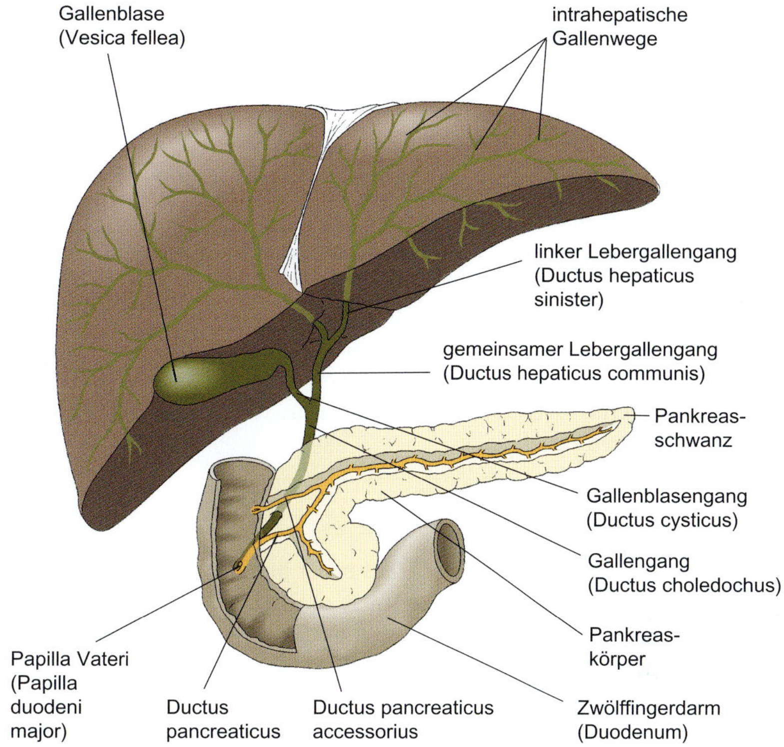

Abb. 2.301 Verlauf der Gallenwege und des Pankreasgangs. [L190]

zurück und werden dort erneut in die Galle abgegeben. Da bei einer fettreichen Mahlzeit das Mehrfache der physiologisch vorhandenen Gallensäuren erforderlich ist, zirkulieren die Gallensäuren täglich mehrmals zwischen Darm und Leber über den enterohepatischen Kreislauf (➤ Abb. 2.302).

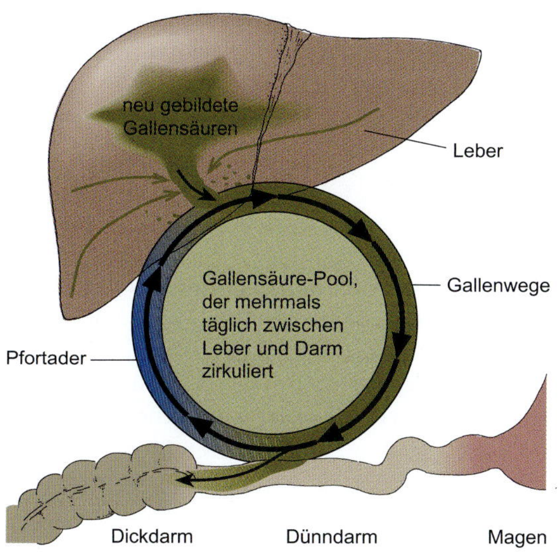

Abb. 2.302 Enterohepatischer Kreislauf. Über 90 % der Gallensäuren, die täglich über die Gallenwege in den Darm gelangen, werden zurückgewonnen und erneut der Leber zugeführt. [L190]

Hormone zur Steuerung der Gallebildung und -abgabe

Beispiele von Hormonen, die von der Schleimhaut des Zwölffingerdarms freigesetzt werden (➤ 2.5.7):

- Das Hormon **Sekretin** erhöht die Gallebildung in der Leber
- **Cholezystokinin-Pankreozymin** (*CCK-PKZ*) bewirkt u. a. die Abgabe von Galle aus der Gallenblase.

2.10.8 Verdauung und Resorption der Nahrungsbestandteile

DEFINITION

Resorption der Nahrung: Aufnahme von Nahrungsbestandteilen aus dem Darmlumen in benachbarte Blut- oder Lymphbahnen.

Voraussetzungen für die Verdauung und die Resorption von Nahrungsbestandteilen ist eine ausreichende Durchblutung des Dünndarms über Äste der oberen Gekrösearterie (*A. mesenterica superior*) und der Bauchhöhlenstammarterie (*Truncus coeliacus*) sowie eine ausreichend große, intakte Dünndarmschleimhaut.

Während des Resorptionsvorgangs sind etwa 4 Millionen Zotten in ständiger Bewegung, tauchen in den Speisebrei ein und nehmen Nahrungsmoleküle auf. Der Weg der Nahrungsbestandteile führt dann über den **Bürstensaum** in die Dünndarmzellen und von dort in die **Blut-** und **Lymphkapillaren** der Zotten (➤ Abb. 2.303). Von dort geht es in größere Gefäße, die als **obere Gekrösevene** (*V. mesenterica superior*) oder größere Lymphgefäße im **Gekröse des Dünndarms** (*Mesenterium*) oder als **untere Gekrösevene**

(*V. mesenterica inferior*) im **Gekröse des Dickdarms** (*Mesocolon*) liegen. Die Gekrösevenen vereinigen sich zur Pfortader (*V. porate*), die das nährstoffhaltige Blut zur Leber bringt.

Eiweiß

Die Eiweißverdauung beginnt im Magen. Salzsäure im Magensaft verändert (*denaturiert*) die mit der Nahrung aufgenommenen Eiweiße und aktiviert Pepsinogen zu **Pepsin.** Pepsin zerlegt große Eiweißmoleküle in kleinere Eiweiße. Auch **Proteasen** aus dem Pankreassaft sowie **Peptidasen** im Bereich des Bürstensaums spalten die im Speisebrei enthaltenen Eiweißmoleküle in immer kleinere Einheiten auf, sodass schließlich Aminosäuren, Di- und Tripeptide vorliegen. Diese werden resorbiert und gelangen über die Blutkapillaren der Zotten zur Pfortader.

Kohlenhydrate

Die Spaltung der Kohlenhydrate beginnt bereits in der Mundhöhle durch **Ptyalin,** einer im Speichel vorhandenen **α-Amylase.** Im Dünndarm wird der Speisebrei erneut mit α-Amylasen aus dem Pankreassekret vermischt. Zusammen mit verschiedenen zuckerspaltenden Bürstensaumenzymen (z. B. Glucosidasen, Laktasen) entstehen schließlich Einfachzucker (z. B. Glukose). Sie werden resorbiert und ebenfalls über die Blutkapillaren der Zotten zur Pfortader transportiert. (➤ Abb. 2.303)

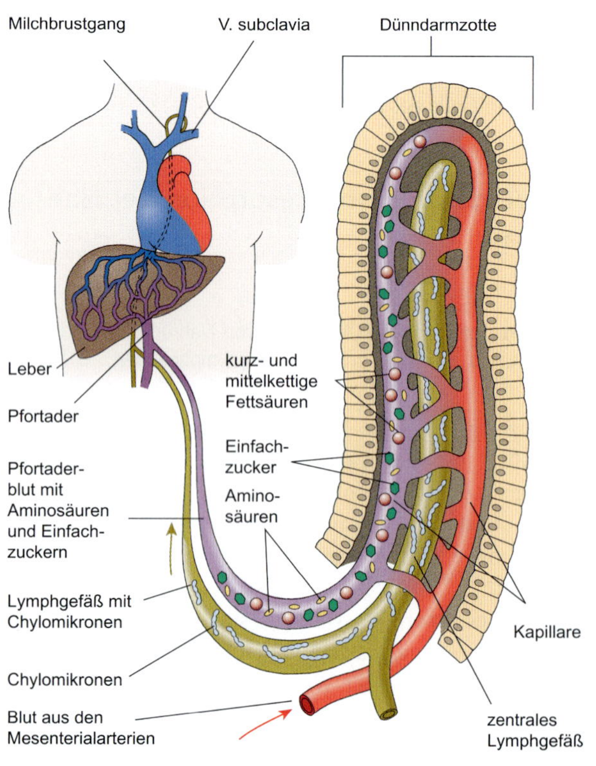

Abb. 2.303 Resorption der Nährstoffe in den Dünndarmzotten und deren Abtransport über das Pfortadersystem und die Lymphbahnen (*Ductus thoracicus*). [L190]

Altersbedingt nimmt der Prozentsatz an Menschen zu, die unter einem Laktasemangel leiden. Daher vertragen alte Menschen Milch oder Milchprodukte oft weniger gut. Die hierdurch entstehende mangelhafte Versorgung mit Kalzium erhöht das Risiko der Entwicklung einer Osteoporose (➤ 2.1.15).

Fette

Lipasen, die im Pankreassekret enthalten sind, zerlegen die Fette in ihre Grundbestandteile (z. B. Cholesterol, Fettsäuren). Da sich Fett mit dem wässrigen Dünndarmmilieu grundsätzlich schlecht vermischt, erbringt erst die Emulgierung mit Hilfe des Gallensafts eine feine Verteilung im Dünndarminhalt. Sie erfolgt so, dass die Fetttröpfchen in **Mizellen** („*kleine Kügelchen*") eingebaut werden, deren Gerüst aus Gallensäuren besteht. Direkt an den Dünndarmzellen geben die Mizellen ihren Inhalt zur Resorption frei. **Kurz-** und **mittelkettige Fettsäuren** können die Dünndarmzellen direkt passieren und kommen über die Blutkapillaren der Zotten zur **Pfortader. Langkettige Fettsäuren** werden in den Enterozyten „verpackt". Sie verlassen die Dünndarmzellen als **Chylomikronen** und gelangen in die Lymphkapillaren. Dadurch erhält die eher gelbliche, durchsichtige Lymphe eine weiße Farbe. Die Lymphe gelangt zur **Cisterna chyli** (*Sammelbecken der Lymphe hinter dem Magen*). Aus der Cisterna chyli entspringt der **Milchbrustgang** (*Ductus thoracicus*). Er leitet die fetthaltige Lymphe kopfwärts zum linken Venenwinkel und gibt sie dort in das venöse Blut ab.

Vitamine

Übersicht Vitamine ➤ 5.1.2

Die **fettlöslichen Vitamine** A, D, E, K (Merke: EDEKA) sind nur in Gegenwart anderer Fette resorbierbar. Daher sollten sie immer gemeinsam mit fetthaltigen Lebensmitteln, z. B. geriebene Karotten mit ein paar Tropfen eines hochwertigen Speiseöls vermischt, verzehrt werden. Bei den meisten **wasserlöslichen Vitaminen** erfolgt die Resorption über Diffusionsvorgänge. Die Aufnahme von Vitamin B_{12} im Krummdarm (*Ileum*) kann allerdings nur mit Hilfe des im Magen von den Belegzellen gebildeten Intrinsic factors stattfinden.

Flüssigkeit

Ungefähr 2 l über die Nahrung zugeführte Flüssigkeit und ungefähr 7 l (!) Verdauungssäfte (Speichel 1–1,5 l, Magensaft 1,5–2 l, Galle 0,5–1 l, Bauchspeicheldrüsensekret 1,5–2 l, Dünndarmsekret 2 l) gelangen im Verlauf eines Tages in den Verdauungstrakt. Etwa 8 l werden schon im Dünndarm weitgehend ins Blut zurückgeführt.

SURFTIPP

Bundeszentrum für Ernährung: www.bzfe.de

2.10.9 Dickdarm

DEFINITION

Dickdarm (*Intestinum crassum*): Vom Blinddarm bis zum Enddarm reichender, etwa 1,5 m langer Abschnitt des Verdauungstrakts (➤ Abb. 2.304).

Blinddarm und Wurmfortsatz

Der Krummdarm (*Ileum*) mündet in den **Blinddarm** (*Caecum*). An der Einmündung befindet sich die **Ileozökalklappe** (*Valva ileocaecalis, Bauhin-Klappe*), ein Ventil, das den Rückfluss von Dickdarminhalt in den Dünndarm erschwert.

Der Blinddarm buchtet sich als Anfangsteil des Dickdarms nach kaudal aus und stellt mit nur 6–8 cm Länge den kürzesten Dickdarmabschnitt dar. Am kaudalen Ende des Blinddarms hängt als schmales, etwa 8 cm langes und 1 cm dickes Anhangsgebilde der **Wurmfortsatz** (*Appendix vermiformis*). In seine Wand sind zahlreiche Lymphfollikel eingelagert, die der Abwehr dienen.

Kolon

Das **aufsteigende Kolon** (*Colon auscendens*) setzt den Blinddarm fort. Unter der Leber wendet sich das Kolon in einer scharfen Kurve (*Flexura coli dextra*) nach links und zieht als **Querkolon** (*Colon transversum*) nach links Richtung Milz. Abermals erfolgt ein scharfer Knick (*Flexura coli sinistra*). Das **absteigende Kolon** (*Colon descendens*) verläuft von der Flexura coli sinistra bis auf die Höhe der linken Darmbeinschaufel. Hier beschreibt das Kolon eine **S-förmige** Krümmung (*Sigma, Colon sigmoideum*). Das Sigma tritt in das kleine Becken ein und geht in den Mastdarm (*Enddarm, Rektum*) über.

Rektum

DEFINITION

Douglas-Raum: Tiefster Punkt der Bauchhöhle; liegt bei der Frau zwischen Gebärmutter und Mastdarm, beim Mann zwischen Harnblase und Mastdarm.

Der **Mastdarm** (*Rektum*) bildet den letzten Darmabschnitt. Er ist 15–20 cm lang und setzt den Dickdarm bis zum After (*Anus*) fort. Die typischen Merkmale des Dickdarms (Tänien, Haustren, Fettanhängsel) fehlen ebenso wie ein Bauchfellüberzug (➤ Abb. 2.304).

Der Mastdarm hat drei Abschnitte:

- **Ampulle** (*Ampulla recti*). Sie ist durch drei Falten gekennzeichnet; die mittlere der drei Falten wird als **Kohlrausch-Falte** bezeichnet. Sie liegt 5–8 cm vom Anus entfernt und dient bei rektalen Untersuchungen als Orientierungsmerkmal.
- **Hämorrhoidalzone** (*Zona haemorrhoidalis*). Die schmale Zone besteht aus **arteriovenösen Geflechten,** die in der Submukosa liegen und neben den beiden Schließmuskeln maßgeblich zum Verschluss des Afters beitragen.
- **Analkanal** (*Canalis analis*). Er schließt sich an die Hämorrhoidalzone an und endet nach 3–4 cm mit dem **Anus** (*After*) an der Körperoberfläche.

Im Analbereich finden sich ein innerer und ein äußerer Schließmuskel:

Der **innere Schließmuskel** (*M. sphincter ani internus*) ist eine Verstärkung von ringförmig verlaufenden glatten Muskelzellen der Muscularis. Er wird unwillkürlich durch das vegetative Nervensystem gesteuert.

Der **äußere Schließmuskel** (*M. sphincter ani externus*) ist Teil der quergestreiften Beckenbodenmuskulatur und kann willkürlich kontrahiert werden.

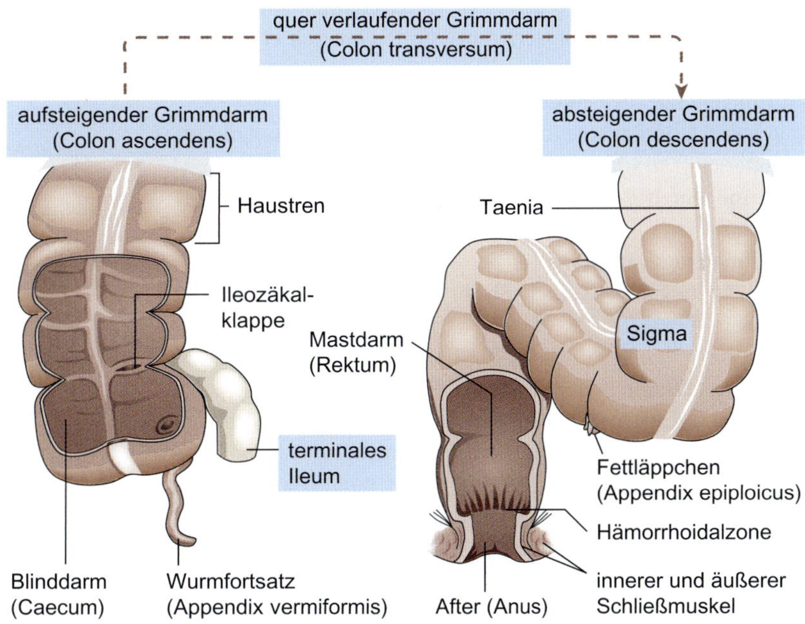

Abb. 2.304 Anfangs- und Endteil des Dickdarms (Blinddarm und Sigma) sowie Enddarm in der Vorderansicht. Man erkennt zwei der drei Tänien, Haustren und einen Appendix epiploicus. [L157]

Kennzeichen und Feinbau

Typische Merkmale des Dickdarms sind:

- **Tänien** (*Längsmuskelstreifen*). Durch die Bündelung der äußeren, längs verlaufenden glatten Muskulatur kommen drei Längsstreifen zustande, die bis zum Ende des Sigmas reichen.
- Der Spannungszustand von Tänien und der ringförmig verlaufenden glatten Muskulatur lässt im Abstand von einigen cm quer verlaufende Einschnürungen entstehen, zwischen denen die **Haustren** als Ausbuchtungen deutlich hervortreten.
- **Appendices epiploicae** (*Fettgewebsanhängsel*) sind mit Fettgewebe gefüllte kleine Zipfel, die an den Tänien hängen.

Diese Merkmale erlauben insbesondere bei laparoskopischen Operationen eine gute Orientierung. Aufgrund dieser mit dem Auge sichtbaren Merkmale kann der Chirurg sehr gut unterscheiden, ob er trotz seines eingeschränkten Sichtfelds Dickdarmabschnitte oder Dünndarmschlingen vorliegen hat.

Der Aufbau der Dickdarmwand entspricht grundsätzlich dem Aufbau des übrigen Verdauungstrakts (➤ Abb. 2.288). Auffällig ist, dass die **Dickdarmschleimhaut** vor allem tiefe Einstülpungen (*Dickdarmkrypten*) aufweist. Die zahlreichen Becherzellen in den Krypten bilden Schleim, der den zunehmend festeren Stuhl gleitfähig hält. Diese Schleimhaut geht am Anus zunächst in mehrschichtig unverhorntes, dann in mehrschichtig verhorntes Plattenepithel mit Haaren, Talg- und Schweißdrüsen über.

Funktionen

- Durchmischung, Eindickung und Speicherung des Darminhalts
- Resorption der verbliebenen Wassermengen (etwa 1 l), die im Dünndarm noch nicht resorbiert wurden
- Resorption von Elektrolyten
- Weitertransport des Stuhls zum After

Darmflora

Zur Darmflora gehören ungefähr 400 Bakterienarten. Im Dünndarm beträgt die Zahl der Bakterien pro ml Darminhalt etwa **eine Million** (10^6). Hinter der Bauhin-Klappe (im Kolon) steigt diese Zahl sprunghaft auf etwa **eine Billion** (10^{12}) / ml an.

Jeder Mensch besitzt eine individuelle Zusammensetzung dieser Darmbakterien (*Darmflora*), die von den Ernährungsgewohnheiten abhängt und durch eine Antibiotikatherapie empfindlich gestört werden kann.

Funktionen der Darmflora:

- Aufschlüsselung unverdaulicher Nahrungsbestandteile (z. B. Zellulose)
- Bildung von Vitamin K (wichtig für die Bildung etlicher Gerinnungsfaktoren in der Leber)
- Erhaltung des Dickdarmmilieus (bei Störungen kommt es zu Durchfällen).

Dickdarmmotorik

Die durchschnittliche Passagezeit des Stuhls ist von der Nahrungszusammensetzung abhängig und beträgt etwa 24–32 Std. Die häufigsten Bewegungsformen im Kolon sind **Segmentationsbewegungen**, die den Darminhalt durchmischen. In den Haustren bleibt der Inhalt länger liegen, damit eine ausreichende Resorption von Elektrolyten und Wasser gewährleistet ist. Peristaltische Wellenbewegungen werden im Kolon seltener. Nach Mahlzeiten treten **propulsive Massenbewegungen** auf, die im Querkolon beginnen und den Darminhalt Richtung Mastdarm schieben.

Stuhl

Stuhl (*Kot, Faeces*) ist der eingedickte, unverdauliche Rest des ursprünglichen Nahrungsbreis und besteht aus:

- Wasser
- Unverdaulichen Nahrungsbestandteilen (vorwiegend Zellulose)
- Gärungs- und Fäulnisprodukten, die bei den bakteriellen Zersetzungsvorgängen im Dickdarm entstehen
- Stercobilin
- Abgestoßenen Epithelzellen der Darmschleimhaut
- Schleim
- Bakterien (*Darmflora*).

Die Farbe des Stuhls wird – abgesehen von Krankheitsursachen – auch durch Nahrungsmittel wie Lakritze, rote Beete, Heidelbeeren und Spinat sowie Medikamente (z. B. Eisenpräparate) verändert.

Stuhlentleerung

Die Stuhlentleerung (*Defäkation*) ist ein reflexartig ablaufender Vorgang, der jedoch willentlich beeinflusst werden kann.

Stuhldrang entsteht mit der Füllung der Ampulla recti, deren **Dehnungsrezeptoren** fortlaufend Impulse zum **Defäkationszentrum** im Sakralmark (*unterster Teil des Rückenmarks*) senden. Die Signale werden von dort zum Großhirn geleitet, die Empfindung „Stuhldrang" tritt ins Bewusstsein und führt zu entsprechenden Strategien (Einschätzung des Zeitfaktors für die zurückzulegende Wegstrecke bis zur Toilette, Orientierung bezüglich der Örtlichkeit, mutmaßlicher Zustand der Toilette).

Zur Stuhlentleerung werden über den Parasympathikus Aktionspotentiale vom Defäkationszentrum im Rückenmark an den inneren Schließmuskel und an die Längsmuskulatur des Mastdarms gesendet. Eine Defäkation kommt zustande durch:

- Erschlaffen der Afterschließmuskeln (*M. sphincter ani internus, M. sphincter ani externus*)
- Anspannung der Längsmuskulatur des Mastdarms
- Bauchpresse (*unterstützende Anspannung von Zwerchfell und Bauchmuskeln*) und Verschluss der Stimmritze (➤ 2.9.3).

2.10.10 Leber

DEFINITION

Leber (*Hepar*): Größtes Stoffwechselorgan des Körpers.

Lage und makroskopischer Aufbau

Die Leber (*Hepar*) besitzt eine spiegelglatte Oberfläche von rötlichbrauner Farbe, ist von weicher Konsistenz und wird durch eine festere Bindegewebskapsel stabilisiert. Das Organ wiegt etwa 1 500 g. Mit Ausnahme der Verwachsungsfläche mit dem Zwerchfell ist die Leber von Bauchfell umgeben. Die Hauptmasse der Leber liegt unter der rechten Zwerchfellkuppel und ist an deren Form angepasst.

In der Ansicht von ventral sind zwei unterschiedlich große Leberlappen (*Lobus hepaticus sinister, Lobus hepaticus dexter*) gut zu unterscheiden. Sie werden durch eine zwischen der Lebervorderfläche und der Bauchwand verlaufende Bauchfellduplikatur (*Ligamentum falciforme hepatis*) getrennt. Der linke Leberlappen reicht über die Körpermittellinie hinaus in den linken Oberbauch.

Betrachtet man die Leber von der Eingeweidefläche her, liegen dort noch zwei kleinere Lappen (*Lobus quadratus, Lobus caudatus*), zwischen denen sich die Leberpforte befindet. Dort treten die Leberarterie (*A. hepatica propria*) und die Pfortader (*V. portae*) in die Leber ein. Der Lebergallengang (*Ductus hepaticus communis*) tritt an dieser Stelle aus der Leber (➤ Abb. 2.305).

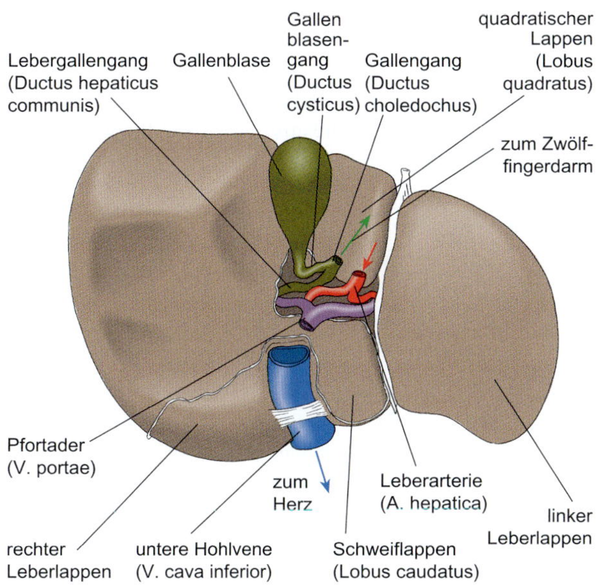

Abb. 2.305 Eingeweidefläche (Unterseite) der Leber. An der Leberpforte treten Pfortader und Leberarterie in die Leber ein, der Lebergallengang verlässt die Leber. [L190]

Feinbau

Die Leber besteht aus Epithelzellen, die **Hepatozyten** heißen. Dazwischen verlaufen schmale Bindegewebszüge. Die Anordnung der Epithelzellen, der Blutgefäße und das Bindegewebsgerüst formt kleine Einheiten, die Leberläppchen (➤ Abb. 2.306).

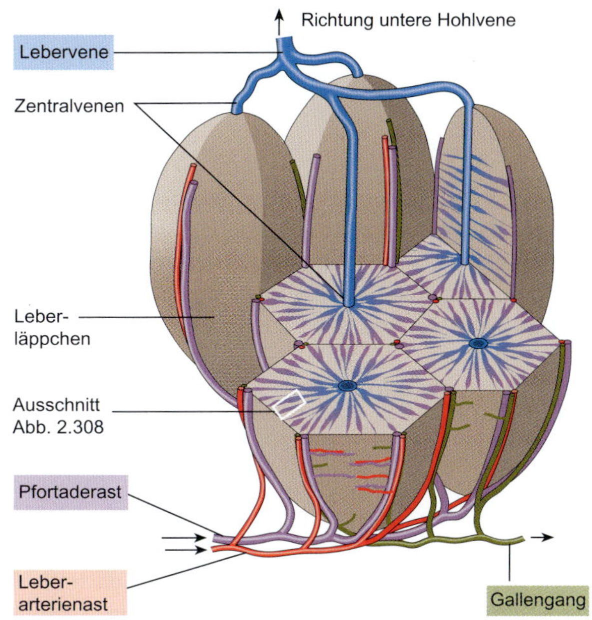

Abb. 2.306 Zentralvenenläppchen. In jedes dieser Leberläppchen fließt Leberarterien- und Pfortaderblut. Gleichzeitig wird Gallenflüssigkeit und Lebervenenblut abgeleitet. [L190]

Leberläppchen sehen im Schnittpräparat wie Bienenwaben aus. Sie haben einen Durchmesser von 1–2 mm und bestehen aus annähernd radiär gestellten Epithelzellbalken. Dazwischen liegen weite Gefäße (*Lebersinusoide* ➤ Abb. 2.307). In den bindegewebigen Eckpunkten der Zentralvenenläppchen befinden sich die **Periportalfelder** mit kleinen Gallengängen, Ästen der A. hepatica und Aufzweigungen der V. portae.

Von der Periportalfeldern ausgehend mischt sich das sauerstoffreiche arterielle Blut der Leberarterie (*A. hepatica*) aus dem Truncus mit dem nährstoffreichen Blut aus der Pfortader. Das Mischblut fließt in den **Lebersinusoiden** zum Zentrum des Leberläppchens. Während der Passage erfolgt der Stoffaustausch mit den Leberzellen. An den Wänden der Lebersinusoide halten sich **Kupffer-Sternzellen** auf. Sie gehören dem Monozyten-Makrophagen-System an (➤ 2.6.4) und können Bakterien, Fremdstoffe und Zelltrümmer „fressen". In der Mitte des Leberläppchens finden alle Sinusoide eines Leberläppchens Anschluss an eine im Zentrum liegende Vene (daher **Zentralvene,** *V. centralis*). Aus den Zentralvenen aller Leberläppchen gelangt das Blut in zunehmend größeren Venen und erreicht schließlich eine der drei großen **Lebervenen** (*Vv. hepaticae*). Dicht unter dem Zwerchfell liegt die Einmündung der Lebervenen in die **untere Hohlvene** (*V. cava inferior*).

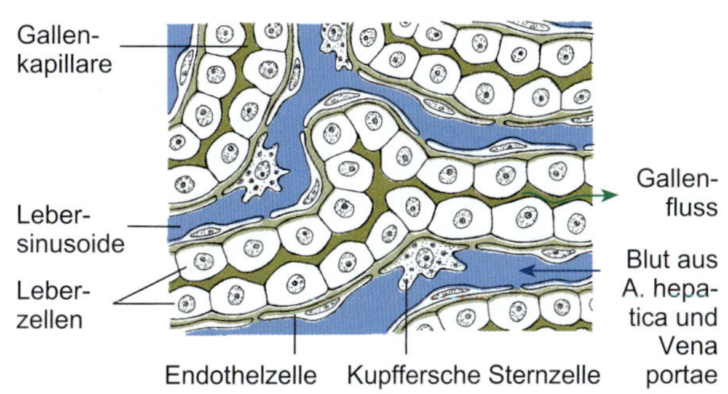

Abb. 2.307 Leberzellen mit Blutkapillaren und Gallengängen. Die Lebersinusoide sind das Kapillarnetz der Leber. Dort vermischt sich das Blut der Leberarterie mit dem Pfortaderblut und fließt Richtung Zentralvene. [L190]

Die Ansammlung aus kleinen Gallengängen, kleinen Arterien und Venen in den Ecken eines Leberläppchens bzw. Periportalfelds, wird auch als **Glisson-Trias** bezeichnet.

Stoffwechselzentrale

Die in der Stoffwechselzentrale Leber ankommenden Nahrungsbestandteile erfahren weitreichende Speicher-, Umbau- und Abbauvorgänge. Aufgabe der Leber ist es, aus den mit dem Pfortaderblut herangeführten Nahrungsbestandteilen körpereigene Eiweiße, Zucker und Fette zu bilden, die der Organismus für seine Funktionen braucht.

Kohlenhydratstoffwechsel

Die Leber baut Blutzucker, der nach der Nahrungsaufnahme im Pfortaderblut erhöht ist, in die Speicherform **Glykogen** um; bei sinkendem Blutzuckerspiegel wird gespeichertes Glykogen als Glukose (*Traubenzucker*) an das Blut abgegeben. Da schon nach einer kurzen Fastenperiode von 24 Std. die Glykogenvorräte der Leber erschöpft sind, existiert in den Leberzellen auch ein Stoffwechselweg zur Zuckerneubildung (*Glukoneogenese*). Als Ausgangsstoffe dienen Fettsäuren, wobei Ketonkörper entstehen (➤ 2.5.13).

Eiweißstoffwechsel

Die Leber nimmt Aminosäuren aus dem Pfortaderblut auf und bildet daraus körpereigene Eiweiße, etwa Plasmaeiweiße (z. B. **Albumine** ➤ 2.6.1) sowie etliche **Blutgerinnungsfaktoren** (➤ 2.6.3). Aus dem neurotoxischen Ammoniak, der im Eiweißstoffwechsel anfällt, erzeugt die Leber **Harnstoff.** Dieser wird ins Blut abgegeben und mit dem Urin ausgeschieden.

Fettstoffwechsel

Fette können in der Leber als **Neutralfette** (*Triglyzeride*) gespeichert und im Bedarfsfall abgebaut werden, wobei **freie Fettsäuren** (➤ 5.1.4) entstehen. Fette, die ins Blut gelangen, würden im Plasma aber als kleine Fettembolien Gefäße verschließen, wenn sie während ihrer Zirkulation im Blut nicht an Träger (*Lipoproteine*) gekoppelt wären. Die Leber bildet einen Teil dieser Träger (VLDL und damit LDL sowie HDL ➤ 2.5.14) selbst.

Weitere Funktionen der Leber

- Bildung des Gallensaftes
- Bildung der Hormon(vorstufen) Angiotensinogen, Vitamin-D-Hormon und Somatomedine (Wachstumsfaktoren)
- Umbau von Arzneimitteln, Abbau von Alkohol
- Speicherung von Kupfer, Eisen, Folsäure, fettlöslichen Vitaminen und Vitamin B_{12}. Der Speichervorrat von Vitamin B_{12} in der Leber reicht etwa 2–3 Jahre.

Im Alter kommt es in der Leber zum Rückgang von Stoffwechselaktivitäten. Das sollte bei der Dosierung von Medikamenten berücksichtigt werden (➤ 1.5.7).

2.10.11 Leitsymptome bei Erkrankungen des Verdauungssystems

Schluckstörungen

DEFINITION

Dysphagie: Schluckstörung.
Presbyphagie: Schluckstörung im Alter

Krankheitsentstehung

Ursachen einer Presbyphagie sind:

- **Neurologische Erkrankungen,** die eine geordnete Abfolge des Schluckvorgangs stören (➤ 2.10.3) z. B. Gesichtslähmung/Fazialisparese, Schlaganfall, Multiple Sklerose, Demenz
- **Störungen des Kauvorgangs,** z. B. durch Mundtrockenheit, Zahnverlust, Parotitis, veränderte Zungenbeweglichkeit nach einem Schlaganfall
- **Altersbedingte Motilitätsstörungen** der Rachen- und Kehlkopfmuskulatur (*Motilität = Bewegung*) wenn während des Schluckvorgangs der weiche Gaumen, der ja aus Muskulatur besteht, den Verschluss des Nasenrachenraums nicht sichert, der Kehldeckel den Kehlkopfeingang nicht mehr bedeckt oder die Rachenmuskulatur verlangsamt reagiert.
- **Erkrankungen der Speiseröhre,** die den Nahrungstransport in den Magen erschweren wie z. B. Divertikel, Hiatushernie, Tumoren. Sie führen dazu, dass die Nahrung in der Speiseröhre stecken bleibt und der Betroffene dies als ein äußerst unangenehmes Druckgefühl empfindet.

Symptome

Wenn beim Schlucken Speiseteile oder Flüssigkeit in die unteren Atemwege eindringen, löst dies normalerweise einen heftigen Hustenreiz aus. Wenn durch den Hustenstoß die eingedrungenen Substanzen nicht zu entfernen sind, kann es zu einer lebensgefährlichen Atemnot kommen, die Erste-Hilfe-Maßnahmen erfordert.

Weitere Symptome einer Schluckstörung können sein:

- Austritt von Speise oder Flüssigkeit aus der Nase
- Essensreste oder Speichel, die aus dem Mund fließen
- Speise bleibt auf der Zunge liegen
- Gurgelnde, unklare Sprache
- Raue, heisere Stimme
- Häufiges Husten und Würgen
- Chronische Bronchitis
- Konzentriertes, angestrengtes Schlucken.

Aufgrund der genannten Symptome ist es zu verstehen, wenn der Pflegebedürftige aus Angst, sich zu verschlucken, die Nahrungsaufnahme verweigert. Er ist erheblichen psychischen Belastungen ausgesetzt, mit der Folge, dass sich seine Lebensqualität erheblich verschlechtert, er an Gewicht verliert und der Flüssigkeitsmangel Verwirrtheitszustände auslöst.

VORSICHT

Bei manchen Pflegebedürftigen fehlt der Hustenreiz, obwohl Nahrung in die unteren Atemwege gelangt ist. Dies betrifft insbesondere Pflegebedürftige mit neurologischen Erkrankungen (z. B. nach einem Schlaganfall.)

Diagnostisch geben die Anamnese, bildgebende Verfahren (CT, MRT), HNO-Untersuchungen und Untersuchungen der Speiseröhre mittels Ösophagoskopie und Röntgen-Breischluck Hinweise auf den Ursprung der Schluckstörung.

Komplikationen bei Schluckstörungen sind die Lungenentzündung, hervorgerufen durch die aspirierten Speise- oder Flüssigkeitsbestandteile (*Aspirationspneumonie*) und der Erstickungstod.

Behandlung

- Anpassung der Nahrungskonsistenz
- Behandlung der Grunderkrankung
- Einschaltung des Logopäden, um die Zungenmotorik zu verbessern und Strategien bezüglich des Schluckvorgangs zu entwickeln.

Pflege

- Schluck- und Hustenreflex vor der Nahrungsaufnahme überprüfen
- Mahlzeiten appetitlich anrichten
- Dickflüssige Getränke (Smoothies) anbieten
- Den Pflegebedürftigen möglichst in eine aufrechte Position bringen
- Dem Pflegebedürftigen Zeit zum Kauen geben und ggf. Pausen einlegen
- Ggf. Trinken mit Strohhalm ermöglichen
- Nach der Mahlzeit Mundpflege durchführen.

Mangelernährung

DEFINITION

Mangelernährung (*Malnutrition*): Fehlernährung, die durch mangelhafte (*qualitative*) oder reduzierte (*quantitative*) Nahrungsaufnahme bedingt ist.

Mangelernährung (➤ 5.3.4) ist die häufigste Diagnose bei geriatrischen Pflegebedürftigen und tritt ungefähr bei der Hälfte der Bewohner in Altenpflegeeinrichtungen auf.

Sie kann viele Ursachen haben:

- Appetitverlust durch trockene Mundschleimhaut (hemmt die Geschmackswahrnehmung, führt zu Schluckstörungen)
- Demenz und Depression
- Zahnschmerzen, schlecht sitzende Zahnprothese, Parotitis, Soor, Speichelsteine, Stomatitis (➤ 2.10.11)
- Erkrankungen der Speiseröhre und des Magen-Darm-Trakts (➤ 2.10.12, ➤ 2.10.13, ➤ 2.10.14) mit Verminderung der Nährstoffausnutzung durch Maldigestion (mangelnde Aufspaltung der zugeführten Nahrung durch Enzyme) und Malabsorption (Störung des Resorptionsvorgangs)
- Körperliche Einschränkungen: Immobilität bezüglich der Nahrungszubereitung und -aufnahme nach Schlaganfall, bei Multipler Sklerose, aufgrund rheumatischer Erkrankungen
- Unerwünschte Arzneimittelwirkungen bei Einnahme von NSAR, Diuretika, Sedativa, Zytostatika u. a.
- Soziale Faktoren: Mangelnde Einkaufsmöglichkeiten, Einsamkeit, Altersarmut
- Postfallsyndrom: Angst vor erneuten Stürzen führt dazu, dass der Betroffene die Wohnung nicht mehr verlässt
- Gebrechlichkeit (Kriterien nach Fried: unfreiwilliger Gewichtsverlust, Muskelschwäche, Erschöpfung, Gang- und Standunsicherheit, herabgesetzte körperliche Aktivität).

Symptome eines Pflegebedürftigen sind die Auszehrung (*Kachexie*) mit dem Verlust des Unterhaut(fett)gewebes und der Flüssigkeitsmangel (*Exsikkose*). Die Auszehrung wird daran deutlich, dass die Kanten der Schulterblätter und der Beckenknochen deutlich hervorstehen. Bei der Überprüfung des Hautturgors bleiben die Hautfalten „stehen". Während einer Begrüßung des Pflegebedürftigen per Händedruck zeigt sich seine Kraftlosigkeit, die auf einen Muskelschwund (Sarkopenie ➤ 2.1.12) hinweist. Ödeme und wiederkehrende Infektionen deuten auf eine Abwehrschwäche hin. Beide Symptome treten durch einen Eiweißmangel auf. Wenn der Pflegebedürftige blass und müde wirkt, könnte eine Anämie durch Eisen- oder Vitamin B_{12}-Mangel die Ursache sein. Weitere Symptome einer Mangelernährung sind Verwirrtheit und Gangunsicherheit mit Sturzgefahr.

Das Thema Mangelernährung ist die Grundlage des **Expertenstandards** „Ernährungsmanagement zur Sicherstellung und Förderung der oralen Ernährung in der Pflege". Inhalte des Expertenstandards sind u. a. die frühzeitige Identifizierung eines Risikos für Mangelernährung, die Erfassung der individuellen Möglichkeiten sowie die Beratung bzw. Schulung von Betroffenen und Angehörigen.

SURFTIPP

Expertenstandard „Ernährungsmanagement zur Sicherstellung und Förderung der oralen Ernährung in der Pflege": www.dnqp.de

Appetitanregende Maßnahmen

Im Vordergrund steht die Behandlung von Grunderkrankungen, die eine Mangelernährung ausgelöst haben. Zahnstatus bzw. der Sitz der Zahnprothese sind regelmäßig zu überprüfen. Um Pflegebedürftigen generell Interesse und Freude an der Essensaufnahme zu vermitteln, gibt es vielfältige Möglichkeiten:

- Mahlzeiten optisch ansprechend anrichten
- Mehrere kleine Mahlzeiten reichen
- Feste Essenszeiten einhalten
- Vor dem Essen zur Anfeuchtung der Mundhöhle einige Schlucke trinken lassen
- Vorzugsweise Lieblingsspeisen anbieten
- Stresssituationen vermeiden
- Ansprechendes Geschirr nutzen
- Gläser nur halb füllen
- Gegebenenfalls die Mahlzeiten gemeinsam zubereiten und gemeinsam essen
- Zur besseren Verdauung ätherische Öle von Gewürzen (Ingwer, Zimt) und Kräutern (z. B. Pfefferminze, Dill, Anis) nutzen. Sie regen, genau wie Fenchel oder Kümmel die Sekretion der Verdauungsdrüsen an, verbessern die Peristaltik und beseitigen unangenehme Gasansammlungen, die Blähungen (*Meteorismus*) sowie den Abgang von Darmgasen (*Flatulenz*) auslösen würden

2

Tab. 2.40 Verdauungsfördernde Mittel (Beispiele).

Substanz	Zusammensetzung
Pflanzliche Mittel (Alkoholgehalt berücksichtigen)	
• Abdomilon® • Carminativum-Hetterich® • Melissengeist H Hofmann®	• Zusammensetzung u. a. aus Enzianwurzel, Melissenblättern, Wermutkraut • Zusammensetzung u. a. aus Kamillenblüten, Pfefferminzblättern, Fenchel, Kümmel • Zusammensetzung u. a. aus Melissen-, Salbei-, Rosmarin-, Thyminanblättern, Zimtrinde
Enzyme	
• Enzynorm® • Kreon®	• Grundlage ist Pepsin aus dem Schweinemagen • Grundlage ist Pankreaspulver aus der Schweinebauchspeicheldrüse

- Eine weitere Möglichkeit ist die seit langem bekannt Wirkung von Bitterstoffen. Mit Bitterstoffen versetzte Verdauungsgetränke (*Digestiva*) regen sowohl den Appetit als auch die Verdauung an.

Beispiele einiger **Arzneimittel,** die verdauungsfördernd wirken (➤ Tab. 2.40).

Übelkeit und Erbrechen

Übelkeit (*Nausea*) und Erbrechen (*Emesis, Vomitus*) gehören zum Symptomkomplex fast aller gastroenterologischen Erkrankungen. Sie sind auch häufige unerwünschte Arzneimittelwirkungen, die z. B. nach der Einnahme von Antibiotika, Diuretika, Glukokortikoiden, Analgetika oder während einer Zytostatikatherapie auftreten.

Komplikation nach heftigem Erbrechen ist das **Mallory-Weiß-Syndrom.** Dabei handelt es sich um Schleimhauteinrisse am Übergang der Speiseröhre in den Magen, die nach heftigem Würgen und Erbrechen erhebliche Schmerzen und Bluterbrechen auslösen.

Antiemetika (Mittel gegen Erbrechen)

- Motilitätsfördernde Mittel lösen eine beschleunigte Magenpassage aus
  - Metoclopramid (Gastronerton®, MCP-ratiopharm®): Gabe vor der Mahlzeit; unerwünschte Nebenwirkungen sind Bradykardie, Krämpfe und Verwirrtheitszustände
  - Domperidon (Motilium®). Gabe vor der Mahlzeit; unerwünschte Nebenwirkungen sind Mundtrockenheit, die häufig auftritt (cave Appetitlosigkeit, Parotitis, Schluckstörungen bei Mundtrockenheit), gelegentlich Angstzustände, Kopfschmerzen und Benommenheit
- Serotonin-Antagonisten (5-HT3-Antagonisten), z. B. Odansetron (Zofran®), greifen in den Neurotransmitterhaushalt ein (➤ 1.3.4, ➤ 2.13.1), haben sich während einer Zytostatikatherapie bewährt haben; unerwünschte Nebenwirkungen sind u. a. Benommenheit und Bewegungsstörungen
- Antihistaminika (Dimenhydrinat) hemmen das zentrale Brechzentrum. Dimenhydrinat (Vomex A®) wird lt. Priscus-Liste aufgrund seiner anticholinergen Wirkung nicht empfohlen. Die Blockierung von Acetylcholin könnte die Symptome einer Alzheimer-Demenz verstärken (www.priscus.net).

Blähungen und Flatulenz

DEFINITION

Flatulenz, Blähungen, Meteorismus: Vermehrter Abgang von Darmgasen.

Häufige Ursachen von Blähungen und Flatulenz:

- Verzehr blähender Nahrungsmittel (z. B. Hülsenfrüchte, Zwiebeln, Kohl)
- Zufuhr kohlensäurehaltiger Getränke
- Vermehrte Gasproduktion durch Darmbakterien
- Gehäuftes Luftschlucken
- Erkrankungen des Magen-Darm-Trakts (z. B. Leberzirrhose (➤ 2.10.16), Reizkolon (➤ 2.10.14) oder Divertikulitis (➤ 2.10.14)).

Zunächst ist an eine Ernährungsumstellung zu denken. Kleine Bissen sowie langsames und gründliches Kauen verhindern ein übermäßiges Luftschlucken. Als Teeaufguss zubereitete Kräuter (z. B. Kümmel, Pfefferminz, Fenchel, Anis, Ingwer) lindern die Beschwerden. Nur in seltenen Fällen ist eine medikamentöse Therapie, z. B. mit Simeticon (Sab simplex®, Lefax®), erforderlich.

Obstipation

DEFINITION

Obstipation (*Stuhlverstopfung*): Verzögerte Darmentleerung mit geringer Stuhlfrequenz (alle 3–4 Tage) und harter Stuhlkonsistenz zeigt.

Obstipation ist ein Beschwerdebild, das mit steigendem Alter zunimmt. Sie betrifft in Altenpflegeeinrichtungen etwa die Hälfte der Pflegebedürftigen.

Krankheitsentstehung

Ursachen einer Obstipation sind:

- Ballaststoffarme Kost (➤ 5.1.9), mangelnde Flüssigkeitsaufnahme
- Mangelnde körperliche Bewegung (Bettlägerigkeit)
- Medikamente (u. a. Opioide, Sedativa, Diuretika, Laxanzien, Eisenpräparate)
- Erkrankungen (Hämorrhoiden, Einrisse im Analbereich / Fissuren, Divertikel, aber auch Darmkrebs)
- Psychische Belastungen
- pSezifische Ursachen in Altenpflegeeinrichtungen: Kostumstellung, ungewohnte Essenszeiten oder Scham, auf Hilfe bei der Ausscheidung angewiesen zu sein.

Die Pflegebedürftigen leiden an Völlegefühl, Bauchkrämpfen, Blähungen und schmerzhaftem Stuhldrang (*Tenesmen*). Der Stuhl wirkt trocken, sieht knotig und hart aus. Manchmal bilden sich im Enddarm **Kotsteine** (*Skyballa*).

Behandlung

Die Behandlung einer Obstipation basiert grundsätzlich auf drei Säulen:

- Regelmäßige Mobilisation bzw. körperliche Bewegung
- Vollwertige Ernährung
- Ausreichende Flüssigkeitsmenge (etwa 1,5 l / Tag)

Erst wenn die genannten Maßnahmen nicht greifen, sind Zäpfchen, Klysmen, die digitale Ausräumung von Kotsteinen und ggf. die Verabreichung von Abführmitteln (*Laxanzien*) angezeigt.

Laxanzien

DEFINITION

Laxanzien (*Abführmittel*): Medikamente zur Beschleunigung des Nahrungstransports im Darm und zur Darmentleerung.

Laxanzien werden v. a. dann verordnet, wenn die Bauchpresse beim Stuhlgang nicht eingesetzt werden soll, also z. B. nach einem Herzinfarkt oder nach Augenoperationen. Abführende Mittel finden ihre Anwendung auch zur Darmreinigung vor diagnostischen oder operativen Maßnahmen. Sie können zeitlich begrenzt bei einer Obstipation verordnet werden. Eine Anwendung über einen längeren Zeitraum hinweg würde das Problem verschärfen. Laxanzien dürfen nicht bei unklaren Bauchschmerzen, Darmverschluss (*Ileus*) oder akutem Abdomen gegeben werden.

Zu den Laxanzien gehören:

- **Füll- und Quellmittel** (z. B. Agar-Agar, Weizenkleie, Leinsamen): Sie dehnen die Darmwand. Dies löst reflektorisch die Anregung der Darmperistaltik aus. Füll- und Quellmittel sollten immer mit reichlich Flüssigkeit eingenommen werden, da sie sonst einen mechanischen Ileus auslösen können.
- **Stuhlaufweichende Mittel** wirken durch den „Schmiereffekt"; Beispiel sind Glyzerinpräparate als Zäpfchen oder Klysma (z. B. Glycerol / Glycilax®). Unerwünschte Wirkungen: selten Reizungen der Enddarmschleimhaut.
- **Osmotisch wirksame Mittel** (Laktulose / Lactuflor®, Macrogol / Laxofalk®, Dulcolax®) sind nicht resorbierbar, steigern daher die Darmperistaltik und wirken somit abführend. Unerwünschte Wirkungen von Laktulose sind Blähungen, von Macrogol meist vorübergehend u. a. Schwindel und Durchfall.
- **Antiresorptiv wirkende Mittel**: Anthrachinone in Senna oder Aloe als Bestandteil etlicher Abführtees, Bisacodyl (z. B. Dulcolax® Dragees) und Natriumpicosulfat (z. B. Laxoberal®) hemmen die Resorption von Elektrolyten und Flüssigkeit. Die Vermehrung des Stuhlvolumens steigert die Darmperistaltik, die gleichzeitige Verminderung der Stuhlkonsistenz erleichtert die Defäkation (*Stuhlentleerung*). Unerwünschte Wirkungen sind bei Dulcolax® Dragees Bauchschmerzen, bei Laxoberal® die Verstärkung der Darmträgheit, wenn das Präparat länger als 1–2 Wochen eingenommen wird.

Laut **Priscus-Liste** sollten alte Menschen kein dickflüssiges Paraffin (Obstinol®) erhalten, da sich bei einer versehentlichen Aspiration dieses Abführmittels eine schwere Pneumonie entwickeln kann. Als Therapie-Alternativen werden Macrogol und Lactulose empfohlen (www.priscus.net).

Pflege

Ziel ist die regelmäßige Entleerung von weichem Stuhl durch folgende Maßnahmen:

- **Ernährung:** Speisenangebot mit Vollkornprodukten, Salaten, Obst, Gemüse und ausreichend Flüssigkeit, Zeit zum Essen gewährleisten und für ein ansprechendes Umfeld sorgen
- **Bewegung:** Regelmäßige Mobilisierung, ggf. kleine gymnastische Übungen im Bett durchführen lassen, oder Spaziergänge organisieren
- **Darmtraining:** z. B. mit kreisförmigen Bewegungen dem anatomischen Verlauf des Dickdarms zur Förderung der Darmperistaltik folgen (Kolonmassage); darauf achten, dass der Pflegebedürftige bei Stuhldrang den Gang zur Toilette nicht hinauszögert.

Ileus

DEFINITION

Ileus: Störung der Darmpassage. Der **paralytische Ileus** entsteht durch eine Störung der Darmbewegungen, der **mechanische Ileus** durch ein Hindernis im Darmlumen.

Krankheitsentstehung

➢ Abb. 2.308 zeigt Ursachen eines **mechanischen** bzw. **paralytischen Ileus.**

Weitere Ursachen eines **mechanischen Ileus:**

- Polypen, Kotsteine
- Komplikation bei chronisch entzündlichen Darmerkrankungen (➢ 2.10.14)
- Drehung einer Darmschlinge (*Volvulus*).

Weitere Ursachen eines **paralytischen Ileus:**

- Entzündungen: Neben der Entzündung von Ausstülpungen im Sigma (*Divertikulitis* ➢ Abb. 2.308), Bauchfellentzündung (*Peritonitis*), Gallenblasenentzündung (*Cholezystitis*), Entzündung der Bauchspeicheldrüse (*Pankreatitis*)
- Harnvergiftung (*Urämie*)
- Hypokaliämie (Kalium beeinflusst Muskelbewegungen)
- Schmerzen bei Gallen- oder Nierenkolik, nach Bauchoperationen
- Unerwünschte Arzneimittelwirkung (Opiate, Antidepressiva).

Symptome und Untersuchungsbefund

Gemeinsame Symptome und Untersuchungsbefunde beider Ileusformen:

- Übelkeit und Erbrechen mit Flüssigkeits- und Elektrolytverlusten
- Bei fortgeschrittenem, unbehandelten Ileus **Miserere** („*erbarme dich*"): Kotiges Erbrechen durch Rückstau des Dünndarminhalts in den Magen
- Aufgetriebenes Abdomen durch den geblähten Darm
- Stuhl- und Windverhalt.

Die Unterschiede zwischen mechanischem und paralytischem Ileus zeigt ➢ Tab. 2.41.

Neben der körperlichen Untersuchung erhärten die Ultraschalluntersuchung und ggf. das Röntgenbild mit einer Abdomenübersicht die Diagnose.

Komplikationen

- Volumenmangelschock aufgrund der fehlenden Rückresorption von Wasser aus den Verdauungssäften
- Durchwanderungsperitonitis, hervorgerufen durch den Entzündungsprozess im betroffenen Darmabschnitt.

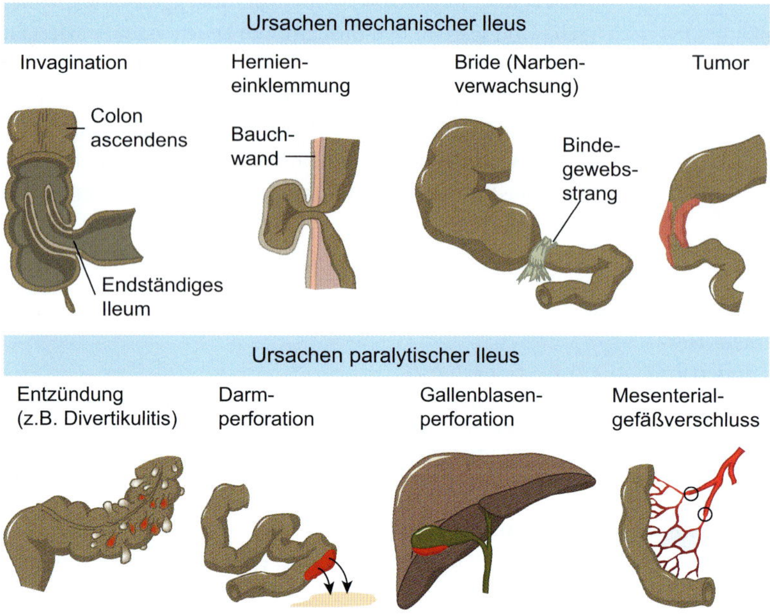

Abb. 2.308 Häufige Ursachen des paralytischen und des mechanischen Ileus. [L138]

Tab. 2.41 Unterscheidung von mechanischem und paralytischem Ileus. [A400]

Mechanischer Ileus	Paralytischer Ileus
Krampfartige Schmerzen durch starke Peristaltik	Meist nur Druckgefühl
• Bei Auskultation metallische, spritzende, hohe oder klingende Darmgeräusche („Darmmuskulatur kämpft gegen Stenose an") • Nach Std. bis Tagen Fehlen von Darmgeräuschen	Bei Auskultation Fehlen von Darmgeräuschen („Totenstille")

Behandlung

Der paralytische Ileus wird in der Regel konservativ behandelt: Nahrungskarenz, Legen einer Magen- oder Duodenalsonde mit Absaugen des gestauten Sekrets, Anregung der Peristaltik durch Cholinergika (*Parasympathomimetika*), abführende Maßnahmen, Korrektur des Flüssigkeits- und Elektrolythaushalts durch Volumensubstitution und evtl. Antibiotikagabe. Die Therapie eines mechanischen Ileus erfolgt operativ.

Akutes Abdomen

Ein akutes Abdomen ist ein Symptomenkomplex, der gekennzeichnet ist durch:

- Unerträgliche Bauchschmerzen mit Abwehrspannung („brettharter Bauch")
- Störungen der Darmperistaltik
- Schlechter Allgemeinzustand.

Krankheitsentstehung

Die Ursachen sind außerordentlich vielfältig. Differenzialdiagnostisch kommen fast alle Erkrankungen des Verdauungssystems in Betracht:

- Perforation: Ulkus, Appendizitis, Divertikulitis. Karzinom
- Ileus
- Gallenkolik, Cholezystitis
- Blutungen in den Bauchraum
- Akute Pankreatitis
- Nierenkoliken
- Myokardinfarkt
- Lungenembolie.

Ein akutes Abdomen erfordert ein unverzügliches diagnostisches und therapeutisches Handeln. Die Behandlung erfolgt in intensivmedizinischen Abteilungen. Die Verabreichung von Analgetika orientiert sich am WHO-Schmerz-Stufenschema mit niedrigpotenten (z. B. Tramadol / Tramal®) bzw. hochpotenten Opioiden (z. B. Pethidin / Dolantin® oder Buphrenorphin / Temgesic® ➤ 1.4.2). Die weitere Therapie ist abhängig von der zugrunde liegenden Ursache.

Ikterus

DEFINITION

Ikterus (*Gelbsucht*): Gelbfärbung von Haut und Schleimhäuten durch den Anstieg von Bilirubin im Blut mit nachfolgendem Bilirubinübertritt in das Gewebe. Zuerst sichtbar als **Sklerenikterus** am Auge, weil hier die Gelbfärbung der Bindehaut vor dem Hintergrund der weißen Sklera (*Lederhaut*) gut sichtbar ist.

Ikterusformen

Die drei Ikterusformen erklären sich entsprechend ihrer Entstehung:

- **Prähepatischer Ikterus** (*hämolytischer Ikterus*). Tritt auf, wenn rote Blutkörperchen zerfallen (*hämolysieren* ➤ 2.6.7) und so viel Bilirubin anfällt, dass es die gesunde Leber nicht schnell genug verstoffwechseln kann.
- **Intrahepatischer Ikterus** (*Parenchymikterus*). Krankhafte Veränderungen der Leberzellen (Vergiftungen, Leberentzündungen, Leberzirrhose) blockieren den Bilirubinstoffwechsel in der Leber.

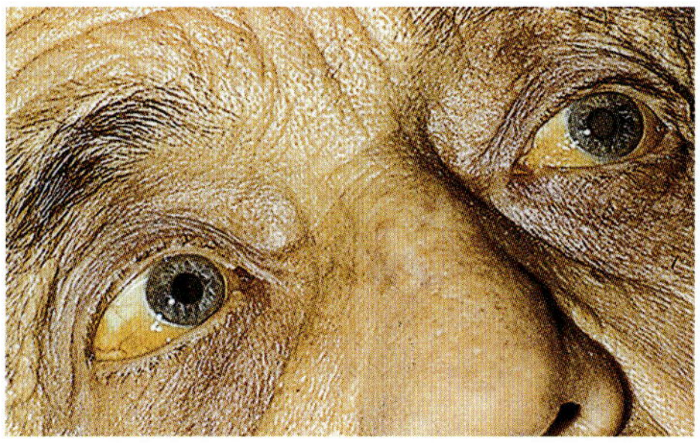

Abb. 2.309 Ikterus. [R246]

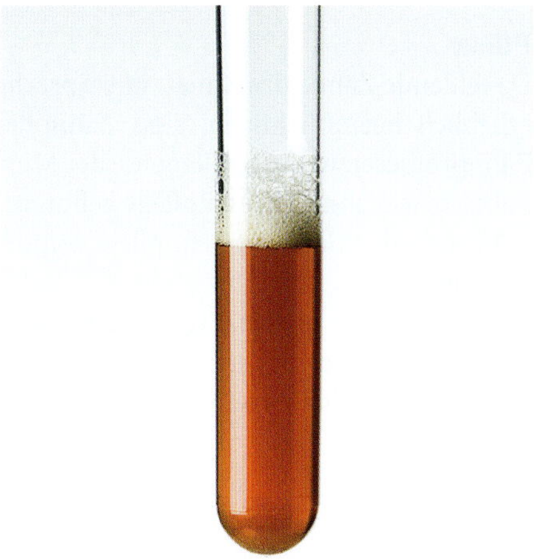

Abb. 2.310 Bilirubinhaltiger bierbrauner Urin, auf dem sich nach dem Schütteln Schaum bildet. [K115]

- **Posthepatischer Ikterus** (*Verschlussikterus, cholestatischer Ikterus*). Da Bilirubin in der Leber zum Bestandteil des Gallensafts wird und die Galle über die Gallenwege in den Zwölffingerdarm abgegeben wird, führen z. B. Gallensteine in den Gallengängen zu einem Gallerückstau, der Störungen im Bilirubinstoffwechsel auslöst.

Weitere Kennzeichen eines intrahepatischen und des posthepatischen Ikterus sind heller Stuhl und dunkler Urin (> Abb. 2.310, > 2.10.7).

Behandlung

Ein prä- und intrahepatischer Ikterus wird meist konservativ behandelt. Die Ursachen eines posthepatischen Ikterus erfordern in der Regel eine Operation. Der Juckreiz lässt sich durch gallensäurebindende Medikamente, z. B. Colestyramin (Quantalan®) lindern. Unerwünschte Wirkungen von Quantalan® sind z. B. Obstipation, Schwindel und Schläfrigkeit.

Diarrhö

DEFINITION

Diarrhö (*Durchfall*): Mehr als drei ungeformte, dünnflüssige Stühle täglich. Je nach zeitlichem Verlauf Unterscheidung zwischen akuter und chronischer (länger als einen Monat anhaltender) Diarrhö.
Maldigestion: Mangelnde Aufspaltung bzw. Andauung der zugeführten Nahrung durch Enzyme und Galle
Malabsorption: Störung des Resorptionsvorgangs der Nahrungsbestandteile vom Darm in die Blut- und Lymphgefäße.

Ursachen eines **akuten Durchfalls** sind bakterielle oder virale Magen-Darm-Infektionen, psychische Einflüsse (Angst, Aufregung), Änderungen der Ernährungszusammensetzung, unerwünschte Arzneimittelwirkungen z. B. durch die Einnahme von Antibiotika oder während einer Zytostatikatherapie.

Ein **chronischer Durchfall** entsteht bei Malabsorption und Maldigestion, aufgrund eines Reizkolons oder bei chronischem Alkoholabusus.

Begleitsymptome der Diarrhö sind häufig krampfartige Bauchschmerzen, Elektrolytverlust, körperliche Schwäche, Appetitlosigkeit und evtl. Fieber. Bei Durchfällen besteht (wie bei massivem Erbrechen) generell die Gefahr, dass der alte Mensch schnell in eine Exsikkose gerät.

SURFTIPP

Deutsche Gesellschaft für Verdauungs- und Stoffwechselerkrankungen: www.dgvs.de

Stuhlinkontinenz

DEFINITION

Stuhlinkontinenz: Unvermögen, die Stuhlausscheidung zu kontrollieren.

Krankheitsursachen

Medizinische Ursachen einer Stuhlinkontinenz im Alter:

- **Mangelnde Schließfunktion** durch Sphinkterschwäche, bei Veränderungen des Beckenbodens, aufgrund von Hämorrhoiden, nach Operationen im Analbereich oder nach gynäkologischen Operationen
- **Störungen in der Wahrnehmung** des Stuhldrangs bei Polyneuropathie (bei Diabetes mellitus, Alkoholabusus), Verwirrtheit, Demenz.

Manchmal stehen ursächlich nicht die organischen Veränderungen im Vordergrund:

- Der Pflegebedürftige, der Beruhigungsmittel erhält, bemerkt den Stuhldrang zu spät
- Schmerzen und Gehstörungen verlängern die Wegedauer bis zur Toilette
- Die Orientierung bezüglich der nächsten Toilette fehlt
- Die Zeitspanne von der Information des Bettlägerigen an die Pflegefachkraft über den Stuhldrang bis zur Verfügbarkeit des Steckbeckens ist zu lang.

Schweregrade der Stuhlinkontinenz:

- Grad I: Unkontrollierter Abgang von Winden (*Flatulenz*)
- Grad II: Unkontrollierter Abgang von flüssig-breiigem Stuhl
- Grad III: Unkontrollierter Abgang von festem Stuhl.

Behandlung

Pflegefachpersonen sollten versuchen, die Gründe der Inkontinenz in Erfahrung zu bringen. Ein Defäkationsprotokoll, mit dem z. B. die Häufigkeit der Darmentleerungen erfasst wird, kann bei der Ursachenfindung und dem Training zur Verbesserung der Stuhlkontinenz hilfreich sein. Trainingsmöglichkeiten sind:

- **Kontinenztraining.** Voraussetzung ist eine gründliche, regelmäßige Darmentleerung mittels Suppositorien, Klysmen oder digitaler Ausräumung. Dadurch entsteht eine relative Kontinenz bis zur nächsten Mastdarmfüllung
- **Toilettentraining.** Ziel der regelmäßigen Toilettengänge ist es, den Rhythmus der Stuhlentleerung beim Pflegebedürftigen zu finden
- **Beckenbodentraining.** Regelmäßige Übungen stärken die Muskulatur bei Beckenbodenschwäche.

Peritonitis

Eine Peritonitis (*Bauchfellenzündung*) tritt meist als Antwort auf eine andere Erkrankung auf. Zu den **Ursachen** gehören u. a. die Perforation (*Durchbruch*) bei Magen- und Zwölffingerdarmgeschwüren, Darmperforationen bei chronisch-entzündlichen Darmerkrankungen oder im Verlauf einer Appendizitis (➢ 2.10.14). Eine Peritonitis kann auch nach Bauchoperationen oder bei gynäkologischen Erkrankungen auftreten.

Symptome sind starke Bauchschmerzen, die bei Perforationen blitzartig auftreten. Die zunehmende Abwehrspannung der gesamten Bauchmuskulatur kann sich bis zum Befund des „brettharten" Bauchs steigern. Es entwickelt sich schnell ein Schockzustand, der eine sofortige Behandlung erfordert. Sobald es der Zustand des Pflegebedürftigen zulässt muss die Perforationsstelle bzw. die Infektionsquelle operativ beseitigt werden.

2.10.12 Mundkrankheiten

Erkrankungen der Zähne

Altersbedingte Erkrankungen der Zähne, die sich beim Pflegebedürftigen u. a. durch Unruhe oder Verweigerung der Nahrungsaufnahme äußern können, sind:

- **Zahnfleischschwund** mit freiliegenden Zahnhälsen und einer generellen Empfindlichkeit der Zähne gegenüber Wärme- oder Kälteeinwirkung
- **Zahndefekte** durch Abrieb, Karies oder unbewusstes Aufeinanderpressen und -reiben der Zähne (*Bruxismus*), z. B. bei psychischen Belastungssituationen
- **Zahnfleischwucherungen** (als unerwünschte Wirkung während einer Therapie z. B. mit Antiepileptika)
- **Zahnfleischentzündungen** bei übermäßiger Plaquebildung mit Zahnfleischbluten und Schmerzen
- **Zahnveränderungen** beim Reflux von Magensäure.

Zahnplaques enthalten massenhaft Bakterien, die Zucker aus der Nahrung verstoffwechseln. Im Verlauf dieses bakteriellen Stoffwechsels entstehen Säuren, die aus dem Zahnschmelz Kalzium und Phosphat lösen (*den Zahn entmineralisieren*). Auch säurehaltige Nahrungsmittel, z. B. Zitrusfrüchte oder entsprechende Fruchtsäfte, tragen zur Entmineralisierung des Zahns bei. Wenn das Gleichgewicht zwischen entkalkenden und mineralisierenden Komponenten (z. B. durch Fluor im Speichel) dauerhaft gestört ist, entsteht **Karies** (*Zahnfäule*).

Parodontitis

Schreitet die Plaquesbildung fort, entstehen **Zahnfleischentzündungen** (*Gingivitis*), die letztlich eine Parodontitis mit Zahnfleischschwund und Lockerung der Zähne verursachen.

Komplikationen einer Parodontitis sind:

- Abszessbildungen und Fisteln im Zahnwurzelbereich
- Abbau des Kieferknochens
- Sekundärerkrankungen, weil eine Parodontitis eine verminderte Immunabwehr zur Folge hat mit Nasennebenhöhlenentzündungen (*Sinusitis*), Ohrerkrankungen, Herzklappenentzündungen (*Endokarditis*) und Nierenentzündung (*Nephritis*).

Pflege

Da fehlende Zähne das Kauen und Sprechen des Pflegebedürftigen erheblich beeinträchtigen, sind Zahnpflege bzw. die Pflege von Zahnprothesen wichtige Elemente der Mundpflege. Aspekte, die zur Zahn- bzw. Zahnprothesenpflege gehören:

- Pflegebedürftigen zur Zahnpflege ermuntern und bei Bedarf unterstützen
- Zahnprothese regelmäßig abspülen und täglich putzen
- Auf säure- und zuckerarme Ernährung achten (insb. Beachtung des Zuckergehalts von Speisen und Getränken).

Der Gaumen hat die Tendenz, sich zu verformen. Deshalb sollten Pflegebedürftige, die eine Zahnprothese tragen, diese auch dann einsetzen, wenn sie vorübergehend nicht essen dürfen.

Infektionen der Mundhöhlenschleimhaut

Stomatitis

DEFINITION

Stomatitis: Entzündung der Mundschleimhaut.

Zu den Auslösern einer Stomatitis zählen u. a.:

- Entzündung durch Bakterien, Viren (z. B. Stomatitis aphthosa), Pilze
- Erkrankungen der Zähne und der Speicheldrüsen
- Mangelnde Mundhygiene
- Reduzierter Allgemeinzustand
- Appetitlosigkeit
- Flüssigkeitsmangel
- Nikotin- und Alkoholmissbrauch
- Bösartige Tumoren im Hals- Nasen- und Rachenbereich
- Unerwünschte Wirkung von Medikamenten (z. B. Zytostatika).

Stomatitis aphthosa

Die Stomatitis aphthosa (➢ 2.2.6) wird durch Herpes-Viren vom Typ I verursacht. Es bilden sich sehr schmerzhafte, infektiöse Bläschen in der Mundhöhle. Die typischen, in Gruppen auftretenden Bläschen sind häufig von Lymphknotenschwellungen und Fieber begleitet. Medikamente mit dem Wirkstoff Aciclovir (Zovirax®) können den Verlauf verhindern oder mildern, wenn sie zu Beginn der Erkrankung verabreicht werden. Unerwünschte Wirkungen einer Zovirax®-Suspension: Übelkeit, Erbrechen, Kopfschmerzen, Verwirrtheit.

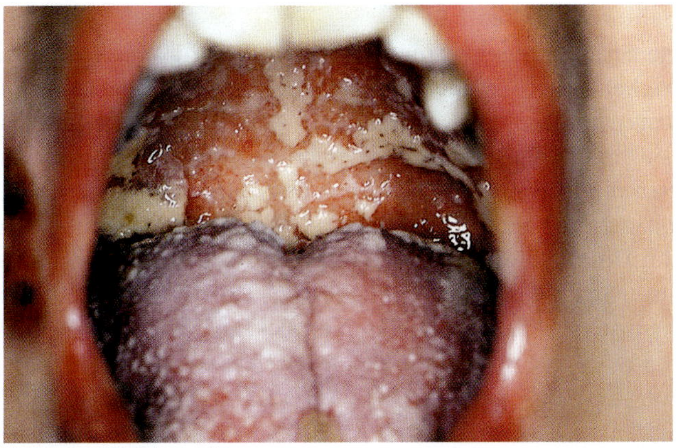

Abb. 2.311 Soorstomatitis. [E455]

Aphthen

Aphthen sind meist schmerzhafte, einzelne, gelbliche Bläschen der Mundschleimhaut, die häufig einen roten Randsaum aufweisen. Sie kommen insbesondere an den Wangen, an der Zunge und im Bereich der Lippen vor. Die Ursache der Aphthen ist unbekannt, sie treten aber oft bei Stresssituationen oder sonstigen Veränderungen der Immunabwehr auf. Aphthen sind in der Regel nicht infektiös und heilen nach Tagen bis Wochen spontan ab. Aufgrund ihrer Schmerzhaftigkeit behindern sie den Pflegebedürftigen bei der Nahrungsaufnahme, beim Schlucken und Sprechen. Therapeutisch helfen schmerzlindernde Gele, Salben oder Lutschtabletten.

Mundsoor

Sowohl die Mundflora als auch der Speichel sorgen für ein gesundes Milieu in der Mundhöhle. Diese Situation ändert sich bei:

- Nahrungskarenz (mangelnder Speichelfluss)
- Atmung durch den offenen Mund (Austrocknen der Schleimhaut)
- Nicht angepasster Zahnprothese
- Einseitige Ernährung, wobei der Genuss von Zucker das Pilzrisiko erhöht (➤ Abb. 2.311)
- Antibiotikatherapie und Abwehrschwäche.

Der Mundsoor (*Candidose, Soor*) wird meistens durch den Hefepilz Candida albicans ausgelöst.

Symptome

Typische Symptome eines Mundsoors sind weißliche, spritzer- bis fleckförmige Beläge auf geröteter Schleimhaut. Der Betroffene klagt über brennende Schmerzen, Kaubeschwerden und Schluckstörungen. In ausgeprägten Fällen verläuft jeder Versuch zur Nahrungsaufnahme so schmerzhaft, dass der Pflegebedürftige die Einnahme der Mahlzeiten verweigert. Ein Nachweis der Candidainfektion erfolgt mittels Abstrich und einer Pilzkultur.

Soor kann sich auf die Speiseröhre und den Magen-Darm-Trakt ausbreiten oder bei starker Abwehrschwäche eine Lungenentzündung, Nierenbeckenentzündung oder Sepsis auslösen.

Behandlung

Allgemeine Maßnahmen sind das Ausschalten begünstigender Faktoren durch regelmäßige Reinigung der Zähne bzw. der Zahnprothese. Da Ober- und Unterkieferknochen, wie alle anderen Knochen auch, Veränderungsprozessen unterworfen sind, ist der Sitz einer Zahnprothese regelmäßig zu überprüfen. Dies gilt auch, wenn der Pflegebedürftige Nahrungskarenz einzuhalten hat, über eine Sonde ernährt wird oder über wenige Wochen hinweg Breikost erhält.

Lokale Therapeutika sind Lösungen oder Lutschtabletten, die den Wirkstoff Amphotericin B (Ampho-Moronal®) oder Nystatin (Candio-Hermal®) enthalten. Die Medikamente sollten nach dem Essen verabreicht werden, damit sie sich nicht mit dem Essen vermischen und ausreichend lange einwirken können. Um Rezidive zu vermeiden, ist die Behandlung nach dem Verschwinden der Symptome noch mindestens 14 Tage weiterzuführen. Eine systemische Behandlung kann mit Fluconazol (Diflucan®) erfolgen. Unerwünschte Arzneimittelwirkungen: Übelkeit, Erbrechen, Durchfälle, Leberfunktionsstörungen.

Soorprophylaxe

Zur Soorprophylaxe gehören:

- Regelmäßige Mundhygiene, um Speisereste zu entfernen
- Sorgfältige Reinigung der Zahnprothese
- Anregung des Speichelflusses durch Kauen, z. B. von Trockenfrüchten
- Feuchthalten der Mundschleimhaut durch Mundspülungen mit verdünntem Kräutertee
- Auswischen der Mundhöhle bei Nahrungskarenz
- Regelmäßiges, wiederholtes Anbieten von Getränken.

Tonsillitis

DEFINITION

Tonsillitis (*Mandelentzündung*): Entzündung der Gaumenmandeln.
Rheumatisches Fieber: Entsteht im Verlauf einer Mandelentzündung durch β-hämolysierende Streptokokken der Gruppe A. Die Antikörper richten sich bei einigen Menschen auch gegen strukturähnliche Anteile von körpereigenem Gewebe. Im Verlauf dieser Autoimmunreaktion kommt es zu Entzündungen großer Gelenke, zur Entzündung von Filtrationseinheiten in der Niere (*Glomerulonephritis*) und zur Entzündung der Herzinnenhaut, insb. der Herzklappen (*Endokarditis*).

Häufige Erreger einer Tonsillitis (*Mandelentzündung*) sind Viren (Adeno-, Parainfluenza-Viren) und Bakterien, insbesondere β-hämolysierende Streptokokken.

Eine akute Tonsillitis kann in jedem Lebensalter auftreten. Die Erkrankten bekommen innerhalb weniger Std. starke Halsschmerzen und Schluckbeschwerden, die in die Ohrregion ausstrahlen. Der Allgemeinzustand ist deutlich reduziert, evtl. treten Fieber und Schüttelfrost auf. Die Gaumenmandeln sind hochrot, geschwollen und bei Streptokokkeninfektionen oft mit typischen gelblich-weißen Stippchen belegt.

Zur Behandlung gehören die Verordnung von entzündungshemmenden Schmerzmitteln (z. B. Diclofenac), bei bakteriellen

Infektionen die Verschreibung von Antibiotika. Ergänzend sollten eine ausreichende Flüssigkeitszufuhr und Lutschpastillen (z. B. Dolo-Dobendan®) empfohlen werden.

Tumoren der Mundhöhle und der Lippen

Gutartige Tumoren sind im Bereich der Mundhöhle sehr selten, so dass bei einem Tumor immer an eine bösartige Neubildung zu denken ist.

Bösartige Tumoren der Mundhöhle bilden sich meist in der Rinne zwischen unterer Zahnreihe und Zungenrand (➤ Abb. 2.313), im hinteren Drittel der Zunge oder an den Gaumenmandeln. Im Gegensatz zum **Lippenkarzinom** (➤ Abb. 2.312) sind die Tumoren anfangs schlecht sichtbar. Bei einem Großteil der Erkrankten besteht ein langjähriger Nikotin- und Alkoholabusus. Die Betroffenen sind lange beschwerdefrei. Als Spätsymptome treten Schluckstörungen, eine Behinderung beim Sprechen und blutiger Speichel auf. Nach der histologischen Diagnosesicherung wird der Tumor abhängig vom Stadium operativ entfernt oder bestrahlt.

Erkrankungen der Speicheldrüsen

Speicheldrüsenentzündung

Krankheitsentstehung

Ursachen einer Speicheldrüsenentzündung (*Sialadenitis, Sialoadenitis,* griech. sialos = *Speichel*) sind:

- Infektionen durch Bakterien (z. B. Streptokokken, Staphylokokken) oder Viren
- Mundtrockenheit (*Xerostomie*)
- Mangelnde Mundhygiene
- Stoffwechselerkrankungen
- Lange operative Eingriffe in Vollnarkose
- Radiotherapie im Hals- / Kopfbereich
- Medikamenteneinnahme (z. B. Psychopharmaka, Diuretika).

Bei **Mundtrockenheit** (*Xerostomie*) schmecken Mahlzeiten nicht, weil sich die Geschmacksmoleküle nicht ausreichend lösen und mit den Geschmacksknospen reagieren können. Das Sprechen fällt schwer und der zähe Speisebrei macht das Schlucken schwer.

Symptome und Befund

Eine Speicheldrüsenentzündung betrifft vorzugsweise die **Ohrspeicheldrüse** (*Glandula parotis*). Eine **Parotitis** (*Entzündung der Ohrspeicheldrüse*) tritt akut auf und ist mit Schmerzen unterhalb des Ohrläppchens oder am Unterkiefer verbunden. Manchmal treten mit Fieber und Schüttelfrost hinzu. Die geschwollene Drüse fühlt sich hart an, die Haut über der erkrankten Drüse ist gerötet. Beim Druck auf die betroffene Drüse tritt ggf. Eiter aus dem Ausführungsgang aus, der gegenüber dem zweiten oberen Mahlzahn zu sehen ist. Als Komplikation können sich Abszesse entwickeln, die nach außen oder in die Mundhöhle durchbrechen.

Behandlung

Die Behandlung erfolgt durch entzündungshemmende Schmerzmittel, ggf. Antibiotika und ausreichende Flüssigkeitszufuhr.

Pflege

- Sorgfältige Mundpflege
- Regelmäßiges Anbieten von Getränken
- Anregung des Speichelflusses und der Kautätigkeit durch das Kauen von Dörrobst, von zuckerfreiem Kaugummi oder Lutschen saurer Bonbons, wenn keine Aspirationsgefahr besteht

Speichelsteine

Krankheitsentstehung

Speichelsteine bilden sich v. a. in der **Unterkieferspeicheldrüse** (*Glandula submandibularis*). Ursache sind Speichelbildungsstörungen, die mit einer Viskositätszunahme des produzierten Speichels einhergehen.

Symptome

Eine rasch zunehmende schmerzhafte Schwellung der betroffenen Speicheldrüse tritt anfangs nur beim Essen, also im Zusammenhang mit der verstärkten Speichelproduktion auf. Nach einiger Zeit bleibt die Drüse ständig vergrößert und entzündet.

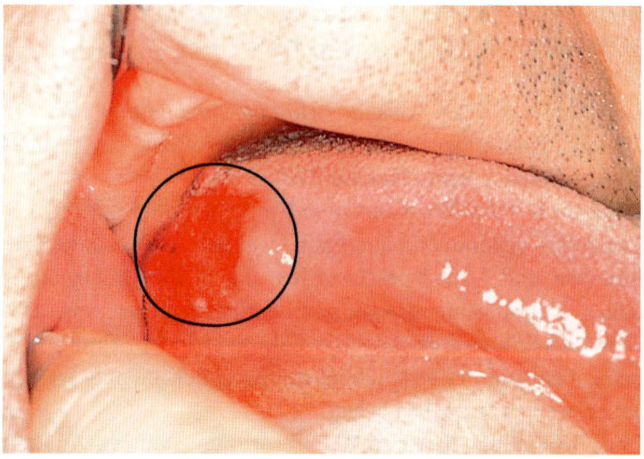

Abb. 2.313 Zungenrandkarzinom rechts. [E438]

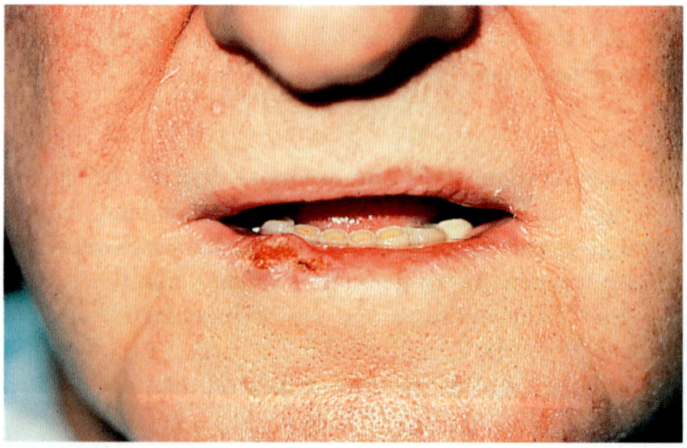

Abb. 2.312 Unterlippenkarzinom. Bösartige Tumoren der Lippen befinden sich zum größten Teil an der Unterlippe und treten häufig bei Pfeifenrauchern auf. [E437]

Behandlung

Die **konservative** Therapie besteht in der Gabe von **Speichellockern** (z. B. Zitronenstäbchen, saure Bonbons), dem Versuch, den Stein durch eine Massage der Glandula submandibularis zu entfernen, der Gabe von Antibiotika bei bakterieller Superinfektion und der Verabreichung von entzündungshemmenden Schmerzmitteln (*Antiphlogistika*).

Bleibt ein Speichelstein bestehen, erfolgt operativ entweder die Schlitzung des Ausführungsgangs oder die Entfernung der Speicheldrüse.

2.10.13 Erkrankungen der Speiseröhre

Hiatushernie

DEFINITION

Hiatushernie (lat. hiatus = *Spalt*): Erweiterung der Zwerchfelllücke für den Durchtritt der Speiseröhre (*Hiatus oesophageus*) mit teilweiser oder kompletter Verlagerung des Magens in den Brustkorb (*Thorax*).

Krankheitsentstehung

Der Erweiterung dieser Zwerchfelllücke (*Hiatus oesophageus*) liegt meist eine Bindegewebsschwäche zugrunde. Begünstigt wird die Entwicklung einer Hiatushernie durch eine häufige Erhöhung des intraabdominellen Drucks, wie das z. B. bei einer Obstipation, wenn die Bauchpresse übermäßig beansprucht wird oder durch heftige Hustenanfälle bei einer chronischen Bronchitis der Fall ist. Grundsätzlich gibt es zwei Formen der Hiatushernie (➤ Abb. 2.314):

- **Hiatusgleithernie** (*axiale Hernie, Gleithernie*): Es ist die häufigste Hernie, bei der sich Mageneingang (*Kardia*) und Magengrund (*Fundus*) zeitweise oder ständig oberhalb des Zwerchfells befinden.
- **Paraösophageale Hernie**: Speiseröhre (*Ösophagus*) und Mageneingang verbleiben in ihrer anatomischen Lage, während sich der Magenfundus neben der Speiseröhre in den Brustraum drängt. Eine extreme Variante ist der „Thoraxmagen" (*Upside-down-Magen*) , wenn der gesamte Magen im Brustkorb zu liegen kommt.

Die Häufigkeit von Hiatusgleithernien nimmt mit dem Alter zu. Jeder 2. der über 50-jährigen hat eine Hiatusgleithernie. Paraösophageale Hernien betreffen vorwiegend Erwachsene im mittleren Lebensalter.

Symptome und Untersuchungsbefund

Meist bleibt eine Hiatusgleithernie symptomlos. Wenn die Verlagerung einen gestörten Verschlussmechanismus des unteren Ösophagussphinkters auslöst, äußert der Pflegebedürftige Symptome, die auch bei einer Refluxkrankheit auftreten und je nach Größe der verlagerten Teile mit Völlegefühl und Atemnot einhergehen.

Diagnostisch wird eine Hiatusgleithernie u. a. endoskopisch mittels einer Ösophagogastroskopie oder über einen Röntgen-Breischluck abgeklärt.

Behandlung

Die Einnahme kleinerer Mahlzeiten ist generell günstiger als der Verzehr großer Essensportionen. Eine Obstipationsprophylaxe vermindert den intraabdominellen Druck. Große Hernien werden ggf. operativ mittels einer Fundoplikatio oder einer Gastropexie behandelt. Wenn der Chirurg den Magenfundus manschettenförmig um den unteren Ösophagus näht, wird diese Operation als Fundoplikatio bezeichnet (➤ Abb. 2.315). Bei der Gastropexie wird entweder der Magenfundus von unten am Zwerchfell fixiert (*Fundophrenikopexie* ➤ Abb. 2.316) oder die Magenvorderwand an die Bauchdecke angeheftet.

Ösophagusdivertikel

DEFINITION

Divertikel: Angeborene oder erworbene Ausstülpung umschriebener Wandbezirke eines Hohlorgans. Divertikel können in allen Abschnitten des Verdauungstrakts auftreten.

Echte Divertikel sind durch die Ausstülpung der gesamten Wand gekennzeichnet (z. B. Meckel-Divertikel ➤ 2.10.5), **falsche Divertikel** (*Pseudodivertikel*) entstehen als Ausstülpungen von Mukosa bzw. Submukosa durch (Gefäß-)Lücken der Muscularis (z. B. Sigmadivertikel).

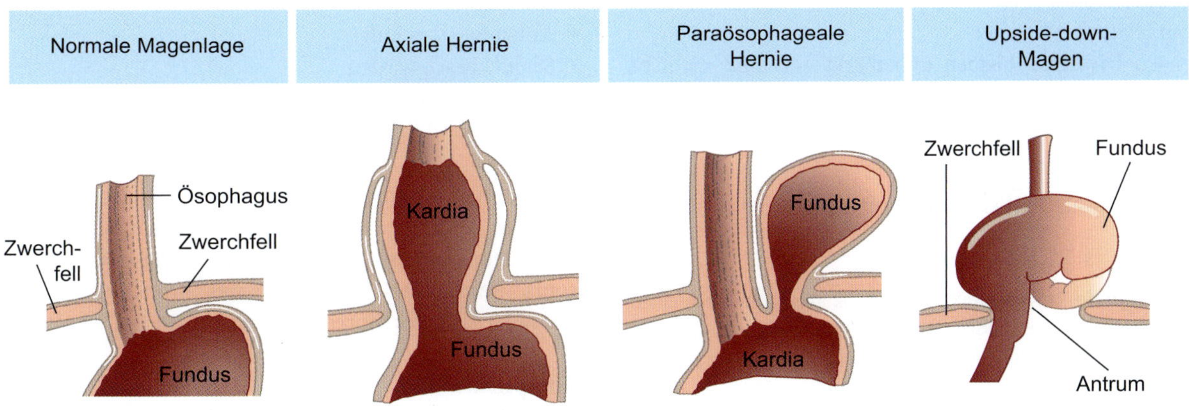

Abb. 2.314 Physiologische Magenanlage und Formen der Hiatushernie. [L138]

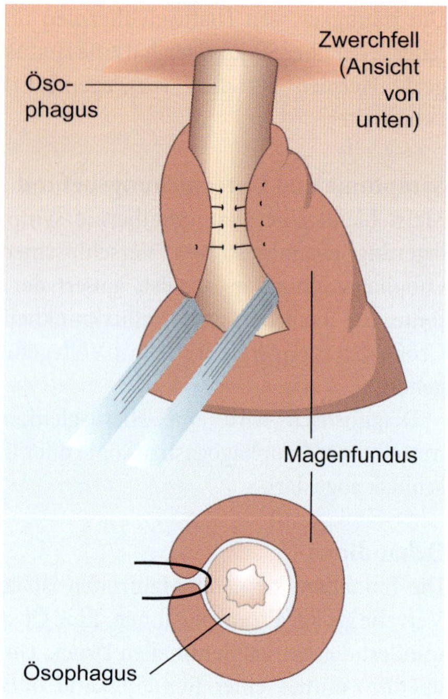

Abb. 2.315 Fundoplikatio. Oben der OP-Situs, unten im Querschnitt. [L138]

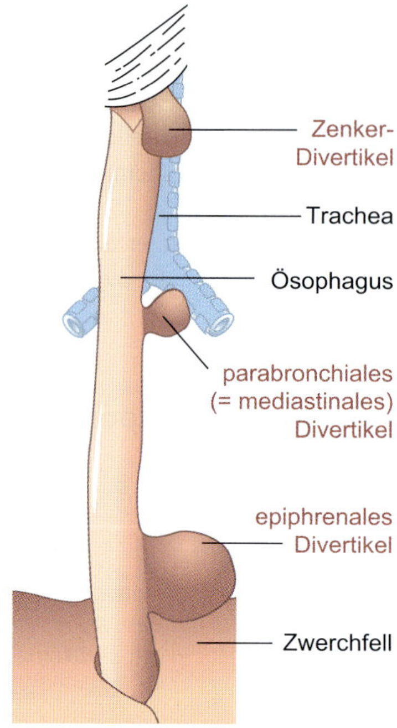

Abb. 2.317 Lokalisation der Ösophagusdivertikel. [L138]

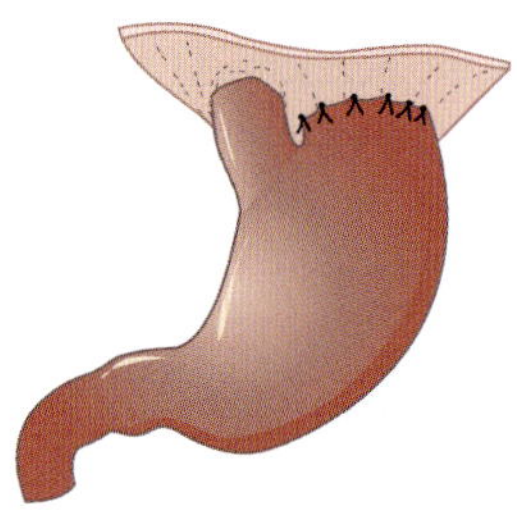

Abb. 2.316 Fundophrenikopexie. [L138]

Ösophagusdivertikel (➤ Abb. 2.317) treten am häufigsten im Halsbereich als **Zenker-Divertikel** (*Pseudodivertikel*) auf. Symptome können Schluckstörungen, Druckgefühl und Regurgitation (*Zurückströmen von unverdauten Speisen*), bis in die Mundhöhle sein. Ein **parabronchiales Divertikel** (*echtes Divertikel*) ist selten und wird z. B. durch Entzündungen der Lymphknoten im Bereich der Bifurkation (*Aufteilungsstelle der Luftröhre in die Hauptbronchien*) ausgelöst. **Epiphrenale Divertikel** (*Pseudodivertikel*) liegen am Speiseröhrenende und kommen manchmal in Kombination mit Hiatushernien vor.

Die meisten Divertikel bleiben unbemerkt und sind nicht behandlungsbedürftig. Bei Beschwerden werden sie operativ entfernt, wenn es der körperliche Zustand des Pflegebedürftigen erlaubt.

Gastroösophageale Refluxkrankheit

DEFINITION

Gastroösophageale Refluxkrankheit: Erkrankungen, die durch einen Reflux von Magensaft in die Speiseröhre entstehen.

Barrett-Ösophagus: Vorstufe mit hohem Krebsrisiko als Folge einer langjährigen Refluxkrankheit.

Achalasie: Degeneration des Auerbach-Plexus (➤ 2.10.1) im unteren Ösophagusabschnitt mit Schluckstörungen, Reflux und Regurgitation.

Krankheitsentstehung

Hauptursachen der gastroösophagealen Refluxkrankheit sind:

- Unzureichender Verschluss des unteren Ösophagussphinkters (bei Adipositas, aufgrund einer Hiatushernie, oder – selten einer Achalasie)
- Magenusgangsstenose, Sklerodermie, Hiatushernie.

Durch einen häufigen **Reflux** (*Rückfluss*) des sauren Magensafts in den Ösophagus entsteht eine chronische Entzündung der Ösophagusschleimhaut.

Symptome

Die Pflegebedürftigen klagen über folgende Symptome, die sich im Liegen, beim Pressen während des Stuhlgangs, während einer Anstrengung oder in gebückter Körperhaltung verstärken:

- Sodbrennen und saures Aufstoßen
- Druckgefühl hinter dem Brustbein mit Schmerzen und Brennen
- Aufstoßen von Luft
- Schluckbeschwerden
- Regurgitation (*Zurückströmen von unverdauten Speisen*)
- Übelkeit und Erbrechen.

Wenn der saure Magensaft die Mundhöhle erreicht, was der Pflegebedürftige an einem plötzlichen salzigen oder seifigen Geschmack bemerkt, ist mit Schäden an den Zähnen zu rechnen. Außerdem kann es zu Heiserkeit durch die Entzündung des Kehlkopfs, Reizhusten und chronischer Bronchitis kommen, wenn kleine Mengen des sauren Magensafts aspiriert werden.

Komplikationen

Komplikationen sind Geschwürbildungen (*Ulzerationen*), die nächtliche Aspiration von Mageninhalt oder ein Barrett-Ösophagus.

Behandlung

Allgemeinmaßnahmen sind die Umstellung der Ernährung mit der Vermeidung von Säurelockern und fettreichen Speisen. Sie führen zu Funktionsstörungen des unteren Ösophagussphinkters. Säurelocker sind Kaffee, Alkohol, Schokolade, Süßspeisen, Tomatensoße, -saft, aber auch säurehaltige Getränke (Wein, kohlensäurehaltige Getränke und Obstsäfte v. a. aus Zitrusfrüchten). Außerdem ist die aktuelle Medikamenteneinnahme zu überprüfen, weil z. B. auch Kalziumantagonisten, Nitropräparate und Theophyllin die physiologischen Aufgaben des unteren Ösophagussphinkters stören.

Medikamente der Wahl zur Behandlung der Refluxkrankheit sind Protonenpumpenhemmer (*Ulkustherapeutika* ➤ 2.10.13).

Information des Erkrankten

- Nach den Mahlzeiten nicht hinlegen, in den letzten drei Std. vor dem Schlafengehen nichts mehr essen
- Umstellung der Ernährung auf eiweißreiche und fettarme Kost
- Kleine Mahlzeiten, verteilt auf 5–6 Einzelportionen täglich einnehmen
- Nicht bücken, sondern in die Hocke gehen
- Keine einengende Kleidung, Gürtel oder Korsetts tragen
- Mit erhöhtem Oberkörper schlafen
- Obstipation (*Verstopfung*) meiden
- Rauchen einstellen
- Gegebenenfalls Antazida (z. B. Magaldrat / Riopan®) zwischen den Mahlzeiten und vor dem Schlafengehen einnehmen.

Ösophaguskarzinom

DEFINITION

Ösophaguskarzinom (*Speiseröhrenkrebs*): Bösartiger Speiseröhrentumor (meist Plattenepithelkarzinom) der vorwiegend an einer der drei physiologischen Engen des Ösophagus lokalisiert ist.
Enterale Ernährung: Ernährungsform, bei der die Nahrung über einen Kunststoffschlauch (z. B. Magensonde, PEG / *perkutane endoskopische Gastrostomie*) in den Magen oder Dünndarm gelangt.
Parenterale Ernährung: Verabreichung der Nährstoffe in Form von Infusionen unter Umgehung der enteralen Resorption.

Krankheitsentstehung

Speiseröhrenkrebs entsteht aufgrund eines oft langjährigen Konsums hochprozentiger Alkoholika in Verbindung mit chronischem Nikotinabusus. Weitere Risikofaktoren sind der Barrett-Ösophagus sowie der regelmäßige Genuss von besonders heißen und scharf gewürzten Speisen oder von Nahrungsmitteln, die Nitrosamine (v. a. in geräucherten Wurst- und Fleischwaren) enthalten.

Symptome und Befund

Symptome treten meist erst auf, wenn die Verengung der Speiseröhre durch den Tumor bereits fortgeschritten ist. Spätsymptome sind:

- Schmerzen hinter dem Brustbein
- Schluckstörungen
- Gewichtsverlust (u. a. durch Vermeiden der Nahrungsaufnahme)
- Regurgitation
- Fauliges Aufstoßen.

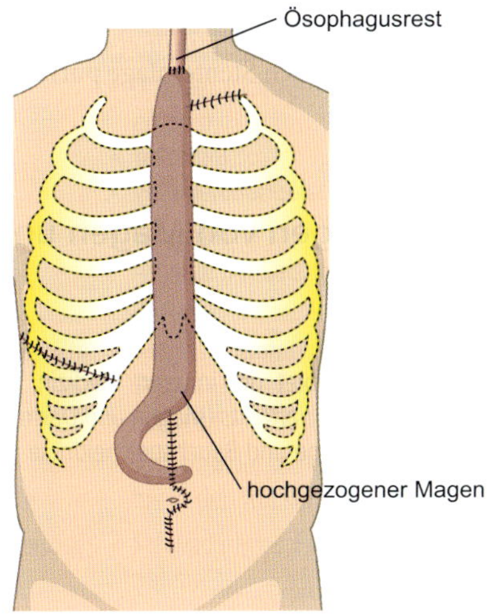

Abb. 2.318 Ösophagusresektion und Magenhochzug als Ösophagusersatz. Die Abbildung veranschaulicht die Größe des Eingriffs. [L138]

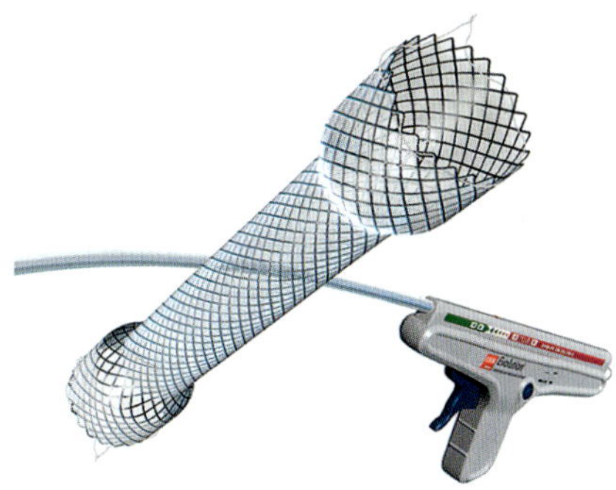

Abb. 2.319 Ein Ösophagusstent zum Offenhalten des Ösophaguslumens bei inoperablem Ösophaguskarzinom wird endoskopisch platziert. [V214]

Behandlung und Prognose

Bei der Diagnosestellung ist der Speiseröhrenkrebs häufig schon soweit fortgeschritten, dass in Abhängigkeit vom körperlichen Zustand des Pflegebedürftigen, das Einbringen eines Stents in die Speiseröhre notwendig ist (➤ Abb. 2.319). Dieser hält die Speiseröhre offen und gewährleistet über einen gewissen Zeitraum hinweg die Nahrungspassage. Das Legen einer perkutanen endoskopischen Gastrostomie (*PEG* ➤ 5.5) sollte frühzeitig erfolgen, um einer Tumorkachexie vorzubeugen.

Möglichkeiten bei einem guten Allgemeinzustand des Pflegebedürftigen wären die präoperative Radio- / Chemotherapie zur Verkleinerung der Tumormasse (*Downstaging*) mit anschließender Ösophagusresektion (*teilweiser Entfernung des Ösophagus*) oder einer Ösophagektomie (*vollständige Entfernung der Speiseröhre*). Der entstandene Defekt wird durch Hochziehen des Magens oder ein Interponat (*Zwischenschaltung eines Dünn- oder Dickdarmstückes*) überbrückt (➤ Abb. 2.318).

Ernährung

Falls keine enterale oder parenterale Ernährung stattfindet, ist bei einer oralen Nahrungsaufnahme folgendes zu beachten:

- Täglich sechs bis acht kleine Mahlzeiten (fettarme Schonkost) mit reichlich Flüssigkeit einnehmen

- **Anticholinergika** (Pirenzepin / Gastrozepin®). Acetylcholin ist das Signal zur Abgabe von Magensäure. Anticholinergika verhindern dies durch das Besetzen der Acetylcholinrezeptoren. Unerwünschte Wirkungen sind u. a. Sehstörungen, Blasenentleerungsstörungen, Tachykardie und die Verschärfung von Symptomen bei Alzheimer-Demenz.
- **Antazida** (Magaldrat / Riopan®) binden Magensäure. Unerwünschte Wirkung ist z. B. weicher Stuhl. Anwendungsbeschränkung bestehen für Pflegebedürftige mit Demenz.
- **Schutzfilmbildner** (Sucralfat / Ulcogant®) überziehen die Magenschleimhaut mit einem dünnen Film. Hauptsächliche unerwünschte Wirkung ist die Obstipation.

Protonenpumpenhemmer hemmen eine „Pumpe" in der Zellmembran von Belegzellen, die Wasserstoffionen (H^+-Ionen) ausschleust, die sich mit Chlorid zu Salzsäure (HCl) verbinden. Ist die Pumpe gehemmt, stehen weniger Protonen, in diesem Fall Wasserstoff-Ionen, für die Bildung der Salzsäure zur Verfügung.

Magenkarzinom

DEFINITION

Magenkarzinom (*Magenkrebs*): Von der Magenschleimhaut ausgehender bösartiger Tumor, der vorzugsweise im höheren Lebensalter auftritt.

Krankheitsursachen

Risikofaktoren, die zur Entwicklung eines Magenkarzinoms beitragen:

- Nikotin- und Alkoholabusus
- Häufiger Genuss von geräucherten Fleisch- und Wurstwaren
- Chronische Gastritis
- Zustand nach Magenresektion (als Magenstumpfkarzinom)
- Familiäre Disposition.

Stadien

Das **Frühkarzinom** beschränkt sich auf Mukosa und Submukosa, ein **fortgeschrittenes Karzinom** reicht bis in die tiefen Schichten der Magenwand. **Metastasen** siedeln sich in Leber, Lunge, Knochen, Lymphknoten und im großen Netz (*Omentum majus*) an.

Symptome und Untersuchung

Die Betroffenen sind oft lange beschwerdefrei, manchmal klagen sie über einen „empfindlichen" Magen, manchmal entwickelt sich eine Abneigung gegen Fleisch und Wurst. Chronische Blutverluste können eine Anämie (➤ 2.6.7) auslösen. In späteren Stadien machen sich Schmerzen, Übelkeit, unklare Gewichtsabnahme und ein Leistungsknick bemerkbar.

Eine Gastroskopie mit Biopsie sichert die Diagnose. Die Sonografie des Abdomens, Röntgenuntersuchungen der Lunge, CT von Thorax und Bauchraum sowie die Knochenszintigrafie dienen der Suche nach Metastasen.

Behandlung

Palliative Maßnahmen sind das Einlegen eines Stents, das Anlegen einer Ernährungsfistel und eine palliative Chemotherapie.

Wenn es der Allgemeinzustand des Pflegebedürftigen zulässt, verkleinert eine Radio-Chemo-Therapie zunächst nicht operable Tumoren soweit, dass eine Operation durchführbar erscheint (*Downstaging*). Voraussetzung ist allerdings, dass der Betroffene in gutem Allgemeinzustand ist. Der bauchchirurgische Eingriff beinhaltet eine Gastrektomie (*Entfernung des gesamten Magens*), die Entfernung der Milz (*Splenektomie*) und des großen Netzes unter Mitnahme der Lymphknoten. Ein bösartiger Tumor in der Kardia erfordert die Resektion des unteren Ösophagusabschnitts.

Nach der Entfernung des Magens stehen zwei Operationsverfahren zur Wiederherstellung der Magen-Darm-Passage zur Auswahl:

- Operationstechnik ohne Bildung eines Ersatzmagens (Jejunuminterponat; Roux-Y-Ösophagojejunostomie)
- Operationstechnik mit Bildung eines Ersatzmagens (Pouch; engl. = *Beutel*) aus Teilen des Leerdarms (*Jejunum*), die mit dem Ösophagus verbunden werden.

Eine **Komplikation** nach Gastrektomie ist das Dumping-Syndrom.

Dumping-Syndrom

DEFINITION

Dumping-Syndrom (engl. to dump = *hineinplumpsen*): Gastrointestinale Beschwerden, die aufgrund einer gestörten Speicherfunktion, einer veränderten Magenbeweglichkeit (*Motilität*) und eines Funktionsverlustes des Magenpförtners auftreten.

Ursachen eines Dumping-Syndroms sind u. a.:

- Entfernung des Magens (*Gastrektomie*) z. B. nach Magenkrebs
- Ösophagusresektion (bei Speiseröhrenkrebs)
- Fundoplikatio bei Hiatushernie.

Es werden Früh- und Spätdumping-Syndrom unterschieden.

Frühdumping-Syndrom

Das Frühdumping-Syndrom ist die Folge einer zu raschen Nahrungspassage (Sturzentleerung) wenn die Nahrung weitgehend aus leicht aufschließbaren Nährstoffen zusammengesetzt ist. Osmotisch bedingt (➤ 1.2.3) strömt Flüssigkeit aus den Blutgefäßen in das Darmlumen mit dem Ergebnis, dass es im Gefäßsystem zu einem Volumenmangel kommt.

Ungefähr 20 Min. nach dem Essen treten Übelkeit und Erbrechen, Hitzegefühl, Schwitzen, Blutdruckabfall, Tachykardie, Kollapsneigung und Durchfall auf. Durch das Einhalten diätetischer Maßnahmen bessern sich die Beschwerden in den meisten Fällen.

Spätdumping-Syndrom

Ein Spätdumping-Syndrom (*alimentäre Hypoglykämie*) entsteht ebenfalls durch die zu rasche Nahrungspassage. Im Vordergrund steht hier die Hypoglykämie, weil überschießend Insulin freigesetzt wird.

Etwa zwei Std. nach der Nahrungsaufnahme bekommt der Erkrankte Heißhunger und leidet an einem Schwächegefühl mit Schweißausbruch bis hin zur hypoglykämischen Bewusstlosigkeit. Zwischenmahlzeiten und jederzeit verfügbarer Traubenzucker mildern die Beschwerden.

2.10.15 Erkrankungen des Darms

Infektiöse Gastroenteritis

DEFINITION

Infektiöse Gastroenteritis: Ansteckende Durchfallerkrankung, verursacht durch eine Vielzahl verschiedener Mikroorganismen (➤ 4.1.3).

Krankheitsentstehung

Eine Gastroenteritis gehört zu den häufigsten Infektionen. Von den vielen Mikroorganismen, die eine Durchfallerkrankung auslösen, sollen beispielhaft einige Erreger, deren Übertragungsweg und Krankheitssymptome genannt werden.

Erkrankungen durch Bakterien:

- **Salmonella enterica:** Die Nichtbeachtung der Hygiene, sei es bei der Verarbeitung von Geflügel, im Verkauf oder in der Küche, kann zu einer raschen Vermehrung der Bakterien führen. Eine Salmonellose mit einer Inkubationszeit von wenigen Std. bis zu einem Tag geht mit massiven Brechdurchfällen, verbunden mit Fieber und Kopfschmerzen einher.
- **Campylobacter jejuni:** Die Campylobacter-Enterokolitis ist noch vor den Salmonellen die häufigste, durch Lebensmittel übertragene Durchfallserkrankung (5). Nach einer Inkubationszeit von 2–5 Tagen kommt es zu Kopf- und Gliederschmerzen, Fieber und anschließend zu Durchfall, der mit kolikartigen Bauchschmerzen verbunden ist.
- Manche **Escherichia coli-Stämme** (➤ 4.1.3) lösen durch ihre toxischen Stoffwechselprodukte Durchfallerkrankungen aus. Hierzu gehört der **EHEC** (*enterohämorrhagischer E. coli*), der in verunreinigten Tierprodukten oder auf Gemüse, Obst und Salat vorkommen kann. Folgen sind massives Erbrechen verbunden mit erheblichen Durchfällen; Komplikation ist das hämloytisch-urämische Syndrom (*HUS* ➤ 2.6.8). Die Letalität (*Sterblichkeitsrate*) bei EHEC-Erkrankungen lag während einer Epidemie im Sommer 2011 in Deutschland bei 1 %.
- **Staphylokokken** in erregerhaltigen Milch-, Ei- und Fleischprodukten verursachen durch ihre Toxine nach wenigen Std. heftiges Erbrechen und Durchfälle.
- **Clostridium difficile** (siehe pseudomembranöse Kolitis).

Erkrankungen durch Viren:

Hier spielt v. a. der hochinfektiöse **Norovirus** eine erhebliche Rolle. Die Übertragung erfolgt über Aerosole oder fäkal-oral (Stuhl, Erbrochenes, kontaminierte Lebensmittel) und löst regelmäßig Epidemien in Krankenhäusern oder Pflegeeinrichtungen aus. Charakteristisch sind die akuten Durchfälle, verbunden mit schwallartigem Erbrechen. Die Wasser- und Elektrolytverluste sind erheblich und können insb. bei alten Menschen tödlich verlaufen.

Symptome und Befund

Leitsymptome fast aller infektiös bedingten Durchfallerkrankungen sind Übelkeit, Erbrechen, Bauchschmerzen, Durchfall und Fieber.

Komplikationen (z. B. Sepsis, Meningitis, Knochen- oder Gelenkbeteiligung) treten je nach Erreger in unterschiedlicher Häufung und vor allem bei alten oder abwehrgeschwächten Menschen auf.

Der **Erregernachweis** gelingt bei bakteriellen Infektionen, z. B. im Stuhl, Erbrochenen oder in Nahrungsmittelresten. Proben sind prinzipiell so rasch wie möglich ins Labor zu bringen, da einige Erreger auf Umwelteinflüsse (Austrocknen, Kälte) sehr empfindlich reagieren.

Händewaschen, vor allem nach jedem Toilettengang und vor dem Kontakt mit Lebensmitteln, sollte für jeden Menschen eine Selbstverständlichkeit sein.

Behandlung

Der Umgang mit dem Erkrankten erfolgt nach den Hygienerichtlinien der Pflegeeinrichtung und den Vorgaben des Gesundheitsamtes. Die Behandlung besteht bei massiver Diarrhö v. a. im oralen oder intravenösen Flüssigkeits- und Elektrolytersatz. Bei schwerer Enteritis erfolgt zusätzlich eine Antibiotikatherapie, wenn es sich um bakterielle Erreger handelt.

Pflege

Folgende Punkte sind zu beachten:

- Die Durchfälle schwächen den Erkrankten, daher besteht beim Aufstehen Kollaps- und Sturzgefahr.
- Da der Stuhlgang oft sehr plötzlich einsetzt, benötigt der Betroffene einen Toilettenstuhl neben dem Bett.
- Bei möglichem Kontakt mit erregerhaltigem Material sind Schutzkittel und Handschuhe zu tragen.
- Häufige Stuhlentleerungen reizen die Analregion. Vorbeugend wirken weiches Toilettenpapier oder feuchte Reinigungstücher. Zur Hautpflege kann eine panthenolhaltige Salbe (z. B. Bepanthen®) auf die Analregion aufgetragen werden.
- Bei leichten Krankheitsverläufen ballaststoffarme Kost bevorzugen.
- Schwere Krankheitsverläufe erfordern eine Infusionstherapie.
- Wenn krampfartige Schmerzen auftreten, lindern feuchtwarme Bauchwickel die Beschwerden.

Prognose

Eine überstandene Erkrankung hinterlässt meist keine Immunität.

Antidiarrhoika

DEFINITION

Antidiarrhoika: Medikamente gegen Durchfallerkrankungen.

Zur Gruppe der Antidiarrhoika gehören:

- **Absorbenzien** wie Aktivkohle (Kohle-Compretten®), die Flüssigkeiten binden. In hoher Dosierung besteht die Gefahr des mechanischen Ileus.
- **Gerbstoffe** (z. B. Tannacomp®): Hemmen durch eine adstringierende (*zusammenziehende*) Wirkung auf die Darmschleimhaut deren Sekretion. Unerwünschte Wirkungen sind (selten) allergische Reaktionen.
- **Opiumabkömmlinge** (Loperamid / Imodium®): Wirken über Opioidrezeptoren im Darm obstipierend. Unerwünschte Wirkungen sind z. B. Übelkeit, Benommenheit, Schwindel.

- **Trockenhefe** (Saccharomyces / Perenterol®): Bindet an pathogene Bakterien und hemmt deren Wachstum. Unerwünschte Wirkungen sind allergische Reaktionen und Blähungen.

Chronisch entzündliche Darmerkrankungen

Chronisch entzündliche Darmerkrankungen treten im jungen Erwachsenenalter sowie ab dem 5. Lebensjahrzehnt vermehrt auf.

Morbus Crohn

DEFINITION

Morbus Crohn (*Enteritis regionalis*): Segmental auftretende Entzündung, die alle Wandschichten des Darms einbezieht und schubweise verläuft.

Krankheitsentstehung

Die Ursachen eines Morbus Crohn sind unbekannt. Immunologische Faktoren (gesteigerte Abwehrreaktion der T-Lymphozyten, Zunahme der Entzündungsmediatoren) spwielen eine Rolle. Bei der Hälfte der Betroffenen findet sich eine Mutation auf dem Chromosom 16. Rauchen ist ein Risikofaktor.

Generell kann der Entzündungsprozess an jeder Stelle des Verdauungssystems auftreten. Die häufigste Lokalisation ist jedoch der distale Teil des Krummdarms (*terminales Ileum*) mit dem angrenzenden Kolon.

Symptome und Untersuchungsbefund

- Wässrige Durchfälle, die selten blutig sind
- Flatulenz (*Abgang von Darmgasen*)
- Malabsorption mit Gewichtsverlust
- Subfebrile Temperaturen
- Extraintestinale Manifestationen: Haut (Aphthenbildung ➤ 2.10.11), Augen (Iritis / Entzündung der Regenbogenhaut), Gelenke (Arthritis / Gelenkentzündung)

Zur Diagnostik gehören: Anamnese und körperliche Untersuchung, die Spiegelung des Krumm- und des Dickdarms (*Ileokoloskopie*) mit der Entnahme von Gewebeproben (die Biopsie der Dünndarmschleimhaut zeigt den Verlust der Zotten). Bildgebende Verfahren (Sonografie, Röntgen, MRT) ergänzen die Diagnostik. Das Labor weist eine Erhöhung der Entzündungsparameter (CRP, Leukozyten, BSG) auf. Häufig besteht eine Anämie aufgrund des Vitamin B_{12}-Mangels, da Vitamin B_{12} erst im distalen Krummdarm (*terminales Ileum*) resorbiert wird.

Komplikationen

Komplikationen (➤ Abb. 2.323) sind v. a. Fistelbildungen (zur Blase, Scheide, Gebärmutter, Haut, im Analbereich). Da alle Schichten der Darmwand von dieser Entzündung betroffen sind, können Darmperforationen und Blutungen auftreten. Andrerseits resultiert aus diesem Entzündungsprozess eine reaktive Verdickung der Darmwand mit der Bildung von Engen (*Stenosen*) und Verwachsungen.

Analfisteln können das Erstsymptom eines Morbus Crohn sein.

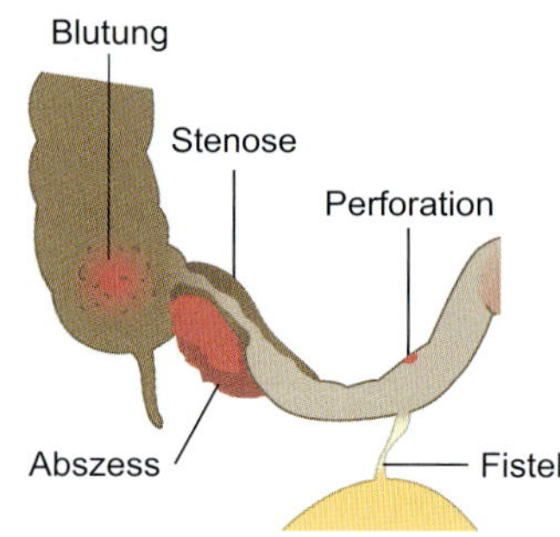

Abb. 2.323 Komplikationen des Morbus Crohn. [L138]

Behandlung

Konservative Therapie:

- Diät bei Nahrungsunverträglichkeiten
- Nikotinkarenz
- Substitution von fehlenden Nahrungsbestandteilen aufgrund der Malabsorption (Eiweiße, Elektrolyte, fettlösliche Vitamine); im akuten Schub parenterale Ernährung oder Astronautenkost

Ziel der medikamentösen Therapie ist die unspezifische Hemmung der Entzündungsreaktion:

- **Glukokortikoide:** Unterdrücken den Entzündungsprozess in der Akutphase.
- **Mesalazin** (z. B. Salofalk®). Intestinaler Entzündungshemmer als Alternative zu Glukortikoiden (aber weniger wirksam) und zur Remissionserhaltung. Unerwünschte Wirkungen sind Juckreiz, Hautausschläge, Übelkeit und Erbrechen.
- **Immunsuppressiva** (Azathioprin, z. B. Imurek®): Verabreichung bei hochakuten Fällen und zur Remissionserhaltung. Unerwünschte Wirkungen sind z. B. Pankreatitis und Knochenmarkdepression.
- **TNF-Antikörper** (Infliximab / Remicade®): Verordnung in hochakuten Fällen, aber auch zur Remissionserhaltung (Remission = *Zurückgehen der Symptomatik*). Unerwünschte Arzneimittelwirkungen sind u. a. Virusinfektionen (insb. Herpes-Virus-Infektionen), Schlaflosigkeit, Schwindel, Dyspnoe und gastrointestinale Blutungen.

Bei **Komplikationen** sind chirurgische Maßnahmen erforderlich (➤ Abb. 2.326). Aufgrund der bevorzugt befallenen Region handelt es sich meist um eine Ileozäkalresektion (➤ Abb. 2.324).

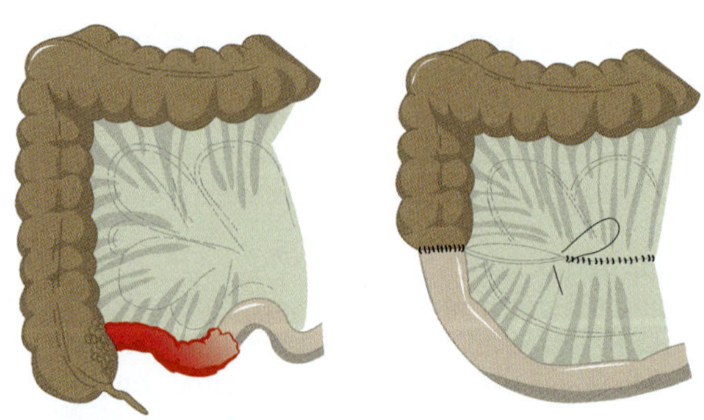

Abb. 2.324 Ileozäkalresektion mit anschließender Ileoaszendostomie (Verbindung zwischen Ileumrest und Colon ascendens). [L138]

Information des Erkrankten

Vielen Betroffenen hilft der Kontakt zu Selbsthilfegruppen.

Prognose

Der Morbus Crohn zeigt über Jahrzehnte hinweg eine hohe Neigung zu Rezidiven (*Wiederauftreten der Erkrankung*).

SURFTIPP

Deutsche Morbus Crohn / Colitis ulcerosa Vereinigung DCCV e.V.: www.dccv.de

Kurzdarmsyndrom

Symptome eines Kurzdarmsyndroms entstehen durch ausgedehnte Dünndarmresektionen, die eine Einschränkung der Resorptionsfläche zur Folge haben:

- Durchfälle aufgrund der mangelnden Wasserresorption
- Butterstuhl (*Steatorrhö, Salbenstuhl*), bedingt durch die gestörte Resorption von Gallensäuren
- Elektrolytstörungen
- Vitaminmangel (z. B. megaloblastische Anämie durch einen Mangel an Vitamin B_{12}).

Aufgrund der genannten Symptome ist bei einem Kurzdarmsyndrom generell mit einer Mangelernährung zu rechnen.

Colitis ulcerosa

DEFINITION

Colitis ulcerosa: Chronische, in Schüben verlaufende Entzündung der Dickdarmschleimhaut mit kontinuierlicher Ausbreitung.

Krankheitsentstehung

Die Ursache einer Colitis ulcerosa ist unklar, es werden psychosomatische, genetische und immunologische Faktoren (➤ 3.8) diskutiert. Im Gegensatz zum Morbus Crohn ist der Entzündungsprozess auf die Mukosa und Submukosa begrenzt (➤ Abb. 2.325). Die Entzündung geht vom Rektum aus und kann im Verlauf der Erkrankung das gesamte Kolon erfassen.

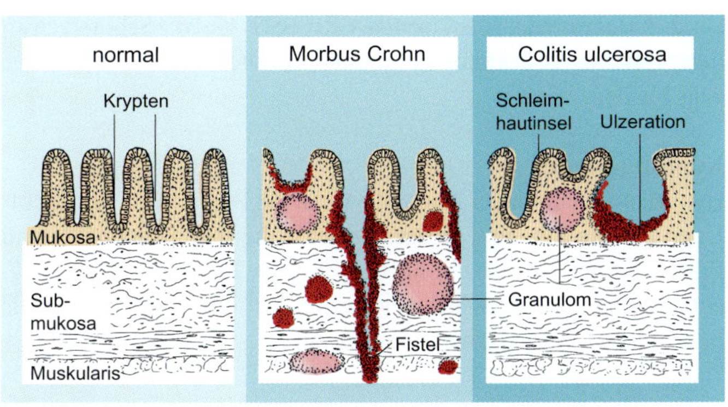

Abb. 2.325 Morbus Crohn und Colitis ulcerosa im Vergleich. Während die Ulzerationen bei der Colitis ulcerosa auf Mukosa und Submukosa begrenzt sind, ergreifen sie bei Morbus Crohn alle Wandschichten und führen häufig zur Fistelbildung. [L190]

Symptome und Untersuchungsbefund

Die Symptome kommen durch Schleimhautulzerationen (Ulzeration = *Geschwürbildung*) und Abszesse zustande:

- Blutig-schleimige Durchfälle mit bis zu 15 Stuhlentleerungen pro Tag
- Tenesmen (*krampfartige Schmerzen bei der Stuhlentleerung*)
- Gewichtsverlust
- Extraintestinale Manifestationen (vergleichbar mit Morbus Crohn: Aphthen, Iritis, Arthritis).

Am häufigsten ist ein chronisch-rezidivierender Verlauf mit beschwerdefreien Intervallen, wobei die Schübe bei älteren Menschen schwerer verlaufen und die Remissionsdauer kürzer ist. Zur Diagnostik gehören Laborbefunde (Nachweis erhöhter Entzündungsparameter und von Autoantikörpern), Sonografie und eine Ileokoloskopie mit Gewebeentnahmen.

Komplikationen

- Erhebliche Blutungen
- Toxisches Megakolon: massive Erweiterung des Darmlumens (durch Schädigung der autonomen Nervengeflechte in der Darmwand) mit hohem Fieber, stellt wegen der Perforations- und Peritonitisgefahr eine absolute Operationsindikation dar.
- Kolorektales Karzinom.

Behandlung

Die Therapie erfolgt ähnlich wie beim Morbus Crohn mit Diät bzw. Ernährungsumstellung, Substitution von Nährstoffen und Medikamentengabe (Mesalazin, Glukokortikoide, Immunsuppressiva, Infliximab). Getrocknete Bakterienkulturen (Mutaflor®) zur Unterstützung der Darmflora scheinen einen stabilisierenden Einfluss in der Remissionsphase zu haben.

Bei akuter Operationsindikation (aufgrund eines toxischen Megakolons, bei Perforation oder schwerer Blutung) erfolgt zunächst eine subtotale Kolektomie mit endständigem Ileostoma, weil die Letalität in dieser Phase sehr hoch ist. Später, in einer zweiten Operation, kann ein ileoanaler Pouch (*Beutel*) angelegt werden, der die Funktion der Rektumampulle übernimmt (➤ Abb. 2.326).

Prognose

Die Colitis ulcerosa ist durch eine Proktokolektomie (*Entfernung von Kolon und Rektum*) heilbar. Ob diese schwere Bauchoperation einem alten Menschen zuzumuten ist, muss individuell entschieden werden.

Dickdarmentzündungen

Neben den klassischen chronisch entzündlichen Darmerkrankungen gibt es weitere Entzündungsprozesse im Dickdarm, die unterschiedliche Gründe haben:

- **Strahlenkolitis** kann bis zu 6 Mon. nach einer Bestrahlung mit blutigen Durchfällen auftreten.
- **Ischämische Kolitis** bedingt durch arteriosklerotische Veränderungen in den Gefäßarkaden der oberen (*A. mesenterica superior*) bzw. der unteren Gekrösearterie (*A. mesenterica inferior*). Die Mangeldurchblutung löst kolikartige Bauch-

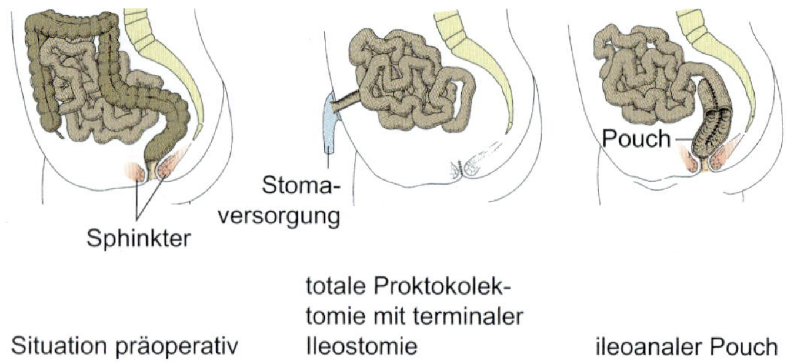

Abb. 2.326 Chirurgische Therapieverfahren bei Colitis ulcerosa. [L190]

2

schmerzen im Unterbauch und Durchfälle mit und ohne Blutbeimengungen aus.

- **Pseudomembranöse Kolitis** kann sich nach der Einnahme von Antibiotika entwickeln, wenn Antibiotika die Zusammensetzung der Darmflora so nachhaltig beeinträchtigen, dass das Bakterium Clostridium difficile die Darmflora überwuchert und eine Entzündung auslöst. Symptome sind blutige Durchfälle, heftige Bauchschmerzen und hohes Fieber.
- **Medikamentös-induzierte Kolitis:** Die Einnahme z. B. von NSAR kann Veränderungen an der Dickdarmschleimhaut auslösen, die nur mit dem Mikroskop zu sehen sind (daher auch *mikroskopische Kolitis*). Es kommt zu wässrigen Durchfällen, die länger als 4 Wochen dauern und auch nachts auftreten. In der Hälfte der Fälle wird über Gewichtsverlust und Bauchschmerzen berichtet.

Appendizitis

DEFINITION

Akute Appendizitis (*Wurmfortsatzentzündung*, umgangssprachlich auch Blinddarmentzündung): Akute, meist bakterielle Entzündung des am Blinddarm hängenden Wurmfortsatzes (*Appendix vermiformis* ➤ 2.10.9); wird beim alten Menschen auch als **Altersappendizitis** bezeichnet.

Krankheitsentstehung

Ursache der akuten Appendizitis ist meist ein Verschluss des Appendixlumens, z. B. durch Kot. Der gestaute Darminhalt bildet dann einen optimalen Nährboden für die Darmbakterien.

Symptome und Untersuchungsbefund

- Plötzlicher Beginn mit zunächst ziehenden, oft kolikartigen Schmerzen, die sich in den rechten Unterbauch verlagern
- Appetitlosigkeit, weißlich belegte Zunge, Übelkeit, Brechreiz, Blähungen und Obstipation
- Erhöhte Temperatur (bis 39 °C).

Bei der **Altersappendizitis** haben die Pflegebedürftigen oft nur geringe Beschwerden, weil ihre körperlichen Reaktionen auf die Entzündungsprozesse reduziert sind. Daher ist eine Appendizitis bei alten Menschen besonders gefährlich.

Typische schmerzhafte Druckpunkte weisen bei der körperlichen Untersuchung auf eine Appendizitis hin (➤ Abb. 2.327):

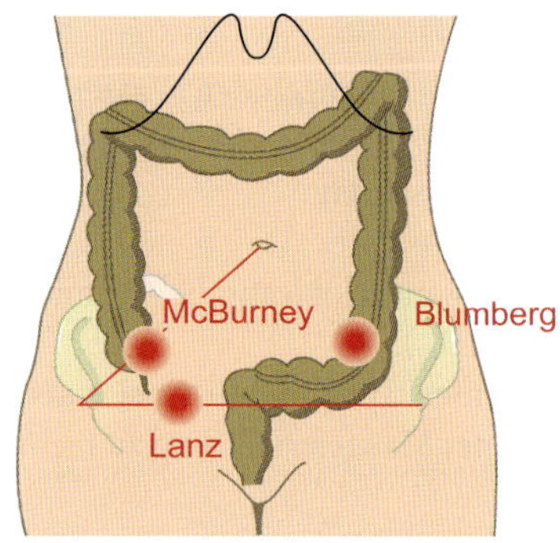

Abb. 2.327 Die drei nach den Ärzten McBurney, Lanz und Blumberg benannten Druckpunkte bei der Appendizitis. [L138]

- **McBurney-Punkt:** Entspricht der Übergangsstelle zwischen Wurmfortsatz und Blinddarm und liegt etwa im unteren Drittel der Linie zwischen rechtem Darmbeinstachel und Nabel.
- **Lanz-Punkt:** Schmerzhafter Druckpunkt im Bereich des rechten Drittels einer Verbindungslinie zwischen den Darmbeinstacheln; hier befindet sich meist die Spitze des Wurmfortsatzes.
- **Blumberg-Zeichen:** Schmerzen im rechten Unterbauch bei plötzlichem Loslassen der eingedrückten Bauchwand auf der linken Seite (*Loslassschmerz*). Tritt bei peritonealer Reizung auf.

Sonografisch ist ein verdickter Wurmfortsatz zu sehen. Die Entzündungsparameter (Leukozyten, CRP, BSG) und die Schmerzen an den typischen Druckpunkten können bei alten Menschen oft sehr vage bleiben.

Komplikationen

Hauptkomplikation der Appendizitis ist die Perforation. Bei der offenen Perforation fließt eitriges Sekret in die freie Bauchhöhle und führt zu einer lebensbedrohlichen diffusen Peritonitis (*Bauchfellentzündung*). Die gedeckte Perforation löst eine begrenzte lokale Peritonitis (*perityphlitischer Abszess*) aus.

Behandlung

Therapie ist vorzugsweise die laparoskopische, manchmal auch eine konventionelle Appendektomie (*Entfernung des Wurmfortsatzes*).

Reizkolon

DEFINITION
Reizkolon (*Colon irritabile, Reizdarmsyndrom*): Darmstörung mit länger als drei Monaten anhaltenden Beschwerden (Bauchschmerzen, Blähungen), die auf den Darm bezogen werden, meist mit Veränderungen des Stuhlgangs verbunden ist, die Lebensqualität beeinträchtigt und keine charakteristischen Veränderungen aufweist, die anderen Krankheitsbildern zuzuordnen sind.

Als Ursachen eines Reizkolons werden eine gestörte Darmflora, Bewegungsstörungen des Darms, Überempfindlichkeitsreaktionen und psychosoziale Faktoren angeführt.

Symptome und Untersuchungsbefund

Symptome, die von den Betroffenen geäußert werden, sind:

- Krampfartige, brennende oder stechende Bauchschmerzen
- Druckgefühl im Unterbauch
- Völlegefühl, Blähungen mit hörbaren Darmgeräuschen
- Obstipation oder Diarrhö (letztere tritt charakteristischerweise nicht nachts auf)
- In der Regel kein Gewichtsverlust.

Die genannten Beschwerden verstärken sich nach Stresssituationen.

Die Diagnostik umfasst neben der Anamnese u. a. die Sonografie des Dickdarms, Laboruntersuchungen (v. a. hinsichtlich der Entzündungsparameter, um entzündliche Darmerkrankungen auszuschließen) und eine Magen- und Darmspiegelung.

Therapieempfehlungen reichen von individuellen diätetischen Maßnahmen (Fencheltee, Kümmelpräparaten bei Blähungen, Wärmeanwendungen bei Schmerzen, Weglassen unverträglicher Nahrungsbestandteile) bis hin zur Empfehlung einer Psychotherapie.

Divertikulose und Divertikulitis

DEFINITION
Divertikulose: Zahlreiche Ausstülpungen der Darmschleimhaut durch Gefäßlücken der Darmwand; vor allem im Sigma auftretend.
Divertikulitis: Entzündung der Divertikel.

Krankheitsentstehung

Ursache einer **Divertikulose** ist meist eine ballaststoffarme Ernährung mit chronischer Obstipation, die einen unphysiologisch hohen abdominalen Druck während der Stuhlentleerung (*Defäkation*) erfordert. Der hohe abdominale Druck während der Bauchpresse führt zu Ausstülpungen der Mukosa und Submukosa durch winzige Schwachstellen in der Darmwand, die durch den Eintritt kleiner Gefäße zur Versorgung der Wandschichten bedingt sind (➤ Abb. 2.328).

Ursache einer **Divertikulitis** ist häufig gestauter Stuhl, der zu Entzündungen der Divertikel führt.

Symptome und Untersuchungsbefund

Die **Divertikulose** bleibt in der Regel symptomlos und wird meist zufällig entdeckt, wenn aus anderen Gründen CT-Aufnahmen, eine Kolonkontrastaufnahme oder eine Darmspiegelung erforderlich sind.

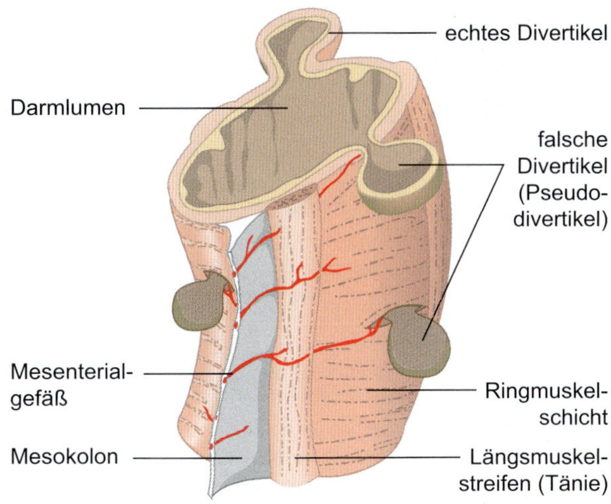

Abb. 2.328 Echte und falsche Kolondivertikel. [L190]

Bei einer **Sigmadivertikulitis** klagen die Betroffenen über:

- Krampfartige Schmerzen im linken Unterbauch, die manchmal als „Linksappendizitis" bezeichnet werden
- Stuhlunregelmäßigkeiten (Verstopfungen, Durchfälle)
- Blähungen (*Meteorismus*)
- Blut- und Schleimbeimengungen im Stuhl.

Komplikationen

Da es sich um falsche Divertikel (➤ Abb. 2.328) handelt, sind die Divertikel weniger widerstandfähig als die intakte Dickdarmwand. Daher ist mit Perforationen und Blutungen zu rechnen.

Behandlung und Pflege

Die Behandlung einer unkomplizierten **Divertikulose** erfolgt durch Stuhlregulierung, faserreiche Kost, ausreichende Flüssigkeitszufuhr (ca. 1,5 l / Tag) und regelmäßige Bewegung.

Therapie bei **Divertikulitis** sind diätetische Maßnahmen mit ballaststoffarmer Kost oder eine parenterale Ernährung und Antibiotika. Die krampfartigen Schmerzen können mit Schmerzmitteln und Butylscopolamin (Buscopan®) behandelt werden.

Eine **Perforation** erfordert eine operative Resektion des divertikeltragenden Kolonabschnitts. Das vorübergehend angelegte (Entero-)Stoma (*künstlicher Darmausgang*) kann meist zu einem späteren Zeitpunkt zurückverlagert werden (Hartmann-Operation ➤ Abb. 2.329).

Dickdarmpolypen

DEFINITION
Dickdarmpolypen: Gutartige (*benigne*) Tumoren, die von der Dickdarmschleimhaut ausgehen; sie entstehen häufig im Mastdarm (*Rektum*) oder im Sigma.

Krankheitsentstehung

Dickdarmpolypen (*Kolonpolypen*) treten bei etwa der Hälfte aller 70-Jährigen auf. Ernährungsgewohnheiten (zuviel Fleisch und

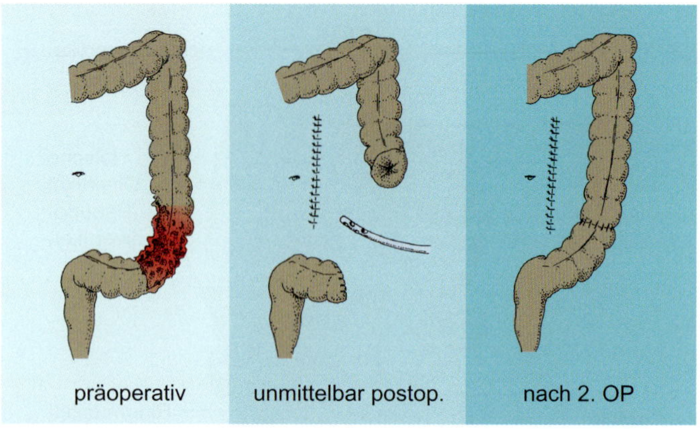

Abb. 2.329 Diskontinuitätsresektion nach Hartmann: Der erkrankte Darmabschnitt wird entfernt und eine Kolostomie (Stoma = *künstlicher Darmausgang*) angelegt, das Rektosigmoid wird blind verschlossen (Mitte). Meist kann das Stoma nach einigen Monaten zurückverlagert und so die Kontinuität des Darmes erneut hergestellt werden (rechts). [L190]

tierische Fette, ballaststoffarme Kost) spielen bei der Entstehung von Kolonpolypen eine herausragende Rolle.

Symptome, Befund und Behandlung

Die meisten Polypen rufen keine Beschwerden hervor. Sie werden zufällig entdeckt.

Komplikationen sind Blutungen, Darmverschluss und die Entwicklung zum Dickdarmkrebs.

Wegen des Entartungsrisikos wird jeder diagnostizierte Polyp endoskopisch abgetragen (*Polypektomie*) und histologisch beurteilt (➤ Abb. 2.330). Größere Adenome und Passagestörungen können eine Dickdarmteilresektion erforderlich machen.

Prophylaxe

Um dem Entartungsrisiko von Dickdarmpolypen vorzubeugen, sollte der Betroffene den Vorsorgeempfehlungen folgen: Ab dem 50. Lebensjahr besteht die Möglichkeit einer kostenlosen jährlichen Krebsvorsorgeuntersuchung, bei der nach okkultem Blut im Stuhl gesucht wird und der Patient rektal untersucht wird. Bei Männern sollte ab dem Alter von 50 Jahren, bei Frauen ab dem Alter von 55 Jahren alle zehn Jahren eine Koloskopie zur Vorsorge durchgeführt werden.

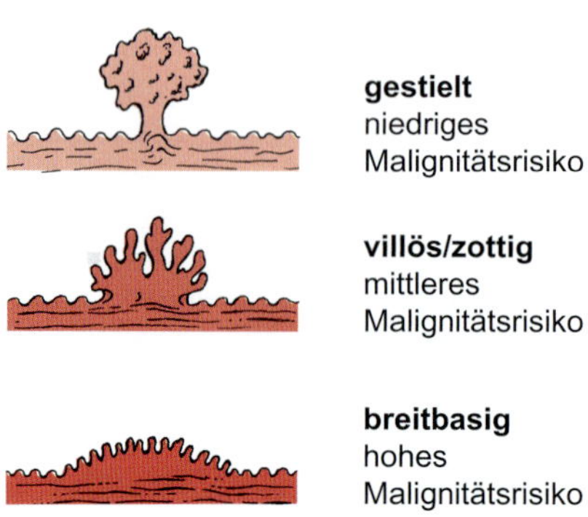

Abb. 2.330 Unterschiedliche Wuchsformen von Dickdarmpolypen. [L190]

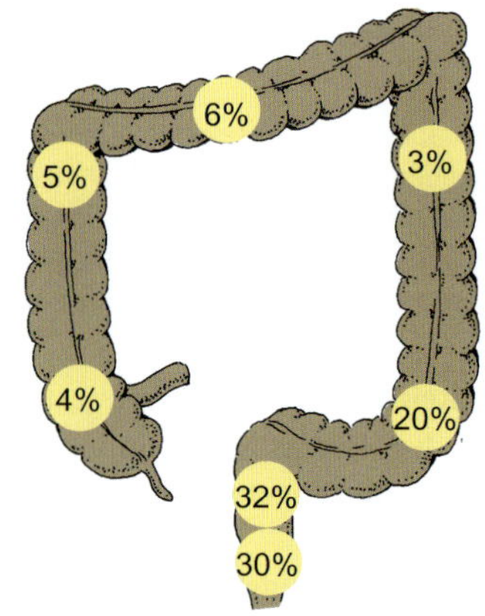

Abb. 2.331 Prozentuale Verteilung der Dickdarmkarzinome auf die einzelnen Kolonabschnitte. Ein großer Teil der Karzinome kann bereits durch die rektale Untersuchung entdeckt werden. [L190]

Kolorektales Karzinom

DEFINITION

Kolorektales Karzinom (*Dickdarmkrebs*), der meist von den Drüsenzellen ausgeht: Zweithäufigster bösartiger Tumor in industrialisierten Ländern,

Krankheitsentstehung

Risikofaktoren für die Entstehung eines kolorektalen Karzinoms sind:

- Genetische Faktoren, z. B. Dickdarmkrebs in der Familienanamnese
- Ernährungsfaktoren wie ballaststoffarme, fettreiche und fleischreiche Ernährung, hoher Alkoholkonsum
- Übergewicht
- Kolorektale Polypen
- Spätfolge einer Colitis ulcerosa.

Symptome und Untersuchungsbefund

Die klinische Symptomatik ist sehr unspezifisch ➤ Abb. 2.331:

- Blut im Stuhl
- Änderungen der Stuhlgewohnheiten
- Leistungsminderung, Müdigkeit, evtl. Gewichtsverlust
- Ggf. Anämie aufgrund chronischer Blutverluste.

Diagnostisch ist okkultes Blut im Stuhl nachweisbar. Die Tumormarker CEA ist häufig erhöht. Weitere Untersuchungen sind Koloskopie mit Gewebeentnahme und Sonografie, CT-Abdomen, CT-Thorax zur Erfassung von Metastasen.

Komplikationen

Bedingt durch die anatomischen Verhältnisse kann das kolorektale Karzinom in die Harnblase bzw. in die Vagina infiltrieren. Wenn der Erkrankte über „bleistiftdünnen" Stuhl berichtet, wächst der Tumor möglicherweise in das Darmlumen und kann einen mechanischen Ileus auslösen. **Metastasen** siedeln sich bevorzugt in der Leber an. In fortgeschrittenen Stadien kommt es zur Peritonealkarzinose (*Auftreten zahlreicher Metastasen in der Bauchhöhle*).

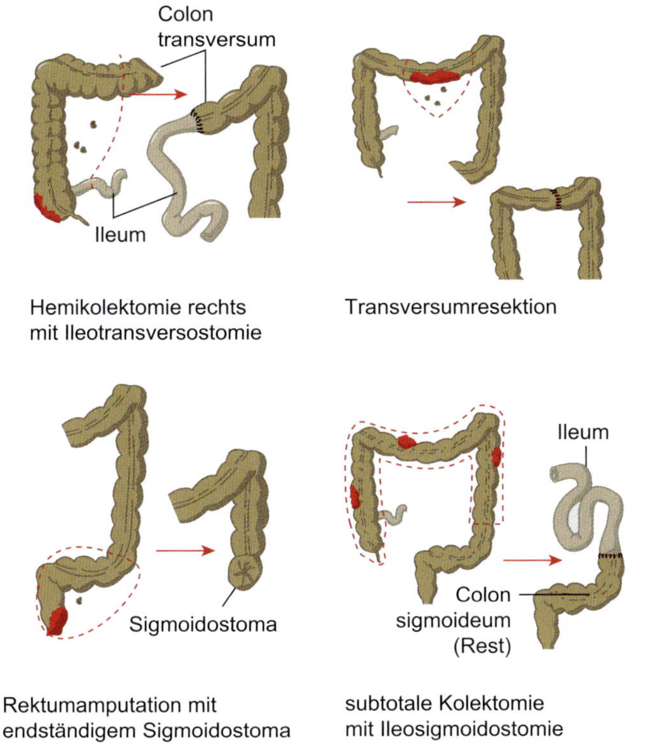

Abb. 2.332 Auswahl typischer En-bloc-Resektionsverfahren an Kolon und Rektum. [L138]

Bei jedem Wechsel von Stuhlgewohnheiten ohne erklärbare Ursache sollte bei Menschen ab dem 40. Lebensjahr an ein kolorektales Karzinom gedacht werden.

Behandlung

Ziel der Behandlung ist die operative Entfernung des Tumors. Welche Darmanteile reseziert werden, hängt von der Lokalisation des Dickdarmkarzinoms ab (➤ Abb. 2.332).

Bei der Mehrzahl der Erkrankten können die Schließmuskeln des Mastdarms und damit die Stuhlkontinenz erhalten werden. Rektumkarzinome im unteren Drittel erfordern häufig ein endgültiges (Entero-)Stoma. Die operative Behandlung wird meist mit einer Radio- und / oder Chemotherapie ergänzt.

Komplikationen nach Darmeingriffen

- Blutung
- Verlängerte Darmatonie mit der Gefahr eines paralytischen Ileus
- Anastomoseninsuffizienz; Zeichen sind faulig riechendes, kotiges Drainagesekret, lokaler Druckschmerz, Fieber, Leukozytose
- Blasenentleerungsstörungen (v. a. nach Rektumoperationen)
- Vorfall (*Prolaps*) oder Enge (*Stenose*) des künstlichen Darmausgangs.

VORSICHT

Nach Rektumoperationen sind alle Manipulationen am Enddarm verboten (z. B. rektale Temperaturmessung, Anwendung von Suppositorien, Klysmen, Einläufen), um die Anastomose nicht zu gefährden.

Stoma

Grundsätzlich ist zwischen einem **Kolostoma** (*operativ angelegter Dickdarmausgang*) und einem **Ileostoma** (*operativ angelegter Dünndarmausgang*) zu unterscheiden. Der künstliche Darmausgang kann endständig (auf Dauer) oder doppelläufig (vorübergehend) angelegt werden (➤ Abb. 2.333). Je näher das Stoma am Darmausgang (*Anus*) liegt und je mehr Dickdarmanteile zur Wasserresorption erhalten bleiben, desto fester ist der Stuhl.

Die Auswahl des Versorgungssystems erfolgt individuell. Lage des Stomas, Stuhlkonsistenz, Hautbeschaffenheit und persönliche Wünsche des Erkrankten sind hierbei zu berücksichtigen.

Grundsätze der Stomaversorgung sind u. a.:

- Reinigung des Stomas mit Wasser und pH-neutraler Seife
- Reinigungsrichtung immer zum Stoma hin
- Exakte Anpassung der Basisplatte an das Stoma, um Hautirritationen zu vermeiden
- Haare in der Umgebung des Stomas regelmäßig entfernen (Grund: Haarbalgentzündungen, schlechtes Haften des Versorgungssystems).

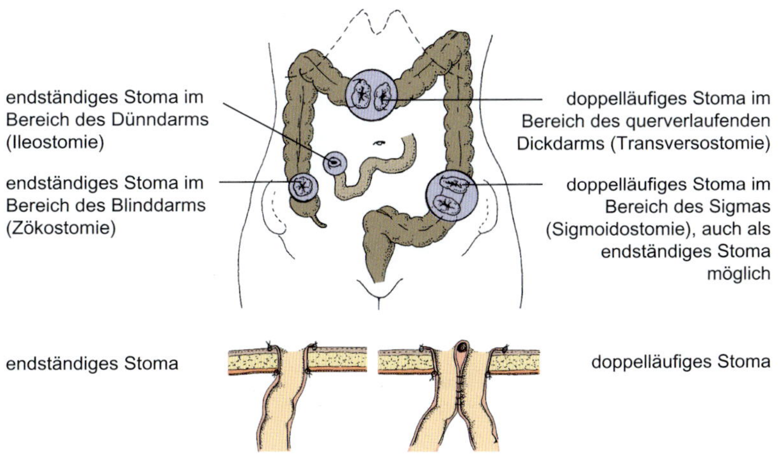

Abb. 2.333 Verschiedene Enterostomaarten und ihre typischen Platzierungen an der Bauchdecke. [L190]

Proktologische Erkrankungen

DEFINITION
Proktologische Erkrankungen: Erkrankungen des Enddarms (*Mastdarm, Rektum*).

Zu den proktologischen Erkrankungen gehören:
- **Analekzeme:** Ursachen sind z. B. Hämorrhoiden, starkes Schwitzen, häufiger Stuhlgang oder Pilzbesiedelung. Maßnahmen: sorgfältige Analhygiene und Sitzbäder.
- **Analfissur:** Einriss des Analrings mit Verengung des Analkanals. Symptome sind brennende Schmerzen beim Absetzen von meist sehr hartem Stuhl. Behandlung mit Sitzbädern und Stuhlregulierung; ggf. Analdehnung.
- **Analfistel:** Fisteln im Analbereich treten bei Entzündungen von im Analkanal liegenden Drüsen, bei Morbus Crohn oder Diabetes mellitus auf. Symptome sind Juckreiz, Nässen, Blutung und Druckschmerz. Therapie: operative Entfernung der Fistel.
- **Analabszess:** Komplikation von Analfisteln. Kennzeichen sind zunehmende Schmerzen mit Schüttelfrost und allgemeinem Krankheitsgefühl. Therapie: Abszesseröffnung.
- **Steißbeinfistel** (*Pilonidalfistel*): Tritt v. a. bei stark behaarten adipösen Männern mit vorwiegend sitzender Tätigkeit auf; Schweißbildung in der Analfalte (*Rima ani*) mazeriert die Haut. Durch die geschädigte Haut dringen abgebrochene Haare in das subkutane Fettgewebe und lösen Entzündungen mit Fistelbildungen aus. Therapie: Exzision des entzündeten Gewebes.
- **Hämorrhoiden** (siehe unten)
- **Analprolaps:** Vorfall der Analschleimhaut (➤ Abb. 2.334); häufigste Ursache sind Hämorrhoiden.
- **Rektumprolaps:** Vorfallen und äußerliches Sichtbarwerden des Rektums bei geschädigtem Sphinkterapparat. Leitsymptom ist die Stuhlinkontinenz.

Hämorrhoiden

DEFINITION
Hämorrhoiden: Krampfaderähnliche, knotige Erweiterungen in der Zona haemorrhoidalis (➤ Abb. 2.335).

Krankheitsentstehung

Eine genetisch bedingte Bindegewebsschwäche in Zusammenhang mit chronischer Obstipation oder einer vorwiegend sitzenden Tätigkeit begünstigt die Entwicklung von Hämorrhoiden. Alle Hämorrhoiden nehmen ihren Ausgang von den Gefäßgeflechten in der Hämorrhoidalzone (*Zona haemorrhoidalis*) des Mastdarms. Wenn diese inneren Hämorrhoiden nach außen dringen, sind sie als äußere Hämorrhoiden zu bezeichnen.

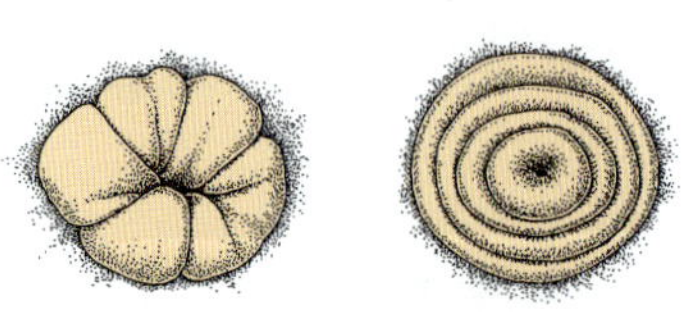

Abb. 2.334 Anal- und Rektumprolaps. [L190]

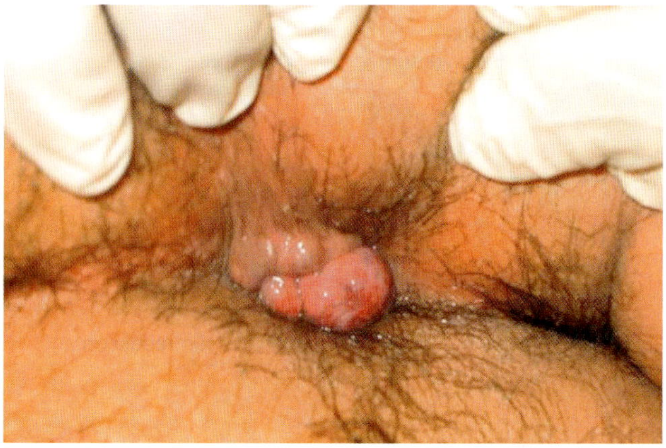

Abb. 2.335 Entzündlich geschwollene Hämorrhoiden. [E439]

Symptome und Untersuchungsbefund

Einteilung der Hämorrhoiden in vier Schweregrade:
- **Stadium I:** Gelegentliche hellrote Blutauflagerungen auf dem Stuhl; sonst symptomlos.
- **Stadium II:** Prolaps (*Vorfall*) von Knoten beim Pressen, die nach der Defäkation (*Stuhlentleerung*) spontan in den Analkanal zurückgleiten; Symptome sind Entzündungen, Brennen und Nässen.
- **Stadium III:** Ständiger Prolaps, der aber manuell reponiert werden kann. Die Betroffenen klagen über starke Schmerzen bei und nach jedem Stuhlgang sowie quälenden Juckreiz (*Pruritus ani*).
- **Stadium IV:** Ständig vorgefallene Hämorrhoidalknoten, die sich nicht mehr in den Analkanal zurückdrücken lassen; oft mit heftigen Schmerzen verbunden.

Von Hämorrhoiden abzugrenzen sind:
- **Perianalvenenthrombose:** Schwarze Knoten, die durch eine Thrombosierung der Perianalvenen zustande kommen und sehr schmerzhaft sind.
- **Marisken:** Verdickte, schmerzlose, perianale Hautfalten.

Proktoskopie (*Spiegelung des Analkanals*) oder Rektoskopie (*Spiegelung des Mastdarms*) erhärten die Diagnose.

Komplikationen

Komplikationen sind erhebliche Blutungen, Infektionen und eine sehr schmerzhafte Einklemmung der vorgefallenen Hämorrhoidalknoten. Bei permanentem Prolaps der Knoten kommt es zur Ausbildung von Nekrosen und Ulzerationen.

Behandlung

Allgemeinmaßnahmen sind Gewichtsreduktion bei Übergewicht, die Vermeidung von schleimhautreizenden Nahrungs- bzw. Genussmitteln (Kaffee, Alkohol, scharfe Gewürze) und eine Obstipationsprophylaxe (ballaststoffreiche Ernährung, ausreichende

Flüssigkeitsmenge, Bewegung/Mobilisation). Das Waschen und sorgfältige Trockentupfen der Analregion nach dem Stuhlgang sowie Sitzbäder mit Kamille mindern Juckreiz und Entzündungen.

Bei **schmerzenden Hämorrhoiden** kommen folgende Behandlungsmaßnahmen in Abhängigkeit vom Stadium zum Einsatz:

- Lokale Applikation von schmerzstillenden und entzündungshemmenden Salben und Zäpfchen (z. B. Faktu®-Salbe).
- Bettruhe bei einem Hämorrhoidalprolaps, um die Rückbildung des Ödems zu erreichen.
- **Sklerosierung** (*Verödung*) mit Verödungsmittel, das in Höhe der Knoten unter die Rektumschleimhaut gespritzt wird. Vernarbung und Rückbildung der Knoten innerhalb weniger Wochen.
- **Inzision** (*Spaltung*) bei akut thrombosierten Knoten.
- **Gummibandligatur** mit einem Gummiring, der an der Basis des Knotens platziert wird und die Blutzufuhr blockiert. Der Knoten wird nekrotisch und fällt nach etwa acht Tagen ab.
- **Hämorrhoidektomie** (*operative Entfernung der Hämorrhoiden*) im Stadium III und IV.

Pflege

- Beobachtung auf Blutungen im Analbereich
- Obstipationsprophylaxe
- Ggf. vor Stuhlgang Schmerzmittelgabe (nach Arztanordnung).

2.10.16 Hernien

Übersicht

DEFINITION

Hernie (*Bruch*): Eingeweide- oder Weichteilbruch mit Bruchsack, Bruchpforte und Bruchinhalt (➤ Abb. 2.336, ➤ Abb. 2.337).

Begünstigend auf die Entwicklung von Hernien wirken Adipositas, Bindegewebsschwäche oder chronische Obstipation.

Kriterien, die Grundlage der Beurteilung einer Hernie sind:

- **Entstehung**: Angeborene oder erworbene Hernie
- **Lokalisation**: Äußere (z. B. Leisten-, Schenkelhernien) oder innere Hernie (z. B. Hiatushernie ➤ 2.10.12)
- **Komplikationen:** Reponible, irreponible oder inkarzerierte (*eingeklemmte*) Hernie.

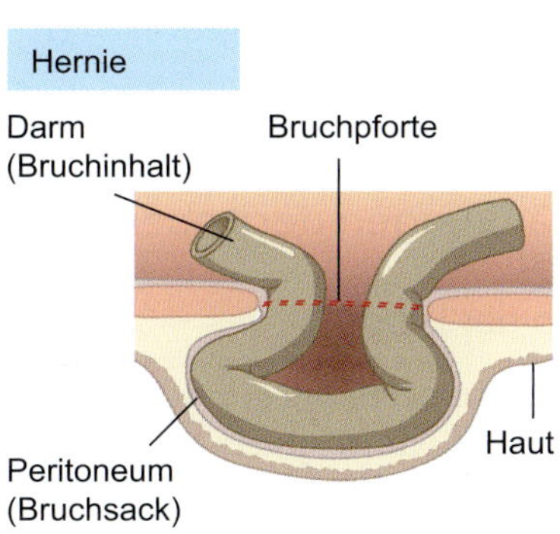

Abb. 2.336 Hernie. [L138]

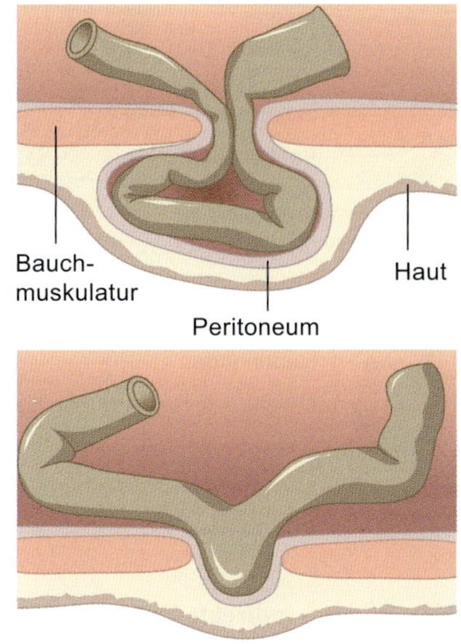

Abb. 2.337 Komplett inkarzerierte Hernie mit Störung von Durchblutung und Darmpassage (oben) und inkomplett inkarzerierte Hernie (unten) mit lokaler Durchblutungsstörung ohne gestörte Darmpassage. [L138]

Äußere Hernien

Die Lokalisationen der äußeren Hernien sind ➤ Abb. 2.338 zu entnehmen.

Leistenhernie

Die Leistenhernie (*Hernia inguinalis*) ist der häufigste Eingeweidebruch. Sie betrifft überwiegend Männer. Zu unterscheiden sind:

- Direkte Leistenhernie
- Indirekte Leistenhernie.

Leistenhernien, die am inneren Leistenring lateral der epigastrischen Gefäße (*Gefäße, die an der Hinterfläche des geraden Bauchmuskels verlaufen*) in den Leistenkanal eintreten

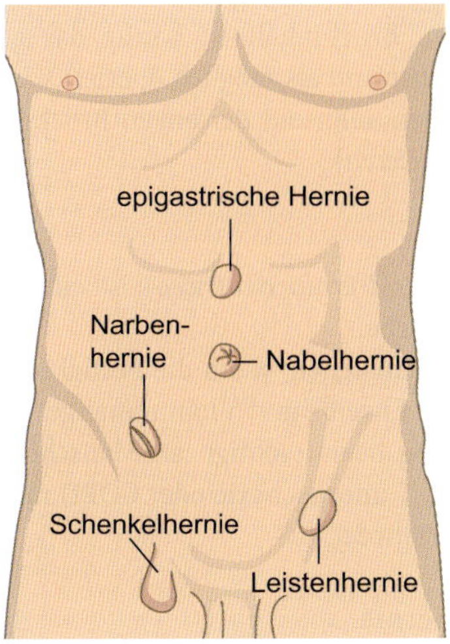

Abb. 2.338 Lokalisation wichtiger äußerer Hernien. [L138]

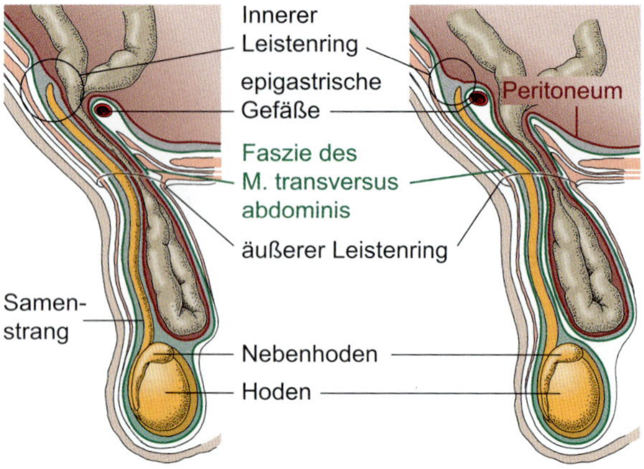

Abb. 2.339 Links: Indirekte Leistenhernie. [L190]

(➤ Abb. 2.339), werden als **indirekte Hernien** bezeichnet. Sie sind entweder angeboren oder erworben. Bei Leistenbrüchen, die sich medial der epigastrischen Gefäße in den Leistenkanal schieben, handelt es sich um **direkte Leistenhernien,** die immer erworben sind (➤ Abb. 2.339). Sie entstehen z. B. bei hohem intraperitonealem Druck und wölben sich durch die hier sehr dünne Faszie des M. transversums abdominis in den Leistenkanal.

Schenkelhernie

Die Schenkelhernie (*Femoralhernie*) ist die zweithäufigste Bruchform und tritt bei Frauen häufiger auf. Die Bruchpforte liegt unmittelbar unter dem Leistenband und medial der Oberschenkelgefäße (*A. und V. femoralis*). Bruchinhalt ist oft das große Netz (*Omentum majus*). Wegen der äußerst engen Bruchpforte besteht immer eine hohe Einklemmungsgefahr (*Einklemmung = Inkarzeration*), daher sollte eine Schenkelhernie sobald als möglich operativ beseitigt werden.

Nabelhernie

Die Nabelhernie (*Hernia umbilicalis*) kann angeboren oder erworben sein. Die Vorwölbung kann sich bei starker Adipositas schnell erweitern. Bruchinhalt ist häufig das große Netz. Eine Nabelhernie sollte sobald als möglich operiert werden, da sich v. a. kleine Nabelhernien aufgrund der engen Bruchpforte schnell einklemmen (*inkarzerieren*).

Narbenhernie

Eine Narbenhernie (*Hernia cicatricea*) ist ein Bruch im Bereich einer Operationsnarbe.

Narbenhernien entstehen, wenn die Festigkeit der Narbe durch Wundinfektionen, Eiweiß- und Vitaminmangel oder eine ungünstige Schnittführung beeinträchtigt ist. Menschen mit Adipositas, Diabetes mellitus, Tumorkachexie oder COPD mit starkem Husten sind besonders gefährdet.

Epigastrische Hernie

Da die **Linea alba** (➤ 2.1.5) oberhalb des Nabels nur aus einer dünnen Faszienschicht besteht, befinden sich dort oft kleine Faszienlücken. Bei intraabdominellen Drucksteigerungen (z. B. durch eine starke Bauchpresse bei Obstipation), kann sich eine epigastrische Hernie entwickeln. Die tastbare schmerzhafte Fettgeschwulst ist ein Teil des großen Netzes.

Symptome und Befund bei äußeren Hernien

Äußere Hernien sind sackartige Ausstülpungen in oder vor die Bauchdecke (➤ Abb. 2.339). Im **Bruchsack** befindet sich zeitweise oder dauernd der **Bruchinhalt** (am häufigsten Dünndarm oder großes Netz). Die **Bruchpforte** ist die Lücke in der Bauchwand.

Im Bereich der Bruchpforte stellt der Untersucher in Abhängigkeit von der Bruchsackgröße eine sicht- oder tastbare Vorwölbung fest. Diese Vorwölbung kann bei der **reponiblen Hernie** in den Bauchraum zurückgedrückt werden und stülpt sich bei Erhöhung des intraabdominalen Drucks durch Husten, Niesen, Schreien oder Pressen wieder vor. Bei einer **irreponiblen Hernie,** z. B. durch Verwachsungen zwischen Bruchinhalt und Bruchsack, lässt sich die Hernie nicht zurückdrängen.

Komplikationen

Komplikation jeder Hernie ist die unvorhersehbare Einklemmung (*Inkarzeration* ➤ Abb. 2.340). Sie entsteht aufgrund einer Stauung von Darminhalt in der ausgetretenen Darmschlinge. Die Ischämie des in der Bruchpforte eingeklemmten Darmstücks führt zur Nekrotisierung des betroffenen Darmabschnitts. Massiv auftretende Schmerzen, die Unterbrechung der Stuhlpassage mit mechanischem Ileus (➤ 2.10.14) und die Gefahr einer tödlich verlaufenden Peritonitis erfordern innerhalb der folgenden sechs Std. die operative Behandlung.

Behandlung

Die Behandlung einer Hernie erfolgt mittels einer Hernioplastik. Der Chirurg eröffnet zunächst den Bruchsack, verlagert den Bruchinhalt in die Bauchhöhle zurück, beseitigt anschließend den Bruchsack und verschließt die Bruchpforte.

Nicht eingeklemmte Hernien können, je nach Allgemeinzustand des Pflegebedürftigen, zu einem geplanten Zeitpunkt operiert werden. Inkarzerierte Hernien bedürfen eines sofortigen operativen Eingriffs.

Information des Erkrankten

Drei bis vier Wochen nach einer Herniotomie sind leichte körperliche Tätigkeiten möglich. Das Bindegewebe ist erst nach etwa drei Monaten zug- und druckstabil.

2.10.17 Erkrankungen der Leber

Entzündungen der Leber

Leberentzündungen haben vielerlei Ursachen:

- Infektionen (Hepatitisviren, Epstein-Barr-Viren, Herpes-Viren)
- Unerwünschte Arzneimittelwirkungen
- Autoimmunerkrankungen
- Alkoholabusus.

Akute infektiöse Virushepatitis

DEFINITION

Akute infektiöse Virushepatitis: Die derzeit bekannten Hepatitisviren werden nach den Buchstaben A–G bezeichnet, wobei das Hepatitis-G-Virus hinsichtlich der Risikogruppen und des Krankheitsverlaufs noch weitgehend unbekannt ist.

Die Hepatitisviren A – E unterscheiden sich durch ihre Übertragung, die Inkubationszeit sowie ihre Neigung zu Folgeerkrankungen (z. B. chronische Leberentzündung, Leberzirrhose, Leberkrebs).

Hepatitis A

Hepatitis-A-Viren (*HAV*) werden überwiegend fäkal-oral durch Schmierinfektion, infizierte Nahrungsmittel oder verseuchtes Wasser übertragen und verursachen eine endemische Virushepatitis:

- Inkubationszeit 14–50 Tage
- Ikterus (bei Erwachsenen) in etwa 75 % der Fälle
- Fast immer Ausheilung.

Hepatitis B

Die Infektion mit Hepatitis-B-Viren (*HBV*) erfolgt v. a. über Blut und Blutprodukte. Das mittlere Infektionsrisiko bei einer Nadelstichverletzung mit virushaltigem Blut beträgt ca. 30 %.

- Inkubationszeit 30–180 Tage
- In etwa der Hälfte der Fälle symptomloser Verlauf
- Meist Ausheilung (ca. 90 %), in ca. 1 % der Fälle fulminanter, in ungefähr 5 % der Fälle chronischer Verlauf
- Leberzirrhose bei ca. 20 % der Betroffenen, die eine chronische Hepatitis B haben.

Hepatitis C

Die Ansteckung mit Hepatitis-C-Viren (*HCV*) findet vorwiegend über Blut und Blutprodukte statt. Das mittlere Infektionsrisiko bei einer Nadelstichverletzung mit virushaltigem Blut liegt bei etwa 3 %.

- Inkubationszeit 15–180 Tage
- In ca. 85 % asymptomatische Verläufe, trotzdem häufige Chronifizierung
- Leberzirrhose bei ebenfalls ca. 20 % der Menschen mit chronischer Hepatitis C.

Hepatitis D

Hepatitis D-Viren benötigen für ihre Entwicklung das Hepatitis-B-Virus. Die Infektion erfolgt vorwiegend über Blut und Blutprodukte.

- Inkubationszeit 30–180 Tage
- Superinfektion eines HBV-Infizierten
- Meist chronischer Verlauf mit Übergang in die Leberzirrhose.

Symptome und Untersuchungsbefund

Trotz der verschiedenen Viren ist das klinische Erscheinungsbild bei allen Hepatitisformen ähnlich, obwohl die Hepatitis A akut, Hepatitis B und C eher schleichend verlaufen.

Die Erkrankung beginnt mit grippeähnlichen Krankheitszeichen (Abgeschlagenheit, subfebrilen Temperaturen), gastro-intestinalen Symptomen (Appetitlosigkeit, Übelkeit, evtl. Durchfall), Gelenk- und Muskelschmerzen. Die Betroffenen klagen meist über einen starken Juckreiz. Während der Erkrankung kommt es zu einer druckschmerzhaften Vergrößerung der Leber (*Hepatomegalie*) und der Milz (*Splenomegalie*).

Komplikationen

Die gefährlichste Frühkomplikation ist ein fulminanter Verlauf mit schwersten Leberfunktionsstörungen, der zum Tode des Erkrankten im Leberkoma führt.

Die wichtigsten Spätkomplikationen bei chronischen Verläufen sind das erhöhte Risiko einer Leberzirrhose und eines Leberzellkarzinoms.

Der Übergang in eine **chronische Hepatitis** ist nicht vorhersehbar. Fehlender Ikterus und milde Krankheitserscheinungen sind nicht gleichbedeutend mit einer komplikationslosen Ausheilung der Erkrankung.

Behandlung

Grundlage ist das absolute Alkoholverbot. Zusätzlich sind Bettruhe bzw. körperliche Schonung und eine Überprüfung aller leberschädigenden Medikamente angezeigt. Die Hygienemaßnahmen orientieren sich an den Vorgaben der Altenpflegeeinrichtung und den Hinweisen der Gesundheitsämter. Bei einer Erkrankung an Hepatitis B / D und Hepatitis C ist die Verordnung von antiviralen Medikamenten (z. B. Lamivudin / Zeffix®), Interferon (Peginterferon alfa-2b / PegIntron®), direkt antivirale Agenzien (DAA, z. B. Sofusbuvir) in Abhängigkeit vom Verlauf der Erkrankung zu diskutieren.

Information des Erkrankten

Die Erkrankten werden auf die Notwendigkeit regelmäßiger Kontrolluntersuchungen und einer absoluten Alkoholkarenz hingewiesen. Infizierte mit einer Hepatitis B / D und C müssen wissen, dass sie ihre Sexualpartner anstecken können solange entsprechende Virusparameter im Serum nachgewiesen werden können.

Impfungen

Impfungen gegen Hepatitis A und B sind verfügbar. Eine Impfung gegen Hepatitis B schützt gleichzeitig vor einer Hepatitis D. Eine Impfung gegen Hepatitis C ist nicht möglich.

Chronische Hepatitis

DEFINITION

Chronische Hepatitis (*chronische Leberentzündung*): Leberentzündung, die länger als sechs Monate besteht.

Krankheitsentstehung

Ursachen einer chronischen Hepatitis:

- Chronisch verlaufende Virushepatitiden (Hepatitis B, D, C)
- Autoimmunhepatitis, z. B. bei rheumatoider Arthritis oder Vaskulitis (*Gefäßentzündung*) mit Reaktionen des Immunsystems gegen Leberzellen
- Alkoholabusus
- Medikamentös bedingte Leberentzündung.

Symptome und Untersuchungsbefund

Die Beschwerden bei chronischer Hepatitis sind uncharakteristisch: Müdigkeit, Abgeschlagenheit, verminderte Leistungsfähigkeit, evtl. Völle- und Druckgefühl im Oberbauch.

Behandlung und Pflege

Die Therapie erfolgt entsprechend der Grunderkrankung. Allgemeine Maßnahmen sind der absolute Verzicht auf Alkohol, das Absetzen leberschädigender Medikamente, das Vermeiden übermäßiger körperlicher Anstrengungen und die Umsetzung einer ausgewogenen, vitaminreichen Ernährung. Die weitere Behandlung richtet sich nach der Ursache der chronischen Hepatitis:

- Chronische Virushepatitis: Therapie mit Lamivudin, Tenofovir oder Peginterferon alfa-2b
- Autoimmunhepatitis: Therapie mit Glukokortikoiden, Immunsuppressiva bzw. Zytostatika (Cyclophosphamid, MTX).

Fettleber

DEFINITION

Fettleber: Verfettung von mehr als 50 % der Leberzellen.
Metabolisches Syndrom: Syndrom mit stammbetonter Adipositas, Fettstoffwechselstörung, Bluthochdruck und Diabetes mellitus Typ 2.

Krankheitsentstehung

Ursachen, die zu einer Fettleber (➤ Abb. 2.340) führen, sind neben einem chronischen Alkoholabusus z. B. das metabolische Syndrom und unerwünschte Wirkungen von Medikamenten (z. B. das Antiarrhythmikum Amiodaron, Glukokortikoide, der Kalziumantagonist Nifedipin).

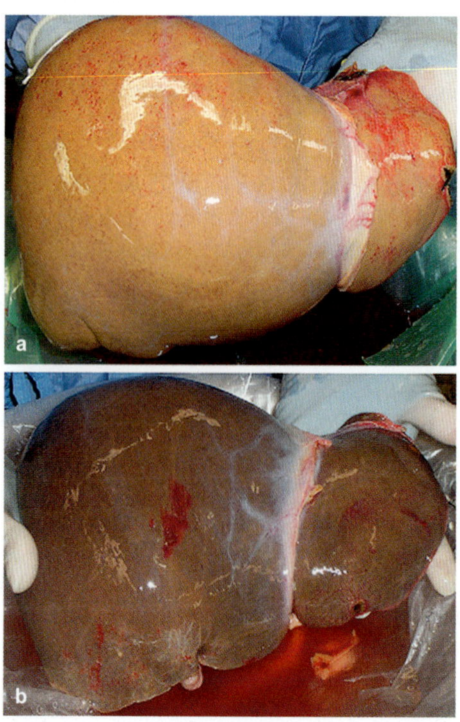

Abb. 2.340 Fettleber im Vergleich zu einer gesunden Leber. [E350]

Hauptursache einer Fettleber ist der chronische Alkoholkonsum, weil der Abbau von Alkohol einen erhöhten Sauerstoffbedarf in den Leberzellen erfordert. Folge ist ein genereller Sauerstoffmangel, der die Stoffwechselprozesse in der Leber (bzw. in jeder einzelnen Leberzelle) drosselt und eben auch den Fettabbau hemmt. Die maximale Alkoholmenge, die risikoarm zu sein scheint, beträgt für gesunde Männer etwa 40 g Alkohol täglich (etwa 1 l Bier), für gesunde Frauen 20 g Alkohol (etwa ¼ l Wein) pro Tag.

Formel zur Berechnung der Alkoholmenge:

Vol% × 0,8 (Umrechnungsfaktor) = g Alkohol in 100 ml Getränk.

Beispiel: Wein hat ca. 11 Vol %; 11 Vol % × 0,8 = 8,8 g Alkohol in 100 ml Wein; ein Viertelliter Wein enthält demnach 22 g Alkohol.

Symptome und Befund

Die meisten Erkrankten haben keinerlei Beschwerden, daher wird der Befund einer Fettleber eher zufällig erhoben. Die vergrößerte Leber ist während der körperlichen Untersuchung tastbar. Generell ist eine Fettleber reversibel, d. h. das Lebergewebe erholt sich bei einer Änderung des Lebensstils.

Leberzirrhose

DEFINITION

Leberzirrhose (*Schrumpfleber*): Chronisch-entzündliche, fortschreitende Lebererkrankung mit Zerstörung der Leberläppchen. Das Ergebnis ist ein knotig-narbiger Umbau der Leber, der irreversibel (*nicht rückgängig zu machen*) ist

Krankheitsentstehung

Häufigste Gründe für die Entstehung einer Leberzirrhose:

- Chronischer Alkoholabusus
- Chronisch verlaufende Virushepatitis
- Gallenwegserkrankungen mit Gallenstau (*biliäre Zirrhose*)
- Autoimmunerkrankungen
- Medikamente (z. B. das Zytostatikum Methotrexat).

Symptome und Untersuchungsbefund

Allgemeine Beschwerden sind die verminderte Leistungsfähigkeit, Gewichtsverlust, Schwitzen, Meteorismus (*Blähungen*), Abneigung gegenüber festen Speisen und Druckschmerzhaftigkeit der Leber. An der Haut weisen verschiedene Zeichen (*Leberhautzeichen*) auf eine Lebererkrankung hin (➤ Abb. 2.341):

- Gefäßsternchen (*Gefäßspinnen, Spider naevi*) die insbesondere an belichteten Hautpartien auftreten (➤ Abb. 2.344)
- Gerötete Handinnenflächen und Fußsohlen (*Palmar-* und *Plantarerythem* ➤ Abb. 2.343)
- Weißnägel und Tüpfelnägel (➤ 2.2.4)
- Erweiterte Venen unter der Bauchhaut bei Pfortaderhochdruck (Caput medusae ➤ Abb. 2.345)
- Kratzspuren als Hinweis auf den Juckreiz.

Im Verlauf der körperlichen Untersuchung kann eine derbe Leber mit höckeriger Oberfläche getastet werden (➤ Abb. 2.342). Oft zeigt sich ein von Blähungen und Bauchwassersucht (*Aszites*) auf-

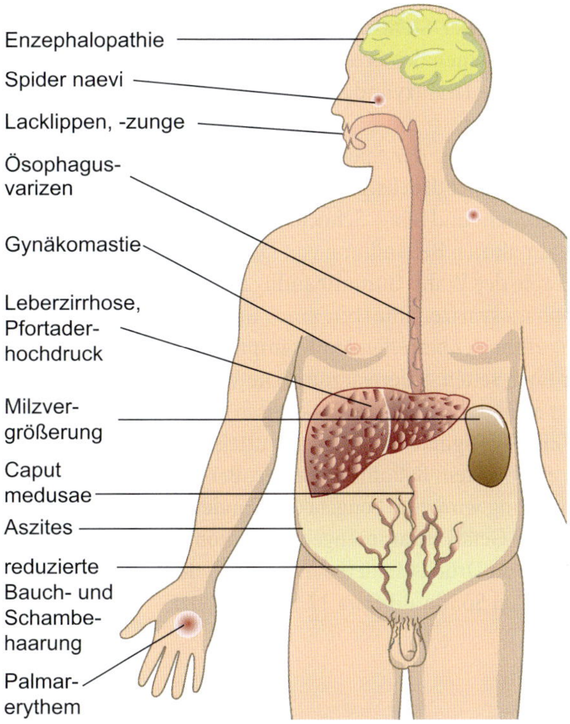

Abb. 2.341 Typische Symptome bei Leberzirrhose. [L138]

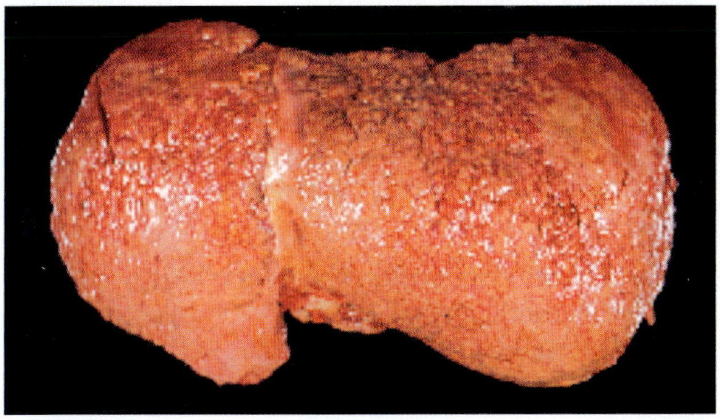

Abb. 2.342 Leberzirrhose. Das Organ ist höckerig mit narbigen Einziehungen. [E441-004]

getriebener Bauch. Veränderte Laborwerte wie sinkende Bluteiweiße (die in der Leber gebildet werden), Veränderungen der Gerinnungsparameter (die ebenfalls in der Leber produziert werden), erhöhtes Bilirubin (das nicht mehr in die Galle eingebaut wird) und ein Anstieg der Leberenzyme (*Transaminasen,* z. B. GPT, GOT, γ-GT) weisen auf eine Leberzirrhose hin. Sonografie, CT und Laparoskopie sowie eine Leberbiopsie ergänzen die Diagnostik.

Behandlung

Allgemeinmaßnahmen:

- Strikte Alkoholkarenz
- Weglassen aller Medikamente, die die Leber zusätzlich belasten oder schädigen
- Ausreichende Kalorienzufuhr.

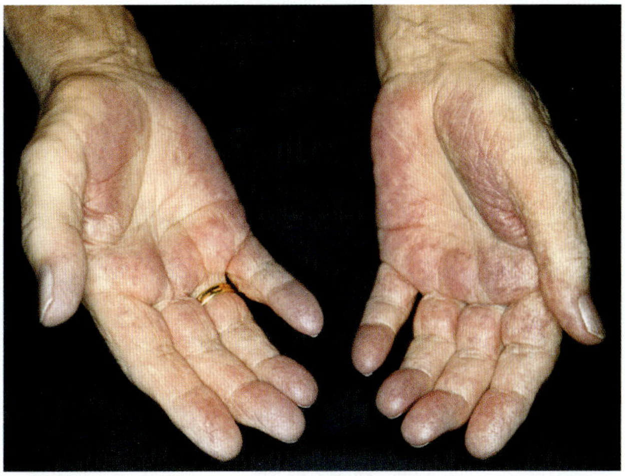

Abb. 2.343 Klassisches Palmarerythem bei Leberzirrhose. [R246]

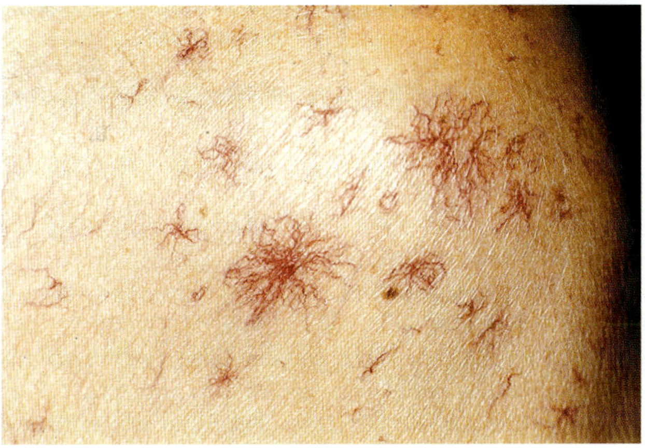

Abb. 2.344 Spider naevi sind typische Zeichen einer fortgeschrittenen Lebererkrankung. [R246]

Pflege und Information des Erkrankten

- Ernährung mit vitaminreicher, kochsalzarmer, aber ausgewogener Mischkost
- Zur besseren Verträglichkeit kleine Mahlzeiten
- Beobachtung der Haut auf Hauterscheinungen
- Pneumonieprophylaxe aufgrund der Infektionsgefährdung durch den Eiweißmangel (Antikörper bestehen aus Eiweiß)
- Obstipationsprophylaxe, um Druckerhöhungen im Bauchraum bei der Bauchpresse zu vermeiden.

VORSICHT

An Leberzirrhose Erkrankte sollen Medikamente nicht eigenmächtig einnehmen, da auch frei verkäufliche Arzneimittel die Leber belasten (z. B. das gängige Schmerzmittel Paracetamol).

Komplikationen

Schreitet die Leberzirrhose fort, führt sie zu folgenden Komplikationen:

- Blutungsneigung durch die unzureichende Bildung von Gerinnungsfaktoren (➤ 2.6.8)
- Pfortaderhochdruck mit Umgehungskreisläufen und der Entstehung von Ösophagusvarizen (➤ Abb. 2.345, ➤ Abb. 2.346)

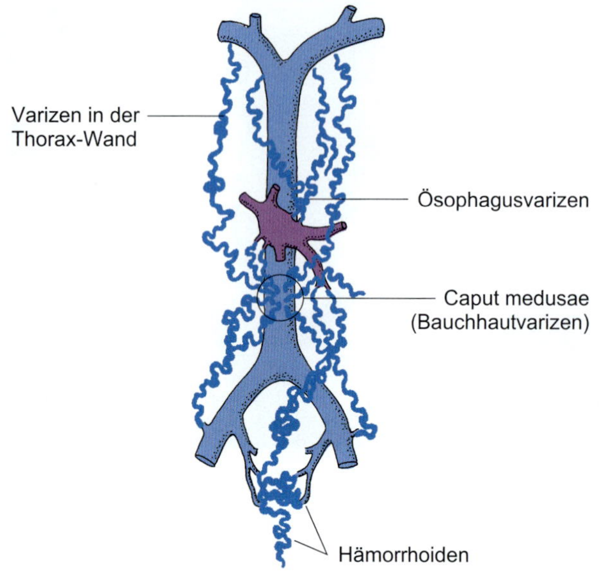

Abb. 2.345 Bei einem Blutstau in oder vor der Leber bilden sich Umgehungskreisläufe zwischen Pfortader (lila) und V. cava superior und inferior. [L190]

- Aszites
- Leberkoma
- Leberkrebs (*Leberzellkarzinom*).

Pfortaderhochdruck

Der Untergang von Leberzellen und die Bindegewebsvermehrung stören den Blutfluss durch die Leber, der pro Min. etwa 1 500 ml Blut beträgt und von der Pfortader ausgehend in Richtung der Lebervenen stattfindet. Es entsteht ein Pfortaderhochdruck (*portale Hypertension*) mit der Bildung von Umgehungskreisläufen (➤ Abb. 2.345). Die Folgen der portalen Hypertension sind aus ➤ Abb. 2.346 ersichtlich.

Die medikamentöse Drucksenkung in der Pfortader (*V. portae*) erfolgt durch Betablocker, Nitrate und Somatostatin. Falls diese Behandlung keinen Erfolg zeigt, ist ein transjugulärer, intrahepatischer portosystemischer Stent-Shunt (*TIPSS*) in Betracht zu ziehen. Er gewährleistet einen besseren Blutabfluss durch einen endoskopisch eingebrachten Drahtzylinder (*Stent*) zwischen der Pfortader und den Lebervenen.

Krampfadern in der Speiseröhre (*Ösophagusvarizen*), als Folge des Pfortaderhochdrucks, können tödliche Blutungen mit massivem Bluterbrechen und eine Schocksymptomatik auslösen. Möglichkeiten zur akuten Behandlung von Ösophagusvarizen sind:

- Therapie der Wahl: Gummibandligatur. Das Abbinden der Ösophagusvarizen mit Hilfe eines Gummibands unterbricht die Blutzufuhr der betreffenden Krampfader.
- Nur noch selten: Sklerosierung. Die Verödung der Ösophagusvarizen erfolgt durch das endoskopisch vorgenommene Einspritzen eines geeigneten Verödungsmittels.
- Nur noch selten: Ballontamponade. Bei akuter Ösophagusvarizenblutung wird eine Sengstaken-Sonde eingeführt und das blutende Gefäß zusammengedrückt (komprimiert), wobei die Gefahr von Druckschäden den Verbleib der im Ösophagus geblockten Sonde auf etwa 12 Std. begrenzt.

Aszites

DEFINITION

Aszites: Bauchwassersucht; Ansammlung von Flüssigkeit in der Bauchhöhle.

Hepatorenales Syndrom: Verschlechterung der Nierenfunktion aufgrund einer schweren Lebererkrankung; Auslöser der abnehmenden Nierendurchblutung ist z. B. eine Aszitespunktion mit der Entnahme größerer Flüssigkeitsvolumina ohne Volumenersatz.

Spontane bakterielle Peritonitis: Infektion des Aszites, insbesondere durch E. coli, obwohl kein Bauchorgan direkte Verletzungen aufweist. Ist als Hinweis auf eine schlechte Prognose zu werten.

Generelle Ursachen eines Aszites (*Bauchwassersucht*):

- Tumoren im Bauchraum
- Bauchfellentzündung (*Peritonitis* ➤ 2.10.15)

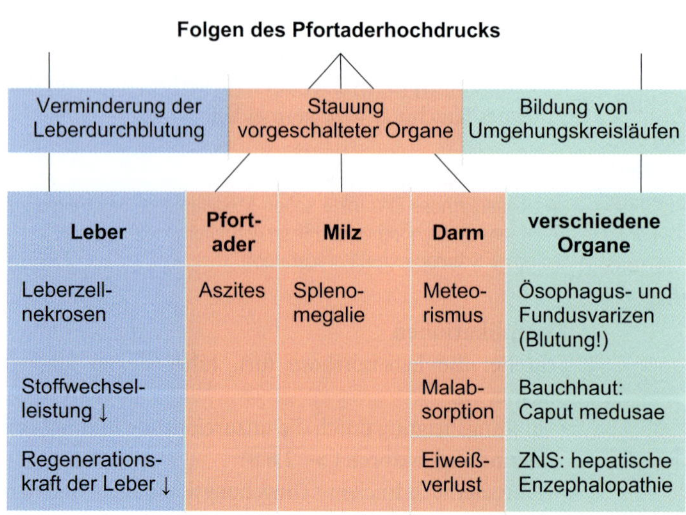

Abb. 2.346 Auswirkungen des Pfortaderhochdrucks auf verschiedene Organe. [A400]

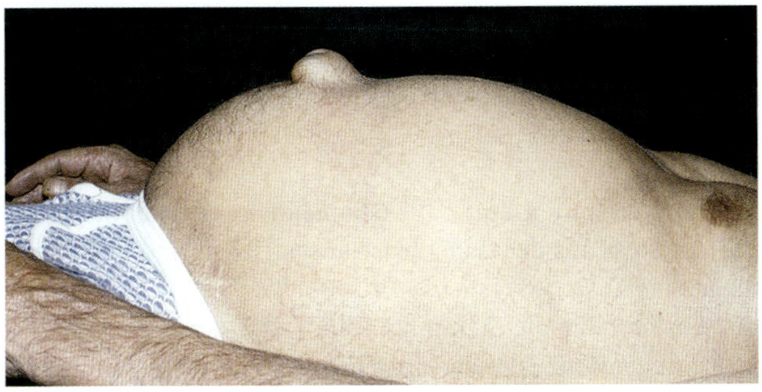

Abb. 2.347 Massive Aszitesbildung infolge einer alkoholischen Leberzirrhose. Der Aszites übt einen solchen Druck im Bauchraum aus, dass sich eine Nabelhernie gebildet hat. [R246]

- Blutungen in die Bauchhöhle (Ulkusperforation, Verletzungen)
- Veränderungen des kolloid-osmotischen Drucks (ernährungsbedingter Eiweißmangel / Hungerbauch, Eiweißverlust beim nephrotischen Syndrom ➤ 2.11.4)
- Pfortaderhochdruck.

Ein Aszites entsteht, wenn bei Pfortaderhochdruck Blutplasma in den freien Bauchraum austritt. Da die Leber ihren Syntheseleistungen und damit auch der Bildung von Bluteiweißen (Albumin, Globuline) nicht mehr nachkommen kann, wird ein Aszites durch den erniedrigten Albumingehalt (➤ 2.6.1) weiter begünstigt.

Diagnostisch ist ein Aszites durch klinische Untersuchung (vorgewölbter Bauch mit verstrichener Nabelregion ➤ Abb. 2.347) und Sonografie zu erfassen. Die abdominale Sonografie stellt Flüssigkeitsmengen ab ca. 100 ml dar.

Komplikationen eines Aszites sind Luftnot, hepatorenales Syndrom und spontane bakterielle Peritonitis.

Therapeutisch sind je nach Schweregrad und dem Ergebnis engmaschiger Gewichts- und Elektrolytkontrollen, die Flüssigkeitsbeschränkung, salzarme Kost und Diuretika angezeigt. Ein stark ausgebildeter Aszites erfordert eine Entlastungspunktion.

Hepatische Enzephalopathie und Leberkom

Als hepatische Enzephalopathie (Enzephalopathie = *nicht entzündliche Erkrankung / Schädigung des Gehirns*) werden verschiedene neurologische und psychische Auffälligkeiten des Kranken bezeichnet, die durch den Ausfall der Leberfunktionen entstehen (➤ Abb. 2.348). Schwerste Form der hepatischen Enzephalopathie ist das Leberkoma (*Coma hepaticum*) (➤ Tab. 2.43).

Tab. 2.43 Stadien der hepatischen Enzephalopathie.

Stadium	Symptome
I	Verlangsamung, Verwirrtheit, verwaschene Sprache, Konzentrationsstörungen
II	Zunehmende Schläfrigkeit, Apathie, Änderung der Schrift und des EEG mit Frequenzverlangsamung, flapping tremor (*grobschlägiges Händezittern*)
III	Der Erkrankte schläft, ist aber erweckbar; Reflexe sind noch auslösbar, flapping tremor, Foetor hepaticus (➤ 2.9.7)
IV	Leberkoma: keine Reaktion auf Schmerzreize, Reflexe erloschen, Foetor hepaticus (*süßlicher Atemgeruch*) stark ausgeprägt

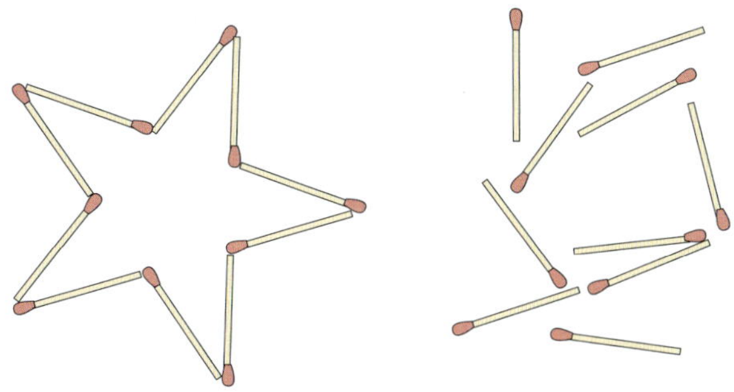

Abb. 2.348 Streichholztest bei hepatischer Enzephalopathie. Durch die aus der Anreicherung von Ammoniak resultierende Gehirnschädigung ist der Erkrankte unfähig, koordinierte Handlungen durchzuführen. Es gelingt ihm nicht, aus Streichhölzern einen Stern zu legen. [L190]

Ein Leberkoma erfordert neben der intensivmedizinischen Behandlung die Reduzierung der Ammoniakbildung. Ammoniak fällt im Eiweißstoffwechsel an und ist giftig für Nervenzellen (*neurotoxisch*). Daher muss die Ernährung eiweißarm sein und eine Unterdrückung der ammoniakproduzierenden Darmflora z. B. durch Laktulose stattfinden.

Zu den Funktionen der Darmflora zählt der Eiweißabbau im Kolon. Dies führt zur Bildung des neurotoxischen Ammoniaks, der in der Leber zu Harnstoff umgebaut wird. Lebererkrankungen blockieren diesen Umbau zu Harnstoff. Um einen raschen Anstieg des Ammoniaks im Blut zu vermeiden, wird Laktulose verabreicht. Wenn Laktulose im Darm verstoffwechselt wird, entsteht Milchsäure. Milchsäure hemmt die Tätigkeit der Darmbakterien, die Bildung von Ammoniak verringert sich.

Leberkrebs

Der Leberkrebs (*hepatozelluläres Karzinom*) metastasiert in Lunge, in die Lymphknoten und in das Skelett. Die Symptome sind unspezifisch: Völlegefühl, Oberbauchschmerzen, Gewichtsverlust und Leistungsminderung. Die Sicherung der **Diagnose** erfolgt z. B. durch Sonografie, CT, MRT, Leberbiopsie. Die **Therapie** muss sich am aktuellen Allgemeinzustand des Pflegebedürftigen orientieren. Möglich sind die operative Entfernung des betroffenen Leberbezirks oder eine Zytostatikatherapie.

2.10.18 Erkrankungen der Gallenblase und -wege

Gallensteinleiden

DEFINITION
Cholelithiasis: Gallensteinleiden.
Cholezystolithiasis: Steine in der Gallenblase.
Choledocholithiasis: Steine in den Gallengängen.

Das Gallensteinleiden ist eine der häufigsten Erkrankungen in den Industrieländern. Es gibt Cholesterinsteine, Pigmentsteine und Mischformen (➤ Abb. 2.349).

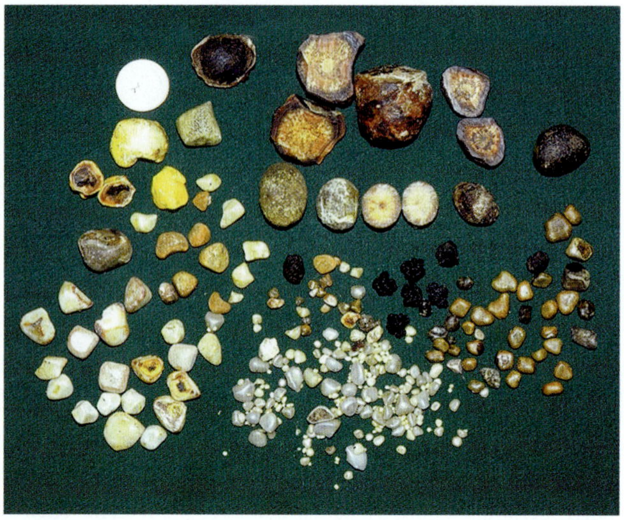

Abb. 2.349 Verschiedene Gallensteine. Entsprechend ihrer Zusammensetzung aus Cholesterin, Bilirubin und Kalk unterscheiden sie sich in Form, Farbe und Festigkeit. Man erkennt hellgelbe, kugelig-ovale Cholesterinsteine und kleine schwarze Pigmentsteine. Gemischte Steine machen den größten Anteil aller Gallensteine aus. [T173]

Krankheitsentstehung

Voraussetzung für ein Gallensteinleiden mit der Bildung z. B. von Cholesterinsteinen ist eine Übersättigung der Galle mit Cholesterin in Verbindung mit einem langsamen Gallefluss (*Cholestase*). Es bilden sich kleine Kristalle, die zu Cholesterinsteinen heranwachsen.

Neben einer ausgewogenen Ernährung kann der Gallefluss generell durch Bitterstoffe angeregt werden. Sie sind z. B. in Artischocken oder in Löwenzahn enthalten. Artischocken können gut als Gemüse genutzt werden, Löwenzahn als Salat.
Vorsicht: Bei Gallensteinen kann durch den dann erhöhten Gallefluss eine Gallenkolik provoziert werden.

Die **F-Regel** beschreibt **Risikofaktoren,** die ein Gallensteinleiden begünstigen:

- Female: weiblich
- Fair: hellhäutig
- Fourty: vierzig Jahre
- Fat: adipös
- Fertile: fruchtbar
- Family: Familiäre Disposition.

Weitere Ursachen sind:

- Ernährung (cholesterinreiche, ballaststoffarme Kost, Fastenkuren)
- Diabetes mellitus (Insulinresistenz fördert die Ausfällung von Cholesterin)
- Hämolytische Anämie (Bilirubinsteine durch die Anhäufung von Bilirubin aufgrund der zerfallenden roten Blutzellen).

Symptome und Untersuchungsbefund

Die meisten Gallensteinträger sind frei von Symptomen und bedürfen keiner Behandlung. Andernfalls klagen die Betroffenen über:

- Druck im Oberbauch und Völlegefühl
- Unverträglichkeit von fetten Speisen
- Blähungen (*Meteorismus*)
- Gallenkoliken.

Gallenkolik

Typisches Symptom des Gallensteinleidens ist die Gallenkolik, wenn der Stein aus der Gallenblase ausgetrieben und in einem der Gallengänge (*Ductus cysticus, Ductus choledochus*) eingeklemmt wird. Auslöser für die Steinmobilisation aus der Gallenblase sind fettreiche gebratene Speisen, Hülsenfrüchte, hart gekochte Eier, Alkohol, Kaffee, aber auch psychische Belastungen.

Symptome: Der Erkrankte hat heftige, krampfartige Schmerzen im rechten Ober- und Mittelbauch, die in den Rücken oder in die rechte Schulter ausstrahlen können. Dazu kommen vegetative Begleiterscheinungen mit Schweißausbruch, Übelkeit und Erbrechen.

Der Nachweis erfolgt per Sonografie.

Komplikationen

- Akute und chronische Cholezystitis
- Gallenblasenhydrops (Stauungsgallenblase): kann Gallenblasenempyem, Perforation (Durchbruch, z. B. in die Bauchhöhle) oder Cholezystitis (Entzündung der Gallenblase) auslösen
- Gallenblasenempyem: Eiteransammlung in der Gallenblase
- Cholangitis: Entzündung der Gallengänge mit Schmerzen, Fieber, Schüttelfrost, Ikterus
- Peritonitis: Bauchfellentzündung bei Perforation eines Steins in die Bauchhöhle
- Leberabszess (Abszess: Ansammlung von Eiter im Gewebe mit Hohlraumbildung durch Gewebeeinschmelzung) aufgrund einer gedeckten Perforation des Steins
- Gallensteinileus bei Perforation des Steins in den Dünndarm
- Akute Pankreatitis bei einer Steineinklemmung in der Papilla Vateri, der gemeinsamen Mündung von Gallen- und Pankreasgang in den Zwölffingerdarm (➤ Abb. 2.350).

Behandlung

Konservative Behandlungsmaßnahmen bei einer Gallenkolik:

- Nahrungskarenz für 24 Std.
- Verordnung von krampflösenden Medikamenten (*Spasmolytika*) und Analgetika
- Antibiotika bei Verdacht einer bakteriellen Superinfektion
- Bei Gallenblasensteinen laparoskopische Cholezystektomie (*Entfernung der Gallenblase* ➤ Abb. 2.351)
- Bei Steinen im Ductus choledochus Schlitzung der Papilla Vateri mit Entfernung des Steins über eine ERC (*endoskopisch-retrograde Cholangiografie mit Darstellung des Ductus choledochus*).

Außerdem gibt es die Stoßwellenlithotripsie (*SWL*) mit Zerkleinerung des Steins. Nach der Behandlung gehen die zerkleinerten Steine via Gallengang über die Papille in den Zwölffingerdarm ab. Die medikamentöse Auflösung mit Ursodesoxycholsäure (Ursofalk®) ist bei cholesterinhaltigen Gallensteinen möglich, erfordert einen Zeitraum von bis zu zwei Jahren und hat eine hohe

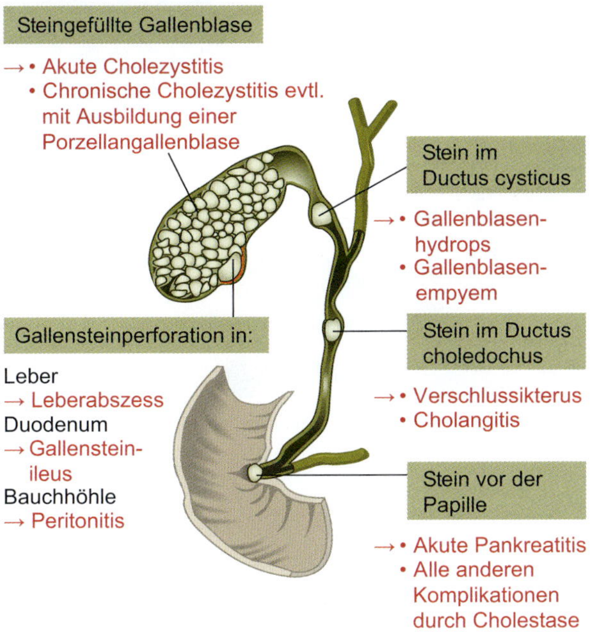

Abb. 2.350 Komplikationen von Gallensteinen (rote Schrift) in Abhängigkeit von ihrer Lokalisation. [L190]

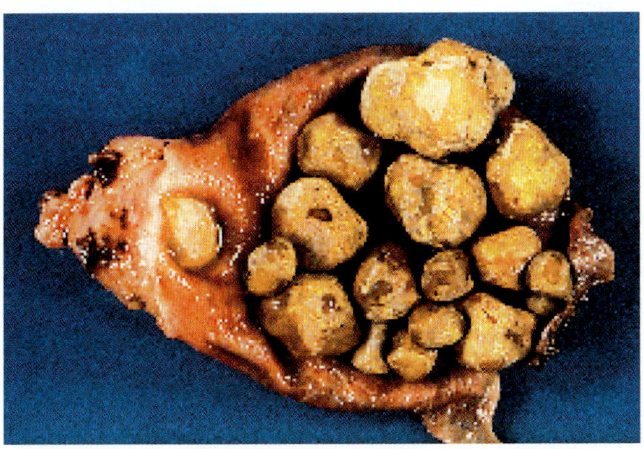

Abb. 2.351 Operationspräparat: multiple Gallenblasensteine. [E441]

Rezidivquote. Unerwünschte Wirkung von Ursofalk® sind breiige Stühle.

Pflege

Pflegerische Maßnahmen bei einer Gallenkolik sind:

- Auf Bettruhe des Pflegebedürftigen achten
- Nahrungskarenz für 24 Std. einhalten lassen, ab dem 2. Tag Kostaufbau
- Verabreichung von Schmerzmitteln und Spasmolytika nach ärztlicher Anordnung
- Vitalzeichenkontrollen durchführen
- Auf die Ernährung des Pflegebedürftigen achten, u. a. fettreiche Speisen vermeiden
- Beobachtung des Allgemeinbefindens, ein zunehmend „harter Bauch" kann Zeichen einer Bauchfellentzündung sein.

Cholezystitis

DEFINITION

Cholezystitis: Entzündung der Gallenblase.

Eine **akute Cholezystitis** wird in fast allen Fällen durch ein Gallensteinleiden ausgelöst. Die Erkrankten klagen über:

- Schmerzen im rechten Oberbauch (evtl. mit Ausstrahlung in die rechte Schulter)
- Vegetative Symptome: Übelkeit und Erbrechen
- Fieber und Schüttelfrost
- Druckschmerzhafte Gallenblase.

Eine Sonografie bestätigt die Verdachtsdiagnose, therapeutisch erfolgt eine Cholezystektomie, wenn es der körperliche Zustand des Pflegebedürftigen zulässt.

Die **chronische Cholezystitis** ist meist Folge einer akuten Cholezystitis. Spätkomplikation einer chronisch-rezidivierenden Cholezystitis ist das Gallenblasenkarzinom.

Gallenblasen- und Gallengangkarzinome

Die beiden bösartigen Tumoren treten meist nach dem 70. Lebensjahr auf.

Risikofaktoren für die Entstehung eines Gallenblasen- oder Gallengangkarzinoms sind ein Gallensteinleiden oder eine chronische Gallenblasenentzündung. Beide Tumoren metastasieren in die Leber. Eher spät auftretende unspezifische Symptome beider Karzinome sind ein langsam zunehmender, schmerzloser Ikterus, Oberbauchbeschwerden, Übelkeit, Erbrechen und Gewichtsverlust aus unklaren Gründen.

Therapie: Zum Zeitpunkt der Diagnose ist eine Heilung meist nicht mehr möglich. Palliativ erfolgt die (endoskopische) Einlage eines Stents in die Gallenwege zur Galleableitung auf die Körperoberfläche oder nach innen in Darmschlingen.

2.10.19 Erkrankungen der Bauchspeicheldrüse

Zu den Erkrankungen der Bauchspeicheldrüse gehören:

- Akute Pankreatitis
- Chronische Pankreatitis
- Pankreaskarzinom.

Akute Pankreatitis

DEFINITION

Akute Pankreatitis (*akute Bauchspeicheldrüsenentzündung*): Plötzlich einsetzende Entzündung des Pankreas mit Selbstandauung (*Autolyse*) des Organs und Beeinträchtigung der Pankreasfunktion.

Krankheitsentstehung

Ursachen einer akuten Pankreatitis:

- Gallensteine, die sich in der Papilla Vateri einklemmen, behindern den Abfluss des Pankreassaftes, da Pankreasgang und

Gallengang (Ductus choledochus) häufig gemeinsam über die Papilla Vateri in den Zwölffingerdarm (Duodenum) münden. Der enzymreiche Pankreassaft staut sich in die Bauchspeicheldrüse zurück und löst eine Entzündung aus.

- Alkohol schädigt das Drüsengewebe durch seine zytotoxische Wirkung. Die akute Pankreatitis entsteht daher häufig auf dem Boden einer alkoholbedingten chronischen Pankreatitis.
- Medikamenteneinnahme. Diuretika, Betablocker, ACE-Hemmer, Methyldopa, Glukokortikosteroide, Antibiotika (z. B. Tetracyclin, Erythromycin, Rifampicin), Virustatika, Antikonvulsiva (z. B. Carbamazepin) und NSAR / nichtsteroidale Antirheumatika können ebenfalls eine akute Pankreatitis auslösen.
- Weitere seltene Ursachen sind Hyperkalzämie bei Hyperparathyreoidismus, Verletzungen des Organs (nach ERCP), Infektion (Mumps, Hepatitis).

Symptome und Untersuchungsbefund

Symptome einer akuten Pankreatitis:

- Akuter Beginn mit heftigen Schmerzen im Oberbauch, evtl. mit gürtelförmiger Ausstrahlung in den Rücken
- Geblähter Bauch und Aszites
- Übelkeit, Erbrechen, Meteorismus
- Gegebenenfalls paralytischer Subileus oder Ileus
- Gegebenenfalls Schockzeichen durch die Freisetzung von kreislaufwirksamen Substanzen aufgrund der Zerstörung von Pankreasgewebe.

Eine akute Pankreatitis beginnt mit einer Schwellung des Organs und dem Untergang von Gewebe. Dabei werden Enzyme (Lipase, Elastase 1, α-Amylase) freigesetzt, die im Labor ebenso nachweisbar sind wie die Entzündungsparameter (Leukozytose, CRP, erhöhte BSG). Weitere diagnostische Schritte sind die Anfertigung von Röntgenaufnahmen (Abdomenübersicht), sowie die Durchführung einer Sonografie und einer ERCP (*endoskopisch retrograde Cholangiopankreatikografie* zum Nachweis einer Gallensteineinklemmung).

Komplikationen

Komplikationen sind Pankreasabszesse mit Sepsis, eine nekrotisierende Pankreatitis, Blutungen (➤ Abb. 2.352). Das Herz-Kreislauf-Versagen aufgrund Flüssigkeitsverlusts in den Retroperitonealraum ist gefürchtet, es ist die häufigste Todesursache bei einer akuten Pankreatitis.

Behandlung

Die akute Pankreatitis erfordert eine engmaschige intensivmedizinische Überwachung mit parenteraler Flüssigkeitsgabe, frühzeitige Ernährung über eine Duodenalsonde, sorgfältige Überwachung der Vitalzeichen, Schmerzbekämpfung nach dem WHO-Stufenschema (z. B. Metamizol / Novalgin®, Buprenorphin oder Pethidin), Protonenpumpenhemmer zur Prophylaxe eines Stressulkus und eine Antibiotikatherapie bei nekrotisierender Verlaufsform oder bei Abszessen.

In der Papilla Vateri eingeklemmte Gallensteine werden mittels ERCP, Pankreasnekrosen und -abszesse operativ entfernt.

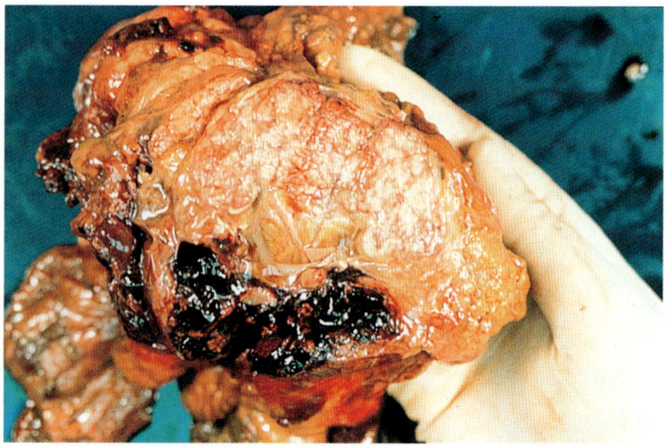

Abb. 2.352 Akute Pankreatitis mit schwarzen, nekrotischen Arealen. [E437]

Pflege

- Auf strenge Bettruhe des Pflegebedürftigen achten
- Nahrungskarenz einhalten lassen bis der Pflegebedürftige schmerzfrei ist
- Anschließend langsamer Kostaufbau bei striktem Alkoholverbot
- Nach der akuten Phase mehrere kleine, fettarme Mahlzeiten über den Tag verteilt anbieten
- Schrittweise Mobilisation auf Arztanordnung, da Kollapsgefahr besteht
- In der akuten Phase Übernahme sämtlicher Prophylaxen durch die Pflegefachkraft.

Chronische Pankreatitis

DEFINITION

Chronische Pankreatitis: Kontinuierlich oder in Schüben fortschreitende Pankreatitis mit zunehmendem Verlust der endokrinen und exokrinen Pankreasfunktion.

Krankheitsentstehung

Ein chronischer Alkoholabusus ist in den häufigsten Fällen der Auslöser einer chronischen Pankreatitis. Manchmal bleiben die auslösenden Ursachen unklar oder sind durch die Einnahme von Medikamenten bedingt. Aufgrund der schubweise auftretenden chronischen Entzündungen wird immer mehr Pankreasgewebe zerstört und durch Bindegewebe ersetzt, das auch Verkalkungen aufweisen kann.

Symptome und Untersuchung

Leitsymptom ist der wiederholt auftretende oder anhaltende, stunden- bis tagelang dauernde Oberbauchschmerz. Er wird vom Betroffenen oft als gürtelförmiger Schmerz beschrieben, der aber keine Koliken auslöst. Weitere Symptome sind:

- Unverträglichkeit von fetten und süßen Speisen, verbunden mit Übelkeit und Erbrechen
- Gewichtsabnahme
- Fettstühle (auch *Butterstuhl, Salbenstuhl*): Glänzende, lehmartige, klebrige Stühle, bedingt durch die Störung der exokrinen Pankreasfunktion mit fehlender Lipase
- Im fortgeschrittenen Stadium Insulinmangeldiabetes.

Sonografie, CT, ERP (*endoskopisch-retrograde Pankreatikografie*) und die Laborparameter (Pankreasenzyme) bestätigen die klinische Verdachtsdiagnose.

Komplikationen

Komplikationen sind Einblutungen in die Pseudozysten (Hohlräume ohne Epithelauskleidung infolge des Sekretstaus), Abszessbildung, Pfortaderthrombose mit Pfortaderhochdruck, Stenosen des Pankreasgangs, Fistelbildungen und als Spätkomplikation das Pankreaskarzinom.

Behandlung

Grundlage ist der absolute Verzicht auf Alkohol. Therapeutische Maßnahmen erfolgen entsprechend der exokrinen und endokrinen Funktionsausfälle:

- Behandlung der exokrinen Pankreasinsuffizienz mit kohlenhydratreicher, fettarmer Kost, kleinen Mahlzeiten, Substitution von Pankreasenzymen (z. B. Kreon®)
- Bei endokriner Pankreasinsuffizienz Insulintherapie (2.5.13)
- Endoskopische Behandlung von Pankreasgangsteinen, Abszessen und ggf. von Pseudozysten.

Ein operatives Verfahren beim Verschluss des Pankreasgangs ist dessen Ersatz durch eine Dünndarmschlinge (Pankreatojejunostomie ➤ Abb. 2.353).

Pankreaskarzinom

DEFINITION

Pankreaskarzinom: Bauchspeicheldrüsenkrebs, der sich meist im Pankreaskopf entwickelt.

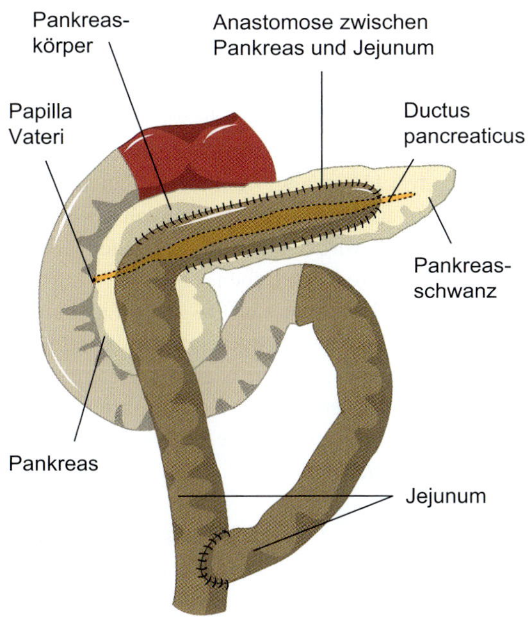

Abb. 2.353 Pankreatojejunostomie bei chronischer Pankreatitis. Der Ductus pancreaticus wird eröffnet und mit einer ausgeschaBilrothlteten Jejunumschlinge verbunden. Dadurch kann das zuvor gestaute Sekret abfließen. [L138]

Krankheitsentstehung

Das Pankreaskarzinom tritt meist zwischen dem 60. und 70. Lebensjahr auf.

Risikofaktoren für die Entwicklung eines Pankreaskarzinoms sind hoher Alkoholkonsum, Nikotinabusus, Adipositas und die chronische Pankreatitis.

Symptome und Untersuchung

Frühsymptome fehlen. Manchmal klagen die Betroffenen über Appetitverlust, Müdigkeit, Leistungsknick und uncharakteristische Oberbauchschmerzen. Wenn der Tumor ableitende Gallenwege verschließt, entwickelt sich ein (posthepatischer) Ikterus.

Zur **Diagnostik** gehören Sonografie, CT, MRT und ERP (*endoskopisch-retrograde Pankreatikografie*), manchmal eine klärende Laparotomie (*Eröffnung der Bauchhöhle*); die Bestimmung der Tumormarker CA 19–9 kann zur Verlaufskontrolle genutzt werden.

FALLBEISPIEL

Frau Müller, Teil I

Frau Müller ist 70 Jahre alt und wohnt zusammen mit ihrer Tochter und deren Familie in einem Zweifamilienhaus. Frau Müller kann sich selbst noch gut versorgen, kümmert sich um den Garten und geht täglich mit dem Hund spazieren. Sie sucht unregelmäßig den Hausarzt auf, nämlich immer dann, wenn sie an Übelkeit und Oberbauchschmerzen leidet. Die zahlreichen vom Arzt verschriebenen Medikamente helfen ihr nicht. Eines Tages bemerkt die Tochter bei ihrer Mutter eine Gelbfärbung der Bindehäute am Auge. Frau Müller wird vom Hausarzt in eine Klinik zur Abklärung des Ikterus überwiesen. Die Diagnose ergibt ein fortgeschrittenes Pankreaskopfkarzinom.

Behandlung

Die meisten Pankreaskarzinome sind zum Zeitpunkt der Diagnosestellung inoperabel. Eine palliative Maßnahme zur Ableitung der Galle ist die endoskopische Einlage eines Stents in den Gallengang (*Ductus choledochus*). Tumorschmerzen erfordern eine Schmerzbehandlung nach dem WHO-Stufenschema (➤ 1.4.4).

Eine operative Behandlung mit Entfernung des Tumors (Pankreatektonie) kann nur erfolgen, wenn der Tumor in einem frühen Stadium entdeckt wird und anzunehmen ist, dass der Pflegebedürftige diesen schweren bauchchirurgischen Eingriff überstehen wird. Da die Leber kontinuierlich Gallensaft produziert, muss ein Abfluss der Galle (z. B. in den Dünndarm oder an die Körperoberfläche) gewährleistet sein.

Ernährung nach Pankreatektomie

Grundzüge der Ernährung nach einer der schweren Operationen an der Bauchspeicheldrüse:

- Verteilung der Nahrung auf täglich sechs bis acht kleine Mahlzeiten
- Substitution der fehlenden Pankreasenzyme
- Fettarme Kost, da die Fettresorption trotz der Substitution von Pankreasenzymen beeinträchtigt bleibt
- Vitamin- und proteinreiche Ernährung (➤ 5.1.2)
- Substitution von fettlöslichen Vitaminen und Vitamin B_{12}.

FALLBEISPIEL

Frau Müller, Teil II

Angesichts der schlechten Prognose entschließen sich die Ärzte zu einer palliativen Therapie und entsprechen damit dem dringlichen Wunsch von Frau Müller. Der Abfluss der Galle und des Pankreassafts wird über eine Drainage gesichert, dann darf Frau Müller wieder nach Hause.

Im Laufe der nächsten Wochen wird sie zusehends schwächer. Die Tochter weiß, dass ihre Mutter nun professionelle Pflege benötigt und wendet sich an den ambulanten Pflegedienst. Die Pflegefachkraft Frau Mutz übernimmt die Betreuung der mittlerweile schwerkranken Frau.

An einem Samstagmorgen, als Frau Mutz gemeinsam mit der Tochter die Körperpflege von Frau Müller beendet und die Schwerkranke lagern möchte, bemerkt die Pflegefachkraft, dass die unregelmäßigen Atemzüge in eine Schnappatmung übergehen. Innerhalb kurzer Zeit erleidet Frau Müller einen Herz-Kreislauf-Stillstand und stirbt.

Ruhig setzt sich Frau Mutz ans Bett und greift nach der Hand der Tochter. Gemeinsam, aber jede auf ihre Art, nehmen die beiden Frauen Abschied von Frau Müller.

Wiederholungsfragen

1. Aus welchen Wandschichten ist der Verdauungstrakt aufgebaut? (➤ 2.10.1)
2. Welche drei großen Arterien versorgen die Bauchorgane? (➤ 2.10.1)
3. Welche Substanzen werden von den Zellen der Magenschleimhaut produziert? (➤ 2.10.4)
4. Welche Strukturen tragen zur Oberflächenvergrößerung der Dünndarmschleimhaut bei? (➤ 2.10.5)
5. Welche wichtigen Bestandteile enthält der Pankreassaft? (➤ 2.10.6)
6. Schildern Sie den Verlauf der Gallengänge. (➤ 2.10.7)
7. Wohin gelangen die verschiedenen Nährstoffe nach der Resorption im Dünndarm? (➤ 2.10.8)
8. Nennen Sie Aufgaben der Leber. (➤ 2.10.9)
9. Die chronische Gastritis wird in die Typen A, B und C unterteilt. Erklären Sie die Unterschiede. (➤ 2.10.13)
10. Zählen Sie die Komplikationen einer gastroduodenalen Ulkuskrankheit auf. (➤ 2.10.13)
11. Nennen Sie Symptome, die bei einem Frühdumpingsyndrom bzw. bei einem Spätdumpingsyndrom auftreten. (➤ 2.10.13)
12. Nennen Sie wichtige Erreger infektiöser Diarrhöen. (➤ 2.10.14)
13. Welche Ursachen für eine Stuhlinkontinenz kennen Sie? (➤ 2.10.14)
14. Was sind Hämorrhoiden? (➤ 2.10.14)
15. Nennen Sie eine Komplikation, die von jeder Hernie ausgehen kann. (➤ 2.10.15)
16. Wie unterscheiden sich viral bedingte Leberentzündungen voneinander? (➤ 2.10.16)
17. Welche Symptome und Komplikationen kennzeichnen eine Leberzirrhose? (➤ 2.10.16)
18. Was ist eine Cholelithiasis? Wie entsteht sie? (➤ 2.10.17)
19. Nennen Sie Ursachen und Komplikationen der akuten Pankreatitis. (➤ 2.10.18)

LITERATURNACHWEIS

Füsgen I. Geriatrie. Band 2 Spezielle Kranheitsbilder-Notfälle-Problembereiche-Tod und Sterben. 4. A. Stuttgart: Kohlhammer- Verlag, 2004.

Gerlach U., Wagner H., Wirth W. Innere Medizin für Pflegeberufe. 8. A. Stuttgart: Thieme Verlag, 2015.

Hansen W., Goebell H. Medizin des Alterns und des alten Menschen: Querschnitt konkret. Stuttgart: Schattauer Verlag, 2006.

Herold G. et al. Innere Medizin 2019. Köln: Gerd Herold Verlag, 2018.

Paetz B. Chirurgie für Pflegeberufe. 23. A. Stuttgart: Thieme Verlag, 2017.

Rote Liste: Cantor Verlag, Aulendorf, 2015.

Schmidt R. et al. Physiologie des Menschen mit Pathophysiologie. 32. A. Heidelberg: Springer Verlag, 2005.

Zeyfang A., Denkinger, M., Hagg-Grün U. Basiswissen Medizin des Alterns und des alten Menschen. 3. A. Heidelberg: Springer Verlag, 2018.

2.11 Erkrankungen des Harnsystems

Das Harnsystem besteht aus:

- Rechter und linker Niere (*Ren*)
- Rechtem und linkem Harnleiter (*Ureter*)
- Harnblase (*Vesica urinaria*)
- Harnröhre (*Urethra*).

2.11.1 Niere

DEFINITION

Niere: Organ im Retroperitonealraum links und rechts der Wirbelsäule, das die Homöostase (*inneres Gleichgewicht*) des Wasser-, Elektrolyt- und Säure-Basen-Haushalts gewährleistet, Hormone (Erythropoetin, Renin) bildet und Cholecalciferol (Vitamin D) in seine biologisch aktive Form (Kalzitriol) überführt.

Lage und Aufbau

Die beiden Nieren (Einzahl: *Ren*) liegen im **Retroperitonealraum** zwischen der Hinterwand des Bauchfells (*Peritoneum*) und der Rückenmuskulatur. In vielen Fällen liegt die rechte Niere aufgrund der Lebergröße etwas tiefer als die linke Niere. Die Nieren eines Erwachsenen sind etwa 11 cm lang, 7 cm breit, 4 cm dick und wiegen ungefähr 200 g. Sie reichen in Abhängigkeit von der Ein- bzw. Ausatmung vom 12. Brustwirbel bis zum 3. Lendenwirbel. Die 12. Rippen kreuzen die Nierenrückflächen.

Jeder Niere sitzt eine Nebenniere auf (➤ 2.5.6). Eine bindegewebige Organkapsel hüllt die Niere ein, Fettgewebe hält sie in ihrer Position.

Die bohnenförmig aussehenden Nieren besitzen einen oberen sowie einen unteren Nierenpol. Zur Körpermitte hin liegt jeweils der **Nierenhilus** mit der Nierenarterie (*A. renalis*), der Nierenvene (*V. renalis*), dem Harnleiter (*Ureter*), Lymphgefäßen und Nerven (➤ Abb. 2.354).

Schneidet man eine Niere der Länge nach auf, erkennt man drei Zonen (➤ Abb. 2.355): Die dunkelrot gefärbte **Nierenrinde** unmittelbar unter der Organkapsel reicht in Form von Säulen bis zum Nierenbecken. Sie unterteilt das **Nierenmark** (➤ Abb. 2.356) in 12-18 kegelförmige **Markpyramiden,** deren **Nierenpapillen** (*Spitzen der Markpyramiden*) zum Nierenbecken zeigen. Jede Nierenpapille mündet in den zugehörigen Nierenkelch, einen Ausläufer des **Nierenbeckens** (*Pyelon*).

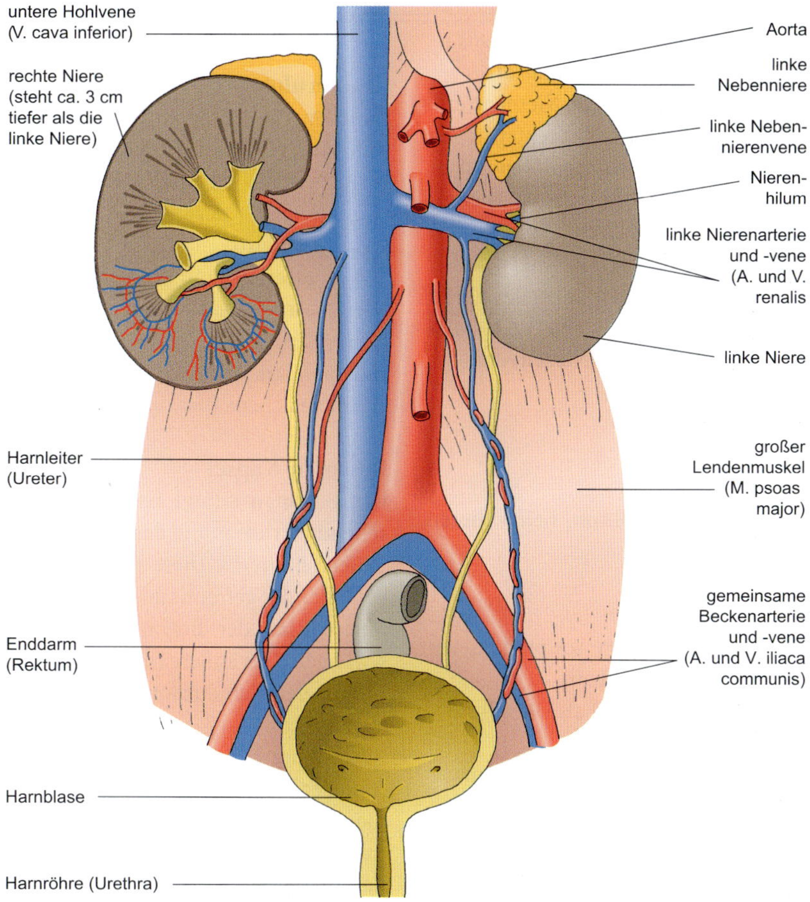

Abb. 2.354 Das Harnsystem. [L190]

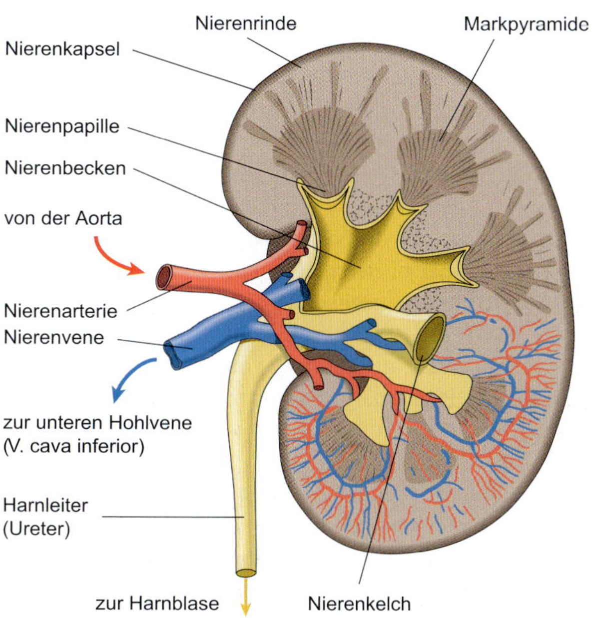

Abb. 2.355 Längsschnitt durch eine Niere mit zu- und ableitenden Gefäßen und dem Harnleiter. [L190]

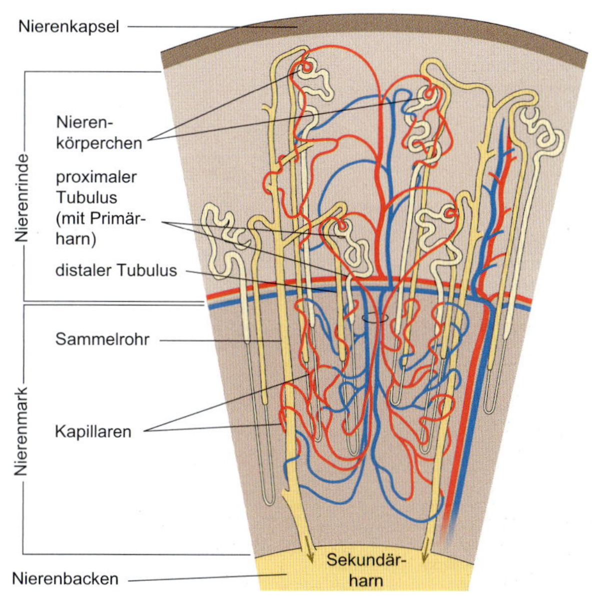

Abb. 2.356 Feinbau von Nierenrinde und Nierenmark. [L190]

Blutversorgung

Die rechte und linke **Nierenarterie** (*A. renalis dextra, A. renalis sinistra*) entspringen aus der **Aorta abdominalis** (*Bauchaorta*).

Nach ihrem Eintritt in die Niere verzweigt sich die Nierenarterie in mehreren Schritten. Aus diesen Verzweigungen entspringen mikroskopisch kleine **Arteriolen,** die zu den **Nierenkörperchen** (*Malpighi-Körperchen*) ziehen. Das Blut fließt durch die Nierenkörperchen hindurch und über ein ableitendes Gefäß (*Vas efferens*) zu den Harnkanälchen (➤ Abb. 2.357). Sie umschlingen diese, nehmen einen Großteil der filtrierten Substanzen auf (oder geben Elektrolyte u. a. in die Harnkanälchen ab), bevor sie in das Venensystem münden. Der Abfluss erfolgt über die **Nierenvene** (*V. renalis*) in die **untere Hohlvene** (*V. cava inferior*).

Feinbau

Die Funktionseinheit der Niere bildet das Nephron. Beide Nieren enthalten zusammen 2-2,5 Millionen Nephrone.

Nephron

Das Nephron ist aus einem Nierenkörperchen sowie dem zugehörigen Harnkanälchen (*Tubulussystem*) aufgebaut.

- Nierenkörperchen filtern das Blut (das Filtrat ist als Ultrafiltrat oder Primärharn zu bezeichnen)
- Die Harnkanälchen bilden durch Resorptions- und Sekretionsvorgänge den auszuscheidenden Sekundärharn.

Nierenkörperchen und Filtration

DEFINITION

Clearance (*Reinigung, Klärung*): Plasmamenge, die pro Zeiteinheit von einer bestimmten Substanzmenge (z. B. Kreatinin / Kreatinin-Clearance) befreit wird. Sie ist ein Maß für die Leistung der Nierenkörperchen.

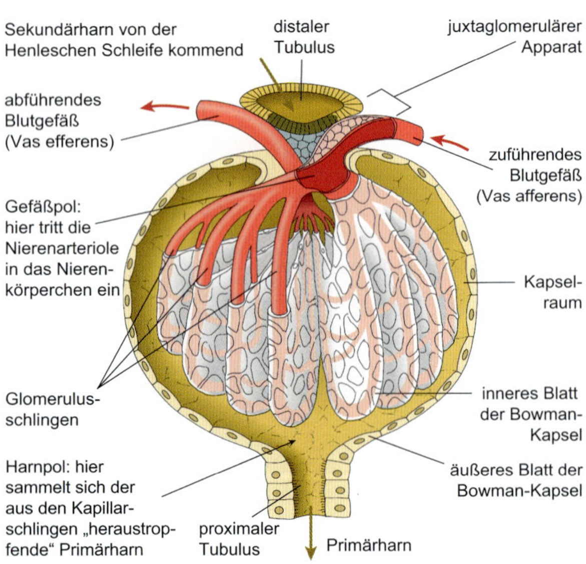

Abb. 2.357 Feinbau eines Nierenkörperchens. [L190]

Zu einem Nierenkörperchen gehören Kapillarschlingen (*Glomerulus, Gefäßknäuel*) und die Bowman-Kapsel.

Glomerulus

Zu jedem Nierenkörperchen zieht eine Arteriole (*Vas afferens*), die sich in der Nähe des Glomerulus in Kapillarschlingen teilt. Diese vermitteln im Lichtmikroskop den Eindruck eines Gefäßknäuels (*Glomerulus*), der durch Mesangiumzellen verbunden und stabilisiert wird.

Vas afferens und **Vas efferens** bestimmen den Gefäßpol des Nierenkörperchens. Dieser zeigt immer in die Richtung der Nierenkapsel. Am gegenüber liegenden Ende befindet sich der Harnpol, an dem die Bowman-Kapsel in den Anfangsteil des Harnkanälchens (*proximaler Tubulus*) übergeht.

Bowman-Kapsel

Die Bowman-Kapsel ist eine doppelwandige, kugelförmig aussehende Struktur, die das Glomerulus umgibt. Sie besteht aus zwei Teilen (*Blättern*). Diese sind durch einen Spaltraum (*Kapselraum*) voneinander getrennt und gehen am Gefäßpol ineinander über. Das innere Blatt der Bowman-Kapsel liegt direkt auf den Kapillarschlingen. Das äußere Blatt setzt sich am Harnpol in das Epithel des proximalen Tubulus fort.

Aufbau der Filtermembran

Eine der Hauptfunktionen einer Niere ist die Filtration des Blutes, manchmal auch als „Entgiftung" bezeichnet, weil durch den Filtrationsvorgang z. B. Medikamentenbestandteile aus dem Blut in den Urin gelangen. Dabei muss die Filtermembran (bestehend aus Kapillarwand und innerem Blatt der Bowman-Kapsel) so fein strukturiert sein, dass nur Wasser und kleinste Blutbestandteile hindurchtreten können. Blutzellen (rote, weiße Blutkörperchen, Gerinnungsplättchen) und Plasmaeiweiße gelangen normalerweise nicht durch den Filter. Daher ist die filtrierte Flüssigkeit (*Primärurin, Ultrafiltrat, Primärfiltrat*) nahezu eiweißfrei, während sich Elektrolyte und kleine Moleküle (z. B. Glukose) im Primärurin in der gleichen Konzentration wie im Blutplasma befinden (➤ Abb. 2.357).

Die Filtermembran im Nierenkörperchen gewährleistet eine hohe Filtrationsmenge (*glomeruläre Filtrationsrate / GFR*), die pro Tag etwa 170 l (bzw. 120 ml / min) beträgt. Aus den genannten Zahlen ergibt sich, dass die Nieren das gesamte Blutplasma (3–4 l) täglich etwa 60-mal filtrieren. Für eine Reinigung des „Filters" sorgen u. a. die Mesangiumzellen.

Voraussetzungen für die Bildung von Primärharn

Die Bildung des Primärharns ist von folgenden Voraussetzungen abhängig:

- Aufbau der Filtermembran
- Durchblutung der Nierenkörperchen (etwa 1 500 l / Tag = 20 % des Herz-Minuten-Volumens)
- Systolischer Blutdruck im Glomerulus mit etwa 50 mmHg (➤ Abb. 2.358).

Blutdruckschwankungen im Kreislaufsystem werden in der zuführenden Arteriole (*Vas afferens*) über Veränderungen des Gefäßdurchmessers so reguliert, dass bei einem arteriellen systolischen

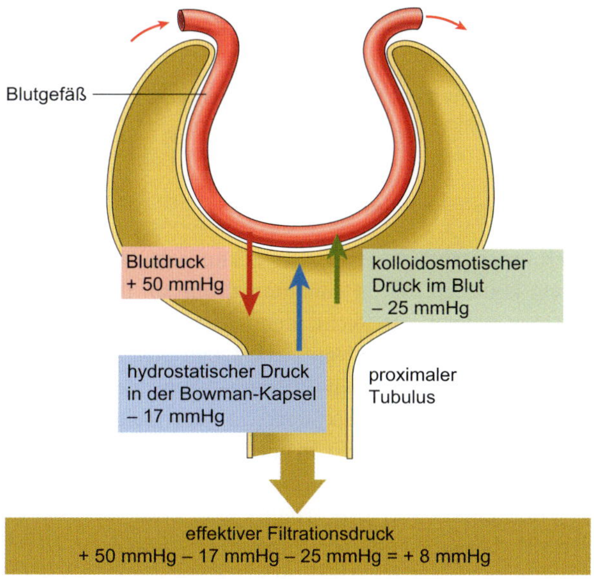

Abb. 2.358 Der effektive Filtrationsdruck berechnet sich aus Blutdruck, hydrostatischem und kolloidosmotischem Druck. Er beträgt ca. 8 mmHg. Sinkt der Filtrationsdruck (50 mmHg), kommt es zum Nierenversagen, wenn der effektive Filtrationsdruck gegen 0 mmHg geht. [L190]

Blutdruck zwischen 80 und 180 mmHg im Kreislauf eine konstante Durchblutung des Gefäßknäuels (*Glomerulus*) mit einer gleich bleibenden glomerulären Filtrationsrate von 120 ml / min gewährleistet ist (*Autoregulation*).

Tubulusapparat

DEFINITION

Henle-Schleife: Setzt sich aus dem geraden Abschnitt des proximalen Tubulus, dem Überleitungsstück und dem geraden Abschnitt des distalen Tubulus zusammen (➤ Abb. 2.359).

Aufbau

Der Tubulusapparat (*Harnkanälchen, Nierenkanälchen*) eines Nephrons besteht aus zentimeterlangen unverzweigten Röhrchen mit folgenden Abschnitten (➤ Abb. 2.359):

- **Proximaler Tubulus:** Beginnt am Harnpol im Anschluss an die Bowman-Kapsel mit einem stark gewundenen Anfangsteil und verläuft dann als gerader Tubulusabschnitt im Nierenmark.
- **Überleitungsstück:** Zieht durch das Nierenmark, beschreibt eine Schleife und findet Anschluss an den distalen Tubulus.
- **Distaler Tubulus:** Schließt sich an das Überleitungsstück an und besitzt einen geraden Anfangsteil und ein gewundenes Endstück. Der distale Tubulus zieht zurück in die Nähe des Glomerulus und kontaktiert das Vas afferens am Gefäßpol. Diese Stelle, die durch Veränderungen der Zellgestalt lichtmikroskopisch auffällt, ist die **Macula densa,** ein Ort der Reninbildung.
- Das Ende des Harnkanälchens verbindet den distalen Tubulus mit dem Sammelrohr und wird manchmal als **Verbindungstubulus** bezeichnet.

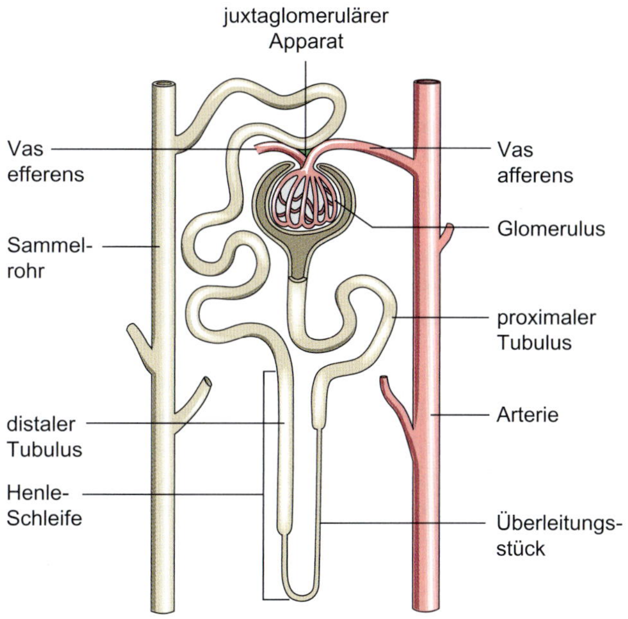

Abb. 2.359 Nephron in schematischer Darstellung. [L157]

Bildung des Sekundärharns

DEFINITION

Resorption: Aufnahme von Substanzen (Wasser, Elektrolyte, Glukose) aus den Harnkanälchen (*Tubuli*) in Begleitkapillaren.
Sekretion: Zusätzliche Abgabe von Substanzen (z. B. Wasserstoffionen, Harnsäure) aus dem Blutplasma der begleitenden Kapillaren in das Tubulussystem (➤ Abb. 2.360).

In den Harnkanälchen erfolgt die Modifizierung des Primärharns zum Sekundärharn. Sekundärharn ist Urin, der ausgeschieden wird und Substanzen enthält, die der Organismus nicht benötigt. Damit aus Primärharn Sekundärharn wird, müssen in den Harnkanälchen

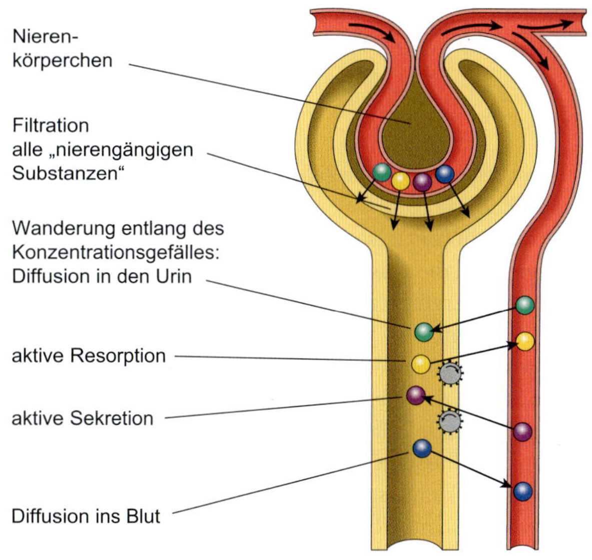

Abb. 2.360 Transportvorgänge im Tubulussystem. [L190]

Resorptions- und Sekretionsvorgänge stattfinden. Etwa ein Viertel des filtrierten Wassers und ein Drittel des filtrierten Natriums werden in der Henle-Schleife resorbiert, also in die Begleitkapillaren aufgenommen.

Eine **Harnkonzentrierung** findet hauptsächlich dadurch statt, dass Teile der Henle-Schleife für Wasser undurchlässig sind und aktive Transporte Salze zwischen den Blutgefäßen und den Harnkanälchen verschieben.

Damit pro Zeiteinheit möglichst viel Wasser, Elektrolyte und kleinmolekulare Substanzen resorbiert und sezerniert werden können, fließen Blut und Harn im Gegenstrom aneinander vorbei.

Proximaler Tubulus: Grobeinstellung des Sekundärharns

Resorptions- und Sekretionsvorgänge im proximalen Tubulus führen zur Grobeinstellung des Sekundärharns. Da große Mengen Wasser (ca. 168 l), Elektrolyte und kleinmolekulare Substanzen (z. B. Glukose, Bikarbonat, Aminosäuren) resorbiert werden müssen, ist die Innenwand des proximalen Tubulus mit einem dichten Bürstensaum besetzt. Durch diese Vergrößerung kommt eine Austauschfläche von etwa 50 Quadratmetern zustande.

In umgekehrter Richtung erfolgt die Sekretion von Oxalat, Wasserstoffionen und Harnsäure.

> Der Transportmechanismus von Glukose aus dem proximalen Tubulus in die Kapillaren kann nur bis zu einer bestimmten Glukosekonzentration geleistet werden. Wird ein Schwellenwert von 180 mg Glukose/100 ml im Plasma und somit auch im Primärurin konstant überschritten, verbleibt Glukose im proximalen Tubulus, wird mit dem Sekundärurin ausgeschieden und ist als „Zucker im Urin" nachweisbar.

Distaler Tubulus: Feineinstellung des Sekundärharns

Resorption und Sekretion im distalen Tubulus gewährleisten die individuelle Einstellung des Urins in Abhängigkeit von der persönlichen Wasseraufnahme, von Ernährungsgewohnheiten und Umweltbelastungen (Hitze, körperliche Anstrengung). Wenn im Organismus Wassermangel herrscht, bewirkt das Hormon **ADH** (*Vasopressin, Adiuretin* ➤ 2.5.3) die weitere Resorption von Wasser, sodass es im Kreislaufsystem wieder zur Verfügung steht.

Hormone

In der Niere liegen endokrine Zellen, die zwei ganz unterschiedliche Hormone bilden:

- **Erythropoetin** (*EPO*), von endokrinen (hormonbildenden) Zellen gebildet, die zwischen den proximalen Tubuli liegen. Es stimuliert die Erythrozytenbildung der Blutstammzellen des roten Knochenmarks (➤ 2.6.1).
- **Renin** wird im juxtaglomerulären Apparat produziert, der u. a. aus der Macula densa besteht (Macula densa: spezielle Zellen des distalen Tubulus in Nähe des Gefäßpols ➤ Abb. 2.357). Das Hormon beeinflusst die glomeruläre Durchblutung, den Filtrationsdruck und ist Bestandteil des **R**enin-**A**ngiotensin-**A**ldosteron-**S**ystems (*RAAS* ➤ 2.11.3).
- **Kalzitriol** zählt ebenfalls zu den Hormonen. Es reguliert den Knochenstoffwechsel (chronische Niereninsuffizienz ➤ 2.11.4).

2.11.2 Ableitende Harnwege

DEFINITION

Ableitende Harnwege: Sammelrohre, Nierenbecken, Harnleiter, Harnblase und Harnröhre.

Sammelrohre und Nierenbecken

Der Verbindungstubulus gibt den Sekundärharn, der zur Ausscheidung kommen soll, in ein Sammelrohr ab. Das Sammelrohr trägt seinen Namen zu Recht, denn jedes dieser Sammelrohre nimmt den Sekundärharn von etwa 1 000 Nephronen auf. Die Sammelrohre enden in den Nierenpapillen, den Spitzen der Markpyramiden. Über diese erreicht der Sekundärharn die Nierenkelche. Der Urin fließt in die Nierenkelche, die sich zum Nierenbecken vereinen.

Das **Nierenbecken** (*Pelvis renalis*) liegt etwa in Höhe des 1. Lendenwirbels und ist wie der Harnleiter (*Ureter*), die Harnblase (*Vesica urinaria*) und die Harnröhre (*Urethra*) mit Übergangsepithel (➤ 1.3.1) ausgekleidet. In der Wand des Nierenbeckens liegen glatte Muskelfasern, die den Abtransport des Urins in den Harnleiter fördern.

Harnleiter

Der Harnleiter (*Ureter*) zieht vom Nierenhilus zur Harnblase. Er ist 25–30 cm lang, hat einen Durchmesser von 4–7 mm und drei physiologische Engen (Nierensteine ➤ 2.11.4):

- Am Abgang aus dem Nierenbecken
- An der Kreuzung mit den Beckengefäßen (*Vasa iliaca*)
- Im Verlauf durch die Harnblasenwand.

Peristaltische Wellen der Harnleitermuskulatur unterstützen den Urinfluss zur Harnblase. Die Einmündung des Harnleiters ist so in die Blasenwand eingefügt, dass sie normalerweise als Ventil wirkt. Der Urin kann zwar vom Harnleiter in die Blase fließen, aber nicht zum Nierenbecken zurück.

Harnblase und Harnröhre

DEFINITION

Harnblase (*Vesica urinaria*): Hohlorgan, das der Speicherung des Urins dient und sich periodisch entleert.

Die Harnblase liegt im kleinen Becken direkt hinter der Schambeinfuge und den Schambeinen. Das Bauchfell (*Peritoneum*) bedeckt das Dach der Harnblase (subperitoneale Lage), der hintere Teil der Blase grenzt bei der Frau an die Scheide und die Gebärmutter, beim Mann an die Samenbläschen und den Enddarm.

Die Blasenschleimhaut ist in entleertem Zustand deutlich gefaltet; ein kleines dreieckiges Feld bleibt glatt (*Trigonum vesicae*) und wird in seinen oberen hinteren Eckpunkten durch die Mündungen der beiden Harnleiter und vorne unten durch die Austrittsstelle der Harnröhre markiert (➤ Abb. 2.361).

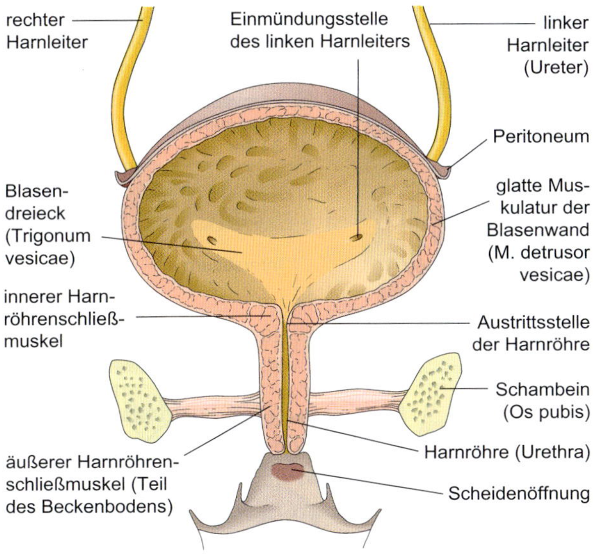

Abb. 2.361 Harnblase der Frau im Frontalschnitt (*von vorn*). Deutlich zu erkennen ist das Blasendreieck, dessen beide oberen hinteren Eckpunkte von den Mündungen der Harnleiter gebildet werden. [L190]

Die Muskelschichten der glatten Harnblasenmuskulatur bilden ein stark durchflochtenes Gewebe und werden als **M. detrusor vesicae** (*Detrusor*) bezeichnet.

Zu Beginn der Harnröhre (*Urethra*) verdicken sich die Muskelfasern der Harnblase zum unwillkürlich funktionierenden **inneren Schließmuskel** (*M. sphincter urethrae internus*). Zusätzlich wird die Harnröhre durch den **äußeren Schließmuskel** (*M. sphincter urethrae externus*) verschlossen, der aus quergestreiften Muskelfasern der Beckenbodenmuskulatur besteht. Diese beiden Schließmuskeln werden auch als **Harnblasenschließer** oder **Harnröhrenschließer** bezeichnet.

Die Harnröhre der Frau ist etwa 4 cm lang mit einem Durchmesser von 7–8 mm; die Harnröhre des Mannes hat eine Länge von ca. 25 cm, einen Durchmesser von ca. 11 mm und dient zusätzlich als Samenweg (➤ 2.12.1).

Harnkontinenz

DEFINITION

Harnkontinenz: Fähigkeit der Harnblase, Urin zu speichern und aufgrund willentlicher Steuerung abzugeben.

Physiologie

Die Harnblase füllt sich mit ca. 50 ml pro Std., bei Flüssigkeitszufuhr ist es entsprechend mehr. Mit zunehmender Füllung steigt die Harnblase bis über den Oberrand der Symphyse (*Schambeinfuge*) und der Schambeine auf. Daher ist eine gefüllte Harnblase gut zu lokalisieren. Wenn etwa 350 ml Urin in der Harnblase sind, entsteht Harndrang, wobei das maximale Fassungsvermögen der Harnblase etwa 800 ml beträgt.

Sowohl das vegetative Nervensystem mit sympathischen und parasympathischen Fasern als auch der N. pudendus aus dem Plexus sacralis (➤ 2.13.3) gewährleisten lange Füllungs- und kurze Entleerungsphasen. Während der Füllungsphase wird die Entleerung reflektorisch verhindert durch:

- Entspannung des M. detrusor (steht unter dem Einfluss des Sympathikus)
- Kontraktion des inneren Schließmuskels (*M. sphinkter urethrae internus*); wird ebenfalls vom Sympathikus innerviert
- Kontraktion des vom N. pudendus innervierten äußeren Schließmuskels (*M. sphinkter urethrae externus*).

Miktion

DEFINITION

Miktion: Aktive Entleerung der Harnblase.

Die Miktion erfolgt durch ein komplexes Zusammenspiel zwischen:

- Den Rezeptoraktivitäten im M. detrusor
- Vegetativen Nerven sowie Nervenfasern des N. pudendus,
- Den beiden Schließmuskeln
- Strukturen im zentralen Nervensystem (Blasenzentren im Rückenmark und im Gehirn).

Die einfachste Variante, die eine Miktion auslöst, ist der Reflexbogen. Die Rezeptoren im M. detrusor sind als Messeinrichtungen zu verstehen, die den Füllungszustand in der Harnblase registrieren und mit zunehmender Füllung der Harnblase Signale an das sakrale Blasenzentrum im Rückenmark abgeben.

Vom sakralen Blasenzentrum ziehen vegetative Nervenfasern des Parasympathikus zur Harnblase. Es erfolgen Kontraktionen des Harnblasenmuskels (*M. detrusor vesicae*) und die Öffnung der Schließmuskeln.

Der Reflexbogen ist ab dem dritten Lebensjahr mit Rückenmarksbahnen verknüpft, die zum Gehirn führen. Ein Blasenzentrum im Hirnstamm löst „Weckreaktionen" aus, ein kortikales Blasenzentrum im Großhirn gewährleistet die Koordination z. B. zwischen dem Bewusstwerden des Harndrangs und der Abschätzung des Zeitverbrauchs zum Aufsuchen einer Toilette.

Urin

Beim Gesunden sieht Urin klar und bernsteinfarben aus. Der pH-Wert liegt abhängig von der Ernährung zwischen 4,8 und 7,6; bei fleischreicher Kost ist der Urin sauer, bei vegetarischer Kost alkalisch. Das spezifische Gewicht (*Dichte*) beträgt 1 001–1 035, je nach Verdünnung (*große Trinkmenge*) bzw. Konzentration. Täglich werden in Abhängigkeit von der Trinkmenge ca. 1–1,5 l, verteilt auf etwa vier bis sechs Miktionen, ausgeschieden.

Bestandteile des Urins

Der Endharn besteht zu 95 % aus Wasser. Weitere Bestandteile sind:

- Harnpflichtige Substanzen: Harnstoff (aus dem Eiweißstoffwechsel), Kreatinin (aus dem Muskelstoffwechsel), Harnsäure (aus dem Purinstoffwechsel)
- Aminosäuren, Elektrolyte (Natrium, Kalium, Kalzium, Magnesium, Chlorid), Phosphat, Sulfat, Oxalsäure
- Hormone und Vitamine
- Metaboliten abgebauter Medikamente

Tab. 2.44 Aufgaben sechs wichtiger Elemente (*Elektrolyte*) im Blut und deren physiologische Konzentrationen. [Zeichnung: L157]

Elektrolyt	Bedeutung für den Organismus	Normalbereich der Blutkonzentration (in Klammern: Mittelwert)
Natrium	• Häufigstes Element außerhalb der Zellen • Wichtige Rolle bei der Regulierung des Wasserhaushalts	135–145 mmol/l (140)
Kalium	• Häufigstes Element in den Zellen • Großer Einfluss bei der Erregungsbildung, und -übertragung im Nervensystem und am Herz	3,6–4,8 mmol/l (4)
Kalzium	• Am Aufbau von Knochen und Zähnen beteiligt • Entscheidende Aufgabe bei der neuromuskulären Erregungsübertragung und bei der Muskelkontraktion	2,3–2,6 mmol/l (2,4)
Magnesium	• Mitbeteiligung bei der Erregungsüberleitung an den Muskeln • Wichtig für viele Enzymreaktionen	0,7–1,1 mmol/l (0,9)
Chlorid	• Befindet sich im Extrazellulärraum (➢ 1.3.5) • Wichtig für die Bildung von Salzsäure im Magen	97–108 mmol/l (102)
anorganisches Phosphat	• Baustein von ATP (➢ 1.1.3), Zellmembranen (➢ 1.2.3) und Knochenmineral (➢ 2.1.1) • Hilft als Puffersystem, den pH-Wert im Blut konstant zu halten	0,8–1,5 mmol/l (1,2)

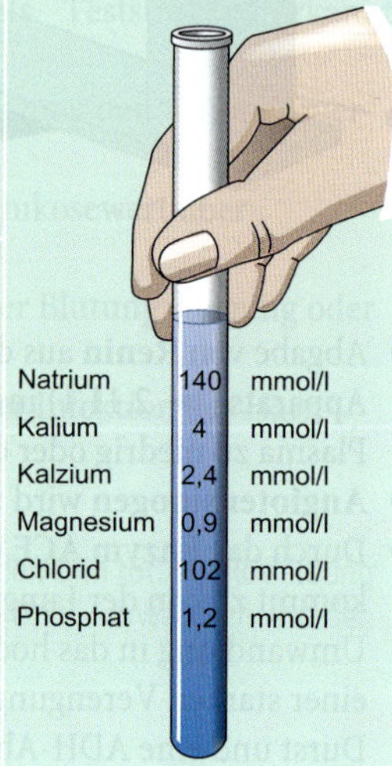

Kohlensäure (H_2CO_3). Kohlensäure zerfällt in „neutrales" Wasser (H_2O) und Kohlendioxid (CO_2); Kohlendioxid kann über die Lunge abgeatmet werden. Dieser Vorgang vermindert die Anwesenheit von sauren Substanzen im Körper. Langsamer funktioniert die Abgabe von sauren H^+-Ionen bzw. Bikarbonat über die Nieren (➢ Abb. 2.365).

Störungen des Säure-Basenhaushalts

Azidose und Alkalose

Durch eine Überlastung der Puffersysteme kann eine **Azidose** (pH < 7,35) oder eine **Alkalose** (pH > 7,45) ausgelöst werden. Azidose und Alkalose haben entweder **stoffwechselbedingte** (*metabolische*) oder **atmungsbedingte** (*respiratorische*) Ursachen (➢ Abb. 2.366):

- **Metabolische Azidose:** Entsteht durch Anhäufung saurer Stoffwechselprodukte. Beispiel: beim entgleisten Diabetes mellitus ist die Zuckerverwertung so gestört, dass die Leber vermehrt Fettsäuren abbauen muss, wobei (saure) Ketonkörper entstehen (*Ketoazidose*).
- **Metabolische Alkalose:** Entwickelt sich am häufigsten durch starke Verluste von Magensäure (z. B. durch Erbrechen).
- **Respiratorische** (*atmungsbedingte*) **Azidose:** Tritt bei verminderter Abatmung von Kohlendioxid auf, z. B. bei Hirnverletzungen oder -erkrankungen, wenn das Atemzentrum betroffen ist.
- **Respiratorische Alkalose:** Entsteht bei übermäßiger Abatmung von Kohlendioxid, die meist psychisch bedingt ist (psychogen bedingte Hyperventilation ➢ 2.9.7).

Hinweise zu gesundheitsförderndem Verhalten

Alten Menschen wird oft vorgeworfen, sie würden zu wenig trinken. Schön geschliffene Trinkgläser oder die kleinen Teetassen aus dem geerbten Teegeschirr der Großmutter lassen die Vermutung entstehen, dass vor Jahrzehnten der Trinkkonsum geringer gewesen sein muss als heutzutage: Bis vor 30–40 Jahren war es regelrecht verpönt, während der Mahlzeiten zu trinken. Viel trinken war unschicklich; Zweiliterflaschen auf dem Tisch – unmöglich; aus der Flasche trinken – undenkbar. Dagegen wurde früher viel häufiger Suppe gegessen. Der damals junge, heute alte Mensch ist daher oft eher geneigt seine Flüssigkeitsaufnahme über eine Suppe zu bestreiten, als literweise Mineralwasser oder Tee zu trinken.

2.11.4 Erkrankungen der Nieren und Harnleiter

DEFINITION

Nephrologie: Teilgebiet der Medizin, das sich mit den Erkrankungen der Niere befasst.

Zu den Nierenerkrankungen gehören:

- Glomerulonephritis
- Nephrotisches Syndrom
- Nierenversagen
- Nierentumoren
- Pyelonephritis
- Urolithiasis.

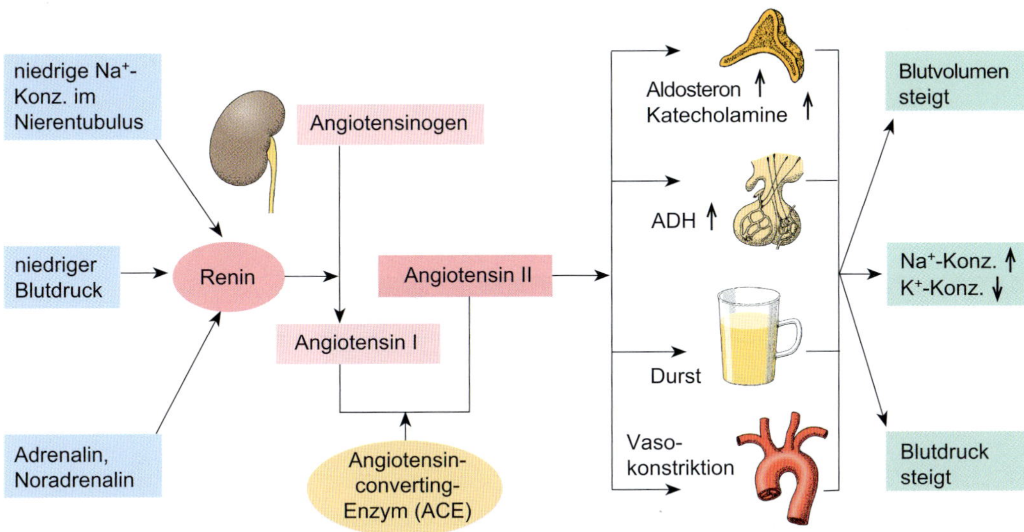

Abb. 2.364 Übersicht über das Renin-Angiotensin-Aldosteron-System. [L190]

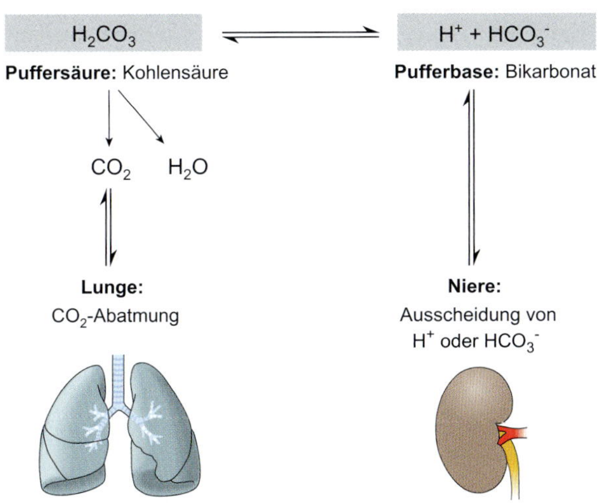

Abb. 2.365 Kohlensäure-Bikarbonat als lebenswichtiges Puffersystem. [L190]

Leitsymptome bei Nierenerkrankungen

Proteinurie

DEFINITION
Proteinurie: Ausscheidung von Eiweiß im Urin.

Beim Gesunden ist Eiweiß (*Protein*) normalerweise nur in Spuren im Urin nachweisbar. Generell kann eine vorübergehende Proteinurie bei Fieber, Kälteeinwirkung, körperlicher Anstrengung sowie bei langem Stehen oder Laufen auftreten. Eiweißausscheidungen von mehr als 150 mg / 24 Std. müssen abgeklärt werden, 3 g Eiweiß täglich deuten auf eine bedenkliche Schädigung der Nierenkörperchen im Sinne eines nephrotischen Syndroms hin.

Anurie, Oligurie und Polyurie

DEFINITION
Anurie: Verminderung der Harnausscheidung auf weniger als 100 ml Harn täglich.
Oligurie: Verminderung der Harnausscheidung auf 100–500 ml täglich.
Polyurie: Erhöhung der Urinmenge auf mehr als 2,8 l täglich.

Anurie und **Oligurie** sind Leitsymptome des akuten Nierenversagens. Weitere Ursachen können Volumenmangel oder Harnabflussbehinderungen (z. B. Prostatavergrößerung) sein. Eine Katheterverstopfung bzw. -abklemmung bei liegendem Blasenkatheter kann eine Anurie vortäuschen.

Gründe einer **Polyurie** sind z. B. die Erholung nach einem akutem Nierenversagen und eine Hyperglykämie bei Diabetes mellitus (➤ 2.5.13). Dabei scheiden die Nieren größere Mengen Glukose aus, was nur in Verbindung mit viel Flüssigkeit möglich ist.

Obwohl die Zahl der Nephrone im Alter um etwa ein Drittel reduziert ist, hat dies normalerweise keinen Einfluss auf die Nierenleistung, da der Mensch z. B. auch mit einer Niere (50 % der gewöhnlichen Nierenleistung) gut zurechtkommt.

Erkrankungen der Nierenkörperchen

Erkrankungen der Nierenkörperchen (*Glomerulopathien*) betreffen insbesondere die Gefäßknäuel (*Glomeruli*) bzw. die Filtermembran (➤ 2.1.1). Glomerulopathien können nach verschiedenen Gesichtspunkten eingeteilt werden:

- Nach der **Ursache** (*Ätiologie*):
  - Primäre Glomerulopathie: in den Glomeruli entstanden
  - Sekundäre Glomerulopathie: beteiligtes Organ bei Systemerkrankungen (z. B. bei Kollagenosen ➤ 2.1.14)
- Aufgrund der **Krankheitsentwicklung** (Pathogenese):

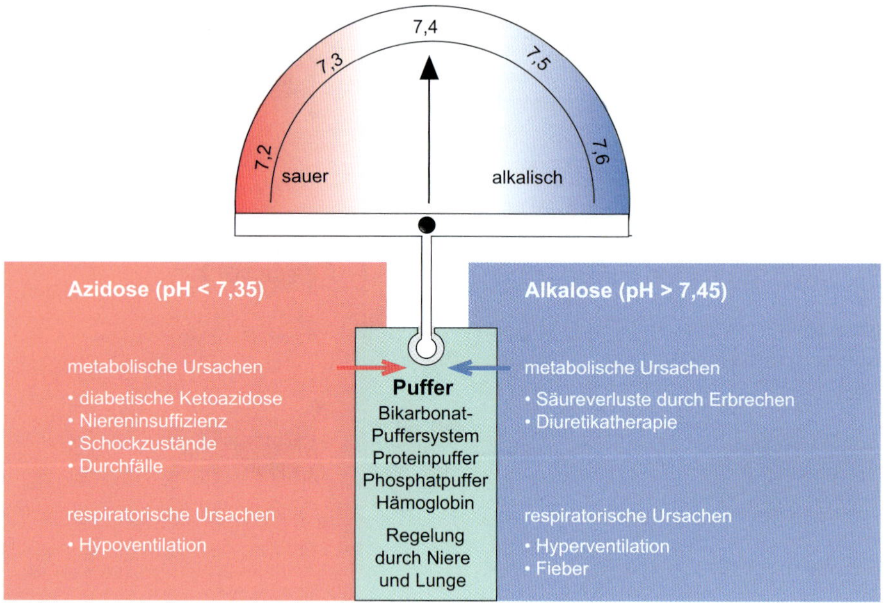

Abb. 2.366 Störungen des Säure-Basen-Haushalts. [L190]

  - Entzündlich bedingte Glomerulopathie mit Ablagerungen von Antigen-Antikörperkomplexen z. B. bei rheumatischem Fieber, bei Autoimmunerkrankungen oder als unerwünschte Wirkung von Medikamenten
  - Nicht-entzündlich bedingte Glomerulopathie: z. B. durch Veränderungen bei einem schlecht eingestellten Diabetes mellitus
- Bezüglich **feingeweblicher Veränderungen**: z. B. Verdickung der Basalmembran (membranöse Glomerulopathie nach Hepatitis B, C) oder die Mesangiumzellen betreffend (mesangioproliferative Glomerulopathie z. B. aufgrund von Tumorerkrankungen).

Wenn mit fortschreitendem Alter eine Verhärtung (*Sklerosierung*) der Glomeruli stattfindet, kann dies die Filtrationskapazität beeinträchtigen. Die Folge ist eine verzögerte Ausscheidung von Medikamentenmetaboliten; dann ist mit Überdosierungen und erhöhten Raten an unerwünschten Arzneimittelwirkungen zu rechnen.

SURFTIPP

Deutsche Gesellschaft für Nephrologie: www.dgfn.eu

Diabetische Nephropathie

DEFINITION

Diabetische Nephropathie: Spätfolgen eines jahrelang bestehenden, unzureichend eingestellten Diabetes mellitus die die Niere betreffen.

Die häufigste Ursache für eine Dialyse-Behandlung ist die diabetische Nephropathie. Dieser Begriff umfasst folgende Nierenerkrankungen:

- Diabetische Glomerulosklerose (auch *Kimmelstil-Wilson-Syndrom* genannt)
- Nephrosklerose: Verhärtung der in der Niere liegenden Blutgefäße (*intrarenale Gefäße*); Endzustand ist die Niereninsuffizienz
- Chronische Pyelonephritis (tritt bei Diabetikern häufiger auf).

Diabetische Glomerulosklerose

Die diabetische Glomerulosklerose ist das Ergebnis einer jahrelangen, unbefriedigenden Blutzuckereinstellung, in deren Verlauf die Gefäßwände in den Gefäßknäueln (*Glomeruli*) dicker werden. Folge ist die erschwerte Filtration, die einen erhöhten Filtrationsdruck erfordert.

Der permanent gesteigerte Filtrationsdruck löst wiederum Schäden an der Filtermembran aus. Endzustand ist ebenfalls eine Niereninsuffizienz.

Diagnostisch weisen Laboruntersuchungen (z. B. Eiweiß im Urin), Sonografie und der erhöhte Blutdruck auf diese Komplikation bei Diabetes mellitus hin.

Die medikamentöse Behandlung erfolgt mit ACE-Hemmern oder Angiotensin-II-Antagonisten (➤ 2.8.5).

Glomerulonephritis

DEFINITION

Glomerulonephritis: Entzündliche Veränderungen an den Nierenkörperchen.

Ursachen einer **Glomerulonephritis** sind immunvermittelte Entzündungen der Glomeruli, die nicht durch Bakterien hervorgerufen werden. Dadurch wird die Filtration des Primärharns gestört.

Akute postinfektiöse Glomerulonephritis

Die akute postinfektiöse Glomerulonephritis kann nach einer Streptokokken-bedingten Mandelentzündung entstehen, wenn im Blut zirkulierende Antigen-Antikörperkomplexe an der Wand der Glomeruli hängen bleiben.

Ungefähr 1–2 Wochen nach der akuten Streptokokkeninfektion kommt es zu einem starken Krankheitsgefühl mit Blut und Eiweiß im Urin (*Hämat- / Proteinurie*), Ödembildung (v. a. Lidödeme) und Hypertonie. Die Behandlung erfolgt entsprechend der Symptomatik mit Diuretika (bei Ödemen), Antihypertensiva (bei Hypertonie), Flüssigkeitsbilanzierung und körperlicher Schonung.

Chronische Glomerulonephritis

DEFINITION

Chronische Glomerulonephritis (*chronische Glomerulopathie*): Diffuser Prozess, der sich über Jahrzehnte erstreckt und die Funktion der Nierenkörperchen, insb. der Glomeruli, beeinträchtigt.

Generell können alle akuten Glomerulopathien in ein chronisches Stadium übertreten.

Die Erkrankung verläuft über viele Jahre schleichend. Da sich die Betroffenen lange Zeit gesund fühlen, wird eine chronische Glomerulonephritis oft zufällig entdeckt. Im Urin sind Erythrozyten und Proteine nachweisbar. Der Betroffene leidet unter einer Hypertonie.

Die **Behandlung** beschränkt sich auf symptomatische Maßnahmen, wobei die Normalisierung des Bluthochdrucks im Vordergrund steht. Eine ausreichende Flüssigkeitszufuhr ist wichtig, da sonst eine rasche Verschlechterung der Nierenfunktion auftritt. Die Einnahme von Medikamenten, die nierenschädigend (*nephrotoxisch*) wirken (z. B. Aminoglykoside aus der Gruppe der Antibiotika oder das Schmerzmittel Paracetamol), ist möglichst zu vermeiden.

Nephrotisches Syndrom

DEFINITION

Nephrotisches Syndrom: Sammelbezeichnung für verschiedene Erkrankungen, die mit massiven Eiweißverlusten über die Filtermembran, Hypoproteinämie, Bildung von Ödemen (aufgrund des Eiweißverlusts) und Hyperlipoproteinämie einhergehen.

Krankheitsentstehung

Beim nephrotischen Syndrom wird die Filtermembran (➢ 2.11.1) so durchlässig, dass es zu erheblichen Eiweißverlusten über den Urin kommt. Ursachen sind z. B. Autoimmunerkrankungen, die Schädigung der Filtermembran als unerwünschte Arzneimittelwirkung (NSAR / nicht-steroidale Antirheumatika, das Antirheumatikum Penicillamin), Diabetes mellitus und Kollagenosen.

Symptome

- Proteinurie mit erheblichem Eiweißverlust (v. a. Albuminurie, da Albumine die häufigsten Bluteiweiße sind)
- Hypoproteinämie (*Eiweißmangel im Blut*)
- Hyperlipidämie (*erhöhte Blutfette*); wobei die Deutung dieses Symptoms im Unklaren bleibt
- Ödeme, insbesondere Lidödeme, aber auch Gesichtsödeme und generalisierte Ödeme mit Aszites, Pleuraergüssen, Lungen- und Hirnödem als Folge der Eiweißverluste und der Veränderung des kolloid-osmotischen Drucks (➢ 2.11.6)

Zur Differenzierung der verschiedenen Veränderungen an den Nierenkörperchen ist eine Nierenbiopsie erforderlich.

Behandlung

Allgemeine Maßnahmen sind die Beseitigung der auslösenden Ursache, körperliche Schonung, eiweißarme und kochsalzarme Kost.

Medikamente:

- ACE-Hemmer zur Behandlung des Bluthochdrucks
- Lipidsenker zur Therapie der Hyperlipidämie
- Ausgleich von Elektrolytverschiebungen, v. a. hinsichtlich des Natriummangels, weil bei Natriummangel auch Wassermangel mit Verschlechterung der Nierendurchblutung vorherrscht.

SURFTIPP

Bundesverband Niere e. V.: www.bundesverband-niere.de

Nierenversagen

Akutes Nierenversagen

DEFINITION

Akutes Nierenversagen (*akute Niereninsuffizenz*): Plötzlich auftretende Abnahme der Nierenfunktionen mit Anstieg der harnpflichtigen Substanzen im Blut.

HUS (*hämolytisch-urämisches Syndrom*): Symptome sind hämolytische Anämie, Thrombozytopenie (*Abnahme der Thrombozytenzahl*) und akutes Nierenversagen; Auslöser sind z. B. EHEC (*entero-hämolytischer E. coli* ➢ 2.10.14).

Leitsymptome eines akuten Nierenversagens sind die nachlassende Urinproduktion und der Anstieg des Kreatinins im Serum.

Krankheitsentstehung und Einteilung

(➢ Abb. 2.367)

- **Prärenales Nierenversagen:** Ursachen sind alle Kreislaufstörungen, die das Blutvolumen im Organismus oder in den Nierenarterien (*Aa. renales*) vermindern; bei alten Menschen häufig aufgrund einesFlüssigkeitsmangels**,** bei Fieber, Erbrechen oder Durchfällen.
- **Renales Nierenversagen.** Gründe sind alle Schädigungen, die das Nierenparenchym (*Funktionsgewebe der Niere, also v. a. die Nephrone*) betreffen; bei Pflegebedürftigen am häufigsten durch Medikamente (Antibiotika, Antirheumatika) verursacht.
- **Postrenales Nierenversagen.** Auslöser sind alle Veränderungen, die den Harnabfluss von der Niere zur Harnblase stören; bei alten Menschen am häufigsten durch Prostataerkrankungen oder Nierensteine bedingt.

Der Ablauf eines akuten Nierenversagens erfolgt in vier Stadien: Zu Beginn steht die Schädigung durch die Grunderkrankung. Die Nierenfunktion nimmt ab (*Oligurie*), dann stoppt die Urinproduktion (*Anurie*). Als Zeichen der Erholung setzt Tage bis Wochen später eine Polyurie ein. Mit der Erholungsphase (*Restitutionsphase*) nehmen die Nieren ihre physiologischen Funktionen wieder auf (➢ Abb. 2.368).

Komplikationen

Die Komplikationen beim akuten Nierenversagen sind durch die Anhäufung von harnpflichtigen Substanzen und die schweren Störungen des Wasser-, Elektrolyt- und Säure-Basen-Haushalts bedingt:

2

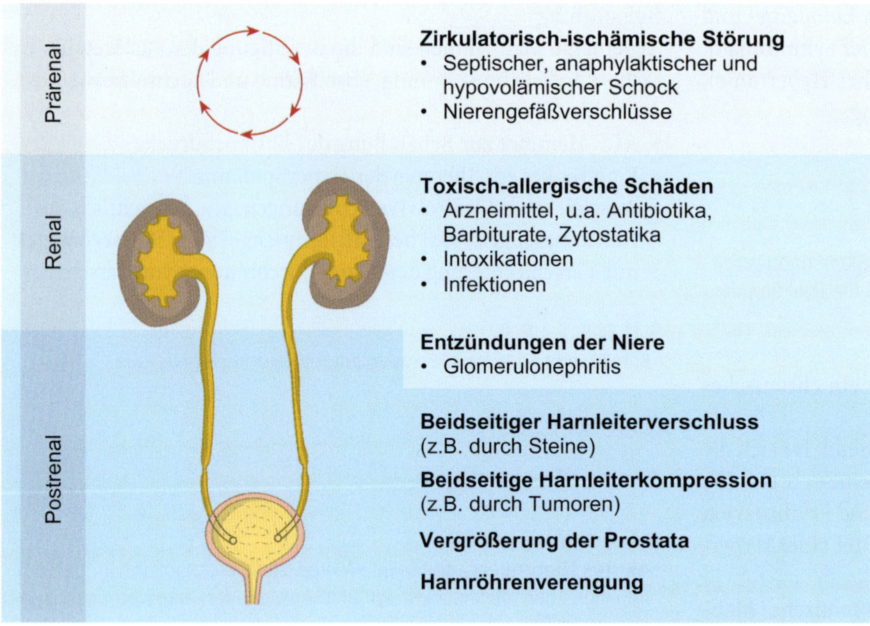

Abb. 2.367 Mögliche Ursachen des Nierenversagens. [L138]

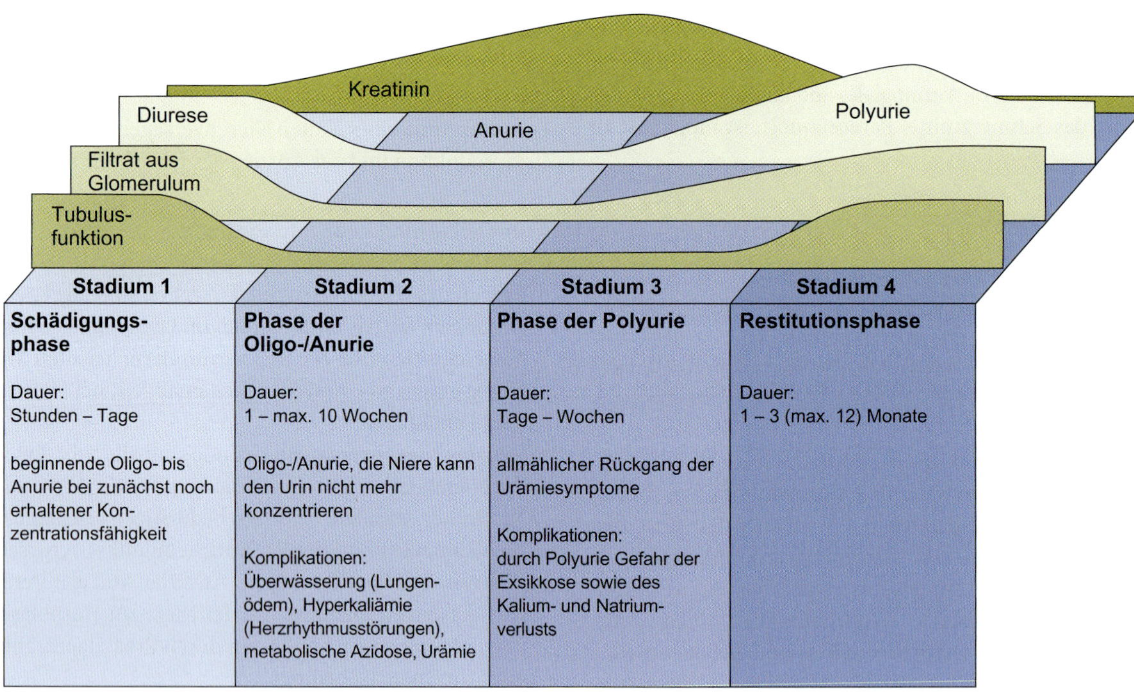

Abb. 2.368 Stadien des akuten Nierenversagens. [A400]

- Im Stadium der Oligurie kommt es aufgrund der mangelnden Flüssigkeitsausscheidung zu einer Überwässerung des Organismus mit der Ausbildung von Ödemen (Lungenödem, Hirnödem), zur Anhäufung von harnpflichtigen Substanzen und zur Hyperkaliämie mit Herzrhythmusstörungen (Bradykardie).
- Im Stadium der polyurischen Phase, ausgelöst durch den Wasser-, Natrium- und Kaliumverlust, ist u. a. mit tachykarden Herzrhythmusstörungen (durch Hypokaliämie), Krampfanfällen und Verwirrtheit zu rechnen.

Behandlung

Im Vordergrund steht die Behandlung der auslösenden Ursache, z. B. Schocktherapie, Volumenersatztherapie, Absetzen schädigende Arzneimittel, Wiedereröffnung einer verschlossenen Nierenarterie.

Eine Nierenersatztherapie übernimmt, meist vorübergehend, die Nierenfunktionen.

Pflege

In der oligo- und anurischen Phase:

- Tägliche Gewichtskontrolle
- Flüssigkeitsbilanzierung
- Anbieten eiweißreduzierter, natrium- und kaliumarmer Kost
- Engmaschige Vitalzeichenkontrollen

In der polyurischen Phase:

- Engmaschige Kontrolle von Körpergewicht und Urinvolumen
- Bereitstellen einer ausreichenden Menge an Getränken zum Ausgleich des Flüssigkeitsverlusts
- Anbieten von gesalzenen und kaliumreichen Lebensmitteln (Trockenobst, Hülsenfrüchte).

In der Erholungsphase wird der Eiweißgehalt der Mahlzeiten schrittweise angehoben.

Chronische Niereninsuffizienz

DEFINITION

Chronische Niereninsuffizienz (*chronisches Nierenversagen*): Zunehmende, irreversible Funktionsstörung beider Nieren.

Krankheitsentstehung

Hauptursachen einer chronischen Niereninsuffizienz im Alter:

- Diabetische Nephropathie bei schlecht eingestelltem Diabetes mellitus
- Chronische Glomerulonephritis
- Chronische Pyelonephritis
- Veränderungen der Nierenarterien durch Bluthochdruck oder Verkalkungsprozesse
- Schmerzmittelbedingte Nierenschädigungen (*Analgetika-Nephropathie*)

Es gibt fünf Stadien der chronischen Niereninsuffizienz, die sich nach der glomerulären Filtrationsrate richten und vom Stadium I (kompensierte Niereninsuffizienz) bis zum Stadium V (terminale Niereninsuffizienz) reichen (➤ Tab. 2.45).

Tab. 2.45 Einteilung der Stadien einer chronischen Niereninsuffizienz mithilfe der glomerulären Filtrationsrate / *GFR* (in Anlehnung an die Vorgaben der National KidneyFoundation).

Stadium	Symptome	GFR (Norm: 120 ml / min)
1	Volle Kompensation: • Evtl. leichte Proteinurie	≥ 90 ml / min
2	Kompensation: • Kreatinin-Clearance leicht eingeschränkt • Symptome: Polyurie / Polydipsie, Nykturie	60–89 ml / min
3	Kompensierte Retention: • Kreatininanstieg im Serum auf 3–6 mg / 100 ml • Renale Anämie	30–59 ml / min
4	Präterminale Niereninsuffizienz: • Natrium- und Wasserretention • Kreatininanstieg > 7 mg / 100 ml	15–29 ml / min
5	Terminale Niereninsuffizienz (*Urämie*): • Symptome des Endstadiums • Irreversibles Nierenversagen mit Dialysepflicht	< 15 ml / min

FALLBEISPIEL

Frau Rösler, Teil I

Frau Rösler ist 75 Jahre alt und wohnt seit vielen Jahren in einem Stift, das betreutes Wohnen anbietet. Sie fühlt sich soweit gesund und versorgt sich selbst. Beim Treppensteigen, wenn der Aufzug wieder einmal ausgefallen ist, verspürt sie allerdings schnell Atemnot und weiß, dass sie im ersten Stockwerk stehen bleiben muss, weil sie keine Luft mehr bekommt. Sie geht täglich zum Discounter um die Ecke, weil sie nicht mehr als drei Saftflaschen tragen kann. Dabei hat sie doch immer so großen Durst! Die Tatsache, dass sie nachts mindestens zweimal aufstehen muss, um zur Toilette zu gehen, stört sie sehr. Sie ist zuverlässig und sucht regelmäßig ihren Hausarzt auf. Der runzelt beim Blick auf die Laborergebnisse die Stirn und erklärt, dass ihre Nieren eingeschränkt arbeiten.

Symptome und Untersuchungsbefund

Aufgrund der hohen Leistungsreserven beider Nieren bleibt eine langsam fortschreitende Einschränkung der Nierentätigkeit oft lange Zeit symptomlos. Krankheitszeichen treten erst auf, wenn die Nierenfunktionen zu mehr als 50 % ausgefallen sind. Symptome durch die nachlassenden Nierenfunktionen sind:

- Verlust der Urinkonzentrierung; die Urinmenge steigt zunächst auf mehr als 2,8 l / Tag an (*Polyurie*). Der Flüssigkeitsverlust löst ein ständiges Durstgefühl mit einer erhöhten Flüssigkeitsaufnahme (*Polydipsie*) aus. Weitere Auffälligkeiten sind nächtliches Wasserlassen (*Nykturie*), Bluthochdruck (*Hypertonie*) und Ödeme (v. a. Lidödeme und Ödeme an den unteren Extremitäten).
- Anstieg der harnpflichtigen Substanzen im Blut mit Übersäuerung (*metabolische Azidose*), die Übelkeit, Erbrechen und Appetitlosigkeit auslösen kann. Bradykarde Herzrhythmusstörungen sind die Folge einer Erhöhung des Kaliums im Blut (*Hyperkaliämie*).
- Blässe, Müdigkeit und Leistungsminderung deuten auf eine Blutarmut (*Anämie*) aufgrund der mangelnden Produktion von Erythropoetin hin (➤ 2.6.2).
- Die Entstehung einer Osteomalazie (➤ 2.1.13) mit Knochenschmerzen und schweren Bewegungseinschränkungen ist durch den Mangel an Kalzitriol bedingt.

Insbesondere in der letzten Phase einer Niereninsuffizienz führt die Harnvergiftung (*Urämie*) zu Übelkeit, Erbrechen, Durchfällen, Juckreiz, trockener und schuppiger Haut, Uringeruch (*Fötor urämicus*), Bewusstseinstrübung und schließlich zum Koma.

Kalciferole (*Vitamin D*): fettlösliche Substanzen zur Regulation des Kalzium- und Phosphatstoffwechsels. Die Aufnahme der Vorstufen erfolgt aus pflanzlicher (z. B. Avocado) und tierischer Nahrung (Fisch, Eigelb,

Milch) oder mittels Eigensynthese unter der Einwirkung von UV-Strahlung in der Haut. Die Vorstufen werden in der Leber und anschließend in der Niere zum wirksamen **Kalzitriol** umgewandelt. Kalzitriol aktiviert Osteoblasten (➤ 2.1.1) und beeinflusst den Knochenstoffwechsel durch eine erhöhte Resorption von Kalzium sowohl im Darm als auch in der Niere.

FALLBEISPIEL

Frau Rösler, Teil II

Weil die Zeichen einer Linksherzinsuffizienz bei Frau Rösler immer deutlicher werden, verschreibt der Hausarzt ein Digitalispräparat.
Eines Tages eilt die Pflegefachkraft Frau Schwarz den Flur entlang. Frau Rösler steht am Fenster, geht dann aber auf die Pflegefachkraft zu und verwickelt diese in ein Gespräch. Sie berichtet über ihre derzeitige Appetitlosigkeit, über Übelkeit, Kopfschmerzen und Schlaflosigkeit. Frau Schwarz tröstet Frau Rösler so gut sie kann. Da sie aber momentan wenig Zeit hat, verabschiedet sie sich von Frau Rösler und hastet weiter.

Behandlung

Eine der wesentlichen Maßnahmen in der Behandlung einer chronischen Niereninsuffizienz (➤ Tab. 2.45) ist die Therapie der Grunderkrankung (z. B. gute Einstellung eines Diabetes mellitus, Normalisierung des Bluthochdrucks). Außerdem müssen die bisher verordneten Medikamente hinsichtlich ihrer toxischen Einwirkung auf das Nierengewebe überprüft werden:

- Nephrotoxische Substanzen sind u. a. antibiotisch wirkende Aminoglykoside (z. B. Gentamicin) und NSAR
- Kontraindiziert bei Niereninsuffizienz sind z. B. verschiedene Antidiabetika (Metformin, Sulfonylharnstoffe ➤ 2.5.13), das Zytostatikum Methotrexat und das Diuretikum Spironolacton.

Die Dosierung der bisher verordneten Medikamente muss hinsichtlich der verzögerten Ausscheidung bei chronischer Niereninsuffizienz überprüft werden (Gefahr der Anhäufung toxischer Metaboliten).

Ferner sollte die Flüssigkeitszufuhr auf 2 l/Tag erhöht werden, um den Harnstoffspiegel im Blut zu senken. Die Flüssigkeitszufuhr ist jedoch abhängig vom Blutdruck und von der Ödembildung. Aufgrund des fehlenden Kalzitriols ist die Substitution von Vitamin D erforderlich. Bei der (renal bedingten) Anämie sollte an die Gabe von Erythropoetin (EPO®) gedacht werden, weil die Nieren das körpereigene Hormon Erythropoetin, das wichtig für die Bildung roter Blutkörperchen ist, nicht mehr in ausreichendem Maße bilden.

Pflege

- Regelmäßige Vitalzeichenkontrolle
- Tägliche Kontrolle des Körpergewichts
- Flüssigkeitsbilanzierung mit Berücksichtigung der Flüssigkeiten in Suppe, Obst, Gemüse und Milchprodukten
- Die vom Arzt empfohlene Trinkmenge gleichmäßig über den Tag verteilen
- Vorzugsweise mediterrane Kost mit ausreichender Kalorienzahl, die eher salz- und kaliumarm ist, anbieten (Salz durch Gewürze und Kräuter ersetzen)
- Sorgfältige Mund- und Körperpflege; kühlende Umschläge, um den Juckreiz zu mindern
- Auf Harnwegsinfektionen achten
- Auf weitere Zeichen einer Verschlechterung der Niereninsuffizienz achten (Knochenschmerzen, Blässe, Müdigkeit, Benommenheit)
- Aufklärung des Pflegebedürftigen bzw. der Angehörigen über Probleme, die duch eigenmächtige Medikamenteneinnahme (insb. von Schmerzmitteln) auftreten können
- Vorbereitung des Pflegebedürftigen auf die Dialyse.

FALLBEISPIEL

Frau Rösler, Teil III

An einem der nächsten Tage gibt es Streit in der Wäscherei. Frau Rösler ist empört über die Gelb- und Grünfärbung ihres schönen neuen weißen Bademantels. Sie behauptet steif und fest, dass ihr Bademantel in der Wäscherei verfärbt wurde, ist sehr zornig und besteht auf einem sofortigen Schadensersatz. Frau Schwarz, die gerade dazu kommt, ist sehr irritiert darüber, denn sie sieht – einen weißen Bademantel.
Während der gemeinsamen Kaffeepause mit den Kolleginnen erzählt Frau Schwarz vom Vorgang in der Wäscherei. Eine zufällig anwesende Altenpflegeschülerin findet die Lösung, denn sie erinnert sich an einen der Unterrichte in der Altenpflegeschule. Der Dozent hatte über die Wirkung von Herzglykosiden im Zusammenhang mit einer Niereninsuffizienz referiert und dabei das „Farbensehen" genannt. Sie tippt nun auf eine Digitalisüberdosierung, die der Hausarzt in den nächsten Tagen anhand des überhöhten Digitalisspiegels im Blut bestätigt.

Diuretika

DEFINITION

Diuretika: Harntreibende Medikamente.

Diuretika werden vorzugsweise bei Bluthochdruck, Herzinsuffizienz und Ödemen verordnet. Sie wirken an den verschiedenen Abschnitten der Harnkanälchen oder sind Gegenspieler des Hormons Aldosteron (Aldosteron erhöht die Natriumresorption und die Kaliumausscheidung ➤ 2.5.11). Zu den Diuretika gehören:

- **Schleifendiuretika** (z. B. Furosemid) blockieren die Resorption von Natrium und Kalium in der Henle-Schleife; etwa 40 % des in den Nierenkörperchen filtrierten Natriums werden dann mit dem Urin ausgeschieden. Unerwünschte Arzneimittelwirkungen sind u. a. Hypokaliämie (kann Herzrhythmusstörungen auslösen) und Thromboseneigung.
- **Thiaziddiuretika** (z. B. Hydrochlorothiazid/Esidrix®) hemmen die Rückresorption von Natrium und Kalium im distalen Abschnitt der Harnkanälchen, wobei ca. 15 % des in den Nierenkörperchen filtrierten Natriums ausgeschieden werden. Unerwünschte Arzneimittelwirkungen sind ebenfalls Hypokaliämie und Thromboseneigung.
- **Aldosteronantagonisten** (Renin-Angiotensin-Aldosteron-System ➤ 2.11.3): Der Wirkstoff Spironolacton wird z. B. bei sekundärem Hyperaldosteronismus verabreicht, also bei allen Erkrankungen, die zu einer Reduzierung der Nierendurchblutung führen (Herzinsuffizienz, Leberzirrhose, Nierenarterienstenose). Unerwünschte Arzneimittelwirkungen sind u. a. Hyperkaliämie (mit der Nebenwirkung Herzrhythmusstörungen) und Gynäkomastie (*Vergrößerung der männlichen Brustdrüse*).

- **Osmotisch wirksame Diuretika** (z. B. Mannitol-Infusionen) dienen der Prophylaxe und Behandlung eines Hirnödems; unerwünschte Arzneimittelwirkungen sind Verwirrtheit, Übelkeit und Erbrechen.

Pflege bei Diuretikagabe

- Tägliche Blutdruckkontrolle
- Kontrolle des Körpergewichts
- Bei zu schneller Ödemausschwemmung (> 500 g täglich mit entsprechendem Gewichtsverlust) besteht die Gefahr einer Thrombose
- Beobachtung von Symptomen (stehende Hautfalten, ggf. Verwirrtheit), die auf einen zu hohen Wasserverlust (*Dehydratation*) hinweisen
- Auf Zeichen einer Hypo- bzw. Hyperkaliämie (Herzrhythmusstörungen) achten
- Morgendliche Verabreichung der Diuretika, um die Nachtruhe des Pflegebedürftigen wegen der harntreibenden Wirkung der Diuretika nicht zu stören.

Nierenersatztherapie

DEFINITION

Nierenersatztherapie: Begriff für therapeutische Verfahren, die bei einem Ausfall der Nierenfunktionen die Regulation des Wasser- und Elektrolythaushalts, sowie die Ausscheidung harnpflichtiger Substanzen übernehmen.

Wenn sich die Stoffwechsellage trotz medikamentöser Unterstützung nicht normalisiert, ist eine Nierenersatztherapie in Erwägung zu ziehen. Zu den Verfahren gehören:

- **Hämodialyse** (➤ Abb. 2.369).
- **Peritonealdialyse** (*kontinuierliche ambulante Peritonealdialyse / CAPD*) und kontinuierliche zyklische Peritonealdialyse (*CCPD*).
- **Hämofiltration.**

SURFTIPP

KfH Kuratorium für Dialyse und Nierentransplantation e.V.: www.kfh-dialyse.de

Hämodialyse

Bei einer Hämodialyse (*Dialyse*) wird das mit harnpflichtigen Substanzen belastete Blut des Betroffen durch einen Dialysator geleitet. Der Dialysator besteht aus einem System semipermeabler (*halbdurchlässiger*) Membranen. Im Gegenstrom fließt das Dialysat, dessen Eigenschaften dem (gesunden) Blutplasma entsprechen. Aufgrund des Konzentrationsgefälles zwischen dem Blut des Erkrankten mit einer hohen Konzentration an Teilchen und dem Dialysat mit niedrigerer Teilchenkonzentration, treten harnpflichtige und andere kleinmolekulare Substanzen sowie Wasser in das Dialysat über (➤ Abb. 2.369). Anschließend erfolgt die Rückführung des nun „gereinigten" Blutes in den Körper des Erkrankten. Damit sich im Dialyseapparat keine Blutgerinnsel bilden, wird das Blut heparinisiert.

Meist sind drei Dialysebehandlungen wöchentlich über jeweils 3–5 Std. erforderlich, um die harnpflichtigen Substanzen auf akzeptable Werte zu senken (➤ Abb. 2.370).

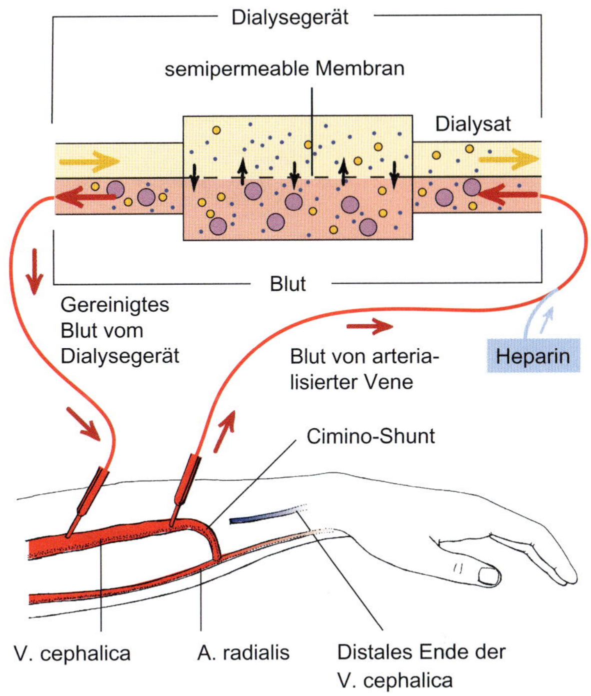

Abb. 2.369 Prinzip der Hämodialyse. [L190]

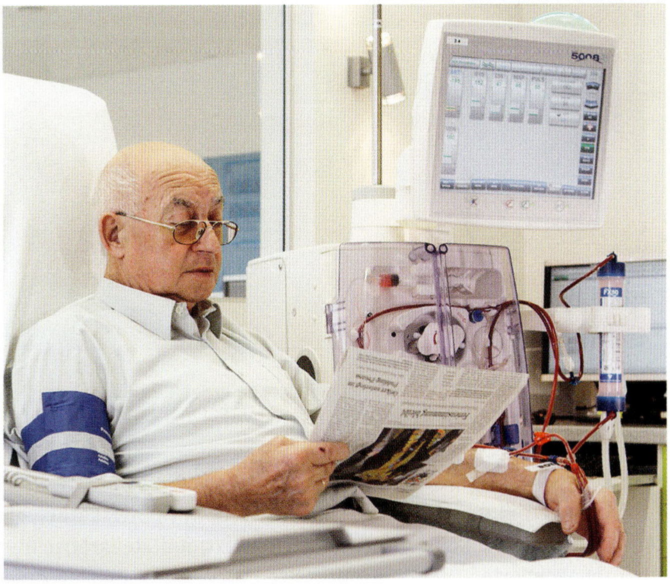

Abb. 2.370 Patient während der Dialyse. [U222–1]

Zu den **Komplikationen** einer Hämodialyse gehören Kreislaufprobleme durch die Flüssigkeitsverschiebungen während der Dialyse und eine Hypokaliämie, die Herzrhythmusstörungen auslösen kann.

Gefäßzugänge für die Hämodialyse

Damit das Blut des Pflegebedürftigen während der Dialyse problemlos viele Male durch das Dialysegerät geleitet werden kann, sind großkalibrige Gefäßzugänge erforderlich, die gut zugänglich und einfach zu punktieren sind. Dies erfolgt durch:

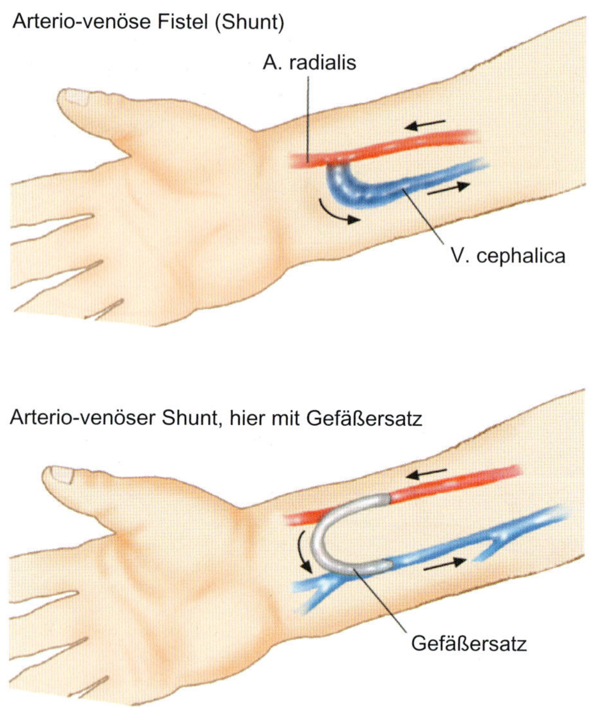

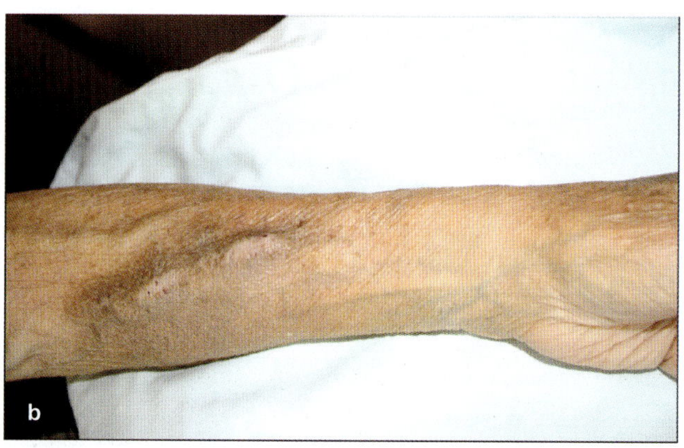

Abb. 2.371 oben: Schema eines Cimino-Brescia-Shunts; unten: Shunt zur Dialyse. Die erweiterte Vene ist deutlich zu erkennen. [E420, E366]

- Anlage eines Shunts
- Nutzung großlumiger Katheter (Shaldon- bzw. Demerskatheter).

Der Shunt verbindet eine gut zugänglichen Extremitätenarterie mit einer benachbarten Vene (Cimino-Brescia-Shunt = Verbindung zwischen Speichenarterie (*A. radialis*) und einer Unterarmvene ➤ Abb. 2.371). Da der Blutdruck in der Arterie viel höher als in der Vene ist, erweitert sich der Venendurchmesser im Verlauf von 3–4 Monaten und bietet dann gute Möglichkeiten zur Punktion. Ein funktionstüchtiger Shunt ist daran zu erkennen, dass sich beim Tasten ein Schwirren oder Vibrationen fühlen lassen.

Komplikationen: Probleme mit dem Shunt können durch die häufigen Punktionen auftreten, wenn sich die Gefäßwand im Shuntbereich verändert. Es kommt zu Narbenbildung, Verkalkungen, Stenosen und letztlich zur Shuntinsuffizienz oder zum Shuntverschluss. Eine weitere Komplikation sind Blutungen im Shuntbereich.

Pflege

Während der Dialyse steht für die Betroffenen speziell geschultes Pflegepersonal bereit (➤ Abb. 2.370). Maßnahmen der allgemeinen Pflege von Dialysepflichtigen sind:

- Regelmäßige Blutdruckkontrollen
- Inspektion der Shuntregion auf Rötungen, Schwellungen, Hämatombildung
- Kontrolle des Körpergewichts
- Beobachtung auf Blutungskomplikationen wegen gerinnungshemmenden Medikamenten (z. B. Teerstuhl, Hämaturie)
- Beachtung der Ernährungsrichtlinien; individuelle Diät, die kalium- phosphat- und salzarm ist (➤ 5.4.12)
- Anpassung der Trinkmenge entsprechend den Anweisungen aus dem Dialysezentrum (der Dialysepflichtige sollte im dialysefreien Intervall nicht mehr als 1 kg täglich zunehmen)
- Hinweis an den Pflegebedürftigen, keine Kleidung zu tragen, die den Shunt einengt
- Berücksichtigung der psychischen Situation des Pflegebedürftigen, die sich durch Diätvorschriften, die begrenzte Flüssigkeitsaufnahme und Einschränkungen der Lebensgestaltung ergeben.

VORSICHT

Shuntgefäße schonen: Keine Blutabnahme und keine Blutdruckmessung am Shuntarm. (Ausnahme: Druckverband nach der Dialyse oder bei Shuntblutungen).

Peritonealdialyse

hat den Vorteil, dass die Dialyse zuhause durchzuführen ist und der Betroffene seinen Tagesablauf unabhängiger gestalten kann.

Prinzipien der Peritonealdialyse: Über einen kleinen Katheter wird Dialyseflüssigkeit in die Bauchhöhle geleitet, wobei das ca. 1 m^2 große Bauchfell (*Peritoneum*) als Filtermembran dient. Die eingebrachte Dialyseflüssigkeit nimmt Wasser und kleinmolekulare Teilchen auf und wird nach 4–6 Std. ausgetauscht. Während dieser Zeit bleibt der Katheter abgeklemmt. **Komplikationen** der Peritonealdialyse sind Bauchfellentzündung (*Peritonitis*) und Verstopfen des Katheters.

Nierentransplantation

Alle Erkrankten, die für eine Nierentransplantation vorgesehen sind, werden im Zentrum Eurotransplant in Leiden (Niederlande) angemeldet. Die Zuteilung einer Spenderniere erfolgt anhand verschiedener Kriterien, z. B. Dringlichkeit, HLA-Kompatibilität und Wartezeit.

SURFTIPP

Eurotransplant: www.eurotransplant.org (ein Teil der Seite liegt in deutscher Sprache vor)

Die Zeitspanne zwischen der Nierenentnahme und der Transplantation kann aufgrund verbesserter Perfusionsverfahren bis zu 48 Std. betragen. Die Spenderniere wird im rechten oder linken Unterbauch platziert.

Nach einer Transplantation müssen lebenslang Immunsuppressiva, z. B. Ciclosporin (Sandimmun®) eingenommen werden.

Unerwünschte Wirkungen dieser Medikation sind z. B. Tremor, Hypertonie, Hyperkaliämie, Verwirrtheitszustände.

Nierentumoren

Gutartige Tumoren und Nierenzysten

Gutartige Tumoren der Niere sind selten und werden häufig zufällig diagnostiziert, da sie in der Regel keine Beschwerden bereiten.

Von gutartigen Tumoren abzugrenzen sind Nierenzysten, die einzeln, mehrfach und beidseitig auftreten können. Sie werden im Alter häufiger, bedürfen aber in der Regel keiner Behandlung.

Nierenzellkarzinom

DEFINITION

Nierenzellkarzinom (*Nierenkarzinom, Hypernephrom*): Bösartiger Tumor der Niere, der von Epithelzellen des Tubulussystems ausgeht und ab ca. 50 Jahren auftritt.

Krankheitsentstehung

Risikofaktoren, die ein Nierenzellkarzinom (➤ Abb. 2.372) auslösen können, sind Nikotinabusus und die langjährige Einnahme von NSAR.

Symptome und Untersuchung

Ein großer Teil der Nierenzellkarzinome wird zufällig entdeckt, weil Frühsymptome nicht vorhanden sind. Zu den Spätsymptomen zählen:

- Schmerzlose Hämaturie (*Blut im Urin*)
- Schmerzen im Nierenlager oder in der Flanke
- Unklares Fieber, erhöhte Entzündungsparameter und Anämie
- Paraneoplastische Syndrome wie Hypertonie (durch Reninproduktion des Tumors) oder Polyglobulie (bei Erythropoetinproduktion).

Wenn das Nierenzellkarzinom die Nierenvene (*V. renalis*) erreicht, kommt es zur hämatogenen Metastasierung in Lunge, Gehirn, Knochen und Leber.

Sonografie, CT, MRT und Angiografie sichern die Diagnose.

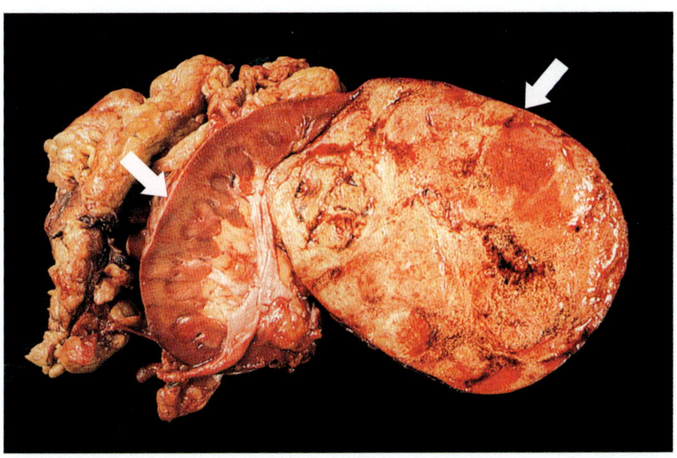

Abb. 2.372 Nierenzellkarzinom. Der linke Pfeil zeigt auf die Niere, der rechte auf das Karzinom. [E442]

Behandlung

Die Behandlung erfolgt operativ, wenn es der Allgemeinzustand des Pflegebedürftigen zulässt. Entsprechend der Tumorgröße und seiner Ausdehnung auf angrenzende Strukturen kommen eine Nierenteilresektion oder eine radikale Nephrektomie in Betracht. Metastasen werden nach Möglichkeit ebenfalls operativ entfernt. Zur palliativen Chemotherapie gehören Sorafenib und Bevacizumab (➤ 1.4.6).

Pyelonephritis

DEFINITION

Pyelonephritis: Entzündung des Nierenbeckens, der Nierenkelche und des Nierenparenchyms (wobei v. a. das Nierenmark betroffen ist).
Parenchym: Gewebe, das die Funktionen des betreffenden Organs charakterisiert; bei der Niere also die Nephrone.

Akute Pyelonephritis

Krankheitsentstehung

Die akute Pyelonephritis entsteht oft als Komplikation einer Harnwegsinfektion (➤ 2.11.4)

Symptome und Untersuchungsbefund

Typische Symptome:

- Klopfschmerz im Nierenlager
- Fieber ggf. Schüttelfrost
- Dysurie (erschwertes Wasserlassen, meist mit Schmerzen oder Brennen verbunden)

Bei **älteren Erkrankten** treten auch uncharakteristische Symptome wie unklares Fieber, Bauchschmerzen, Übelkeit, Erbrechen, Subileus und Kopfschmerzen auf.

Diagnostik: Die Erhöhung der Entzündungsparameter in Verbindung mit Blut- und Urinkulturen, der Nachweis einer Leukozyturie und Bakteriurie mittels Schnellstreifentests sowie die Ergebnisse der klinischen Untersuchung weisen auf eine Pyelonephritis hin. Der Ausschluss von Harnabflussstörungen erfolgt durch Urografie, CT und MRT.

Behandlung

- Flüssigkeitszufuhr von mindestens 2 l / Tag
- Ggf. Bettruhe
- Antibiotikagabe nach Antibiogramm.

Chronische Pyelonephritis

Ursachen sind Abflussstörungen des Urins durch Stenosen oder ein lange bestehender Harnreflux (Reflux = *Rückfluss*). In Verbindung mit sekundären bakteriellen Harnwegsinfektionen entsteht schließlich eine chronische Pyelonephritis.

Symptome: Der Pflegebedürftige ist matt, appetitlos, hat Kopfschmerzen und dumpfe Rückenschmerzen. Ferner kann es zu einer unklaren Gewichtsabnahme, zu Leistungsminderung, Müdigkeit (Zeichen der Anämie), Hypertonie und unerklärlichen Fieberzuständen kommen. Die zunehmenden Vernarbungen führen zur Zerstörung von Nierengewebe und zur chronischen Niereninsuffizienz.

Urolithiasis

DEFINITION

Urolithiasis (*Nephrolithiasis, Harnsteinleiden*): Steinbildung in den ableitenden Harnwegen.

Krankheitsentstehung

Die Ursache einer Urolithiasis ist meist eine Übersättigung des Urins mit steinbildenden Substanzen. Über die Bildung kleiner Kristalle entstehen in der Folge Harn- bzw. Nierensteine. Häufige begünstigende Faktoren sind:

- Eiweißreiche Ernährung (v. a. Zufuhr von tierischem Eiweiß)
- Wassermangel durch eingeschränkte Flüssigkeitsaufnahme oder durch starkes Schwitzen
- Immobilisation
- Harnwegsinfektionen.

Harnsteine können überall im Urogenitaltrakt auftreten: als Nierenbeckenstein, der den Hohlraum weitgehend als Ausgussstein ausfüllt, als Kelch-, Harnleiter-, Blasen- und Harnröhrenstein.

Harnsteinarten sind (in abnehmender Häufigkeit) Kalziumoxalatsteine, Uratsteine (Urate: Salze der Harnsäure), Zystinsteine (Zystin: schwefelhaltige Aminosäure) und Xanthinsteine (Xanthin: Abbauprodukt von Purinbasen).

Symptome und Untersuchung

Eine **Nierenkolik** tritt auf, wenn der Stein mit dem Harnfluss in die Engen des Harnleiters gerät und eingeklemmt wird. Leitsymptom sind heftige, krampfartige, wellenförmig wiederkehrende Schmerzen, die je nach Lage des eingeklemmten Steins bis in den Rücken, den seitlichen Unterbauch oder in die Genitalregion ausstrahlen können und zu motorischer Unruhe führen. Weitere Zeichen sind:

- Erschwertes Wasserlassen mit Brennen und Schmerzen (*Dysurie*)
- Blut im Urin (*Hämaturie*), wenn der Stein die Schleimhaut des Harnleiters ritzt
- Vegetative Symptome: Übelkeit, Erbrechen, Schweißausbrüche.

Zur Diagnostik gehören Laboruntersuchungen des Urins, Sonografie und CT.

Behandlung

Ziele einer konservativen Therapie sind die Behandlung der Kolik und der Steinabgang auf natürlichem Weg. Zu den Maßnahmen gehören:

- Lokale Wärmeapplikation
- Ausreichende Flüssigkeitszufuhr von etwa 2 l täglich
- Bewegung (wenn möglich Treppensteigen bzw. springen oder hüpfen)
- Antibiotika bei Harnwegsinfektionen, damit keine Urosepsis entsteht
- Krampflösende Mittel (Spasmolytika) und Analgetika.

Eine Steinauflösung ist bei reinen Harnsäuresteinen möglich, indem der Harn durch zitrathaltige Substanzen (Kaliumnatriumhydrogenzitrat / Uralyt-U®) alkalisiert wird.

Ein bekanntes krampflösendes Mittel (*Spasmolytikum*) ist Butylscopolamin / Buscopan®.
Das Anticholinergikum Buscopan® stört den Acetylcholinstoffwechsel so, dass von einer Verminderung des verfügbaren Neurotransmitters Acetylcholin auszugehen ist. Bei Pflegebedürftigen mit Alzheimer-Demenz, deren Acetylcholinhaushalt Veränderungen aufweist, kann die Symptomatik der Alzheimer-Demenz verstärkt werden.

Falls der Stein nicht abgeht, stehen folgende Möglichkeiten zur Verfügung:

- **Extrakorporale Stoßwellenlithotripsie** (*ESWL* ➤ Abb. 2.374): Zertrümmerung von Nierenbeckensteinen und Steinen im oberen Harnleiterbereich (die zahlreichen kleinen Steinfragmente, die über den Harnleiter abgehen, können jedoch Koliken auslösen)
- **Transurethrale Steinbehandlung**: Endoskopisches Vorgehen über Harnröhre, Harnblase und Harnleiter (*Ureterenoskopie*). Die eingeklemmten Steine werden entweder zerkleinert oder mit Hilfe eines Dormia-Körbchens (➤ Abb. 2.373) entfernt.

Rezidivprophylaxe

Zur Steinanalyse sollte der Betroffene durch ein Sieb oder einen Papierfilter urinieren, da diätetische Vorgaben und medikamentöse

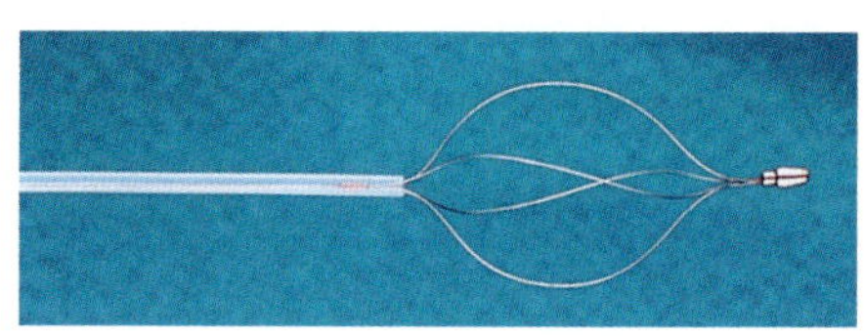

Abb. 2.373 Dormia-Körbchen, das durch ein Endoskop vorgeschoben wird und in aufgespanntem Zustand den Nierenstein umfasst. Der Stein kann dann beim Herausziehen des Endoskops entfernt werden. [K183]

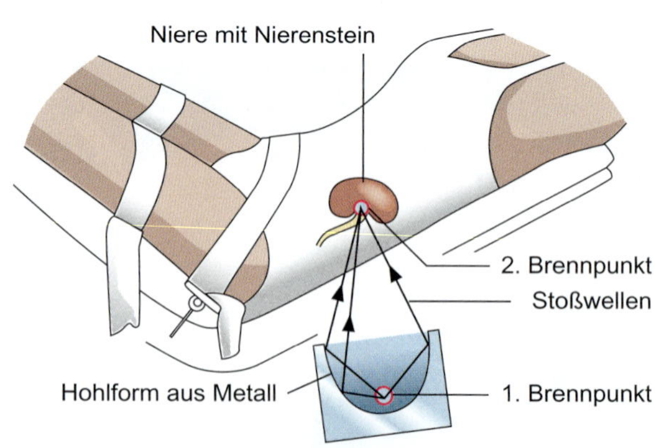

Abb. 2.374 Extrakorporale Stoßwellenlithotripsie (*ESWL*). Die Stoßwellen werden durch Reflektoren auf den zu zertrümmernden Nierenstein gebündelt. Durch wiederholte Stoßwellenbelastung lockert sich der Mineralverbund und der Stein zerbröckelt in sandkorngroße Teile, die mit dem Urin ausgeschieden werden. [L157]

Anweisungen nur dann sinnvoll sind, wenn die Zusammensetzung des Steins bekannt ist. Eine weitere wichtige Maßnahme ist die Flüssigkeitszufuhr von mindestens 2 l täglich, weil ein konzentrierter Urin die Steinbildung fördert. Wichtig ist außerdem die konsequente Behandlung von Harnwegsinfektionen.

2.11.5 Leitsymptome und Erkrankungen der Harnblase und Harnröhre

DEFINITION

Pollakisurie: Häufiger Harndrang mit jeweils geringen Urinmengen (in der Regel ist die Urinmenge über 24 Std. unauffällig).

Dysurie: Erschwertes Wasserlassen (meist verbunden mit Schmerzen oder Brennen).

Leitsymptome

Schmerzen

Zu unterscheiden sind:

- **Dumpfer Dauerschmerz** und Druckgefühl; Ursachen können Entzündungen (z. B. Pyelonephritis ➢ 2.11.4) oder ein Tumor sein
- **Koliken** mit auf- und abschwellenden, krampfartigen, oft bis in den Rücken oder die Genitalregion ausstrahlenden Schmerzen (z. B. bei Urolithiasis ➢ 2.11.4)

Ein Pflegebedürftiger, der unter einem dumpfen Schmerz leidet, verhält sich eher ruhig, während sich der an Koliken leidende Pflegebedürftige windet und krümmt.

Hämaturie

DEFINITION

Hämaturie: Blut im Urin.

Ursachen einer Hämaturie sind Steine, Nieren- und Blasenentzündungen sowie Tumoren. Da eine geringe Zahl von roten Blutkörperchen auch beim Gesunden im Urin vorhanden sein kann, spricht man erst bei mehr als 5–10 Erythrozyten / µl Urin von einer Hämaturie. Die krankhafte Ausscheidung von roten Blutkörperchen mit dem Urin ist entweder mit dem bloßen Auge sichtbar (*Makrohämaturie;* ab ca. 1 ml Blut / l Urin) oder als Mikrohämaturie mit Teststreifen bzw. durch eine mikroskopische Beurteilung des Urins nachweisbar.

Bakteriurie

DEFINITION

Bakteriurie: Bakterien im Urin.

Beim Wasserlassen verunreinigen Bakterien aus den äußeren Anteilen der Harnröhre oder der Genitalorgane den beim Gesunden keimfreien Urin. Auch eine sorgfältige Gewinnung der Urinprobe, z. B. mit dem Mittelstrahlurin (➢ 1.5.3), kann dies nicht völlig verhindern. Daher spricht man erst dann von einer signifikanten (*bedeutsamen*) Bakteriurie, wenn in einer Urinkultur ca. 10 000 Keime / ml Urin oder mehr wachsen.

Eine signifikante Keimzahl im Urin ohne Beschwerden des Betroffenen wird als asymptomatische Bakteriurie bezeichnet.

Beim Legen eines Blasenkatheters wird der natürliche Schutz der Blase vor einer Keimbesiedlung aufgehoben. Zur pflegerischen Prophylaxe gehören daher:

- Absolut steriles Handeln beim Legen eines Blasenkatheters
- Sorgfältiges Arbeiten bei der täglichen Intimpflege
- Intensive Spülung der Blase des Pflegebedürftigen durch ausreichende Flüssigkeitszufuhr über die Trinkmenge oder durch Infusionen.

Leukozyturie

DEFINITION

Leukozyturie: Krankhafte Ausscheidung von mehr als 10 weißen Blutkörperchen / µl Urin.

Die häufigste Ursache einer Leukozyturie ist eine Harnwegsinfektion. Während die Leukozyturie erst durch eine Urinuntersuchung diagnostiziert werden kann, bemerkt der Betroffene eine **Pyurie** (*Eiterharn*) selbst. Dabei kommt es als Folge einer schweren Entzündung der Nieren oder der ableitenden Harnwege zu Schlieren und wolkigen Trübungen im Urin.

Harnverhalt

Ein Harnverhalt ist die Unfähigkeit zur Entleerung der Harnblase. Der akute Harnverhalt ist sehr schmerzhaft und kann als akutes Abdomen (➢ 2.10.13) auftreten. Eine Überlaufblase (*Harninkontinenz, wenn der Blasendruck den Verschlussdruck der Harnröhrenschließer übersteigt*) kann auf einen chronischen Harnverhalt hinweisen. Ursachen eines akuten oder chronischen Harnverhalts sind:

- Entzündungen der ableitenden Harnwege (Blasenentzündung, Harnleiterentzüdung)
- Entzündung der Prostata (*Prostatitis*)
- Medikamente (z. B. Anticholinergika)
- Abflussstörungen (Steine, benigne Prostatahyperplasie, Stenosen, Tumoren)
- Gebärmuttersenkung (*Descensus uteri*)
- Polyneuropathie, Multiple Sklerose

Die **Symptomatik** ist anhand der Oligurie bzw. Anurie trotz massiven Harndrangs schnell zu erkennen. Dazu kommen vegetative Symptome wie schneller Herzrhythmus (*Tachykardie*), das Auftreten von kaltem Schweiß, sowie Übelkeit und Erbrechen.

Zur **Diagnostik** gehören die Abtastung der Bauchdecke zur Beurteilung der Blasenfüllung, und eine Sonografie. Mittels der MRT, CT, Urografie und Zystoskopie wird nach der Ursache des Harnverhalts gesucht.

Komplikation beim **akuten Harnverhalt** ist die Ruptur (*Riss*) der Harnblase. Daher ist eine sofortige Entleerung der Harnblase mittels Blasenkatheter vorzunehmen.

Der **chronische Harnverhalt** löst eine über einen längeren Zeitraum bestehende Stauung aus, die sich über den Harnleiter bis zum entsprechenden Nierenbecken erstreckt und schließlich eine „Wassersackniere" (*Hydronephrose*) mit Einschränkungen der Nierenfunktion auslöst. Weitere Komplikationen eines chronischen Harnverhalts sind Harnwegsinfektionen, Pyelonephritis und Urosepsis.

Harnwegsinfektion

DEFINITION

Harnwegsinfektion (*Harnwegsinfekt, HWI*): Entzündung der ableitenden Harnwege, die meist durch Darmbakterien hervorgerufen wird.
Asymptomatischer Harnwegsinfekt: Signifikante (aber symptomlose) Bakteriurie.
Urosepsis: Sepsis, die von den Harnwegen ausgeht und häufig durch Darmbakterien ausgelöst wird.

Von den Entzündungsprozessen können betroffen sein:
- Niere (Pyelonephritis ➤ 2.11.4)
- Harnleiter (*Ureteritis*)
- Harnblase (*Zystitis*)
- Harnröhre (*Urethritis*).

Krankheitsentstehung

Infektionen der Harnwege gehören zu den häufigsten bakteriell verursachten Beschwerden. Aufgrund der kürzeren Harnröhre sind mehrheitlich Frauen davon betroffen, weil Darmbakterien schnell von der Region um den After herum in die Harnröhre aufsteigen und sich in der Harnblase vermehren können. Ursachen einer Harnwegsinfektion bei alten Menschen sind:
- Dauerkatheter, weil er als Leitschiene für Keime dient, die darüber innerhalb von wenigen Tagen die Harnblase erreichen
- Geringe Flüssigkeitszufuhr
- Unterkühlung, nachlassende Körperpflege und Intimhygiene
- Restharnbildungen (*nach dem Wasserlassen in der Harnblase verbleibender Urin*) nach Operationen im Genitalbereich, bei Harninkontinenz, Prostatahyperplasie, Verengungen der Harnröhre
- Veränderungen des Harnröhrenverschlusses durch eine Gebärmuttersenkung
- Neurogene Blasenstörung (bei Polyneuropathie)
- Vesiko-ureteraler Reflux (*Rückfluss des Urins von der Harnblase in den Ureter*)
- Störungen der Abwehrlage (bei Diabetes mellitus, Verordnung von Glukokortikoiden)
- Folge therapeutischer Eingriffe (z. B. Zystoskopie)
- Stuhlinkontinenz.

Symptome und Untersuchung

Typische Symptome einer Harnwegsinfektion sind:
- Erschwertes Wasserlassen (*Dysurie*)
- Häufiger Harndrang mit kleinen Urinmengen (*Pollakisurie*)
- Schmerzen beim Wasserlassen (*Algurie*).

Der unwillkürliche Urinabgang, übelriechender und durch Trübungen auffallender Urin sowie die gelegentlich auftretende Hämaturie sind weitere Zeichen einer Harnwegsinfektion. Fieber, Rücken- und Flankenschmerzen weisen auf eine Beteiligung der Nieren im Sinne einer Pyelonephritis hin.

Im Alter können aber auch andere Symptome auftreten, z. B. Verschlechterung des Allgemeinzustands, Dranginkontinenz, Unruhezustände und Verwirrtheit.

Zur Diagnostik gehören eine Blutkultur, ein Blutbild mit der Bestimmung von Nierenfunktions- und Entzündungsparametern sowie die Bestimmung des Urinstatus mittels Urinkultur.

Komplikationen

Komplikationen einer Harnwegsinfektion sind Urosepsis und Harninkontinenz.

Behandlung und Pflegemaßnahmen

- Antibiose nach Antibiogramm, ggf. Verabreichung von Analgetika und Spasmolytika nach Arztanordnung
- Vermehrte Flüssigkeitszufuhr von mindestens 2 l / täglich (unter Beachtung der Flüssigkeitsbeschränkung bei Herz- und Nierenerkrankungen), um die Erreger u. a. durch häufiges Wasserlassen auszuschwemmen
- Säuberung des Genitalbereichs von vorne nach hinten (von der Symphyse zum Anus), um eine Keimverschleppung aus dem Analgebiet zu vermeiden
- Katheterwechsel
- Wiederholte Vitalzeichenkontrolle, insb. der Temperatur
- Anwendung von Wärme (wirkt spasmolytisch und analgetisch).

Chronische Blasenentzündungen können zu Verkalkungen und schließlich zur Ausbildung einer Schrumpfblase (*Harnblase mit weniger als 100 ml Fassungsvermögen*) führen.

Harninkontinenz

DEFINITION

Harninkontinenz (lat. incontinere = *nicht zusammenhalten*): Unwillkürlicher Urinabgang.

Eine Fülle von Ursachen kann eine Harninkontinenz auslösen:
- Erkrankungen, die das rechtzeitige Aufsuchen einer Toilette erschweren (z. B. Immobilität, Demenz, Einnahme von Sedativa, Übergewicht)
- Neurologische Ursachen (Schlaganfall, Polyneuropathie bei Diabetes mellitus und Alkoholabusus, Morbus Parkinson)
- Umgebungseinflüsse (ungünstige Betthöhe erschwert das Aufstehen, unpraktische Kleidung, die sich nicht schnell genug öffnen lässt, fehlende Hinweise auf eine Toilette).

Formen

Folgende Formen der Harninkontinenz sind zu unterscheiden:
- Stressinkontinenz
- Dranginkontinenz
- Reflexinkontinenz

Tab. 2.46 Schweregrade der Stressinkontinenz.

Schweregrad	Symptomatik
Grad I	Urinabgang bei Husten, Niesen oder Lachen
Grad II	Urinabgang beim Aufstehen oder leichter körperlicher Tätigkeit
Grad III	Urinabgang in Ruhe und im Liegen

- Überlaufinkontinenz
- Reizblase (überaktive Blase)
- Extraurethrale Harninkontinenz, wenn Urin aus anderen Öffnungen z. B. aus Fisteln austritt.

Stressinkontinenz

Eine Stressinkontinenz (*Belastungsinkontinenz*) ist die häufigste Form der weiblichen Harninkontinenz. Sie tritt z. B. bei körperlicher Anstrengung auf, wenn der Druck im Bauchraum die Verschlusskapazität der Blase überschreitet. Die Verschlusskapazitäten (➤ 2.11.2) sind u. a. bei einer Schwäche der Beckenbodenmuskulatur (➤ 2.1.10) reduziert. Die Ausprägung der Stressinkontinenz wird in drei Schweregrade eingeteilt (➤ Tab. 2.46).

Dranginkontinenz

Bei der Dranginkontinenz (*Urge-Inkontinenz*) verspüren die Betroffenen plötzlich einen so starken Harndrang (*imperativer Harndrang*), dass sie den Urin bis zum Erreichen einer Toilette nicht zurückhalten können. Diese Form der Inkontinenz hat v. a. bei älteren Menschen große Bedeutung. Bei der Drangkontinenz sind zwei Formen zu unterscheiden:

- Sensorische Dranginkontinenz mit Überreaktionen der Rezeptorenaktivität in der Harnblasenwand, z. B. nach Blasenentzündung (*Zystitis*)
- Motorische Dranginkontinenz; Überaktivität des Harnblasenmuskels (M. detrusor vesicae), z. B. bei Erkrankungen des zentralen Nervensystems, wenn die zentrale Kontrolle im obersten Blasenzentrum wegfällt.

Reflexinkontinenz

Eine Reflexinkontinenz (*neurogene Inkontinenz*) tritt auf, wenn die zentralen Steuermechanismen aufgrund einer Querschnittlähmung, eines Bandscheibenvorfalls oder einer Erkrankung an Multipler Sklerose gestört sind. Die Blasenentleerung erfolgt nur noch über den erhaltenen Reflexbogen zwischen den Rezeptoren in der Harnblasenwand, dem sakralen Blasenzentrum und dem Kontraktionszustand der Harnröhrenschließer.

Überlaufinkontinenz

Eine weitere häufige Inkontinenzform im Alter ist die Überlaufinkontinenz. Sie entsteht durch Harnverhalt, bei Verengungen in der Harnröhre oder aufgrund einer Prostatahyperplasie. Der Urin geht tröpfchenweise und unkontrolliert ab.

Der Expertenstandard „Förderung der Harnkontinenz in der Pflege" umfasst die Identifikation von Risikofaktoren und Ursachen einer Harninkontinenz bis hin zur Umsetzung von Maßnahmen zur Kontinenzförderung: www.dnqp.de

Reizblase

Eine Reizblase oder überaktive Blase bedeutet eine funktionelle Störung der Harnblasentätigkeit. Es lassen sich also keine organischen Gründe für den gehäuften Harndrang finden, der oft in Kombination mit einem imperativen Harndrang (*Gefühl, die Toilette sofort aufsuchen zu müssen, weil sonst eine ungewollte Blasenentleerung erfolgt*) einhergeht.

Die Häufigkeit, mit der eine Reizblase diagnostiziert wird, scheint mit dem Alter zu steigen, zumal wenn der Pflegebedürftige übergewichtig ist.

Diagnostik

Zur Unterscheidung der einzelnen Harninkontinenz-Formen dienen u. a. dieAnamnese, die klinische Untersuchung, ein Miktionsprotokoll (Erfassung z. B. der Miktionsfrequenz, Menge des Harnvolumens und die Häufigkeit der Miktionen), labortechnische Urinuntersuchungen (zur Erkennung von Harnwegsinfektionen), Restharnbestimmung mittels Sonografie, evtl. Blasenspiegelung (*Zystoskopie*),Uroflowmetrie (*Verfahren, mit dem der Urinfluss während der Miktion beurteilt wird*) und bei Männern die Untersuchung der Prostata.

Behandlung

Zur Milderung oder Behebung der erwähnten Inkontinenz-Formen bieten sich zahlreiche therapeutische Maßnahmen an. Beispiele:

- Veränderung des Lebensstils: Wichtig sind Gewichtsabnahme, gesunde Ernährung, mehr Bewegung und der Verzicht auf Kaffee und Nikotin.
- Überprüfung der Medikamente. Inkontinenz als unerwünschte Arzneimittelwirkung kann im Rahmen der Verordnung folgender Medikamente auftreten: Neuroleptika (Haloperidol / Haldol®), Opiate (Tramadol / Tramal®, Morphin), Antidepressiva (Clomipramin / Anafranil®, Imipramin / Tofranil®), Parkinsonmittel (Biperidin / Akineton®), aber auch Urologika, die zur Behandlung einer Pollakisurie oder Dranginkontinenz gegeben werden (z. B. Trospiumchlorid / Spasmo-Urgenin®).
- Beckenbodentraining: Physiotherapeuten vermitteln zahlreiche Übungen zur Kräftigung der Beckenbodenmuskulatur (➤ Abb. 2.375).
- Blasen- und Toilettentraining: Mit Hilfe des Miktionsprotokolls sind Trinkmengen, Getränkeauswahl und feste Toilettenzeiten besser zu planen. Ziel ist ein Entleerungsintervall von 3–4 Std.
- Intermittierender Einmalkatheterismus oder suprapubische Blasenfistel sind Harnableitungsmaßnahmen bei neurogenen Blasenfunktionsstörungen.

Möglichkeiten bei Miktionsstörungen:

- Unterdrückung des Harndrangs durch Einüben von Atemtechniken, mentale Ablenkung, willkürliche Kontraktion der Beckenbodenmuskulatur, Druck auf den Unterbauch
- Auslösung einer Miktion durch das Geräusch von fließendem Wasser, Wärmflasche, Trinken von einigen Schlucken Wasser

Medikamente

- Präparate, die Kürbissamen (Kürbiskerne) enthalten: Sie werden bei Blasenschwäche, Reizblase und Blasenentleerungsstörungen

Störungen des Wasser- und Elektrolythaushalts grundsätzlich anfälliger. Ursachen einer Dehydratation sind:

- Erhöhte Harnausscheidung bei Diabetes mellitus, chronischen Nierenerkrankungen, Überdosierung von Diuretika
- Übelkeit und Erbrechen, Durchfälle
- Wasserverlust durch Schweißbildung bei fieberhaften Infektionen (ein Anstieg der Körpertemperatur um 1 °C erfordert eine zusätzliche Flüssigkeitsmenge von 0,5–1 l)
- Mangelnde Flüssigkeitszufuhr aufgrund von Schluckstörungen, Depression, Demenz, mangelndem Angebot an geeigneten Getränken.

Je nach der Natriumkonzentration im Serum werden unterschieden:

- **Hypotone Dehydratation:** Natriumverlust ist größer als der Wasserverlust (z. B. bei starkem Schwitzen).
- **Isotone Dehydratation:** Gleichzeitiger Natrium- und Wasserverlust (z. B. bei Durchfällen).
- **Hypertone Dehydratation:** Wasserverlust ist größer als Natriumverlust (z. B. bei Diabetes mellitus durch das Ausscheiden großer Harnmengen).

Symptome und Untersuchungsbefund

Die Dehydratation ist eine häufige Ursache für die Einweisung Pflegebedürftiger in ein Krankenhaus. Symptome können neben trockener Haut und ausgetrockneten Schleimhäuten, ein verminderter Hautturgor mit stehenden Hautfalten (➤ Abb. 2.377), aber auch Verwirrtheit, Schwindel, Hypotonie und ein beginnendes Nierenversagen sein.

Die genannten Symptome in Verbindung mit Laboruntersuchungen, z. B. der Anstieg des Hämatokrits, des Serumharnstoffs und des Kreatinins weisen auf eine behandlungsbedürftige Dehydratation hin.

Behandlung

Anbieten geeigneter Flüssigkeit:

- Brühe bei hypotoner Dehydratation, um den Salzverlust auszugleichen
- Wasser, Mineralwasser, verdünnte Fruchtsäfte, Kräuter- oder Früchtetee bei isotoner oder hypertoner Dehydratation.

In schweren Fällen erfolgt eine Infusionstherapie.

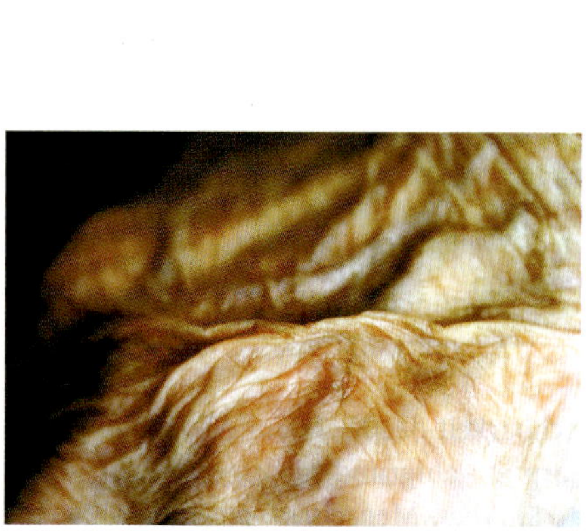

Abb. 2.377 Verminderter Hautturgor (hier am Handrücken) bei einem ausgeprägten Flüssigkeitsdefizit. Eine abgehobene Hautfalte verstreicht bei einem Gesunden sofort, bei einem Menschen, der an einem Flüssigkeitsdefizit leidet, bleibt sie längere Zeit stehen. [K157]

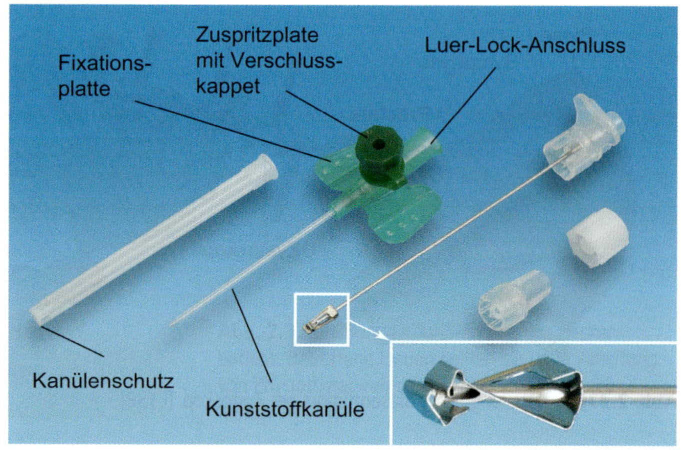

Abb. 2.378 Venenverweilkanüle: Hier eine Braunüle® mit Schutzhülle. Da die Stahlinnennadel nach der Venenpunktion entfernt wird, ist die Gefahr gering, dass die Kanüle das Gefäß perforiert. Detailansicht: Cliptechnik zum Sofortschutz beim Herausziehen der Nadel. [K115]

Infusionstherapie

DEFINITION

Infusion: Langsames, meist tropfenweises Einfließen größerer Flüssigkeitsmengen in den Körper über einen intravenösen oder subkutanen Zugang.
Osmolarität: Menge der gelösten Teilchen pro l Wasser (osmol / l).
Osmolalität: Menge der gelösten Teilchen pro kg Wasser (osmol / kg).

Ziele einer Infusionstherapie sind:

- Erhaltung oder Wiederherstellung des Wasser- und Elektrolythaushalts
- Verabreichung von Medikamenten
- Offenhalten von venösen Zugängen
- Ausschwemmen von Ödemen

Peripher-venöse Infusionen sind für kurzzeitige Infusionstherapien mit Verwendung von Venenverweilkanülen (z. B. Braunüle® ➤ Abb. 2.378) oder Butterfly-Kanülen (➤ Abb. 2.379) geeignet.

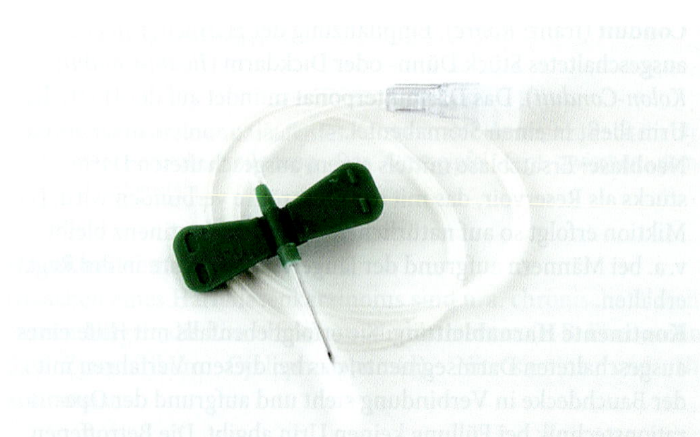

Abb. 2.379 Butterfly-Kanüle: Sie findet bei Kurzinfusionen, Blutabnahmen oder subkutanen Infusionen Verwendung. Nachteil der scharf geschliffenen Butterfly-Kanüle ist die Perforationsgefahr der dünnen Gefäße beim Pflegebedürftigen. [K115]

Zentral-venöse Infusionen erfolgen mit Hilfe eines zentralen Venenkatheters (*ZVK*) der direkt in die Schlüsselbeinvene (*V. subclavia*) oder in die innere Drosselvene (*V. jugularis interna*) eingebracht wird. Ein ZVK ist u. a. bei Langzeitinfusionen, zur Verabreichung von hypertonen Infusionslösungen, bei Infusionen mit gefäßwandreizenden Medikamenten (z. B. Zytostatika) und zur länger dauernden parenteralen Ernährung erforderlich. Hier wird in der Regel ein Portsystem verwendet, das ins Unterhautfettgewebe implantiert wird, leicht von außen punktiert werden kann und einen Zugang zum Gefäßsystem herstellt.

Die **subkutane Infusion** wird in das Unterhautfettgewebe, meist am Bauch oder im Bereich der Oberschenkel, verabreicht. Indikationen sind v. a. akute und subakute Dehydratationszustände, wie sie im Rahmen einer akuten Infektion auftreten.

Infusionslösungen

Zu den Infusionslösungen gehören:

- Kristalline Lösungen
- Kolloide Lösungen
- Lösungen zur Zufuhr von Kohlenhydraten, Fetten und Aminosäuren.

Kristalline Lösungen verteilen sich sowohl im Gefäßraum (*Intravasalraum*) als auch im Zwischenzellgewebe (*Interstitium*). Zu den kristallinen Lösungen zählen z. B.:

- Vollelektrolytlösungen (Ringer-Lösung, Sterofundin®)
- Lösungen mit vermindertem Natriumgehalt (z. B. Tutofusin OP®)
- Kaliumfreie Elektrolytlösungen (z. B. Kochsalzlösung 0,9 %)
- Elektrolytlösungen zur Korrektur von Azidose (*Übersäuerung*, z. B. Natriumhydrogencarbonatlösung) bzw. Alkalose (z. B. Elektrolyt-Infusionslösung 139).

Kolloide Lösungen enthalten Proteine und Kohlenhydrate. Hierzu zählen Plasmaexpander, die z. B. bei Hirndruck oder Hirnödem verabreicht werden, weil durch den kolloid-osmotischen Druck (*Druck, den die Plasmaeiweiße auf die Gefäßwand ausüben*) Wasser aus den (Nerven-)Zellen in die Blutgefäße zurück verschoben wird. Kolloidale Lösungen sind:

- Gelantinepolysuccinat (Gelafundin®)
- Humanalbumin (Humanalbin®)

Lösungen zur Zufuhr von Kohlenhydraten, Fetten und Aminosäuren dienen vorwiegend der parenteralen Ernährung. Beispiele sind Infusionslösungen mit unterschiedlichen Konzentrationen an Glukose (z. B. Glukose 20 Baxter), Fettlösungen (z. B. Lipofundin® 10 % / 20 %) und Aminosäurelösungen (z. B. Nutriflex®). Letztere sollen dem Organismus nach Operationen oder Verletzungen Eiweißbausteine liefern, um Heilungsprozesse zu unterstützen.

VORSICHT

Bei Zumischungen von Medikamenten in Infusionslösungen ist Folgendes zu beachten:

- Nur ein Medikament zumischen (unter Berücksichtigung von Wechselwirkungen)
- Es können Unverträglichkeitsreaktionen auftreten
- Durch das Zumischen können Mikroben in die Infusion geraten und eine lebensbedrohliche Infektion auslösen.

Tab. 2.47 Wichtige Komplikationen der Infusionstherapie.

Komplikation	Beobachtungskriterien	Sofortmaßnahmen
Allergische Reaktionen (➢ 2.6.10)	• Hautrötung, Juckreiz, Hautausschlag • Kopf-, Gelenk- und Gliederschmerzen • Unruhe, Angst, Atemnot • Übelkeit, Erbrechen • Temperaturanstieg, Hitzewallungen • Schockzeichen (➢ 2.8.6)	• Infusion sofort abstellen, Venenzugang belassen • Unverzüglich Arzt rufen (lassen) • Beim Pflegebedürftigen bleiben, ihn beobachten • Vitalzeichenkontrolle • Pflegebedürftigen evtl. in Schocklage bringen
Luftembolie	• Plötzlicher, stechender Schmerz im Brustkorb • Atemnot, Zyanose • Tachykardie, Hypotonie, Schock	• Verbindung zwischen Infusionssystem und Venenkatheter / Venenverweilkanüle unterbrechen, venösen Zugang verschließen • Arzt rufen (lassen) • Beim Pflegebedürftigen bleiben • Kreislauf und Atmung kontrollieren
Blutverlust	• Austritt größerer Blutmengen aus dem venösen Zugang (z. B. bei Ablösen des Katheters im Schlaf) • Umfangreiche Hämatome im Hals- und Thoraxbereich (bei ZVK)	• Arzt informieren • Kreislauf kontrollieren
Thrombophlebitis (➢ 2.8.9)	• Entzündungszeichen im Venenverlauf • Schmerzäußerungen des Pflegebedürftigen	• Arzt informieren • Periphere Verweilkanüle entfernen, evtl. mit Alkoholumschlägen oder heparinhaltigen Salben behandeln
Sepsis (➢ 4.2.2)	• Plötzlich auftretendes, hohes Fieber, oft mit Schüttelfrost • „Verfall" des Pflegebedürftigen	• Arzt informieren • Blutkultur vorbereiten • Weitere Anordnungen abwarten, z. B. Blasenkatheter entfernen und Katheterspitze zur mikrobiologischen Untersuchung einschicken

Komplikationen

Komplikationen bei der Infusionstherapie, Beobachtungskriterien und Sofortmaßnahmen (➢ Tab. 2.47).

Hypokaliämie

Ursachen eines Kaliummangels im Blut können die Einnahme von Diuretika oder Abführmitteln (*Laxanzien*), Erbrechen, Durchfälle

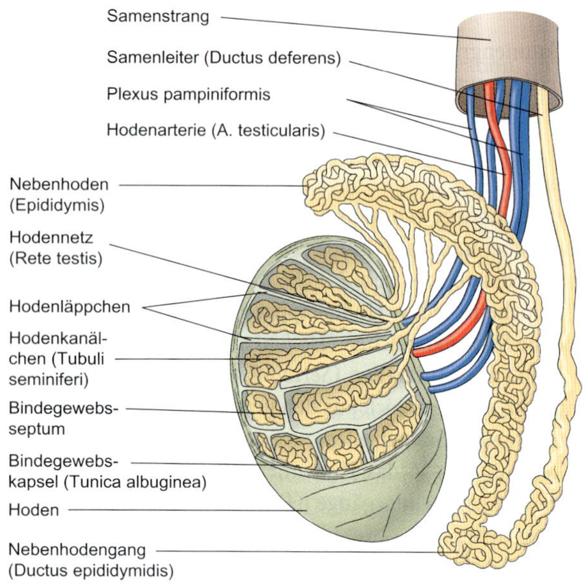

Abb. 2.381 Hoden, Nebenhoden und Anfangsteil des Samenleiters. [L190]

heißt auch beim Mann so! ➤ 2.5.3) bis ins hohe Alter vermehren und immer wieder Ursprungszellen für die Entwicklung neuer Samenzellen sind. Mit zunehmendem Reifungsgrad verändern die Keimzellen ihre Lage und ihre Gestalt (➤ Abb. 2.383).

Mit der Fähigkeit zur Eigenbewegung werden die Spermien in die Hodenkanälchen entlassen. Sie müssen allerdings noch verschiedene Reifungsvorgänge im Nebenhoden durchlaufen bis sie befruchtungsfähig sind.

Die **Sertoli-Zellen** (*Stützzellen*) sind für die Ernährung der Spermien zuständig, können aber auch veränderte Spermien oder Reste von Geschlechtszellen fressen (*phagozytieren*).

Synthese von Testosteron

Das Hypopyhsenvorderlappenhormon LH (auch ICSH = *interstitial cell stimulating hormone* ➤ 2.5.3) veranlasst beim Mann die Ausschüttung von Testosteron durch die Leydig-Zwischenzellen im Hoden. Diese Zellen liegen im Bindegewebe, das sich zwischen den Samenkanälchen befindet.

Das Hormon Testosteron gehört zur Gruppe der Androgene (*Sammelbegriff für männliche Geschlechtshormone*) und hat neben den Auswirkungen auf den Geschlechtstrieb und die oben genannten Ausprägungen der sekundären Geschlechtsmerkmale folgende Wirkungen:

- Förderung der Muskel- und Leistungskraft durch vermehrte Eiweißsynthese
- Begünstigung der Knochenbildung
- Förderung von Antrieb, Konzentration und Aktivität

Im Alter geht sowohl die Synthese von Testosteron als auch die Zahl der gebildeten, befruchtungsfähigen Spermien zurück; sie scheint aber nie ganz aufzuhören.

Nebenhoden

Der Nebenhoden (*Epididymis*) liegt kappenförmig auf der Rückseite jedes Hodens. Er enthält die Ausführungsgänge des Hodens (*Ductuli efferentes*) und den etwa 5 m langen **Nebenhodengang** (*Ductus epididymidis*). Dieser Gang ist stark gewunden und bindegewebig zu einem einheitlichen, etwa 5 cm langen Gebilde verpackt. Der Nebenhoden setzt sich in den Samenleiter (*Ductus deferens*) fort (➤ Abb. 2.381).

Nach der Bildung gelangen die noch nicht befruchtungsfähigen Spermien in die beiden Nebenhoden. Während der ungefähr fünf bis zwölf Tage dauernden Passage im Nebenhodengang setzen die Nebenhodenzellen zahlreiche Substanzen frei, die für die weitere Reifung der Spermien von Bedeutung sind. Überalterte Samenzellen werden abgebaut. Die Spermien werden bis zur **Ejakulation** (*Samenerguss*) im Nebenhoden gespeichert. Hier herrscht ein saures Milieu mit einem pH-Wert von 6,5 vor.

Samenleiter und Samenstrang

Die beiden **Samenleiter** sind etwa 50–60 cm lang und haben einen Durchmesser von ca. 3 mm. Sie ziehen vom Nebenhoden ausgehend durch den Leistenkanal und verlaufen an der Seitenwand der Harnblase nach dorsal. Als Spritzkanälchen (*Ductus ejaculatorius*) durchqueren sie die Prostata und münden schließlich in die Harnröhre (*Urethra*).

Leitungsbahnen, die zum und vom Hoden durch den Leistenkanal ziehen, bilden den **Samenstrang** (*Funiculus spermaticus*). Dieser besteht aus:

- Samenleiter (*Ductus deferens*)
- Hodenarterie (*A. testicularis*): Entspringt aus der Bauchaorta
- Venengeflecht (*Plexus pampiniformis*): Führt das Blut aus den Hoden und Nebenhoden über die Hodenvenen (*Vv. testiculares*) zur unteren Hohlvene (*V. cava inferior*) bzw. links in die Nierenvene
- Nerven und Lymphgefäßen
- Hodenhüllen.

Hüllen von Samenstrang und Hoden

Die Hüllen des Samenstrangs und des Hodens sind Muskelfasern sowie Faszien der Bauchmuskulatur, die den Samenstrang bis in den Hodensack begleiten. Zu den fünf Hüllen gehört z. B. der **M. cremaster** (*Hodenheber*), der vom schrägen inneren Bauchmuskel kommt (➤ 2.1.7).

Hodensack

Der Hodensack (*Skrotum*) ist eine beutelförmige Hauttasche, die Hoden, Nebenhoden und Hodenhüllen einschließt. Eine bindegewebige Wand teilt den vom Hodensack umgebenen Raum in zwei Kammern für jeweils einen Hoden (mit seinem Nebenhoden). Die Haut des Hodensacks, dünn und pigmentiert, besitzt Talgdrüsen und Haare. Die Lage des Hodens im Hodensack ist wichtig, weil nur dann eine ausreichende Bildung von Spermien stattfinden kann, wenn die Temperatur etwa 3 Grad unter der Körperkerntemperatur liegt.

Geschlechtsdrüsen

Auf ihrem Weg vom Nebenhoden zur Harnröhre werden den Spermien diverse Sekrete aus den Geschlechtsdrüsen beigemischt.

Samenbläschen

Beide Samenbläschen (*Bläschendrüsen, Vesiculae seminales*) sehen sackförmig aus und sind so gefaltet, dass sie als mehrere Zentimeter langer Komplex an der Rückwand der Harnblase liegen. Ihre Ausführungsgänge münden in die Spritzkanälchen unmittelbar bei deren Eintritt in die Prostata. Sie produzieren ein alkalisches, fructosereiches Sekret. Der pH-Wert von 7,5 fördert die Beweglichkeit der Spermien, Fruktose dient als Energielieferant.

Prostata

Die kastaniengroße Prostata (*Vorsteherdrüse*) befindet sich direkt kaudal der Harnblase. Sie umschließt die Harnröhre. Aufgrund ihrer Lage und der festen, die Prostata umgebenden Bindegewebskapsel stützt sie die Harnblase und trägt zum Verschluss des inneren Harnröhrensphinkters bei.

Feinbau

Zwischen Bindegewebsfasern und glatten Muskelzellen, deren Kontraktionen das Prostatasekret während des Geschlechtsverkehrs aus der Prostata pressen, liegen 30–50 Einzeldrüsen. Über 12–20 Ausführungsgänge gelangt das dünnflüssige, milchige Prostatasekret mit einem pH-Wert von 6,5 in die Harnröhre. Prostatasekret enthält z. B. saure Phosphatase und **p**rostata-**s**pezifisches **A**ntigen (*PSA*). Bei Schnitten durch die Prostata mit lichtmikroskopischer Vergrößerung lassen sich drei Zonen unterscheiden:

- Periurethrale Zone: Umfasst die Harnröhre; die Drüsenzellen unterliegen androgenen (*Sammelbegriff für männliche Geschlechtshormone*) und östrogenen Einflüssen.
- Innenzone: Schließt sich nach außen an die periurethrale Zone an; die Drüsenzellen reagieren ebenfalls auf androgene und östrogene Signale.
- Außenzone: Die Drüsenzellen sprechen auf Androgene aber nicht auf Östrogene an.

> **Prostata-spezifisches Antigen** (*PSA*) wird nahezu ausschließlich in der Prostata gebildet. Es dient als Tumormarker zur Diagnostik und zur Verlaufskontrolle beim Prostatakarzinom.

Die kleinen paarigen **Cowper-Drüsen** (*Glandulae bulbourethrales*) bilden ein klares, visköses Sekret und münden ebenfalls in die Harnröhre.

Penis

Am Penis (*männliches Glied*) unterscheidet man die fest am Beckenboden und am Beckenskelett verankerte **Peniswurzel** und den frei beweglichen **Penisschaft.** Die dünne und verschiebbare Penishaut bildet über der **Eichel** (*Glans penis*) eine Duplikatur, die **Vorhaut** (*Praeputium penis*). Ein Bändchen (*Frenulum praeputii*) heftet die Vorhaut an die Unterseite der Eichel.

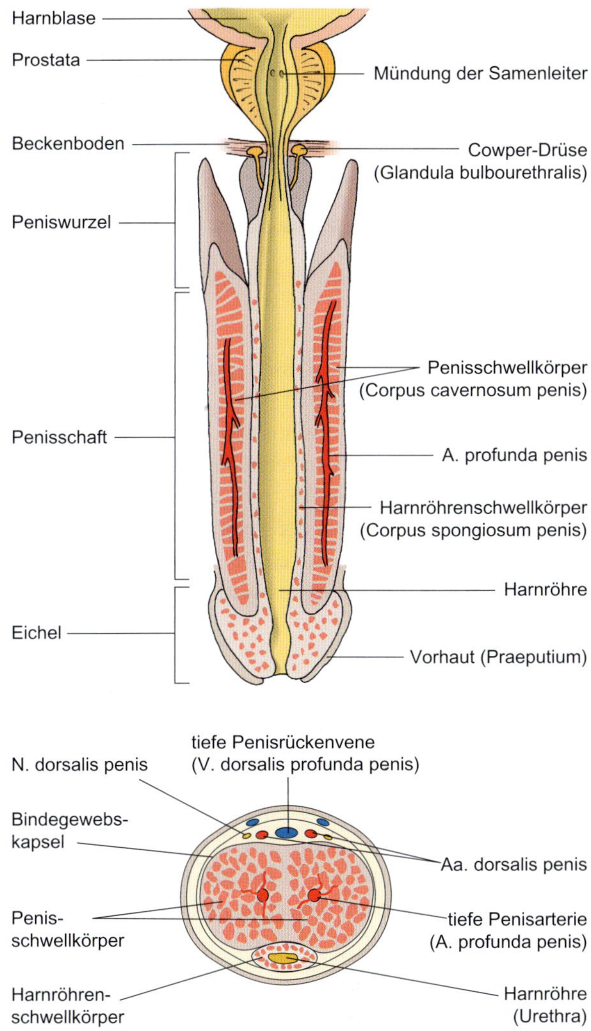

Abb. 2.382 Der Penis im Längs- und Querschnitt. [L190]

Feinbau

Der Penis ist aus drei Schwellkörpern aufgebaut (➤ Abb. 2.382): Zwei **Penisschwellkörper** (Einzahl: *Corpus cavernosum penis*) bestehen aus weiten schwammartigen Räumen und werden im erigierten Zustand prall mit Blut gefüllt. Der **Harnröhrenschwellkörper** (*Corpus spongiosum penis*) enthält die Harnröhre und endet an der Eichel.

Funktionen

- Ableitung von Urin aus der Harnblase
- Gewährleistung der Erektion beim Geschlechtsverkehr
- Abgabe von Sperma (*Samenflüssigkeit*) über die Harnröhre (daher wird die männliche Harnröhre oft als Harn-Samen-Röhre bezeichnet)

Erektion

Im nicht erigierten Zustand sind die Muskelfasern in den Penisschwellkörpern so angespannt, dass sie dessen Arteriolen fast verschließen. Aufgrund parasympathischer Nervenimpulse kommt es

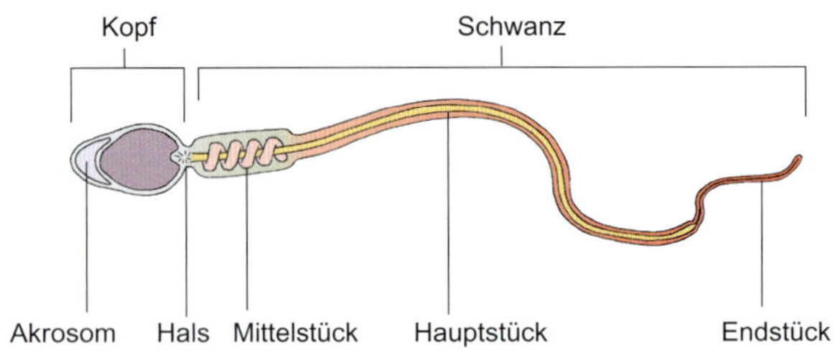

Abb. 2.383 Spermium: Der Kopf enthält den haploiden Chromosomensatz. [L190]

in den Schwellkörpern zur Ausschüttung von cGMP (*Cyclo-Guanosin-Monophosphat*). cGMP führt zur Entspannung der Muskelzellen, die Arteriolen erweitern sich. Dadurch können sich die schwammartigen Räume der Penisschwellkörper prall mit Blut füllen. Der gedrosselte venöse Abstrom aus den Hohlräumen der Schwellkörper führt dazu, dass der Penis sich aufrichtet und steif wird. Im weiteren Verlauf wird cGMP durch das Enzym Phosphodiesterase abgebaut, die Erektion geht zurück.

Silendafil (Viagra®) hemmt das Enzym Phosphodiesterase. cGMP kann länger auf die Muskelzellen der Arteriolen einwirken, die Erektion bleibt somit länger bestehen.

Samenflüssigkeit (*Sperma, Ejakulat*). Beim Geschlechtsverkehr werden 2–6 ml Samenflüssigkeit mit Millionen **Spermien** (➤ Abb. 2.383) zusammen mit den Sekreten der Geschlechtsdrüsen abgegeben. Sperma hat einen pH-Wert von 7,5, ist also schwach alkalisch und neutralisiert beim Geschlechtsverkehr die sauren pH-Verhältnisse in der Scheide.

2.12.2 Geschlechtsorgane der Frau

DEFINITION

Innere weibliche Geschlechtsorgane ➤ Abb. 2.384**):** Eierstöcke (Einzahl: *Ovar*), Eileiter (Einzahl: *Tuba uterina*), Gebärmutter (*Uterus*), Scheide (*Vagina*).

Adnexe: Eierstock und Eileiter.

Äußere weibliche Geschlechtsorgane (*Vulva* ➤ Abb. 2.388): Venushügel, große und kleine Schamlippen, Scheidenvorhof, Klitoris.

Eierstöcke

Die beiden **Eierstöcke** sehen mandelförmig aus, sind 2,5–5 cm lang und 1 cm dick. Ihre bindegewebige Kapsel ist mit Bauchfell überzogen und bringt die Eierstöcke in eine **intraperitoneale** Lage. Unter der Kapsel befindet sich die Rindenzone mit den Eizellen; im Mark liegen Nerven, Lymph- und Blutgefäße.

Im Verlauf von etwa 40 Jahren ist die Reifung der Eizellen ein monatlicher Prozess, der sich über verschiedene Follikelstadien abwickelt (➤ Abb. 2.385). Während der einzelnen Follikelstadien bilden die Follikelepithelzellen, die das Ei umgeben, das Hormon Östrogen.

Nach einem Eisprung lagert der entleerte Graaf-Follikel Fette ein, wird zum **Gelbkörper** (*Corpus luteum*) und bildet für ca. 14 Tage **Progesteron,** ein Gestagen (*Gelbkörperhormon* ➤ Abb. 2.386). Jeder Gelbkörper wird zu Narbengewebe umgebaut, das dem Eierstock einer älteren Frau schließlich ein zerfurchtes Aussehen verleiht. Das **Klimakterium** (*Wechseljahre*) im Alter zwischen 47–55 Jahren zeigt das Erlöschen der weiblichen Fortpflanzungsfähigkeit an. Wenn die letzte, von den Eierstöcken gesteuerte Menstruationsblutung beendet ist, beginnt die **Menopause,** die ein Jahr später in die **Postmenopause** übergeht.

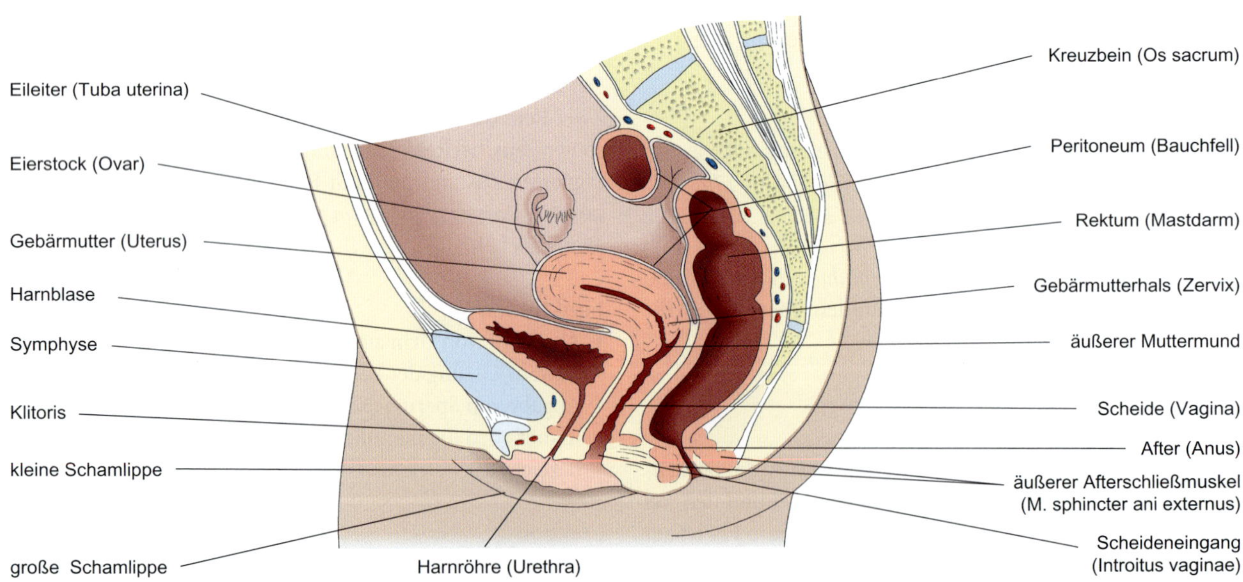

Abb. 2.384 Die weiblichen Geschlechtsorgane im Sagittalschnitt. [L190]

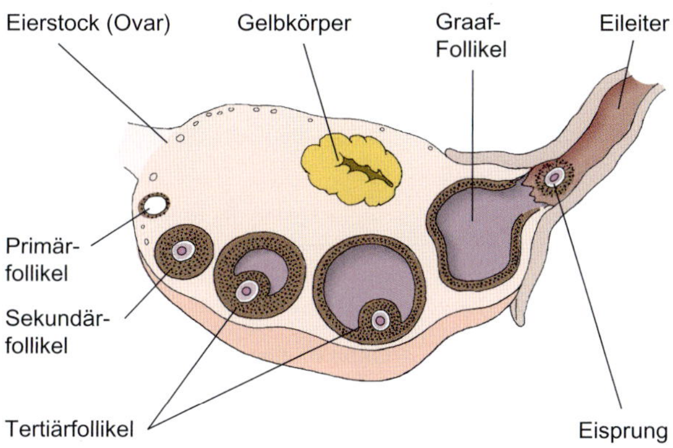

Abb. 2.385 Follikelstadien. Die Entwicklung einer Eizelle verläuft vom Primärfollikel bis zum sprungreifen Graaf-Follikel. [L190]

Wirkungen der Östrogene

Östradiol ist das körpereigene Östrogen und wird hauptsächlich im Eierstock, in geringen Mengen aber auch in der Nebennierenrinde gebildet. Einige Wirkungen der weiblichen Sexualhormone sind ➤ Abb. 2.386 zu entnehmen.

Eileiter

Die paarigen Eileiter (Einzahl: *Tuba uterina*) mit einer Länge von 8–20 cm besitzen zur Bauchhöhle hin eine fransenartige Öffnung (*Ampulla tubae*). Sie liegen wie die Eierstöcke intraperitoneal.

Gebärmutter

Zwischen der Harnblase und dem Enddarm befindet sich die etwa 7 cm lange, birnenförmige Gebärmutter (*Uterus*). Sie ist über verschiedene Bandstrukturen (*Uterushaltebänder*) im kleinen Becken befestigt.

Die Gebärmutter kann in verschiedene Abschnitte gegliedert werden: Der dicke, breitere Teil ist der **Gebärmutterkörper** (*Corpus uteri*). Cranial der Tubenmündungen setzt sich der Gebärmutterkörper als **Fundus uteri** fort. Der kaudale schlankere Teil der „Birne" ist der **Gebärmutterhals** (*Cervix uteri*). Er ragt als **Portio** in die Scheide hinein (➤ Abb. 2.387). Ein röhrenförmiger **Zervikalkanal** verbindet die Gebärmutterhöhle mit der Scheide (*Vagina*). Im Zervikalkanal liegt ein Schleimpfropf, der die Gebärmutterhöhle vor aufsteigenden Krankheitskeimen schützt.

Feinbau

Die dreischichtige Gebärmutterwand hat folgenden Aufbau:

- **Endometrium** (*Gebärmutterschleimhaut*)
- **Myometrium** (*Gebärmuttermuskulatur aus glatten Muskelzellen*)
- **Perimetrium** (*Bauchfell, das Teile der Gebärmutter bedeckt;* definitionsgemäß liegt die Gebärmutter subperitoneal)

Menstruationszyklus

Der Menstruationszyklus findet etwa 40 Jahre lang jeden Monat statt. Die Verknüpfungen zwischen Hormonen des Hypophysenvorderlappens, den Stadien der Eireifung und den Wechselwirkungen an der Gebärmutterschleimhaut steuern diesen Ablauf (➤ Tab. 2.48).

Scheide

Die Scheide (*Vagina*) ist ein 8–12 cm langer elastischer Muskel-Bindegewebsschlauch, der die Verbindung zwischen der Gebärmutter und dem äußeren Genitale herstellt. Sie umgibt die Portio so, dass ein **vorderes** und **hinteres Scheidengewölbe** entsteht. Die glykogenreiche Schleimhaut der Scheidenwand ist aus

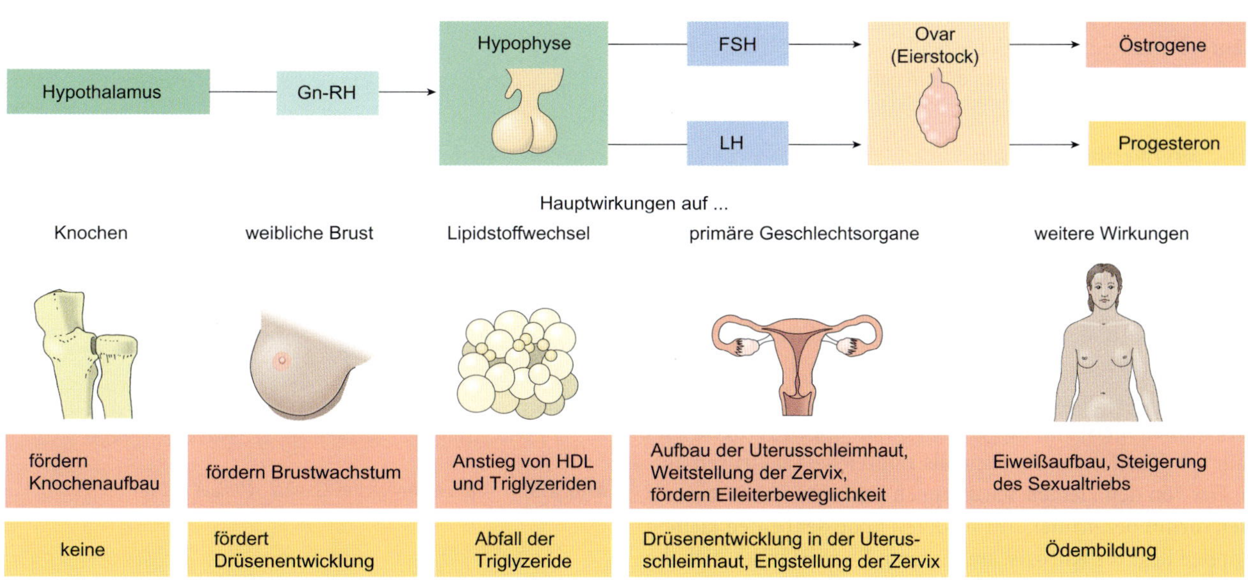

Abb. 2.386 Die Wirkungen der weiblichen Sexualhormone Östrogen und Progesteron. [L190]

Tab. 2.48 Überblick über den Menstruationszyklus.

Menstruationszyklus (28 Tage)	Hypophysenvorderlappenhormon	Ovar	Uterusschleimhaut (Endometrium)
1.–4. Tag	–	–	Monatsblutung
5.–13. Tag	Steigende FSH-Synthese	Eireifung mit Östrogenbildung	Aufbau der Gebärmutterschleimhaut
14. Tag	LH-Abgabe	Eisprung	–
15.–28. Tag	–	Gelbkörper mit Progesteronbildung	Auflockerung der Gebärmutterschleimhaut und Drüsensekretion

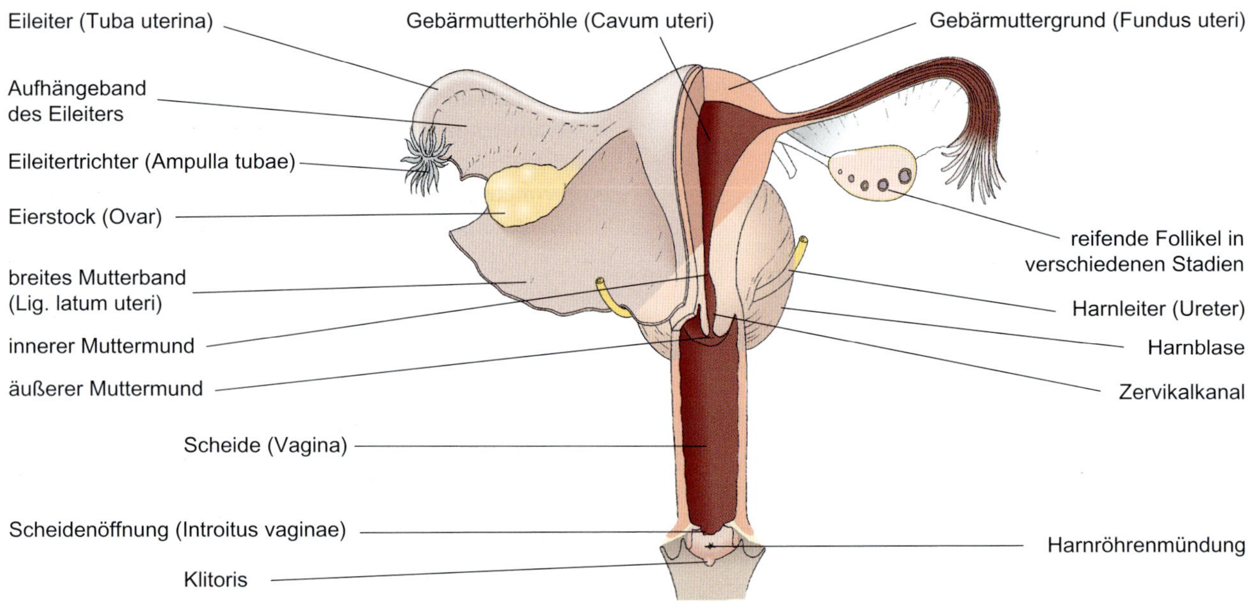

Abb. 2.387 Innere weibliche Geschlechtsorgane im Frontalschnitt (Ansicht von hinten). [L190]

mehrschichtigem, unverhornten Plattenepithel aufgebaut. Unter Östrogeneinfluss verstoffwechseln zur Scheidenflora gehörende Milchsäurebakterien (*Döderlein-Stäbchen*) dieses Glykogen zu Milchsäure. Damit entsteht in der Scheide ein saures Milieu (pH 4), das vor aufsteigenden Keimen aus dem Analbereich schützt.

Äußeres weibliches Genitale

Harnröhrenausgang und Scheideneingang werden von den **kleinen** und **großen Schamlippen** begrenzt. Hautwülste bilden vorne den **Schamhügel** (*Mons pubis*) und laufen hinten in den **Damm,** die Region zwischen Schamspalte (*Spalte zwischen rechter und linker großer Schamlippe*) und After, aus. Die äußeren, großen Schamlippen (*Labia majora pudendi*) sind behaart. Sie enthalten Talg-, Schweiß- und Duftdrüsen. Die inneren, kleinen Schamlippen (*Labia minora pudendi*) werden meist von den großen Schamlippen verdeckt und sind haarlose Hautfalten, die ebenfalls zahlreiche Talgdrüsen aufweisen. Der von den kleinen Schamlippen umfasste Raum wird als **Scheidenvorhof** bezeichnet. Am vorderen Ende der beiden kleinen Schamlippen liegt die **Klitoris**, am hinteren Ende befinden sich die Ausführungsgänge der schleimbildenden **Bartholin-Drüsen** (➤ Abb. 2.388).

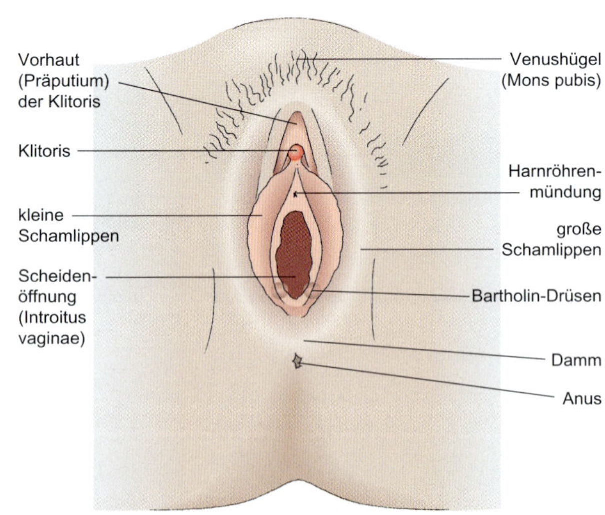

Abb. 2.388 Äußeres weibliches Genitale (*Vulva*). [L190]

2.12.3 Weibliche Brustdrüse

Die weibliche Brustdrüse (*Mamma*) liegt zwischen der 3. und der 6. Rippe in der Unterhaut (*Subkutis*). Sie ist über Bindegewebszüge sowohl mit der Faszie des großen Brustmuskels (*M. pectoralis major*) als auch mit der Haut verbunden. Die **Brustwarze** (*Mamille*) befindet sich im stärker pigmentierten **Warzenhof** (*Areola mammae*). Ein Ring aus kleinen Höckerchen, die im Bereich des Warzenhofs liegen, besteht aus Drüsen, deren Sekret die Brustwarze anfeuchtet. Form und Größe der weiblichen Brust werden vom Alter, Ernährungszustand, Hormonhaushalt und von der Körperhaltung bestimmt.

Feinbau

Die Brust besteht bei der erwachsenen Frau aus Drüsen-, Binde- und Fettgewebe. Der Drüsenkörper enthält 15–20, wiederum durch Bindegewebe voneinander getrennte Drüsenlappen. Jeder Drüsenlappen besitzt einen Ausführungsgang (*Ductus lactiferus*), der sich unter dem Warzenhof zum spindelförmigen Milchsäckchen (*Sinus lactiferus*) erweitert, um dann in der Brustwarze zu münden (➤ Abb. 2.389). Jeder Drüsenlappen ist in kleinere Drüsenläppchen unterteilt. Im Klimakterium bleiben die Milchgänge nur teilweise erhalten. Die typische Läppchengliederung geht verloren und das Fettgewebe kann erheblich zunehmen.

Männer besitzen ebenfalls Brustdrüsen. Sie entwickeln sich aufgrund der Einwirkung männlicher Geschlechtshormone normalerweise nicht. Lebererkrankungen, unerwünschte Wirkungen von Medikamenten oder konstanter Bierkonsum (Bier enthält Phytoöstrogene) können jedoch eine Vergrößerung der Brustdrüsen (*Gynäkomastie*) auslösen.

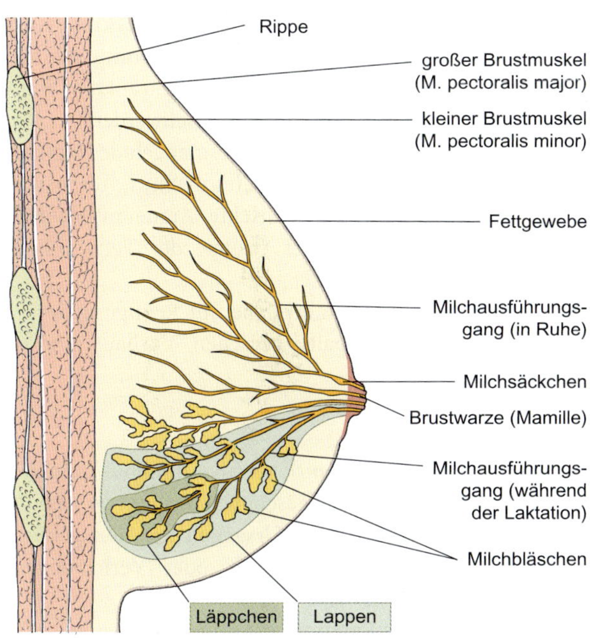

Abb. 2.389 Feinbau der weiblichen Brust (Sagittalschnitt). Der Vollständigkeit halber sind in dieser Abbildung auch die Milchbläschen dargestellt. Sie bilden sich nur während einer Schwangerschaft aus. [L190]

2.12.4 Alterssexualität

Sexualität ist generell ein komplexes Zusammenspiel von biologischen, psychischen und sozialen Faktoren, das täglich in verschiedenen Medien von Fachleuten erklärt, diskutiert, empfohlen, untersucht und dem Interessierten erläutert wird. Der Begriff Alterssexualität ist ein Tabuthema. Jüngere Menschen können sich meist nicht vorstellen, dass alle alten Menschen neben ihrer Lebensbiografie auch eine ganz individuelle sexuelle Biografie haben, d. h. dass Sexualität grundsätzlich denjenigen auch im Alter wichtig bleiben wird, wenn sie ihnen im gesamten bisherigen Leben wichtig war. Umgekehrt werden sie sie im Alter nicht vermissen, wenn sie in der Biografie keine große Rolle spielte.

Im höheren Lebensalter führen körperliche Veränderungen fast zwangsläufig zur Umgestaltung des Sexualverhaltens. Neue Freiheiten ergeben sich dadurch, dass das Thema **Verhütung** überhaupt keine Rolle mehr spielt. Während leistungsorientierter Geschlechtsverkehr in der Regel kein wesentlicher Bestandteil der Alterssexualität ist, rücken Faktoren wie partnerschaftliches Vertrauen, Zärtlichkeit, Hautkontakt, Bindung und Nähe in den Vordergrund.

Besonderheiten der Alterssexualität

Sexualität im Alter ist mit einigen Besonderheiten verknüpft:
- Die Partner müssen sich mit den eigenen körperlichen Veränderungen und denen ihres Partners auseinandersetzen und einen Weg der gegenseitigen Akzeptanz finden.
- Die Partner brauchen eine Strategie, wie sie mit etwaigen körperlichen Erkrankungen umgehen: Diabetes mellitus, Herzkrankheiten oder Bluthochdruck stören z. B. sowohl die Erektionsfähigkeit als auch die Potenz – ebenso wie unerwünschte Arzneimittelwirkungen (betrifft u. a. die Verordnung von Antihypertonika oder Psychopharmaka).
- Die Partner müssen sich auf eventuelle altersbedingte Hindernisse während des Geschlechtsverkehrs einstellen, weil Erektionen langsamer ablaufen und störungsanfälliger sind, der Penis weniger steif wird, der ältere Mann mehr Stimulation braucht und die dünne, trockene, empfindliche Vaginalschleimhaut der Frau schmerzempfindlicher ist.

Wenn die Partner in einer Pflegeeinrichtung leben, sind sie außerdem Bedingungen ausgesetzt, die häufig wenig Rückzugmöglichkeiten oder Intimsphäre gestatten.

Die Voraussetzungen einer erfüllten Alterssexualität bleiben bei beiden Geschlechtern grundsätzlich bis ins hohe Alter bestehen. Daher wird sich die Gesellschaft in Zukunft umorientieren müssen, denn die zunehmende Zahl alter Menschen wird ihnen die Möglichkeit verleihen, ihren Bedürfnissen und Wünschen mehr Nachdruck zu geben.

Hinweise zu gesundheitsförderndem Verhalten

Die Umsetzung eines gesunden Lebensstils dient auch dazu, dass sich der alte Mensch sein Selbstvertrauen erhält, dass er für einen Partner interessant und attraktiv bleibt und solange wie möglich selbstbestimmt

2

leben kann. Einige Aspekte des gesunden Lebensstils im Hinblick auf die Umsetzung einer zufriedenstellenden Sexualität im Alter könnten sein:

- Verzicht auf Nikotin (durch Nikotin ist generell die Sauerstoffversorgung des Organismus vermindert)
- Einschränkung des Alkoholkonsums (Alkohol ist ein Zellgift)
- Ausreichend Schlaf (fördert die Zellerneuerung)
- Interesse an gesellschaftspolitischen Themen und am persönlichen Umfeld (regt Gedächtnisleistungen an)
- Sorgfältige Körperpflege (ein gepflegter Körper vermittelt Selbstvertrauen)
- Regelmäßige Bewegung an frischer Luft (erhöht die Sauerstoffversorgung des Körpers, stimuliert das Immunsystem)
- Gesunde Ernährung mit allen wichtigen Nährstoffen (zur Vermeidung von Mangelerscheinungen)
- Ausreichende Flüssigkeitsaufnahme, z. B. in Form von Kräutertees, (zur Verbesserung des Wasserhaushalts, aber auch mit speziellen Wirkungen der Inhaltsstoffe)

Die **Pflanzenheilkunde** (*Phytotherapie*) bietet vielfältige Möglichkeiten, um Beschwerden aller Art zu lindern – so auch im Bereich der Gynäkologie (*Frauenheilkunde*). Im Folgenden werden drei Pflanzen und deren Wirkungen kurz vorgestellt:

- **Frauenmantel** (*Alchemilla vulgaris*) ist in vielen „Frauentees" enthalten. Die Inhaltsstoffe sollen regulierende Eigenschaften auf das Hormonsystem der Frau haben und v. a. vegetative Beschwerden im Klimakterium lindern.
- Die **Traubensilberkerze** (*Wanzenkraut, Cimifuga racemosa*) ist ein verbreitetes Gynäkologikum, das ebenfalls bei klimakterischen Beschwerden genutzt wird. Cimifuga ist u. a. als Remifemin® in Apotheken erhältlich.
- **Rosmarin** (*Rosmarinus officinalis*) war schon in der Antike als Heilpflanze bekannt. Rosmarinöl wirkt im Bereich der Beckenorgane durchblutungssteigernd.

2.12.5 Leitsymptome der Erkrankungen der männlichen Geschlechtsorgane

Miktionsstörungen

Neben den Erkrankungen der ableitenden Harnwege (➤ 2.11.5) können auch Krankheiten der Geschlechtsorgane Miktionsstörungen auslösen:

- **Blasenspeicherstörungen** entstehen z. B. nach einer Entfernung der Prostata (*Prostatektomie*), wenn der Stützmechanismus durch die Prostata wegfällt (➤ 2.12.1).
- **Blasenentleerungsstörungen** treten z. B. bei benigner Prostatahyperplasie, nach Prostataoperationen, bei Balanitis und aufgrund von Harnröhrenverengungen (u. a. als Komplikation einer Gonorrhö) auf.

Impotenz

DEFINITION

Potenz: Beischlaffähigkeit des Mannes.
Erektile Dysfunktion (*Impotenz*): Störung der Erektionsfähigkeit des Penis.
Impotentia generandi: Zeugungsunfähigkeit.

Erektile Dysfunktion: Ursachen sind z. B. Diabetes mellitus, Bluthochdruck, Nikotin- und Alkoholabusus, weil die genannten Beispiele generell, also auch in den Penisschwellkörpern, zu Schäden an den Blutgefäßen führen und somit die Durchblutung verschlechtern.

Gründe der **Impotentia generandi** sind zu wenig (bzw. keine) befruchtungsfähigen Spermien oder fehlende Sekrete der Geschlechtsdrüsen (z. B. nach einer Entfernung der Prostata oder nach Hodenoperationen).

Akutes Skrotum

Der Begriff akutes Skrotum umfasst alle Erkrankungen, die mit einem akuten oder einem schubweisen Schmerz im Hodensack (*Skrotum*) oder einer Schwellung des Hodensacks einhergehen. Dazu zählen:

- Quetschung des Skrotums z. B. bei Umlagerungen oder während einer Mobilisation. Symptome sind Hämatom und Schmerzen; Therapie: feuchtwarme Umschläge und Hochlagerung des Skrotums
- Nebenhodenentzündung (*Epididymitis*)
- Hodenentzündung (*Orchitis*) z. B. durch Übergreifen einer Nebenhodenentzündung, nach einem Trauma, nach Gonorrhö
- Skrotalphlegmone (*Entzündung des Bindegewebes, z. B. durch Strepto-oder Staphylokokken*)
- Skrotalabszess (*Ansammlung von Eiter*)
- Intertrigo (*Wundreiben*) durch Pilzbefall, Bakterien, Mazeration (*Aufweichen der Haut, z. B. bei starker Schweißbildung*).

2.12.6 Erkrankungen der männlichen Geschlechtsorgane

Erkrankungen des Penis

Balanitis

Eine Balanitis ist die Entzündung der Eichel mit Juckreiz, Ausfluss, sowie den klassischen Entzündungszeichen: Rötung, Schmerzen, Schwellung, Überwärmung und eingeschränkte Funktion (➤ 1.4.3), letztere in Form von Miktionsbeschwerden.

Ursachen einer Balanitis sind Phimose, mangelnde Hygiene oder zu häufiges Reinigen der Eichel, Diabetes mellitus, Adipositas, Geschlechtskrankheiten und unerwünschte Arzneimittelwirkungen (betrifft v. a. Antibiotika aus der Gruppe der Tetracycline und Sulfonamide).

Therapie: Sorgfältige Genitalhygiene mit Reinigung der Eichel, der Vorhaut sowie des Spalts zwischen Vorhaut und Eichel (*Präputialspalt*).

Phimose

Phimose (*Verengung der Vorhaut*); bei einer Phimose kann die Vorhaut nicht über die Eichel zurückgeschoben werden (➤ Abb. 2.390).

Zu den krankheitsauslösenden **Ursachen** im Alter gehören die nachlassende Hautelastizität, Balanitis oder Verletzungen mit Narbenbildung (*Narbenphimose*).

Komplikationen sind Paraphimose und möglicherweise das Peniskarzinom.

Therapie: Vorsichtige Dehnung der Phimose, Lösen von Verklebungen durch vorsichtiges Verschieben der Vorhaut sowie das

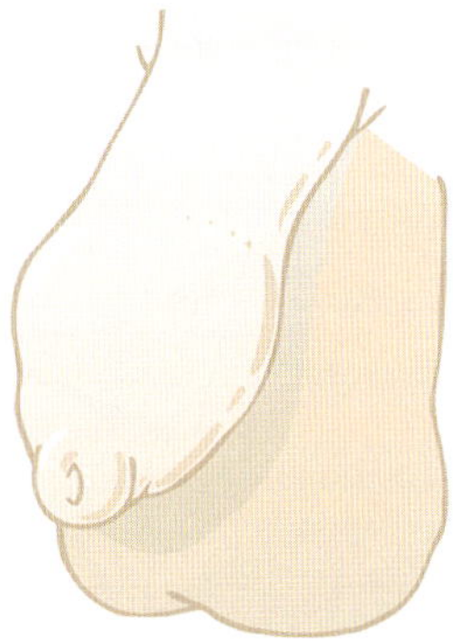
Abb. 2.390 Phimose. [G290]

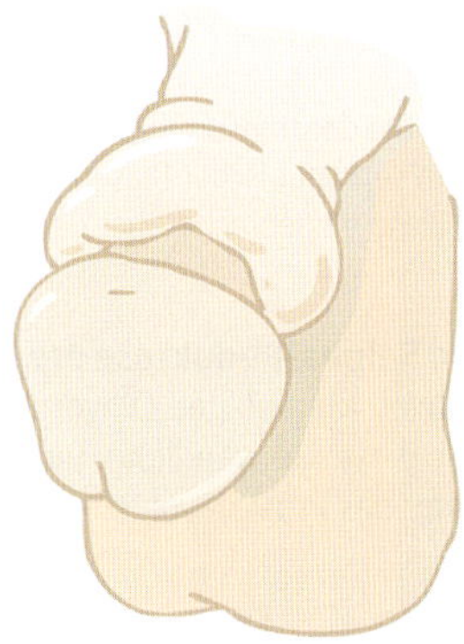
Abb. 2.391 Paraphimose [G290]

Aufbringen kortisonhaltiger Salben; ansonsten Operation in Form einer Zirkumzision.

Paraphimose

Paraphimose (*spanischer Kragen,* ➤ Abb. 2.391): Wenn es zur Einklemmung der Vorhaut hinter die Eichel kommt, bildet sich ein ödematöser Schnürring (spanischer Kragen). Das kann z. B. im Rahmen einer Katheterpflege geschehen, wenn nach der Pflege die Vorhaut hinter der Eichel belassen und nicht mehr zurückgestreift wird.

Symptome: Schwellung und Durchblutungsstörungen, die letztlich eine Nekrose der Eichel auslösen können.

Therapie: Sofortige manuelle Reposition, indem z. B. die Eichel vorsichtig zusammengedrückt wird, um die Schwellung auszupressen und die Vorhaut wieder in ihre anatomische Position zu bringen. Gelingt dies nicht, muss der Arzt den ödematösen Schnürring notfallmäßig einschneiden.

Peniskarzinom

Der Häufigkeitsgipfel eines Peniskarzinoms liegt zwischen dem 50. und dem 60. Lebensjahr.

Risikofaktor, der ein Peniskarzinom auslöst, ist v. a. die Infektion mit verschiedenen Typen humaner Papillomaviren (*HPV*). Unklar ist, ob eine langjährig bestehende Phimose einen weiteren Risikofaktor darstellt.

Symptome: Schwellung und Verhärtung der Eichel, evtl. Kontaktblutungen; im fortgeschrittenen Stadium Ausbildung eines Geschwürs, das der Betroffene manchmal als schlecht heilende Wunde fehlinterpretiert.

Therapie: In Abhängigkeit von der Tumorausdehnung lokale Entfernung oder Penisteilamputation, bei fortgeschrittenen Stadien Penisamputation, Zytostatika und Strahlentherapie.

Erkrankungen des Nebenhodens

Nebenhodenentzündung

Eine Nebenhodenentzündung (*Epididymitis*) ist meist die Komplikation einer fortgeleiteten Prostatitis oder einer Harnröhrenentzündung. Sie entsteht aufgrund eines Dauerkatheters, bei Harnröhrenverengungen, nach Blasenspiegelung, Prostataoperationen oder einer Gonorrhö (*Tripper*). Manchmal ist sie traumatisch bedingt oder tritt auf, wenn Urin über die Prostata in die Samenwege gerät.

Symptome: Bei einer akuten Nebenhodenentzündung kommt es innerhalb weniger Stunden zu starken Schmerzen im Hodensack, die bis in die Leistenregion und in den Unterbauch ausstrahlen. Zusätzlich treten Fieber, Schwellung und Rötung des Skrotums auf. Zu den **therapeutischen Maßnahmen** gehören:

- Bettruhe
- Hochlagerung des Hodens
- Analgetika und kühlende Umschläge
- Verordnung von Antibiotika.

Erkrankungen der Prostata

Benigne Prostatahyperplasie

DEFINITION

Benigne Prostatahyperplasie (*BPH, Prostataadenom*): Gutartige Vergrößerung der Prostata durch Vermehrung der Zellzahl; eine der häufigsten Erkrankungen im fortgeschrittenen Lebensalter.

Krankheitsentstehung

Eine Veränderung des Androgen-Östrogen-Gleichgewichts regt die harnröhrennahen Zonen des Prostatagewebes zur Wucherung an.

Symptome und Untersuchung

Die Betroffenen haben folgende Beschwerden, die sich aus der Harnröhrenverengung ergeben:

- Verzögert einsetzender Harnstrahl
- Abgeschwächter Harnstrahl mit verlängerter Miktionszeit
- Häufiger Harndrang mit geringen Urinmengen (*Pollakisurie*)
- Imperativer Harndrang (*nicht zu unterdrückender, überfallmäßiger Harndrang*)
- Nachtröpfeln nach dem Wasserlassen und das Gefühl, die Harnblase sei nicht vollständig entleert
- Nykturie (*nächtliches Wasserlassen*)
- Überlaufinkontinenz bei gefüllter Harnblase mit dem unwillkürlichen Abgang von Urin.

Bei einer rektalen digitalen Untersuchung kann der Arzt eine weiche, vergrößerte Prostata tasten (➤ Abb. 2.392). Weitere diagnostische Maßnahme ist z. B. die Sonografie zur Größenbestimmung der Prostata und der Restharnbildung. Mittels der Uroflowmetrie werden Harnstrahl, Harnmenge und die Dauer der Miktion gemessen.

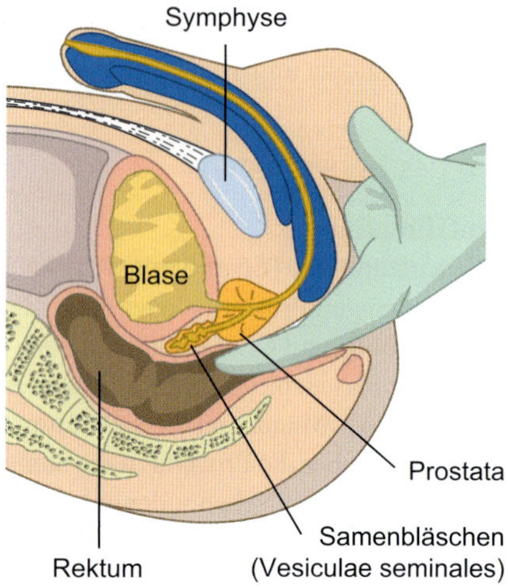

Abb. 2.392 Rektale Untersuchung zur Abschätzung von Größe, Form und Konsistenz der Prostata. [L138]

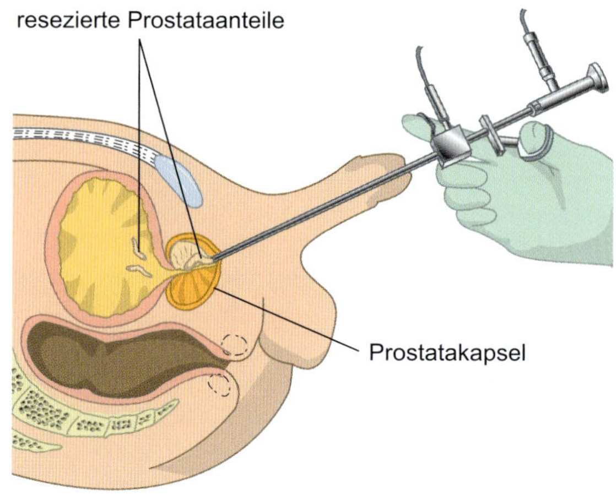

Abb. 2.393 Bei der transurethralen Resektion der Prostata (TUR) wird vor der Operation ein suprapubischer Blasenkatheter oder ein Trokar mit Absaugvorrichtung in die Blase eingebracht, über den die Spülflüssigkeit abfließt. [L138]

Komplikationen

Aufgrund der Blasenentleerungsstörung kommt es zu einer zunehmenden **Restharnbildung,** die der Entstehung von Harnwegsinfektionen Vorschub leistet. Der Blasenmuskel wird dicker (*Balkenblase*), die Bildung von Blasensteinen wird begünstigt. Eine weitere Komplikation ist der **Harnverhalt** (➤ 2.11.5). Bei einer länger bestehenden benignen Prostatahyperplasie führt der Rückstau von Urin bis in die Niere zur Entstehung einer Hydronephrose (*Wassersackniere*).

VORSICHT

Harnverhalt, der in jedem Stadium einer Prostatahyperplasie auftreten kann, ist ein Notfall, der ein sofortiges Handeln (Legen eines Blasenkatheters) erfordert, wobei große Harnvolumina (ab 500 ml) fraktioniert entleert werden müssen, um Entlastungsblutungen aus der Blasenschleimhaut zu vermeiden.

Behandlung

Zur medikamentösen Therapie stehen folgende Präparate zur Verfügung:

- **Phytopräparate,** z. B. Prostagutt® (Extrakt aus Sägepalmenfrüchten), Granu Fink® (Extrakt aus Kürbisamen). Inhaltsstoffe der Sägepalmenfrüchte bzw. der Kürbissamen vermindern möglicherweise die Aktivität des Enzyms 5alpha-Reduktase.
- **5alpha-Reduktasehemmer** (Finasterid, z. B. Proscar®) hemmen das Enzym 5alpha-Reduktase. Unerwünschte Wirkungen sind Impotenz, Hautausschlag, Vergrößerung der Brustdrüse (*Gynäkomastie*).
- **Alpha-Rezeptorenblocker** (z. B. Tamsulosin oder Doxazosin / Cardular® PP Uro) senken den Tonus der glatten Muskulatur. Dadurch wird der Blasenhals entlastet und die Miktion erleichtert. Unerwünschte Wirkungen sind Blutdruckabfall, Harninkontinenz, Schwindel und Akkomodationsstörungen. Daher wird Doxazosin von den Autoren der Priscus-Liste nicht empfohlen (www.priscus.net).

Das Enzym **5alpha-Reduktase** bewirkt die Umwandlung von Testosteron in den aktiven Metaboliten Dihydrotestosteron (*DHT*). Reduktasehemmer blockieren diese Umwandlung und wirken somit antiandrogen. In der Folge nimmt das Prostatavolumen ab, die Miktion verbessert sich.

Indikationen zur **Operation** sind rezidivierender Harnverhalt, wiederholte Harnwegsinfektionen, Harnblasensteine oder eine beginnende Hydronephrose. Bei der **TUR** (*transurethrale Elektroresektion* ➤ Abb. 2.393) entfernt der Arzt die harnröhrennahen Anteile der Prostata durch den natürlichen Zugang über die Harnröhre (*Urethra*), belässt aber die Prostatakapsel als Stützgewebe für die Harnblase.

Postoperative **Komplikationen** sind eine Blasentamponade mit Urinstau durch mangelnde Spülung, das TUR-Syndrom mit der Auslösung einer hypotonen Hyperhydratation (➤ 2.11.6) durch in die Blutbahn eingeschwemmte Spülflüssigkeit, Inkontinenz und die Ausbildung von Harnröhrenstrikturen (*Engen*).

Pflege und Information des Erkrankten

- Überdehnung der Blase vermeiden (z. B. durch Trinken zu großer Flüssigkeitsmengen oder Hinauszögern des Toilettengangs bei Harndrang).
- Kalte Getränke aus dem Kühlschrank oder stark alkoholische Getränke sowie Kälteexposition meiden, da diese das Risiko eines Harnverhalts steigern.
- Urinieren durch lokal applizierte Wärme erleichtern.
- Postoperativ auftretende Inkontinenz durch Beckenbodengymnastik verbessern.

Ohne Behandlung schreitet der Prozess mit weiterer Vergrößerung der Prostata fort.

Prostatakarzinom

DEFINITION

Prostatakarzinom: Krebs der Vorsteherdrüse; betrifft vor allem Männer über 50 Jahre.

Krankheitsursachen

Das Prostatakarzinom entsteht im Gegensatz zur benignen Prostatahyperplasie in Nachbarschaft zu den hinteren, rektumnahen Regionen der Drüse. Manches Prostatakarzinom bleibt bis zum Lebensende unentdeckt. Risikofaktoren, die zur Entwicklung eines Prostatakarzinoms führen, sind nicht bekannt.

Symptome und Untersuchungsbefund

Aufgrund des Areals, in dem sich die meisten Prostatakarzinome entwickeln, kommt es erst spät zu Symptomen, z. B. Harnabflussstörungen. Das Prostatakarzinom metastasiert über den Blutweg (*hämatogen*) in das Skelettsystem. Wenn Senioren über Ischiasbeschwerden klagen oder pathologische Frakturen erleiden, kann das ein Zeichen auf vorliegende Knochenmetastasen sein.

Bei erstmalig auftretenden **Rückenschmerzen,** „Ischias" und „Rheuma" nach dem 50. Lebensjahr immer auch an ein Prostatakarzinom denken.

Tastbefund bei einem größeren Prostatakarzinom ist (bei der rektalen Untersuchung) ein unregelmäßiger, harter Knoten. Der PSA-Wert und die saure Phosphatase sind fast immer erhöht. Daher wird Betroffenen bei einem erhöhten PSA-Wert meist eine weitere Abklärung empfohlen. Die Biopsie der Prostata erfolgt vom Enddarm ausgehend, also transrektal.

PSA-WERTE

Für Männer über 45 Jahre hängt die empfohlene Häufigkeit der Bestimmung des **PSA-Werts** von den jeweiligen Ergebnissen der Untersuchung ab.

- PSA < 1 ng/ml Blut: Wiederholung alle 4 Jahre
- PSA 1–2 ng/ml Blut: Wiederholung alle 2 Jahre
- PSA > 2 ng/ml Blut: Wiederholung jährlich

Für Männer über 70 Jahre, die einen PSA-Wert < 1 ng/ml Blut aufweisen, sind weitere Bestimmungen des PSA nicht sinnvoll.

Die PSA-Analyse zur Früherkennung des Prostatakarzinoms ist derzeit keine Leistung der gesetzlichen Krankenversicherung.

Behandlung

Die Behandlung hängt vom Alter des Betroffenen und dem Tumorstadium ab. Ist der Tumor auf die Prostata beschränkt, kann eine aktive Überwachung mit regelmäßigen Kontrollen erwogen werden. Therapeutisch stehen ansonsten folgende Möglichkeiten zur Verfügung:

- **Radikale Prostatektomie** mit Entfernung der gesamten Prostata inkl. des durch die Prostata verlaufenden Harnröhrenabschnitts, der Samenbläschen und der regionalen Lymphknoten (➤ Abb. 2.394). Im Verlauf der Operation muss der Harnröhrenstumpf wieder an den Blasenhals genäht und die Durchgängigkeit der Harnröhre gesichert werden. Postoperativ kommt es in einem Teil der Fälle zu einer Harninkontinenz.
- **Strahlentherapie** mit dem Einbringen radioaktiver Seeds (➤ 1.5.7). Aufgrund der zusätzlichen Volumenbelastung durch die Implantation von Seeds in das Prostatagewebe ist postoperativ mit Harnabflussstörungen zu rechnen, die sich mit dem zeitlichen Abstand zur Behandlung meist verbessern.

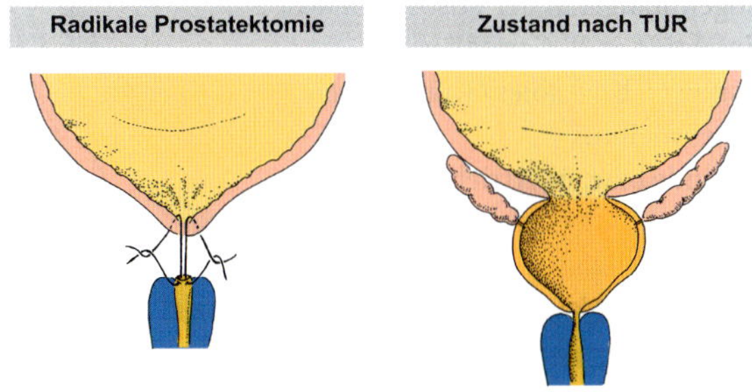

Abb. 2.394 Unterschied zwischen TUR bei Prostatahyperplasie (rechts) und radikaler Prostatektomie bei Prostatakarzinom (links). [L190]

- **Hormonbehandlung.** Östrogene, Antiandrogene und Hypothalamushormone (LH-/RH-Analoga) hemmen die Wirkung körpereigener Androgene und werden bei inoperablem und metastasierendem Prostatakarzinom genutzt.
- Weitere Möglichkeit bei einem metastasierenden Prostatakarzinom ist die **Entfernung der Hoden** (*Orchiektomie*) um ebenfalls die beschleunigende Wirkung körpereigener Androgene auf das Wachstum der Krebszellen zu blockieren.

SURFTIPP

Informationsportal zur Urologie: www.urologenportal.de

2.12.7 Leitsymptome bei Erkrankungen der weiblichen Geschlechtsorgane

DEFINITION

Gynäkologie: Frauenheilkunde.

Ausfluss

Ein leichter, farb- und geruchloser Ausfluss (*Fluor vaginalis)* hält die Scheide feucht und schützt vor dem Eindringen von Erregern.

Mögliche Ursachen eines **pathologischen Ausflusses** (*Fluor*) sind z. B. Infektionen oder Tumoren der weiblichen Geschlechtsorgane, Fisteln zwischen den Harnwegen bzw. dem Darm und der Vagina (dann mit Urin- bzw. Stuhlbeimengung), die als Komplikation nach Bestrahlungen im Genitalbereich entstehen können. Geruch, Aussehen und Konsistenz des Fluors können erste Hinweise auf die Ursache geben (➤ Tab. 2.49).

Juckreiz der Vulva

Ursachen eines quälenden Juckreizes der Vulva (*Pruritus vulvae*) können sein:

Tab. 2.49 Geruch, Farbe und Konsistenz eines pathologischen Fluors.

Vorkommen	Geruch/Farbe	Konsistenz
Pilzinfektion	• Geruchlos, weiß-gelblich	• Krümelig
Trichomonadeninfektion	• Übelriechend, gelblich	• Schaumig
Karzinom	• Oft fauliger Geruch, fleischwasserfarben	• Wässrig

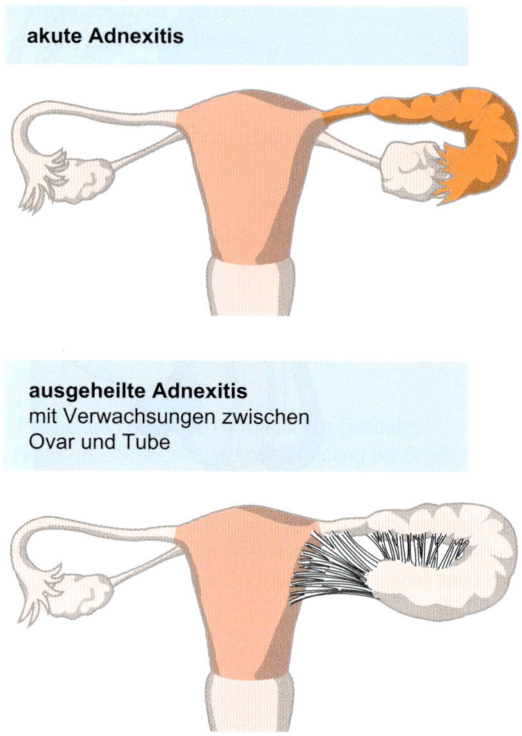

Abb. 2.400 Akute (oben) und ausgeheilte Adnexitis mit Verwachsungen zwischen Ovar und Tuben (unten). [L138]

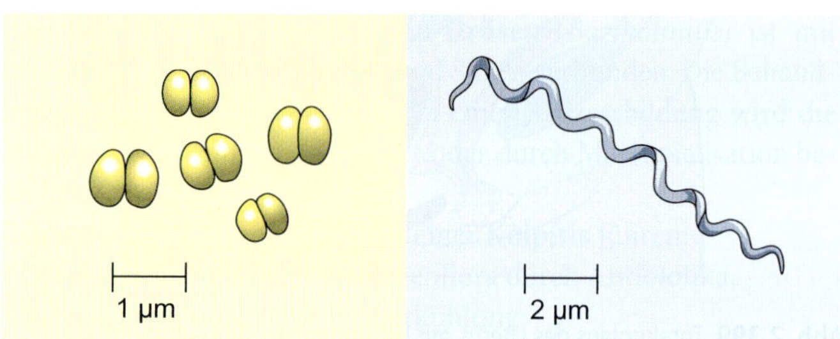

Abb. 2.401 Links: Neisseria gonorrhoeae, rechts: Treponema pallidum im lichtmikroskopischen Bild (Schemazeichnungen). [L157]

- Geschwüre an der vorgefallenen Gebärmutter und an den Scheidenwänden.

Anamnese, gynäkologische Untersuchung und Sonografie sichern die Diagnose.

Behandlung

Bei einer stärkeren Gebärmuttersenkung wird die Gebärmutter operativ entfernt. Anschließend erfolgt eine **Scheidenplastik** (*Kolporrhaphie*), um den Stützmechanismus des Beckenbodens wiederherzustellen.

Pflege und Information der Erkrankten

Bei einem leichten Gebärmuttervorfall ist es sinnvoll, mit **Beckenbodengymnastik** zu beginnen und diese dann täglich durchzuführen. Eine Gewichtsabnahme vermindert die Belastung des Beckenbodens. Für eine Stärkung der Beckenbodenmuskulatur können Beckenbodentrainer genutzt werden. Das sind z. B. kleine Kegel (*Vaginalkonen*), die in die Scheide eingebracht werden. Das zusätzliche Gewicht in der Scheide ist mit Hilfe der Beckenbodenmuskulatur zu halten. Wenn das gelingt, wird ein etwas höheres Gewicht in die Scheide eingelegt. Das Training mit aufsteigenden Gewichten soll die Beckenbodenmuskulatur festigen.

Endometritis senilis

Die Endometritis senilis (*Entzündung der Gebärmutterschleimhaut im Alter*) wird meist durch eine aufsteigende Infektion mit Kolibakterien verursacht, weil die im Alter veränderte Gebärmutterschleimhaut wenig Abwehrkraft gegenüber Infektionen besitzt. Symptome sind eine druckempfindliche Gebärmutter und ggf. eine eitrige Absonderung. Aufgrund der Infektion und der Gewebeschrumpfung verschließt sich manchmal der Zervikalkanal und löst einen Eiterstau in der Gebärmutterhöhe (*Pyometra*) aus.

Endometriumkarzinom

Das Endometriumkarzinom (*Korpuskarzinom*) geht von den Drüsen der Gebärmutterschleimhaut aus.

Risikofaktoren, die eine Entstehung des Endometriumkarzinoms begünstigen, sind z. B. Diabetes mellitus, Übergewicht und die langjährige Einnahme von Östrogenen nach der Menopause. Der Krebs in der Gebärmutterhöhle wächst langsam und bleibt lange Zeit auf die Gebärmutterschleimhaut beschränkt.

Symptome

Blutungen in der Postmenopause sind oft das einzige Symptom, evtl. kommt es zu eitrigem oder fleischwasserfarbenem Ausfluss. Aufgrund seines Wachstums in der Gebärmutterhöhle lässt sich das Endometriumkarzinom bei routinemäßigen gynäkologischen Untersuchungen nicht diagnostizieren. Ein Auftreten von postmenopausalen Blutungen muss daher umgehend von einem Gynäkologen (z. B. durch Sonografie) abgeklärt werden.

Behandlung

Das Endometriumkarzinom wird operativ behandelt. Je nach Stadium erfolgen:

- **Entfernung der Gebärmutter** (*Hysterektomie*) unter Mitnahme der regionalen Lymphknoten
- **Hysterektomie** und **Adnektomie** (*Entfernung von Eileiter und Eierstock*)
- Radikale Hysterektomie nach **Wertheim-Meigs**: Entfernung der Gebärmutter, Bandstrukturen im kleinen Becken und regionaler Lymphknoten, ggf. auch von Lymphknoten im Bereich der Aorta

Nach der Operation findet meist eine Strahlentherapie statt.

Eileiter- und Eierstockentzündung

DEFINITION

Adnexitis: Infektion der Eileiter und der Eierstöcke.

Krankheitsentstehung

Eileiter- und Eierstockentzündung (*Adnexitis*) werden von Keimen hervorgerufen, die durch die Scheide und die Gebärmutter in die Eileiter emporsteigen. Von dort dringen sie durch die fransenartigen Tubenöffnungen in die Umgebung der Eileiter vor und beziehen auch die Eierstöcke in den Entzündungsprozess ein (➤ Abb. 2.400). Ursachen, die das Aufsteigen von Keimen bei älteren Frauen begünstigen, sind operative Eingriffe (z. B. nach Ausschabung / *Kürettage*), Entzündungen der Gebärmutterschleimhaut (*Endometritis*) und das Korpuskarzinom. Auch vom Darm ausgehende Entzündungen können auf Eileiter und Eierstock übergreifen.

Symptome

Symptome einer akuten Adnexitis:
- Plötzliche starke Unterbauchschmerzen
- Temperaturerhöhung
- Vermehrter Fluor
- Bei Beteiligung der Nachbarorgane Übelkeit, Diarrhö oder Obstipation und Darmkoliken.

Behandlung

Maßnahmen sind Bettruhe, Antibiotika und Analgetika. Zu Beginn der Adnexitis ist manchmal eine Eisblase günstig. Nach 2–3 Tagen helfen feucht-warme Umschläge.

Komplikationen

Wenn sich bei einer akuten Adnexitis Eiter bildet, sinkt dieser bis in die tiefste Stelle der Bauchhöhle (*Douglas-Raum*). Die Eitermasse wäre dann vom hinteren Scheidengewölbe aus zu tasten.

Ovarialkarzinom

DEFINITION

Ovarialkarzinom: Bösartiger Tumor des Eierstocks. Der Altersgipfel liegt im 6. Lebensjahrzehnt.

Krankheitsentstehung

Einige Ovarialkarzinome sind erblich bedingt (Träger des BRCA1-Gens). Ovarialkarzinome können sich aus verschiedenen Zellen des Eierstocks entwickeln. Sie treten oft doppelseitig auf.

FALLBEISPIEL

Frau Aumeister, Teil I

Die Pflegefachkraft Frau Lehner arbeitet in einem Alten- und Servicezentrum. Sie unterhält sich gern mit Frau Aumeister, einer 75-jährigen Witwe, die viel reist und schon in fast allen Teilen der Welt war. Besonders fasziniert ist Frau Lehner von dem wunderschönen, dichten, silberfarbenen Haar der 75-Jährigen.

Während eines Gesprächs mit Frau Aumeister erzählt diese von ihrer letzten Reise und erwähnt seufzend, dass sie während dieser Zeit einige Kilogramm Körpergewicht zugenommen hat. Es lag wohl, so vermutet Frau Aumeister, an den allzu reichlichen und überaus leckeren Speisen auf dem Kreuzfahrtschiff.

Symptome

Obwohl Ovarialkarzinome schnell wachsen, führen sie erst spät zu Beschwerden. Sie können eine erhebliche Größe erreichen, bevor sie andere Organe beeinträchtigen. Die Symptome sind unspezifisch:
- Unklare Unterbauchschmerzen (je nach Lage und Ausdehnung des Tumors)
- Rückenschmerzen
- Probleme bei der Entleerung von Blase und Darm
- Zunahme des Leibesumfangs (durch den Tumor oder infolge eines tumorbedingten Aszites).

Im fortgeschrittenen Stadium ist der Tumor mit dem Eileiter, der Gebärmutter, mit Darmschlingen und dem großen Netz verwachsen. Rasenförmig wachsende Metastasen bedecken das Bauchfell (*Peritonealkarzinose*). Im Douglas-Raum liegen knotenförmige Tumormassen, die in das Scheidengewölbe einwachsen. Die Fernmetastasierung erfolgt in Leber, Lunge, Knochen und Gehirn.

Behandlung

Bei Ovarialkarzinomen wird nach Möglichkeit eine umfassende operative Entfernung des Tumors vorgenommen. Manchmal muss zusätzlich eine Blasenteilresektion oder eine Darmresektion durchgeführt werden.

Nach der Operation erfolgt eine Polychemotherapie mit mehreren Zyklen.

FALLBEISPIEL

Frau Aumeister, Teil II

Frau Lehner trifft Frau Aumeister im Alten- und Servicezentrum erst einige Monate später wieder. Es ist zwar Winter, aber die Pflegefachkraft ist doch etwas erstaunt, dass Frau Aumeister ihren dicken Filzhut in diesem warmen Raum nicht abnehmen möchte. Schließlich fragt Frau Lehner nach der Ursache dieser Gepflogenheit.

Frau Aumeister erzählt, dass ihr Hausarzt bei einer Routineuntersuchung einen erheblichen Aszites festgestellt hatte. Der konsultierte Gynäkologe diagnostizierte ein ausgedehntes Ovarialkarzinom. Es folgten die Operation und belastende Zytostatikabehandlungen.

Frau Aumeister hatte sich nicht vorstellen können, dass sie während der Zyklen ihr prachtvolles, von allen bewundertes Haar verlieren sollte und wollte von einer Perücke absolut nichts wissen.

Die Pflegefachkraft Frau Lehner hört verständnisvoll zu. Sie weiß, dass viele Erkrankte während einer Zytostatikatherapie am meisten unter dem so sichtbaren Haarverlust leiden. Frau Lehner kennt aber Adressen ambulanter Dienste, die mit einem größeren Angebot an Perücken zu den Betroffenen in die Wohnungen kommen und diese beraten. Die Erkrankten können dann in aller Ruhe und unter Ausschluss der Öffentlichkeit eine für sie passende Perücke auswählen.

Frau Lehner erzählt der 75-Jährigen von dieser Möglichkeit und bietet Frau Aumeister ihre Unterstützung an. Außerdem wird sie die Seniorin in den nächsten Tagen zur Krankenkasse begleiten, um die Kostenübernahme bezüglich einer Perücke zu klären.

SURFTIPP

Deutsche Gesellschaft für Gynäkologie und Geburtshilfe e.V. (*DGGG*): www.dggg.de

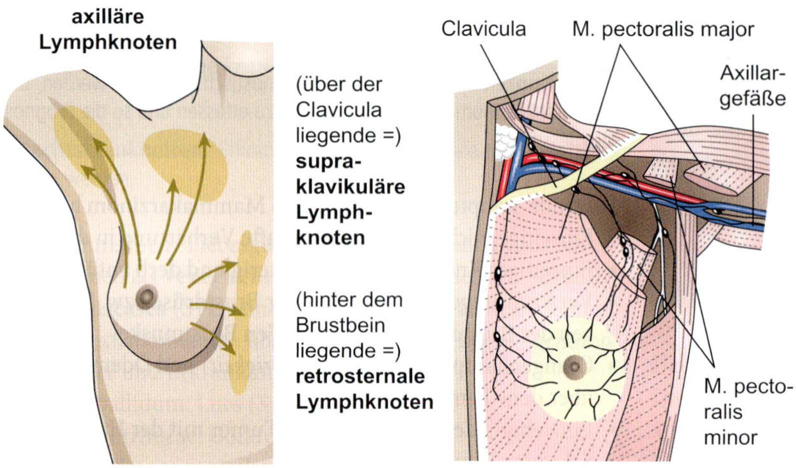

Abb. 2.405 Links: Lymphabflusswege der Brustdrüse. Der Hauptabflussweg führt zu den Lymphknoten der Achselhöhle der gleichen Seite. Rechts: Anatomische Ansicht der Abflusswege. [L157]

Behandlung

Die Behandlung des Mammakarzinoms erfolgt unter Berücksichtigung der Tumorausdehnung, dem Lymphknotenbefall, dem Auftreten von Metastasen und dem Nachweis genetischer Auffälligkeiten:

- Operation in Abhängigkeit vom Tumorstadium als
  - brusterhaltende Tumorentfernung; Haut, Brustwarze und restlicher Drüsenkörper bleiben erhalten,
  - radikale Mastektomie; Entfernung der gesamten Brust und Teilausräumung der axillären Lymphknoten. Hauptkomplikationen der Mastektomie (Ablatio mammae) sind Lymphödem und Sensibilitätsstörungen des Armes auf der betroffenen Seite.
- Bestrahlung. Sie erfolgt prinzipiell nach brusterhaltenden Operationen, um ggf. vorhandene Mikrometastasen zu erfassen.
- Medikamentöse Therapie
  - Chemotherapie z. B. mit Taxanen
  - Hormontherapie bei nachweisbaren Östrogen- und Progesteronrezeptoren (rezeptorpositive Betroffene), z. B. mit Tamoxifen
  - Antikörpertherapie mit Trastuzumab (Herceptin®) bei Tumoren, die den HER2-Rezeptor aufweisen. Die Antikörper reagieren mit diesen Rezeptoren und blockieren die Zellteilungen der Tumorzellen.

Wächterlymphknoten

Ein Wächterlymphknoten (engl. sentinel = *Wächter*) ist in der Tumorchirurgie von großer Bedeutung, weil er der erste Lymphknoten im Abflussgebiet der Lymphe aus dem Tumorgebiet ist. Wenn dieser Lymphknoten keine maligne Entartung aufweist, kann davona ausgegangen werden, dass auch die weiteren Lymphknoten tumorfrei sind.

Ersatz der fehlenden Brust

Möglichkeiten die entfernte Brust zu ersetzen:

- Silikonprothesen. Komplikationen sind z. B. ein Riss oder das Verrutschen der Prothese.
- Brustaufbau mit einem Haut- / Muskellappen; z. B. mit einem Transplantat aus dem breitesten Rückenmuskel (*M. latissimus dorsi*) oder Teilen der Bauchmuskulatur. Das Transplantat wird unter der Haut in den Bereich der Brustdrüse verschoben.
- Epithesen in Form von Büstenhalterprothesen; sie werden in den BH oder in den Badeanzug eingelegt (➤ Abb. 2.406).

Nachsorge und Rehabilitation

Rehabilitative Maßnahmen umfassen physiotherapeutische Behandlungen, Anschlussheilbehandlungen und Kuren. Gesprächskreise bzw. Selbsthilfegruppen sollten früh, am besten schon während des stationären Aufenthaltes im Krankenhaus, kontaktiert werden. Sie helfen der Frau, sich im Alltag zurechtzufinden, die Erkrankung anzunehmen und den Organverlust zu bewältigen.

Lymphödem

Ein chronisches Lymphödem des Armes wird durch die chirurgische oder radiologische Schädigung der Lymphabflusswege auf der behandelten Seite verursacht (➤ Abb. 2.405). Symptome sind das Anschwellen des Armes, eine glatte, gespannte Haut, Missempfindungen und Schmerzen.

Eine **Lymphdrainage** (*Ableitung von Lymphe durch Massagegriffe entlang der Lymphbahnen*) und die konsequente Armhochlagerung (➤ Abb. 2.407) verbessern die Symptomatik.

Zur weiteren **Lymphödemprophylaxe** gehören folgende Maßnahmen:

- Frühzeitige und gezielte Bewegungstherapie von Arm und Schultergürtel unter Anleitung eines Physiotherapeuten (➤ Abb. 2.408)
- Häufiges Hochlagern des Armes
- Regelmäßige Betätigung der Muskelpumpe am betroffenen Arm
- Ausgewogene Ernährung (kochsalzarm essen, 2 l täglich trinken)
- Anlegen eines vom Sanitätsfachgeschäft angepassten Kompressions-Armstrumpfes bei anstrengenden Tätigkeiten.

Folgende Faktoren erschweren den Lymphabfluss und sollten deshalb unterlassen werden:

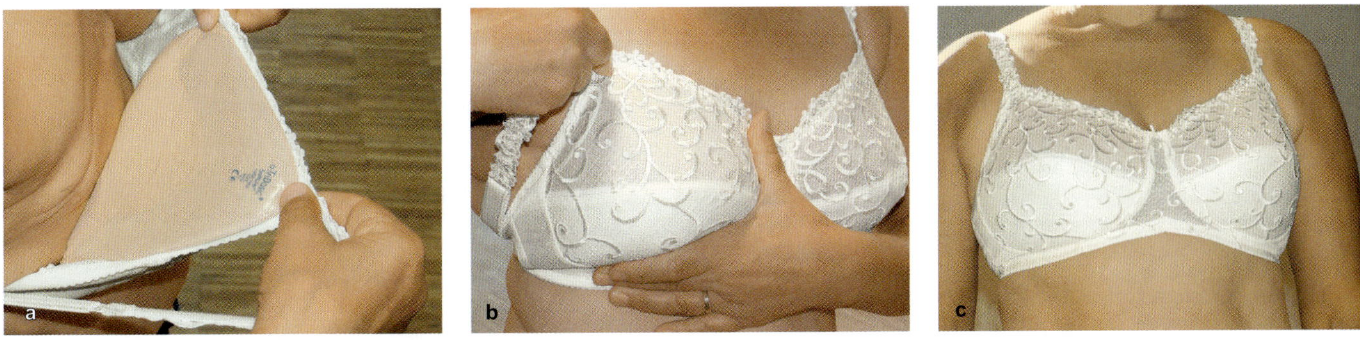

Abb. 2.406 Anlegen einer Brustprothese mit Haftstreifen. [V463]

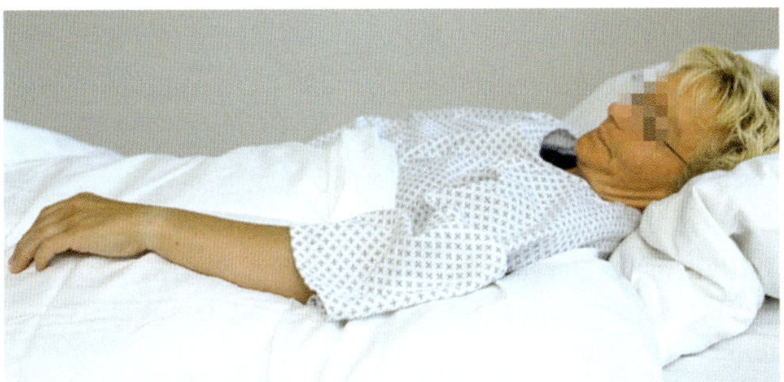

Abb. 2.407 Armhochlagerung zur Prophylaxe eines Lymphödems. [K115]

- Schweres Heben und Tragen
- Enge, einschnürende Kleidung
- Zu fest anliegendes Uhrenarmband am Arm der betroffenen Seite oder Ringe an Fingern der betroffenen Seite
- Wärmeeinwirkung auf den betroffenen Arm: Sauna, Sonnenbäder, heiße Dämpfe (z. B. beim Bügeln)
- Lange Bäder (weil die Haut aufquillt)
- Blutdruckmessung, Blutabnahmen oder Injektionen am Arm der betroffenen Seite.

Pflege

Mit dem drohenden Verlust einer oder auch beider Brüste sind oft tiefe Ängste verbunden, die sich auf die Frau, die Partnerschaft und das alltägliche Leben auswirken.

Wenn es die Erkrankte wünscht, vermitteln Pflegefachkräfte den Kontakt zu Selbsthilfegruppen oder schalten den Sozialdienst ein.

Wiederholungsfragen

1. Welche Wirkungen besitzt Testosteron? (➤ 2.12.1)
2. Was versteht man unter den Begriffen Klimakterium, Menopause und Postmenopause? (➤ 2.12.2)
3. Schildern Sie den Aufbau der Uteruswand (➤ 2.12.2)
4. Wie ist die Brustdrüse aufgebaut? (➤ 2.12.3)
5. Welche Ursachen kennen Sie, die zu einem akuten Skrotum führen? (➤ 2.12.6)
6. Nennen Sie eine häufige, schwerwiegende Komplikation der benignen Prostatahyperplasie, die zum sofortigen Handeln zwingt. (➤ 2.12.6)
7. Warum wird das Prostatakarzinom oftmals erst spät entdeckt? (➤ 2.12.6)

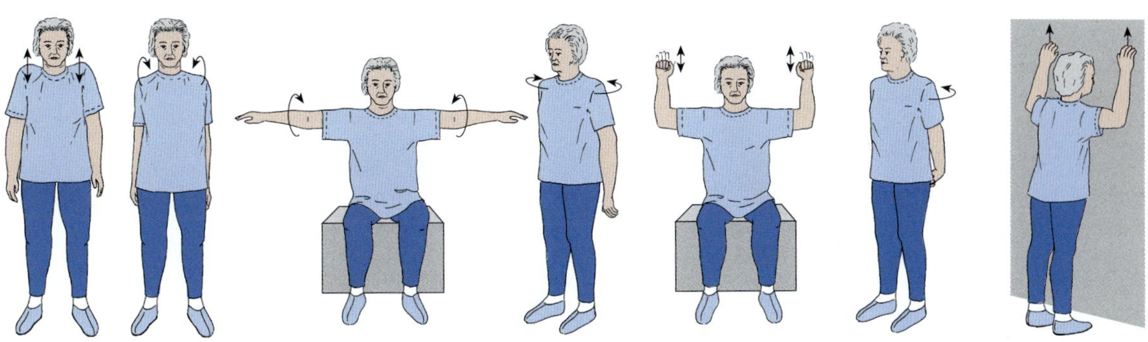

Abb. 2.408 Bewegungsübungen nach Ablatio mammae zur Lymphödemprophylaxe. [L190]
Entweder beide Schultern gleichzeitig oder im Wechsel nach oben ziehen und fallen lassen.
Mit beiden Schultergelenken Kreise nach hinten beschreiben.
Arme waagerecht in Schulterhöhe heben und kleine, kreisende Bewegungen mit der Betonung nach hinten ausführen.
Beide Schulterblätter der Wirbelsäule nähern und dann entspannen.
Beide Arme über Schulterhöhe anwinkeln. Drei- bis fünfmal die Hände öffnen und schließen, dabei die Arme langsam sinken lassen. Entspannen und wiederholen.
Hände hinter dem Rücken falten und die Schultern bewusst mit nach hinten nehmen, locker lassen und wiederholen.
Mit dem Gesicht zur Wand versuchen, mit beiden Händen und Armen an der Wand hinaufzukrabbeln, bis die Arme völlig gestreckt sind.

8. Was verstehen Sie unter den Begriffen Vulvitis und Kolpitis? (➤ 2.12.8)
9. Nennen Sie Symptome eines Endometriumkarzinoms. (➤ 2.12.8)
10. Nennen Sie Symptome, die bei einem Mammakarzinom auftreten können. (➤ 2.12.8)

LITERATURNACHWEIS
Huch R., Jürgens K. Mensch, Körper, Krankheit. 8. A. München: Elsevier Verlag, 2019.
Interdisziplinäre Leitlinie der Qualität S3 zur Früherkennung, Diagnose und Therapie der verschiedenen Stadien des Prostatakarzinoms https://www.awmf.org/uploads/tx_szleitlinien/043-022OLl_S3_Prostatakarzinom_2019-06.pdf (letzter Zugriff: 26.09.2019)
Kirschbaum M., Münstedt K. Checkliste Gynäkologie und Geburtshilfe. 2. A. Stuttgart: Thieme Verlag, 2005.
Paetz B. Chirurgie für Pflegeberufe. 23. A. Stuttgart: Thieme Verlag, 2017.
Rote Liste Service GmbH (Hrsg.) Rote Liste 2019.
Von zur Mühlen M., Keller C. Pflege konkret. Chirurgie, Urologie, Orthopädie. 5. A. München: Elsevier Verlag, 2018.

2.13 Neurologische Erkrankungen

2.13.1 Zentrales Nervensystem

DEFINITION
Zentrales Nervensystem: Gehirn und Rückenmark werde als zentrales Nervensystem zusammengefasst. Es dient der Erfassung, Auswertung, Speicherung und Aussendung von Informationen.

Topographische Einteilung des Nervensystems:
- **Zentrales Nervensystem** (*ZNS*): Hierzu gehören das Gehirn und das Rückenmark (➤ Abb. 2.409).
- **Peripheres Nervensystem:** Umfasst alle Hirn- und Spinalnerven (➤ 2.13.3).

Funktionelle Gliederung:

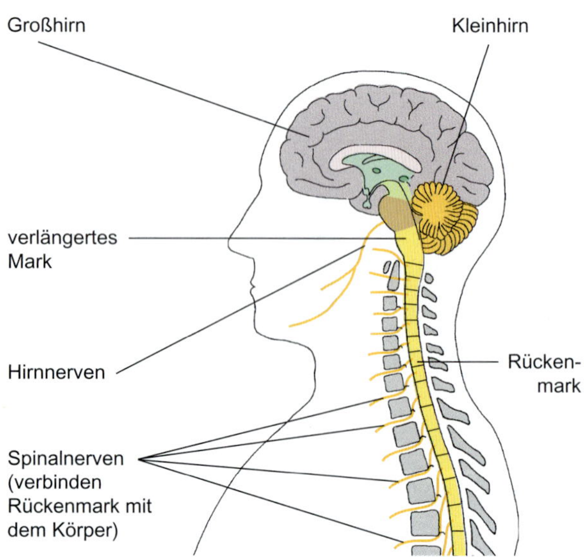

Abb. 2.409 Zentrales und peripheres Nervensystem. [L190]

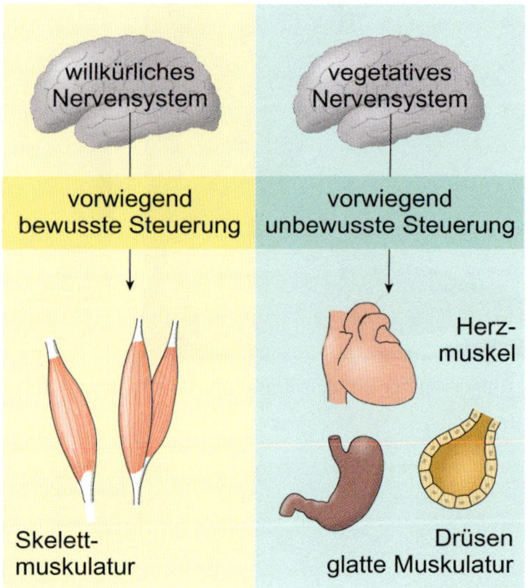

Abb. 2.410 Willkürliches und vegetatives Nervensystem im Vergleich. [L190]

- **Willkürliches Nervensystem** (*somatisches Nervensystem*): Steuert Vorgänge, die dem Bewusstsein und dem Willen unterworfen sind.
- **Autonomes Nervensystem** (*vegetatives Nervensystem*): Stimmt die Funktionen der inneren Organe aufeinander ab (➤ Abb. 2.410).

Gehirn

Gliederung des Gehirns (*Encephalon*):
- Großhirn
- Zwischenhirn
- Hirnstamm
- Kleinhirn

Großhirn

DEFINITION
Großhirn (*Cerebrum, Telencephalon, Endhirn*): U. a. Ort der Gedächtnisleistungen und Sitz des Bewusstseins.
Gedächtnis: Voraussetzung für jedes gezielte Verhalten aufgrund der Fähigkeit, aufgenommene Informationen zu ordnen, zu speichern und zu einem späteren Zeitpunkt abzurufen.
Bewusstsein: Fähigkeit über Gedanken, Emotionen, Wahrnehmung und Erinnerung zu verfügen.

Aufbau
Das Großhirn liegt unter dem knöchernen Schädeldach und stülpt sich als größter Hirnabschnitt wie eine Mütze über das Zwischenhirn (*Diencephalon*) und den Hirnstamm. Ein Schnitt durch das Großhirn zeigt verschiedene Strukturen:
- **Großhirnrinde** (*Cortex*): Die an der Gehirnoberfläche liegende, etwa 5 mm breite Großhirnrinde weist zahlreiche Windungen (Einzahl: *Gyrus*) und Furchen (Einzahl: *Sulcus*) auf.
- **Insel** (*Insula*): Entwicklungsgeschichtlich älterer Großhirnabschnitt, der in der Tiefe der seitlichen Großhirnfurche liegt.

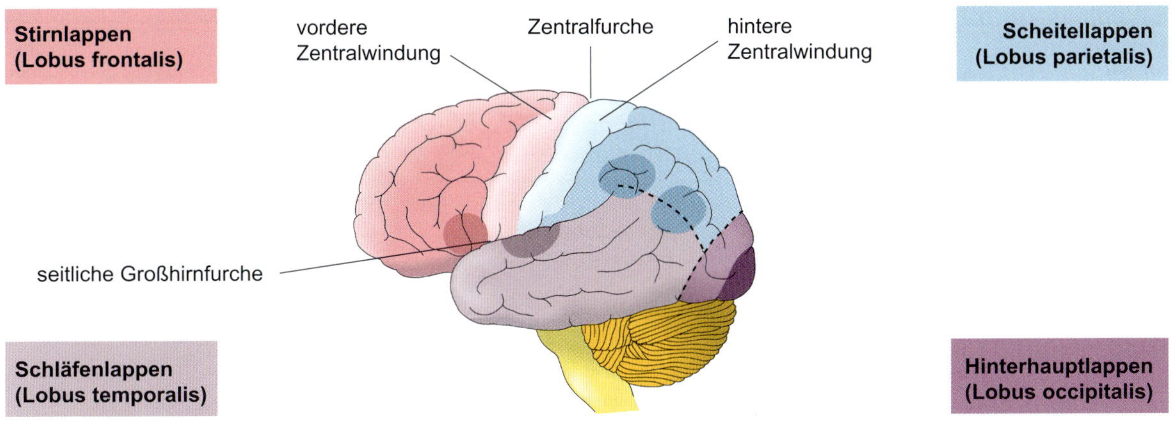

Abb. 2.411 Aufteilung des Großhirns in Hirnlappen. Seitenansicht. [L190]

Die Insel wird vom Stirn-, Scheitel- und vom Schläfenlappen bedeckt.

- **Leitungsbahnen:** Verbinden alle Teile des zentralen Nervensystems und sehen heller aus (daher weiße Substanz) als die graue Substanz der Hirnrinde und der Basalganglien.
- **Basalganglien:** Liegen seitlich der Großhirnkammern (*Seitenventrikel*) und sind anhand ihrer grauen Substanz und der typischen Form zu erkennen. Zu den Basalganglien des Großhirns gehören der Schweifkern (*Nucleus caudatus*), der Schalenkern (*Putamen*) und die Vormauer (*Claustrum*).
- **Seitenventrikel:** Schmale Hohlräume in beiden Großhirnhemisphären, die Liquor (*Liquor cerebrospinalis*) enthalten.

Gliederung

Eine tiefe Spalte (*Fissura longitudinalis cerebri*), die von der Gehirnoberfläche bis zum Balken (*Corpus callosum*) reicht, trennt das Großhirn in zwei Hälften (*Großhirnhemisphären*).

Leistungen der **linken Großhirnhemisphäre** sind Abstraktion, Logik oder Mathematik, da sie bei den meisten Menschen Zentren enthält, die Fähigkeiten wie Sprache, Rechnen, Schreiben oder Lesen repräsentieren.

Schöpferisch-künstlerische Eigenschaften wie Bilder, Träume, Kreativität, Phantasie, ganzheitliche Betrachtung, Zeichnen, Lernen durch praktische Erfahrung, Musikalität sowie der Sinn für Symbole werden der **rechten Großhirnhemisphäre** zugeordnet.

Deutliche Furchen unterteilen die beiden Großhirnhemisphären in jeweils vier Großhirnlappen (Einzahl: *Lobus* (➤ Abb. 2.411):

- **Zentralfurche** (*Sulcus centralis*). Ist von außen gut sichtbar und trennt den Stirn- (*Lobus frontalis*) vom Scheitellappen (*Lobus parietalis*).
- **Seitliche Großhirnfurche** (*Sulcus lateralis*): Markante Furche an der Außenfläche des Großhirns, die zwischen dem Schläfen- (*Lobus temporalis*) und Scheitel- bzw. Stirnlappen liegt. Die seitliche Großhirnfurche reicht nach innen bis zur Insel (*Insula*).
- **Scheitel-Hinterhauptsfurche** (*Sulcus parieto-occipitalis*): Grenzt an der Innenfläche der Großhirnhemisphären den Hinterhauptslappen vom Scheitellappen ab.
- **Sulcus calcarinus:** Tiefe Furche im Bereich des Hinterhauptslappens, die den Bereich der Sehrinde kennzeichnet; sie ist an der Innenseite des Großhirns gut zu erkennen.

Rindenfelder

Rindenfelder sind Areale mit ähnlichen Funktionen. **Primäre Rindenfelder** sind mit definierten Körperregionen verknüpft und finden sich in allen vier Hirnlappen einer Großhirnhemisphäre. In ihren Nachbarschaft liegen die sekundären Rindenfelder (*Assoziationsfelder*).

Zuordnung der primären Rindenfelder zu den Hirnlappen (➤ Abb. 2.412):

- **Stirnlappen**: Im Bereich der vorderen Zentralwindung (*Gyrus praecentralis*), die sich unmittelbar vor der Zentralfurche befindet, liegen Rindenfelder, die Signale für Bewegungsentwürfe an die Basalganglien, an das Kleinhirn und über die Pyramidenbahn aussenden.
- **Scheitellappen:** Die Windung hinter dem Sulcus centralis, hintere Zentralwindung (*Gyrus postcentralis*), enthält Rindenfelder für den Empfang von Impulsen aus den Sinneskörperchen der Haut und aus dem Bewegungsapparat (Oberflächen- und Tiefensensibilität).
- **Hinterhauptslappen:** Er enthält Rindenfelder für optische Wahrnehmungen.
- **Schläfenlappen**: Hirnwindungen unterhalb der seitlichen Großhirnfurche, die zu den Windungen des Schläfenlappens quer verlaufen (*Heschl-Querwindungen*) repräsentieren die Rindenfelder für akustische Reize.

Die Skelettmuskeln sind im Bereich der vorderen Zentralwindung repräsentiert, die Verteilung der einzelnen Körperzonen erfolgt unterschiedlich: Muskelgruppen, die präzise Bewegungen ausführen, z. B. die Hand- oder die Gesichtsmuskulatur, nehmen einen größeren Raum ein, während die Rumpfmuskulatur nur ein ganz kleines Areal zugeordnet bekommt. Diese verzerrte Abbildung des Körpers wird Homunkulus genannt. In der hinteren Zentralwindung repräsentiert ein Homunkulus die Verteilung der Sinneskörperchen (➤ Abb. 2.412).

Die **sekundären Rindenfelder** (*Assoziationsfelder*) sind den primären Rindenfeldern als Koordinationszentren übergeordnet.

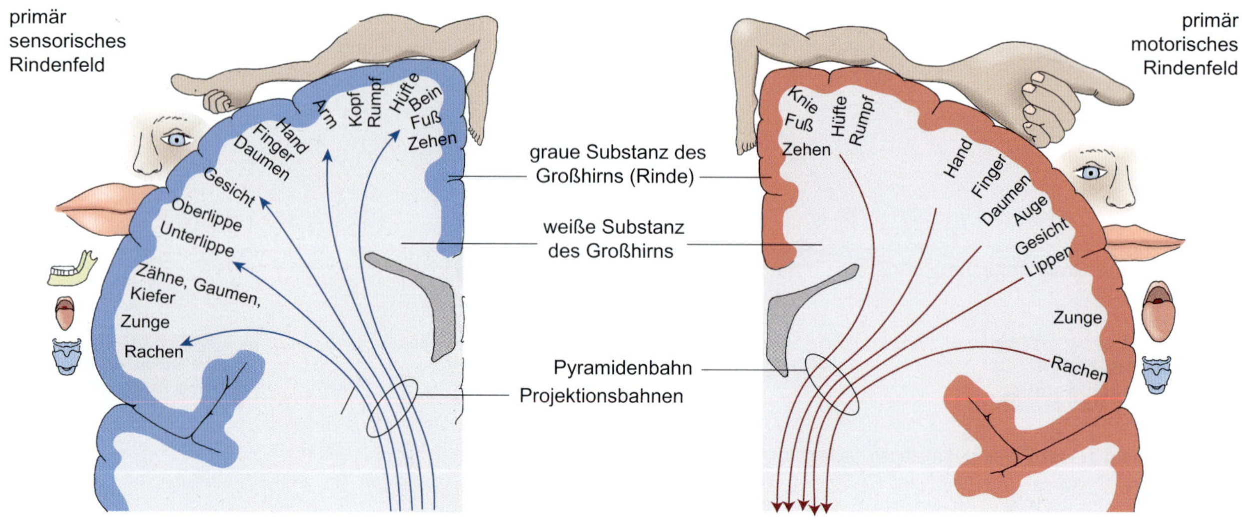

Abb. 2.412 Homunkulus im Bereich des primären motorischen und primären sensorischen Rindenfeldes. [L190]

Sie nehmen die Informationen aus den primären Rindenfeldern auf, vergleichen sie mit früher gespeicherten Informationen (*Erinnerungen*) und bewerten sie. Zu den sekundären Zentren gehört das **Wernicke-Zentrum** am Ende der seitlichen Großhirnfurche (➤ Abb. 2.413); gleich daneben liegt das **Lesezentrum.** Zu den sekundären motorischen Rindenfeldern zählt das **Broca-Sprachzentrum** im unteren Stirnlappenbereich (Aphasie ➤ 2.13.5).

Graue und weiße Substanz

DEFINITION

Graue Substanz: Ansammlung von eng beieinander liegenden **Zellkörpern** (*Perikaryen* ➤ 1.3.4), im Hirnschnitt grau erscheinen.
Weiße Substanz: Bestehend aus Millionen **gebündelter Neurite** (*Nervenfasern*); im zentralen Nervensystem werden sie als Bahnen (*Tractus*) bezeichnet.

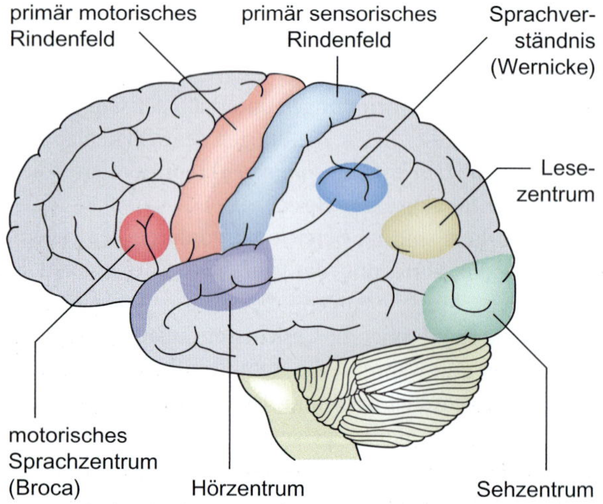

Abb. 2.413 Primäre und sekundäre Rindenfelder des Großhirns in der Übersicht. [L157]

Bedingt durch die hohe Dichte der Nervenzellkörper erscheint die Großhirnrinde im Schnittpräparat grau. Weitere Areale mit grauer Substanz sind die **Kerne** (Einzahl: *Nucleus*), wie beispielsweise die Basalganglien.

Leitungsbahnen (*weiße Substanz*), die die Rindenfelder untereinander und mit anderen Zentren des Gehirns verbinden, werden wie folgt eingeteilt:

- **Kommissurenbahnen:** Sie verknüpfen die linke und rechte Großhirnhemisphäre miteinander. Die mächtigste Kommissurenbahn ist der Balken (*Corpus callosum* ➤ Abb. 2.414).
- **Assoziationsbahnen:** Verbinden verschiedene Gehirnzentren der gleichen Hemisphäre miteinander.
- **Projektionsbahnen** leiten Erregungen aus verschiedenen Körperregionen über aufsteigende (*afferente*) Bahnen zum Gehirn (z. B. Impulse, die von den Sinneskörperchen der Haut kommen) oder über absteigende (*efferente*) Bahnen vom Gehirn zum Rückenmark (Beispiel: Pyramidenbahn).

Zwischenhirn

Zum Zwischenhirn (*Diencephalon*), der Schaltstelle zwischen Großhirn und Hirnstamm gehören:

- Thalamus
- Hypothalamus
- Hypophyse (*Hirnanhangsdrüse* ➤ 2.5.3)
- Zirbeldrüse (*Corpus pineale* ➤ 2.5.6)
- Globus pallidus (*bleicher Kern*)
- Mamillarkörper (Teil des limbischen Systems).

Thalamus

Rechter und linker Thalamus dehnen sich mit zahlreichen Kernen (= graue Substanz) auf beiden Seiten der Großhirnhemisphären zwischen der dritten Hirnkammer (*3. Ventrikel*) und den Basalganglien aus. Sie sind gewöhnlich über eine kleine Verbindung (*Adhaesio interthalamica*) verknüpft.

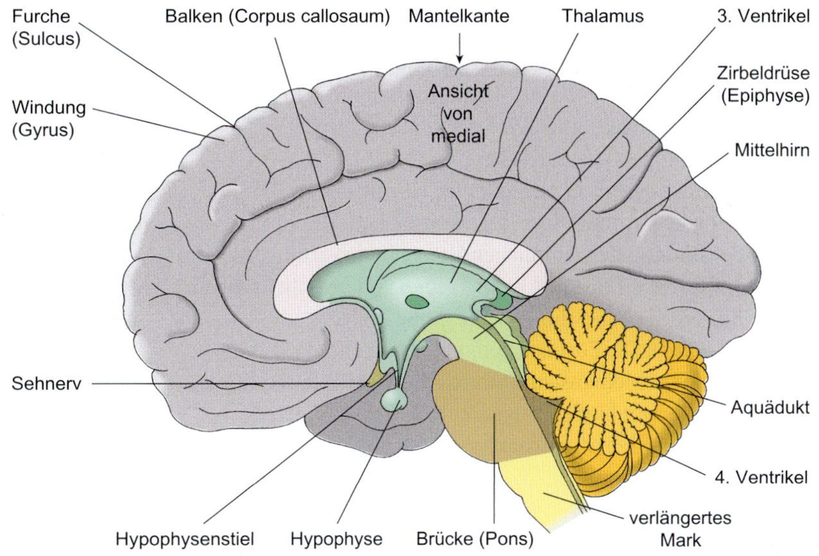

Abb. 2.414 Medianschnitt durch das Gehirn. Mantelkante: deutlicher Übergang zwischen medialen und lateralen / dorsalen Großhirnflächen. [L190]

Alle Informationen aus der Umwelt und der Innenwelt des Körpers gelangen über aufsteigende (Projektions-)bahnen zunächst zum Thalamus. Der Thalamus wirkt wie ein Filter, der nur Impulse passieren lässt, die für den Gesamtorganismus von Bedeutung sind. Für das Lebewesen wichtige Informationen werden vom Thalamus aus Strukturen des limbischen Systems und der Großhirnrinde zugeleitet. Im limbischen System erhalten die eintreffenden Signale eine emotionale Färbung und werden in Gedächtnisleistungen einbezogen. Das Großhirn verarbeitet die ankommenden Impulse zu bewussten Empfindungen.

Hypothalamus

Der Hypothalamus liegt kaudal des Thalamus. Die Steuerung durch den Hypothalamus erfolgt sowohl über das vegetative Nervensystem als auch hormonell über den Blutweg. Aufgaben des Hypothalamus sind:

- Regulation der Körpertemperatur
- Steuerung der Nahrungs- und Flüssigkeitsaufnahme über ein Durst-, Hunger- und Sättigungszentrum
- Koordinierung von Funktionen innerer Organe als Zentrum des vegetativen Nervensystems
- Produktion von Hormonen wie Adiuretin (*ADH, Vasopressin*), Oxytocin und Releasing- bzw. Inhibitinghormonen (➤ 2.5.3).

Limbisches System

Das limbische System ist eine funktionelle Einheit, die Kerne und Faserbündel verschiedener Hirnregionen miteinander verknüpft. Im Zentrum des limbischen Systems steht der **Papez-Regelkreis.** Die Strukturen dieses Regelkreises sind so angeordnet, dass sie Kerngebiete des Zwischenhirns und den Balken wie einen Saum umgeben (lat. limbus = *Saum*).

Zu den hauptsächlichen Funktionen des limbischen Systems gehören sowohl die Steuerung des emotionalen Verhaltens (z. B. Abneigung, Angst, Freude, Wut), die Beeinflussung der hormonellen Steuerung, des Sexualverhaltens und des vegetativen Nervensystems als auch die Lenkung von Lernvorgängen und Gedächtnisleistungen.

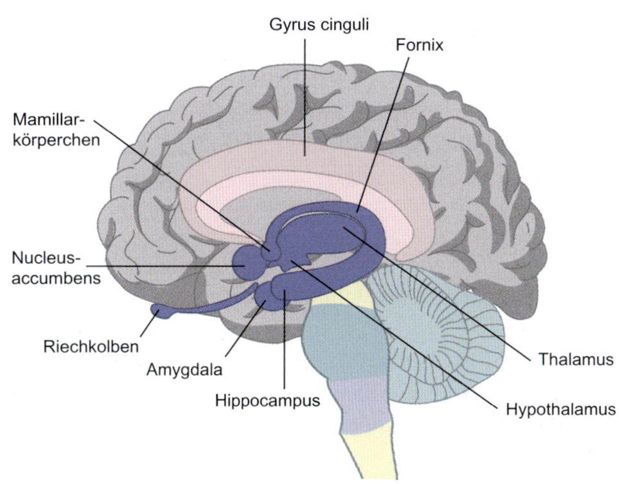

Abb. 2.415 Limbisches System. [L190]

Zum limbischen System zählen (➤ Abb. 2.415):

- **Hippocampus** (*Ammonshorn*). Ein entwicklungsgeschichtlich alter Teil der Großhirnrinde, der im Schläfenlappen liegt. Im Hippocampus werden Inhalte vom Kurz- in das Langzeitgedächtnis überführt und als Erinnerungen gespeichert.
- **Mandelkern** (*Amygdala*). Er befindet sich unmittelbar vor dem Hippocampus und dient als Speicher für Gedächtnisleistungen, die emotional sehr bewegend sind. Eine weitere Funktion des Mandelkerns ist die Analyse von Gefahrensituationen und die Auslösung von Furcht.
- **Mamillarkörper** (Einzahl: *Corpus mamillare*). Die beiden Mamillarkörper gehören zu den Kernen des Hypothalamus. Sie nehmen eine Schlüsselrolle ein, weil sie Impulse des limbischen Systems zu den Basalganglien und zum Mittelhirn weitergeben.

Funktionen sind neben der Gedächtnisbildung die Beeinflussung von Sexualfunktionen.

- **Nucleus accumbens.** Das Kerngebiet liegt unmittelbar vor dem Schweifkern (*Nucleus caudatus*). Die Stimulation des Kerns erzeugt Glücksgefühle. Daher wird der Nucleus accumbens als Ort des Belohnungssystems gesehen.
- **Gyrus cinguli** (*gürtelförmig verlaufende Hirnwindung*). Die Hirnwindung liegt unmittelbar über dem Balken. Der hintere Teil soll der Bildung des räumlichen Vorstellungsvermögens dienen, der vordere Teil spielt beim Treffen von Entscheidungen und der Bewertung von Schmerz eine große Rolle.
- **Fornix** (*Gewölbe*): Die Fornix ist ein bogenförmiges Faserbündel, das bei einem Medianschnitt durch das Gehirn unterhalb des Balkens mit dem bloßen Auge sichtbar wird und den Hippocampus mit den Mamillarkörpern verbindet.

Papez-Regelkreis

Der Regelkreis, nach seinem Erstbeschreiber benannt, geht von Verknüpfungen aus, deren Ausgangareal der Hippocampus ist. Die Signale verlaufen über die Fornix zu den Mamillarkörpern. Von dort werden Impulse zu Kernen des Thalamus und weiter zum Gyrus cinguli gegeben. Vom Gyrus cinguli gelangen die Erregungen wieder zum Hippocampus zurück. Damit ist der Neuronenkreis geschlossen. Areale des limbischen Systems, die eine große Rolle für **Gedächtnisleistungen** spielen, sind also: Hippocampus – Fornix – Mamillarkörper – Gyrus cinguli.

Hirnstamm

Der Hirnstamm verbindet das Zwischenhirn mit dem Rückenmark. Zu den Strukturen des Hirnstamms gehören:

- Mittelhirn
- Brücke (*Pons*) mit Hirnnervenkernen und Verbindungsbahnen zum Großhirn und zum Kleinhirn (➤ Abb. 2.416)
- Verlängertes Mark (*Medulla oblongata*).

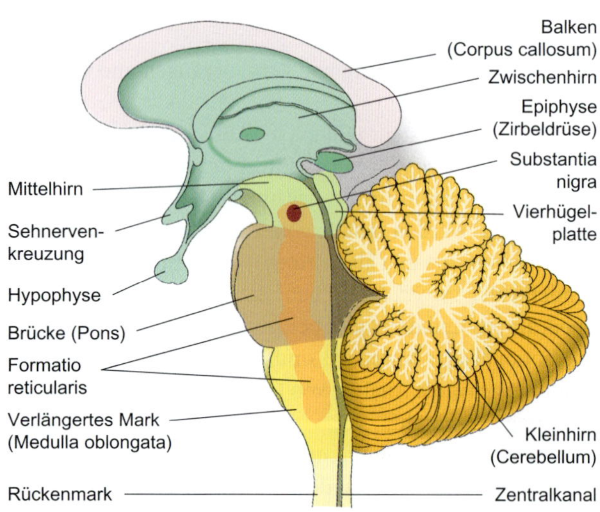

Abb. 2.416 Funktionszentren im Hirnstamm. [L190]

Manchmal werden verlängertes Mark, Brücke und Kleinhirn als **Rautenhirn** (*Rhombencephalon*) zusammengefasst. Es umschließt den 4. Ventrikel (➤ 2.13.2). Den Boden des 4. Ventrikels bildet die **Rautengrube** mit der charakteristischen Anordnung von Hirnnervenkernen (Fazialislähmung ➤ 2.13.14).

Im gesamten Hirnstamm liegen unscharf voneinander abgegrenzte Neuronenverbände. Sie haben ein netzartiges Aussehen und werden deshalb **Formatio reticularis** (*netzartiges Gebilde*) genannt. Die Formatio reticularis ist ein Organisationszentrum, das unterschiedliche Bewusstseinslagen (gespannte Aufmerksamkeit, Schlaf) regelt.

Als **Mittelhirn** (*Mesenzephalon*) bezeichnet man das etwa 1,5 cm lange Mittelstück zwischen dem Zwischenhirn und dem Oberrand der Brücke. Wichtige Strukturen im Mittelhirn sind:

- **Vierhügelplatte** (*Tectum*), die als akustisches und optisches Schaltzentrum dient
- **Hirnschenkel** (*Pedunculi cerebri*), durch die afferente und efferente Leitungsbahnen, die z. B. die Pyramidenbahnen verlaufen
- **Substantia nigra** (*schwarze Substanz*) mit Neuronen, die den Neurotransmitter Dopamin enthalten und zu den Basalganglien gehört.

Das **verlängerte Mark** (*Medulla oblongata*) bildet den caudalen Anteil des Hirnstamms. Neben auf- und absteigenden Bahnen enthält das verlängerte Mark in seiner grauen Substanz Hirnnervenkerne sowie das Herz-Kreislauf- und Atemzentrum. Schluck-, Husten- und Niesreflexe werden ebenfalls über Kerngebiete des verlängerten Marks gesteuert.

Kleinhirn

Das Kleinhirn (*Cerebellum*) liegt in der hinteren Schädelgrube, unterhalb der Hinterhauptslappen. Ähnlich wie beim Großhirn ist auch die Oberfläche des Kleinhirns durch Furchen und Windungen vergrößert, die hier jedoch viel feiner ausfallen. Es ist über seine **Kleinhirnstiele** mit dem Rückenmark, dem Mittelhirn und über die Brücke mit dem Großhirn verknüpft. Das Kleinhirn verfügt über mehrere **Kleinhirnkerne** und Bahnen. Über diese Verbindungen laufen Signale von den Gleichgewichtsorganen, aus der Haut und dem Bewegungsapparat vom bzw. zum Kleinhirn. Aufgaben des Kleinhirns sind:

- Regulierung des Muskeltonus (*Muskelspannung*)
- Koordination von Bewegungen
- Erhaltung des Gleichgewichts.

Rückenmark

DEFINITION

Rückenmark (*Medulla spinalis*): Teil des zentralen Nervensystems, der im Spinalkanal (➤ 2.1.5) verläuft.

Das Rückenmark (➤ Abb. 2.417) schließt sich an das verlängerte Mark an. In regelmäßigen Abständen gehen beidseits aus dem Rückenmark dieSpinalnerven (*Rückenmarksnerven*) ab. Somit wird der Informationsaustausch zwischen dem Gehirn und der Peripherie gewährleistet. Die Spinalnerven stehen mit den Strukturen

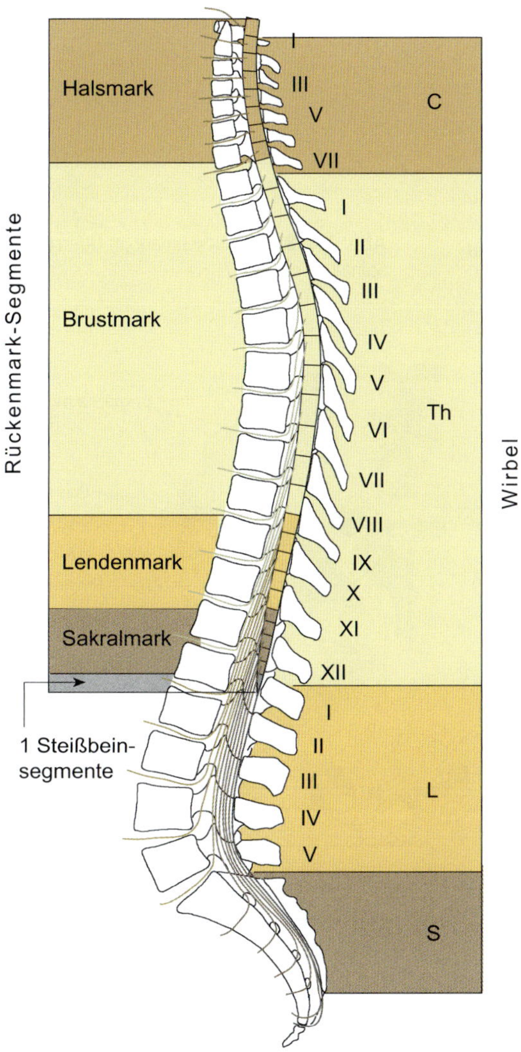

Abb. 2.417 Das Rückenmark. Die Rückenmarkssegmente sind gegenüber den zugehörigen Wirbelkörpern zunehmend nach oben versetzt. [L190]

des vegetativen Nervensystems, mit den Sinneskörperchen der Oberflächen- und Tiefensensibilität und den Muskeln des Bewegungsapparats in Verbindung.

Beim Erwachsenen hat das Rückenmark etwa einen Durchmesser von 1 cm. Es ist ca. 45 cm lang und zieht im Wirbelkanal (*Spinalkanal*) bis in die Höhe des 1. Lendenwirbels. Dort setzt sich das auslaufende Ende (*Conus medullaris*) in den Endfaden (*Filum terminale*) fort, der bis zum Steißbein reicht (Konussyndrom ➢ 2.13.5). Wie bei der Wirbelsäule (mit Hals-, Brust-, Lendenwirbelsäule, Kreuzbein, Steißbein), findet sich auch beim Rückenmark die Gliederung in Hals-, Brust-, Lenden- und Sakralmark.

Graue Substanz

Im Rückenmarksquerschnitt hat die graue Substanz die Form eines Schmetterlings (➢ Abb. 2.418), in deren Zentrum sich der **Zentralkanal** befindet. Die Schmetterlingsform weist auf beiden Seiten jeweils ein deutlich sichtbares Vorder- und Hinterhorn auf. Im Brustmark ist zusätzlich das Seitenhorn zu erkennen.

- Im **Vorderhorn** liegen Zellkörper (*Perikaryen,* die hier auch als *Motoneurone* bezeichnen werden), deren lange Fortsätze (*Axone* ➢ 1.3.4) zunächst als Vorderwurzel das Rückenmark verlassen und anschließend als Teil der Spinalnerven zur quergestreiften Skelettmuskulatur ziehen
- Zu den Perikaryen im **Hinterhorn** ziehen sensible Nervenfasern, die Aktionspotentiale von den Sinneskörperchen über die Spinalnerven und die Hinterwurzeln leiten
- Im **Seitenhorn** liegen Nervenzellen des vegetativen Nervensystems (➢ 2.13.4).

Weiße Substanz

Die weiße Substanz mit auf- und absteigenden Bahnen (*Tractus*) umschließt die graue Substanz. Entsprechend ihrer Lage werden sie eingeteilt in **Hinterstrang, Seitenstrang** und **Vorderstrang,** bzw. Hinterstrangbahn, Seitenstrangbahn, Vorderstrangbahn. In den beiden Hintersträngen, die zwischen den Hinterhörnern liegen, befinden sich Bahnen, die nur sensible Impulse führen. In den Vorder- und Seitensträngen verlaufen sowohl Bahnen, die sensible, als auch Bahnen, die motorische Erregungen leiten.

Auf- und absteigende Bahnen

DEFINITION

Efferente Bahnen: Ziehen als **absteigende Bahnen** vom zentralen Nervensystem in die Peripherie und führen **Signale zur Muskulatur.**

Afferente Bahnen: Verlaufen als **aufsteigende Bahnen** von der Peripherie zum zentralen Nervensystem und enthalten Informationen aus der **Oberflächen- und Tiefensensibilität.**

Aufsteigende Bahnen

Aufsteigende Bahnen leiten Impulse aus den Sinneszellen der Haut (➢ 2.2.2), Signale von Rezeptoren der Tiefensensibilität (➢ 2.1.3) und Informationen der Sinnesepithelien aus Nase, Zunge, Auge und Ohr zum Gehirn. Diese Bahnen bestehen aus hintereinander geschalteten Neuronen, die ausgehend von ihrem Ursprung als 1., 2. und 3. Neuron bezeichnet werden. Die Übertragungen erfolgen jeweils über Synapsen (➢ 1.3.4), deren Neurotransmitter die Weiterleitung hemmen oder verstärken können.

Hinterstrangbahnen

Die Hinterstrangbahnen leiten Wahrnehmungen von **Druck, Berührung, Vibration, Tastempfindungen** sowie Signale aus den Sinnesorganen der **Tiefensensibilität** (z. B. Muskelspindeln ➢ 2.1.3) zentralwärts. Die Aktionspotentiale ziehen von den Sinneskörperchen ausgehend über drei hintereinander geschaltete Neurone (tatsächlich sind es Millionen von Neuronen) zur hinteren Zentralwindung, wobei es für das grundlegende Verständnis wichtig ist zu wissen, dass ein **Neuron** aus **Dendriten, Zellkörper** und **Neurit** (*Axon*) besteht (➢ 1.3.4):

- 1. Neuron: reicht von den Sinneskörperchen bis zur Medulla oblongata.
- 2. Neuron: erstreckt sich von der Medulla oblongata bis zum Thalamus.

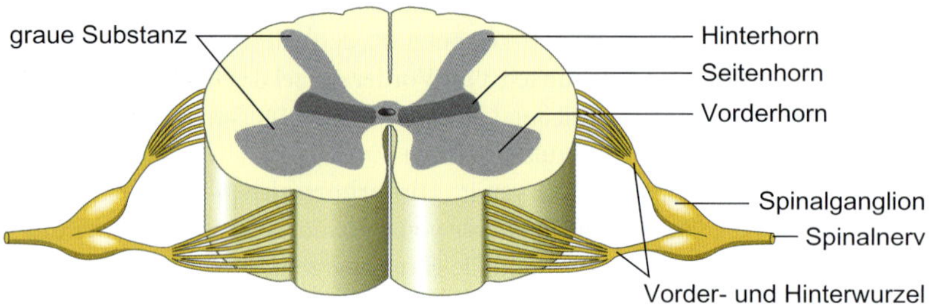

Abb. 2.418 Das Rückenmark im Querschnitt mit Spinalnerven. [L157]

- 3. Neuron: zieht vom Thalamus zur hinteren Zentralwindung (*Gyrus postcentralis*).

Ein 4. Neuron verbindet die entsprechenden Areale der hinteren Zentralwindung z. B. mit der vorderen Zentralwindung (*Gyrus praecentralis*). Damit folgt auf einen sensiblen Reiz eine Antwort in Form einer Bewegung (Beispiel: die Berührung des Pflegebedürftigen durch die Pflegefachperson hat die Drehung des Kopfes oder die Hinwendung des Pflegebedürftigen zur Folge).

Aufsteigende Seitenstrangbahnen

Erregungen der **Temperatur**- und **Schmerzrezeptoren** verlaufen von der Peripherie (über das Spinalganglion und die Hinterwurzel) zum Hinterhorn und werden dort auf das 2. Neuron übertragen. Die Neuriten (des 2. Neurons) **kreuzen noch auf derselben Rückenmarksebene** zur Gegenseite (inkomplettes Querschnittssyndrom ➤ 2.13.5) und ziehen dann über **aufsteigende Seitenstrangbahnen** zum Thalamus. Hier erfolgt wieder die Umschaltung auf das 3. Neuron, das ebenfalls zum Scheitellappen gelangt.

Absteigende Bahnen

Bei absteigenden Bahnen hat das 1. Neuron (*motorisches Neuron, Motoneuron*) seinen Ursprung in der grauen Substanz des Gehirns und zieht zum Rückenmark. Beispiele für absteigende Projektionsbahnen sind die **Pyramiden**- und die **extrapyramidalen Bahnen.**

Pyramidenbahn

Die Pyramidenbahn (*Tractus corticospinalis*) übermittelt die Steuerung der willkürlichen Skelettmuskulatur. Der Ursprung (1. Neuron) liegt in den Zellkörpern (*Perikaryen*) der vorderen Zentralwindung (*Gyrus praecentralis*). Von dort ziehen die Neurite als Pyramidenbahn im Bereich der inneren Kapsel (*Capsula interna*), zwischen Thalamus und den Basalganglien zu den motorischen Hirnnervenkernen bzw. zum Rückenmark. Ungefähr 90 % der Neurite kreuzen in der Medulla oblongata auf die Gegenseite. Daher versorgen die Bahnen, die von der rechten Großhirnhälfte kommen überwiegend die linke Körperhälfte bzw. die Bahnen von der linken Großhirnhälfte die rechte Körperhälfte (➤ Abb. 2.419). Die Pyramidenbahn zieht im Vorder-Seitenstrang des Rückenmarks.

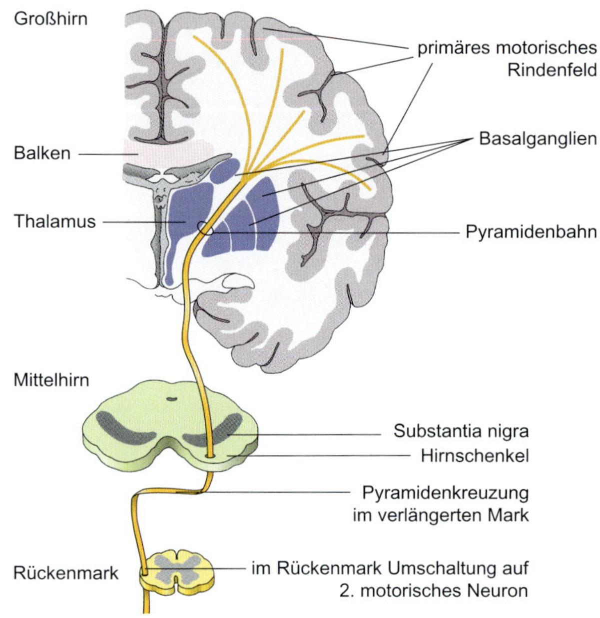

Abb. 2.419 Verlauf der Pyramidenbahn. Die etwa 10 % der Fasern, die nicht auf die Gegenseite kreuzen, sind nicht dargestellt. [L190]

Extrapyramidales System

DEFINITION

Extrapyramidales System (*EPS*): Hierzu gehören alle motorischen Kerne des zentralen Nervensystems, die nicht zu den Strukturen der Pyramidenbahn gezählt werden (z. B. Basalganglien, Substantia nigra, Kleinhirnkerne) und deren Bahnen.

Basalganglien: (*Stammganglien*): Etwa in der Mitte des Großhirns und des Zwischenhirns gelegene Kerngebiete.

Zu den **Basalganglien** gehören (➤ Abb. 2.419):

- **Nucleus caudatus** (*Schweifkern*): Befindet sich seitlich der *Seitenventrikel*
- **Globus pallidus** (*bleicher Körper*): Liegt seitlich (*lateral*) des Thalamus
- **Putamen** (*Schalenkern*). Befindet sich zwischen dem Claustrum und dem Globus pallidus
- **Claustrum** (*Vormauer*). Feine Linie aus grauer Substanz, die zwischen der Insel und dem Putamen zu lokalisieren ist.

Aufgrund der typischen Strukturen, die mit dem Auge deutlich zu sehen sind, werden die einzelnen Kerngebiete zusammengefasst:

- **Striatum** (*Streifenkörper, Corpus striatum*): Nucleus caudatus + Putamen
- **Linsenkern** (*Nucleus lentiformis*): Globus pallidus + Putamen

Durch die vielfältigen Verschaltungen der Basalganglien mit der Großhirnrinde, dem Kleinhirn sowie mit den Seh- und Gleichgewichtsorganen werden Körperbewegungen exakt gesteuert:

- Durch unwillkürliche Muskelkontraktionen, damit der Körper bei Bewegungen nicht aus dem Gleichgewicht gerät.
- Über die Aufrechterhaltung des Körpers und Bewahrung der individuellen Körperhaltung mithilfe des Muskeltonus.
- Mittels der Koordination von Muskelbewegungen, damit diese physiologisch ablaufen.

Die Impulse des extrapyramidalen Systems gelangen über verschiedene Bahnen in den Vorder-Seitensträngen zu den Vorderhörnern des Rückenmarks.

2.13.2 Versorgungs- und Schutzeinrichtungen des ZNS

Blutversorgung des Gehirns

Die arterielle Versorgung des Gehirns erfolgt über die **inneren Halssrterien** (Einzahl: *A. carotis interna*) und die **Wirbelarterien** (Einzahl: *A. vertebralis*). Das venöse Blut fließt größtenteils in die **inneren Drosselvenen** (Einzahl: *V. jugularis interna*) ab.

Arterien

Der hohe Sauerstoff- und Nährstoffbedarf des Gehirns (15 % des Herz-Minuten-Volumens, also etwa 750 ml / min) wird über ein Arteriensystem an der Hirnbasis, der Unterseite des Gehirns, gedeckt. Die Hirnarterien bekommen ihr Blut zu ca. je einem Drittel aus den beiden inneren Halsarterien und der unpaaren Schädelbasisarterie (*A. basilaris*), die aus den beiden Wirbelarterien (*Aa. vertebralis*) hervorgeht.

Aus den paarigen inneren Halsarterien entspringen beidseits die **vordere** (*A. cerebri anterior*) und die **mittlere Großhirnarterie** (*A. cerebri media*). Ein schmales Gefäß (*vordere Verbindungsarterie, A. communicans anterior*) verbindet die beiden vorderen Großhirnarterien miteinander. Auch zwischen den beiden mittleren und den **hinteren Großhirnarterien** (*Aa. cerebri posteriores*) gibt es Verbindungsarterien (bds. eine *hintere Verbindungsarterie, A. communicans posterior*). Damit steht die A. basilaris mit den Ästen der beiden inneren Halsschlagadern in Kontakt. Über diese Verbindungsäste, die vom Kaliber her individuell sehr unterschiedlich sein können, bildet sich an der Hirnbasis ein Gefäßring, der **Circulus arteriosus cerebri** (*Circulus arteriosus Willisii*) genannt wird (➤ Abb. 2.420).

Karotisstromgebiet

Über die Äste der **vorderen** und **mittleren Großhirnarterien** werden die Stirn- und Scheitellappen, Teile des Schläfenlappens, der Thalamus sowie der Hypothalamus mit Sauerstoff und Nährstoffen versorgt (➤ Abb. 2.421).

Vertebralisstromgebiet

Äste aus der **A. basilaris** übernehmen die Versorgung von Teilen des Schläfen- und Hinterhauptslappens sowie von Kleinhirn, Hirnstamm und Innenohr.

Venen

Während die Hirnarterien das Gehirn über die Schädelbasis erreichen, findet der **venöse Abfluss** hauptsächlich im Bereich der Hirnoberfläche statt. Nachdem das venöse Blut die Kapillaren des Gehirns verlassen hat, strömt es größtenteils in Gefäßnetze, die in der weichen Hirnhaut verlaufen. Diese Gefäße stehen wiederum über **Brückenvenen** mit den **Hirnsinus** (*venöse Blutleiter in der*

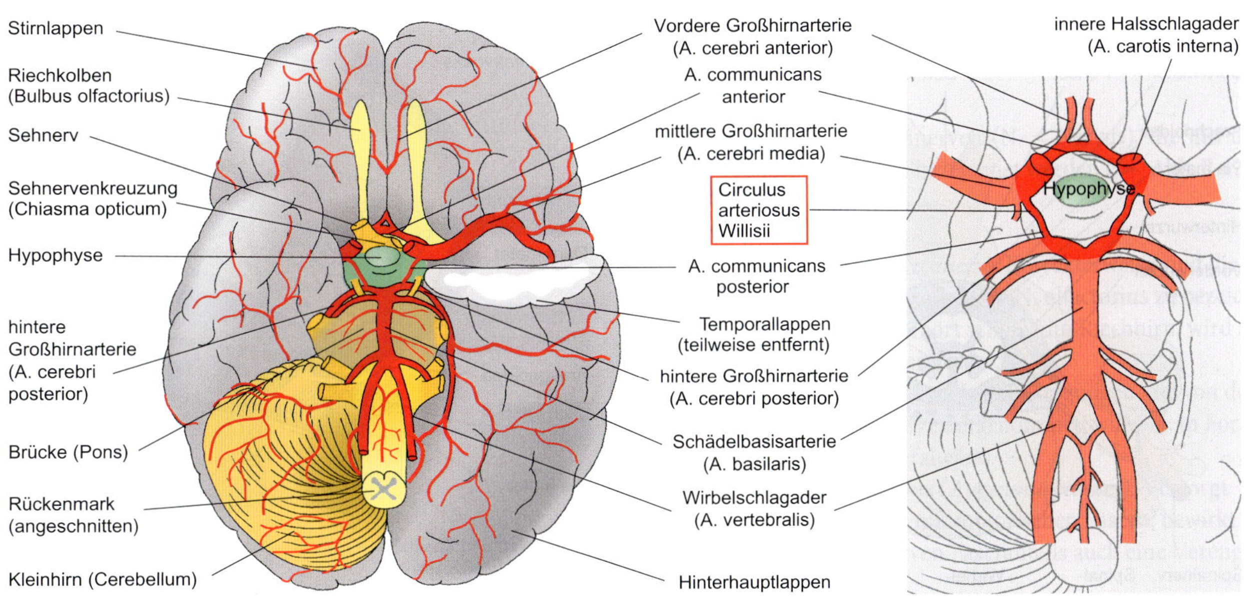

Abb. 2.420 Links: Die Hirnarterien an der Hirnbasis. Ansicht von unten. Rechts: Circulus arteriosus im Detail. [L190]

- **N. V – N. trigeminus** (*Drillingsnerv*): Enthält sensible Fasern von der Gesichtshaut; mit seinem motorischen Faseranteil zieht er zu Kau- und Mundbodenmuskeln.
- **N. VI – N. abducens** (*Augenmuskelnerv*). Seine motorischen Fasern versorgen einen weiteren Augenmuskel (*M. rectus lateralis, seitlicher gerader Augenmuskel*) der den Augapfel in eine Stellung bringt, die einen Seitwärtsblick ermöglicht.
- **N. VII – N. facialis** (*Gesichtsnerv*): Innerviert motorisch die mimische Gesichtsmuskulatur, mit parasympathischen Fasern die Tränen-, Unterzungen- und Unterkieferspeicheldrüse und leitet über sensorische Fasern die Geschmacksempfindungen von den vorderen zwei Dritteln der Zunge zum Hirnstamm.
- **N. VIII – N. vestibulocochlearis** (*Hör- und Gleichgewichtsnerv*): Zieht mit afferenten Fasern aus dem Innenohr zentralwärts.
- **N. IX – N. glossopharyngeus** (*Zungen- und Rachennerv*): Versorgt als Schlucknerv motorisch und sensibel den Rachen, hat vegetative Fasern für die Ohrspeicheldrüse und transportiert über seine sensorischen Fasern Geschmacksempfindungen aus dem hinteren Zungendrittel.
- **N. X – N. vagus** (wörtl.: *umherschweifender Nerv, Eingeweidenerv*): Innerviert mit motorischen und sensiblen Fasern den Kehlkopf und zieht als langer Hauptnerv des Parasympathikus zu den Brust- und Bauchorganen. Seine Reichweite erstreckt sich bis zur linken Dickdarmkrümmung.
- **N. XI – N. accessorius**: Innerviert den Kopfwender (*M. sternocleidomastoideus*) und den Kapuzenmuskel (*M. trapezius*).
- **N. XII – N. hypoglossus** (*Zungennerv*): Steuert die Zungenmotorik.

Spinalnerven

Etwa in Höhe der Zwischenwirbellöcher (*Foramen intervertebrale* ➤ 2.1.5) vereinigen sich Vorder- und Hinterwurzel (*Nervenwurzeln*) zum Spinalnerv.

Es gibt insgesamt 31 paarige Spinalnerven (*Rückenmarksnerven*), wobei der 1. Spinalnerv zwischen dem Hinterhauptsbein und dem 1. Halswirbel austritt. Die Einteilung der Spinalnerven folgt den jeweiligen Rückenmarksegmenten:

- Acht Halsnerven (*Nn. cervicales;* C1 – C8), aber 7 Halswirbel
- Zwölf Brustnerven (*Nn. thoracici;* Th1 – Th12)
- Fünf Lendennerven (*Nn. lumbales;* L1 – L5)
- Fünf Sakralnerven (*Nn. sacrales;* S1 – S5)
- Ein Steißnerv (*N. coccygeus;* Co1)

Dermatom und Head-Zonen

Dermatome: In der Körperperipherie versorgen die jeweiligen Wurzeln des Rückenmarks (*Nervenwurzeln*) einen bestimmten Hautbereich (*Dermatom* ➤ Abb. 2.424). Da die Wurzeln aus den Rückenmarksegmenten (➤ 2.13.1) hervorgehen, haben sie einen großen diagnostischen Wert bezüglich der Feststellung, in welcher Höhe eine Rückenmarks- oder Wurzelschädigung vorliegt. Hilfreich sind diese Kenntnisse z. B. bei Bandscheibenvorfällen (➤ 2.1.13), Lähmungen.

Head-Zonen: Sie sind nach dem Londoner Neurologen H. Head benannt, verbinden eine Nervenwurzeln zwischen einem bestimmten Organ und dessen Hautareal (*Dermatom*). Wenn das Organ erkrankt, kommt es aufgrund der Nervenverbindungen zu Schmerzen im betreffenden Dermatom. Am bekanntesten ist die

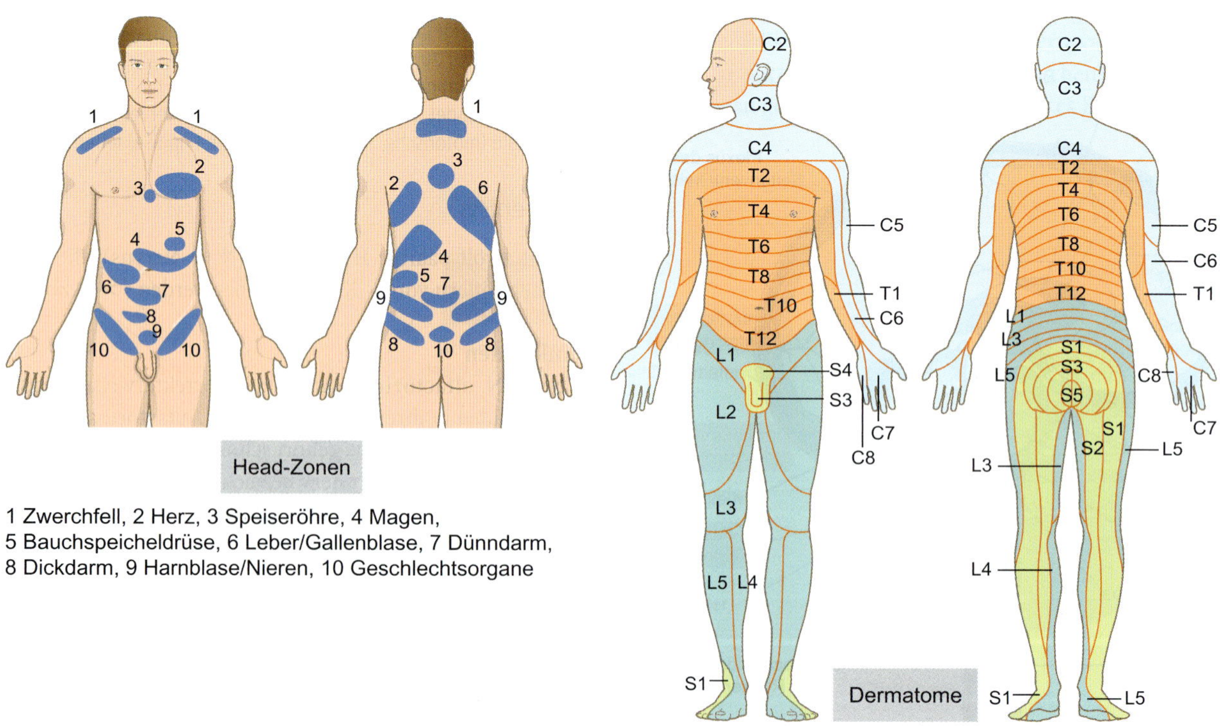

Abb. 2.424 Head-Zonen und Dermatome. [L138]

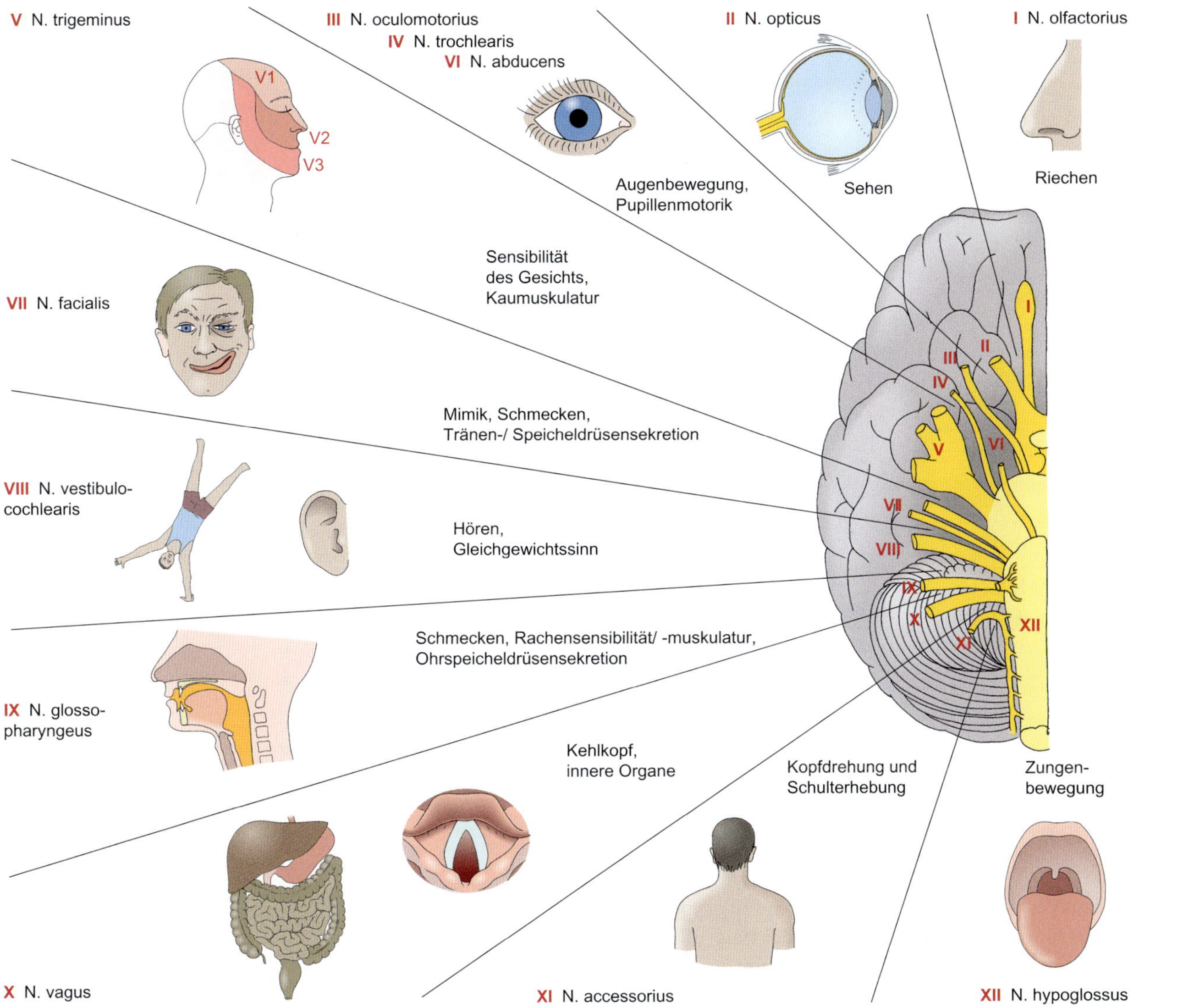

Abb. 2.425 Die zwölf Hirnnerven (Ansicht von unten). [L190]

Erfahrung, dass Schmerzen, die in den linken Arm ausstrahlen, auf eine koronare Herzkrankheit hindeuten (➤ Abb. 2.424).

Cauda equina

Da beim Erwachsenen das Rückenmark in Höhe des 1. Lendenwirbels endet, ergeben sich unterschiedliche Höhen bezüglich der Austrittsstellen: Die Nervenwurzeln aus den oberen Abschnitten sind kurz und treten waagrecht aus dem Rückenmark aus, die unteren Nervenwurzeln müssen, um ihre Zwischenwirbellöcher zu erreichen, im Wirbelkanal (*Spinalkanal*) schräg nach unten ziehen und sind daher entsprechend länger (➤ Abb. 2.426). Aus den unteren drei Lenden-, allen Sakralwurzeln und der Steißwurzel entsteht ein Nervenwurzelbündel, das an einen Pferdeschweif erinnert und daher die Bezeichnung Cauda equina erhält.

Spinalnervenäste

Kurz nach der Vereinigung von Vorder- und Hinterwurzel zum Spinalnerv teilt sich dieser in vier Äste (*Rami / Rr.*; Einzahl: *Ramus*):

- Ast zur Rückenmarkshaut (*R. / Ramus meningeus*)
- Hinterer Ast (*R. dorsalis*) zum Rumpfaufrichter (M. erector spinae ➤ 2.1.5) und zur Haut der hinteren Rumpfwand
- Vorderer Ast (*R. ventralis*) zur Muskulatur und zur Haut der vorderen Rumpfwand
- Ast zum Grenzstrang, dem Sympathikus (*R. communicans*).

Plexus

Verbindungen der vorderen Spinalnervenäste (*Rr. ventrales*) ergeben (vier) **Geflechte** (*Plexus*), aus denen zahlreiche Nerven hervorgehen (➤ Abb. 2.426):

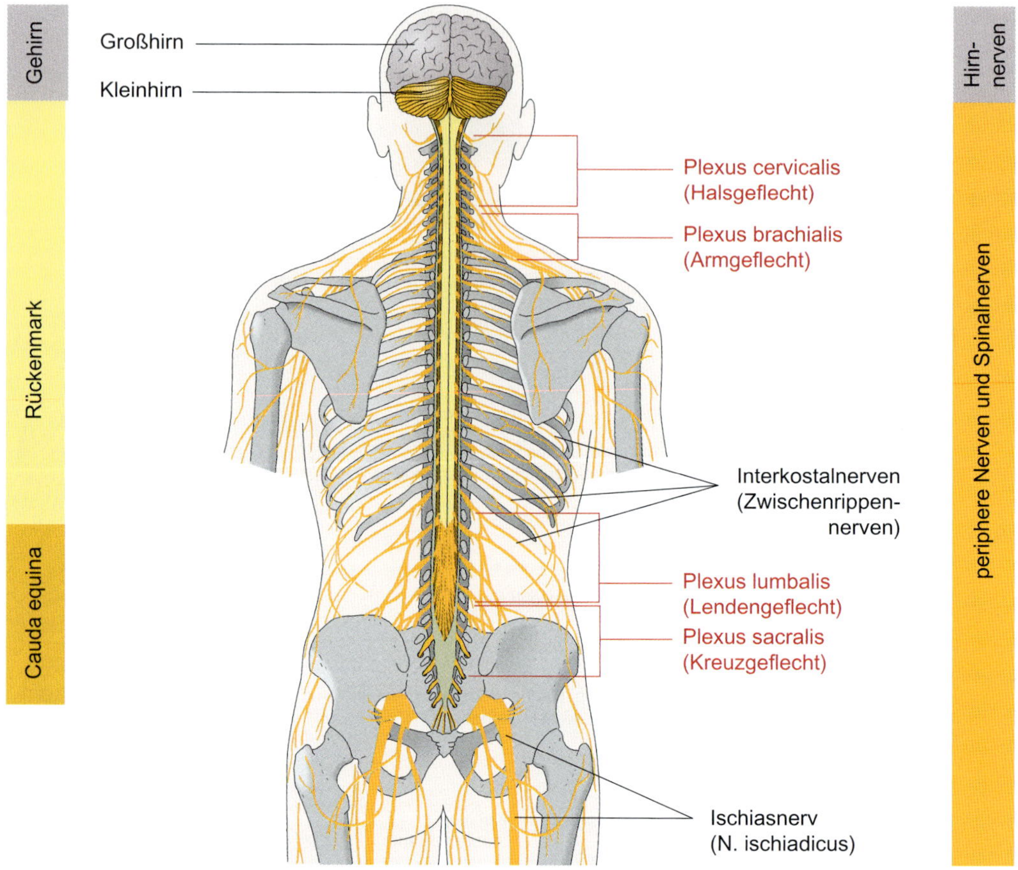

Abb. 2.426 Spinalnerven, Äste und Plexusbildungen. Ab L1 / L2 ziehen Vorder- und Hinterwurzel als Cauda equina abwärts. [L190]

- Der **Plexus cervicalis** (*Halsgeflecht*) aus den Halssegmenten C1 – C4 ist für die Haut und die Muskeln der Hals- und Schulterregion zuständig; aus diesem Plexus entstammt auch der **N. phrenicus,** der zum Zwerchfell zieht.
- Aus dem **Plexus brachialis** (*Armgeflecht, C5 – Th1*) entspringen neben kleineren Ästen zum Nacken und zur Schulter die drei großen Armnerven:
  - **N. radialis** (*Speichennerv*). Ist für die Streckmuskulatur und die Haut an der Streckseite des Unterarms und der Hand zuständig.
  - **N. ulnaris** (*Ellennerv*) und **N. medianus** (*Mittelnerv*); beide Nerven versehen die Beugemuskeln des Unterarms und der Hand.
- Die Nerven aus dem **Plexus lumbalis** (*Lendengeflecht, L1 – L4*) ziehen zur unteren Bauchwand, zu den äußeren Geschlechtsorganen sowie zu Hautgebieten und den Streckmuskeln am Oberschenkel. Der bekannteste Nerv aus diesem Geflecht ist der **N. femoralis** (*Schenkelnerv*). Er verläuft an der Vorderseite des Oberschenkels zum vierköpfigen Oberschenkelmuskel (*M. quadriceps femoris* ➤ 2.1.11) und zu den entsprechenden Hautarealen.
- Der **Plexus sacralis** (*Kreuzbeingeflecht, L5 – S4*), das größte Nervengeflecht, innerviert über den **N. pudendus** einen Teil des Damms und die Beckenbodenmuskulatur. Zum Plexus sacralis gehört auch der längste und dickste Nerv, der **Ischiasnerv** (*N. ischiadicus*). Er zieht unterhalb des großen Gesäßmuskels fußwärts. Oberhalb der Kniekehle teilt er sich in zwei Äste, den **Schienbeinnerv** (*N. tibialis*) und den **Wadenbeinnerv** (*N. peroneus*). Diese Nerven versorgen die Haut und alle Muskeln am Unterschenkel und am Fuß.

Reflexe

DEFINITION

Reflexe: Vom Willen unabhängige Reaktionen auf Reize.

Reflexbogen

Reflexe dienen der Aufrechthaltung des Körpers, dem Schutz des Organismus und der Koordination von Tätigkeiten innerer Organe. Reflexe können über einen einfachen Reflexbogen oder mittels komplexer Reflexkreise ausgelöst werden. Ein Reflexbogen (➤ Abb. 2.427) besteht prinzipiell aus mehreren Teilen:

- **Rezeptor** (z. B. Muskelspindel, Golgi-Sehnenorgan / Sinneskörperchen der Tiefensensibilität): Nimmt den Reiz auf und übersetzt ihn in elektrische Signale.
- **Sensible Nervenfasern**: Leiten die Aktionspotentiale zum zentralen Nervensystem (*Afferenzen*).
- **Reflexzentrum** (im zentralen Nervensystem): Verarbeitet die eingehenden Signale.

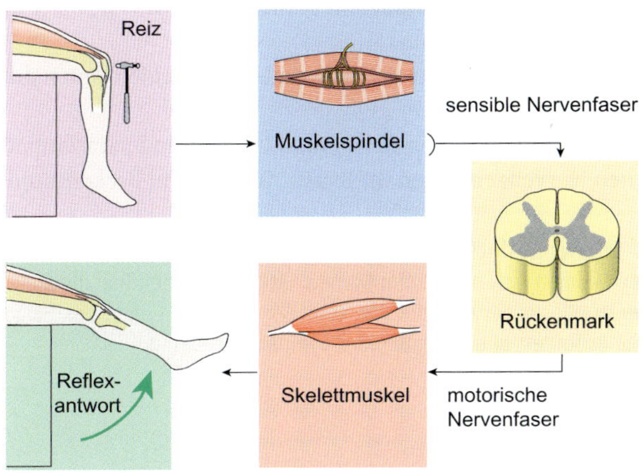

Abb. 2.427 Schema eines Reflexbogens beim Eigenreflex. [L190]

- **Motorische Nervenfasern** (*Efferenzen*): Lösen eine Muskelbewegung aus.

Eigenreflexe und Fremdreflexe

Eigenreflexe

Eigenreflexe halten den Muskeltonus aufrecht. Werden Muskelspindeln durch Dehnung gereizt, verläuft die Erregung über afferente Nervenfasern und die Hinterwurzel zum Hinterhorn. Von dort erfolgt die Weiterleitung unmittelbar auf die motorischen Vorderhornzellen (*Motoneuronen*). Über die Vorderwurzel und den Spinalnerv werden Aktionspotentiale zum Muskel geleitet und es kommt es zu einer Kontraktion des gedehnten Muskels (➤ Abb. 2.427). Beim Eigenreflex findet die Reflexantwort also im gleichen Bereich statt, in dem auch der Auslösereiz wahrgenommen wurde.

Typische Eigenreflexe sind:

- **Patellarsehnenreflex** (*PSR*): Reizauslösung durch Schlag (Dehnung) auf die Patellarsehne (*Sehne des vierköpfigen Oberschenkelmuskels*) unterhalb der Kniescheibe führt durch die Kontraktion des vierköpfigen Oberschenkelmuskels zu einer Streckbewegung im Kniegelenk.
- **Achillessehnenreflex** (*ASR*): Ein kleiner Schlag auf die Achillessehne (*Sehne des Wadenmuskels*) erzeugt aufgrund der Kontraktion des Wadenmuskels eine Beugung im oberen Sprunggelenk.
- **Bizeps**- und **Trizepssehnenreflex** (*BSR, TSR*). Die Einwirkung auf die Bizepssehne löst eine Beugung (Kontraktion des Bizeps), der leichte Schlag auf die Trizepssehne eine Streckung (Kontraktion des dreiköpfigen Armmuskels) im Ellenbogengelenk aus.

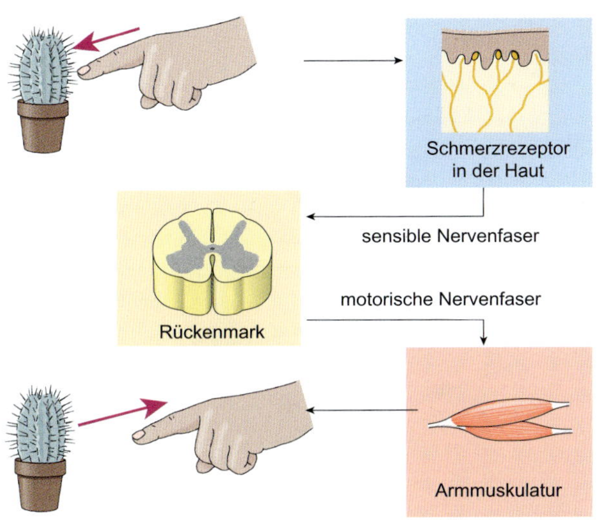

Abb. 2.428 Schema eines Reflexbogens beim Fremdreflex am Beispiel einer Fluchtreaktion nach Schmerzreiz: Reizaufnahme und -antwort finden an verschiedenen Organen statt. [L190]

Fremdreflexe

Bei Fremdreflexen bestehen komplexere Reflexbögen. In der Regel sind mehrere Hirn- oder Spinalnerven an den Reaktionen beteiligt (➤ Abb. 2.428).

Fremdreflexe sind:

- **Pupillenreflex:** Lichteinfall auf den Augenhintergrund bewirkt die Verengung der Pupille (beteiligt sind II. und III. Hirnnerv).
- **Kornealreflex:** Betupfen der Hornhaut des Auges (z. B. mit einem Wattebausch) führt zum Lidschluss (beteiligt sind V. und VII. Hirnnerv).
- **Würgereflex:** Berühren der Rachenhinterwand (z. B. mit einem Spatel) löst Würgen aus (beteiligt sind IX. und X. Hirnnerv).
- **Bauchhautreflex:** Leichtes Bestreichen der Bauchhaut bewirkt eine Anspannung der Bauchmuskeln (beteiligt sind die Spinalnerven Th5-Th12).
- **Fluchtreflex:** Durch den Schmerzreiz wird das betroffene Körperteil rasch zurückgezogen. Die in ➤ Abb. 2.429

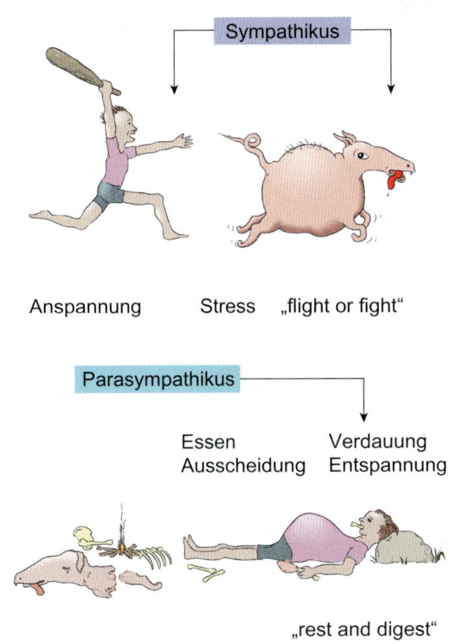

Abb. 2.429 Diese Bildergeschichte erläutert die gegensätzlichen Funktionen von Sympathikus und Parasympathikus: Ein Mensch jagt und erlegt ein Tier (Sympathikus), um es dann zu verzehren und zu verdauen (Parasympathikus). [L190]

dargestellte Situation ist eine Reaktion, die auf Muskelkontraktionen beruht und die Spinalnerven C5-Th1 betrifft.

2.13.4 Vegetatives Nervensystem

DEFINITION

Vegetatives Nervensystem (*autonomes Nervensystem, VNS*): Teil des Nervensystems, das Funktionen der inneren Organe kontrolliert und koordiniert, um den Körper an Belastungen anzupassen. Das 1. Neuron wird als **präganglionäres** Neuron, die folgenden als **postganglionäre** Neurone bezeichnet.

Die beiden Hauptvertreter des vegetativen Nervensystems heißen **Sympathikus** und **Parasympathikus.** Während der Sympathikus vor allem in Leistungsphasen aktiviert wird, (z. B. körperliche Arbeit, Reaktion auf Stressreize), dominiert der Parasympathikus in Erholungsphasen (Essen, Verdauung, Ausscheidung ➤ Abb. 2.430).

Ganglien des vegetativen Nervensystems

Auf ihrem Weg vom und zum zentralen Nervensystem erfolgen die Umschaltungen von prä- auf postganglionäre Neurone in folgenden vegetativen Ganglien (*Ansammlung von Zellkörpern / Perikaryen*):

- Parasympathische Ganglien der Hirnnerven III, VII, IX, X im Bereich des Hirnstamms
- Grenzstrang (gehört zum Sympathikus) zu beiden Seiten der Wirbelsäule
- Ganglien mit ausgedehnten sympathischen und parasympathischen Nervengeflechten im Brust-, Bauch- und Beckenraum.

Das **Sonnengeflecht** (*Plexus solaris*), bestehend aus zahlreichen Ganglien, befindet sich hinter dem Magen. Beim autogenen Training stellt das Sonnengeflecht ein wichtiges System dar, das Funktionen des Parasympathikus fördert und Aufgaben des Sympathikus hemmt.

Sympathikus

Die Zellkörper (*Perikaryen*) der (präganglionären) Sympathikusneurone liegen im **Seitenhorn des Brust- und Lendenmarks.** Über die Vorderwurzeln des Rückenmarks treten die vegetativ-motorischen (*viszeromotorischen*) Fasern aus und ziehen zum **Grenzstrang,** einer perlschnurartigen Kette, die auf beiden Seiten der Wirbelsäule verläuft und mit dem Auge zu sehen ist.

Der größte Teil der Nervenfasern wird im Grenzstrang auf ein weiteres vegetatives Neuron umgeschaltet. Nach der Umschaltung ziehen die (postganglionären) sympathischen Nervenfasern zu ihren Erfolgsorganen (Blutgefäße, innere Organe).

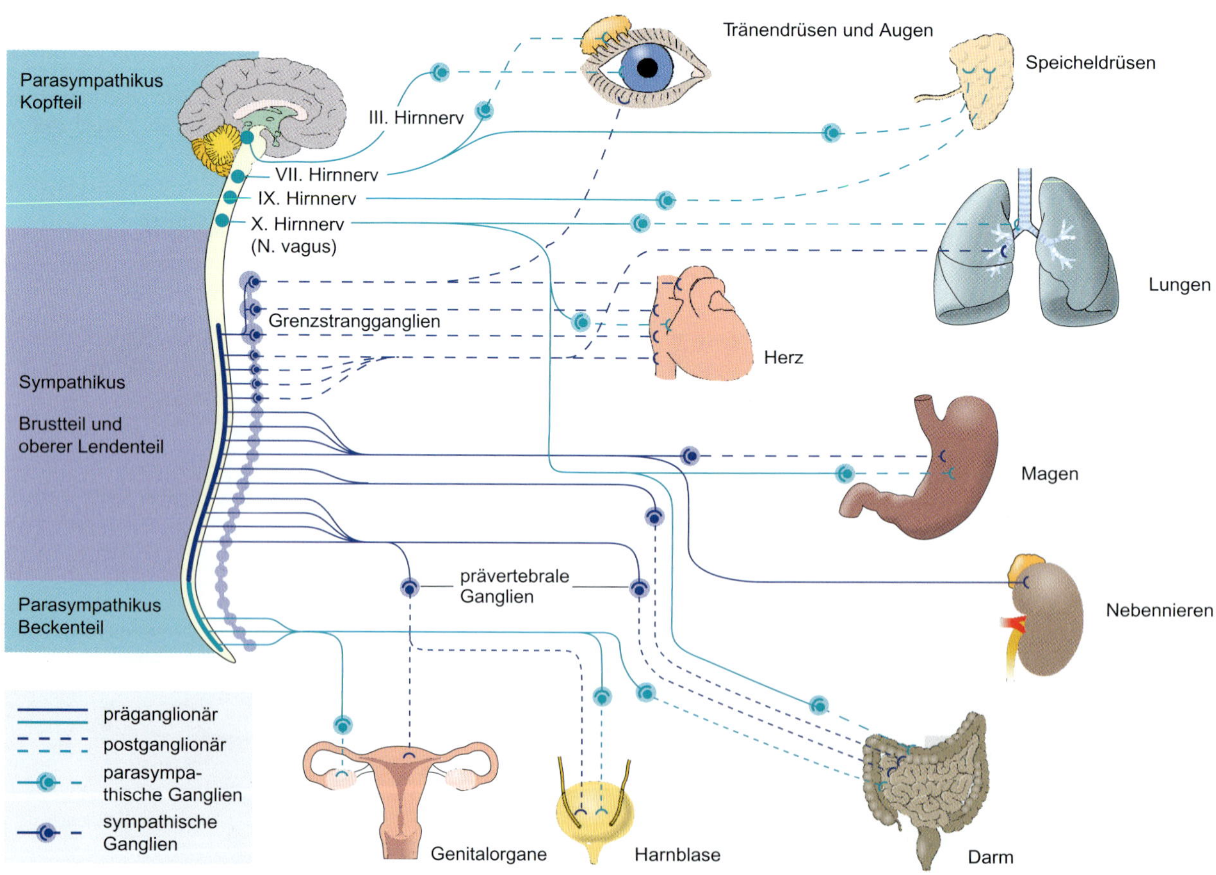

Abb. 2.430 Übersicht über das vegetative Nervensystem. [L190]

Neurotransmitter

Der Neurotransmitter (*Überträgerstoff*), der von den synaptischen Endknöpfen (➤ 1.3.4) der präganglionären Neurone freigesetzt wird, ist **Azetylcholin.** Es erreicht über den synaptischen Spalt die Rezeptoren der nachfolgenden (*postganglionären*) Neurone. Der Neurotransmitter zwischen den postganglionären Neuronen und den Zielzellen ist **Noradrenalin,** das α- und β-Rezeptoren an den Zielzellen (z. B. Herzmuskelzellen) besetzt.

Funktionen

α- und β-Rezeptoren sind mit den Untertypen α_1 und α_2 sowie β_1 und β_2 vertreten. Während α_1- und α_2-Rezeptoren insbesondere an den Zellen der Gefäßwände sitzen, überwiegen am Herzen β_1-Rezeptoren. Werden sie erregt, kommt es sowohl zum Pulsanstieg als auch zur Erhöhung der Auswurfleistung des Herzens. An den Bronchien wirkt der Sympathikus in erster Linie über die β_2-Rezeptoren. Ihre Stimulation führt zu einer Erschlaffung der Bronchialmuskulatur und zur Erweiterung des Bronchiendurchmessers (➤ Abb. 2.430, ➤ Tab. 2.50).

Die Existenz verschiedener Noradrenalin-Rezeptoren ist für die Praxis von Bedeutung, da mit Medikamenten α- und β-Rezeptoren blockiert (*Sympatholytika*) oder erregt (*Sympathomimetika*) werden können. Beispiele:

- **α-Sympatholytika** (*α-Blocker, α-Antagonisten*) und **Betablocker** sind z. B. zur Behandlung eines Bluthochdrucks geeignet (➤ 2.8.5).
- **α-Sympathomimetika** rufen eine Gefäßverengung (*Vasokonstriktion*) hervor; Anwendung z. B. als Nasenspray zur Abschwellung der Nasenschleimhaut.
- **β-Sympathomimetika** finden ihren Einsatz im Rahmen der Schockbehandlung.
- **β_2-Sympathomimetika** eignen sich zur Therapie eines Asthmas bronchiale (➤ 2.9.9).

Parasympathikus

Der Ursprung des Parasympathikus liegt in Kerngebieten des Hirnstamms und den Seitenhörnern des Sakralmarks (S2 – S4). Die (präganglionären) Fasern verlassen das zentrale Nervensystem mit den Hirnnerven III, VII, IX und X sowie über die Vorderwurzeln der Sakralnerven II – IV. Lange Axone ziehen zu den Ganglien, die in Organnähe liegen und erst dann auf das nächste (postganglionäre) Neuron umgeschaltet werden.

Neurotransmitter des Parasympathikus ist Azetylcholin.

Tab. 2.50 Wichtige Funktionen von Sympathikus und Parasympathikus. [L190]

Organ	Sympathikuswirkung	Parasympathikuswirkung
Herzmuskel	Zunahme von Pulsfrequenz und Kontraktionskraft	Abnahme von Pulsfrequenz und Kontraktionskraft
Bronchien	Erweiterung der Bronchien	Verengung der Bronchien
Speicheldrüsen	Verminderung der Sekretion	Steigerung der Sekretion
Magen-Darm-Trakt	Verminderung von Tonus und Peristaltik, Schließmuskeln sind kontrahiert	Steigerung von Tonus und Peristaltik, Schließmuskeln sind entspannt
Verdauungsdrüsen	Verminderung der Sekretion	Steigerung der Sekretion
Sexualorgane beim Mann	Auslösung der Ejakulation	Auslösung der Erektion
Pupille	Erweiterung (*Mydriasis*)	Verengung (*Miosis*)

Funktion

Die parasympathischen Fasern der Hirnnerven III, VII und IX versorgen den Kopfbereich (z. B. Speicheldrüsen, Pupille), der X. Hirnnerv (*Nervus vagus*) den gesamten Brust- und große Teile des Bauchraums. Der untere Bauchraum und der Beckenbereich werden durch die parasympathischen Fasern aus dem Sakralmark innerviert (➤ Abb. 2.437, ➤ Tab. 2.51).

Viszerosensible Neurone

Afferenzen (*zum Rückenmark bzw. Gehirn ziehende Nervenfasern*), z. B. Nervenfasern, die das Signal Schmerz aus inneren Organen leiten oder Impulse aus den Chemo-, Presso- und Osmorezeptoren weitergeben, haben zwei Möglichkeiten:

- Die Leitung erfolgt über **Spinalnerven** zum Rückenmark und dann zum Gehirn: Die Impulse kommen über Nervenfasern des betreffenden inneren Organs und steigen über Grenzstrang – Spinalganglion – Hinterwurzel – Rückenmark – Hirnstamm zum Hypothalamus auf.
- Die Weiterleitung findet über **Hirnnerven** statt, die vegetative Fasern führen (III., VII., IX. und X. Hirnnerv) und über die Hirnnervenkerne zum Hypothalamus gelangen.

Der **Hypothalamus,** oberstes Zentrum des vegetativen Nervensystems, koordiniert die eingehenden Signale, stimmt sie mit Informationen aus dem Großhirn ab und steuert die erforderlichen Reaktionen. Dies erfolgt z. T. über seine Hormone (➤ 2.5.3).

Tab. 2.51 Glasgow-Koma-Skala (*GCS*). Die Summe der Punkte ergibt den Koma-Score und ermöglicht eine standardisierte Einschätzung des Schweregrades einer Bewusstseinsstörung.

neurologische Funktion	(beste) Reaktion des Kranken	Bewertung (Punkte)
Augen öffnen	Spontanes Öffnen	4
	Öffnen auf Ansprechen	3
	Öffnen auf Schmerzreiz	2
	Kein Öffnen	1
Verbale Reaktion	Orientiert	5
	Verwirrt, desorientiert	4
	Unzusammenhängende Worte	3
	Unverständliche Laute	2
	Keine verbale Reaktion	1
Motorische Reaktion auf Schmerzreize	Befolgen von Aufforderungen	6
	Gezielte Schmerzabwehr	5
	Massenbewegungen	4
	Beugesynergien (*Krämpfe der Beugemuskulatur*)	3
	Strecksynergien (*Krämpfe der Streckmuskulatur*)	2
	Keine motorische Reaktion	1

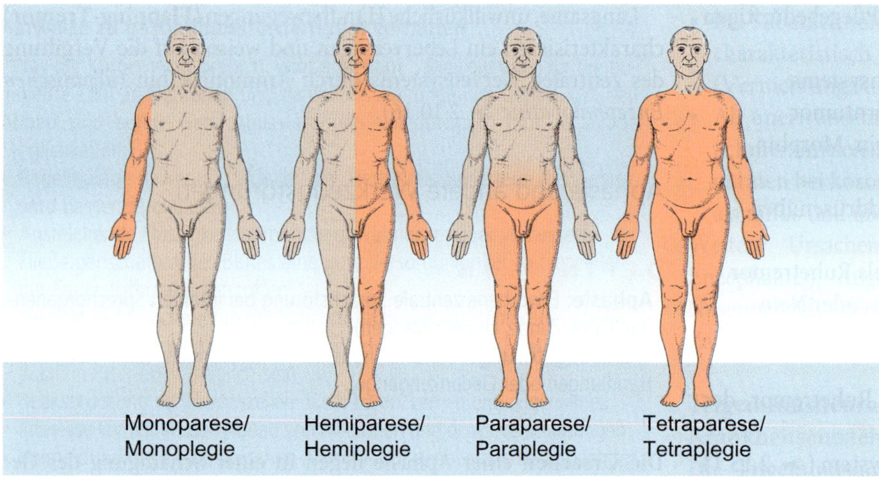

Abb. 2.432 Einteilung der Lähmungen entsprechend der betroffenen Gliedmaßen. [L190]

erkennt ihn aber nicht als solchen; der Betroffene beschreibt z. B. eine Banane völlig richtig als gelben, gebogenen Gegenstand. Es gelingt ihm aber nicht, den Zusammenhang zur essbaren Frucht herzustellen. Durch Betasten oder Schmecken hingegen erkennt er die Banane sofort.

Lähmungen und Querschnittläsionen

Lähmungen

DEFINITION

Parese: Minderung bzw. Ausfall der motorischen Funktion eines Muskels.
Plegie (*Paralyse*): Vollständige Lähmung eines Muskels oder einer Muskelgruppe.

- **Spastik:** tritt bei Schädigung des 1. motorischen Neurons auf (das 1. motorische Neuron reicht vom Gehirn bis zum Vorderhorn des Rückenmarks)
- **Schlaffe Lähmung;** tritt bei Schädigung des 2. motorischen Neurons auf (das 2. motorische Neuron reicht vom Vorderhorn des Rückenmarks bis zum Kontakt des Nervs mit seinem Muskel)

Eine **zentrale Lähmung** betrifft das 1. motorische Neuron. Aufgrund der Pyramidenbahnkreuzung (➤ 2.13.1) sind die Lähmungserscheinungen kontralateral. Entsprechend der Stelle, an der die Pyramidenbahn (die von der vorderen Zentralwindung bis zu den verschiedenen Rückenmarksabschnitten reicht), vom Krankheitsprozess betroffen ist, kommt es zu Mono-, Hemi-, Para- oder Tetraparese bzw. -plegie (➤ Abb. 2.432):

- Ein Prozess (z. B. Hirntumor) im Bereich der vorderen Zentralwindung (*Gyrus praecentralis*) ruft eine kontralaterale Monoparese, -plegie (*Lähmung einer Gliedmaße*) hervor (Rindenmännchen ➤ Abb. 2.434)
- Sind die beiden vorderen Zentralwindungen betroffen (Beispiel traumatische Hirnquetschung in diesem Bereich), kommt es zu einer Paraparese, -plegie (*Lähmung zweier symmetrischer Gliedmaßen*).
- Eine Unterbrechung der Pyramidenbahn im Bereich der Capsula interna (am häufigsten aufgrund eines Schlaganfalls ➤ 2.13.1), ruft eine kontralaterale Hemiparese, -plegie (*Lähmung einer Körperhälfte*) hervor.
- Aufgrund von Läsionen im Hirnstamm (z. B. durch Verschluss der A. basilaris) kommt es zur Tetraparese, -plegie (*Lähmung aller vier Gliedmaßen*).

Spastische Lähmung

Bei einer spastischen Lähmung ist der Spannungszustand der Muskulatur (*Muskeltonus*) durch Beeinträchtigungen der physiologischen Impulsweiterleitung im zentralen Nervensystem erhöht. Die Entstehung der spastischen Tonuserhöhung beruht vermutlich auf den Ausfall zentral hemmender Bahnen, während die Schaltkreise für die Muskeleigenreflexe im Rückenmark erhalten bleiben. Die spastische Tonuserhöhung ist umso größer, je rascher der Muskel gedehnt wird. Ein plötzliches Nachlassen des Muskeltonus bei maximaler Muskeldehnung wird als **Taschenmesserphänomen** bezeichnet. Die Spastizität betrifft an der oberen Extremität insbesondere die Beugemuskulatur, an der unteren Extremität die Streckmuskulatur. Weitere Kennzeichen einer spastischen Lähmung sind:

- In der Regel keine Muskelatrophien
- gesteigerte Muskeleigenreflexe
- Babinski-Reflex: beim Bestreichen der Fußsohle erfolgt eine Streckung der Großzehe und die Beugung der übrigen Zehen. Normal wäre ein Beugen aller Zehen (➤ Abb. 2.433)

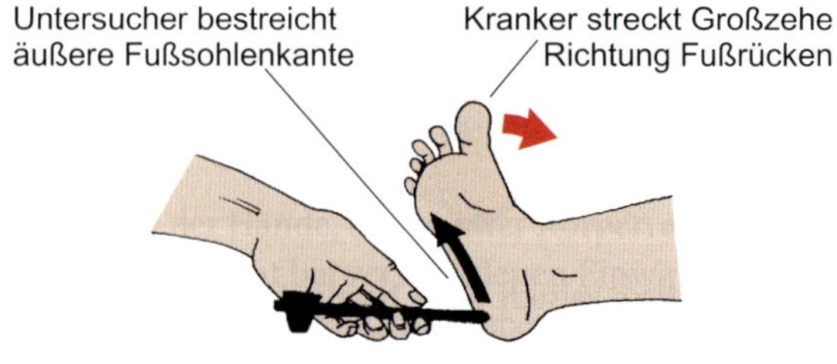

Abb. 2.433 Der Babinski-Reflex gehört zu den Pyramidenbahnzeichen. [L215]

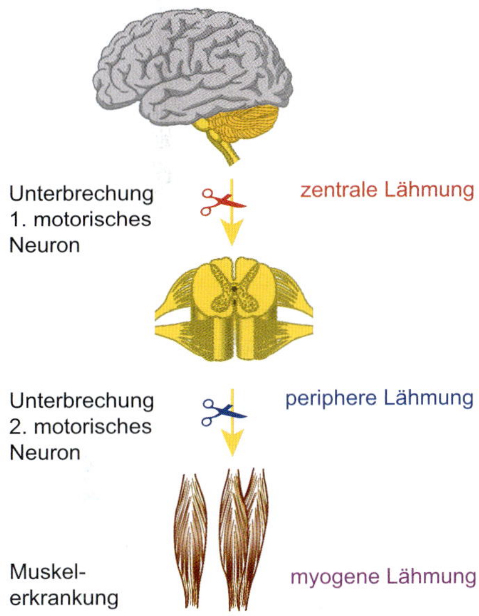

Abb. 2.434 Zentrale, periphere und myogene Lähmung. [L190]

Schlaffe Lähmung

Bei einer schlaffen Lähmung ist das zweite (*periphere*) motorische Neuron geschädigt (➢ Abb. 2.434). Da Muskelkontraktionen nur aufgrund eines Nervenimpulses erfolgen, ist eine schlaffe Lähmung durch folgende Symptome gekennzeichnet:

- Muskelatrophie
- Schlaffe Muskulatur
- Verminderte oder erloschene Muskeleigenreflexe (➢ 2.13.3).

Myogene Lähmung

Bei der myogenen Lähmung ist die Erregungsübertragung im Skelettmuskel gestört. Die Folgen ähneln denen der peripheren Lähmung.

Querschnittsyndrome

Krankheitsentstehung

Ursachen von Querschnittsyndromen sind Wirbelfrakturen, Bandscheibenvorfälle, Tumoren, Metastasen, Multiple Sklerose und Störungen der Rückenmarksdurchblutung.

Zu den Querschnittsyndromen gehören:

- **Komplettes Querschnittsyndrom** mit vollständiger Durchtrennung des Rückenmarks in einer bestimmten Höhe
- **Inkomplettes Querschnittsyndrom** (*Brown-Séquard-Syndrom*), das aufgrund der Nervenbahnkreuzungen in unterschiedlichen Regionen (Rückenmarksebene, Hirnstamm) unterhalb der Läsion
  - auf der betroffenen Seite eine spastische Lähmung, Störungen der Oberflächen- (Berührung, Tasten, Druck, Vibration) und der Tiefensensibilität (Gelenkstellung, Muskelspannung) auslöst
  - auf der Gegenseite zur Aufhebung der Schmerz- und der Temperaturempfindung führt
- **Konus-Syndrom**: Entsteht bei Schädigung des Conus medullaris (2.13.1), der etwa in Höhe des 1. Lendenwirbels liegt. Die Verletzung betrifft die Rückenmarksegmente S3-S5. Kennzeichen ist die Reithosenanästhesie (Dermatome ➢ Abb. 2.424). Die von den unteren sakralen Rückenmarkssegmenten innervierte Beckenbodenmuskulatur und die externen Sphinkteren (*M. sphincter urethrae externus, M. sphincter ani externus*) sind gelähmt, der Reflexbogen der Blasenentleerung (➢ 2.11.2) gestört. Da keine Reflextätigkeit möglich ist, bilden sich in der Harnblase große Restharnmengen mit Überlaufblase.

Symptome eines kompletten Querschnittsyndroms

Das komplette Querschnittsyndrom wird meist traumatisch verursacht. In der Folge treten eine komplette schlaffe Para- oder Tetraplegie, der Ausfall der Sensibilität sowie Störungen der Blasen-, Mastdarm- und Sexualfunktion auf. Unterhalb der Verletzung bestehen eine unzulängliche Schweißsekretion und Wärmeregulation.

Nach Tagen oder Wochen geht die zunächst schlaffe Para- oder Tetraplegie schrittweise in eine spastische Para- bzw. Tetraplegie über. Die obere Grenze der Sensibilitätsstörungen wird häufig durch eine Zone gekennzeichnet, in der z. B. Berührungen als unangenehm wahrgenommen werden (*Dysästhesie*).

Stuhlgang und Wasserlassen funktionieren so, dass es bei einem bestimmten Füllungsgrad reflektorisch zur spontanen Entleerung kommt (Reflexinkontinenz ➢ 2.11.5). Die Potenz bleibt erloschen. Neben gesteigerten Reflexen findet sich ein positiver Babinski-Reflex.

Besonderheiten entsprechend der Querschnitthöhe

- Bei Verletzungen oberhalb des 4. Halswirbels wird die Atemtätigkeit, bedingt durch die Lähmungen des N. phrenicus (Plexus cervicalis ➢ 2.13.3) und der Interkostalnerven eingestellt.
- Bei Verletzungen im unteren Halsmark (C8 ➢ Abb. 2.417) kommt es zur Lähmung der Interkostalmuskulatur mit gestörter Atemtätigkeit; die Zwerchfelltätigkeit bleibt erhalten. Die Innenseiten der Arme sind teilweise von der Lähmung und den Sensibilitätsstörungen betroffen (Dermatome ➢ Abb. 2.424).
- Alle Verletzungen des Rückenmarks bis in Höhe der unteren Brustwirbel (betrifft also die Segmente oberhalb Sakralmarks ➢ Abb. 2.417), lösen eine Reflexinkontinenz (➢ 2.11.5) aus, weil der Reflexbogen zur Blasenentleerung intakt bleibt.

Behandlung

Bei einem traumatisch bedingten Querschnitt können u. a. eine neurochirurgische Entlastung des verletzten Rückenmarks und die Stabilisierung der verletzten Wirbelsäule mit einem Fixateur interne angezeigt sein. Die Verordnung von Glukokortikoiden vermindert eine Ödembildung im betroffenen Rückenmarksabschnitt.

Komplikationen

Komplikationen sind Lungenentzündung, Harnwegsinfektionen, paralytischer Darmverschluss (*Ileus*), Kontrakturen und Dekubitus.

Extrapyramidale Bewegungsstörungen

Zu den Bewegungsstörungen, die durch Störungen der Kerne des extrapyramidalen Systems (➤ 2.13.1) ausgelöst werden, zählen:

- **Tremor**
- **Rigor** (lat. = *Steifheit*): Der wächserne Widerstand bleibt während der gesamten Bewegungsdauer gleich, vergleichbar dem Widerstand beim Biegen einer warmen Kerze. Dabei kann es zum Zahnradphänomen kommen, d. h. zum ruckartigen Nachlassen des Widerstands bei passiver Bewegung (➤ Abb. 2.435)
- **Akinese** (*Bewegungslosigkeit*), **Hypokinese** (*verlangsamte Bewegungen*)
- **Hyperkinesen** (*gesteigerte Bewegungen*): Hierzu gehören u. a. choreatische (*blitzartige arrhythmische*) und ballistische (*heftige, schleudernde*) Bewegungsabläufe.

Ataxie

DEFINITION

Ataxie: Gestörter Bewegungsablauf durch mangelhafte Koordination der Muskulatur.

Krankheitsentstehung

Ursachen einer Ataxie sind Kleinhirn- oder Rückenmarkserkrankungen, Erkrankungen des Innenohrs und Funktionsstörungen peripherer Nerven (*Polyneuropathie* ➤ 2.13.14).

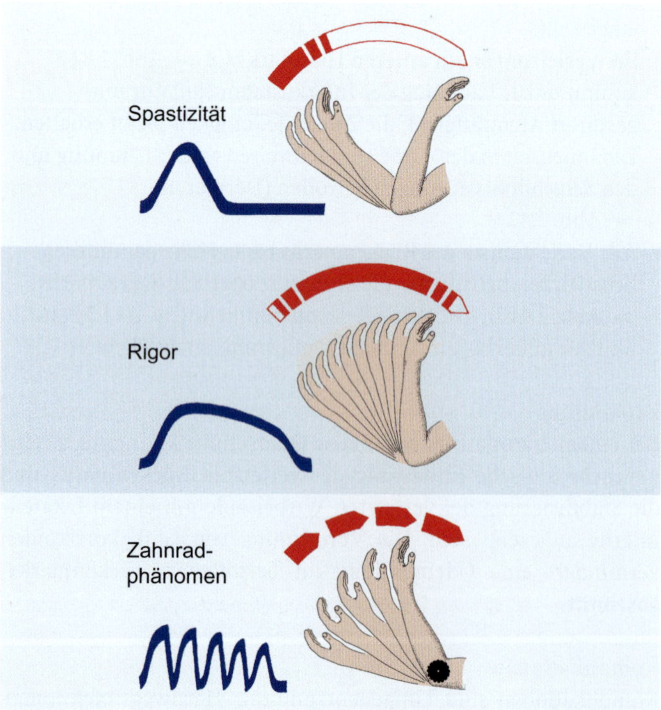

Abb. 2.435 Bei Spastik und Rigor ist der Muskeltonus auf jeweils charakteristische Weise erhöht. [L190]

Symptome

Kleinhirnerkrankungen lösen eine **Rumpf-** und **Standataxie** aus. Der Pflegebedürftige kann nicht gerade sitzen oder stehen, sondern fällt nach hinten oder zur Seite um. Hinzu kommt eine **Gangataxie** mit breitbeinigem, taumelndem Gang, der mit einer hohen Sturzgefährdung verbunden ist.

Die **Hinterstrangataxie** tritt bei Erkrankungen der Hinterstrangbahnen auf (z. B. bei Multipler Sklerose ➤ 2.13.10). Informationen über die Beschaffenheit des Bodens oder die Stellung der verschiedenen Körperteile zueinander werden nicht mehr ausreichend zum Gehirn weitergeleitet. Bei geöffneten Augen ist die Hinterstrangataxie wesentlich geringer ausgeprägt als bei geschlossenen Augen, da die Informationen des Sehsinns einen Teil der Informationen aus den Sinneskörperchen der Oberflächen- und Tiefensensibilität ersetzen.

Sensibilitätsstörungen

DEFINITION

Sensibilität: Wahrnehmung qualitativ unterschiedlicher Empfindungen
Sensibilitätsstörung (*Empfindungsstörung*): Veränderte Reizwahrnehmung.

Die Beschreibung der Sensibilitätsstörungen bzw. der Schmerzempfindungen hängt vom Wortschatz und von früheren Erfahrungen des Betroffenen ab: Der Pflegebedürftige vergleicht sie mit „Ameisenlaufen“ oder „Eingeschnürtsein“ und schildert es als Kribbeln oder Nadelstiche. Schmerzen beschreibt der Betroffene als „brennend“, „schneidend“, „als elektrischen Schlag“, „zermalmend“ oder „beißend“.

Sensibilitätsstörungen entstehen durch Schädigung:

- Des peripheren Nervensystem (Hirnnerven, Spinalnerven)
- Der zum Gehirn aufsteigenden (*afferenten*) Bahnen
- Gehirnarealen.

Peripher bedingte Sensibilitätsstörungen treten u. a. nach Durchtrennung eines peripheren Nervs, bei Polyneuropathie oder nach Hautverbrennungen auf.

Beispiele zentral bedingter Sensibilitätsstörungen sind Querschnitt, Schlaganfall, Multiple Sklerose, Tumoren bzw. Metastasen.

Zu den Sensibilitätsstörungen gehören:

- **Anästhesie** und **Analgesie:** Fehlende Sensibilitäts- bzw. Schmerzempfindung
- **Hypästhesie** und **Hypalgesie:** Verminderte Sensibilitäts- bzw. Schmerzempfindung
- **Hyperästhesie** und **Hyperalgesie:** Erhöhte Sensibilitäts- bzw. Schmerzempfindung
- **Dysästhesie:** Andersartige Wahrnehmung eines Reizes, wenn z. B. eine leichte Berührung als Schmerz empfunden wird
- **Parästhesie:** Missempfindung (z. B. bei Karpaltunnelsyndrom ➤ 2.1.9 oder bei Polyneuropathie ➤ 2.13.14)

2.13.6 Schlaganfall

Blutversorgung des Gehirns ➤ 2.13.2

DEFINITION

Schlaganfall (*zerebraler Insult;* engl. = *Stroke*): Plötzlich einsetzende neurologische Ausfälle, deren Ursache in einer Störung der Hirndurchblutung liegt.
Zerebrovaskuläre Insuffizienz: Sammelbegriff für alle akuten oder chronischen Durchblutungsstörungen des Gehirns.

Krankheitsentstehung

Ein Schlaganfall tritt auf, wenn das Gehirn zu wenig Blut erhält (*Ischämie* (➤ Abb. 2.437)) oder wenn es zu einer Hirnblutung kommt. Der daraufhin einsetzende schlagartige Ausfall von Hirnfunktionen hat dem Krankheitsbild seinen Namen verliehen.

Risikofaktoren eines Schlaganfalls sind der individuelle Lebensstil (Rauchen, Ernährung mit überwiegend tierischen Fetten, Stress) oder internistische Erkrankungen (unzureichend eingestellter Diabetes mellitus, Bluthochdruck, Herzerkrankungen).

Ursachen einer **Mangeldurchblutung,** die häufiger als Blutungen sind:

- Arteriosklerotischer, direkter Gefäßverschluss einer Hirnarterie oder verschlepptes arteriosklerotisches Material aus der veränderten Halsschlagader
- Embolie aufgrund von Herzerkrankungen: Vorhofflimmern, Herzinsuffizienz, Zustand nach Herzinfarkt; betrifft ca. ein Drittel aller Schlaganfälle
- Schock
- Direkte Verletzung der Halsschlagader bzw. der Hirngefäße.

Gründe einer (schlagartigen) **Hirnblutung**:

- Platzen arteriosklerotisch veränderter Hirngefäße bei Pflegebedürftigen mit einem Bluthochdruck, insb. wenn aufgrund von Blutdruckkrisen die Werte über 200 mmHg systolisch oder 100 mmHg diastolisch ansteigen.
- Aneurysmablutungen (die sackförmigen Aneurysmen / *Gefäßerweiterungen* der Hirnarterien entstehen v. a. an den Gefäßabgängen des Circulus arteriosus Willisii ➤ Abb. 2.438).
- Hirnblutung als unerwünschte Arzneimittelwirkung bei Verordnung z. B. von Antikoagulantien (➤ 2.8.8)
- Blutung eines Hirntumors.

Hirnblutungen führen rasch zu einem Hirnödem mit zunehmendem Hirndruck (➤ 2.13.13).

Vorläuferzeichen

Symptome, die akut auftreten und nach einer Zeitspanne von Min. bis maximal 24. Std. aber wieder komplett verschwinden (Prodromalzeichen), können darauf hinweisen, dass Störfaktoren die Versorgung des Gehirns beeinträchtigen. Der früher genutzte Betriff Transitorisch ischämische Attacke (*TIA*) erfährt mittlerweile eine Umbenennung in **Prodromalzeichen** (Vorläuferzeichen).

Prodromalzeichen können sein:

- Kurzzeitige Sehstörungen, Doppelbilder oder Erblindung auf einem Auge (*Amaurosis fugax)*
- Vorübergehende plötzlich auftretende Taubheitsgefühle
- Flüchtige Sprach- und Sprechstörungen
- Momentane Lähmungen („Am Morgen fiel mir irgendwie die Tasse aus der Hand, aber kurz danach war wieder alles in Ordnung")
- Kurzfristige Schwindelattacke.

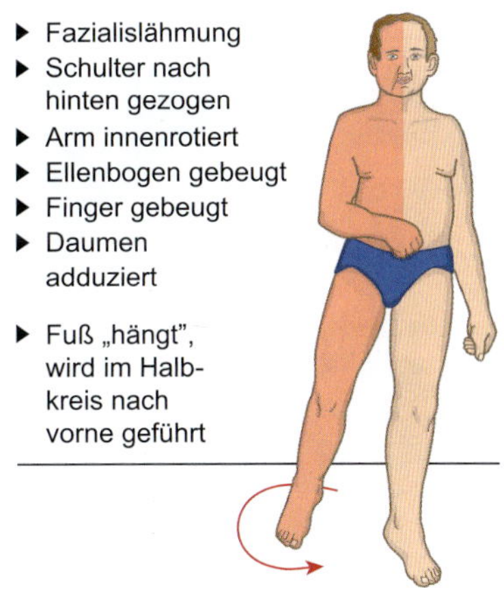

Abb. 2.436 Rechtsseitige spastische Hemiparese nach Schlaganfall. [L138]

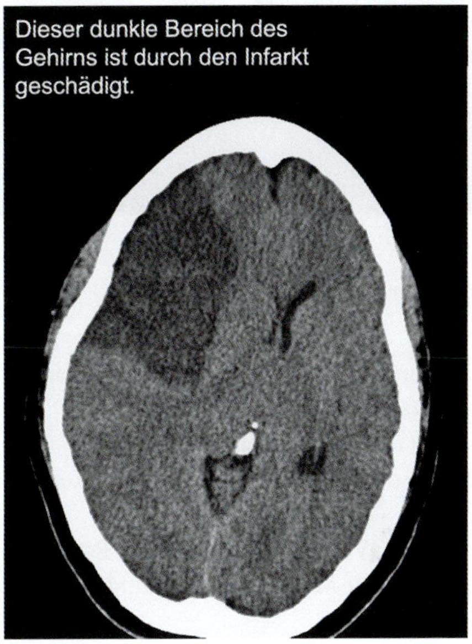

Abb. 2.437 Hirninfarkt [G435]

Symptome

Die Symptomatik eines Schlaganfalls ist abhängig von:

- Der betroffenen Hirnarterie
- Der Größe des betroffenen Hirnareals.

Aufgrund der Bewusstseinstrübung oder der akuten Verwirrtheit in Verbindung mit den schlagartig auftretenden Symptomen, die teilweise aus ➤ Abb. 2.436 zu ersehen sind, muss der unverzügliche Transport in die Klinik erfolgen (am Besten auf eine Stroke-Unit / *Spezialabteilung für die Akutbehandlung von Schlaganfällen*).

Die neurologische Untersuchung auf der Stroke-Unit zeigt im Versorgungsgebiet der am häufigsten betroffenen mittleren Großhirnarterie (*A. cerebri media*) folgende Symptome:

- Akut schlaffe, im weiteren Verlauf spastische Lähmungen, die v. a. arm- und gesichtsbetont sind
- Fazialisparese (Lähmung des VII. Hirnnervs, N. facialis) mit hängendem Mundwinkel und mangelndem Lidschluss

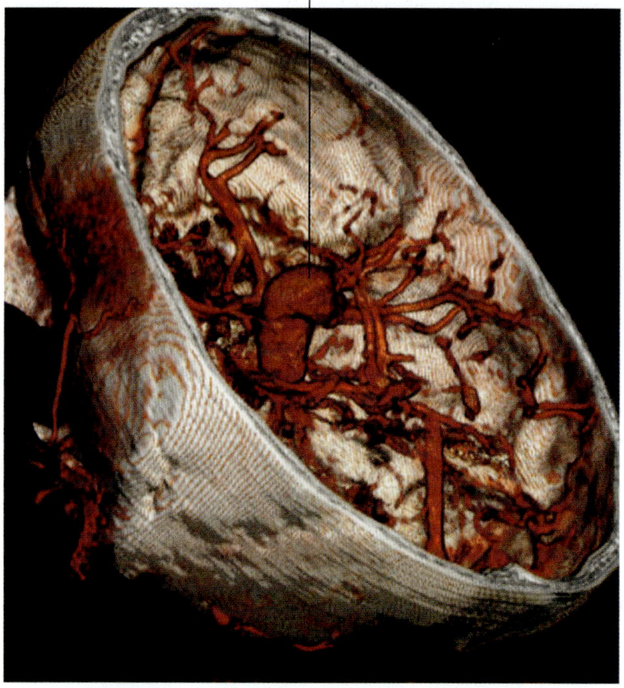

Abb. 2.438 Aneurysma der A. cerebri media. [E402]

- Sensibilitätsstörungen, z. B. Taubheitsgefühl, Parästhesien (*Missempfindungen*)
- Aphasie, wenn der Schlaganfall im Bereich des Sprachzentrums (bei den meisten Menschen in der linken Großhirnhälfte) liegt
- Neclect-Syndrom: Vernachlässigung einer Raum- und Körperhälfte aufgrund einer Mangeldurchblutung oder Blutung in der rechten Großhirnhälfte
- Urin- und Stuhlinkontinenz
- Schluckstörungen.

Bedingt durch die Kreuzung der Pyramidenbahnen sind bei einem Verschluss oder einer Blutung der rechten mittleren Großhirnarterie die Symptome im Bereich der linken Körperhälfte zu erwarten und umgekehrt.

Besonderheiten wenn der Schlaganfall andere Hirnarterien betrifft:

- **Vordere Großhirnarterie** (*A. cerebri anterior*): Durch den Verlauf der Pyramidenbahn in der Capsula interna ist hier das Bein stärker von einer Lähmung betroffen. Zusätzlich treten Persönlichkeitsveränderungen auf.
- **Hintere Großhirnarterie** (*A. cerebri posterior*): Bei Beteiligung der Sehbahn oder der Sehzentren, kommt es zu Sehstörungen und Gesichtsfeldausfällen.
- **Schädelbasisarterie** (*A. basilaris*): Auffällig sind Nystagmus (*Augenzittern*), Gangstörungen (*Ataxie*), Drehschwindel und Intentionstremor.

Generell lässt die Symptomatik eines Schlaganfalls keine sicheren Rückschlüsse zu, ob es sich um eine Unterbrechung der Blutversorgung (*Ischämie*) oder um eine Blutung handelt. Daher ist so schnell wie möglich eine CT anzufertigen, weil die Behandlung einer Ischämie anders aussieht als bei einer Blutung.

Untersuchungen

Mittels CT oder MRT werden die genaue Lokalisation, die Ausdehnung und die Form des Schlaganfalls (Blutung oder Ischämie) erfasst. Die Karotis-Doppler-Sonografie dient dem Nachweis arteriosklerotischer Veränderungen in der Halsschlagader. Ein Herzecho gibt Aufschluss darüber, ob sich im linken Vorhof bzw. in der linken Herzkammer Thromben befinden.

Behandlung

Time ist brain: Je schneller eine Therapie einsetzt, desto besser sind die Chancen, dass sich der geschädigte Hirnbezirk erholt und Folgeschäden vermieden werden. Das betrifft insbesondere die Umgebung eines Infarktes. Die Nervenzellen in diesem Randgebiet sind aufgrund des Sauerstoffmangels zwar beeinträchtigt, können sich aber regenerieren, wenn die Durchblutung so schnell wie möglich wieder funktioniert. Das bedeutet, dass das Zeitintervall zwischen dem Ereignis und dessen Behandlung die Ausdehnung des zerstörten Areals und letztlich die Dimension der Funktionseinschränkungen bestimmt.

Grundzüge der Maßnahmen bei einem Schlaganfall:

- Bei einem Hirninfarkt: Verordnung von durchblutungsfördernden Medikamenten, evtl. Lysetherapie innerhalb der ersten 4 Std. nach Symptombeginn unter Beachtung der Kontraindikationen (➤ 2.6.8).
- Bei einer Hirnblutung: Behandlung des Hirndrucks, ggf. Gefäßoperation und Entfernung des Hämatoms.
- Behandlung eines Hirnödems und Senkung des Hirndrucks z. B. durch Verabreichung von hypertonen Infusionslösungen (➤ 2.11.6); von Seiten der Pflege erfolgt u. a. die Förderung des venösen Rückflusses aus dem Kopf, indem der Oberkörper des Erkrankten um ca. 30 Grad erhöht und der Kopf gerade gelagert wird, um den Abfluss über die innere Drosselvene (*V. jugularis interna*) nicht zu behindern.
- Sicherung der Vitalfunktionen z. B. durch Gabe von Sauerstoff, Infusionstherapie.

Idealerweise wird bereits im Akutkrankenhaus mit der **Frührehabilitation** begonnen. Durch intensive Bewegungs- und Sprachübungen gelingt es häufig, Bewegungsstörungen und Sprachprobleme der Erkrankten zu verbessern.

Verhütung von Rezidivschlaganfällen

Maßnahmen zur Verhütung von Rezidivschlaganfällen sind die allgemein bekannten Vorschläge bezüglich einer gesunden Lebensführung, die sorgfältige Einstellung eines Diabetes mellitus sowie die gewissenhafte Therapie von Herzerkrankungen oder des Bluthochdrucks. Bezüglich Behandlung arteriosklerotischer Veränderungen in der Halsschlagader (*A. carotis*) gibt es folgende Verfahren zur Verbesserung der Durchblutungssituation:

- **PTA** (*perkutane transluminale Angioplastie*): Dehnung der Stenose mit Hilfe eines kleinen aufblasbaren Ballons und Stentimplantation
- **TEA** (*Thrombendarteriektomie*). Ausschälung des Thrombus zusammen mit der veränderten Gefäßinnenwand.

Um das Risiko eines erneuten Gefäßverschlusses zu senken, erhält der Pflegebedürftige Thrombozytenaggregationshemmer (Acetylsalicylsäure, Clopidogrel / Plavix®) oder Gerinnungshemmer (Phenprocoumon / Marcumar®) bei Vorhofflimmern. Unerwünschte Arzneimittelwirkungen von Acetylsalicylsäure und Clopidogrel sind u. a. Magen-Darmblutungen, von Phenprocoumon sind es Hirnblutungen.

FALLBEISPIEL

Herr Müller, Teil I

Die Pflegefachkraft Frau Huber arbeitet in einer Tagespflegeeinrichtung. Sie wartet auf Herrn Müller. Er soll am frühen Vormittag zur Physiotherapie in den Behandlungsraum gebracht werden. Herr Müller ist 65 Jahre alt und sitzt seit einem Schlaganfall vor sieben Monaten im Rollstuhl. Er leidet unter Neglect und dem Pusher-Syndrom. Da die Ehefrau berufstätig ist, verbringt Herr Müller den Tag in der Tagespflegeeinrichtung.

Pflege

Neglect

Bei einem Neglect kommt es zur halbseitigen Missachtung der betroffenen Körper- und dessen Raumseite. Die Pflegebedürftigen reagieren vermindert oder gar nicht auf Reize, die von dieser Seite ausgehen. Die Störung tritt v. a. bei Schädigungen des Scheitellappens auf.

- Aufgrund der hohen Sturzgefahr sind die Grundlagen der Sturzprophylaxe zu beachten.
- Förderung der Wahrnehmung auf der betroffenen Körper- und Raumseite, indem z. B. der Nachttisch auf die betroffene Seite gestellt wird und der Betroffene diese Körperseite bei der Körperpflege einbezieht.
- Beobachtung, ob der Pflegebedürftige seine gesamte Mahlzeit isst oder ob er nur die Hälfte der Portion zu sich nimmt.
- Unterstützung des Erkrankten in seiner Wahrnehmung der betroffenen Körperseite durch geeignete Lagerungen.

Pusher-Syndrom

Beim Pusher-Syndrom (engl. to push = *drücken, schieben*) ist das Körperbild gestört. Deshalb wird das Körpergewicht, egal in welcher Körperhaltung, auf die betroffene Seite verlagert. Auch hier sind die Pflegebedürftigen erheblich sturzgefährdet.

- Der Betroffene sollte zunächst nur für kurze Zeit im Rollstuhl sitzen.
- Beim Sitzen das Becken des Pflegebedürftigen symmetrisch ausrichten.
- Förderung der Wahrnehmung durch die Vorgabe von Orientierungsmöglichkeiten (z. B. den weniger betroffenen Arm auf einem Tisch ablegen).

Subluxierte Schulter

Die subluxierte Schulter tritt auf, wenn der Oberarmkopf aufgrund der Muskellähmung nicht mehr korrekt in der Schultergelenkpfanne sitzt und der Arm aufgrund seines Eigengewichts aus der Gelenkpfanne nach unten gezogen wird.

- Bei Mobilisation oder Lagerung keinen zusätzlichen Zug am Schultergelenk entstehen lassen.
- Darauf achten, dass bei Pflegemaßnahmen nicht am Arm gezogen oder unter die Achsel gefasst wird.
- Wenn der Arm des Pflegebedürftigen gehoben wird, unterstützend den Ellenbogen greifen.

Schulter-Arm-Syndrom

Der veränderte Muskeltonus auf der betroffenen Seite sowie Blut- und Lymphabflussstörungen führen dazu, dass die Hand anschwillt.

- Die Hand wird im Vergleich zum Ellenbogen etwas höher gelagert.
- Bei Lagerungen ist darauf zu achten, dass der Venenabfluss im Bereich des Handrückens nicht gestört ist.

Dysphagie

Die Ursache eine Dysphagie (*Schluckstörung*) nach einem Schlaganfall ist der gestörte Schluckreflex, der häufiges Verschlucken, Herausfließen von Nahrungsresten aus der Mundhöhle oder Nahrungsverweigerung auslöst. Komplikationen sind Aspiration mit Aspirationspneumonie, Mangelernährung und Austrocknung des Körpers (*Dehydratation*).

- Wöchentliche, regelmäßige Gewichtskontrollen verhindern, dass eine Mangelernährung übersehen wird.
- Die tägliche Messung der Körpertemperatur gibt Hinweise auf eine beginnende Lungenentzündung.
- Eine gute Sitzposition des Pflegebedürftigen während der Mahlzeit mit leicht nach vorne geneigtem Kopf erleichtert das Schlucken.
- Betroffenen nach der Mahlzeit noch sitzen lassen, um keinen ösophago-gastralen Reflux (➤ 2.10.12) auszulösen.
- Die Mundpflege nach der Mahlzeit dient auch dem Erkennen von Speiseresten als Zeichen einer Schluckstörung.

Aphasie

Sowohl der Aphasiker (Aphasie = Sprachstörung), als auch Pflegende und Angehörige müssen lernen, mit der Sprachstörung und den daraus entstehenden Kommunikationsproblemen umzugehen, auch wenn ein Logopäde (*Sprech- und Sprachtherapeut*) den Betroffenen unterstützt und berät. Einige Beispiele zum Umgang mit Betroffenen, die unter einer Aphasie leiden:

- Vermittlung von Ruhe und Sicherheit
- Einplanung von ausreichend Zeit für Pflegehandlungen
- Blickkontakt und langsames, deutliches Sprechen in kurzen, einfachen Sätzen erleichtern das Verständnis
- Unterstützung der Kommunikation durch Gestik und Mimik
- Vermeidung von Nebenhandlungen während des Gesprächs
- Behandlung des Aphasikers als gleichwertigen Gesprächspartner.

SURFTIPP

Stiftung Deutsche Schlaganfall-Hilfe: www.schlaganfall-hilfe.de

2.13.9 Infektiöse und entzündliche Erkrankungen des ZNS

DEFINITION

Meningitis: Entzündung der Hirn- oder Rückenmarkshäute.
Enzephalitis: Entzündung des Gehirns.
Meningoenzephalitis: Entzündung sowohl der Hirnhäute als auch des Gehirns.

Meningitis

Krankheitsentstehung

Bakterien, u. a. Pneumokokken, Staphylokokken, E. coli, Salmonellen, infizieren die Meningen direkt, Borrelien oder Tuberkuloseerreger lösen eine Begleitmeningitis aus. Virale Infektionen kommen z. B. durch Enteroviren, Coxsackie-Viren oder FSME-Viren zustande. Auch Pilze (4.1.6) und Protozoen (➤ 4.1.7) sind in der Lage die Hirnhäute zu befallen. Die Erreger erreichen das zentrale Nervensystem meistens mit dem Blutstrom. Sie werden aber auch aus benachbarten Entzündungsprozessen (z. B. bei Mittelohrentzündung) fortgeleitet oder gelangen nach Verletzungen oder über Fisteln zum zentralen Nervensystem.

Symptome und Untersuchung

Innerhalb von Stunden treten meist starke Kopfschmerzen auf. Begleitsymptome sind Meningismus, Lichtempfindlichkeit, Übelkeit und Erbrechen. Eine Hirndrucksteigerung löst u. a. Bewusstseinsstörungen aus (weitere Hirndruckzeichen ➤ 2.13.11).

Während der klinischen Untersuchung überprüft der Arzt, ob ein Meningismus vorliegt. Ein Meningismus entsteht aufgrund einer Reizung der Hirnhäute und löst eine schmerzhafte Steifheit des Nackens aus, die bei der Beugung des Kopfes zunimmt (➤ Abb. 2.439). Zur Diagnostik gehören Blut- und Liquoruntersuchungen sowie eine CT.

Behandlung

Nach der Abnahme von Liquor und Blut wird eine Antibiose unter Berücksichtigung der häufigsten bakteriellen Erreger begonnen und später entsprechend dem Ergebnis der Liquorkultur korrigiert. Zur Prophylaxe von Hirndruck werden Kortikosteroide gegebenn. Bei Infektionen durch Herpes-simplex- oder Varizella-zoster-Viren kann mit Aciclovir behandelt werden; bei den meisten viralen Infektionen erfolgt eine symptomatische Therapie, da keine Virostatika zur Verfügung stehen.

Enzephalitis

Krankheitsentstehung

Akute Enzephalitiden (*Hirnentzündungen*) sind häufig viral (Herpesviren, FSME-Viren, Enteroviren) bedingt.

Eine **herdförmige Enzephalitis** kann aufgrund einer Verschleppung infektiöser Partikel entstehen, die sich von entzündeten Herzklappen ablösen und mit dem Blutstrom in kleine Hirngefäße gelangen. Verursacher der herdförmigen Enzephalitis sind meist Staphylokokken oder Streptokokken.

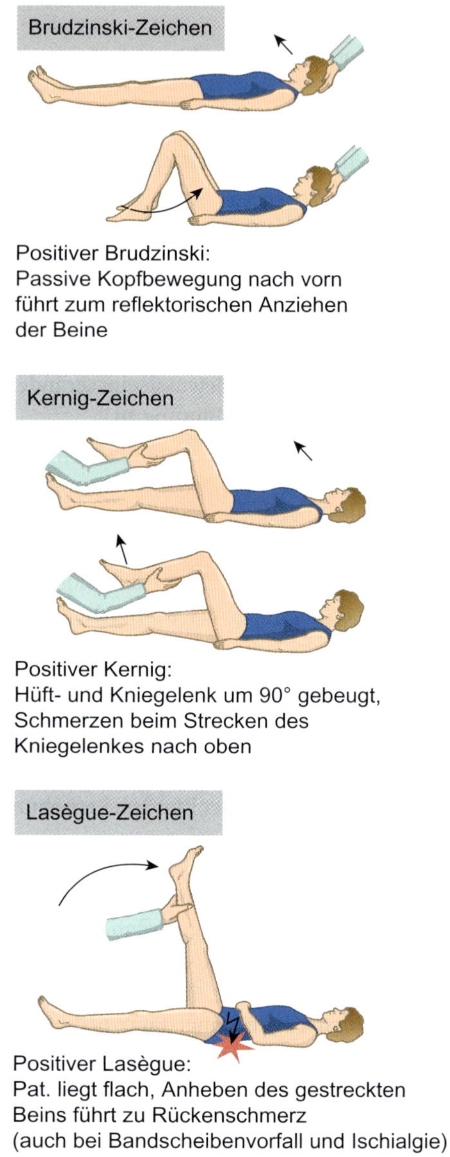
Brudzinski-Zeichen
Positiver Brudzinski:
Passive Kopfbewegung nach vorn
führt zum reflektorischen Anziehen
der Beine
Kernig-Zeichen
Positiver Kernig:
Hüft- und Kniegelenk um 90° gebeugt,
Schmerzen beim Strecken des
Kniegelenkes nach oben
Lasègue-Zeichen
Positiver Lasègue:
Pat. liegt flach, Anheben des gestreckten
Beins führt zu Rückenschmerz
(auch bei Bandscheibenvorfall und Ischialgie)

Abb. 2.439 Klinische Meningitiszeichen. [L138]

Zu den **chronischen Enzephalitiden** zählen die Neuroborreliose oder die HIV-Enzephalopathie.

Symptome und Untersuchung

Die akute Enzephalitis ist gekennzeichnet durch:

- Bewusstseinsveränderungen bis zur Bewusstlosigkeit
- Psychische Veränderungen (Unruhe, Verwirrtheit und psychotische Symptome)
- Neurologische Ausfälle (Lähmungen, Sprachstörungen)
- Zerebrale Krampfanfälle (➤ 2.13.12).

Die **HIV-Enzephalopathie** ist eine Hirnerkrankung, die im fortgeschritten Stadium einer HIV-Erkrankung Veränderungen des Hirngewebes hervorruft. Es treten Konzentrations-und Gedächtnisstörungen, Depressionen, die Verlangsamung und Störung der Feinmotorik, Gangstörungen und Antriebsminderung auf; das

Endstadium einer HIV-Enzephalopathie ist durch eine schwere Demenz gekennzeichnet.

Diagnostische Maßnahmen bei Hirnentzündungen sind u. a. CT, MRT, Lumbalpunktion zur Liquorgewinnung und Blutuntersuchungen.

Behandlung

Bei Verdacht auf eine herpesbedingte Enzephalitis ist die sofortige intravenöse Gabe des Virostatikums Aciclovir (Zovirax®) erforderlich. Die Behandlung der HIV-Enzephalopathie erfolgt mit der HAART-Therapie (hoch aktive antiretrovirale Therapie ➤ 2.6.10).

Zeckenbedingte ZNS-Infektionen

DEFINITION

Zeckenbedingte ZNS-Infektionen: Bakterielle oder virale Infektionen, deren Erreger durch den Biss einer Zecke übertragen werden. In Mitteleuropa sind von Bedeutung (➤ Abb. 2.440):
- (Virale) **Frühsommermeningoenzephalitis** (*FSME*)
- (Bakterielle) **Lyme-Borreliose**

Frühsommermeningoenzephalitis

Zecken bilden das Reservoir für das FSME-Virus und übertragen das Virus bei ihrem Biss auf den Menschen. 70-90 % der Infizierten entwickeln keinerlei Symptome. Bei 10-30 % der Infizierten treten ungefähr eine Woche nach dem Zeckenbiss grippeähnliche Symptome auf. Nach mehrtägiger Beschwerdefreiheit kann es zu einer Meningoenzephalitis oder einer Meningomyelitis (*Entzündung der Rückenmarkshäute und des Rückenmarks*) kommen. Die Diagnose basiert auf Liquor- und Blutuntersuchungen, die Therapie erfolgt symptomatisch.

Prophylaxe: Aktive Impfung; passive Impfung möglichst innerhalb der ersten 24–48 Std.

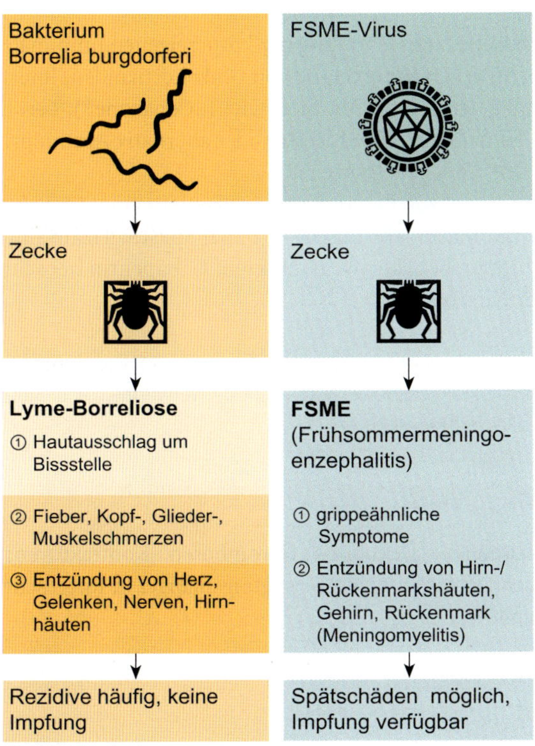

Abb. 2.440 Die beiden häufigsten zeckenübertragenen Krankheiten sind die Lyme-Borreliose und die FSME. [L190]

Lyme-Borreliose

Die bakteriell bedingte **Lyme-Borreliose** wird durch den bIss einer Zecke und die Übertragung des Bakteriums Borrelia burgdorferi hervorgerufen. Man unterteilt die Erkrankung in drei Stadien, wobei die neurologischen Störungen im 2. und 3. Stadium auftreten.

Symptome

Nach dem Zeckenbiss entsteht in vielen Fällen eine handtellergroße **Hautreaktion** (*Erythema migrans*), das Hauptsymptom im **Stadium 1.** Nach Wochen oder Monaten kommt es im **Stadium 2** zu Fieber, Gliederschmerzen und neurologischen Störungen (*Neuroborreliose*) mit Hirnnervenausfällen (z. B. Fazialislähmung), Parästhesien oder Lähmungen. Gangstörungen, Hemiparese, Sprachstörungen und epileptische Anfälle sind Symptome des **3. Stadiums** der chronischen Neuroborreliose.

Behandlung

Die Behandlung erfolgt in allen drei Stadien mit Antibiotika (Tetracycline oder Cephalosporine).

Prophylaxe vor Zeckenbissen

- Nach einem Spaziergang freie Hautstellen gezielt nach Zecken absuchen.
- Zecken sobald wie möglich, ohne zu quetschen mit einer speziellen, in Apotheken erhältlichen Zecken-Pinzette herausziehen.
- Zeckenbisswunde desinfizieren und Hände reinigen.

2.13.10 Multiple Sklerose

DEFINITION

Multiple Sklerose (*MS, Encephalomyelitis disseminata*): Chronisch-entzündliche Erkrankung des zentralen Nervensystems, die herdförmige Zerstörungen der Markscheiden auslöst.

Die Multiple Sklerose ist eine der häufigsten neurologischen Erkrankungen in den Industrieländern. Der Beginn liegt meist im 20.–40. Lebensjahr; im höheren Alter erfordern Funktionseinbußen sowohl medizinische als auch pflegerische Maßnahmen.

Krankheitsentstehung

Die Ursache der Multiplen Sklerose ist noch nicht geklärt. Vermutlich handelt es sich um eine Erkrankung, an deren Auftreten unterschiedliche Faktoren beteiligt sind: Vererbung, Autoimmunstörung, Umweltfaktoren.

MS betrifft vor allem die weiße Substanz des gesamten ZNS. Herdförmig lösen sich die Markscheiden auf. Im Verlauf der immunologischen Reaktionen bildet sich Narbengewebe. Die neurologischen Ausfälle entstehen durch die verlangsamte oder unterbrochene nervale Erregungsleitung.

Symptome

Da beliebige Areale des ZNS betroffen sein können, ist mit verschiedenen Symptomen zu rechnen. Häufige Krankheitszeichen sind:

- Augensymptome mit schmerzhaften Sehnervenentzündungen (*Retrobulbärneuritis*), plötzlichem Sehverlust, Augenzittern (*Nystagmus*), Augenmuskellähmungen und dem Sehen von Doppelbildern
- Sensibilitätsstörungen (Taubheitsgefühle, Parästhesien)

Lähmungen mit gesteigerten Reflexen und einem positiven Babinski-Reflex (Pyramidenbahnzeichen (➤ Abb. 2.433); zu einem späteren Zeitpunkt häufig spastische Tonuserhöhungen. Die Kombination aus Koordinationsstörungen und Spastik führt zu einem typisch veränderten, breitbeinig-steifen Gangbild (➤ Abb. 2.441):

- Zittern: typisch ist der Intentionstremor (➤ 2.13.5)
- Sprechstörungen mit undeutlicher, teilweise verwaschener Sprache
- Kleinhirnsymptome: Schwankender Gang mit Auffälligkeiten in der Koordination von Bewegungen
- Blasenfunktionsstörungen mit imperativem Harndrang (*Urge-Inkontinenz* ➤ 2.11.5); in späteren Krankheitsstadien können auch Harnverhalt und Stuhlinkontinenz auftreten
- Psychische Störungen, die entweder als reaktive Depressionen auf die Erkrankung oder hirnorganisch, durch die Erkrankung selbst, bedingt sind.

Untersuchungsbefund

Von Bedeutung ist die Liquoruntersuchung mit dem Nachweis oligoklonaler Banden, weil dieser Nachweis einen entzündlichen Prozess im ZNS belegt. In der MRT sind Entmarkungsherde zu sehen, die oft in der Nähe der Hirnventrikel (*periventrikulär*), im Bereich der Sehnerven oder in den Hinterstrangbahnen des Rückenmarks auftreten.

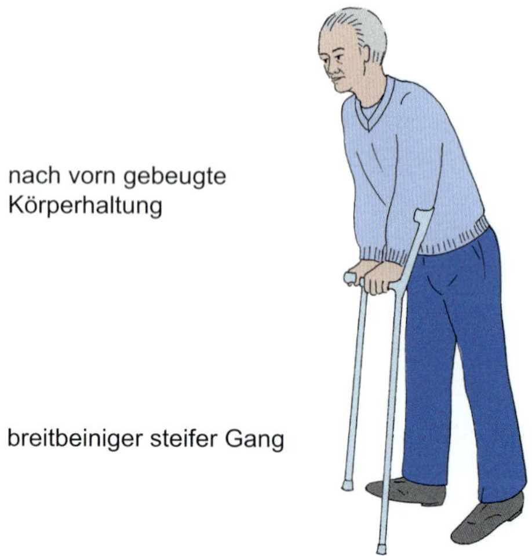

Abb. 2.441 Typische Gangstörung eines Patienten mit Multipler Sklerose-. [L190]

Verlaufsformen

Typische Verlaufsformen:

- Primär schubförmiger Verlauf: Tritt meist zu Beginn der Erkrankung auf. Nach dem Schub kommt es innerhalb von Wochen oder Monaten zu einer Rückbildung der Symptome. Schubauslösend können übermäßiger Stress, emotionale Anspannung, ein über längere Zeit anhaltender Schlafmangel und zusätzliche Erkrankungen (z. B. grippale Infektion) sein.
- Nach ca. 10 Jahren geht der schubweise Verlauf oft in einen sekundär progredienten Verlauf über, der das Krankheitsbild in der Altenpflege prägt.
- Primär progredienter Verlauf: In wenigen Fällen tritt der Erkrankungsbeginn sofort (also primär) mit einer zunehmenden (*progredienten*) Verschlechterung auf.

Behandlung

Nichtmedikamentöse Behandlungsansätze dienen vor allem dem Erhalt der Selbstständigkeit und der psychischen Bewältigung der Erkrankung. Hierzu zählen Physio- und Ergotherapie, Logopädie, psychosoziale Begleitung und der Kontakt zu Selbsthilfegruppen.

Zur medikamentösen Behandlung einer Multiplen Sklerose gehören:

- Arzneimittel zur Hemmung der körpereigenen Immunabwehr: Je nach Verlauf Verordnung von Glukokortikoiden, Interferon beta (Betaferon®), Glatiramer (GLAT, Copaxone®), Teriflunomid, Fumarsäuredimethylester oder alternativ Azathioprin (Imurek®) oder Methotrexat.
- Arzneimittel zur Behandlung der Begleitsymptomatik (Spastik, Blasenstörungen): z. B. bei Spastik Tizanidin, Antibiotika bei Harnwegsinfekten, Gabapentin bei schmerzhafter Neuropathie

Das Muskelrelaxans Baclofen (Lioresal®) wird in der Priscus-Liste nicht für ältere Menschen empfohlen, da Amnesie, Verwirrtheit und Sturzgefahr drohen (www.priscus.net).

Komplikationen

Komplikationen (Dekubitus, Thrombosen, Kontrakturen) treten hauptsächlich durch einen Bewegungsmangel in fortgeschrittenen Stadien auf.

Pflege

Pflegerische Aspekte:

- Auch wenn die Betroffenen schnell ermüden, ist die regelmäßige Mobilisation von grundlegender Bedeutung.

- Grundsätzlich Maßnahmen zur Sturzprophylaxe ergreifen, weil die Pflegebedürftigen aufgrund der Bewegungsstörungen generell sturzgefährdet sind.
- „Hilfe zur Selbsthilfe“: Der Erkrankte soll so viel wie möglich selbst machen (betrifft v. a. Ankleiden, Körperpflege, Essensaufnahme).
- Die Selbstständigkeit des Pflegebedürftigen beim Essen durch Hilfsmittel wie verdickte Besteckgriffe, rutschfestes Geschirr, spezielle Becher unterstützen.
- Darauf achten, dass trotz der Blasenfunktionsstörungen ca. 1,5 Liter Flüssigkeit täglich getrunken werden.
- Dekubitus-, Thrombose-, Pneumonie- und Kontrakturprophylaxe.
- Blasen- und Darmtraining (➢ 2.11.5, ➢ 2.10.14).
- Bei Sprach- und Sprechstörungen Logopäden hinzuziehen.

Prognose

Das Angebot an Hilfen und Informationen gestattet es den Betroffenen häufig, auch bei chronischen Verläufen lange selbstständig zu bleiben.

SURFTIPP

Deutsche Multiple Sklerose Gesellschaft Bundesverband e.V.: www.dmsg.de

2.13.11 Parkinson-Syndrom

DEFINITION

Parkinson-Syndrom: Erkrankung des extrapyramidalen Systems; eine der häufigsten neurologischen Erkrankungen, die meist nach dem 60. Lebensjahr auftritt und typische Symptome aufweist:
- Rigor
- Ruhetremor
- Hypo-/Akinese

Zur **Plussymptomatik** zählen Rigor und Ruhetremor, zur **Minussymptomatik** Hypo- bzw. Akinese.

Krankheitsentstehung

Hauptformen des Parkinson-Syndroms:
- **Morbus Parkinson** (*idiopathisches Parkinson-Syndrom*) Folge eines ungeklärten Untergangs dopaminproduzierender Zellen der Substantia nigra im Mittelhirn (➢ 2.13.1).
- **Symptomatisches Parkinson-Syndrom** (*sekundäres Parkinson-Syndrom*): Ursachen sind Arteriosklerose der Hirnarterien, Nebenwirkung von Medikamenten (z. B. Neuroleptika), Folge multipler kleiner Schlaganfälle, Komplikationen einer Enzephalitis (z. B. bei HIV-Enzephalopathie), Hirntumor und nach Schädel-Hirn-Trauma.

In der Hälfte aller neu auftretenden Parkinson-Syndrome bei alten Menschen ist das sekundäre Parkinson-Syndrom die Folge einer medikamentösen Behandlung. Diese unerwünschte Arzneimittelwirkung wird manchmal auch als Parkinsonoid bezeichnet. Auslösende Medikamente können sein:
- Neuroleptika (u. a. Promethazin / Promethazin-neuraxpharm®)
- Psychopharmaka (Haloperidol / Haldol-Janssen®)
- Antivertiginosa (Flunarizin / Natil®-N; Medikament zur Behandlung von Schwindel)
- Antiemetika (Metoclopramid / MCP-ratiopharm®).

Symptome und Untersuchungsbefund

Die **Frühsymptome** einer Parkinson-Erkrankung werden meist nicht als solche erkannt, da sie unspezifisch sind und allgemeinen Alterserscheinungen zugeordnet werden: die Verminderung des Geruchssinns, Schlafstörungen, Muskel- und Gelenkschmerzen, fehlendes Mitschwingen der Arme beim Gehen, Probleme bei feinmotorischen Tätigkeiten wie Schreiben, Bluse / Hemd zuknöpfen oder Zähneputzen.

Krankheitszeichen des Parkinson-Syndroms:
- Rigor: Die Muskelsteifigkeit bei passiver Bewegung führt zur typischen nach vorne gebeugten Haltung, die meist mit Rückenschmerzen verbunden ist. In der Fuß- und Wadenmuskulatur treten schmerzhafte Krämpfe auf.
- Ruhetremor. Besonders typisch ist der Pillendreher- oder Münzenzählertremor, der v. a. Daumen- und Zeigefingermuskeln betrifft.
- Hypo- oder Akinese (➢ Abb. 2.442). Symptome sind kleinschrittiges Gehen (Trippeln) mit Schwierigkeiten beim Starten und Stoppen einer Bewegung, starre Mimik (*Maskengesicht*), verminderter Lidschlag, Fehlen von Mitbewegungen, Freezing, völlige Erstarrung (*Akinese*), kleiner werdende Schrift und leise, monotone, langsame Stimme.

Mit **Freezing** ist die Situation gemeint, wenn der Pflegebedürftige vorübergehend keinen Schritt machen kann und auf der Stelle tritt. Freezing tritt in Abhängigkeit von der Krankheitsdauer auf.

Zu den weiteren Krankheitszeichen gehören vegetative Störungen mit erhöhtem Speichelfluss, Schwitzen, Obstipation, abnormer Talgsekretion (Salbengesicht: das Gesicht des Erkrankten sieht immer wie frisch eingecremt aus) und urologische Beschwerden

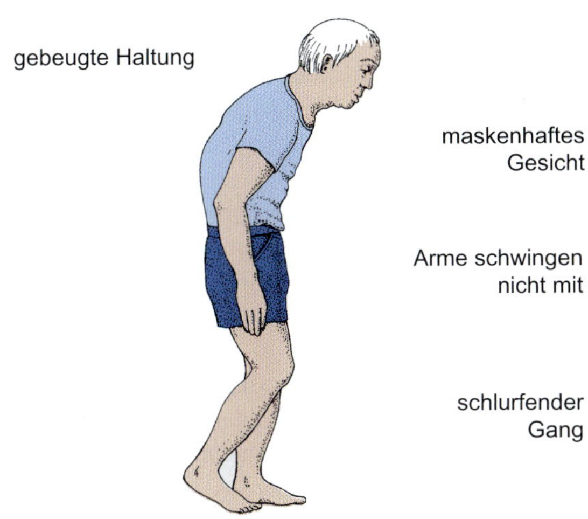

Abb. 2.442 Charakteristische Körperhaltung und Symptome beim Morbus Parkinson. [L190]

(Pollakisurie, imperativer Harndrang oder Harnverhalt). Stimmungsschwankungen äußern sich als depressive Verstimmung, Überempfindlichkeit und Gereiztheit.

Die Diagnose gründet sich auf die Anamnese, den Untersuchungsbefund, das Ansprechen auf L-Dopa (L-DOPA-Test) und CT / MRT.

Behandlung

Zur Behandlung gehören:
- Verordnung von Medikamenten
- Physiotherapie, Ergotherapie, Logopädie
- Psychosoziale Begleitung, Parkinson-Selbsthilfegruppen.

Medikamente

Eine medikamentöse Therapie wird notwendig, wenn die Lebensqualität des Pflegebedürftigen durch seine Erkrankung erheblich beeinträchtigt ist. Die Verordnung von Parkinsonmitteln ist eine lebenslange Therapie, deren Einstellung mit zunehmender Therapiedauer schwieriger wird.

On-Off-Phänomen: In Abhängigkeit von der Therapiedauer und unabhängig von der Dosisverteilung kommt es zu akinetischen „off" Phasen. Diese wechseln abrupt zu Phasen mit guter Beweglichkeit – „on"-Phasen. Letztere sind oft mit Fehlbewegungen (Dyskinesien), z. B. in Form einer „Chamäleonzunge" (die Zunge schnellt aus der Mundhöhle und zurück) verknüpft

Die Auswahl der Medikamente hängt vom Krankheitsstadium, dem Beschwerdebild, dem Alter, den Aktivitäten des Pflegebedürftigen und der Medikamentenverträglichkeit ab. Grundlegendes Ziel der Medikation ist die Verbesserung der Dopaminverfügbarkeit. Dies ist auf verschiedenen Wegen möglich:
- Dopamin (Medikamente: L-Dopa, Bromocriptin)
- Hemmung des Dopaminabbaus im synaptischen Spalt (Medikamente: MAO-Hemmer, COMT-Hemmer / Catechol-O-Methyltransferasehemmer)
- Blockierung von Azetylcholin- und Glutamatrezeptoren, da Azetylcholin und Glutamat Gegenspieler des Dopamins sind (Medikamente: Anticholinergika, Amantadin).

L-Dopa (Madopar®) ist die wirksamste Einzelsubstanz in der Behandlung des Parkinson-Syndroms, weil es im Gegensatz zu Dopamin die Blut-Hirn-Schranke überwinden kann. Die unerwünschten Arzneimittelwirkungen sind mit zunehmender Krankheits- bzw. Behandlungsdauer erheblich: u. a. Unruhe, Verwirrtheit, On-Off-Phänomen.

Dopaminagonisten (Bromocriptin / Pravidel®) stimulieren wie das Dopamin die entsprechenden Rezeptoren. Meist erfolgt die Verordnung dieses Medikaments in Kombination mit L-Dopa. Unerwünschte Arzneimittelwirkungen sind z. B. Übelkeit, Müdigkeit, psychotische Symptome.

MAO-Hemmer (Selegilin / Antiparkin®) hemmen die **Mono-aminoxidase**, also ein Enzym, das Dopamin im synaptischen Spalt (➤ 1.3.4) abbaut. Unerwünschte Arzneimittelwirkungen sind u. a. Dyskinesien, Unruhe, Halluzinationen.

COMT-Hemmer (Entacapon / Comtess®) verhindern den Abbau von Dopamin, unerwünschte Arzneimittelwirkungen sind z. B. Übelkeit, Erbrechen, Dyskinesien, Unruhe und Verwirrtheit.

Anticholinergika (Biperidon / Akineton®) unterdrücken den Tremor und Rigor durch eine Blockade der Acetylcholinrezeptoren. Unerwünschte Arzneimittelwirkungen sind Mundtrockenheit, Akkomodations- und Miktionsstörungen sowie Halluzinationen.

Der Wirkungsmechanismus des **Amantadin** (PK-Merz®) liegt in der Hemmung von Glutamat-Rezeptoren; unerwünschte Arzneimittelwirkungen sind z. B. Mundtrockenheit und Verwirrtheitszustände.

> Da eine Verordnung von **Anticholinergika** die Verfügbarkeit von Acetylcholin beeinträchtigt, ist sie bei Pflegebedürftigen mit Alzheimer-Demenz sorgfältig abzuwägen, weil mit einer Verschärfung der Symptomatik zu rechnen ist.

Pflege

Pflegefachkräfte brauchen für Patienten mit einem Parkinson-Syndrom generell viel Geduld, weil der Erkrankte für alle seine Verrichtungen erheblich Zeit beansprucht:
- **Mobilisation:** Gleichgewichtstraining, Übungen zur Verbesserung der Fingerbeweglichkeit anbieten, Mimik vor dem Spiegel üben lassen; Stolperfallen beseitigen, Stühle mit Armlehnen anbieten.
- **Gehtraining:** Der Erkrankte steht aufrecht, die Fersen haben festen Bodenkontakt. Beim Laufen berühren die Fersen den Boden zuerst, die Beine sollen leicht gespreizt sein. Der Übende darf nicht „schlurfen".
- **Starthemmungen,** z. B. beim Loslaufen, können überwunden werden, wenn Start-Kommandos gegeben werden.
- Auf sorgfältige, regelmäßige **Körperpflege** wegen der erhöhten Schweißbildung und der vermehrten Talgdrüsenabsonderungen achten. Rutschfeste Unterlage in Wanne oder Dusche legen und Hocker in die Dusche stellen.
- Auf funktionelle **Kleidung** achten, die das An- und Auskleiden erleichtert, z. B. Klettverschlüsse statt Schuhbänder, Reißverschlüsse statt Knöpfe, Anziehhilfen, weite Kleideröffnungen.
- **Ernährung:** Auf ballaststoffreiche Ernährung aufgrund der Obstipation achten; Warmhalteteller mit erhöhtem Tellerrand nutzen; für rutschfeste Unterlagen bzw. Saugnoppen am Geschirr sorgen; Besteck mit breitem Griff anbieten; Suppen aus Tassen trinken lassen; beim Essen ausprobieren, an welcher Kost sich der Pflegebedürftige am wenigsten verschluckt. Dem Erkrankten eine Serviette anbieten. Nach dem Essen Mundpflege durchführen (lassen).
- Den erhöhten **Flüssigkeitsverlust** aufgrund der Schweißbildung berücksichtigen. Gläser und Tassen halbvoll füllen, evtl. Strohhalm anbieten.
- (**Häusliche**) **Umgebung:** Handläufe an langen Fluren, sowie Griffe im Bereich der Toilette und in der Dusche anbringen lassen; Dusche statt Badewanne nutzen lassen; Sitze erhöhen; Stolperfallen, z. B. Brücken oder Teppichkanten, beseitigen.
- Kontakt zu Selbsthilfegruppen vermitteln.
- Pflegebedürftigen immer wieder zur selbstständigen Ausführung verschiedener Handlungen motivieren und Angehörige einbeziehen.

Prognose

Da die Therapiemaßnahmen den weiteren Krankheitsverlauf nicht verhindern, führt ein Parkinson-Syndrom über die Jahre zur steigenden Pflegebedürftigkeit.

SURFTIPP
Deutsche Parkinson Vereinigung e.V.: www.parkinson-vereinigung.de

2.13.12 Anfallsleiden

DEFINITION
Anfallsleiden: Auftreten von klinischen symptomen aufgrund einer Übererregbarkeit der Nervenzellen der Hirnrinde mit abnormen Gehirnströme.

Krankheitsentstehung

Ein Anfallsleiden kann als seltenes, manchmal einmaliges Ereignis (*Gelegenheitskrampf*) oder als wiederholte zerebrale Störung (*Epilepsie, Fallsucht*) auftreten.

Bei 50 % aller Epilepsien lässt sich keine auslösende Ursache finden. Häufig lieft eine genetische Veranlagung vor. Davon zu unterschieden sind symptomatischen Epilepsien, denen eine Schädigung des ZNS zugrunde liegt. Ursachen der abnormen Gehirnströme, vergleichbar mit Gewitterentladungen, sind z. B. Unterzucker, Schlaganfall, Meningitis und Enzephalitis, Z. n. Schädel-Hirn-Trauma oder Hirntumore.

Hinzu kommen Faktoren, die eine Neigung zur Krampfauslösung begünstigen:

- Schlafentzug, Überanstrengungen
- Alkoholabusus, Drogen
- Unerwünschte Arzneimittelwirkung (Neuroleptika, trizyklische Antidepressiva, Penicilline, Theophyllin)
- Fieberhafte Infektionen
- Flackerlicht (alle Arten von Bildschirmen)
- Erhebliche Sonnenexposition
- Hyperventilation.

Jedes Gehirn vermag bei genügend hoher Belastung mit einem Krampfanfall zu reagieren.

Anfallsformen

Generell ist zwischen einem generalisierten Anfall und einem fokalen Anfall zu unterscheiden: bei **generalisierten Anfällen** sind beide Gehirnhemisphären in den Anfall einbezogen (z. B. Grand-mal-Anfälle), **fokale Anfälle** gehen von einem umschriebenen Hirnareal aus.

Symptome und Untersuchung

DEFINITION
Status epilepticus: Verlängerte oder kurz aufeinander folgende fokale oder generalisierte Anfälle, die lebensbedrohlich sind.

Grand-mal-Anfälle

Grand-Mal-Anfälle (*generalisierte tonisch-klonische Anfälle*) können entweder sofort in beiden Hirnhemisphären (generalisiert) oder zunächst fokal beginnen. Grundsätzlicher Ablauf eines Grand-mal-Anfalls:

- Prodromalerscheinungen: Die Betroffenen zeigen häufig eine erhöhte Reizbarkeit, motorische Unruhe, sie leiden an Kopfschmerzen, Schwindel oder depressiver Verstimmung.
- Aura: Ein Teil der Betroffenen erlebt den Beginn des Anfalls mit veränderten Sinneswahrnehmungen wie das Sehen von Lichtblitzen oder das Wahrnehmen von Geruch oder Geschmack.
- Tonische Phase (*Tonus = Anspannung*): Der Kranke stürzt meist unter Ausstoßen eines (Initial-)Schreis bewusstlos zu Boden. Symptome der sekundenlangen Phase sind lichtstarre, weite Pupillen, verzerrtes Gesicht, steif gestreckte Gliedmaßen und eine Zyanose.
- Klonische Phase (*Klonus = heftige, zuckende Bewegungen*): Kennzeichen der klonischen Phase sind rhythmische Zuckungen, die zunächst von einem Körperteil ausgehen können und schließlich den gesamten Körper erfassen. Manchmal kommt es zu Bissverletzungen von Zunge, Lippen oder Wangen. Meist ist der Abgang von Urin zu beobachten. Eine Verletzungsgefährdung für den Pflegebedürftigen und die Pflegefachkräfte besteht darin, dass einige Betroffene um sich schlagen.
- Erschöpfungsstadium: Nach Sekunden bis Minuten lassen die Zuckungen langsam nach, die Muskulatur wird schlaff. Es folgt eine längere Schlafphase.
- Nach dem Aufwachen haben die Betroffenen zwar keine Erinnerung an den Anfall, sie klagen aber über Muskelschmerzen und Müdigkeit.

Sofortmaßnahmen sind Schutz des Pflegebedürftigen vor Verletzungen an Gegenständen in der Nähe, Freihalten der Atemwege, stabile Seitenlage, regelmäßige Vitalzeichenkontrolle und Information des Arztes.

Fokale Anfälle

Im Gegensatz zu den Grand-mal-Anfällen bleibt das Bewusstsein bei fokalen Anfällen weitgehend erhalten. Beobachtete Symptome können Hinweise geben, von welchen Hirnarealen der Anfall ausgeht (➢ 2.13.1):

- Grimassieren oder Zuckungen in den Extremitäten: Fokaler Anfall im Stirnlappen
- Kribbeln, Taubheitsgefühle: Fokaler Anfall im Scheitellappen
- Wahrnehmung von Lichtblitzen: Fokaler Anfall im Hinterhauptslappen
- Hören von akustischen Signalen: Fokaler Anfall im Schläfenlappen.

Fokale Anfälle bleiben entweder begrenzt oder entwickeln sich zu einem (sekundär) generalisierten Krampfanfall.

VORSICHT
Verwechslungsgefahr eines fokalen Anfalls mit Prodromalerscheinungen eines Schlaganfalls.

Zur **Untersuchung** der verschiedenen Anfallsformen gehören die klinische Befunderhebung, EEG, CT, MRT; bei Verdacht auf einen Hirntumor oder Veränderungen an den Hirngefäßen erfolgt eine Angiografie. Untersuchungen des Liquors dienen der Abgrenzung zu entzündlichen Prozessen.

Behandlung

Die Therapie umfasst mehrere Schritte:
- Behandlung der auslösenden Ursachen (z. B. Behandlung des Unterzuckers oder der verminderten Hirndurchblutung)
- Vermeidung von Auslösefaktoren (z. B. für ausreichend Schlaf sorgen, die Einnahme der Medikamente überprüfen, Alkohol vermeiden)
- Verordnung von Antiepileptika (*Antikonvulsiva*).

Antiepileptika

Eine antiepileptische Behandlung bedarf einer sorgfältigen Planung, Einstellung und Kontrolle. Anzustreben ist eine einschleichend beginnende Monotherapie, weil Antiepileptika starke Nebenwirkungen und zahlreiche Interaktionen mit anderen Medikamenten aufweisen. Die neueren Antiepileptika sind wohl besser verträglich. Beispiele:
- Klassische Antiepileptika sind z. B. Carbamazepin (Tegretal®), Valproinsäure (Ergenyl®), Phenytoin (Phenhydan®)
- Zu den neuen Antiepileptika gehören u. a. Lamotrigin (Lamictal®) und Levetiracetam (Keppra®)

Unerwünschte Arzneimittelwirkungen

- Zentralnervöse Wirkungen (Schwindel, Gangunsicherheit, Doppelbilder, Konzentrationsstörungen, Tremor, depressive Verstimmungen)
- Hautreaktionen (Hautausschlag, Nesselsucht)
- Beeinflussung der Blutbildung (u. a. Leukopenie / *zu wenig weiße Blutkörperchen*, Thrombozytopenie / *zu wenig Blutplättchen*)
- Übelkeit, Erbrechen, Bauchschmerzen, Appetitlosigkeit
- Erhöhung der Leberwerte, lebertoxisch.

Information des Betroffenen

- Der Betroffene soll einen „Anfallskalender" führen und darin auch besondere Vorkommnisse und Belastungen eintragen.
- Antiepileptika nie eigenmächtig und abrupt absetzen, da dies Anfälle provozieren kann.
- Aufgrund der häufigen Wechselwirkungen sollte immer der Arzt konsultiert werden, bevor andere Medikamente, z. B. gegen Kopfschmerzen, eingenommen werden.

Prognose

Ein Großteil der Betroffenen ist unter medikamentöser Behandlung anfallsfrei.

SURFTIPP

Deutsche Epilepsievereinigung e. V.: www.epilepsie-vereinigung.de

2.13.13 Intrakranielle Tumoren

Tumoren ➤ 1.4.5

DEFINITION

Intrakranielle Tumoren: Können vom Hirngewebe oder von den Hirnhäuten (➤ 2.13.2) ausgehen. Weitaus häufiger als primäre Tumore des ZNS sind **Hirnmetastasen**.

Krankheitsentstehung

Welche Ursachen Hirntumoren auslösen, ist unklar. Diskutiert werden genetische Faktoren, onkogene (*tumorauslösende*) Viren oder ionisierende Strahlung. Es werden unterschieden:
- **Astrozytom, Glioblastom,** gehen vom Nervengewebe aus (➤ 1.3.4), wachsen infiltrierend und ohne klare Begrenzung
- **Meningeom** entwickelt sich im Bereich der Hirnhäute, ist als eher gutartig anzusehen, neigt aber zu Rezidiven
- **Neurinom**, ausgehend von den Nervenscheiden, z. B. Akustikusneurinom.

Astrozytom und Glioblastom

Astrozytome entwickeln sich v. a. im Bereich des Großhirns. Es gibt vier Grade, wobei Grad IV dem malignen Glioblastom (Glioblastoma multiforme ➤ Abb. 2.443) entspricht.

Der Erkrankungsgipfel des schnell wachsenden Glioblastoms liegt zwischen dem 40. – 60. Lebensjahr. Da das Glioblastom auch auf dem Liquorweg innerhalb des zentralen Nervensystems metastasiert, ist eine Bestrahlung des gesamten Hirnschädels erforderlich. Eine Radikaloperation des Glioblastoms ist aufgrund des infiltrierenden Wachstums meist nicht möglich.

Neurinom

Ein Neurinom ist ein Tumor der Myelinscheide (➤ 2.13.2). Es wächst langsam, ist gutartig und hat nach der operativen Entfernung eine gute Prognose.

Das **Akustikusneurinom** (➤ Abb. 2.444) liegt am Kleinhirnbrückenwinkel und ist ein Tumor des VIII. Hirnnervs (N. vestibulocochlearis, früher N. statoacusticus; daher der Name Akustikusneurinom). **Symptome** sind zunächst Hör- und Gleichgewichtsstörungen, zu einem späteren Zeitpunkt, wenn der Tumor auf weitere Hirnnerven im Kleinhirnbrückenwinkel drückt, auch Schluckstörungen.

Hirnmetastasen

Hirnmetastasen stammen häufig von einem Mamma- bzw. Bronchialkarzinom, seltener sind Absiedlungen von Nierenzellkarzinom, malignem Melanom oder malignem Lymphom. Hirnmetastasen stellen im höheren Alter den wesentlichen Anteil der diagnostizierten intrakraniellen Tumoren dar. Sie siedeln sich häufig in den Großhirnhemisphären an. Oft führen diese Metastasen zu Symptomen, bevor der Betroffene von seinem Primärtumor weiß. Charakteristisch ist, dass Metastasen (im Gegensatz zu Tumoren, die vom Nervengewebe ausgehen) häufig mehrfach auftreten und eher abgrenzbar wachsen. Trotzdem ist an eine Operation nur bei Einzelmetastasen zu denken, die aufgrund der Hirnzentren auch nur in bestimmten Hirnarealen durchführbar ist.

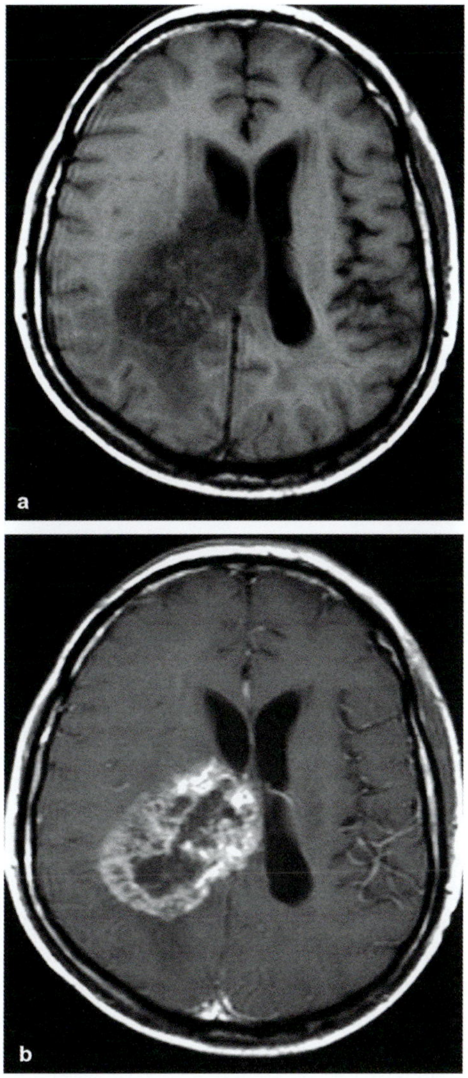

Abb. 2.443 Glioblastom im Gehirn. Dieser bösartige Tumor wächst verdrängend und infiltrierend. In den beiden Aufnahmen (ohne und mit Kontrastmittel) hat er schon die Hirnmittellinie überschritten. [E450]

Symptome und Untersuchungsbefund

Kopfschmerzen und ein epileptischer Anfall können Erstsymptome eines intrakraniellen Tumors sein.

In Abhängigkeit vom Sitz des Tumors werden ganz unterschiedliche Krankheitszeichen ausgelöst:

- Psychische Befunde: Antriebsminderung, Interessenlosigkeit, Bewusstseinsstörungen
- Kopfschmerzen
- Epileptische Anfälle
- Neurologische Ausfaälle abhängig vom Ort des Tumorsitzes, z. B. Parese, Ataxie
- Hirndruckzeichen

Das Tumorwachstum löst Hirndruck aus, der zunächst Kopfschmerzen, Erbrechen (zu Beginn v. a. morgendliches, schwallartiges Nüchternerbrechen) und Bewusstseinsstörungen verursacht. Bei weiter zunehmendem Hirndruck entsteht durch die Einklemmung des Zwischen- und Mittelhirns im Tentoriumschlitz

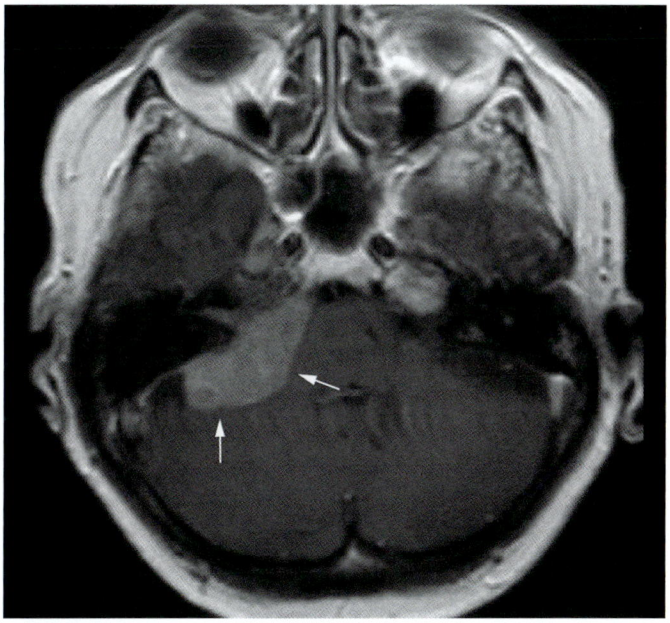

Abb. 2.444 Akustikusneurinom, dargestellt durch eine MRT. [E349]

(2.13.2) bzw. die Einklemmung der Medulla oblongata im Foramen magnum ein lebensbedrohliches Krankheitsbild. Einklemmungserscheinungen sind z. B. Koma, Beugekrämpfe der Arme, Streckkrämpfe der Beine (*Beuge-Streck-Synergien*), enge Pupillen und ein Meningismus.

Hirndruckprophylaxe: Bei Hirntumoren kann der Hirndruck durch Kortikosteroide gesenkt werden.

Untersuchung bei V. a. einen intrakraniellen Tumor sind:

- EEG zeigt Frequenzveränderungen
- CT und MRT: Beurteilung der Lokalisation und der Tumorgröße
- Angiografie: Bestimmung der Ausbreitung von Tumorgefäßen
- PET-CT: Unterscheidung zwischen Tumoren mit hohem und niedrigem Malignitätsgrad aufgrund der Stoffwechseltätigkeit im betroffenen Areal.

2.13.14 Erkrankungen des peripheren Nervensystems

Erkrankungen von Hirnnerven

Häufige Erkrankungen von Hirnnerven:

- Sehnervenentzündung; meist bei Multipler Sklerose (➤ 2.13.10)
- Akustikusneurinom (➤ 2.13.13)
- Trigeminusneura.lgie (➤ 2.13.5)
- Fazialislähmung

Fazialisparese

Man unterscheidet einen peripheren und zentralen Lähmungstyp.

Bei einer **zentralen Fazialisparese** liegt die Schädigung im motorischen Cortex oder im Tractus corticonuclearis (zwischen Hirnrinde und Fazialiskern). Häufigste **Ursachen** einer zentralen Störung sind Hirninfarkte, -blutungen, Hirntumoren und -metastasen.

Periphere Fazialisparese

DEFINITION

Periphere Fazialisparese: Schädigung betrifft den VII. Hirnnerv (n. facialis) mit schlaffer Lähmung der vom N. facialis (*Hirnnerv VII* ➤ 2.13.3) versorgten mimischen Muskeln einer Gesichtshälfte sowie Störungen des Geschmackssinns, der Tränen- und Speichelsekretion und einer Hyperakusis (gesteigertes Hörempfinden).

Ursachen einer peripheren Fazialislähmung sind Infektionen (Borreliose, Herpes zoster), HNO-Erkrankungen, Unfälle, Felsenbeinfrakturen und Tumoren. Die idiopathische periphere Fazialisparese ist die häufigste Form der Fazialislähmung, wobei deren Ursache in der Regel unklar bleibt. Die Entwicklung der Parese erfolgt innerhalb von Stunden mit der kompletten Lähmung einer Gesichtshälfte (einschließlich der Stirnmuskulatur ➤ Abb. 2.445), Sensibilitätsstörungen, Geschmacksstörungen und Störungen der Tränen- und Speichelsekretion.

Pflegerisch ist zu beachten, dass die Hornhaut des Auges durch Augentropfen und einen Uhrglasverband vor dem Austrocknen geschützt werden muss, da der Lidschluss unvollständig ist. Außerdem sollte der Betroffene möglichst häufig vor dem Spiegel die mimische Muskulatur trainieren.

Guillan-Barré-Syndrom

DEFINITION

Guillain-Barré-Syndrom: Entzündung von Nerven und Nervenwurzeln (*Vorder- bzw. Hinterwurzel* ➤ 2.13.3).

Ursachen des Guillain-Barré-Syndroms sind nicht kompleet geklärt. Es werden u. a. virale Infektionen der oberen Atemwege oder des Gastrointestinaltrakts diskutiert, die eine Autoimmunreaktion auslösen könneten.

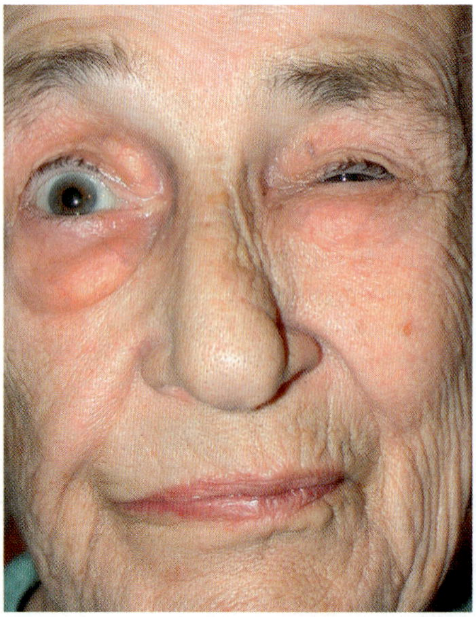

Abb. 2.445 Rechtsseitige periphere Fazialislähmung: fehlender Lidschluss, leicht hängender Mundwinkel. [E430]

Wenige Wochen nach der Infektion treten zunehmend schlaffe Lähmungen, Schmerzen und Parästhesien auf, die zunächst die unteren Extremitäten betreffen. Der Prozess kann innerhalb weniger Tage zur Tetraplegie führen. Bei Mitbeteiligung der Spinalwurzel C4 besteht die Gefahr der Atemlähmung. Weitere Komplikationen sind Herzrhythmusstörungen und Thrombosen.

Therapie: Verordnung von Immunglobulinen, Thromboseprophylaxe und Physiotherapie, ggf. Intubation und Beatmung. Die Symptome bilden sich bei 70 % der Betroffenen innerhlab einiger Monate zurück.

Polyneuropathie

DEFINITION

Polyneuropathie: Funktionsstörung peripherer Nerven, die entweder das gesamte periphere Nervensystem oder Teile davon betrifft.

Krankheitsentstehung

Die häufigsten Ursachen einer Polyneuropathie sind Alkoholabusus und Diabetes mellitus. Weitere Auslöser einer Polyneuropathie sind Mangel- und Fehlernährung oder Resorptionsstörungen (z. B. Vitamin B_{12}- oder Folsäuremangel ➤ 5.1.2), unerwünschte Arzneimittelwirkungen (z. B. Zytostatika), Infektionskrankheiten (z. B. Borreliose, HIV), bösartige Erkrankungen, insbesondere Bronchialkarzinome (➤ 2.9.10) und autoimmunologische Erkrankungen.

Symptome und Untersuchung

In der Mehrzahl der Fälle stehen symmetrische Sensibilitätsstörungen im Vordergrund. Am häufigsten betreffen die Missempfindungen (*Parästhesien* ➤ 2.13.5) Füße und Hände mit socken- bzw. handschuhförmiger Verteilung. Sie werden von den Betroffenen als „kribbeln", „stechen" oder „brennen" beschrieben. Im weiteren Verlauf sind Berührungs- und Schmerzempfindungen herabgesetzt und bergen die Gefahr von Verletzungen. Wenn die Sensibilitätsstörungen sehr ausgeprägt sind, führen sie zu einer Gangstörung (*Ataxie*), weil auch die Tiefensensibilität (➤ 2.1.3) betroffen ist.

Schlaffe Lähmungen mit verminderten bzw. fehlenden Reflexen treten ebenfalls symmetrisch auf. Das Ausmaß der Lähmungen hängt vom Grad der Nervenschädigung ab. Sie beginnen an den Beinen und bergen eine erhebliche Sturzgefährdung, weil die Pflegebedürftigen „wie auf Watte gehen".

Vegetative Beeinträchtigungen betreffen die verminderte Schweißsekretion, eine schlechte Wundheilung und rufen Störungen der Magen-Darm-Tätigkeit sowie der Harn- und Darmfunktionen hervor.

Zur **Diagnostik** gehören die körperliche Untersuchung, Prüfungen der Eigenreflexe, Sensibilitätsprüfungen, Labor mit Bestimmung der Leberenzyme (Alkoholabusus?), der Vitaminspiegel und der Autoantikörper gegen Belegzellen des Magens (➤ 2.10.4).

Behandlung und Pflege

- Therapie der auslösenden Ursachen (Alkoholkarenz, Einstellung des Diabetes mellitus, Antibiotika bei Borreliose)
- Professionelle medizinische Fußpflege, um die Entstehung schlecht heilender Wunden an den Füßen zu verhindern

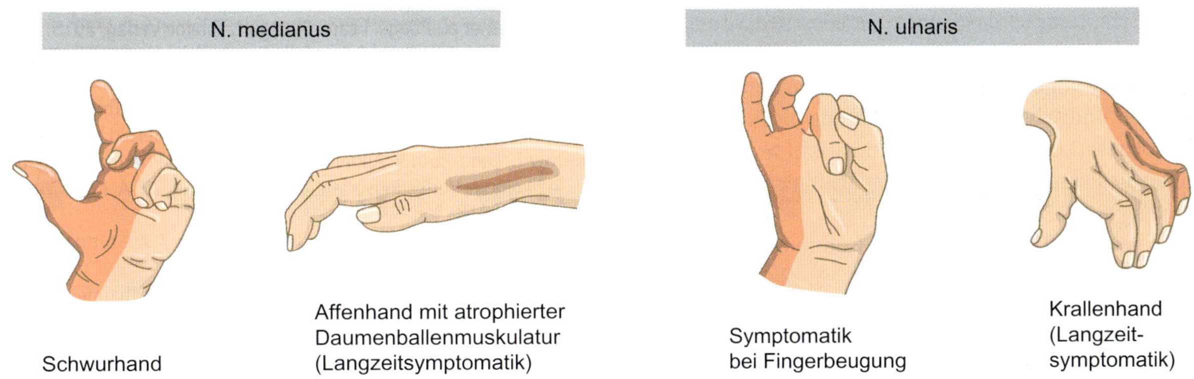

Abb. 2.446 Symptome bei Lähmungen des N. ulnaris bzw. N. medianus. [L157]

- Physiotherapie mit Verbesserung der Durchblutung und Stärkung der Muskulatur
- Ergotherapie zur Verbesserung der Feinmotorik und der Koordination
- Sorgfältige Verletzungs- und Dekubitusprophylaxe, da der Betroffene meist auch eine schlechte Wundheilung hat
- Unterstützung der Magenentleerung durch das Anbieten kleiner Mahlzeiten, Toilettentraining bei vegetativen Störungen.

Prognose

Im Verlauf von Wochen oder Monaten kann es zu einer langsamen Rückbildung der Symptome kommen, insb. wenn der Konsum von Alkohol vermieden und ein Diabetes mellitus optimal eingestellt ist.

Schädigung einzelner Nerven

Schädigungen einzelner peripherer Nerven sind meist auf anhaltenden Druck, Dehnung, Quetschung oder auch direkte Verletzung zurückzuführen. Die Symptome bestehen in Störungen der motorischen, sensiblen und vegetativen Funktionen mit Muskelatrophie, Störungen der Schweißsekretion und Parästhesien im Versorgungsgebiet der betroffenen Nerven.

Beispiele (➤ Abb. 2.446):

- Schädigung des **N. radialis** (z. B. nach einer Fraktur des Oberarmschaftes). Der Erkrankte kann die Hand nicht mehr gegen die Schwerkraft strecke Fallhand (➤ Abb. 2.447).
- Schädigung des **N. medianus** (z. B. nach Schnittverletzungen etwa in der Mitte der Beugeseite des Handgelenks oder durch Einengungen des Karpaltunnels ➤ 2.1.9): Der Betroffene vermag die Hand nicht mehr zur Faust zu ballen, es lassen sich nur noch Ring- und Zeigefinger (Versorgung durch den N. ulnaris) beugen: Schwurhand.
- Schädigung des **N. ulnaris** (z. B. nach Verletzungen im Ellenbogengelenk). Bei einer Beugung der Finger bleiben Ring- und Kleinfinger weitgehend gestreckt. Zeigefinger, Daumen und weitgehend der Mittelfinger können aufgrund der Innervation durch den N. medianus gebeugt werden: Krallenhand.
- Schädigung des **N. peroneus** (z. B. nach Druckeinwirkungen auf den Nerv im Bereich des Wadenbeinköpfchens bei zu festem Gipsverband): Kennzeichen sind neben der Fußheberschwäche ein Steppergang, bei dem der Betroffene das Bein im Knie gebeugt anheben muss, damit er den Fuß aufsetzen kann.
- Schädigung des **N. ischiadicus** (z. B. nach versehentlicher Injektion / Spritzenlähmung oder nach Operationen im Bereich des Hüftgelenks). Es kommt zu einer Lähmung mit Atrophie der Kniebeuger, der Unterschenkel- und Fußmuskulatur. Im weiteren Verlauf können aufgrund der gestörten Sensibilität Geschwüre am betroffenen Bein auftreten, die eine Unterschenkelamputation erforderlich machen können.

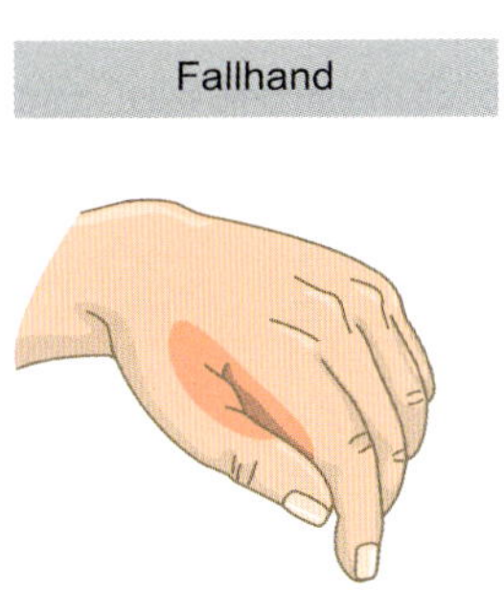

Abb. 2.447 Fallhand bei Lähmung des N. radialis. [L138]

Wiederholungsfragen

1. Welche Strukturen gehören zum zentralen Nervensystem? (➤ 2.13.1)
2. Wie ist das Gehirn gegliedert? (➤ 2.13.1)
3. Erklären Sie den Verlauf der Pyramidenbahn. (➤ 2.13.1)
4. Welche Aufgaben haben Thalamus und Hypothalamus? (➤ 2.13.1)
5. Wie ist der Circulus arteriosus Willisii aufgebaut? (➤ 2.13.2)
6. Wie heißen die drei Hirnhäute und die Räume dazwischen? (➤ 2.13.2)
7. Welche Arten von Reflexen unterscheidet man? (➤ 2.13.3)
8. Welche Wirkungen haben Sympathikus und Parasympathikus? (➤ 2.13.4)
9. Wo liegen die Unterschiede zwischen Spastik und schlaffer Lähmung? (➤ 2.13.5)

Die Wahrscheinlichkeit, alt zu werden, ist somit größer als je zuvor. Der Anteil der über 60-Jährigen wird sich voraussichtlich bis zum Jahr 2050 auf etwa 37 % erhöhen. Gleichzeitig ist eine deutliche Abnahme von Geburten zu verzeichnen. Auch aus diesem Grund nimmt der prozentuale Anteil von älteren Menschen an der Gesamtbevölkerung stark zu.

Dadurch gewinnt die Versorgung älterer Menschen mit körperlichen und psychischen Problemen einen immer höheren Stellenwert.

Das Phänomen „Altern" ist als multifaktorielles Geschehen zu betrachten. Es umfasst mehrere Aspekte:

- Zeitlich (Altern in Jahren)
- Biologisch (Altern des Körpers)
- Psychologisch (subjektives Altern)
- Sozial (Altern in der Gesellschaft)
- Kontextuell (Umweltbedingungen des Alterns)
- Systemisch (Zusammenspiel aller dieser Faktoren für erfolgreiches Altern)

Medizinische, psychologische und psychosoziale Aspekte sowie der Lebensstil werden als wesentlich für einen positiven Alterungsprozess angesehen. Diese betreffen präventive Maßnahmen zur Vermeidung bzw. Reduktion pathologischer Alterungsprozesse und die Erfassung von Defiziten und Ressourcen im Rahmen des multiprofessionellen geriatrischen Assessments sowie spezifische multiprofessionelle Interventionen zur Behandlung von Menschen mit verschiedenen Krankheitsbildern.

Das Altern und das Verhalten von älteren Menschen können als Resultat biologischer bzw. organischer, psychischer, sozialer und kontextueller bzw. ökologischer Faktoren angesehen werden. Erfolgreiches Altern, aber auch pathologische Veränderungen ergeben sich aus dem Zusammenspiel aller dieser Faktoren (➤ Abb. 3.1).

Organische Faktoren (z. B. Gehirn, Nerven, Muskeln) stellen sozusagen die Grundlage des Lebens und des Alterns dar und werden im Rahmen biologischer Alternstheorien diskutiert. Generell geht es hierbei um die Frage, wie gesund jemand ist und inwieweit sein Körper und seine Organe gealtert sind. Sie basieren auf genetischen Faktoren, krankheitsauslösenden Prozessen (z. B. Stoffwechsel, Umweltgifte) und verschiedenen anderen Bedingungen. Sie allein erklären jedoch den Prozess des Alterns nicht umfassend. So kann man prinzipiell nicht davon ausgehen, dass ältere Menschen generell kränker sein müssen als jüngere, obwohl natürlich Krankheiten im Alter zunehmen.

Psychische Faktoren beziehen sich auf die subjektive Sicht des Alterns. Hierbei geht es um die persönliche Sicht des Betroffenen, z. B. wie alt er sich fühlt. Das hängt von individuellen Lernprozessen, der Persönlichkeit, Regeln, Normen, eigenen Einstellungen und Strategien zur Bewältigung von Veränderungen ab. Wie man aus verschiedenen Untersuchungen der Gerontopsychologie sieht, korrelieren psychische Faktoren nicht unbedingt mit dem kalendarischen Alter (Alter in Jahren). Viele Menschen kommen bereits in einem Lebensabschnitt in die „Alternskrise", der bei weitem nicht als „alt" zu bezeichnen ist.

Auch **soziale Faktoren** (z. B. die Rolle des älteren Menschen in der Gesellschaft) sind wesentlich. Das Fremdbild und gesellschaftliche Erwartungen hinsichtlich des Verhaltens älterer Menschen, die Rollenbilder und Einstellungen der Mitmenschen haben einen massiven Einfluss auf das Verhalten. Viele ältere Menschen verhalten sich dann so, wie die Gesellschaft es erwartet.

Ökologisch / kontextuelle Faktoren (z. B. Umweltfaktoren, Lebensbereich, Hilfsmittel, finanzielle Mittel) können den Alterungsprozess positiv unterstützen oder pathologische Alterungsprozesse verstärken. Insofern kommt auch Umweltgegebenheiten, vor allem bei stärkeren Defiziten, eine wesentliche Bedeutung beim erfolgreichen Altern zu.

Das tatsächliche Verhalten und Erleben älterer Menschen gründet auf dem Zusammenspiel aller dieser Faktoren. Sie sind ständigen Veränderungen unterworfen und beeinflussen sich gegenseitig. Insofern ist es wesentlich, diese Faktoren bei der Betreuung älterer Menschen im stationären und ambulanten Setting

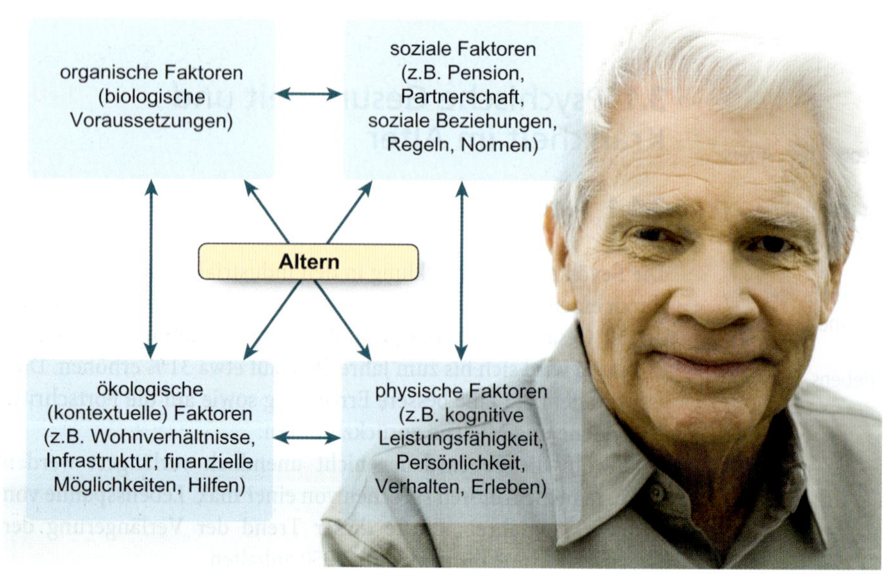

Abb. 3.1 Zusammenspiel organischer, psychischer, sozialer und ökologisch / kontextueller Faktoren beim Verhalten älterer Menschen. [Foto: J787, Grafik: L157]

zu erfassen und zu berücksichtigen. Erfolgreiches Altern wird nach Baltes in dieser Hinsicht oft unter den Aspekten Selektion (Auswahl des notwendigen und wichtigen Verhaltens), Optimierung (Training des Verhaltens) und Kompensation (z. B. Ausgleich von Defiziten durch Hilfsmittel) diskutiert.

Zahlreiche Beiträge zur Gerontologie belegen, dass Altern nicht einseitig als Abbau von Funktionen, Fähigkeiten und Fertigkeiten angesehen werden kann. Andererseits lässt sich die Tatsache der Multimorbidität (darunter versteht man das im Alter typische gleichzeitige Auftreten, bzw. Vorhandensein mehrerer behandlungswürdiger Krankheiten) sowie die erhöhte Häufigkeit psychischer Krankheiten bei den über 60-Jährigen nicht leugnen.

So beträgt etwa der Anteil schwerer depressiver Erkrankungen in dieser Altersgruppe 13 %. Mittelschwere und schwere Formen demenzieller Erkrankungen treten bei etwa 3–8 % auf. Durchschnittlich können bei über 70-Jährigen je nach Untersuchung 3–9 Krankheiten gleichzeitig erwartet werden. Anders betrachtet: in der Gruppe der 65–69-Jährigen weisen 9 % sieben oder mehr diagnostizierbare körperliche Beeinträchtigungen auf. Bei den über 80-Jährigen sind es schon 30 %. Am häufigsten handelt es sich um Erkrankungen des Herz-Kreislauf-Systems, der Atmungsorgane, des Endokriniums und des Stütz- und Bewegungsapparats.

Diese Altersmultimorbidität lässt sich in zwei Gruppen einteilen:

- Eine **unabhängige** Multiplizität im Sinne von Begleiterkrankungen, die keinen unmittelbaren Kausalzusammenhang aufweisen (z. B.: Gallensteine + Arthrose + Alzheimer-Demenz).
- Eine **abhängige** Multiplizität kausal abhängiger Kombinationserkrankungen (z. B. hoher Blutdruck + Diabetes mellitus + koronare Herzerkrankung + Schlaganfall).

Leidet ein älterer Mensch unter mehreren akuten Krankheiten, kann er zusätzlich mehrere **ruhende Leiden** (*Polypathie*) haben. Typische Krankheitsketten entstehen vor allem im Wechselspiel zwischen akuter Erkrankung und ruhenden Leiden.

Die Hauptbereiche der Multimorbidität werden im englischsprachigen Raum in der Geriatrie nach Brocklehurst (1997) auch die „fünf großen I" genannt:

- **Intelligenzabbau** (inkl. Demenzerkrankungen)
- **Immobilität**
- **Instabilität**
- **Inkontinenz** (➢ 2.11.5)
- **Impairment** (*Einschränkungen* der Wahrnehmungsorgane, z. B. Auge, Ohr)

Multimorbidität verlangt angepasste diagnostische und therapeutische Strategien (multiprofessionelles geriatrisches Assessment) und kann die richtige Deutung und Zuordnung von Symptomen erheblich erschweren. Eine Heilung der diagnostizierten Leiden ist überwiegend unrealistisch. Diagnostische Maßnahmen bleiben oft ohne therapeutische Konsequenz, weil man sich auf wesentlichere Diagnosen und Therapien beschränken muss – dazu ist eine fundierte Priorisierung (*Hierarchisierung der Probleme*) nötig. Darunter wird neben dem Gewichten von unterschiedlichen Notwendigkeiten und Maßnahmen die sinnvolle Beschränkung auf eine begrenzte, effiziente Zahl dieser Maßnahmen verstanden. Der oft durch die Multimorbidität ausgelöste Reflex nach Multimedikation zur Behandlung der vielen Diagnosen, Symptome und Beschwerden – die **medikamentöse Polypragmasie** (alles wird „optimal" medikamentös behandelt) – sollte verhindert werden.

Die pflegerische Versorgung älterer Menschen mit körperlichen und psychischen Erkrankungen gewinnt zunehmenden Stellenwert. Allerdings ist der Umgang mit älteren Menschen oft neu zu erlernen. Gerade das Zusammentreffen von körperlichen und psychischen Erkrankungen stellt für die Pflegenden eine große Herausforderung dar.

3.1.2 Probleme der Definition von Gesundheit und Krankheit im Alter

Normalitätsbegriff

Was ist normal, wer sind die Normalen, wer die Behinderten, wer die Verrückten (➢ Abb. 3.2)?

Um diese Frage beantworten zu können, sind Kriterien festzulegen und Unterscheidungsmerkmale herauszuarbeiten, anhand derer man das „Nicht-Normale", das Abnorme, erkennen und einordnen kann.

Betrachtet man das menschliche Verhalten, so ist es, wie bereits angeführt, als Resultat von organischen Faktoren (z. B. biologische Grundlagen des Verhaltens), psychischen Faktoren (z. B. Lernprozesse, Einstellungen, eigenen Werte und Normen, Gefühle), sozialen Faktoren (z. B. soziale Normen, Beziehungen) und Umweltgegebenheiten (Kontext) zu sehen. Diese Bereiche beeinflussen sich und das Verhalten. Sie führen zu individuellem Verhalten in unterschiedlichen Lebensbedingungen. Normalität bedeutet also auch, das eigene Verhalten unterschiedlichen Lebensbedingungen anzupassen.

Definition von Gesundheit und Krankheit

Gesundheit und Krankheit sind bei jüngeren Menschen meist leicht voneinander zu trennen. Die WHO (Ottawa-Charta, 1986) definiert Gesundheit mit „Gesundheit ist mehr als das Fehlen von Krankheit,

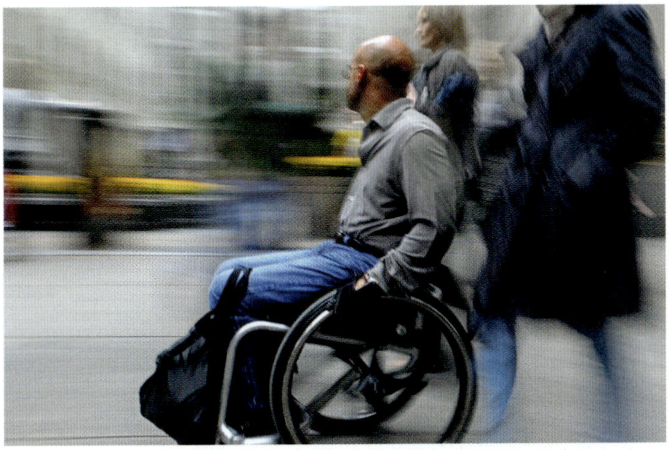

Abb. 3.2 Der Normalitätsbegriff hängt von gesellschaftlichen Konventionen ab. Für wie normal halten Menschen ohne Bewegungseinschränkung jene, die einen Gehstock oder einen Rollstuhl benötigen? [J787]

Schmerzen, … Gesundheit bedeutet optimale körperliche, geistige und soziale Funktionsfähigkeit und optimales Wohlbefinden". Insofern handelt es sich bei diesen Begriffen um sehr dynamische, komplexe Faktoren, die Bereiche wie Lebenszufriedenheit, Körperlichkeit, Anpassungsfähigkeit umfassen (➤ 1.4.1). Die Bereiche schließen einander jedoch nicht immer absolut aus, sondern weisen wechselseitige Überschneidungen auf.

Medizinische Sicht

Medizinisch gesehen definiert sich Gesundheit oft über das Fehlen von Krankheiten, Symptomen, Symptomgruppen oder Syndromen, über Normwerte (z. B. Blutzucker) und das Kriterium der „Funktionsfähigkeit". Das ist bei jüngeren Menschen zwar ebenfalls nicht immer einfach, bringt bei Älteren jedoch erhebliche Probleme mit sich, z. B. das Problem „altersbedingter Veränderungen". Die Abgrenzung „krankheitswertiger Veränderungen" (z. B. treten Gedächtnisstörungen im Alter vermehrt auf, sind jedoch auch das erste Anzeichen für eine Demenz) und das Fehlen von Normwerten für „gesunde" alte Menschen erschweren die Einschätzung.

Statistische Sicht

Statistisch gesehen wird „Normalität" oft durch die Häufung bestimmten Verhaltens definiert. Dadurch entstehen teilweise auch soziale Normen und Rollenbilder (z. B. Sauberkeit). Diese definieren sich durch:

- Art des Verhaltens
- Stimmung, Antrieb, Denken und sonstige Verhaltensaspekte (z. B. Schlaf, Essen, Trinken)
- Häufigkeit und Intensität des Verhaltens
- Kontext, in dem sich das Verhalten vollzieht
- Soziale Normen
- Erklärbarkeit und Nachvollziehbarkeit des Verhaltens
- Leiden des Betroffenen (oder der Umwelt).

Psychische Krankheiten werden oft nach ähnlichen Kriterien definiert.

Im Alter ergibt sich unter Berücksichtigung des statistischen Normbegriffs oft das Problem, dass ein Verhalten, das eigentlich nicht pathologisch ist, als nicht altersadäquat angesehen wird. Das gilt teilweise auch für „normales" Verhalten bei Menschen mit Demenzerkrankung (z. B. Sexualität und Demenz), aber auch für primär an sozialen Normen orientiertem Verhalten (z. B. Sauberkeit), das oft Grundlage für den Pflegeprozess ist. Insofern können auch statistische Kennzahlen keine adäquate Auskunft über die „Gesundheit" geben.

Soziale Normen

Soziale Normen orientieren sich an gesellschaftlichen Normen und sind zeitlichen Veränderungen unterworfen. Oft werden sie unabhängig von statistischen oder gesundheitlichen Aspekten durch Übereinkunft getroffen und die Gesellschaft hat sich daran zu orientieren. Dazu zählt etwa das Thema Homosexualität, die bis 1992 als psychische Krankheit betrachtet wurde.

Individuelle Normen

Menschen stellen individuelle Normen für sich selbst im Rahmen der Definition von Individualität und „Ich" auf. Sie sehen sich sozusagen als Maß für Normalität an und vergleichen sich mit den anderen.

Zusätzlich tritt das Problem der „subjektiven" Sicht von Gesundheit und Krankheit auf.

Insofern werden Menschen und ihr Verhalten oft nach folgenden Kriterien beurteilt:

- **Normal:** Entspricht weitgehend medizinischen, statistischen und sozialen Normen.
- **Individuell:** Weicht von der Allgemeinheit durch individuelle Charakterzüge, Eigenarten und Verhalten ab, ohne störend bzw. auffällig zu wirken.
- **Auffällig:** Weicht deutlich von der Allgemeinheit ab und definiert sich über Eigenarten, die nicht immer nachvollziehbar sind.
- **Grenzwertig:** Weicht so stark von der Normalität ab, dass das Verhalten oft nicht nachvollziehbar ist, jedoch noch nicht den Kriterien für eine (psychische) Krankheit entspricht.
- **Pathologisch**: Ist meist nicht nachvollziehbar. Der Betroffene bzw. die Gesellschaft leiden darunter. Manchmal treten Selbst- und Fremdgefährdung bzw. „psychotische" Symptome (z. B. Halluzinationen, Wahn) auf.

Auswirkungen der Definition von Gesundheit und Krankheit

Obwohl die Abgrenzung von normal und krank prinzipiell als notwendig für die Behandlung von Krankheitsbildern anzusehen ist, sollen auch die dadurch gegebenen Probleme nicht übersehen werden: Falsche Diagnosen können leicht zu Stigmatisierung und Ausgrenzung führen. Ebenso ist das Problem der sich verändernden sozialen Normen bezüglich psychischer Krankheiten (z. B. Persönlichkeitsstörungen, Sexualität) nicht zu unterschätzen. Bei alten Menschen ergibt sich zusätzlich das Problem des normalen Alterungsprozesses und der veränderten Rollenbilder der „jungen Alten". Schwierigkeiten entstehen auch durch nicht objektivierbare Beschwerden, z. B. Schmerzen oder individuelle, nicht „alters-" bzw. „gesundheitskonforme" Bedürfnisse.

Daraus stellt sich im Pflegeprozess das Problem der Bewertung von Krankheitsbildern hinsichtlich ihrer Relevanz und Behandlungspflichtigkeit. Abweichungen von der Norm sind individuell, also unter Berücksichtigung der Biografie und der tatsächlichen Gefährdung, zu diskutieren. Individualität, die nicht selbst- bzw. fremdgefährdend wirkt, aber ein herausforderndes Verhalten darstellt, sollte nicht zu freiheitsbeschränkenden Maßnahmen führen.

Dieses Thema ist vor allem für Angehörige von Gesundheitsberufen, die sich mit älteren Menschen und deren Angehörigen befassen, ein wiederkehrendes Diskussionsthema. Verschiedene Personengruppen vertreten infolge ihrer unterschiedlichen Normalitätsbegriffe unterschiedliche Sichtweisen hinsichtlich der Wertigkeit von Veränderungen und deren Behandlungsbedürftigkeit. Leichte kognitive Defizite im Alter sind möglicherweise für den Hausarzt „normal", für den Facharzt für Psychiatrie und Neurologie aber bereits ein Warnzeichen für eine beginnende Demenz und deshalb therapiebedürftig. Eine leichte Unruhe ist möglicherweise für Pflegekräfte, die in einem Wohnbereich für Demenzkranke

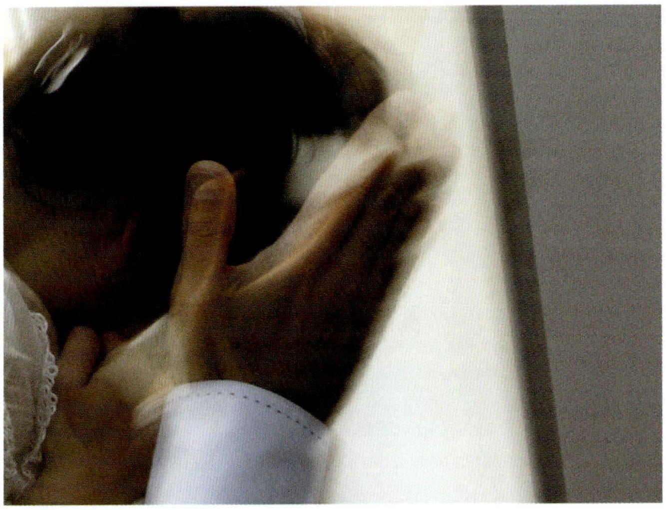

Abb. 3.3 Fremdgefährdendes Verhalten erfordert angemessene Behandlung. [J787]

arbeiten, durchaus akzeptabel, für Angehörige jedoch schwer zu ertragen.

Daraus ergeben sich auch Konsequenzen für die medizinische, pflegerische, psychologische, psychotherapeutische und psychosoziale Versorgung älterer Menschen (➤ Abb. 3.3).

Der breite Ansatz des erfolgreichen Alterns wird von der WHO unter dem Aspekt des „active and productive aging" vertreten, der sich auch bei der pflegerischen Betreuung älterer Menschen findet (aktivierende und reaktivierende Pflege).

Perspektiven auf das Verhalten

Eine Situation bzw. ein Problem kann aus verschiedenen Perspektiven betrachtet werden:

- **Subjektive Sicht:** Darunter versteht man die individuelle Sicht des Beurteilers und des Betroffenen. Damit verbunden sind unterschiedliche Normen und Werte hinsichtlich „Normalität" und „Krankheit". Oft spielen eigene Handlungsprinzipien bei der Beurteilung eines Verhaltens bzw. eines Problems eine Rolle. So kann es z. B. vorkommen, dass ein Betreuer wegen der Tatsache, dass er selbst raucht, Rauchen im Alter als weniger problematisch sieht.
- **Professionelle Sicht:** Hier werden nur „harte Fakten" zur Beurteilung herangezogen. Abweichungen von der meist statistisch definierten „Norm" sind zu korrigieren. Die Person selbst und ihre Bedürfnisse spielen dabei eine untergeordnete Rolle.
- **Fachbezogene Sicht:** Jede Berufsgruppe hält tendenziell Veränderungen in ihrem eigenen Bereich für relevanter als Abweichungen, die andere Disziplinen betreffen. So kann es z. B. vorkommen, dass internistische Probleme für bedeutsamer gehalten werden, als psychiatrische. Aus dem anderen Blickwinkel ergibt sich dasselbe Problem mit umgekehrten Vorzeichen.
- **Sicht des Erkrankten:** Der Betroffene und seine Sicht stehen im Mittelpunkt der Betrachtung. Hier gilt das Konzept, das den Betroffenen als Kunden im Betreuungssystem wahrnimmt.
- **Systemische Sicht:** Die Betrachtung richtet sich auf das Problem und seine Auswirkung auf den gesamten Lebensraum des Betroffenen.

Alle Perspektiven haben bei der Betreuung des Menschen wesentliche Bedeutung und sind deshalb bei diagnostischen und rehabilitativen Maßnahmen zu beachten. Medizinische Behandlungen bzw. Pflegemaßnahmen dürfen nur mit Zustimmung des Betroffenen durchgeführt werden. Juristisch besteht hier ein Behandlungsvertrag. Eine Ausnahme stellt Selbst- bzw. Fremdgefährdung dar. In diesen Fällen darf jemand auch gegen seinen Willen behandelt werden.

Psychiatrischer Krankheitsbegriff

DEFINITION

Psychische Gesundheit: Ist von biologischen, psychologischen, sozioökonomischen, soziokulturellen und institutionellen Faktoren beeinflusst. Psychische Gesundheit ist somit nicht ein Zustand, der sich als Folge persönlicher Disposition und individuellen Verhaltens manifestiert, sondern ein vielschichtiger Prozess, der neben individuellen Aspekten maßgeblich von exogenen Faktoren beeinflusst wird. Neben dem Gefühl des Wohlbefindens bedeutet psychische Gesundheit auch, an den eigenen Wert und die eigene Würde zu glauben und den Wert der anderen zu schätzen.

Als psychisch gesund können Menschen angesehen werden, die weitgehend

- Wohlbefinden erleben, sich positiv fühlen, zufrieden und frei von Beschwerden und Angst sind, sich selbst akzeptieren und ihre Bedürfnisse befriedigen können,
- psychisch kompetent Stress und Einbußen kompensieren und sich kontrollieren können,
- sozial kompetent sind,
- arbeits- und liebesfähig sind (laut Siegmund Freud),
- sich an einem Sinn orientieren.

Psychische Krankheiten verändern die seelischen Funktionen. Der psychisch Kranke fühlt sich z. B. niedergeschlagen oder erlebt die Welt anders, z. B. hört er Stimmen, die Mitmenschen nicht hören. Dies hat Folgen für sein Verhalten und seine Kommunikation. Allerdings ist nicht jedes ungewöhnliche Verhalten Ausdruck einer psychischen Krankheit. Oft ist es nicht einfach zu entscheiden, ob verändertes Erleben, Denken, Fühlen und Verhalten nur vom gesellschaftlich Üblichen (also den gesellschaftlichen Normen) abweichen oder ob sie Ausdruck einer Erkrankung sind.

Symptome wie Antriebslosigkeit und Rückzug aus den üblichen Aktivitäten eines Menschen können nach dem Verlust eines nahe stehenden Menschen angemessen, bei anderen Betroffenen aber Ausdruck einer schweren psychischen Erkrankung sein. Die Vorstellung von normal und anormal ist abhängig von kulturellen und individuellen Ansichten und Meinungen.

Der **psychiatrische Krankheitsbegriff** ist problematisch, denn er basiert auf dem kulturell geformten Menschenbild.

Psychische Krise, psychische Krankheit und Behinderung

Eine psychische Krise ist eine normale menschliche Reaktion auf ein unvorhergesehenes, kritisches Lebensereignis (z. B. Beziehungsprobleme, Verlust des Arbeitsplatzes, schwere Krankheit, Unfall,

Tod, Naturkatastrophe, Verbrechen). Angehörige und Freunde können ebenso wie der direkt Betroffene mit einer psychischen Krise reagieren. Die Symptome einer Krise reichen von einem Gefühl der Aufregung und Nervosität bis zu Verwirrtheit und unangemessenem Verhalten. Werden Krisen bewältigt, können sie z. B. das Selbstbewusstsein stärken und zu vermehrter Zuversicht gegenüber dem Leben führen. Psychische Krisen können sich allerdings auch negativ auswirken und gesundheitsschädigende Folgen haben. Rechtzeitige Hilfe schützt, fördert und erhält die psychische Gesundheit der Betroffenen und diejenige der nächsten Bezugspersonen.

Psychische Krankheiten sind in drei Klassifikationssystemen der Medizin definiert. Die anerkanntesten sind

- die **International Classification of Diseases-10** (*ICD-10*) der WHO, 1994,
- das **Diagnostic Statistical Manual 5** (*DSM-5*) der American Psychiatric Association und
- die **International Classification of Functioning, Disability and Health** (*ICF*) der WHO 2001 zur Beurteilung von Einschränkung und Behinderung.

Die Anwendung von Klassifikationen stellt jedoch keine abschließende Objektivität gegenüber Krankheit her. Aktuell wird an der Erstellung des neuen ICD-11 gearbeitet. Dieses liegt in einer Beta-Version vor. Die Einführung im deutschsprachigen Raum ist jedoch noch nicht genau definiert.

Für **chronisch psychische Krankheit** gibt es, abgesehen von der Einigkeit über ihre lange Dauer, keine einheitliche Definition. Früher wurden alle langfristig hospitalisierten Menschen als „chronisch“ eingeordnet.

Aktuell spricht man auch dann von einer chronischen Erkrankung, wenn die Symptomatik in kürzeren Abständen immer wieder auftritt oder wenn andere Folgezustände der Erkrankung über einen längeren Zeitraum vorhanden sind.

Folgende Kriterien sind entscheidend:

- Häufig wiederkehrende Symptome (Rückfallhäufigkeit)
- Dauerhaftigkeit, eventuell Verschlimmerung der Symptomatik
- Schwere der Störung
- Komorbidität (*Vorliegen von mehr als einer Störung*)
- Verringerte soziale Anpassung
- Dauer der psychiatrischen Behandlung (z. B. Hospitalisierung)
- Soziale Einschränkungen (z. B. beruflicher Abstieg, Beziehungsprobleme)
- Behandelbarkeit

Chronische psychische Krankheiten können **kognitive** und **soziale Schädigungen** (*Impairment*) zur Folge haben. Dabei treten erstens (Krankheits- / Störungs-)Symptome chronisch auf, zweitens deutliche und überdauernde Verhaltensdefizite (*Fähigkeitsstörungen*), woraus drittens gravierende Einschränkungen (*Beeinträchtigungen*) der sozialen Rollenfindung resultieren. Eine oder mehrere dieser Einschränkungen können zu einer psychischen Behinderung führen.

Eine einmal eingetretene **psychische Behinderung** ist nicht statisch, sondern in ihrer Ausprägung wechselhaft. Einerseits gilt es, auf zwischenzeitlich auftretende Krisen, die mit einer krankheitsbedingten Störung zusammenhängen, gefasst zu sein und adäquat damit umzugehen. Andererseits sind die latenten Erholungspotenziale zu fördern.

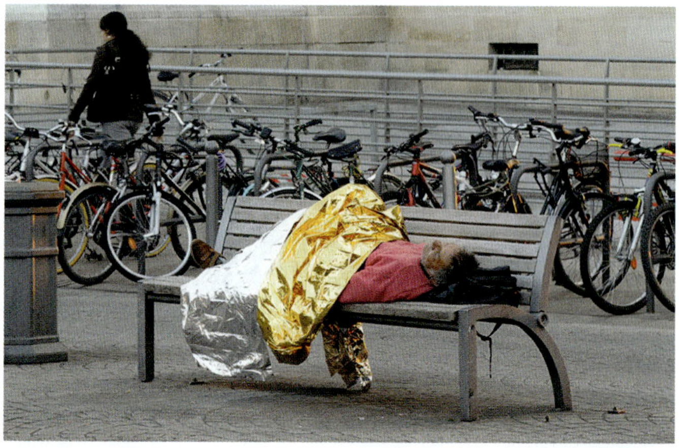

Abb. 3.4 Gesellschaften neigen dazu, Mitglieder von Randgruppen auszugrenzen. [J787]

Der psychiatrische Krankheitsbegriff kann missbraucht werden, um als „problematisch“ empfundene Menschen oder Randgruppen aus der Gesellschaft zu entfernen (➤ Abb. 3.4). Ein Beispiel dafür ist die Internierung und Zwangsbehandlung politisch anders denkender Menschen in psychiatrischen Kliniken, die in einigen totalitär geführten Staaten vorkommt.

Andererseits bietet der Begriff den betroffenen Menschen Schutz: Sie erhalten z. B. Pflege, Behandlung, Krankengeld oder Rente und sind bei kriminellen Handlungen vor Strafe geschützt.

Prinzipiell sind mit der Diagnose einer psychischen Krankheit Privilegien wie Entlastung von Alltagsanforderungen, vermehrte Zuwendung, finanzielle Unterstützung, Befreiung von sozialen Normen oder verminderte Schuldfähigkeit verbunden. Gleichzeitig entstehen neue Pflichten und es kann zu sozialer Stigmatisierung kommen. Vom psychisch Kranken wird Behandlungsbereitschaft erwartet, er wird in bestimmten Situationen auch gegen seinen Willen hospitalisiert und behandelt, möglicherweise verliert er seine Arbeit oder seine Wohnung.

Behandlungsbedürftigkeit entsteht, wenn ein psychisch Kranker oder seine Umgebung unter der psychischen Störung leiden.

3.1.3 Normale Veränderungen im Alter

Intelligenz und allgemeine kognitive Leistungsfähigkeit

Die Theorie, dass bereits ab dem 30. Lebensjahr ein generelles Nachlassen geistiger Fähigkeiten stattfindet, ist nicht haltbar. Im Verlauf des Alterungsprozesses kommt es weniger zu einem Abfall der Intelligenzleistung, sondern vielmehr zu einer Verschiebung der Intelligenzstrukturen.

Die flüssige oder fluide Intelligenz (*Speed-Funktionen*) lässt im Alter am augenfälligsten nach. Die kristalline oder kristallisierte Intelligenz (*Power-Funktionen*) bleibt eher konstant.

Die **flüssige Intelligenz** bezieht sich auf Speedfunktionen, die vom Informationsverarbeitungstempo abhängig sind und die kognitive Leistungsgeschwindigkeit einer Person bestimmen. Im

Alter verlangsamen sich die kognitiven Leistungen und führen damit zwangsläufig zu verminderten Gedächtnisleistungen. Im Zusammenhang mit der kristallisierten oder **kristallinen Intelligenz** spricht man von Powerfunktionen, die langfristig erworbene Kenntnisse wie Faktenwissen, sprachliche Fähigkeiten oder Erfahrungswissen umfassen. Diese Funktionen bleiben mit zunehmendem Alter stabil und können bei entsprechender Übung sogar gesteigert werden (➤ Abb. 3.5).

Hinsichtlich therapeutischer Maßnahmen im höheren Lebensalter ergeben sich daraus folgende Konsequenzen:

- Präventive Maßnahmen sollen sich vermehrt auf das Training der fluiden Leistungen beziehen. Das bedeutet ein aktives und flexibles Leben im kognitiven, sozialen emotionalen und körperlichen Bereich. Dies vermindert auch das Demenzrisiko.
- Kristalline Funktionen stellen Ressourcen dar, die bis ins höhere Lebensalter und auch beim Auftreten von Demenzerkrankungen genutzt werden können. Dazu gehören gut trainiertes Wissen, Fähigkeiten, Fertigkeiten und Automatismen sowie emotional gespeichertes Wissen.
- Die Verlangsamung der kognitiven Leistungsfähigkeit, vor allem bei hoch betagten Menschen, ist bei der Gestaltung therapeutischer Maßnahmen zu berücksichtigen, um Überforderung zu vermeiden.
- Ein Training dieser Funktionen verbessert auch die Neurotransmittertätigkeit, die körperliche Funktionsfähigkeit und emotionale Faktoren.

Gedächtnis

Es gibt nicht „das" Gedächtnis, sondern verschiedene Funktionen, die im Drei-Speicher-Modell des Gedächtnisses zusammenwirken, das aus **sensorischem Speicher, Kurzzeitspeicher** und **Langzeitspeicher** besteht (➤ Abb. 3.6). Die ersten beiden werden oft auch als Primär- und Sekundärgedächtnis bezeichnet. Als weitere wichtige Komponente, die eigentlich keine echte Behaltensleistung darstellt, aber zur Aufnahme und Verarbeitung von Information nötig ist, kann der „Tempo / Aufmerksamkeitsbereich" angesehen werden. Prinzipiell sind zwei Komponenten des Gedächtnisses wesentlich:

- Die Fähigkeit, Wahrnehmungen und Empfindungen zu speichern (Merkfähigkeit).
- Die Fähigkeit, das Erlebte abzurufen.

Sensorischer Speicher

Der sensorische Speicher nimmt Informationen über die Sinnesorgane auf und hält sie für max. 1 Sek. fest. Es handelt sich um ein

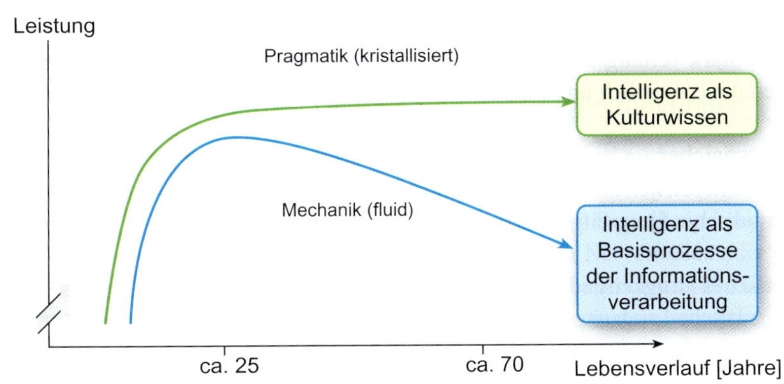

Abb. 3.5 Verlauf kristallisierter und fluider Intelligenz über die Lebensspanne. [L157]

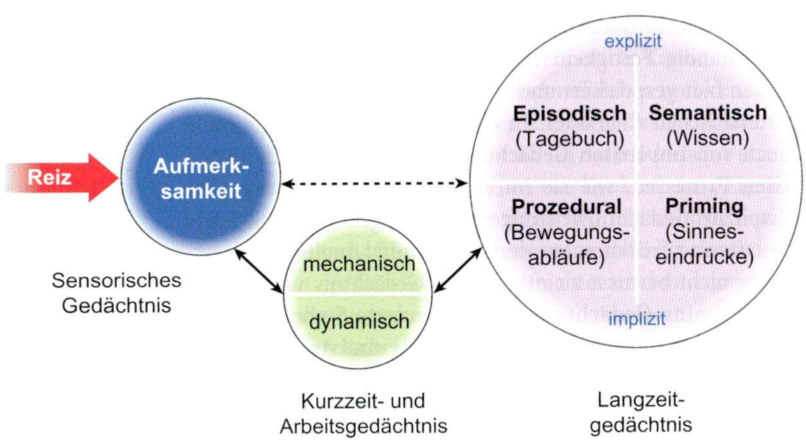

Abb. 3.6 Grunddimensionen des Gedächtnisses. [L157]

- **Systemisches Krankheitsmodell**: Der als psychisch krank bezeichnete Mensch zeigt als Indexpatient (*Symptomträger*) gestörte Prozesse in sozialen Systemen, besonders in der Familie an.
- **Humanistisches Modell:** Nach Carl Rogers entstehen psychische Störungen, wenn natürliche Entwicklung- und Wachstumsprozesse gestört verlaufen.

Ein wichtiger weiterer Ansatz besteht darin, die Frage nach der Kausalität, also der Ursächlichkeit psychischer Erkrankungen gar nicht zu stellen, sondern die verschiedenen Störungsbilder nur so genau wie möglich zu beschreiben. Auf diesem **„phänomenologischen Ansatz"** basieren die wichtigsten aktuell verwendeten Einteilungen psychischer Erkrankungen: Die ICD-10-Klassifizierung und die DSM-5-Klassifizierung.

Biopsychosoziales Krankheitsmodell

Keines der exemplarisch und vereinfacht aufgeführten Modelle kann die Entstehung psychischer Krankheiten schlüssig erklären. Heute gehen nahezu alle in der Psychiatrie Tätigen von einem **biopsychosozialen Krankheitsmodell** aus, das die genannten Modelle integriert.

Die biomedizinische Krankheitssicht geht darin als **Vulnerabilitätskonzept** ein: Nicht die Störung ist vorgegeben, sondern eine „Verwundbarkeit", unter körperlicher oder psychischer Belastung (*Stress*) eine solche zu entwickeln. Diese Sicht ermöglicht die Kombination verschiedener Behandlungsansätze und unterstützt die Zusammenarbeit zwischen den Berufsgruppen. Sie ist nicht zu verwechseln mit Beliebigkeit, einer Haltung, nach der alles auf irgendeine nicht näher überlegte Weise eine Rolle spielt.

Gesundheitserhaltende Schutzfaktoren

Die Krankheitssicht wird außerdem zunehmend ergänzt durch die Frage nach den gesundheitserhaltenden Schutzfaktoren. Dazu zählen:

- Kontrollüberzeugungen (das Gefühl, auf das eigene Schicksal Einfluss nehmen zu können)
- Optimismus
- Positive Zukunftserwartungen
- Angemessene soziale Unterstützung

Aaron Antonowky beschreibt im **salutogenetischen Modell** (in dem er erklärt, welche Voraussetzungen Gesundheit benötigt), den **Kohärenzsinn** als zentralen Faktor für die Frage, wie Gesundheit entsteht. Der Kohärenzsinn umfasst das Gefühl, die Welt und sich selbst zu verstehen, das Gefühl, die Anforderungen der Umwelt bewältigen zu können und das Gefühl, dass Anstrengungen sich lohnen, weil sich mit ihrer Hilfe bedeutsame Ziele erreichen lassen.

Moderne Behandlungskonzepte orientieren sich an den **Ressourcen des Erkrankten.**

Multifaktorielle Entstehungsbedingungen

In höherem Lebensalter kommt es häufig zu einer Addition verschiedener Belastungsfaktoren, die zur multifaktoriellen Krankheitsgenese beitragen:

- Zunahme körperlicher Erkrankungen und Behinderungen
- Psychische, aus der Lebensgeschichte des betroffenen Menschen heraus verstehbare Konflikte

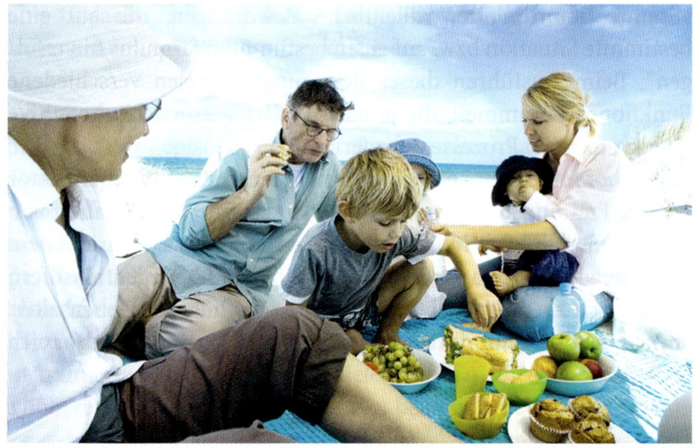

Abb. 3.7 Die Familie ist ein zentraler Teil des sozialen Netzes und eine Ressource für alte Menschen. [J787]

- Beziehungskrisen
- Verlusterlebnisse, z. B. Tod und Erkrankung von Freunden und Verwandten (➤ Abb. 3.7)
- Entwurzelung, Verlust der Heimat
- Altersarmut
- Zeitgeschichtliche Faktoren, z. B. Kriegserlebnisse
- Politische Einflüsse, z. B. Sparmaßnahmen

3.1.5 Behandlung psychischer Erkrankungen

Ziel der modernen stationären Psychiatrie ist die **soziale Heilung** des Erkrankten, d. h. die Wiedereingliederung in seine gewohnte Lebenswelt. Hierzu gehört, dass der Betroffene

- sich selbst und seine Umgebung einigermaßen realistisch einzuschätzen vermag,
- Verantwortung für sein Leben übernehmen kann,
- fähig ist, unter möglichst normalen Bedingungen weiterzuleben.

Auch Menschen mit gerontopsychiatrischen Erkrankungen können nach einer stationären Behandlungsphase häufig in ihre gewohnte Umgebung zurückkehren.

Entsprechend den multifaktoriellen Entstehungsbedingungen psychischer Erkrankungen gibt es verschiedene therapeutische Ansätze.

Medikamentöse Therapie

Die medikamentöse Therapie bildet bei einigen Krankheitsbildern wie Schizophrenie (➤ 3.5), Zwangsstörung oder schweren Depressionen einen unverzichtbaren Teil der Behandlung, sollte aber mit einer psychotherapeutischen Begleitung verbunden sein.

Psychotherapie

Für andere psychische Erkrankungen wie Angststörungen (➤ 3.6) und leichte Depressionen (➤ 3.4.1) ist eine medikamentöse Therapie am Beginn der Behandlung bzw. begleitend gerechtfertigt. Allerdings sollte bei diesen psychischen Störungen auch im höheren Alter eine Form der **Psychotherapie** angewandt werden:

- Verhaltenstherapie, z. B. beim Abbau von Ängsten, Panikattacken (➤ 3.6)
- Gesprächstherapie, z. B. bei reaktiven Depressionen aufgrund eines Verlusterlebnisses
- Entspannungsverfahren wie autogenes Training, Phantasiereisen und progressive Muskelrelaxation
- Psychoanalyse, diese Therapieform wird jedoch bei älteren Menschen sehr selten durchgeführt
- Soziotherapie zielt auf die Verbesserung bzw. Sicherung der Lebensbedingungen

Pflege psychisch kranker Menschen

Im Zentrum der Pflege eines psychisch Kranken stehen weder körperliche Grundpflege noch Behandlungspflege, obwohl beide natürlich von Bedeutung sind. Kristallisationspunkt pflegerischer Tätigkeit ist vielmehr die Interaktion mit den Betroffenen. Daher gilt die Bezugspflege als das geeignete Pflegekonzept.

Bezugspflege

Psychisch Kranke sind oft in ihrer Beziehungsfähigkeit zu anderen Menschen gestört. Diese Beziehungsstörung erschwert den Zugang der Pflegenden und Therapeuten zum Erkrankten ganz erheblich. Sehr viel häufiger als bei der Pflege „somatisch" Kranker liegt zunächst meist kein Einverständnis des Betroffenen zu Pflege und Behandlung vor. Oft muss dieses Einverständnis erst durch einen bewussten Beziehungsaufbau erarbeitet werden (➤ Abb. 3.8).

Ziele der Beziehungsgestaltung sind, dass der Erkrankte

- die Möglichkeiten der Behandlung nutzen kann,
- sich sicher und einigermaßen wohl fühlt,
- wenig oder keine Angst vor der Behandlung hat,
- aktiv mitarbeitet.

Im Mittelpunkt des Beziehungsaufbaus stehen Gespräche und gemeinsames Handeln. Gespräche sollten geplant, in ruhiger Atmosphäre und mit ausreichend Zeit geführt werden. Wichtig ist, den Erkrankten keine „Lösungen" ihrer Probleme zu präsentieren.

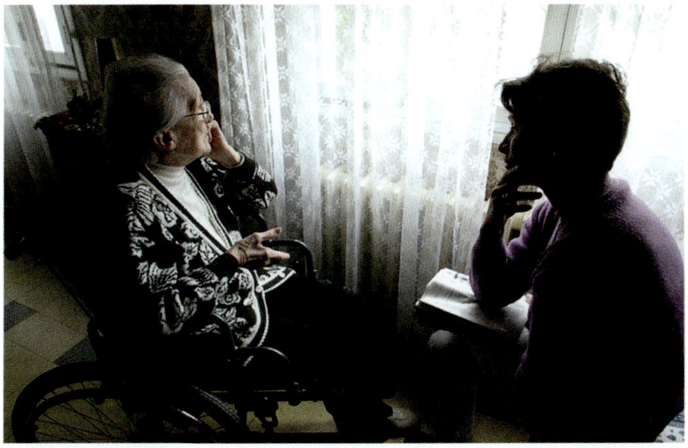

Abb. 3.8 Die Beziehungsfähigkeit psychisch kranker Menschen ist häufig eingeschränkt. [J787]

Hilfreich ist eine fragende Haltung, die es ihnen ermöglicht, ihre Anliegen von allen Seiten zu schildern und dabei möglicherweise neue Perspektiven zu entdecken.

Soziotherapie

Die Umgebung beeinflusst den Krankheitsverlauf entscheidend. Entsprechend ist ein weiterer Schwerpunkt in der Pflege psychisch Kranker die Soziotherapie, die sich auf die zwischenmenschlichen Beziehungen und die soziale Umgebung konzentriert. Hierzu gehören z. B.:

- Milieugestaltung und Milieutherapie (Umgebung und Betreuung sollten so eingerichtet sein, dass ein therapeutisches / gesundheitsförderndes Klima entsteht)
- Training der Alltagsbewältigung, z. B. regelmäßiges Aufstehen, persönliche Hygiene
- Beschäftigungs- und Arbeitstherapie
- Sozialarbeit

Aufsichts- und Kontrollfunktion

Pflegende in der Psychiatrie übernehmen auch Aufsichts- und Kontrollfunktionen. Zwang, der in der somatischen Medizin eine seltene Ausnahme ist, gehört hier zum Arbeitsalltag. Die Beziehung zu den Erkrankten ist oft durch massive Konflikte geprägt (allein dadurch, dass viele Betroffene mit der Behandlung nicht einverstanden sind). Immer wieder müssen die Pflegenden in die Privatsphäre der erkrankten Menschen eindringen. Diese Aspekte pflegerischer Tätigkeit erleben die meisten Pflegenden nicht nur als Herausforderung, sondern auch als angsteinflößend.

Zwangsmaßnahmen

Zwangsmaßnahmen sind Maßnahmen, die in der Regel gegen den Willen der Erkrankten durchgeführt werden und sie in ihrer Selbstbestimmung erheblich einschränken. Sie sind daher nur gerechtfertigt, um Gefahr vom Betroffenen oder seiner Umgebung abzuwenden. In der jeweiligen Situation ist stets das Mittel zu wählen, das am wenigsten in die Selbstbestimmung eingreift.

Bei alten Menschen werden Zwangsmaßnahmen meist nicht wegen heftiger Aggressionen, sondern wegen Suizidgefahr, Weglaufgefahr oder psychomotorischer Unruhe angewandt. Abmildernd wird von „freiheitseinschränkenden Maßnahmen" gesprochen. Von einwilligungsfähigen Betroffenen ist eine schriftliche Genehmigung einzuholen. Bei nicht einwilligungsfähigen Betroffenen ist eine richterliche Genehmigung fast immer erforderlich. In manchen Bundesländern gibt es Richtlinien zur Handhabung von freiheitsentziehenden Maßnahmen.

Zwangsmaßnahmen sind:

- Isolation: Unterbringung des Erkrankten in einem Raum, den er nicht beliebig verlassen kann
- Geschlossene Räume
- Bettgitter (➤ Abb. 3.9)
- Fixierung
- Zwangsmedikation
- Zwangsernährung

Menschen mit psychischen Erkrankungen erleben Zwangsmaßnahmen oft als Demütigung oder Bestrafung. Die Durchführung

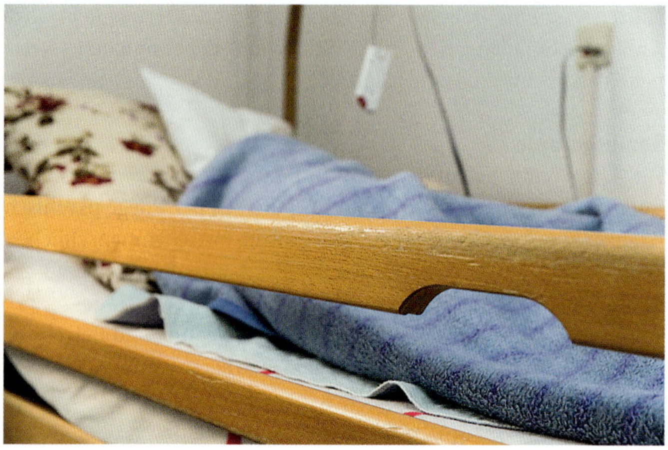

Abb. 3.9 Das Anbringen von Bettgittern gehört zu den freiheitsentziehenden Maßnahmen. [K115]

von Zwangsmaßnahmen ist mit Verletzungsgefahr für Betroffene und Pflegende gleichermaßen verbunden. Isolation und Fixierung immobilisieren die Erkrankten und können zu Komplikationen wie Thrombosen oder Pneumonien führen. Bei Injektion unter Zwang ist neben der korrekten Applikation sowie der Einhaltung der Hygienestandards besonders die Gefahr zu beachten, dass Pflegende sich an den Nadeln verletzen können.

Juristische Grundlagen

Die **Grundgesetze** Deutschlands und Österreichs garantieren die Freiheit der Person. Zwangsmaßnahmen greifen erheblich in dieses und andere Rechte ein, z. B. in das Recht auf körperliche Unversehrtheit. Deshalb sind sie durch Gesetze geregelt.

Die **Unterbringungsgesetze** der einzelnen Länder sind unterschiedlich gestaltet. Gemeinsam ist allen:

- Über die Notwendigkeit einer Unterbringung zur Behandlung entscheidet ein Richter, nicht etwa ein Arzt, ein Angehöriger oder eine Behörde. Der Richter stützt sich bei seiner Entscheidung auf ein ärztliches Zeugnis und auf die persönliche Anhörung des Betroffenen.
- Es muss eine psychische Erkrankung vorliegen, die zu einer erheblichen Selbst- oder Fremdgefährdung führt.
- Die Gefahr kann nicht durch eine andere Maßnahme (z. B. ambulante Behandlung) beseitigt werden.

Für Kranke, die wegen ihrer Krankheit bestimmte Angelegenheiten nicht erledigen können, kann nach dem **Betreuungsrecht** (Österreich z. B. Erwachsenenschutzgesetz) eine Betreuung eingerichtet werden. Der Betreuer erhält Aufgaben zugewiesen, in deren Rahmen er den Betreuten unterstützen soll (z. B. Vermögensbetreuung, medizinische Behandlung, Bestimmung des Aufenthaltsortes).

Eine **Fixierung** ohne Einwilligung des Erkrankten ist nur zulässig bei Notwehr -) oder Notstand - d. h. deutlichen Zeichen unmittelbar drohender Gefahren für den Erkrankten oder andere. Ein Notstand liegt etwa vor, wenn zu befürchten ist, dass ein Mensch mit psychischer Erkrankung Aggressionen gegen sich und andere richtet. Die Fixierung darf als letztes Mittel nur eingesetzt werden, wenn alle anderen Möglichkeiten versagt haben. Bei längerer Dauer (Deutschland z. B. halbe Stunde) ist eine richterliche Zustimmung notwendig.

SURFTIPP

Städtische Beschwerdestelle für Probleme in der Altenpflege München: www.muenchen.de/beschwerdestelle-altenpflege

3.2 Einteilung psychischer Erkrankungen

Die Einteilung psychischer Erkrankungen erfolgt vor allem nach zwei Systemen, der ICD-10-Klassifizierung und der DSM-5-Klassifizierung. Letztere wird vor allem in den USA bevorzugt. Beiden Klassifizierungen ist gemeinsam, dass sie stark beschreibend sind.

Die ICD-10-Klassifizierung (*International Classification of Diseases, Injuries and Causes of Death*) bedient sich der Verschlüsselung von Diagnosen mit Zahlenfolgen (➤ Tab. 3.1).

3.2.1 Erhebung des psychopathologischen Befundes

DEFINITION

Psychopathologie: Lehre, die sich damit beschäftigt, wie der Mensch sich selbst und seine Umwelt krankhaft erleben und wie er sich ihr gegenüber pathologisch verhalten kann. Sie liefert Begriffe zur Beschreibung psychischer Auffälligkeiten.

Psychopathologischer Befund: Befunde von Gesprächen, Beobachtungen und psychologischen Tests. Hierauf stützt sich die Diagnose bei psychischen Erkrankungen.

Tab. 3.1 ICD-10-Klassifikation psychischer Erkrankungen.

Klassifizierung*	Erkrankung	Beispiel
F0	Organische einschließlich symptomatischer psychischer Störungen	Morbus Alzheimer (➤ 3.3.2)
F1	Psychische und Verhaltensstörungen durch psychotrope (auf die Psyche wirkende) Substanzen	Alkoholdelir (➤ 3.9.1)
F2	Schizophrene, schizotype und wahnhafte Störung; schizoaffektive Störung	Schizophrenie (➤ 3.5)
F3	Affektive Störungen	Manie (➤ 3.4.2)
F4	Neurotische, Belastungs- und somatoforme (= körperliche Symptome ohne fassbare körperliche Erkrankung) Störungen	Generalisierte Angststörung (➤ 3.6)
F5	Verhaltensauffälligkeiten mit körperlichen Störungen	Nichtorganische Schlafstörung (➤ 3.11)
F6	Persönlichkeits- und Verhaltensstörungen	Emotional instabile Persönlichkeitsstörung: Borderline Typ (➤ 3.8)

* Ausschnitt aus Gruppe F: psychische Störungen und Verhaltensstörungen

Bei der Krankenbeobachtung werden Bewusstsein und Orientierung, Aufmerksamkeit und Gedächtnis, Denkvorgänge und Gedankeninhalte (z. B. Befürchtungen, Zwänge), Wahrnehmung, Ich-Erleben, Stimmung, Antrieb und Psychomotorik beurteilt.

Daneben beobachten die Pflegenden Tagesschwankungen, Qualität der Sozialkontakte, Aggressionstendenzen, Suizidalität und Neigung zur Selbstschädigung. Außerdem bemühen sie sich, herauszufinden, ob sich der Betroffene krank fühlt (*Krankheitsgefühl*), ob er seine Störungen als Krankheit verstehen kann (*Krankheitseinsicht*) und wie er zur Behandlung steht.

Befunde werden dem Arzt mitgeteilt, da psychiatrische Diagnosen eine breite Informationsbasis erfordern. Beispielsweise verneint ein Betroffener, der wegen Verfolgungswahn eingewiesen worden ist, im Arztgespräch das Vorliegen von Verfolgungsideen und wirkt unauffällig. Den Pflegenden fällt aber auf, dass er nicht isst. Auf freundliche Nachfrage erklärt er, er könne nicht essen, weil seine Nachbarn ihn vergiften wollten. Das Nicht-Essen-Wollen ist hier ein entscheidender Hinweis auf das Vorliegen eines Verfolgungswahns.

Erkennen von Bewusstseinsstörungen

DEFINITION

Bewusstsein: Gesamtheit aller psychischen Vorgänge (Gedanken, Gefühle, Wahrnehmungen) verbunden mit dem Wissen um das eigene Ich und die Subjektivität dieser Vorgänge. Bei einer **Bewusstseinsstörung**: Gesamtheit aller psychischen Vorgänge ist gestört. Man unterscheidet **quantitative** und **qualitative** Bewusstseinsstörungen

Quantitative Bewusstseinsstörungen

Quantitative Bewusstseinsstörungen werden auch als **Vigilanzstörung** oder **Minderung der Wachheit** bezeichnet. In leichten Fällen sind die Betroffenen nur schläfrig und benommen. Bei stärkerer Ausprägung schlafen sie, sind aber weckbar. Die schwerste Form ist das Koma (➤ 2.13.7). Quantitative Bewusstseinsstörungen werden z. B. bei einer akuten organischen Psychose (➤ 3.3), Schlaganfall (➤ 2.13.6), Schädel-Hirn-Verletzung (➤ 2.13.7) oder Stoffwechselentgleisungen (z. B. bei einer Hypoglykämie) beobachtet.

Qualitative Bewusstseinsstörungen

Bei qualitativen Bewusstseinsstörungen sind die **Bewusstseinsinhalte** verändert. Mögliche Formen sind Bewusstseinseintrübungen, -einengungen oder -verschiebungen. Zu erkennen sind sie am Verhalten des Betroffenen und an seinen Äußerungen (➤ Tab. 3.2).

Erkennen von Orientierungsstörungen

DEFINITION

Orientierungsstörung: Beeinträchtigung der Fähigkeit, sich bezüglich Zeit, Ort, Situation und eigener Person zurechtzufinden.
Desorientiertheit: Aufhebung der Orientierung. Schwerste Form der Orientierungsstörung.

Orientierung ist das Wissen um die gegenwärtige Situation. Der wache, gesunde Mensch weiß,

- wo er sich befindet (örtliche Orientierung),
- welcher Wochentag ist (zeitliche Orientierung),
- was gerade geschieht (situative Orientierung) und
- wer er selbst ist (Orientierung zur eigenen Person).

Bei Orientierungsstörungen ist dieses Wissen nur noch teilweise oder gar nicht mehr vorhanden. In der Regel wird mit zunehmendem Schweregrad erst die zeitliche, dann die örtliche und situative und erst zuletzt die Orientierung zur eigenen Person beeinträchtigt. Zu erkennen sind die Orientierungsstörungen am Verhalten des Betroffenen und an den Antworten, die er auf Fragen bezüglich der Zeit, des Ortes, der Situation oder der eigenen Person gibt (➤ Tab. 3.3).

Erkennen von Aufmerksamkeits- und Konzentrationsstörungen

DEFINITION

Aufmerksamkeitsstörung: Störung der Fähigkeit, sich einem Ausschnitt der Gesamtwahrnehmung oder des Gesamterlebens zuzuwenden.
Konzentrationsstörung: Störung der Fähigkeit, über längere Zeit bei einem Ausschnitt der Gesamtwahrnehmung oder des Gesamterlebens zu verweilen.

Ein Gesunder ist z. B. in der Lage, konzentriert dem Vortrag eines Redners zuzuhören. Andere Wahrnehmungen, etwa das Hören eines entfernten Telefonklingelns oder das Sehen vorbeifahrender Autos, lenken ihn nicht ab.

Bei Störungen der Aufmerksamkeit und Konzentration kann der Betroffene „nicht richtig zuhören" und sich nicht über längere Zeit mit einer Sache beschäftigen. Hat ein Untersucher im Gespräch den Eindruck, dass der Betroffene an einer Aufmerksamkeits- oder

Tab. 3.2 Vergleich der qualitativen Bewusstseinsstörungen.

	Bewusstseinstrübung	Bewusstseinseinengung	Bewusstseinsverschiebung
Definition	Mangelnde Klarheit des Erlebens	Reduktion der Bewusstseinsinhalte, d. h. es erscheint nur noch ein kleiner Ausschnitt des Gesamterlebens im Bewusstsein	Gefühl einer allgemeinen Intensitätssteigerung (z. B. der Wachheit, der Wahrnehmung, der Erkenntnis)
Klinik	Der Betroffene ist verwirrt und desorientiert	Der Betroffene wirkt fasziniert durch eine einzige Sache, er spricht auf Außenreize nur vermindert an	Der Betroffene wirkt ekstatisch („entrückt"), schildert umfassende Erkenntnisse und Einsichten
Ursachen (Beispiele)	Akute organische Psychosen (➤ 3.3)	Akute organische Psychosen (➤ 3.3)	• Einnahme von Drogen • Manie • Schizophrenie

Tab. 3.3 Vergleich der Orientierungsstörungen.

	Störung der zeitlichen Orientierung	Störung der örtlichen Orientierung	Störung der situativen Orientierung	Störung der Orientierung zur eigenen Person
Definition	Nichtwissen von Datum, Tag, Monat, Jahr, Jahreszeit	Nichtwissen des Ortes, an dem man sich aufhält (z. B. Stadt, Krankenhaus, Büro)	Nichtwissen der Situation, in der man sich befindet (z. B. Bewohner in einer stationären Einrichtung ➤ Abb. 3.10)	Nichtwissen, wer man ist (z. B. Name, Vorname, Geburtsdatum)
Klinik (Beispiele)	Der Betroffene sagt, es sei der erste Januar. Tatsächlich ist es aber Hochsommer.	Der Betroffene meint, er sei zu Hause und verhält sich auch so, dabei ist er im Krankenhaus.	Der Betroffene glaubt, man wolle ihm seine Kleidung stehlen. Er erkennt z. B. nicht, dass er sich für das Zubettgehen umziehen soll.	Der Betroffene weiß nur seinen Vornamen, aber nicht seinen Nachnamen. Er sagt, er sei schon vor längerer Zeit geboren.
Ursache (Beispiele)	Organische Psychosen	Organische Psychosen	Organische Psychosen, Wahn	• Schwere Demenz (➤ 3.3.2) • Wahn

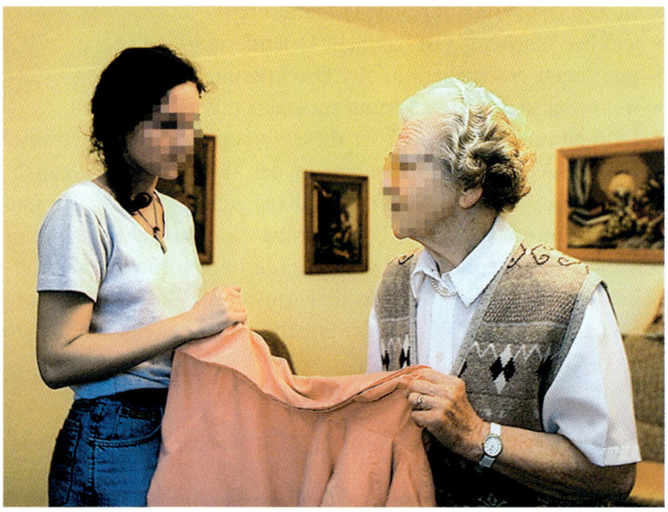

Abb. 3.10 Störung der situativen Orientierung. Der Betroffene weiß nicht, dass er sich in einer stationären Pflegeeinrichtung befindet. Beim Umkleiden wehrt er sich, da er glaubt, man wolle ihm die Kleidung stehlen. [K157]

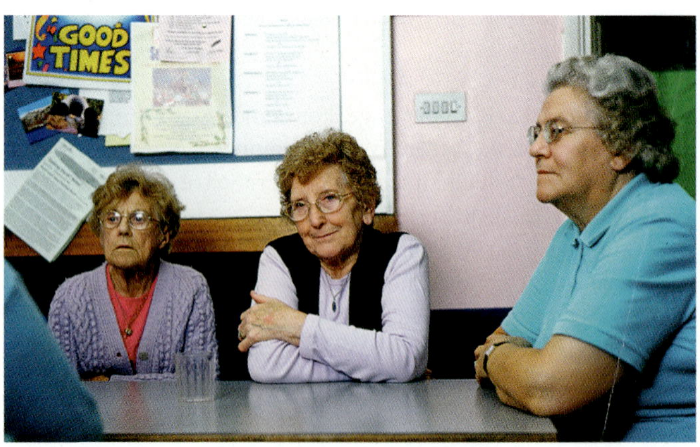

Abb. 3.11 Ein Gesunder ist in der Lage, konzentriert dem Vortrag eines Redners zu folgen. Liegt eine Störung der Aufmerksamkeit vor, können schon kleinste Anlässe, z. B. das Husten eines Mithörers, die Konzentration unterbrechen. [J787]

Konzentrationsstörung (➤ Abb. 3.11) leidet, kann er diesen Eindruck z. B. durch Rechenaufgaben, Buchstabieren oder spezielle Tests kontrollieren. Diese Störungen treten u. a. bei psychotischen und depressiven Erkrankungen auf.

Erkennen von Gedächtnisstörungen

DEFINITION

Gedächtnisstörung: Beeinträchtigung der Fähigkeit, sich Wahrnehmungen und Empfindungen zu merken und später daran zu erinnern.

Gedächtnisstörungen können die Merkfähigkeit, das Kurzzeit- und das Langzeitgedächtnis betreffen:

- Bei **Merkfähigkeitsstörungen** vergisst der Betroffene Neues bereits nach wenigen Minuten.
- Bei **Störungen des Kurzzeitgedächtnisses** kann er Neues nur für einige Min. bis Std. behalten.
- Von **Störungen des Langzeitgedächtnisses** spricht man, wenn sich der Betroffene an Ereignisse, die Monate bis Jahre zurückliegen, nicht erinnern kann.

Besonders sensibel für das Vorliegen einer kognitiven Störung sind

- die Durchführung komplexer Handlungen, die eine ständige Einstellung auf Neues voraussetzen, z. B. das Finden eines Zieles in einer fremden Stadt oder das Bedienen eines öffentlichen Telefons,
- das Erlernen neuer Dinge innerhalb kurzer Zeit,
- der schnelle Abruf von Gelerntem.

Relativ lange erhalten bleiben:

- Die Lernfähigkeit, jedoch sind ein häufigeres Wiederholen des Lernstoffes, eine Unterteilung in kurze Lernphasen mit häufigeren Pausen und damit ein höherer Zeitaufwand notwendig.
- Gedächtnisinhalte aus dem Langzeitgedächtnis, sie können auch bei fast völliger Auflösung des Kurzzeitgedächtnisses abgerufen werden (z. B. sichtbar beim mühelosen Mitsingen eines Kinderliedes durch Demenz-Kranke).

Amnesie

DEFINITION

Amnesie: Zeitlich oder inhaltlich begrenzte Gedächtnislücken.

Typisches Beispiel einer zeitlich begrenzten Amnesie ist die Erinnerungslücke für die Zeit direkt vor oder nach einem Schädel-Hirn-Trauma (➤ 2.13.7).

Im Umgang mit Menschen, die an Gedächtnisstörungen leiden, ist es besonders wichtig, die Person nicht zu überfordern. Ist der Abbauprozess noch gering, können kognitive Trainingsprogramme und die Förderung des Denkens eine Verbesserung der Leistung bewirken. Bei stärkeren Beeinträchtigungen (z. B. weiter fortgeschrittener Demenz vom Alzheimertyp) muss man ressourcenorientiert arbeiten. Das umfasst die Nutzung des Altgedächtnisses, von Automatismen und emotional gespeicherten Gedächtnisinhalten, auf die Betroffene lange zurückgreifen können.

Erkennen von Denkstörungen

DEFINITION

Denkstörungen: Störungen des Denkens, die in zwei Kategorien zu unterteilen sind.
- **Formale Denkstörungen** mit Störungen des Gedankengangs.
- **Inhaltliche Denkstörungen** mit krankhaftem Gedankeninhalt.

Formale Denkstörungen

Formale Denkstörungen sind Störungen des Gedankengangs (➤ Tab. 3.4). Der Betroffene klagt, er könne nicht mehr klar denken, es falle ihm ständig etwas anderes ein oder er habe „ein Brett vor dem Kopf". Bei Verdacht auf eine formale Denkstörung achtet der Untersucher im Gespräch insbesondere darauf, wie der Betroffene auf Fragen eingeht, ob er beim Thema bleiben kann und ob ihm das Nachdenken Mühe macht.

Im **Umgang mit denkgestörten Menschen** ist es besonders wichtig, die Gespräche in einem ruhigen, beschützten Rahmen zu führen, um den Kranken nicht zu überfordern. Denkgehemmten Kranken lässt man Zeit, da Hetze das Krankheitsgefühl verstärkt. Bei flüchtigem Denken spricht man nur wenige Themen an und stellt ganz klare Fragen. Bei sehr schweren Denkstörungen ist vielleicht jedes Gespräch zu viel.

Inhaltliche Denkstörungen

DEFINITION

Wahn: Objektiv falsche Überzeugung, die ohne entsprechende Anregung von außen entsteht, vom Betroffenen mit großer Gewissheit erlebt und trotz logischer Gegengründe aufrechterhalten wird.

Von inhaltlichen Denkstörungen spricht man, wenn die Urteilsfähigkeit des Betroffenen beeinträchtigt ist und sich das Denken offensichtlich mit veränderten, „kranken" Inhalten beschäftigt. Diese Störung liegt beim Wahn vor.

Beispiel: Ein durch Wahn veränderter Mensch kommt nachts in die Klinik, um sich beim Notarzt zu beschweren. Er werde durch die Ärzte der Klinik zu Hause mit Kameras überwacht. In der vergangenen Nacht habe man ihm sogar einen kleinen Sender in die Brust eingebaut, um jederzeit seinen Aufenthaltsort feststellen zu können. Auf den Einwand der Ärzte und Pflegenden, dies könne nicht sein, da keine Narbe an der Brust zu sehen sei, antwortet der Betroffene, die hätten die Ärzte listigerweise unsichtbar gemacht.

Typisch für das Erscheinungsbild eines Wahnes ist, dass die Überzeugung mit großer Gewissheit erlebt wird. Ein Wahn ist durch Argumente nicht korrigierbar und wird von der Umwelt nicht geteilt.

Es ist leichter, Wahn zu erkennen, als zu erklären, was Wahn ist.

Tab. 3.4 Die häufigsten formalen Denkstörungen.

Störung	Definition	Klinik (Beispiele)	Ursachen (Beispiele)
Denkhemmung	Subjektives Gefühl des Betroffenen, dass das Denken „gebremst ist"	Der Betroffene klagt, er könne nicht mehr denken, und er käme zu keinem Ergebnis.	Depressionen
Denkverlangsamung	Objektive Verlangsamung des Denkens	Der Betroffene spricht langsam, sein Wortschatz ist reduziert. Das Mitdenken fällt ihm schwer.	Depressionen
Umständliches Denken	Unfähigkeit, Nebensächliches von Wichtigem zu trennen	Der Betroffene kommt beim Erzählen von „Hölzchen auf Stöckchen" und bleibt an jeder Kleinigkeit hängen.	• Organische Psychosen • Minderbegabung
Grübeln (*Perseveration*)	Ständige Beschäftigung mit bestimmten, meist unangenehmen Gedankengängen	Der Betroffene sagt, er müsse pausenlos über die finanzielle Lage der Familie grübeln und könne an nichts anderes denken	Depressionen
Einengung des Denkens	Fixierung des Denkumfangs auf wenige Themen	Der Betroffene redet nur von der Ungerechtigkeit seines Rentenbescheids. Auf etwas anderes angesprochen, antwortet er kurz, um dann sofort zum Thema Rente zurückzukehren.	Organische Psychosen
Ideenflucht	Vermehrung von Einfällen, ohne dass diese zu Ende gedacht werden	Der Betroffene spricht von der kastanienbraunen Haarfarbe seiner Ehefrau, wechselt zum Thema Bäume, springt zum Waldsterben und dann zu den verstorbenen Großeltern.	• Manie • Drogenkonsum
Gedankensperre/-abreißen	Plötzliches Abbrechen eines bis dahin flüssigen Gedankengangs ohne erkennbaren Grund; evtl. kombiniert mit einer Störung des Ich-Erlebens (Empfinden, Sperre sei „von außen" gemacht)	Der Betroffene spricht über seine Schulzeit. Plötzlich hält er inne, schaut sich irritiert um und fährt dann mit der Schilderung seiner Ehe fort.	Schizophrenien
Zerfahrenes Denken	Völlig zusammenhangloses und zerrissenes (*inkohärentes*) Denken und Sprechen; im Extremfall „Wortsalat".	Typischer Satz des Betroffenen: „Mein meiner Mutter mal mein meine – mein Nachbar malt macht – gestern macht es und stinkt nach Gas und im Ofen"	Schizophrenien

3

Wahnthemen

Die Wahnthemen (*Wahninhalte*) sind kulturell und sozial beeinflusst. Typisch für die momentane Gesellschaft sind z. B.:

- **Beziehungswahn:** Die Ereignisse in der Umgebung haben eine besondere Bedeutung für den Betroffenen. Er bezieht alles, was geschieht, auf sich. So kommt eine an Beziehungswahn erkrankte Frau z. B. zur Behandlung, weil die Leute in der Straßenbahn nur noch darüber sprächen, dass sie krank sei und Medikamente brauche.
- **Verfolgungswahn:** Der Verfolgungswahn kann als Sonderform des Beziehungswahns betrachtet werden. Der Betroffene bezieht nicht nur alles, was geschieht, auf sich, sondern auch gegen sich und fühlt sich als Ziel von Feindseligkeit. Infolgedessen haben viele Betroffene große Angst.
- **Verarmungswahn:** Die Betroffenen sind unerschütterlich vom drohenden finanziellen Ruin überzeugt.
- **Größenwahn:** Die Betroffenen überschätzen sich. Sie erleben sich z. B. als ungeheuer begabt, schön, mächtig oder halten sich für Gott, Jesus oder die Bundeskanzlerin.
- **Schuldwahn:** Die Betroffenen sind sicher, dass sie gegen ein göttliches oder sittliches Gebot verstoßen und große Schuld auf sich geladen haben.
- **Hypochondrischer Wahn:** Die Betroffenen sind sicher, krank oder dem Tode verfallen zu sein. Auch positive Untersuchungsergebnisse beruhigen sie nicht.

Dem Kranken den Wahn auszureden, ist in der Regel nicht nur sinnlos, sondern sogar gefährlich, weil es ihn verunsichert. Ebenso falsch ist es, auf den Wahn einzugehen, als teile man die Überzeugung des Betroffenen, denn das würde es diesem schwer oder unmöglich machen, den Wahn aufzugeben, wenn sich die Krankheit bessert. Eine gute und ehrliche Strategie ist, dem Kranken zu sagen, dass man seine Überzeugung nicht teilen kann, aber seine Ansicht der Sache akzeptiert. Ansonsten versucht man, am Wahn vorbei die gesunden Anteile des Kranken zu erreichen, etwa durch Gespräche über Themen, die nichts mit dem Wahn zu tun haben.

Wahn ist immer Zeichen einer Erkrankung und kommt bei verschiedenen psychischen Erkrankungen vor, z. B. bei:

- Schizophrenien, v. a. Beziehungs- und Verfolgungswahn
- Depressionen, v. a. Schuld- und Verarmungswahn, hypochondrischer Wahn
- Isolierten Wahnerkrankungen
- Organischen Psychosen

Neben den typischen psychiatrischen Erkrankungen, die mit Wahnvorstellungen einhergehen, können v. a. beim älteren Menschen andere Ursachen für die Entwicklung wahnhafter Gedanken vorliegen:

- **Bestehlungswahn des Dementen,** z. B. verlegt eine Bewohnerin häufig ihren Kamm. Sie erinnert sich nicht mehr daran, wo sie ihn abgelegt hat, und ist jedes Mal der festen Überzeugung, bestohlen worden zu sein.
- **Wahn bei Schwerhörigen,** v. a. ältere Menschen reagieren sehr empfindlich auf Änderungen ihrer Wahrnehmungsfähigkeit und können eine Schwerhörigkeit oder auch schwere Sehstörungen nicht ausgleichen. Sie verstehen Gespräche und Situationen nicht oder nur unvollständig. Die Schwerhörigen meinen, es werde über sie gelacht oder gesprochen, was sich im weiteren Verlauf zu einem unbeeinflussbaren Wahn entwickeln kann.
- **Ungezieferwahn** entsteht z. B. durch Juckreiz bei Diabetes mellitus oder Allergie.
- **Wahn bei Medikamenteneinnahme** ergibt sich als unerwünschte Wirkung, z. B. von Antiparkinsonmitteln.

Erkennen von Befürchtungen und Zwängen

Befürchtungen

Befürchtungen sind oft realitätsgerecht und treten auch bei Gesunden auf. Jeder kennt z. B. die Furcht vor Prüfungen oder vor unbekannten Menschen. Solche Befürchtungen sind krankhaft, wenn sie von der Umwelt als unangemessen oder gar unsinnig empfunden werden oder das Erleben eines Menschen und sein Verhalten fast ausschließlich bestimmen. Misstrauen beim Vertreter an der Tür ist sicher angebracht, wird aber zum krankhaften Symptom, wenn der Betreffende allen Personen seiner Umwelt gegenüber Misstrauen empfindet.

Hypochondrie

Menschen mit einer Hypochondrie (*eingebildetes Kranksein*) befürchten ständig, krank zu sein oder in Kürze zu erkranken, ohne dass dies durch Befunde zu rechtfertigen wäre. Hypochondrische Menschen beobachten ihren Körper in übertriebener Weise (➤ Abb. 3.12).

Die Hypochondrie ist keine eigenständige Erkrankung, sondern eine Reaktionsform. Hypochondrische Befürchtungen können bei verschiedenen Krankheiten, z. B. Depressionen, auftreten.

Phobie

Phobien (➤ 3.6) sind Angstgefühle angesichts bestimmter Objekte oder Situationen, wobei dem Betroffenen klar ist, dass seine Angst objektiv unbegründet ist; z. B. empfindet ein Mann beim Anblick einer Spinne panische Angst, obwohl er weiß, dass dieses Tier harmlos ist.

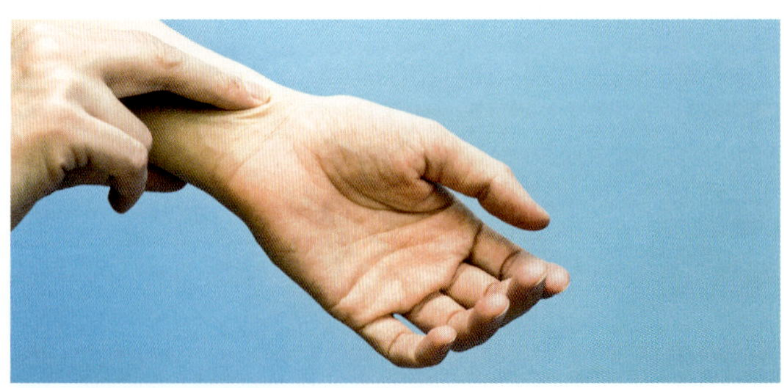

Abb. 3.12 Menschen mit einer Hypochondrie beobachten ihren Körper ständig auf Krankheitszeichen. Durch ihre Befürchtungen können sich vegetative Körperfunktionen evtl. wirklich verändern. So kann der Pulsschlag eines Kranken, der aus Furcht vor Herzrhythmusstörungen immer wieder seinen Puls fühlt, infolge der Aufregung steigen und den Betroffenen in seinen Befürchtungen bestätigen. [J787]

Zwang

Kennzeichnend für den krankhaften Zwang ist, dass sich dem Betroffenen Ideen, Vorstellungen oder Handlungsimpulse immer wieder aufdrängen. Sie werden als quälend oder sinnlos erlebt, aber dennoch kann ihnen der Kranke nicht ausweichen. Häufig ist z. B. der Waschzwang, bei dem sich der Betroffene alle paar Min. die Hände wäscht, aus Angst, dass sie schmutzig sein könnten.

Zwänge sind Leitsymptom der Zwangsstörung (➤ 3.6.2), kommen aber auch bei Depressionen und Schizophrenien vor.

Im Umgang mit Menschen, die unter unangemessenen Befürchtungen leiden, versuchen Pflegende, sachlich zu bleiben und die Ängste ernst zu nehmen.

VORSICHT

Es ist gefährlich, unter Zwangshandlungen leidende Kranke an ihren Handlungen zu hindern. Dann kommt es zu großer innerer Anspannung, Unruhe und Angst, da der Kranke den zugrunde liegenden Zwangsimpulsen nicht ausweichen kann. Die primäre Strategie ist ein verständnisvoller, entängstigender und sachlicher Umgang. Verhaltenstherapeutische Maßnahmen zielen auf das gestufte oder massive Konfrontieren mit den Angstauslösern, um einen Prozess des „Verlernens" einzuleiten. Dies gilt als effizienteste Psychotherapieform bei Angst und Depression.

Erkennen von Wahrnehmungsstörungen

DEFINITION

Halluzination (*Trugwahrnehmung, Sinnestäuschung*): Wahrnehmungserlebnis ohne reales Objekt und ohne Reizquelle in der Außenwelt, das der Kranke aber für einen wirklichen Sinneseindruck hält.

Halluzinationen

Ein Kranker mit Halluzinationen hört z. B. Stimmen in einem stillen Raum. Kein anderer im Raum hört etwas. Der Kranke ist fest davon überzeugt, dass er die Stimmen wirklich hört und dass es sich nicht um „Einbildungen" handelt.

Es gibt Halluzinationen auf allen Sinnesgebieten (➤ Tab. 3.5). Manchmal gibt der Inhalt der Halluzination Hinweise auf die zugrunde liegende Erkrankung. So sind etwa dialogische Stimmen, d. h. Stimmen, die miteinander reden – z. B. über den Betroffenen – ein häufiges Symptom bei schizophrenen Störungen.

Halluzinierende Menschen sind durch ihr inneres Erleben oft völlig in Anspruch genommen und daher sozial manchmal nicht handlungsfähig. Viele haben große Angst. Sie brauchen Abschirmung von äußeren Belastungen und Rückzugsmöglichkeiten. Gespräche sollten kurz und sachlich sein und sich um unverfängliche Themen drehen.

Illusion

Im Gegensatz zu Halluzinationen handelt es sich bei Illusionen um Verkennungen tatsächlich vorhandener Sinneseindrücke. Beispielsweise hält ein fiebernder, „phantasierender" Mensch den Schrank im Zimmer für einen bedrohlichen Riesen.

Erkennen von Störungen des Ich-Erlebens

DEFINITION

Störung des Ich-Erlebens: Gestörtes Erleben der eigenen Persönlichkeit (des Ichs) mit Störung der Abgrenzung zwischen eigener Person und Umwelt.

Das Ich ist der Teil der Psyche, der dem Menschen Sicherheit über seine Individualität und Persönlichkeit gibt. Dazu gehört, dass eigene psychische Vorgänge (z. B. Gefühle, Gedanken) auch als meinhaftig, also eigen erkannt werden. Bei einigen psychischen Erkrankungen, besonders bei Schizophrenien, kommt es zu einer Störung der Ich-Grenzen und dadurch zu Unsicherheiten: „Denke ich, oder denkt ein anderer in mir?"

Zu den Ich-Störungen gehören:

- **Derealisation:** Die Umgebung scheint dem Betroffenen verändert, unwirklich, fremdartig und unvertraut.
- **Depersonalisation:** Die eigene Person kommt dem Kranken verändert, unwirklich oder fremd vor. Er steht sich selbst fremd gegenüber: „Ich bin ein Roboter geworden", „Ich lebe nicht mehr". Manche Betroffene haben das Gefühl, neben sich zu stehen und „sich zu betrachten".
- **Gedankenausbreitung:** Die Betroffenen haben den Eindruck, dass ihre Gedanken von anderen gelesen würden, dass andere wüssten, was sie denken.
- **Gedankenentzug:** Die Betroffenen klagen, dass andere ihnen ihre Gedanken wegnehmen würden.

Tab. 3.5 Übersicht über die Halluzinationen.

	Definition	Klinik (Beispiele)	Ursachen (Beispiele)
Akustische Halluzination	Hören von Stimmen oder Geräuschen	Der Betroffene hört die Stimme eines Bekannten, der sagt, das alles sei doch Unsinn	Schizophrenie
Optische Halluzination	Sehen von Personen, Gegenständen oder ganzen Szenen und Handlungsabläufen Sehen von kleinen Tieren	Der Betroffene sieht eine Teufelsfratze an einer völlig weißen Wand. Der Betroffene sieht „weiße Mäuse" über die Bettdecke huschen	• Akute organische Psychose • Alkoholdelir
Körperhalluzination (*Leibhalluzination*)	Fühlen z. B. von Berührung, Druck, Schmerzen	Der Betroffene klagt über elektrische Schläge und Bestrahlungen, die aus der Wand kämen.	• Schizophrenie • Organische Psychosen
Olfaktorische (*Geruchs-*) und **gustatorische** (*Geschmacks-*) **Halluzination**	Riechen bzw. Schmecken meist unangenehmer Qualitäten, oft gemeinsam auftretend	Der Betroffene isst nicht, weil das Essen nach Blut schmecke. Außerdem hat er Angst im Zimmer, weil es so stark nach Gas rieche.	Schizophrenie

- **Gedankeneingebung:** Die Betroffenen meinen, dass andere ihre Gedanken von außen beeinflussen und steuern.
- **Fremdbeeinflussungserlebnisse:** Hier erlebt der Betroffene seine Handlungen und Handlungsantriebe als von außen beeinflusst. Beispielsweise sagt ein Betroffener, er wolle nicht schreien, aber es schreie aus ihm heraus, und das liege an den Strahlen.

VORSICHT

Die **Auflösung der Ich-Grenzen** bereitet erhebliche Angst. Es besteht die Gefahr, sie durch ungeschickten Umgang zu vergrößern. Man muss die Versuche des Betroffenen akzeptieren, sich z. B. durch Rückzug vor zu großer Nähe zu schützen.

Erkennen von Affektstörungen

DEFINITION

Affektivität (*Emotionalität*): Gesamtheit der Gefühlsregungen, Stimmungen und Selbstwertgefühle eines Menschen.

Ob Gefühle angemessen sind oder nicht, hängt immer von der Situation ab. Gesunde Menschen kennen eine große Breite möglicher Affekte von rasender Wut bis zu stillem Glück – je nach Situation sind auch extreme Gefühlsregungen adäquat und normal. Andererseits können Gefühle unangemessen erscheinen, selbst wenn sie wenig dramatisch sind, z. B. Gleichgültigkeit nach einem Todesfall oder ständige, mürrische Gereiztheit.

Bei der Beurteilung des Affektes achtet das Team auf die Grundstimmung (z. B. deprimiert, fröhlich), die Angemessenheit angesichts der jeweiligen Situation, die Stabilität der Gefühle und die **emotionale Schwingungsfähigkeit,** d. h. die Schwankungsbreite der Gefühle.

Die wichtigsten Affektstörungen sind:

- **Depressivität** (*Niedergeschlagenheit*): „Ich kann mich über nichts mehr freuen."
- **Hoffnungslosigkeit:** „Ich werde nie mehr gesund."
- **Ängstlichkeit:** „Ich habe Angst vor allem und jedem."
- **Gefühl der Gefühllosigkeit** (Gefühl, nichts mehr empfinden zu können und innen leer zu sein): „In mir ist alles tot: Wenn ich wenigstens weinen könnte!"
- **Insuffizienzgefühle** (Gefühl, nichts wert zu sein): „Ich bin unfähig, zu denken oder zu arbeiten. Eigentlich bin ich absolut überflüssig."
- **Affektstarre:** Verringerung der emotionalen Schwingungsfähigkeit, der Spannbreite der Gefühle.
- **Euphorie** (*gesteigertes Wohlbefinden*): „Ich bin so glücklich wie nie zuvor."
- **Übersteigerte Selbstwertgefühle:** „Ich habe ein Firmenkonzept, mit dem bin ich in vier Wochen Milliardär."
- **Dysphorie** (*Missmut*)
- **Affektarmut** (*Gefühlsarmut*)
- **Ambivalenz:** Gleichzeitige Existenz widersprüchlicher, eigentlich einander ausschließender Gefühle.
- **Parathymie:** Paradoxer Affekt, d. h. Gefühl und Erlebnis passen nicht zusammen; z. B. berichtet der Betroffene lächelnd, die Ärztin habe ihm gerade ein Gift gespritzt, das seine Knochen auflöse.

Depression, Hoffnungslosigkeit, Ängstlichkeit, Gefühl der Gefühllosigkeit, Insuffizienzgefühle und Affektstarre sind typisch für **Depressionen.** Es müssen aber bei einem depressiven Menschen nicht alle genannten Symptome gleichzeitig auftreten, und umgekehrt können die Gefühle auch bei anderen Krankheitsbildern vorkommen.

Euphorie und übersteigerte Selbstwertgefühle sowie Dysphorie sind häufig bei **Manien** zu beobachten.

Affektarmut, Ambivalenz und Parathymie finden sich häufig bei **Schizophrenien.**

Es ist praktisch unmöglich, dem Betroffenen unangemessen erscheinende Gefühle und Stimmungen auszureden. Das Team sollte sie zulassen, auch wenn dies auf Dauer sehr belastend ist. Oft kann man die Kranken sprachlich gut erreichen: „Ich weiß, dass Sie keine Hoffnung haben. Das ist Ausdruck Ihrer Krankheit. Wir wissen, dass es trotzdem besser wird." Außerdem kann das betreuende Team durch gezieltes einfühlsames Hinterfragen der Situation und deren Verarbeitung dem Betreffenden eine andere Sicht ermöglichen. Eine Grundlage für solche therapeutischen Überlegungen ergibt die Tatsache, dass Emotionen durch kognitive Verarbeitungsprozesse (wie ich eine Situation sehe) ausgelöst werden und das Ändern der Perspektive und des Denken zu einer Veränderung des Affekts führen kann.

Erkennen von Antriebs- und psychomotorischen Störungen

Antriebsstörungen

DEFINITION

Antriebsstörung: Minderung oder Steigerung der inneren Kraft zur zielgerichteten Aktivität.

Der **Antrieb** ist gewissermaßen der „seelische Motor", der dem Menschen Tätigkeit überhaupt ermöglicht. Antrieb ist vom Willen weitgehend unabhängig.

Antriebsarmut

Als Antriebsarmut wird ein Mangel an Initiative und seelischer Energie bezeichnet. Die Betroffenen können „sich kaum zu etwas aufraffen", es fehlt ihnen an Spontanität, Initiative und Tatgeist. In max. Ausprägung führt Antriebsarmut zur völligen motorischen Bewegungslosigkeit, dem **Stupor.**

Antriebsmangel ist eine mögliche Ursache von **Mutismus,** der seelisch bedingten Stummheit.

Antriebsarmut ist ein häufiges Symptom bei Depressionen und Schizophrenien.

Im Umgang mit antriebsarmen Menschen ist zu beachten, dass die Antriebslosigkeit nicht Ausdruck von Charakter- oder Willensschwäche ist. Die Kranken müssen immer wieder motiviert, dürfen aber nicht überfordert werden. Günstig sind auch Umweltgestaltungen, (z. B. Licht, Tiere, Musik) die biologisch zur Ausschüttung aktivierender Neurotransmitter führen und damit die biologischen Voraussetzungen für den Antrieb verbessern.

Antriebssteigerung

Ein Betroffener mit Antriebssteigerung platzt geradezu vor Energie. Er ist ständig in Bewegung und unermüdlich tätig. Antriebsgesteigerte Menschen haben Mühe, die Distanz (*angemessener Abstand zu anderen*) zu wahren und können ihre Mitmenschen dadurch verletzen.

Die **Pflege** antriebsgesteigerter Menschen kostet viel Kraft. Die Kranken brauchen Möglichkeiten, sich „auszutoben", z. B. beim Sport oder beim Malen auf großen Flächen. Auch hier kann sinnvolle Umweltgestaltung nützlich sein, sie sollte auf Entspannung und Ruhe ausgerichtet werden. Günstig haben sich hier auch Snoezelen-Räume erwiesen.

Gesteigerter Antrieb ist typisch für Manien.

Psychomotorische Störung

DEFINITION

Psychomotorische Störung: Störung in der Art, sich zu bewegen, d. h. das Erscheinungsbild der Bewegung oder die Körperhaltung während der Bewegung sind gestört.

Alle Bewegungen eines Menschen werden nicht nur von seinem Willen, sondern auch von seiner Psyche beeinflusst. Entsprechend können auch hier Störungen auftreten:

Psychomotorische Unruhe

- **Stereotypien** sind Bewegungen oder Worte, die gleichförmig wiederholt werden, z. B. das unruhige Nesteln beim alkoholischen Entzugsdelir.
- Bei der **Katalepsie** verharrt der Betroffene in unnatürlichen Stellungen.
- **Manierierte** und **bizarre Bewegungen** sind an sich alltägliche Bewegungen, die aber auffällig geziert, schwülstig oder posenhaft ausgeführt werden, etwa das hoheitliche Winken einer Kranken, die im Rollstuhl durch den Gang gefahren wird.

Auffällige Veränderungen der Psychomotorik findet man manchmal bei Schizophrenien und organischen Psychosen.

3.2.2 Psychopharmaka

DEFINITION

Psychopharmaka: Arzneimittel, die hauptsächlich auf das ZNS wirken und Gefühle und Denken eines Menschen verändern. In erster Linie eingesetzt zur Behandlung psychischer Erkrankungen.

Psychopharmaka sind nicht unumstritten. Viele Menschen befürchten, sie dienten nur der Ruhigstellung, nicht aber der „eigentlichen" Behandlung des Erkrankten. Allgemein gilt jedoch:

- Der Nutzen von Psychopharmaka ist bei vielen Krankheiten nachgewiesen. Psychopharmaka können den Weg für andere Therapien ebnen, etwa indem sie Ängste in den Hintergrund treten lassen.
- Oft ist die soziale Reintegration auch von einer wirksamen (Langzeit-)Medikation mit Psychopharmaka abhängig.
- Für viele Erkrankte hängt die langfristige Prognose davon ab, ob sie regelmäßig Psychopharmaka einnehmen.

Antidepressiva

DEFINITION

Antidepressiva: Mittel aus der Gruppe der Psychopharmaka. Sie wirken stimmungsaufhellend und angstlösend. Außerdem sind sie z. T. antriebssteigernd, z. T. sedierend.

Wirkungen und Indikationen

Es wird vermutet, dass Depressionen durch einen Mangel an Noradrenalin oder Serotonin im ZNS, den Überträgerstoffen zwischen den Neuronen (*Neurotransmitter* ➤ 1.3.4), hervorgerufen werden. Die Antidepressiva heben diesen Mangel auf. Die genauen Wirkungsmechanismen der Antidepressiva sind jedoch unterschiedlich.

Neben ihrem stimmungsaufhellenden und angstlösenden Effekt wirken einige Antidepressiva beruhigend oder antriebssteigernd. Serotonin-Wiederaufnahme-Hemmer sind außerdem zur Behandlung von Zwangsstörungen geeignet.

Indikationen für Antidepressiva sind v. a. mittelschwere und schwere depressive Verstimmungen, Zwangsstörungen und Panikattacken. Unterstützend können Antidepressiva bei chronischen Schmerzen gegeben werden.

Einteilung

Antidepressiva werden nach ihrer chemischen Struktur oder ihrem primären Angriffpunkt im Gehirn eingeteilt.

Selektive Serotinin-Wiederaufnahme-Hemmer

Selektive Serotinin-Wiederaufnahme-Hemmer (*SSRI*) wie Fluvoxamin (Fevari®), Fluoxetin (Fluctin®) oder Paroxetin (Seroxat®) gehören zu den neueren Antidepressiva (➤ Abb. 3.13). Sie sind bei ungefähr gleicher Wirksamkeit insgesamt besser verträglich als die älteren trizyklischen Antidepressiva und werden primär eingesetzt insbesondere zur Behandlung älterer Menschen, bei denen oft Kontraindikationen gegen trizyklische Antidepressiva bestehen. Als unerwünschte Wirkungen können, v. a. zu Beginn der Behandlung, gastrointestinale Symptome, Unruhe und Schlafstörungen auftreten. Bei Männern können auch Erektionsprobleme entstehen. Einige Substanzen führen zu Gewichtszunahme, was Complianceprobleme verursacht, aber auch therapeutisch genutzt werden kann.

Tri- und tetrazyklische Antidepressiva

Tri- und tetrazyklische Antidepressiva hemmen die Aufnahme von Serotonin und Noradrenalin aus dem synaptischen Spalt in die Neurone. So lösen sie einen Reiz zur vermehrten Ausschüttung dieser Transmitter aus den Neuronen aus.

Zu den tri- und tetrazyklischen Antidepressiva zählen Amitriptylin (z. B. Laroxyl®, Saroten®), Doxepin (z. B. Aponal®), Imipramin (z. B. Tofranil®) und Maprotilin (z. B. Ludiomil®).

Tri- und tetrazyklische Antidepressiva haben zahlreiche unerwünschte Wirkungen. Sie wirken unter anderem anticholinerg und lösen daher Kreislaufregulationsstörungen, Herzklopfen, Schwindel, Mundtrockenheit, Schwitzen, Akkomodationsstörungen, Glaukom, Fingerzittern, Obstipation und Blasenentlee-

Um die regelmäßige medikamentöse Behandlung bei chronisch Kranken zu sichern, gibt es von einigen hoch wirksamen Neuroleptika Depotformen, die nur alle 2–4 Wochen als i. m.-Injektion verabreicht werden.

Atypische Neuroleptika

Im Alter sind atypische Neuroleptika infolge der besseren Verträglichkeit älteren Substanzen vorzuziehen. Bei Menschen mit Demenz ist jedoch die anticholinerge Wirkung zu beachten, die sich negativ auf die kognitive Leistungsfähigkeit auswirken kann. Bei manchen Demenzformen treten auch vermehrt extrapyramidale Symptome auf. Das bekannteste atypische Neuroleptikum ist Clozapin (Leponex®). Clozapin kann recht häufig lebensbedrohliche Agranulozytosen auslösen.

Unter der Behandlung mit **Clozapin** müssen regelmäßige Blutbildkontrollen erfolgen. Beim Auftreten von Fieber oder Halsschmerzen wird sofort der Arzt informiert, da dies erste Hinweise auf eine Agranulozytose sein können. Durch diese Vorsichtsmaßnahmen und rechtzeitiges Absetzen des Arzneimittels kann ein lebensbedrohlicher Abfall der weißen Blutkörperchen in der Regel verhindert werden.

Clozapin kann außerdem bedrohliche Kreislaufregulationsstörungen bewirken, daher wird die Therapie mit einer niedrigen Dosierung unter regelmäßigen Blutdruckkontrollen begonnen. Nicht so bedrohlich, aber für die Erkrankten belastend, ist zu Beginn der Therapie starker Speichelfluss – hilfreich ist hier die Gabe von Salviatropfen (Salbeitropfen). Später besteht die Gefahr einer massiven Gewichtszunahme.

Weitere atypische Neuroleptika sind z. B. Risperidon (Risperdal®), Zotepin (Nipolept®), Quetiapin (Seroquel®) und Amisulprid (Solian®).

Pflege

- Die Medikation mit Neuroleptika ist wegen der zahlreichen unerwünschten Wirkungen für viele Erkrankte sehr belastend. Sie müssen mit ihren Fragen und Sorgen ernst genommen werden. Im Gespräch erörtern Pflegende die Argumente, die für oder gegen eine Medikation sprechen.
- Unerwünschte Wirkungen erfordern möglicherweise den Einsatz weiterer Arzneimittel.
- Bewegungsangebote sind geeignet, der drohenden Gewichtszunahme entgegenzuwirken.
- Wichtig ist die Beurteilung der Pflegenden, wie zuverlässig der Betroffene bei der Arzneimitteleinnahme ist. Davon hängt z. B. ab, ob der Arzt Tabletten verschreiben kann oder die Einstellung auf ein Depot-Neuroleptikum anstrebt.

Anxiolytika

DEFINITION

Anxiolytika (*Beruhigungsmittel, Tranquilizer*): Medikamente, die angstlösend, sedierend (*beruhigend*), schlafanstoßend, antikonvulsiv (*antiepileptisch*) und (zentral) muskelentspannend wirken. Häufig sind Präparate mit dem Wirkstoff Benzodiazepin.

Substanzen und Präparate

Benzodiazepine werden meist oral als Tabletten, Dragées oder Tropfen verabreicht. Ein Teil der zahlreichen Präparate ist auch für die rektale Anwendung oder zur intravenösen Injektion erhältlich (➤ Tab. 3.6).

Indikationen

Benzodiazepine sind zur Therapie akuter Anspannung (z. B. vor Operationen), als Antiepileptika oder zur Sedierung etwa eines an Herzinfarkt erkrankten Menschen geeignet (➤ Tab. 3.7). In der Psychiatrie werden sie kurzzeitig zur Behandlung von Angst, z. B. bei psychotischen Spannungszuständen oder schwersten Depressionen, eingesetzt.

Tab. 3.6 Häufig eingesetzte Antiinsomnika (*Schlafmittel*) und Sedativa.

Substanz	Besonderheiten / unerwünschte Wirkungen
Barbiturate	
• Phenobarbital (z. B. Luminal® Nervolitan®) • Vinylbital (z. B. Speda®)	• Risiko von Gewöhnung, Abhängigkeit • Allergische Reaktionen • Gastrointestinale Beschwerden • Knochenmarksdepression
Benzodiazepine	
• Bromazepam (Lexotanil®, Normoc®) • Diazepam (z. B. Valium®) • Flurazepam (z. B. Dalmadorm®, Staurodorm®) • Lormetazepam (z. B. Loretam®, Noctamid®) • Midazolam (z. B. Dormicum®) • Nitrazepam (Dormo-Puren®, Mogadan®) • Oxazepam (z. B. Adumbran®, Praxiten®)	• Atemdepression • Herabsetzung des Muskeltonus mit Bewegungs- und Gangunsicherheit • Überempfindlichkeitsreaktionen • Bei älteren Menschen niedrig dosieren • Hohe therapeutische Breite
Pflanzliche Präparate	
• Baldrian (z. B. Nervipan®, Valdispert®) • Hopfenzapfenextrakt (z. B. Bonased®)	• Manche Präparate enthalten Äthanol (Vorsicht bei Alkoholikern) • Unerwünschte Wirkungen sind selten
Verschiedene Wirkstoffe	
• Chloralhydrat (z. B. Chloraldurat®)	• Risiko von Gewöhnung, Abhängigkeit • Allergische Reaktionen • Gastrointestinale Beschwerden • Verwirrtheit • Geringe therapeutische Breite
• Melperon (z. B. Eunerpan®)	• Allergische Reaktionen • Gastrointestinale Beschwerden • Psychotische Reaktionen
• Zolpidemtartrat (z. B. Stilnox®)	• Gastrointestinale Beschwerden • Psychotische Reaktionen

Tab. 3.7 Häufig verordnete Benzodiazepine.

Substanzname	Handelsnamen (Beispiele)
Kurz wirksame Benzodiazepine (Wirkdauer < 6 Std.)	
Brotizolam	Lendormin®
Midazolam	Dormicum®
Triazolam	Halcion®
Mittellang wirksame Benzodiazepine (Wirkdauer 6–24 Std.)	
Bromazepam	Lexotanil®
Lorazepam*	Tavor®
Oxazepam	Adumbran®, Noctazepam®, Sigacalm®
Lang wirksame Benzodiazepine (Wirkdauer > 24 Std.)	
Clorazepat	Tranxilium®
Diazepam**	Diazepam-ratiopharm®, Valiquid®, Valium®

* Lorazepam gibt es in einer Form, die sich sofort im Mund auflöst und nicht ausgespuckt werden kann (Tavor expidet®)
** Diazepam ist auch in Tropfenform erhältlich (z. B. Diazepam-ratiopharm® Tropfen)

Kontraindikationen und unerwünschte Wirkungen

Kontraindikationen sind akute Alkohol-, Rauschgift- oder Psychopharmakavergiftungen, Abhängigkeitsgefährdung, Schwangerschaft und Stillzeit.

Benzodiazepine sind in der Regel gut verträglich. Die wichtigste akute unerwünschte Wirkung ist Müdigkeit mit der Beeinträchtigung der Fahrtüchtigkeit. Die Toxizität (*Giftigkeit*) von Benzodiazepinen ist relativ gering, d. h. sie sind verhältnismäßig „sichere" Medikamente. Bei der intravenösen Gabe muss die Atmung des Erkrankten beobachtet werden, da Benzodiazepine die Atmung zentral hemmen.

Hinweise zur Therapie und Anwendung

Benzodiazepine gehören in Deutschland zu den meistverkauften Medikamenten. Sie werden weitaus häufiger eingesetzt als es sinnvoll erscheint, etwa als Schlafmittel, und sind in zahlreichen Kombinationspräparaten, z. B. gegen Muskelverspannungen, enthalten. Ihr Abhängigkeitspotenzial wird auch von Angehörigen der Gesundheitsberufe oft unterschätzt.

Bei plötzlichem Absetzen kommt es zu **Entzugssymptomen** wie Schlaflosigkeit, Unruhe, Zittern, Angstzuständen und Alpträumen, in schweren Fällen zu zerebralen Krampfanfällen und psychotischen Bildern (➤ 3.7).

Für die Behandlung akuter Überdosierungen – etwa bei einem Suizidversuch mit gesammelten Tabletten – steht als spezifisches **Antidot Flumazenil** (Anexate®) zur intravenösen Gabe zur Verfügung.

VORSICHT

Bei Langzeiteinnahme von Benzodiazepinen besteht **Abhängigkeitsgefahr** (➤ 3.7). Viele Menschen brauchen immer höhere Dosen, einige von ihnen entwickeln psychotische Symptome. Außerdem erhöhen Benzodiazepine bei älteren Menschen das Sturzrisiko und sollten deshalb sehr zurückhaltend eingesetzt werden.

Antiinsomnika

DEFINITION

Antiinsomnika (*Schlafmittel*): Arzneimittel, die das Ein- und Durchschlafen fördern.

Die in diesem Kapitel besprochenen **Antiinsomnika** werden als Psychopharmaka bezeichnet, da sie psychische Funktionen beeinflussen.

Wirkung

Antiinsomnika sind Schlaf erzeugende Medikamente. Klassische Präparate waren die Barbiturate, die wegen ihres Abhängigkeitspotenzials und ihrer Toxizität nicht mehr verwendet werden. Stattdessen setzt man Benzodiazepin-Antiinsomnika, Chloralhydrat und einige weitere Verbindungen, z. B. Promethazin (Atosil®, Eusedon®) und Zolpidem (Bikalm®, Stilnox®) ein. Die meisten Antiinsomnika entfalten ihre Wirkung über **G**amma-**a**mino**b**uttersäure (engl. **a**cid = *Säure*)-Rezeptoren, den GABA-Rezeptorkomplex, wodurch sie die hemmende Funktion GABAerger Neurone verstärken. Praktisch alle Schlafmittel beeinflussen das Schlaf-EEG und damit die Schlafqualität.

Substanzen, Präparate und unerwünschte Wirkungen

In ➤ Tab. 3.6 sind Substanzen, Präparate und unerwünschte Wirkungen häufig eingesetzter Antiinsomnika und Sedativa aufgelistet.

VORSICHT

Fast alle Antiinsomnika und Sedativa führen nach längerer Anwendung zur Abhängigkeit.

Schlafmittel erscheinen vielen Menschen als bequemer Weg aus der Schlaflosigkeit, sind aber alles andere als unproblematisch: Es besteht insbesondere die Gefahr der körperlichen Gewöhnung. Die Wirkung einer am Anfang wirkungsvollen Dosis lässt vielfach nach Tagen oder Wochen nach, auch eine höhere Dosis bringt oft nicht die anfängliche schlaffördernde Wirkung zurück. Zusätzlich kann die angstlösende Komponente z. B. der Benzodiazepine zu einer psychischen Abhängigkeit führen.

Darüber hinaus drohen wie bei praktisch allen Medikamenten unerwünschte Wirkungen auf andere Organsysteme. Und nicht zuletzt „hängen" viele Schlafmittel in den Tag nach, der auf die Einnahme folgt. Der Betroffene fühlt sich matt und benommen, evtl. ist ihm schwindlig oder er hat Kreislaufprobleme. Daraus ergibt sich eine erhöhte Sturzgefahr.

Hinweise zur Anwendung

Schlafmittel sollten nur dann eingesetzt werden, wenn alle anderen Maßnahmen zur Schlafförderung versagt haben. Dennoch: Ein Viertel der älteren Menschen, die sich noch selbst versorgen oder von ihren Angehörigen gepflegt werden, und 90 % der Betagten, die stationär untergebracht sind, nehmen Schlafmittel.

Insofern sollten Schlafstörungen nicht nur pharmakologisch sondern auch psychotherapeutisch behandelt werden. Wesentlich ist hierbei eine genaue Analyse des Schlafverhaltens, Entspannungstraining sowie die Veränderung „schlafbehindernder" Gedanken, z. B. die Angst, wieder nicht schlafen zu können.

Tipps zum Umgang mit Schlafmitteln:

- Immer nach der Ursache der Schlaflosigkeit suchen. Oft liegen ihr Probleme und Sorgen zugrunde. Diese lassen sich aber nicht durch eine Schlaftablette, sondern eher durch persönlichen Kontakt und Gespräche lösen.
- Nicht routinemäßig fragen, ob ein Schlafmittel gewünscht wird. Die Gabe eines Schlafmittels bedarf der ärztlichen Anordnung.
- Schlafmittel werden häufig für Suizidversuche verwendet. Deswegen nur Einzeldosen verabreichen und die Einnahme kontrollieren. Größere Mengen sollten auch in der häuslichen Pflege unter Verschluss gehalten werden.

3.3 Organische, einschließlich symptomatischer psychischer Störungen

3.3.1 Unspezifische hirnorganische Störungen

DEFINITION

Verwirrtheit: Psychische Störung mit komplexem Symptombild aus **Desorientiertheit** (*Störung des Selbst-, Raum- und Zeitempfindens*), **Denkstörungen** (z. B. verlangsamtes Denken, Wahnvorstellungen) und **Gedächtnisstörungen**.

Klinisch werden das **Delir** (*akute organische Psychose*) und die **Demenzen** unterschieden. Oft verwendet man gleichbedeutend die Begriffe **akute** und **chronische Verwirrtheit.** Im neuen DSM-5 wird der Begriff Demenz durch „neurokognitive Störungen" ersetzt.

Delir

Symptome

Das **Delir** (*akute organische Psychose, Durchgangssyndrom*) tritt plötzlich ein und dauert oft nur Std. oder Tage. Die wichtigsten Symptome der akuten organischen Psychose sind:

- Bewusstseins- und Aufmerksamkeitsminderung
- Im Vorstadium (*Prädelir*): Unruhe, Schlaflosigkeit, Zittern, Licht- und Lärmempfindlichkeit
- Räumliche und zeitliche Desorientierung
- Motorische Unruhe, z. B. Weglaufen, Umtriebigkeit
- Evtl. Halluzinationen, z. B. weiße Mäuse bei Alkoholentzugsdelir
- Misstrauen, evtl. Aggressivität
- Erinnerungslücke nach Abklingen des Delirs
- Vegetative Störungen, z. B. Schwitzen, Schwindel, Blutdruckabfall, Tachykardie, Umkehr des Schlaf-Wach-Rhythmus, trockene Zunge

VORSICHT

Mit der Diagnose **akute organische Psychose** vorsichtig umgehen, denn nicht alle Menschen, die sich nicht in den Alltag einer stationären Einrichtung fügen oder die unangemessen reagieren, leiden darunter. Die Ursache für diese Symptome kann z. B. auch in einer Hörbehinderung liegen.

Leicht erkrankte Personen sind auf den ersten Blick unauffällig, können aber auf Nachfrage z. B. nicht das aktuelle Datum nennen. Schwer Erkrankte erkennen nicht einmal mehr die nächsten Angehörigen, laufen rast- und ziellos durch die Räume und zeigen ernste Störungen des Schlaf-Wach-Rhythmus mit nächtlicher Wachheit und langen Schlafperioden am Tag.

Ursachen

Akute organische Psychosen werden meist durch ein Zusammenspiel mehrerer Faktoren hervorgerufen. Die wichtigsten von ihnen sind:

- Medizinische Ursachen wie Hormonstörungen, Dehydratation, Störungen des Elektrolythaushalts (➤ 2.11.6), Sauerstoffmangel des Gehirns (➤ 2.13.6, ➤ 2.13.7), Hypotonie (➤ 2.8.5), Herzschwäche (➤ 2.7.5) oder Ateminsuffizienz (➤ 2.9.7), akute Infekte (z. B. der Atemwege ➤ 2.9.8, der Harnwege ➤ 2.11.4), Stoffwechselentgleisungen (z. B. bei Diabetes mellitus ➤ 2.5.13)
- Demenz (➤ 3.3.2)
- Iatrogene (*durch die medizinische Behandlung bedingte*) Ursachen, z. B. unerwünschte Wirkungen von Arzneimitteln oder längere Narkosen
- Vergiftungen, insbesondere durch Alkohol oder Medikamente (➤ 6.4)
- Schwere psychosoziale Belastung, z. B. Ortswechsel (etwa Umzug in eine stationäre Einrichtung, Einweisung in ein Krankenhaus) oder der Verlust enger Bezugspersonen (z. B. Tod des Ehepartners)

Diese Faktoren werden durch eine sorgfältige Anamnese (meist Fremdanamnese ➤ 1.5.1) sowie körperliche und technische Untersuchungen analysiert. Können die Ursachen beseitigt werden, verschwindet die akute Störung oft. Allerdings beruht ein großer Teil der akuten Verwirrtheitszustände auf einer bis dahin maskierten unheilbaren Demenz (➤ 3.3.2).

VORSICHT

Akute organische Psychosen sind medizinische Notfälle, die sorgfältiger Klärung, Überwachung und Betreuung bedürfen. Nahrungsverweigerung, Unfähigkeit zur Kooperation, Weglauftendenzen und aggressive Handlungen sind häufig und gefährden den Betroffenen. Sie begründen ggf. eine Zwangseinweisung und -behandlung in einer Klinik. Insofern benötigt ein Mensch in einem solchen Zustand Beaufsichtigung und eine ruhige, sachliche Betreuung.

Chronische Verwirrtheit

Entsteht eine Verwirrtheit langsam und nimmt über Monate oder Jahre zu, spricht man von chronischer Verwirrtheit.

Ursache ist fast immer eine Demenz (➤ 3.3.2), weshalb viele Autoren den chronisch verwirrten Menschen mit dem dementen Menschen gleichsetzen.

Pflege

Für den verwirrten Menschen sind **Orientierungshilfen** (➤ Abb. 3.14), die auch prophylaktisch angewandt werden können, sehr hilfreich:

- Fest strukturierter Tagesablauf mit ausreichend aktivierenden Tätigkeiten

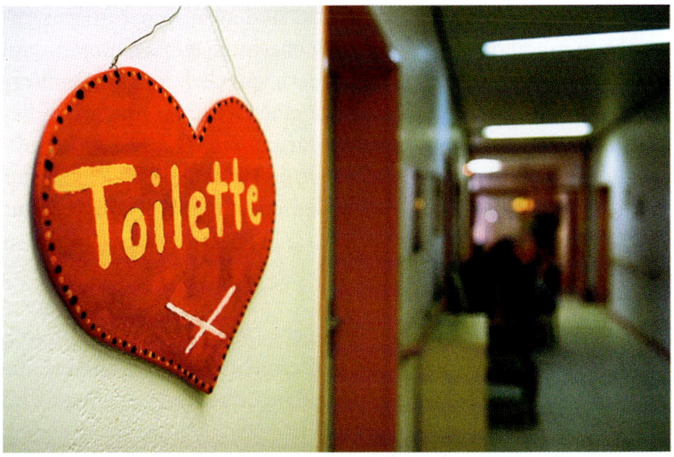

Abb. 3.14 Orientierungshilfen für demente Menschen. [K157]

- Kalender mit Datum des Tages und Uhr in sichtbarer Nähe
- Namensschilder an der Kleidung aller Mitarbeiter
- Hinweisschilder auf dem Weg zur Toilette
- Gut sichtbare Symbole (z. B. Klebepunkte mit „seiner" Farbe) an seiner Zimmertür, seinem Bett, seinem Schrank und seinen Waschutensilien
- Umgebung mit persönlichen Gegenständen ausstatten, die dem Betroffenen vertraut sind (z. B. Familienbilder)
- Leicht reproduzierbare Handlungsabläufe, z. B. Ausziehen und Ablegen der Kleidung in fester Reihenfolge zur Erleichterung des Anziehens am nächsten Morgen
- Stets griffbereite Merkzettel und Stifte für Notizen

3.3.2 Demenzen

Gedächtnisstörungen ➤ 3.1.3

DEFINITION

Demenz: Organisch bedingter, fortschreitender Verlust geistiger Fähigkeiten. Komplexes Symptombild eines **chronischen Verwirrtheitszustands** mit Gedächtnis-, Wahrnehmungs- und Denkstörungen (➤ 3.2.1), Desorientiertheit, Persönlichkeitsveränderungen und in der Folge auch körperlichem Abbau. Betrifft v. a. Menschen nach dem 50. Lebensjahr.

Demenz (ICD-10-Code F00-F03) ist Folge einer Erkrankung des Gehirns und verläuft meist chronisch oder fortschreitend. Sie beeinträchtigt viele höhere kortikale Funktionen, einschließlich Gedächtnis, Denken, Orientierung, Auffassung, Rechnen, Lernfähigkeit, Sprache, Sprechen und Urteilsvermögen im Sinne der Fähigkeit zur Entscheidung. Das Bewusstsein ist nicht getrübt. Für die Diagnose einer Demenz müssen die Symptome nach ICD über mindestens sechs Monate vorliegen. Die kognitiven Beeinträchtigungen sind meist begleitet von Veränderungen der emotionalen Kontrolle, des Sozialverhaltens, der Affektlage oder der Motivation. Bei manchen Demenzformen sind Veränderungen der Affekte und des Verhaltens die ersten Zeichen. Ursache für dieses Syndrom sind z. B. die Alzheimer-Erkrankung, Gefäßerkrankungen des Gehirns und andere Zustandsbilder, die primär oder sekundär das Gehirn und die Neuronen betreffen (modifiziert nach ICD-10). Diese kognitiven Defizite verursachen eine signifikante Beeinträchtigung der **sozialen** und **beruflichen** Funktionen und stellen eine deutliche Verschlechterung gegenüber dem früheren Leistungsniveau dar.

Im neuen DSM-5 wird der Begriff Demenz durch den Begriff „neurokognitive Störungen" ersetzt. Diese werden als leicht bezeichnet, wenn die kognitiven Defizite in der Aufmerksamkeit, der Sprache, dem Lernen und des Gedächtnisses, der Exekutivfunktionen, sowie der visokonstruktiven und sozialen Funktionen keine Beeinträchtigungen der Alltagsfunktionen zur Folge haben. Von einer schweren Störung spricht man, wenn Unterstützungsmaßnahmen notwendig sind um den Alltag zu bewältigen. Die Ursachen werden zusätzlich vermerkt.

- Die Defizite treten nicht als Teil einer rasch einsetzenden **Bewusstseinstrübung** (*Delir*) auf.
- Die Störung kann nicht einem anderen primären psychischen Leiden, wie Depression oder Schizophrenie, zugeschrieben werden.

Die **Ursachen** der Demenz sind vielfältig. Insgesamt können über 100 Krankheiten eine Demenz bedingen, weshalb eine möglichst frühzeitige Diagnose zielführend ist, da es auch behandelbare und heilbare Demenzen gibt. Die häufigste Ursache für eine Demenz ist die Alzheimersche Krankheit.

Differenzialdiagnose

Erfüllt die kognitive Beeinträchtigung nicht die Kriterien einer Demenz, spricht man von einer **leichten kognitiven Störung** (ICD). Ihre Symptomatik reicht von Gedächtnisstörungen über Lernschwierigkeiten bis hin zu einer verminderten Fähigkeit, sich längere Zeit auf eine Aufgabe zu konzentrieren. Darüber hinaus entsteht oft das Gefühl der geistigen Ermüdung bei dem Versuch, Aufgaben zu lösen. Aber keines dieser Symptome ist so schwerwiegend, dass eine Demenz bzw. ein Delir diagnostiziert werden könnte. Der moderne Begriff für dieses Krankheitsbild ist **Mild Cognitive Impairment** (*MCI*). Gemäß des Vorhanden- und Nicht-Vorhandenseins von Gedächtnisdefiziten lassen sich Erkrankte in einen amnestischen und einen nonamnestischen Typ klassifizieren. Man nimmt an, dass sich aus der amnestischen Form leichter eine Demenz vom Alzheimertyp entwickelt.

Insofern ist eine Demenzerkrankung von einem Delir sowie dem normalen Alterungsprozess abzugrenzen.

Wichtig ist die Abgrenzung einer (beginnenden) Demenz gegen eine **Pseudodemenz bei Depressionen**. Durch die Behandlung der Depression bessern sich auch Symptome wie Gedächtnisstörungen, Konzentrationsschwäche und Leistungsminderung. Als Anhaltspunkt zur Unterscheidung zwischen Demenz und Pseudodemenz bei Depression kann folgende Faustregel gelten: „Der Depressive beklagt die Leistungsminderung, der Demente hat sie." Mit anderen Worten: Ein Dementer versucht möglichst lange, einen nicht-dementen Eindruck zu erwecken, indem er fast richtige Antworten auf Fragen gibt, z. B. „Wie alt sind sie?" – Antwort: „Aber, das fragt man doch eine Dame nicht."

Demenzkranke Menschen (in weniger fortgeschrittenem Stadium) beschäftigen sich meist gern mit kleineren Denkaufgaben, an Depression Erkrankte tun dies nicht. Bei Vorliegen einer Demenz ist kein fester Zeitpunkt auszumachen, seitdem die Gedächtniseinbußen aufgetreten sind. Bei einem an Depression Erkrankten kann der Lebenspartner meist relativ genau sagen, seit wann die Einbußen bestehen, z. B. „Seit Ostern ist er so unaufmerksam.". Oft gibt sich ein depressiver Mensch bei Tests keine Mühe, und er löst die Aufgaben je nach aktueller Stimmungslage mal besser, mal weniger gut.

Verlauf

Demenzerkrankungen nehmen im Alter signifikant zu. Sie verlaufen in drei Stadien:

- Im **ersten** Stadium steht die Vergesslichkeit im Vordergrund, der Betroffene kann Gegenstände, z. B. Brille, Schlüssel, öfter nicht finden. Ihm entfallen Namen und Ereignisse, die erst kurze Zeit zurückliegen, das Kurzzeitgedächtnis ist beeinträchtigt. Der Betroffene wirkt deprimiert und hat den Eindruck, nicht mehr gebraucht zu werden. Er findet sich nur schwer in unvertrauter Umgebung zurecht. Auch die zeitliche Orientierung (Datum und Uhrzeit) ist gestört.
- Im **zweiten** Stadium bestehen deutlichere Gedächtnislücken, die den Erkrankten verunsichern. Er ist im täglichen Leben deutlich eingeschränkt und auf Hilfe angewiesen. Zudem fallen ihm das Sprechen und die Bewegung zunehmend schwer, obwohl die Fähigkeiten eigentlich vorhanden wären. In diesem Stadium müssen auch Angehörige und Betreuer mit Änderungen der Lebenssituation rechnen. Oft kommt es zu einer Tag-Nacht-Umkehr. Der Kranke ist rastlos, irrt herum und leidet unter starken Stimmungsschwankungen.
- Im **dritten** Stadium besteht eine vollständige Hilflosigkeit. Der Kranke benötigt ständige Betreuung. Er erkennt auch nahe stehende Menschen nicht, es bestehen oft Sinnestäuschungen oder sogar Wahnideen. Das Zeitempfinden ist gestört. Zusätzlich tritt meist eine Inkontinenz (Urin und Stuhlgang) auf. Die Probleme betreffen auch das Schlucken und Essen.

Einteilung

- Degenerative Form (ca. 50–60 % der Fälle), z. B. Alzheimer-Demenz, Demenz beim Parkinson-Syndrom
- Vaskuläre Form (10–15 % der Fälle), v. a. Multi-Infarkt-Demenz
- Mischformen von degenerativer und vaskulärer Form (15–20 % der Fälle)
- Sekundäre Demenzen (10–15 % der Fälle), als Folge internistischer Erkrankungen wie chronische Herzinsuffizienz (➤ 2.7.5), Stoffwechselstörungen (z. B. Schilddrüsenunterfunktion), Vitaminmangel (v. a. Vitamin B_1, B_6 und B_{12} ➤ 5.1.6)

Die Demenz ist die häufigste Einzelursache von Pflegebedürftigkeit im Alter. Etwa 7 % der über 65-Jährigen und etwa 35 % der über 90-Jährigen leiden an einer Demenz.

Diagnostik

Der **Mini-Mental-Status** (*MMSE*) nach Folstein ist das Standardverfahren zur Demenzerfassung. Der Uhrentest nach Stuhlmann kann zur Ergänzung herangezogen werden. Dabei bittet der Untersucher den Betroffenen, in einen Kreis das Ziffernblatt einer Uhr und die Zeiger mit der Zeitangabe 11:10 Uhr einzuzeichnen. Auffälligkeiten im MMSE und Uhrentest sind aber immer im Zusammenhang mit anderen klinischen Beobachtungen zu bewerten und beweisen allein keine Demenz sondern sprechen nur für das Vorliegen einer kognitiven Störung die einer weiteren Abklärung bedarf. Eine detailliertere Demenzabklärung erfolgt meist in Memory-Kliniken. Hier ist **CERAD** (*Consortium to Establish a Registry for Alzheimer's Disease*) das psychologische Standardverfahren zur Abklärung einer frühen Demenzerkrankung.

Behandlung

Studien zeigen, dass das Auftreten einer Demenzerkrankung durch geistiges und körperliches Training, vermehrte soziale Kontakte, die Behandlung von Depressionen, Bluthochdruck und Diabetes und durch die Vermeidung gesundheitsschädlichen Verhaltens (Alkohol, Rauchen, Übergewicht) um bis zu 25 % vermindert werden kann.

Alzheimer-Demenz

DEFINITION

Alzheimer-Demenz: Häufigste primär degenerative Demenz ungeklärter Ursache. Schätzungsweise 5 % der über 60-Jährigen und 30 % der über 80-Jährigen sind betroffen, Frauen häufiger als Männer.

Krankheitsentstehung

Die Entstehung der **Alzheimer-Demenz** ist ungeklärt. Diskutiert werden vor allem genetische und metabolische Faktoren (z. B. Glukosemangel in den Hirnzellen) aber auch toxische Einflüsse (z. B. Aluminiumintoxikation) und traumatische Schädigungen. Wahrscheinlich gibt es, ähnlich wie beim Parkinsonsyndrom, mehrere Ursachen für das Entstehen einer Alzheimer-Demenz. Typisch ist, dass das Gehirn der Betroffenen im Laufe der Erkrankung schrumpft (*Hirnatrophie*) und große, liquorgefüllte Hohlräume entstehen. Typisch für diese Krankheit sind auch eine Verminderung des Neurotransmitters Acetylcholin und eine Anreicherung von Glutamat im Gehirn.

Neben der Hirnatrophie, die durch CT bzw. MRT nachweisbar ist, findet man post mortem (*nach dem Tod*) typische Veränderungen im Gehirn von Alzheimererkrankten: senile Plaques (*Amyloidablagerungen*) und neurofibrilläre Bündel.

FALLBEISPIEL

Frau Menzel, Teil I

Frau Menzel, eine 86-jährige Dame, wohnt seit vier Jahren in einer Einrichtung für Senioren. Sie ist allgemein als eine sehr höfliche, zurückhaltende und kultivierte Frau bekannt, die außerordentlichen Wert auf gutes Benehmen legt. Seit einiger Zeit bemerkt Frau Kraft, die Altenpflegerin, in deren Bereich Frau Menzel wohnt, eine Verhaltensänderung der alten Dame. Immer häufiger verlegt die Bewohnerin Gegenstände, die sie dringend benötigt, etwa den Schlüssel oder ihre Lesebrille. Bislang hatte sie darüber immer ein wenig gespöttelt, ihr Standardspruch war: „Ja, wenn mein Kopf nicht fest auf dem Hals sitzen würde, hätte ich ihn schon längst irgendwo vergessen."
Vor zwei Tagen hat Frau Menzel zum ersten Mal geäußert, sie verdächtige die Nachbarin, ihre Hausschuhe gestohlen zu haben. Sie wurde sogar wütend und drohte, die Polizei zu rufen. Frau Menzel ließ sich nur schwer beruhigen, obwohl Frau Kraft die Schuhe im Korb mit der gebrauchten Wäsche fand. Als die Altenpflegerin die Bewohnerin am folgenden Morgen darauf ansprach, lachte Frau Menzel verlegen und sagte, sie habe nur Spaß gemacht.

Symptome

- **Intellektueller und kognitiver Bereich:** Zerstreutheit, Konzentrationsstörung, massive Störungen der Merkfähigkeit, räumliche und zeitliche Orientierungsstörungen, Verlust des Tag-Nacht-Rhythmus, Probleme im sprachlichen Ausdruck
- **Stimmung und Befinden:** Interesselosigkeit, keine Gefühlsregungen mehr erkennbar (*affektiver Rückzug*), Ängstlichkeit, Stimmungslabilität, Neigung zu diffuser Verstimmtheit
- **Verhalten:** Apathie, Reizbarkeit, Aggressivität
- **Körperliche Funktionen:** Automatisierte, unsinnige Bewegungen wie Reiben oder Zupfen; Stuhl- und Harninkontinenz

Die Krankheit beginnt – zunächst kaum merklich – mit leichten Gedächtnisstörungen (Vergessen von Erledigungen oder Verabredungen), die der Kranke z. B. durch das Schreiben von „Merkzettelchen" auszugleichen versucht. Es folgen Orientierungsstörungen und recht früh auch Persönlichkeitsveränderungen mit Wutausbrüchen, Feindseligkeit gegenüber den Mitmenschen, Erregungs- und Unruhezuständen. Im Endstadium ist der Betroffene völlig verwirrt. Er hört zwar, wenn man zu ihm spricht, versteht das Gesagte aber nicht. Seine nächsten Angehörigen erkennt er nicht mehr, er klammert sich wie ein Kind an einen Gegenstand (z. B. einen Teddybären ➤ Abb. 3.15) und ist sowohl stuhl- als auch harninkontinent.

Stadieneinteilung der Alzheimer Demenz (nach Reisberg). Sie orientiert sich an der Rückbildung von Funktionen und Fähigkeiten:

- Empfundene Vergesslichkeit bei noch normalem Untersuchungsbefund (keine Auffälligkeiten nachweisbar)
- Von der Umgebung wahrgenommene Schwierigkeiten bei der alltäglichen Arbeit, beim Sprechen, in ungewohnter Umgebung; leichter Gedächtnisverlust bei der Untersuchung
- Vermindertes Fahr-, Zähl- und Erinnerungsvermögen
- Hilfe bei der Auswahl der Kleidung erforderlich; zeitliche oder räumliche Orientierungslosigkeit, zunehmende Schwierigkeiten, sich z. B. die Namen der Enkel ins Gedächtnis zu rufen
- Überwachung beim Essen und der Körperpflege erforderlich, evtl. Harn- und Stuhlinkontinenz; zeitliche und räumliche Orientierungslosigkeit und möglicherweise Orientierungslosigkeit bezüglich Personen
- Schwerer Sprachverlust; Inkontinenz und motorische Steifheit

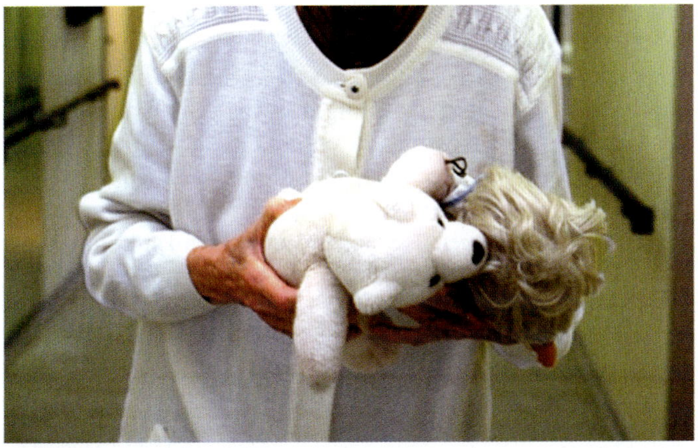

Abb. 3.15 Menschen mit einer weit fortgeschrittenen Alzheimer-Demenz erkennen selbst die engsten Angehörigen nicht mehr. Ersatzweise klammern sie sich wie ein Kind an Gegenstände. [K157]

FALLBEISPIEL

Frau Menzel, Teil II

Frau Kraft berichtet während der nächsten Teamsitzung über die Vorfälle und äußert den Verdacht, es könne eine beginnende Demenz vorliegen. Zwar seien die Zeichen noch sehr schwach ausgeprägt, doch es würde nicht schaden, Frau Menzel den Besuch bei einem Neurologen vorzuschlagen. Das Team stimmt der Ansicht zu. Als Frau Kraft das Thema an einem der nächsten Tage Frau Menzel gegenüber vorsichtig zur Sprache bringt, reagiert die alte Dame entrüstet und lehnt jeden Arztbesuch kategorisch ab: „Sie glauben wohl, bei mir im Kopf stimmt es nicht mehr? Kümmern Sie sich bitte um Ihre eigenen Angelegenheiten. Ich bin kerngesund." Doch Frau Kraft gibt nicht auf und spricht mit der Tochter von Frau Menzel über ihre Beobachtungen. Die Tochter versteht sofort, und in einem längeren gemeinsamen Gespräch überzeugen sie Frau Menzel davon, dass die Vorstellung bei dem Arzt ihr nur nützen könne. Der Neurologe erhebt eine umfangreiche Anamnese, bestätigt den Verdacht auf eine beginnende Demenz vom Alzheimertyp und verordnet versuchsweise Antidementiva.

Phasen des Erlebens

Der Demenzkranke durchläuft, ähnlich den Betroffenen einer bösartigen Erkrankung bzw. eines schweren Verlusts, verschiedene Phasen des Erlebens seiner Krankheit. Am Anfang steht die **Wahrnehmung** („Da stimmt doch etwas nicht."), gefolgt von der **Verleugnung** („Das kann doch nicht sein.") und dem Stadium mit **Zorn, Schuldgefühlen, Trauer** („Warum gerade ich?"). Während im Stadium der Verleugnung mehrere Ärzte konsultiert werden und nach verschiedenen Meinungen gefragt wird, herrschen im dritten Stadium Gefühlsstürme vor. In dieser Phase kann der Erkrankte aggressiv und ungehalten sein. Wichtig ist in diesem Fall, dass die Pflegenden nicht jede Gefühlsäußerung auf sich beziehen.

Im Anschluss an dieses sehr intensiv erlebte Stadium (auch in Form von Trauer) folgt die Phase der **Bewältigung.** Sie ist dadurch gekennzeichnet, dass der Betroffene versucht, sein Leben mit der Krankheit zu organisieren. Jetzt können, gemeinsam mit den Angehörigen und den Pflegenden, Bewältigungsstrategien erarbeitet werden. Hilfreich ist die konsequente Einhaltung eines dem Erkrankten angenehmen Tagesablaufs, z. B. mit Zeit für Spaziergänge, Hobbys.

Es folgt die Phase der **Akzeptanz.** Bei der Demenz ist sie durch einen engen Zeithorizont charakterisiert: Das Erleben der Zeit wird so weit eingeengt, dass der Betroffene schließlich nur noch im Heute oder in der Vergangenheit lebt.

Die letzte Phase wird auch als „Abschied vom Ich" bezeichnet und ist ein **passiv-reaktives Stadium.**

Diagnostik

Bei Verdacht auf das Vorliegen einer Demenzerkrankung sollte zusätzlich zur **Anamnese** eine **Fremdanamnese** (d. h. die Befragung von Angehörigen und Bezugspersonen) erfolgen. Letztere gibt vor allem Aufschluss über die Dauer und die alltagsrelevante Ausprägung der Veränderungen.

Neben einer **klinischen Untersuchung,** bei der es um die Frage geht, ob evtl. Hinweise auf eine ursächliche internistische Erkrankung bestehen, wird eine ausreichende **Labordiagnostik** (z. B. Ausschluss von Schilddrüsenunterfunktion, Anämie, Diabetes mellitus) durchgeführt. So können – teilweise behandelbare – Formen einer sekundären Demenz ausgeschlossen werden.

Außerdem sollte sich, vor allem bei jüngeren Erkrankten, eine neurologische und psychiatrische Untersuchung anschließen. Neben apparativen Untersuchungen (z. B. CT oder MRT) können psychometrische Tests durchgeführt werden. Diese erfassen Erkrankungen der Psyche (z. B. Depression) mit festgelegten Fragen bzw. Aufgaben, um etwa den Schweregrad der Erkrankung festlegen zu können oder die Symptome einem Krankheitsbild zuzuordnen (vgl. MMSE, Uhrentest).

3

Zur genaueren Erfassung einer frühen Demenz im Rahmen einer Memory-Klinik sind sensitivere neuropsychologische Verfahren, etwa CERAD (Memory-Clinik Basel) oder der DemTect zielführend.

Behandlung

Eine Heilung ist nicht möglich. Die symptomatische Behandlung stützt sich auf vier Säulen:

- **Internistische Basistherapie.**
- **Antidementiva**, d. h. Medikamente zur Verbesserung der Hirnleistung. Zur symptomatischen Therapie der leichten bis mittelschweren Alzheimer-Demenz werden Acetylcholinesterase-Hemmer wie Tacrin (Cognex®), Donepzil (Aricept®) und Rivastigmin (Exelon®) verwendet. Unerwünschte Wirkungen dieser Medikamente sind Übelkeit, Erbrechen, Diarrhö und Appetitlosigkeit. Tacrin kann selten starke Leberschäden auslösen. Bei mittelschwerer Demenz ist Memantin indiziert (Ebixa®, Axura®). Außerdem gibt es Hinweise, dass auch „Ginko biloba" Extrakte wirksam sind. Eine leichte Wirkung im Frühstadium der Erkrankung wird auch für das diätetische Lebensmittel Souvenaid® beschrieben.
- **Psychiatrische Therapie** depressiver und paranoider Syndrome durch Psychopharmaka mit schwacher anticholinerger Komponente. Therapieversuch organischer Persönlichkeitsveränderungen mit aggressiver Komponente durch Carbamazepin (Tegretal®) oder Valproat. Bei Einschlafstörungen und psychomotorischer Unruhe werden sedierende Neuroleptika eingesetzt. Benzodiazepine sollten wegen paradoxer Wirkungen vermieden werden.
- **Aktivierende** und **reaktivierende Pflege** zur Minderung von Verhaltensauffälligkeiten. Sinnvoll sind ergotherapeutisches und körperliches Training, Selbsthilfetraining und angepasste Ernährung. Im Sinne der Sturzprophylaxe sind Inaktivität und eine zu stark sedierende Pharmakotherapie zu vermeiden.
- **Nicht medikamentöse Therapien** werden stadienbezogen durchgeführt. Zu Beginn der Erkrankung sollte das Leben soweit als möglich normal fortgeführt werden. Dadurch soll ein rascher Abbauprozess durch Inaktivität verhindert werden. In der Folge ist ein ressourcenorientiertes Vorgehen zielführend, um Aktivität zur erhalten aber Stress zu vermeiden. Bei schwerer Demenz eignen sich Validation® und Basale Stimulation® sowie ein personenzentrierter Zugang der Kommunikation. Bei Menschen mit schwerer Demenz wird auch die Umweltgestaltung immer wichtiger. Demenzspezifische Einrichtungen verfügen über Rundwege, Animation, Tier- und Gartentherapie und eine bedürfnisorientierte Ausrichtung des Pflegealltags.
- **Angehörigenberatung** und **-betreuung.** Meist ruht die Hauptlast der Betreuung in der Familie auf den Schultern einer Person (meist des Ehepartners, der Tochter oder Schwiegertochter), die oft selbst schon älter und auf Dauer der enormen Belastung nicht gewachsen ist. Daher sollten frühzeitig Hilfen (z. B. ambulante Dienste) für die Angehörigen organisiert werden, denn ständige Überforderung führt zu Unzufriedenheit, Hektik und Aggressionen und schadet dadurch auch dem Kranken. Helfen kann auch der Gedankenaustausch mit den Angehörigen anderer Betroffener (siehe Surftipp).

FALLBEISPIEL

Frau Menzel, Teil III

Frau Kraft, die Altenpflegerin, dokumentiert die Verdachtsdiagnose und beginnt Schritt für Schritt, die Umgebung von Frau Menzel an die Erkrankung anzupassen. Weil die Bewohnerin jetzt zunehmend nachts wach ist und umherwandert, soll zunächst das Licht in ihrem Badezimmer ständig brennen bleiben, damit Frau Menzel sich dort leicht zurechtfindet. Die Gänge der Einrichtung sind ohnehin nachts erleuchtet, weil auch andere Bewohner an einer Demenz erkrankt sind und nachts spazieren gehen. Frau Kraft bittet eine Helferin aus dem Kreis der Ehrenamtlichen, Frau Menzel mehrmals in der Woche bei einem langen Spaziergang durch den nahe gelegenen Park zu begleiten. Es ist auffällig, dass Frau Menzel an den Tagen, an denen sie weit gelaufen ist, viel ruhiger schläft.

An die Schranktüren im Appartement von Frau Menzel bringt Frau Kraft gut sichtbare Piktogramme an, die den Inhalt bezeichnen.

Gemeinsam mit Frau Menzel beschließt Frau Kraft, dass die Pflegenden künftig die Arzneimittel richten und nach den Mahlzeiten im Zimmer vorbeibringen werden. Es war mehrfach vorgekommen, dass die Bewohnerin vergessen hatte, die Tabletten einzunehmen.

Frau Kraft fügt alle Maßnahmen in einer Pflegeplanung zusammen und legt fest, dass bei jeder Pflegevisite darauf zu achten ist, ob sich der Bedarf von Frau Menzel verändert hat.

SURFTIPP

Deutsche Alzheimer Gesellschaft e.V.: www.deutsche-alzheimer.de

Prognose

Die Erkrankung verläuft individuell und dauert zwischen 10–15 Jahre, wobei nur im letzten Stadium eine massive Betreuung notwendig ist. Menschen mit leichter und mittelgradiger Demenz können ihren Alltag meist allein bzw. mit geringer Unterstützung bewältigen (Automatismen des Altgedächtnisses). Nur bei schwerer Demenz ist eine Dauerbetreuung oft unumgänglich. Probleme ergeben sich manchmal durch Verhaltensstörungen. Hier ist eine entspannte Grundhaltung der Betreuungspersonen wichtig. Eine Kombination aus medikamentöser und nicht medikamentöser Therapie verzögert den Krankheitsverlauf um 2–4 Jahre (manchmal auch länger) und sollte möglichst früh begonnen werden.

Multiinfarkt-Demenz

DEFINITION

Multiinfarkt-Demenz (*vaskuläre Demenz*): Auf Gefäßerkrankungen zurückzuführen. Ist durch viele kleine Schlaganfälle bedingt und Spätfolge einer ausgeprägten **Arteriosklerose** der Hirngefäße.

Typisch für die Multiinfarkt-Demenz ist ein wechselhafter, oft auch schubweiser Verlauf. Die Schübe sind Ausdruck einer plötzlichen Verschlechterung durch erneute Phasen der Mangeldurchblutung. Charakteristische Symptome neben der fortschreitenden Demenz sind neurologische Symptome (z. B. Gangstörungen, Inkontinenz, Schlaganfall), depressive Verstimmung und Affektlabilität sowie Persönlichkeitsveränderungen und epileptische Anfälle.

Behandlung

Die Behandlung der Multiinfarkt-Demenz entspricht im Wesentlichen derjenigen der Alzheimer-Demenz. Allerdings hat die **internistische Basistherapie** größere Bedeutung. Die Therapie der zugrunde liegenden Gefäßerkrankung soll erneute Mangeldurchblutungen des Gehirns mit Verschlechterung der Hirnleistung vermeiden. Hierzu gehört die Behandlung einer Herzrhythmusstörung (➤ 2.7.6) und eines Hypertonus (➤ 2.8.5). Dabei darf der Blutdruck nur langsam und mäßig gesenkt werden, um Hypotonien – vor allem nächtliche Blutdruckabfälle – und eine dadurch bedingte Minderdurchblutung des Gehirns zu vermeiden. Außerdem werden Medikamente zur Hemmung der Blutplättchenaggregation gegeben, z. B. niedrig dosiert Acetylsalicylsäure (etwa Aspirin 100®). Marcumar® wird nur bei hoher Emboliegefahr und zuverlässiger Medikamenteneinnahme mit regelmäßiger Gerinnungskontrolle gegeben, da die Erkrankten sonst durch Blutungen gefährdet sind. Zur internistischen Basistherapie zählen ferner:

- Kritische Überprüfung der Medikamente, die das Demenzbild negativ beeinflussen können
- Gabe von Antiepileptika bei epileptischen Anfällen
- Medikamentöse Therapie der Harninkontinenz, die jedoch in erster Linie durch Kontinenztraining zu behandeln ist

Prognose

Die Multiinfarkt-Demenz schreitet im Gegensatz zur Alzheimer-Demenz nicht zwangsläufig fort (➤ Tab. 3.8). Bei einer erfolgreichen Therapie der Risikofaktoren versterben viele Betroffene an anderen Erkrankungen und nicht an der Multiinfarkt-Demenz.

Tab. 3.8 Unterschiede zwischen Alzheimer- und Multiinfarkt-Demenz.

	Alzheimer-Demenz	Multiinfarkt-Demenz
Familiäre Häufung	Ca. 5 % genetisch	Apoplexie in der Familie
Risikofaktoren	Alter, geringere Bildung, Geschlecht Frau, Diabetes, Depressionen, Bluthochdruck, Alkoholismus	Alter, Geschlecht Mann, Bluthochdruck, Rauchen, Übergewicht
Beginn	Unmerklich, schleichend	meist plötzlich
Verlauf	Sich langsam verschlechternd	sich schubweise verschlechternd
Wichtige Symptome	• Gedächtnisstörung • Wortfindungsstörung ohne Leidensdruck • Bagatellisierung des Versagens • Beschuldigung anderer Menschen	• Motorische Aphasie (➤ 2.13.5) • Reizbarkeit, Unzufriedenheit wegen des Versagens • Selbstbeschuldigung, Scham
Lähmungen/Taubheitsgefühle	Fehlen normalerweise	Häufig vorhanden
Stimmung	Launisch	Traurig
Denkfähigkeit	Verwirrt, erstarrt	Nur nachts verwirrt
Wahnideen	Bestehlungswahn	Selten Beziehungswahn
Blutdruck	Eher normal	Bei 80 % erhöht
CT	Hirn-Atrophie	Viele kleine Herde
Medikamente	Antidementiva	Behandlung der Grundkrankheiten

Weitere Demenzformen

Weitere Ursachen für eine Demenzerkrankung stellen andere neurodegenerative Erkrankungen, z. B. Parkinson, Stoffwechselerkrankungen, Vergiftungen (Alkohol) und Schädel-Hirn-Traumen dar. Besonders schwierig zu betreuen sind Menschen mit frontotemporaler Demenz, da hierbei die affektive Kontrolle vermindert ist. Erste Symptome der Erkrankung sind deshalb nicht Gedächtnisstörungen, sondern Veränderungen von Verhalten und Affekten. Hier ist es besonders wichtig, durch eine ruhige, personenzentrierte Grundhaltung und ein verstehendes Verhalten zur Entspannung der Betreuungssituation beizutragen.

Pflege bei Demenz

Die Pflege von Menschen mit einer primären Demenz ist psychisch belastend. Dies gilt insbesondere für Angehörige, die den Kranken aus guten Tagen kennen und nun den allmählichen Verfall der Persönlichkeit miterleben, ohne den Prozess aufhalten zu können. Das Verhalten der Angehörigen und Betreuer ist wesentlich für den Verlauf der Erkrankung. Eine positive Grundhaltung und Informationen über die Krankheit und die Möglichkeiten der Behandlung können dem Kranken ein Leben mit Demenz in Würde ermöglichen.

> Grundlage für eine gute Betreuung ist eine positive Einstellung zu Menschen mit Demenzerkrankung. Ihre Bedürfnisse unterscheiden sich nicht wesentlich von denen gesunder Menschen, sie können sie aber nicht immer formulieren. Hier ist vor allem die Akzeptanz des „anders seins" wesentlich, das nicht immer „pathologisch" ist.

Die Möglichkeiten der nicht medikamentösen Betreuung von Menschen mit Demenz können folgendermaßen zusammengefasst werden:

Präventive Maßnahmen betreffen primär ein gezieltes Training der „Speed-Funktionen", da diese im Alter abnehmen. Außerdem sind körperliche, emotionale und soziale Aktivitäten wesentliche Faktoren zur geistigen Fitness. Ebenso wichtig ist eine ausgewogene Ernährung, die rechtzeitige Behandlung körperlicher (z. B. Bluthochdruck, Diabetes, erhöhte Blutfette) und psychischer (Depression) Erkrankungen. Dadurch kann zwar eine Demenzerkrankung nicht verhindert, aber möglicherweise der Beginn nach hinten verschoben und der Verlauf positiv beeinflusst werden.

Biografischer Ansatz

Kenntnisse über den bisherigen Lebensweg des Erkrankten, einschneidende Lebensereignisse, Interessen und Neigungen fördern das Verständnis für den Kranken. In der Pflege können Fotos, Erinnerungen, Lieder, bestimmte bevorzugte Tätigkeiten, z. B. Kochen, Backen oder Basteln eingesetzt werden.

Kognitives Training

Kognitives Training stellt nach neuen Untersuchungen einen wesentlichen Faktor der Behandlung von Menschen mit Demenz dar. Dieses sollte jedoch stadienbezogen erfolgen, um Unter- bzw. Überforderung zu vermeiden. Bei Beginn der Erkrankung können alle Bereiche trainiert werden. Im weiteren Verlauf sollten die Trainingseinheiten vermehrt das Altgedächtnis und gefestigte Fähigkeiten und Fertigkeiten betreffen. Hier helfen auch verschiedene Computertrainingsprogramme.

Aktivierung

Aktivierung ist ein wesentlicher Faktor bei der Behandlung von Menschen mit Demenz. Sie reicht von unspezifischen Maßnahmen der Animation bis zu gezielten kognitiven Trainingsprogrammen, die vor allem zu Beginn der Erkrankung indiziert sind.

Realitätsorientierungstraining (ROT)

Realitätsorientierungstraining gibt dem Erkrankten weitreichende Orientierungshilfen für das Zurechtfinden in seiner Umgebung, z. B. durch Kennzeichnung der Räume mit Farben oder Bildern, das Anbringen einer großen Tafel mit Uhr, Wochentag und Kalender und das jahreszeitliche Schmücken der Gemeinschaftsräume (etwa Maiglöckchen im Frühling, Blätter im Herbst).

Milieutherapie

Milieutherapie umfasst alle Maßnahmen, die mit einer stimulierenden Umgebung einhergehen, die den Grundbedürfnissen der Erkrankten weitgehend entsprechen. Dazu gehören etwa im stationären Bereich gemischtgeschlechtliche Wohnbereiche, farbliche Trennung der Abteilungen, Pflanzen, Tiere, Licht, ein geschützter Gartenbereich mit Rundwegen.

Validation®

Besondere Bedeutung kommt der Validation® zu. Dabei handelt es sich um ein Konzept, das die Grundhaltung der Pflegenden gegenüber dem dementen oder verwirrten Menschen beschreibt. Sie zeichnet sich durch Wertschätzung, Annahme und Akzeptanz aus. Nach dem validativen Prinzip akzeptieren Pflegende den verwirrten Menschen ohne Vorbehalte und belassen ihn in seiner Realität. Sie achten und bestätigen die Gefühle des Erkrankten. Validation® ist eher eine Technik für Menschen mit fortgeschrittener Demenzerkrankung.

Ziele der Validation®:

- Wiederherstellung des Selbstwertgefühls
- Reduzieren von Stress
- Rechtfertigung des gelebten Lebens
- Lösen der unausgetragenen Konflikte der Vergangenheit
- Sich glücklicher fühlen

Erreicht wird dies mit verschiedenen Techniken, die entsprechend der Stadien der Verwirrtheit, „mangelhafte Orientierung, Zeitverwirrtheit, sich wiederholende Bewegungen, Vegetieren“, gewählt werden.

Die verbale Validation® umfasst:

- Beobachten der physischen Charakteristika (z. B. Augen, Hautkolorit, Muskeln, Hände)
- Aktives Zuhören, Identifikation bevorzugter Worte
- Eingehen auf bevorzugte Sinnesorgane (Gesichtssinn: Bild ansehen, Tastsinn: Berührung)
- Verwendung von Fragen mit „wer“, „was“, „wo“, „wie“, „wann“, Vermeidung von Fragen mit „warum“ (erzeugen psychischen Stress)
- Wiederholen von Schlüsselwörtern, umschreiben, zusammenfassen
- Fragen nach dem Extrem (z. B. „Immer?“; „Wann am schlimmsten?“)
- In Erinnerung rufen („Wie war es früher?“)
- Gegenteile herausarbeiten („Wann war es besser?“)
- Finden einer gemeinsamen Lösung

Die nonverbale Validation® umfasst:

- Konzentration; eigene Gefühle ignorieren
- Beobachten der Gefühle des Anderen
- Lautes und gefühlvolles Ansprechen der Dinge
- Spiegeln von Bewegungen
- Körperlicher Kontakt (berühren)

Validation® ist eine personenzentrierte Interaktionsform zum Umgang mit demenzerkrankten Menschen und ermöglicht ein besseres Verständnis für deren Bedürfnisse.

Für den täglichen Umgang mit dementen Menschen gibt es keine allgemeingültigen Regeln, da jeder Betroffene individuelle Eigenschaften aufweist. Wesentlich erscheint jedoch, Konflikte (etwa durch übermäßige Kontrollen, Vorschriften und Regeln) zu vermeiden und die Bedürfnisse von Menschen mit Demenz zu berücksichtigen.

Psychobiografisches Pflegemodell

Erwin Böhm geht in seinem psychobiografischen Pflegemodell davon aus, dass demente Menschen während ihres Abbauprozesses die Entwicklungsstufen des Kindes zum Erwachsenen in umgekehrter Reihenfolge durchlaufen. Er unterscheidet sieben Erreichbarkeitsstufen. Ist ein Betroffener auf einer Stufe nicht mehr erreichbar, wird auf die jeweils darauffolgende gewechselt, um einen neuen Zugang zu finden. Die Pflegeinterventionen sind entsprechend anzupassen.

- **Junge Erwachsenenstufe:** Der Erkrankte ist kognitiv erreichbar, verhält sich aber so, wie es ihm als jungem Erwachsenen entsprochen hätte.
- **Mutterwitz:** Jugendlichenstufe. Zugang zum Erkrankten wird über Humor möglich.
- **Seelische und soziale Grundbedürfnisse:** Entspricht der Zeit vom 6. – 12. Lebensjahr. Die Erfahrungen und Entbehrungen dieser Zeit werden wieder Thema und sind nur aus der persönlichen Biografie zu verstehen.
- **Prägungen:** Der Zugang zum Erkrankten wird über erlernte Verhaltensnormen oder Rituale möglich.

- **Triebe:** Stark treibende Kräfte und Fantasien bestimmen das Verhalten des Erkrankten. Es besteht die Gefahr, die Betroffenen in dieser Phase nicht mehr zu fordern und so zu einem schnelleren Verfall beizutragen.
- **Intuition:** Dies entspricht der Entwicklungsstufe des Kleinkindes. Märchen, magische Handlungen und religiöse Vorstellungen sind wichtig und ermöglichen Zugänge.
- **Urkommunikation:** Die Betroffenen sind emotional auf der Stufe des Säuglings erreichbar und körperlich sehr eingeschränkt.

Kommunikation und Umgang

- Klare Anweisungen in einfachen, kurzen Sätzen geben.
- Deutlich und bestimmt sprechen.
- Sich um einen fürsorglichen, aber bestimmten Umgang bemühen.
- Wichtige Informationen bei Bedarf wiederholen. Geduldig sein, dem Dementen für seine Reaktion Zeit geben.
- Bei richtigem Reagieren den Dementen durch Worte, Berührung oder einem Lächeln loben, anstatt unerwünschte Reaktionen zu kritisieren.
- Anschuldigungen überhören und sinnlose Diskussionen vermeiden. Ablenken und Einlenken führen schneller zum Erfolg.
- Nicht den Leistungsmaßstab Gesunder anwenden. Dementen nicht überfordern, sondern sanft aktivieren; auf Überschreiten einer immer niedriger werdenden Stressschwelle reagiert der Kranke oft mit Zorn und Aggressivität.
- Einfache Regeln und feste Gewohnheiten etablieren.
- Konkrete Angaben wie Zeit, Datum, Ort und Namen als Erinnerungshilfen einsetzen.
- Uhr, Kalender und Orientierungstafel, z. B. für Geburtstage oder Gedenktage, zum Erhalt der Orientierung nutzen.
- Das Denken in der Vergangenheit akzeptieren und versuchen, davon ausgehend zur Gegenwart überzuleiten.
- Jede sinnvolle, selbstständige Aktivität des Kranken fördern.
- Bei nachlassendem Sprachverständnis des Kranken versuchen, ihn durch nonverbale Zuwendung, z. B. Gesten, Blicke oder Berührungen, zu erreichen und zu beruhigen.
- Reagiert der Demente abweisend auf Orientierungshilfen, Zugang durch Validation® verbessern.

Ernährung und Ausscheidung

- Demente Menschen vergessen oft zu trinken und zu essen, oder sie essen übermäßig viel. Deswegen ist auf eine vernünftige und ausgewogene Ernährung zu achten. Dies kann durch Umgebungsgestaltung (Auslöser für Trinkverhalten, z. B. Buschenschank) unterstützt werden.
- Im fortgeschrittenen Krankheitsstadium benötigt der Betroffene Unterstützung bei der persönlichen Hygiene, z. B. Zahn- und Mundpflege, Reinigung nach Toilettenbesuch, Waschen. Pflegende vermeiden es, im Zusammenhang mit diesem Thema Stress zu erzeugen.
- Häufiges und sehr belastendes Problem ist die Harn- und Stuhlinkontinenz. Meist setzt der Kranke ein- bis zweimal täglich Stuhl in Bett oder Kleidung ab, oft unmittelbar nach den Mahlzeiten. Zu diesem Zeitpunkt sorgen starke Kolonbewegungen für eine Füllung des Mastdarms, und der Betroffene kann den Stuhldrang nicht bremsen. Bei vielen Kranken kann der Stuhlgang dadurch „abgefangen" werden, dass man dem Betroffenen zu bestimmten Tageszeiten (z. B. morgens) ein heißes Getränk reicht, danach bequem auf einen Toilettenstuhl setzt und den Stuhlgang abwartet. Das Auftreten einer Harninkontinenz erfordert neben einem Toilettentraining meist die Verwendung von Hilfsmitteln zur Inkontinenzversorgung.

Tagesgestaltung und Tag-Nacht-Rhythmus

- Günstig sind Beständigkeit und Routine im Tagesablauf des Kranken sowie eine strukturierte und verlässliche Umgebung. Sinnesüberforderungen, z. B. durch Gedränge mit Lärm oder große Räume, wirken sich ungünstig aus.
- Der Kranke sollte täglich leichte Gymnastik betreiben, z. B. Spaziergänge, möglichst in vertrauter Umgebung.
- Am ehesten kann der Kranke durch Betätigungen, die er früher gern ausübte, aktiviert werden (➤ Abb. 3.16). Phantasie und Einfühlungsvermögen sind gefragt: Häkeln wird zwar die passionierte Bastlerin erreichen, aber eine routinierte Gärtnerin höchstwahrscheinlich nicht interessieren. Überforderungen schaden dem Betroffenen genau wie Unterforderungen. Tätigkeiten, die zunächst leicht erscheinen, weil sie kognitiv wenig anspruchsvoll sind, können auf Grund der Dyspraxie den Erkrankten große Schwierigkeiten bereiten, z. B. bei den beliebten Bastelangeboten.
- Bei Störungen des Schlaf-Wach-Rhythmus ist eine mäßige Stimulierung tagsüber zu empfehlen. Evtl. kann auch mit einer Tasse Kaffee oder medikamentös „nachgeholfen" werden. Zu vermeiden sind häufige „Nickerchen" während des Tages (➤ Abb. 3.17) und eine zu lange Mittagsruhe, da sie das Schlafbedürfnis während der Nacht senken (Schlafhygiene ➤ 3.11). Nachts kann es helfen, das Krankenzimmer abzudunkeln, was oft nächtliches Umherwandern verhindert. Ist dies aus Sicherheitsgründen nicht vertretbar, wirkt „volles Licht" möglicherweise besser als „Schummerlicht", da letzteres Halluzi-

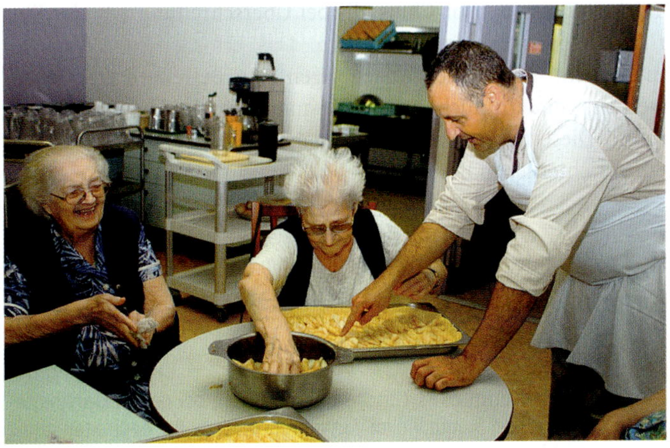

Abb. 3.16 Sinnvolle Tätigkeiten lassen sich als Förderung von Menschen mit Demenz einsetzen. [J787]

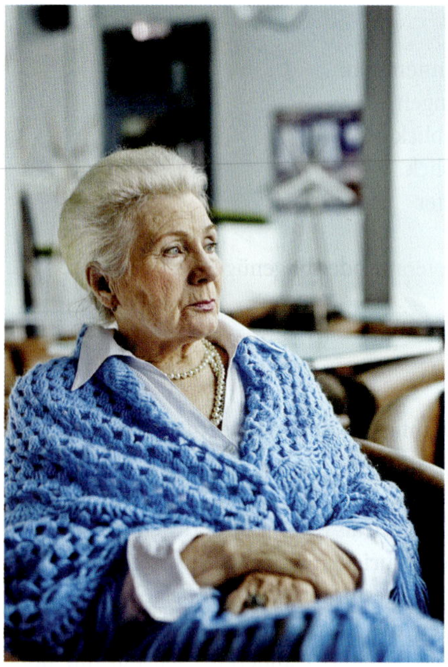

Abb. 3.19 Menschen, die an einem Stupor leiden, nehmen kaum Kontakt zu ihrer Umwelt auf. [J784–12]

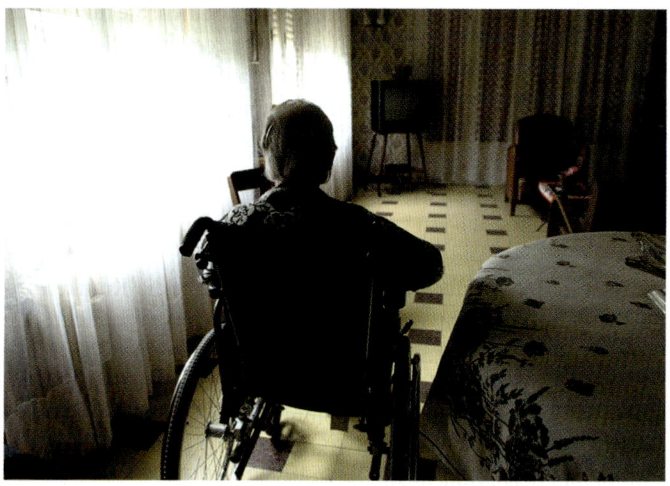

Abb. 3.20 Depressive Menschen empfinden Traurigkeit oder ein Gefühl der Leere und des Absterbens. [J787]

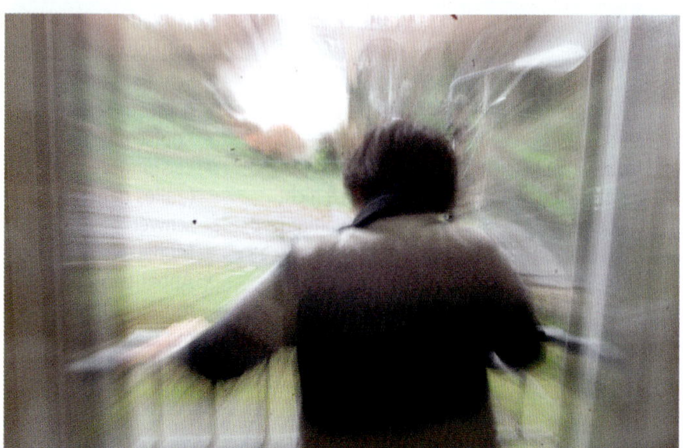

Abb. 3.21 Depressive Menschen sehen die Welt um sich herum grau in grau. [J787]

Wegen dieser Antriebshemmung kann man die innere Unruhe nur schwer wahrnehmen, die viele Kranke quält. Oft leiden sie auch unter Angst. Manchmal aber sind depressive Menschen psychomotorisch erregt, sie ringen die Hände oder laufen rastlos auf und ab. Dann spricht man von **agitierter Depression.**

Auch das Denken ist erschwert und verlangsamt, (*Denkhemmung*). Manchmal müssen die Kranken zwanghaft über einige wenige, bedrückende Themen nachdenken (*Grübeln*). Daneben sind Störungen von Konzentration, Aufmerksamkeit und Gedächtnis häufig. Sie können so ausgeprägt sein, dass gerade bei alten Menschen eine Demenz anstelle einer Depression diagnostiziert wird; dies bezeichnet man als **Pseudodemenz.**

Manchmal werden Depressionen körperlich erlebt. Die Kranken klagen über ein Druck- oder Schweregefühl in der Brust, über Gesichtsschmerzen oder schwere Glieder. Typische vegetative Symptome sind Ein- und Durchschlafstörungen mit morgendlichem Früherwachen, Appetitstörungen, Verstopfung und Durchfall, Herzjagen, Libido- und Potenzstörungen und Schwitzen. Tagesschwankungen mit Morgentief und abendlicher Aufhellung weisen auf eine Störung des Biorhythmus hin.

Bei einer **larvierten Depression** (lat. larva: *Maske*) stehen die Vitalstörungen und vegetativen Symptome so im Vordergrund, dass sie die depressive Verstimmung überdecken (*maskieren*).

Bei schweren Depressionen kann ein **Wahn** (➤ 3.5) entstehen. Dieser spiegelt typischerweise das negative Selbstwertgefühl der Kranken. Schuldwahn, Verarmungswahn und hypochondrischer Wahn sind am häufigsten zu beobachten. Beispiel: Eine depressive Frau fühlt sich schuldig an einer schweren Erkrankung ihrer Tante, weil sie diese vor Jahren gekränkt und ihr so das Herz gebrochen habe.

Besteht eine Depression länger, kann es vor allem bei allein Lebenden zur Vernachlässigung der körperlichen Hygiene bis hin zur Verwahrlosung und zur Mangelernährung kommen.

Besonderheiten bei einer **Depression im Alter**:

- Körperliche Symptome stehen im Vordergrund.
- Traurigkeit wird oft nicht wahrgenommen bzw. nicht geäußert.
- Ältere haben häufiger Probleme, über (traurige) Empfindungen zu reden.
- Wahngedanken treten häufiger auf.
- Depressionen verlaufen im Alter häufiger agitiert, das heißt, der Erkrankte ist unruhig, läuft rastlos hin und her, wirkt gehetzt.

Behandlung

Ob eine Depression ambulant behandelt werden kann oder eine Krankenhausaufnahme sinnvoller ist, hängt von der Schwere der Erkrankung, der Suizidgefahr, dem sozialen Umfeld und der Persönlichkeit des Kranken ab. Während einige Kranke die Krankenhausaufnahme als Entlastung empfinden (Entlastung von Pflichten, „Anerkennung“ als Kranker), stellt die Aufnahme in eine psychiatrische Klinik für andere eine Belastung mit Gefahr der Krankheitsverschlimmerung dar. Die Therapie von Depressionen stützt sich auf verschiedene Verfahren.

Antidepressiva

Die medikamentöse Akuttherapie mit modernen Antidepressiva ist ein Hauptpfeiler der Behandlung von Depressionen. Zu beachten ist, dass die Antidepressiva bis drei Monate nach Abklingen der depressiven Phase gegeben werden müssen, da es sonst zu einem Rezidiv kommt. Antidepressiva werden in der Regel oral verabreicht. Eine parenterale Gabe ist der oralen Gabe nicht sicher überlegen. Am Beginn einer Therapie mit Antidepressiva kann die Suizidgefahr erhöht sein, da die Medikamente z. T. zunächst antriebssteigernd und erst später stimmungsaufhellend wirken.

Medikamentöse Phasenprophylaxe

Nach zwei depressiven Episoden sollte eine medikamentöse Phasenprophylaxe überlegt werden. Medikament der ersten Wahl sind **Lithiumsalze,** die abermalige depressive oder manische Phasen verhindern oder wenigstens mildern. Die volle Wirksamkeit der Lithiumsalze ist aber erst nach einem halben Jahr gegeben, und sie müssen mindestens drei Jahre lang regelmäßig eingenommen werden. Dies erfordert viel Motivation und Krankheitsverständnis von Seiten des Betroffenen.

Andere Möglichkeiten zur Phasenprophylaxe bestehen in der Langzeiteinnahme von Antidepressiva (v. a. bei monopolaren Depressionen) oder von Carbamazepin, z. B. Tegretal® (v. a. bei bipolaren Verläufen). Zur Phasenprophylaxe gehören aber immer auch eine regelmäßige Psychotherapie und Anpassungen des Lebensstils (z. B. Stressbewältigung).

Schlafentzug

Es gibt eine Theorie, nach der das morgendliche Früherwachen bei Depressiven ein Selbstheilungsversuch des Körpers ist. Dementsprechend soll Schlafentzug (*Wachtherapie*) diesen Selbstheilungsversuch unterstützen. Insbesondere Depressionen mit ausgeprägten Tagesschwankungen reagieren oft positiv auf Schlafentzug.

Beim kompletten Schlafentzug wird der Kranke die ganze Nacht wachgehalten, beim partiellen Schlafentzug wird er um 1:30 Uhr morgens geweckt und nur der depressionsfördernde Schlaf der frühen Morgenstunden entzogen. Die Behandlung kann nach ca. einer Woche wiederholt werden und hat keine unerwünschten Wirkungen. Leider hält der Effekt nur kurz (einen Tag bis – selten – eine Woche) an. Aber auch eine kurze Besserung ist für viele Erkrankte eine große Erleichterung und gibt ihnen die Kraft, den Wirkungseintritt der Medikamente abzuwarten.

Schlafentzug stellt hohe Anforderungen an die Pflegenden. Die müden, erschöpften Kranken sehnen sich nach Ruhe – und sollen auf ihre letzte Rückzugsmöglichkeit, ein paar Stunden Schlaf, auch noch verzichten. Nachts gibt es keine Therapien, die die Zeit vertreiben könnten. Alle Beschäftigungsangebote hängen von der Phantasie der Pflegenden im Nachtdienst ab. Schon ein kurzes Nickerchen hebt die Wirkung des Schlafentzugs auf. Die Kranken sollten daher komplett angezogen bleiben und sich nicht im Zimmer aufhalten. Ruhepausen auf dem Bett sind ebenfalls nicht erlaubt. Am besten ist es, den Schlafentzug in einer Gruppe durchzuführen – manchmal kann man auf anderen Stationen „Partner" für die eigenen Kranken finden. Am folgenden Tag dürfen die Kranken nicht „nachschlafen".

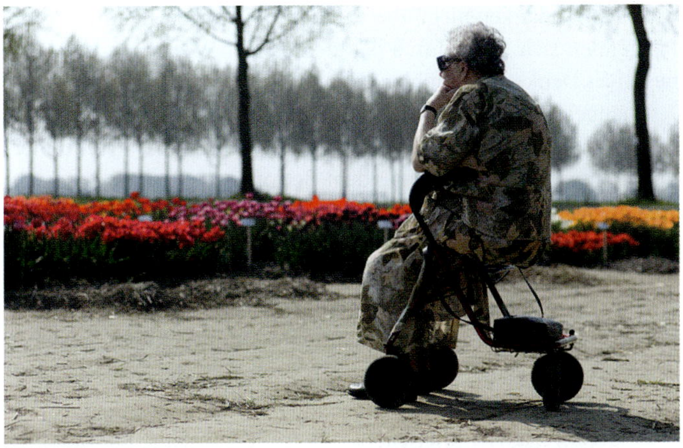

Abb. 3.22 Sonnenlicht kann in manchen Fällen eine Depression verhindern oder die Heilung einer bestehenden Depression unterstützen. [J787]

Lichttherapie

Beobachtungen einer saisonalen Häufung von Depressionen (*Winterdepression*) lenkten das Augenmerk auf die Bedeutung des (Sonnen-)Lichts und seine Nutzung in der Behandlung von Depressionen (➤ Abb. 3.22).

Bei der Lichttherapie wird der Betroffene bis zu 2 Std. täglich, meist vormittags, sehr starkem Licht ausgesetzt, das ungefähr dem eines hellen Sommertages entspricht; ein durch normale Glühbirnen erhellter Raum reicht nicht. Die Behandlung ist frei von unerwünschten Wirkungen und v. a. bei den saisonalen Depressionen wirksam.

Psychotherapie

Psychotherapie ist bei jeder Form der Depression möglich. Prinzipiell können alle Psychotherapieverfahren angewendet werden. Verhaltenstherapeutisch bearbeitet man besonders die negativen Selbstwahrnehmungen und das Gedankenkreisen und übt mit dem Kranken den Umgang mit Belastungssituationen. Durch Genusstraining und Aktivierung kann der depressive Teufelskreis durchbrochen werden. In Gesprächstherapien wird versucht, die auslösenden Konflikte aufzulösen.

Elektrokrampftherapie

Bei schweren therapieresistenten Depressionen ist die **Elektrokrampftherapie** (*EKT, Heilkrampfbehandlung*) oft noch wirksam und wird angesichts der Erkrankungsschwere und der hohen Suizidrate trotz der Vorurteile gegen diese Behandlung von einigen Zentren angeboten.

Pflege

Der wichtigste Grundsatz bei der Pflege depressiver Menschen ist es, die Balance zwischen aktivierenden Maßnahmen und der Gefahr einer Überforderung zu finden.

Der Depressive sitzt, bildhaft ausgedrückt, in einem seelischen Gefängnis, aus dem er andere emotional nicht mehr erreichen kann. Es ist sehr schwer, eine warme Gefühlsbindung zu ihm aufzubauen. Auch durch Zuwendung seitens der Pflegenden werden die traurigen Gedanken nicht überwunden. Wichtig erscheint, dass die Pflegenden sich nicht durch den depressiven Menschen in dessen negatives Denken und Fühlen hineinziehen lassen.

Unangebrachter Trost („Es ist doch völlig unnötig, dass Sie sich wegen solcher Kleinigkeiten schuldig fühlen") ist falsch, denn hierdurch signalisieren Pflegende dem Betroffenen, dass sie ihn nicht verstehen. Es hilft eher, genau zuzuhören, worüber der Erkrankte klagt, und ihm zu erklären, dass diese Symptome zum Krankheitsbild gehören, z.B. zu erzählen, dass man ähnliche Schuldgefühle von anderen Betroffenen kenne. Sie seien mit der Krankheit verknüpft und würden vergehen. Sachliche Informationen erreichen den Erkrankten und helfen ihm, auch wenn er das oft (zunächst) nicht ausdrücken kann.

Besserungssignale müssen vom Betroffenen selbst kommen. Es bringt den Kranken unter Druck, wenn ihm Mitarbeiter sagen, dass es doch „offensichtlich" schon aufwärts gehe. Sinnvoller ist es, ihn selbst beschreiben zu lassen, wie er sich fühlt, und ihn durch Fragen zu motivieren, Besserungen wahrzunehmen.

„Geheilt" werden kann die Depression so allerdings nicht. Dies müssen die Pflegenden im Auge behalten, um nach engagierten Gesprächen nicht enttäuscht zu sein.

Depressive Menschen lösen bei ihren Mitmenschen nach einer kurzen Phase des „Mitleidens" oft Wut, Hoffnungslosigkeit und Hilflosigkeit aus. Ihr monotones Klagen strengt an, und irgendwann entsteht das Gefühl, dass sie sich eigentlich in ihrer depressiven Haltung ganz wohl fühlen. Damit übernimmt man die negative Sicht der Kranken und ihre depressive Selbsteinschätzung. Diese Gegenübertragung, die die Krankheit nicht ernst nimmt, muss erkannt werden, damit sie sich nicht gegen den Betroffenen richtet.

Depressive können nur unter großer Anspannung und für kurze Zeiträume äußeren Anforderungen gerecht werden. Im akuten Stadium muss der Betroffene zunächst entlastet werden. Aufforderungen zum „Zusammenreißen" und „positiv Denken" sind fehl am Platz. Dies müssen auch die Angehörigen wissen.

Andererseits ist zu starker Rückzug ebenfalls problematisch. Schlafen am Tag verstärkt z.B. die Schlafprobleme. Daher sollten so bald wie möglich aktivierende Maßnahmen einsetzen, die die Kranken nicht überfordern und ihnen genug Rückzugsmöglichkeiten gestatten; tatsächliche Überforderung bestätigt die Kranken in ihrer negativen Selbstwahrnehmung. Bei gemeinsamen Arbeiten und Therapien erfahren die Kranken, dass sie viel mehr können, als sie sich zugetraut hätten. Da sie oft langsam sind, brauchen Pflegende viel Geduld.

Bei Schlafstörungen helfen neben Medikamenten ruhige Phasen am Abend, warme Milch als Schlummertrunk und Entspannungstechniken. Die Pflegenden fördern den Tag-Nacht-Rhythmus und versuchen, den depressionsfördernden Schlaf am Vormittag zu verhindern.

VORSICHT

Das größte pflegerische Problem ist die hohe **Selbsttötungsgefahr.** Besonders gefährlich ist die Zeit, wenn die Antidepressiva schon zu einer Antriebssteigerung, aber noch nicht zu einer Stimmungsaufhellung geführt haben (➤ 3.2.2).

3.4.2 Manie

DEFINITION

Manie: Affektive Störung mit gehobener Stimmung, Antriebssteigerung, Denkstörungen sowie evtl. Wahn. In der Regel Teil einer bipolaren affektiven Psychose. Manische Zustände sind aber auch bei Intoxikationen mit Psychostimulanzien, bei Schizophrenien, bei Benzodiazepinentzug oder bei Gehirnerkrankungen möglich.

Symptome

Maniker sind grundlos heiter, ihre Stimmung ist gehoben, übermütig strahlend und ansteckend. Oft überschätzen sie ihre Möglichkeiten und Fähigkeiten. Sie fühlen sich ausgesprochen wohl und keineswegs krank. Manche Maniker sind aber auch gereizt und aggressiv, insbesondere, wenn ihre Umgebung sich ihnen widersetzt.

Typische Denkstörung des Manikers ist die Ideenflucht. Die Kranken denken schneller, aber auch flüchtiger als sonst und hüpfen von Einfall zu Einfall. Durch äußere Eindrücke werden sie sofort abgelenkt, sie können sich nicht konzentrieren.

Die Wahnformen bei Manien sind – wie bei der Depression auch – Ausdruck der veränderten Grundstimmung. Entsprechend dominieren Größenideen. Beispiel: Eine manische Frau ist der felsenfesten Überzeugung, durch ihre Spenden die Armut auf der Welt beseitigt zu haben und feiert dies mit allen Anwesenden.

Die Antriebssteigerung führt zu einer psychomotorischen Erregung mit gesteigertem Bewegungsdrang und Redeflut. Erkrankte eilen von einer Beschäftigung zur nächsten, meistens, ohne zu einem Ergebnis gekommen zu sein, und entwickeln große Energien. In schweren Fällen sind die Erkrankten so erregt, dass sie toben und Gegenstände zerstören.

Gehobene Stimmung, Größenideen und Antriebssteigerung führen oft zu einem Realitätsverlust des Kranken und zu unüberlegten Handlungen. Typisch sind Verschuldung durch maßlose Einkäufe, Übernahme unerfüllbarer Verpflichtungen und unüberlegte Geschäftsgründungen. Zwischenmenschliche Kontakte werden schnell hergestellt und ebenso schnell wieder gelöst, manchmal kommt es zu sexuellen Exzessen.

Dadurch entsteht nicht nur großes Leid für die Angehörigen, sondern auch großer Schaden für die Zukunft der Kranken (z.B. Verschuldung oder Zerstörung partnerschaftlicher Bindungen).

Die fehlende Realitätseinschätzung kann auch zu akuter Selbstgefährdung führen, z.B. durch „grenzenloses" Verhalten beim Autofahren oder wenn ein Erkrankter überzeugt ist, er müsse als Jesus Christus die Welt durch seinen Opfertod erlösen.

Vegetative Symptome, besonders eine Verkürzung der Schlafdauer, kommen vor, werden aber nicht als störend erlebt. Die Betroffenen fühlen sich ausgeruht. Die Libido ist gesteigert.

Die Phasen dauern in der Regel einige Tage bis Wochen, selten auch Jahre.

Eine manische Veränderung der Affekte sollte zu einer Abklärung des Verdachts auf eine frontotemporale Demenz führen.

Behandlung

Obwohl Maniker sich subjektiv bestens fühlen, müssen sie behandelt werden, um Schaden von ihnen und ihrer Umgebung abzuwenden. Oft ist hier als erste Therapie die Gabe von Neuroleptika notwendig.

Die weitere Therapie stützt sich in erster Linie auf die Gabe von Lithium und Neuroleptika. Zur Phasenprophylaxe werden Lithium und Carbamazepin eingesetzt.

Eine Psychotherapie ist während der akuten Erkrankung meist nicht möglich, da die Betroffenen ihre Probleme nicht erkennen können.

Pflege

Dem inneren Gefängnis der Depressiven steht die Grenzenlosigkeit der von Manie Betroffenen gegenüber. Diese Grenzenlosigkeit drückt sich in der Maßlosigkeit aus, mit der sie z. B. Lebensplanung und Beziehungsgestaltung angehen. Die Kranken können auch die Grenzen anderer Menschen nicht richtig wahrnehmen. An ganz klaren Regeln können sie sich aber noch orientieren. Daher muss man in der Beziehung zu ihnen die eigenen Grenzen besonders gut beachten – und ihnen helfen, Grenzen zur Kenntnis zu nehmen. In der Einrichtung sollten sie einen klaren Rahmen finden, der einen Schaden für sie selbst und andere verhindert.

Konkret heißt das, manische Menschen in ihrer ansteckenden Heiterkeit nicht zu bestärken und im Umgang mit ihnen ruhig zu bleiben. Auf ihre übersteigerte Selbsteinschätzung und ihre Wahnideen gehen Pflegende auf keinen Fall ein, da Maniker auch auf sanfte Konfrontation und Widerspruch in der Regel mit Wut reagieren.

Aufgrund ihrer erhöhten Vitalität nehmen die Betroffenen Warnsymptome ihres Körpers wie Schmerzen oder Überhitzung nicht wahr. Die Pflegenden achten also auf entsprechende Hinweise, besonders um eine Gefährdung des Herz-Kreislauf-Systems zu vermeiden. Das Gewicht wird wöchentlich kontrolliert.

Wichtig ist auch der Schutz des Erkrankten vor unsinnigen Geldausgaben. Telefonate werden beschränkt oder kontrolliert, damit sie sich weder durch hohe Telefongebühren noch durch telefonische Bestellungen ruinieren. In der akuten Phase sollte das Team auch sexuelle Kontakte zu anderen Bewohnern verhindern – eventuell verstoßen die Kranken gegen Normen, die ihnen sonst sehr bedeutend sind.

Die Mitbewohner sind zu schützen, indem das Behandlungsteam z. B. Geld- und Tauschgeschäfte mit dem Maniker unterbindet und auf die Einhaltung der geltenden Regeln achtet. Bewohner mit geringer Belastbarkeit muss man eventuell von manisch Kranken räumlich trennen, damit sie nicht überfordert werden.

Um selbst nicht überfordert zu werden, übernehmen Pflegende die Betreuung von Manikern möglichst zu zweit. Durch anzügliche Bemerkungen und derbe Witzeleien sollten sie sich nicht gekränkt fühlen – diese sind krankheitsbedingt. Falls möglich, bietet man den Erkrankten großzügige Bewegungsräume und Arbeiten an, damit sie ihre überbordende Energie abreagieren können, z. B. Malen auf großen Flächen (Packpapier, Leintücher), Gartenarbeiten und Sport.

Nach der Akutphase leiden die Betroffenen häufig unter Schuldgefühlen, bei deren Bewältigung man durch Krankheitsaufklärung und Verständnis helfen kann. Depressive Nachschwankungen können mit erhöhter Suizidgefahr einhergehen.

3.5 Schizophrenie

DEFINITION

Schizophrenie: Psychische Erkrankung, die durch eine schwere Störung der Gesamtpersönlichkeit mit Verlust von Einheit und Ordnung der Wahrnehmung, des Denkens, der Affekte und der Identität gekennzeichnet ist. Die intellektuellen Fähigkeiten bleiben in der Regel erhalten. Die intellektuellen Fähigkeiten bleiben in der Regel erhalten. Da es viele Erscheinungsformen der Schizophrenie gibt, spricht man auch von der **Gruppe der Schizophrenien** oder von **Erkrankungen des schizophrenen Formenkreises.** Die Häufigkeit liegt bei ca. 1 % der Bevölkerung, Der Manifestationsgipfel liegt zwischen dem 20.–30. Lebensjahr. Vor dem 10. Lebensjahr ist die Krankheit selten. Ebenfalls selten sind Neuerkrankungen im Alter. Bei bekannter Schizophrenie kann diese jedoch im Alter erneut auftreten, oft in Kombination mit einer Demenzerkrankung. Außerdem erreichen Menschen mit Schizophrenie häufiger ein höheres Lebensalter und werden oft stationär betreut.

Das Wesen der Schizophrenie ist schwer zu erklären. Schizophrenes Erleben ist so ungewöhnlich, dass man es kaum mitteilen oder nachvollziehen kann.

Ursachen

Die Ursache der Schizophrenie ist letztlich nicht bekannt. Vermutlich wirken viele Faktoren zusammen:

- Die Ergebnisse von Familien- und Zwillingsstudien deuten darauf hin, dass Schizophrenien genetisch mitbedingt sind.
- Neurobiochemisch wird nach der Katecholaminhypothese eine Störung der Dopamin- und Noradrenalinwirkung im Bereich des limbischen Systems vermutet. Diese Veränderungen führen zu einer Filterstörung in der Informationsverarbeitung, als deren Folge der Betroffene z. B. Wichtiges von Unwichtigem nicht mehr trennen kann.
- In psychologischen Theorien werden familiäre Probleme in der frühen Kindheit als ursächlich angesehen, besonders unzureichende emotionale Zuwendung durch die Mutter. Auch von Soziologen werden auffällige Verhaltensmuster (z. B. übermäßige Besorgtheit der Mütter) beschrieben. Gerade hier ist es aber schwer zu entscheiden, ob das auffällige Verhalten Ursache oder Folge der Erkrankung ist.

Das **Vulnerabilitätskonzept** integriert die verschiedenen Ansätze. Demnach wird nicht einfach die Krankheit vererbt, sondern die **Vulnerabilität** (*Verletzlichkeit, Anfälligkeit*), auf Belastungen jeder Art mit einer Schizophrenie zu reagieren. Kommt es im Laufe des Lebens zu „Verletzungen" durch besondere psychische oder körperliche Belastungen, verändert sich der Hirnstoffwechsel. Je höher die Vulnerabilität eines Menschen ist, desto geringere zusätzliche Belastungen können zum Ausbruch der Erkrankung führen.

Der Nachweis von sozialen und psychologischen Krankheitsursachen ist bisher nicht sicher gelungen. Gesichert ist aber, dass psychosoziale Faktoren erheblich auf den Krankheitsverlauf wirken (➤ 1.4.2).

3

Symptome

Die Schizophrenie äußert sich in zahlreichen Symptomen, die aber nicht alle bei jedem Erkrankten und nicht gleichzeitig auftreten müssen.

Plus- und Minussymptome

Bei den vorherrschenden Symptomen werden Plus- und Minussymptome unterschieden.

- **Plussymptome** (*Positivsymptome*) sind Phänomene, die bei einem gesunden Menschen nicht auftreten, z. B. Wahn, Halluzinationen und Denkzerfahrenheit.
- Auffällig verminderte oder fehlende psychische Funktionen werden dagegen als **Minussymptome** (*Negativsymptome*) bezeichnet. Minussymptome sind z. B. Affekt-, Antriebs- und Sprachverarmung, Lustlosigkeit, sozialer Rückzug und Mangel an Körperpflege.

Bei akut Kranken stehen meist Plussymptome im Vordergrund, in der Rehabilitation Minussymptome und kognitive Störungen.

Formale Denkstörungen

Die typischen Denkstörungen bei Schizophrenie sind die **Denkzerfahrenheit** (der Untersucher kann den Gedankengängen des Kranken nicht folgen) und das **Gedankenabreißen** (➤ 3.2.1). Dabei wird das Gedankenabreißen von den Kranken oft als Folge eines Gedankenentzugs beschrieben. Der Betroffene sagt, der Gedanke sei plötzlich weg, irgendjemand habe ihn weggenommen. Der Kranke sieht die formale Denkstörung also als Störung des Ich-Erlebens.

Es kommt zum **Begriffszerfall,** d. h. die Bedeutungen der verschiedenen Wörter werden nicht mehr scharf gegeneinander abgegrenzt. Manchmal bilden die Kranken durch Verknüpfung von Begriffen neue Wörter (*Neologismen*), z. B. Eiskönigschießen.

Affektstörungen

Im emotionalen Bereich gilt die **Ambivalenz** als charakteristisches Symptom. Ambivalenz bedeutet, dass sich zwei gegensätzliche, unvereinbare Gefühlsregungen, Wünsche oder Bestrebungen beziehungslos gegenüberstehen. Ambivalenz kann sich z. B. darin zeigen, dass eine Kranke gleichzeitig lacht und weint oder stundenlang vor dem Schrank steht, ohne sich für eine Hose entscheiden zu können.

Ambivalenz ist auch bei Gesunden möglich. Im Gegensatz zum Schizophrenen kann ein Gesunder den Konflikt aber nach kurzer Zeit lösen, z. B. sich für eine von zwei Hosen entscheiden.

Typisch sind auch **paradoxe Affekte** (*inadäquate Affekte, Parathymie*). Die innere Zusammengehörigkeit von Erlebnis und begleitendem Affekt ist zerbrochen. Erkrankte erzählen grauenhafte Erlebnisse munter lächelnd – und umgekehrt.

Viele Schizophrene haben außerdem große Angst oder sind deprimiert als Folge des veränderten Erlebens (➤ Abb. 3.23).

Autismus

Ein weiteres Grundsymptom der Schizophrenie ist der **Autismus.** Hierunter versteht man eine „Ich-Versunkenheit“ und Abkapselung von der Realität. Die Kranken leben gewissermaßen in einer „Privatwelt“. Autistische Menschen können sich daher nicht so ver-

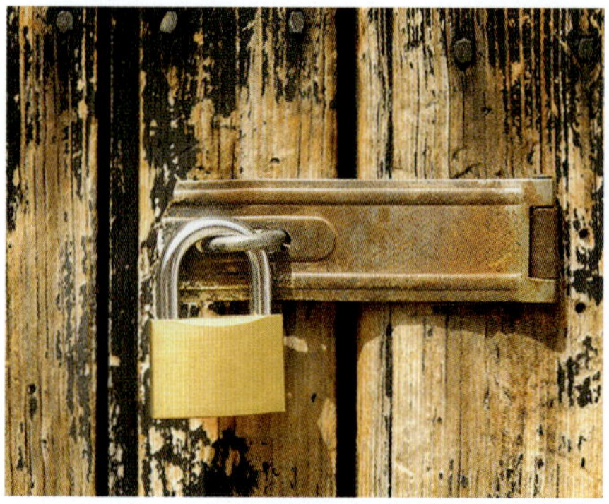

Abb. 3.23 Manche schizophrene Kranke leiden unter einer **Gefühlssperre,** durch die sie vollkommen gleichgültig wirken. Die Gefühle sind aber nicht verschwunden, eher hinter einer Tür verschlossen, die der Kranke nicht mehr öffnen kann. [J787]

halten, wie es die jeweilige Situation erfordern würde. Beispielsweise befragt ein Betroffener stundenlang seine Mitbewohner nach ihren Vorfahren und erstellt Stammbäume, ohne das Desinteresse und den Ärger der Mitbewohner überhaupt wahrzunehmen. Autismus ist ein Mechanismus, durch den sich der ich-gestörte Kranke vor Überforderungen schützt. Extrem autistische Kranke nehmen keinen Anteil an ihrer Umgebung, sprechen kaum noch (*Mutismus*) oder bewegen sich nicht mehr (*Stupor*).

Störungen des Ich-Erlebens

Zum Kern der schizophrenen Erkrankung gehört die Veränderung des Ich-Erlebens. Schizophrene können sich selbst als fremd oder unheimlich erleben (*Depersonalisation*). Ein Betroffener erzählt z. B., in seinem Körper sei rechts ein Pfarrer und links ein Soldat, die sich ständig stritten. Die Grenze zwischen Ich und Umwelt kann zerbrechen, sodass der Kranke die eigenen Denk- und Willensprozesse nicht mehr als zu sich gehörig erkennt. Im Bereich des Denkens führt das zu den Symptomen **Gedankeneingebung, Gedankenausbreitung** und **Gedankenentzug.** Werden Bewegungen und Handlungen als von außen gelenkt erlebt, spricht man von **Willensbeeinflussung.**

Störungen des Antriebs und der Psychomotorik

Katatone Erscheinungen (*Erkrankung mit gestörter Willkürmotorik,* engl. catatonia) durch Störungen des Antriebs und der Psychomotorik sind derzeit im Vergleich zu früher weniger deutlich ausgeprägt. Zur Katatonie gehören z. B. **Mutismus** (lat. mutus = *stumm; Stummheit im Sinne einer Sprechverweigerung*), bizarre Haltungen, Automatismen, Manierismen, Grimassieren oder Bewegungsstürme. Dabei nehmen die Kranken alles wahr, was in ihrer Umwelt geschieht, sie können sich aber nicht am Geschehen beteiligen. Katatone Erscheinungen gehen meist mit starker innerer Anspannung des Kranken einher.

VORSICHT

Sehr selten, aber lebensbedrohlich, ist die **maligne Katatonie** mit hochgradiger Erregung, Fieber, Kreislaufstörungen und Herzjagen, die mit einer Elektrokrampftherapie behandelt wird.

Wahrnehmungsstörungen

Nahezu jeder Schizophrene hat mindestens einmal im Verlauf der Erkrankung Wahrnehmungsstörungen. Besonders häufig sind akustische Halluzinationen und Körperhalluzinationen.

Bei den **akustischen Halluzinationen** unterscheidet man:

- **Kommentierende Stimmen,** die das Verhalten des Kranken mit Bemerkungen versehen, z. B. „Sie wäscht sich."
- **Imperative Stimmen,** die Befehle geben und oft gefährlich sind, z. B. „Wirf dich vor den Zug!"
- **Dialogisierende Stimmen:** mehrere Stimmen, die sich unterhalten
- **Gedankenlautwerden:** Der Betroffene hört seine eigenen Gedanken laut von außen.

Körperhalluzinationen werden typischerweise als von „außen gemacht" empfunden. Die Kranken erzählen etwa, sie würden bestrahlt oder von außen mit Nadeln durchbohrt (*leibliche Beeinflussungserlebnisse*). Daneben gibt es eigenartige Leibgefühle (Brennen, Kribbeln, Schrumpfen der Glieder).

Geschmacks-, Geruchs- und optische Halluzinationen sind seltener.

Wahn

Der Betroffene erkennt die oben genannten Symptome (z. B. Halluzinationen, Ich-Störungen) nicht als krankheitsbedingt. Er erlebt sie vielmehr als wirklich. In der Auseinandersetzung mit diesem Erleben suchen viele Kranke Klärung und bauen dazu einen Wahn auf. Es riecht z. B. nach Gas, weil die Nachbarn Gas in die Wohnung leiten, oder der Betroffene hört Stimmen, weil Gott zu ihm spricht. Die häufigsten Wahnthemen sind der Beziehungs- und Verfolgungswahn.

Einteilung

Schizophrene Erkrankungen werden nach ihren Symptomen eingeteilt. Je nachdem, welche Symptome vorherrschen, wird die Erkrankung einer von vier Unterformen zugeordnet. Diese Zuordnung gilt immer nur für die aktuelle Krankheitsphase, da im Laufe einer schizophrenen Erkrankung verschiedene Symptombilder auftreten können. Die Übergänge zwischen den Formen sind fließend:

- **Paranoid-halluzinatorische Form:** Vorherrschende Symptome sind hier Halluzinationen und Wahn.
- **Katatone Form:** Bei dieser Form stehen die Störungen des Antriebs und der Psychomotorik im Vordergrund.
- **Hebephrene Form:** Es dominieren Affektstörungen (flacher Affekt, Enthemmung, „läppisch-alberne" Gestimmtheit), oft entwickelt sich schnell eine Minussymptomatik.
- **Schizophrenia simplex:** Bei dieser Form sind in erster Linie Denkstörungen, Antriebslosigkeit und Verkümmerung des Realitätsbezugs zu beobachten.

Behandlung

Entsprechend der vielfältigen Ursachen und Beeinflussungsfaktoren einer Schizophrenie gibt es keine einzelne Therapieform, die die Schizophrenie heilen kann. Medikamentöse Therapie, Psychotherapie und Soziotherapie müssen immer zusammen eingesetzt werden, um den Kranken so weit wie möglich zu rehabilitieren.

Die **medikamentöse Therapie** wirkt besonders auf die Plussymptomatik. Sie stützt sich in erster Linie auf Neuroleptika, die bei der Schizophrenie auch zur Langzeitbehandlung und Rezidivprophylaxe eingesetzt werden. Bei starken Angstzuständen werden zusätzlich Tranquilizer (z. B. Benzodiazepine) gegeben. Einige neuere Neuroleptika (z. B. Amisulprid, Aripiprazol) wirken auch auf die Minussymptomatik.

Pflege

Die Pflege schizophrener Menschen ist immer eine Gratwanderung zwischen Unterstimulation, die die Minussymptomatik begünstigt, und Überstimulation, die die Plussymptome verstärkt und zu erhöhter Suizidgefahr führt.

Der Zerfall des Ichs und der Grenzen zur Außenwelt bedroht den Kranken. Viele schizophrene Symptome, etwa der Wahn, sind als Bewältigungsversuche und **Schutzmechanismen** anzusehen. Diese dürfen dem Kranken daher nicht einfach „weggenommen" werden, da er dann noch mehr Angst bekommt und evtl. suizidal wird. Die Pflegenden sollten also nicht versuchen, dem Betroffenen den Wahn „auszureden". Dies gelingt ohnehin nicht, kann den Kranken aber gefährden.

Die **Bezugspersonen** der Kranken sollten nicht ständig wechseln. Die Kranken müssen wissen, wer für sie zuständig ist. Die Bezugspersonen müssen ein ausgewogenes Verhältnis zwischen Nähe und Distanz finden. Zu viel Nähe bedroht und kann die Krankheit verschlimmern. Zu viel Distanz verstärkt die Einsamkeit und lässt den Kranken mit seiner Angst allein.

Wichtig für schizophrene Kranke sind klare, einfache und übersichtliche Informationen. Der **Kommunikationsstil** muss eindeutig sein. Ironische Bemerkungen, komplizierte Erklärungen und vage Aussagen sind zu vermeiden, also: „Um 9 Uhr komme ich und spiele mit Ihnen" und nicht: „Vielleicht spielen wir nachher zusammen".

Oft ergeben sich aus den Symptomen Hinweise auf mögliche **seelische Konflikte,** etwa wenn eine Kranke immer die Stimme eines ehemaligen Bekannten hört, in den sie unglücklich verliebt war und der sie nun auffordert, sich auszuziehen. Solche Hinweise darf man im Gespräch nicht einfach aufgreifen und bearbeiten, denn dazu ist das Ich der Kranken in der akuten Krankheitsphase nicht stabil genug. Konflikte und auslösende Bedingungen werden erst angegangen, wenn die psychotischen Symptome abgeklungen sind.

Stark psychotischen Kranken ermöglichen die Pflegenden genügend **Rückzugsmöglichkeiten.** Teilnahme an Therapien oder mehr als die notwendigste Körperpflege werden nicht erzwungen. Um eine Beziehung zu diesen Schwerkranken aufzubauen, eignen sich besonders einfache gemeinsame Tätigkeiten. Vor Reizüberflutung durch Lärm, vor emotionalen Belastungen, zu vielen sozialen Kontakten oder Therapien sind die Kranken zu schützen.

Akut Kranke können manchmal wegen **Vergiftungsängsten** nicht essen. Solange sie genug trinken, kann ihre Essensverweigerung für ein paar Tage toleriert werden. Manchmal hilft es, Obst oder original verpacktes Essen anzubieten. Beispielsweise trinkt ein Betroffener, der das Stationsessen verweigert, evtl. Säfte aus frisch geöffneten Flaschen.

In jeder Krankheitsphase versuchen die Pflegenden, die **gesunden Anteile** der Kranken zu entdecken und zu fördern. Bemerkt man etwa, dass ein Betroffener gerne spielt, kann diese gesunde Fähigkeit durch das regelmäßige Schachspielen mit einer Pflegekraft einmal täglich gestärkt werden. Für einen Betroffenen, der wieder arbeiten möchte, ist nach ausreichender Stabilisierung die Arbeitstherapie geeignet.

Verlauf und Prognose

Der Verlauf schizophrener Erkrankungen ist z. T. einem nicht durchschaubaren Eigengesetz unterworfen, hängt aber auch vom Umfeld ab. Auch nach jahrelangem Krankheitsverlauf kann es bei Menschen mit Schizophrenie zu einer Besserung und Heilung kommen.

Schizophrenien können akut und chronisch verlaufen. Es sind schwere Erkrankungen mit einer hohen Suizidrate von 5–10 % möglich. Trotzdem ist die Prognose nicht so ungünstig wie in der Öffentlichkeit oft dargestellt. Ein Drittel der Ersterkrankten wird und bleibt symptomfrei; auch Rezidive können folgenlos ausheilen.

Eine akute Krankheitsepisode kann auch bleibende Veränderungen hinterlassen. Hier unterscheidet man uncharakteristische Residuen (mit Verlust von Spannkraft, Schwung, Konzentrations- und Gedächtnisstörungen) von charakteristischen Residuen, bei denen das typisch Schizophrene dominiert. Kennzeichen dieser **schizophrenen Defektpsychose** sind Autismus mit Abkapselung und Realitätsferne, Affektverflachung und inadäquatem Affekt, Denkzerfahrenheit und fehlende Krankheitseinsicht.

3.6 Angst- und Zwangsstörungen

DEFINITION

Angst: Menschliche Grunderfahrung, führt zu Abwehr- oder Fluchtverhalten und ist damit entwicklungsgeschichtlich für das Überleben notwendig. Wer keine Angst kennt oder empfinden kann, ist krank.

Angst ist ein seelisches und körperliches Phänomen. Sie führt zu einem intensiven Gefühl der Bedrohung und des Ausgeliefert-Seins sowie zu vegetativen Symptomen wie Herzklopfen, Zittern „wie Espenlaub“, Schweißausbrüchen (feuchte Hände), Schwindel, trockener Kehle, Beklemmungsgefühl, Übelkeit und Durchfall, Nervosität und Ohnmachtsgefühl.

Formen der Angst

Realangst
Menschen reagieren auf bedrohliche Situationen mit Angst. Angst ist hier ein Signal, der Gefahr auszuweichen und im Kampf gegen die Gefahr besondere Energien zu mobilisieren. Diese Angst bezeichnet man als Realangst.

Realängste sind z. B. die Angst vor Prüfungen und die Angst bei tätlichen Angriffen, aber auch die vitalen Angstgefühle, z. B. bei einem Herzinfarkt.

Kindliche Ängste
Kinder durchleben in ihrer Entwicklung Phasen, in denen Ängste geradezu normal sind. Der ältere Säugling fremdelt, das Kindergartenkind hat zu Beginn Trennungsängste, und fast alle Kinder durchleben eine Zeit, in der sie sich z. B. vor Dunkelheit fürchten und ein „Nachtlichtchen“ möchten. Diese „alterstypischen“ Ängste sind als normal anzusehen.

Existenzangst
Existenzangst ist eine scheinbar unmotivierte, nicht an bestimmte Situationen gebundene Angst.

Philosophen sehen einen Zusammenhang zwischen der Existenzangst und der Freiheit, die den Menschen zwingt, sein Leben selbst zu gestalten. Sie soll mit einem Verlust an „natürlicher Geborgenheit“ einhergehen.

Angst bei psychischen Erkrankungen
Angst ist außerdem ein häufiges Symptom psychischer Erkrankungen und bei Angsterkrankungen das vorherrschende Phänomen. Neurobiologisch gibt es Hinweise, dass Angstgefühle durch eine Störung im serotonergen System des ZNS ausgelöst werden. Psychoanalytisch wird Angst als Folge seelischer, möglicherweise ungelöster Konflikte gedeutet.

Körperliche Ursachen für Angstzustände:
- Herzinfarkt (➤ 2.7.6)
- Hypertonie (➤ 2.8.5)
- Lungenembolie (➤ 2.9.11)
- Asthmaanfall (➤ 2.9.9)
- Schilddrüsenüberfunktion (➤ 2.5.9)
- Entzugssyndrom nach Absetzen z. B. von Drogen, Alkohol, Medikamenten (➤ 3.9)

3.6.1 Angststörungen

DEFINITION

Angststörungen: Psychische Erkrankungen mit Angst als dominierendem Symptom. Etwa 10 % der Bevölkerung sind in ihrem Leben von einer Angststörung betroffen. Im Alter nehmen Ängste durch eine Zunahme körperlicher Beschwerden und Faktoren wie Tod und Sterben oft zu.

Angst als psychopathologisches Phänomen kommt bei nahezu allen psychischen Krankheiten vor. Bei den Angststörungen, die zu den Neurosen gehören, wird sie zum zentralen Symptom.

Faktoren, die die Entwicklung einer Angststörung fördern können:
- Personenabhängige Besonderheiten wie gelernte bzw. nicht gelernte Bewältigungsstrategien
- Besonderheiten der aktuellen Situation wie Erschöpfung, bestehende Konfliktsituationen, fehlende Möglichkeit zur Eigeninitiative oder Aktivität

Man unterscheidet generalisierte Angststörungen, Panikattacken und phobische Störungen.

VORSICHT

Menschen mit einer Angststörung sind langfristig gefährdet, eine Depression oder einen Substanzmissbrauch (v. a. mit Alkohol oder Medikamenten) zu entwickeln.

Generalisierte Angststörung und Panikattacken

Kennzeichen der **generalisierten Angststörung** ist die unerträgliche, frei flottierende Angst, d. h. die Angst bezieht sich nicht auf ein bestimmtes Objekt oder eine bestimmte Situation. Generalisierte Angststörungen gehen mit motorischer Anspannung und vegetativen Symptomen einher und treten oft über längere Zeit auf. Recht häufig sind Frauen in chronischen Belastungssituationen betroffen.

Panikattacken sind anfallsartige Angstzustände, die meist nur Minuten anhalten. Die Betroffenen haben das Gefühl, sie müssten gleich sterben oder „verrückt" werden.

Symptome

Menschen mit einer generalisierten Angststörung oder Panikattacken können nicht angeben, wovor sie genau Angst haben. Nicht wenige klagen aber über somatische Beschwerden, häufig Herzsymptome (*Herzneurose*). Die Betroffenen werden z. B. mit „Herzschmerzen, Druck und Angst" in die internistische Notaufnahme gebracht. Manchmal verschwinden die Schmerzen und das Herzrasen, sobald der Arzt auftaucht. Das EKG ist unauffällig.

Behandlung

Die Behandlung von Angst- und Panikstörungen erfolgt durch eine Kombination von Antidepressiva, besonders Serotonin-Wiederaufnahmehemmer (➤ Abb. 3.13), und Verhaltenstherapie, seltener auch durch eine psychoanalytische Psychotherapie. Bei starker körperlicher Symptomatik werden auch Betablocker eingesetzt.

Phobien

Bei Phobien (*phobische Störungen*) empfindet der Betroffene unangemessene Angst angesichts konkreter Gegenstände oder Situationen. Er erlebt diese Angst als quälend und unsinnig. Ein Mensch mit Angst vor großen Plätzen „weiß" genau, dass er vor dem Überqueren eines Platzes keine Angst haben „müsste", hat sie aber trotzdem. Oft leiden die Betroffenen schon vor der eigentlichen angstbehafteten Situation unter Erwartungsangst. Typisch für Phobien ist außerdem, dass der Betroffene versucht, die angstauslösende Situation zu vermeiden (etwa, indem er einen Umweg durch kleine Straßen geht) und dass die Phobie den Handlungsspielraum des Kranken einengt.

Phobische Störungen kommen häufiger bei Frauen vor und gehen oft mit Depressionen einher.

Unter **Agoraphobie,** die früher nur die Angst vor großen Plätzen bezeichnete (➤ Abb. 3.24), versteht man heute eine Gruppe von Phobien. Sie äußern sich z. B. als Angst, das Haus zu verlassen, ein Geschäft zu betreten, mit Bus oder Bahn zu reisen oder eine Menschenmenge zu durchqueren. Gemeinsam ist den gefürchteten Situationen, dass man sich ihnen nicht einfach und schnell entziehen kann. Diese Phobien sind besonders bedrohlich, da sie den Betroffenen in seiner sozialen Beweglichkeit massiv einschränken. Manche können ihre Wohnung überhaupt nicht verlassen.

Soziale Phobien beziehen sich auf Situationen, in denen man sich dem Blick eines anderen ausgesetzt fühlt, z. B. bei gemeinsamem Essen, Treffen mit Angehörigen des anderen Geschlechts

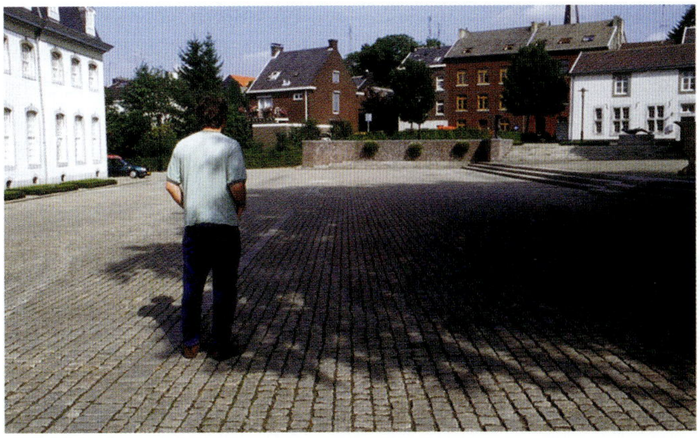

Abb. 3.24 Ein Phobiker vor einem Platz, den er nicht zu überqueren wagt. [K183]

oder Sprechen in kleineren Gruppen. Die Betroffenen befürchten, etwas zu tun, das für sie peinlich oder beschämend wäre, z. B. zu erbrechen oder zu erröten (*Erythrophobie*). Oft leiden die Kranken auch unter geringem Selbstwertgefühl und Angst vor Kritik.

Spezifische Phobien beziehen sich auf umgrenzte Situationen. Praktisch jedes Objekt kann Gegenstand einer Phobie werden, daher gibt es unendlich viele (und überflüssige) Namen für Phobien. Am häufigsten sind:

- Tierphobien: Angst vor Spinnen, Mäusen, Würmern, Insekten und Schlangen
- Klaustrophobie: Angst vor geschlossenen Räumen, z. B. Fahrstühlen oder CT-Röhren
- Akrophobie: Angst vor Höhe, vor dem „Sog des Abgrunds"

Im Alter treten häufiger **Kombinationserkrankungen** auf:

- Agoraphobie und Panikattacken
- Angst und Depression, „Angst kann depressiv machen und Depression ängstlich"
- Angst und Demenz, Angst im Frühstadium und als Begleitsymptom
- Unangemessene Angst bei Schmerzen
- Unangemessene Angst bei körperlichen Erkrankungen

Behandlung

Die Behandlung hängt von der Schule ab, die der Therapeut vertritt.

Verhaltenstherapeuten arbeiten mit der Methode der **Dekonditionierung** (*Desensibilisierung* oder *massive Konfrontation*), die sich als recht erfolgreich erwiesen hat. Bei ersterer, die sich für ältere Menschen besser eignet, erstellt man zunächst eine Rangliste der angstbesetzten Situationen (*Angsthierarchie*). Nachdem der Betroffene eine Methode der Angstbewältigung, z. B. eine Entspannungstechnik, erlernt hat, beginnt das Expositionstraining. Der Erkrankte wird als erstes mit der Situation konfrontiert, vor der er am wenigsten Angst hat. Kann er diese Situation angstfrei aushalten, wird die nächste Stufe trainiert, bis der Betroffene seine Phobie „verlernt" hat. Analytisch orientierte Psychotherapeuten versuchen dagegen, den zugrunde liegenden Konflikt zu lösen.

Angststörungen werden nur selten stationär behandelt. Manchmal müssen die Kranken aber wegen begleitender Depressionen ins

Krankenhaus aufgenommen werden. Wichtig ist, sie nur vorübergehend in akuten Situationen anxiolytisch (*angstlösend*) zu behandeln, da die in der Regel angewendeten Benzodiazepine langfristig ein erhebliches Abhängigkeitspotenzial haben. Entsprechend zurückhaltend gehen die Pflegenden mit der Bedarfsmedikation um. Langzeiterfolge sind nur durch Psychotherapie möglich.

- Erlernte Hilflosigkeit vermindern, indem der Bewohner so viele Handlungen wie möglich selbst ausführt, das kann z. B. das eigenständige Waschen von Gesicht und Oberkörper bei der täglichen Pflege sein.
- Übernahme von Aufgaben fördern, wie die Zeitung für einen Mitbewohner holen, vielleicht anderen aus ihr vorlesen.
- Einbindung in den Einrichtungsalltag, wie Hilfe beim Blumengießen, Herrichten des Essgeschirrs für die Mahlzeiten, kleine Botengänge oder Hilfe beim Zusammenlegen der Wäsche.

3.6.2 Zwangsstörungen

DEFINITION

Zwangsstörung (*Zwangsstörung, Zwangsneurose*): Psychische Erkrankung mit Zwangsphänomenen (Zwangsgedanken oder -handlungen) als Leitsymptom, etwa zwanghaftem, ständigem Händewaschen. Beim Versuch, die Zwangsphänomene zu unterbinden, bekommt der Betroffene große Angst. Im Alter treten Zwänge vor allem als Rituale zur Sicherheit, aber auch im Rahmen demenzieller Erkrankungen, vermehrt auf.

Zwänge in leichter Form sind häufig. Viele Menschen können nicht aus dem Haus gehen, ohne vorher den Herd kontrolliert oder sich dreimal vergewissert zu haben, dass der Schlüssel in der Handtasche ist. Zwänge können auch die Gedanken betreffen. Bestimmte Gedanken oder Erinnerungen tauchen immer wieder auf, obwohl sich der Betroffene dagegen wehrt.

Bei Zwangsstörungen werden diese Phänomene so ausgeprägt, dass sie den Kranken in seiner Lebensführung beeinträchtigen. Er kontrolliert dann nicht dreimal, sondern hundertmal den Tascheninhalt oder wäscht nicht zweimal, sondern dreißigmal hintereinander die Hände.

Krankheitsentstehung

Als gesichert in der Entstehung einer Zwangsstörung gelten der Einfluss erblicher Faktoren und das Vorliegen von Neurotransmitterstörungen.

Symptome

Zwangsstörungen zeigen sich durch häufig auftretende Zwangsgedanken und -handlungen, die den Betroffenen erheblich beeinträchtigen.

Zwangsgedanken sind Ideen, Vorstellungen oder Impulse, die sich dem Betroffenen gegen seinen Willen aufdrängen. Sie sind oft obszön oder gewalttätig und werden als sehr quälend erlebt. Beispielsweise hat eine Mutter immer, wenn sie ein Messer sieht, den Impuls, ihre Tochter zu erstechen. Dabei hat sie panische Angst, diesen Impuls eines Tages nicht mehr kontrollieren zu können. Zwangsimpulse führen aber in der Regel nicht zu Gewalttätigkeiten. Meist entwickeln sich Zwangsrituale, durch die der Impuls abreagiert wird. Die Betroffenen drehen sich z. B. um die eigene Achse, gehen ein paar Schritte rückwärts oder sprechen einen bestimmten Satz.

Unter **Zwangshandlungen** (*Zwangsverhalten*) versteht man Tätigkeiten, die der Kranke unter innerem Zwang ständig wiederholt, obwohl sie weder Spaß bereiten noch eine sinnvolle Funktion haben. Die Kranken wissen das, können aber die entsprechende Handlung nicht unterlassen, ohne in Angst und Spannung zu geraten. Am häufigsten sind Wasch-, Ordnungs-, Zähl- oder Kontrollzwänge (➤ Abb. 3.25).

Behandlung

Auch für Zwangsstörungen gibt es verhaltenstherapeutisch und psychoanalytisch orientierte Psychotherapien. Relativ gute Erfolge hat ein Verhaltenstherapie-Programm, bei dem die Erkrankten zunächst lernen, Situationen zu erkennen, die die Zwänge auslösen und dann trainieren, sich den Zwängen stärker zu widersetzen und die damit verbundene Angst auszuhalten. Medikamentös sind Serotonin-Wiederaufnahmehemmer indiziert.

Pflege

Die Betreuung von Zwangskranken kann im Stationsalltag zu großen Problemen führen. Menschen mit Waschzwängen z. B. blockieren oft stundenlang Bad und WC, und Kranke mit Kontrollzwängen geraten manchmal in Konflikt mit ihren Zimmernachbarn. Es ist aber fast unmöglich, Zwangshandlungen zu unterbinden, solange der Kranke keine Verhaltensalternativen erlernt hat. Gelingt es ihm, seinen Zwang vorübergehend zu unterdrücken, sollte diese Leistung wahrgenommen und positiv verstärkt werden.

Zwangskranke brauchen oft viel Zeit, um sich auf einen Termin vorzubereiten. Daher sollten ihnen geplante Untersuchungen oder Gespräche möglichst frühzeitig mitgeteilt werden.

Prognose

Unbehandelt neigen Zwangsstörungen zur Verschlimmerung und Ausbreitung. Ein Kranker, der anfänglich nur fünfmal nach jedem

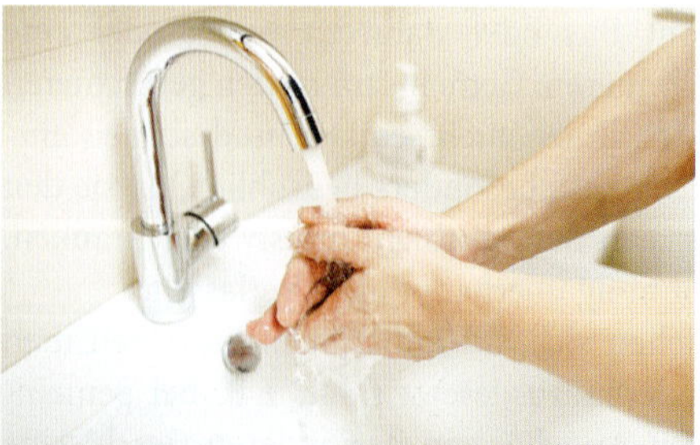

Abb. 3.25 Beispiel für einen Waschzwang: Ein Mann leidet unter der Vorstellung, sich durch Berührung von Türklinken, Händen oder anderen Gegenständen mit einer Geschlechtserkrankung zu infizieren. Kommt es trotz seiner Anstrengung, jeden Kontakt zu verhindern, doch zu einer vermeintlichen Beschmutzung, wäscht er sich übermäßig oft die Hände. [J787]

Kontakt die Hände gewaschen hat, wäscht sie nun zwanzigmal und bürstet außerdem Kleidung und Schuhe ab. Durch geeignete Behandlung erfährt über die Hälfte der Betroffenen zumindest eine deutliche Besserung der Symptomatik. Völlige Symptomfreiheit ist selten erreichbar.

3.7 Belastungs- und Anpassungsstörungen

DEFINITION

Erlebnisreaktion: Psychische Störung bei zuvor seelisch „gesunden" Menschen als Folge einer extremen äußeren Belastung. Unterteilt in Belastungsstörungen nach akuter und Anpassungsstörungen nach länger dauernder Belastung. Diese treten im Alter vermehrt auf und sind oft Folge von Krankheiten oder Verlustereignissen.

Noch vor einiger Zeit war umstritten, ob extreme äußere Belastungen gesunde Menschen psychisch krank machen können. Die äußere Belastung wurde eher für einen Auslöser als eine Ursache gesehen. Inzwischen herrscht die Lehrmeinung, dass extreme Erlebnisse, wie Vergewaltigungen, dramatische Unfälle oder politische Verfolgungen, Ursache psychischer Erkrankungen sein können, dass dabei allerdings auch die Persönlichkeit der Betroffenen, ihre körperliche Disposition und ihr soziales Umfeld eine wesentliche Rolle spielen.

Erlebnisreaktionen sind charakterisiert durch:

- Ein notwendiges auslösendes Erlebnis. Es ist nicht vorstellbar, dass es ohne das Ereignis zur Erkrankung gekommen wäre.
- Einen zeitlichen Zusammenhang zwischen Erlebnis und Reaktion. Es ist jedoch bei akuten Belastungsstörungen möglich, dass zwischen Erlebnis und Reaktion ein freies Intervall auftritt.
- Einen thematischen Zusammenhang zwischen Erlebnis und Reaktion, der häufig besteht.

3.7.1 Belastungsstörungen

Akute Belastungsstörung

Eine akute Belastungsstörung (*Krisenreaktion, „Nervenschock"*) ist Folge akuter Ereignisse und tritt innerhalb weniger Minuten nach der extremen Belastung auf.

Zunächst kommt es zu einer Art „Betäubung". Die Aufmerksamkeit des Betroffenen ist eingeschränkt, und er ist orientierungslos. Erst dann folgen vielfältige Symptome, wie Depression, Angst, Ärger, Verzweiflung, Wut, Überaktivität (als Fluchtreaktion) oder innerer Rückzug (Erstarrung). Nach einigen Stunden, spätestens aber nach wenigen Tagen, klingen die Symptome ab, sonst besteht Behandlungsbedürftigkeit.

Posttraumatische Belastungsstörung

Bei der posttraumatischen Belastungsstörung tritt die Reaktion verzögert, also nach Wochen bis Monaten, ein. Sie ist Folge außergewöhnlicher Bedrohungssituationen, z. B. schweren Naturkatastrophen oder Unfällen.

Die posttraumatische Belastungsstörung ist dadurch gekennzeichnet, dass der Betroffene die Katastrophe in Form von Nachhallerinnerungen oder Flashbacks immer wieder erlebt. Er träumt davon und fürchtet sich vor allem, was die Erinnerung wachhalten könnte, wie Fotos, Bücher oder Gespräche. Außerdem verliert er die Lebensfreude und das Interesse an seiner Umgebung und zieht sich emotional und sozial zurück. Hinzu kommt eine vegetative Übererregtheit mit Schlaflosigkeit, Schreckhaftigkeit und erhöhter Wachsamkeit. Depressionen, Angst und Suizidgedanken treten auf, und manchmal entsteht ein Abhängigkeitsproblem, z. B. eine Flucht in den Alkohol.

Die posttraumatische Belastungsstörung verläuft wechselhaft. Meist kommt es aber – eventuell mit psychotherapeutischer Unterstützung – zu einer Heilung.

3.7.2 Anpassungsstörungen

Von Anpassungsstörungen spricht man, wenn eine länger dauernde Extrembelastung zur Erkrankung geführt hat, etwa eine schwere Erkrankung oder Entwurzelung durch Flucht, Umzug oder Wechsel in eine stationäre Einrichtung. Die betroffenen Menschen sind depressiv und ängstlich. Sie fühlen sich unfähig, mit der neuen Lebenssituation umzugehen und haben Schwierigkeiten mit der Alltagsbewältigung. Der Übergang zur reaktiven Depression (➤ 3.4.1) ist fließend.

Therapeutisch ist neben psychotherapeutischer Bearbeitung der Verlusterlebnisse die Einbindung ins gesellschaftliche Leben durch sozialpsychiatrische Maßnahmen wichtig.

Die 75-jährige Frau Stroht wird einige Wochen nach dem Einzug in eine stationäre Einrichtung depressiv. Da die einzige Tochter sich wieder verheiratete und mit ihrem Mann in eine entfernt liegende Stadt zog, konnte die Mutter nicht mehr allein in ihrem Haus bleiben. Das Haus wurde verkauft, um die stationäre Versorgung zu finanzieren. Frau Stroht verlor somit gleichzeitig die familiäre Bindung und ihr langjähriges Zuhause. Neben der psychiatrischen Behandlung steht hier der Wiederaufbau von sozialen Bindungen und des Gefühls der Geborgenheit im Vordergrund. Das Pflegeteam versucht, Frau Stroht in das gesellschaftliche Leben der Gemeinschaft einzubeziehen und fördert das Knüpfen neuer Kontakte.

3.8 Persönlichkeitsstörungen

DEFINITION

Persönlichkeitsstörung (*Charakterneurose, abnorme Persönlichkeit*): Extremvariante eines menschlichen Charakters, d. h. erhebliches Abweichen des Erlebens und Verhaltens eines Menschen von der Norm über einen längeren Zeitraum. Häufigkeit ca. 5 % der Bevölkerung. Persönlichkeitsstörungen sind im Alter meist nicht direkt erkennbar, äußern sich jedoch in einem oft schwierigen Verhalten der Betroffenen, das für die Umgebung nicht nachvollziehbar ist. Persönlichkeitsstörungen können sie durch Veränderungen der Umgebung verstärkt werden, z. B. Einzug in eine Pflegeeinrichtung.

3

Als **seelische Voraussetzung** einer Abhängigkeit gilt eine süchtige Fehlhaltung. Der Abhängige versucht, der Realität zu entkommen. Er erhofft sich von der Droge z. B. eine höhere Leistungsfähigkeit, die Lösung seiner finanziellen Schwierigkeiten, Angst- und Schmerzfreiheit, Ruhe, Entspannung und Harmonie oder neue Erfahrungen. Durch den Griff zur Droge werden aber die Probleme nicht gelöst, wird die (Sinn-)Leere nicht gefüllt. Nach der Traumwelt der Droge erscheint die Realität noch härter und bedrückender. Da liegt es für viele nahe, erneut zur Droge zu greifen und so wenigstens für kurze Zeit den Alltag zu vergessen.

In der **Biografie** Abhängigkeitskranker findet man relativ häufig gestörte Familienverhältnisse (*broken home*). Oft sind Eltern oder Geschwister abhängigkeitserkrankt oder persönlichkeitsgestört. Häufig ist die Vater-Kind-Beziehung negativ. Vielleicht spielt auch übermäßige Verwöhnung und übermäßige Mutterbindung eine Rolle (*overprotection*). Dann kann das Kind nicht lernen, mit einem Verzicht zurechtzukommen.

Psychoanalytiker beschreiben bei Abhängigkeitskranken eine Fixierung (*Stehenbleiben*) auf der „oralen" Entwicklungsstufe, in der die Triebe besonders durch Stimulation im Mundbereich befriedigt werden.

Jeder Mensch kann im Prinzip abhängig werden. Dennoch ist nicht jeder Mensch gleichermaßen abhängigkeitsgefährdet.

Ob und v. a. welche Abhängigkeit ein Mensch entwickelt, hängt aber nicht nur von seiner Persönlichkeit, sondern auch von den sozialen Bedingungen und den Eigenschaften der jeweiligen Drogen ab (➢ Abb. 3.27).

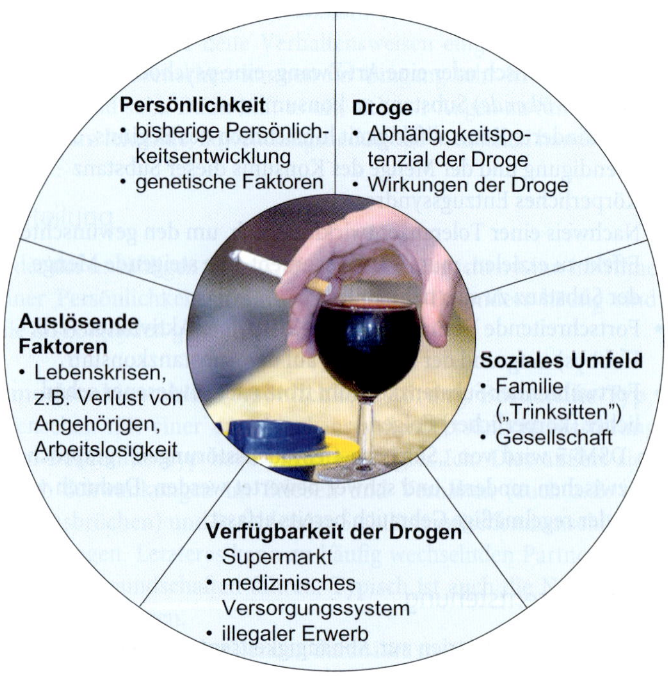

Abb. 3.27 Ob und welche Abhängigkeit sich entwickelt, hängt von vielen Faktoren ab. [Foto: J787]

Gesellschaft und Drogen

Welcher Drogenmissbrauch in einer Gesellschaft am häufigsten ist, hängt auch von der Einstellung der Gesellschaft zu den Drogen ab. So wird etwa im Islam Alkohol missbilligt. In der mitteleuropäischen Gesellschaft dagegen ist Alkoholgenuss „in Maßen" nicht nur akzeptabel, sondern weithin üblich. Alkoholische Getränke werden offen zum Verkauf angeboten, und die Werbung ist legal. „Trinken" wird erst dann nicht mehr toleriert, wenn die Konsumenten gewisse Verhaltensregeln missachten, z. B. wenn jemand vormittags über die Straße torkelt. Intravenöser Drogenkonsum wird hingegen vom größten Teil der Gesellschaft abgelehnt.

Der Zugriff auf Drogen ist ein Politikum. Einige der Substanzen sind legal erhältlich, andere nur auf illegalem Weg zu beschaffen.

Es gibt zahlreiche **Medikamentenabhängige,** die ihre Droge durch das medizinische Versorgungssystem erhalten. Gerade bei Benzodiazepinen wird die Gefahr der Abhängigkeitsentwicklung oft unterschätzt, bei der Verabreichung von opioiden Analgetika an Schmerzpatienten jedoch überschätzt.

Entwicklung und Symptome einer Abhängigkeit

Eine Abhängigkeit entwickelt sich typischerweise über mehrere Stadien.

Stadium I: Missbrauch

Missbrauch wird definiert als übermäßiger Konsum einer Substanz, sodass es zu körperlichen oder psychosozialen Schäden kommt. Missbrauch liegt also z. B. beim Azubi vor, der regelmäßig „bekifft" am Arbeitsplatz erscheint und dem nun die Kündigung droht.

Stadium II: Gewöhnung

Im Stadium der Gewöhnung stellen sich Psyche und Körper auf den Umgang mit der schädlichen Substanz ein: Der Konsum der Droge wird zur Gewohnheit (*psychische Gewöhnung*) und als Folge der körperlichen Gewöhnung muss die Dosis gesteigert werden, um die gleiche Wirkung zu erzielen. Langjährig Heroinabhängige können Heroin in einer für den „Anfänger" tödlichen Menge zu sich nehmen.

Stadium III: Abhängigkeit

Die Gewöhnung kann zu psychischer und körperlicher Abhängigkeit führen, der Betreffende ist süchtig geworden.

Das weitaus größere Problem von beiden ist meist die **psychische Abhängigkeit.** Der Erkrankte kann dem Drang nach der Droge nicht widerstehen, sein Verlangen (*craving*) ist unbeherrschbar. Ihn interessiert nur noch, wie er an „seine" Droge kommt. Hat er die Droge endlich beschafft, kann er nicht mehr kontrollieren, wie er sie zu sich nimmt, z. B. teilt er die Nadel mit anderen (*needle sharing*), obwohl er die Gefahren kennt. Der Abhängige hat auch nicht mehr im Griff, wie viel er konsumiert.

Körperliche Abhängigkeit zeigt sich in erster Linie durch Entzugserscheinungen bei Wegfall der Droge (z. B. bei Beschaffungsproblemen oder einem Krankenhausaufenthalt nach einem Unfall).

Es kommt zu unangenehmen körperlichen Symptomen wie Schwitzen, Zittern, Darmkrämpfen und epileptischen Anfällen.

Durch die Drogenabhängigkeit entstehen soziale Probleme, z. B. kann der Süchtige seinen Arbeitsplatz verlieren oder seine Partnerschaft geht in die Brüche. Die Fähigkeit des Betroffenen, Probleme zu lösen, ist aber ebenso gering wie vor Beginn der Abhängigkeit. Jetzt braucht er die Droge auch, um die Folgen des Missbrauchs ertragen zu können. Die sozialen Probleme werden in der Folgezeit immer größer, z. B. droht jetzt auch der Verlust der Wohnung. Der Erkrankte findet aus diesem Teufelskreis allein nicht mehr heraus.

3.9.1 Alkoholkrankheit und Entzugsdelir

DEFINITION

Alkoholkrankheit (*Alkoholismus*): Alkoholkrank ist, wer länger als ein Jahr größere Mengen Alkohol konsumiert, die Kontrolle über den Alkoholkonsum verloren hat und dadurch körperlich, psychisch und in seiner sozialen Stellung geschädigt ist. Neben dieser Definition existieren noch andere, die jedoch auch die Komponenten Abhängigkeit **und** Schädigung umfassen.

Die Alkoholkrankheit ist hierzulande die zahlenmäßig bedeutsamste Abhängigkeitserkrankung. Ihre Häufigkeit beträgt ca. 3 % der Bevölkerung.

Mögliche Ursachen für die Abnahme der Alkoholabhängigkeit im höheren Alter können sein:

- Herabgesetzte Lebenserwartung Alkoholabhängiger; „Alkoholabusus ist eine sich selbst limitierende Erkrankung".
- Physiologische Veränderungen im Körper, die bei gleicher Trinkmenge stärkere Effekte auftreten lassen, was einer Toleranzentwicklung entgegen wirkt.
- Günstige spontane Besserungen und wahrscheinlich auch ein generationenspezifisches Trinkverhalten.

Viele der im Folgenden dargestellten Elemente der Beziehungsgestaltung und Behandlungsstrategie beim Alkoholismus lassen sich auch auf andere Abhängigkeitserkrankungen übertragen.

Krankheitsentstehung

Alle Menschen sehen sich im Laufe ihres Lebens mit Krisen konfrontiert. Warum die meisten Menschen diese Situationen bewältigen können, ohne (alkohol-)krank zu werden, einige aber nicht, ist ungeklärt. Sicher ist, dass zahlreiche Faktoren bei der Entstehung einer Alkoholabhängigkeit eine Rolle spielen, unter anderem:

- **Soziales Umfeld:** Wie wird z. B. im Elternhaus mit Konflikten umgegangen, können Problembewältigungsstrategien erlernt werden, welche Rolle nimmt der Alkohol bei Bezugspersonen ein („Alkoholtradition" im Elternhaus, hoher Alkoholkonsum im Freundeskreis)?
- **Erbliche Veranlagung:** Eine erbliche Veranlagung zum „Trinken" gilt heute als wahrscheinlich. Zwillingsstudien und Studien an Adoptivkindern haben ergeben, dass nahe Verwandte von Alkoholikern ein vierfach höheres Risiko als die Durchschnittsbevölkerung haben, ebenfalls an Alkoholismus zu erkranken.
- **Krisen:** Sicher spielen auch Krisensituationen im Leben eine Rolle, wenn auch eher als Auslöser denn als Ursache. So kann der Tod eines nahen Angehörigen oder der Verlust des Arbeitsplatzes einen labilen Menschen aus dem Gleichgewicht bringen.

Manche Alkoholkranken leiden an weiteren psychischen Erkrankungen, besonders Angststörungen und Depressionen. Der Alkoholmissbrauch kann in diesen Fällen auch Versuch einer Selbstmedikation sein.

Die Bundesbürger tranken 2017im Durchschnitt jährlich etwa 11 l reinen Alkohol entsprechend knapp 110 l Bier, 20 l Wein, knapp 4 l Schaumwein und fast 6 l Spirituosen. Rechnet man die gut 10 % der Bevölkerung ab, die aus völligen Abstinenzlern sowie Kindern oder Kranken bestehen, verbleiben zwei Drittel der Bevölkerung in Ost und West, die Tag für Tag durchschnittlich 70 ml reinen Alkohol, entsprechend 2 l Bier oder knapp einer Flasche Wein oder acht Schnäpsen trinken.

Abhängigkeitsphasen nach Jellinek

Mäßiger, z. T. auch regelmäßiger Alkoholkonsum gilt in breiten Teilen der Gesellschaft als normal. Umso schwerer fällt es vielen, bei sich selbst oder anderen die Zeichen einer (beginnenden) Alkoholkrankheit zu erkennen und einzugestehen:

- **Präalkoholische Phase:** Die meisten Alkoholkranken trinken täglich Alkohol, wobei sie die Menge langsam, aber kontinuierlich steigern. Phasen absoluter Alkoholkarenz kommen nicht mehr vor.
- **Prodromalphase:** Angesprochen auf ihren Alkoholkonsum, beteuern viele Kranke, sie „hätten alles unter Kontrolle und könnten jederzeit aufhören". Andere wiederum reagieren gereizt oder werden aggressiv. Die meisten trinken in dieser Phase heimlich und verstecken ihre Flaschen.
- **Kritische Phase:** Auch scheinbar grundlose Verhaltensänderungen und Verhaltensschwankungen (z. B. Aggressivität, nachlassendes Verantwortungsgefühl) können auf eine Alkoholkrankheit hinweisen. Durch den Alkoholkonsum treten Probleme am Arbeitsplatz auf, die zur Arbeitslosigkeit führen können.
- **Chronische Phase:** In fortgeschrittenen Krankheitsstadien wechseln viele zu höherprozentigen Alkoholika (etwa Whisky statt Bier) oder trinken auch schon am Vormittag Alkohol, z. B. zum Frühstück. Der Beginn eines allgemeinen körperlichen Abbaus und die Abnahme der Alkoholtoleranz sind kennzeichnend für diese Phase. Häufig ist eine Gesichtsröte feststellbar, vor allem an Nase und Wangen.

Viele Alkoholiker sind äußerlich und bei nur flüchtigen Kontakten völlig unauffällig, und die Fassade der Normalität bleibt bis kurz vor dem Zusammenbruch erhalten.

Einteilung der Trinkmuster nach Jellinek

- **Alpha-Trinker** (*α-Trinker, Konflikt-, Sorgen-* oder *Erleichterungstrinker*) trinken, um zu entspannen, um Angst oder Verstimmungen zu beseitigen oder Ärger runterzuspülen. Sie bauen damit Hemmungen ab. Es besteht durchaus eine als sechs Wochen verschrieben, weshalb eine relativ hohe Abhängigkeitsrate zu vermuten ist.

Es ist zu beobachten, dass Ältere auch über Jahre hinweg Benzodiazepine ohne Toleranzentwicklung (also ohne notwendige Dosissteigerung) einnehmen können und keine körperlichen Auswirkungen aufweisen. Bei diesen ist von einer Entzugstherapie abzusehen.

Treten bei einer längeren Einnahme **unerwünschte Wirkungen** durch die Benzodiazepine auf, z. B. beeinträchtigte geistige Leistungsfähigkeit, veränderte Psychomotorik, veränderte Persönlichkeit oder Angststörungen, ist mit dem Betroffenen (sofern bei ihm eine Einsichtsfähigkeit besteht) zu überlegen, ob eine Entgiftungstherapie eingeleitet werden muss.

3.10 Psychosomatische Störungen

DEFINITION

Psychosomatik: Medizinisches Fachgebiet, das sich mit den Wechselwirkungen zwischen Körper und Seele befasst. Ihre zentrale Behandlungsmethode ist die Psychotherapie.

Psychosomatische Störungen: Erkrankungen, bei denen psychische Faktoren Krankheitsentstehung und -verlauf wesentlich mitbestimmen.

Drei Gruppen von Krankheiten bilden den Schwerpunkt der Psychosomatik:

- **Klassische psychosomatische Erkrankungen.** Körperliche Erkrankungen mit einer hohen Bedeutung psychischer Faktoren, z. B. Asthma bronchiale. Die Bedeutung der Stressbelastung steht im Vordergrund, Theorien, nach denen die Krankheiten durch (frühkindliche) Konflikte entstehen, sind überholt.
- **Ess- und Schlafstörungen.**
- **Funktionelle psychosomatische Störungen,** d. h. Störungen der körperlichen Funktion ohne krankhaften klinischen Befund.

Krankheitsentstehung und Behandlung

Bei der Entstehung psychosomatischer Krankheiten (➤ Tab. 3.10) spielen sowohl psychische Faktoren (z. B. die Persönlichkeitsstruktur, aktuelle persönliche Konflikte, Umgang mit Stressbelastung) als auch die körperliche Disposition eine Rolle (z. B. Alkohol- und Nikotinmissbrauch).

Die Behandlung umfasst neben der somatischen Therapie auch Edukation des Betroffenen und psychotherapeutische Verfahren, besonders Stressbewältigungsinstruktionen.

Essstörungen

Zu den Essstörungen gehören die **Anorexia nervosa** (*Magersucht*) und die **Bulimia nervosa** (*Ess-Brechsucht*), die vor allem bei jungen Mädchen und Frauen vorkommen, sowie die mehr das mittlere und höhere Alter betreffende **Adipositas** (*Fettleibigkeit* ➤ 2.5.14, *Ernährung bei Adipositas* ➤ 5.4.4).

Adipositas

Pflege bei Adipositas ➤ 2.5.14

Die Ursachen der Adipositas sind komplex, genetische Faktoren und Übergewicht in der frühen Kindheit spielen neben Ernährungsgewohnheiten eine wichtige Rolle. Es konnte nachgewiesen werden, dass Menschen mit Adipositas bei hochkalorischer Nahrung stärker zunehmen als Normalgewichtige. Auch die Zusammensetzung der Nahrung beeinflusst das Körpergewicht, ungünstig ist ein hoher Anteil an Fetten.

Bei stark übergewichtigen Menschen finden sich oft Störungen im Appetitempfinden und in der Steuerung der Nahrungsaufnahme. So kann praktisch immer Appetit vorhanden sein, somit wird dauernd gegessen. Oder in anderen Fällen entwickelt der Betroffene kaum Appetit, kann aber nicht bremsen, sobald er mit dem Essen begonnen hat. Es tritt kein Sättigungsgefühl ein. Manche Menschen essen anfallsartig „wie im Rausch“ riesige Mengen, wofür der Begriff „binge eating“ geprägt wurde.

Adipöse reagieren darüber hinaus auf Stress oft mit gesteigerter Nahrungsaufnahme, während Normalgewichtige unter Stress eher weniger essen. Da Enttäuschungen oder Misserfolge Stress erhöhen, wird im Volksmund oft von „Kummerspeck“ gesprochen.

Im Klimakterium nimmt auf Grund der hormonellen Situation der Anteil an Fettgewebe im Körper zu, daher kann es zu

Tab. 3.10 Ausgewählte Beispiele psychosomatischer Störungen.

Bezeichnung	Krankheitsentstehung	Behandlung
Asthma bronchiale (➤ 2.9.9)	Psychische Faktoren (z. B. Angst, Aufregung, Ärger) können Mitauslöser der Anfälle sein	Somatische und psychotherapeutische Verfahren (z. B. autogenes Training, progressive Muskelrelaxation und Verhaltenstherapie)
Essenzielle Hypertonie (➤ 2.8.5)	Multifaktoriell bedingt. Risikofaktoren sind Adipositas, Fehlernährung, Stress, genetische Veranlagung	Internistische Therapie und psychotherapeutische Entspannungsverfahren, Verhaltenstherapie
Adipositas (*Fettleibigkeit* ➤ 2.5.14)	Neben somatischen Ursachen und genetischen Faktoren ist z. B. falsch gelerntes Essverhalten von Bedeutung, es besteht auch ein Zusammenhang zum sozialen Status	Gewichtsreduktion durch dauerhafte Kostumstellung, Ernährungsberatung, körperliche Betätigung, Verhaltenstherapie, Selbsthilfegruppen, evtl. Gesprächstherapie
Schlafstörungen (➤ 3.11)	Ursächlich können organische Ursachen (z. B. Schmerzen), äußere Faktoren (z. B. Lärm) oder innere Konflikte sein	Möglichst Ursachenbeseitigung (z. B. Behandlung der organischen Krankheit), Änderung der Lebensgewohnheiten. Entspannungstechniken, z. B. autogenes Training oder progressive Muskelentspannung
Somatoforme Störungen, funktionelle psychosomatische Störungen (siehe Text)	Keine organischen Ursachen feststellbar, der Betroffene ist jedoch davon überzeugt, an einer körperlichen Krankheit zu leiden, wobei alle Organsysteme betroffen sein können	• Erreichen von Krankheitseinsicht, Ernstnehmen des Betroffenen mit seinen Beschwerden, jedoch immer auf die psychische Ursache der Beschwerden hinweisen • Psychotherapie

Gewichtszunahmen kommen, wenn nicht eine Anpassung des Bewegungs- und Ernährungsverhaltens dem Prozess gegensteuert.

Adipositas führt zu großem Leidensdruck, die Betroffenen werden als willensschwach angesehen und oft verspottet, sodass sekundär auch psychische Auffälligkeiten entstehen können, die die Adipositas verstärken. Dazu gehören z. B. vermindertes Selbstwerterleben, sozialer Rückzug, Verzicht auf Teilnahme an Bewegungsangeboten wie Vereinssport.

Die Behandlung zielt auf die Reduktion des Körpergewichts durch Ernährungsumstellung und Steigerung der Bewegung. Vermehrte Bewegung erhöht nicht nur den Kalorienverbrauch, sondern reduziert auch den Appetit. Veränderungen im Serotoninstoffwechsel führen zu einer Verbesserung der Gesamtstimmungslage. Empfehlenswert sind Selbsthilfegruppen.

Die Behandlung der Adipositas erfordert viel Zeit, nur wenn überdauernde Verhaltensänderungen erzielt werden, stabilisiert sich ein anfänglicher Behandlungserfolg.

Somatoforme Schmerzstörung

DEFINITION

Somatoforme Schmerzstörung: Andauernder, schwerer und quälender Schmerz, der durch eine organische Ursache nicht vollständig erklärt werden kann und in Verbindung mit schwer wiegenden emotionalen Konflikten oder psychosozialen Belastungen auftritt.

Symptome

Gelegentlich kommt es zu schweren chronischen Schmerzen, ohne dass eine körperliche Ursache vorliegt. Bestehen starke Schmerzen über mindestens sechs Monate in mehreren Körperteilen, die nicht durch körperliche Ursachen zu erklären sind, spricht man von einer somatoformen Schmerzstörung.

Psychogene Schmerzen können jedes Körperteil und jedes Organ betreffen. Es gibt aber einige charakteristische Hinweise, die auf eine psychische Ursache schließen lassen:

- Schmerzlokalisation wird diffus, vage und wechselnd angegeben.
- Schmerzen sind immer gleich und dauernd vorhanden.
- Betroffener schildert seine Schmerzen übertrieben dramatisch und theatralisch.
- Schmerz ist stark abhängig von Zuwendung und Abwendung.
- Reaktion des Schmerzes auf bestimmte Medikamente ist nicht nachvollziehbar und passt nicht zu den erwartbaren pharmakologischen Wirkungen.

Die Schmerzen breiten sich im Lauf der Erkrankung aus. Typisch ist, dass die Schmerzen keiner bekannten Erkrankung oder anatomischen Struktur zugeordnet werden können. Meist liegt der Schmerzbeginn vor dem 35. Lebensjahr und nach einem stark belastenden Lebensereignis. Die Schmerzen werden als „schrecklich“ oder „unerträglich“ beschrieben.

Vielfach haben die depressiv wirkenden Betroffenen zahlreiche unangenehme Untersuchungen, vergebliche Behandlungsversuche und Arztwechsel („Koryphäenkiller-Syndrom“) hinter sich. Sie benötigen in der Regel sehr viel persönliche Hilfe und Unterstützung.

Behandlung

Die Behandlung psychogen bedingter Schmerzzustände ist schwierig. Nach einer Theorie sind somatoforme Schmerzstörungen Folge gestörter zentraler Schmerzverarbeitungsprozesse. Ursache könnten traumatische Kindheitserlebnisse in einer Zeit sein, in der die Stressverarbeitung noch nicht ausgereift war. Entsprechend bilden Psychoeduktion, Ursachenforschung und Stressbewältigungsprogramme mit verschiedenen Formen des Entspannungstrainings Schwerpunkte im multidisziplinären Behandlungsansatz. Wenn eine depressive Komponente vorliegt, kann zusätzlich eine Therapie mit Antidepressiva erfolgen. Sonst sollte weitgehend auf Medikamente verzichtet werden, vor allem auf Schmerzmittel und Beruhigungsmittel (Benzodiazepine), um nicht nachfolgend eine Medikamentenabhängigkeit (➤ 3.9.2) auszulösen. Verhaltenstherapeutische Maßnahmen zielen darauf, das Schmerzgedächtnis zu verändern. Wesentlich erscheint dabei eine genaue Schmerzerfassung, Entspannungstraining, der Aufbau alternativen Verhaltens, Genusstraining und eine veränderte Kommunikation mit dem Betroffenen (nicht nur über die Schmerzen reden, sondern auch über andere Themen).

Der **psychogene Schmerz** ist eine seltene Ausschlussdiagnose. Weit häufiger kommt es zu reaktiven psychischen Störungen bei Menschen mit unzureichend behandelten organischen Schmerzen.

Pflege

- Die Betroffenen haben oft eine lang dauernde Diagnostik und viele Arztbesuche absolviert. Sie kennen alle möglichen Diagnosen, reden im „Fachjargon“ und verunsichern durch forderndes Auftreten.
- Die Betroffenen fordern oft vehement Medikamente: „Ich halte es nicht mehr aus“. Hinter dem fordernden Verhalten steckt Angst, die den Schmerz verstärkt. Deshalb beruhigend auf den Betroffenen einwirken.
- Pflegende vermeiden, auf die Betroffenen ärgerlich und angespannt zu reagieren, da dies deren Wut verstärkt. Wut (wie auch Angst) vermehrt den Schmerz.
- Menschen, die unter Schmerzen leiden, sprechen gern über ihren Schmerz, verstummen jedoch sofort, wenn psychische Gründe angesprochen werden. Die Pflegenden achten darauf, den Betroffenen nicht zu bedrängen. Zudem sollten keine langen Gespräche über den Schmerz geführt werden, da Zuwendung die Symptomatik verstärkt.

3.11 Schlafstörungen

DEFINITION

Schlaf: Regelmäßig wiederkehrender, physiologischer Erholungszustand mit vermindertem Bewusstsein. Eine gewisse Bereitschaft der Wahrnehmung von Umweltreizen bleibt erhalten, Aufwachen ist immer möglich. Als Aufbau- und Erholungsphase lebensnotwendig.

15–25 % der Bevölkerung klagen über Einschlafstörungen, Durchschlafstörungen und zu wenig Schlaf. Bei den akuten Schlaf-

3

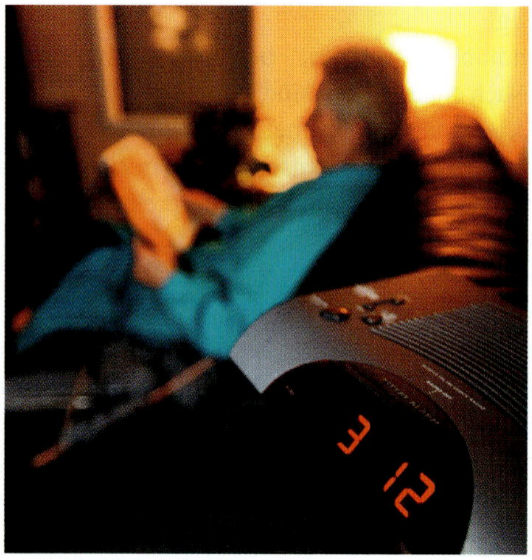

Abb. 3.29 Menschen mit Durchschlafstörungen können zwar einschlafen, wachen jedoch in der Nacht öfter auf und liegen wach. [J787]

störungen überwiegt die Einschlafstörung, bei den chronischen Schlafstörungen die Durchschlafstörungen. Etwa 25–35 % der über 65jährigen sind mit ihrem Schlaf unzufrieden.

- **Einschlafstörungen** führen zu einer Verkürzung der Gesamtschlafzeit. Oft sind es quälende Gedanken, die den Betroffenen durch den Kopf gehen und sie nicht zur Ruhe kommen lassen. Morgens fühlen sich diese Menschen schlapp und müde.
- Menschen mit **Durchschlafstörungen** können zwar einschlafen, wachen aber in der Nacht öfter auf und liegen wach, was ebenfalls zum Schlafdefizit führt (➢ Abb. 3.29).

Es gibt keine Faustregel dafür, wie viel Schlaf der Mensch braucht, um sich morgens erholt und leistungsfähig zu fühlen. Das **Schlafbedürfnis** ist individuell sehr verschieden und außerdem abhängig vom Lebensalter, der aktuellen Beanspruchung und der Einstellung zum Schlaf. Das Bedürfnis, zu schlafen oder zu ruhen, tritt nicht nur nachts auf, sondern auch tagsüber in kürzeren Abständen. Eine verstärkte Müdigkeit tagsüber findet sich oft gegen 9–10 Uhr früh, um die Mittagszeit gegen 13–15 Uhr (*Mittagstief*) und gegen 17–19 Uhr.

Schlafphysiologie

In einer Nacht durchläuft der Mensch ca. 4–5 **Schlafzyklen,** in denen sich Tiefschlafphasen und Flachschlafphasen abwechseln:

- **Phase 1, Einschlafphase**: Dämmerzustand zwischen Wachsein und leichtem Schlaf. Kennzeichnend sind langsame, rollende Augenbewegungen.
- **Phase 2, leichter Schlaf:** Das Bewusstsein ist verringert, die Augen bewegen sich nicht.
- **Phase 3, beginnender Tiefschlaf:** Etwa eine halbe Std. nach dem Einschlafen wird der Schlaf tiefer. Die Körperfunktionen sind verlangsamt und der Schlafende ist durch äußere Reize nur schwer erweckbar.
- **Phase 4, Tiefschlaf:** Der Schlaf hat seine tiefste Phase erreicht. Der Mensch schläft „wie ein Stein".
- **Phase 5, REM-Schlaf:** Zwischen den Tiefschlafphasen liegen Perioden des REM-Schlafes. Dieser ähnelt dem Leichtschlaf, ist aber durch schnelle Augenbewegungen (engl.: ***rapid eye movement***) unter den geschlossenen Lidern gekennzeichnet. In dieser Phase träumt der Schläfer häufig und ist schwer erweckbar. Der Muskeltonus ist stark erniedrigt.

Die Phasen 1–4 werden auch als **Non-REM-Schlaf** bezeichnet.

Mit dem Ende der Phase 5 nach etwa 1,5 Std. ist der erste **Schlafzyklus** einer Nacht abgeschlossen. 4–5 solcher Schlafzyklen können in einer Nacht durchlaufen werden, ehe es nach 6–8 Std. zum Spontanerwachen kommt. Entscheidend für den Erholungswert des Schlafs ist weniger die Dauer, sondern vielmehr der ungestörte Wechsel zwischen REM- und Non-REM-Phasen.

Altersphysiologische Veränderungen

Die mittlere Schlafdauer beträgt nach Abschluss der Pubertät bis etwa zum 60. Lebensjahr konstant 7–9 Stunden. Ab dem 60. – 70. Lebensjahr sinkt sie. Der Anteil an Tiefschlafphasen (Non-REM-Schlaf) nimmt ab. Es kommt zu einem mehrfachen Wechsel von Schlaf und Wachsein in der Nacht, und die Betroffenen sind leichter erweckbar.

Ursachen

Umgebung und Gewohnheiten, z. B.:

- Störendes Licht oder Lärm
- Zu warme Raumtemperatur
- Zu frühes Zubettgehen, tagsüber zu viele „Nickerchen"
- Nichtbeachten von Gewohnheiten und Ritualen

Körperliche Störungen oder Erkrankungen, z. B.:

- Nächtliches Wasserlassen
- Zu hoher oder zu niedriger Blutdruck
- Schlaf-Apnoe-Syndrom (*kurze Phasen ohne Atemtätigkeit*), besonders bei Übergewicht
- Schmerzen
- Neurologische Erkrankungen, z. B. Parkinson-Syndrom, Restless-leg-Syndrom (*unerträgliches Kribbeln und Brennen in den Beinen nach dem Hinlegen*)

Psychische Ursachen, z. B.:

- Erlebnisse des vergangenen Tages oder bevorstehende Ereignisse
- Ängste, auch die Angst vor dem Tod, die Angst, nicht mehr aufzuwachen. Schlafen bedeutet für den alten Menschen auch „das Leben loslassen"
- Depressionen
- Verwirrtheitszustände
- Demenz

Medikamente und Genussmittel, z. B.:

- Psychopharmaka
- Digitalisglykoside
- Schlafmittelentzug
- Kaffee, schwarzer Tee, Alkohol, schwer verdauliche Speisen

Alkohol macht müde, fördert aber keineswegs den gesunden Schlaf. Die erholsamen Schlafphasen sind unter Alkoholeinfluss wesentlich kürzer. Außerdem begünstigt Alkohol das Schnarchen und eine Schlafapnoe.

VORSICHT

Fernsehen am Abend kann zu Gereiztheit sowie Nervosität führen und Einschlafstörungen begünstigen. Trotzdem bleiben viele Menschen abends aus Gewohnheit vor dem Fernseher sitzen, selbst wenn sie wegen Müdigkeit und Konzentrationsstörungen den Sendungen nicht mehr folgen können.

Behandlung

Es gibt viele Möglichkeiten, das Ein- oder Durchschlafen zu fördern, die nicht die Nachteile der Schlaftablette mit sich bringen (➢ Tab. 3.11). Zunächst wird die Voraussetzung für einen gesunden und erholsamen Schlaf geschaffen, also **Schlafhygiene** betrieben.

Es gibt eine Reihe **physikalischer Maßnahmen,** die beruhigend und schlaffördernd wirken:

- **Warme Vollbäder:** Ein Wannenbad bei ca. 37–38 °C unmittelbar vor dem Schlafengehen entspannt. Unterstützend wirken Zusätze wie Kamille, Lavendel, Baldrian, Melisse oder Lindenblüten.
- **Kalte Armbäder** über 10–30 Sek. beruhigen Herz und Kreislauf.
- **Kaltes Abwaschen der Beine:** Einen Waschlappen in kaltes Wasser tauchen und vom Außenknöchel des Fußes aufwärts bis zur Hüfte und an der Beininnenseite zurück abwärts streichen. Dasselbe an der Beinrückseite – außen hoch, innen abwärts und abschließend die Fußsohle, am anderen Bein auf dieselbe Weise verfahren. Bei mobilen Menschen können die Beine auch abgeduscht werden. Bei Kältegefühl oder Frösteln sollten diese Verfahren nicht angewendet werden.
- **Feucht-heiße Bauchkompresse.**
- **Wechselfußbad.**

Auf die meisten Menschen wirkt es beruhigend, im Bett schluckweise ein **warmes Getränk** zu sich zu nehmen. Manche Menschen wenden das eine oder andere Hausmittel regelmäßig an. In ungewohnter Umgebung trauen sie sich oft nicht, ihre Vorlieben zu äußern und nehmen lieber das ihnen angebotene Medikament.

Unter den Teesorten gibt es einige mit beruhigender und ausgleichender Wirkung, z. B. Baldrian, Orangenblüten, Hopfen, Johanniskraut, Lavendel, Melisse und Weißdorn. Diese Heilkräuter enthalten Wirkstoffe und sollten wie Medikamente kritisch angewendet und dosiert werden.

Pflege

- Tagsüber für ausreichend Bewegung sorgen und „Nickerchen" vermeiden.
- Die Abendmahlzeit sollte leicht verdaulich sein und nicht zu spät eingenommen werden.
- Nicht zu früh ins Bett gehen lassen, z. B. nicht vor 22 Uhr.
- Nach 24 Uhr keine Bedarfsarznei mehr geben. Es entsteht ein Schlafüberhang und der Betroffene ist am nächsten Morgen noch müde.
- Vor dem Schlafengehen ein eventuell bestehendes Einschlafritual erfragen und anwenden, z. B. Zimmerlüften, Umziehen, Zähne putzen, Toilettengang.

Tab. 3.11 Für viele Schlafprobleme lassen sich mit oft geringem Aufwand geeignete Lösungen finden.

Schlafbeeinflussende Faktoren	Mögliche Lösungen
Umgebungsfaktoren	
Ungewohntes Bett	Persönliche Dinge, z. B. Kopfkissen, mitbringen lassen
Ungewohnte Lage	„Wie man sich bettet, so liegt man", diese alte Volksweisheit weist auf die Notwendigkeit einer bequemen Schlaflage hin
Mehrbettzimmer	Für ruhige Atmosphäre sorgen, Verhaltensregeln festlegen, z. B. Fernseh- und Besuchszeiten
Nächtlicher Kontrollgang des Pflegepersonals	• Nachtruhe einhalten • Leise arbeiten • Auf leisen Sohlen gehen (keine Clogs) • Kontrollgänge auf ein Minimum reduzieren
Licht	• Zimmer abdunkeln • Nachtbeleuchtung einschalten • Schlafbrille anbieten
Krankheitsbedingte Faktoren	
Schmerzen	• Nach Arztanordnung Schmerz- und Beruhigungsmittel kombinieren • Entsprechend lagern, z. B. bei Magen- und Darmbeschwerden Knierolle zur Entlastung der Bauchdecke
Nächtliches Wasserlassen	• Klingel bzw. Rufanlage in Reichweite, Urinflasche oder Nachtstuhl bereitstellen • Vor der Nachtruhe zum Wasserlassen auffordern • Diuretika nach Möglichkeit nicht abends verabreichen
Bewegungseinschränkung durch Verbände, Infusionsleitungen, Sonden, Extensionen	• Bequeme Lagerung ermöglichen • Infusionsleitungen verlängern bzw. gut sichern
Physiologische Faktoren	
Mangel an körperlicher Bewegung	• Beschäftigungen am Tag anbieten, je nach Krankheitsbild körperliche Betätigung anbieten
Störungen des Schlaf-Wach-Rhythmus	• Schlafverhalten beobachten • Tagsüber Ruhezeiten vermeiden • Tagesablauf möglichst nahe am Gewohnten orientieren • Bei Menschen mit eingeschränkter Wahrnehmung bewusst auf Tageszeit hinweisen
Nächtliches Hungergefühl durch ungewohnt frühes Abendessen	• Spätmahlzeit anbieten • Joghurt, Zwieback oder Apfel auf den Nachttisch legen
Psychische Faktoren	
Angst vor Untersuchungen und Eingriffen, Zukunftsängste, Depression	• Gespräche anbieten • Entspannungstechniken vermitteln

- Der Betroffene sollte sich möglichst nur zum Schlafen in das Bett legen, nicht zum Lesen oder Radio hören – jedoch auch hierbei Einschlafrituale berücksichtigen („ohne Krimi geht die Mimi nie ins Bett").
- Bei stark gegensätzlichen Schlafgewohnheiten der Bewohner eines Zimmers, z. B. Schlafen bei geschlossenem bzw. offenem Fenster, langfristig passendere Zimmerpartner suchen.
- Notwendige Kontrollgänge und Verrichtungen nachts möglichst leise und ruhig durchführen.

3.12 Suizid

DEFINITION

Suizid (*Freitod*): Absichtliche Selbsttötung. Häufigkeit in der Gesamtbevölkerung etwa 15:100 000 Einwohner. Damit eine der häufigsten Todesursachen. Bei Jugendlichen sogar die häufigste Todesursache überhaupt. Noch viel höher ist die Zahl der **Suizidversuche.** Auf einen vollendeten Suizid kommen schätzungsweise hundert Suizidversuche. Im Alter kommt es zu einer erhöhten Suizidalität, wobei Männer häufiger betroffen sind als Frauen und der appellative Suizidversuch abnimmt. International gibt es deutlich Unterschiede.

Männer entscheiden sich meist für die härteren Tötungsmethoden wie Erhängen, Erschießen und Sturz aus großer Höhe bzw. vor ein Fahrzeug, während Frauen – mit einer vergleichsweise deutlich höheren Rate an Suizidversuchen – die weicheren Methoden wie Medikamenteneinnahme wählen (➤ Abb. 3.30).

In höherem Alter werden Suizide konsequenter und mit härteren Methoden ausgeführt.

Suizid entsteht v. a. aus sozialer und seelischer Not, tiefer Verzweiflung, Krisen und Notlagen. Die Hälfte der betroffenen Personen leidet an Depressionen.

Mehr als die Hälfte aller gelungenen Suizide wird von psychisch Kranken verübt.

Einige Suizide sind echte **Bilanzsuizide,** bei denen ein psychisch Gesunder nach langem Nachdenken seine „Rechnung" mit dem Leben macht, also Bilanz zieht und sich dann das Leben nimmt.

Viel öfter sind Suizidhandlungen **Kurzschlussreaktionen** beim Auftreten von Lebensschwierigkeiten. Der Betroffene sieht keinen anderen Ausweg, als „Schluss zu machen". Meist liegen zwischen dem Entschluss zur Selbsttötung und der Ausführung nur wenige Stunden, und der direkte „Auslöser" wirkt auf andere oft unbedeutend (z. B. ein Streit oder eine Kränkung); er war wirklich mehr Auslöser als Ursache: der berühmte Tropfen, der das fast volle Fass zum Überlaufen gebracht hat.

Manchmal hat man den Eindruck, der Betroffene habe es mit seinem Suizidversuch gar nicht wirklich „ernst gemeint", weil er so demonstrativ wirkt oder weil die gewählten Mittel auffallend ungeeignet waren. Beispiel: Jemand trinkt einige Gläser Sekt, nimmt fünf Tabletten Aspirin® ein und ruft sofort danach seinen Sohn an, um sich von ihm zu verabschieden. Trotzdem darf das Ereignis nicht verharmlost werden, sondern muss zumindest als dringender Ruf nach Hilfe verstanden werden. Auch das Bedürfnis nach Ruhe kann zum Suizidversuch – meist mit Schlaftabletten – führen.

Jeder Suizidversuch muss ernst genommen werden, ebenso jede Ankündigung eines Suizids.

Oft geht einem Selbsttötungsversuch bei nicht psychotischen Menschen ein **präsuizidales Syndrom** voran. Die Betroffenen fühlen sich einsam und ziehen sich von ihrer Umwelt zurück. Sie entwickeln Aggressionen gegen ihre Mitmenschen, denen sie aber keinen Ausdruck verleihen. Schließlich wenden sie ihre aggressiven Gefühle gegen sich selbst. In der Phantasie beschäftigen sie sich mit dem Suizid und mit den Folgen für ihre Angehörigen.

Prävention

Wesentlich für die Prävention von Suiziden ist das frühzeitige Erkennen. Insofern sollte bei bestehender Depressivität oder auch bei Krisen die Frage nach dem Wunsch, sich das Leben zu nehmen, nicht ausgeschlossen werden. Die Angst, jemanden dadurch erst auf den Gedanken zu bringen, ist unbegründet, jedoch kann dadurch über das Problem auch offen und enttabuisiert gesprochen werden. Wurden bereits Vorbereitungen für den Suizid getroffen (z. B. Medikamente sammeln) oder gab es schon einmal einen Suizidversuch, erhöht sich das Risiko. Kritisch ist auch die plötzliche Positivierung der Stimmung bei einem Menschen mit Depression zu sehen, wenn er meint, „nun eine Lösung gefunden zu haben".

Bei psychotischen Erkrankungen erfolgt zunächst die Behandlung der Grundkrankheit. Der Versuch, in der psychotischen Krise auch Lebensprobleme zu bearbeiten, darf nur mit äußerster Vorsicht durchgeführt werden. Die Betroffenen haben durch die Erkrankung keine ausreichenden Verarbeitungsmöglichkeiten.

Behandlung

Nach einem **Suizidversuch** werden die meisten Betroffenen zunächst in somatischen Abteilungen behandelt, bis sicher ist, dass keine lebensgefährlichen Organkomplikationen mehr drohen. Die Maßnahmen entsprechen den gewählten Mitteln. Bei Vergiftungen ist oft eine Magenspülung oder medikamentöse Entgiftung notwendig, eventuell auch eine Beatmung. Stich- oder Schusswunden müssen chirurgisch versorgt werden. Zur Abschätzung, ob weiterhin ein Suizidrisiko besteht, wird ein Psychiater zugezogen. Eventuell erfolgt die Verlegung in die Psychiatrie.

Bei nicht psychotischen Menschen erfolgt nach einem Suizidversuch eine **akute Krisenintervention.** Sie beginnt mit dem Beziehungsaufbau zum Betroffenen, durch den seine Einsamkeit und Isolation durchbrochen wird. Oft baut der Betroffene nach einem Suizidversuch schnell eine Fassade auf, hinter der er seine Probleme vor sich und den anderen verbirgt. Dadurch wird es aber unmöglich, langfristige Lösungen zu suchen. Daher sollte die Krise nicht abgeschwächt („Wie gut, dass Sie jetzt alles anders sehen", „Sehen Sie, eigentlich haben Sie doch alles im Griff"), sondern mit dem Betroffenen ausgehalten werden. Entsprechend der Sicht, dass die akute Krise nur Auslöser, nicht aber eigentlicher

Grund war, müssen mit Betroffenen nach einem Suizidversuch nicht nur die akute Krise, sondern vor allem deren Hintergrund, die lang andauernden chronischen Probleme, bearbeitet werden. Manchmal muss der Betroffene seine Lebensgestaltung tiefgreifend ändern, und meist benötigt er auch sozialpsychiatrische Hilfe.

Pflege

Zunächst ist es wichtig, Menschen zu erkennen, die evtl. **suizidgefährdet** sind. Besonders gefährdet sind:

- Akut depressiv Erkrankte, v. a. in den ersten 3–4 Wochen nach Behandlungsbeginn mit Antidepressiva; der Antrieb, auch der Antrieb zur Selbsttötung, wird durch Medikamente schneller gesteigert, als die Stimmung sich aufhellt.
- Menschen mit akustischen Halluzinationen, z. B. Stimmen, die den Suizid befehlen.
- Menschen, die einen schweren Verlust (z. B. des Ehepartners) erlitten haben.
- Menschen, die eine extreme Veränderung ihrer Lebenssituation verkraften müssen, z. B. Einweisung in eine Pflegeeinrichtung.
- Menschen in biologischen Krisen wie Alter, Klimakterium, Pubertät.
- Menschen mit schweren körperlichen Erkrankungen.

VORSICHT

Warnsignale für einen drohenden Suizid:

- Frühere Suizidversuche, Suizide in der Familie
- Antriebssteigerung durch Medikamente bei weiter bestehender depressiver Verstimmung
- Plötzliche, unerklärliche Ruhe und Freude (*Erleichterung durch den Entschluss, präsuizidale Aufhellung*)
- Schreiben eines Testaments
- Verschenken von Sachen
- Sammeln von Medikamenten
- Heftige Schuldvorwürfe oder Schuldwahn
- Aussagen über die Sinnlosigkeit des Lebens
- Reden über Suizid, besonders bei Angabe konkreter Vorstellungen und Pläne
- Bericht über drängende Impulse, sich umzubringen
- Angabe von imperativen Stimmen, die den Suizid befehlen

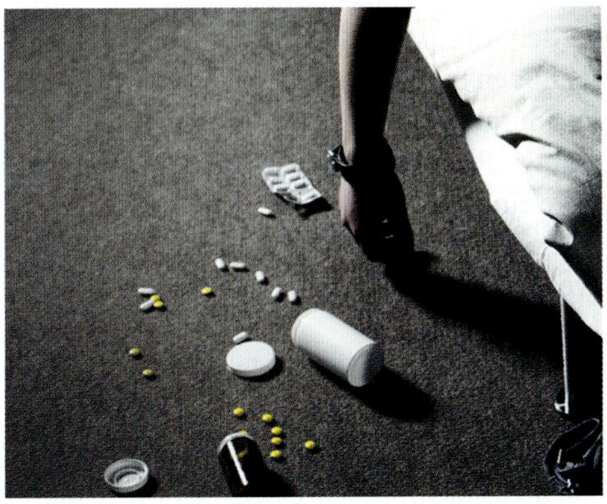

Abb. 3.30 Etwa zwei Drittel aller Suizidversuche werden mit Tabletten verübt. [J787]

Jede Beobachtung, die auf akute Suizidgefahr hinweist, muss an das Team und an den behandelnden Arzt weitergegeben werden.

Außerdem spricht man den Betroffenen auf Suizidalität an. Das kann indirekt geschehen: „Was meinen Sie damit, dass das ganze Leben sinnlos sei?", „Warum verschenken Sie Ihre Bücher?", aber auch direkt: „Denken Sie daran, sich zu töten?", „Planen Sie einen Suizid?". Viele Pflegende haben Angst, die Betreffenden so erst auf Selbsttötungsideen zu bringen. Das ist falsch. Das Gegenteil ist vielmehr richtig: Das Gespräch über Todeswünsche und -gedanken entlastet. Es befreit den Betroffenen aus seiner Isolation, er wird wieder beziehungsfähig.

Verneint der Betroffene Suizidalität, kann man ihn zusätzlich fragen, wofür es sich seiner Ansicht nach lohne zu leben oder auf was er denn trotz seiner Krankheit hoffe. Je konkreter die Antwort ist, desto eher kann man sich auf sie verlassen.

Vielfach schützt es vor einem Suizid, Absprachen über einen konkreten Zeitraum zu treffen. Der Betroffene verspricht, sich in dieser Zeit nichts anzutun und drängende Impulse oder Pläne mitzuteilen. Allerdings ist nicht jeder Betroffene ausreichend absprachefähig. Evtl. ist er infolge seiner Krankheit nicht frei in seiner Entscheidung, etwa, wenn er imperative Stimmen hört.

Sind die Betroffenen akut suizidal bedroht oder nicht absprachefähig, muss das Team die Sicherheit schaffen, für die die Betroffenen selbst im Moment nicht sorgen können. Hierzu gehören z. B. die Unterbringung in einer geschlossenen Einrichtung, die Kontrolle bezüglich gefährlicher Gegenstände sowie eine engmaschige Überwachung oder 1:1-Betreuung. Die Überwachung der Gefährdeten darf jedoch nicht in einer Weise geschehen, die kränkend oder verletzend wirkt. Sie ist Mittel zum Zweck, nicht Selbstzweck. Zudem ist eine alleinige Überwachung ohne weitere Maßnahmen meist erfolglos.

Im Gespräch machen die Pflegenden dem Suizidgefährdeten keine Vorwürfe, wie etwa: „Sie können Ihre Kinder doch nicht allein zurücklassen". Ebenso falsch ist es, die Suizidalität zu verharmlosen: „So schlimm, wie Sie im Moment denken, ist es nicht. Es wird schon wieder werden". Damit nähme man die Verzweiflung des Betroffenen nicht ernst und ließe ihn allein.

Für den Schritt weg vom Suizid ist es notwendig, dass der zum Tode entschlossene Mensch wieder in Beziehung mit anderen tritt.

Umgang mit Selbsttötungen in Einrichtungen

Der Behandlung suizidaler Menschen sind aber – wie bei jeder psychiatrischen Behandlung – Grenzen gesetzt. Nicht jeder Suizid lässt sich verhindern. Nach einem gelungenen Suizid braucht das Team Zeit und Raum für Gespräche, in dem es sich mit Trauer, Angst und Schuldgefühlen auseinandersetzen kann. Auch Supervision kann hier eingesetzt werden.

Von einem Suizid geht eine gefährliche Faszination aus, die aufgefangen werden muss. Aufgrund gehäufter Suizide nach Fernsehfilmen, die sich mit Suizidalität auseinandersetzen, und durch Beobachtungen in psychiatrischen Kliniken ist bekannt, dass Suizide zur Nachahmung anregen. Daher sollte das Team einen Suizid mit den übrigen Bewohnern offen besprechen, damit diese ihrer Angst, Unsicherheit und Betroffenheit gegenüber dem Personal Ausdruck

Erreger eine Infektion entsteht, ist abhängig von der Immunität und Krankheitsdisposition des Betroffenen. Im Alter liegt zwar keine generelle Abwehrschwäche vor, aber es kommt zu physiologischen Zellveränderungen, zu langsameren Anpassungsvorgängen (➤ 1.4.1) und damit zu einem erhöhten Risiko für Infektionen.

Immunität

Immunität kann angeboren oder erworben sein. So verursacht z. B. das Virus der Hundestaupe, ein „Verwandter" des Masernvirus, beim Menschen niemals eine Krankheit. Gegenüber diesem Erreger besitzt der Mensch eine **angeborene Resistenz.**

Als Immunität im engeren Sinn bezeichnet man die **erworbene Resistenz.** Im Verlauf einer Infektionskrankheit bildet der Organismus gegen bestimmte Erreger Abwehrkräfte, die dazu führen, dass er bei einem zweiten Kontakt entweder gar nicht oder nur in leichterer Form erkrankt. Sie entwickelt sich nicht gegen alle Keime in gleichem Maße, sondern hängt u. a. ab von der Oberflächenstruktur des Erregers und der Enge des Kontakts zwischen Krankheitserregern und Immunsystem. Die Erreger von Kinderkrankheiten (z. B. Masern) erzeugen meist eine lebenslange Immunität, die sich ständig verändernden Grippeviren hingegen nicht.

Immunität kann zudem durch frühzeitige **Impfung** (➤ 1.4.4) erworben werden: Durch die Masernimpfung wird meist eine lebenslange Immunität erreicht, die vorbeugende Impfung gegen Grippe muss jedoch jedes Jahr wiederholt werden.

Disposition

Nahezu jede Infektionskrankheit wird durch die individuelle Krankheitsbereitschaft des Einzelnen (Krankheitsdisposition ➤ Abb. 1.41) beeinflusst. Beim älteren Menschen kommt eine Reihe **infektionsfördernder Dispositionen** hinzu, sodass bei ihnen bereits geringere Mengen von Mikroorganismen zu einer Infektion führen:

- **Physiologische Altersveränderungen**:
  - Der Hustenreflex und die Funktion des Flimmerepithels lassen beispielsweise nach, somit kommt es eher zu Infektionen der Atemwege; jahrelanger Nikotinabusus verschärft dieses Problem.
  - Die Produktion von Magensaft nimmt ab und der pH-Wert ist erhöht, sodass oral aufgenommene Mikroben in geringerem Maße abgetötet werden; dies führt häufiger zu Magen-Darm-Infekten.
  - Die Zahl der Geschmacksknospen nimmt ab, was zu Appetitlosigkeit und Mangelernährung (➤ 5.3.4) führen kann.
- **Psychosoziale Faktoren**: Hier untersucht die Psychoneuroimmunologie z. B. den Einfluss von Stress (etwa durch Umzug in ein Pflegeheim, Tod eines Angehörigen, Einsamkeit) oder chronischem Schlafmangel.
- **Vorerkrankungen,** z. B. Krebs, Diabetes mellitus, chronische Organerkrankungen, Alkoholkrankheit oder die häufig im Alter gegebene Multimorbidität (➤ 1.4.2).
- **Medikamente:** Glukokortikoide und Immunsuppressiva schwächen das Immunsystem, Antibiotika verändern die Residentflora.
- **Verwirrtheit, Demenz:** Wenn die Fähigkeit verloren geht, sich der Außentemperatur entsprechend zu kleiden, die Zahn- und Prothesenpflege korrekt durchzuführen, sachgerecht mit Lebensmitteln umzugehen oder überhaupt Einsicht in hygienisches Handeln zu haben, erhöht sich das Infektionsrisiko.
- **Schädigung von Haut und Schleimhäuten,** z. B. durch Mazeration (*Intertrigo*), Inkontinenz, Druck (Dekubitus, schlecht sitzende Zahnprothesen) oder Erkrankungen (z. B. Ulcus cruris) sowie durch invasive Maßnahmen (etwa Blasenverweilkatheter, Venenkatheter, Injektionen, Tracheostoma).
- **Eingeschränkte Beweglichkeit:** Kann z. B. die Fußpflege nicht mehr durchgeführt werden, kann dies zu Nagelmykosen führen. Stürze können Hautverletzungen verursachen oder Operationen erfordern. Bettlägerigkeit begünstigt Pneumonien oder eine Dekubitusentstehung.

4.1.3 Bakterien

DEFINITION

Bakterien (Einzahl = *Bakterium*): Einzellige Mikroorganismen mit einer Größe von ca. 0,3–5 μm, die nur unter dem Mikroskop erkennbar sind. Sie tragen alle Merkmale des Lebens, besitzen jedoch keinen Zellkern (*Prokaryonten*), sodass das Erbgut im Zytoplasma liegt. Bakterien pflanzen sich ungeschlechtlich durch einfache Querteilung fort.

Kennzeichen

Bakterien besitzen im Gegensatz zu den höheren Lebewesen keinen echten Zellkern (➤ 1.2.2). Die **Erbsubstanz** in Form der Desoxyribonukleinsäure (DNS) liegt in einem **Kernäquivalent** (*Zellkernersatz*) ohne abgrenzende Membran z. B. als langer verschlungener Faden im Zytoplasma. Die meisten Bakterien enthalten zusätzlich DNS-Ketten, die **Plasmide,** die z. B. genetische Information für Virulenz oder Antibiotikaresistenzen enthalten (➤ Abb. 4.5).

Das Zytoplasma wird von einer **Zellmembran** umschlossen, um die als weitere Schicht eine starre Zellwand liegt, die die Bakterien nach außen abgrenzt.

Viele Bakterien besitzen eine **Kapsel** zum Schutz vor den Abwehrzellen des Wirtskörpers sowie **Geißeln** zur Fortbewegung oder **Fimbrien** zur Anhaftung an die Wirtszellen.

Bakterien pflanzen sich ungeschlechtlich durch **Querteilung** fort (➤ 1.2.4). Aus einer Mutterzelle entstehen zwei Tochterzellen, die sich sofort weiter teilen können. Dies ermöglicht ihnen eine sehr schnelle Vermehrung.

Bakterien sind in der Lage, Erbgut auszutauschen, v. a. über den Austausch der Plasmide. So kann eine Bakterienart, die bereits **Resistenzen** (➤ 1.4.4) gegenüber Antibiotika besitzt, diese auf andere Bakterienarten übertragen.

Oft verursachen nicht die Bakterien selbst Krankheitserscheinungen, sondern die von ihnen gebildeten **Toxine** (*Gifte*). Werden die Toxine von lebenden Bakterien (z. B. E. coli) abgegeben, spricht man von **Exotoxinen.** Werden die Giftstoffe erst nach Auflösung

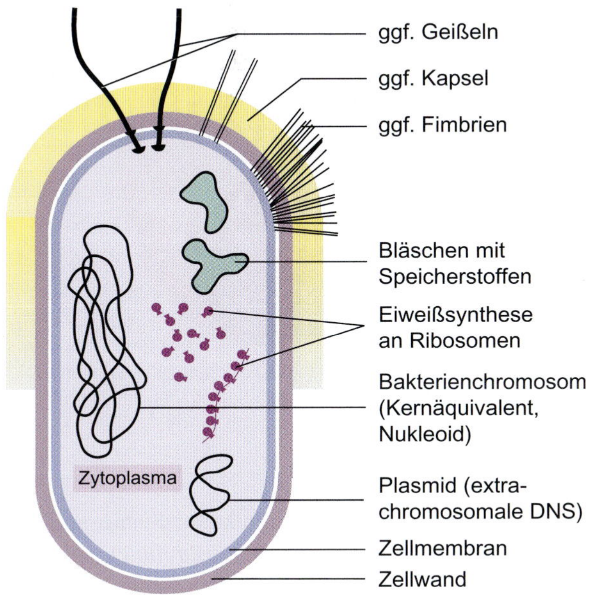

Abb. 4.5 Schematischer Aufbau einer Bakterienzelle. Charakteristisch ist das Fehlen eines Zellkerns, das Erbgut liegt im Zytoplasma. Nicht alle aufgeführten Merkmale (wie die hellgelb gezeichnete Kapsel, die Geißeln und Fimbrien) müssen bei einem Bakterium vorhanden sein. [L190]

der Bakterien frei, handelt es sich um **Endotoxine.** Sie verursachen die Mehrzahl der Lebensmittelvergiftungen.

Einteilung

Äußere Form

- **Kokken** (griech. kokkos: *Beere, Kern*) sind kugelige Bakterien, die sich häufig zu charakteristischen Verbänden wie Trauben, Ketten oder Paaren zusammenschließen.
- **Stäbchen** haben einen gestreckten Zellkörper, der lang oder kurz, plump oder schlank erscheinen kann. Neben den geraden Stäbchen gibt es gekrümmte und schraubenförmige Varianten. Stäbchen können Geißeln besitzen und sind somit beweglich (➤ Abb. 4.6).

Auswirkung von Sauerstoff

- **Aerobe** Bakterien benötigen zum Leben Sauerstoff.
- **Fakultativ anaerobe** Bakterien können mit und ohne Sauerstoff leben. Die meisten menschenpathogenen Erreger gehören in diese Kategorie.
- **Obligat anaerobe** Bakterien überleben nur unter Sauerstoffausschluss. Für sie ist Sauerstoff ein Gift.

Sporenbildner

Einige Bakterien können eine Dauerform bilden, die **Sporen.** Im Sporenzustand besitzen Bakterien eine dicke Zellwand, die vor Austrocknung, Hitze und anderen Umwelteinflüssen schützt. So können sie auch unter ungünstigen Verhältnissen Jahrzehnte in der Außenwelt überleben. Gelangen die Sporen (z. B. von Clostridium und Bacillus) in menschliches Gewebe und finden dort günstige Lebensbedingungen, wandeln sie sich in vermehrungsfähige Bakterien um.

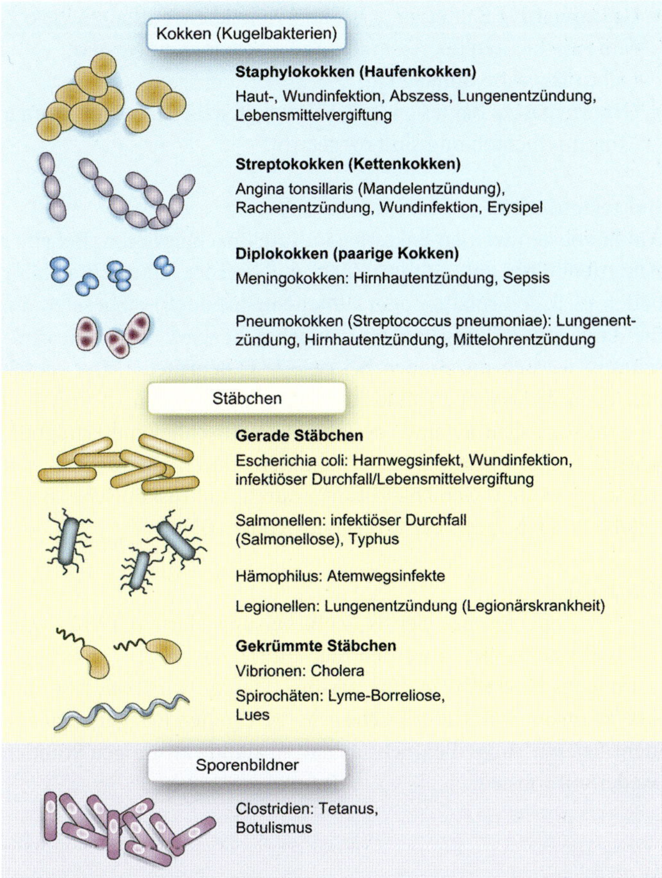

Abb. 4.6 Übersicht über verschiedene Bakterienformen und häufige von ihnen verursachte Infektionen. [L157]

Nachweis

Bakterien lassen sich mit verschiedenen Methoden nachweisen. Dabei kann der Erreger bzw. seine Bestandteile oder Produkte (*Toxine*) **direkt** im Untersuchungsmaterial nachgewiesen werden oder **indirekt** durch Bestimmung von Antikörpern im Serum. Die Untersuchungsproben können z. B. aus dem Urin, mittels Tupferabstrich aus einer Wunde oder mittels Punktion aus der Bauchhöhle gewonnen werden. Der Venenkatheter als mögliche Infektionsquelle kann ebenso untersucht werden wie die Umgebung (➤ Tab. 4.1).

Bei der Probenentnahme ist darauf zu achten, dass es nicht zu einer **Kontamination** (*Verunreinigung*) durch Umgebungskeime kommt, dass ein geeignetes Transportmedium bereitsteht und ein sachgerechter Transport in das Labor gewährleistet ist.

Mikroskopie

In dringenden Fällen wird das Untersuchungsmaterial (z. B. Liquor bei Meningitisverdacht) sofort unter dem Lichtmikroskop betrachtet. Bei **Nativpräparaten** werden lebende Bakterien angeschaut. Zur weiteren Differenzierung werden die Präparate gefärbt und die abgetöteten Bakterien betrachtet. Bei der **Gramfärbung** färbt man das in der Zellwand enthaltene Murein an.

- **Grampositive** Bakterien, z. B. Staphylokokken, enthalten viele Mureinschichten übereinander und erscheinen unter dem Lichtmikroskop dunkelblau.
- **Gramnegative** Bakterien, z. B. Salmonellen, besitzen nur wenige Mureinschichten und sind rot gefärbt.

Bakterienkultur

Am häufigsten werden Bakterien kulturell nachgewiesen. Bei einer Bakterienkultur (lat. cultura: Züchtung) werden künstliche Nährböden (z. B. Agarplatten oder Eintauchnährböden) eingesetzt, auf die das Untersuchungsmaterial aufgebracht wird. In einem Brutschrank werden die Proben bei ca. 37 °C bebrütet. Unter diesen günstigen Bedingungen bilden die Bakterien Kolonien, die mit dem bloßen Auge sichtbar sind (➤ Abb. 4.7). Anschließend erfolgt die genaue Unterscheidung der Bakterien durch Betrachten der Kolonien, durch Geruchsprüfung, durch mikroskopische Beurteilung und Nachweis der Erreger-RNS oder -DNS.

4

Blutkultur

Bei Verdacht auf eine Sepsis (z. B. bei ungeklärtem Fieber oder Schüttelfrost ➤ 1.4.5) werden Blutkulturen angelegt. Venös abgenommenes Blut wird in eine **aerobe** (Flasche wird belüftet) und eine **anaerobe** Blutkulturflasche geleitet. Um den Erreger sicher zu identifizieren, muss dies mehrfach im Abstand von einigen Stunden wiederholt werden.

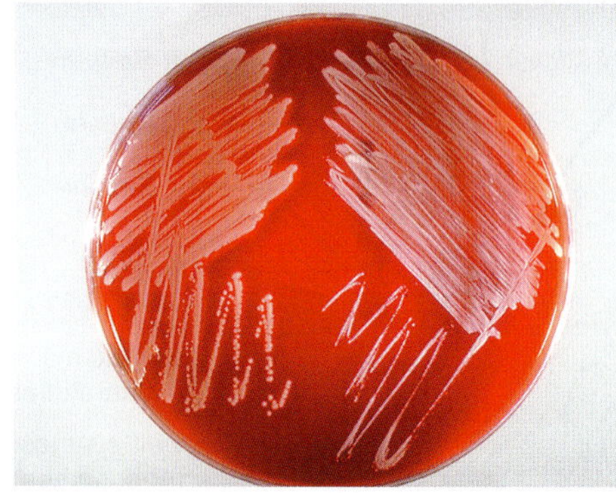

Abb. 4.7 Bakterienkultur auf dem Nährmedium Blutagar. Das zu untersuchende Sekret wurde zickzackförmig auf den Agar aufgetragen und bebrütet. Weiße, punktförmige Bakterienkolonien sind gewachsen. [B109]

Antibiogramm

Wachsen in einer Bakterien- oder Blutkultur Keime, schließt sich eine **Resistenzbestimmung** (*Sensibilitätsprüfung*) an. Es wird getestet, wie stark der Zusatz bestimmter Antibiotika das Wachstum der Erreger hemmt. Ergebnis ist das Antibiogramm (➤ Abb. 4.8), mit dessen Hilfe eine gezielte Antibiotikagabe zur Behandlung von Infektionen möglich ist.

Molekulargenetische Verfahren

Da jedes Bakterium eine spezifische Gensequenz besitzt, kann mit molekulargenetischen Verfahren der Erreger selbst nachgewiesen

Tab. 4.1 Beispiele für Probeentnahmen zur mikrobiologischen Diagnostik von bakteriellen Infektionen.

Entnahmeart	Untersuchungsmaterial	Vorgehen	Infektion
Direkte Entnahme	Mittelstrahlurin	• Eintauchmethode z. B. mittels Uricult®, anschließend Behälter in Brutschrank geben (➤ Abb. 4.9 a-c)	• Harnwegsinfekt (➤ 2.11.5)
	Stuhlprobe	• Stuhl in sauberes Gefäß absetzen lassen und kirschkerngroße Portion in Stuhlröhrchen geben	• Enteritis z. B. durch Salmonellen oder EHEC (➤ 2.10.14)
Indirekte Entnahme	Bronchialsekret	• Bronchialspülung oder bronchoalveoläre Lavage	• Tuberkulose (➤ 2.9.8)
Abstrich	Wundsekret	• Mit Stieltupfer Sekret aufnehmen und in sterilem Transportröhrchen verschließen (➤ Abb. 4.10)	• Wundinfektion
	Nasen-Rachen-Sekret		• MRSA-Screening
Punktion	Blut	• Mehrfache venöse Abnahme in aerobe und anaerobe Blutkulturflaschen	• Fieber (➤ 1.4.5) unklarer Genese
	Wundsekret, Eiter	• Aus dem Wundgebiet 1–2 ml mit Spritze aspirieren	• Wundinfektion (➤ 2.1.17)
	Liquor	• Lumbalpunktion: nach sorgfältiger Hautdesinfektion ca. 2 ml in Transportröhrchen tropfen lassen	• Meningitis (➤ 2.13.9)
	Punktate (z. B. aus der Pleurahöhle oder Aszitesflüssigkeit)	• Nach sorgfältiger Hautdesinfektion ca. 2 ml mit Spritze entnehmen und in Untersuchungsröhrchen geben	• Pleuritis (➤ 2.9.12) • Peritonitis (➤ 2.10.1)
Biopsie	Magengewebe	• Endoskopie: entnommenes Biopsiematerial in Röhrchen ohne Fixierlösung geben	• Chronische Gastritis durch Helicobacter pylori (➤ 2.10.13)
Entnahme von eingeführten Materialien	Spitze des zentralen Venenkatheters	• Aseptisches Ziehen des Venenkatheters, Spitze (ca. 5 cm) mit steriler Schere abschneiden und in Probenröhrchen geben	• Venenkatheterinfektion • Unklares Fieber
Umgebungsuntersuchung	Apparate, Instrumente, Wände, Hände des Personals	• Abklatsch: Nährboden auf eine kontaminierte Fläche drücken	• Ursachensuche bei gehäuftem Auftreten von Infektionen in einer Einrichtung
	Lebensmittelreste	• In Untersuchungsbehältnis geben	• Salmonellosen (➤ 2.10.14)

werden. Für einige Erreger, z. B. das Tuberkelbakterium, stehen Schnelltests zur Verfügung.

Serologische Verfahren

Ist ein direkter Erregernachweis nicht möglich, wird der Erreger **indirekt** durch Nachweis spezifischer Antikörper im Blutserum ermittelt. Für diese serologische Untersuchung ist keine vorherige Erregeranzüchtung nötig. Zu Krankheitsbeginn sind die Antikörper jedoch oft noch nicht nachweisbar.

Bakterielle Erkrankungen

Bakterien können überall im Körper sowohl leichte als auch sehr schwere Infektionen hervorrufen (➤ Tab. 4.2).

Zu den häufigsten pathogenen Erregern zählen grampositive Kokken wie die traubenförmig angeordneten **Staphylokokken,** die kettenförmig angeordneten **Streptokokken** und die jeweils zu zweit umkapselten **Pneumokokken.** Bakterien sind für die überwiegende

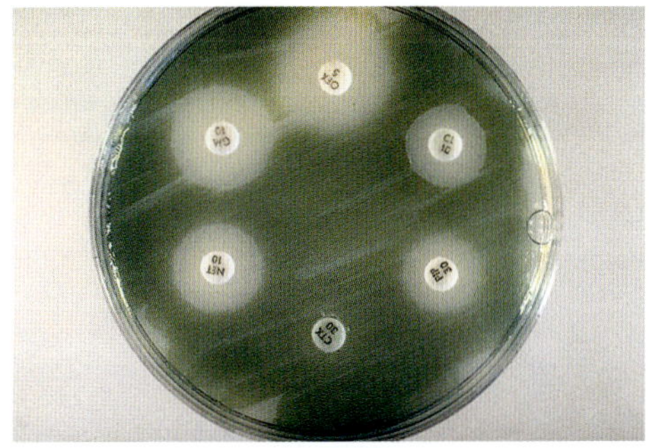

Abb. 4.8 Antibiogramm. Auf den Agar in der Petrischale, der mit einem Bakterienstamm beimpft ist, werden mit verschiedenen Antibiotika getränkte Blättchen gelegt. Die Bakterien wachsen nun auf dem Agar (dunkelgrüne Färbung). Im Bereich der Antibiotikablättchen wird ihr Wachstum unterschiedlich stark gehemmt (weiße Ringe). Das Testblättchen mit dem größten Hemmhof zeigt die größte Wirksamkeit. Gibt man dem Erkrankten dieses Antibiotikum, werden die Bakterien am wirksamsten bekämpft. [B109]

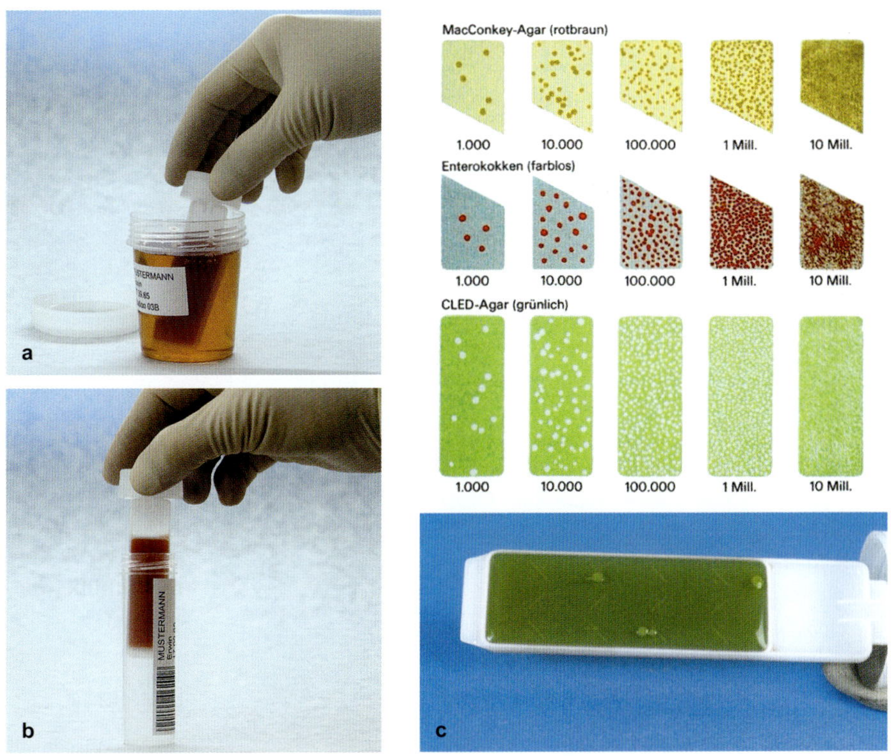

Abb. 4.9 Die Halterung mit dem Nährboden wird in die in die Urinprobe getaucht (oben links), den mit Urin benetzten Nährboden in das sterile Probengefäß stecken und Deckel verschrauben (unten links), eine Vergleichstafel ermöglicht nach der Bebrütung die Abschätzung der Keimzahl (rechts). [K115]

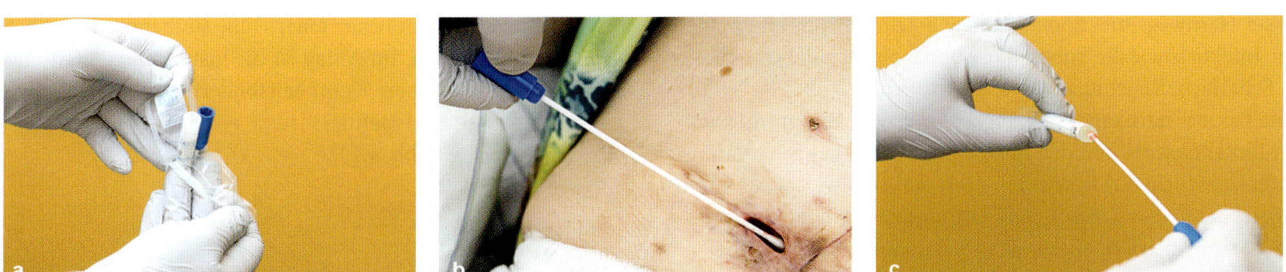

Abb. 4.10 a–c Entnahme eines Wundabstrichs mit sterilem Watteträger und sterilem Probenröhrchen. [K115]

Tab. 4.2 Übersicht über bakteriell bedingte Infektionen, die im Buch näher beschrieben sind.

	Erkrankungen	Details im Buch
Infektionen des Nervensystems	• Lyme-Borreliose • Meningitis	➤ 2.13.9
Infektionen von Haut, Auge und Ohr	• Abszess, Erysipel, Furunkel, Karbunkel • Panaritium	➤ 2.2.6
	• Gerstenkorn • Konjunktivitis • Otitis media	➤ 2.3.3 ➤ 2.3.4 ➤ 2.4.3
Infektionen des Bewegungsapparats und Wundinfektionen	• Arthritis • Osteomyelitis	➤ 2.1.12 ➤ 2.1.16
	• Tetanus • Wundinfektionen	➤ 2.1.18
Infektionen des Herz-Kreislauf- und Lymphsystems	• Endokarditis • Myokarditis • Perikarditis	➤ 2.7.9
	• Lymphangitis • Thrombophlebitis	➤ 2.6.11 ➤ 2.8.9
Infektionen von Mund und Atemwegen	• Angina tonsillaris • Diphterie • Pharyngitis • Sialadenitis	➤ 2.10.9
	• Pleuritis • Pneumonien • Tuberkulose	➤ 2.9.12 ➤ 2.9.8
Infektionen im Bauchraum	• Appendizitis • Peritonitis	➤ 2.10.14
	• Cholezystitis • Gallenblasenempyem	➤ 2.10.17
	• Chronische Gastritis Typ B	➤ 2.10.13
	• Infektiöse Diarrhö • Salmonellosen • Typhus, Ruhr, Cholera	➤ 2.10.14
Infektionen des Harnsystems	• Harnwegsinfekt	➤ 2.11.5
	• Pyelonephritis	➤ 2.11.4
Infektinen der Geschlechtsorgane	• Adnexitis • Kolpitis	➤ 2.12.7
	• Gonorrhö (*Tripper*) • Lues (*Syphilis*)	➤ 2.12.9

Zahl der Harnwegsinfektionen, Lungenentzündungen und Magen-Darm-Infekte sowie die Tuberkulose und einige Kinderkrankheiten (z. B. Scharlach, Keuchhusten) verantwortlich.

- Eine Bakterienart kann – abhängig vom Bakterienstamm, von der Eintrittspforte und den Entwicklungsbedingungen – ganz unterschiedliche Erkrankungen auslösen: Staphylococcus aureus z. B. ist häufig der Erreger von Eiterungen am Finger (*Panaritium*). Staphylococcus aureus kann jedoch auch Enterotoxine produzieren, die zu Lebensmittelvergiftungen mit akuten Brechdurchfällen führen.
- Umgekehrt kann eine Erkrankung durch verschiedene Bakterien verursacht werden. Als Erreger von Harnwegsinfekten kommen in erster Linie gramnegative Stäbchen wie Escherichia coli (E. coli), Proteus, Klebsiella und Enterobacter, daneben aber auch Staphylokokken in Frage.
- Andererseits gibt es bakterielle Infektionskrankheiten, denen immer ein und derselbe Erreger zuzuordnen ist. Hierzu zählen z. B. der Keuchhusten (durch das gramnegative Stäbchen Bordetella pertussis) und die Lues (durch das korkenzieherförmige Treponema pallidum).

Behandlung bakterieller Infektionen

Kausal – also den Mikroorganismus abtötend – werden bakterielle Infektionen mit **Antibiotika** behandelt (➤ 1.4.5). Bei Infektionen mit toxinproduzierenden Bakterien kann die frühzeitige Gabe eines **Antitoxins** (*Gegengift*) entscheidend helfen, etwa bei der Diphtherie. Hinzu treten symptomatische Maßnahmen (z. B. bei Fieber, Flüssigkeitsverlust durch Erbrechen und Durchfall, Atemnot, Schmerzen) je nach Art und Schwere der Erkrankung.

4.1.4 Viren

DEFINITION

Viren (Einzahl = Virus): Mit einer Größe von ca. 0,02–0,3 µm besonders kleine Infektionserreger. Da das Virus nur einen Typ von Nukleinsäure (entweder DNS oder RNS) und keinen eigenen Stoffwechsel besitzt, wird es als „Sonderform des Lebens" den subzellulären Objekten zugeordnet. Viren müssen in eine Wirtszelle eindringen, um sich zu vermehren.

Kennzeichen

Viren sind etwa 10–100-mal kleiner als Bakterien (➤ Abb. 4.14). Sie sind unter dem Lichtmikroskop nicht zu erkennen, lassen sich aber durch ein Elektronenmikroskop darstellen.

Viren bestehen aus der Erbsubstanz in Form **einer Nukleinsäure** (DNS oder RNS), die von einem **Proteinmante**l (*Kapsid*) umschlossen ist. Komplexere Viren besitzen zusätzlich eine **lipidhaltige Außenhülle,** die aus der Zellmembran der befallenen Wirtszelle entsteht.

Einteilung

In der Wissenschaft werden Viren nach ihrer Erbsubstanz (DNS- oder RNS-Viren), dem Aufbau ihres Kapsids (z. B. kubisch oder helixförmig) oder dem Besitz einer Hülle (unbehüllte oder behüllte Viren) unterschieden. Im Alltag ist die historisch gewachsene Einteilung nach klinischen Krankheitsbildern am gebräuchlichsten, z. B. Mumps-Virus, Hepatitis-Virus (➤ Abb. 4.11), Herpes-Virus oder HI-Virus (➤ Abb. 4.13).

Virusvermehrung

Im Gegensatz zu Bakterien können Viren sich nicht selbst fortpflanzen. Sie müssen in eine Wirtszelle, z. B. in eine menschliche

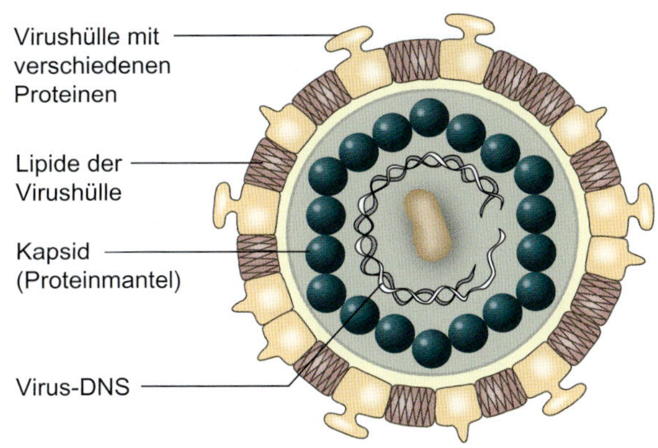

Abb. 4.11 Aufbau des Hepatitis-B-Virus. [L157]

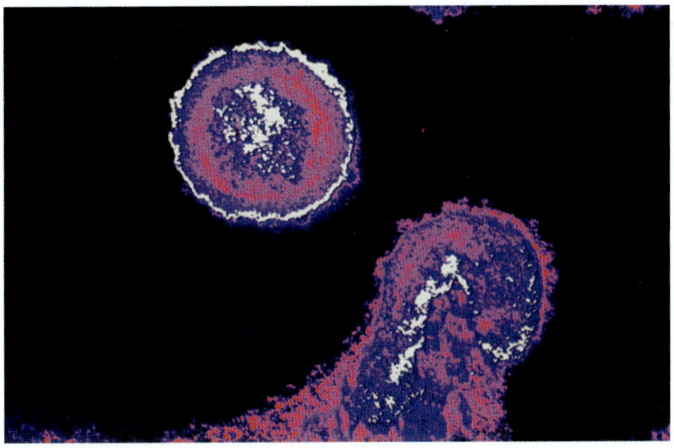

Abb. 4.13 Elektronenmikroskopisches Bild eines HI-Virus, das in eine menschliche Zelle eindringt. [E370]

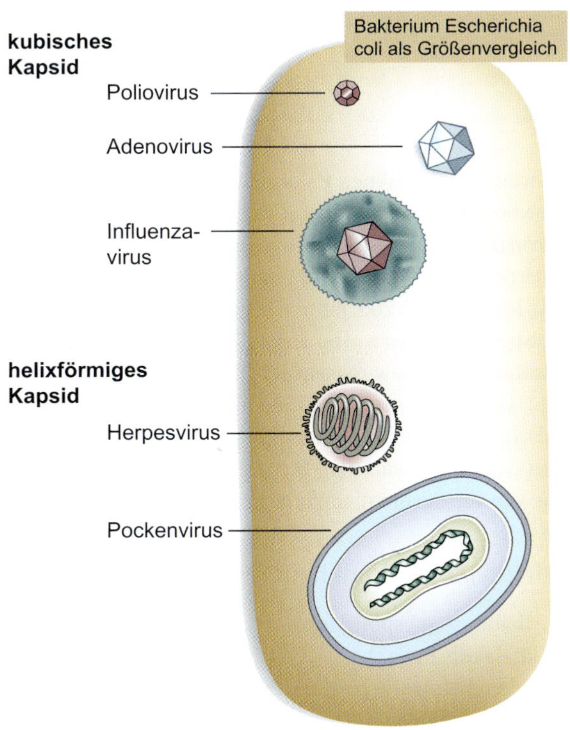

Abb. 4.12 Aufbau verschiedener Viren und Größenvergleich mit einem Bakterium. [L157]

Zelle oder in ein Bakterium, eindringen und nutzen deren Bestandteile, um sich zu vermehren.

Zunächst heftet sich das Virus außen an die Rezeptoren der Wirtszelle und wird in die Zelle eingeschleust. Die Erbsubstanz wird aus dem Kapsid freigesetzt und benutzt die Wirtszelle, um neue Viruspartikel zu bilden.

Folgende Wirkungen auf die Wirtszelle sind möglich:

- **Produktive Infektion**: Die infizierte Wirtszelle produziert nur noch neue Viren, aber keine lebensnotwendigen Eiweiße mehr für sich selbst. Sie stirbt bald nach ihrer Infektion ab. Die späteren Virengenerationen können dann in andere Zellen eindringen. Bei anderen Infektionen werden Viren nur in geringer Menge freigesetzt, ohne dass es zum Zelltod der Wirtszelle kommt. Erst wenn die befallenen Zellen vom Immunsystem erkannt werden, kommt es zur Zellschädigung. Die Hepatitis- Viren gehören in diese Gruppe.
- **Latente Infektion:** Verschiedene Viren können mit ihrem Erbgut über viele Jahre, oft lebenslänglich, in bestimmten Körperzellen verbleiben. Dabei findet über lange Zeit keine Virusvermehrung statt, bevor es z. B. bei einer Abwehrschwäche zum erneuten Krankheitsausbruch kommt. Ein Beispiel ist das Varizella-zoster-Virus, das Windpocken verursacht, dann in den Spinalganglien „untertaucht" und später, insbesondere bei älteren Menschen, eine Gürtelrose auslösen kann (➤ 2.2.6).
- **Tumortransformation:** Die Erbsubstanz des Virus wird in die Erbsubstanz der Wirtszelle eingebaut und wandelt die Wirtszelle in eine Tumorzelle um, z. B. können humane Papillomviren (➤ 2.12.7) Gebärmutterhalskrebs verursachen.

Nachweis

Anders als Bakterien wachsen Viren nicht auf unbelebten Nährböden, sondern auf aufwändigen Gewebekulturen (➤ Abb. 4.12). Aus diesem Grund werden sie nur selten durch Anzüchten nachgewiesen. In den meisten Fällen ermittelt man Viren direkt durch den Nukleinsäurenachweis (Polymerase-Kettenreaktion/*PCR*) oder durch Antigennachweise. Aber auch der indirekte Antikörpernachweis ist möglich.

Virale Erkrankungen

Zu den viralen Infektionen gehören z. B. (➤ Tab. 4.3):

- Atemwegsinfekte vom Schnupfen über die grippalen Infekte bis zur Influenza, der „echten Grippe",
- Zahlreiche „Kinderkrankheiten" wie Masern, Mumps und Windpocken,
- Leberentzündungen (Virushepatitiden),
- Hirnhaut- und Gehirnentzündungen,
- HIV-Erkrankung.

Virale Infektionen sind wahrscheinlich noch häufiger als bakterielle.

4

Tab. 4.3 Wichtige Virusinfektionen, die im Buch näher beschrieben sind.

	Erkrankungen	Details im Buch
Infektionen der Haut	• Herpes zoster (*Gürtelrose*) • Warzen	➤ 2.2.6
Infektionen des Auges	• Angeborene Katarakt • Keratokonjunktivitis epidemica	➤ 2.3.7 ➤ Tab. 2.13
Infektionen des Herzens	• Myokarditis • Perikarditis	➤ 2.7.11
Infektionen von Mund und Atemwegen	• Herpes labialis • Pharyngitis • Bronchitis • Erkältungskrankheiten • Influenza	➤ 2.10.11 ➤ 2.9.8
Infektionen des Verdauungssystems und der Leber	• Infektiöse Diarrhö • Virushepatitis	➤ 2.10.15
Infektionen des Nervensystems	• Enzephalitis • FSME • Meningitis • Poliomyelitis	➤ 2.13.8 ➤ 2.13.12
Systeminfektionen	• HIV-Erkrankung	➤ 2.6.10

Wie bei den bakteriellen Infektionen gibt es Viruserkrankungen, für die immer ein und derselbe Erreger verantwortlich ist (z. B. Masern, Tollwut), und viele andere Virusinfekte, die durch eine ganze Reihe von Erregern bedingt sein können (z. B. die unspezifischen „Erkältungskrankheiten").

Behandlung von Viruserkrankungen

Da Viren keinen eigenen Stoffwechsel haben und sich innerhalb der menschlichen Wirtszellen vermehren, ist die medikamentöse Bekämpfung schwieriger als bei Bakterien. So werden bei der Behandlung virusinfizierter Zellen auch immer gesunde Körperzellen angegriffen. Zudem müssen **Virostatika** (➤ 1.4.5) bei akuten Erkrankungen (z. B. Influenza) möglichst früh nach Krankheitsausbruch gegeben werden. Für viele virale Infekte stehen überhaupt keine Medikamente zur Verfügung. Aus diesen Gründen ist bei den meisten Virusinfektionen lediglich eine symptomatische Behandlung möglich, nicht aber die Abtötung des Virus selbst.

4.1.5 Prionen

DEFINITION

Prionen (engl. ***pro**teinaceous **i**nfectious particles;* Merkhilfe zur Wortbildung: ***pro**teinartiges **i**nfektiöses Agens **o**hne **N**ukleinsäure*): Noch einfacher als Viren gebaute, lediglich aus Eiweiß bestehende Partikel. Sind den subzellulären Objekten zugeordnet.

Beim Prion handelt es sich um ein fehlgefaltetes Körpereiweiß, das nach aktuellem Kenntnisstand im Gegensatz zu anderen Krankheitserregern keine Erbsubstanz enthält (➤ Tab. 4.4).

Prionen sind Erreger von übertragbaren Krankheiten des zentralen Nervensystems. Die Vermehrung der infektiösen Prionen führt zu schwammartigen Veränderungen (*Spongiose*) im Gehirn. Deshalb werden die seltenen **Prionerkrankungen** als **t**ransmissible **s**pongiforme **E**nzephalopathien / TSE (*übertragbare, schwammartige Gehirnerkrankungen*) bezeichnet.

Im Tierreich sind Prionerkrankungen bei Schafen als **Scrapie** (*Traberkrankheit*) seit 200 Jahren bekannt. Ende der 1980er-Jahre geriet **BSE** bei Rindern (**b**ovine **s**pongiforme **E**nzephalopathie, Rinderwahnsinn) ins Bewusstsein der Öffentlichkeit. Mehrere tausend erkrankte Rinder gingen zugrunde oder mussten aus veterinärmedizinischen und volksgesundheitlichen Gründen vorsorglich geschlachtet werden (*Keulung*). Die Rinder erkrankten durch Verfütterung von verseuchtem, unzureichend verarbeitetem Tiermehl.

Creutzfeldt-Jakob-Krankheit

Zu den häufigsten spongiformen Enzephalopathien zählt die Creutzfeldt-Jakob-Krankheit (*CJD*), von der besonders ältere Menschen befallen werden. Meist tritt sie als Einzelerkrankung auf. Gelegentlich ist eine familiäre Häufung festzustellen, sodass eine genetische Disposition hinsichtlich des Erkrankungsrisikos zu vermuten ist. In Einzelfällen wurde der Erreger während einer Operation durch neurochirurgische Instrumente oder Dura- und Hornhauttransplantationen übertragen. Die Enzephalopathie führt zu fortschreitendem Abbau der Bewegungskoordination, der geistigen Fähigkeiten und unweigerlich zum Tode.

Eine neue Variante der Creutzfeldt-Jakob-Krankheit (*vCJK*) tritt eher bei jüngeren Menschen auf. Dabei wird vermutlich der BSE-Erreger durch Verzehr von Rinderprodukten auf den Menschen übertragen.

Prophylaxe

Prionen sind mit den bekannten Desinfektionsverfahren und durch hohe Temperaturen, z. B. durch Braten oder Kochen, nicht zu zerstören oder unwirksam zu machen. Bei der Sterilisation müssen laut Empfehlungen des Robert Koch-Institutes höhere Tem-

Tab. 4.4 Einteilung der Krankheitserreger mit Beispielen einzelner Erregertypen, die für den Menschen bedeutsam sind.

Einteilung der Erreger	Infektionserreger	Merkmale	Beispiele
Subzelluläre, infektiöse Objekte	Prionen	• Fehlgefaltete Eiweiße	• Erreger der Creutzfeld-Jakob-Krankheit
	Viren	• Kleinste Krankheitserreger, nur aus Erbinformation (DNS oder RNS) bestehend. Besitzen keinen eigenen Stoffwechsel und können sich nur in höheren Zellen vermehren • Größe: ca. 0,02–0,3 µm	• Grippe-, Hepatitis-, Herpes-, HI-, Masern-, Mumps-, Röteln-, Noro-Virus
Prokaryonten	Bakterien	• Einzeller ohne festen Zellkern: das Erbgut liegt lose (z. B. als DNS-Faden) im Zytoplasma. Dadurch schnellere Vermehrung • Größe: ca. 0,3–5 µm	• Streptokokken, Staphylokokken, Escherichia coli, Proteus, Salmonellen, Klebsiellen, Clostridien
Eukaryonten	Pilze	• Höher entwickelte Zellen mit Zellkernmembran. • Leben als Einzeller oder im vielzelligen Verband • Größe von Hefen: ca. 5–10 µm	• Candida albicans • Aspergillus flavus
	Protozoen (*Parasiten*)	• Einzellige tierische Krankheitserreger • Größe: ca. 1–150 µm	• Plasmodien (Malariaerreger) • Trichomonaden
Mehrzellige Organismen (*Parasiten*)	Gliederfüßer (*Arthropoden*) Würmer (*Helminthen*)	• Vielzellige tierische Krankheitserreger • Gliederfüßer: mm bis cm groß • Würmer: einige mm bis mehrere m lang	• Kopflaus, Krätzmilbe • Rinderbandwurm, Echinokokken

peraturen (134 °C) und längere Sterilisationszeiten beachtet werden. Bei der Nahrungsaufnahme sollte auf möglicherweise prionenhaltige Speisen wie Gehirn und Rückenmark verzichtet werden.

4.1.6 Pilze

DEFINITION

Pilze (*Fungi*): Lebewesen, die als Eukaryonten (griech. eu = gut, karyos = Kern) einen abgegrenzten Zellkern besitzen, in dem das Erbmaterial zusammengefasst ist. Ihre festen Zellwände bestehen hauptsächlich aus Kohlenhydraten mit der Gerüstsubstanz Chitin.

Kennzeichen

Das Erscheinungsbild der Pilze ist vielgestaltig. Sie können als Einzelzelle auftreten (z. B. die *Hefen / Sprosspilze*). Die meisten Arten bilden jedoch aus sich verzweigenden Pilzfäden (*Hyphen*) einen komplexen Zellverband (*Fadenpilze*). Einige Pilze zeigen beide Wuchsformen.

Hefen vermehren sich durch Bildung einer Knospe (*Sprossung*) mit Abnabelung der Tochterzelle von der Mutterzelle, die Hyphen können zu einem Pilzgeflecht (*Myzel*) auswachsen, oder es werden Fruchtkörper gebildet, die Sporen abgeben. Pilzsporen dienen ausschließlich der Verbreitung von Pilzen und sind nicht mit der Dauerform der Bakterien, den Bakteriensporen, zu vergleichen.

Einteilung

Die für den Menschen pathogenen Pilze können nach der **D-H-S-Klassifikation** in drei Gruppen eingeteilt werden (➤ Abb. 4.14):

- **D**ermatophyten (*Fadenpilze*): Befallen vornehmlich Haut, Haare und Nägel. Besonders oft sind Finger- und Zehennägel (Nagelmykose ➤ 2.2.6) sowie die Zehenzwischenräume (Fußpilz) betroffen.

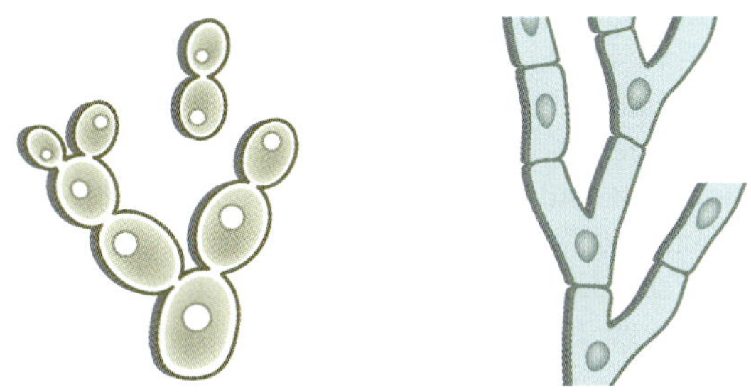

Abb. 4.14 Charakteristische Wuchsformen von Pilzen. [L157]

- **H**efen (*Sprosspilze*): Verursachen zumeist Infektionen der Haut und Schleimhäute. Können bei Abwehrschwäche auch zu den inneren Organen vordringen und zu einer Pilzsepsis führen. Bedeutend ist der Hefepilz Candida albicans (lat. *glänzend weiß* ➤ Abb. 4.15), der die häufig auftretenden Soorerkrankungen verursacht (➤ 2.10.11).
- **S**chimmelpilze (*Fadenpilze*): Befallen v. a. die inneren Organe. Aspergillus fumigatus befällt bei Abwehrschwäche zunächst den Respirationstrakt; verschimmelte Lebensmittel durch Aspergillus flavus (➤ Tab. 4.4) schädigen die inneren Organe; Aspergillussporen in der Luft lösen allergische Reaktionen (➤ 2.6.10) aus.

Nachweis

Wie Bakterien können Pilze mikroskopisch und kulturell nachgewiesen werden. Da sie sich jedoch langsamer vermehren, kann es einige Wochen dauern, bis sich eine sichtbare Kolonie gebildet hat (➤ Abb. 4.15). Für einige Pilze gibt es direkte Antigennachweise.

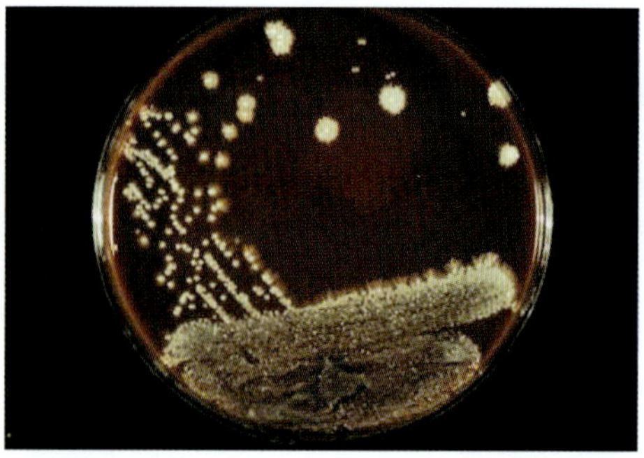

Abb. 4.15 Pilzkultur mit weißen Candida albicans-Kolonien. [E445]

Pilzerkrankungen

Pilze sind überall in der Umwelt vorhanden. Einige Pilze siedeln auch beim Gesunden auf Haut oder Schleimhäuten, ohne zu einer Erkrankung zu führen.

Bei den bedeutsamen **Mykosen** (*Pilzerkrankungen*) in Europa handelt es sich – von Ausnahmen abgesehen – um **opportunistische Infektionen.** Voraussetzung für die Entstehung einer Pilzerkrankung ist also nicht nur das Vorhandensein des Pilzes, sondern zusätzlich die individuelle Krankheitsbereitschaft des Organismus (*Disposition* ➤ 4.1.2). Ältere Menschen sind besonders gefährdet, da z. B. Multimorbidität und Hautverletzungen ihre Disposition verstärken können.

Am häufigsten sind **lokale Mykosen,** bei denen Pilze die Haut oder Schleimhäute begrenzt befallen. Lokale Mykosen beginnen schleichend, sind in der Regel harmlos und durch lokal wirkende Präparate gut zu behandeln. Allerdings kehren Pilzinfektionen häufig wieder.

Bei einer hochgradigen Abwehrschwäche des Erkrankten können sich viele sonst ungefährliche Pilze im Körper ausbreiten und zu **systemischen Mykosen,** häufig auch einer **Pilzsepsis,** führen (➤ Abb. 4.16). Diese beginnen ebenfalls oft schleichend, nehmen dann aber einen lebensbedrohlichen Verlauf und sind nur schwer durch systemische Gabe von **Antimykotika** (➤ 1.4.5) zu behandeln.

Unabhängig von einer Abwehrschwäche können insbesondere Schimmelpilze Auslöser von **allergischen Reaktionen,** z. B. Asthma bronchiale, sein.

4.1.7 Parasiten

DEFINITION

Parasiten (griech. parasitos: *Mitesser, Schmarotzer*): Tierische Lebewesen, die in oder auf einem anderen Organismus (*Wirt*) leben und sich auf dessen Kosten von Körpersubstanz, Körpersäften oder vom Inhalt des Darmtrakts ernähren. Der Wirtsorganismus wird dabei durch Entzug wichtiger Nährstoffe oder durch direkte organische Schädigung in seiner Funktion beeinträchtigt. Sie werden unterteilt in einzellige (*Protozoen*) und mehrzellige (*Gliederfüßer* und *Würmer*) Parasiten.

Obwohl alle Infektionserreger in der einen oder anderen Form auf Kosten der von ihnen befallenen Organismen leben, werden unter Parasiten im engeren Sinn die tierischen ein- und mehrzelligen Erreger zusammengefasst.

Protozoen

Protozoen (*Urtierchen*) sind einzellige, eukaryonte Mikroorganismen. Fast alle Protozoen können sich durch Geißeln, Wimpern oder füßchenförmige Ausläufer fortbewegen. Protozoen spielen eine wichtige Rolle als Erreger von Tropenkrankheiten, z. B. Malaria. In gemäßigten Breiten ist bei älteren Menschen lediglich die Infektion der Genitalschleimhäute mit Trichomonaden von Bedeutung (Trichomoniasis) und bei Abwehrschwäche das Wiederaufflackern einer Toxoplasmose.

Gliederfüßer

Gliederfüßer (*Arthropoden*) zählen zu den mehrzelligen, tierischen Lebewesen. Für menschliche Infektionen spielen v. a. Insekten, z. B. Läuse, Flöhe, Wanzen, Mücken oder Fliegen sowie Spinnentiere, z. B. Milben (➤ 2.2.6, ➤ Abb. 4.17) und Zecken eine Rolle.

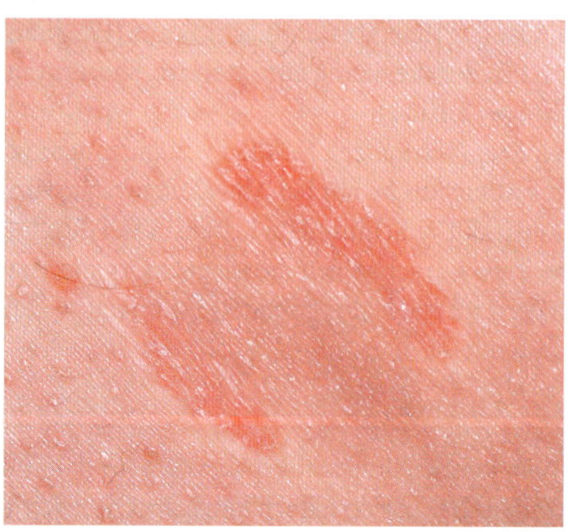

Abb. 4.16 Opportunistische Infektion als Folge der HIV-Erkrankung verursacht durch Pilze. [E681]

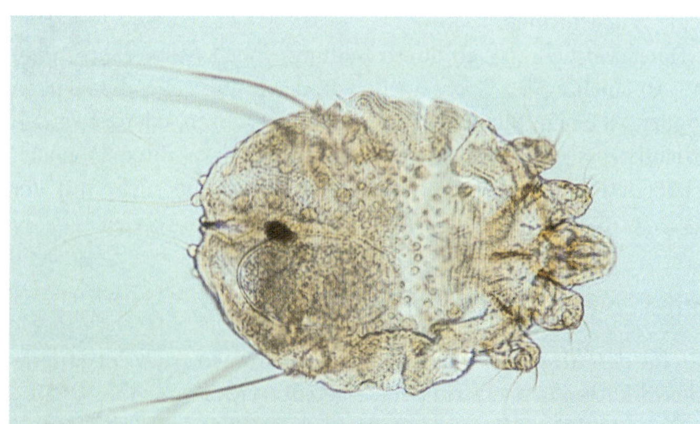

Abb. 4.17 Milben sind mit etwa 20 000 Arten die größte Gruppe der Gliederfüßer. Einige Arten verursachen Erkrankungen beim Menschen. [E447]

Manche Arten verursachen als Parasiten selbst Erkrankungen, z. B. Milben als Erreger der Hautkrankheit **Skabies** (*Krätze* ➤ 2.2.6) und Läuse als Erreger der **Pedikulosen** (➤ 2.2.6).

Andere verbreiten als **Vektoren** (*Überträger*) Krankheitserreger. So können in Mitteleuropa Zecken das FSME-Virus oder Borrelien übertragen und ZNS-Infektionen verursachen (➤ 2.13.9).

Würmer

Würmer (*Helminthen*) sind vielzellige, tierische Lebewesen mit z. T. differenziertem organischem Aufbau. Um sich vermehren zu können, müssen sie meist von ihrem Hauptwirt zu Zwischenwirten wechseln, in denen sich die verschiedenen Larvenstadien entwickeln. Erst im Endwirt gelangt der Wurm zur Geschlechtsreife.

Wurmerkrankungen (*Helminthosen*) sind weltweit verbreitet; insbesondere in tropischen Ländern finden die Erreger optimale Lebensbedingungen. Man unterscheidet:

- **Fadenwürmer** (*Nematoden*) verursachen z. B. Madenwurmerkrankungen (v. a. bei Kindern) oder Trichinosen (durch Verzehr von trichinenhaltigem Fleisch),
- **Saugwürmer** (*Trematoden*) verursachen z. B. die Bilharziose (durch Kontakt mit Schnecken als Zwischenwirten in verseuchten tropischen Gewässern); Vorkommen in gemäßigten Breiten nur als „Reisemitbringsel" / Tourismus.
- **Bandwürmer** (*Zestoden*) verbreiten sich u. a. abhängig von der Abwasserentsorgung, Düngung von Tierweiden und dem eigenen Essverhalten.

Die **Diagnose** erfolgt über den Nachweis von Würmern, Wurmsegmenten und Larven im Stuhl oder evtl. einen Antikörpernachweis im Blut.

Zur **Behandlung** werden Wurmmittel (*Anthelminthika*) eingesetzt, die die Würmer im Körper abtöten sollen. Gegebenenfalls werden Larven oder Zysten operativ entfernt.

Rinder- und Schweinebandwurmerkrankung

DEFINITION

Rinder- und Schweinebandwurmerkrankung: Häufigste und fast immer gut therapierbare Bandwurmerkrankungen des Menschen, hervorgerufen durch den Rinder- bzw. Schweinebandwurm (*Taenia saginata* bzw. *Taenia solium*).

Bandwürmer können sich mit den Saugnäpfen ihres Kopfes im Dünndarm des Endwirts Mensch festhalten. Sie bestehen aus einer Gliederkette, den **Proglottiden,** die beim Rinderbandwurm eine Länge von 10 m erreichen kann (➤ Abb. 4.18). Jedes Glied bildet Eier, die Endglieder lösen sich vom Wurm, und der Mensch scheidet sie mit seinem Stuhl aus. Werden Tierweiden mit menschlichen Abwässern gedüngt, können Rinder oder Schweine als Zwischenwirte die Eier aufnehmen. In deren Muskulatur oder Organen entwickeln sich die Eier zu Larven, den **Finnen.** Der Kreislauf schließt sich, wenn der Mensch rohes, finnenhaltiges Fleisch verzehrt (➤ Abb. 4.19).

Die **Symptome** bei Bandwurmbefall sind eher geringfügig: der Erkrankte leidet unter unklaren Schmerzen im Oberbauch und

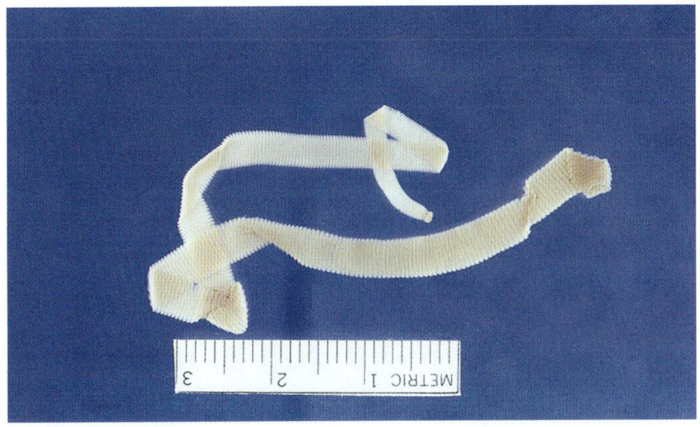

Abb. 4.18 Teile eines Rinderbandwurms. Der ausgewachsene Rinderbandwurm wird bis zu 10 m lang, die einzelnen Glieder (*Proglottiden*) sind ungefähr 1–2 cm lang. [E448]

Gewichtsverlust trotz ausreichender Nahrungsaufnahme. Selten wird der Mensch durch Aufnahme von Eiern des Schweinebandwurms (z. B. durch kontaminierte Salate) zum Zwischenwirt, in dem sich die Finnen in verschiedenen Organen entwickeln (*Zystizerkose*).

Prophylaktisch sollte auf den Verzehr von rohem Fleisch („Tartar", „Hackepeter") verzichtet werden. Tieffrieren und Kochen inaktiviert die Finnen. Durch weitgehenden Verzicht auf die Oberflächendüngung von Weiden, Stallhaltung von Schweinen und veterinärmedizinische Fleischüberwachung sind diese Wurmerkrankungen in Deutschland stark zurückgegangen.

Echinokokkose

DEFINITION

Echinokokkose: Erkrankung des Menschen durch den **Hundebandwurm** (*Echinococcus granulosus*) und den **Fuchsbandwurm** (*Echinococcus multilocularis*). Wesentlich ernster als Rinder- und Schweinebandwurmerkrankungen. Der Mensch ist Fehl-Zwischenwirt.

Hunde und Füchse sind in den meisten Fällen die Endwirte für die relativ kleinen Bandwürmer. Sie scheiden die eihaltigen Proglottiden mit ihrem Kot aus. Zwischenwirte des **Hundebandwurms** sind u. a. Rinder und Schweine, deren infizierte Schlachtabfälle der Hund frisst; beim **Fuchsbandwurm** sind u. a. Mäuse Zwischenwirte. Der Mensch stellt einen Fehl-Zwischenwirt dar. Er infiziert sich durch die orale Aufnahme der Bandwurmeier, z. B. bei Kontakt mit infiziertem Hundefutter oder durch den Verzehr kontaminierter Waldbeeren. Durch den Darm gelangen die Finnen meist in die Leber, aber auch in die Lunge und andere Organe. Die Finnen können sich im Menschen jedoch nicht zum Bandwurm entwickeln.

Symptome und Untersuchungsbefund

- Bei **Echinococcus granulosus** bildet in der Regel eine große, mit Flüssigkeit und Finnen gefüllte Zyste, die **Hydatide.** Erst nach Jahren, wenn die Hydatide eine gewisse Größe erreicht hat (sie kann kindskopfgroß werden), klagt der Infizierte z. B. über Oberbauchbeschwerden. Komplikationen treten z. B. auf bei Verlegung der Gallenwege (*Verschlussikterus* ➤ 2.10.17) oder Platzen der Zyste (anaphylaktischer Schock ➤ 2.8.6).

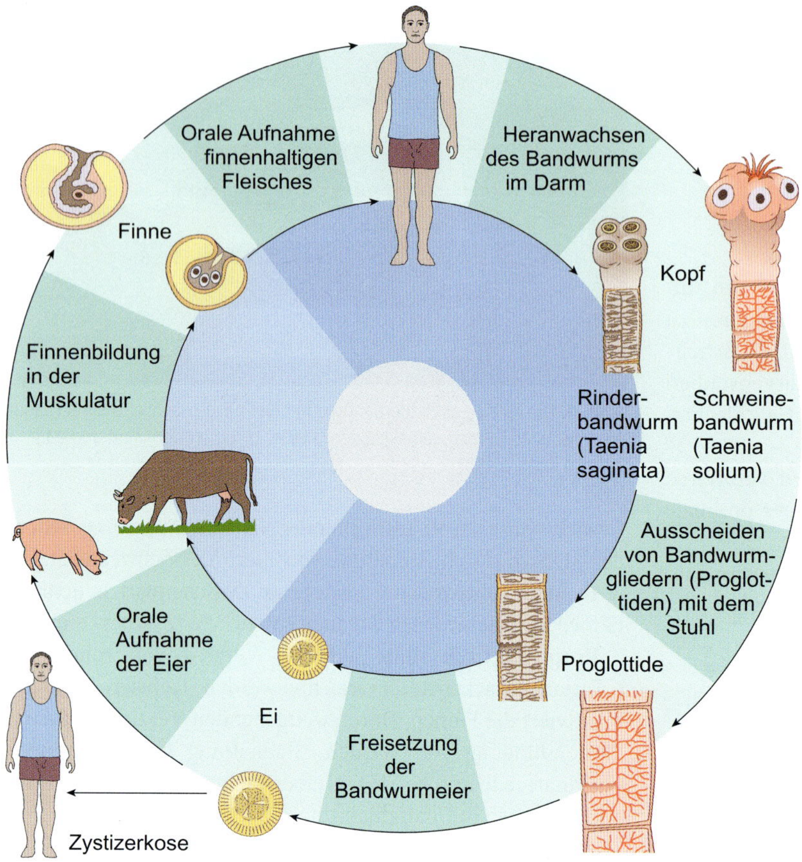

Abb. 4.19 Entwicklung des Rinder- und Schweinebandwurms. [L190]

- **Echinococcus multilocularis** bildet zahlreiche kleine Herde, die einem Krebsgeschwür gleich in die Umgebung eindringen und das Gewebe nach und nach zerstören. Auch hier ist meist die Leber betroffen, an zweiter Stelle folgt der Befall der Lunge. Besonders ernst ist der Befall des ZNS, der bei ca. 3 % der Erkrankten zu beobachten ist.

Behandlung

Die großen Zysten des Hundebandwurms können häufig chirurgisch entfernt werden. Bei den infiltrierend wachsenden Zysten des Fuchsbandwurms ist dies oft nicht möglich. Dann wird eine Langzeit-Behandlung, z. B. mit Albendazol, versucht.

4.2 Allgemeine Infektionslehre

Die **Infektionsepidemiologie** (*Seuchenlehre*) beschäftigt sich mit der Ausbreitung von Infektionskrankheiten. Sie untersucht,

- ob überhaupt eine Infektionskrankheit vorliegt,
- wo sie ihren Anfang genommen hat,
- wie sie übertragen wird,
- welcher Erreger sie verursacht
- und welche besonderen Eigenschaften dieser Erreger hat.

So wurden neu entdeckte Infektionserreger (z. B. in den 1980-er Jahren das HI-Virus, Helicobacter pylori und das Hepatitis C-Virus, 2003 SARS und 2012 MERS) studiert, die Gefährlichkeit der sich ständig ändernden Influenzaviren (z. B. 2009 das H1/N1-Virus/„Schweinegrippe") erfasst, 2011 in Norddeutschland nach dem Ausgangsort und der Übertragung des EHEC-Bakteriums gesucht oder 2014 in Westafrika Maßnahmen zur Eindämmung der Ebola-Epidemie veranlasst. Aber auch Problemkeime und Übertragungswege in Pflegeeinrichtungen werden ins Visier genommen.

Die Ergebnisse werden in Deutschland entsprechend den Vorgaben des Infektionsschutzgesetzes (IfSG) gemeldet. Das Robert Koch-Institut veröffentlicht wöchentlich relevante Daten im „Epidemiologischen Bulletin".

SURFTIPP

Robert Koch-Institut: www.rki.de

4.2.1 Infektionsweg

DEFINITION

Infektionsweg: Weg des Mikroorganismus bis zur Auslösung einer Infektion. Zum Infektionsweg gehören:

- Infektionsquelle
- Übertragungsweg
- Empfänger (der wiederum Infektionsquelle sein kann)

Infektionsquelle: Ort, an dem sich Erreger aufhalten und von dem aus sie Infektionskrankheiten verbreiten können.

Kontamination: Verunreinigung von Gegenständen oder der Umwelt durch Mikroorganismen.

Infektionsquellen

Eine Infektionsquelle ist der Ort, an dem sich Erreger aufhalten und von dem aus sie Infektionskrankheiten verbreiten können. Von einigen Autoren wird das Erregerreservoir, der (dauerhafte) Lebensraum eines Erregers, als allgemeine Infektionsquelle bezeichnet. So ist z. B. der Darm eines mit Salmonellen infizierten Menschen ein Erregerreservoir. Kontaminiert der Infizierte Nahrungsmittel, wird das Essen zur Infektionsquelle, mit der dann der Empfänger in Kontakt kommt.

Die wichtigste Infektionsquelle ist der **Mensch** selbst. Sowohl kranke als auch gesunde Menschen sind Keimträger. Die Erreger werden z. B. mit dem Sputum (Tuberkulose ➤ 2.9.8) oder dem Stuhl (Salmonellosen ➤ 2.10.14) ausgeschieden. Ebenso können Keime der körpereigenen Flora Verursacher einer Infektion werden.

Tiere als Infektionsquellen sind z. B. Rinder und Schweine für Bandwurmerkrankungen oder Parasiten, die als Überträger Keime an den Menschen weitergeben können (➤ 4.1.7). Auch Haustiere können Träger von Erregern sein.

Viele Mikroben sind nicht auf Menschen oder Tiere angewiesen, sondern können in der **unbelebten Umwelt** überleben, so etwa die Tetanuserreger im Erdreich oder die Legionellen im Wasser.

Endogene und exogene Infektionen
- Dringen Erreger von *außen* in den Körper ein, verursachen sie eine exogene Infektion, z. B. Influenza, Windpocken, Malaria oder Tetanus.
- Dagegen wird eine endogene Infektion durch Verschleppung *körpereigener* Mikroorganismen in einen anderen Körperbereich (Standortwechsel des Erregers) hervorgerufen. Gelangen z. B. Erreger der physiologischen Hautflora in eine Wunde, kann dies zu einer Wundinfektion führen. Oder als unerwünschte Wirkung einer Antibiotikabehandlung kommt es zu einer Störung der Normalflora des Darms, die Freiraum für Fremdkeime schafft.

Übertragungswege

Mikroorganismen können **direkt** von einem infizierten auf einen gesunden Menschen übertragen werden. Bei der **indirekten** Übertragung ist ein „Überträger" auf dem Weg vom Erregerreservoir zum Empfänger zwischengeschaltet z. B. verunreinigte Hände, unsterile Instrumente, kontaminierte Lebensmittel oder Tiere (➤ Tab. 4.5).

Bedeutsame Übertragungswege in Pflegeeinrichtungen sind die **Kontaktübertragung** (insbesondere über die Hände) sowie die **Tröpfchenübertragung.** Dabei können die Mikroben aus einem exogenen Erregerreservoir (z. B. gelangen Erkältungsviren einer infizierten Pflegekraft bei einer Pflegehandlung in die Atemwege des Pflegebedürftigen) oder aus einem endogenen Erregerreservoir („Selbstinfektion", z. B. können Darmkeime in die Harnblase gelangen) stammen. Seltener findet eine Erregerübertragung über **Vehikel** oder die **Luft** (*aerogene Übertragung*) statt.

Die Einteilung der Übertragungswege erfolgt nicht einheitlich. Zudem wird weiterhin der unscharfe Begriff „Schmierinfektion" verwendet, meist für die fäkal-orale Übertragung oder allgemeiner für das Verschmieren infektiösen Materials wie Sputum, Eiter oder Stuhl in andere Körperbereiche. Diese sichtbare Verschmutzung vermittelt jedoch eine falsche Vorstellung von Kontaminationen durch die nur mikroskopisch nachweisbaren Erreger (➤ Tab. 4.4).

Der Erfolg der Übertragung ist abhängig von der **Empfindlichkeit** des Erregers gegenüber äußeren Bedingungen wie Temperatur, Feuchtigkeit oder Vorkommen von Sauerstoff. Einige Erreger überleben nur auf den feuchtwarmen Schleimhäuten und sterben auf trockenen Oberflächen schnell ab, andere können selbst hier Stunden oder gar Tage überleben.

Eintrittspforten und Empfänger

Infektionskrankheiten werden erst dann ausgelöst, wenn es den Mikroben gelingt, über Eintrittspforten in den Empfänger einzudringen. Die Keime können auf folgenden Wegen in den menschlichen Körper gelangen (➤ Abb. 4.20):
- Natürliche Körperöffnungen wie Augen, Nase, Mund, Ohren, Darm, Harnröhre, Scheide
- Verletzungen von Haut und Schleimhäuten, z. B. beim Ulkus cruris, Dekubitus und Intertrigo oder durch invasive Maßnahmen wie Injektionen und Absaugen
- Künstlich angelegte Zugänge wie Blasenkatheter, PEG, venöser Zugang oder Tracheostoma. Grundsätzlich stellen alle Eingriffe in den Körper eine „Erregerbrücke" dar. Sie erhöhen die Infektionsgefahr für den Pflegebedürftigen.
- Eindringen durch die intakte Schleimhaut, z. B. Erreger der Salmonellosen (➤ 2.10.14) oder die intakte Haut, z. B. Skabies (*Krätze* ➤ 2.2.6)

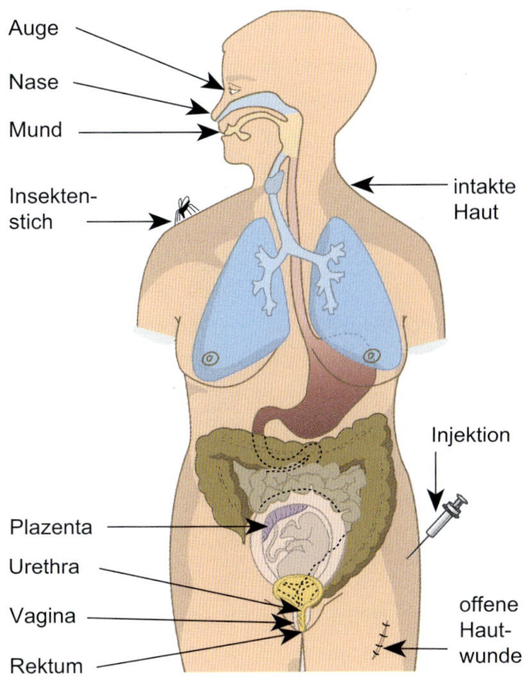

Abb. 4.20 Die verschiedenen Eintrittspforten für Mikroorganismen. [L138]

4

Tab. 4.5 Beispiele für direkte und indirekte Übertragungswege von exogenen Infektionen.

Übertragungsart	Beispiele
Direkte Übertragung (Übertragung von der Infektionsquelle direkt auf den Empfänger)	
Kontaktübertragung • Übertragung durch Hände und Berührung • **Parenterale** Übertragung durch Körpersekrete, z. B. Blut • **Sexuelle** Übertragung	• Übertragung von Krätzmilben oder Läusen bei Körperkontakt • Erreger gelangen über nicht desinfizierte Hände in die Wunde des Pflegebedürftigen • Beim Verbandswechsel gelangt infiziertes Blut aus der Wunde in eine Hautverletzung des Pflegenden • Übertragung des Hepatitis-B- oder HI-Virus beim Geschlechtsverkehr
Tröpfchenübertragung • Durch große respiratorische Tröpfchen: diese können nur kurze Strecken (ca. 1 m; die Angaben variieren) in der Luft zurücklegen und sinken dann zu Boden	• Beim Sprechen, Husten und Niesen gelangen Influenza-Erreger eines Erkrankten direkt auf die Schleimhäute von Nase oder Mund-Rachen-Raum des Empfängers
Aerogene Übertragung • Durch Inhalation von kleinen Tröpfchen, den Tröpfchenkernen: diese können längere Zeit und über größere Distanzen in der Luft schweben	• Bei einer offenen Tuberkulose gelangen ausgehustete Tröpfchenkerne mit Tuberkelbakterien bis in die Alveolen des Empfängers
Diaplazentare Übertragung	• Übertragung von Röteln oder einer Toxoplasmose von der infizierten Schwangeren über die Plazenta auf das Ungeborene
Indirekte Übertragung (Übertragung von der Infektionsquelle mittels eines „Übertragungsmediums" auf den Empfänger)	
Kontaktübertragung • Übertragung durch Gegenstände • Sonderform: Fäkal-orale Übertragung • Sonderform: Parenterale / hämatogene Übertragung	• Erreger gelangen über kontaminierte Instrumente in die Wunde des Pflegebedürftigen • Mit dem Stuhl ausgeschiedene Erreger gelangen über die Hände an den Mund und führen zu Darminfektionen oder Hepatitis A • Hepatitis B / C nach Stichverletzung mit infizierten Kanülen
Übertragung durch Vehikel (passive Überträger) • **Alimentär** durch Lebensmittel und Trinkwasser • **Parenteral** durch Blutprodukte und Infusionslösungen	• Salmonellen in Lebensmitteln führen zu einer Gastroenteritis; Cholera-Vibrionen aus verunreinigtem Wasser führen zu massiven Durchfällen und Erbrechen • Sepsis durch kontaminierte Blutprodukte oder Infusionen
Übertragung durch Vektoren (aktive Überträger) • Stich oder Biss von Tieren	• Übertragung von FSME-Viren durch Zeckenstich

4.2.2 Formen und Ablauf von Infektionen

Lokale und systemische Infektionen

Bleibt die Infektion auf die Eintrittspforte beschränkt, über die der Erreger in den Körper gelangt ist, spricht man von einer **lokalen Infektion** (z. B. Wundinfektion, Abszess). Es zeigen sich die örtlichen Entzündungszeichen wie Überwärmung, Schwellung, Rötung und Schmerz.

Bei einer **systemischen Infektion** (*Allgemeininfektion* oder *generalisierte Infektion*) dringen die Erreger ins Gefäßsystem ein und ziehen den gesamten Organismus in Mitleidenschaft. Leitsymptome sind Fieber, oft mit Schüttelfrost (➤ 1.4.5), allgemeines Krankheitsgefühl, Lymphknotenschwellungen und typische Organbeschwerden, z. B. Atemnot bei einer Pneumonie oder Kopf- / Gliederschmerzen bei einer Grippe. Ist der Erreger besonders virulent oder liegt eine Abwehrschwäche bei dem Pflegebedürftigen vor, kann sich aus einer lokalen Infektion eine systemische Infektion entwickeln.

VORSICHT

Beim alten Menschen denkt man evtl. zu spät an eine Infektion, da typische Warnhinweise wie Fieber oder charakteristische Schmerzen fehlen können. Stattdessen sind unspezifische Krankheitszeichen wie Apathie, Blässe, allgemeine Schwäche, Appetitlosigkeit, motorische Unruhe oder plötzliche Verwirrtheit zu beobachten. Diese sollten Anlass für eine gezielte Ursachensuche sein und nicht als Alterserscheinung fehlgedeutet werden.

Bakteriämie und Sepsis

DEFINITION

Bakteriämie: Eindringen von Bakterien in die Blutbahn.
Sepsis (*Blutvergiftung, Blutstrominfektion*): Lebensbedrohliche Allgemeininfektion mit systemischer Entzündungsantwort des Körpers.

Eine Bakteriämie ereignet sich z. B. bereits beim Legen eines venösen Katheters oder durch Mikroverletzungen der Mundschleimhaut beim Zähneputzen, aber ebenso durch Streuung aus einer Wunde. Werden die Mikroben im Blut schnell vernichtet, ohne dass sie sich vermehren oder in anderen Organen ansiedeln können, zeigt der Betroffene keine Symptome.

Werden aber von einem Entzündungsherd ständig oder periodisch Mikroorganismen (meist Bakterien, seltener Pilze, Viren oder Parasiten) in den Blutstrom gestreut und erzeugen Krankheitserscheinungen, entwickelt sich das lebensbedrohliche Krankheitsbild einer Sepsis. Entzündungsherde können z. B. ein infizierter Dekubitus, ein schwerer Blaseninfekt oder eine Peritonitis (➤ 2.10.1) sein.

SURFTIPP

Deutsche Sepsis-Gesellschaft e. V.: www.sepsis-gesellschaft.de

Komplikationen

In der Folge kann es zur Absiedlung der Erreger an verschiedenen Körperstellen (z. B. Gehirn, Herzklappen) mit schweren Organstörungen kommen. Weitere lebensbedrohliche Komplikationen sind eine Entgleisung des Gerinnungssystems (*Verbrauchskoagulopathie*

➤ 2.6.8), ein Multiorganversagen oder ein septischer Schock (➤ 2.8.6).

Symptome

Bei alten Menschen nimmt eine Sepsis häufig einen uncharakteristischen Verlauf. „Grundlose" Schwäche bis zum „Verfall" und neu aufgetretene Verwirrtheitszustände stehen im Vordergrund, die typischen Fieberschübe fehlen.

Behandlung

Bei Verdacht auf eine Sepsis sollte sofort der Haus- oder Notarzt benachrichtigt bzw. eine Krankenhauseinweisung veranlasst werden. Nach Abnahme von Blutkulturen zur Erregerbestimmung mit Erstellung eines Antibiogramms wird unverzüglich mit einer Antibiotikabehandlung begonnen. Trotz intensivmedizinischer Behandlung liegt die Sterblichkeit bei ca. 40 %, beim septischen Schock gar bei 60 %.

Epidemie, Pandemie und Endemie

Infektionskrankheiten können **sporadisch** (*vereinzelt*) auftreten oder sich rasch von Mensch zu Mensch ausbreiten. Eine Epidemie ist eine zeitlich und örtlich begrenzte Häufung von Infektionskrankheiten. Breitet sich eine Epidemie über mehrere Länder oder die ganze Welt aus, spricht man auch von einer Pandemie. Bei einer Endemie ist der Erreger in einer bestimmten Region ständig vorhanden. Dann erkranken insbesondere Kinder und Zugereiste, während fast alle Erwachsenen durch einen früheren Kontakt mit dem Erreger immun sind (➤ Tab. 4.6).

Tab. 4.6 Beispiele für Epidemie, Pandemie und Endemie.

	Örtlich begrenztes Auftreten	Zeitlich begrenztes Auftreten	Beispiele
Epidemie	×	×	• Salmonelleninfektion durch kontaminierte Lebensmittel • Influenza (Erkrankungswellen ca. alle 3–4 Jahre durch Veränderungen *innerhalb* der H- und N-Antigene)
Pandemie		×	• Influenza (ca. alle 10–20 Jahre durch *Neukombination* der N- und H-Antigene) • HIV-Erkrankung
Endemie	×		• „Kinderkrankheiten" • Malaria

Ablauf einer Infektionskrankheit

Aktive und passive Immunisierung ➤ 1.4.4

DEFINITION

Inkubationszeit (lat. incubare = *brüten*): Zeitlicher Abstand zwischen Ansteckung und Krankheitsausbruch.

Dauerausscheider: Mensch, der Krankheitserreger noch längere Zeit nach überstandener Infektionskrankheit ausscheidet und somit eine Infektionsquelle für andere Personen ist.

Nachdem die Mikroben in den Körper eingedrungen sind (Ansteckung ➤ Tab. 4.7), benötigen sie eine gewisse Zeit, um ihre Zielgewebe zu besiedeln und sich dort zu vermehren. In dieser **Inkubationszeit** zeigen die Betroffenen noch keine Anzeichen einer Infektion, können aber bereits andere Menschen infizieren.

Die Inkubationszeit kann unterschiedlich lang sein. Während die Virusgrippe eine Inkubationszeit von nur 1–3 Tagen hat, beträgt sie bei der Tuberkulose ca. 4–12 Wochen und kann bei der Lepra bis zu 20 Jahren dauern. Die meisten Infektionskrankheiten besitzen allerdings eine Inkubationszeit von wenigen Tagen bis drei Wochen. Kurz vor dem Auftreten der ersten Krankheitszeichen findet meist eine explosionsartige Vermehrung der Keime statt. Viele, v. a. virale, Infektionen sind am Ende der Inkubationszeit besonders ansteckend.

Es folgt die **Phase des Krankseins:** Der Infizierte kann nur leicht beeinträchtigt, aber auch lebensgefährlich erkrankt sein. Die Krankheit verläuft nach verschiedenen Mustern:

- **Fulminant** (mit sehr schnellem Beginn und schwerstem Krankheitsbild)
- **Akut** (mit raschem Beginn ➤ Abb. 4.21)
- **Subakut** (mit allmählichem, schwer abgrenzbarem Krankheitsbeginn)
- **Chronisch** (mit langsamem Krankheitsverlauf)
- **Rezidivierend** (wiederkehrend)

In der **Überwindungsphase** wird der Erreger aus dem Körper entfernt. Gelingt dies nicht, kommt es zum Tod des Erkrankten oder zur örtlichen Eingrenzung des Erregers (z. B. in einer Kapsel oder in einem Organ). Diese kann mit Dauerausscheidung des Keimes verbunden sein, z. B. bei der Salmonellose (➤ 2.10.15). Bei einer verminderten Abwehrlage können sich zunächst zurückgedrängte Erreger wieder vermehren und auch Jahrzehnte nach der Ersterkrankung erneut zu einer manifesten Erkrankung führen. Beispiele hierfür sind die Tuberkulose und die Gürtelrose.

Einige, v. a. virusbedingte, systemische Infektionskrankheiten hinterlassen eine lang andauernde **Immunität** (➤ 1.4.5).

4.2.3 Nosokomiale Infektionen

DEFINITION

Nosokomiale Infektion (***N****osokomial****i****nfektion = NI*, engl. ***h****ealthcare-****a****ssociated* ***i****nfection = HAI*): Laut Infektionsschutzgesetz (IfSG) „eine Infektion mit lokalen oder systemischen Infektionszeichen als Reaktion auf das Vorhandensein von Erregern oder ihrer Toxine, die im zeitlichen Zusammenhang mit einer stationären oder einer ambulanten medizinischen Maßnahme steht, soweit die Infektion nicht bereits vorher bestand."

Häufige Erreger von nosokomialen Infektionen sind Bakterien der körpereigenen Flora, wobei Infektionen mit antibiotikaresistenten Erregern (z. B. MRSA, VRE und zunehmend gramnegative Stäbchen, die gegen drei oder vier Antibiotikagruppen resistent sind > 3 bzw. 4 MRGN) zunehmen.

schäftsbereich des Bundesministeriums für Gesundheit mit den Kernaufgaben Erkennung, Verhütung und Bekämpfung insbesondere von Infektionskrankheiten. Im wöchentlich erscheinenden Epidemiologischen Bulletin finden sich die aktuellen Statistiken der meldepflichtigen Infektionskrankheiten oder Themen wie „Skabies in Heimen".

4.3 Methoden der Erregerbekämpfung

Ist es zu einer Infektion gekommen, kann z. B. durch den Einsatz von Antibiotika eine Vermehrung der Krankheitserreger im Empfänger, dem menschlichen Wirt, verhindert werden. Um jedoch Infektionsketten **frühzeitig** zu unterbrechen, Mikroben gezielt zu reduzieren oder zu vernichten und so deren Übertragung zu unterbinden, stehen Maßnahmen wie **Reinigung, Desinfektion** und **Sterilisation** zur Verfügung.

4

4.3.1 Reinigung

DEFINITION

Reinigung: Beseitigung von Schmutz (z. B. Staub und unerwünschte Rückstände) auf Oberflächen. Gleichzeitig wird ein großer Teil der Mikroorganismen beseitigt.

Man unterscheidet manuelle Reinigung (z. B. von Fußböden, Mobiliar des Pflegebedürftigen, Rollstühlen oder im Rahmen der Körperpflege) und maschinelle Reinigung (z. B. von Geschirr, Arzneimittel-Dispensern, Wäsche).

Ob Reinigungsmaßnahmen einen ausreichenden Infektionsschutz bieten, ist abhängig von der jeweiligen Situation (➤ Abb. 4.23). Durch feuchtes Wischen des Zimmerbodens mit den entsprechenden

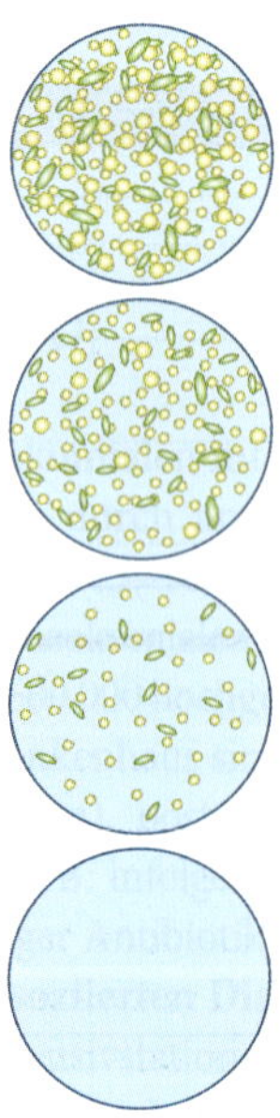

Abb. 4.23 Unterschied zwischen Reinigung, Desinfektion und Sterilisation hinsichtlich der Keimzahl. [L138]

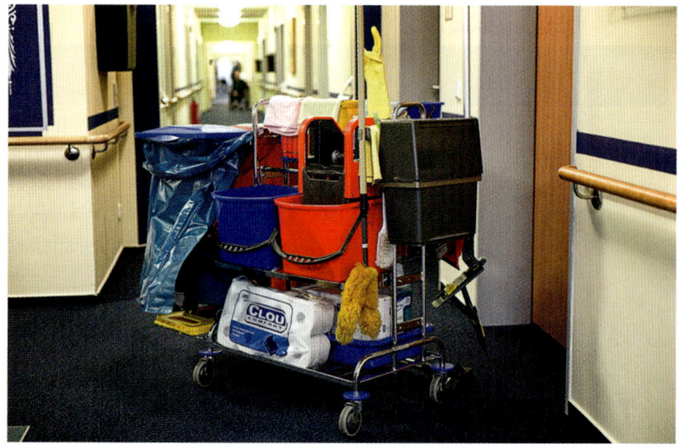

Abb. 4.24 Wisch- und Putzwagen. [K115]

Reinigungsmitteln und regelmäßige Reinigung des Umfeldes, in dem der Pflegebedürftige lebt, lässt sich angemessene Sauberkeit erzielen (➤ Abb. 4.24); der Einsatz von Geschirrspülmaschinen führt zu hygienisch einwandfreiem Geschirr. Hingegen wird die erforderliche Keimreduktion vor einem Verbandswechsel durch einfaches Händewaschen nicht erreicht. Liegen Infektionen bei einem Pflegebedürftigen vor, sind Reinigungsmaßnahmen ebenfalls nicht ausreichend.

4.3.2 Desinfektion

DEFINITION

Desinfektion: Maßnahme zur gezielten Verminderung (*Reduktion*) von Mikroorganismen auf Gegenständen, Flächen, Haut und Schleimhäuten, sodass von dort keine Infektion mehr ausgehen kann.

Mittel und Verfahren zur Desinfektion haben keimabtötende (z. B. bakterienabtötend = *bakterizid,* virusinaktivierend = viruzid) oder wachstumshemmende Wirkungen (z. B. *bakteriostatisch, virustatisch*). Vom Robert Koch-Institut wurden vier Wirkungsbereiche für die Erregerabtötung festgelegt (➤ Tab. 4.8).

Bei der Desinfektion werden Erreger der Gruppe A abgetötet und die Viren der Gruppe B teilweise inaktiviert. Da unbehüllte Viren schwerer zu inaktivieren sind als behüllte, kann es zu Wirkungslücken kommen; das Mittel ist dann nur begrenzt viruzid. Eine aus-

Tab. 4.8 Wirkungsbereiche für Desinfektionsmittel, wie sie vom Robert Koch-Institut festgelegt sind.

Gruppe	Abtötung / Inaktivierung von	Wirkung
A	• Vegetativen Bakterien (inkl. Mycobakterium tuberculosis) und Pilzen	• Bakterizid (inkl. tuberkulozid) und fungizid
B	• Viren	• Viruzid
C	• Sporen von Milzbrand (Bacillus anthracis)	• Sporizid
D	• Sporen von Gasbrand (Clostridium perfringens) und Tetanus (Clostridium tetani)	• Sporizid

reichende Keimabtötung im Wirkungsbereich C wird nur von wenigen Desinfektionsmitteln erreicht. Die besonders resistenten bakteriellen Sporen des Wirkungsbereichs D werden erst durch die Sterilisation sicher abgetötet.

Desinfektionsverfahren

Physikalische Desinfektionsverfahren basieren auf Hitze (*thermische Desinfektion*), Filtration oder Strahlung. Sie sind meist umweltverträglicher und in der Anwendung sicherer als chemische Verfahren. Bei der thermischen Desinfektion wird das Material maschinell mit heißem Wasser und Reinigungszusatz, jedoch ohne Desinfektionsmittel, gereinigt und desinfiziert. Ein Beispiel sind die Steckbeckenspülen oder in Krankenhäusern die vollautomatischen Taktbandanlagen zur Aufbereitung von Medizinprodukten.

Chemothermische Verfahren arbeiten mit niedrigeren Temperaturen von 40–60 °C und der Zugabe eines Desinfektionsmittels. Sie kommen bei der Desinfektion kontaminierter Wäsche oder in Instrumentenspülmaschinen (Reinigungs- und Desinfektionsgeräten z. B. zur Aufbereitung von temperaturlabilen Instrumenten) zum Einsatz.

Während die physikalischen Verfahren maschinell ablaufen (➢ Abb. 4.25), werden **chemische Verfahren** manuell angewendet, z. B. wenn zu desinfizierende Materialien thermische Verfahren nicht aushalten oder Haut und Schleimhaut desinfiziert werden müssen.

VORSICHT

Bei der Anwendung chemischer Desinfektionsmittel müssen bestimmte Konzentrationen, Einwirkzeiten und Temperaturen eingehalten werden. Durch Handhabungsfehler kann es zu einer unzureichenden Desinfektionswirkung und Gefährdung der Mitarbeiter kommen.

Chemische Desinfektionsmittel

Bei der Auswahl eines Desinfektionsmittels müssen neben der Anforderung an die Wirkstoffe, Mikroben mit unterschiedlicher Widerstandsfähigkeit sicher abzutöten, auch Faktoren bedacht werden, die die Desinfektionsleistung beeinträchtigen:

- Gewünscht wird ein **breites Wirkungsspektrum** gegen Bakterien, Pilze und Viren. Ist jedoch die Ausgangserregerzahl sehr hoch oder der Erreger sehr widerstandsfähig, sind nicht alle Wirkstoffe einsetzbar, oder es muss mit höheren Konzentrationen und längerer Einwirkzeit gearbeitet werden. Zu prüfen ist auch, ob das Mittel bei einer bestimmten Infektion, z. B. Tuberkulose, den Erreger nachweisbar abtötet.
- Ein **rascher Wirkungseintritt** ist erforderlich, um eine Verbreitung der Erreger von kontaminierten Flächen, Händen oder Haut zu unterbinden und um pflegerisches Handeln praktikabel zu machen. Je länger z. B. die Einwirkzeit bei der Händedesinfektion ist, desto geringer ist häufig die Akzeptanz, diese Zeit einzuhalten.
- Durch eiweißhaltige Substanzen und Seifen soll es nicht zu einer **Wirkungsbeeinträchtigung** kommen. Desinfektionsmittel haben aber unterschiedliche Wirklücken. Einige können durch Bindung mit Eiweißen, die u. a. im Blut, Stuhl, Eiter oder Erbrochenem enthalten sind, in ihrer Wirksamkeit beeinträchtigt werden (*Eiweißfehler*). Bei anderen verändert sich durch Zugabe von Reinigungslösung die desinfizierende Wirkung (*Seifenfehler*). Beides kann zu einer unzureichenden Desinfektion führen.

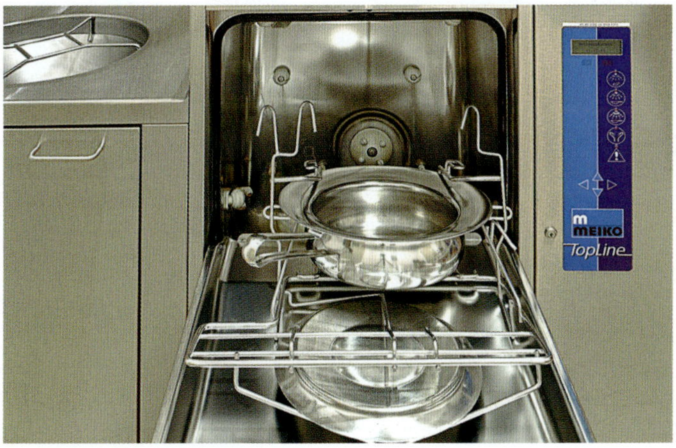

Abb. 4.25 Gerät zur Desinfektion von Steckbecken. [K115]

Desinfektionsmittel sollten zudem nicht gesundheitsschädlich sein (keine Haut- und Schleimhautreizung, keine allergisierende und toxische Wirkung), keine Materialien schädigen und umweltverträglich sein.

Die dargestellten Faktoren machen deutlich, dass ein Desinfektionsmittel selten alle Anforderungen erfüllen kann und somit im praktischen Alltag Kompromisse gefunden werden müssen.

Informationen zu Desinfektionsmitteln sind über die VAH-Liste des Verbundes für angewandte Hygiene und die IHO-Liste des Industrieverbandes für Hygiene und Oberflächenschutz zu beziehen (siehe Surftipp). Die offizielle RKI-Liste kommt zur Anwendung bei behördlich angeordneten Desinfektionsmaßnahmen im Zusammenhang mit meldepflichtigen Infektionskrankheiten.

SURFTIPP

Verbund für angewandte Hygiene e. V.: www.vah-online.de
Industrieverband für Hygiene und Oberflächenschutz: www.iho-viruzidieliste.de

Wirkstoffe zur chemischen Desinfektion

Viele chemische Stoffe können Mikroorganismen abtöten und desinfizierend wirken. Unter dem Gesichtspunkt der Praxistauglichkeit reduziert sich die Zahl einsetzbarer Stoffe erheblich (➢ Tab. 4.9).

Desinfektionsmittel für Hände, Haut, Schleimhaut und Wunden

Alkohol: Alkoholische Desinfektionsmittel werden bevorzugt zur schnellen Hautdesinfektion eingesetzt. Vornehmlicher Anwendungsbereich ist die hygienische Händedesinfektion oder die Hautdesinfektion, z. B. vor Injektionen. Daneben sind Alkohole zur Schnelldesinfektion kleinerer Flächen geeignet. Wenn das Produkt keine Begleitstoffe (z. B. Rückfetter bei Händedesinfektionsmitteln, Farb- und Duftstoffe) enthält, sind die Desinfektionsmittel hypoallergen. Alkohole wirken zuverlässig im Wirkungsbereich A, unbehüllte Viren (z. B. Polioviren) werden nicht ausreichend inaktiviert, und gegen bakterielle Sporen sind Alkohole unwirksam.

Tab. 4.9 Wirkstoffe chemischer Desinfektionsverfahren und mögliche Anwendungsbereiche.

Wirkstoff	Wirkungsbereich	Anwendungsgebiete	Vorteile	Nachteile
Desinfektion von Flächen und Instrumenten				
Aldehyde z. B. Formaldehyd, Glutaraldehyd	• A • B • C (bei erhöhter Konzentration und längerer Einwirkzeit)	• Flächen • Instrumente	• Niedrige Einsatzkonzentration • Gute Materialverträglichkeit • Umweltverträglich	• Stark Haut- und Schleimhaut reizend • Allergisierend • Eiweißfehler • Stechender Geruch
Glucoprotamin	• A • B (mit Ausnahme einiger unbehüllter Viren)	• Flächen • Instrumente	• Aldehydfrei • Gute Reinigungswirkung	• Wirkt auf die Haut ätzend
Oberflächenaktive Substanzen z. B. QAV, Amphotenside, Biguanide	• A (eingeschränkt)	• Flächen (Küche)	• Gute Reinigungswirkung • Keine Geruchsbelästigung	• Erhebliche Wirkungslücken • Eiweißfehler, Seifenfehler • Allergieprobleme u. a. durch Zusatz anderer Mittel • Mäßige Umweltverträglichkeit
Desinfektion von Händen, Haut, Schleimhaut und Wunden				
Alkohole z. B. Ethanol, Isopropanol, n-Propanol	• A • B (gegen einige unbehüllte Viren nicht ausreichend wirksam)	• Hände • Haut • Kleine Flächen	• Sehr schneller Wirkungseintritt • Rasche Abtrocknung • Gute Hautverträglichkeit • Gute Umweltverträglichkeit	• Viruzide Wirkung oft nur durch Zusätze • Hoher Eiweißfehler • Brand- und Explosionsgefahr bei Desinfektion großer Flächen
Povidonjod (*PVP-Jod*)	• A • B (bedingt viruzid)	• Haut • Schleimhaut • Wunden	• Schnelle Wirkung	• Hoher Eiweißfehler • Nicht einsetzbar in der Schwangerschaft, bei Neugeborenen und Säuglingen, bei Schilddrüsenerkrankungen, bei Jodallergie • Schlechte Umweltverträglichkeit
Polihexanid	• A • B (bedingt viruzid)	• Schleimhaut • Wunden	• Sehr gute Gewebeverträglichkeit (auch bei Langzeitanwendung auf chronischen Wunden)	• Knorpeltoxizität
Octenidin	• A • B (bedingt viruzid)	• Schleimhaut • Wunden	• schneller Wirkungseintritt • Gute Umweltverträglichkeit	• Knorpeltoxizität

Tab. 4.10 Dosierhilfen für Desinfektionsmittel. [M119]

	Messbecher und Dosiertabelle	Dosierbeutel	Dosierpumpe	Zumischgeräte
	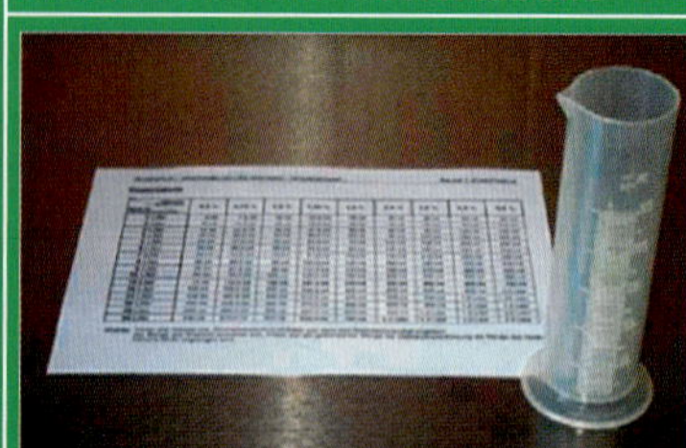	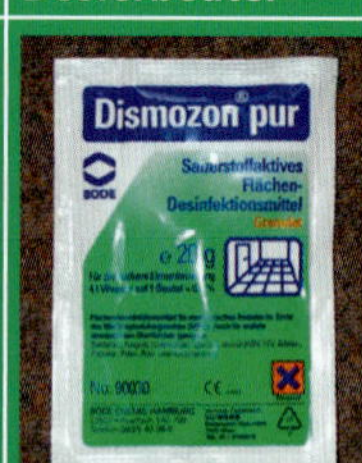	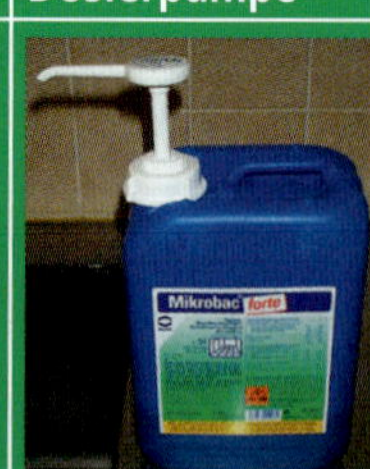	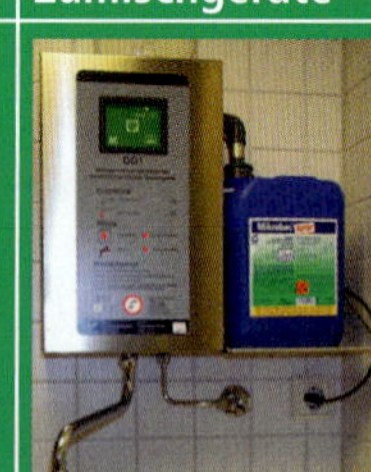
Vorteile	• Bei sachgemäßer Handhabung präzise • Preiswert	• Einfache Handhabung • Präzise	• Einfache Handhabung • Preiswert	• Sehr einfache Handhabung • Bei regelmäßiger Wartung präzise • Kontakt mit Konzentraten nur beim Wechseln des Kanisters möglich
Nachteile	• Umständlich • Gefahr des Verschüttens • Kontakt mit Konzentraten möglich	• Teuer • Kontakt mit Konzentraten möglich • Abfälle durch leere Beutel	• Auch bei sachgemäßer Handhabung häufig unpräzise • Kontakt mit Konzentraten möglich	• Sichere Funktion ist an regelmäßige Wartung gebunden • Preis für Anschaffung und Wartung vergleichsweise hoch

Antiseptika: Unter Antiseptika versteht man Substanzen, die auf Haut und insbesondere auf Schleimhäuten und Wunden keimabtötend wirken. Da Schleimhäute besonders empfindlich sind und aufgebrachte Stoffe resorbieren können, treten Nebenwirkungen wie Intoxikationen (z. B. Hemmung der Wundheilung), Allergisierung oder unzureichende Wirkung auf. So ist eine effektive Abtötung oder Inaktivierung von Krankheitserregern bei der Schleimhautantiseptik oft nur in geringerem Maße als bei einer Desinfektion möglich.

In Pflegeeinrichtungen ist die Schleimhautantiseptik überwiegend zur Blasenkatheterisierung und -pflege notwendig. Welcher Wirkstoff zur Wundantiseptik gewählt wird, ist abhängig von der Art der Wunde und der wundheilungshemmenden Wirkung verschiedener Antiseptika. Zu den verträglichen und empfohlenen Wirkstoffen von Antiseptika zählen **Povidonjod** (z. B. Braunol®, Betaisodona®), **Polihexanide** (z. B. Lavasept®, Prontosan®) und **Octenidin** (z. B. Octenisept®).

Desinfektionsmittel für Flächen und Instrumente

Aldehyde wirken zellschädigend, indem sie Eiweiße denaturieren (Denaturierung ➢ 1.1.4) und die Nukleinsäuren schädigen. Aufgrund dieser starken Reaktion mit Zellen besitzen Aldehyde ein breites Wirkungsspektrum. Sie töten auch unbehüllte Viren und – bei längerer Einwirkungszeit und in höherer Konzentration – bakterielle Sporen. Ihre allergisierende und reizende Wirkung, v. a. auf die Schleimhäute der Atemwege, erfordert eine strikte Einhaltung entsprechender Schutzmaßnahmen. Bei Formaldehyden wird eine kanzerogene Wirkung ab dem Vorliegen eines MAK-Wertes (MAK = *Maximale Arbeitsplatzkonzentration*) von 0,5 ppm (*parts per million*) diskutiert.

Glucoprotamine aus der Gruppe der Alkylamine können in vielen Fällen die problematischen Aldehyde ersetzen, besitzen jedoch nicht deren umfassenden Wirkungsbereich.

Oberflächenaktive Substanzen haben eine gute Reinigungswirkung, jedoch eine mäßige Desinfektionswirkung. Quartäre Ammoniumverbindungen (*QAV*) sind im Wirkungsbereich A nicht gegen die Tuberkuloseerreger und verschiedene gramnegative Bakterien wirksam. Sie werden häufig mit anderen Substanzen kombiniert, um die desinfizierende Wirkung zu erhöhen. In der Altenpflege werden sie gern eingesetzt, da sie geruchsneutral sind und die Reinigung ersetzen können.

Anwendung von Desinfektionsmitteln

Die in stationären und ambulanten medizinischen Einrichtungen bedeutendsten Anwendungsbereiche der chemischen Desinfektion sind:

- Hygienische Händedesinfektion (➢ 4.4.3)
- Haut-, Schleimhaut- und Wunddesinfektion
- Flächendesinfektion
- Instrumentendesinfektion

Für diese Bereiche sollte eine begrenzte Anzahl von Desinfektionsmitteln zur Verfügung stehen, die alle Mitarbeiter sicher handhaben können. Konkrete Angaben sind im Hygieneplan der Einrichtung aufgelistet, der die Herstellerangaben zur Anwendung, Einwirkzeit, Konzentration und zu Gefahrenpunkten berücksichtigt oder ggf. auf die ausführlichen heiminternen Standards verweist (➢ Tab. 4.10).

VORSICHT

Desinfektionsmittel sind in abgeschlossenen Räumen oder Schränken vor fremdem Zugriff gesichert aufzubewahren. Der freie Zugang stellt eine Gefahr für verwirrte Bewohner, aber auch für Alkoholkranke dar. Aus diesem Grund wird auf Desinfektionsmittelspender in Bewohnerzimmern und im Wohnbereich verzichtet. Ebenfalls sollten Pflegekräfte den Pflegearbeitswagen nicht frei zugänglich auf den Fluren stehen lassen, sofern sich Desinfektionslösung darauf befindet. Alternativ können sie auf die Verwendung von Kitteltaschen-Flaschen zur Mitführung von Händedesinfektionsmittel ausweichen.

Wischmethode zur Flächendesinfektion

In Bereichen eines Altenheims, in dem vorwiegend soziale Betreuung stattfindet, und in der häuslichen Pflege ist eine routinemäßige Reinigung von Flächen und Gegenständen ausreichend. Erst nach Kontamination mit potenziell infektiösem Material, wenn eine große Zahl Schwerkranker betreut werden muss oder bei Vorliegen einer Infektionskrankheit muss eine gezielte Desinfektion stattfinden.

Die Desinfektion von Flächen bezieht sich z. B. auf den Pflegearbeitswagen, Oberflächen von Geräten wie Lifter, Lagerungshilfsmittel, Betten und Nachtschränke oder den Sanitärbereich und erfolgt mittels Wischmethode. Hierbei wird die Desinfektionsmittellösung z. B. mit einem Wischmopp, Lappen oder vorgetränkten Einmaltüchern (*Wipes*) auf der Fläche verteilt. Die damit verbundenen mechanischen Kräfte wie Druck und Abrieb garantieren eine gute Desinfektionswirkung. Da viele Desinfektionsmittel gesundheitsgefährdend bei Berührung, Kontakt mit Schleimhäuten oder Einatmung sind, tragen die Ausführenden bei diesen Tätigkeiten stets geeignete Handschuhe. Die desinfizierte Fläche darf nicht nachgetrocknet werden und kann erst wieder benutzt werden, sobald sie sichtbar trocken ist.

Liegt bei einem Pflegebedürftigen eine meldepflichtige Erkrankung nach dem Infektionsschutzgesetz vor, erfolgt die Flächendesinfektion nach einem festgelegten Standard. Hierbei sind eingesetzte Desinfektionsmittel, Verfahren und Häufigkeit der Desinfektionsmaßnahmen vorgeschrieben.

Während Haut- und Schleimhautdesinfektionsmittel als gebrauchsfertige Lösung angeboten werden, liegen Flächendesinfektionsmittel oft als Konzentrat vor, aus dem erst durch Zufügen von Wasser eine Gebrauchslösung hergestellt werden muss (➢ Tab. 4.11). Dabei sind folgende Punkte zu beachten:

- Handschuhe tragen (zum Eigenschutz).
- Genaue Dosierung der Dosiertabelle entnehmen; Wasser und Desinfektionsmittel mit einem Messbecher korrekt abmessen (Überdosierung wirkt toxisch, Unterdosierung ist unwirksam).

Tab. 4.11 Empfohlene Lagerdauer für sterile Medizinprodukte nach DIN 58953–8–2003.

Verpackung	Ungeschützte Lagerung	Geschützte Lagerung
Einfach- oder Zweifachverpackung	• Zum baldigen Verbrauch (nach max. 48 Std.)	• 6 Monate, jedoch nicht länger als das Verfallsdatum
Lagerverpackung	• 5 Jahre, sofern keine andere Verfallsfrist vom Hersteller festgelegt ist	

4

- Zuerst das abgemessene kalte Wasser in das Behältnis geben und dann das abgemessene Konzentrat zufügen (kaltes Wasser verhindert die Bildung von schleimhautreizenden und übelriechenden Dämpfen, die Reihenfolge vermeidet außerdem ein Verspritzen des Konzentrats und Schaumbildung der Lösung).
- Behältnis mit einem Deckel verschließen (Wirkstoffe können nicht in die Raumluft verdampfen).

VORSICHT

Flächendesinfektionsmittel werden auch zur **Sprühdesinfektion** angeboten. Beim Sprühen bilden sich Aerosole, die die Raumluft mit gesundheitsschädlichen Stoffen belasten. Außerdem besitzt die Sprühdesinfektion meist eine mäßige Wirkung, da nur ein geringer Teil der versprühten Substanz den zu desinfizierenden Gegenstand erreicht. Von daher sollte eine Sprühdesinfektion ausschließlich bei kleinen, schlecht zugänglichen Flächen durchgeführt werden, bei denen eine Wischdesinfektion nicht möglich ist.

Instrumentenaufbereitung

Keimarm zu verwendende Medizinprodukte, z. B. Scheren und Pinzetten zum Verbandswechsel, sind nach Gebrauch nach einem geprüften (*validierten*) Verfahren aufzubereiten. Da dies die Möglichkeiten einer Altenpflegeeinrichtung häufig übersteigt, wird mittlerweile dem Einsatz von Einmalartikeln der Vorzug gegeben.

Laufende Desinfektion und Schlussdesinfektion

Die aufgeführten Anwendungen sind Maßnahmen der laufenden Desinfektion. Diese umfasst alle regelmäßig durchzuführenden Desinfektionsmaßnahmen. Sie sind im Desinfektionsplan schriftlich festgehalten, der auf jeder Station von allen an der Desinfektion Beteiligten (Pflege- und Reinigungspersonal) einzusehen ist.

Eine Schlussdesinfektion wird vorgenommen, wenn das Zimmer eines Pflegebedürftigen nach einer überstandenen Infektionskrankheit abschließend aufbereitet wird, teilweise auch standardmäßig nach Freiwerden eines Bewohnerzimmers. Dazu werden Bettwäsche und alle abnehmbaren Stoffe in verschlossenen Säcken zur Aufbereitung gegeben. Anschließend erfolgt eine gründliche Wischdesinfektion aller Gegenstände, Oberflächen und des Sanitärbereichs. Zum Abschluss wird der Boden ggf. desinfizierend gewischt.

4.3.3 Sterilisation

DEFINITION

Sterilisation: Verfahren mit dem Ziel der absoluten Keimfreiheit. Darunter sind das Abtöten und die irreversible Inaktivierung aller vermehrungsfähigen Mikroorganismen am Sterilisiergut zu verstehen.

Bei der Sterilisation werden Mikroorganismen aller vier Wirkungsbereiche (A – D) zuverlässig abgetötet bzw. inaktiviert.

Sterile Medizinprodukte

Sterile Medizinprodukte gibt es als sterile **Einmalmaterialien,** die von der Industrie in den Handel gebracht werden, und als **mehrfach verwendbare Produkte,** die in Kliniken, Pflegeeinrichtungen und Arztpraxen aufbereitet werden. Kontaminierte Gegenstände durchlaufen dort von der Reinigung, Desinfektion, Spülung, Trocknung, Verpackung bis zur Sterilisation eine Reihe aufeinander abgestimmter Schritte, bevor sie als Sterilgut freigegeben und erneut verwendet werden können.

Den rechtlichen Rahmen bilden die Empfehlungen des Robert Koch-Instituts „Anforderungen an die Hygiene bei der Aufbereitung von Medizinprodukten“, die Vorschriften des Medizin-Produkte-Gesetzes (*MPG*) und die Medizinprodukte-Betreiberverordnung.

Sterilisationsverfahren

Man unterscheidet physikalische und chemische Sterilisationsverfahren:

- Physikalisch: Dampfsterilisation, Strahlensterilisation, Filtration
- Chemisch: Gassterilisation (mit Formaldehyd oder Ethylenoxid), Plasmasterilisation

Dampfsterilisation

Bei der Dampfsterilisation (*Autoklavierung*) wirkt gesättigter, unter Druck stehender, erhitzter (*gespannter*) Wasserdampf in einer geschlossenen Kammer über eine festgelegte Zeit auf die zu sterilisierenden Gegenstände (➤ Abb. 4.26) ein. Die Wärme des Dampfes wird durch Kondensation auf die kühleren Materialien übertragen, erwärmt diese und führt so zur Denaturierung der Proteine anhaftender Mikroorganismen. Die Abtötungszeit beträgt 20 Min. bei 121 °C oder 5 Min. bei 134 °C. Die Dampfsterilisation ist ein sehr sicheres, umweltfreundliches und kostengünstiges Verfahren. Es wird in Kliniken eingesetzt, ist aber auch im kleineren Rahmen praktikabel.

Sterilisation mit Gamma-Strahlen

Dieses industrielle Verfahren wird zur Sterilisation von Einmalmaterialien wie Einwegspritzen und -kanülen oder Infusionssystemen eingesetzt.

Filtration

Lösungen zur parenteralen Anwendung (Infusionen, Arzneistoffe) müssen nicht nur steril, sondern auch pyrogenfrei sein. Bei der Filtration wird neben den Mikroorganismen auch das Zellwandmaterial der abgetöteten Erreger, die Pyrogene (*fiebererzeugende Stoffe*) aus der Lösung entfernt.

Chemische Sterilisationsverfahren

Chemische Sterilisationsverfahren werden bei thermolabilen, nicht autoklavierbaren Instrumenten oder bei technisch komplizierten Geräten (z. B. Endoskop), die aus verschiedenen Materialien aufgebaut sind, eingesetzt.

Umgang mit Sterilgut

Verpackung

Das Verpackungsmaterial für die zu sterilisierenden Produkte (*Sterilisiergut*) hat vielfachen Anforderungen zu genügen. So muss

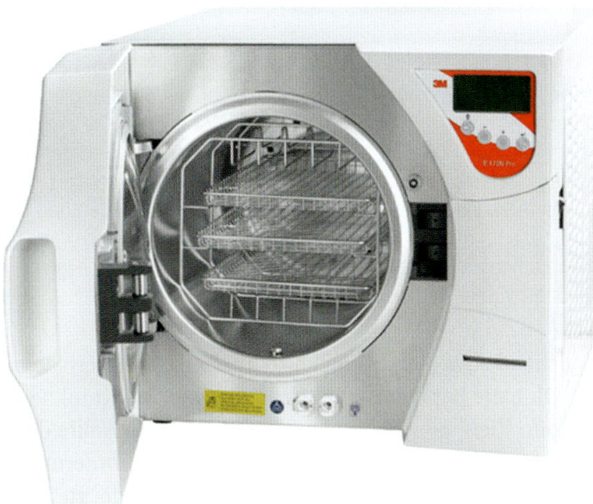

Abb. 4.26 Autoklav für die Dampfsterilisation. [V072]

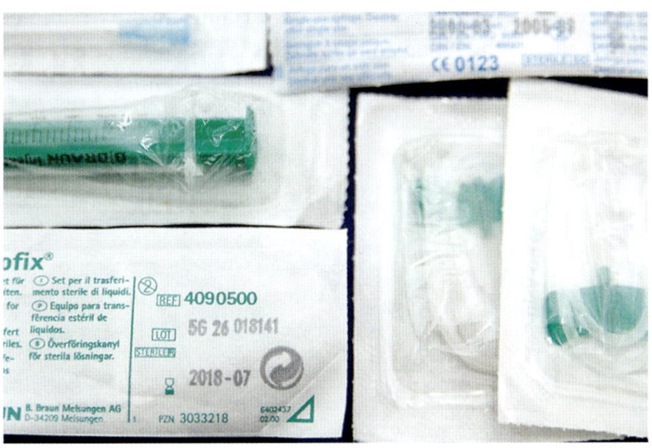

Abb. 4.27 Verschiedene sterilisierte, verpackte Gegenstände mit Sterilisationshinweisen und Verfallsdatum. [K313]

es für die Sterilisationsmittel Wasserdampf oder Gas durchlässig, gegenüber Mikroorganismen aber undurchlässig sein (➤ Abb. 4.27). Darüber hinaus muss gewährleistet sein, dass die sterilisierten Materialien (*Sterilgut*) z. B. während des Transports, der Lagerung und bei der Entnahme vor Kontamination geschützt sind.

Man unterscheidet verschiedene **Verpackungsarten.** Mit der Transportverpackung werden große Mengen steriler Produkte vom Händler zum Anwender transportiert. Die Lagerverpackung (z. B. Karton mit 50 einzeln verpackten Kompressen) enthält mehrere sterile Produkte, und in der Sterilgutverpackung befindet sich nur ein steriles Produkt. Dies kann einfach (z. B. Spritze) oder zweifach (z. B. Blasenverweilkatheter) verpackt sein.

Lagerung

Die Bedingungen der Sterilgutlagerung haben erheblichen Einfluss auf den Erhalt der Sterilität (➤ Tab. 4.11).

Um Beschädigungen der Verpackung zu vermeiden, ist das Sterilgut dunkel, trocken und staubgeschützt aufzubewahren. Geeignet sind Schränke und Schubladen, ungeeignet offene Regale oder Arbeitsflächen (➤ Abb. 4.28). Da bei ungeschützter Lagerung (z. B. auf dem Pflegearbeitswagen) das Sterilgut innerhalb von zwei Tagen verbraucht werden soll (unabhängig vom Verfallsdatum), ist generell auf eine geschützte Aufbewahrung zu achten (➤ Abb. 4.29).

Das Überschreiten des Verfallsdatums lässt sich vermeiden, wenn das Sterilgut nach dem „first-in-first-out-Prinzip" gelagert wird, d. h. neu erhaltene Artikel sind hinter die alten einzuordnen. Die Vorratshaltung ist aus hygienischen und wirtschaftlichen Gründen dem Bedarf anzupassen. Die Lagerbedingungen und die Verfallsdaten sind regelmäßig zu kontrollieren.

Arbeiten mit Sterilgut

DEFINITION

Asepsis: Angestrebter keimfreier Zustand; wird durch Maßnahmen herbeigeführt, die eine Kontamination mit Mikroorganismen ausschließen, z. B. durch die Verwendung von Sterilgut wie sterilen Tupfern, Instrumenten oder Kathetern.

Antisepsis: Maßnahmen, die die Keimzahl von vorhandenen Krankheitserregern vermindern sollen, z. B. durch gezielten Einsatz von Desinfektionsmitteln.

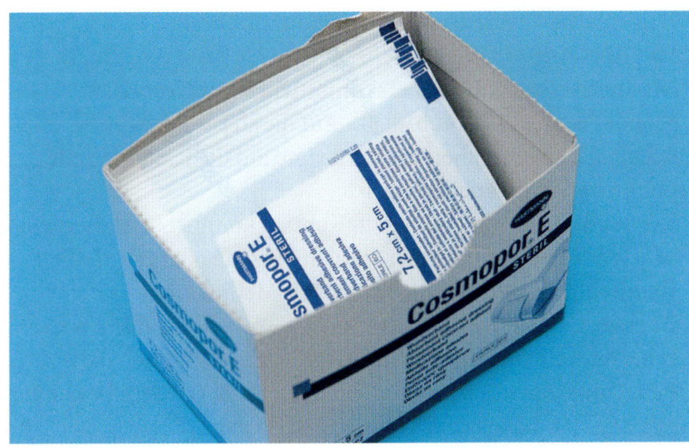

Abb. 4.28 Ungeschützte Lagerung von Sterilgutverpackungen. [K115]

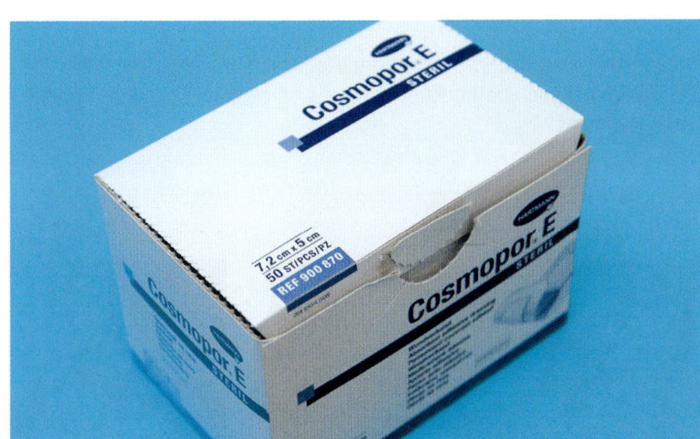

Abb. 4.29 Geschützte Lagerung von Sterilgut. Die Sterilgutverpackungen sind durch den geschlossenen Karton vor Staub, Feuchtigkeit und Sonnenlicht geschützt. [K115]

4

Der Umgang mit Sterilgut erfordert eine überlegte Organisation der pflegerischen Handlungen insbesondere bei aufwändigeren Pflegemaßnahmen, z. B. Wundversorgung oder Legen eines Blasenkatheters. Eine aseptische Arbeitsweise und Berücksichtigung antiseptischer Maßnahmen sind nötig, um eine Kontamination der sterilen Produkte zu verhindern und den Pflegebedürftigen vor einer Keimübertragung zu schützen:

- Materialien vollständig vorbereiten, um unnötiges Hinauslaufen aus dem Bewohnerzimmer wegen vergessener Materialien zu vermeiden. Kontrolle der Sterilverpackungen: Sie müssen unbeschädigt und trocken sein, das Verfallsdatum darf nicht überschritten sein.
- Information des Bewohners über den Ablauf und besondere Vorsichtsmaßnahmen (z. B. Sterilgut nicht anfassen). Bei umfangreicheren pflegerischen Maßnahmen oder unruhigen Pflegebedürftigen zu zweit arbeiten. Dabei ist eine Pflegekraft ausschließlich für das Anreichen des Sterilgutes zuständig.
- Fenster und Türen schließen, um Durchzug mit Staubaufwirbelungen zu vermeiden.
- Vorbereitung aller benötigten Materialien im Zimmer des Pflegebedürftigen auf desinfizierter, trockener Arbeitsfläche. Trennung in einen Bereich für sterile und einen Bereich für unsterile Materialien. Bereitstellen eines Abwurfs.
- Hygienische Händedesinfektionen durchführen (➤ Abb. 4.38).
- Die Sterilverpackung darf erst unmittelbar vor Gebrauch geöffnet werden (➤ Abb. 4.30). Auf die sterile Seite der Arbeitsfläche ausschließlich sterile und auf die unsterile Seite nur unsterile Materialien legen.
- Steriles darf nur mit Sterilem in Kontakt kommen: Das Sterilgut ist daher entweder mit einer sterilen Pinzette oder mit sterilen Handschuhen zu greifen („Non-touch-Methode").
- Über geöffnetem Sterilgut darf nicht gesprochen, geniest oder gehustet werden. Bei längeren Arbeiten empfiehlt sich die Benutzung eines Mund-Nase-Schutzes, auch, um dem Bewohner ggf. den Handlungsablauf erklären zu können.
- Abschließend Desinfektion der Arbeitsfläche bei Kontamination und Händedesinfektion. Entsorgung der gebrauchten Materialien.

Reinigungs-, Desinfektions- und Sterilisationsmaßnahmen mit dem Ziel der Unterbrechung von Infektionswegen sind zentrale Elemente hygienischen Handelns.

4.4 Hygienisch handeln

DEFINITION

Hygiene (griech. hygieinos = *gesund*): Lehre von der Erhaltung und Festigung der Gesundheit und der Verhütung von Krankheit. Die Hygiene in Pflegeeinrichtungen (analog zur Krankenhaushygiene) und in der häuslichen Pflege befasst sich schwerpunktmäßig mit der Prävention (*Vorbeugung*) von Infektionen, die im Zusammenhang mit dem Aufenthalt in der Einrichtung und mit der Durchführung medizinisch-pflegerischer Maßnahmen stehen. Teilgebiete sind die Arbeits- und Personalhygiene, die Umgebungshygiene und die Lebensmittelhygiene (➤ 5.6.1).

Alle Epochen haben Vorstellungen zu hygienischem Verhalten entwickelt. Oft hatte Hygiene die Gesunderhaltung und Krankheitsverhütung zum Ziel (➤ Abb. 4.31, ➤ Abb. 4.32). Sie sollte der Entstehung von Krankheiten vorbeugen, ähnlich der Forderung: „Die Hauptaufgabe der Feuerwehr ist es nicht, Brände zu löschen, sondern sie zu verhindern."

Weitere Aufgaben im Rahmen der Erfassung von umweltbedingten Gesundheitsrisiken:

- **Umwelthygiene** untersucht die Auswirkung auf die Gesundheit durch chemische Schadstoffe in Boden, Wasser, Luft und Nahrung sowie durch Klimafaktoren und Strahlung.

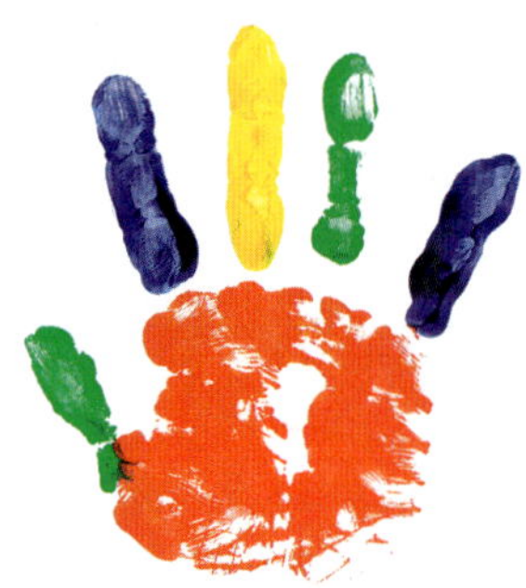

Abb. 4.31 Saubere Hände sind nicht nur gewaschen, sondern vor allem desinfiziert. [M294]

Abb. 4.32 Logo der „Aktion saubere Hände". [W953]

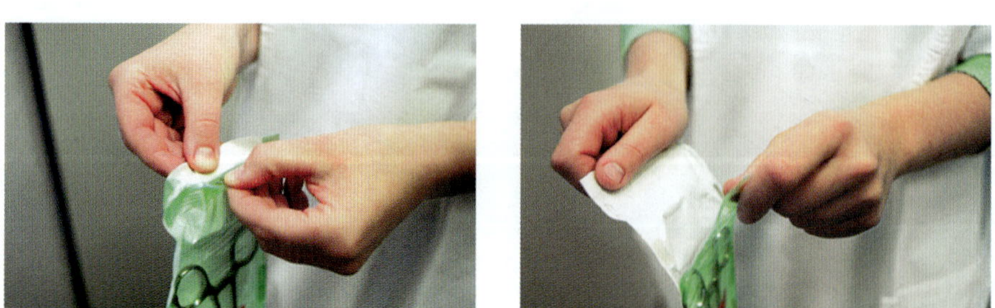

Abb. 4.30 Öffnen einer Sterilgut-Folienverpackung. Durch weites Auseinanderziehen („Peel-off") der Öffnungslaschen wird eine Kontamination des Sterilgutes vermieden. [K157]

- **Sozialhygiene** befasst sich mit den Problemen der Gesundheit des Einzelnen in der Wechselbeziehung zur Gesellschaft. Dazu zählen die Erforschung der Krankheits- und Todesursachen sowie der Folgen von Altersarmut, aber auch eine menschenwürdige Gestaltung des Arbeitsplatzes.
- **Psychohygiene** bemüht sich, schädigende Einflüsse für die Psyche fernzuhalten bzw. befähigt den Menschen, damit umzugehen. Themen sind z. B. die Verhinderung des Rückzugs (psychischer Hospitalismus) von Heimbewohnern oder das Erlernen eines gesunden Umgangs mit beruflichen Belastungen im Pflegealltag.

4.4.1 Rechtliche und organisatorische Voraussetzungen

Pflegende tragen besondere Verantwortung bei der Verhütung von Infektionskrankheiten. Sie müssen sich bewusst sein, dass sie Träger und Überträger von Mikroben sind und bei Missachtung hygienischer Prinzipien, z. B. der notwendigen hygienischen Händedesinfektion, Pflegebedürftige und auch sich selbst gefährden. Anspruch auf ein sicheres hygienisches Umfeld haben insbesondere die Pflegebedürftigen, die selbst nicht mehr für ihren ausreichenden Schutz sorgen können.

Pflegende haben Anspruch auf einen sicheren Arbeitsplatz. Dazu zählen u. a. die innerbetriebliche Organisation von Arbeitsschutzmaßnahmen, die Bereitstellung der persönlichen Schutzausrüstung und die Durchführung von Schutzimpfungen.

> Wenn Sinn und Zweck hygienischer Maßnahmen nicht deutlich sind und das Grundwissen bezüglich Infektionsprävention nicht ausreicht, steigt nachweisbar das Risiko für nosokomiale Infektionen. Förderung des Bewusstseins für Gefahren, kontinuierliche Qualifikation der Mitarbeiter und die Bereitstellung der erforderlichen Materialien sind Aufgaben des Trägers. Aufgabe der Pflegenden ist es, diese Angebote zu nutzen und eigenverantwortlich umzusetzen.

Vorgaben zur Verhütung von Infektionen in Altenpflegeeinrichtungen werden in externen Regelwerken wie Gesetzen, Verordnungen oder Empfehlungen sowie in internen Regelwerken wie dem heimspezifischen Hygieneplan formuliert. Verantwortlich für die Umsetzung sind der Träger und die Leitung einer Einrichtung.

Externe Regelwerke

Das **Heimgesetz** (*HeimG*) weist gezielt darauf hin, dass eine stationäre Pflegeeinrichtung nur betrieben werden darf, wenn Träger und Leitung „einen ausreichenden Schutz der Bewohnerinnen und Bewohner vor Infektionen gewährleisten und sicherstellen, dass von den Beschäftigten die für ihren Aufgabenbereich einschlägigen Anforderungen der Hygiene eingehalten werden".

Das **Infektionsschutzgesetz** (*IfSG*) räumt der Prävention übertragbarer Krankheiten besondere Bedeutung ein (§§ 1 und 3) und betont dabei die Eigenverantwortung des Trägers und der Mitarbeiter. Neben der Meldepflicht (➤ 4.2.4) regelt das Infektionsschutzgesetz u. a. in § 36 die „Einhaltung der Infektionshygiene in Gemeinschaftseinrichtungen" und „Gesundheitliche Anforderungen an das Personal beim Umgang mit Lebensmitteln" (§§ 42, 43 ➤ 5.6.1).

Zu Fachfragen finden Pflegende Empfehlungen der **Kommission für Krankenhaushygiene und Infektionsprävention** (*KRINKO*) des Robert Koch-Instituts, u. a. zur Infektionsprävention in Heimen, zur Händehygiene oder zur Prävention der nosokomialen Pneumonie und katheterassozierter Harnwegsinfektionen. Die Empfehlungen sind evidenzbasiert und haben verbindlichen Charakter.

Mit dem Schutz des Arbeitnehmers befassen sich die Berufsgenossenschaften. Neben der gesetzlichen Unfallversicherung hat der Staat sie per Gesetz mit der Unfallverhütung und dem Arbeitsschutz betraut. Im **Berufsgenossenschaftlichen Vorschriften- und Regelwerk** (*BGVR*) schreiben sie z. T. sehr detailliert vor, welche Maßnahmen und Vorrichtungen der Arbeitgeber zum Schutz seiner Mitarbeiter in die Wege leiten bzw. zur Verfügung stellen muss. Auch die Sorgfaltspflichten der Mitarbeiter sind genau definiert. Die „Berufsgenossenschaft für Gesundheitsdienst und Wohlfahrtspflege" ist für die nichtstaatlichen Einrichtungen im Gesundheitsdienst und in der Wohlfahrtspflege zuständig – und damit für einen überwiegenden Teil des Altenpflegepersonals.

SURFTIPP

Spitzenverband der Deutschen Gesetzlichen Unfallversicherung (DGUV): www.dguv.de
Berufsgenossenschaft für Gesundheitsdienst und Wohlfahrtspflege (*BGW*): www.bgw-online.de

Die **Biostoffverordnung** (*BioStoffV*) soll die Sicherheit des Arbeitnehmers im Umgang mit gefährdenden Biostoffen gewährleisten. Unter biologischen Arbeitsstoffen werden u. a. Mikroorganismen verstanden, die beim Menschen Infektionen hervorrufen können. In der stationären und ambulanten Pflege sind dies vornehmlich Erreger in Ausscheidungen, Blut und Sekreten, mit denen Pflegekräfte bei medizinisch-pflegerischen Tätigkeiten in Kontakt kommen (➤ Abb. 4.33). Der Arbeitgeber ist verpflichtet, eine Gefährdungsbeurteilung vorzunehmen und die Risiken für seine Mitarbeiter zu senken, z. B. durch das Bereitstellen persönlicher Schutzausrüstung.

Hygieneplan

DEFINITION

Hygieneplan: Enthält die hausinternen Standards und Arbeitsanweisungen zur Personal- und Arbeitshygiene, zur Umgebungshygiene, zu Hygienemaßnahmen im Infektionsfall bzw. bei Krankheitsausbruch, zur Durchführung invasiver Maßnahmen (z. B. Katheterisierung, Umgang mit Pen), konkrete Pläne zur Reinigung, Desinfektion (➤ Tab. 4.12) und Sterilisation sowie zur Ver- und Entsorgung in den einzelnen Arbeitsbereichen entsprechend der Infektionsgefährdung. Der Hygieneplan legt fest, welcher Personenkreis mit den jeweiligen Maßnahmen beauftragt wird und wer die Durchführung der Hygienemaßnahmen zu überwachen hat.

4

Betriebsanweisung gemäß §12 BioStoffV für Arbeitsbereiche in der stationären Pflege

betr. Tätigkeiten der Grund- und Behandlungspflege

Biologischer Arbeitsstoff

Fakultativ oder obligat pathogene Mikroorganismen, d.h. Bakterien, Pilze, Protozoen oder Viren, die an Blut, menschliche Sekrete oder Ausscheidungen gebunden sind, wie z.B.

- mögliche Florabestandteile (Streptokokken, Staphylokokken, Darmbakterien, Candidapilze etc.)
- multiresistente Bakterien (MRSA, ESBL, VRE)
- Viren (Noro-, Rota-, Hepatitisviren, HIV, Influenzaviren etc.)
- weitere Verursacher von Infektionskrankheiten (Salmonellen, Tuberkuloseerreger, Toxoplasmoseerreger)

Gefahren für Mensch und Umwelt

Mikroorganismen können Infektionen über folgende Aufnahmewege hervorrufen:

- **Eindringen:** Aufnahme über Durchdringung der Haut (z.B. Stichverletzung), Wunden, Schleimhäute oder die nicht intakte Haut (z.B. bei Ekzemen)
- **Verschlucken:** Aufnahme über den Mund (z.B. über kontaminierte Lebensmittel)
- **Einatmen:** Aufnahme von kleinsten Tröpfchen oder Stäuben über die Atemwege (z.B. beim Husten, Niesen oder Erbrechen eines Bewohners).

Schutzmaßnahmen und Verhaltensregeln

- Die Vorgaben des **Hygieneplanes** einhalten.
- **Arbeitsmedizinische Vorsorge** wahrnehmen.
- Empfohlene arbeitsmedizinische **Schutzimpfungen** beachten
- **Im Arbeitsbereich:** Keine Lebensmittel aufbewahren, nicht essen*, nicht trinken*, nicht rauchen.
- **Handschutz:** Flüssigkeitsdichte Schutzhandschuhe, z.B. aus Latex (puderfrei) oder Vinyl, bei möglichem Kontakt mit Blut, menschlichen Sekreten oder Ausscheidungen. Hautschutz- und Handschuhplan anwenden.
- **Mehrlagigen Mund-Nasenschutz:** Bei medizinisch-pflegerischen Maßnahmen, bei denen es zu einer Aerosolbildung kommen kann (z.B. endotracheales Absaugen)
- **Atemschutz** (FFP 2/3-Masken): Beim Umgang mit Bewohnern, die an aerogen übertragbaren Infektionen erkrankt sind, wie z.B. Tuberkulose.
- **Körperschutz:** Flüssigkeitsdichte Schürze, wenn mit einem Durchnässen der Kleidung zu rechnen ist (z.B. Versorgung inkontinenter Bewohner); langärmlige Schutzkittel, wenn mit einer Kontamination der im Dienst getragenen Kleidung zu rechnen ist. Angefeuchtete oder kontaminierte Kleidung ist sofort zu wechseln.
- **Beschäftigungsbeschränkungen** für Jugendliche und Schwangere beachten.
- **Entsorgung von „Sharps“:** Spitze, scharfe oder zerbrechliche Arbeitsgeräte zur einmaligen Verwendung (Nadeln, Skalpelle etc.) sind unmittelbar nach Gebrauch in stich- und bruchsicheren Behältnisse zu entsorgen.

* Eine Ausnahme stellt das pflegerisch oder therapeutisch begründete gemeinsame Essen mit den Bewohnern dar.

Verhalten im Gefahrenfall

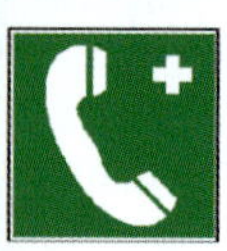

Bei absehbaren Gefahren im Zuge der Grund- und Behandlungspflege sowie im Rahmen der Infektionsintervention ist die entsprechende persönliche Schutzausrüstung gemäß den Ausführungen des Hygieneplanes zu verwenden.

Desinfektion und Reinigung kontaminierter Flächen gemäß den Vorgaben der Reinigungs- und Desinfektionspläne.

Jeder mit biologischen Arbeitsstoffen einhergehende Arbeitsunfall (z.B. Nadelstichverletzung) ist nach erfolgter Erster Hilfe und sofortiger Information der Pflegedienstleitung unverzüglich unfallärztlich zu behandeln und nachrichtlich dem betriebsärztlichen Dienst mitzuteilen. Ein bekannter Infektionsstatus des betreffenden Bewohners (z.B. HIV, Hepatitis C etc.) ist dem Unfallarzt sofort mitzuteilen.

Wichtige Telefonnummern:

Unfallärztliche Versorgung (D-Arzt): ____________________

Betriebsärztlicher Dienst: ____________________

Notfall: ____________________

Erste Hilfe

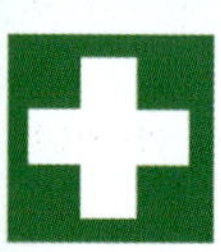

Bei Verletzung oder Kontamination mit infektiösen Materialien oder Körperflüssigkeiten:

- **Intakte Haut bzw. Hände:** Wenn möglich mit einem mit Händedesinfektionsmittel getränkten Einmaltuch (z.B. Haushaltstuch) reinigen, dann waschen bzw. mit Wasser spülen, abtrocknen und anschließend mit Händedesinfektionsmittel desinfizieren. Ggf. verunreinigte Kleidung wechseln.
- **Nicht intakte (ekzematöse) Haut:** Unter kaltem, fließenden Wasser intensiv spülen, dann unfallärztliche Versorgung.
- **Auge / Augenschleimhäute:** Unter kaltem, fließenden Wasser bei geöffnetem Lidspalt intensiv spülen, dann unfallärztliche Versorgung.
- **Verschlucken:** Ggf. Mund mehrmals mit kaltem, fließenden Wasser ausspülen, dann Unfallärztliche Versorgung.
- **Wunde:** Blutung anregen (> 1 min.), danach mit Hautdesinfektionsmittel desinfizieren, dann unfallärztliche Versorgung.

Abb. 4.33 Beispiel einer Betriebsanweisung gemäß Biostoffverordnung. [M119]

Tab. 4.12 Auszug aus einem Hygieneplan der BGW: Desinfektions- und Reinigungsvorgaben.

Was?	Wann?	Wie?	Womit?	Wer?
Hautdesinfektion und Schleimhautantiseptik				
Hautdesinfektion	• Risikogruppe 1: vor s. c.-Injektion (inkl. Pen), Lanzettenblutentnahme, i. v.-Blutentnahme und -Injektion, Impfung • Risikogruppe 2: vor i. m.-Injektion, s. c.-Punktion mit anschließender Infusion, Punktion einer Port-Kammer • Bei Verbandswechsel (Indikation beachten)	• keimarme Handschuhe bei Lanzettenblutentnahme, i. v.-Punktion, i. m.-Injektion, s. c.-Infusion; sterile Handschuhe bei Port-Punktion • Haut absprühen bzw. abreiben (bei i. m.-Injektion, s. c.-Infusion, Port-Punktion und Wundrändern mit sterilen, sonst keimarmen Tupfern) • Haut trocknen lassen	Alkoholisches Hautdesinfektionsmittel, gebrauchsfertig	• Pflegende • Ärzte
Schleimhautantiseptik	• Bei Verbandswechsel (Indikation beachten) • vor Blasenkatheterismus	• Schleimhautbereich mehrfach mit sterilen Tupfern benetzen • Nicht nachtrocknen	• PVP-Jod-Präparat, gebrauchsfertig • Bei Kontraindikation: Octenidin, gebrauchsfertig	• Pflegende • Ärzte
• Vor allen Tätigkeiten hygienische Händedesinfektion durchführen. • Einwirkzeit entsprechend Herstellerangaben beachten.				
Pflegeutensilien und Flächen				
Waschschüsseln, Nierenschalen	Nach Gebrauch	• Mit Tuch desinfizierend reinigen • Einwirkzeit: bis angetrocknet • Vor erneuter Benutzung mit Wasser ausspülen	• Aminhaltiges Flächendesinfektionsmittel	Pflegende
Steckbecken, Urinflaschen	Nach Benutzung	Aufbereitung erfolgt in Steckbeckenspüle	Thermisch	Pflegende
Fußböden	• Täglich • Desinfektion nach Kontamination	• Feucht wischen • Bei Kontamination: Wischdesinfektion, nicht nachtrocknen • Anschließend Räume lüften	• Reinigungslösung • Bei Kontamination: aminhaltiges Flächendesinfektionsmittel	• Reinigungspersonal • Bei Kontamination: ggf. Pflegende
Gemeinschaftlich genutzte Sitz-, Dusch- und Badewannen	• Nach Benutzung • Bei Bewohnern mit erhöhtem Infektionsrisiko vor und nach Gebrauch	• Reinigende Wischdesinfektion • Einwirkzeit: bis angetrocknet • Vor erneuter Benutzung mit Wasser ausspülen	• Aminhaltiges Flächendesinfektionsmittel	• Reinigungspersonal • Pflegende
Arbeitsflächen	• Mindestens 1× täglich • Vor Zubereitung von z. B. Injektionen • Nach Kontamination	• Wischdesinfektion mit Einmaltuch • Einwirkzeit: bis angetrocknet	• Alkoholisches Flächendesinfektionsmittel zur Schnelldesinfektion, gebrauchsfertig	Pflegende
• Beim Umgang mit Flächendesinfektionsmitteln sind grundsätzlich Schutzhandschuhe zu tragen. • Dosierung (bei aminhaltigen Flächendesinfektionsmitteln: Gebrauchslösung durch Verdünnen mit Wasser in der notwendigen Konzentration ansetzen); Einwirkzeit entsprechend Herstellerangaben.				

Infektionsschutzgesetz und Unfallverhütungsvorschriften verpflichten die Träger von Pflegeeinrichtungen, verbindliche Hygienevereinbarungen in Form eines Hygieneplans zu erstellen. Als internes Regelwerk ist er individuell an die Rahmenbedingungen der Einrichtung angepasst und bietet mit seinen konkreten Handlungsvorgaben eine große Hilfe für hygienisch korrektes Arbeiten, z. B. für Pflegebereich, Hauswirtschaft, Küche oder Haustechnik. Die Festlegung von Qualitätsanforderungen, deren konsequente Umsetzung sowie eine kontinuierliche Kontrolle ermöglichen als Instrumente der Qualitätssicherung ein zielgerichtetes Handeln hinsichtlich der Infektionsverhütung.

Die in dem Plan beschriebenen Hygienehandlungen und -vorkehrungen besitzen den Status einer Dienstanweisung; sie müssen für alle Mitarbeiter einsehbar sein (z. B. in Hygieneordner oder Intranet).

Hygienekommission und Hygienebeauftragter

Einige Länderverordnungen schreiben die Einrichtung von Hygienekommissionen verbindlich vor, wobei sich z. B. Einrichtungen eines Trägers übergreifend zusammenschließen können. Zu den Mitgliedern der Hygienekommission zählen insbesondere der Träger der Einrichtung, Hygienebeauftragte sowie eine Vertretung des Pflegepersonals; weitere Fachkräfte wie etwa ein Infektiologe, Vertreter der technischen und Wirtschaftsleitung, können hinzugezogen werden. Der Hygieneplan wird üblicherweise von den Hygienebeauftragten der Einrichtung erarbeitet und aktualisiert. Weitere Aufgaben sind die interne Hygieneberatung und -kontrolle sowie die Mitwirkung bei regelmäßigen Schulungen der Mitarbeiter.

SURFTIPP

Bayrischer Rahmenhygieneplan für Infektionsprävention in stationären Einrichtungen für ältere Menschen und pflegebedürftige Volljährige (Juni 2014): www.lgl.bayern.de/downloads/gesundheit/hygiene/doc/rahmenhygieneplan.pdf

Erst das Zusammenspiel von behördlichen Vorgaben und professioneller Ausführung der Pflege ergibt einen Maßnahmenkatalog, der Pflegebedürftige und Pflegende vor Infektionen schützt.

4.4.2 Mitarbeiterschutz

Pflegende sind im Rahmen ihrer beruflichen Tätigkeit unterschiedlichen Infektionsrisiken ausgesetzt: Bei einer Lebensmittelvergiftung, einem Infektionsausbruch durch Noroviren oder Skabies sind neben den Pflegebedürftigen häufig auch die Pflegefachkräfte betroffen. Hinzu kommt die Gefahr der Erregerübertragung, z.B. durch Kontakt mit Ausscheidungen oder hämatogen bei Kanülenstichverletzungen. Aufgabe der **Arbeitshygiene** ist es, Arbeitsabläufe so zu gestalten, dass sie die Gesundheit des Personals nicht gefährden.

Prävention von Kanülenstichverletzungen

Bei ihrer beruflichen Tätigkeit verletzen sich Pflegende immer wieder an benutzten Kanülen oder Lanzetten. Ein Infektionsrisiko besteht insbesondere bei der Übertragung folgender viraler Erreger:

- Hepatitis B-Virus (*HBV*)
- Hepatitis C-Virus (*HCV*)
- HI-Virus (*HIV*)

Maßnahmen, die das Risiko minimieren:

- Konzentrierte Arbeitsweise und korrekte Injektionstechnik
- Tragen von Schutzhandschuhen: hierdurch wird zwar nicht die Verletzung verhindert, jedoch gelangt weniger Erregermaterial in die Wunde
- Verwendung von Sicherheitskanülen und Sicherheitsfertigspritzen
- Nach Gebrauch kein Wiederaufsetzen der Schutzkappe auf die Kanüle (*Recapping*)
- Kanüle direkt nach Benutzung in durchstichfestem Behältnis entsorgen (➤ Abb. 4.34)
- Volle Entsorgungsbehälter sicher verschließen, „Nachstopfen" unterlassen

Verhalten nach Stichverletzung

Sofortmaßnahmen

- Blutfluss durch Druck auf das umliegende Gewebe fördern (mindestens 1 Min.).
- Intensive Spülung des Wundgebietes und Desinfektion mit einem alkoholischen Hautdesinfektionsmittel.
- Umgehend Durchgangs- / Betriebsarzt aufsuchen und den Arbeitsunfall melden. Dieser nimmt eine Risikoeinschätzung vor und leitet die weitere Diagnostik und Therapie ein.

Das **Infektionsrisiko** ist u.a. abhängig von dem Infektionsstatus des Pflegebedürftigen, dem Immunstatus der verletzten Pflegekraft, der Verletzungstiefe und dem Zeitpunkt, an dem die Maßnahmen einsetzen. Besonders groß ist die Infektionsgefahr für Hepatitis B, da bereits minimale Blutmengen für eine Erregerübertragung ausreichen. Das Risiko sich mit dem HI-Virus zu infizieren, ist insgesamt gering.

Postexpositionsprophylaxe

Vom Arzt werden ggf. Blutuntersuchungen des Pflegebedürftigen und der Pflegekraft veranlasst, um den aktuellen HBV-, HBC- und HIV-Status zu ermitteln. Bei unsicherem Impfschutz gegenüber Hepatitis B wird aktiv und passiv geimpft, für Hepatitis C ist dies nicht möglich. Eine medikamentöse **Postexpositionsprophylaxe** (*PEP, Vorbeugung nach einer möglichen Kontamination mit dem Erreger*) wird bei bestehendem Risiko für eine HIV-Infektion eingeleitet.

Schutzimpfung

Aktive und passive Immunisierung ➤ 1.4.5

Schutzimpfungen sind die wichtigsten und wirksamsten Präventionsmaßnahmen, die der Medizin zur Verfügung stehen. Deshalb nimmt § 20 des Infektionsschutzgesetzes deutlich Stellung zur Bedeutung von Schutzimpfungen und anderen spezifischen Maßnahmen zur Prophylaxe übertragbarer Erkrankungen. Die **Ständige Impfkommission** (*STIKO*) am Robert Koch-Instituts gibt regelmäßig Impfempfehlungen zur Grundimmunisierung, zu Auffrischimpfungen, Indikationsimpfungen und **Impfungen aufgrund eines erhöhten beruflichen Risikos** heraus. Aus der letzten Gruppe werden folgende Impfungen für die Beschäftigten in der Altenpflege empfohlen: Masern-, Mumps-, Röteln-, Pertussis-, Varizellen-, Hepatitis A- und B-Impfung sowie die jährliche Influenza-Impfung. Sie sollen neben dem Eigenschutz das Risiko ausschalten, dass Pflegende eine mögliche Infektionsquelle für ungeimpfte Pflegebedürftige darstellen.

4.4.3 Standardhygiene

DEFINITION

Standardhygiene: Maßnahmen, die bei der Versorgung **jedes Pflegebedürftigen** zu berücksichtigen sind, um ihn vor exogener Keimübertragung zu bewahren, aber auch, um die Pflegenden und weitere Bewohner vor potenziell pathogenen Erregern zu schützen.

Maßnahmen der Standardhygiene bilden die Basis der Infektionsprävention. Sie sind in den meisten Fällen ausreichend, um Infektionswege sicher zu durchbrechen. Dazu zählen u. a.:

- Einsatz von Schutzkleidung (mit gezieltem Handschuhwechsel, Benutzen von Schutzkittel / Plastikschürze, ggf. Tragen von Mund-Nasen-Schutz oder Schutzbrille)
- Händehygiene
- Reinigung, Desinfektion (Desinfektion bewohnernaher Flächen), Sterilisation

Abhängig von den Übertragungswegen und der Virulenz der Erreger sind bei einigen Infektionserkrankungen zusätzliche Maßnahmen der Expositionsprophylaxe notwendig, z. B. die Isolierung eines infizierten Menschen.

Bei der Einhaltung der Standardhygiene sind neben der persönlichen Verantwortung der einzelnen Mitarbeiter rechtliche Vorgaben zu beachten, z. B. die Hinweise zur Hygiene der Berufsgenossenschaft (➤ Abb. 4.34).

Standardhygiene umfasst u. a. die im Folgenden genannten Bereiche.

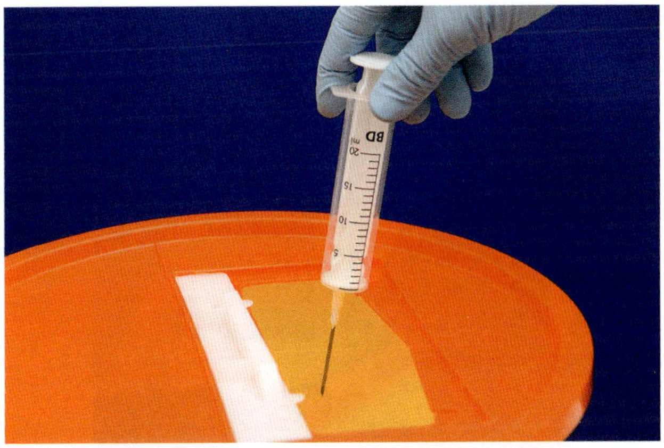

Abb. 4.34 Zur sicheren Entsorgung spitzer und scharfer Gegenstände verwenden Pflegekräfte durchstichfeste und verschließbare Behälter. [K115]

Individualhygiene und Arbeitskleidung

Generelle Voraussetzung ist ein sauberes und gepflegtes Erscheinungsbild, um deutlich zu machen, dass hygienisches Arbeiten eine Selbstverständlichkeit bei der Betreuung der Pflegebedürftigen ist. Weitere Maßnahmen sind:

- Lange **Haare** sind so zusammenzubinden, dass sie bei pflegerischen Tätigkeiten nicht in Kontakt mit Pflegebedürftigen gelangen, sei es bei einem Verbandswechsel mit Kontamination der Wunde, bei der Inkontinenzversorgung oder bei der Essenseingabe durch das Herabhängen in die Speisen. Ebenso sollte auf die oft unbewussten Hand-Haar-Kontakte geachtet werden: ein Zurückstreichen der Haare aus der Stirn oder hinter das Ohr während aseptischer Tätigkeiten ist zu vermeiden.
- **Schmuckverzicht** ist bei allen medizinisch-pflegerischen Maßnahmen obligatorisch: (Ehe-)Ringe, Armbänder, Freundschaftsbändchen, aber auch Uhren an Händen und Unterarmen behindern eine sachgerechte Händedesinfektion. Zudem können Ringe Handschuhperforationen verursachen. **Fingernägel** sind unlackiert sowie kurz und rund geschnitten zu tragen (mit den Fingerkuppen abschließend); künstliche Nägel (Keimreservoir) sind nicht erlaubt. Weiterhin ist davon auszugehen, dass Pflegende schon einmal auf die notwendige Händedesinfektion verzichten, um Schmuck und Nägel zu schonen.
- **Piercings** müssen verheilt und infektionsfrei sein.
- **Arbeitskleidung** (auch: *Berufskleidung, Dienstkleidung* ➤ Abb. 4.35), meist kurzärmelige Kasacks und Hosen, ist während der beruflichen Tätigkeit anstelle der Privatkleidung zu tragen. Sie dient dazu, Berufsangehörige kenntlich zu machen, hat aber nicht die gleiche Schutzfunktion wie die persönliche Schutzausrüstung. Häufig stellt der Arbeitgeber die Arbeitskleidung; in einigen Bereichen wie der häuslichen Pflege, in Wohngruppen, in Hospizen oder Pflegeoasen wird vermehrt private Kleidung getragen. Gestellte oder private Arbeitskleidung ist regelmäßig zu wechseln und nur während der Dienstzeit zu tragen. Sie muss bei mindestens 60 °C waschbar sein; für die Reinigung kontaminierter Kleidung ist der Arbeitgeber zuständig.

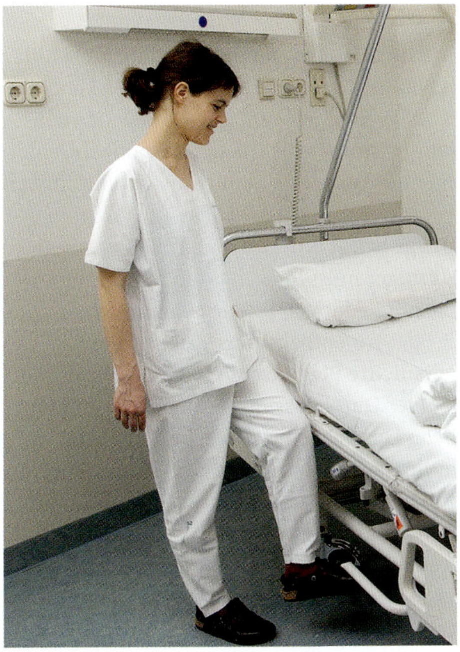

Abb. 4.35 Berufskleidung von Pflegekräften besteht meist aus Kasack (Oberteil) und Hose. Die Textilien müssen bei mindestens 60 °C waschbar sein. [K115]

Aus Gründen der Corporate Identity (*Erscheinungsbild eines Unternehmens in der Öffentlichkeit*) kann ein Träger weitere Regeln zum Tragen von Schmuck und einheitlicher Arbeitskleidung sowie ein Piercing-Verbot erlassen.

Persönliche Schutzausrüstung

Wenn Pflegende einer erhöhten Infektionsgefahr ausgesetzt sind oder vor toxischen Stoffen geschützt werden sollen, muss

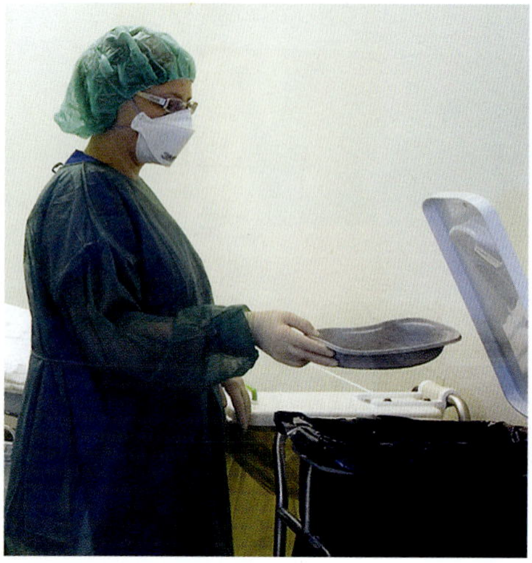

Abb. 4.36 Persönliche Schutzausrüstung. [K115]

zusätzlich zur Berufskleidung die persönliche Schutzausrüstung (*PSA*) getragen werden (➢ Abb. 4.36). Dies kann ebenfalls zum Schutz des Pflegebedürftigen notwendig werden, z. B. wenn dieser abwehrgeschwächt ist oder Pflegende an einer Erkältung leiden. Folgende Teile der Schutzausrüstung stehen zur Verfügung:

- **Langärmelige Schutzkittel,** z. B. für die Versorgung infizierter Pflegebedürftiger müssen nach Gebrauch entsorgt werden. Es ist unzulässig, mit benutzten Kitteln Gemeinschaftsräume wie Speisesäle oder Aufenthaltsräume zu betreten.
- **Flüssigkeitsdichte Plastikschürzen** müssen verwendet werden, wenn mit einer Durchnässung der Berufskleidung zu rechnen ist, z. B. beim Duschen eines Pflegebedürftigen.
- **Handschuhe** tragen Pflegekräfte zur Vermeidung von Hautkontakten mit infektiösen oder gefährlichen Stoffen, z. B. bei Arbeiten im Zusammenhang mit Ausscheidungen oder der Vorbereitung einer Desinfektionslösung.
- **Mund-Nase-Schutzmasken** sind z. B. während einer endotrachealen Absaugung oder bei der Pflege von Bewohnern mit Atemwegsinfekten zu tragen. Besteht die Gefahr einer aerogenen Erregerübertragung, z. B. bei einer offenen Tuberkulose, schützt eine besonders dichte **Atemschutzmaske** vor den infektiösen Aerosolen. Beim Tragen der Masken müssen Mund und Nase vollständig bedeckt sein. Wird der Schutz abgenommen, darf er nicht erneut angelegt werden.
- **Schutzbrillen** sind anzulegen, wenn z. B. bei Pflegehandlungen infektiöse Blut- und Sekretspritzer oder beim Umgang mit Reinigungs- und Desinfektionsmitteln Chemikalien in die Augen gelangen können.
- **Haarschutz** ist z. B. bei der Versorgung großflächiger Wunden oder im Rahmen der Lebensmittelhygiene anzulegen.

Die Schutzausrüstung wird nur während der Dauer einer Pflegehandlung bewohner- und situationsbezogen angelegt. Der Träger einer Einrichtung muss für die verschiedenen Arbeitsbereiche eine Gefährdungsbeurteilung vornehmen und seinen Mitarbeitern die entsprechenden Materialien zur Verfügung stellen.

Händehygiene

Eine konsequent durchgeführte, hautschonende Händehygiene ist mit Abstand die wichtigste prophylaktische Maßnahme zur Vermeidung nosokomialer Infektionen sowie zum Eigenschutz.

Die Händehygiene (➢ Tab. 4.13) umfasst:

- Hautpflege und Hautschutz
- Händewaschen
- Händedesinfektion (➢ 4.3.2)
- Einsatz von Handschuhen

Hautpflege und Hautschutz

Hautpflege und **Hautschutz** sind berufliche Pflichten zur Gesunderhaltung der Haut, denn die Hände sind das wichtigste Arbeitsinstrument der Pflegenden.

Verletzungen der Haut, z. B. kleine Risse, bieten ein Reservoir für Mikroben und können Eintrittspforte für Infektionserreger, aber auch selbst Infektionsquelle (z. B. Nagelbettentzündung) sein. Ein spezieller Hautschutz ist vor allem vor längeren Feuchtarbeiten notwendig. Er hinterlässt einen feinen Schutzfilm auf der Haut und sollte vor der Arbeit und in Arbeitspausen angewendet werden. Nach der Arbeit und zuhause sollten die Hände mit einem Hautpflegemittel eingecremt werden.

Händewaschen

Das Händewaschen erreicht neben der mechanischen Reinigung auch eine gewisse Keimreduktion, wobei diese wesentlich geringer ausfällt als bei einer Händedesinfektion. Zudem belastet häufiges Händewaschen die Haut mehr als die Desinfektionen. Das Waschen der Hände sollte somit nur in ausgewählten Situationen und nicht in Kombination mit einer Händedesinfektion erfolgen (➢ Abb. 4.37):

- Vor Arbeitsbeginn und ggf. zum Dienstende
- Bei sichtbarer Verschmutzung (nicht mit infektiösen Materialien)

Indikationsbezogen ist das Waschen der Hände oder eine Desinfektion notwendig:

- Nach Toilettenbenutzung und Naseputzen
- Vor der Essenszubereitung bzw. -austeilung

Wichtig ist das Händewaschen zudem bei speziellen Infektionskrankheiten, die durch sporenbildende Bakterien verursacht werden. Diese lassen sich mit Desinfektionsmitteln nur unzureichend entfernen. So ist bei einer Infektion mit Clostridium difficile, einem sporenbildenden Stäbchenbakterium, neben speziellen Hygienemaßnahmen ein gezieltes Waschen der Hände erforderlich.

Vorgehen bei grober Verschmutzung

Wurden die Hände stark kontaminiert (z. B. mit Stuhl), werden sie entweder mit Wasser und Seife abgespült oder mit einem desinfektionsmittelgetränkten Tuch gesäubert und dann gewaschen. Dabei ist darauf zu achten, dass die Umgebung so wenig wie möglich kontaminiert wird. Anschließend werden in beiden Fällen die Hände gründlich desinfiziert, um die notwendige Keimreduktion zu

Tab. 4.13 Auszug aus einem Hygieneplan – Händehygiene (nach BGW Berufsgenossenschaft für Gesundheitsdienst und Wohlfahrtspflege)

Was?	Wann?	Womit?	Wie?
Hautschutz	• vor Arbeitsbeginn • vor hautbelastenden Tätigkeiten • nach dem Händewaschen	**Hautschutzcreme**	• Ca. haselnussgroße Menge auf Handrücken auftragen (Herstellerangaben beachten) • Sorgfältig einmassieren (Fingerzwischenräume, Fingerseitenkanten, Nagelfalze, Fingerkuppen, Daumen, Handgelenke)
Handschuhe	• bei Kontakt mit Blut, Sekreten oder Ausscheidungen (zum Beispiel Blutentnahme, Injektion, Wundversorgung) • bei längerem Kontakt mit Wasser (zum Beispiel Körperpflege) • bei Einreibungen (z. B. mit Aktivgel, Rheumasalbe, Cortisonpräparaten)	**Einmalhandschuhe**	• Handschuhe nur auf trockenen, sauberen Händen benutzen • bei Tragezeiten über zehn Minuten möglichst Baumwollhandschuhe unterziehen
	bei Kontakt mit Flächendesinfektions- oder Reinigungsmitteln	**Chemikalienbeständige Schutzhandschuhe**	
Hände desinfizieren	• bei Arbeitsbeginn • vor aseptischen Tätigkeiten (wie Injektionen, Infusionen, Wundversorgung) • vor Umgang mit Lebensmitteln • vor und nach direktem Kontakt zu Paitentinnen / Patienten sowie zu Bewohnerinnen / Bewohnern • nach Kontakt mit Blut, Sekreten, Ausscheidungen oder damit kontaminierten Gegenständen – auch wenn sie Handschuhe getragen haben • nach Kontakt mit der unmittelbaren Patientenumgebung • ggf. nach dem Nase putzen • ggf. nach Toilettenbesuche	**Händedesinfektionsmittel**	• ca. 3 ml Händedesinfektionsmittel XX Sekunden (laut Herstellerangabe) in die trockenen Hände einreiben • Problemzonen einbeziehen (Fingerkuppen, Daumen, Fingerzwischenräume, Fingerseitenkanten, Nagelfalze, Handgelenke)
Hände waschen	• bei Arbeitsbeginn • bei sichtbarer Verschmutzung • nach Toilettenbesuch	• **Handwaschpräparat** • **Einmalhandtücher**	• Handwaschpräparat mit lauwarmem Wasser aufschäumen • Hände und Fingerzwischenräume gründlich abspülen und sorgfältig abtrocknen
Hände pflegen	am Arbeitsende	**Pflegecreme**	• ca. haselnussgroße Menge auf Handrücken auftragen • sorgfältig einmassieren

erreichen. Ausnahmsweise ist hier die Kombination von Händewaschen und -desinfizieren durchzuführen.

Vorgehen beim Händewaschen

- Flüssigseife aus dem Seifenspender entnehmen.
- Lauwarmes Wasser verwenden, da heißes Wasser trockene Haut zusätzlich reizt.
- Hände 15–30 Sek. sorgfältig einschäumen.
- Seife gründlich abspülen und Hände mit Einmalpapierhandtüchern abtrocknen.

> Gründe für Hautschädigungen sind häufig eine unzureichende Handpflege, zu häufiges Händewaschen bzw. das Waschen der Hände vor einer Händedesinfektion und länger dauerndes Tragen der Handschuhe.

Handwaschplatz

Damit eine korrekte Händehygiene möglich ist, müssen nach den Richtlinien der Berufsgenossenschaft in allen Bereichen der stationären Einrichtung, in denen eine Behandlung und Pflege von Pflegebedürftigen vorgenommen wird, leicht erreichbare Handwaschplätze verfügbar sein, die folgende Anforderungen erfüllen (➢ Abb. 4.41):

- Handwaschbecken mit fließend warmem und kaltem Wasser sowie einer handkontaktlosen Bedienung
- Spender für Hautreinigungsmittel
- Spender für Hautdesinfektionsmittel
- Papierhandtücher für einmaligen Gebrauch im Wandspender
- Sammelbehälter zum Abwerfen der benutzten Einmalhandtücher
- Hautpflege- und Hautschutzpräparate aus Spendern oder Tuben

Händedesinfektion

Die bedeutendste Maßnahme zur Prophylaxe nosokomialer Infektionen ist die hygienische Händedesinfektion. Mit ihrer konsequenten Durchführung zum richtigen Zeitpunkt soll sichergestellt werden, dass von den Händen der Pflegenden, die potenziell als die wichtigsten Überträger anzusehen sind, möglichst wenige Infektionen ausgehen.

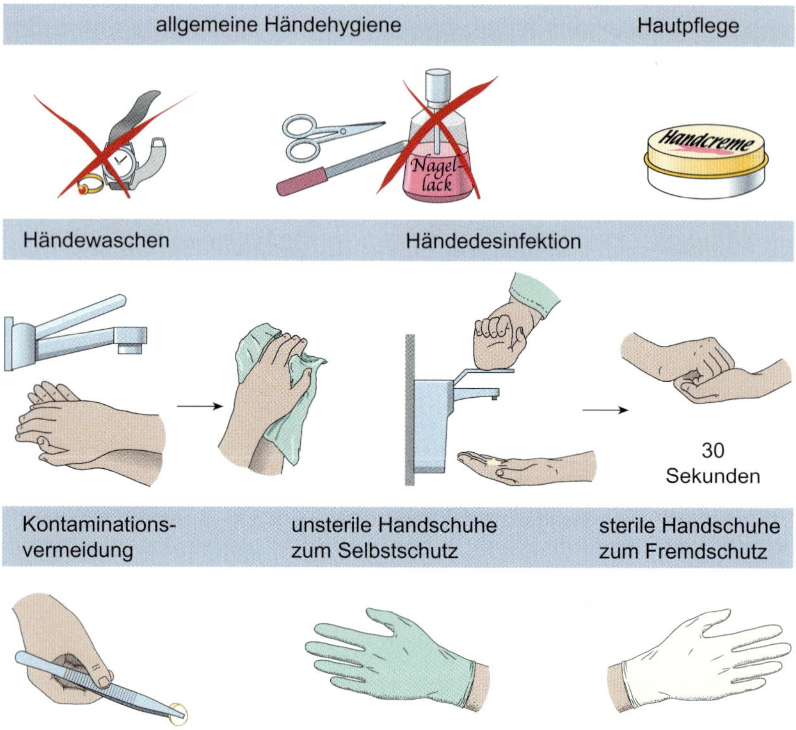

Abb. 4.37 Maßnahmen der Händehygiene. [L190]

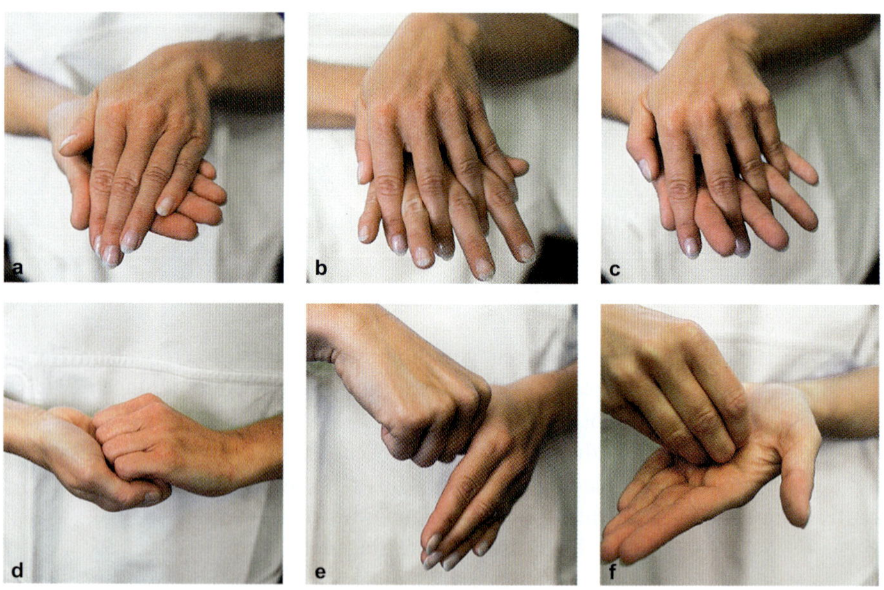

Abb. 4.38 Hygienische Händedesinfektion in sechs Schritten. [K157]
a: Desinfektionsmittel in die trockene Hohlhand geben, auf Händen und Handgelenken verteilen.
b: Linke Handfläche über den rechten Handrücken reiben, dann umgekehrt verfahren. Finger dabei ineinander verschränken.
c: Handinnenflächen aufeinander legen, dazwischen das Desinfektionsmittel verreiben.
d: Hakengriff, Fingerendglieder aneinander reiben.
e: Daumen der linken Hand umgreifen und mit kreisenden Bewegungen reiben, gleichermaßen mit dem Daumen der rechen Hand verfahren.
f: Fingerkuppen der rechten Hand eng aneinanderlegen und in der Handinnenfläche der linken Hand hin und her drehen (und umgekehrt). Nach Durchführung aller Schritte den Ablauf so lange wiederholen, bis die Einwirkzeit erreicht ist. Darauf achten, dass die Hände während des gesamten Einwirkzeitraums mit dem Desinfektionsmittel benetzt sind.

Durchführung

Zu Beginn müssen die Hände trocken und seifenfrei sein. Abhängig von der Größe der Hände werden mindestens 3–5 ml eines alkoholischen Händedesinfektionsmittels (z. B. Sterillium®, Desderman® pure oder Spitacid®) in die hohle Hand gegeben und gründlich eingerieben. Die Hände müssen nass sein. Das Präparat muss während der Einwirkzeit von meist 30 Sek. auf den Händen verteilt und eingerieben werden. Sind die Hände nach 5 Sek. bereits trocken, ist zu wenig Mittel verwendet worden. Sind die Hände nach 30 Sekunden noch feucht, ist zu viel Mittel verwendet worden. Um den Ablauf zu erlernen, bieten die sechs Schritte des Standardeinreibeverfahrens nach Euro-Norm 1500 (➤ Abb. 4.38) eine gute Anleitung. Bei individuellem Vorgehen ist auf vollständige Benetzung der Hände ohne Wirklücken zu achten (➤ Abb. 4.39).

Spender für die Entnahme der Händedesinfektionsmittel befinden sich neben den Handwaschbecken in Funktions- und Arbeitsräumen. Ergänzend sollten mobile Flaschen (mit festem Standort z. B. im Medikamentenschrank) oder kleinere Kitteltaschen-Flaschen zur Verfügung stehen (➤ Abb. 4.40), da u. a. in Bewohnerzimmern aus Sicherheitsgründen keine Spender angebracht werden können.

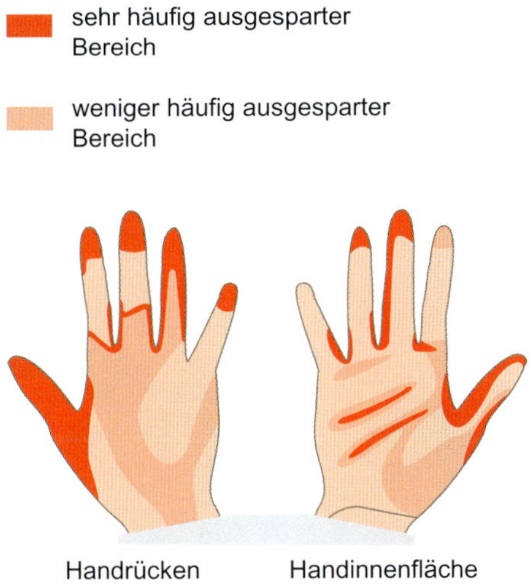

Abb. 4.39 Hautstellen, die bei der hygienischen Händedesinfektion oft ausgespart werden. Wirkungslücken entstehen bei fehlerhafter Durchführung insbesondere an Fingerspitzen, Fingerzwischenräumen, Daumen und Handinnenseite. [L138]

Indikation

Die hygienische Händedesinfektion erreicht eine gezielte Abtötung der transienten und eine gewisse Verminderung der residenten Hautflora. Sie ist insbesondere notwendig:

- Vor Kontakt mit Pflegebedürftigem (z. B. Körperhygiene, Lagerung)
- Vor aseptischen Tätigkeiten (z. B. Vorbereitung von Injektionen, Infusionen und Medikamenten, Öffnen von Sterilgut)
- Nach Kontakt mit potentiell infektiösem Material (z. B. Urinflaschen, Steckbecken, Schmutzwäsche)
- Nach Kontakt mit Pflegebedürftigem
- Nach Kontakt mit der direkten Umgebung des Pflegebedürftigen

Kein Schema kann die Indikation der hygienischen Händedesinfektion detailliert und entsprechend der individuellen Pflegesituation erfassen. Verantwortungsbewusst handeln Pflegende, wenn sie vor und nach jeder Maßnahme und Pflegesituation überlegen, ob eine hygienische Händedesinfektion zum Schutz des zu Pflegenden oder zum Eigenschutz notwendig ist.

Im Gegensatz zur hygienischen Händedesinfektion zielt die chirurgische Händedesinfektion zusätzlich auf eine Verminderung der **residenten Flora.**

Einsatz von Handschuhen

Pflegende tragen **Einmalhandschuhe** zum Eigenschutz sowie zum Schutz des Pflegebedürftigen.

- **Personalschutz:** Unsterile Handschuhe sollen den Pflegenden vor direktem Hautkontakt, z. B. mit Ausscheidungen, Körpersekreten, Blut, hautschädigenden Stoffen wie Flächendesinfektionsmitteln oder wirkstoffhaltigen Produkten wie Kortisonsalben, schützen. Ist dies bei aseptischen Handlungen nötig, sind sterile Handschuhe zu tragen.
- **Schutz des Pflegebedürftigen:** Sterile Handschuhe schützen vor einer Keimübertragung vom Pflegenden auf den Bewohner bei aseptischen Handlungen.

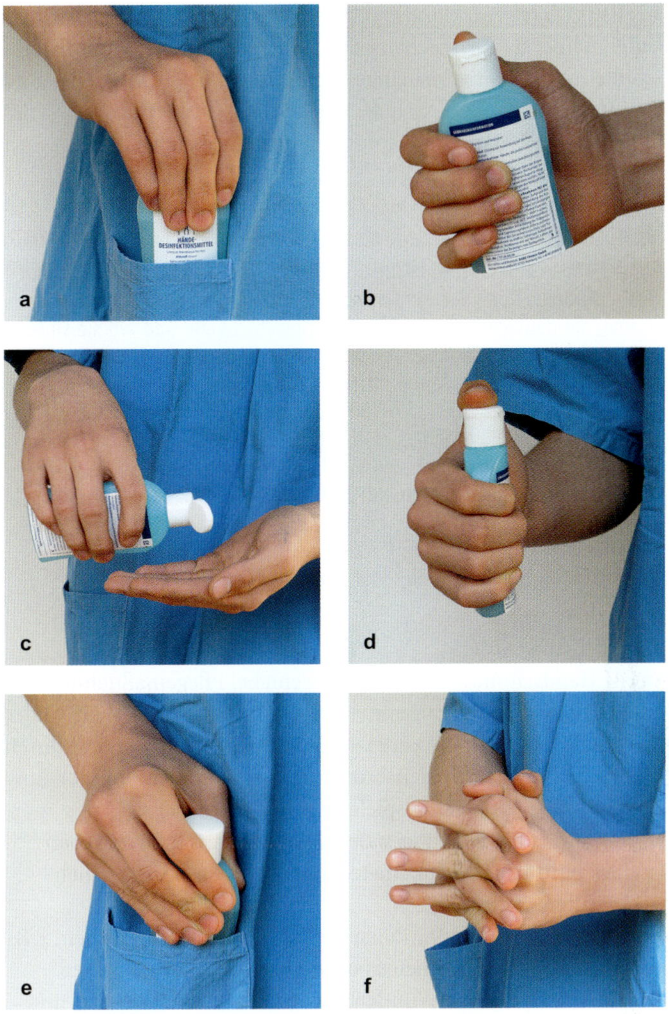

Abb. 4.40 Korrekte Handhabung von Kitteltaschenflaschen. [M119]
a: Flasche mit der Hand aus der Tasche nehmen.
b: Flaschenverschluss mit dem Daumen hochklappen.
c: Ausreichende Menge Desinfektionsmittel in die linke Hand geben.
d: Verschluss mit dem Daumen zuklappen.
e: Flasche in die Tasche stecken.
f: Hände sorgfältig mit dem Desinfektionsmittel einreiben.

VORSICHT

Auch wenn Handschuhe situationsgebunden dem Schutz des Personals dienen, darf das Übertragungsrisiko für Pflegebedürftige nicht aus dem Auge verloren werden. Deshalb gelten folgende Regeln:

- Handschuhe nur personenbezogen, kurz und gezielt für eine Pflegetätigkeit tragen.
- Nach Kontamination (z. B. nach Intimhygiene oder Mundpflege) Handschuhe unverzüglich ausziehen.
- Hände desinfizieren, da Handschuhe oft kleine Undichtigkeiten aufweisen oder es beim Ausziehen zu einer Kontamination kommt.
- Erst nach der Desinfektion weitere Arbeiten erledigen, z. B. dokumentieren, Medikamente verabreichen, telefonieren, den nächsten Pflegebedürftigen betreuen.

Handschuhe müssen mechanischen Beanspruchungen standhalten, dünnwandig und flüssigkeitsdicht sein. Eswerden Handschuhe aus ungepudertem **Latex** oder alternativ hypoallergene Handschuhe aus **PVC** (*Polyvinylchlorid*) oder **Nitril** verwendet. Für kurze Tätigkeiten ohne starke mechanische Belastung können auch Handschuhe aus **Polyethylen** eingesetzt werden. Bei Reinigungs- und Desinfektionsarbeiten sind mehrfach verwendbare, chemikaliendichte Handschuhe mit hohen Stulpen zu benutzen.

FALLBEISPIEL

Frau Dörflinger, Teil I

Altenpflegeschülerin Jasmin Jäger betreut zum ersten Mal die 92-jährige Frau Dörflinger bei der Körperpflege. Frau Dörflinger ist eine zierliche Dame, die deutlich sagt, was sie selbst machen kann und wo sie Unterstützung benötigt. Sie lässt sich von der Schülerin ins Bad begleiten und reinigt zunächst ihre Zahnprothese. Derweil richtet Jasmin Jäger das Zimmer und vergewissert sich zwischenzeitlich, ob Frau Dörflinger allein zurecht kommt. Zum Schluss wäscht die Schülerin die Beine der Bewohnerin und cremt diese mit einer Pflegelotion ein.
Frau Dörflinger atmet spürbar auf: „Schön, dass Sie sich keine Handschuhe anziehen. Letzte Woche hat mich Frau Germer nur mit Handschuhen angefasst: beim Waschen des Rückens, beim Waschen der Beine, beim Eincremen. Man kommt sich da schon wie eine Aussätzige vor!"

Sterile Handschuhe

Sterile Handschuhe sind zu tragen, wenn bei Pflegemaßnahmen die natürlichen Schutzbarrieren des Körpers wie Haut oder Schleimhäute (➤ 1.4.5) verletzt bzw. irritiert werden, sodass durch Eindringen von Krankheitserregern Infektionen im Körper ausgelöst werden können. Beispiele sind:

- Eingriffe mit Verletzungen der Haut, wie sie u. a. beim Legen eines zentralen Venenkatheters oder bei allen chirurgischen Eingriffen erfolgen
- Eingriffe, die mit Irritationen der Schleimhaut einhergehen, z. B. Anlage von Blasenkathetern oder endotracheales Absaugen
- Arbeiten an offenen Wunden, z. B. beim Verbandswechsel und bei der Wundversorgung; alternativ sterile Pinzetten benutzen

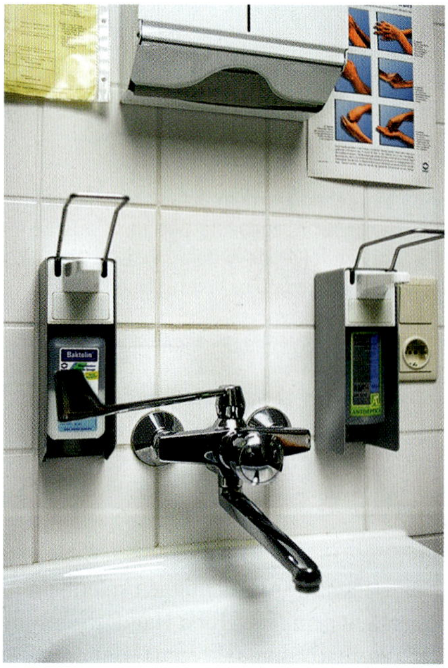

Abb. 4.41 Entsprechend der Richtlinie der Berufsgenossenschaft eingerichteter Handwaschplatz. [K157]

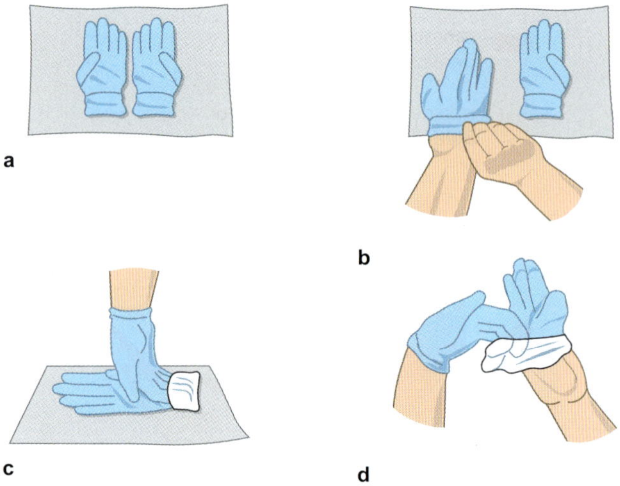

Abb. 4.42 Technik zum Überstreifen steriler Handschuhe (siehe Text). [L138]

Das **Anziehen der sterilen Handschuhe** erfordert besondere Sorgfalt. Jeder Kontakt der sterilen Handschuhaußenseite mit den Händen oder einem unsterilen Gegenstand ist zu vermeiden. Um eine Kontamination zu verhindern, sollten sterile Handschuhe wie folgt angezogen werden (➤ Abb. 4.42):

- Zuerst immer eine desinfizierte Arbeitsfläche vorbereiten und eine hygienische Händedesinfektion vornehmen.
- Verpackung der Handschuhe öffnen, anschließend die Innenverpackung herausziehen und auf die saubere Unterlage legen. Vorsicht: sterile Innenflächen nicht berühren (➤ Abb. 4.42 a).
- Mit der rechten Hand das umgeschlagene Ende der Handgelenkseite des linken Handschuhs greifen (Linkshänder umgekehrt), anheben und ohne Berührung der Handschuhaußenseite vollständig überstreifen (➤ Abb. 4.42 b).
- Mit der linken, nunmehr mit dem sterilen Handschuh versehenen Hand **unter** das umgeschlagene Ende des rechten Handschuhs greifen und anheben (➤ Abb. 4.42 c). Rechten Handschuh so weit überziehen, dass er über das Handgelenk reicht (➤ Abb. 4.42 d).

4.4.4 Umgebungshygiene

Keimreservoire aufgrund baulicher Mängel oder bei Defekten der haustechnischen Einrichtungen, kontaminiertem Trinkwasser, Schmutzwäsche und Abfällen können Ausgangspunkt für Erregerübertragungen werden.

Bauliche Gestaltung und haustechnische Anlagen

Gebäude, Räume und Ausstattungen müssen der Heimmindestbauverordnung (*HeimMindBauV*) genügen. Kontinuierliche Instandhaltung und Sanierung sollen u. a. Schimmel- und Schädlingsbefall vorbeugen.

Um Kontaktübertragungen zu begrenzen, werden Bereiche der Unterbringung, der Pflege oder der Küche in reine, unreine und neutrale Seiten unterschieden. So gelten unterschiedliche Anforderungen an Flächen und Einrichtungsgegenstände in Bereichen, die z. B. dem Wohnen und Gemeinschaftsaktivitäten dienen, während in Funktionsbereichen gut desinfizierbare Flächen und Handwaschplätze vorhanden sein müssen oder die korrekte Lagerung von Sterilgut zu gewährleisten ist (➤ Tab. 4.14).

Anlagen der Wasserversorgung, Schwimm- oder Bewegungsbecken, Klima- und Lüftungsanlagen, Steckbeckenspülen, Geschirrspülstraßen, Sterilisationsapparate sind regelmäßig zu prüfen und zu warten (➤ Abb. 4.43).

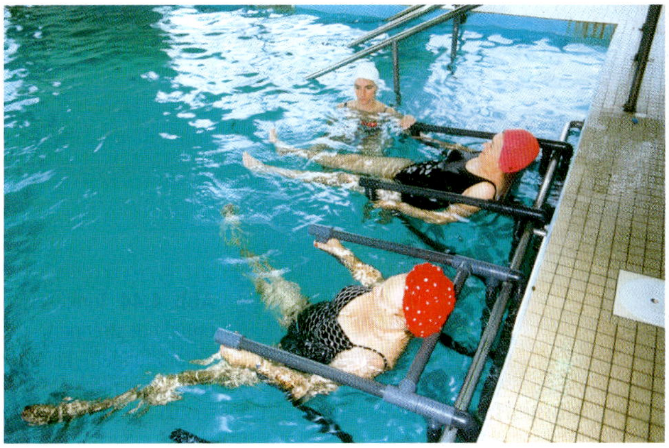

Abb. 4.43 Ungenügend gewartete Bäder können zum Ausgangspunkt von Legionellen-Infektionen werden. [J787]

Wasserhygiene

Nach § 37 des Infektionsschutzgesetzes muss die Beschaffenheit von Wasser, das für den menschlichen Gebrauch bestimmt ist, so sein, dass sein Genuss oder seine Nutzung keine Schädigung der Gesundheit durch Krankheitserreger verursacht. Das Leitungswasser aus dem normalen Versorgungsnetz hat Trinkwasserqualität (➤ Abb. 4.44). Es dient als Lebensmittel, wird aber auch zum Duschen und Baden, für die Toilettenspülung, für die Reinigung von Geschirr und Wäsche oder die Gartenbewässerung benutzt. Wasserbakterien wie Pseudomonaden oder Legionellen kommen immer wieder im Trinkwasser vor. Solange aber die Grenzwerte gemäß §7 der Trinkwasserordnung (*TrinkWV*) nicht überschritten sind, wird das Trinkwasser als unbedenklich eingestuft.

In folgenden Fällen geht vom Trinkwasser dennoch eine Infektionsgefahr aus, insbesondere für abwehrgeschwächte Pflegebedürftige:

- In wasserführenden Systemen, in denen längere Zeit das Wasser steht, vermehren sich Nass- oder Pfützenkeime (z. B. Pseudomonas aeruginosa). Dies gilt auch für die Perlatoren an Wasserhähnen. Bei Kontakt können Wundinfektionen mit dem typischen blaugrünen Wundeiter, hartnäckige Harnwegsinfektionen oder Atemwegsinfektionen entstehen.

Tab. 4.14 Aufgaben in reinen und unreinen Räumen eines Pflegebereichs.

	Vorbereitung medizinisch-pflegerischer Maßnahmen	Lagern, Stellen und Vorbereiten von Medikamenten	Lagerung von Sterilgut und Frischwäsche	Lagerung und Vorbereitung von Lebensmitteln	Aufbereitung von Instrumenten und Pflegeutensilien	Entsorgung von Fäkalien und Sekreten	Lagerung von kontaminierten Abfällen und Schmutzwäsche	
Reinräume								
Reine Pflegearbeitsräume	✓	✓	✓					
Stationszimmer		✓	✓					
Diagnostik- und Therapieräume	✓	✓	✓					
Bereichsküche				✓				
Reine Lagerräume			✓					
Unreine Räume								
Unreine Arbeitsräume					✓	✓	✓	
Unreine Lagerräume							✓	✓
Neutrale Räume								
Flure, Eingangsbereiche, Aufenthaltsräume								
Bewohnerzimmer								

Wäschewechsel absprechen oder in Rücksprache mit dem Pflegebedürftigen eine Wäschereinigung beauftragen.
- Ist ein regelmäßiger Verbandswechsel notwendig, zuständigen Arzt bitten, ausreichend steriles Material (z. B. Verbandsets) zu verschreiben. Materialien steril in der Originalverpackung an einem sauberen Ort aufbewahren, z. B. in einem abschließbaren Schrank.
- Eine besondere hygienische „Falle" sind in manchen Fällen Haustiere, etwa Hunde oder Katzen. Durch mangelnde Hygiene können z. B. Hunde- bzw. Katzenspulwürmer oder Läuse auf den Pflegebedürftigen übertragen werden oder die Tierhaare (auch durch professionell angelegte Verbände) in Wunden geraten.

- Wie bei den Pflegemaßnahmen sollten auch bei der Hygiene die Pflegebedürftigen in die notwendigen Maßnahmen einbezogen und eingewiesen werden. Hilfreich ist es, gemeinsam Hygienegrundsätze zu besprechen (z. B. über Desinfektionsmittel) und die jeweiligen Vorgänge genau zu erklären.
- Werden notwendige Hygiene- oder Pflegemaßnahmen abgelehnt, z. B. ein Verbandswechsel bei Durchnässung, muss als Nachweis der Fürsorgepflicht die Verweigerung im Pflegebericht dokumentiert werden.
- Lässt ein Pflegebedürftiger bei (vermutlichem) Vorliegen einer meldepflichtigen Infektionskrankheit keinen Arzt in seine Wohnung, muss die Pflegekraft bzw. die Leitung des Pflegedienstes diesen Umstand an das Gesundheitsamt melden.

4.5 Hygienisch handeln in besonderen Situationen

DEFINITION

Expositionsprophylaxe (lat. expositio = *Aussetzung*): Maßnahmen, die Infektionen vorbeugen, indem sie Kontakte mit Mikroben und Infektionen verhindern.

Dispositionsprophylaxe: Maßnahmen, die die Empfänglichkeit für eine Infektion verringern.

Zwei grundsätzliche Präventionsprinzipien der Hygiene sind die Expositions- und die Dispositionsprophylaxe.

Werden schädigende Einflüsse von einem Menschen ferngehalten, spricht man von Expositionsprophylaxe, d. h. der Mensch wird einer Gefährdung erst gar nicht ausgesetzt. Bezogen auf die Infektionsprävention bedeutet das z. B., sich in Malariagebieten mit Mückennetzen und langärmeliger Kleidung vor dem Stich der Anopheles-Mücke zu schützen oder bei der Versorgung eines Tuberkulosekranken einen Mund-Nase-Schutz zu tragen.

Durch die Dispositionsprophylaxe soll der Mensch so gestärkt werden, dass er weniger empfänglich für schädigende Einflüsse wird. In seiner Umwelt und auf seiner Körperoberfläche ist der Mensch von Mikroben unterschiedlicher Pathogenität umgeben; ein generelles Meiden dieser Infektionserreger ist somit nicht möglich. Zu den spezifischen Maßnahmen der Dispositionsprophylaxe zählt die passive und aktive Immunisierung (beim alten Menschen z. B. Basisimpfungen sowie Influenza- und Pneumokokkenimpfung). Zu den unspezifischen Maßnahmen gehört die allgemeine Stärkung der Abwehr.

Maßnahmen der Standardhygiene bilden die Basis der Infektionsprävention. Sie sind in den meisten Fällen ausreichend, um Infektionsketten sicher zu durchbrechen (➤ 4.4.3).

4.5.1 Infektionsprävention

In Pflegeeinrichtungen leben Menschen mit sehr unterschiedlichem Pflege- und Unterstützungsbedarf. Während einige mobil sind und sich fast selbstständig versorgen können, benötigen andere kontinuierliche pflegerische Betreuung. Alte Menschen können sich allgemeine Infektionskrankheiten zuziehen, sind aber aufgrund ihrer Lebenssituation in einer Pflegeeinrichtung oder einer bestehenden Pflegebedürftigkeit zusätzlichen Risiken ausgesetzt. Die Diagnostik ist erschwert, weil die Betroffenen dieser Altersgruppe häufig nicht die charakteristischen Symptome der Erkrankung zeigen. Folgende Infektionsgefährdungen bestehen:
- Allgemeine Infektionen, z. B. „Erkältungskrankheiten" (➤ 2.9.8), Hepatitis B (➤ 2.10.16)
- Infektionen aufgrund altersbedingter Disposition (➤ 1.4.1) und Pflegebedürftigkeit
- Nosokomiale Infektionen aufgrund medizinisch-pflegerischer Maßnahmen (➤ 4.2.3)
- Infektionen mit Tendenz zu Ausbrüchen, z. B. Influenza, Norovirus-Infektionen, Skabies
- Infektionen aufgrund gemeinschaftlicher Versorgung, z. B. Lebensmittelvergiftungen (➤ 5.6.1)
- Gehäufter Kontakt mit multiresistenten Erregern, z. B. MRSA, VRE

FALLBEISPIEL

Frau Dörflinger, Teil II

Nach kurzer Zeit sind Jasmin Jäger und Frau Dörflinger ein gut eingespieltes Team. Die Altenpflegeschülerin schätzt insbesondere die lebensbejahende Einstellung der Bewohnerin.

Am Montagmorgen wird sie von Frau Dörflinger gebeten, sie noch ein bisschen schlafen zu lassen. Wegen des ständigen Hustens in der Nacht habe sie kein Auge zumachen können. Anscheinend habe sie sich beim Adventssingen am Wochenende angesteckt, da hätten auch schon zwei Damen husten und niesen müssen.

Schülerin Jasmin informiert die Wohnbereichsleiterin Frau Yilderim und erkundigt sich, was man denn unternehmen müsse, damit sich nicht alle Bewohner und Mitarbeiter anstecken. Im Team gibt es unterschiedliche Meinungen: von „Erkältungen kommen und gehen, da muss man gar nichts machen" bis zum Vorschlag, Frau Dörflinger in ihrem Zimmer zu isolieren, „denn so einen Grippeausbruch wie vor zwei Jahren möchte ich nicht noch einmal erleben".

Nosokomiale Infektionen durch medizinisch-pflegerische Maßnahmen

Besonders anfällig für nosokomiale Infektionen sind abwehrgeschwächte Menschen. Die Erreger stammen überwiegend aus der Residentflora (körpereigenen Bakterienflora) des Infizierten.

Harnwegsinfektionen

Die **Harnblasenkatheterisierung** ist ein Eingriff in einen sterilen Hohlraum. Die als Folge einer Katheterisierung ausgelösten Harnwegsinfekte sind die häufigsten nosokomialen Infektionen überhaupt. Die Harnblase ist im gesunden Zustand keimfrei. Barrieren wie der äußere und innere Blasenschließmuskel bieten einen natürlichen Schutz vor eindringenden Keimen. Durch den Harnfluss werden Mikroorganismen aus der Harnröhre gespült. Beim Legen eines Blasenkatheters wird dieser Schutz aufgehoben, Keime können aus dem Genitalbereich in die Blase gelangen und eine Harnwegsinfektion hervorrufen (➤ Abb. 4.47). Zudem wirkt der liegende Katheter gewissermaßen als „Keimleiter" insbesondere für biofilmbildende Erreger, die Keime können über den Katheter in die Blase aufsteigen (*Leitschienenfunktion*). Um diese Gefahr zu minimieren, müssen umfassende Maßnahmen beachtet werden (➤ Tab. 4.15).

Die sicherste Prophylaxe nosokomialer Harnwegsinfektionen liegt darin, vor der Katheterisierung sorgfältig abzuwägen, ob ein Blasenkatheter notwendig ist. Inkontinenz (➤ 2.11.5) allein stellt keine Indikation für eine Urinableitung per Blasenkatheter dar. Bei längerer Liegedauer sollte einer suprapubischen Harnableitung der Vorzug gegeben werden.

SURFTIPP

BVMed e.V., Berlin – Portal für Medizintechnik:
www.krankenhausinfektionen.info

Atemwegsinfektionen

Bronchitis und Pneumonie zählen zu den nosokomialen Atemwegsinfektionen. Eine mögliche Ursache ist die **Aspiration** (➤ 2.9.8). Sie entsteht, wenn z. B. bei Pflegebedürftigen mit Schluckstörungen oder in geschwächtem Allgemeinzustand Nahrung mit Anteilen der Mundflora in die Atemwege gelangt und diese nicht abgehustet werden kann.

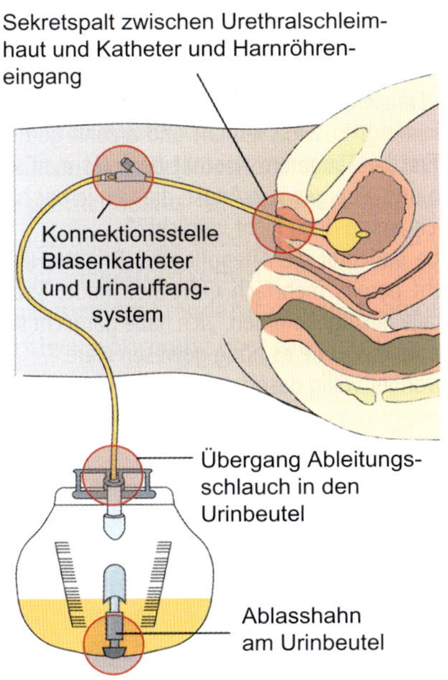

Abb. 4.47 Häufige Eintrittspforten für Bakterien bei einem Blasendauerkatheter. [L190]

Tab. 4.15 Auszug aus einem Hygieneplan: „Prävention von katheterassoziierten Harnwegsinfektionen".

Personal
• Einsatz von regelmäßig geschultem, qualifiziertem Personal • Hygienische Händedesinfektion vor und nach jeder Manipulation an Blasenkathetern oder Drainagesystemen, auch nach dem Ausziehen von Einmalhandschuhen
Blasenkatheter
• Strenge Indikationsstellung in Bezug auf Notwendigkeit und Liegedauer • Katheter so früh wie möglich entfernen • Anlage eines suprapubischen Katheters bei voraussichtlicher Liegedauer > 5 Tage
Technik der Katheterisierung
• Aseptisches Handling • Verwendung von Kathetersets • Verwendung steriler Handschuhe, ggf. steriler Pinzette sowie sterilen Abdeckmaterials, steriler Tupfer, eines Schleimhautantiseptikums (z. B. Octenidin), sterilen Gleitmittels und steriler Aqua-Glyzerin-Lösung zum Blocken des Ballons
Umgang mit dem Harnableitungssystem
• Abknicken von Katheter- und Ableitungssystem verhindern; kein intermittierendes Abklemmen (fälschlich als „Blasentraining" bezeichnet) • Sammelbeutel frei hängend über Boden unter Blasenniveau positionieren • Beim Entleeren unsterile Handschuhe tragen
Katheterpflege
• Intimhygiene zweimal täglich mit Wasser und Waschlotion durchführen und Verkrustungen entfernen, dabei unsterile Einmalhandschuhe tragen • Bei Entzündungen der Schleimhaut Antiseptikum zur Reinigung verwenden
Abnahme von Harnproben
• Auf vorgesehene Entnahmestelle farbloses Hautdesinfektionsmittel aufsprühen, 15 Sek. Einwirkzeit einhalten, trocknen lassen • Entnahmestelle mit steriler Nadel punktieren und Urin abnehmen • Katheter nicht abklemmen
ggf. Standard „transurethrale Harnableitung" beachten, KRINKO-Empfehlung

FALLBEISPIEL

Frau Dörflinger, Teil III

Nach einigen freien Tagen kommt Jasmin Jäger zum Spätdienst und erfährt, dass am Nachmittag der Hausarzt bei Frau Dörflinger vorbeischauen wird, da sich ihr Zustand verschlechtert habe. Sie solle schon einmal die Vitalzeichen messen und der Pflegebedürftigen Tee eingeben.

Als die Altenpflegeschülerin das Zimmer betritt, ist sie erschrocken: Das Gesicht von Frau Dörflinger ist fahl und eingefallen, sie wirkt matt und kraftlos und reagiert kaum auf die Begrüßung. Puls und Atmung sind beschleunigt, die Temperatur ist leicht erhöht und der Blutdruck niedriger als üblich. Als Jasmin Jäger die Bewohnerin aufsetzt und ihr etwas Tee anbietet, blitzt noch einmal die „bekannte" Frau Dörflinger durch: „Ich will nichts trinken, da verschlucke ich mich bloß wieder." Dann sinkt sie ins Kissen zurück und drückt die Hand der Schülerin: „Ach Jasmin, ich kann einfach nicht mehr."

Kurz darauf weist der Hausarzt Frau Dörflinger mit Verdacht auf Pneumonie ins Krankenhaus ein. Im Team wird diskutiert, ob man alles getan habe, um diesen Krankheitsverlauf zu verhindern.

4

geeinrichtung" praktizierte Hygiene und Umweltschutz ergänzen. Nachhaltige Hygiene findet z. B. Anwendung durch Mülltrennung und Recycling, durch korrekt dosierte Desinfektionsmittel oder im professionellen Umgang mit infizierten Pflegebedürftigen.

Wiederholungsfragen

1. Welche Bedeutung haben die Resident- und die Transientflora? (➤ 4.1.1)
2. Was unterscheidet obligat pathogene Erreger von opportunistischen Erregern? (➤ 4.1.2)
3. Welche Faktoren erhöhen bei alten Menschen die Krankheitsdisposition? (➤ 4.1.2)
4. Stellen Sie die vier großen Gruppen der für den Menschen bedeutenden Krankheitserreger vor. Nennen Sie besondere Merkmale der jeweiligen Gruppe und Beispiele bedeutender Vertreter. (➤ 4.1.2, ➤ Tab. 4.4)
5. Mit welchen Methoden werden Bakterien bei einer Infektion nachgewiesen? Welche Untersuchungsmaterialien sind dazu erforderlich? (➤ 4.1.3, ➤ Tab. 4.1)
6. Wie unterscheidet sich eine Infektion von einer Infektionskrankheit? (➤ 4.1.1) Erläutern Sie Besonderheiten in Bezug auf den alten Menschen. (➤ 4.2.2)
7. Welche Übertragungswege von Mikroorganismen kennen Sie? (➤ Tab. 4.5) Stellen Sie relevante Infektionsketten in Altenpflegeeinrichtungen vor. (➤ 4.2.1)
8. Wie unterscheiden sich Reinigung, Desinfektion und Sterilisation? (➤ 4.3)
9. Nennen Sie Anwendungsgebiete chemischer Desinfektionsmittel. (➤ 4.3.2) Welche Regeln müssen Sie beim Einsatz der Mittel aufgrund der unterschiedlichen Wirkstoffe beachten? (➤ Tab. 4.9)
10. Erklären Sie den Begriff „Hygiene" in seiner umfassenden Bedeutung sowie bezogen auf das Handeln in Pflegeeinrichtungen. (➤ 4.4)
11. Welche internen und externen Regelwerke sind für die Infektionsprävention bedeutsam? Was sind ihre Schwerpunkte? (➤ 4.2.4, ➤ 4.4.1)
12. Welche Maßnahmen umfasst die Händehygiene? Erläutern Sie Indikationen zur hygienischen Händedesinfektion. (➤ 4.4.3, ➤ 4.3.2)
13. Wie können Sie mit Maßnahmen der Umgebungshygiene Infektionsketten unterbrechen? (➤ 4.5.1)
14. Erläutern Sie die Bedeutung von nosokomialen Infektionen in Altenpflegeeinrichtungen. (➤ 4.2.3, ➤ 4.5.2)
15. Geben Sie Beispiele für einen Krankheitsausbruch in einer Pflegeeinrichtung. (➤ 4.5.2)

LITERATUR

AKTION Saubere Hände. Modul für Alten- und Pflegeheime sowie Positionspapiere zu „Einreibemethode" (2011), „Mobile Spender und Kitteltaschenflaschen" (2009). Aus: www.aktion-sauberehaende.de (letzter Zugriff: 26.09.2019).

BGW Hautschutz- und Händehygieneplan für Mitarbeiterinnen und Mitarbeiter in der Kranken- und Altenpflege der BGW Berufsgenossenschaft für Gesundheitsdienst und Wohlfahrtspflege, Broschüre BGW 06-13-110 / TP-HSP-11, 2019.

Blech, J. Leben auf dem Menschen. Warum Billionen von Bakterien gut für unsere Gesundheit sind. Frankfurt am Main: Fischer Taschenbuch, 2015.

DGKH Deutsche Gesellschaft für Krankenhaushygiene (Hrsg.) „Schmuck, Piercing und künstliche Fingernägel" (2010), „Schmuck und Fingernägel" (2014) „Kleidung und Schutzausrüstung für Pflegeberufe aus hygienischer Sicht" (2016), unter www.dgkh.de (letzter Zugriff: 26.09.2019).

Elsevier GmbH (Hrsg.) Altenpflege konkret. Pflegetheorie und -praxis. 4. A. München: Elsevier Verlag, 2016.

Elsevier GmbH (Hrsg.) Hygiene für Pflegeberufe. 5. A. München: Elsevier GmbH, 2015.

Gastmeier P., Geffers C. Nosokomiale Infektionen in Deutschland: Wie viele gibt es wirklich? Eine Schätzung für das Jahr 2006. Deutsche medizinische Wochenzeitschrift. 2008; 133(21): 1111-1115.

Gesetzestexte: u. a. Infektionsschutzgesetz (IfSG), Heimgesetz (HeimG), Medizinproduktegesetz (MPG), Verordnung über Sicherheit und Gesundheitsschutz bei Tätigkeiten mit biologischen Arbeitsstoffen (BioStoffV) Aus: www.gesetze-im-internet.de (letzter Zugriff 26.09.2019).

Groß U. Kurzlehrbuch Medizinische Mikrobiologie und Infektiologie. 3. A. Stuttgart: Thieme Verlag, 2013.

Hansen D. et al. Umgang mit Wäsche und Abfall in Altenpflegeheimen. Eine Erfassung in 22 Heimen. Bundesgesundheitsblatt. 2011; 54(11): 1135-1144.

Jassoy C., Schwarzkopf A. Hygiene, Infektiologie, Mikrobiologie. 3. A. Stuttgart: Thieme Verlag, 2013.

Kappstein I. Nosokomiale Infektionen. 4. A. Stuttgart: Thieme Verlag, 2009.

RKI Robert Koch- Institut. Infektionsprävention in Heimen. Bundesgesundheitsblatt. 2005; 48(9): 1061-1080.

RKI Robert Koch-Institut (Hrsg.) Zur Entwicklung nosokomialer Infektionen im Krankenhausinfektions-Surveillance-System (KISS). Epidemiologisches Bulletin. 2011, 5: 35-40

RKI Robert Koch- Institut. Anforderung an die Hygiene bei Punktionen und Injektionen. Bundesgesundheitsblatt. 2011; 54(9,10): 1135-1144.

RKI Robert Koch- Institut. Empfehlungen zur Prävention und Kontrolle von Methicillin-resistenten Staphylococcus-aureus-Stämmen (MRSA) in medizinischen und pflegerischen Einrichtungen. Bundesgesundheitsblatt. 2014; 57(6): 696-732.

RKI Robert Koch- Institut. Prävention und Kontrolle Katheter-assoziierter Harnwegsinfektionen. Bundesgesundheitsblatt. 2015; 58(6): 641-650.

RKI Robert Koch- Institut (Hrsg.) Empfehlungen der Ständigen Impfkommission (STIKO) beim Robert Koch-Institut. Epidemiologisches Bulletin. 2018, 34: 335-382.

RKI Robert Koch-Institut (Hrsg.) Empfehlungen der Kommission für Krankenhaushygiene und Infektionsprävention (KRINKO) Aus: www.rki.de/DE/Content/Infekt/Krankenhaushygiene/Kommission/kommission_node.html (letzter Zugriff: 26.09.2019)

Wischnewski M., Mielke M., Wendt C. Healthcare-associated infections in long-term care facilities (HALT). Ergebnisse aus Deutschland im Rahmen einer europäischen Prävalenzstudie. Bundesgesundheitsblatt. 2011; 54(11): 1147-1152.

KAPITEL

5 Ernährung im Alter

DEFINITION

Ernährung: Gesamtheit aller Vorgänge, durch die dem lebenden Organismus außer Sauerstoff alle Substanzen zugeführt werden, die für den Erhalt der Lebensvorgänge notwendig sind.

Neben dieser physiologischen Notwendigkeit, die sich durch Hunger zeigt, verbinden die meisten Menschen mit Essen und Trinken Aspekte wie Appetit, Lust auf bestimmte Speisen, Geselligkeit und Gemeinschaft. Davon abhängig gestalten sie die Esssituationen. Mit der Nahrungsaufnahme verbinden sich deshalb die Grundbedürfnisse:

- Physiologischer Bedarf an Nährstoffen
- Psychologische Bedürfnisse nach Lust und Genuss
- Soziale Bedürfnisse nach Geselligkeit und Gemeinschaft
- Ästhetische Bedürfnisse bezüglich Umgebung, Esskultur

Diese Bedürfnisse gelten in jedem Alter und verlieren auch bei Krankheit und Pflegeabhängigkeit nicht an Bedeutung, wenngleich sie im Laufe des Lebens und in unterschiedlichen Lebenssituationen Veränderungen unterliegen. Die Herausforderung für Pflegeeinrichtungen und Pflegepersonen besteht darin, ihnen gerecht zu werden und so einer Fehl- oder Mangelernährung vorzubeugen.

Bezüglich der Ernährung treten Altersveränderungen auf, die Einfluss auf die Hunger- und Sättigungsregulation und das Appetitverhalten haben. Die Hungersignale nehmen ab, die Sättigungssignale zu und die Geschmacks- und Geruchswahrnehmung reduziert sich. Der Energiebedarf nimmt ab, während der Nährstoffbedarf gleich bleibt, was zu einem Problem werden kann, wenn die Nahrungsmenge reduziert wird. Hinzu kommen altersbedingte körperliche Probleme, die die Nahrungsaufnahme erschweren

Tab. 5.1 Einflussfaktoren auf Ernährungsverhalten und Ernährungszustand. [MDS 2014] [DNQP 2010] [Huhn 2009]

Physiologische Altersveränderungen	• Altersanorexie – Appetitlosigkeit • Nachlassende Sinneswahrnehmung, z. B. Geschmack, Geruch, Sehen • Altersveränderung in der Verdauung
Ernährungsverhalten	• Einseitige Ernährung • Restriktive Diäten • Schlankheits- oder Vergiftungswahn • Nahrungsverweigerung • Geringe Essmengen • Auslassen von Mahlzeiten • Hoher Alkoholkonsum
Gesundheitszustand	• Akute oder chronische Erkrankung • Schmerzen • Multimedikation, unerwünschte Wirkungen von Arzneimitteln • Übelkeit, Erbrechen, Obstipation
Körperliche Beeinträchtigungen	• Mobilitätsstörungen • Probleme der oberen Extremitäten • Kaubeschwerden, Kraftmangel • Munderkrankungen, Zahnprobleme • Schluckbeschwerden
Geistige und psychische Verfassung	• Vergesslichkeit, Verwirrtheit, Demenz • Delirante Syndrome, Psychosen • Depressionen, Zwangsverhalten
Soziale und finanzielle Situation	• Armut, Verwahrlosung • Einsamkeit, soziale Isolation • Biografische Ereignisse, z. B. Verlust des Partners, Einzug in eine stationäre Einrichtung

(➤ Tab. 5.1). Diese Probleme zu erkennen und entsprechend zu reagieren ist Aufgabe des Ernährungsmanagements.

5.1 Vollwertige Ernährung

DEFINITION

Vollwertige Ernährung: Versorgung des Organismus mit einer bedarfsgerechten Menge an Energie und allen lebensnotwendigen Nährstoffen als Voraussetzung für optimale Stoffwechselabläufe und Organfunktionen. Die Lebensmittelauswahl soll vielseitig und abwechslungsreich sein. Zur Ermittlung des Nährstoffbedarfs stellen die D-A-CH-Referenzwerte eine Richtlinie dar (➤ 5.1.2).

5.1.1 Energiebedarf gesunder Menschen im Alter

DEFINITION

Tatsächlicher täglicher Energiebedarf (*bedarfsgerechte Energiezufuhr*): Energiemenge die pro Tag benötigt wird, um den Energieverbrauch eines Menschen zu decken.

Durchschnittlicher täglicher Energiebedarf (*total energy expenditure, TEE*): Richtwerte für die tägliche Energiezufuhr, die für einzelne Alters- und Berufsgruppen gelten.

Tab. 5.2 PAL-Werte für unterschiedliche Berufs- und Freizeittätigkeiten von Erwachsenen.

PAL-Werte	Tätigkeit
1,2	Ausschließlich sitzende oder liegende Lebensweise, z. B. alte, gebrechliche Menschen
1,4–1,5	Ausschließlich sitzend, bei leichter körperlicher Anstrengung, z. B. Büroangestellte
1,6–1,7	Überwiegend sitzend, zeitweilig auch gehend und stehend, z. B. Laboranten, Kraftfahrer, Studenten, Fließbandarbeiter
1,8–1,9	Überwiegend stehend und gehend, z. B. Verkäufer, Kellner, Mechaniker, Handwerker
2,0–2,4	Körperlich anstrengende Tätigkeit, z. B. Bauarbeiter, Landwirte, Waldarbeiter, Bergarbeiter, Leistungssportler

Der tatsächliche tägliche Energiebedarf eines Menschen ist individuell und lässt sich nur durch regelmäßige Gewichtskontrollen feststellen. Kommt es zu keiner Gewichtsveränderung, deckt die zugeführte Energiemenge den Bedarf.

Der durchschnittliche tägliche Energiebedarf (➤ Tab. 5.2) ist der berechnete Wert, der nicht mit dem tatsächlichen Energiebedarf übereinstimmen muss. Zur Überprüfung der Energiebilanz (entspricht die Energiezufuhr dem Energiebedarf?), ist eine regelmäßige Gewichtskontrolle notwendig.

Grundumsatz

DEFINITION

Grundumsatz (*Basal metabolic rate, BMR*): Energiemenge, die für alle physiologischen Grundfunktionen, z. B. zur Aufrechterhaltung der Körpertemperatur oder grundlegender Organfunktionen im völligen Ruhezustand, 12 Std. nach der letzten Mahlzeit, aufgewendet werden muss.

Der Grundumsatz nimmt im höheren Alter ab (➤ Abb. 5.1). Dies liegt in erster Linie an den physiologischen Veränderungen in der Körperzusammensetzung (5.3.6).

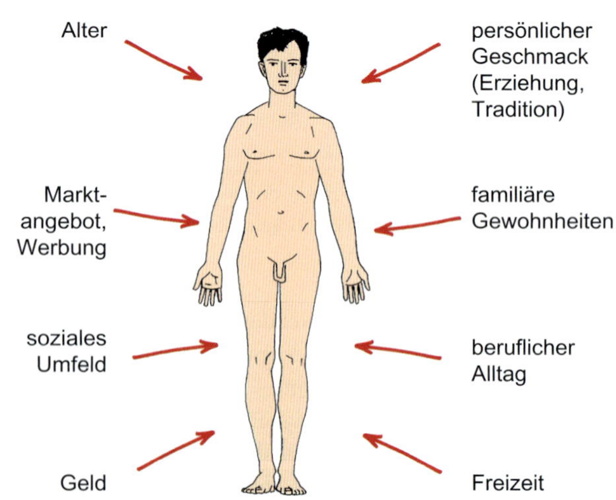

Abb. 5.1 Viele unterschiedliche Faktoren haben Einfluss auf die Einstellung zur Ernährung und den sich daraus ergebenden Ernährungsgewohnheiten eines Menschen. [L190]

Richtwerte für den Grundumsatz gesunder Menschen im Alter

Für gesunde, normalgewichtige Menschen über 65 Jahre liegen die Richtwerte für den Grundumsatz (➤ Tab. 5.2) bei:

- 1 410 kcal für Männer
- 1 170 kcal für Frauen

Bei adipösen bzw. untergewichtigen Pflegebedürftigen ist die Energiezufuhr entsprechend anzupassen, d. h. niedriger bzw. höher als der Energiebedarf für Normalgewichtige.

Leistungsumsatz

DEFINITION

Leistungsumsatz: Energiebedarf für die körperlichen Aktivitäten in Beruf und Freizeit sowie anderen physiologischen Leistungen (z. B. Wachstum, Schwangerschaft und Stillzeit), Wärmeproduktion (*Thermogenese*) nach Nahrungsaufnahme und bei individuellen Adaptionsmechanismen. [MDS 2014] [DNQP 2010]

PAL-Werte (*physical activity level*): Wert, der den täglichen Aktivitätslevel einer Person als Zahl ausdrückt.

Der Leistungsumsatz umfasst die Energiemenge für jede zusätzlich erbrachte Leistung, d. h. für körperliche Aktivität, Wachstum, Nahrungsaufnahme und Verdauung. Der Energieverbrauch für die körperliche Aktivität des Menschen ergibt sich aus den beruflichen Tätigkeiten und dem Freizeitverhalten. Mit zunehmendem Alter lässt die körperliche Aktivität nach.

Der PAL-Wert wird für die Berechnung des durchschnittlichen Energiebedarfs für definierte körperliche Aktivitäten benötigt (➤ Tab. 5.3). Bei Pflegebedürftigen, die keiner beruflichen Tätigkeit nachgehen, hängt der Multiplikationsfaktor allein von ihrer körperlichen Aktivität im Alltag ab. Für mobile Senioren wird ein PAL von 1,4 zu Grunde gelegt. Für Senioren mit ausschließlich sitzender oder liegender Lebensweise, wie bettlägerigen Senioren, wird ein PAL von 1,2 angenommen.

Die Personengruppe der über 65-Jährigen ist hinsichtlich ihres durchschnittlichen täglichen Energiebedarfs besonders heterogen. Zu ihr gehören rüstige und gesunde Menschen ebenso wie multimorbide und gebrechliche Menschen. In Altenpflegeeinrichtungen wird der Energiebedarf für Pflegebedürftige auf einer anderen Grundlage berechnet (➤ 5.3.2).

Tab. 5.3 Richtwerte für den Grundumsatz und durchschnittliche Energiezufuhr pro Tag in Abhängigkeit von der körperlichen Aktivität für Männer und Frauen über 65 Jahre und älter (modifiziert).

	Grundumsatz kcal/Tag	Durchschnittlicher täglicher Energiebedarf bei PAL 1,2 kcal/Tag	Durchschnittlicher täglicher Energiebedarf bei PAL 1,4 kcal/Tag
Männer	1 410	1 700	2 000
Frauen	1 170	1 400	1 600

Maßeinheiten für Energie

DEFINITION

1 Kilokalorie (*kcal*): Energiemenge, die benötigt wird, um 1 l Wasser von 14,4 °C auf 15,5 °C zu erwärmen.

Der menschliche Organismus braucht Energie zur Aufrechterhaltung seiner Funktionen. Die Energie, die über die Nahrung bzw. über die energieliefernden Nährstoffe – Kohlenhydrate, Fette und Eiweiß – zugeführt wird, misst man in **Kalorien.**

Die Einheit Kalorie (lat. calor = *Wärme*) bezeichnet den Energiebedarf des Organismus und den Energiegehalt der Nährstoffe. Daneben existiert die Einheit **Joule.** Sie ist im SI-System verankert und damit international gültig.

Umrechnung

- 1 000 Joule (J) = 1 Kilojoule (kJ) = 0,239 kcal
- 1 000 Kalorien (cal) = 1 Kilokalorie (kcal) = 4,18 kJ

Energiegehalt von Nährstoffen und Alkohol

Folgende Nährstoffe (und Alkohol) liefern Energie:

- Kohlenhydrate: 1 g enthält ca. 4,1 kcal (17 kJ)
- Eiweiß: 1 g enthält ca. 4,1 kcal (17 kJ)
- Fette: 1 g enthält ca. 9,3 kcal (38 kJ)
- Alkohol: 1 g enthält ca. 7 kcal (29 kJ)

5.1.2 Nährstoffbedarf

Der Nährstoffbedarf wird nicht als individueller Bedarf berechnet, da dieser nicht bekannt ist, sondern mit Hilfe der D-A-CH-Referenzwerte für die Nährstoffzufuhr angegeben.

Referenzwerte

DEFINITION

D-A-CH-Referenzwerte für die Nährstoffzufuhr: Menge an Nährstoffen, „von denen angenommen wird, dass sie nahezu alle Personen der jeweils angegebenen Bevölkerungsgruppe vor ernährungsbedingten Gesundheitsschäden schützt und bei ihnen für eine volle Leistungsfähigkeit sorgt." Sie schaffen „eine gewisse Körperreserve, die bei unvermittelten Bedarfssteigerungen sofort und ohne gesundheitliche Beeinträchtigungen verfügbar ist." Die **Richtwerte für die Energiezufuhr** sind davon zu unterscheiden.

Die Referenzwerte gelten nur für Gesunde, nicht aber für Pflegebedürftige

- mit Verdauungs- und Stoffwechselkrankheiten,
- mit einer regelmäßigen Medikamenteneinnahme,
- mit übermäßigem Konsum von Genussmitteln, z. B. Alkohol, Tabak,
- die krank oder rekonvaleszent sind,
- mit bestehendem Nährstoffmangel.

Die D-A-CH-Referenzwerte für die Nährstoffzufuhr umfassen:

- **Empfehlungen:** Beziehen sich auf Zufuhrmengen, die allen individuellen Schwankungen gerecht werden und eine ausreichende

5

Reserve im Organismus gewährleisten. Wird die Zufuhr unterschritten, geben sie lediglich einen Hinweis auf eine wahrscheinliche Unterversorgung, jedoch nicht zwangsläufig auf einen Mangel. Die Empfehlungen gelten für Eiweiß, essenzielle Fettsäuren, Vitamin A, D, C, B_1, B_2, B_6, B_{12}, Niacin, Folsäure und für die Mineralstoffe Kalzium, Phosphor, Magnesium, Eisen, Jod sowie Zink.
- **Schätzwerte:** Bezeichnen Zufuhrmengen, bei denen der Bedarf aller Personen in einer Bevölkerungsgruppe nicht mit der wünschenswerten Genauigkeit bestimmt werden kann. Sie geben jedoch Hinweise für die Beurteilung der Nährstoffversorgung. Sie geben für die Vitamine E und K Zahlenwerte an. Bei β-Karotin, Pantothensäure und Biotin handelt es sich um Bereiche. Für Natrium, Chlorid und Kalium sind Schätzwerte der Mindestzufuhr angeführt.
- **Richtwerte:** Orientierungshilfen mit empfohlenen Zufuhrmengen in bestimmten Bereichen. Während es für Wasser, Fluorid, Ballaststoffe und Kohlenhydrate eine Begrenzung nach unten gibt, sind die Werte für Fett, Cholesterin, Alkohol, Speisesalz und Wasser nach oben eingeschränkt.

5

Nährstoffdichte

DEFINITION

Nährstoffdichte: Verhältnis von essenziellen Nährstoffen zum Energiegehalt der Nahrung.

Ältere Menschen haben einen geringeren Energiebedarf als Jüngere oder nehmen z. B. wegen der physiologischen Veränderungen im Alter (5.3.6) geringere Nahrungsmengen auf. Ihr Nährstoffbedarf aber bleibt entweder unverändert oder ist z. T. sogar erhöht, z. B. durch Erkrankungen oder Stoffwechselstörungen. Um eine Mangelernährung (➤ 5.3.4) zu vermeiden, ist bei älteren Menschen eine Ernährung mit hoher Nährstoffdichte wichtig.

5.1.3 Kohlenhydrate

DEFINITION

Kohlenhydrate (*Saccharide*): Organische Verbindungen aus den Elementen Kohlenstoff (C), Wasserstoff (H) und Sauerstoff (O). Sie werden entsprechend der Zahl Ihrer Moleküle in Mono-, Di- oder Polysaccharide unterteilt und gehören zu den energieliefernden Nährstoffen.

Kohlenhydrate werden in Pflanzen gebildet. Diesen chemischen Prozess bezeichnet man als Photosynthese. Mit Hilfe des Sonnenlichts und des Chlorophylls (*Blattgrün*) entsteht aus Kohlendioxid und Wasser Traubenzucker (*Glukose*) und Sauerstoff.

Struktur

Einfachzucker

Einfachzucker (*Monosaccharide*) umfassen eine Gruppe von Kohlenhydraten aus einem einzigen Zuckergrundgerüst (➤ Tab. 5.4). Die für die Ernährung bedeutenden Monosaccharide sind:
- **Glukose** (*Traubenzucker*)
- **Fruktose** (*Fruchtzucker*)
- **Galaktose** (*Schleimzucker*)

Zweifachzucker

Zweifachzucker entstehen durch die Verbindung zweier Monosaccharid-Moleküle unter Abspaltung eines Moleküls Wasser. Die für den Menschen wichtigsten Disaccharide sind:
- **Saccharose** (*Rohr- oder Rübenzucker*): Verbindung aus Glukose und Fruktose
- **Laktose** (*Milchzucker*): Verbindung aus Glukose und Galaktose
- **Maltose** (*Malzzucker*): Verbindung aus Glukose und Glukose

Mehrfachzucker

Mehrfachzucker entstehen durch die Verknüpfung von einigen bis zu mehreren Tausend Monosaccharid-Molekülen unter Wasserabspaltung. Polysaccharide sind:
- **Stärke:** Mehrere Tausend Glukosemoleküle, verzweigt (*Amylopektin*) oder spiralförmig (*Amylose*) angeordnet
- **Maltodextrin:** Spaltprodukt der Stärke
- **Glykogen**: Mehrere Tausend Glukosemoleküle, stark verzweigt

Funktionen

Die wichtigsten Funktionen der Kohlenhydrate sind:
- **Hauptenergielieferant:** 1 g Kohlenhydrate liefert 4,1 kcal = 17,2 kJ Energie; Glukose ist notwendig, um den Energiebedarf des Gehirns zu decken.
- **Speicherfunktion:** Glykogen dient als Speichersubstanz in Muskeln und Leber sowie in Phasen zwischen den Mahlzeiten als Energielieferant.
- **Osmotische Funktion:** Kohlenhydrate haben Einfluss auf den Wasser- und Elektrolyt-Haushalt des Organismus (➤ 2.11.3).
- **Schutz- und Abwehrfunktion:** Als Bestandteil von Schleimstoffen, Blutgruppensubstanzen und gerinnungshemmenden Substanzen üben Mukopolysaccharide (*Mehrfachzucker mit Eiweißanteilen*) eine wichtige Funktion aus. Außerdem sind sie an der Immunabwehr des Organismus beteiligt.
- **Proteinsparende Funktion:** Bei Mangel an Kohlenhydraten werden in der Leber und der Nierenrinde unter hohem Energieaufwand Proteine in Glukose umgewandelt (*Glukoneogenese*). Eine ausreichende Kohlenhydrat-Zufuhr kann diesen Umbauprozess verhindern.

Richtwerte der Kohlenhydratzufuhr für gesunde Menschen im Alter

Der Richtwert für die tägliche Kohlenhydratzufuhr für einen gesunden Menschen über 65 Jahre liegt bei mehr als 50 % der Gesamtenergiezufuhr. Das entspricht, bei einem PAL-Wert von 1,4 (➤ 5.1.1), einer Kohlenhydratmenge von mindestens 230 g für Frauen und 300 g für Männer.

Tab. 5.4 Einteilung und Vorkommen der Kohlenhydrate.

Kohlenhydratarten			**Vorkommen als**	
Bezeichnung der Kohlenhydrate		Symbolische Darstellung	Isolierte Kohlenhydrate	Kohlenhydrate in Lebensmitteln
Einfachzucker	Glukose (*Traubenzucker*)	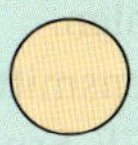	Traubenzucker, gepresst oder Pulver	• Obst, z. B. Weintrauben • Fruchtsäfte • Honig • Trockenobst
	Fruktose (*Fruchtzucker*)	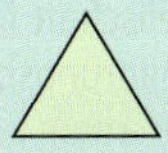	Fruchtzucker zum Süßen im Haushalt	• Obst, z. B. Äpfel • Honig • Fruchtsäfte (100 % Fruchtgehalt) • Trockenobst • Gemüse
	Galaktose (*Schleimzucker*)			• Milch • Naturjoghurt • Kefir • Buttermilch • Käse
Zweifachzucker	Saccharose (*Rüben- und Rohrzucker*)	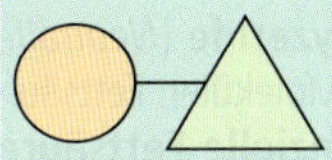	• Haushaltszucker (Raffinade) • Brauner Zucker • Würfelzucker • Puderzucker • Kandiszucker	• Obst • Sirup • Süßwaren • Gebäck • Limonaden • Fruchtnektare und Fruchtsaftgetränke • Fruchtjoghurt
	Laktose (*Milchzucker*)	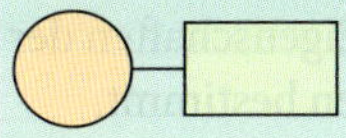	Milchzucker	• Milch • Naturjoghurt • Kefir • Buttermilch • Käse
	Maltose (*Malzzucker*)	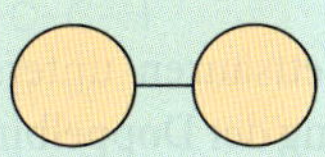		• Malzbonbons • Bier
Mehrfachzucker	Stärke	• Amylopektin • Amylose 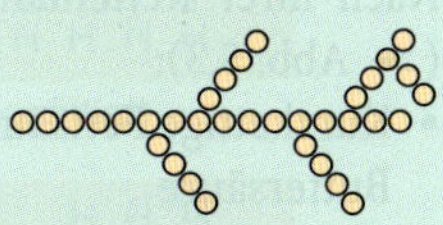 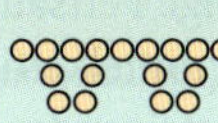	• Kartoffelstärke • Maisstärke • Weizenstärke	• Mehl • Brot • Nudeln • Grieß • Getreideflocken • Reis • Mais • Hirse • Linsen • Erbsen • Bohnen • Kartoffeln
	Maltodextrin (*Spaltprodukt der Stärke, Glukose*)		Maltodextrin als Nährstoffkonzentrat	• Riegel • Sportlergetränke
	Glykogen	Kette aus Glukoseresten, stark verzweigt 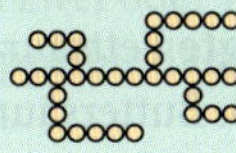		• Leber • Muskeln

cis-Konfiguration

Ungesättigte Fettsäuren in Pflanzenölen liegen in der cis-Konfiguration vor. Diese ist Voraussetzung für die biologische Wirksamkeit der mehrfach ungesättigten Fettsäuren und für die Bildung von Gewebehormonen (*Eicosanoide*). Im Vergleich zur trans-Konfiguration haben Fettsäuren in der cis-Konfiguration einen verringerten Schmelzpunkt.

trans-Konfiguration

Ungesättigte Fettsäuren in der trans-Konfiguration (*trans-Fettsäuren*) sind in geringen Mengen in Joghurt, Käse, Butter und Fleisch enthalten, weil sie im Pansen von Wiederkäuern gebildet werden. Sie fallen aber auch als Nebenprodukt bei der chemischen Härtung (*Hydrierung*) während der Herstellung von Speisefetten an. Dabei werden die ungesättigten Fettsäuren z. T. von der cis- in die trans-Konfiguration umgewandelt. Hauptquelle für trans-Fettsäuren ist Margarine aus gehärteten Fetten oder Lebensmittel, bei deren Herstellung hydrierte Fette verwendet werden, z. B. frittierte Lebensmittel, Fertiggerichte, Süß- und Backwaren. Sie entstehen auch beim Erhitzen von Fetten und Ölen bei hohen Temperaturen.

5

Herkunft

Nach ihrer Herkunft werden die Nahrungsfette in pflanzlich und tierisch unterschieden:

- Pflanzliche Fette, z. B. Öle, Kokosfett, Palmkernfett, Nüsse, Samen (➢ Abb. 5.7)
- Tierische Fette, z. B. Schmalz, Butter, Milch, Käse, Wurst, Fleisch, Fisch

In vielen Lebensmitteln sind Fette nicht sichtbar, sie werden **unsichtbare Fette** genannt (➢ Tab. 5.6).

Funktionen

Fette (*Triglyzeride*) üben im menschlichen Organismus folgende Funktionen aus:

- **Energielieferant:** Gesättigte Fettsäuren dienen in erster Linie zur Energiegewinnung. 1 g Fett liefert 9,3 kcal = 39 kJ Energie und damit mehr als doppelt so viel wie Kohlenhydrate oder Proteine.

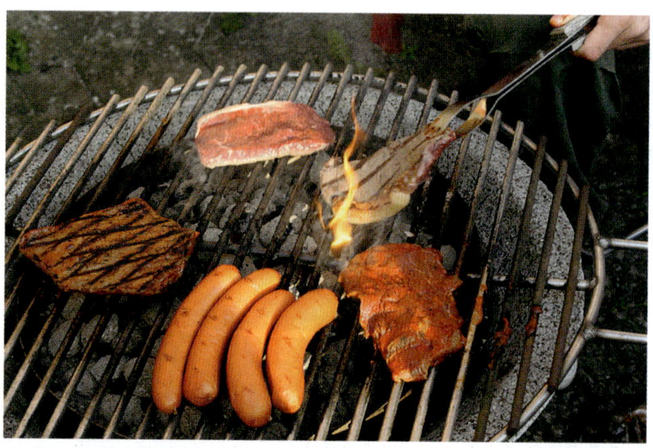

Abb. 5.6 Grillen ist eine fettarme Form der Speisenzubereitung. [J787]

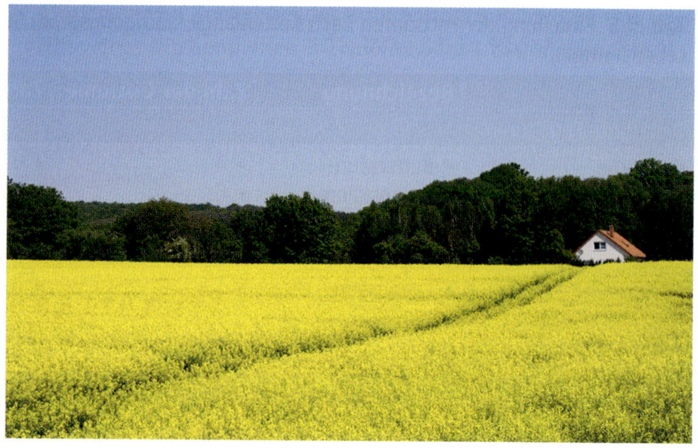

Abb. 5.7 Das Öl aus der Kulturpflanze Raps verfügt über ein günstiges Verhältnis zwischen Linol- und α-Linolensäure. [J787]

- **Schutzfunktion:** Fett dient dem Organismus in Form von Unterhautfettgewebe als Wärmeschutz. Außerdem fixiert es Organe, z. B. die Niere, an ihrem Ort und schützt sie vor mechanischen Einflüssen, z. B. bei Sturz oder Schlag.
- **Träger fettlöslicher Vitamine:** Diese Gruppe der Vitamine lässt sich vom Körper nur bei gleichzeitiger Zufuhr von Fetten verwerten.
- **Geschmack:** Fette sind Träger von Geschmacks- und Aromastoffen.

Träger mehrfach ungesättigter Fettsäuren. Linolsäure und α-Linolensäure sind **essenziell.** Eicosapentaensäure und Docosahexaensäure sind nicht essenziell, sollten aber mit der Nahrung zugeführt werden, da sie aus α-Linolensäure nur begrenzt gebildet werden können.

Biologische Wirkungen der mehrfach ungesättigten Fettsäuren

Mehrfach ungesättigte Fettsäuren haben zusätzliche biologische Wirkungen im Organismus:

- Bestandteil der Zellmembranen; Strukturelement der Phospholipide, z. B. Lezithin
- Bestandteil des Nervengewebes
- Omega-6-Fettsäuren: Beeinflussung der Konzentration und Zusammensetzung der Lipoproteine (➢ 2.6.1)
- Bestandteil der Photorezeptoren der Netzhaut im Auge
- Omega-3-Fettsaäuren: Bestandteil der regulatorisch wirksamen Gewebehormone (*Eicosanoide*), z. B. Prostaglandine, Prostacycline, Thromboxane und Leukotriene; wirken, z. B. auf Thrombozytenaggregation, Blutdruck und entzündliche Reaktionen

Richtwerte der Fettzufuhr für gesunde Menschen im Alter

Der quantitative Richtwert (*Fettmenge*) der täglichen Fettzufuhr für gesunde Menschen über 65 Jahre liegt bei nicht mehr als 30 % der Gesamtenergiezufuhr bei einem PAL von 1,4 bis 1,7 (➢ 5.1.1). Das entspricht einer täglichen Fettmenge von durchschnittlich 60 g (Frauen) bzw. 80 g (Männer). Bei körperlich sehr aktiven Menschen mit einem PAL von mehr als 1,75 liegt der Fettanteil bei max. 35 %.

Tab. 5.6 Fettgehalt ausgewählter Lebensmittel bzw. unsichtbare Fette in Lebensmitteln.

Lebensmittel	Fettgehalt in g pro 100 g essbarem Anteil
Milch, Milchprodukte, Eier	
Vollmilch	3,6
Fettarme Milch, fettarmer Naturjoghurt	1,6
Speisequark, mager	0,3
Speisequark, 20 % Fett i. Tr.	5,1
Rahm-Frischkäse, 50 %, Fett i. Tr.	23,6
Hüttenkäse	4,3
Schlagsahne, mindestens 30 % Fett i. Tr.	31,7
Emmentaler, 45 % Fett i. Tr.	31,2
Edamer, 30 % Fett i. Tr.	16,2
Sauerrahm	18,0
Hühnerei	11,3
Fisch	
Forelle	2,7
Karpfen	4,8
Hering	17,8
Aal, geräuchert	28,6
Ölsardinen	13,9
Krabben	1,4
Fleisch, Wurst	
Huhn, mit Haut	6,2
Kalbfleisch, mager	1,4
Rindfleisch, mager	4,0
Schweinefleisch, mager	2,0
Wiener Würste	26,4
Salami, deutsch	33,0
Kochschinken	3,7
Kasseler	7,5
Leberwurst, grob	29,2
Mettwurst	37,2
Bierschinken	11,4
Münchner Weißwurst	24,7
Pflanzliche Lebensmittel	
Avocado	23,5
Cashewnuss	42,2
Erdnuss	48,1
Walnuss	62,5
Haselnuss	61,6
Mandel, süß	54,1
Kakaopulver, schwach entölt	24,5

Die **qualitativen Richtwerte** (*Fettqualität*) für die Fettzufuhr sind:

- Gesättigte Fettsäuren: Max. 10 % der Gesamtenergie; Verhältnis gesättigter zu ungesättigten Fettsäuren 1:2
- Mehrfach ungesättigte Fettsäuren: Ca. 7 % der Gesamtenergie, Verhältnis der Linolsäure (Omega-6-Fettsäure) zur α-Linolensäure (Omega-3-Fettsäure) 5:1
- Einfach ungesättigte Fettsäuren: Rest der Fettzufuhr ab mehr als 10 % der Gesamtenergie
- Trans-Fettsäuren: Weniger als 1 %

Mangel an essenziellen Fettsäuren

Ein Mangel an essenziellen Fettsäuren ist sehr selten, aber nicht unmöglich. Bei einer Fettverwertungsstörung oder bei fettfreier enteraler bzw. parenteraler Ernährung kann er auftreten und zeigt sich durch:

- Mangel an Omega-6-Fettsäuren, z. B. Hautekzeme, Fettleber, Anämie, herabgesetzte Immunabwehr, Wundheilungsstörungen, Wachstumsstörungen
- Mangel an Omega-3-Fettsäuren, z. B. Sehstörungen, Muskelschwäche, Zittern und Störungen der Oberflächen- und Tiefensensibilität, erhöhtes Sturzrisiko

Es besteht mit überzeugender bzw. möglicher Evidenz ein Zusammenhang zwischen dem steigenden Konsum von Fetten und ernährungsbedingten Krankheiten. Beispiele (➤ 5.4.2, ➤ 5.4.3, ➤ 5.4.4):

- Gesättigte Fettsäuren erhöhen mit überzeugender Evidenz das Risiko für Fettstoffwechselstörungen, mit möglicher Evidenz das Risiko für Brustkrebs und koronare Herzkrankheiten.
- Trans-Fettsäuren erhöhen mit überzeugender Evidenz das Risiko für Fettstoffwechselstörungen und koronare Herzkrankheiten. Sie erhöhen LDL-Cholesterol und senken HDL-Cholesterol im Blut.
- Einfach ungesättigte Fettsäuren senken mit überzeugender Evidenz das Risiko für Fettstoffwechselstörungen und möglicherweise das Risiko für Brustkrebs.
- Mehrfach ungesättigte Fettsäuren senken das Risiko für Fettstoffwechselstörungen mit überzeugender Evidenz, und senken möglicherweise das Risiko für koronare Herzkrankheiten und Diabetes mellitus.
- Omega-3-Fettsäuren senken mit überzeugender Evidenz das Risiko für Fettstoffwechselstörungen, erhöhte Triglyzeridwerte, Bluthochdruck und koronare Herzkrankheiten.

Ernährungstipps

- Fettzufuhr zugunsten der Zufuhr pflanzlicher Lebensmittel, z. B. Hülsenfrüchte, Vollkornprodukte, Obst, Gemüse, erhöhen.
- Tierische Fette wegen ihres hohen Anteils an gesättigten Fettsäuren meiden. Fettarme Varianten bevorzugen (bei allen tierischen Lebensmitteln, mit Ausnahme von Fisch).
- Verzehr von rotem Fleisch und Wurstwaren einschränken.
- Fettarme Zubereitung von Speisen bevorzugen z. B. Grillen, Dünsten, Dampfgaren (➤ Abb. 5.6).
- Fettreichen Seefisch ein- bis zweimal pro Woche verzehren, z. B. Hering, Makrele, Lachs.
- Pflanzliche Öle nach einem günstigen Verhältnis von Linolsäure zu α-Linolensäure auswählen, z. B. Rapsöl (➤ Abb. 5.7).
- Zufuhr von trans-Fettsäuren begrenzen:
  - Auf die Zutatenliste der verpackten Produkte achten. Gehärtete Fette und Öle müssen mit der Formulierung „enthält gehärtete Fett“ oder „pflanzliches Öl z. T. gehärtet“ gekennzeichnet sein (Zufuhr dieser Produkte einschränken).

5

- Starkes Erhitzen von Pflanzenölen vermeiden, z. B. können beim Braten mit hohen Temperaturen trans-Fettsäuren entstehen.
- Produkte, mit hohem Gehalt an trans-Fettsäuren (➤ Tab. 5.5) nur gelegentlich und in Maßen verzehren.

Lebensmittel gezielt aus den Lebensmittelgruppen 4, 5 und 6 des DGE-Ernährungskreises (➤ 5.2) auswählen.

Cholesterol

DEFINITION

Cholesterol: Fettähnliche Substanz. Verbindung, die zur Klasse der Steroide gehört. Andere Bezeichnung: Cholesterin.

Funktionen

Die wichtigsten Funktionen des Cholesterols im menschlichen Organismus sind:

- Strukturbestandteil von Zellmembranen
- Ausgangssubstanz von Gallensäuren in der Leber
- Vorstufe des Vitamin D (unter UV-Strahlung wird in der Haut aus Dehydrocholesterin Vitamin D aufgebaut)
- Ausgangssubstanz von Steroidhormonen der Nebennierenrinde (➤ 2.5.6), z. B. Kortisol und Östrogen

Vorkommen

Cholesterol kommt ausschließlich in tierischen Lebensmitteln (➤ Abb. 5.8) vor. Deren Cholesterolgehalt (➤ Tab. 5.7) ist abhängig vom Anteil gesättigter Fettsäuren, d. h. je reichlicher diese in den Lebensmitteln enthalten sind, desto höher ist die Cholesterolmenge. Cholesterolreiche Lebensmittel sind Innereien, Schalentiere, Eigelb, Speck, Sahne, fettreiches Fleisch, fettreiche Käse- und Wurstsorten.

Richtwert der Cholesterolzufuhr für gesunde Menschen im Alter

Der Richtwert der täglichen Zufuhr von **Cholesterol** liegt bei max. 300 mg. Dieser ist möglichst nicht zu überschreiten (➤ 5.4.4).

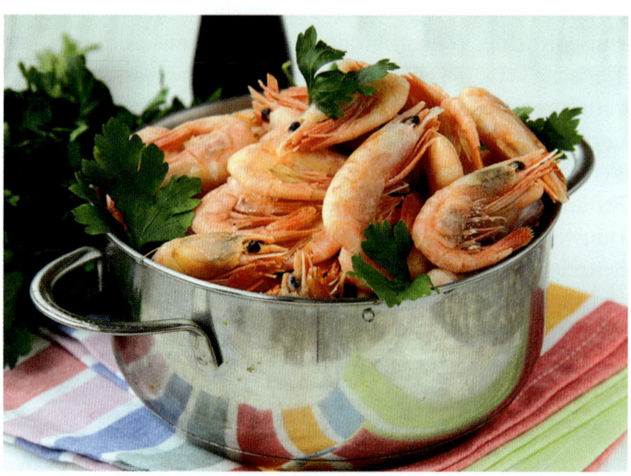

Abb. 5.8 Schalentiere enthalten viel Cholesterol. [J787]

Tab. 5.7 Cholesterolgehalt ausgewählter tierischer Lebensmittel.

Lebensmittel	Cholesterolgehalt in mg pro 100 g essbarem Anteil
Milch, Milchprodukte, Eier	
Vollmilch	12
Fettarme Milch (1,5–1,8 % Fett)	5
Schlagsahne (mindestens 30 % Fett)	110
Speisequark, mager	1
Speisequark, 20 % Fett i. Tr.	17
Doppelrahmfrischkäse (mindestens 60 %, max. 85 % Fett i. Tr.)	105
Emmentaler, 45 % Fett i. Tr.	90
Edamer, 30 % Fett i. Tr.	35
Hühnerei	395
Hühnereigelb	1 260
Hühnereiweiß	0
Fette	
Butter	240
Butterschmalz	285
Schweineschmalz	85
Fisch, Schalentiere	
Forelle	55
Karpfen	75
Hering	75
Aal, geräuchert	165
Ölsardinen	140
Krabben	135
Fleisch, Innereien, Wurst	
Huhn, mit Haut	60–85
Kalbfleisch	70
Rindfleisch	50–60
Schweinefleisch	55–70
Kalbsleber	360
Kochschinken	60
Brühwürste, z. B. Wiener	60

Ernährungstipps

- Fettarme Produkte auswählen, z. B. Käse
- Wenig Schalentiere und Innereien (➤ Abb. 5.8)

5.1.5 Proteine

DEFINITION

Proteine (*Eiweiße*): Verbindungen, die aus mehr als hundert Aminosäuren zusammengesetzt sind. Gehören zu den energieliefernden Nährstoffen.

Struktur

Beim Aufbau von Proteinen (➤ Tab. 5.8) reihen sich die Aminosäuren kettenartig aneinander. Die meisten Proteine im mensch-

Tab. 5.8 Proteingehalt ausgewählter Lebensmittel pflanzlicher und tierischer Herkunft.

Proteine tierischer Herkunft		Proteine pflanzlicher Herkunft	
Lebensmittel	Proteingehalt in g pro 100 g essbarem Anteil	Lebensmittel	Proteingehalt in g pro 100 g essbarem Anteil
Hering	18,2	Bohnen, weiß, trocken	21,1
Makrele	18,7	Erbsen	6,6
Forelle	19,5	Linsen, trocken	23,4
Thunfisch	21,5	Sojabohnen, trocken	34,3
Brathuhn	19,9	Karotten	1,0
Kalbfleisch, Filet	20,6	Kartoffeln	2,0
Rindfleisch (Filet, mager)	21,2	Haferflocken	12,5
Schweinefleisch, Filet	22,0	Weißbrot	7,6
Buttermilch	3,5	Weizengrieß	9,6
Emmentaler, 45 % Fett i. Tr.	28,9	Reis, poliert	6,8
Milch, fettarm, 1,5 %, 1,8 % Fett	3,4	Naturreis	7,2
Speisequark, mager	13,5	Weizenmehl Type 405	9,8
Joghurt, fettarm, 1,5 %, 1,8 % Fett	3,6	Weizenmehl Type 1050	11,2
Ei	12,8	Champignons	2,7
		Bohnen, grün	2,4
		Apfel	0,3

lichen Organismus bestehen aus 100–500 Aminosäuren. Die Reihenfolge der 20 verschiedenen Aminosäuren im Proteinmolekül (*Sequenz*) ist genetisch festgelegt. Liegt die Aminosäurekette in einer Ebene, spricht man von **Primärstruktur.** Sobald sie jedoch in mehreren Ebenen übereinander liegt und dreidimensionale Strukturen ausbildet, spricht man von **Sekundär-, Tertiär-** bzw. **Quartärstruktur.** Diese räumliche Struktur ist für die Funktionstüchtigkeit eines Proteins verantwortlich, z. B. als Enzym. Hitze, Säuren und Laugen sowie organische Lösungsmittel können die räumliche Proteinstruktur zerstören, womit gleichzeitig die Funktion des Proteins verloren geht; man nennt dies **Eiweißdenaturierung.**

Aminosäuren

DEFINITION

Aminosäuren: Verbindungen aus den Elementen Kohlenstoff (C), Wasserstoff (H), Sauerstoff (O) und Stickstoff (N). Einige besitzen die Elemente Schwefel (S) oder Phosphat (P). Sie sind die kleinsten Bausteine der Nahrungs- und Körperproteine.

Essenzielle Aminosäuren: Kann der Organismus nicht (oder nicht in ausreichender Menge) selbst bilden, müssen über die Nahrung zugeführt werden.

Nicht essenzielle Aminosäuren: Kann der Organismus aus den essenziellen Aminosäuren aufbauen.

Es gibt 20 verschiedene Aminosäuren, die in essenzielle und nicht essenzielle unterschieden werden.

- **Essenzielle Aminosäuren:** Histidin, Isoleucin, Leucin, Methionin, Phenylalanin, Threonin, Tryptophan, Valin
- **Nicht essenzielle Aminosäuren**: Alanin, Arginin, Asparagin, Asparaginsäure, Cystein, Glutamin, Glutaminsäure, Glycin, Prolin, Serin, Tyrosin

Damit die Versorgung mit essenziellen Aminosäuren sichergestellt ist, ist auf eine ausreichende Zufuhr der gesamten Eiweißmenge und der Eiweißqualität zu achten.

Funktionen

- **Energie:** 1 g Protein liefert 4,1 kcal = 17,2 kJ Energie. Proteine im Körper sind nicht in erster Linie Energielieferanten, sondern Struktur- und Funktionseiweiße.
- **Struktur:** Proteine sind am Aufbau von Zellen und Geweben beteiligt. Kontraktile Proteine sind ein wichtiger Bestandteil des Muskelgewebes. Proteine üben eine strukturgebende Funktion in Körperflüssigkeiten und -sekreten aus. Alle Enzyme sind Proteine. Einige Hormone enthalten Protein-Komponenten.
- **Transport:** Lipoproteine dienen im Plasma als Trägersubstanzen anderer Verbindungen, z. B. von Triglyzeriden, freien Fettsäuren, Phospholipiden, Cholesterin, fettlöslichen Vitaminen, Eisen, Kalzium, Bilirubin, Pharmaka.
- **Osmose:** Plasmaproteine halten die osmotischen Verhältnisse zwischen den Kompartimenten des Organismus aufrecht (➤ 1.2.3).
- **Schutz** und **Abwehr:** Als Antikörper und Gerinnungsfaktoren übernehmen Proteine eine wichtige Funktion bei der Immunabwehr und der Blutgerinnung (➤ 2.6.3).
- **Synthese:** Nahrungseiweiß unterstützt die Synthese körpereigener Proteine z. B. bei Wundheilungen und bei Verbrennungen, zusätzlich erhöht es die Körpermasse in Wachstumsphasen.

Proteingehalt in Lebensmitteln

Der Körper auf die regelmäßige Zufuhr von Proteinen über die Nahrung angewiesen. Der **Proteingehalt** (➤ Tab. 5.8) in pflanzlichen und tierischen Lebensmitteln ist unterschiedlich hoch:

- Eiweißreiche tierische Lebensmittel: z. B. Fisch, Fleisch, Milch, Milchprodukte, Ei
- Eiweißreiche pflanzliche Lebensmittel: z. B. Hülsenfrüchte, Getreide, Getreideprodukte
- Eiweißarme pflanzliche Lebensmittel: z. B. Gemüse, Obst, Kartoffeln, Pilze

Proteinqualität

DEFINITION

Biologische Wertigkeit der Proteine: Gibt an, wie viel Prozent von 100 g Nahrungsprotein in körpereigenes Protein umgewandelt werden können. Die begrenzende Aminosäure bestimmt die biologische Wertigkeit der Eiweiße, d. h. die Aminosäure, die von den essenziellen Aminosäuren am wenigsten enthalten ist.

Die biologische Wertigkeit von Lebensmitteln tierischen Ursprungs liegt höher als die pflanzlichen Ursprungs. Eine Ausnahme bilden Kartoffeln und Sojabohnen.

Bei gemischter Kost nimmt ein Mensch während einer Mahlzeit pflanzliche und tierische Lebensmittel gleichzeitig auf. Die fehlende begrenzende Aminosäure wird durch Eiweiße anderer Lebensmittel ergänzt und die Qualität des Eiweißgemischs steigt. Hierbei handelt es sich um die **biologische Ergänzungswirkung** der Proteine.

Günstige Lebensmittelkombinationen mit guter Ergänzungswirkung sind:

- Getreide mit Milchprodukt, z. B. Grießbrei, Milchreis, Nudeln mit Käsesoße, Vollkornbrot mit Frischkäse (➢ Abb. 5.9)
- Getreide mit Hülsenfrüchten, z. B. Bohnensalat mit Brot, Linseneintopf mit Spätzle
- Hülsenfrüchte mit Milchprodukten, z. B. Erbsensuppe mit Brot und Quarkspeise als Dessert
- Kartoffeln mit Milchprodukten, z. B. Pellkartoffeln mit Kräuterquark, Kartoffelpüree mit Milch, Kartoffelgratin mit Käse
- Kartoffeln mit Ei, z. B. Bratkartoffeln mit Spiegelei (➢ Abb. 5.10), Kartoffelpüree mit Rührei

Richtwert der Proteinzufuhr für gesunde Menschen im Alter

Der Richtwert für die tägliche Proteinzufuhr liegt bei einer vollwertigen Mischkost (➢ 5.2) bei ca. 10 % der Gesamtenergiezufuhr. Das entspricht einer Zufuhr von 0,8 g / kg KG / Tag, bei mindestens 50 g pro Tag. Die obere Proteinzufuhr von 15 % der Gesamtenergiezufuhr bzw. max. 2 g / kg KG ist akzeptabel, da sie nach derzeitigem Kenntnisstand beim Gesunden keine unerwünschten Wirkungen erwarten lässt.

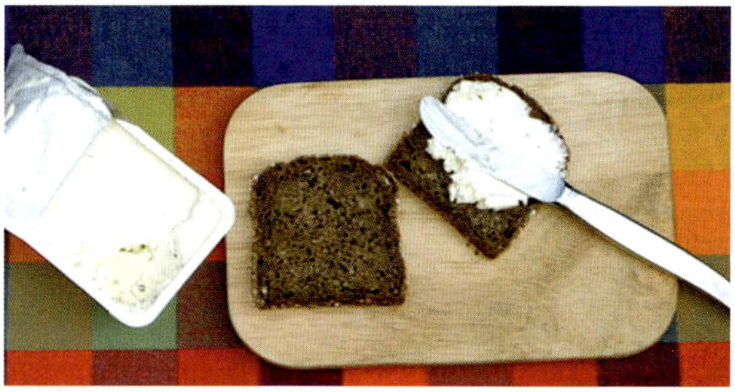

Abb. 5.9 Vollkornbrot mit Frischkäse. [M294]

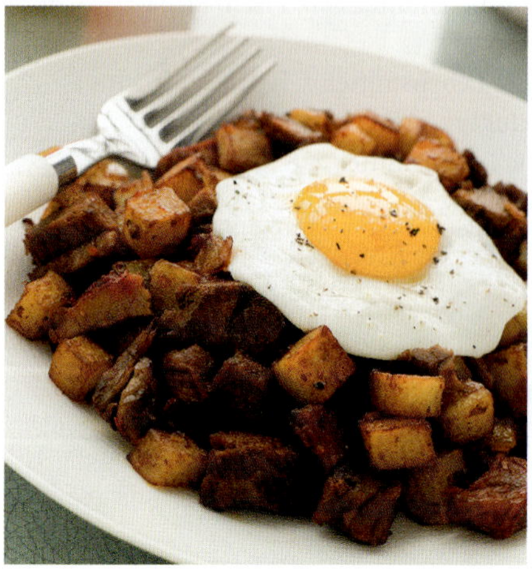

Abb. 5.10 Bratkartoffeln mit Spiegelei. [J787]

> Je höher die biologische Wertigkeit der Proteine in Lebensmitteln ist, desto weniger Protein wird benötigt, um den Eiweißbedarf zu decken. Dies gilt insbesondere für Pflegebedürftige mit geringer Nahrungsaufnahme (➢ 5.3.5), eingeschränkter Nierenfunktion (➢ 5.4.12), eingeschränkter Leberfunktion (➢ 2.10.16) oder erhöhtem Bedarf, z. B. bei Dekubitus bzw. verzögerter Wundheilung (➢ 2.1.18).

Der Proteinbedarf kann erhöht oder erniedrigt sein:

- Erhöhter Proteinbedarf besteht z. B. bei verzögerter Wundheilung (etwa durch Dekubitus, Diabetes mellitus), schweren und lang anhaltenden Infektionen, nach Operationen, Tumorerkrankungen, Verbrennungen, Eiweiß-Energie-Mangel (➢ 5.3.4)
- Verringerter Proteinbedarf besteht z. B. bei Nieren-, Herz- und Leberinsuffizienz mit Aszites

Eiweiß-Energie-Mangel

Der klinische Befund bei einem Eiweiß-Energie-Mangel zeigt Albuminwerte im Serum < 3,5 g pro 100 ml. Die Ursachen sind eine ungenügende Eiweißversorgung bei gleichzeitig unzureichender Energiezufuhr. Die Symptome sind Leistungsminderung, Schwäche, verminderte Wundheilung, Ödeme bis hin zum Verlust von Organproteinen.

Ernährungstipps

- Biologische Ergänzungswirkung der Proteine nutzen, besonderes bei Verzicht auf Fleisch und Fisch.
- Abwechslungsreiche Auswahl der Eiweißträger. Fettreiche Lebensmittel tierischer Herkunft enthalten in der Regel auch gesättigte Fettsäuren und Purine (➢ 5.4.6). Deshalb fettarme Eiweißträger bevorzugen, z. B. mageres Fleisch, fettarmen Käse und Milch (➢ 5.2).
- Ein bis zwei Fischmahlzeiten pro Woche essen.
- Tgl. Getreideprodukte und mindestens einmal in der Woche Hülsenfrüchte (➢ 5.2) essen.
- Gezielte Lebensmittelauswahl aus den Lebensmittelgruppen 2, 4 und 5 des DGE-Ernährungskreises (➢ 5.2) treffen.
- Ausreichende Energiezufuhr in Form von Kohlenhydraten und Fetten, damit Protein nicht zur Deckung des Energiebedarfs herangezogen wird.

5.1.6 Vitamine

DEFINITION

Vitamine (lat. vita: *Leben,* lat. amin: *stickstoffhaltig*): Organische Verbindungen, die der menschliche Organismus nicht oder nur unzureichend selbst herstellen kann. Allen Vitaminen gemeinsam ist ihre Wirkung in kleinsten Mengen. Der tägliche Bedarf liegt, mit Ausnahme von Vitamin C, unter 20 mg. Sie werden nach ihrem Löslichkeitsverhalten in wasserlösliche und fettlösliche Vitamine unterteilt und gehören nicht zu den energieliefernden Nährstoffen.

Die Nahrung enthält sowohl die aktiven, also direkt wirksamen Vitamine, wie auch die inaktiven Vorstufen, die Provitamine. Letztere werden erst im Organismus in ihre biologisch aktive Form umgewandelt, z. B. Karotinoide als Provitamin von Vitamin A.

Funktionen der Vitamine

Die wichtigsten Funktionen der Vitamine im menschlichen Organismus sind:

- Als **Bestandteile von Enzymen oder Koenzymen** sind sie am Kohlenhydrat-, Fett- und Proteinstoffwechsel beteiligt. Sie sind Aktivatoren von Nerven, Muskeln, Zellteilung und Zellneubildung.
- **Spezifische Funktionen** sind z. B. Blutbildung.
- **Körpereigener Schutzmechanismus,** d. h. durch die antioxidativen Eigenschaften einiger Vitamine werden radikale Sauerstoffverbindungen abgefangen und unschädlich. Die freien Radikale reagieren leicht mit anderen Verbindungen und verändern deren Strukturen. Antioxidanzien aus der Nahrung sind Vitamin C, Karotinoide und Vitamin E.

Kritische Vitamine im Alter

DEFINITION

Kritische Vitamine: Vitamine, deren Zufuhr häufig unzureichend ist (➤ Tab. 5.9). Zu den kritischen Vitaminen im Alter gehören: C, D, E, Folat sowie Vitamin B_{12}.

Vitaminmangel

DEFINITION

Hypovitaminose: Vitaminmangel, der in der Regel mit klinischen Befunden belegt werden kann.
Avitaminose: Zustand bei fehlender Aufnahme eines Vitamins über einen längeren Zeitraum. Sind die Körperreserven erschöpft, kommt es z. B. zu Skorbut, Rachitis oder der Beriberi-Krankheit.

Der Vorrat an Vitaminen im Organismus ist unterschiedlich hoch. Er reicht von wenigen Wochen, z. B. Thiamin, bis hin zu mehreren Monaten, z. B. Vitamin C.

Tab. 5.9 Wasser- und fettlösliche Vitamine – Täglich empfohlene Zufuhr, Vorkommen, Funktionen, Mangelerscheinungen

Vitamine	Empfohlene tägliche Zufuhr [1] (Referenzmaße)	Vorkommen [2]	Funktionen [3]	Mangelerscheinungen [4]
Wasserlösliche Vitamine				
Thiamin (Vitamin B_1)	• 1,0 mg • Bedarf erhöht bei chronischem Alkoholmissbrauch	• Fleisch, v. a. Schweinefleisch, Leber, Scholle, Thunfisch, Vollkornprodukte (v. a. Haferflocken), Hülsenfrüchte, Kartoffeln	• Als Bestandteil von Koenzymen am Kohlenhydrat- und Eiweißstoffwechsel beteiligt • Erregbarkeit der Nerven	• Avitaminose: Beriberi-Krankheit
Riboflavin (Vitamin B_2)	• 1,2 mg • Bedarf erhöht bei: – chronischem Alkoholmissbrauch, schweren Krankheiten, nach Operationen – Wechselwirkungen mit verschiedenen Medikamenten	• Milch, Milchprodukte, Fleisch, Fisch, Eier, Vollkornprodukte, Spinat	• Als Bestandteil von Koenzymen an der Verstoffwechselung von Kohlenhydraten, Fetten und Eiweißen zur Energiegewinnung beteiligt • Hämoglobinsynthese	• Entzündungen der Mundschleimhaut und der Zunge • Mundwinkelrhagaden • Anämie • Wachstumsstörungen bei Kindern
Niacin	• 13 mg NÄ [2] • Bedarf erhöht bei: – chronischem Alkoholkonsum – Malabsorptionsstörungen – Verlusten, z. B. Diarrhö – angeborenen Störungen des Tryptophanstoffwechsels	• Fleisch, Innereien, Fisch, Milch, Eier, Brot, Backwaren, Kartoffeln	• Als Bestandteil von Koenzymen am Auf- und Abbau von Kohlenhydraten, Fett- und Aminosäuren, somit an der Energiegewinnung beteiligt • Beteiligung an Zellteilung	Avitaminose: Pellagra
Pantothensäure	6 mg (Schätzwert)	Fleisch, Leber, Fisch, Milch, Vollkornprodukte, Hülsenfrüchte, z. B. Erbsen	• Als Bestandteil von Coenzym A am Abbau von Kohlenhydraten, Fetten, einigen Aminosäuren und somit an der Energiegewinnung beteiligt • Aufbau von Fettsäuren, Cholesterol und einigen Hormonen	Mangelerscheinungen sind in Europa sehr selten

5

Tab. 5.9 Wasser- und fettlösliche Vitamine – Täglich empfohlene Zufuhr, Vorkommen, Funktionen, Mangelerscheinungen (*Forts.*)

Vitamine	Empfohlene tägliche Zufuhr [1] (Referenzmaße)	Vorkommen [2]	Funktionen [3]	Mangelerscheinungen [4]
Folat / Folsäure	• 400 µg FÄ [2] • Bedarf erhöht bei: – erhöhtem Alkoholkonsum – Dauerhafter Einnahme bestimmter Medikamente, z. B. Antiepileptika, Zytostatika	• Fleisch, Leber, Milch, Milchprodukte, einige Käsesorten, Eier, Tomaten, Kohlarten, Spinat, Gurken, Orangen, Weintrauben, Vollkornprodukte, Kartoffeln, Weizenkeime, Sojabohnen	• Zellteilung und Zellneubildung (Proteinstoffwechsel) • Neubildung der Blutzellen, der Schleimhautzellen des Darms und des Urogenitaltrakts • Nervengewebe • Fördert die Senkung der Homocysteinkonzentration im Blut	• Störungen des Blutbilds (v. a. Erythrozyten, Leukozyten) • In schweren Fällen ggf. Entwicklung einer megaloblastischen Anämie • Verminderte Infektabwehr • Durchfall • Schwangerschaftskomplikationen, z. B. Früh- und Fehlgeburten, Fehlbildungen, etwa Neuralrohrdefekte
Biotin	30–60 µg (Schätzwert)	Leber, Sojabohnen, Eier, Nüsse, Haferflocken, Spinat, Champignons, Linsen	Als Coenzym am Aufbau von Kohlenhydraten und Fettsäuren sowie am Abbau von Aminosäuren beteiligt	Mangelerscheinungen sind bei üblichen Ernährungsgewohnheiten nicht bekannt
Pyridoxin (Vitamin B_6)	• 1,2–1,4 mg • 0,02 g pro g Protein [5] • Bedarf erhöht bei: – dauerhafter Einnahme bestimmter Medikamente – erhöhtem Proteinbedarf z. B. wegen Wundheilung	• Hühner- und Schweinefleisch, Fisch, Kohl, grüne Bohnen, Linsen, Feldsalat, Kartoffeln, Bananen, Vollkornprodukte, Weizenkeime, Sojabohnen	• Als Coenzym beteiligt am Aminosäure- und Proteinstoffwechsel sowie der Hämoglobinbildung • Beeinflusst die Funktionen des Nervensystems • Unterstützt die Infektabwehr • Fördert die Senkung der Homocysteinkonzentration im Blut	• Mangelerscheinungen treten bei üblichen Ernährungsgewohnheiten nicht auf • Dermatitis im Nasen-Augen-Mundbereich • Eisenresistente Anämie • Störungen von Nervenfunktionen, z. B. Sensibilitätsstörungen
Cobalamin (Vitamin B_{12})	• 3,0 µg • Bedarf erhöht bei: – Malabsorptionsstörungen, z. B. nach Entfernung des Magens – Magenschleimhautentzündung	• Leber, Fleisch, Fisch, Eier, Milch, Käse; pflanzliche Lebensmittel, die einer Gärung unterworfen sind, enthalten nur Spuren, z. B. Sauerkraut	• Coenzym für den Aminosäure- und Fettsäurestoffwechsel • Beteiligung an der Blutbildung (zusammen mit Folat) • Fördert die Senkung der Homocysteinkonzentration im Blut	• Störung der Zellbildung im Knochenmark mit perniziöser Anämie • Schädigung bestimmter Rückenmarksbezirke (*funikuläre Myelose*) • Gastritis (➤ 2.10.13) • Auftreten bei: – voll gestillten Kindern von Müttern, die sich vegan ernähren – veganer Ernährung, d. h. ohne tierische Lebensmittel
Ascorbinsäure (Vitamin C)	• 100 mg • Bedarf erhöht bei: – starker körperlicher Belastung z. B. Hochleistungssport – Alkohol- und Medikamentenmissbrauch – Rauchen – Anhaltendem geistig-seelischem Stress – Diabetes mellitus – Dialysepflichtiger Niereninsuffizienz – Infektionen	• Sanddornbeeren, schwarze Johannisbeeren, Paprika, Zitrusfrüchte, Kartoffeln, Broccoli, Grün-, Rosen-, Rot- und Weißkohl, Him- und Erdbeeren, Tomaten, Spinat	• Bildung von Bindegewebe und Heilung von Wunden und Verletzungen • Verbesserte Verwertung von Eisen aus pflanzlichen Lebensmitteln • Verhinderung der Bildung von krebsauslösenden Nitrosaminen • Körpereigener Schutzmechanismus und antioxidative Wirkung	• Erste Zeichen können sein: Müdigkeit, Leistungsschwäche, erhöhte Infektanfälligkeit, schlechte Wundheilung, verlangsamte Erholung nach Krankheiten • Avitaminose: Skorbut
Fettlösliche Vitamine				
Retinol (Vitamin A)	• 0,8–1,0 mg RÄ [2] • Bedarf erhöht bei Infektionskrankheiten mit Fieber	• Butter, Margarine, Leber, Eigelb	• Bestandteil des Sehpurpurs • Bildung neuer Zellen der Haut und Schleimhäute • Körpereigener Schutzmechanismus (antioxidative Wirkung)	• Nachtblindheit • Austrocknen und Zerstörung der Hornhaut bis hin zur Erblindung • Erhöhte Infektanfälligkeit der Atemwege

Tab. 5.9 Wasser- und fettlösliche Vitamine – Täglich empfohlene Zufuhr, Vorkommen, Funktionen, Mangelerscheinungen (*Forts.*)

Vitamine	Empfohlene tägliche Zufuhr [1] (Referenzmaße)	Vorkommen [2]	Funktionen [3]	Mangelerscheinungen [4]
Karotinoide (Provitamin A; Schätzwert)		In tiefgelben bis orangefarbenen Früchten und Gemüsen, z. B. Aprikosen, Karotten; in grünem Gemüse, z. B. Grünkohl, Broccoli, Spinat	Antioxidative Wirkung	
Calciferole (Vitamin D) [3]	• 10 µg • Bedarf erhöht bei: – Störungen der Fettresorption und -digestion – Lebererkrankungen – Niereninsuffizienz – Einnahme bestimmter Medikamente	• Fette Fische, z. B. Hering, Makrele, Leber, Margarine, Eigelb • **Besonderheit:** Bildung durch Einwirkung des UV-Lichtes in der Haut aus der Vorstufe Dehydrocholesterin	• Regulation des Kalzium- und Phosphathaushalts: Mineralisierung der Knochen und Knorpel • Aktivierung der Zellen des Immunsystems • Bildung der Hautzellen	• Störungen in der Mineralisation der Knochen: Osteoporose (*Knochenschwund*) • Erhöhte Infektanfälligkeit • Avitaminose im Kindesalter: Rachitis • Avitaminose im Erwachsenenalter: Osteomalazie
Tocopherole (Vitamin E; Schätzwert)	• 11 mg TÄ [2] • Bedarf erhöht bei: – Darmresektionen, Lebererkrankungen, Mukoviszidose – Malabsorptionsstörung von Fetten	• Pflanzenöle, Nüsse, Samen, Weizenkeime, Vollkornbrot, Diätmargarine	• antioxidative Wirkung auf Zellmembranen, ungesättigte Fettsäuren und andere Substanzen z. B. Vitamin A • Stärkt Immunabwehr	• Ausfallerscheinungen, die Membranfunktionen, den Muskelstoffwechsel und das Nervensystem betreffend
fettlösliche Vitamine				
Phyllochinone (Vitamin K)	• 65–80 µg (Schätzwert) • Bedarf erhöht bei: – Krankheiten mit gestörter Fettaufnahme – Einnahme bestimmter Medikamente, z. B. Antibiotika	• Milch, Milchprodukte, Fleisch, Eier, Getreide, Obst grünes Gemüse • **Besonderheit:** wird auch durch Darmbakterien gebildet	• Bildung von Blutgerinnungsfaktoren • Beteiligung am Knochenstoffwechsel	• Bei bestimmten Krankheiten kommt es zu Störungen der Blutgerinnung, dann besteht eine erhöhte Neigung zur Blutung • Frauen mittleren Alters haben ein erhöhtes Risiko für Knochenfrakturen [1]

1) Nach Angaben der D-A-CH: Referenzmaße für die Nährstoffzufuhr. Bonn, 2008.
2) Äquivalent: Wert, der die unterschiedlichen Wirkungsgrade von Vitamin-Vorstufen berücksichtigt. NÄ = Niacin-Äquivalent: 1 mg NÄ = aus 60 mg Tryptophan, TÄ = Tocopherol-Äquivalent, RÄ = Retinol-Äquivalent: 1 mg RÄ = 1 mg Retinol = 6 mg β-Karotin, FÄ = Folat-Äquivalent: 1 µg FÄ = 1 µg Nahrungsfolat = 0,5 µg synthetische Folsäure
3) Deutsche Gesellschaft für Ernährung: Ernährungsbericht 2000, 2004, 2008. Frankfurt/Main.
4) Deutsche Gesellschaft für Ernährung e. V. (*DGE*): Die Nährstoffe – Bausteine für ihre Gesundheit. Bonn, 2009.

Ursachen für Mangelernährung

Mögliche Ursachen für eine qualitative Mangelernährung (➢ 5.3.4):

- Einseitige Ernährung, z. B. bei Abneigung gegenüber bestimmten Lebensmitteln wie Obst; Bevorzugung nährstoffarmer Lebensmittel, z. B. Wurst; unsachgemäße Lagerung und Zubereitung von Lebensmitteln
- Geringe Nahrungsaufnahme, z. B. durch physiologische Veränderungen im Alter (➢ 5.3.5).
- Malabsorptionsstörungen: Spaltprodukte der Nährstoffe werden nicht oder nur teilweise resorbiert, z. B. wenn zu wenig Magensäure vorhanden ist oder bei entzündlichen Veränderungen im Magen-Darm-Trakt (➢ 5.3.5).
- Maldigestion: Nährstoffe werden nicht oder nur teilweise gespalten, z. B. bei Pankreatitis (➢ 2.10.18).
- Erhöhtem Bedarf bei Krankheiten, z. B. Niereninsuffizienz (➢ 5.4.12), und Gesundheitsstörungen, z. B. verzögerte Wundheilung oder schwere Infektionen.
- Erhöhter Bedarf aufgrund von Gewohnheiten, z. B. erhöhter Alkohol- und Tabakkonsum.
- Erhöhter Bedarf bzw. erhöhte Verluste durch die dauerhafte Einnahme von Medikamenten, z. B. Psychopharmaka, Antibiotika, Antikonvulsiva.
- Geringe körperliche Aktivität und eingeschränkte Mobilität, z. B. Vitamin D-Unterversorgung durch mangelnden Aufenthalt im Freien.

Vitaminstatus

Laborparameter liefern Informationen über den Vitaminstatus bzw. die Vitaminversorgung, d. h. sie zeigen, ob eine qualitative Mangelernährung vorliegt (➢ 5.3.4).

Bei einseitiger Ernährung von Pflegebedürftigen (z. B. mit wenig Obst und Gemüse) gibt der Folsäurewert im Blut einen Hinweis auf die Folsäureversorgung. Messungen erfolgen möglichst an zwei verschiedenen Tagen. Es ist notwendig, die Ursachen eines niedrigen Wertes genau zu hinterfragen.

Hypervitaminose

Hypervitaminosen treten vor allem durch fettlösliche Vitamine auf, da diese im Körper gespeichert werden. Eine Überdosierung ist mit der üblichen Ernährung in der Regel nicht möglich, meist liegt die Einnahme von hochdosierten Nahrungsergänzungsmitteln zugrunde.

Wasserlösliche Vitamine

DEFINITION

Wasserlösliche Vitamine: Vitamine, die hauptsächlich in pflanzlichen Nahrungsmitteln zu finden sind. Kontinuierliche Zufuhr ist erforderlich, da die Speicherfähigkeit für wasserlösliche Vitamine begrenzt ist. Dazu gehören Thiamin, Riboflavin, Niacin, Pantothensäure, Folsäure, Biotin, Pyridoxin, Cobalamin und Ascorbinsäure.

5

Thiamin

Vorkommen: Thiamin (Vitamin B_1) ist v. a. in Fleisch, insbesondere in Schweinefleisch, Leber, Scholle, Thunfisch, Vollkornprodukten (vor allem Haferflocken), Hülsenfrüchten und Kartoffeln enthalten (➤ Abb. 5.11).

Eigenschaften: Thiamin ist labil gegenüber Hitze und Sauerstoff.

Täglich empfohlene Zufuhr (65 Jahre und älter): 1,0 mg Thiamin. Der Bedarf ist erhöht bei chronischem Alkoholmissbrauch.

Funktion: Thiamin ist Bestandteil von Enzymen und spielt beim Abbau von Kohlenhydraten und somit bei der Gewinnung von Energie eine Rolle. Außerdem ist es am Abbau einiger Aminosäuren beteiligt. Thiamin wird auch für die Erregbarkeit des Nervengewebes benötigt.

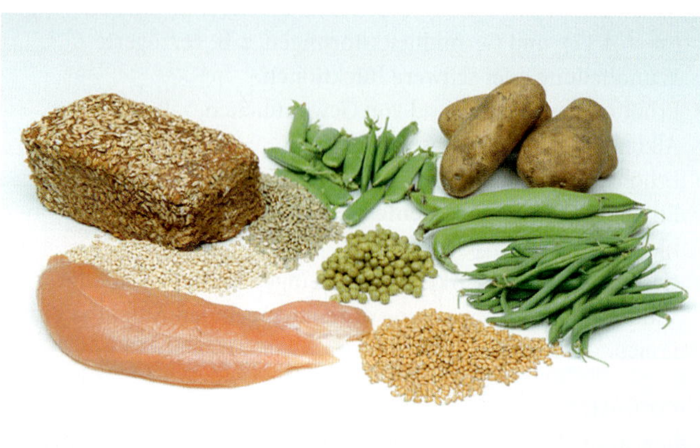

Abb. 5.11 Auswahl wichtiger Thiamin-Quellen: Fleisch, Kartoffeln, Hülsenfrüchte und Vollkornprodukte. [K115]

Mangelerscheinungen: Ein Mangel an Thiamin trifft aufgrund seiner wichtigen Funktion im Kohlenhydratstoffwechsel besonders Organe und Organsysteme, die auf eine kontinuierliche und ausreichende Versorgung mit Kohlenhydraten angewiesen sind, z. B. Nervensystem, Muskulatur, Herz und Magen-Darm-Trakt. In Kombination mit einer Unterversorgung an Proteinen führt eine Thiamin-Avitaminose zu dem v. a. in Ostasien auftretenden Krankheitsbild Beriberi. Es kommt dabei zu Herzfunktionsstörungen, Wasseransammlungen im Gewebe (*Ödeme*), Muskelschwund und neurologischen Ausfällen.

Riboflavin

Vorkommen: Riboflavin (Vitamin B_2) kommt v. a. in Milch, Milchprodukten, Fleisch, Fisch, Eiern und Vollkornprodukten, bestimmten Gemüsesorten (z. B. Spinat) vor.

Eigenschaften: Riboflavin ist lichtempfindlich, aber stabil gegenüber Hitze und Sauerstoff.

Täglich empfohlene Zufuhr (65 Jahre und älter): 1,2 mg Riboflavin. Der Bedarf ist erhöht bei chronischem Alkoholmissbrauch, schweren Krankheiten, nach Operationen, Wechselwirkungen mit verschiedenen Medikamenten.

Funktion: Riboflavin ist Bestandteil von zwei Koenzymen, die an der Energiegewinnung beteiligt sind. Außerdem wirkt Riboflavin bei der Hämoglobinbildung in den Erythrozyten mit.

Mangelerscheinungen: Ein Mangel an Riboflavin führt zu Wachstumsstörungen und Dermatitis, Entzündungen der Mundschleimhaut und der Zunge sowie Mundwinkelrhagaden. In schweren Fällen kann eine Unterversorgung zu einer Anämie führen.

Niacin

Vorkommen: Niacin ist v. a. in Fleisch, Innereien, Fisch, Milch und Eiern enthalten. Auch Brot, Backwaren und Kartoffeln tragen zur Versorgung mit Niacin bei. Aus pflanzlichen Lebensmitteln ist die Bioverfügbarkeit (*Verwertung*) eingeschränkt.

Eigenschaften: Niacin ist beständig gegenüber Sauerstoff, Licht und Hitze.

Täglich empfohlene Zufuhr (65 Jahre und älter): 13 mg Niacin-Äquivalent. Aus 60 mg Tryptophan wird etwa 1 mg Niacin gebildet, d. h. 1 mg Niacin-Äquivalent. Der Bedarf ist erhöht bei chronischem Alkoholkonsum, Malabsorptionsstörungen, bei erhöhten Verlusten z. B. chronischen Diarrhöen oder bei angeborenen Störungen des Tryptophanstoffwechsels (Protein ➤ 1.1.4).

Funktion: Niacin ist ein Coenzym von Wasserstoff übertragenden Enzymen der Atmungskette im Mitochondrium (➤ 1.2.1). Es ist somit am energieliefernden Abbau von Kohlenhydraten, Fett- und Aminosäuren sowie der Zellteilung beteiligt.

Mangelerscheinungen: Eine Unterversorgung mit Niacin tritt in Mitteleuropa nur noch sehr selten auf. Neben der Aufnahme über die Nahrung wird Niacin aus der unentbehrlichen Aminosäure Tryptophan in Leber und Nieren gebildet. Erst ein gleichzeitiger Mangel an Niacin und eine geringe Zufuhr von Tryptophan führt zur Avitaminose Pellagra.

Pantothensäure

Vorkommen: Pantothensäure kommt in geringen Mengen in allen Lebensmitteln vor (griech. pan = *alles*), v. a. in Fleisch, Leber, Fisch, Milch, Vollkornprodukten und Hülsenfrüchten, z. B. Erbsen.

Eigenschaften: Pantothensäure ist besonders labil gegenüber Hitze sowie beständig gegenüber Sauerstoff und Licht.

Täglich empfohlene Zufuhr (65 Jahre und älter): 6 mg Pantothensäure.

Funktion: Pantothensäure nimmt eine zentrale Stellung im Energiestoffwechsel ein. Als Bestandteil des Coenzym A, dessen Grundgerüst aus Pantothensäure besteht, ist sie am Endabbau von Kohlenhydraten, Fetten und einigen Aminosäuren beteiligt sowie am Aufbau von Fettsäuren, Cholesterol und einigen Hormonen.

Mangelerscheinungen: Ein Mangel an Pantothensäure tritt nur selten auf.

Folat / Folsäure

Vorkommen: Folat kommt v. a. in Fleisch, Leber, Milch, Milchprodukten, einigen Käsesorten und Eiern vor. Gute Lieferanten sind auch Tomaten, Kohlarten, Spinat, Gurken, Orangen, Weintrauben, Vollkornprodukte, Kartoffeln, Weizenkeime und Sojabohnen (➤ Abb. 5.12).

Eigenschaften: Folsäure ist besonders labil gegenüber Hitze, Licht und Sauerstoff.

Täglicher Bedarf (65 Jahre und älter): 400 µg Folat-Äquivalent. 1 µg Folat-Äquivalent entspricht 1 µg Nahrungsfolat bzw. 0,5 µg synthetischer Folsäure. Der Bedarf ist erhöht bei erhöhtem Alkoholkonsum und einer dauerhaften Einnahme von Medikamenten, z. B. Antiepileptika und Zytostatika.

Funktion: Folat übernimmt als Coenzym eine bedeutende Aufgabe bei der Zellteilung und Neubildung der Blutzellen. Folsäure wirkt an der Bildung der DNS und der stickstoffhaltigen Basen Adenin und Guanin mit (➤ 1.2.2) und ist so an der Weitergabe der genetischen Erbinformation in den Zellen beteiligt. Deshalb spielt sie eine wichtige Rolle für die Zellteilung und -neubildung, besonders der von Erythrozyten, Leukozyten und Thrombozyten (➤ 2.6).

Mangelerscheinungen: Ein Mangel an Folsäure stört die Bildung von Zellen, die eine hohe Teilungsrate aufweisen. Besonders betroffen sind daher die Blutzellen, z. B. Erythrozyten und Leukozyten (➤ 2.6.2, ➤ 2.6.4). Die ersten Symptome sind Störungen des Blutbildes. Die megaloblastische Anämie, eine schwere Anämie aufgrund eines Folatmangels, kommt in westlichen Ländern selten vor. Sind zu wenige Leukozyten vorhanden, ist die Infektabwehr vermindert (➤ 2.6.5). Zudem ist die Bildung von Schleimhautzellen beeinträchtigt. Im Magen-Darm-Trakt wird dadurch die Resorptionsleistung der Schleimhaut verringert, zusätzlich kommt es zu Durchfall. Der Folsäurestoffwechsel steht mit dem Vitamin B_{12} und dem Eisen in Verbindung.

Besonderheiten: Ausreichende Versorgung mit den Vitaminen B_6, B_{12} und Folsäure ist für die Senkung erhöhter Homocysteinkonzentration im Blut bedeutend, da sie das Risiko für Schlaganfall vermindern. [Deutsche Forschungsanstalt für Lebensmittelchemie 2008] [Schaenzler 2014].

Biotin

Vorkommen: Biotin ist v. a. in Leber, Sojabohnen, Eier, Nüssen, Haferflocken, Spinat, Champignons und Linsen enthalten.

Eigenschaften: Biotin ist beständig gegenüber Sauerstoff, Licht und Hitze.

Täglich empfohlene Zufuhr (65 Jahre und älter): 30 bis 60 µg Biotin.

Funktion: Biotin wirkt als Coenzym beim Aufbau von Kohlenhydraten und Fettsäuren sowie beim Abbau von Aminosäuren.

Mangelerscheinungen: Bei üblichen Ernährungsgewohnheiten treten Mangelerscheinungen nicht auf.

Pyridoxin

Vorkommen: Pyridoxin (Vitamin B_6) ist v. a. in Hühner- und Schweinefleisch, Fisch, Kohl, grünen Bohnen, Linsen, Feldsalat, Kartoffeln, Bananen, Vollkornprodukten, Weizenkeimen und Sojabohnen enthalten (➤ Abb. 5.13).

Eigenschaften: Pyridoxin ist labil gegenüber Licht und Hitze, dagegen beständig gegenüber Sauerstoff.

Täglich empfohlene Zufuhr (65 Jahre und älter): 1,2 bis 1,4 mg Pyridoxin. Der Bedarf ist bei Einnahme bestimmter Medikamente

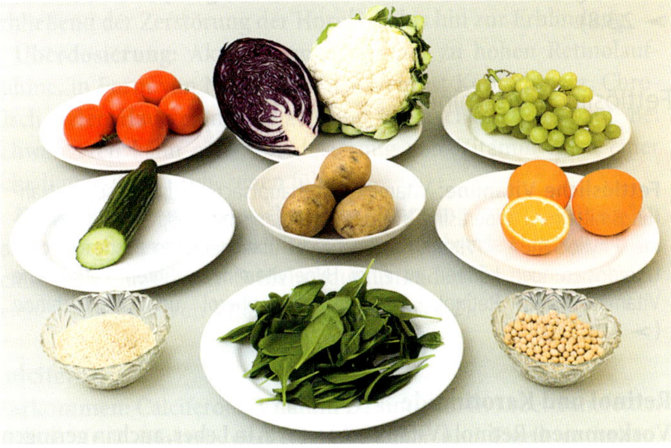

Abb. 5.12 Folsäurehaltiges Obst und Gemüse. [K115]

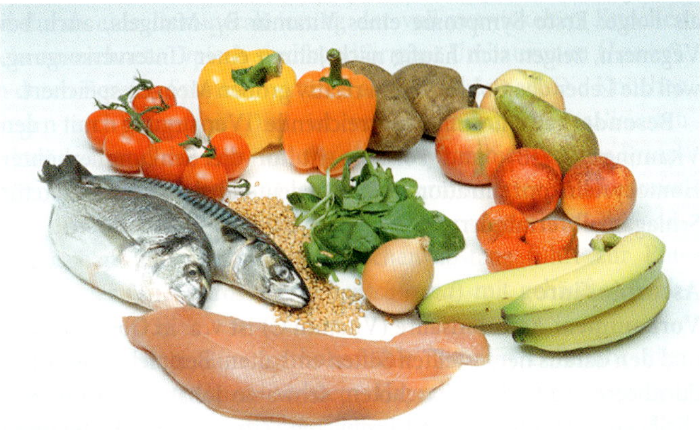

Abb. 5.13 Wichtige Pyridoxin-Quellen sind z. B. Fleisch, Fisch, Kartoffeln, Bananen. [K115]

Besonderheiten: Im Alter ist die Vitamin D-Eigensynthese in der Haut geringer als bei jungen Erwachsenen. Bei pflegebedürftigen und bettlägerigen Menschen nimmt sie zusätzlich ab, wenn der Aufenthalt im Freien eingeschränkt ist. Das Risiko für Osteoporose ist erhöht. Bei gefährdeten Pflegebedürftigen ist eine Nahrungsergänzung (*Supplementation*) mit Vitamin D und Kalzium zur Sturzprophylaxe (➤ 1.4.1) und Osteoporosetherapie (➤ 5.4.9) zu überlegen und mit dem Arzt abzusprechen.

Tocopherole

Vorkommen: Tocopherole (Vitamin E) sind in hochwertigen Pflanzenölen z. B. in Weizen-, Maiskeim-, Raps-, Soja- sowie Sonnenblumenöl enthalten. Auch in Weizenkeimen, Vollkornbrot, Nüssen und Samen kommen sie vor. Diätmargarine wird häufig Vitamin E zugesetzt.

Eigenschaften: Tocopherole sind labil gegenüber Sauerstoff und Licht sowie beständig gegenüber Hitze, aber wiederholtes Erhitzen von Bratfetten zerstört Vitamin E.

Täglich empfohlene Zufuhr (65 Jahre und älter): 11–12 mg Tocopherol-Äquivalent. Malabsorptionsstörung von Fetten kann bei Darmresektionen und schweren Lebererkrankungen zu einem Mangel führen.

Funktion: Tocopherole wirken als Antioxidanzien und sind am körpereigenen Schutzmechanismus beteiligt. Sie schützen Zellmembranen, ungesättigte Fettsäuren und andere Substanzen, z. B. das Retinol, vor Veränderungen durch Sauerstoff (*Oxidation*).

Mangelerscheinungen: Ausfallerscheinungen, die Membranfunktionen, den Muskelstoffwechsel und das Nervensystem betreffen, sind möglich.

Überdosierung: Nicht bekannt.

Phyllochinone

Vorkommen: Phyllochinone (Vitamin K) sind v. a. reichlich in grünem Gemüse, z. B. Feldsalat, Spinat sowie in Milch, Milchprodukten, Fleisch, Eiern, Getreide, Obst und verschiedenen Gemüsearten (z. B. Chicoree) enthalten. Sie werden auch von Darmbakterien gebildet.

Eigenschaften: Phyllochinone sind sehr labil gegenüber Licht sowie beständig gegenüber Sauerstoff und Hitze.

Täglich empfohlene Zufuhr (65 Jahre und älter): 65–80 µg Vitamin K. Der Bedarf ist erhöht bei Krankheiten der Leber, des Magen-Darm-Trakts, schweren Störungen der Fettabsorption, Einnahme einiger Medikamente sowie parenteraler Ernährung.

Funktion: Phyllochinone sind für die Bildung der Blutgerinnungsfaktoren II, VII, IX und X (➤ 2.6.3) zuständig. Als Bestandteil des Osteocalcins (*Knochenprotein*) sind sie am Knochenstoffwechsel beteiligt.

Mangelerscheinungen: Ein Vitamin K-Mangel führt v. a. zu Störungen der Blutgerinnung. Bei einigen Krankheiten, z. B. Lebererkrankungen, oder bei der Gabe von Medikamenten, z. B. Antibiotika, kann es in Folge der Blutgerinnungsstörungen zu sicht- und unsichtbaren Blutungen in verschiedene Organe, z. B. Haut und Schleimhaut, Gehirn, Nebenniere, Magen-Darm-Trakt kommen. Es besteht v. a. für Frauen (mittleren Alters) ein erhöhtes Risiko für Knochenfrakturen.

Überdosierung: Nicht bekannt.

Besonderheiten: Bei Verabreichung von Gerinnung hemmenden Medikamenten (*Antikoagulanzien*), die z. B. zur Vorbeugung einer Thrombose eingenommen werden, ist keine Vitamin K-arme Ernährung mehr empfohlen.

Ernährungstipps

- Lebensmittelmenge und gezielte Lebensmittelauswahl der Lebensmittelgruppen 1, 2, 3, 4, 5 und 6 des DGE-Ernährungskreises beachten (➤ 5.2).
- Die Einnahme von Nahrungsergänzungsmitteln mit Vitaminen in konzentrierter Form ist kein Ersatz für eine vollwertige Ernährung (➤ 5.1). Der gezielte Einsatz von einzelnen Vitaminen ist im Bedarfsfall sinnvoll.

5.1.7 Mineralstoffe

DEFINITION

Mineralstoffe: Anorganische Substanzen, die bei der Verbrennung von Nahrungsmitteln den nicht brennbaren Rückstand (*Asche*) bilden. Gehören zu den nicht energieliefernden Nährstoffen. Anteil im Körper beträgt durchschnittlich 3 % des Körpergewichts. Werden nach ihrer Konzentration im Organismus in Mengen- und Spurenelemente eingeteilt (➤ Tab. 5.10).

Mengenelemente: Substanzen, deren jeweiliger Bestand im Körper größer als 50 mg/kg KG ist, etwa Natrium, Chlorid, Kalium, Phosphor, Kalzium, Magnesium.

Spurenelemente: Substanzen, deren jeweiliger Bestand im Körper kleiner als 50 mg/kg KG ist, z. B. Eisen, Zink, Jod, Selen.

Funktionen

- Als **unlösliche Verbindungen** sind Mineralstoffe in den Gerüst- und Stützsubstanzen der Knochen und Zähne enthalten.
- Als **lösliche Verbindungen** erhalten sie elektrolytische und osmotische Gleichgewichte. Außerdem sind sie an der Reizleitung im Nervensystem und am Aufbau von Puffersystemen beteiligt (➤ 1.1.4).

In **organischen Verbindungen** sind sie u. a. Bestandteil von Hormonen (z. B. Jod in den Schilddrüsenhormonen), Enzymen, Koenzymen oder von Proteinen (z. B. Eisen im Hämoglobin ➤ 2.6.2).

Kritische Mineralstoffe im Alter

DEFINITION

Kritische Mineralstoffe: Mineralstoffe, bei denen die Versorgung häufig unzureichend ist, wobei die tatsächliche Zufuhr nicht der empfohlenen Menge entspricht (Referenzwerte ➤ 5.1.2). Zu den kritischen Mineralstoffen im Alter gehören Kalzium, Zink, Eisen und Magnesium.

Mineralstoffmangel

Die **Ursachen** eines Mineralstoffmangels sind denen des Vitaminmangels ähnlich. Biochemische Parameter oder andere Verfahren,

Tab. 5.10 Mengenelemente und ausgewählte Spurenelemente. Täglich empfohlene Zufuhr sowie Vorkommen, Funktionen und Mangelerscheinungen.

Mineralstoffe	Empfohlene tägliche Zufuhr [1)]	Vorkommen [2)]	Funktionen [3)]	Mangelerscheinungen [4)]
Mengenelemente				
Natrium	• 2,4 g (Schätzwert) • Bedarf erhöht bei großen Wasserverlusten, z. B. anhaltendem Erbrechen, Diarrhö, Schweiß, nässenden Hauterkrankungen, Einnahme von Diuretika • Bedarf reduziert bei Hypertonie, Nierenerkrankungen, Herzinsuffizienz	• Käse, Wurst, Brot, Salzgebäck, Fertigsoßen, gepökeltes Fleisch, Fertiggerichte • Gewürzsalz, Gewürzzubereitungen, z. B. Gemüsebrühe, Fleischbrühe • Meer- und Steinsalz • Natriumhaltiges Mineralwasser	• Aufrechterhaltung des osmotischen Drucks der Körperflüssigkeiten (*Gewebespannung*) • Beteiligung am Säure-Basen-Haushalt • Reizweiterleitung von Nervenfasern, z. B. Schmerz	• Hypotonie • Elektrolyt-Entgleisungen mit Muskelkrämpfen • Tachykardie
Chlorid	• 830 mg (Schätzwert) • Bedarf erhöht durch Verluste, z. B. starkes Erbrechen von saurem Magensaft	• (siehe Natrium)	• Aufrechterhaltung des osmotischen Drucks der Körperflüssigkeiten (*Gewebespannung*) • Bestandteil der Magensäure • Beteiligung am Säure-Basen-Haushalt	• Alkalose, Muskelkrämpfe
Kalium	• 2 000 mg (Schätzwert) • Bedarf erhöht durch Verluste, z. B. Diarrhö, Erbrechen, Einnahme von Diuretika und Abführmitteln • Bedarf reduziert bei chronischer Niereninsuffizienz	• Gemüse und Obst (v. a. in Bananen), Trockenobst, Kartoffeln, Pilze	• Aufrechterhaltung des osmotischen Drucks • Erregbarkeit der muskelversorgenden Nerven, v. a. an Herz und Darm • Blutdrucksenkend (bei reichlicher Zufuhr)	• Erschlaffung der glatten Muskulatur bis zur Darmträgheit, Obstipation • Schwäche der Skelettmuskulatur • Störungen der Herzfunktion
Mengenelemente				
Kalzium	• 1 000 mg	• Milch, Käse, Joghurt, Quark, Gemüse, z. B. Broccoli, Grünkohl, Fenchel, Lauch • Natürliche Mineralwässer „kalziumhaltig" • angereicherte Lebensmittel, z. B. Fruchtsäfte	• Baustein von Knochen und Zähnen • Stabilisierung der Zellmembranen • Reizübertragung an Nerven und Muskeln • Beteiligung an der Blutgerinnung	• Osteoporose • Krämpfe in Folge einer Übererregbarkeit der Muskeln und Nerven
Magnesium	• 300–350 mg • Bedarf erhöht bei: – hohem Alkoholkonsum – anhaltendem Stress – chronischer Niereninsuffizienz – Einnahme bestimmter Medikamente – intensiver körperlicher Aktivität	• Vollkornprodukte, Milch, Milchprodukte, Leber, Geflügelfleisch, Fisch, Beerenobst, Bananen, Sojabohnen, Kartoffeln, manche Gemüsesorten, z. B. Broccoli, Spinat, Fenchel • Natürliche Mineralwässer „magnesiumhaltig"	• Bestandteil von zahlreichen Enzymen • Erregbarkeit der Nerven und Muskeln • Mineralisation der Knochen	• Erhöhte Erregbarkeit • Muskelschwäche • Muskelkrämpfe • Parästhesien
Spurenelemente				
Eisen	• 10 mg • Bedarf erhöht bei: – chronischen Entzündungen und Tumorerkrankungen – Verlusten (z. B. chronischen Blutungen im Magen-Darm-Trakt, Menstruation, Hämorrhoidalblutungen) – verminderter Resorption (z. B. nach Magenentfernung)	• Hämeisen: Fleisch, Wurstwaren, Leber • Nicht-Hämeisen: Getreideprodukte, Gemüse, Hülsenfrüchte • Natürliches Mineralwasser „eisenhaltig"	• Bestandteil des Hämo- und Myoglobins (Transport von Sauerstoff) • Bestandteil von Enzymen im Zellstoffwechsel • Beteiligung an der Immunabwehr	• Erste Anzeichen einer Eisenunterversorgung sind Abgeschlagenheit und anhaltende Müdigkeit • Eisenmangelanämie

Tab. 5.10 Mengenelemente und ausgewählte Spurenelemente. Täglich empfohlene Zufuhr sowie Vorkommen, Funktionen und Mangelerscheinungen. (*Forts.*)

Mineralstoffe	Empfohlene tägliche Zufuhr 1)	Vorkommen 2)	Funktionen 3)	Mangelerscheinungen 4)
Zink	• 7–10 mg • Bedarf erhöht bei Verlusten, nephrotischem Syndrom, alkoholinduzierter Leberzirrhose	• Rindfleisch, Schweinefleisch, Geflügel, Ei, Milch, Käse, Hülsenfrüchte, Vollkornprodukte	• Bestandteil zahlreicher Enzyme oder Aktivator von Enzymen • Am Protein-, Kohlenhydrat-, Fettsäurestoffwechsel beteiligt • Aufgaben bei der Insulinspeicherung • Aktivierung des Immunsystems • Cofaktor für antioxidative Enzyme	• Verzögerte Wundheilung • Appetitlosigkeit • Verminderte Infektabwehr • Wachstumsstörungen • Vermindertes Geschmacksempfinden • Neurologische Störungen
Jod	• 180 µg (Schätzwert)	• Seefische • Brot, Backwaren, Wurst, Käse und Fertiggerichte, die mit Jodsalz hergestellt werden • Im Haushalt: Kochen und Backen mit Jodsalz • Mit Jodsalz zubereitete Speisen in der Außer-Haus-Verpflegung	• Aktiviert als Bestandteil der Schilddrüsenhormone den Energiestoffwechsel • Fördert die Teilung und das Wachstum von Zellen und Geweben	• Kropf (*Struma*): Vergrößerung der Schilddrüse • Jodmangel in der Schwangerschaft führt zu Auswirkungen beim Ungeborenen

1) Nach Angaben der D-A-CH: Referenzmaße für die Nährstoffzufuhr. Bonn, 2008.
2) 1 g NaCl (Natriumchlorid) = 0,4 g Natrium
3) Deutsche Gesellschaft für Ernährung: Ernährungsbericht 2000, 2004, 2008. Frankfurt/Main.
4) Deutsche Gesellschaft für Ernährung e.V. (*DGE*): Die Nährstoffe – Bausteine für ihre Gesundheit. Bonn, 2009.

5

z. B. Knochendichtemessung, geben Informationen über den **Mineralstoffstatus,** und damit einen Anhalt, ob eine qualitative Mangelernährung (➤ 5.3.4) vorliegt.

Bei einseitiger Ernährung mit wenig Fleisch, Obst, Gemüse und Vollkornprodukten, gibt der Hämoglobinwert im Blut einen Hinweis auf die Eisenversorgung. Bei niedrigen Werten sind auch andere Ursachen in Erwägung zu ziehen, z. B. Entzündungen oder Blutungen. Frauen haben grundsätzlich einen niedrigeren Eisenwert als Männer, was jedoch ohne Krankheitszeichen nicht relevant ist.

Natrium

Vorkommen: Natrium kommt in Verbindung mit Chlorid als Natriumchlorid (*Kochsalz*) v. a. in vielen verarbeiteten Lebensmitteln vor, z. B. in Käse, Wurst, Brot, Salzgebäck, Fertigsoßen und Fertiggerichten sowie in gepökeltem Fleisch (➤ Abb. 5.17). Außerdem ist es in verschiedenen Würzmitteln, z. B. in Kräuter- und Gewürzsalzen, Gewürzpräparaten, Gewürzzubereitungen und natriumhaltigem Mineralwasser enthalten. Als Kochsalz ist bevorzugt Jodsalz mit Fluorid zu wählen, daneben gibt es auch Meersalz.

Täglich empfohlene Zufuhr (65 Jahre und älter): 2,4 g Natrium (x 2,5), d. h. 6 g Natriumchlorid.

550 mg Natrium, d. h. 1 g Natriumchlorid ist die minimale Zufuhr. Durch Verluste z. B. bei Erbrechen und Diarrhö (*isotone Dehydratation* ➤ 2.11.6) wird Natrium und gleichermaßen Wasser ausgeschieden. Erhebliche Natriumverluste entstehen bei nässenden Hauterkrankungen und über Schweißproduktion (*hypotone Dehydratation* ➤ 2.11.6), z. B. bei entsprechenden klimatischen Verhältnissen und körperlicher Aktivität.

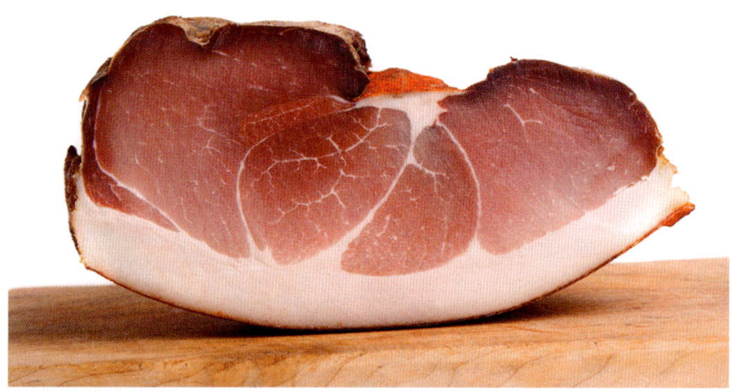

Abb. 5.17 Stark gesalzene Lebensmittel. [J787]

Funktion: Natrium ist das häufigste positiv geladene Ion (*Kation*) in der extrazellulären Flüssigkeit, das den osmotischen Druck bestimmt. Es spielt im Säure-Basen-Haushalt (➤ 2.11.3) und als Bestandteil in manchen Verdauungssäften eine Rolle.

Mangelerscheinungen: Die Folgen sind Wasserverluste mit Hypotonie und Tachykardie (*Volumenmangelschock* ➤ 2.8.6) sowie Elektrolyt-Entgleisungen mit Muskelkrämpfen.

Überdosierung: Entsteht meist durch zu hohe Aufnahme von Kochsalz. Wird gleichzeitig zu wenig Wasser zugeführt, um das Natriumchlorid über den Harn auszuscheiden, steigt der

Tab. 5.11 Angaben auf dem Etikett und Anforderungen an den Mineralstoffgehalt eines natürlichen Mineralwassers.

Angabe	Anforderung
kalziumhaltig	> 150 mg/l
magnesiumhaltig	> 50 mg/l
bicarbonathaltig	> 600 mg/l
eisenhaltig	> 1 mg/l
natriumhaltig	> 200 mg/l
geeignet für die natriumarme Ernährung	< 20 mg/l

osmotische Druck im extrazellulären Raum zu weit. Die Folge sind Zellschädigungen. Symptome einer Überdosierung sind u. a. Bluthochdruck, Unruhe, Schwindel, Erbrechen bis hin zu Atem- und Herzrhythmusstörungen. Eine lang anhaltende Überdosierung verursacht Ödeme (➤ 2.11.6). Bei genetisch vorbelasteten Menschen kann eine zu große Einnahme von Natriumchlorid die Ausbildung eines erhöhten Blutdrucks (➤ 5.4.5) begünstigen.

Besonderheiten: Bei Bluthochdruck (*arterielle Hypertonie* ➤ 2.8.5) und Niereninsuffizienz (➤ 2.11.4) wird eine kochsalzarme Ernährung empfohlen. Die Beschränkung der Natriumzufuhr auf < 2,4 g pro Tag, bzw. eine Kochsalzaufnahme < 6 g pro Tag kann erreicht werden durch z. B.:

- Meiden von stark gesalzenen Lebensmitteln, z. B. Wurst, gesalzenen Nüssen, Salzgebäck, Fertiggerichten und Gewürzzubereitungen,
- Verzicht auf das Nachsalzen am Tisch; bevorzugt z. B. mit Gewürzölen würzen,
- Salzarme oder salzfreie Zubereitung von Speisen; Verwendung von gemahlenen Gewürzen und Kräutern,
- Verwendung von natürlichen Mineralwässern mit < 20 mg Natrium/l; geeignet für die natriumarme Ernährung (➤ Tab. 5.11),
- Frische Lebensmittel bevorzugen, Konserven und Fertiggerichte meiden,
- Bevorzugt Garmethoden wählen, die den Eigengeschmack der Lebensmittel erhalten, z. B. Dünsten, Grillen, Schmoren,
- Lebensmittel mit Natriumgehalt < 120 mg pro 100 g Lebensmittel wählen.

Chlorid

Vorkommen: Chlorid kommt in Verbindung mit Natrium als Natriumchlorid (*Kochsalz*) v. a. in vielen verarbeiteten Lebensmitteln vor, z. B. in Käse, Fleisch, Wurst, Brot, Fertigsoßen.

Täglicher Bedarf (65 Jahre und älter): 3,6 g Chlorid bei 6 g Natriumchlorid. 830 mg Chlorid ist die minimale Zufuhr.

Funktion: Chlorid ist das häufigste und damit für den osmotischen Druck entscheidende negativ geladene Ion (*Anion*) im extrazellulären Raum. Es ist an der Regulation des osmotischen Drucks und des Säure-Basen-Haushalts beteiligt und bildet zusammen mit Wasserstoff die Magensalzsäure (HCl ➤ 2.10.4).

Mangel: Chloridmangel, z. B. durch Verlust von saurem Magensaft bei starkem Erbrechen, ruft eine Alkalose (➤ 2.11.3) und damit eine Störung der neuromuskulären Erregbarkeit und Muskelschwäche hervor.

Überdosierung: Ein kurzzeitiger Überschuss an Chlorid wird über die Nieren ausgeschieden. Einer anhaltenden oder zu starken Überdosierung können die Nieren nur begrenzt gegensteuern, sodass sich eine Azidose entwickelt (➤ 2.11.3).

Kalium

Vorkommen: Kalium ist in Gemüse und Obst (v. a. Bananen, Trockenobst) sowie in Kartoffeln und Pilzen enthalten.

Täglich empfohlene Zufuhr (65 Jahre und älter): 2 000 mg Kalium. Verluste durch z. B. Erbrechen, Diarrhö oder die Einnahme von Abführmitteln (Laxanzien ➤ 2.10.14) und Diuretika (➤ 2.11.4) können einen Mangel verursachen.

Funktion: Kalium ist das wichtigste Kation in der intrazellulären Flüssigkeit. In der Zelle hält es den osmotischen Druck aufrecht, d. h. es fördert das Ausschwemmen von Wasser aus den Zellen. Weiterhin dient es der Erregbarkeit der muskelversorgenden Nerven, z. B. am Herzen (➤ 2.7.2) und im Magen-Darm-Trakt. Aldosteron (➤ 2.11.1) fördert die Natrium- und Wasserrückresorption in der Niere, erhöht aber zugleich die Kaliumausscheidung über den Harn.

Mangelerscheinungen: Aus einem Kaliummangel resultieren Schwäche der Skelettmuskulatur, Erschlaffung der glatten Muskulatur, z. B. Darmträgheit, bis hin zur Obstipation (➤ 5.4.11) bzw. Herzrhythmusstörungen.

Überdosierung: Beim gesunden Menschen ist eine Überdosierung kaum möglich, da die Nieren überschüssiges Kalium ausscheiden. Eine Niereninsuffizienz kann jedoch einen Kaliumüberschuss hervorrufen, insbesondere bei zusätzlicher Gabe von Kalium sparenden Diuretika. Die erhöhte Kaliumkonzentration im Blut führt dann zu Herzrhythmusstörungen bis zum Herzstillstand.

Besonderheiten: Blutdrucksenkend (➤ 5.4.7) bei reichlicher Kaliumzufuhr.

Kalzium

Vorkommen: Kalzium ist v. a. in Milch, Käse, Joghurt und Quark enthalten. Es kommt auch in manchen Gemüsesorten, z. B. Broccoli, Grünkohl, Fenchel und Lauch vor. Natürliches Mineralwasser „kalziumhaltig" (➤ Tab. 5.11) oder mit Kalzium angereicherte Lebensmittel, z. B. Fruchtsäfte, sind ebenfalls gute Lieferanten (➤ Abb. 5.18).

Täglich empfohlene Zufuhr (65 Jahre und älter): 1 000 mg Kalzium.

Funktion: Kalzium ist nahezu vollständig im Skelettsystem gebunden, ein verschwindend geringer Anteil liegt z. B. in Flüssigkeiten gelöst oder an Eiweiße gebunden vor. Es ist als Baustein von Knochen und Zähnen für die Festigkeit der Knochen, für die Stabilisierung von Zellmembranen, die Reizübertragung in Nervenzellen und bei der Muskelkontraktion sowie für eine normale Blutgerinnung (➤ 2.6.3) notwendig.

Mangelerscheinungen: Eine kalziumarme Ernährung fördert die Entstehung der Osteoporose (➤ 2.1.13) mit erhöhtem Risiko

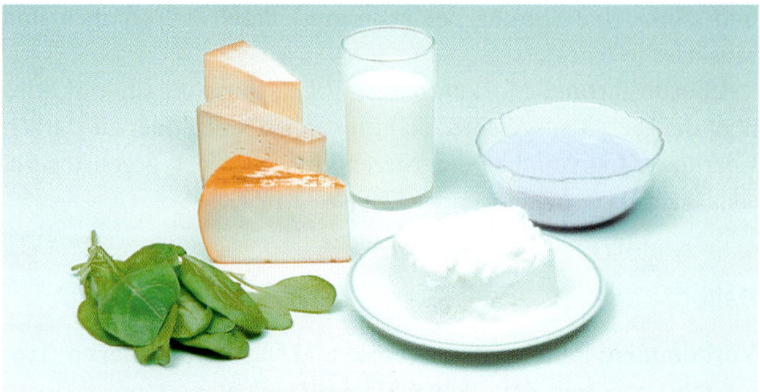

Abb. 5.18 Milch und Milchprodukte sowie Spinat sind Beispiele für Kalziumlieferanten. [K115]

für Frakturen und Muskelkrämpfen in Folge einer Übererregbarkeit der Muskeln und Nerven.

Überdosierung: Hohe Kalziumzufuhr mit der Nahrung kann die Bildung von Harnsteinen fördern, z. B. Kalziumoxalat- und -phosphatsteinen (➤ 2.11.4). Bei regelmäßiger Einnahme von mehr als 4 g Kalzium täglich kann es zu Kalziumablagerungen in den Weichteilen kommen, v. a. in der Niere.

Besonderheiten: Neben der kalziumarmen Ernährung beeinflussen mangelnde Bewegung, unzureichende Vitamin D-Versorgung und die Hormonlage der Pflegebedürftigen das Risiko für eine Osteoporose (➤ 5.4.9).

Magnesium

Vorkommen: Magnesium ist v. a. in Vollkorngetreideprodukten, Milch, Milchprodukten, Leber, Geflügelfleisch, Fisch und Kartoffeln enthalten. Auch viele Gemüsesorten, z. B. Spinat, Fenchel, Kohlrabi, Broccoli, Karotten sowie Sojabohnen sind gute Magnesiumlieferanten. In Beerenobst, Bananen und natürlichem Mineralwasser „magnesiumhaltig" (➤ Tab. 5.11) kommt es ebenfalls vor (➤ Abb. 5.19).

Täglich empfohlene Zufuhr (65 Jahre und älter): 300–350 mg Magnesium. Der Magnesiumbedarf kann bei chronischer Niereninsuffizienz, Alkoholismus, starkem Stress und dauerhafter Einnahme bestimmter Medikamente, z. B. harntreibenden Präparaten, jedoch erhöht sein.

Funktion: Magnesium ist Bestandteil von ca. 300 Enzymen und damit an vielen Reaktionen des Zellstoffwechsels beteiligt, insbesondere des Protein- und Kohlenhydratstoffwechsels. Zusätzlich beeinflusst Magnesium die Erregbarkeit von Nerven und Muskeln und ist im Knochen- und Zahngewebe enthalten.

Mangel: Ein Magnesiummangel löst Störungen neuromuskulärer Erregungsprozesse aus, die von erhöhter Erregbarkeit, Parästhesien, Muskelschwäche und Krampfanfällen gekennzeichnet sind.

Überdosierung: Eine Überdosierung, z. B. durch einseitige Ernährung, ist nicht bekannt.

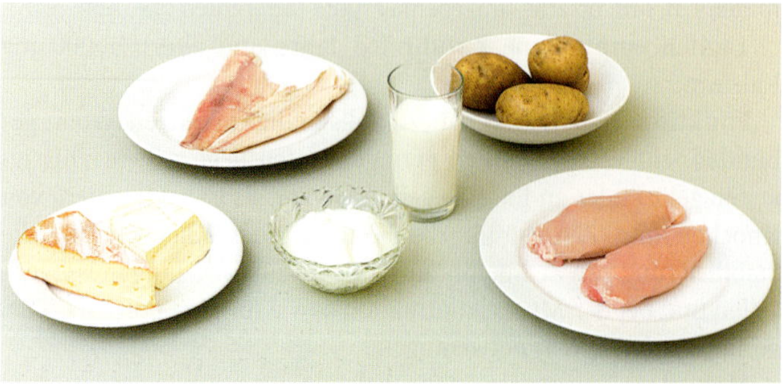

Abb. 5.19 Milch, Milchprodukte, Geflügelfleisch, Fisch und Kartoffeln enthalten viel Magnesium. [K115]

Eisen

Vorkommen: Eisen kommt in Form von Hämeisen v. a. in Fleisch, Wurstwaren und Leber vor. In pflanzlichen Lebensmitteln, z. B. Getreide, Getreideprodukten, Gemüse und Hülsenfrüchten ist das Nicht-Hämeisen enthalten. Natürliches Mineralwasser „eisenhaltig" (➤ Tab. 5.11) liefert ebenfalls wertvolles Eisen (➤ Abb. 5.20).

Grundsätzlich gilt, dass das Hämeisen besser verwertet wird als das Nicht-Hämeisen. Beim gleichzeitigen Verzehr von eisenreichen pflanzlichen Lebensmitteln und Vitamin C-reichen Lebensmitteln kann das Vitamin C, z. B. aus Paprika, die Eisenaufnahme aus Brot verbessern.

Täglich empfohlene Zufuhr (65 Jahre und älter): 10 mg Eisen. Der Bedarf ist erhöht bei verminderter Eisenresorption nach Magenentfernung, bei chronischen Blutungen aus dem Magen-Darm-Trakt oder den Harnwegen. Chronische Entzündungen und Tumoren können ebenfalls Ursache für eine Eisenunterversorgung sein.

Funktion: Eisen ist Bestandteil des Hämoglobins (➤ 2.6.2) und Myoglobins und somit für den Transport von Sauerstoff in Blut und Muskulatur zuständig. Eisen ist als Bestandteil von Enzymen an energieliefernden Prozessen in den Mitochondrien beteiligt. Die Immunabwehr ist eisenabhängig, d. h. bei einem reduzierten Hämoglobinwert im Blut ist auch an eine Entzündung im Körper zu denken.

Mangelerscheinungen: Erste Zeichen einer Eisenunterversorgung sind Abgeschlagenheit und anhaltende Müdigkeit. Der

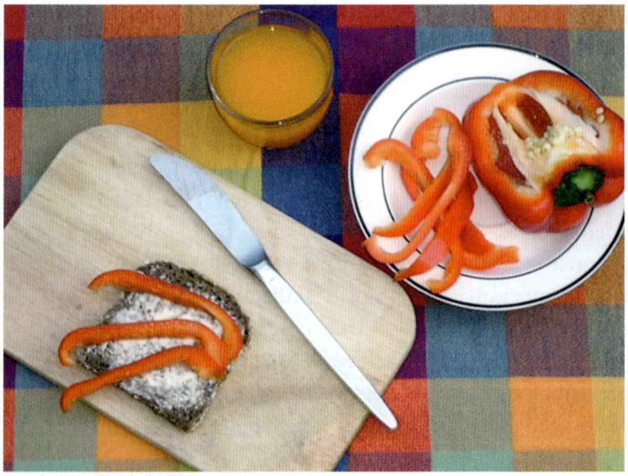

Abb. 5.20 Die Kombination von Brot, Orangensaft und z. B. Paprika bei einer Mahlzeit verbessert die Aufnahme des Eisens in den Körper. [M294]

chronische Mangel verursacht eine Eisenmangelanämie (➤ 2.6.7), die weltweit häufigste Mangelerkrankung.

Überdosierung: Eine Überdosierung durch einseitige Ernährung mit eisenhaltigen Nahrungsmitteln ist nicht bekannt. Bei der idiopathischen Eisenspeichererkrankung (*Hämochromatose*) wird wahrscheinlich durch einen Stoffwechseldefekt Eisen in zahlreichen Organen wie Leber, Bauchspeicheldrüse und Herz in abnormen Mengen abgelagert. Hier ist eine gemäßigte Einnahme eisenhaltiger Lebensmittel erforderlich.

Besonderheiten: Bei Pflegebedürftigen, die wenig Fleisch verzehren oder ganz darauf verzichten, verbessert die Kombination Vitamin C-reicher Lebensmittel bzw. Speisen mit pflanzlichen Lebensmitteln die Resorption des Nicht-Hämeisens. Beispiele: Orangensaft zum Brot, Nudelauflauf mit Salat.

Zink

Vorkommen: Zink ist v. a. in Rindfleisch, Geflügel, Ei, Milch, Käse, Hülsenfrüchten und Vollkornprodukten enthalten.

Täglich empfohlene Zufuhr (65 Jahre und älter): 7–10 mg Zink. Der Bedarf ist erhöht bei Verlusten, nephrotischem Syndrom (➤ 2.11.4) und alkoholinduzierter Leberzirrhose.

Funktion: Zink ist v. a. Aktivator zahlreicher Enzyme, die am Protein-, Kohlenhydrat- und Fettstoffwechsel beteiligt sind. Zink übernimmt auch Aufgaben bei der Insulinspeicherung, bei der Aktivierung des Immunsystems, ist Bestandteil bestimmter Hormone und Cofaktor antioxidativer Enzyme.

Mangel: Zinkmangel führt zu verzögerter Wundheilung, vermindertem Geschmacksempfinden, Appetitlosigkeit, verminderter Immunabwehr, Veränderungen der Haut und Wachstumsverzögerungen. Ein gravierender Mangel verursacht darüber hinaus neurologische Funktionsstörungen.

Überdosierung: Im Rahmen medikamentöser Therapien mit zinkhaltigen Mitteln sind Überdosierungen möglich. Zinkvergiftungen äußern sich in Form von Magen-Darm-Störungen.

Besonderheiten: An eine ausreichende Zinkversorgung bei Pflegebedürftigen ist bei verminderter Infektabwehr, chronischen Wunden (➤ 2.1.20), Diabetes mellitus (➤ 2.5.13) und vermindertem Geschmacksempfinden zu denken. [Deutsche Forschungsanstalt für Lebensmittelchemie 2008] [Schaenzler 2014] [Menebröcker 2009]

Jod

Vorkommen: Nahezu alle natürlichen Nahrungsmittel enthalten zu wenig Jod (➤ Abb. 5.21). Eine Ausnahme bilden Milch und Seefische wie Schellfisch, Seelachs oder Kabeljau, Brot, Backwaren, Wurst, Käse und Fertiggerichte, die mit Jodsalz hergestellt sind. Empfehlenswert ist, Jodsalz im Haushalt zu verwenden. Jodsalz ist ein mit Jod angereichertes herkömmliches Kochsalz: 1 kg enthält ca. 20 mg Jodat (15–25 mg / kg).

Täglicher Bedarf (65 Jahre und älter): 180 µg Jod.

Funktion: Jod ist Bestandteil der Schilddrüsenhormone Trijodthyronin (T_3) und Thyroxin (T_4), die die Proteinsynthese stimulieren. Sie fördern das Wachstum sowie die Teilung von Zellen

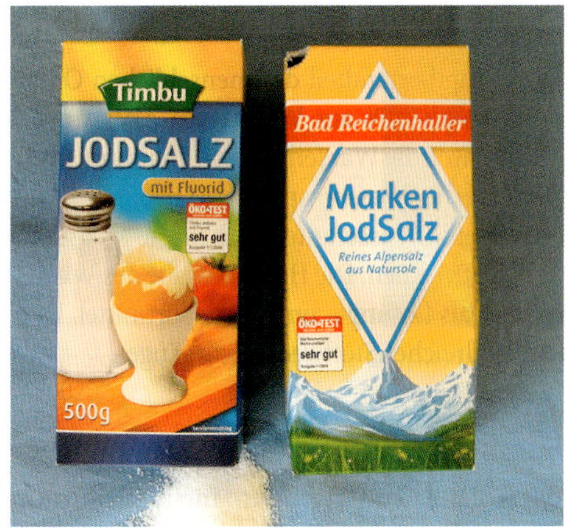

Abb. 5.21 Regelmäßige Verwendung von Jodsalz beugt einem Jodmangel vor. [O408]

und Geweben. Außerdem beeinflussen sie den Grundumsatz (➤ 5.1.1).

Mangel: Deutschland ist ein Jodmangelgebiet, wobei der Mangel sich vom Norden zum Süden hin verstärkt. Jodmangel führt zu einer verringerten Schilddrüsenhormonproduktion und zu einem vermehrten Wachstum des hormonproduzierenden Schilddrüsengewebes, es entsteht ein Jodmangelkropf (*Struma* ➤ 2.5.9). Ein Jodmangel in der Schwangerschaft hat Auswirkungen auf das Ungeborene.

Überdosierung: Eine Schilddrüsenüberfunktion durch Jodüberschuss tritt meist bei Einnahme jodhaltiger Medikamente ein, wenn die Schilddrüse einen nicht diagnostizierten autonomen Bezirk aufweist (➤ 2.5.9).

Besonderheiten: Werden weder Fisch, noch Milch oder Milchprodukte verzehrt, z. B. bei Laktoseintoleranz, Kuhmilchallergie, Fischallergie, aus biografischen Gründen des Verzichts und einer therapiebedingten salzarmen Ernährung, ist zur Prävention eine zusätzliche Zufuhr von Jod in Tablettenform empfehlenswert. Sie ist unbedingt mit dem Arzt abzusprechen.

Ernährungstipps

- Lebensmittelmenge und gezielte Lebensmittelauswahl der Lebensmittelgruppen 1, 2, 3, 4, 5 und 7 des DGE-Ernährungskreises beachten (➤ 5.2).
- Die Einnahme von Nahrungsergänzungsmitteln mit Mineralstoffen in konzentrierter Form ist kein Ersatz für eine vollwertige Ernährung (➤ 5.2). Ein gezielter Einsatz von einzelnen Mineralstoffen ist ggf. sinnvoll.

5.1.8 Wasser

DEFINITION

Wasser (*H_2O*): Wasser ist neben Sauerstoff und Licht die wichtigste Lebensgrundlage für den Organismus. Wasser ist Lösungsmittel für zahlreiche Nährstoffe. Es bildet den wichtigsten anorganischen Bestandteil im Organismus und ist Basis für seine Lebens- und Funktionsfähigkeit (➤ 5.1.2).

5

Tab. 5.13 Ballaststoffgehalt ausgewählter Lebensmittel.

Lebensmittel	Ballaststoffgehalt in g/100 g essbarem Anteil	Lebensmittel	Ballaststoffgehalt in g/100 g essbarem Anteil
Gemüse und Salat		**Trockenobst**	
Feldsalat	1,5	Aprikosen	17,7
Spinat	2,1	Feigen	12,9
Blumenkohl	2,9	Pflaumen	17,8
Broccoli	3,0	Rosinen	5,4
Champignons	2,1	**Nüsse und Samen**	
Gurke	0,5	Cashewnuss	2,9
Kohlrabi	2,9	Haselnuss	8,2
Karotte	3,6	Mandel, süß	13,5
Lauch	2,3	Walnuss	6,1
Radieschen	1,6	**Getreide und Getreideprodukte**	
Rosenkohl	4,4	Weizenmehl Type 405	4,0
Rotkohl	2,5	Weizengrieß	7,1
Tomaten	1,0	Weizenkleie	45,4
Weißkohl	3,0	Weißbrot	3,2
Kartoffeln	2,0	Weizenvollkornbrot	7,4
Hülsenfrüchte		Roggenmischbrot	6,1
Bohnen, weiß, trocken	23,2	Roggenvollkornbrot	8,1
Bohnen, grün	1,9	Zwieback	3,5
Erbsen, grün	4,3	Haferflocken	10,0
Kichererbsen, trocken	15,5	Hirse, geschält	3,8
Linsen, trocken	17,0	Naturreis	2,2
Mungbohnen, trocken	15,8	Reis, poliert	1,4
Sojabohnen, trocken	22,0	Eierteigwaren, roh	3,4
Erdnuss	11,7	Weizenmehl Type 1050	5,2
Obst			
Apfel	2,0	Johannisbeere, rot	3,5
Birne	3,3	Pflaume	1,7
Brombeere	3,2	Süßkirsche	1,3
Erdbeere	1,6	Aprikose	1,5
Himbeere	4,7		

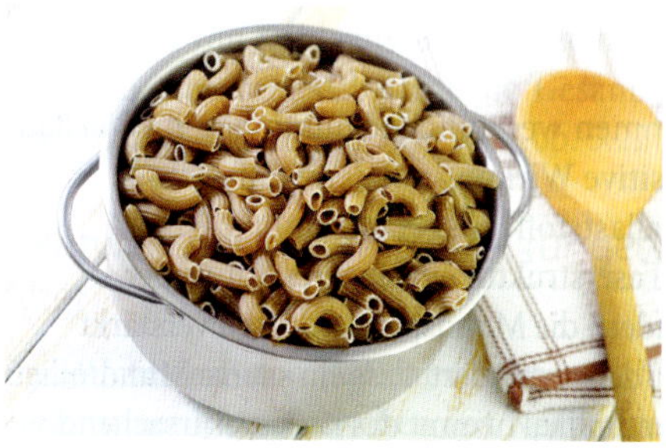

Abb. 5.25 Vollkornnudeln. [J787]

Bakterienwachstum. Gleichzeitig wird durch die höhere Speichelproduktion die Vorverdauung der Nahrung aktiviert.

- Sie verzögern die Magenentleerung (*Hunger-Sättigung-Regulation*). Die verlängerte Verweildauer des Speisebreis in Magen und Dünndarm hat eine positive Wirkung auf den Hunger-Sättigungs-Rhythmus. Das Hungergefühl tritt später auf, die Sättigung bleibt länger erhalten.
- Verringerung der Transportgeschwindigkeit verzögert die Glukoseaufnahme und verhindert die Entstehung von Blutzuckerspitzen (➤ 2.5.13). Ballaststoffe verbessern die Insulinwirkung, besonders bedeutend bei Diabetikern.

Funktionen der löslichen Ballaststoffe:

- Sie binden Wasser und vergrößern so das Stuhlvolumen und Stuhlgewicht (➤ Abb. 5.26). Als Folge nimmt die Darmperistaltik zu, der Speisebrei wird schneller transportiert und einer Obstipation vorgebeugt.
- Sie wirken Darmträgheit, Obstipation (➤ 2.10.14), Hämorrhoiden (➤ 2.10.14) und Divertikulose (➤ 2.10.14) entgegen.

Funktionen der unlöslichen Ballaststoffe:

- Die Bakterien im Darm bauen die unlöslichen Ballaststoffe zu kurzkettigen Fettsäuren ab. Dadurch vermehren sich die Bakterien, der Stuhl wird lockerer und das Stuhlvolumen nimmt zu. Als Folge verstärkt sich die Darmperistaltik und die Darmpassage ist verkürzt, d. h. es kommt zu häufigerem Stuhlgang.
- Sie wirken Darmträgheit, Obstipation (➤ 2.10.14), Hämorrhoiden (➤ 2.10.14) und Divertikulose (➤ 2.10.14) entgegen.

Richtwert der Ballaststoffzufuhr für gesunde Menschen im Alter

Der Richtwert der täglichen Ballaststoffzufuhr für gesunde Menschen über 65 Jahre liegt bei mindestens 30 g. Aufgrund ihrer unterschiedlichen Eigenschaften und Wirkungen im Körper sind sowohl lösliche Ballaststoffe aus Obst, Gemüse und Kartoffeln als auch unlösliche Ballaststoffe aus Vollkorngetreide aufzunehmen. Diese Lebensmittel enthalten reichlich Vitamine, Mineralstoffe sowie sekundäre Pflanzenstoffe und weisen daher eine hohe Nährstoffdichte (➤ 5.1.2) auf.

Es besteht mit wahrscheinlicher Evidenz ein Zusammenhang zwischen dem steigenden Konsum von Ballaststoffen und ernährungsbedingten Krankheiten. Beispiele sind:

- Ballaststoffe insgesamt verringern wahrscheinlich das Risiko für Adipositas.
- Ballaststoffe insgesamt und Ballaststoffe in Vollkornprodukten verringern wahrscheinlich das Risiko für Bluthochdruck (➤ 2.8.5).

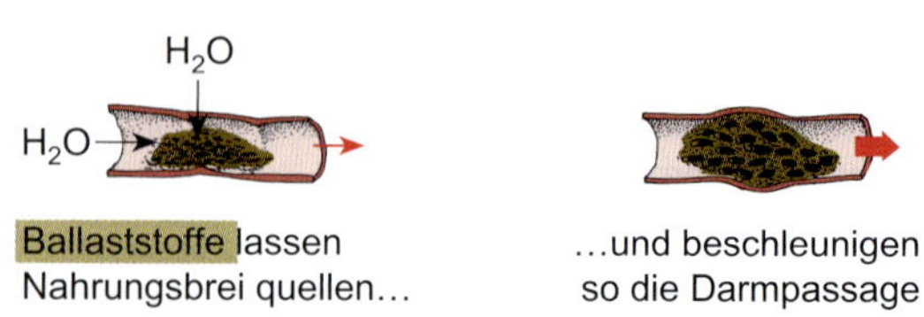

Abb. 5.26 Lösliche Ballaststoffe haben ein hohes Wasserbindungsvermögen. Sie saugen die Flüssigkeit wie ein Schwamm auf, lassen den Nahrungsbrei aufquellen und regen dadurch die Darmperistaltik an. [A400]

- Ballaststoffe aus Vollkornprodukten und lösliche Ballaststoffe senken wahrscheinlich das Risiko für Fettstoffwechselstörungen (➤ 5.4.6).
- Vollkornprodukte und Ballaststoffe aus Getreideprodukten ohne Vollkorn senken wahrscheinlich das Risiko für Diabetes mellitus Typ 2 (➤ 2.5.13).
- Ballaststoffe insgesamt, Vollkornprodukte und lösliche Ballaststoffe senken wahrscheinlich das Risiko für koronare Herzkrankheiten.
- Es gibt Annahmen, dass Ballaststoffe aus Getreideprodukten das Risiko für Krebserkrankungen senken können.

Ernährungstipps

- Vor allem Vollkornprodukte aus der Lebensmittelgruppe 1 des DGE-Ernährungskreises (➤ 5.2) wählen (➤ Abb. 5.27).
- Ballaststoffreiche Lebensmittel gezielt auswählen, z. B. Obst, Gemüse und Hülsenfrüchte. Lebensmittelauswahl aus den Lebensmittelgruppen 2 und 3 des DGE-Ernährungskreises (➤ 5.2).
- Ausreichende Flüssigkeitszufuhr, die eine Quellung der Ballaststoffe im Darm unterstützt.
- Langsame Gewöhnung an ballaststoffreichere Kost vermindert Entstehung von Blähungen und Völlegefühl.
- Bei Kau- und Schluckstörungen (➤ 5.3.5), bei Darmträgheit und Obstipation (➤ 5.4.11), isolierte Ballaststoffe, z. B. Weizenkleie, Lein- und Flohsamen, wählen. [8] [Menebröcker 2009]

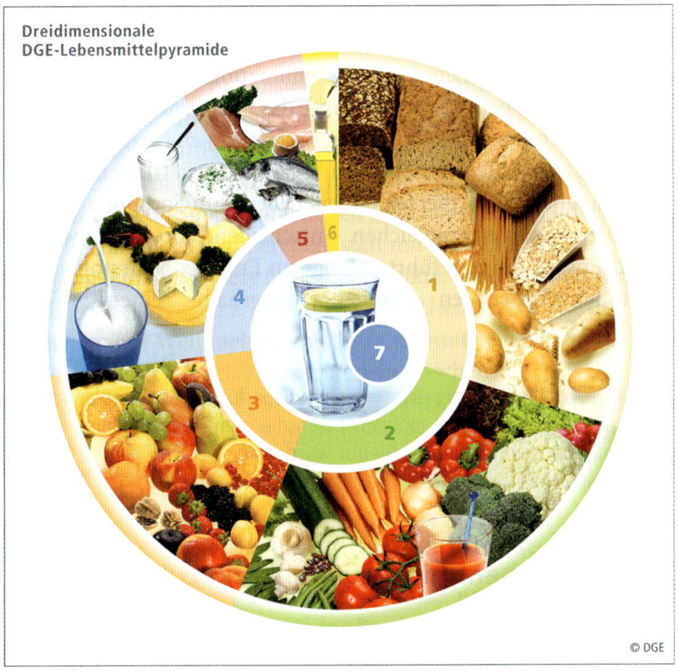

Abb. 5.27 Der Ernährungskreis der DG ist ein Beispiel für eine vollwertige Ernährung. Er teilt das reichhaltige Lebensmittelangebot in sieben Gruppen ein und erleichtert so die tägliche Lebensmittelauswahl. Je größer ein Segment des Kreises ist, desto größere Mengen sollten aus der Gruppe verzehrt werden. Lebensmittel aus kleinen Segmenten sollten dagegen sparsam verwendet werden. Für eine abwechslungsreiche Ernährung sollte die Lebensmittelvielfalt der einzelnen Gruppen genutzt werden. [W245]

5.1.10 Sekundäre Pflanzenstoffe

DEFINITION

Sekundäre Pflanzenstoffe: Verbindungen, die ausschließlich von pflanzlichen Organismen synthetisiert werden. Sie kommen in Pflanzen nur in geringen Mengen vor. Darin unterscheiden sie sich von den primären Pflanzenstoffen, z. B. Kohlenhydraten, Fetten und Proteinen.

Einteilung und Vorkommen

Sekundäre Pflanzenstoffe schützen Pflanzen vor Krankheiten, fördern das Wachstum und dienen als Farb- oder Duftstoffe. Sie lassen sich aufgrund ihrer chemischen Struktur und funktionellen Eigenschaften in verschiedene Gruppen einteilen. Die Hauptgruppen kommen hauptsächlich in Obst und Gemüse, manche auch in Vollkornprodukten vor:

- Karotinoide in gelbem, rotem und grünem Obst und Gemüse
- Phytosterine in Nüssen und Pflanzensamen
- Glucosinolate in Kreuzblütlern, z. B. Kohlarten, Rettich, Senf
- Flavonoide in Beeren, Äpfeln, Birnen, Tomaten, Auberginen
- Protease-Inhibitoren in Kartoffeln, Hülsenfrüchten und Getreiden
- Monoterpene in Kräutern und Gewürzen
- Phytoöstrogene in Sojabohnen und Leinsamen
- Sulfide in Knoblauch und anderen Zwiebelgewächsen
- Saponine in Hülsenfrüchten und einigen Kräutern, z. B. Rosmarin

Funktionen

Die sekundären Pflanzenstoffe sind Substanzen mit zahlreichen Funktionen (➤ Tab. 5.14), die die Gesundheit fördern:

- Vaskuläre Wirkung: blutdrucksenkend und Hemmung der Blutplättchenaggregation, d. h. Reduktion des Risikos für Thrombose bzw. Herz-Kreislauf-Erkrankungen
- Antikanzerogene Wirkung: Senkung des Risikos für bestimmte Krebserkrankungen, z. B. Dickdarm- und Brustkrebs
- Entzündungshemmende Wirkung: Beeinflussung des Immunsystems
- Antimikrobielle Wirkung: Unterdrückung des Wachstums von Bakterien, Pilzen und Viren
- Antioxidative Wirkung: Schutz der Zellmembranen vor der schädigenden Wirkung der hochaktiven Sauerstoffradikale
- Senkung des Cholesterolspiegels

Ernährungstipps

- 5 am Tag, d. h. täglicher Verzehr von 400 g Gemüse und 250 g Obst (5.2)
- Täglich Vollkornprodukte (➤ 5.2, ➤ 5.1.2) verzehren
- Wegen der Vielzahl sekundärer Pflanzenstoffe abwechslungsreiche Lebensmittelauswahl; bevorzugt Lebensmittel pflanzlicher Herkunft (entsprechend der Empfehlungen für die Lebensmittelauswahl des DGE-Ernährungskreises ➤ 5.2)
- Einnahme von Nahrungsergänzungsmitteln mit sekundären Pflanzenstoffen in konzentrierter Form sind kein Ersatz für eine gemüse- und obstreiche Ernährung

5

Gruppe 4: Milch und Milchprodukte

Einige Beispiele:
- Fettarme Produkte bevorzugen: Milch und Naturjoghurt mit 1,5–1,8 % Fett, Quark mit max. 20 % Fett i. Tr., Joghurt, Buttermilch und Kefir, Käse unter 50 % Fett i. Tr., z. B. als Brotauflage, zum Überbacken oder in Salat
- Milch, Buttermilch oder Kefir als Mixgetränke mit Obstpüree
- Süße Quark- und Joghurtspeisen, z. B. mit Obst, Getreideflocken und Nüssen, Puddingspeisen mit Quark mischen
- Pikante Dips mit Frischkäse, Quark, Joghurt und mit Gemüse sowie Kräutern, zu Fleisch-, Fisch-, Nudel- und Kartoffelgerichten oder als Brotaufstrich und Alternative zu Streichfett, z. B. Butter
- Milch-Getreidebreie mit Kompott, Fruchtsoße oder Obstpüree

Gruppe 5: Fisch, Fleisch, Eier

Einige Beispiele:
- Verzehr von Eiern einschränken, einschließlich der verarbeiteten Eier, z. B. in Kuchen und Aufläufen
- Fisch mindestens zweimal pro Woche, z. B. einmal mittags Lachs und abends, z. B. geräucherten oder eingelegten Fisch wie Rollmops oder Matjes in Joghurtsoße
- Magere Fleischteile, z. B. Hähnchenbrust oder Putenschnitzel, Geflügel ohne Haut
- Fettarme Fleischprodukte (max. 20 % Fett), z. B. Bierschinken, roher und gekochter, Schinken ohne Fett, Bratenaufschnitt, Braten in Aspik

Bei Verzicht auf Fleisch sind eiweißreiche Speisen und Lebensmittel, günstig kombiniert, gute Eiweißlieferanten (➤ 5.1.2).

Gruppe 6: Fette und Öle

Einige Beispiele:
- Fettreiche Lebensmittel meiden, z. B. Bratwürste
- Rapsöl als Standardöl für die Zubereitung von kalten Speisen und zum Braten, z. B. von Fleisch; auch Verwendung von Oliven- und Sojaöl möglich
- Sonnenblumen-, Maiskeim- und Distelöl und Geschmacksöle gelegentlich, z. B. Walnuss-, Traubenkern- oder Kürbiskernöl
- Nüsse und Samen gehören botanisch zum Obst, enthalten aber reichlich ungesättigte Fettsäuren, z. B. in Desserts, Kuchen, Brotaufstrichen und Salaten
- Margarine ohne gehärtete Fette als Alternative zu Butter, z. B. Diätmargarine mit hohem Anteil ungesättigter Fettsäuren
- Fettreiche Kuchen gelegentlich, z. B. Blätterteig, Mürbteig, Sahne- und Cremetorten
- Rührteig, Quark-Öl-Teig, Strudelteig mit Standardöl zubereiten
- Fettarme Kuchen bevorzugen, z. B. Hefegebäck, Quark-Öl-Teig, Strudelteig
- Soßen ohne Sahne, z. B. mit Gemüsepüree oder Haferflocken binden
- Fettreiche Zubereitungsarten meiden, z. B. Frittieren, Braten
- Fettarme Zubereitung bevorzugen, z. B. Dünsten, Folie, Grillen, Dämpfen, Pfannenrühren

Gruppe 7: Getränke

Geeignete Getränke:
- Mineralwasser und Trinkwasser uneingeschränkt. Energiefrei. Bei natürlichen Mineralwässern, die die Anforderungen an den Gehalt bestimmter Mineralstoffe erreichen, ist dies auf dem Etikett vermerkt (➤ Tab. 5.11)
- Ungesüßte Früchte- und Kräutertees. Aufgussgetränke aus getrockneten oder frischen Pflanzenteilen
- Mit Wasser verdünnte Frucht- und Gemüsesäfte (100 % Frucht- bzw. Gemüsegehalt) im Mischungsverhältnis 3:1, d. h. 3 Teile Wasser, 1 Teil Saft

Bedingt geeignete Getränke:
- Konsum zuckergesüßter Getränke einschränken, z. B. Limonaden (➤ 5.1.2)
- Heiltee und Heilwasser gelegentlich und bei entsprechender Veranlassung (*Indikation*), wegen ihrer pharmakologischen Wirkung. Dies sind Arzneimittel, keine Lebensmittel
- Milch- und oder Fruchtmixgetränke gelegentlich, außer bei Mangelernährung (➤ 5.3.4)
- Kalorienarme Erfrischungsgetränke, z. B. Cola light
- Kaffee, bis zu vier Tassen mit je 150 ml am Tag
- Alkoholische Getränke (➤ 5.1.2) gelegentlich, z. B. ein Glas Wein oder Bier

SURFTIPP
5 am Tag e.V.: www.5amtag.de
Deutsche Gesellschaft für Ernährung e.V.: www.fitimalter-dge.de

5.2.1 Leichte Vollkost

DEFINITION
Leichte Vollkost: Unterscheidet sich von der vollwertigen Mischkost (➤ 5.2), durch das Weglassen von Lebensmittel und Speisen, die häufig Unverträglichkeiten auslösen.

Die leichte Vollkost ist die Basiskost bei Krankheiten des Verdauungstrakts, ist aber nicht typisch für ein bestimmtes Krankheitsbild. Bestimmte Lebensmittel bzw. Speisen werden individuell nicht vertragen. Diese sind möglicherweise Ursache für unspezifische, d. h. nicht erklärbare Unverträglichkeiten im Magen-Darm-Bereich. Die Symptome sind z. B.:
- Sodbrennen
- Völlegefühl
- Magendruck
- Blähungen

Bei folgenden Erkrankungen des Verdauungstrakts wird eine leichte Vollkost empfohlen:
- Magen- und Zwölffingerdarmgeschwüre
- Chronisch entzündliche Darmerkrankungen, z. B. Morbus Crohn, Colitis ulcerosa
- Gallensteine, Entzündungen der Gallenblase bzw. Gallenwege
- Magenschleimhautentzündung
- Akute und chronische Bauchspeicheldrüsen- bzw. Leberentzündung

- Entzündung der Speiseröhre
- Fettleber

In jedem Fall ist im Rahmen der Pflegeanamnese individuell zu klären, welche Lebensmittel von den Pflegebedürftigen nicht vertragen und deshalb weggelassen werden. Dies ist notwendig, damit die Vielfalt der Lebensmittelauswahl eine vollwertige Ernährung (➤ 5.1) gewährleistet ist und eine Mangelernährung (➤ 5.3.4) verhindert werden kann.

Ernährungstipps

- Keine gerösteten, geräucherten und scharf angebratenen Speisen
- Keine frittierten Speisen, z. B. Pommes frites, Kroketten
- Keine fettreichen Speisen, z. B. Speck, Suppen, Brühen, Soßen
- Keine fettreichen Lebensmittel und Backwaren, z. B. vollfetter Käse, Sahneprodukte, Mettwurst, Makrele, Gebäck aus Blätterteig
- Keine zuckerreichen Lebensmittel oder Getränke, z. B. Schokolade, Pralinen, Bonbons, Limonaden
- Kein unreifes Obst, z. B. unreife Äpfel
- Keine sehr scharfen oder stark gesalzenen Speisen, z. B. Chili con Carne
- Keine sehr sauren Lebensmittel, z. B. Essig, Zitrusfrüchte
- Keine eiskalten, heißen oder kohlensäurehaltigen Getränke
- Keine blähenden Lebensmittel, z. B. Kohlsorten, Sauerkraut, Paprika, Zwiebeln, Hülsenfrüchte, Rettich, Gurken, Weintrauben, Pflaumen, frisches Brot
- Kein Alkohol (in jeder Form)

5.3 Ernährungsmanagement in der Pflege

DEFINITION

Ernährungsmanagement in der Pflege: Bereitstellung von Speisen und Getränken, die Sicherstellung der Ernährung insbesondere bei Unterstützungsbedarf sowie die Gestaltung eines angemessenen Umfelds. Dabei sind der Bedarf und die Bedürfnisse der Bewohner beim Speisen- und Getränkeangebot, die Speisenpräsentation sowie die Mahlzeitensituationen zu berücksichtigen.

Das Ernährungsmanagement dient der Sicherstellung der Ernährung in der Einrichtung. Die Nahrungsaufnahme ist bei jedem Bewohner entsprechend seinem Bedarf und seinen Bedürfnissen anzubieten. Die biografischen Besonderheiten zu erhalten, trägt wesentlich zur Esslust und zum Wohlbefinden bei. Neben den Notwendigkeiten zur bedarfsgerechten Ernährung und den Bedingungen der Einrichtung sind die Wünsche, Abneigungen und Gewohnheiten der Bewohner zu berücksichtigen. Geschulte Pflegekräfte planen für Bewohner mit Unterstützungsbedarf bzw. dem Risiko von Mangelernährung das Speisenangebot, die persönlichen Besonderheiten und den Hilfebedarf. Falls erforderlich, setzen sie die entsprechenden Maßnahmen um.

5.3.1 Ess- und Trinkbiografie

Um die Ernährung der Bewohner sicher zu stellen, erheben Pflegepersonen bei der Aufnahme die Ess- und Trinkbiografie und nehmen die Angaben in die Pflegeplanung auf. Die so gewonnenen Informationen dienen insbesondere der Orientierung an den Bedürfnissen der Bewohner und dem Erkennen des Unterstützungsbedarfs. Hierbei sind auch das das Essverhalten und mögliche Essverhaltensstörungen, wie sie bei demenzerkrankten Personen oft auftreten, zu dokumentieren, um entsprechend einwirken zu können. Von Bedeutung ist außerdem, ob zum Essen und Trinken spezielle Hilfsmittel, etwa Spezialtassen oder Teller, benutzt wurden oder zu prüfen, ob solche Ess- und Trinkhilfen künftig sinnvoll sein könnten. Neben den Bewohnern selbst können auch Angehörige und andere nahestehende Personen befragt werden. Ärzte sind bei krankheitsbedingten Besonderheiten einzubeziehen. Für das Erstellen von Ess- und Trinkbiografien haben sich entsprechende Formblätter bewährt. Sie dienen als Gedächtnisstütze und der Dokumentation erhobener Informationen.

Erhoben werden sollen:

- Individuelle Gewohnheiten (➤ Abb. 5.29)
- Lieblingsspeisen und Lieblingsgetränke
- Abneigung gegen bestimmte Speisen und Getränke
- Speisenzusammenstellung
- Hauptmahlzeiten
- Geschirr und Besteck, Hilfsmittel
- Individuelles Esstempo
- Essenszeiten
- Traditionen, z. B. bestimmte Gerichte zu jahreszeitlichen Festen
- Kulturelle Tischgewohnheiten, z. B. Tischdecke an Feiertagen
- Religiös motivierte Riten, z. B. Tischgebet, Einhalten der Fastenzeit bzw. Ramadan
- Soziale Gewohnheiten, z. B. spezielles und gemeinsames Frühstück am Sonntag
- Regionale Vorlieben, z. B. Spätzle, Schweinebraten mit Knödel

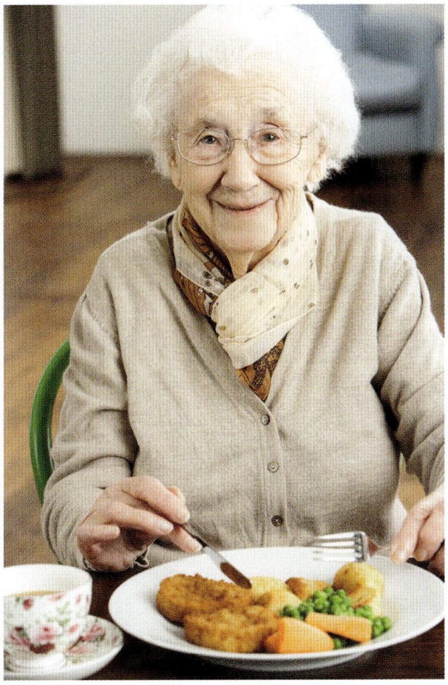

Abb. 5.29 Jeder Mensch bildet im Laufe des Lebens individuelle Ess-Gewohnheiten aus. [J787]

5.3.2 Berechnung des Energiebedarfs

In einigen Fällen kann es sinnvoll sein, eine Energiebedarfsberechnung vorzunehmen. Üblicherweise ist dies nur bei erheblichen Zeichen einer Fehlernährung erforderlich, insbesondere bei Untergewicht oder massiver Adipositas. Das Vorgehen sollte mit dem behandelnden Arzt abgesprochen werden und von einer Ernährungsfachkraft durchgeführt werden.

Grundumsatz berechnen

Der Grundumsatz wird nach der Formel von FAO / WHO / UNU (➤ 5.1) berechnet. Vom MDS empfohlene Formel:
- Männer: (0,0491 × kg KG + 2,46) × 239 = 1 410 kcal pro Tag
- Frauen: (0,0377 × kg KG + 2,75) × 239 = 1 170 kcal pro Tag

Bei der Berechnung ist zu beachten:
- Normalgewichtige Menschen mit normalem Hydrationsstatus ausgehend vom Ist-Gewicht berechnen
- Adipöse Menschen (BMI > 30) ausgehend vom Zielgewicht berechnen
- Untergewichtige Menschen (BMI < 20) zu Beginn ausgehend vom Ist-Gewicht, im Verlauf ausgehend vom Ziel-Gewicht berechnen
- Extrem untergewichtige Menschen (BMI < 16) zu Beginn ausgehend von max. 50 % des Ist-Gewichts, im Verlauf mit dem Ziel-Gewicht berechnen

Gesamtenergiebedarf berechnen

Der Gesamtenergiebedarf wird nach folgender Formel berechnet:

Gesamtenergiebedarf = Grundumsatz × Aktivitätsfaktor oder Stressfaktor (➤ Tab. 5.17).

In Altenpflegeeinrichtungen wird im Rahmen der Pflegedokumentation der Energiebedarf pflegebedürftiger Menschen häufig mit Hilfe von Tabellen berechnet bzw. mittels einer Software bestimmt.

Ist-Gewicht, Zielgewicht und Gewichtskontrollen

Durch regelmäßiges Wiegen (wöchentlich, zweiwöchentlich oder vierwöchentlich) stellen Pflegepersonen das Ist-Gewicht (Situation) fest und dokumentieren es in Gewichtskurven (Verlauf ➤ 5.3.4). Das Zielgewicht wird in die Pflegeplanung mit entsprechender Maßnahmenplanung übernommen.

Tab. 5.17 Aktivitäts- und Stressfaktoren zur Berechnung des Gesamtenergiebedarfs in der Pflege.

Aktivitätsfaktoren[1)]	Stressfaktoren[2)]
Bettlägerig 1,2	Leichter Stress (1,1–1,3)
Leichte Aktivität 1,5	Fieber (39 °C), Dekubitus Grad I und II
Mittlere Aktivität 1,75	Mäßiger Stress (1,4–1,6), z. B. schwere Infektion, Dekubitus, Morbus Parkinson
Schwere Aktivität 2,0	Schwerer Stress (1,7–2,0), z. B. Schädel-Hirn-Trauma, apallisches Syndrom, Verbrennungen

[1)] Die Multiplikationsfaktoren für die körperliche Aktivität, nach denen sich der MDS richtet, unterscheidet sich von den PAL-Werten der DGE (➤ 5.1.1), ist aber weniger differenziert. Die MDS Grundsatzstellungnahme berücksichtigt die krankheitsbedingten Stressfaktoren nicht.
[2)] Sind Pflegebedürftige aktiv und haben sie krankheitsbedingten Stress, wird bei der Berechnung des Gesamtenergiebedarfs der höhere Faktor verwendet.

5.3.3 Berechnung des Flüssigkeitsbedarfs

Menschen decken ihren täglichen Flüssigkeitsbedarf aus der Trinkmenge und die durch feste Nahrung aufgenommene Flüssigkeitsmenge. Empfohlen wird eine Trinkmenge von 1,5–2 l.

Berechnung des Flüssigkeitsbedarfs

Folgende Berechnungsvariante ist für Pflegebedürftige vom MDS empfohlen:
- 100 ml je kg für die ersten 10 kg KG = 1 000 ml
- 50 ml je kg für die zweiten 10 kg KG = 500 ml
- 15 ml für jedes weitere kg KG = ? ml
- Gesamtwasserbedarf = ? ml pro Tag
- Minus kcal-Menge × 0,33 ml / kcal (Flüssigkeitsanteil der oralen Nahrung) = ? ml pro Tag

Trinkmenge = ? ml pro Tag

Beispiel aus der Praxis

Pflegebedürftiger mit 80 kg KG, BMI 24, 2 000 kcal Gesamtenergiebedarf:
- 100 ml je kg für die ersten 10 kg KG = 1 000 ml[1]
- 50 ml je kg für die zweiten 10 kg KG = 500 ml[1]
- 15 ml für jedes weitere kg KG (60 kg) = 900 ml
- Gesamtwasserbedarf = 2 400 ml pro Tag
- Minus 2 000 kcal × 0,33 ml = 660 ml pro Tag

Trinkmenge = 1840 ml pro Tag

[1] Die ersten zwei Berechnungsschritte bleiben immer gleich. Dem 3. Schritt liegt das Ist-Gewicht zugrunde.

Flüssigkeitsbedarf anpassen

DEFINITION

Flüssigkeitsbilanz: Exakte Protokollierung und rechnerische Gegenüberstellung von Wassereinfuhr und Wasserausfuhr über einen Zeitraum von 24 Std. Zur Einfuhr zählen alle Flüssigkeitsmengen, die oral, parenteral oder über die Sonde eingenommen bzw. verabreicht wurden. Bei der Ausfuhr sind Urin, Stuhl, Sondenabfluss und Erbrochenes zu berücksichtigen.

Bei Pflegebedürftigen ist der Flüssigkeitsbedarf anzupassen, wenn ein erhöhter oder verringerter Bedarf besteht.

Erhöhter Flüssigkeitsbedarf entsteht durch:
- Krankheiten mit Flüssigkeitsverlusten, z. B. Fieber, Diarrhö, Erbrechen, Verbrennungen, Blutverluste,
- Schwitzen durch Umweltfaktoren, z. B. überhitzte Wohnräume, Sommerhitze, unzweckmäßige Kleidung,
- Einnahme von Medikamenten, z. B. Abführmittel (*Laxanzien*) und Diuretika,
- Körperliche Aktivität, z. B. Herumwandern bei Demenz oder Gartenarbeit.

Erreichen Pflegebedürftige die Flüssigkeitszufuhr von mindestens 1 000 ml täglich über mehrere Tage nicht, gelten sie als gefährdet, eine Dehydratation zu erleiden. Die Pflegekräfte klären die Ursachen. Anschließend planen sie eine Trinkstrategie und leiten entsprechende Maßnahmen ein. Kann der Bedarf über das Trinken nicht gedeckt werden, sprechen die Pflegekräfte mit dem behandelnden Arzt über eine subkutane Infusionstherapie.

Verringerter Flüssigkeitsbedarf bei:

- Niereninsuffizienz und Dialysetherapie (➤ 2.11.4)
- Herzinsuffizienz (➤ 2.7.5)
- Leberinsuffizienz mit Aszites (➤ 2.10.16)
- Ödeme (➤ 2.11.6)

Indikationen für eine **Flüssigkeitsbilanzierung** sind z. B. Niereninsuffizienz und Leberinsuffizienz. Sie wird vom Arzt verordnet und wird, z. B. auf dem Bilanzbogen des Pflegedokumentationssystems (➤ Abb. 5.30), von Pflegekräften geführt.

Dehydratationsprophylaxe

Eine Dehydratation von Pflegebedürftigen gilt es zu verhindern. Deshalb sind Maßnahmen zur Prophylaxe notwendig:

- Angebot geeigneter Getränke, Abwechslung beachten
- Sinnvolle Getränkeauswahl, entsprechend den Empfehlungen des DGE-Ernährungskreises (➤ 5.2)
- Bedürfnisorientierte Auswahl unter Berücksichtigung der biografischen Angaben, z. B. gewünschte Getränke, Temperatur der Getränke
- Trinkmotivation. Erfolgt bedürfnisorientiert, z. B. aufgrund von:
  - sozialen Gründen, z. B. Gespräche führen und sich Zeit nehmen, Gesellschaft beim Trinken, Trinkrituale einführen
  - altersbedingten physiologischen Veränderungen, z. B. grundsätzlich zu den Mahlzeiten Getränke reichen
  - körperlicher Beeinträchtigung, z. B. Unterstützung durch geeignete Trinkgefäße, Getränke in Reichweite stellen, leere Becher und Tassen immer wieder füllen

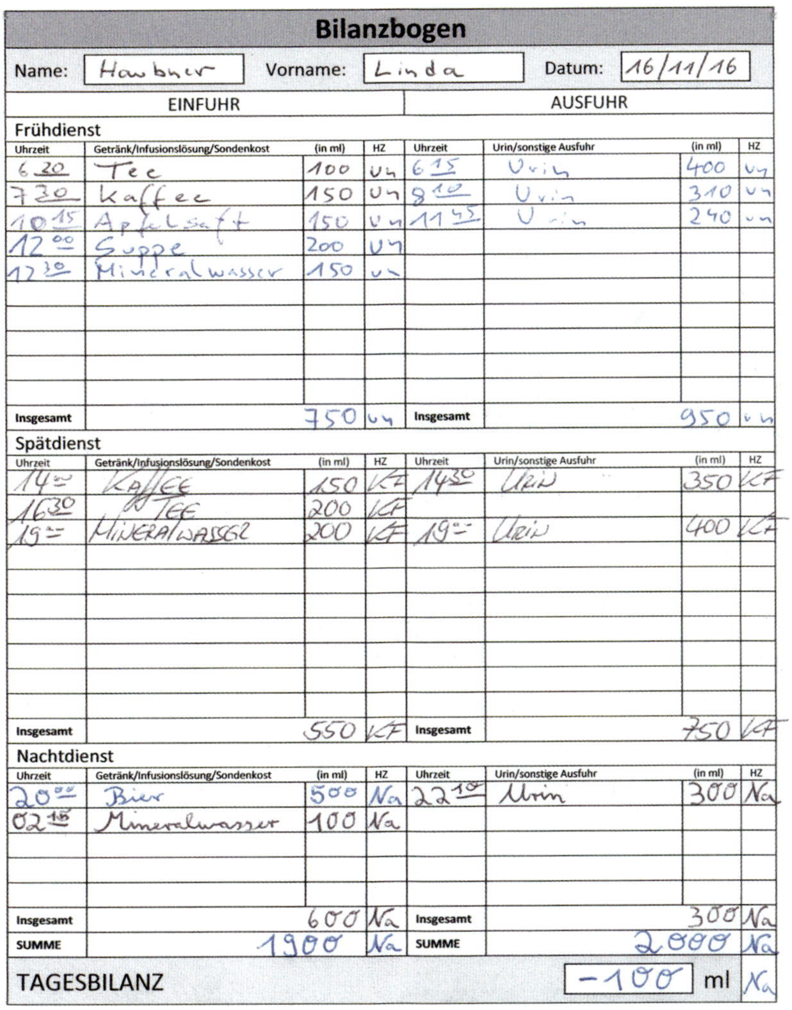

Bilanzbogen

Name: Hawbner Vorname: Linda Datum: 16/11/16

EINFUHR				AUSFUHR			
Frühdienst							
Uhrzeit	Getränk/Infusionslösung/Sondenkost	(in ml)	HZ	Uhrzeit	Urin/sonstige Ausfuhr	(in ml)	HZ
6.20	Tee	100	Un	6.15	Urin	400	Un
7.30	Kaffee	150	Un	8.10	Urin	310	Un
10.15	Apfelsaft	150	Un	11.45	Urin	240	Un
12.00	Suppe	200	Un				
12.30	Mineralwasser	150	Un				
Insgesamt		750	Un	Insgesamt		950	Un
Spätdienst							
Uhrzeit	Getränk/Infusionslösung/Sondenkost	(in ml)	HZ	Uhrzeit	Urin/sonstige Ausfuhr	(in ml)	HZ
14.00	Kaffee	150	KF	14.30	Urin	350	KF
16.30	Tee	200	KF				
19.00	Mineralwasser	200	KF	19.00	Urin	400	KF
Insgesamt		550	KF	Insgesamt		750	KF
Nachtdienst							
Uhrzeit	Getränk/Infusionslösung/Sondenkost	(in ml)	HZ	Uhrzeit	Urin/sonstige Ausfuhr	(in ml)	HZ
20.00	Bier	500	Na	22.10	Urin	300	Na
02.15	Mineralwasser	100	Na				
Insgesamt		600	Na	Insgesamt		300	Na
SUMME		1900	Na	SUMME		2000	Na

TAGESBILANZ −100 ml Na

Abb. 5.30 Bilanzbogen des Dokumentationssystems. [M294]

– geistiger Beeinträchtigung, z. B. verbale Aufforderung zum Trinken, auch zwischen den Mahlzeiten, Anbahnen von Trinken, z. B. durch Führen des Armes zum Mund
- Verfügbarkeit der Getränke erhöhen, z. B. Selbstbedienung an Getränke-Inseln in der stationären Pflege
- Basale Stimulation®: Trinken mit allen Sinnen, z. B. kann olfaktorische Stimulation zum Trinken anregen, etwa durch Kochen von frischem Kaffee bzw. Tee oder das Auspressen von Zitrusfrüchten

Trinkplan

Im Unterschied zum Trinkprotokoll (➤ Tab. 5.18) ist in einem Trinkplan (➤ Tab. 5.19) die Trinkmenge nicht dokumentiert. Pflegende hinterlegen den Trinkplan in der Pflegeplanung und bringen ihn evtl. an der Zimmertür des Pflegebedürftigen gut sichtbar an. Darauf ist notiert, welche Flüssigkeit und Menge der Pflegebedürftige zu vorgegebenen Zeiten trinkt. Der Trinkplan wird an die Bedürfnisse der Pflegebedürftigen angepasst. Deutliche Abweichungen sind zu dokumentieren. Abhängig vom Maß der Abweichung kann das Führen eines Trinkprotokolls erforderlich werden.

Tab. 5.19 Beispiel für einen Trinkplan für gesunde Menschen > 65 Jahre mit einer Trinkmenge von 1,5 l am Tag.

Frühstück	2 Tassen Milchkaffee, Kaffee, Tee, Kakao, Frucht- oder Gemüsesaft	250 ml
Vormittags	1 Glas Fruchtsaftschorle oder Buttermilch	200 ml
Mittags	1 Glas Mineralwasser und 1 Teller Suppe bzw. Brühe	200 ml + 150 ml
Nachmittags	2 Tassen Früchte- oder Kräutertee, Malzkaffee, Kaffee, Fruchtsaftschorle	200 ml
Abends, spätabends	1 Glas Fruchtsaftschorle,, 1 Glas Mineralwasser, gelegentlich Bier oder Wein	300 ml + 200 ml
Gesamtmenge		1 500 ml

Tab. 5.18 Beispiel für ein Trinkprotokoll.

Name:			**Datum:**	
Mindesttrinkmenge/Tag in ml:			**Höchsttrinkmenge/Tag in ml:**	
Frühdienst	Uhrzeit	Art des Getränks/ Bemerkungen	Einfuhr in ml	Handzeichen
Einfuhr gesamt (Frühdienst)				
Spätdienst				
Einfuhr gesamt (Spätdienst)				
Nachtdienst				
Einfuhr gesamt (Nachtdienst)				
GESAMTE EINFUHR				

5.3.4 Ernährungssituation erfassen und einschätzen

DEFINITION

Ernährungssituation: Gesamtsituation der Ernährung, einschließlich Ernährungszustand, Möglichkeiten der Nahrungsaufnahme (Aspekte der Pflegeanamnese) und individuellen Bedürfnissen (biografische Angaben).

Ernährungszustand (*Ernährungsstatus*): Ergebnis der Gegenüberstellung von physiologischem Bedarf und tatsächlicher Zufuhr an Energie und Nährstoffen. Der körperliche Ist-Zustand wird mit Hilfe der anthropometrischen Daten, dem Erscheinungsbild und bestimmten Laborparametern ermittelt. Er wird eingeschätzt, um das Risiko für Überernährung, Unterernährung und Mangelernährung festzustellen.

Mangelernährung: Anhaltendes Defizit an Energie und Nährstoffen, im Sinne einer negativen Bilanz zwischen Aufnahme und Bedarf, mit Konsequenzen für Ernährungszustand, physiologische Funktionen und Gesundheitszustand.

Quantitative Mangelernährung: Defizit an Energie.

Qualitative Mangelernährung: Defizit an Nährstoffen, z. B. Proteinen, essenziellen Fettsäuren, Vitaminen, Mineralstoffen und Ballaststoffen.

Eine Mangelernährung tritt nicht akut auf, sondern entwickelt sich schleichend.

Pflegefachpersonen erfassen und bewerten bei jedem Pflegebedürftigen die Ernährungssituation im Rahmen des Pflegeprozesses, hier das Risiko einer Mangelernährung und Dehydratation.

Häufigkeit der Erfassung und Einschätzung

Die Häufigkeit der Erfassung und Einschätzung von Ernährungssituation und Flüssigkeitsversorgung orientiert sich in Altenpflegeeinrichtungen und in der ambulanten Versorgung an der jeweiligen Situation des Bewohners und wird für diesen von den Pflegefachkräften in der Pflegeplanung festgelegt.

Der Expertenstandard „Ernährungsmanagement zur Sicherstellung der oralen Ernährung und Flüssigkeitsversorgung" empfiehlt den Einsatz von Screening-Instrumenten zur Erfassung des Risikos einer Mangelernährung zu folgenden Zeiten:

- **Erstmalig** für jeden Pflegebedürftigen bei der Aufnahme in eine stationäre Einrichtung, in ein Krankenhaus und beim Erstbesuch in der ambulanten Pflege und anschließend alle drei Monate in der Langzeitpflege
- **Umgehende Wiederholung** bei Auftreten von Ereignissen, die sich negativ auf den Ernährungszustand auswirken können, z. B. Gewichtsverlust in einer Trauerphase durch geringe Essmengen
- **Regelmäßige Wiederholung,** z. B. wöchentlich bzw. 14-tägig, beim Auftreten eines Ernährungsdefizits, bis ein als unbedenklich erachteter Zustand festgestellt ist, z. B. geringe Essmengen haben normale Essportionen erreicht

Gewichtskontrollen erfolgen regelmäßig alle vier Wochen, bei entsprechender Veranlassung, einmal pro Woche bzw. 14-tägig (➤ 5.1.1).

Anthropometrische Angaben und Methoden

Die anthropometrischen Angaben, z. B. Körpergröße, Körpergewicht, BMI, Gewichtverlauf bzw. Gewichtsverlust, gehören zu den objektiven Methoden der Bestimmung des Ernährungszustands. Eine subjektive Methode ist die klinische Einschätzung durch Pflegekräfte, z. B. der Sitz der Kleidung (zu groß / zu klein) oder hängende Bauchfalten nach massivem Gewichtsverlust.

Ermittlung der Körpergröße

Die Ermittlung der Körpergröße erfolgt durch Messung im Stehen oder im Liegen. Voraussetzung für eine genaue Messung ist eine gestreckte Körperhaltung.

Die Ermittlung der Körpergröße bei Pflegebedürftigen mit Wirbelsäulenverkrümmung und Kontrakturen erfolgt über die Messung der Kniehöhe (➤ Abb. 5.31). Dazu bestimmen Pflegekräfte mittels einer Schublehre den Abstand zwischen Fersenunterseite und Knieoberseite, während das Knie bei 90° angewinkelt ist. Die Körpergröße lässt sich dann anhand dieser Zahl mit Hilfe einer Formel berechnen (➤ Abb. 5.33).

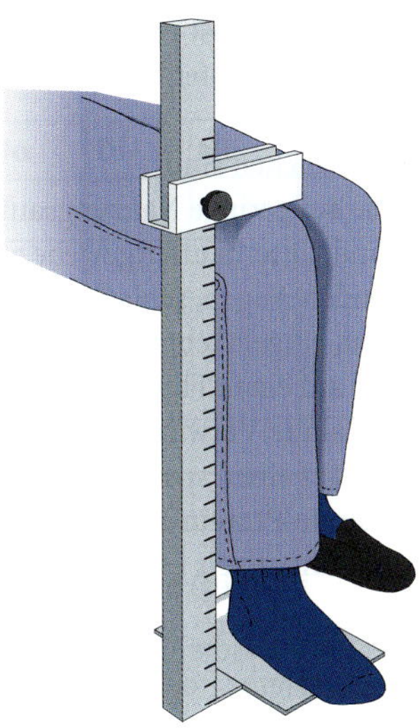

Abb. 5.31 Messung der Kniehöhe mit der Schublehre. [L190]

Ermittlung des Körpergewichts

Die Ermittlung des Körpergewichts erfolgt in Abhängigkeit vom Gesundheitszustand im Stehen, Sitzen oder Liegen. Dafür sind geeignete Waagen, z. B. Bett-, Sitz-, Liege- oder Rollstuhlwaage notwendig (➤ Abb. 5.32).

Die Ermittlung des Körpergewichts bei Pflegebedürftigen mit Amputation erfolgt mit Hilfe einer Formel (➤ Tab. 5.20).

Beispiel aus der Praxis

Aktuelles Körpergewicht 70 kg, Fußamputation links 1,8 % = 1,24 kg
Berechnung:
Körpergewicht mit Amputation = 70 kg × 100 : 1,24 kg = 56,4 kg
Die Ermittlung des tatsächlichen Körpergewichts ist nicht möglich bei Störungen im Wasserhaushalt, z. B. Ödemen, Aszites oder Exsikkose.

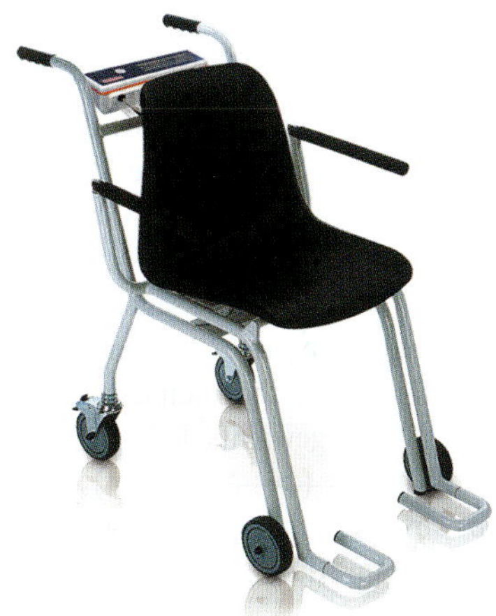

Abb. 5.32 Eine Sitzwaage ermöglicht die Bestimmung des Körpergewichts von Pflegebedürftigen, denen das Stehen schwer fällt. [V796]

Männer: Körpergröße in cm =
(2,02 x Kniehöhe in cm) – (0,04 x Alter in Jahren) + 64,19.

(Beispiel: 69-Jähriger Mann mit einer Kniehöhe von 57 cm.
(2,02 x 57 cm) – (0,04 x 69) + 64,19 = 176,6 cm).

Frauen: Körpergröße in cm =
(1,83 x Kniehöhe in cm) – (0,24 x Alter in Jahren) + 84,88.

(Beispiel: 83-jährige Frau mit einer Kniehöhe von 52 cm.
(1,83 x 52 cm) – (0,24 x 83) + 84,88 = 160,1 cm).

Abb. 5.33 Formel zur Berechnung der Körpergröße mit Hilfe der Messung der Kniehöhe. [A400]

personen vorbehalten. Eine berufsübergreifende Zusammenarbeit ist sinnvoll.
- **Einfuhr-Trinkprotokolle** werden bei Verdacht auf eine geringe Trinkmenge bzw. bei dehydratationsgefährdeten Pflegebedürftigen geführt. (➤ Tab. 5.18). Pflegepersonennotieren darin sorgfältig die tatsächliche Trinkmenge, die Art der Getränke, evtl. deren Kaloriengehalt und den Verabreichungszeitpunkt. Auch pflegerelevante Beobachtungen, z. B. Pflegebedürftiger hat erbrochen, sind zu notieren. Dann errechnen Pflegepersonen die Gesamttrinkmenge pro 24 Std., setzen sie in Bezug zu den anderen Daten des Pflegebedürftigen und leiten bei Bedarf Maßnahmen ein. Eine tägliche Trinkmenge von 1 000 ml sollte nicht unterschritten werden (➤ 5.3.3).
- Die **Flüssigkeitsbilanz** (➤ 5.3.3) erfolgt bei bestimmten Krankheiten. Sie wird vom Arzt verordnet.
- **Laborparameter** werden bei einem Hinweis auf eine qualitative Mangelernährung, d. h. einen bestimmten Nährstoffmangel (➤ 5.1.2), z. B. Energie-Eiweiß-Mangel, Eisenmangel, Folsäuremangel, ermittelt. Besteht ein Risiko für einen Vitamin-, Mineralstoff- oder Proteinmangel, schließt sich ein Assessment zur Aufklärung an. Wegen des Kosten- und Zeitaufwands wird dieses Vorgehen in Altenpflegeeinrichtungen selten durchgeführt.

5

5.3.5 Ernährungsprobleme

Besteht ein Risiko für Mangelernährung bzw. Dehydratation, müssen die Ernährungsprobleme erkannt werden (➤ Tab. 5.21).

Erkennen Pflegepersonen Ernährungsprobleme, klären sie deren Ursachen. Sie ermitteln die Ressourcen der Pflegebedürftigen und formulieren Pflegeziele. Gezielten Maßnahmen zur Behebung von Ernährungsproblemen sind zu planen und einzuleiten. Im folgenden Abschnitt sind Ursachen und Maßnahmen am Beispiel der physiologischen Veränderungen im Alter ausgeführt.

Tab. 5.21 Zeichen von Ernährungsproblemen.

Hinweise auf Ernährungsprobleme	Mögliche Ernährungsprobleme
• Auffälliger, unbeabsichtigter Gewichtsverlust • BMI < 20 kg/m² **und** klinischer Eindruck, z. B. tief liegende Augen • Auffällig geringe Essmengen • Veränderungen in der Nahrungsmenge • Auffällige Essensreste	• Geringe Nahrungsaufnahme • Erhöhter Energiebedarf
• Protokollierte Trinkmenge unter 1 000 ml pro Tag • Klinischer Eindruck, z. B. konzentrierter Urin	• Flüssigkeitsmangel durch geringe Trinkmengen • Erhöhter Flüssigkeitsbedarf • Flüssigkeitsverluste
• Klinischer Eindruck, z. B. verzögerte Wundheilung, Infektanfälligkeit	• Bestimmter Nährstoffmangel durch Nährstoffverluste • Bestimmter Nährstoffmangel durch erhöhten Nährstoffbedarf

Physiologische Veränderungen im Alter

Die physiologischen Veränderungen im Alter haben Auswirkungen auf den Ernährungszustand und sind häufig Ursache für eine Mangelernährung (➤ 5.3.4).

Altersanorexie

DEFINITION

Altersanorexie: Nachlassendes Verlangen nach Nahrung durch veränderte bzw. gestörte Hunger-Sättigungs-Regulation.

Im Alter verringert sich das Verlangen nach Nahrung aufgrund der gestörten Hunger-Sättigungs-Regulation, z. B. durch:
- Inappetenz aufgrund einer verminderten Empfindlichkeit des Geschmacks- und Geruchssinns sowie ungünstigen Umfeldbedingungen.
- Veränderungen im Hormonhaushalt, die sich auf das Sättigungsgefühl auswirken. Es werden Sättigungshormone ausgeschüttet, obwohl der Magen noch nicht gefüllt ist. Die Pflegebedürftigen sind satt, obwohl sie nur wenig gegessen haben.
- Sättigungsimpulse, die von der Dehnung der Magenwand und der Füllung des Magens ausgehen, fehlen oder treten verzögert ein.

Maßnahmen bei Altersanorexie sind z. B.:
- Sechs kleine Mahlzeiten über den Tag verteilt, unbedingt auf kleine Portionen achten
- Lieblingsspeise; Wunschkost
- Hauptspeisenangebot am Morgen
- Appetitliches Anrichten, angenehmer Geruch, richtige Temperatur der Speisen (➤ 5.3.4)
- Zum Essen unbedingt viel Zeit lassen
- Ggf. Spezialteller (Wärmeteller; Teller mit Schiebekante)
- Besteckauswahl bzw. Spezialbesteck
- Beteiligung an der Mahlzeitenvorbereitung

Mundtrockenheit

Altersbedingt verringert sich oft die Speichelproduktion. Kommen andere Probleme hinzu, z. B. Mundatmung im Schlaf oder Speichelverlust bei mangelhaftem Mundschluss, besteht ein Risiko für Mundtrockenheit (*Xerostomie*), wodurch es zu Entzündungen der Schleimhaut und zur Beeinträchtigung des Geschmackempfindens kommen kann. Bei Mundtrockenheit besteht oft eine Abwehr, feste Speise aufzunehmen. Zudem kann der Speisebrei nicht ausreichend eingespeichelt werden, was die „Vorverdauung" der Speisen im Mund verhindert und den gesamten Verdauungsprozess beeinträchtigen kann. Zusätzlich erschwert die fehlende Einspeichelung den Schluckvorgang massiv oder macht ihn sogar unmöglich. Darüber hinaus entfällt die reinigende Wirkung des Speichels, was die Beschaffenheit der Mundflora beeinträchtigt und zu Mund- und Zahnkrankheiten führen kann. Neben der altersbedingten geringen Speichelproduktion führen eine Vielzahl von Medikamenten oder auch eine zu geringe Flüssigkeitszufuhr zur Mundtrockenheit. Deshalb sind beeinflussende Medikamente zu identifizieren und das Trinkverhalten zu prüfen.

Verminderte Kau- und Schluckleistung

Nahrung aufnehmen, Kauen und Schlucken sind komplexe Vorgänge, die ein störungsfreies Zusammenspiel von Zähnen, Zahnhalteapparat, Kaumuskulatur, mimischer Muskulatur, Kiefergelenken, Zungenbewegung und schließlich dem Schluckakt erfordert. Im Alter findet sich häufig eine Kraftminderung der Kaumuskulatur, aber auch ein mangelhafter Zahnstatus oder fehlender bzw. schlechtsitzender Zahnersatz. Die Zungenbeweglichkeit ist durch Verlust der Muskelmasse nicht mehr so beweglich wie bei jungen Menschen. Der Kauvorgang ist erschwert und verlangsamt, wodurch auch der Nahrungstransport in den Rachenraum verzögert wird. Die Kontraktion der Kehlkopfmuskulatur ist vermindert, wodurch der Schluckreflex verzögert einsetzt, und den Schluckvorgang verlangsamt (*Presbyphagie*).

Veränderte Sinneswahrnehmungen

Im Alter nehmen die Geschmacks- und Geruchswahrnehmung ab, das Sehvermögen und die Hörfähigkeit sind beeinträchtigt.

Ursachen beeinträchtigter Geschmackswahrnehmung

- Verringerung der Zahl der Geschmacksknospen auf Zunge und Mundschleimhaut führt zur Abnahme der Wahrnehmung (*Perzeption*).
- Sensibilität gegenüber den fünf Geschmacksqualitäten süß, bitter, sauer, salzig und umami (*wohlschmeckend*) lässt nach, allerdings nicht für alle Geschmacksqualitäten gleichermaßen. Häufig schmecken ältere Menschen sauer und bitter besser, süß und salzig hingegen weniger. Deshalb lehnen viele Pflegebedürftige bittere und saure Speisen ab und bevorzugen süße bzw. salzige Nahrungsmittel.
- Zinkmangel beeinträchtigt die Geschmackswahrnehmung.
- Einnahme diverser Medikamente beeinträchtigt das Geschmacksempfinden erheblich.
- Berührungsempfindlichkeit (taktile Wahrnehmung) im Mund sinkt, wodurch die Reflexe verzögert ausgelöst werden.

Ursachen beeinträchtigter Geruchswahrnehmung

- Appetitanregende Düfte der Nahrung werden nur teilweise oder gar nicht wahrgenommen. Dadurch sind der reflektorisch eingeleitete Speichelfluss und die Magensaftsekretion vermindert.
- Pflegebedürftige nehmen Gerüche verändert wahr. Manche empfinden Aromen als unangenehm, die sie früher angenehm fanden.

Ursachen beeinträchtigten Sehvermögens

- „Grauer Star" im Alter (*Cataracta sensilis*) verursacht verschwommenes Sehen, Licht- und Blendempfindlichkeit. Betroffene können Speisekomponenten oder das Besteck bzw. Geschirr nicht eindeutig wahrnehmen.

Begleiterscheinungen beeinträchtigten Hörvermögens

- Häufig ist das Hören herabgesetzt. Der Pflegebedürftige hört die Geräusche der Küche, des Tischdeckens, der Kaffeemaschine nicht oder versteht die Erklärungen der Pflegekraft zu den Speisen nicht.

Anregung der Wahrnehmung

Essen mit allen Sinnen, d.h. eine gezielte Anregung der verschiedenen Wahrnehmungsbereiche, fördert die Selbstständigkeit und Selbstbestimmung unter Berücksichtigung der Biografie. Jeder Pflegebedürftige ist über eine oder mehrere Wahrnehmungsbereiche basal zu stimulieren:

- **Hören**
  - Neugier wecken durch vertraute Essgeräusche, z. B. beim Verzehr knackiger oder knuspriger Zutaten, Geräusche der Kaffeemaschine, Geschirrklappern beim Tischdecken.
  - Benennen und Beschreiben des Menüs beim Servieren bzw. Anreichen.
- **Riechen**
  - Angenehme Erinnerungen durch angenehme Düfte, z. B. Duft der Mahlzeiten oder der Umgebung, z. B. Kaffee, Kräutertee, Weihnachtsbäckerei, Bratäpfel.
  - Gewürze im Essen, Verwendung von Gewürz- und Kräuterölen.
- **Sehen** „Das Auge isst mit."
  - Klare Sicht durch Licht, Farbe und Konturen.
  - Appetitliches Anrichten der Speisen.
- **Fühlen** und **Greifen** (das Wahrnehmen von Berührungsreizen und das Tasten ist eine Ressource, die lange erhalten bleibt)
  - „Finger Food": Verbindung des „Begreifens" von Objekten und der entsprechenden Begriffsbildung (Sprache) macht Eigenschaften der Speisen, z. B. weich, heiß, deutlich.
  - Aufforderung zum Essen durch Führen des Arms (Anbahnen) während der Nahrungsaufnahme; Berührung ist sehr stark mit Gefühlen verbunden (Signal z. B. ich unterstütze dich, ich respektiere dich).

Verringertes Durstempfinden

Im Alter ist das Durstempfinden verringert. Durst entsteht meist, wenn der Körper mehr als 0,5 % seines Gewichts an Wasser verliert bzw. beim Anstieg der Osmolarität im Blut, z. B. durch Schwitzen.

Geeignete Maßnahmen sind:

- Bedürfnisorientierte Auswahl unter Berücksichtigung der biografischen Angaben, z. B. gewünschte Getränke
- Trinkplan für jeden Pflegebedürftigen erstellen (➤ 5.3.3)
- Trinkmotivation (➤ 5.3.3)
- Trinkhilfen anbieten (➤ 5.3.5)
- Trinken mit allen Sinnen

Vermehrte Ausscheidung

Im Alter ist die Nierentätigkeit verringert. Dies führt zu einer verminderten Konzentration harnpflichtiger Substanzen, aber zur Ausscheidung großer Harnmengen (*Altersdiurese*) und damit einem erhöhten Risiko für Dehydratation.

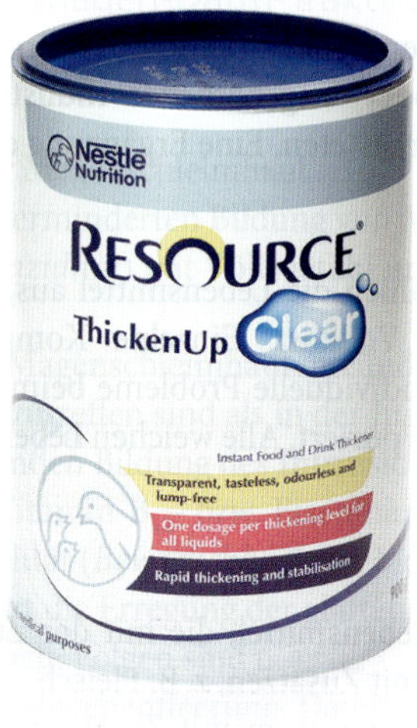

Abb. 5.36 Industriell hergestellte Dickungsmittel. [V494]

- Lebensmittel mit groben Zusätzen, z. B. Fleisch- und Wurstwaren mit groben Zusätzen, Saucen mit Pilzen
- schwer formbare Lebensmittel, z. B. Reis, Fruchtgummi
- krümelige Lebensmittel, z. B. Knäckebrot, Gebäck
- Lebensmittel mit hohem Säureanteil, z. B. Zitrusfrüchte

- Speisen appetitlich anrichten (➤ Abb. 5.37), d. h. Speisenkomponenten getrennt präsentieren und farblich ansprechend kombinieren
- Bei pürierter Kost z. B. unzerkleinerte Bestandteile der Speisen zur Orientierung dazu legen
- Auf angenehmen Geruch der Speisen achten
- Mild, aber nicht geschmacklos würzen
- Temperaturen der Speisen an die Wahrnehmung und das Geschmacksempfinden anpassen
- 5–6 kleine Mahlzeiten über den Tag verteilt anbieten, weil die Pflegebedürftigen häufig nur geringe Mengen essen können bzw. wollen

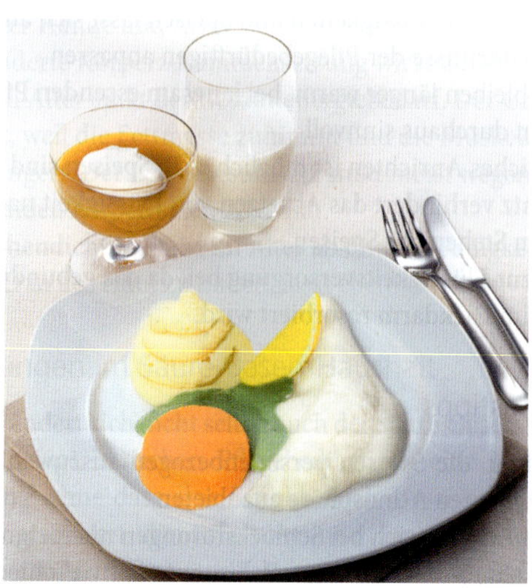

Abb. 5.37 Auch pürierte Speisen lassen sich ansprechend anrichten. [V437]

- Pürierte Speisen und Getränke nach Bedarf andicken, bis die gewünschte Konsistenz erreicht ist, d. h. nicht jeder Pflegebedürftige mit Schluckstörung benötigt pürierte Kost
- Konsistenzangepasste Speisen sind aus dem Speiseplan zuzubereiten
- Eine schonende Zubereitung der Speisen ist wünschenswert, um eine ausreichende Vitaminversorgung zu gewährleisten
- Getränke auch zu den Mahlzeiten reichen

Hilfe durch Pflegepersonen

- Haltung des Pflegebedürftigen während der Nahrungsaufnahme im Sitzen oder Liegen, z. B. eine stabile und aufrechte Sitzposition
- Vorbereitende Übungen und Stimulationen, z. B. thermische Reize mit Einfluss auf den Muskeltonus (➤ 5.3.5)
- Stimuli, z. B. über Lippen streichen (Öffnen des Mundes durch Reflex)
- Mobilisationstechniken, z. B. Dehnungen und Widerstandsübungen
- Autonome motorische Bewegungs- und Funktionsübungen, z. B. Übungen für Lippen und Gesicht
- Anpassung der Größe des Nahrungsbolus an das Schluckvermögen der Pflegebedürftigen
- Unterstützung beim Trinken, z. B. durch verbale Aufforderung oder Anbahnung des Trinkens (Essregeln zum Anreichen von Nahrung beachten)
- Positionierung der Nahrung auf der Zunge
- Schutz der Atemwege: Besonders wichtig ist die Entfernung von Nahrungsresten aus dem Mund durch häufige Mundpflege. Dazu bewegen Pflegende die Zunge und die Wangentaschen mit einem feuchten Spatel zur Seite, um Einblick in die Mundhöhle zu erhalten. Es ist ratsam, den Mund zur problemlosen Inspektion mit einer Taschenlampe auszuleuchten.

Hilfsmittel

Bei Schluckstörungen kann das Anbieten von Trinkhilfen sinnvoll sein. Die Auswahl einer Trinkhilfe ist abhängig von den Ressourcen der betroffenen Person und dem vorliegenden Problem. Die üblichen Schnabeltassen oder Schnabelbecher dürfen bei Schluckproblemen nicht eingesetzt werden. Sie verstärken zumeist das Schluckproblem. Der Einsatz von Trinkhilfen ist mit den Logopäden abzustimmen.

Trinkhilfen sind in verschiedenen Ausführungen und Farben verfügbar, z. B.:

- Nasenausschnittbecher (➤ Abb. 5.38): Trinken bei geringer Neigung des Kopfs ist möglich, damit die Flüssigkeit nicht vorzeitig in den Pharynx fließt
- Trinkbecher mit kleinen Öffnungen: kleine Schlucke sind möglich
- Trinken mit Strohhalm: bei reduziertem Lippenschluss bzw. wenig Kraft zum Halten des Glases oder Bechers

SURFTIPP

Nutricia GmbH: www.nutricia.de
Fresenius Kabi Deutschland GmbH: www.fresenius-kabi.de

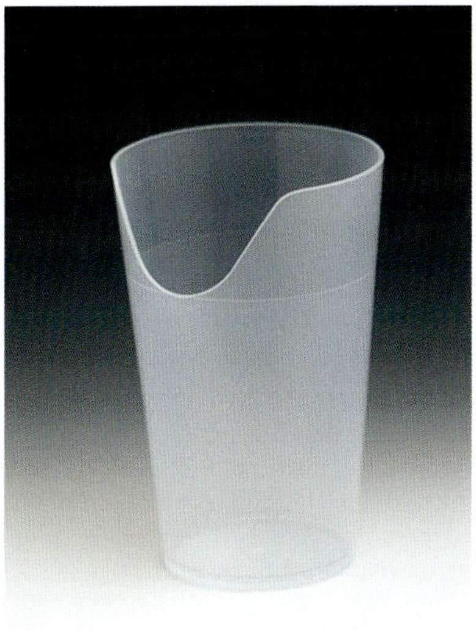

Abb. 5.38 Nasenausschnittbecher. [V143]

5.4.2 Ernährungstherapie bei Demenz

Die pflegerischen Maßnahmen in der Ernährungstherapie bei Menschen mit Demenz zielen darauf, die Eigenaktivität zu fördern, die Selbstbestimmung der Pflegebedürftigen zuzulassen, Mangelernährung zu vermeiden und Ernährungssituation sowie Lebensqualität zu verbessern.

FALLBEISPIEL

Frau Gröber, Teil 1

Frau Gröber ist dement im frühen Stadium. Die Pflegekraft Frau Taschler beobachtet, dass die Bewohnerin nur sehr wenig trinkt. Um Gewissheit zu bekommen, veranlasst sie, dass bei Frau Gröber zunächst für fünf Tage ein Trinkprotokoll geführt wird. Bereits während die Trinkmenge protokolliert wird, erkennt das Pflegeteam, dass Frau Gröber dehydratationsgefährdet ist. Ihre Trinkmenge beträgt etwa 750 ml am Tag.
Frau Taschler hat im Verlauf der Pflegebeziehung festgestellt, dass Frau Gröber viel vergisst und räumlich sowie zeitlich meist desorientiert ist. Die Pflegekraft weiß, dass die physiologischen Veränderungen auch ein vermindertes Durstempfinden verursachen können. Allerdings verfügt Frau Gröber über Ressourcen, die sich zur Vergrößerung der täglichen Trinkmenge nutzen lassen. Sie zeigt eine ausgeprägte soziale Kompetenz, versteht verbale Aufforderungen und kann sich verständlich ausdrücken.

Ernährungsprobleme bei Demenz

Die häufigsten Ernährungsprobleme bei Demenz:
- Gewichtsverlust durch geringe Nahrungsaufnahme bzw. erhöhten Energiebedarf
- Risiko für Dehydratation durch geringe Trinkmengen
- Nährstoffmangel durch einseitige Ernährung
- Nahrungsverweigerung

Ursachen

Die Ursachen für Ernährungsprobleme bei Menschen mit Demenz sind vielfältig. Um gezielte Maßnahmen einleiten zu können, beobachten Pflegende die an Demenz erkrankten Bewohner intensiv, damit sie die Ressourcen und den Unterstützungsbedarf sachgerecht einschätzen können.

Häufige Ursachen für Ernährungsprobleme bei Menschen mit Demenz:
- Physiologische Veränderungen im Alter, z. B.
  - Altersanorexie; Veränderung der Hunger-Sättigungs-Regulation,
  - Veränderung der Geschmackswahrnehmung; „Süßes" wird gerne gegessen,
  - Schluckstörungen (im fortgeschrittenen Krankheitsverlauf),
  - vermindertes Durstgefühl, mitbedingt z. B. durch nachlassende kognitive Fähigkeiten (Pflegebedürftige vergessen zu trinken).
- Verlust kognitiver Fähigkeiten, z. B.
  - Apraxie: Unkenntnis, wie das Essen mit Besteck funktioniert,
  - Aphasie: verbale Kommunikation erschwert,
  - Desorientierung: Umgebung ist unbekannt.
- Veränderung des Verhaltens, z. B.
  - Agitation: etwa Teller aggressiv zur Seite schieben,
  - Wandering: erhöhter Bewegungsdrang und anhaltende Unruhe.

5

Speisenangebot für Menschen mit Demenz

- Speisen mit der Geschmacksrichtung „süß" bevorzugen
- Finger Food als Zwischen- sowie Hauptmahlzeit anbieten
- Eating-by-walking ermöglichen; Tabletts mit hohem Rand, Finger Food „für unterwegs" (➤ Abb. 5.39)
- Konsistenzangepasste Kost bei Schluckstörungen
- Anreicherung der Speisen und Getränke mit energie- und nährstoffreichen Lebensmitteln (➤ 5.4.1)
- Hochkalorische Zwischenmahlzeiten (➤ 5.4.1) unter Berücksichtigung der Wünsche
- Anreicherung der Speisen mit Nährstoffkonzentraten (➤ 5.4.1)
- Hochkalorische Trinknahrung als Zwischenmahlzeit (➤ 5.5)
- Flexibles Speisenangebot auch zu ungewöhnlichen Zeiten; Anpassung an verschobenen Tag-Nacht-Rhythmus

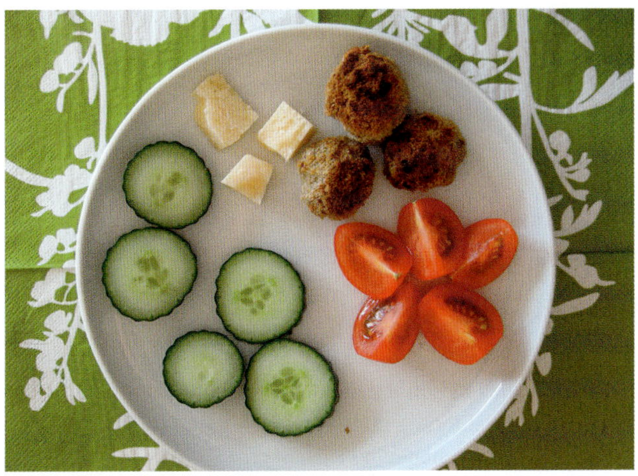

Abb. 5.39 Appetitlich angerichtetes „Finger Food" kommt dem Bewegungsdrang dementer Menschen entgegen, weil man es im Gehen essen kann. [O408]

Fördernde Unterstützung während der Mahlzeiten

- Ess- und Trinkhilfen anbieten, z. B. Warmhalteteller für langsame Esser, Becher oder Getränke in kräftigen Farben zum leichteren Erkennen
- Keine Tischdekoration verwenden (leichtere Orientierung)
- Genügend Zeit zum Essen, Pflegeperson sitzt auch am Tisch; „mit essen" zur Animation
- Klar identifizierbare Speisen
- Anreichen von Essen im Sinne einer Einzelbetreuung, Bezugspflege
- Unbedingt für Ruhe sorgen, dann fällt die Konzentration leichter (z. B. keine Musik, kein laufender Fernseher, keine lauten Gespräche unter Mitarbeitern)
- Morgens „kräftige" Speisen anbieten, da der Appetit größer ist.
- Abends eher „leichtere" Kost

FALLBEISPIEL

Frau Gröber, Teil 2

Gemeinsam legt das Pflegeteam als Pflegeziel fest, dass Frau Gröber täglich mindestens 1 l trinkt. Die Maßnahmen sollen Frau Gröbers Selbstständigkeit berücksichtigen und fördern. Da die Bewohnerin sich gern in Gruppen aufhält, führt das Pflegeteam Trinkrituale beim „Nachmittagskaffee" ein. Die Pflegebedürftigen und die Pflegekräfte prosten sich gegenseitig zu und erzählen sich nebenbei Geschichten. Durch das zwanglose Vormachen des Trinkens durch Mitbewohner und Pflegekräfte sowie die angenehme Atmosphäre wird Frau Gröber regelmäßig erinnert, wie Trinken funktioniert. Sie fühlt sich sichtlich wohl. Außerdem haben die Pflegekräfte beschlossen, Frau Gröber immer wieder verbal zum Trinken aufzufordern, etwa durch Reichen des Trinkgefäßes auch während der Mahlzeiten. In der sehr detaillierten Ess- und Trinkbiografie ist dokumentiert, dass Frau Gröber gern heißen, süßen Pfefferminztee trinkt. Daher beteiligen die Pflegekräfte Frau Gröber regelmäßig an der Zubereitung des Tees und des Nachmittagskaffees. Frau Gröber äußert bei einer dieser Gelegenheiten, dass sie den Duft der Pfefferminze sehr mag und erzählt von früher, als sie täglich Tee gekocht und dazu im Sommer die Pfefferminze aus dem Garten geholt hat.

Eine dritte Maßnahme ist die Begleitung und Erinnerung an den Toilettengang. Da Frau Gröber Angst hat, einzunässen, haben die Pflegekräfte ihr zugesichert, sie häufig auf die Toilette zu führen. Das Team setzt dies konsequent um, z. B. vor und nach dem Nachmittagskaffee.

Interaktion während der Mahlzeiten

- Teilhabende Kommunikation, z. B.:
  - verbale Aufforderung zum Essen mit kurzen Sätzen, auf Augenhöhe und mit direktem Blickkontakt, mit ruhiger Stimme
  - nonverbale Zeichen, z. B. Essen mit Besteck anbahnen, d. h. durch leichtes Führen des Unterarms; Mimik und Gestik beobachten, ernst nehmen und entsprechend reagieren
- Beteiligung der Bewohner an hauswirtschaftlichen Tätigkeiten unter Berücksichtigung ihrer Fähigkeiten und Biografie (z. B. beim Tischdecken helfen lassen)
- Tischgemeinschaften bilden, aber stets Möglichkeiten zum Rückzug gewähren

Motivierende Umgebungsgestaltung

- Ruhige, entspannte, familiäre Atmosphäre schaffen. Bedürfnis nach Ruhe berücksichtigen, persönliches Verhalten respektieren, Milieugestaltung der Räume, wenig Ablenkung
- Gestaltung während der Mahlzeiten. Sehr sparsame Tischdekoration (möglichst nur Essbares auf den Tisch stellen), Kontraste schaffen, z. B. rotes Geschirr und weißer Tisch

FALLBEISPIEL

Frau Gröber, Teil 3

Nach zwei Wochen werten die Pflegepersonen das Trinkprotokoll von Frau Gröber aus. Sie kommen zu dem Ergebnis, dass die Ziele durch die Maßnahmen erreicht wurden und die Strategie fortgesetzt werden kann.

SURFTIPP

Deutsche Alzheimer Gesellschaft e. V. (*DAlzG*): www.deutsche-alzheimer.de

5.4.3 Ernährungstherapie bei Mangelernährung

Das Ziel der Ernährungstherapie bei Mangelernährung (➤ 5.3.4) ist eine Verbesserung der Ernährungssituation und das Gewährleisten von Lebensqualität. Die Pflegeziele sind abhängig vom Ernährungsproblem, seinen möglichen Ursachen sowie den Ressourcen und Bedürfnissen der betroffenen Person.

Behandlung

Die Behandlungsmaßnahmen sind üblicherweise in einen Stufenplan gegliedert. Sind die therapeutischen Maßnahmen einer Stufe ausgeschöpft, gehen die Therapeuten zur nächsten Stufe über. Die Maßnahmen und deren Ergebnisse sind in der Pflegedokumentation festzuhalten.

Stufe 1: Orale Ernährung

Orale Ernährung mit einer hohen Nährstoffdichte (➤ 5.1.2) ist so lange als möglich beizubehalten. Sie ist orientiert an den Bedürfnissen und Einschränkungen der Pflegebedürftigen. Unter oraler Ernährung versteht man:

- Vollwertiges Essen und Trinken nach den zehn Regeln der DGE (➤ 5.2)
- Speisenangebot nach den Prinzipien der Ernährungstherapie bei Krankheiten
- Speisenangebot an die vorliegenden Gesundheitsprobleme angepasst
- Energie- bzw. Nährstoffanreicherung der Speisen, z. B. durch:
  - Sahne und Creme fraiche, z. B. Cremesuppen
  - Sahne gemischt mit Milch, z. B. Milchreis, Grießbrei, Pudding
  - zarte Haferflocken, z. B. Hackfleisch, Saucen
  - gemahlene Samen und Nüsse, z. B. Quarkspeisen
  - geriebener Käse, z. B. Saucen, Suppen, Brotaufstriche
  - gemixtes Gemüse, z. B. Saucen, Cremesuppen
  - Pflanzenöle, z. B. in allen möglichen Speisen

- Hochkalorische Zwischenmahlzeiten aus dem üblichen Nahrungs- und Speisenangebot sowie biografischen Erkenntnissen, z. B. Sahnejoghurt gewünschter Geschmacksrichtung
- Unterstützende Maßnahmen, z. B. mehrere kleine Mahlzeiten über den Tag

2. Stufe: Orale Ernährung plus Supplemente
Orale Ernährung plus Supplemente, d. h. die orale Ernährung wird ergänzt, um die Energie- und Nährstoffdefizite auszugleichen. Die Nahrungsergänzung sollte Hauptmahlzeiten nicht ersetzen. Ergänzung z. B. durch:
- Nährstoffkonzentrate, etwa Maltodextrin zur Energieanreicherung bei Mangelernährung oder Eiweißkonzentrate zur Förderung der Wundheilung
- Hochkalorische Trinknahrung (➤ 5.5) als Zwischenmahlzeit
  - verschiedene Geschmacksrichtungen verwenden
  - neutrale Geschmacksrichtung in Getränke oder Cremesuppen einrühren

3. Stufe: Enterale Ernährung
Wenn die 2. Stufe der Therapie erfolglos bleibt oder nicht durchgeführt werden kann, ist eine Sonde zu legen, wenn die juristischen und ethischen Fragen geklärt sind (➤ 5.6).

4. Stufe: Parenterale Ernährung
Parenterale Ernährung ist über das Arzneimittel-Gesetz geregelt. Sie erfolgt nach Klärung juristischer und ethischer Gesichtspunkte.

5.4.4 Ernährungstherapie bei Adipositas

Das Basisprogramm bei Adipositas umfasst die Ernährungs-, Bewegungs- sowie Verhaltenstherapie und besteht aus zwei Phasen. In der ersten Phase steht die Gewichtsreduktion im Vordergrund. Schwerpunkt der zweiten Phase ist die Gewichtsstabilisierung.

Ziele

Die Ziele der Ernährungstherapie bei Adipositas sind eine den individuellen Bedingungen angepasste dauerhafte Gewichtsreduktion sowie eine Gewichtsstabilisierung mit langfristiger Ernährungsumstellung. Bei hochbetagten Menschen kann bereits eine Gewichtsstabilisierung als Erfolg gewertet werden. Da sie eine Veränderung der Lebensweise bzw. der Ernährungsgewohnheiten häufig nicht oder nur teilweise akzeptieren.

Indikationen

Indikationen für die Behandlung adipöser Menschen sind:
- BMI ≥ 30
- Übergewicht mit einem BMI zwischen 25–29,9 und gleichzeitiges Vorliegen
  - übergewichtsbedingter Gesundheitsstörungen, z. B. Hypertonie, Diabetes Typ 2
  - eines abdominalen Fettverteilungsmusters
  - von Erkrankungen, die durch Übergewicht verschlimmert werden
  - eines hohen psychosozialen Leidendrucks

Behandlung

Die Behandlungsmaßnahmen der Ernährungstherapie sind in vier Stufen unterteilt. Welche Stufe eingesetzt wird, hängt von den individuellen Faktoren des Betroffenen ab. Führt die einzelne Stufe nicht zum erwarteten Erfolg, ist die nächste Stufe durchzuführen. Das gewünschte Energiedefizit kann über folgende Stufen erreicht werden:
- **Stufe 1:** Vollwertige Mischkost (➤ 5.2) mit reduzierter Fettzufuhr von weniger als 60 g pro Tag kann ein Energiedefizit von 500 kcal pro Tag erreichen, bei gleichzeitig nicht begrenzter Aufnahme von Kohlenhydraten. Eine Gewichtsabnahme von ca. 4 kg innerhalb von sechs Monaten ist möglich.
- **Stufe 2:** Mäßig energiereduzierte Mischkost ist die fettreduzierte Basiskost in der Ernährungstherapie bei Adipositas. Das Energiedefizit beträgt 500–800 kcal pro Tag. Die Energiereduzierung auf 1 200–1 500 kcal pro Tag genügt in aller Regel, um eine deutliche Gewichtsreduktion zu erreichen. Bei der Auswahl und Kombination der Lebensmittel ist darauf zu achten, dass diese eine hohe Nährstoffdichte (➤ 5.1.2) und eine niedrige Energiedichte aufweisen.

> Die Nährstoffrelation beträgt (bezogen auf die Gesamtenergiezufuhr):
> - 50–55 % Kohlenhydrate
> - 25–30 % Fette
> - 15–20 % biologisch hochwertiges Protein (➤ 5.1.2)

> Bei alten Menschen ist eine langfristige Gewichtsreduktion unter einer täglichen Energiezufuhr < 1 200 kcal mit einem erhöhten Risiko der Mangelernährung verbunden. Alte Menschen haben meist einen geringeren Energiebedarf als Jüngere, deshalb ist mit einem längeren Zeitraum zu rechnen, bis ein sichtbarer Erfolg eintritt. Das gilt vor allem, weil zusätzlich häufig Mobilitäteinschränkungen vorliegen und dadurch der Verbrauch nicht erhöht werden kann.

- **Stufe 3:** Bei extrem adipösen Menschen führen die ersten zwei Stufen häufig nicht zum gewünschten Erfolg. Hier wird empfohlen, ein bis zwei Hauptmahlzeiten mit „diätetischen Lebensmitteln für kalorienarme Ernährung zur Gewichtsverringerung“ (Verordnung über diätetische Lebensmittel, 3. Abschnitt § 14a, Abs. 4, § 21a) zu ersetzen.

> Es besteht mit hoher Wahrscheinlichkeit ein Zusammenhang zwischen dem steigenden Konsum von Kohlenhydraten und dem Risiko für Adipositas: zuckergesüßte Getränke erhöhen vermutlich das Risiko für Adipositas.

- **Stufe 4:** Alle Mahlzeiten bestehen aus „diätetischen Lebensmittel für kalorienarme Ernährung zur Gewichtsverringerung“ (Verordnung über diätetische Lebensmittel, 3. Abschnitt § 14a, Abs. 4 § 21a). Nach höchstens drei Monaten ist auf eine mäßig energiereduzierte Mischkost umzustellen.

Zur langfristigen Gewichtsreduktion wenig geeignet sind:
- Einseitige Diäten (z. B. Kohlsuppendiät)
- „Blutbasierte" Diäten (z. B. metabolic balance®)
- Crash-Diäten (z. B. Nulldiät)
- „Sonder-Diäten" (z. B. Elemente-Diät)

Ernährungstipps

Gezielte Lebensmittelauswahl, entsprechend der vollwertigen Mischkost der DGE (➢ 5.2):
- Kalorienreiche, d. h. fett- und zuckerreiche Lebensmittel meiden.
- Fettarme Zubereitung von Speisen bevorzugen.
- Stärke- und ballaststoffreiche Lebensmittel bevorzugen.
- Reichlich pflanzliche Lebensmittel verzehren.
- Zuckerreiche Getränke meiden, kalorienarme bzw. -freie Getränke bevorzugen.
- Mindestens 2 l pro Tag trinken.
- Alkohol (vor allem auch wegen seines Energiegehalts) meiden.

Unterstützende Maßnahmen

Die regelmäßige körperliche Bewegung und die Verhaltenstherapie gehören neben der Ernährungstherapie zum Basisprogramm bei Adipositas. Sie sind unterstützende Maßnahmen der Gewichtsreduktion bzw. -stabilisierung.
- Regelmäßige **körperliche Bewegung** erhöht den Energieverbrauch, wirkt dem Verlust von Muskelmasse entgegen und beeinflusst begleitende kardiovaskuläre Risikofaktoren positiv.
- **Verhaltenstherapeutische Techniken**, z. B. soziale Unterstützung, können die Motivation der Betroffenen erhöhen und führen so zu einer langfristigen Ernährungsumstellung und damit zur lang anhaltenden Gewichtsreduktion bzw. Gewichtsstabilisierung.

SURFTIPP

Kompetenznetz Adipositas: www.kn-adipositas.de
Deutsche Adipositas-Gesellschaft e.V. (*DAG*): www.adipositas-gesellschaft.de

5.4.5 Ernährungstherapie bei Diabetes mellitus

Die diabetesgerechte Ernährung gehört ebenso wie die Bewegung, die Medikamente und die Schulung zur Therapie des Diabetes mellitus. Im höheren Lebensalter richten sich die Therapieziele nach den funktionellen Beeinträchtigungen der Pflegebedürftigen, den Komorbiditäten, den diabetesassoziierten Beschwerden und dem Wohlbefinden. Die Vermeidung von Mangelernährung ist wegen der erhöhten Mortalität ein „höherrangiges Ziel". Die Pflegeziele sind individuell mit den Pflegebedürftigen abzustimmen.

Spezielle „Diabetesdiäten" werden nicht mehr empfohlen. Dies gilt insbesondere für stationäre Pflegeeinrichtungen.

Behandlung

- Die Basiskost ist eine vollwertige Mischkost (➢ 5.2). Bei Übergewicht bzw. Adipositas ist diese energiereduziert (➢ 5.4.4).

- Im höheren Lebensalter ist ein leichtes Übergewicht zu tolerieren, d. h. ein BMI bis 30 kg/m².
- Bei hochbetagten Pflegebedürftigen mit erhöhtem Körpergewicht wird eine Gewichtsreduktion nicht empfohlen.
- Bei übergewichtigen Pflegebedürftigen hat sich zur Gewichtsreduktion der Verzicht auf Zwischenmahlzeiten bewährt. Dies gilt nicht bei der Behandlung mit Gliniden und Sulfonylharnstoff.
- Die empfohlene tägliche Proteinzufuhr liegt bei 10–20 % der Gesamtenergiemenge. Bei einer manifesten Nephropathie sollte die tägliche Proteinaufnahme im unteren Bereich liegen, d. h. 0,8 g pro kg Normalgewicht.

Bei einer überhöhten Proteinaufnahme kann es durch die Umwandlung von Eiweiß in Glukose zu hohen Blutzuckerwerten kommen. Daher sollte die empfohlene Eiweißmenge möglichst gleichmäßig über den Tag verteilt sein. Für die Spätmahlzeit ist vorzugsweise Obst oder Brot einzuplanen.

- **Fettmenge** und **Fettsäurezusammensetzung:** Die tägliche Aufnahme sollte nicht über 35 % der Gesamtenergie liegen. Bei übergewichtigen jüngeren Diabetikern kann eine Fettaufnahme unter 30 % die Gewichtsabnahme erleichtern. Hier sind die Empfehlungen zur Fettzufuhr, die Fettqualität und Dyslipoproteinämien (➢ 5.4.4) zu berücksichtigen, vor allem in Hinblick auf das erhöhte kardiovaskuläre Risiko bei Diabetes mellitus.
- **Cholesterin:** Die Aufnahme sollte 300 mg / Tag nicht überschreiten und ist weiter zu reduzieren, wenn das LDL-Cholesterol erhöht ist (➢ 2.5.14).
- **Kohlenhydrate:** Die tägliche Aufnahme kann bei 45–60 % der Gesamtenergie liegen. Kostformen mit einem geringeren Kohlenhydratanteil als 45 % der Gesamtenergiemenge werden nicht empfohlen.
- Kohlenhydratreiche Lebensmittel, ballaststoffreich bzw. mit einem niedrigen glykämischen Index auswählen.
- Kohlenhydratreiche Lebensmittel auf die Mahlzeiten des Tages verteilen.
- **Ballaststoffe:** Die tägliche Aufnahme sollte idealerweise bei mehr als 40 g am Tag liegen, d. h. bei 20 g pro 1 000 kcal. Davon ist die Hälfte in Form von löslichen Ballaststoffen, z. B. aus Hülsenfrüchten, Obst, Gemüse, aufzunehmen. Dies wirkt sich günstig auf die diabetische Stoffwechsellage aus, da die Resorption der Kohlenhydrate verzögert stattfindet. Damit lassen sich Blutzuckerspitzen vermeiden, weil (absolut gesehen) weniger Insulin für den Stoffwechsel der Kohlenhydrate benötigt wird.
- **Zucker:** Ist in kleinen Mengen von max. 10 % der Gesamtenergiezufuhr akzeptabel. Dies entspricht einer täglichen Zuckermenge von max. 50 g bei einer Energiezufuhr von 2 000 kcal pro Tag.
- Geeignete zuckerhaltige Lebensmittel sind solche, die gleichzeitig andere Nährstoffe enthalten, weil dadurch der Blutzucker langsamer steigt, z. B. Fruchtquark, Vollkornbrot mit Marmelade, Milchreis.
- Saccharose in isolierter Form ist ungeeignet, z. B. zuckerreiche Getränke, da sie den Zuckerspiegel im Blut rasch steigen lässt.

- **Kochsalz:** Die Zufuhr ist auf max. 6 g pro Tag zu begrenzen, auch wenn noch keine Hypertonie (➤ 2.8.5) vorliegt.
- **Alkohol:** Ist nach einer individuellen Risikoeinschätzung erlaubt. Eine Alkoholzufuhr von täglich 10 g für Frauen und 20 g für Männer ist akzeptabel, vorausgesetzt, es bestehen keine Erkrankungen, die dagegen sprechen, z. B. Leberzirrhose, Pankreatitis, ausgeprägter Hypertriglyzeridämie (➤ 5.4.6), fortgeschrittene Neuropathie oder erektile Dysfunktion.

Insulinbehandelte Diabetiker sollten Alkohol nur zusammen mit kohlenhydratreichen Mahlzeiten trinken. Ansonsten besteht das Risiko einer lang anhaltenden und tiefen Hypoglykämie, da Alkohol die Glukoneogenese hemmt.

- **Trinkmenge:** Mind. 1,5 l über den Tag verteilt; Getränke gezielt auswählen. Geeignete Getränke für den Diabetiker, die den Blutzucker nicht beeinflussen, sind Mineralwasser, Leitungswasser, Kräuter- und Früchtetee ohne Zusatz von Zucker, Light-Getränke, z. B. Limonaden, die anstelle von Saccharose Süßstoffe enthalten.
  Ungeeignete Getränke für den Diabetiker sind zuckerhaltige Getränke, z. B. Limonaden, Eistee, Fruchtsäfte, Fruchtsaftgetränke und Fruchtnektar.
  Getränke, die unter Anrechnung der Broteinheiten gelegentlich und in Maßen getrunken werden können, sind Diätgetränke, z. B. Diät-Fruchtsäfte, Buttermilch, fettarme Milch.
- **Gemüse** und **Obst:** Regel „5-am-Tag" einhalten, wegen der sekundären Pflanzenstoffe, Vitamine und Mineralstoffe und deren Wirkungen, z. B. antioxidativ.
- **Fisch:** Ein bis zwei Fischmahlzeiten in der Woche einplanen.

Besonderheiten

- **Diabetiker-Lebensmittel:** Werden nicht mehr empfohlen. Der § 12 der Verordnung über diätetische Lebensmittel wurde mit der 16. Änderungsverordnung der Diätverordnung aufgehoben, die am 9. Oktober 2010 in Kraft getreten ist.
- **Zuckeraustauschstoffe:** Insbesondere Fruktose hat gegenüber Saccharose keine Vorteile und wird deshalb nicht mehr für Diabetiker empfohlen.
- **Süßstoffe:** Werden als kalorienarme bzw. kalorienfreie Süßungsmittel eingesetzt. Sie haben keine Auswirkungen auf den Blutzucker.
- **Zwischenmahlzeiten:** Eine Verteilung der Energiemenge auf mehrere kleine Mahlzeiten ist für einen Diabetiker günstiger als drei große Mahlzeiten. Der Blutzucker steigt dadurch gemäßigter an, Heißhunger wird vermieden und die Hauptmahlzeiten fallen kleiner aus.
- Zwischenmahlzeiten am Vormittag, z. B. Apfel.
- Zwischenmahlzeit am Nachmittag, z. B. Joghurt.
- Zwischenmahlzeit als Spätmahlzeit, z. B. eine Tasse Milch und ein Knäckebrot (➤ Abb. 5.40).

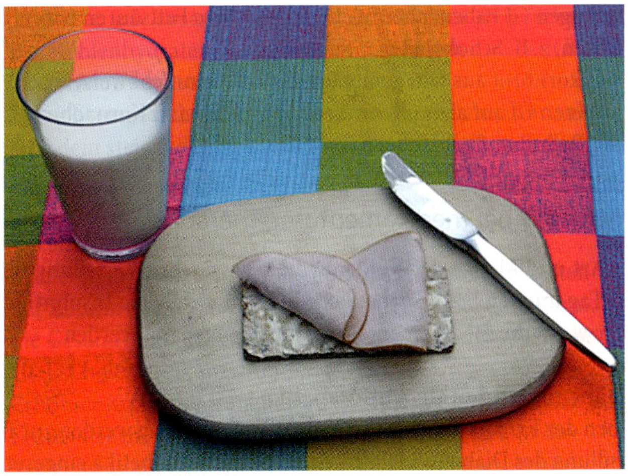

Abb. 5.40 Ein Glas Milch und eine Scheibe Knäckebrot ergeben eine geeignete Spätmahlzeit. [M294]

Glykämischer Index

DEFINITION
Glykämischer Index (*GI*): Ausdruck für die Blutzuckerwirksamkeit eines Lebensmittels, bezieht sich immer auf 50 g Kohlenhydrate aus einem Lebensmittel. Traubenzucker dient häufig als Referenzgröße und ist mit 100 % definiert.

Mit Hilfe des glykämischen Indexes lassen sich Lebensmittel entsprechend ihrer Blutzuckerwirksamkeit einordnen. Art und Menge der Kohlenhydrate in einem Lebensmittel beeinflussen die glykämische Antwort, d. h. wie schnell Kohlenhydrate ins Blut gelangen und dort den Zuckerspiegel erhöhen. Der glykämische Index berücksichtigt nicht die unterschiedlichen Kohlenhydratmengen in einem Lebensmittel pro üblicher Portionsgröße, sondern bezieht sich immer auf 50 g Kohlenhydrate in einem Lebensmittel, daher ist ein Vergleich der Lebensmittel untereinander schwierig.

Bedeutung des glykämischen Indexes für Diabetiker (➤ Tab. 5.22):

- Hoher GI bedeutet einen schnellen und hohen Anstieg des Blutzuckerspiegels.
- Niedriger GI bedeutet, dass die Kohlenhydrate langsamer ins Blut übergehen. Kohlenhydrathaltige Lebensmittel mit niedrigem GI wirken sich positiv auf die Ernährung des Diabetikers aus. Sie sorgen für einen gleichmäßigen Blutzuckerverlauf und haben zudem einen hohen Sättigungswert.
- Der GI sollte nicht das einzige Auswahlkriterium für die Ernährung des Diabetikers sein, da einige Lebensmittel einen

Tab. 5.22 Klassifizierung des GI und Lebensmittelbeispiele.

Glykämischer Index (GI)	Beispiele
Hoher Index: ab 70 %	Glukose, Bratkartoffeln, Kartoffelbrei, Kürbis, Honig
Mittlerer Index: 55–70 %	Weißbrot, Wassermelone, Mischbrot, Vollkornbrot
Niedriger Index: < 55 %	Haferflocken, Vollkornnudeln, Obst, Parboiled-Reis, Schokolade

5

5.4.7 Ernährungstherapie bei arterieller Hypertonie

Die Ziele der Ernährungstherapie bei arterieller Hypertonie sind die Senkung der Blutdruckwerte bzw., die Verhinderung eines Anstiegs, die Reduktion des kardiovaskulären Risikos und die Dosisreduktion blutdrucksenkender Medikamente.

Behandlung

Bei einer leichten Hypertonie sind die ernährungstherapeutischen Maßnahmen dem Einsatz blutdrucksenkender Medikamente voranzustellen, während bei mittelschweren und schweren Formen diätetische Maßnahmen die medikamentöse Behandlung ergänzen.

- Basiskost ist die vollwertige Mischkost (➤ 5.2), energiereduziert bei Übergewicht bzw. Adipositas (➤ 2.5.14); Gewichtsreduktion senkt den Blutdruck.
- Natrium ist als Bestandteil von Kochsalz in zahlreichen verarbeiteten Lebensmitteln enthalten, z. B. Brot, Käse und Wurst. Um den Blutdruck zu senken, ist bei jedem Pflegebedürftigen mit Hypertonie eine natriumarme Ernährung mit max. 2,4 g Natrium am Tag notwendig. Dies entspricht einer Kochsalzmenge von höchstens 6 g täglich. Bei älteren, salzempfindlichen Hochdruckkranken ist die tägliche Zufuhr auf weniger als 4–5 g pro Tag zu beschränken.
- Kaliumreiche Ernährung mit 4–5 g pro Tag, da Kalium blutdrucksenkend wirkt. Ein hoher Anteil an Kalium findet sich in Obst, Gemüse und Kartoffeln, deshalb sind diese Lebensmittel reichlich zu verzehren.
- Gesamtfettzufuhr unter 70–80 g pro Tag halten.
- Cholesterinzufuhr unter 300 mg pro Tag halten.
- Verzehr von fettreichem Fisch 1–2-mal pro Woche bei gleichzeitiger Reduktion von gesättigten Fettsäuren.
- Einschränkung der Alkoholzufuhr auf max. 20–30 g pro Tag bei Männern und 10–20 g bei Frauen.
- Kaffee und schwarzer Tee sind in Maßen auch regelmäßig erlaubt.
- Tägliche Zufuhr von mindestens 30 g Ballaststoffen ist zu empfehlen.

Es besteht eine wahrscheinliche Evidenz zwischen dem steigenden Konsum von Ballaststoffen und dem Risiko für Bluthochdruck. Ballaststoffe insgesamt sowie die aus Vollkornprodukten senken das Risiko für Bluthochdruck.

Zusätzliche Maßnahmen, die zum Erreichen der Therapieziele wesentlich beitragen, sind neben den ernährungstherapeutischen Maßnahmen auch eine Änderung des Lebensstils:

- Nikotinkarenz
- Regelmäßige körperliche Aktivität

SURFTIPP

Deutsche Hochdruckliga e.V. (*DHL*): www.hochdruckliga.de

5.4.8 Ernährungstherapie bei Hyperurikämie und Gicht

Das Ziel der Ernährungstherapie bei Hyperurikämie und Gicht ist die dauerhafte Senkung der Harnsäurekonzentration im Blut und damit die Verhinderung von Harnsäureablagerungen in den Gelenken und der Niere.

Behandlung

- Basiskost ist die vollwertige Mischkost (➤ 5.2), energiereduziert bei Übergewicht bzw. Adipositas (➤ 2.5.14). Eine Gewichtsreduktion senkt die Harnsäurekonzentration im Blut.
- Strenges Fasten kann zum Anstieg der Harnsäurekonzentration im Blut führen und damit zum Auslöser für einen Gichtanfall werden. Eine sehr niedrige Energiezufuhr führt zu einer Steigerung der Bildung von Ketonkörpern. Dadurch verschiebt sich der pH-Wert in den sauren Bereich und hemmt so die Harnsäureausscheidung über die Niere. Gleichzeitig werden im Körper vermehrt Fett- und Muskelgewebe abgebaut. Beim Zellabbau fallen körpereigene Purine an, die zu Harnsäure umgewandelt werden.
- Purinzufuhr über die Nahrung verringern.
- Purine kommen in Lebensmitteln in unterschiedlichen Mengen vor und werden im Körper zu Harnsäure abgebaut. In Lebensmitteltabellen ist die Harnsäure angegeben, die aus den Purinen aus Lebensmitteln gebildet wird. Die Angaben über die gebildete Harnsäure in 100 g essbarem Anteil in Lebensmitteln dienen dem Vergleich der Lebensmittel untereinander und erleichtern die Lebensmittelauswahl:
  - **Purinfreie** bzw. -**arme Lebensmittel** (< 50 mg gebildete Harnsäure pro 100 g Lebensmittel) sind zu bevorzugen, z. B. Milch und Milchprodukte, Blattsalate, Eier, Kartoffeln, Obst, manche Gemüse und einige Getreideprodukte.
  - Lebensmittel mit **mittlerem Puringehalt** (50–150 mg gebildete Harnsäure pro 100 g Lebensmittel) sind in definierten Mengen und eingeschränkt erlaubt, z. B. Fleisch (außer Geflügel mit Haut), bestimmte Fischsorten (etwa Makrele), Krustentiere (etwa Krabben), Wurst (etwa Bierschinken), Hülsenfrüchte (etwa Bohnen) und manche Gemüsesorten (etwa Broccoli).
  - Lebensmittel mit **hohem Puringehalt** (> 150 mg gebildete Harnsäure in 100 g Lebensmittel) sind zu meiden, z. B. Innereien jeder Art (etwa Leber), bestimmte Fischsorten (etwa Anchovis und Sardellen), Geflügel mit Haut.
- Eine gute Harnsäureausscheidung über den Urin führt zu einer Neutralisation des Urins, d. h. sie verhindert das Sinken in den sauren pH-Bereich. Eine reichliche Flüssigkeitszufuhr, mindestens 2 l verteilt über den Tag und in Form von energiearmen Getränken, fördert die Ausscheidung von Harnsäure.
- Der Alkoholkonsum ist stark einzuschränken, da Alkohol die Harnsäureausscheidung über die Nieren hemmt. Beim Genuss von Bier ist neben den Wirkungen des Alkohols auf den Harnsäurespiegel auch der Puringehalt von Bier (auch alkoholfreiem Bier) zu berücksichtigen. Wein ist zwar purinfrei, wirkt

sich aber über seinen vergleichsweise hohen Alkoholgehalt aus. Gelegentlich ein alkoholisches Getränk ist akzeptabel.

Ernährungstipps

- **Purinarme Kost:** max. 500 mg Harnsäure täglich bzw. 3 000 mg Harnsäure wöchentlich
- **Streng purinarme Kost:** max. 300 mg Harnsäure täglich bzw. 2 000 mg Harnsäure wöchentlich. Streng purinarme Kost verlangt eine sehr strikte Lebensmittelauswahl und wird daher nur in besonderen Situationen empfohlen, z. B. nach einem Gichtanfall.
- Purinreiche Lebensmittel sind generell zu meiden.
- Täglich frisches Gemüse, Salate und Obst verzehren. Der Puringehalt ist zu beachten, pflanzliche Lebensmittel sind nicht generell purinarm bzw. purinfrei.
- Auf die von Lebensmitteln üblicherweise verzehrte Menge bzw. Portionsgröße ist zu achten. Nicht allein den Puringehalt von Lebensmitteln berücksichtigen.
- Fettarme Milch und Milchprodukten als tierische Proteinlieferanten wählen.
- Fleisch- oder Wurstmahlzeiten auf max. 100 g täglich reduzieren oder nur gelegentlich verzehren.
- Das Kochen von Fleisch ist günstig, vorausgesetzt die Brühe wird verworfen und nur das Fleisch gegessen.
- Gelegentlicher Verzehr von Hülsenfrüchten und manchen Gemüsesorten mit mittlerem Harnsäuregehalt ist zu empfehlen.
- Eine Mahlzeit von mindestens 100 g Seefisch einmal pro Woche ist empfehlenswert.
- Verzicht auf alkoholische Getränke bei häufigen Gichtanfällen bzw. gelegentlichen Genuss von alkoholischen Getränken, z. B. ein Glas Wein, anstreben.

5.4.9 Ernährungstherapie bei Osteoporose

Die Ziele der Ernährungstherapie bei Osteoporose sind die Erhöhung der Knochenmineraldichte und die Stabilisierung der Knochen. Dies führt zur Vermeidung von Knochenbrüchen, Linderung von Schmerzen und zum Erhalt der Lebensqualität.

Behandlung

- Ausreichende Kalziumzufuhr 1 200–1 500 mg verteilt über den Tag:
  - Kalzium ist vor allem in Milch, Milchprodukten und kalziumreichen Mineralwässern enthalten. Auch grünes Gemüse und Samen liefern Kalzium aus der Nahrung.
  - Nahrungsergänzung ist sinnvoll, z. B. bei Lactoseintoleranz.
  - Anreicherung der Speisen mit Milchpulver möglich; 100 g enthalten ca. 130 g Kalzium.
- Ausreichende Vitamin-D-Versorgung:
  - Der Verzehr von 1–2 Mahlzeiten mit fettem Seefisch pro Woche ist nicht ausreichend.
  - Bei einem regelmäßigen Aufenthalt im Freien, vor allem in den Sommermonaten, wird durch UV-Strahlung Vitamin D in der Haut gebildet.
  - Eine Zufuhr von 800–2 000 IE Vitamin D zusammen mit 1 000 mg Kalzium wird empfohlen. Eine Nahrungsergänzung ist häufig sinnvoll.
- Vitamin K ist für die Mineralisierung der Knochen wichtig, deshalb auf reichliche Zufuhr achten.
- Beschränkung der Kochsalzaufnahme auf max. 6 g pro Tag. Kochsalz erhöht die Kalziumausscheidung über die Niere (➤ 2.11.3).

Zusätzliche Maßnahmen, die zum Erreichen der Therapieziele beitragen, sind: Physiotherapie

- Medikamentöse Behandlung
- Sturzprophylaxe

Prävention

- Eine lebenslange knochengesunde Lebensweise ist grundsätzlich empfehlenswert, um den Knochenabbau gering zu halten. Das bedeutet kalziumreiche Ernährung, regelmäßige Bewegung sowie ausreichende Versorgung mit Vitamin D und K.
- Mangelernährung vermeiden.

SURFTIPP

Bundesselbsthilfeverband für Osteoporose e. V. (*BfO*): www.osteoporose-deutschland.de
Netzwerk Osteoporose e. V. (*NWO*): www.netzwerk-osteoporose.de
Osteoporose Selbsthilfegruppen Dachverband e. V.: www.osd-ev.org

5.4.10 Ernährungstherapie bei Diarrhö

Die Ernährungstherapie bei Diarrhö zielt darauf, den Verdauungstrakt zu entlasten und das Flüssigkeits- und Elektrolytdefizit des Organismus auszugleichen, um einer Dehydratation vorzubeugen.

Behandlung

Den Maßnahmen der Ernährungstherapie bei Diarrhö geht eine Klärung der Ursachen voraus. Nach einer Nahrungskarenz von 1–2 Tagen beginnt der langsame Kostaufbau. Sobald der Erkrankte eine Stufe komplikationslos verträgt, kann die nächste beginnen. Für eine ausgleichende Flüssigkeits- und Elektrolytzufuhr ist zu sorgen, ggf. muss Flüssigkeit mittels subkutaner Infusion verabreicht werden.

Kostaufbau in vier Stufen

- **1. Stufe:** Tee Fasten mit 2–3 l schwarzem Tee, grünem Tee oder Kräutertee bzw. mit 2–3 l Standard-Glukose-Elektrolyt-Lösung (3,5 g Natriumchlorid, 1,5 g Kaliumchlorid, 2,5 g Natriumhydrogencarbonat, 20 g Traubenzucker oder 40 g Rohrzucker auf 1 l Flüssigkeit). Die orale Rehydratation sollte nicht länger als einen Tag durchgeführt werden.
- **2. Stufe:** Schleimkost in Form von Hafer-, Reis- oder Gerstenschleim und pektinreicher Kost in Form von Karottensuppe, geriebenen rohen Äpfeln oder pürierte Bananen (➤ Abb. 5.41). Abhängig vom Krankheitsverlauf sollten die Zucker-Elektrolyt-

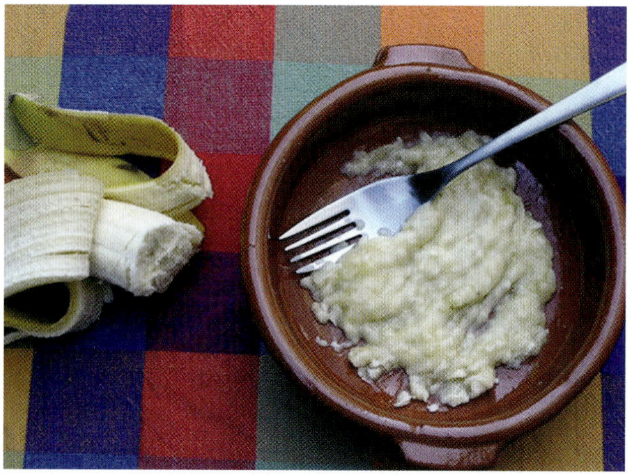

Abb. 5.41 Pürierte Bananen gehören zum Kostaufbau bei Diarrhö. [M294]

Lösungen weiterhin ergänzend verabreicht werden. Die schleim- und pektinreiche Kost sollte 1–2 Tage lang verzehrt werden.

- **3. Stufe:** Leichte Vollkost (➤ 5.2) bestehend aus ballaststoffarmen Kohlenhydraten (z. B. Zwieback, Weißbrot, Kartoffelbrei, püriertes Gemüse), laktose- und fettarmen Eiweißlieferanten (z. B. Eier, mageres Geflügelfleisch, Magerquark) sowie leicht verdaulichen Fetten (z. B. MCT-Fette ➤ 5.2.1, ➤ 5.5.2). Die leichte Vollkost sollte einige Tage verabreicht werden.
- **4. Stufe:** Leichte Vollkost unter Beachtung des notwendigen Ausgleichs der durch die Diarrhö entstandenen Energie- und Nährstoffdefizite zusammenstellen.

SURFTIPP

Verband für Ernährung und Diätetik e.V.: www.vfed.de
Verband der Diätassistenten – Deutscher Berufsverband e.V.: www.vdd.de

5.4.11 Ernährungstherapie bei Obstipation

Das Ziel der Ernährungstherapie bei Obstipation und Darmträgheit ist die Wiederherstellung einer normalen Darmpassage und -entleerung.

Behandlung

Den Maßnahmen der Ernährungstherapie bei akuter oder chronischer Stuhlverstopfung geht die Klärung der Ursachen voraus. Empfehlungen zur Ernährung:

- Ballaststoffzufuhr schrittweise erhöhen und Betroffene auf eine ballaststoffreiche Kost von täglich mindestens 40 g Ballaststoffen mit einem hohen Anteil an Vollkorngetreide, Gemüse, Obst und Hülsenfrüchten (➤ 5.1.9) umstellen.
- Stufenweise Reduzierung der Abführmittel (*Laxanzien*) und gleichzeitige Steigerung des Ballaststoffanteils der Kost bei bestehendem Abführmittelmissbrauch. Allerdings können Wochen und Monate vergehen, bis der Darm wieder funktioniert. Dabei ist unbedingt darauf hinzuweisen, dass unerwünschte Wirkungen, z. B. Völlegefühl und Blähungen, nur vorübergehend bestehen.
- Ist eine Umstellung auf eine ballaststoffreiche Ernährung nicht möglich, z. B. bei Kau- und Schluckbeschwerden, ist auf isolierte Ballaststoffe zurückzugreifen. Hier eignen sich lösliche und unlösliche Ballaststoffe, z. B. Flohsamen, Leinsamen, Kleie, Zellulosederivate. Aufgrund ihrer physiologischen Eigenschaften bewirken sie eine erhebliche Volumenzunahme des Darminhalts. Dadurch wird ein Dehnungsreiz an der Darmwand ausgeübt und die Darmperistaltik setzt ein. Bei der Einnahme dieser Lebensmittel muss ausreichend getrunken werden, damit sie ihre Wirkung entfalten können und kein Darmverschluss entsteht (ein Esslöffel Getreidekleie benötigt z. B. mindestens 200 ml Wasser).
- Bei einer ballaststoffreichen Ernährung immer auf eine reichliche Flüssigkeitszufuhr von täglich 2 l achten.

Weitere Ernährungstipps, die einer chronischen Verstopfung entgegenwirken, vorausgesetzt sie werden regelmäßig durchgeführt, sind z. B.:

- Morgens eingeweichte Trockenfrüchte essen und das Einweichwasser trinken, z. B. Backpflaumen (➤ Abb. 5.42),
- geriebenen Apfel unter Joghurt oder Müsli mischen,
- täglich Sauermilchprodukte wie Naturjoghurt oder Kefir,
- fermentiertes Gemüse, z. B. Sauerkraut, Sauerkrautsaft,
- keine stopfenden Lebensmittel, z. B. Bananen, kakaohaltige Süßigkeiten.

Zusätzliche Maßnahmen, die zum Erreichen der Therapieziele beitragen, sind:

- Körperliche Bewegung regt die Darmtätigkeit an und unterstützt die Ernährungstherapie.
- Kolonmassage und Darmtraining (➤ 2.10.14) gewinnen an Bedeutung, wenn sich Pflegebedürftige nicht mehr regelmäßig bewegen können.
- Voreilige Einnahme von Abführmittel oder Abführtees verhindern.

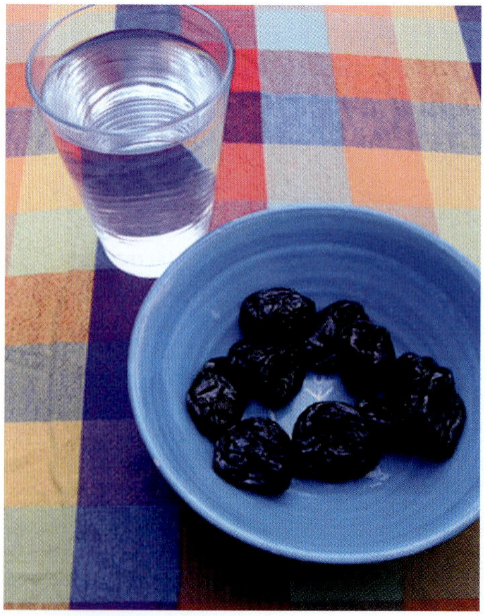

Abb. 5.42 Eingeweichte Backpflaumen eignen sich zur Behandlung von Obstipation. [M294]

5.4.12 Ernährungstherapie bei chronischen Nierenerkrankungen

Das Ziel der Ernährungstherapie bei chronischen Nierenerkrankungen ist, die in ihrer Ausscheidungsfunktion eingeschränkten Nieren durch ein reduziertes Aufkommen harnpflichtiger Stoffwechselendprodukte, urämischer Toxine und anderer Eiweißabbauprodukte zu entlasten. Eine proteinarme Diät kann das Fortschreiten einer Niereninsuffizienz verzögern und die Notwendigkeit einer Dialysetherapie aufschieben.

Weitere Gründe für die Eiweißrestriktion sind z. B., die negativen Effekte von Hyperphosphatämie, Hyperkaliämie oder Azidose zu vermeiden.

Eine intensive Schulung von chronisch Nierenkranken fördert die Lebensqualität. PEP ist ein Schulungsprogramm für dialysepflichtige Menschen mit dem Ziel des Phosphatmanagements.

Behandlung

Die Ernährung bei Niereninsuffizienz unterscheidet sich von einer vollwertigen Mischkost erheblich. Die Maßnahmen der Ernährungstherapie bei Niereninsuffizienz sind abhängig vom Stadium der chronischen Niereninsuffizienz.

Die Basiskost ist eine eiweißdefinierte Kost. Mindestens 50 % des Nahrungsproteins sollte eine hohe biologische Wertigkeit (➤ 5.1.2) besitzen und in Form von natürlichen Lebensmitteln z. B. Kartoffel-, Ei-, Fisch- oder Fleischportionen im Rahmen eines Ernährungsplans zugeführt werden. Eine freie Lebensmittelauswahl ergänzt durch unentbehrliche Aminosäuren (➤ 5.1.2) ist ebenfalls möglich.

Chronische Niereninsuffizienz im prädialytischen Stadium

Bei einer chronischen Niereninsuffizienz im prädialytischen Stadium (glomeruläre Filtrationsrate liegt bei < 25 ml pro Min.) gelten folgende Ernährungsregeln:

- Kontrollierte tägliche Eiweißzufuhr von 0,6 g / kg KG sowie Energiezufuhr von 30–35 kcal / kg KG und Tag. Akzeptiert der Pflegebedürftige diese Ernährungsform nicht oder ist die Energiezufuhr zu gering, lässt sich die tägliche Eiweißzufuhr auf 0,75 g / kg KG erhöhen.
- Individuelle Flüssigkeitszufuhr liegt zwischen 2–3 l pro Tag. Sie ist erforderlich, um harnpflichtige Substanzen auszuscheiden.
- Phosphatreduziert: Phosphate sind enthalten, z. B. in Milch und Milchprodukten, Getreideprodukten, Fleisch, Cola. Genügt die Phosphateinschränkung in der Nahrung nicht, sind zusätzlich Phosphatbinder zu geben.

Entwickelt sich bei chronischer Niereninsuffizienz (GFR < 15–20 ml / Min.) eine **Eiweiß-Energie-Mangelernährung** durch die geringe Protein- und Energiezufuhr, wird die Dialysetherapie oder eine Nierentransplantation empfohlen.

Hämodialyse

Bei dialysepflichtigen Erkrankten gelten folgende Ernährungsregeln:

- Energiezufuhr von 30–35 kcal / kg KG und Tag. Ein guter Ernährungszustand ist zu halten.
- Tägliche Eiweißzufuhr von 1,2 g / kg KG und Tag.
- Flüssigkeitszufuhr wird individuell und nach der Restdiurese festgelegt. Bei eingeschränkter Diurese gilt: Urinvolumen des Vortages plus 500 ml (➤ 5.3.3). Der Flüssigkeitsgehalt flüssiger Lebensmittel und Speisen, z. B. Joghurt und Brei, sind zu 100 % zu berücksichtigen.
- Natriumaufnahme ist auf max. 2,4 g pro Tag (➤ 5.1.2) begrenzt. Natrium fördert Wassereinlagerungen im Körper und erhöht den Durst. Es gilt die Devise „Würzen statt Salzen".
- Kaliumarme Ernährung (➤ 5.1.2) ist in der Regel erst notwendig, wenn die Urinmenge auf weniger als 1 000 ml täglich abgenommen hat. Ein erhöhter Kaliumgehalt im Blut (*Hyperkaliämie*) ist zu vermeiden. Die Kaliumzufuhr beträgt 2 000–2 500 mg pro Tag. Bei fortgeschrittener Niereninsuffizienz ist die tägliche Zufuhr von 1,6 g Kalium nicht zu überschreiten. Kaliumreiche Lebensmittel und Getränke, z. B. Obst, Gemüse, Kartoffeln, Schokolade, Trockenfrüchte, Obst- und Gemüsesäfte, sind zu meiden. Entsprechendes küchentechnisches Vorgehen, z. B. Kleinschneiden und Wässern von Kartoffeln, unterstützt dieses Ziel.
- Phosphatreduziert: Phosphate sind enthalten, z. B. in Milch und Milchprodukten, Getreideprodukten, Fleisch, Cola. Genügt die Phosphateinschränkung in der Nahrung nicht, sind zusätzlich Phosphatbinder zu geben.
- Die Indikation für eine enterale Ernährung (➤ 5.5) von dialysepflichtigen Menschen hängt bei einer unzureichenden Protein- und Energieaufnahme vom klinischen Zustand der Betroffenen ab. Peritonealdialyse

Für Menschen, die sich einer chronischen Peritonealdialyse unterziehen, gelten folgende Ernährungsregeln:

- Energiezufuhr von 30–35 kcal / kg KG und Tag. Ein guter Ernährungszustand ist zu halten.
- Tägliche Eiweißzufuhr von 1,2–1,3 g / kg KG (bei mindestens 1,3 g Eiweiß / kg KG und Tag während der akuten Erkrankung).
- Phosphatreduziert: Die Phosphataufnahme ist bei fortgeschrittener Niereninsuffizienz auf max. 800 mg / Tag zu beschränken. Phosphate sind enthalten, z. B. in Milch und Milchprodukten, Getreideprodukten, Fleisch, Cola. Genügt die Phosphateinschränkung in der Nahrung nicht, sind zusätzlich Phosphatbinder zu geben.
- Die Flüssigkeitszufuhr ist individuell und auf die Menge der Restdiurese + 800 ml festgelegt (➤ 5.3.3).

SURFTIPP

Bundesverband Niere e. V.: www.bundesverband-niere.de

5.5 Enterale Ernährung

DEFINITION

Enterale Ernährung: Ernährung mit bilanzierten Diäten über den Magen-Darm-Trakt, entweder oral oder über eine Ernährungssonde. Die Verdauungsfunktion des Magen-Darm-Trakts ist zumindest teilweise vorhanden.

Bilanzierte Diät: Industriell hergestelltes, diätetisches Lebensmittel für besondere medizinische Zwecke. **Vollständig bilanzierte** Diäten sind zur ausschließlichen Ernährung geeignet. Sie müssen hinsichtlich des

Energie- und Nährstoffgehalts (Proteine, Kohlenhydrate, Fette bzw. Fettsäuren, Vitamine und Mineralstoffe) bedarfsdeckend sein. Grundlage hierfür sind die D-A-CH-Referenzwerte. Für Mineralstoffe (Mengen- und Spurenelemente) und Vitamine sind zudem Höchstmengen pro Tag ausgewiesen. **Ergänzende bilanzierte** Diäten sind zur ergänzenden Ernährung vorgesehen. Sie dürfen in einer Tagesverzehrmenge die vorgegeben Höchstmengen für Mineralstoffe und Vitamine nicht überschreiten.

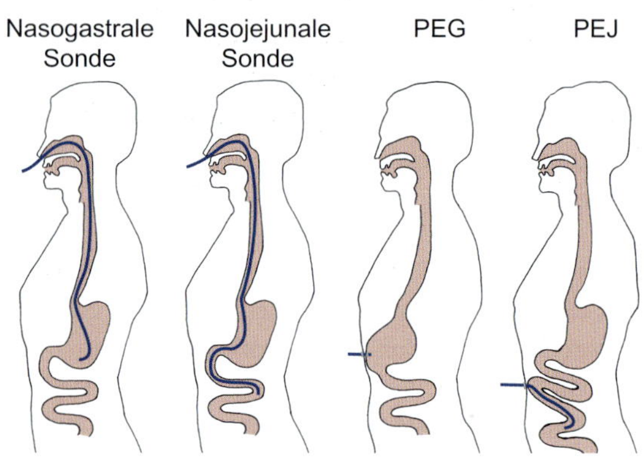

Abb. 5.43 Applikationswege der enteralen Ernährung. [L215]

Applikationswege

Die Applikationswege der enteralen Ernährung (➤ Abb. 5.43):

- Oral, für Trinknahrung
- Nasal, über Sonde in Magen oder Dünndarm
- Perkutan (*PEG, PEJ*), über Sonde in Magen (*gastral*) oder Dünndarm (*duodenal* oder *jejunal*)

5.5.1 Ziele der enteralen Ernährung in der Geriatrie

- Steigerung der Energie- und Nährstoffzufuhr (quantitativ und qualitativ)
- Erhaltung oder Verbesserung des Ernährungszustands
- Erhaltung oder Verbesserung der Funktionalität, Aktivität und Rehabilitationsfähigkeit
- Erhaltung oder Verbesserung der Lebensqualität
- Reduktion der Morbidität und Mortalität

5.5.2 Bilanzierter Diäten

Einsatz

Bilanzierte Diäten werden abhängig von Krankheitsbildern bzw. Indikationen eingesetzt zur ausschließlichen oder teilweisen Behandlung von Menschen mit:

- eingeschränkter, behinderter oder gestörter Fähigkeit zur Aufnahme, Verdauung, Resorption, Stoffwechsel oder Ausscheidung gewöhnlicher Lebensmittel, bestimmter darin enthaltener Nährstoffe oder ihrer Metaboliten,
- einem sonstigen medizinisch bedingten Nährstoffbedarf, für deren diätetische Behandlung eine Modifizierung der normalen Ernährung, andere Lebensmittel für eine besondere Ernährung oder eine Kombination aus beiden nicht ausreichen.

Einteilung

- Vollständig bilanzierte Diäten zur ausschließlichen Ernährung
- Ergänzend bilanzierte Diäten, zur ergänzenden Ernährung, z. B. bei erhöhtem Energie- bzw. Eiweißbedarf

Beide Diätformen werden angeboten als:

- Nährstoff-Standardformulierung
- Krankheits- oder stoffwechseladaptierte Nährstoffformulierung, z. B. bei Niereninsuffizienz
- Spezifische Nährstoffformulierungen für bestimmte Beschwerden, z. B. Dysphagie
- Nährstoffzusammensetzung.

Bilanzierte Diäten lassen sich in verschiedene Formen unterscheiden. Ihr Einsatz erfolgt nach ihrer Nährstoffzusammensetzung und in Abhängigkeit von der Indikation, die beim Pflegebedürftigen besteht.

Hochmolekulare Trink- und Sondennahrungen

Hochmolekulare Trink- und Sondennahrungen (➤ Tab. 5.25) sind geeignet für Pflegebedürftige mit intakter Verdauungs- und Resorptionsleistung, z. B. bei:

- Mangelernährung
- Kau- und Schluckstörungen
- Neurologischen Störungen
- Chirurgischen Eingriffen im Mund-Kiefer-Gesichtsbereich

Niedermolekulare Trink- und Sondennahrung

Niedermolekulare Trink- und Sondennahrungen (➤ Tab. 5.26) sind geeignet für Pflegebedürftige mit eingeschränkter Verdauungs- und Resorptionsleistung, z. B. bei:

- Pankreatitis
- Morbus Crohn
- Colitis ulcerosa
- Kurzdarmsyndrom
- Strahlenenteritis
- Milcheiweißallergie

Tab. 5.25 Nährstoffzusammensetzung hochmolekularer Trink- und Sondennahrung.

Kohlenhydrate	Poly- und Oligosaccharide	z. B. Stärke, Maltodextrin
Fette	Triglyzeride, mit langkettigen und mittelkettigen Fettsäuren	
Proteine	Hochmolekulare Proteine, „intakte Proteine"	z. B. Milcheiweiß
Vitamine, Mineralstoffe	Entsprechend den D-A-CH-Referenzwerten (➤ 5.1.2)	
Ballaststoffe	Abhängig von der Indikation	

Tab. 5.26 Nährstoffzusammensetzung niedermolekularer Trink- und Sondennahrung.

Kohlenhydrate	Mono-, Di- und Oligosaccharide	z. B. Glukose, Maltodextrin
Proteine bzw. Aminosäuren	Aminosäuren oder hydrolysierte Peptide	z. B. freie Aminosäuren
Fette	Triglyzeride, mit mittelkettigen Fettsäuren (*MCT* ➤ 5.1.2)	
Vitamine, Mineralstoffe	Entsprechend den D-A-CH-Referenzwerten (➤ 5.1.2)	

Spezielle Substrate bzw. stoffwechseladaptierte Trink- und Sondennahrungen

Bei spezifischen Organ- bzw. Stoffwechselerkrankungen sind Trink- und Sondennahrungen an die pathophysiologischen Veränderungen im Stoffwechsel und dem daraus entstehenden veränderten Nährstoffbedarf angepasst. Diese **speziellen** Substrate gibt es z. B. für:

- Diabetes mellitus
- Erkrankungen der Leber
- Erkrankungen der Nieren

5.5.3 Indikationen für enterale Ernährung

Die Leitlinie der deutschen Gesellschaft für Ernährungsmedizin (www.dgem.de/leitlinien) fasst das aktuelle und medizinische Wissen auf dem Gebiet der enteralen Ernährung zusammen und dient als Informations- und Entscheidungshilfe, d. h. bei welchem Krankheitsbild, wird welches Ziel verfolgt. Mit welcher Art der Nahrung, über welchen Applikationsweg und wie wird die Ernährung durchgeführt. Sie beschreibt auch Kontraindikationen, d. h. wann eine enterale Ernährungstherapie nicht durchgeführt werden darf. Es folgt eine Zusammenfassung der Indikationen, die Inhalt der genannten Leitlinie sind:

- Chirurgie und Organtransplantation
- Ernährung in der nicht-chirurgischen Onkologie
- Intensivmedizin
- Gastroenterologie
  - Morbus Crohn
  - Colitis ulcerosa
  - Kurzdarmsyndrom
  - Akute Pankreatitis
  - Chronische Pankreatitis
  - Alkoholische Steatohepatitis
  - Leberzirrhose
  - Transplantation und Operation
- Nierenversagen
  - akutes Nierenversagen
  - chronisches Nierenversagen
  - Hämodialyse
- Kardiologie und Pulmonologie
  - Chronische Herzinsuffizienz
  - Chronisch-obstruktive Lungenerkrankung
- Wasting bei HIV
- Geriatrie

SURFTIPP

Leitlinien der ESPEN (European Society for Clinical Nutrition and Metabolism): https://www.espen.org/guidelines-home

Indikationen für Trinknahrung in der Geriatrie

Bei folgenden Indikationen wird die Verabreichung von Trinknahrung an Pflegebedürftige in der Geriatrie empfohlen:

- Manifester oder drohender Mangelernährung
- Gebrechlichkeit (zur Verbesserung bzw. Aufrechterhaltung des Ernährungszustands)
- Demenz in frühen und mittleren Krankheitsstadien (in Einzelfällen auch Sondennahrung empfohlen)
- Risiko der Entstehung von Dekubitalulzera bzw. einer Heilungsverzögerung
- Hüftfrakturen bzw. orthopädischen Operationen (Minderung von ungünstigen Folgen)
- Schweren Depressionen (in Phasen der Antriebslosigkeit)

Trinknahrung bzw. Sondennahrung wird bei Hinweisen auf ein Ernährungsrisiko (z. B. ungenügende Nahrungszufuhr, ungewollten Gewichtsverlust > 5 % in drei Monaten oder > 10 % in sechs Monaten, BMI < 20 kg/m^2) frühzeitig empfohlen.

5.5.4 Kontraindikationen für enterale Ernährung

- Keine nasale Sonden-Ernährung möglich, z. B. bei Schädelbasisfraktur oder Ösophagusruptur
- Keine gastrale bzw. jejunale Sonden-Ernährung möglich, z. B. bei Peritonitis, massivem Aszites, ausgeprägter Peritonealkarzinose, schweren Gerinnungsstörungen
- Generelle Kontraindikation, z. B. Ileus

5.5.5 Verordnungsfähigkeit von bilanzierten Diäten zur enteralen Ernährung

Anspruch

Versicherte haben Anspruch auf bilanzierte Diäten zur enteralen Ernährung, wenn eine diätetische Intervention mit bilanzierten Diäten, medizinisch notwendig, zweckmäßig und wirtschaftlich ist (§ 6 AM-RL).

Voraussetzungen für die Verordnungsfähigkeit

Für die Verordnungsfähigkeit bestimmter Produktgruppen zur enteralen Ernährung für medizinisch notwendige Fälle müssen bestimmte Kriterien erfüllt sein:

- Enterale Ernährung bei fehlender oder eingeschränkter Fähigkeit zur ausreichenden Ernährung, wenn eine Modifizierung der

- Meldung des Betriebs bei der Lebensmittelüberwachung; es besteht Registrierpflicht
- Rückverfolgbarkeit der Lebensmittel und Speisen gewährleisten
- Dokumentation, z. B. Wareneingang
- Schulung der Mitarbeiter
- Verantwortung für die Erfüllung der Anforderungen des Lebensmittelrechts; entsprechende Umsetzung eines betriebseigenen Hygienekonzepts (*HACCP* ➤ 5.6.1)

5.6.1 Lebensmittelhygienekonzept

DEFINITION

Lebensmittelhygiene: Maßnahmen und Vorkehrungen, die notwendig sind, Gefahren unter Kontrolle zu bringen und zu gewährleisten, dass ein Lebensmittel unter Berücksichtigung seines Verwendungszwecks für den menschlichen Verzehr tauglich ist.
Gefahr (im lebensmittelrechtlichen Sinne): Biologisches, chemisches oder physikalisches Agens in einem Lebensmittel oder Futtermittel bzw. Zustand eines Lebensmittels oder Futtermittels, der eine Gesundheitsbeeinträchtigung verursachen kann.
Nachteilige Beeinflussung (im lebensmittelrechtlichen Sinne): Eine Ekel erregende oder sonstige Beeinträchtigung der einwandfreien hygienischen Beschaffenheit von Lebensmitteln, z. B. durch Mikroorganismen, Verunreinigung, Witterungseinflüsse, Gerüche, Temperaturen, Gase, Dämpfe, Rauch, Aerosole, tierische Schädlinge, menschliche und tierische Ausscheidungen sowie durch Abfälle, Abwässer, Reinigungsmittel, Pflanzenschutzmittel, Biozid-Produkte oder ungeeignete Behandlungs- und Zubereitungsverfahren.

Das Lebensmittelhygienekonzept, das eine Altenpflegeeinrichtung erstellt, umfasst sämtliche Maßnahmen und Vorkehrungen, die dazu beitragen, dass die Gesundheit der versorgten Pflegebedürftigen nicht gefährdet wird. Die Richtlinie lautet, dass Lebensmittel nur so hergestellt, behandelt oder in den Verkehr gebracht werden dürfen, dass sie bei Beachtung der im Verkehr erforderlichen Sorgfalt der Gefahr einer nachteiligen Beeinflussung nicht ausgesetzt sind.

Die „Gefahren" bzw. die „nachteiligen Beeinflussungen", die es zu vermeiden gilt sind, z. B.

- Physikalische Gefahren, z. B. unsachgemäße Temperaturen, Fremdkörper
- Chemische Gefahren, z. B. Rückstände von Reinigungs- und Pflanzenschutzmitteln, Biozid-Produkten, Schwermetalle in Lebensmitteln (etwa Cadmium im Fisch), Acrylamidbildung durch ungeeignete Zubereitungsverfahren (etwa in Backwaren)
- Biologische Gefahren, z. B. Schimmelpilze (➤ Abb. 5.44), die Lebensmittel verderben oder Krankheiterreger, etwa Salmonellen, Colibakterien oder Staphylokokken

Lebensmittelvergiftung

DEFINITION

Lebensmittelinfektion: Vergiftung, ausgelöst durch Vermehrung eines pathogenen Mikroorganismus (➤ Tab. 5.27) in einem Lebensmittel.
Lebensmittelintoxikation: Vergiftung durch ein Lebensmittel, das mit Toxinen (➤ Tab. 5.27) bestimmter Mikroorganismen kontaminiert ist.

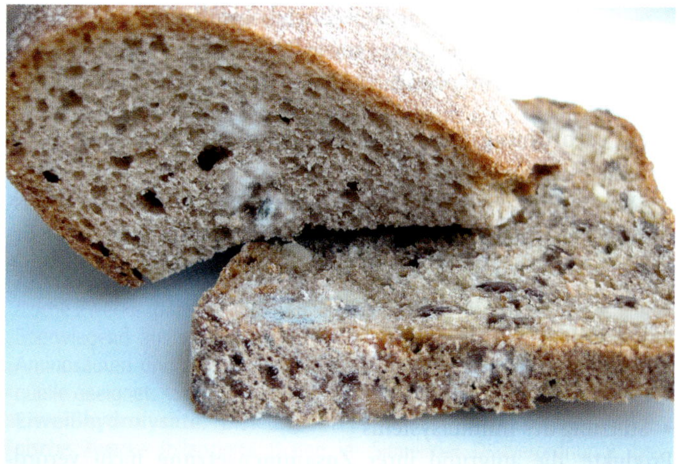

Abb. 5.44 Verschimmeltes Brot. Bei Schimmelbefall ist der gesamte Brotlaib zu verwerfen. [O408]

Bei den Lebensmittelvergiftungen, die durch mikrobielle Verunreinigungen hervorgerufen sind, unterscheidet man zwischen Lebensmittelinfektionen und Lebensmittelintoxikationen.

Pflegebedürftige unterliegen in besonderem Maße der Gefahr, an einer Lebensmittelvergiftung und deren Folgen ernsthaft zu erkranken. Gründe sind z. B.:

- Höhere Anfälligkeit gegenüber pathogenen Mikroorganismen aufgrund des im Alter geschwächten Immunsystems (➤ 1.4.1)
- Geringere „natürliche Reserven", etwa im Wasser- und Elektrolythaushalt; deshalb erhöhtes Risiko bedrohlicher Wasser- und Elektrolytverlusten, z. B. durch Erbrechen oder Diarrhö
- Erhöhtes Risiko wegen Verpflegung, etwa durch Essensdienste oder Essen in Altenpflegeeinrichtungen (Gemeinschaftsverpflegung)

Kernpunkte des Lebensmittelhygienekonzepts

- „Gute Hygienepraxis in sozialen Einrichtungen"; d. h. Maßnahmen, die in allen Bereichen der sozialen Einrichtung zur Lebensmittelsicherheit führen. Maßnahmen der **Produkt-, Personal- und Betriebshygiene** sind in der „Leitlinie für eine Gute Lebensmittelhygienepraxis in sozialen Einrichtungen" zusammengefasst.
- Allgemeine Hygieneanforderungen sind in der DIN 10506 „Lebensmittelhygiene – Gemeinschaftsverpflegung" festgehalten
- Mitarbeiterschulungen; ggf. auch Schulungen für Angehörige, z. B. bei Festen
- Betriebliches Eigenkontrollsystem (HACCP), verpflichtend für Lebensmittelunternehmen

Lebensmittelbezogene Personalhygiene

Personen, die mit Lebensmitteln umgehen, haben ein hohes Maß persönlicher Sauberkeit zu gewährleisten.

Lebensmittelbezogene Personalhygiene lässt sich unterscheiden in Händehygiene, persönliche Hygiene und Arbeitskleidung. Dabei sind verschiedene Hygieneregeln zu beachten z. B.:

Tab. 5.27 Die häufigsten bakteriellen Erreger von Lebensmittelinfektionen und -intoxikationen in Deutschland.

Bakterium (Erkrankung)	Inkubationszeit	Dauer	Symptome	Betroffene Lebensmittel
Salmonellen (*Salmonellose*)	6–72 Std. (max. 7 Tage)	1–7 Tage	Durchfall, Erbrechen, Fieber	Ungenügend erhitzte tierische Lebensmittel (Eier, Fleisch, Geflügel), Speiseeis, gefüllte Backwaren, Mayonnaise
Campylobacter jejuni (*Campylobakteriose*)	2–7 Tage	3–5 Tage	Leichte und mittelschwere Durchfälle	Nicht durcherhitzte tierische Lebensmittel (Geflügel, Fleisch, Rohmilch)
Yersinien (*Yersinose*)	1–10 Tage	Mehrere Wochen	Durchfall, Bauchschmerzen	Nicht durcherhitzte tierische Lebensmittel (Fleisch, Rohmilch)
VTEC (*EHEC*)	1–3 Tage (max. 8 Tage)	2–9 Tage	Kolikartige Bauchschmerzen, Durchfall oft blutig, kaum Fieber	Unzureichend erhitztes Rindfleisch, Rinderhackfleisch, Rohmilch und Rohmilchprodukte, Sprossen, frische Rohwurst, nicht pasteurisierte Säfte
Staphylococcus aureus (*Staphylokokkenenterotoxämie*)	1–4 Std.	1–2 Tage	Übelkeit, Erbrechen, Bauchkrämpfe, Durchfall	Proteinreiche Lebensmittel, meist gegarte, rekontaminierte Lebensmittel Etwa 30–50 % der Bevölkerung sind von diesem Erreger besiedelt, z. B. auf Nase und Haut
Listeria monocytogenes (*Listeriose*)	3–70 Tage		Durchfall, Meningitis (*Hirnhaut-* und *Rückenmarkshaut-Entzündung*)	Rohmilchkäse, rohgeräucherter Fisch, Rohwürste
Clostridium perfringens (*Enterotoxämie*)	6–24 Std.	1–2 Tage	Durchfall, Erbrechen, Bauchkrämpfe	Erhitzte Fleischerzeugnisse
Bacillus cereus (*Enterotoxämie*)	6–24 Std.	1 Tag	Durchfall, Erbrechen	Kohlenhydratreiche Lebensmittel und Speisen, z. B. Vanillesoße, Cremes, Reis, Nudeln, erhitzte Fleischerzeugnisse

Inkubationszeit = Zeit von der Aufnahme des Erregers bis zum Auftreten der ersten Symptome

- Händehygiene (hygienische Händedesinfektion, hygienische Händewaschung)
  - vor Arbeitsbeginn; nach allen Pausen; vor der Speisenausgabe; nach dem Gang zur Toilette; nach dem Niesen, Husten und Nase putzen; vor und nach dem Umgang mit leicht verderblichen Lebensmitteln; nach Reinigungsarbeiten; nach dem Kontakt mit ungewaschenem Gemüse und Obst
  - Einweghandtücher zum Abtrocknen der Hände verwenden (➤ Abb. 5.45)
- Arbeitskleidung. Bei der Beachtung der Hygieneregeln zur Arbeitskleidung ist die DIN 10524 „Lebensmittelhygiene – Arbeitsbekleidung in Lebensmittelbetrieben" zu beachten:

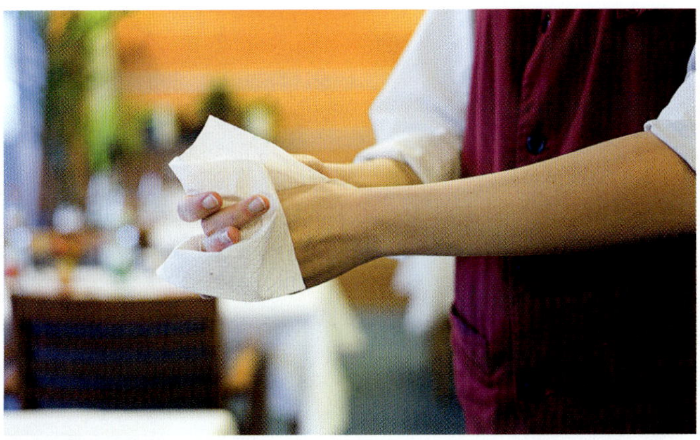

Abb. 5.45 Mitarbeiter in Altenpflegeeinrichtungen, die mit der Zubereitung oder Verabreichung von Lebensmitteln befasst sind, verwenden nach dem Händewaschen ausschließlich Einweghandtücher. [K115]

  - Auswahl geeigneter Arbeitskleidung; Wechsel mindestens täglich
  - Aufbewahrung benutzter Arbeitskleidung getrennt von der sauberen Arbeitskleidung
  - Aufbereitung der Arbeitskleidung mit geeigneten desinfizierenden Waschverfahren
  - Wechseln der Arbeitskleidung beim Übergang von „nicht reinen Tätigkeiten", z. B. Spülen von Geschirr, zu „reinen Tätigkeiten", z. B. Ausgabe von Speisen
  - Verwendung sauberer Vorbindeschürze durch das Pflegepersonal
  - Tragen einer Kopfbedeckung entsprechend den Anforderungen
- Persönliche Hygiene
  - kein Schmuck, z. B. Ringe, Armbänder, Piercings an Händen und Armen
  - kurz geschnittene, saubere, unlackierte Fingernägel
  - keine Nagelmodelagen, keine Aufkleber
  - zusammengebundene Haare
  - Rauchen verboten (Rauch und Asche können an die Lebensmittel gelangen, dies ist gesundheitsschädlich und ekelerregend)
  - angemessene Körperhygiene, z. B. regelmäßiges, sorgfältiges Waschen der Haare
  - kein Kontakt offener Wunden (v. a. an Händen und Fingern) mit Lebensmitteln; sind ggf. Reservoir für Mikroorganismen, u. a. für solche, die Lebensmittelvergiftungen auslösen; Schutz durch wasserdichte Pflaster bzw. sauberen Verband (Abdeckung mit Fingerling oder Handschuh aus Gummi)
  - kein Husten oder Niesen auf Lebensmittel; Mikroorganismen, die beim Menschen in der Nasen- und Rachenschleimhaut

5

vorkommen, z. B. Staphylococcus aureus (➤ Tab. 5.27), könnten dadurch auf Lebensmittel geschleudert werden; Schutz stets mit Papiertaschentüchern; anschließend sorgfältige Händedesinfektion und -waschung

Produkthygiene

Produkthygiene bezieht sich auf die Einhaltung der Hygieneregeln im Umgang mit Lebensmitteln, z. B. beim Wareneingang, Einkauf, Lagerung, Herstellung von Speisen, Speisentransport, Zwischenlagerung und Präsentation (➤ Tab. 5.28).

Tab. 5.28 Maßnahmen der Produkthygiene (Beispiele).

Verarbeitungsschritt	Maßnahmen (Beispiele)
Wareneingang	• Lebensmittel auf einwandfreie Qualität, Frische sowie Einhaltung der erforderlichen Temperaturen prüfen: – Hinweise für Schädlingsbefall? – Verpackungen beschädigt, durchnässt, verschmutzt? – Mindesthaltbarkeitsdatum ausreichend? – geforderte Lagerungstemperatur (+4 °C bis max. +10 °C) eingehalten? • Durchführung der Wareneingangsprüfung, festgestellte Mängel und durchgeführte Maßnahmen dokumentieren, z. B. mit einem Stempelaufdruck auf dem Lieferschein oder der Rechnung • Sämtliche Waren auf Übereinstimmung mit Bestellung prüfen
Lagerung und Zwischenlagerung	• Kühlkette nicht unterbrechen • Lagerung und Entnehmen nach Prinzip „First in – First out" • Lebensmittel auf Mindesthaltbarkeitsdatum prüfen • Erhitzte Speisen zur weiteren Verarbeitung möglichst schnell abkühlen, dazu in flache, kleine Behälter umfüllen (nach 3 Std. muss eine Kerntemperatur von +7 °C erreicht sein) • Lebensmittel und gegarte Speisen in geeigneten Behältern und immer abgedeckt zwischenlagern und aufbewahren • Lebensmittel nicht am Boden lagern
Verarbeitung, Herstellung und Zwischenlagerung	• Gefrorene Lebensmittel bei Kühltemperatur auftauen • Beim Erwärmen von gegarten Speisen Produkttemperatur von 65 °C nicht unterschreiten • Warmhalten von Speisen vermeiden • Durchgaren von Fleisch (bei mindestens 70 °C für 10 Min. oder 80 °C für 3 Min.)
Speisenausgabe	• Temperaturen der Speisen bei Ausgabe kontrollieren (Temperaturanforderungen sind abhängig von Speisenart, entsprechend der DIN 10508 „Lebensmittelhygiene – Temperaturen") • Speisen und Geschirrinnenflächen nicht mit den Händen anfassen

Leicht verderbliche Lebensmittel

DEFINITION

Leicht verderbliche Lebensmittel: Lebensmittel, die in mikrobiologischer Hinsicht in kurzer Zeit verderblich sind und deren Verkehrsfähigkeit nur bei Einhaltung bestimmter Temperaturen oder sonstiger Bedingungen erhalten werden kann.

Als leicht verderbliche Lebensmittel bezeichnet man Nahrungsbestandteile, die besonders gefährdet sind, bei unsachgemäßer Behandlung ein hohes Risiko für Lebensmittelvergiftungen zu bilden.

Zu dieser Produktgruppe gehören:
- Fleisch, Geflügelfleisch sowie Erzeugnisse daraus (➤ Abb. 5.46)
- Milch und Erzeugnisse auf Milchbasis
- Fische, Krebse, Weichtiere sowie Erzeugnisse daraus
- Eiprodukte
- Säuglings- oder Kleinkindernahrung
- Speiseeis und Speiseeishalberzeugnisse
- Backwaren mit nicht durchgebackener oder durcherhitzter Füllung oder Auflage
- Feinkost-, Rohkost- und Kartoffelsalate, Marinaden, Mayonnaisen und andere emulgierte Soßen

Hygieneregeln

- Kühlkette streng einhalten. Entsprechend der DIN 10508 „Lebensmittelhygiene – Temperaturen" sind die produktspezifischen Kühltemperaturen zu beachten, z. B.:
  - kühlpflichtige Lebensmittel bei Temperaturen von +7 °C aufbewahren, kurzfristige Überschreitung von 3 °C ist möglich, wenn nicht zusätzliche Vorschriften vorliegen
  - Tiefkühlen unter −18 °C
- Entnahme von Rückstellproben von jeder Speise, die an Pflegebedürftige abgegeben wird. Vorgehen entsprechend DIN 10526 „Lebensmittelhygiene – Rückstellproben in der Gemeinschaftsverpflegung"
- Geflügel vor dem Zubereiten vollständig auftauen lassen und Auftauflüssigkeit ordnungsgemäß verwerfen
- Fleisch vollständig durchgaren
- Lebensmittel mit Verbrauchsdatum nicht einfrieren, z. B. Hackfleisch

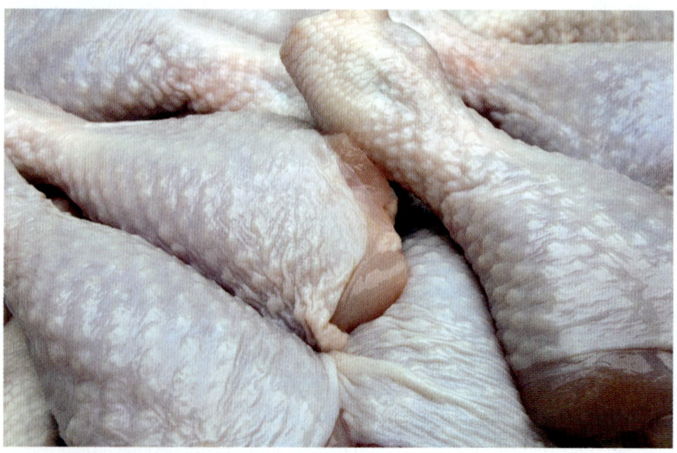

Abb. 5.46 Geflügel gehört zu den leicht verderblichen Lebensmitteln. [J787]

Betriebshygiene

Die Forderungen der Betriebshygiene betreffen die Bedingungen, unter denen ein Unternehmen die hygienischen Anforderungen an seine Dienstleistung erfüllt. Die folgenden Themen gehören dazu.

Reinigung und Desinfektion

Reinigung und Desinfektion umfasst alle Bereiche, in denen Lebensmittel produziert, verarbeitet oder gelagert werden. Die Sauberkeit zur Erhaltung der hygienischen Lebensmittelqualität ist zwingend. Die Reinigung und Desinfektion von Wirtschaftsräumen, Küche, Speiseräumen, Arbeitsgeräten, Arbeitsflächen, Oberflächen und Fußböden ist die notwendige Voraussetzung. Hierzu einige Anforderungen an das Lebensmittelunternehmen:

- Reinigungs- und Desinfektionsplan (entsprechend § 36 IfSG) für Küche, Wirtschaftsräume, Speiseräume und Arbeitsgeräte erstellen.
  - Der Plan klärt: Was wird gereinigt? Wer reinigt? Wann und wie häufig wird gereinigt? Mit welchen Mitteln, in welcher Dosierung und welchem Verfahren wird gereinigt? Wer kontrolliert die Durchführung der Reinigungsarbeiten?
  - Desinfektionsmittel, die für den Lebensmittelbereich geeignet sind, sind in der VAH-Liste (Verband für angewandte Hygiene) und DVG-Liste (Deutsche Veterinärmedizinische Gesellschaft) gelistet. Sicherheitsdatenblätter von Konzentraten sind zu hinterlegen.
  - Reinigungsmittel, die für den Lebensmittelbereich geeignet sind, können bei den Reinigungsmittelherstellern nachgefragt werden. Es existiert keine Liste. Sicherheitsdatenblätter von Konzentraten sind zu hinterlegen.
- Reinigungs- und Desinfektionsmittel dürfen nicht zusammen mit Lebensmitteln gelagert sein, sondern müssen im Originalgebinde aufbewahrt werden.
- Reinigung und Desinfektion nach Verarbeitung von leicht verderblichen Lebensmitteln muss gewährleistet sein.
- Oberflächen, Arbeitsflächen und Fußboden sind (entsprechend DIN 10516 „Lebensmittelhygiene – Reinigung und Desinfektion") zu reinigen bzw. zu desinfizieren.
- Reinigungsanweisungen für Maschinen, Geräte und Arbeitsmittel sind im Betrieb für Mitarbeiter einsehbar zu hinterlegen, z. B. Kunststoffbretter zum Trocknen nicht aufeinander stapeln.
- Geschirrreinigung: Temperatureinstellungen der Hersteller nicht verändern.
- Vorschriften für die Reinigung und Desinfektion von Küchenwäsche und Reinigungsutensilien beachten.

Schädlingsvorsorge

Bei der Umsetzung einer „Guten Hygienepraxis" kann für die Schädlingsvorsorge bzw. -bekämpfung, die DIN 10523 „Lebensmittelhygiene – Schädlingsbekämpfung im Lebensmittelbereich", unterstützend herangezogen werden. Hygieneregeln zur Schädlingsvorsorge sind z. B.:

- Türen geschlossen halten.
- Fenster mit Fliegengitter ausstatten.
- Keine Reste herumliegen lassen.
- Umverpackungen entfernen, z. B. Kartonagen.
- Betriebseigene Behältnisse verwenden.
- Hygienische Abfallentsorgung sicherstellen.
- Ständige Kontrollen durchführen, z. B. Begehung von Betriebs- und Lagerräumen durch Hygienebeauftragte, Untersuchung von Anlagen, Maschinen, Geräten, Verpackungen bei Warenanlieferung.
- Lebensmittel in geschlossenen Behältern lagern.
- Evtl. Schädlingsvorsorgevertrag mit gewerblichem und geprüftem Schädlingsbekämpfer abschließen.

Bei Schädlingsbefall ist ein Vorgehen entsprechend DIN 10523 „Lebensmittelhygiene – Schädlingsbekämpfung im Lebensmittelbereich" zu empfehlen.

Bauliche Anforderungen

Eine Trennung der Arbeitsgänge nach „unreinen" und „reinen" Tätigkeiten bzw. Arbeitsgängen ist notwendig, um eine Kreuzkontamination zu vermeiden.

Unreine Arbeitsgänge sind z. B.:

- Warenanlieferung
- Säubern und Vorbereiten von Gemüse und Salaten
- Umgang mit rohen Lebensmitteln tierischer Herkunft, z. B. Auftauen von Hühnerfleisch
- Lagerung von Vorprodukten
- Geschirrspülen und Transport von Schmutzgeschirr
- Abfallbeseitigung, Abfalllagerung, Abfalltransport

Reine Arbeitsgänge sind z. B.:

- Umgang mit rohen Lebensmitteln nicht tierischer Herkunft, z. B. Auftauen von Brot
- Umgang mit erhitzten Lebensmitteln, z. B. Speisenzubereitung, Portionieren, Speisenausgabe
- Reinigungsarbeiten im Kochbereich, z. B. Bereitstellen von sauberem Geschirr und Transportwagen

Hygienische Abfallentsorgung

Abfälle sind stets so zu behandeln, dass keine hygienischen Gefahren von den Lebensmitteln ausgehen. Hygieneregeln zur Abfallentsorgung sind z. B.:

- Geeignete Abfalllager verwenden (getrennt von reinen Arbeitsgängen).
- Zwischenlagerung und Transport in geeigneten verschließbaren Behältern. Werden die Abfälle nicht täglich entsorgt, muss ein Zwischenlager vorhanden sein.
- Strikte Abfalltrennung (➤ Abb. 5.47). Organische Abfälle und Verpackungsmaterial verschiedener Zusammensetzung, z. B. Gläser, Kunststoffe, Papier und Kartonagen, Bleche, sind getrennt zu sammeln und entsorgen.
- Abfallbehälter nach Gebrauch reinigen.
- Abholung der organischen Abfälle von geeigneten Entsorgungsunternehmen veranlassen (mindestens 1-mal täglich)

Mitarbeiterschulungen und Belehrungen

Folgende Schulungen für Mitarbeiter, die mit Lebensmittel umgehen, sind für den Lebensmittelunternehmer Pflicht (entsprechend dokumentierte Nachweise sind notwendig):

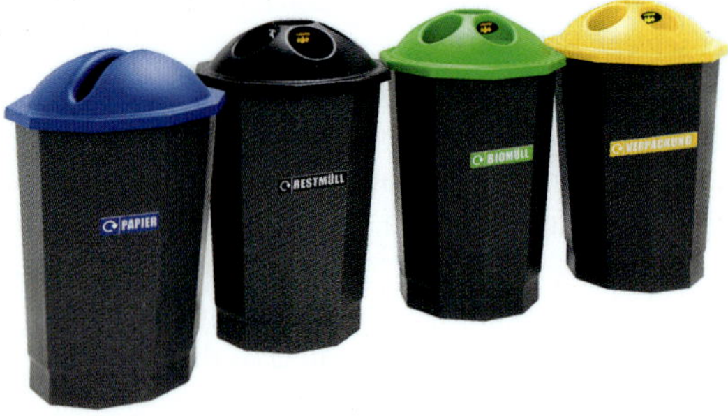

Abb. 5.47 Abfall ist in geeigneten, verschließbaren Behältnissen zu lagern und zu transportieren. [J787]

- Bescheinigung über Erstbelehrung nach § 42 IfSG (Infektionsschutzgesetz) durch das Gesundheitsamt.
- Wiederbelehrung der Mitarbeiter durch den Arbeitgeber alle zwei Jahre gemäß § 43 IfSG über Tätigkeitsverbote und Meldepflichten.
- Hygieneschulung für alle Mitarbeiter durch den Arbeitgeber, entsprechend Verordnung (EG) 852 / 2004. Mitarbeiter, die mit leicht verderblichen Lebensmitteln umgehen, müssen mindestens einmal jährlich oder aus aktuellem Anlass vom Arbeitgeber geschult werden. Die Inhalte der Schulungen sind auf die jeweiligen Tätigkeiten der Mitarbeiter abgestimmt. Als Schulungsunterlagen können die DIN 10514 „Lebensmittelhygiene – Hygieneschulung" oder die Leitlinie „Gute Lebensmittelhygienepraxis für soziale Einrichtungen" herangezogen werden.

Betriebliches Eigenkontrollsystem

DEFINITION

Hazard Analysis Critical Control Point (*HACCP*): Betriebliches Eigenkontrollsystem in sieben Schritten. Die Buchstaben bedeuten: H = Hazard (*Gefahr*), A = Analysis (*Analyse*), C = Critical (*kritisch*), C = Control (*kontrollieren*), P = Point (*Schritt im Herstellungsprozess*).

Das betriebliche Eigenkontrollsystem ist Bestandteil des Lebensmittelhygienekonzepts im Rahmen des Qualitätsmanagements einer Altenpflegeeinrichtung nach dem Prinzip der Vorsorge. Darin sind Risiken erfasst, bewertet und kontrolliert, die beim Herstellen und bei der Verarbeitung von Lebensmitteln entstehen. Jedes Lebensmittelunternehmen ist verpflichtet, Verfahren auf der Grundlage der HACCP-Grundsätze einzuführen und an die Situation des Betriebs anzupassen. Die sieben Schritte des HACCP lassen sich am Beispiel „Garen von Hackbraten" darstellen:

Grundsatz 1: Gefahrenanalyse

Es werden biologische, chemische bzw. physiologische Gefahren ermittelt. Beim Garen von Hackbraten handelt es sich um eine biologische Gefahr, nämlich die mikrobiologische Gefahr durch Salmonellen.

Grundsatz 2: Ermittlung der kritischen Kontrollpunkte (CCP)

Die kritischen Kontrollpunkte werden für das einzelne Lebensmittel bzw. die Speisenkomponenten festgelegt. Beim Garen von Hackfleisch ist eine Kerntemperatur von 80 °C für 3 Min. oder 70 °C für 10 Min. zu erreichen.

Grundsatz 3: Festlegung der Grenzwerte für die CCP

Es werden ein oder mehrere Grenzwerte festgelegt. Die Akzeptanzgrenze für Hackbraten ist, eine Kerntemperatur von 72 °C für mindestens 2 Min. zu erreichen.

Grundsatz 4: Festlegung von Verfahren zur Überwachung der CCP

Kontrolle des Hackbratens in Stichproben, z. B. durch Anschneiden oder durch Messung von Gardauer und Garzeit.

Grundsatz 5: Festlegung von Korrekturmaßnahmen

Falls Nachgaren notwendig ist, wird die Temperatur erhöht, die Garzeit verlängert und das Ergebnis dieser Maßnahmen wiederholt kontrolliert.

Grundsatz 6: Festlegung von Verifizierungsverfahren

Die Wirksamkeit der einzelnen Schritte wird in regelmäßigen zeitlichen Abständen geprüft und verbessert, z. B. durch Anpassung der Temperaturen an die aktuellen Gesetze und DIN-Normen.

Grundsatz 7: Erstellung von Dokumenten und Aufzeichnungen

Folgende Daten sind in Formblätter einzutragen: Datum, Produkt, Kerntemperatur, Zeit, Nacherhitzung bei Bedarf und Unterschrift der verantwortlichen Person.

SURFTIPP

Bundesinstitut für Risikobewertung (*BfR*): www.bfr.bund.de
Lebensmittelverband Deutschland: www.lebensmittelverband.de
Bundesamt für Justiz und Verbraucherschutz, Gesetze im Internet: www.gesetze-im-internet.de

Wiederholungsfragen

1. Erklären Sie den Begriff „Nährstoffe" und benennen Sie die Nährstoffgruppen. (➤ 5.1.2)
2. Welche Lebensmittel enthalten Omega-3-Fettsäuren? Wofür benötigt der menschliche Körper diese mehrfach ungesättigten Fettsäuren? (➤ 5.1.2)
3. Welche Lebensmittelkombinationen haben einen günstigen Ergänzungswert der Eiweiße? (➤ 5.1.2)
4. In welchen Lebenssituationen ist es sinnvoll, den Ergänzungswert der Eiweiße zu nutzen? (➤ 5.1.2)
5. Wie könnte eine Unterversorgung mit Folsäure bzw. Folat im Alter vermieden werden? Welche Lebensmittel sind gute Lieferanten? (➤ 5.1.2)
6. Was ist unter „ballaststoffreicher Ernährung" zu verstehen? (➤ 5.1.9)
7. Wie ist die vollwertige Mischkost der DGE definiert? (➤ 5.2)
8. Wie unterscheidet sich die „leichte Vollkost" von der „vollwertigen Mischkost" der DGE? (➤ 5.2)
9. Welche Anforderungen sind an das Speisenangebot bei Kau- und Schluckstörungen zu stellen? (➤ 5.3.5)

10. Welche Maßnahmen können bei Altersanorexie zu einer vermehrten Nahrungsaufnahme führen? (➤ 5.4.1)
11. Was ist unter dem Stufenplan in der Ernährungstherapie bei Mangelernährung zu verstehen? (➤ 5.4.1)
12. Welche Lebensmittel wählen Sie für einen Diabetiker mit konventioneller Behandlung als Zwischenmahlzeiten aus? (➤ 5.4.5)
13. Welche Applikationswege für enterale Ernährung werden unterschieden? (➤ 5.5.1)
14. Nennen Sie vier mögliche Indikationen für eine Trinknahrung in der Geriatrie. (➤ 5.5.3)
15. Unter welchen Voraussetzungen ist enterale Ernährung verordnungsfähig? (➤ 5.5.5)
16. Welche Lebensmittel und Speisen sind „leicht verderbliche Lebensmittel" und besonders anfällig, z. B. für eine Salmonelleninfektion? (➤ 5.6)
17. Nennen Sie jeweils fünf Hygieneregeln aus der Personal-, Produkt- und Betriebshygiene. (➤ 5.6)

LITERATUR

Bundesinstitut für Risikobewertung (BfR) (Hrsg.) Trans-Fettsäuren sind in der Ernährung unerwünscht - zu viel Fett auch. Stellungnahme Nr. 015/2006.

Bundeskonferenz zur Qualitätssicherung im Gesundheits- und Pflegewesen e.V. (BUKO-QS) (Hrsg.) Qualitätsniveaus in der stationären Altenpflege. Qualitätsniveau II. Orale Nahrungs- und Flüssigkeitsversorgung von Menschen in Einrichtungen der Pflege und Betreuung. Bonn: Economica Verlag, 2008.

Bundesministeriums der Justiz, Bundesamt für Justiz, Bundesministerium für Verbraucherschutz (Hrsg.) Verordnung über diätische Lebensmittel (Diätverordnung). Berlin: Bundesministeriums der Justiz, Bundesamt für Justiz, Bundesministerium für Verbraucherschutz, 2017.

Deutsche Adipositas-Gesellschaft e.V. (DAG), Deutsche Diabetes-Gesellschaft e.V. (DDG), Deutsche Gesellschaft für Ernährung e.V. (DGE), Deutsche Gesellschaft für Ernährungsmedizin e.V. (DGEM) (Hrsg.) Interdisziplinäre Leitlinie der Qualität S3 zur „Prävention und Therapie der Adipositas". Martinsried: DAG e.V., 2014.

Deutsche Forschungsanstalt für Lebensmittelchemie (Hrsg.) Der kleine Souci- Fachmann- Kraut. Lebensmitteltabelle für die Praxis. 5. A. Stuttgart: Wissenschaftliche Verlagsgesellschaft, 2011.

Deutsche Gesellschaft für Ernährung e.V. (Hrsg.) DGE-Info Forschung, Klinik und Praxis: Fette in der Bewertung der DGE. Bonn: DGE, 2006.

Deutsche Gesellschaft für Ernährung e.V. (DGE) (Hrsg.) Beratungspraxis. trans-Fettsäuren – Welchen Einfluss nehmen trans- Fettsäuren auf die Gesundheit. Bonn: DGE, 2007.

Deutsche Gesellschaft für Ernährung e.V. (DGE) (Hrsg.) Leitlinie Fett kompakt - Fettkonsum und Prävention ausgewählter ernährungsmitbedingter Krankheiten. Bonn: DGE, 2008.

Deutsche Gesellschaft für Ernährung e.V. (DGE) (Hrsg.) Die Nährstoffe - Bausteine für ihre Gesundheit. Bonn: DGE, 2009a.

Deutsche Gesellschaft für Ernährung e.V. (DGE) (Hrsg.) DGE- Qualitätsstandard für die Verpflegung in stationären Senioreneinrichtungen. Bonn: DGE, 2009b.

Deutsche Gesellschaft für Ernährung e.V. (DGE) (Hrsg.) DGE- Info. Beratungspraxis: Gemüse- und Obstprodukte als Nahrungsergänzungsmittel. Bonn: DGE, 2010a.

Deutsche Gesellschaft für Ernährung e.V. (DGE) (Hrsg.) HACCP - Gesundheitliche Gefahren durch Lebensmittel identifizieren, bewerten und beherrschen. Bonn: DGE, 2010b.

Deutsche Gesellschaft für Ernährung e.V. (DGE) (Hrsg.) Evidenzbasierte Leitlinie - Kohlenhydratzufuhr und Prävention ausgewählter ernährungsmitbedingter Krankheiten. Bonn: DGE, 2011a.

Deutsche Gesellschaft für Ernährung e.V. (DGE) (Hrsg.) DGE- Position. Richtwerte für die Energiezufuhr aus Kohlenhydraten und Fett. Bonn: DGE, 2011b.

Deutsche Gesellschaft für Ernährung e.V. (DGE) (Hrsg.) Mangelernährung im Alter. Fit im Alter - Gesund essen, besser leben. Bonn: DGE, 2011c.

Deutsche Gesellschaft für Ernährung e.V. (DGE) (Hrsg.) Trinken im Alter. Fit im Alter -Gesund essen, besser leben. Bonn: DGE, 2011d.

Deutsche Gesellschaft für Ernährung e.V. (DGE) (Hrsg.) Vollwertig essen und trinken nach den 10 Regeln der DGE. Bonn: DGE, 2011e.

Deutsche Gesellschaft für Ernährung e.V. (DGE) (Hrsg.): DGE- Qualitätsstandard für Essen auf Rädern. Bonn: DGE, 2011f.

Deutsche Gesellschaft für Ernährung e.V. (DGE) (Hrsg.): DGE- Qualitätsstandard für die Verpflegung in Krankenhäusern. Bonn: DGE, 2011g.

Deutsche Gesellschaft für Ernährung e.V. (DGE) (Hrsg.) 13. DGE-Ernährungsbericht. Bonn: DGE, 2016.

Deutscher Berufsverband für Pflegeberufe e.V. (DBfK) (Hrsg.) Leitfaden Ernährungsstatus - Umgang mit Mangelernährung. Handreichung für Pflegefachkräfte in der stationären Altenpflege. Berlin: DBfK, 2007.

Deutscher Caritasverband e.V., Diakonisches Werk der Evangelischen Kirche in Deutschland e.V. (Hrsg.) Wenn in sozialen Einrichtungen gekocht wird - Die Leitlinie für eine gute Lebensmittelhygienepraxis in sozialen Einrichtungen. Freiburg: Lambertus Verlag, 2009.

Deutsches Netzwerk für Qualitätsentwicklung in der Pflege (DNQP) (Hrsg.) Expertenstandard Ernährungsmanagement zu Sicherstellung und Förderung der oralen Ernährung in der Pflege. Osnabrück: DNQP, 2010.

Europäisches Parlament and Europäischer Rat, Europäisches Parlament, Europäischer Rat (Hrsg.) Verordnung (EG) Nr. 854/2004 mit besonderen Verfahrensvorschriften für die amtliche Überwachung von zum menschlichen Verzehr bestimmten Erzeugnissen tierischen Ursprungs.

Huhn, S. Praxisheft Ernährungsmanagement. Was fordert der Expertenstandard. Potsdam: DBfK Nordost, 2009.

Huhn, S. Praxisheft Dehydratation. Austrocknung erkennen und prophylaktisch handeln. Potsdam: DBfK Nordost, 2014.

Huhn S. Mundpflege. Anspruchsvoll und unverzichtbar. In: Die Schwester Der Pfleger. 2015; 54(10): 18–22.

Huhn, S. Obstipationsprophylaxe bei Erwachsenen. Wenn die Verdauung zum Problem wird. In: Die Schwester Der Pfleger. 2015; 54(5): 40–43.

Küpper, C. Mangelernährung im Alter - Teil 1: Definition, Verbreitung und Diagnose. In: Ernährungs-Umschau. 2010; 56(4): 204–211.

Küpper, C. Mangelernährung im Alter - Teil 2: Ursachen und Folgen, Therapie und Prävention. In: Ernährungs-Umschau. 2010; 56(5): 256–260.

Medizinischer Dienst des Spitzenverbandes Bund der Krankenkassen e.V. (MDS) (Hrsg.) Grundsatzstellungnahme. Pflege und Betreuung von Menschen mit Demenz in stationären Einrichtungen. Essen: MDS, 2009.

Medizinischer Dienst des Spitzenverbandes Bund der Krankenkassen e.V. (MDS) (Hrsg.) Grundsatzstellungnahme. Essen und Trinken im Alter. Ernährung und Flüssigkeitsversorgung älterer Menschen. Essen: MDS, 2014.

Menebröcker C., Rebbe J. Genuss im Alter. Kochen für Menschen mit Demenz. Norderstedt: BoD Books on Demand, 2008.

Menebröcker C., Smoliner C. (Hrsg.) Ernährung in der Altenpflege. München: Elsevier Verlag, 2013.

Schaenzler N., Bieger W. P. Laborwerte. Alles über Normbereiche, Befunde und Co. München: Graefe Unzer Verlag, 2016.

Schlee K. Schluckstörungen. Genussvoll essen und trinken. Hamburg: BHH Behindertenhilfe, 2008.

Volkert D. Leitfaden zur Qualitätssicherung der Ernährungsversorgung in geriatrischen Einrichtungen. In: Zeitschrift für Gerontologie und Geriatrie. 2009; (42(2): 77–8.

Volkert D. (Hrsg.) Ernährung im Alter. Berlin: DeGruyter, 2015.

Zeyfang A., Feucht, I. Fit bleiben und älter werden mit Diabetes. Berlin: DDG, 2018.

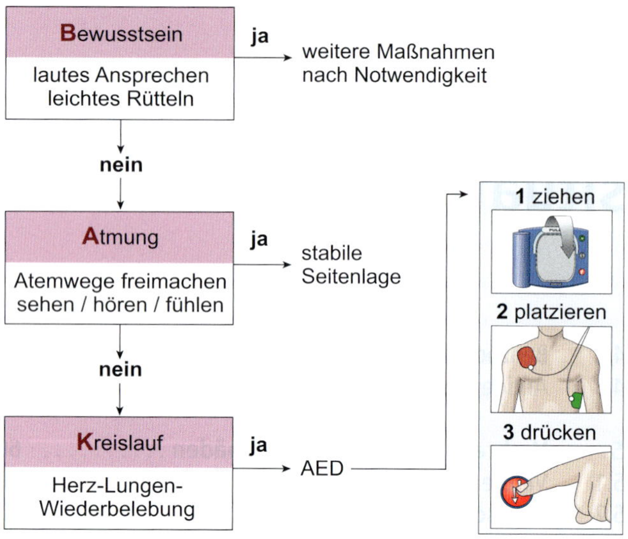

Abb. 6.1 Überprüfung der Vitalfunktionen mit dem BAK-Schema. [L190]

Vitalzeichenkontrolle und Sofortmaßnahmen greifen ineinander. Stellen Pflegende fest, dass der Betroffene bewusstlos ist und keine Atmung aufweist, beginnen sie nach den Richtlinien des European Resuscitation Council (ERC) aus dem Jahr 2015 sofort mit der kardiopulmonalen Wiederbelebung (➢ 6.3).

6

SURFTIPP

Deutscher Rat für Wiederbelebung: www.grc-org.de/

VORSICHT

Die **Überprüfung der Kreislauffunktion** kann im Notfall zeitraubend sein und bringt häufig unzuverlässige Ergebnisse. Deshalb wird bei bewusstlosen, ungenügend atmenden Personen die Pulskontrolle nur für entsprechend geschulte Ersthelfer empfohlen. Ansonsten beginnt nach dem Absetzen des Notrufs unverzüglich die Wiederbelebung.

6.2.1 Prüfung des Bewusstseins

DEFINITION

Bewusstlosigkeit: Schwere Bewusstseinsstörung, bei der der Mensch nicht durch Ansprache erweckbar ist und auch auf andere Reize (z. B. Schmerzreize) nicht reagiert.

Reagiert ein Mensch nicht auf Ansprache („Wie heißen Sie?"), fassen Ersthelfer ihn z. B. an der Schulter und rütteln ihn vorsichtig. Erfolgt auf die deutliche Berührung keine Reaktion, ist von einer Bewusstlosigkeit auszugehen.

Ursachen der Bewusstlosigkeit

Die Ursache einer Bewusstlosigkeit ist in der Regel zunächst unklar. Einer Bewusstlosigkeit können Störungen des Zentralnervensystems zugrunde liegen:

- Durchblutungsstörungen oder Blutungen des Gehirns (etwa beim Schlaganfall ➢ 2.13.6)
- Entzündungen des Gehirns oder der Hirnhäute (Enzephalitis, Meningitis ➢ 2.13.9)
- Schädel-Hirn-Verletzung infolge einer Gewalteinwirkung
- Hirntumoren und -metastasen
- Krampfanfälle, z. B. postiktale Phase (➢ 2.13.12).

Aber auch Störungen, die primär nicht im Gehirn liegen, können zu Bewusstlosigkeit führen, z. B.:

- Vergiftungen, etwa mit Alkohol oder Schlaftabletten (➢ 3.2.2)
- Stoffwechselentgleisungen, z. B. bei Funktionsstörungen der Leber, der Niere, der Schilddrüse und beim Diabetes mellitus (Hypo- oder Hyperglykämie)
- Schock, z. B. nach Herzinfarkt

6.2.2 Prüfung der Atmung und des Kreislaufs

Die Richtlinien des ERC 2015 sehen eine kombinierte Überprüfung der Atmung und des Kreislaufs vor, die insgesamt nicht länger als 10 Sek. dauern darf.

Bei Bewusstlosen verlegen die Zunge und andere Weichteile aufgrund der Muskelerschlaffung häufig den Rachenraum. Auch Fremdkörper können die Atmung behindern. Vor der Prüfung der Atmung müssen deshalb die Atemwege freigemacht werden:

- Betroffenen auf den Rücken drehen.
- Mund öffnen und auf Fremdkörper, Erbrochenes oder Blut inspizieren. Bei **sichtbaren** Fremdkörpern diese mit Handschuhen entfernen (cave: Verletzungsgefahr durch plötzliche Beißbewegungen).
- Lockere Gebissteile entfernen, festsitzende künstliche Zähne belassen.
- Kopf nackenwärts überstrecken (➢ 6.3.4).
- Kinn mit der linken Hand anheben.

Pflegende führen die Mundrauminspektion nur bei konkretem Verdacht der Atemwegsverlegung durch Fremdkörper durch (z. B. nach dem Auffinden im Speisesaal oder während des Essens).

Zur Prüfung der Atemfunktion beugt der Ersthelfer seine Wange über Mund und Nase des Betroffenen (**Fühlen** des Luftstroms und **Hören** der Atemzüge) und beobachtet den Brustkorb (**Sehen** der Atembewegung).

Während die linke Hand das Kinn hält, kann der entsprechend geschulte Ersthelfer mit Zeige- und Mittelfinger der rechten Hand an der Halsschlagader (Arteria carotis; seitlich vom Kehlkopf ➢ Abb. 6.2) den Puls tasten.

Die kombinierte Atem- und Kreislaufkontrolle darf nicht länger als 10 Sek. dauern.

Ist keine oder nur eine unzureichende Atmung vorhanden, beginnt der Ersthelfer unverzüglich mit der Wiederbelebung.

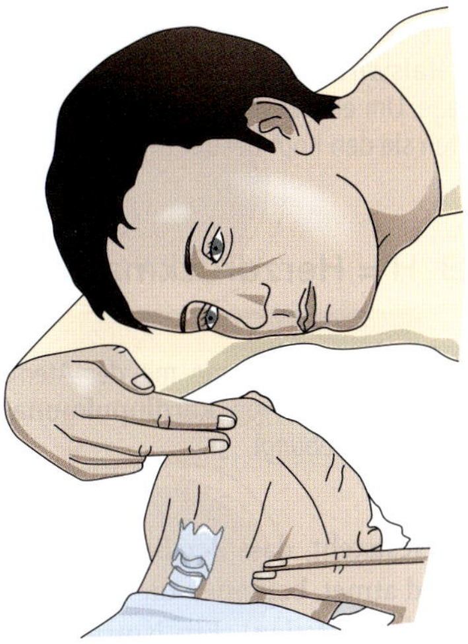

Abb. 6.2 Prüfung der Atem- und Herzfunktion. Mit der rechten Hand fixiert der Ersthelfer den Kopf in der überstreckten Position. Mit Zeige- und Mittelfinger der linken Hand tastet er gleichzeitig den Puls an der Halsschlagader seitlich vom Kehlkopf. [L157]

Schnappatmung

Unter Schnappatmung versteht man ein unzureichendes Atemmuster, das einem Atemstillstand gleichzusetzen ist. Zeichen:

- Deutlich erkennbare Atemzüge, Frequenz ≤ 10 / Min.
- Geöffneter Mund
- Blasse oder zyanotische Hautfarbe

Schnappatmung zeigt sich oft beim Herzstillstand sowie unmittelbar vor dem Tod. Ersthelfer müssen erkennen, dass trotz der scheinbaren Atemfunktion sofort mit der Wiederbelebung zu beginnen ist, weil dieser Atemtyp keine ausreichende Aufsättigung des Blutes mit Sauerstoff gewährleistet.

6.3 Vorgehen bei einem Notfall

Nach der Prüfung der Vitalfunktionen (➤ Abb. 6.2) löst in stationären Pflegeeinrichtungen jeder, der einen Bewohner in bedrohlichem Zustand vorfindet, zunächst Stationsalarm aus bzw. verständigt je nach Alarmplan weitere Helfer (z. B. Rettungsdienst oder Notarzt).

Maßnahmen, wenn nicht reanimiert werden muss

Ist keine Wiederbelebung notwendig, haben Pflegende folgende Aufgaben:

- Pflegebedürftigen beruhigen.
- Arbeitskollegen und Arzt verständigen. Bei vitaler Bedrohung (Bewusstlosigkeit, Zyanose, massive Blutung) ggf. Notarzt über die Telefonnummer 112 verständigen, ggf. Pförtner benachrichtigen (Haustür öffnen lassen).
- Falls vorhanden: Infusionen vorbereiten, z. B. 0,9 % NaCl.
- Bei Atemnot O_2-Gabe über Nasensonde bis 6 l / Min., über Maske bis 15 l / Min.
- Betroffenen bei Bewusstlosigkeit in stabile Seitenlage bringen.
- Vitalzeichen regelmäßig kontrollieren – mindestens alle 5 Min., bis Hilfe kommt: RR, Puls, Bewusstsein, Atmung. Betroffenen möglichst nicht allein lassen.

Tab. 6.1 Das Vorgehen bei der kardiopulmonalen Wiederbelebung (nach der ERC Richtlinie 2015).

Maßnahmen	Ersthelfer	Rettungsdienst / Notarzt
Vitalzeichen prüfen	• Ansprechen • Vorsichtiges Schütteln an der Schulter • Atemtätigkeit überprüfen sowie ggf. Carotispuls tasten	• Fortlaufende, umfassende Kontrolle der Vitalparameter, meist apparativ assistiert
Atemwege freimachen	• Mechanische Reinigung von Mund und Rachen (nur bei sichtbaren Fremdkörpern) • Überstrecken des Kopfes, evtl. Esmarch-Handgriff • Stabile Seitenlage (sofern Atmung vorhanden)	• Gezieltes Absaugen mit Gerät (falls notwendig)
Herzdruckmassage	• Thoraxkompressionen; 100 / Min., Brustkorb ca. 5 cm tief eindrücken	
Beatmung	• Mund-zu-Nase-Beatmung oder Mund-zu Mund-Beatmung • Masken-Beutel-Beatmung • ggf. Platzierung eines Larynxtubus / -maske	• Beutel-Masken-Beatmung • Endrotracheale Intubation • Maschinelle Beatmung
Defibrillation	• Falls ein automatischer externer Defibrillator / AED (➤ 6.3.5) vorhanden ist, erfolgt Elektrotherapie auch durch Ersthelfer	• Defibrillation • Schrittmachertherapie
Drugs (Medikamente)		• Adrenalin • Amiodaron

- Soweit vorhanden, medizinische und pflegerische Dokumente zur schnellen Information am Krankenbett bereitlegen.
- Maßnahmen dokumentieren.

6.3.1 Reanimation nach der ERC-Richtlinie 2015

Das European Resuscitation Council (ERC), das europäische Gremium für die Erstellung von Notfallrichtlinien, hat im Jahr 2015 erneut auf die überragende Bedeutung der korrekt ausgeführten Herzdruckmassage bei der Wiederbelebung hingewiesen (➤ Abb. 6.10, ➤ Tab. 6.1). Sie soll durchgehend erfolgen. Lediglich für die Elektrotherapie (*Defibrillation*) sind kurze Unterbrechungen vorgesehen, die nicht länger als jeweils 10 Sek. dauern dürfen.

Das **Wiederbelebungsschema für Ersthelfer** enthält folgende Schritte:

- Kontrolle der Vitalzeichen (Bewusstsein, Atmung, Kreislauf)
- **A** = **A**temwege freimachen (➤ 6.3.2)
- **H** = **H**erzdruckmassage (➤ 6.3.3)
- **A** = **A**temspende (➤ 6.3.4)

6

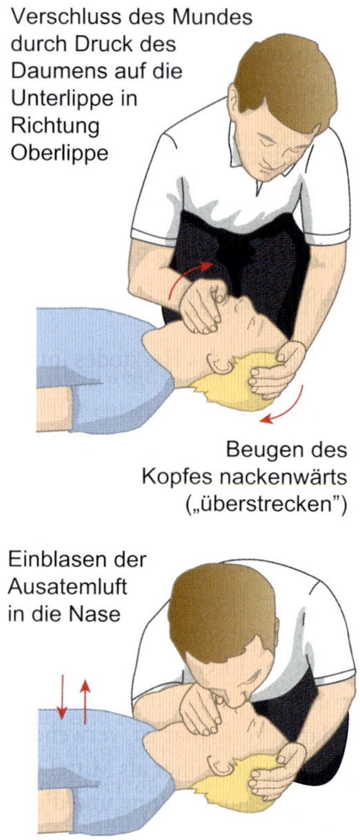

Abb. 6.6 Mund-zu-Nase-Beatmung. Das leichte Anheben des Brustkorbs ist ein sicheres Zeichen dafür, dass die eingeblasene Luft die Lunge erreicht. [L138]

Mund-zu-Mund-Beatmung

Auch bei der Mund-zu-Mund-Beatmung ist das Überstrecken des Halses entscheidend. Diesmal muss jedoch die Nase verschlossen werden. Dies geschieht mit Daumen und Zeigefinger der auf der Stirn liegenden Hand. Der Helfer setzt seinen Mund fest um den Mund des Betroffenen herum auf. Gleichzeitig zieht er das Kinn des Betroffenen nach oben, um die Atemwege freizuhalten. Durch den leicht geöffneten Mund bläst er nach seinem eigenen Atemrhythmus Luft ein. Bei richtiger Beatmungstechnik und freien Atemwegen hebt und senkt sich der Brustkorb des Betroffenen. Ist dies nicht der Fall, erfolgt keine weitere Kontrolle der Atemwege. Die unverzügliche Fortsetzung der Thoraxkompression hat oberste Priorität.

Beutel-Masken-Beatmung

- Individuelle Auswahl der Maskengröße: Maske muss Nase und Mund dicht umschließen.
- Esmarch-Handgriff (➤ Abb. 6.3) mit Vorziehen des Unterkiefers.
- Fixation des Kiefers mit 3. bis 5. Fingern der linken Hand bei Rechtshändern, Aufsetzen der Maske, „C-Griff" mit Zeigefinger und Daumen (➤ Abb. 6.7).
- Beatmungsbeutel rhythmisch zusammenpressen und sich entfalten lassen.

Risiken der Beutel-Masken-Beatmung

Ein Teil der eingeblasenen Luft gerät zwangsläufig über die Speiseröhre in den Magen und bläht ihn auf. Dies geschieht insbesondere bei ungeübten Helfern, die den Beutel zu schnell und mit zu hohem Druck zusammenpressen. Die ballonartige Magenfüllung hat zur Folge:

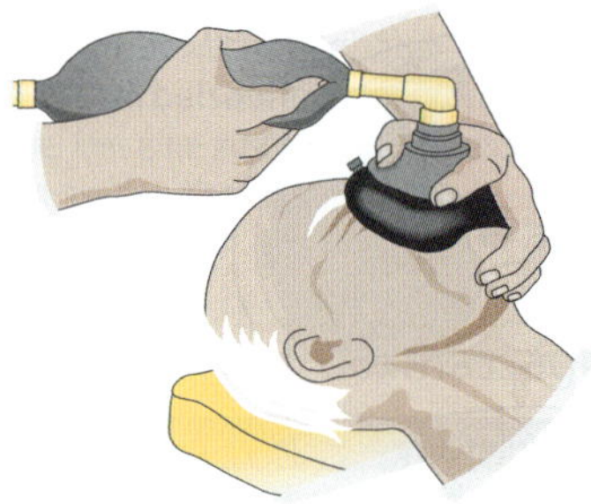

Abb. 6.7 Beutel-Masken-Beatmung mit C-Griff. [L157]

- Das Zwerchfell wird nach oben gedrückt, was die Lungenausdehnung und damit die Atemfunktion behindert
- Der Mageninhalt wird in die Speiseröhre gepresst, was eine Aspiration begünstigt.

Viele moderne Beatmungsbeutel verfügen deshalb über Druckventile, die zu hohe Beatmungsdrücke verhindern.

Beenden der Beatmung

Die Beatmung ist so lange fortzuführen, bis sie entweder erfolgreich ist, d. h. der Betroffene wieder selbst atmet, fachliche Hilfe eintrifft oder ein approbierter Arzt die Reanimation abbrechen lässt (➤ 1.4.1).

6.3.5 D = Defibrillation

So bald wie möglich wird ein EKG (➤ 1.5.4) aufgezeichnet, da es in vielen Fällen Auskunft über Form und Ursache des Kreislaufstillstandes gibt (Asystolie?, Kammerflimmern?) und eine Kontrolle der Therapiebemühungen ermöglicht.

Bei einem Kammerflimmern (➤ 2.7.6) muss unverzüglich (am besten spätestens 3–5 Min. nach dem Ereignis) eine Defibrillation erfolgen. Sie kann die Herzmuskelerregungen koordinieren und die Überlebensrate auf 50–70 % steigern. Jede Minute Verzögerung senkt die Wahrscheinlichkeit, dass der Patient den Notfall lebend übersteht, um etwa 10 %.

Bei einem Notfall wird für die EKG-Ableitung ein kombiniertes Gerät eingesetzt, das einerseits die elektrischen Entladungen des Herzmuskels auf einem Bildschirm zeigt, anderseits auch zwei Elektroden besitzt, mit deren Hilfe der Stromstoß zur Defibrillation verabreicht werden kann.

Automatische externe Defibrillation

In Deutschland wurden an Orten mit hohem Passantenaufkommen automatische externe Defibrillatoren (*AED*) installiert. Diese Geräte sind so ausgelegt, dass sie sich auch durch ungeschulte Ersthelfer leicht bedienen lassen (➤ Abb. 6.8).

In der Regel sind sie in einer Halterung gesichert, die nur nach einem Notruf bei der zuständigen Rettungsleitstelle zu öffnen ist

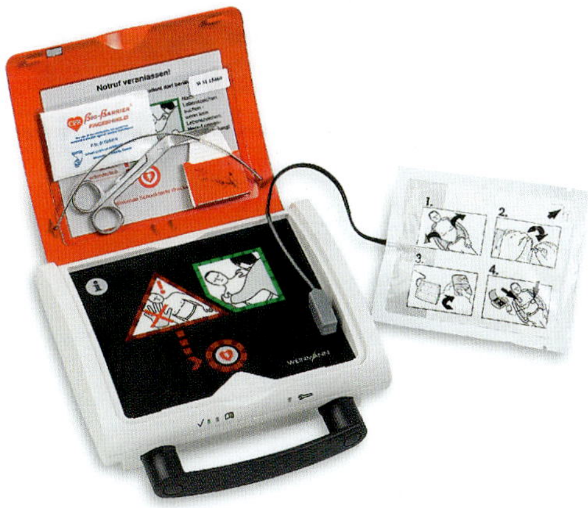

Abb. 6.8 Der automatische externe Defibrillator ist auch für ungeschulte Ersthelfer leicht zu bedienen. [V083]

und leiten den Ersthelfer durch die Schritte des Reanimationsablaufs

AEDs verfügen über zwei Klebeelektroden, die auf der Brust des Betroffenen zu befestigen sind (➤ Abb. 6.9). Über diese Elektroden leiten die Geräte die Herzaktionen ab. Sofern eine entsprechende Störung vorliegt, eröffnet das Gerät die Möglichkeit, einen Stromstoß auszulösen. Pflegende beachten, dass alle Helfer während der Defibrillation den Körperkontakt zum Betroffenen lösen und darauf achten müssen, auch nicht über stromleitende Materialien mit ihm in Verbindung zu stehen.

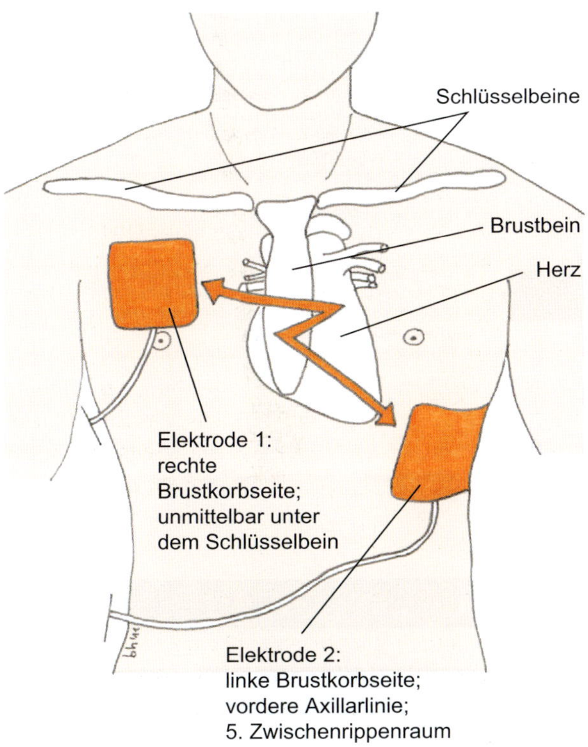

Abb. 6.9 Korrekte Position der Elektroden des Defibrillators auf dem Brustkorb. [M294]

6.3.6 D = (drugs) Notfallmedikamente

Um rasch Notfallmedikamente (engl. *drugs* = *Arzneimittel*) geben zu können, legt der Arzt einen venösen Zugang (z. B. Braunüle®). Einige Notfallmedikamente, z. B. Adrenalin, Amiodaron, können auch in einen Knochen (*intraössär*) verabreicht werden. Dafür sind spezielle Kanülen notwendig.

6.4 Vergiftungen und Rauschzustände

Gift kann über die Verdauungswege, die Atemwege, die Blutbahn oder die Haut in den Körper gelangen (*Intoxikation*). Auf allen Wegen ist eine Schädigung des gesamten Organismus möglich (➤ Abb. 6.11). Mögliche Vergiftungsursachen:

- Selbsttötungsabsicht
- Versehen
- (Arbeits-)Unfall
- Überdosierung von Rausch- und Genussmitteln (z. B. Alkohol, illegale Drogen)

Symptome

Folgende Symptome weisen auf eine **akute Vergiftung** hin:

- Zentralnervöse Störungen, z. B. Erregung, Bewusstseinstrübung bis hin zum Koma (*tiefe Bewusstlosigkeit*), Krampfanfälle, Kopfschmerzen, Schwindel. Die Abschätzung der Bewusstseinslage erlaubt eine Beurteilung des aktuellen Stadiums einer Vergiftung. Man unterscheidet:
  - **Somnolenz,** schläfrig, erweckbar durch laute Ansprache
  - **Sopor,** erweckbar nur mit Schmerzreizen
  - **Koma,** nicht erweckbar
- Psychische Störungen, z. B. Aggressivität, Halluzinationen, Depressionen
- Magen-Darm-Störungen, z. B. Übelkeit, Erbrechen, Durchfall
- Atem- und Kreislauf-Störungen, z. B. Schock, Kreislaufstillstand, Atemlähmung, Tachykardie, Bradykardie

Hinzu treten lokale Schäden durch die toxische (*giftige*) Substanz, z. B. eine Speiseröhrenverätzung nach oraler Aufnahme von Säuren oder Laugen.

Die Kombination von Bewusstseinsstörungen und Erbrechen kann für den Vergifteten gefährlich werden. Durch die Bewusstlosigkeit und die gleichzeitig verminderten Schutzreflexe kann es zur **Aspiration** (➤ 2.9.3) von Erbrochenem kommen.

Die toxische Wirkung der eingenommenen Substanzen verursachen neben der akuten Störung der Vitalfunktionen oft auch **Spätschäden,** z. B. der Leber, des Gehirns oder der Nieren.

Behandlung

Bei Vergiftungen hat sich die Elementartherapie bewährt, die fünf Schritte umfasst (siehe Vorsicht-Kasten). Die Erste Hilfe besteht in der Sicherung der Vitalfunktionen, dem Absetzen des Notrufs (Tel. 112) und in der Durchführung der von der Rettungsdienst-Leitstelle gegebenen Anweisungen (z. B. Telefonreanimation, Asservierung

6

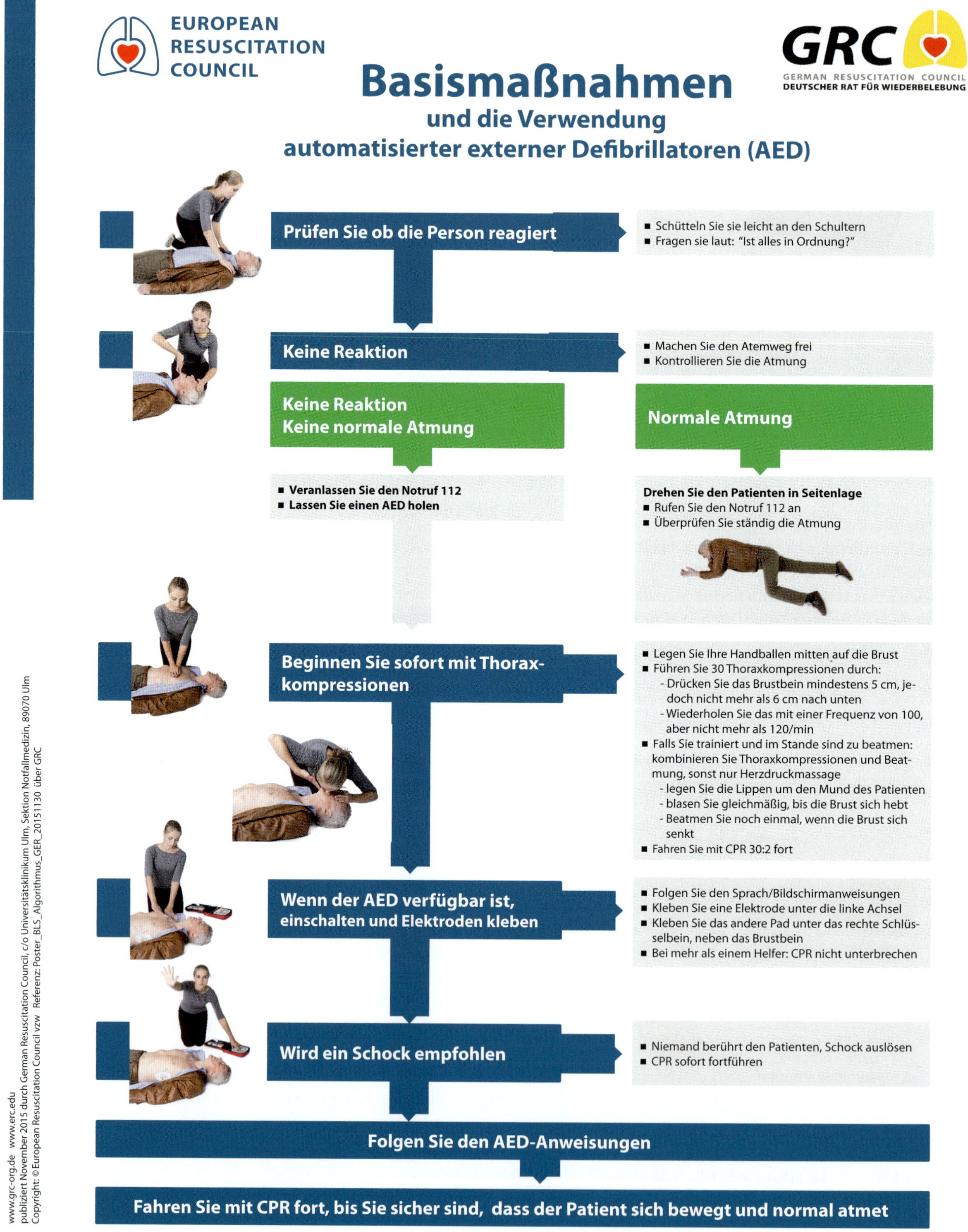

Abb. 6.10 Basismaßnahmen und die Verwendung automatisierter externer Defibrillatoren (AED). [W961]

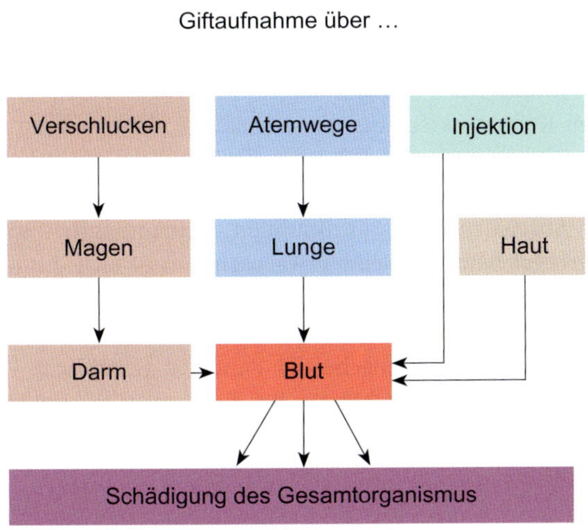

Abb. 6.11 Möglichkeiten der Giftaufnahme. [A400]

von Noxen, Erbrochenem oder anderen Sekreten). Es sollte kein Erbrechen ausgelöst werden.

Elementartherapie bei Vergiftungen

- Eigenschutz unbedingt beachten.
- Entfernung des Betroffenen aus der Gefahrenzone, wenn indiziert.
- Sicherung der Vitalfunktionen (➤ 6.3.1).
- Diagnosesicherung: Sicherstellung von Material, z. B. Tablettenreste, Gläser, Flaschen, Urin oder Erbrochenes.

Maßnahmen des Rettungsdienstes und der behandelnden Ärzte

- Gabe von Aktivkohle oder eines entschäumenden Arzneimittels (z. B. Dimeticon).
- Gabe von Gegengiften (ausschließlich durch den Arzt).

Beschleunigte Ausscheidung der Gifte, z. B. durch Hämofiltration oder Hämodialyse, Blutaustauschtransfusion oder forcierte Diurese (medikamentös erhöhte Urinausscheidung).

Sollte das eingenommene Gift (*Noxe*) bekannt sein, kann ein Anruf bei der Giftnotrufzentrale nach Alarmierung des Rettungsdienstes durch einen weiteren Ersthelfer durchgeführt werden; bei einem seltenen Gift wird auch der Notarzt die Giftnotrufzentrale konsultieren (Arzt-Arzt-Gespräch).

Anruf bei der Giftnotrufzentrale

Folgende Informationen bereithalten:

- Alter des Vergifteten
- Was wurde wahrscheinlich eingenommen? Evtl. gezielt nach Hinweisen suchen, z. B. Tablettenschachteln
- Wieviel wurde maximal / minimal eingenommen? Möglichst detaillierte Informationen geben, z. B. Stärke des Medikaments, Packungsaufschrift beachten
- Wann ist die Einnahme wahrscheinlich erfolgt?
- Was ist bisher beobachtet worden?
- Was ist bisher unternommen worden?
- Welche Erkrankungen bestehen, z. B. Epilepsie oder Herzrhythmusstörungen?
- Wer ist betroffen?

Telefonnummern der deutschsprachigen Giftinformationszentren:

Berlin: 030 / 192 40
Bonn: 0228 / 192 40
Erfurt: 0361 / 730 730
Freiburg: 0761 / 192 40
Göttingen: 0551 / 192 40
Homburg / Saar: 06841 / 192 40
Mainz: 06131 / 192 40
München: 089 / 192 40
Nürnberg: 0911 / 398 24 51
Wien: 0043 / 140 / 643 43
Zürich: 0041 / 442 / 51 51 51 (aus der Schweiz: Notruf 145)

6.4.1 Alkoholvergiftung

Alkoholkrankheit, Alkoholdelir ➤ 3.9

Die **Alkoholintoxikation** ist die häufigste Vergiftung und kann primär oder sekundär (z. B. durch ein erlittenes Trauma, Verkehrsunfall) tödlich enden, wenn sie zu spät erkannt und behandelt wird.

Symptome

- Bei mäßiger Vergiftung erhöhtes Selbstbewusstsein, mit zunehmender Alkoholzufuhr Bewusstseinsveränderung (von Euphorie bis Aggressivität) dann Bewusstseinstrübung bis zum komatösen Stadium
- Störung der motorischen Koordination, abnehmende Konzentrationsfähigkeit, verlangsamte Reaktionen, Gedächtnisverlust für die zurückliegenden Stunden,
- Geruch nach Alkohol (*Alkoholfötor*),
- Erhöhte Wärmeabgabe durch erweiterte periphere Gefäße (gerötetes Gesicht), häufig mit folgender Unterkühlung,
- Erbrechen, erhöhter Harnfluss (*Polyurie*).

Behandlung

- Bei Bewusstlosigkeit: stabile Seitenlage; auf freie Atemwege achten
- Bei Atemstillstand: Atemspende (Mund-zu-Mund-Beatmung; Beutel-Masken-Beatmung)
- Bei Volumenmangel: Infusionstherapie
- Bei Übererregung oder Aggressionen: medikamentöse Therapie Benzodiazepine i. v. (z. B. Midazolam).

Abgesehen von der sehr unterschiedlichen Alkoholtoleranz der Betroffenen (das klinische Stadium kann über den tatsächlichen Vergiftungsgrad täuschen) bestehen bei Alkoholkranken oft gleichzeitig weitere Ursachen für ein Koma, insbesondere Hypoglykämien (*Unterzuckerungen* ➤ 2.5.13), Mischintoxikationen (z. B. mit Tabletten oder Rauschgift), Trauma nach Sturzereignis, z. B. Schädel-Hirn-Trauma. Die Behandlung muss diese Faktoren berücksichtigen.

6

Besteht nicht nur eine akute Alkoholvergiftung, sondern zugleich eine Alkoholabhängigkeit, können sich die Symptome eines **Alkoholentzugsdelirs** zeigen. Gleichzeitig steigt die Krampfneigung des Betroffenen deutlich, da die Krampfschwelle sinkt.

6.4.2 Benzodiazepinvergiftung

Benzodiazepine (➤ 3.2.2) wie z. B. Valium® oder Adumbran® werden nach Auskunft der Ärztekammern sehr häufig verordnet. Sie besitzen ein hohes Suchtpotenzial und werden nicht selten in Suizidabsicht überdosiert eingenommen.

Der von einer Vergiftung Betroffene wirkt benommen, seine Muskeln sind schlaff; er läuft – soweit noch möglich – ataktisch, also unkoordiniert. Es treten Blutdruckabfall und Atemdepression bis hin zur Bewusstlosigkeit auf.

Als **Antidot** (*Gegengift*) steht Flumazenil (Anexate®) zur Verfügung, das i. v. gegeben wird. Die weiteren Maßnahmen richten sich nach dem Zustand des Betroffenen.

6.4.3 Antidepressivavergiftung

Häufig ereignen sich Vergiftungen mit tri- und tetrazyklischen Antidepressiva (➤ 3.2.2). Meist liegt eine Selbsttötungsabsicht zugrunde. Bei Erwachsenen kann schon die zehnfache Menge der normalen Dosierung lebensgefährliche Folgen haben.

Symptome

Es tritt ein anticholinerges Syndrom auf:
- Zeichen leichterer Vergiftung: Tachykardie, Mundtrockenheit, Sprachstörung, Zittern, Erregung, Delirium
- Zeichen schwerer Vergiftung: Herzrhythmusstörungen, generalisierte Krampfanfälle, Koma, Atemstörung

Die Behandlung erfolgt mit Aktivkohle, ggf. Infusionen zur Volumenauffüllung und Benzodiazepinen zur Unterbrechung der Krämpfe. Oft sind künstliche Beatmung sowie die umfangreiche Behandlung der Herzrhythmusstörungen auf der Intensivstation nötig.

6.5 Verbrennungen und Kälteschäden

6.5.1 Verbrennungen

DEFINITION

Verbrennung: Schädigung der Haut durch Hitze, chemische Einwirkung oder elektrischen Strom. Bei Gewebeschädigung durch heiße Flüssigkeiten spricht man auch von **Verbrühung**.

Entscheidend für den Verlauf und für die Prognose einer Verbrennung sind:
- Flächenausdehnung
- Tiefenausdehnung (Schweregrad)
- Alter des Betroffenen

Flächenausdehnung

Je größer der verbrannte Hautanteil, desto bedrohlicher die Verbrennung. Sind mehr als 10–15 % der Körperoberfläche (*KOF*) betroffen, droht ein Volumenmangelschock (➤ 2.8.6), da große Mengen Körperwasser über die geschädigte Haut verloren gehen. Verbrennungen 2. Grades, die mehr als 50 % der Körperoberfläche betreffen, sind meist tödlich.

Zur Abschätzung des verbrannten Hautanteils hat sich die **Neunerregel** bewährt: Beim Erwachsenen lässt sich die Körperoberfläche in elf „Neun-Prozent-Stücke" aufteilen (➤ Abb. 6.12). Eine weitere Möglichkeit besteht darin, die verbrannte Körperoberfläche mittels der Handfläche des Patienten (entspricht 1 % der Körperoberfläche) abzuschätzen. Bei Kindern gelten modifizierte Regeln, weil sie im Verhältnis zum Körper einen relativ großen Kopf haben.

Tiefenausdehnung

Je tiefer der Verbrennungsdefekt reicht, desto größer sind die zu erwartenden Wasserverluste und Allgemeinschäden (*Verbrennungskrankheit*). Man unterscheidet drei Schweregrade:
- **1. Grad:** Lokale Schwellung und Rötung durch Hyperämie, wie beim Sonnenbrand. Die Haut schuppt später ab; es bleiben keine Narben.
- **2. Grad:** Zusätzliche Bildung von Brandblasen mit starken Schmerzen. Neben der Oberhaut (*Epidermis*) ist auch die Lederhaut (*Dermis*) betroffen (Verbrennungsgrad 2a). Sind die Brandblasen aufgeplatzt und zeigt sich ein weißer Blasengrund, spricht man vom Verbrennungsgrad 2b. Je nach Tiefenausdehnung erfolgt die Heilung meist mit Narbenbildung.
- **3. Grad:** Komplette Zerstörung (*Nekrose*) der Haut mit Hautanhangsgebilden. Eine Selbstheilung ist nicht möglich. Die schwere drittgradige Verbrennung kann auch Unterhaut,

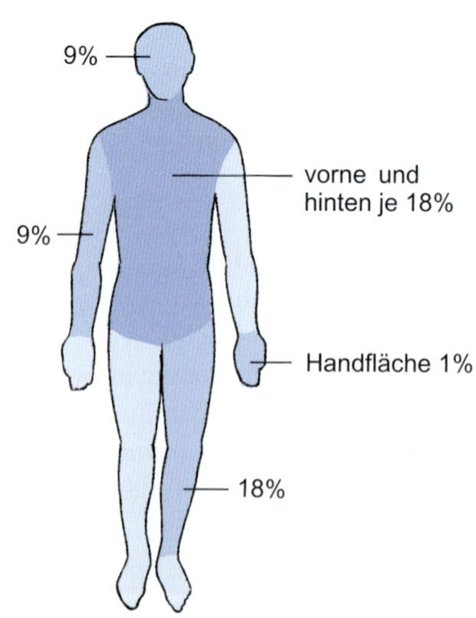

Abb. 6.12 Figurenschema zur Neunerregel. Kopf und Arm eines Erwachsenen machen etwa 9 % seiner Körperoberfläche aus. Sind kleinere Hautbezirke betroffen, lässt sich die Ausdehnung mit der Ein-Prozent-Regel abschätzen: Der Handteller des Verletzten entspricht etwa 1 % seiner Körperoberfläche. [L190]

Knochen, Sehnen und Muskulatur betreffen und wird dann auch als Verbrennung **4. Grades** (*Verkohlung*) bezeichnet.

Bei der Verbrennung 3. Grades werden die Hautanhangsgebilde (z. B. Haare, Schweißdrüsen) und die Schmerzrezeptoren der Haut zerstört. Je geringer die Schmerzen nach einer Verbrennung sind, desto schwerer kann also die Schädigung sein, da die Schmerzrezeptoren nicht mehr existieren. Der Betroffene verspürt keine oder nur noch geringe Schmerzen.

Alter des Brandverletzten

Ältere Menschen sind durch Verbrennungen stärker gefährdet. Zur Abschätzung der Prognose werden deshalb Lebensalter und Prozentanteil der verbrannten Körperoberfläche addiert. Werte < 50 zeigen eine gute, Werte > 75 eine schlechte, Werte > 100 eine aussichtslose Prognose an.

Erstmaßnahmen

Oft sieht die Verbrennung zunächst undramatisch aus: Blasen bilden sich erst nach einer gewissen Zeit, Gewebedefekte sind anfänglich noch schwer einzuschätzen, z. T. sind Verbrennungen unter Kleidern verborgen. Verbrennungen bei Erwachsenen, die mehr als 10 % der Körperoberfläche umfassen, sind unbedingt im Krankenhaus zu behandeln. Betreffen die Verbrennungen sensible Körperbereiche (z. B. Hand, Genitale), führt auch eine geringere Ausdehnung bereits zwingend zur stationären Behandlung. Häufig benötigen die Betroffenen eine Spezialklinik.

- Kleiderbrände sofort löschen. Hierzu die brennende Person, die aus Panik meist versucht, davonzulaufen, in jedem Fall aufhalten.
- Brennende Person mit Wasser löschen.
- Steht kein Wasser zur Verfügung, die Flammen mit Tüchern ersticken oder die brennende Person in Wolldecken hüllen (vorzugsweise spezielle Branddecken verwenden) und auf dem Boden wälzen. Darauf achten, dass die verwendeten Tücher oder Decken nicht aus synthetischen Fasern bestehen, da sie in der Hitze mit der Haut und tiefer liegenden Gewebeschichten verschmelzen können. Feuerlöscher können auch eingesetzt werden; bei Verwendung aber nicht ins Gesicht spritzen.
- Ersthelfer sollen keine Kühlung durchführen. Die lange Zeit empfohlenen Kühlungsmaßnahmen führen zu einer späteren Verschlechterung des Betroffenen durch Hypothermie. Periphere Vasokonstriktion mit daraus resultierender schlechter, peripherer Durchblutung (*Hypoxie*), Immunsuppression durch die Kälte und die Erhöhung der Keimzahl auf den verbrannten Hautstellen sind Prozesse, die den Betroffenen langfristig schaden.
- Brandwunden mit einem sterilen, aluminium-bedampften Wundverband (z. B. Aluderm®) abdecken. Steht ein Verbandtuch nicht zur Verfügung, bleibt die Wunde unbedeckt. Keinesfalls Salben, Puder oder Sprays verwenden. Auch in die Haut eingebrannte Materialien, z. B. Kleidung, nicht entfernen.
- Atemwege freimachen und freihalten, stabile Seitenlage bei Bewusstlosigkeit.

VORSICHT

Insbesondere bei Explosionen oder Bränden in geschlossenen Räumen sowie bei Brandmarkierungen im Gesicht an eine Lungenbeteiligung denken (*Inhalationsschaden mit Schleimhautschwellung und Lungenödem*). Die Schädigung des Respirationstrakts äußert sich durch Heiserkeit, Husten, Ruß im Sputum und Atemnot. Diese, ggf. nur leicht verletzt erscheinenden Personen, lassen Pflegende niemals allein. Sie kontrollieren die Vitalzeichen engmaschig, weil stets eine rapide respiratorische Verschlechterung droht, die rasch erkannt werden muss. Der Inhalationsschaden kann zum Lungenversagen führen (*Inhalationstrauma*).

6.5.2 Kälteschäden

Körperkerntemperatur und -messung ➤ 1.4.5

DEFINITION

Erfrierung: Lokale, meist auf die Haut beschränkte Kälteschädigung ohne Senkung der Körperkerntemperatur.
Unterkühlung (*Hypothermie*): Senkung der Körperkerntemperatur < 35 °C. Akute Lebensgefahr besteht bei Körperkerntemperaturen < 30–27 °C.

Erfrierung

Erfrierungen treten besonders an den Akren (Zehen, Finger, Ohrläppchen, Nasenspitze) auf. Ähnlich wie bei Verbrennungen ist der Heilungsverlauf von der Tiefenausdehnung abhängig. Man unterscheidet drei Schweregrade. Wie bei der Verbrennung sind die Grade 1 und 2 auf die Epidermis beschränkt und heilen zumeist folgenlos ab.

- **1. Grad:** Verfärbung, unächst ist die Haut wegen des durch die Kälte ausgelösten Gefäßkrampfes weiß, kalt und gefühllos, später färbt sie sich blau-rot und wird äußerst schmerzhaft.
- **2. Grad:** Blasenbildung und schwere Schwellungen („*Frostbeulen*"). Die Schmerzempfindlichkeit ist erhalten.
- **3. Grad:** Nekrose, die gesamte Haut und evtl. tiefere Weichteilschichten sind durch die kältebedingte Minderdurchblutung zerstört und verfärben sich schwarzblau.

Erstmaßnahmen

Ersthelfer entfernen die meist feuchte Kleidung und reiben den Betroffenen trocken. Anschließend hüllen sie ihn in Decken, damit sich das betroffene Körperteil langsam durch den einsetzenden Blutstrom erwärmt. Es ist strikt untersagt, unterkühlte Körperteile aktiv zu erwärmen, z. B. im Wasserbad. Durch die Wärmeapplikation würde der Sauerstoffbedarf des geschädigten Gewebes rasch steigen. Wegen der Kälte ist jedoch die Durchblutung erheblich eingeschränkt und kann den Bedarf nicht decken. Die Folge können Gewebeschäden sein.

Die Hautschäden werden, ähnlich wie bei Verbrennungen, steril abgedeckt.

Bei allen Erfrierungen muss an eine gleichzeitig vorliegende Unterkühlung gedacht werden. Diese ist vorrangig zu behandeln.

Unterkühlung

Die Unterkühlung (*Hypothermie*) betrifft größere Körperregionen oder den gesamten Organismus. Der Körper besitzt wirksame Gegen-

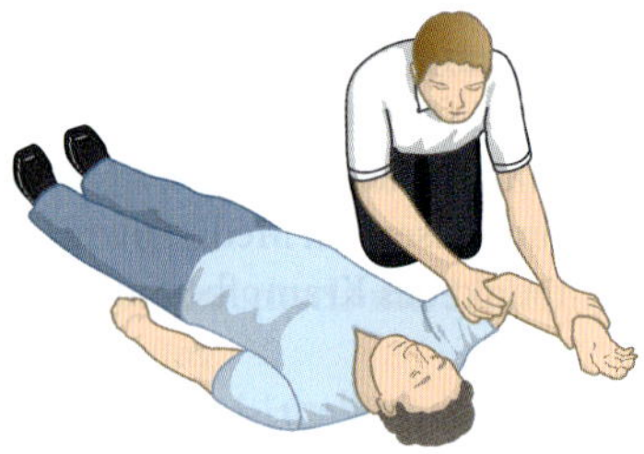

Den zugewandten Arm des Bewusstlosen rechtwinklig abspreizen. Den Arm so beugen, dass die Handfläche nach oben zeigt.

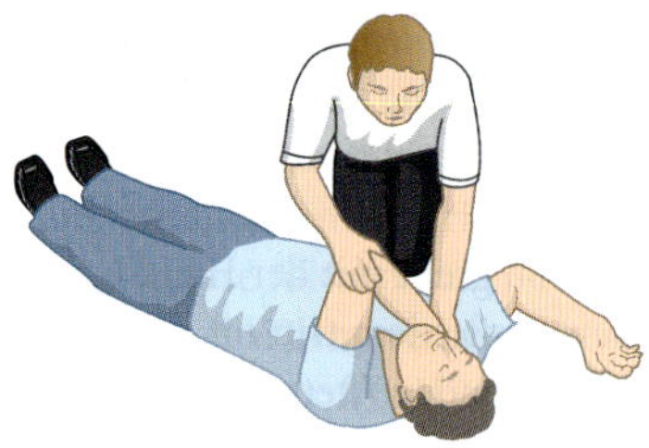

Den weiter entfernten Arm über die Brust des Betroffenen heranholen. Den Arm beugen und den Handrücken an die Wange des Bewusstlosen legen.

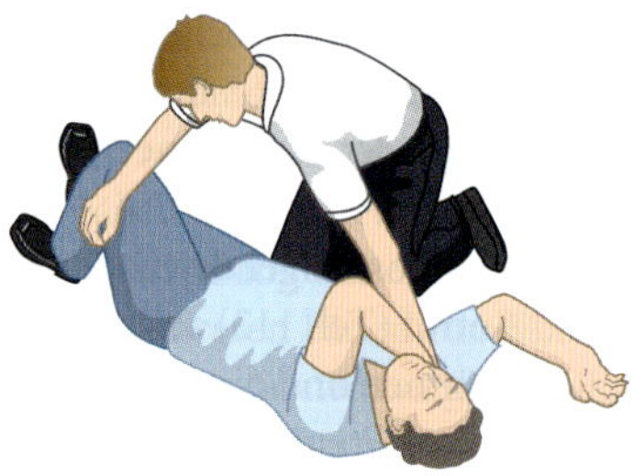

Mit einer Hand den Handrücken des Bewusstlosen an der Wange fixieren. Mit der anderen Hand das weiter entfernte Bein am Knie fassen, hochziehen (Knie gebeugt, Fuß am Boden) und den Betroffenen zu sich herüberdrehen.

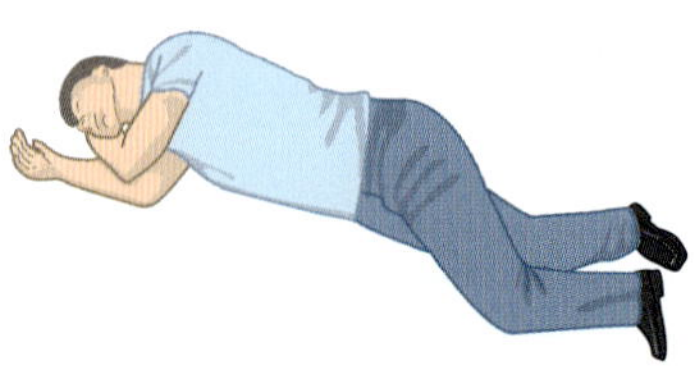

Hüfte und Knie des oben gelegenen Beins beugen.
Zum Freihalten der Atemwege den Kopf des Betroffenen nackenwärts beugen.
Diese Position ggf. mit der unter der Wange gelegenen Hand sichern.

Abb. 6.13 Pflegende bringen eine bewusstlose Person in die stabile Seitenlage. [L138]

Für das Gelingen einer solchen Aktion in einem Notfall sind Evakuierungskonzepte unabdingbar. Im Schadensfall selbst ist keine Zeit, sich darüber Gedanken zu machen.

In einem solchen Plan sollte unter anderem enthalten sein, wo sich die Hilfsmittel zur Evakuierung wie Rollstühle, Tücher und Tragen befinden. Er sollten auch Angaben umfassen, wie z. B. durch Brandschutztüren sichere von betroffenen Bereichen abgetrennt werden bzw. wo sich die einzelnen Brandabschnitte befinden. Außerdem kann das Konzept Sammelplätze festlegen und Alarmierungswege (z. B. via Schneeballsystem) definieren, um in kurzer Zeit ausreichend viel Personal benachrichtigen zu können. Weiterhin sollte darin klar definiert sein, wer im Schadensfall welche Aufgaben zu übernehmen hat und wer als Koordinator zur Verfügung steht.

Jeder Mitarbeiter eine Pflegeeinrichtung sollte sich unabhängig davon, ob er in der Pflege tätig ist oder nicht, mit dem Brandschutz- und Evakuierungskonzept seines Umfelds auseinandersetzen. Am besten ist natürlich eine regelmäßige Übung solcher Situationen mit den örtlichen Einsatzkräften der Feuerwehr, des Rettungsdienstes und des Katastrophenschutzes.

Hilfsmittel zur Räumung

Pflegebett

Hier ist es wichtig, dass der Pflegende mit den Funktionen der Betten vertraut ist, insbesondere mit der Herstellung der Rollbarkeit und der eventuellen Möglichkeit, durch Abbau von Bettgittern oder ähnlichem die Größe etwas zu reduzieren. Die Gefahr bei der Rettung mitsamt Bett besteht darin, dass durch die Größe unter Umständen der Rettungsweg für andere und für einen selbst versperrt wird.

Rollstuhl

Rollstühle haben eine höhere Beweglichkeit und bessere „Rangiermöglichkeiten" als Pflegebetten. Der Bewohner muss aber in der Lage sein, rasch in diesen zu kommen und darin auch für eventuell längere Zeit sitzen bleiben zu können. Ein Problem bei der Rettung mittels Rollstuhl stellen Treppen und nicht funktionsfähige Aufzüge dar.

Evak Chair

Evak Chairs wurden speziell für die Räumung konzipiert. Der mit Rollen versehene Evakuierungsstuhl ermöglicht auch einen Transport über Treppen. Diese Stühle sind nur für die Räumung vorgesehen und werden nicht im Alltag eingesetzt. Deshalb muss die Handhabung den Pflegenden in wiederkehrenden Schulungen nahegebracht werden.

Rettungstuch

Rettungstücher dienen dazu, pflegebedürftige, bewegungseingeschränkte Menschen mittels Schleifen zu transportieren (➤ Abb. 6.14). Sie befinden sich im Normalfall unter der Matratze des Bettes und verfügen über Ziehschlaufen, die im Gefahrenfall hervorgezogen werden. Die zu rettende Person wird mit Tuch und Matratze vom Bettgestell gezogen (➤ Abb. 6.14) und in einen

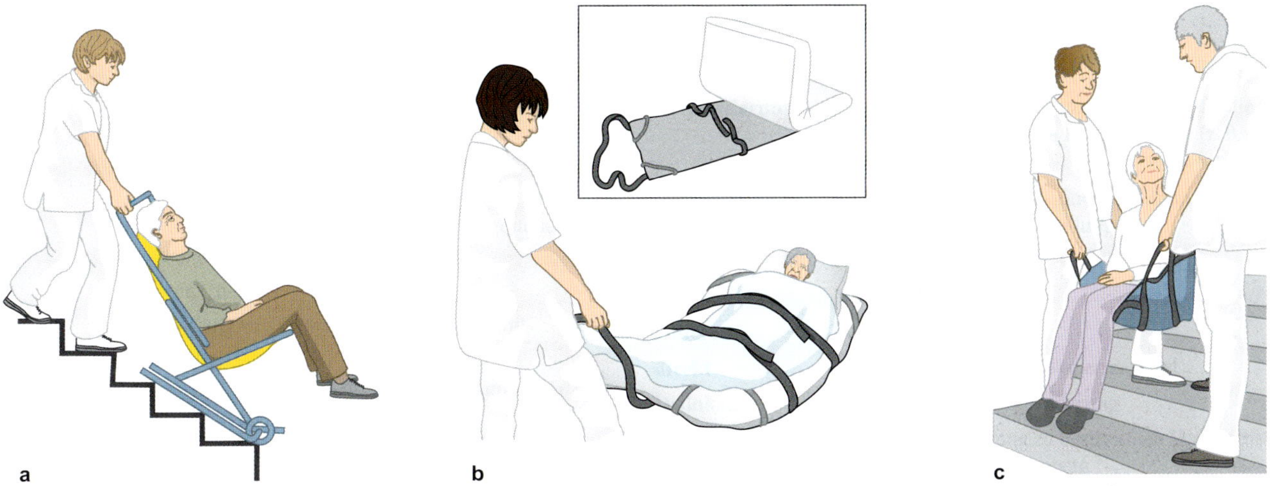

Abb. 6.14 Der Evak Chair (a) eignet sich dafür, bewegungseingeschränkte Menschen über Treppen in Sicherheit zu bringen. Mithilfe von Rettungstüchern kann man Menschen liegend auf einer Matratze (b) oder sitzend (c) transportieren. [L138]

sicheren Bereich geschleift. Somit können enge Passagen wie Türen oder verstellte Bereiche in den Gängen (Rettungswege dürfen nach den Richtlinien des Brandschutzes niemals versperrt sein.) besser als mit einem Bett überwunden werden.

Wiederholungsfragen

1. Was gehört zur Prüfung der Vitalfunktionen? (➤ 6.2)
2. Wie erfolgt die Überprüfung von Atmung und Herzfunktion im Notfall? (➤ 6.2.2)
3. Welche Maßnahmen sind bei einem Notfall in einer Pflegeeinrichtung einzuleiten, wenn nicht reanimiert werden muss? (➤ 6.3)
4. Wie machen Ersthelfer die Atemwege frei? (➤ 6.3.2)
5. Wie wird die Herzdruckmassage korrekt durchgeführt? (➤ 6.3.3)
6. Welche Schritte umfasst die Elementartherapie bei Vergiftungen? (➤ 6.4)
7. Welche Maßnahmen helfen, wenn sich jemand verschluckt hat? (➤ 6.9)

LITERATURNACHWEIS

GRC German Resuscitation Council. Reanimationsleitlinien 2015. Aus: https://www.grc-org.de/wissenschaft/leitlinien (letzter Zugriff: 26.09.2019).

6

fulminant	mit großer Wucht auftretend
Hospitalisierung	Behandlung in einem Krankenhaus
Hospitalismus	psychische und körperliche Veränderungen aufgrund langfristiger Einschränkungen durch stationäre Behandlung
iatrogen	durch die ärztliche Behandlung verursacht
Immobilisation	Einschränkung der Bewegungsfähigkeit durch Erkrankungen oder aufgrund therapeutischer Eingriffe (z. B. Gipsverband)
Immunsuppression	Unterdrückung des Abwehrsystems
implementieren	in die Praxis umsetzen
imponieren	in der Medizin: auffallen
inaktivieren	funktionsunfähig machen
Indikator	in der Medizin: Hinweis auf einen Sachverhalt
indirekt	Ziel auf einem Umweg erreichend
individuell	hier: auf eine einzelne Person bezogen
induzieren	in der Medizin: hervorrufen, verursachen
infiltrierend	hier: in andere Gewebe bzw. Organe eindringend
Insuffizienz	Unzulänglichkeit (des gesamten Menschen, in der -Medizin auch unzureichende Funktion eines Organs oder Körperteils)
Integration	Eingliederung
Intelligenz	Gesamtheit der geistigen Leistungsfähigkeit eines -Menschen
intensiv	mit überdurchschnittlichem Aufwand
inter	zwischen
intermittierend	in (bestimmten) Abständen
intern	in einer Organisation; im Körper
Interaktion	wechselseitige Beeinflussung von Stoffen, Systemen oder Lebewesen
Intoxikation	Vergiftung
intra	innerhalb
irreversibel	hier: nicht heilbar; nicht erneut herzustellen
Isotop	Atome mit einem Ungleichgewicht zwischen Protonen und Neutronen; können in einem radioaktiven Prozess zerfallen
kardial	das Herz betreffend
kardiopulmonal	das Herz-Kreislauf-System und die Lunge betreffend
kausal	ursächlich, aufeinander begründet
Klassifikation	Einordnung (z. B. in ein System)
kognitiv	die Fähigkeit des Denkens betreffend
kollektiv	gemeinsam
Kommission	Gruppe (meist von Experten), die Fachfragen bearbeitet und Entscheidungen trifft
Kommunikation	Austausch von Informationen
Kompartiment	in der Medizin: voneinander getrennte Räume im Körper
kompensieren	ausgleichen
Kompetenz	Fähigkeiten, Fertigkeiten und Wissen
Komplikation	in der Medizin: unerwünschte Folge einer Erkrankung oder einer Behandlung
Komponente	hier: Bestandteil, Einzelteil
komprimieren	zusammendrücken
Konditionierung	Lernen durch die Kombination von Reizen und Reaktionen
Konflikt	Auseinandersetzung
Konfrontation	hier: einen Menschen bestimmten Bedingungen aussetzen
konkav	nach innen gewölbt
konsentieren	Übereinstimmung erzielen
konservativ	in der Medizin: Behandlung ohne Operation
Konsistenz	Beschaffenheit (hier meist im Sinne von Festigkeit)
Konstruktion	Aufbau
Konsultation	Treffen zum Zweck der Beratung
Kontakt	Verbindung
kontinuierlich	ohne Pause andauernd
Kontraktion	Verkürzung; Schrumpfung
konvex	nach außen gewölbt
Konzentration	in der Chemie und Biologie: Gehalt eines Stoffes an einem bestimmten Volumen bzw. Lösungsmittel
konzentriert	sehr zielgerichtet; mit einem hohen Gehalt einer bestimmten Substanz versehen
korrekt	richtig
korrespondieren	Informationen austauschen
kurativ	auf Heilung ausgerichtete Behandlung
labil	wenig widerstandsfähig
latent	verborgen
Libido	sexueller Trieb
loco typico	lat.: am typischen Ort
lokal	auf eine Region begrenzt
lokalisieren	den Ort feststellen
Lösung	(homogenes) flüssiges Gemisch aus mindestens zwei -Stoffen
Lumen	Innenausdehnung (Querschnitt) eines Hohlorgans
maligne	bösartig
Malnutrition	Unterernährung, in erheblicher Ausprägung auch mit -körperlicher Mangelentwicklung
manifest	offensichtlich werdend; bestehend
massiv	hier: schwerwiegend
mechanisch	hier: Kräfte betreffend, die bei der Bewegung von Gegenständen wirken
Mechanismus	nach bekannten Gesetzmäßigkeiten funktionierendes -System
Membran	Trennschicht zwischen zwei Räumen, die den Stofftransport auf verschiedene Weise beeinflussen kann
Metabolisierung	Verstoffwechselung
Miktion	Blasenentleerung (urinieren)
Mineralstoff	chemische Elemente, die im menschlichen Körper in -unterschiedlicher Konzentration vorkommen

minimieren auf das kleinste Maß verringern

mobil beweglich; fähig, die Stellung bzw. den Aufenthaltsort zu verändern

multifaktoriell durch verschiedene Ursachen begründet

multipel mehrfach

Murein Moleküle aus Zuckern und Aminosäuren, die der Zellwand von Bakterien Festigkeit verleihen

Mutation auf Dauer bestehen bleibende Veränderung des Erbguts, z. B. spontan auftretend, durch radioaktive Strahlung oder genverändernde Stoffe

Neurotransmitter Botenstoffe, die der Funktion von Nervenzellen dienen

Norm allgemein anerkannte Regel

Noxe Einfluss, der schädigend auf den Körper wirkt (nicht nur giftige Substanzen, sondern auch andere Umstände in der Umgebung)

Oxid Verbindung eines Elements mit Sauerstoff

palliativ nicht auf Heilung, sondern auf Linderung der Beschwerden gerichtete Behandlung

parallel eigentlich: Linien in einer Ebene, die keinen Schnittpunkt haben; sonst auch: gleichzeitig geschehend

Parameter Messwert

parenteral unter Umgehung des Magen-Darm-Trakts (oft Verabreichung per Injektion)

Partikel hier: kleine, feste Stoffteile

Pathologie Lehre von der Enstehung der Krankheiten und ihren Zusammenhängen; das Adjektiv „pathologisch" bedeutet „krankhaft"

Periode in der Chemie: eine (waagerechte) Zeile des Periodensystems, in dem alle Elemente aufgelistet sind

peripher In der Medizin: körper- bzw. zentrumsfern gelegen

Persönlichkeit Summe aller Eigenschaften, die ein Individuum charakterisieren

Perspektive Blickwinkel

Phase in der Biologie: Zeitraum, in der sich ein Prozess vollzieht

Philosophie Wissenschaft, die sich mit dem Sinn und den Bedingungen der menschlichen Existenz befasst; neudeutsch häufig auch für die Bezeichnung der Ausrichtung von Organisationen und Unternehmen verwendet

physiologisch physikalische, chemische und biologische Vorgänge, die natürlicherweise im Körper stattfinden

Plastizität hier: Formbarkeit, Entwicklungsfähigkeit

positionieren an den gewünschten Ort bringen

postiktal nach dem (Krampf-)Anfall

potenziell möglicherweise

prädisponieren für einen bestimmten Zustand geeignet machen

Präparat zu einem bestimmten Zweck gebrauchsfertig zubereiteter Gegenstand

Prävention Vorbeugung; ist abhängig vom Ansatz und vom Ziel in verschiedene Ebenen einzuteilen

Privileg Vorrecht

produzieren herstellen

professionell berufsmäßig; auch: hohen fachlichen Ansprüchen genügend

Prognose Aussage über den voraussichtlichen Ausgang einer Erkrankung

Proteinsynthese Herstellung von Einweißen

provisorisch als vorübergehende Lösung angelegt

Psychopharmakon Arzneimittel, das auf das zentrale Nervensystem und damit das psychische Befinden wirkt

psychosexuell seelische Bedingungen des Geschlechtslebens und seiner Entwicklung

Punktion Eröffnung des Körpers mit einer Hohlnadel, z. B. zur Gewinnung von Proben

Radikal, -freies Atom oder Molekül, das eine erhebliche Reaktionsbereitschaft besitzt und aufgrund seiner Wirkung den Alterungsprozess in Körperzellen verursacht

realistisch an der Wirklichkeit orientiert

Recycling Wiederverwertung; direkt übersetzt: Rückführung in den Nutzungskreislauf

reduzieren verringern

Reflex unwillkürliche Reaktion

Regeneration hier: Fähigkeit, eingetretene Schäden zu reparieren bzw. verloren gegangene Funktionen erneut zu erwerben

registrieren in ein Verzeichnis aufnehmen; hier auch: wahrnehmen von Sinneseindrücken

Regulation Steuerung

relevant bedeutsam

Reservoir Vorrat, in der Hygiene auch Ort, an dem Krankheitserreger überleben bzw. sich vermehren

Residuum hier: dauerhaft eingeschränkter Zustand nach einer Erkrankung

resistent unempfindlich

Resorption Aufnahme (in den Körper)

Ressource Kraftquelle, Fähigkeit

reversibel hier: heilbar, erneut herzustellen

Rezeptor Empfänger von Signalen auf unterschiedlichen Ebenen der Körperstrukturen

rezessiv in der Genetik: Erbinformationen, die sich nur durchsetzt, wenn ein weiteres rezessives Allel vorliegt oder Reinerbigkeit (übereinstimmende Erbinformation beider Elternteile) besteht

Rezidiv erneut auftretende Erkrankung, erneut auftretendes Symptom

Risiko Gefahr

Routine gewohnheitsmäßig oder mit erheblicher Übung ausgeführte Tätigkeit

Saccharid entspricht der Stoffgruppe der Kohlenhydrate

Sedierung Beruhigung durch Arzneimittel

Sekret flüssige Produkte von Drüsen oder deren Zellen

semi- halb

Sensibilität Wahrnehmungsfähigkeit

sensorisch Wahrnehmung und Empfindungsfähigkeit betreffend

Shunt in der Medizin: Verbindung zwischen Arterie und Vene bzw. zwischen Systemen, die ansonsten getrennt sind; kann durch Missbildungen und Erkrankungen entstehen oder das Ergebnis eines therapeutischen Eingriffs sein

signifikant deutlich, bedeutsam

simultan zeitgleich

somatisch hier: körperlich

spezifisch charakteristische Eigenschaft

spontan unerwartet oder rasch handelnd bzw. eintretend

Spurenelement chemische Elemente, die im menschlichen Körper in -geringer Menge vorkommen

Stabilität Festigkeit

Statistik Teilgebiet der Mathematik, das sich mit der Sammlung und Bewertung von Daten befasst

Stigmatisierung hier: Beurteilung eines Menschen aufgrund einer als negativ bewerteten Eigenschaft oder eines Vorurteils

Stimulus Reiz, der einen Prozess bzw. eine Antwort des Körpers -hervorruft

Struktur hier: Aufbau und Form (z. B. von Geweben)

Subjektivität hier: Betrachtung der Realität vom persönlichen Standpunkt; der Gegensatz ist Objektivität (Beurteilung von Sachverhalten aus einer sachlichen Position)

Substanz hier: das, woraus etwas besteht

Suizidalität Bereitschaft bzw. Absicht, sich zu töten

supraventrikulär von einem Ort oberhalb der Herzkammern ausgehend (z. B. von der Wand eines Vorhofs)

symmetrisch hier: seitengleich

Symptom Krankheitszeichen

System Beziehung in der Elemente (beliebiger Art) zueinander -stehen

systemisch den gesamten Körper betreffend

Tendenz Neigung

terminal hier: unumkehrbar, beendend; als anatomische Lagebezeichnung: am Ende gelegen

Theorie in der Wissenschaft: begründete Aussagen zur Erklärung eines Sachverhalts

thermolabil empfindlich gegen die Wirkung von Hitze

Toleranz Fähigkeit, (auch ungünstige) Bedingungen auszuhalten

Tonus in der Medizin: Spannungszustand der Muskeln

toxisch giftig

Tradition Überlieferung, aus der Vergangenheit hergeleitete -Gewohnheiten, Überzeugungen, Gebräuche

typisch angesichts der Umstände zu erwartend

Vehikel ganz allgemein: Transportmittel

Vektor in der Medizin: Organismus, der Krankheiten aufgrund -einer Aktion überträgt

Virulenz Fähigkeit eines Mikroorganismus, Krankheiten zu erzeugen

Viskosität Maß der Zähflüssigkeit einer Flüssigkeit

zirkulieren im Kreis bewegen

Abbildungsnachweis

A400 Reihe Pflege Konkret, Elsevier GmbH, Urban & Fischer Verlag

A400-L117 Schweitrieg P., Stuttgart in Verbindung mit der Reihe Pflege Konkret

B109 Oethinger M. (Hrsg.): Mikrobiologie und Immunologie. 8. Aufl., Jungjohann Verlag, 1994

E160 Gebler H. / Kindl, G. (Hrsg.): Pharmazie für die Praxis. 5. A., Deutscher Apotheker Verlag, 2005

E273 Mir, M. A.: Atlas of Clinical Diagnosis. 2nd ed., Elsevier Saunders, 2003

E283 Mettler F. A.: Essentials of radiology. 2nd ed., Elsevier Saunders, 2005

E288 Forbes C. D. / W. F. Jackson W. F.: Color Atlas and Text of Clinical Medicine. Elsevier Mosby, 2004

E326 Kanski J. / Bowling B.: Ophthalmology in focus. 1st ed., Elsevier Churchill Livingstone, 2005

E349 der Meulen, D.: Crash Course Imaging. 1st ed., Elsevier Mosby, 2008

E350 Odze R. D. / Goldblum J. R.: Surgical Pathology of the GI Tract, Liver, Biliary Tract, and Pancreas. 2nd ed., Elsevier Saunders, 2009

E353 Waugh A. / Grant A.: Ross and Wilson Anatomy and Physiology in Health and Illness. 11th ed., Elsevier Churchill Livingstone. 2010

E355 Goldman L. et al.: Cecil MEDICINE. 23rd ed., Elsevier Saunders, 2008

E366 Sanders M. J.: Mosby's Paramedic Textbook. 3rd ed., Elsevier Mosby, 2006

E370 Shiland B. J.: Mastering Healthcare Terminology. 3rd ed., Elsevier Mosby, 2009

E372 Bontrager's Handbook of Radiographic Positioning and Techniques. Elsevier Mosby, 2010

E373 Swain J. / Bush K. W. / Brosing J.: Diagnostic Imaging for Physical Therapists. 1st ed., Elsevier Saunders, 2008

E374 Harris E. D.: Kelly's Textbook of Rheumatology. 7th ed., Elsevier Saunders, 2005

E375 Christensen B. L.: Foundations and Adult Health Nursing. 8th ed., Elsevier Mosby, 2007

E376 Cameron M. H. / Monroe L.: Physical Rehabilitation - Evidence-Based Examination, Evaluation and Intervention. 1st ed., Elsevier Saunders, 2007

E377 Eisenberg R. L. / Johnson N.: Comprehensive Radiographic Pathology, Skeletal System. Elsevier Mosby, 2012

E378 Fritz S. / Grosenbach J.: Mosby's essential sciences for therapeutic massages: Anatomy, Physiology, Biomechanics and Pathology. 3rd ed, Elsevier Mosby, 2009

E379 Dalrymple N. / Leyendecker J. / Oliphant M.: Problem Solving in Abdominal Imaging. 1st ed., Elsevier Mosby, 2009

E380 Herrick A. L. et al.: Orthopaedics and Rheumatology IN focus, 1st ed., Elsevier Churchill Livingstone, 2010

E381 Plancher K. D.: Atlas of the Hand Clinics. Sports Injuries- An Issue of Clinics in Sports Medicine. 1st ed., Elsevier Saunders, 2006

E382 Coughlin M. / Saltzmann C. / Mann R. A.: Surgery of the foot and ankle. Elsevier Mosby, 2007

E383 Phipps' Medical-Surgical Nursing: Health and Nursing. Health and Illness Perspectives. Elsevier Mosby, 2007

E384 Ignatavicius D. / Workman L.: Medical-Surgical Nursing: Critical Thinking for Collaborative Care, 5th ed., Elsevier, 2006

E385 Habif T.: Clinical Dermatology. 5th ed., Elsevier Mosby, 2010

E386 Habif T. et al.: Skin Disease Diagnosis and Treatment. 3rd ed., Elsevier Saunders, 2011

E387 Zitelli B. / Davis H.: Atlas of Pediatric Physical Diagnosis. 5th ed., Elsevier Mosby, 2007

E402 Drake R. L. et al.: Gray's Anatomy for Students. 1st ed., Elsevier Churchill Livingstone, 2005

E413 Young N. S. / Gerson S. L. / High K. A.: Clinical Hematology. 1st ed., Elsevier Mosby, 2006

E419 Patton K. / Thibodeau G.: Anatomy & Physiology, 8th ed., Elsevier Mosby, 2010

E420 Talley N.: Clinical Examination, 6th ed., Elsevier Churchill Livingstone, 2010

E421 Ibsen O.A.C. / Phelan J. A.: Oral Pathology for the Dental Hygienist. 5th ed., Elsevier Saunders, 2009

E422 Weston W. / Lane A. / Morelli J.: Colour Textbook of Pediatric Dermatology. 4th ed., Elsevier Mosby, 2007

E423 Damjanov I. / Linder J.: Pathology. A color atlas. Elsevier Mosby, 1999

E424 Damjanov I. / Linder J.: Anderson's pathology, 10th ed., Elsevier Mosby, 1996

E426 Kanski J.: Clinical Diagnosis in Ophthalmology. 1st ed., Elsevier Mosby, 2006

E428 Albert M. / Miller J. Azar / D. Blodi B.: Albert & Jakobiec's Principles and Practice of Ophthalmology. 3rd ed., Elsevier Saunders, 2008

E429 Aehlert B.: Paramedic practice today- above and beyond. 1st ed., Elsevier Mosby, 2010

E430 Kanski J.: Klinische Ophthalmologie. 6.Aufl., Elsevier GmbH, Urban & Fischer Verlag, 2008

E431 A. Pane / P. Simcock: Practical Ophthalmology- a survival guide for doctors and optometrists. 1st ed., Elsevier Churchill Livingstone, 2005

E432 Little: Dental Management of the Medically Compromised Patient. Elsevier Mosby, 2008

E433 Neville B. et al.: Oral and Maxillofacial Pathology. 3rd ed., Elsevier Saunders, 2009

E434 Bolognia J. / Jorizzo J. / Rapini R.: Dermatology. 2nd ed., Elsevier Mosby, 2008

E435 Walsh T. D. et al.: Palliative Medicine, 1st ed., Elsevier Saunders, 2009

E436 Hopper T.: Mosby's Pharmacy Technician. 3rd ed., Elsevier Saunders, 2011

E437 Salvo S.: Mosby's Pathology for massage therapists. 2nd ed., Elsevier Mosby, 2009

E439 Townsend M. et al: Sabiston Textbook of Surgery, Elsevier Saunders, 2008

E441-002 Shiland, B.: Mastering Healthcare Terminology. 4th ed., Elsevier Mosby, 2012

E441-004 Shiland, B.: Mastering Healthcare Terminology. 2nd ed., Elsevier Mosby, 2006

E442 Lovassen K R.: ICD-9-CM Coding. 1st ed., Elsevier Saunders, 2011

E444 Cook G. C. / Zumla A.: Manson's Tropical Diseases, 22nd ed., Elsevier Saunders, 2009

E445 McPherson R. / Pincus M.: Henry's Clinical Diagnosis and Management by Laboratory Methods. 22nd ed., Elsevier Saunders, 2011

E447 LaFleur-Brooks M., L.: Exploring Medical Language, 7th ed., Elsevier Mosby, 2009.

E448 Van Meter K. C. / Robert J Hubert: Microbiology for the healthcare Professionals, 1st ed., Elsevier Mosby, 2010

E450 Lindon G.: Encyclopedia of Spectroscopy and Spectrometry, Elsevier Ltd. 2000.

E451 Rich R. et al.: Clinical Immunology. 3rd ed., Elsevier Mosby, 2008

E452 Kliegman R M, et al.: Nelson Textbook of Pediatrics. 19th ed., Elsevier Saunders, 2011

E453 Robinson J. K. et al.: Surgery of the skin. 2nd ed., Elsevier Mosby, 2010

E454 Clinic C.: Current clinical medicine. 2nd ed., Elsevier Saunders, 2010

E455 John Spicer W.: Clinical Bacteriology, Mycology and Parasitology. Elsevier Churchill Livingstone, 2000

E459 van Dinh T. et al.: Clinical gynecologic oncology. 3rd ed., Elsevier Mosby, 2002

E681 Busam K. J.: Dermatopathology. Elsevier Saunders, 2009

F225 Motomura G. et al.: Outcome of the Contralateral Hip in Rapidly Destructive Arthrosis After Total Hip Arthroplasty. J of Arthroplasty. Elsevier 2006, 21:1026-1031

F226 Alan D. Irvine: Inherited defects in keratins. J Clinics in Dermatology. Elsevier 2005, 23:6-14

F227	Cecilia W. P. et al.: Prevalence of hypertrophic scar formation and its characteristics among the Chinese population. Elsevier 2005, 31: 610-616
F253	Kiminori S. / Hirohito U. / Tadashi N.: Histological investigation of liposuctioned fat for injection laryngoplasty. American Jof Otolaryngology. Elsevier 2005, 26: 4-7.
F254	Jason A. Pates Diane M. Twickler: The Use of Radiographic Modalities to Diagnose Infection in Pregnancy. J Clinics in Perinatology. Elsevier 2005, 32: 789-802
F255	Wirbelauer C.: Management of the Red Eye for the Primary Care Physician. American J of Medicine. Elsevier 2006, 119; 302-306
G290	Banasik, J. L. / Copstead, L. C.: Pathophysiology. 4th ed., Elsevier Saunders, 2011
G435	G. David Perkin et al.: Atlas of Clinical Neurology, Elsevier, 2011
G457	Riviello Ralph J. / Brown N. Adam: Clinical Procedures in Emergency Medicine. Elsevier, 2010
G458	Damjanov I.: Pathology for the Health Professions. 4th ed., Elsevier, 2011
G548	Swartz M.: Textbook of physical diagnosis: History and Examination, 7th ed., Elsevier, 2009
J751-081	Jay Lazarin, istock.com
J751-082	Anne-Louise Quaforth, istock.com
J787	Colourbox.com
K115	Andreas Walle, Hamburg
K157	Werner Krüper, Bielefeld
K183	Eckhard Weimer, Würselen
K313	Stefan Vavra, München
L115	Rainer Dunkel, Berlin
L123	Jonathan Dimes
L138	Martha Kosthorst, Borken
L142	Erik Liebermann, Steingaden
L157	Susanne Adler, Lübeck
L190	Gerda Raichle, Ulm
L215	Sabine Weinert-Spieß, Neu-Ulm
L231	Stefan Dangl, München
L252	Abavo GmbH, Buchloe
M119	Peter Bergen, Hildesheim
M123	PD Dr. med Thomas Dirschka, Wuppertal
M161	Michael Zimmer, Bammental
M270	Walter Schädle, Babenhausen
M294	Bernd Hein, München
M315	Claudia Menebröcker, Bielefeld
O408	Martina Gärtner, München
R170-3	U. Welsch: Sobotta Lehrbuch der Histologie unter Mitarbeit von Thomas Deller, 3.A., München: Elsevier GmbH, Urban & Fischer Verlag, 2010
R172	Murray P. R. / Rosenthal K. S. / Pfaller M. A.: Medical Microbiology, 6th ed., Elsevier Mosby 2008
R194	Kiechle M.: Gynäkologie und Geburtshilfe, 2. Aufl., Elsevier GmbH, Urban& Fischer Verlag, 2011
T173	PD Dr.med. Ulrich Vogel, Tübingen
T195	Roman Bühler, Giengen / Brenz
T197	Dr. Burkhardt Danz, Bundeswehrkrankenhaus Ulm
T940	Prof. Dr. M. Pham, Universitätsklinikum Würzburg
U107	Novo Nordisk Pharma GmbH 2019
U114	Apogepha Arzneimittel GmbH, Dresden
U136	F. Hoffmann-La Roche AG, Basel
U242	Allergopharma Joachim Ganzer KG, Reinbek
U222-1	Fresenius Medical Care, Bad Homburg
V072	3M Deutschland GmbH Medica, Neuss
V083	Weinmann Geräte für Medizin GmbH + Co. KG, Hamburg
V137	Siemens Medical Solutions, Erlangen
V143	Thomashilfen für Behinderte GmbH & Co. Medico KG, Bremervörde
V164	Otto Bock Healthcare, Duderstadt
V214	Cook Medical Deutschland GmbH, Mönchengladbach
V228	Synthes GmbH & Co. KG, Umkirch
V334	SD-nostik GmbH, Sinsheim
V429	Davita medizinische Produkte GmbH & Co. KG, Kranenburg
V437	Findus Sverige AB, Bjuv (Schweden) - BestCon Food GmbH, Osnabrück
V494	Nestlé HealthCare Nutrition, Frankfurt
V554	Oculus Optikgeräte GmbH, Wetzlar
V796	Soehnle Industrial Solutions GmbH, Backnang
W245	DGE-Ernährungskreis, Copyright: Deutsche Gesellschaft für Ernährung e. V., Bonn
W953	Aktion Saubere Hände |© ASH 2008-2019|
W961	© German Resuscitation Council (GRC) und Austrian Resuscitation Council (ARC) 2015
X217	bvmed-Bilderpool, Berlin
X243	G. Beer, L. Filgueira, Labor für experimentelle Mikroskopie, Oberasbach
X221	Robert Koch-Institut, Berlin

Register

C

Q

T

W

Pflegeberufe-Ausbildungs- und Prüfungsverordnung (PflAPrV)

Kompetenzen für die Zwischenprüfung* nach § 7 PflAPrV (s. Anlage 1)

Die Zuordnung für den theoretischen und praktischen Unterricht zu den Kapiteln dieses Lehrbuches kann aus Gründen der Übersichtlichkeit nur exemplarisch erfolgen. Aufgrund der praxisorientierten Darstellung der Themen finden sich in fast allen Kapiteln bzw. Abschnitt Hinweise auf die verschiedenen Kompetenzbereiche. Auch die einzelnen Beispiele im Lehrbuch können übergreifend zur Bearbeitung von Fallsituationen genutzt werden.

Kompetenzbereiche		**Zuordnung lt. Anlage 1**	**Altenpflege konkret Sozialwissenschaften**
I.	Pflegeprozesse und Pflegediagnostik in akuten und dauerhaften Pflegesituationen verantwortlich planen, organisieren, gestalten, durchführen, steuern und evaluieren	1g, h	4.5.2; 4.7.3; 4.7.4
		2a	2.3.4; 2.8; 2.9.3; 4.7.4; 4.9.3
		2d	4.2.9; 4.7.2; 5.2.1;
		2e	4.9.4; 5.3.3
		2f	2.1 – 2.7
		3a	2.6.6; 4.4.4; 4.5.2; 4.7.4; 4.7.5; 5.3.3
		3b	2.8; 4.4.4
		3c	2.8.6; 5.3.2; 5.3.3; 5.4
		3d	2.8.6; 5.4; 5.5
		3e	5.4; 5.5
		5a	2.2; 2.3; 4.2.1; 4.5.1
		5b	2.3; 3.4
		5c	2.3; 3.3
		5d	4.2.9; 4.4.4
		6b	4.7.1
		6d	4.4.4; 4.7.3
		6e	2.3; 2.6
II.	Kommunikation und Beratung personen- und situationsorientiert gestalten	1a – g	2.3.5; 2.6; 4.9.1; 4.9.2; 5.3.3
		2a	1.3; 2.6; 2.7; 2.9; 4.10; 5.3
		2b	3.3
		2c	2.6
		3a	5.1; 5.2
		3b	5.2; 5.3
		3c	2.8; 4.9; 5.3

Kompetenzbereiche		Zuordnung lt. Anlage 1	Altenpflege konkret Sozialwissenschaften
III.	Intra- und interprofessionelles Handeln in unterschiedlichen systemischen Kontexten verantwortlich gestalten und mitgestalten.	1a 1c 1e 3b 3c	4.4.3; 5.3.2 1.2; 1.3; 2.9.2; 4.4 2.9.7; 4.4.3; 5.2.2 2.6; 5.3.2 2.9; 4.9; 5.3.3
IV.	Das eigene Handeln auf der Grundlage von Gesetzen, Verordnungen und ethischen Leitlinien reflektieren und begründen.	2a 2b 2c 2d	1.3; 6.8 4.7.1 6 6
V.	Das eigene Handeln auf der Grundlage von wissenschaftlichen Erkenntnissen und berufsethischen Werthaltungen und Einstellungen reflektieren und begründen.	1b 1c 2a 2b 2c 2d	1.1 2; 3; 4; 5 2.4; 3.1 2.9; 4.9 2.4; 2.9; 2.10; 4.9; 5.3 2.3; 4.2; 5.2

*Die Zwischenprüfung am Ende des zweiten Ausbildungsdrittels muss von allen Auszubildenden in den Pflegeberufen absolviert werden. Sie dient der Ermittlung des Ausbildungsstandes (§ 7 PflAPrV). Danach besteht die Möglichkeit, die Ausbildung mit dem Ziel „Pflege von alten Menschen“ (§ 28,1 PflAPrV) fortzusetzen und mit einer staatlichen Prüfung als Altenpflegerin/Altenpfleger abzuschließen (Informationen zur Pflegeberufe-Ausbildung s. Kapitel 1.2.1).

Pflegeberufe-Ausbildungs- und Prüfungsverordnung (PflAPrV)

Kompetenzen für die staatliche Prüfung nach § 28 PflAPrV
zur Altenpflegerin oder zum Altenpfleger (s. Anlage 4)

Kompetenzbereiche		Zuordnung lt. Anlage 4	Altenpflege konkret Sozialwissenschaften
I.	Pflegebedarfe von alten Menschen erkennen sowie Pflege- und Betreuungsprozesse und Pflegediagnostik in akuten und dauerhaften Pflegesituationen verantwortlich planen, organisieren, gestalten, durchführen, steuern und bewerten	1g	4.4.4; 4.5.2; 4.7.3; 4.8
		1h	4.5.2
		2a	2.6; 2.8; 2.9; 4.7.4; 4.7.5; 4.8.1; 5.2; 5.3
		2c	2.6; 2.8; 2.9; 4.2.9; 4.7.2; 4.7.3; 4.9; 5.2.1
		2d	2.9; 4.9.4; 5.3.3
		2e	2.1 – 2.7
		2f	1.1; 4.4.3; 4.7.4; 5.3.3
		3a	2.8; 4.7.4; 4.9; 5.3
		3b	2.8.6; 5.2 – 5.5
		3c	4.4.4; 5.2 – 5.5
		3d	2.8; 2.9.3; 2.10.1; 4.7.2 - 4.7.4; 4.9.1; 4.9.2; 5.4; 5.5
		3e	4.4.4
		3f	2.9.1; 4.9.4; 5.3.3
		3g	2.8.6; 5.4; 5.5
		3h	5.3.4; 5.4.8
		4a	6.6.2
		5a	2.2 – 2.7; 4.2; 4.4.4;
		5b	4.10.1 – 4.10.3; 5.2; 3.4; 4.6
		5c	2.3; 2.7.2; 3.3; 3.4; 4.2
		5d	4.2.9; 3.4
		6a	4.2; 5.3.3; 6.2
		6b	4.7.8
		6c	3.4
		6d	4.4.4
		6e	2.3; 2.8
II.	Kommunikation und Beratung personen- und situationsorientiert gestalten	1a	1.1; 2.6; 4.7; 5.2
		1b	2.6; 2.7; 4.9; 4.10; 5.2; 5.3
		1c	2.6
		1d	2.6
		1e	2.6
		1f	2.8; 2.9; 4.9; 5.3.3
		2b	3.2; 3.3
		2c	2.6
		2d	2.6.5; 4.10.1; 5.2; 5.3
		3a	2.7.2; 5.1 – 5.5
		3b	5.2; 5.3; 6.2
		3c	4.9.2; 5.1 - 5.5

Kompetenzbereiche		Zuordnung lt. Anlage 4	Altenpflege konkret Sozialwissenschaften
III.	Intra- und interprofessionelles Handeln in unterschiedlichen systemischen Kontexten verantwortlich gestalten und mitgestalten	1a 1b 1c 1d 1e 1f 2b 3a 3b 3c	4.3; 4.4 4.4 2.6.1 - 2.6.3; 4.3; 5.3.2 1.3 1.3 4.2.5 6.4.1; 6.4.2 4.4.2; 4.4.3 2.6.5; 5.3.2 2.9; 4.9; 5.2.2
IV.	Das eigene Handeln auf der Grundlage von Gesetzen, Verordnungen und ethischen Leitlinien reflektieren und begründen	1a 2a 2b 2c	1.2.2; 4.4; 5.2 1.2; 6.1 4.6; 4.7 6.1
V.	Das eigene Handeln auf der Grundlage von wissenschaftlichen Erkenntnissen und berufsethischen Werthaltungen und Einstellungen überdenken und begründen	1a 1b 1c 2a 2b 2c 2d 2e 2f 2g	1.2; 2.4; 3.1.1; 4.2 1.2; 4.2; 4.7 1 – 6 2.2 - 2.4; 3.1.1; 4.2; 5.2 2.9; 2.10.1; 4.9; 5.3.3 2.9; 4.3; 4.4; 4.9; 5.2 1.2; 4.2.7; 5.2; 5.3 1.2 4.6 – 4.8; 4.10 1.2; 1.3; 4.6; 5.2; 5.3

Aus „Altenpflege konkret Pflegetheorie und -praxis“
5. Aufl., ISBN 978-3-437-27717-7

Pflegeberufe-Ausbildungs- und Prüfungsverordnung (PflAPrV)

Kompetenzen für die Zwischenprüfung* nach § 7 PflAPrV (s. Anlage 1)

Kompetenzbereiche		Zuordnung lt. Anlage 1	Altenpflege konkret Pflegetheorie und -praxis
I.	Pflegeprozesse und Pflegediagnostik in akuten und dauerhaften Pflegesituationen verantwortlich planen, organisieren, gestalten, durchführen, steuern und evaluieren	1a-h; 2a-g; 3a-e; 5a-c; 6a-e 1-6 2a-g; 3b-e	1.10.2; 1.10.3; 1.11 1.11.1; 1.11.2; 1.11.3 1.11.4; 1.11.5; 1.11.6 1.17; 1.17.1; 1.17.2; 1.18 2-14
II.	Kommunikation und Beratung personen- und situationsorientiert gestalten	1a-g; 2a-c; 3a-c 1a-g; 2a-c; 3a-c 1-3	1.7; 1.7.1; 1.7.2; 1.7.3 1.7; 1.7.1; 1.7.2; 1.7.3 5 5 2-14
III.	Intra- und interprofessionelles Handeln in unterschiedlichen systemischen Kontexten verantwortlich gestalten und mitgestalten	1-3	1.6; 1.7; 1.7.1; 1.7.2; 1.7.3 2-14
IV.	Das eigene Handeln auf der Grundlage von Gesetzen, Verordnungen und ethischen Leitlinien reflektieren und begründen	2 a-e 2 c-d 1a-b	1.2 1.3.9 1.7.4; 1.13; 1.13.1; 1.13.2; 1.14; 1.14.1; 1.14.2; 1.14.3; 1.14.4; 1.15.1; 1.15.2; 1.16; 1.16.1; 1.16.2; 1.16.3; 1.16.4; 1.16.5
V.	Das eigene Handeln auf der Grundlage von wissenschaftlichen Erkenntnissen und berufsethischen Wertehaltungen und Einstellungen reflektieren und begründen	2e 2f 2b-c 2b-d 1a-c; 2a, d, f	1.1; 1.1.1; 1.1.2 1.5.1 1.8; 1.8.1; 1.8.2; 1.8.3; 1.8.4; 1.8.5; 1.11.14 1.9; 1.9.1; 1.9.2; 1.9.3; 1.9.4; 1.10; 1.10.1 1.12; 1.12.1; 1.12.2; 1.12.3; 1.13; 1.13.1; 1.13.2; 1.14; 1.14.1; 1.14.2; 1.14.3; 1.14.4; 1.15.1; 1.15.2; 1.16; 1.16.1; 1.16.2; 1.16.3; 1.16.4; 1.16.5; 1.19

Für das Kapitel 1.8.6 kann die gesamte Anlage 1 gelten.

*Die Zwischenprüfung am Ende des zweiten Ausbildungsdrittels muss von allen Auszubildenden in den Pflegeberufen absolviert werden. Sie dient der Ermittlung des Ausbildungsstandes (§ 7 PflAPrV). Danach besteht die Möglichkeit, die Ausbildung mit dem Ziel „Pflege von alten Menschen“ (§ 28,1 PflAPrV) fortzusetzen und mit einer staatlichen Prüfung als Altenpflegerin/Altenpfleger abzuschließen (Informationen zur Pflegeberufe-Ausbildung s. Kapitel 1.3.7).

Pflegeberufe-Ausbildungs- und Prüfungsverordnung (PflAPrV)

Kompetenzen für die staatliche Prüfung nach § 28 PflAPrV
zur Altenpflegerin oder zum Altenpfleger (s. Anlage 4)

Kompetenzbereiche		Zuordnung lt. Anlage 4	Altenpflege konkret Pflegetheorie und -praxis
I.	Pflegebedarfe von alten Menschen erkennen sowie Pflege- und Betreuungsprozesse und Pflegediagnostik in akuten und dauerhaften Pflegesituationen verantwortlich planen, organisieren, gestalten, durchführen, steuern und bewerten	1a-h; 2a-f; 3a-h; 5a-d; 6a-e 1-6 2a-g; 3b-e	1.10.2; 1.10.3; 1.11 1.11.1; 1.11.2; 1.11.3 1.11.4; 1.11.5; 1.11.6 1.17; 1.17.1; 1.17.2; 1.18 2-14
II.	Kommunikation und Beratung personen- und situationsorientiert gestalten	1a-f; 2a-d; 3a-c 1a-f; 2a-d; 3a-c 1-3	1.7; 1.7.1; 1.7.2; 1.7.3 1.7; 1.7.1; 1.7.2; 1.7.3 5 5 2-14
III.	Intra- und interprofessionelles Handeln in unterschiedlichen systemischen Kontexten verantwortlich gestalten und mitgestalten	1-3	1.6; 1.7; 1.7.1; 1.7.2; 1.7.3; 2-14
IV.	Das eigene Handeln auf der Grundlage von Gesetzen, Verordnungen und ethischen Leitlinien reflektieren und begründen	2 a 1d 1a-d 2b-d	1.2.1 1.3 1.7.4 1.9; 1.9.1; 1.9.2; 1.9.3; 1.9.4
V.	Das eigene Handeln auf der Grundlage von wissenschaftlichen Erkenntnissen und berufsethischen Wertehaltungen und Einstellungen überdenken und begründen	2e 1a; 2a 2d-g 2b-d 2b-c 1a-d; 2a, d, f, g 1a, c	1.1.4 1.3.8 1.5.1 1.9; 1.9.1; 1.9.2; 1.9.3; 1.9.4; 1.10; 1.10.1 1.11.4 1.12; 1.12.1; 1.12.2 1.12.3; 1.13; 1.13.1; 1.13.2; 1.14; 1.14.1; 1.14.2; 1.14.3; 1.14.4; 1.15.1; 1.15.2; 1.16 1.16.1; 1.16.2; 1.16.3; 1.16.4; 1.16.5; 1.19

Für das Kapitel 1.8.6 kann die gesamte Anlage 4 gelten.